中医药治疗艾滋病研究进展

——中医药治疗艾滋病实践论文汇编（四）

主　编　王　健　徐立然
副主编　刘　颖　邹　雯　邓　鑫　郭会军

中医古籍出版社

图书在版编目（CIP）数据

中医药治疗艾滋病研究进展：中医药治疗艾滋病实践论文汇编.4/王健，徐立然主编.
—北京：中医古籍出版社，2014.10
ISBN 978-7-5152-0690-5

Ⅰ.①中… Ⅱ.①王… ②徐… Ⅲ.①获得性免疫缺陷综合征-中医治疗法-文集
Ⅳ.①R259.129.1-53

中国版本图书馆CIP数据核字（2014）第240523号

中医药治疗艾滋病研究进展

王 健 徐立然 编著

责任编辑　刘从明　朱定华
封面设计　韩博玥
出版发行　中医古籍出版社
社　　址　北京东直门内南小街16号（100700）
印　　刷　三河市华东印刷厂
开　　本　889mm×1194mm　1/16
印　　张　54
字　　数　2000千字
版　　次　2014年10月第1版　2014年10月第1次印刷
书　　号　ISBN 978-7-5152-0690-5
定　　价　180.00元

《中医药治疗艾滋病研究进展》
编委会

主　编　王　健　徐立然
副主编　刘　颖　邹　雯　邓　鑫　郭会军
编　委（按姓氏笔画排列）

丁佩佩	于晓敏	马克坚	马伯艳	马秀兰	马建萍	马秀珍	马纯政
王　健	王　阶	王玉光	王军文	王　莉	王江蓉	王丹妮	王春芳
王新玲	王小莉	王红霞	王　丹	王庆雷	王大伟	王　莹	王融冰
邓　鑫	方　路	毛宇湘	毛玉昌	韦秋玲	白文山	白静峰	白玉燕
田　明	田淑娥	付立功	孙　俊	孙　萌	丘　纯	左　刚	叶　芳
李洪娟	李　正	李　强	李艳萍	李星锐	李发枝	李静茹	李茂清
李泽琳	李　广	李文胜	李秀惠	李青雅	李东芳	李俊岩	张国梁
张海燕	张　宁	张　芳	张亚萍	张远芬	张艳燕	张苗苗	张　毅
张　颖	张爱民	张润田	张佩江	张明利	张彦敏	张　敏	张万方
张奉学	张玲霞	张永祥	张　辉	张清仲	张　旋	张成太	张晓南
张先慧	刘成丽	刘　颖	刘志斌	刘振威	刘学伟	刘昌华	刘静静
刘翠娥	刘鸿雁	刘彦丽	刘为民	刘武清	刘延泽	刘　震	任周新
汤艳莉	吕卫华	邢燕丽	沙　莎	朱云鸿	许飞龙	杨凤珍	杨莉娅
杨丽琴	杨韵秋	杨绍春	杨应彪	杨振华	杨晓忱	杨柳萌	陈滢宇
陈莉华	陈新林	陈晓蓉	陈秀敏	陈剑涛	陈　军	陈　昕	陈振念
宋夕元	何丽云	何金洋	何亚迪	何　宣	邵明义	吴　昊	吴欣芳
吴　涛	吴　巍	邱廷山	余　丰	岑玉文	苏芳静	邹　雯	郑永唐
宗亚力	陆嘉明	金艳涛	林长军	周桂琴	周超杰	罗　艳	范中营
范　迎	孟鹏飞	姜　枫	胡研萍	胡建华	郭会军	郭建中	郭建设
郭毅曼	郭会娟	康　婧	施学忠	施晓玲	赵　竟	赵　鹏	洪仲思
洪立珠	荣　震	段行武	娄艳梅	咸庆飞	徐立然	徐月琴	徐　卓
唐宁新	符林春	梁碧颜	梁　杰	党中勤	倪　量	殷建华	殷光辉
高国建	黄世敬	黄秀艳	黄　琼	黄中玲	蒋自强	蒋士卿	董永新
董继鹏	鲁自云	谢　正	谢世平	童凤军	曾　琳	惠高萌	温冠晓
程五中	靳　华	靳　娟	甄月映	谭行华	蔡南乔	雷小明	熊卫标
潘金丽	樊移山	魏　巍					

前　言

中医药治疗艾滋病的研究工作从1987年国家中医药管理局派出中医专家赴非洲坦桑尼亚开始至今已27年，经历了初步感性认识、理论探索和临床实践、规范化和规模化系统研究三个阶段。1995年中国中医研究院基础所艾滋病研究室将赴坦医务人员治疗艾滋病的体会和经验进行整理，出版了《中医药治疗艾滋病实践论文汇编》（第一辑）。随着国家科技部"八五"、"九五"攻关、国家自然科学基金等"中医药治疗艾滋病"课题的实施，国内中医药治疗艾滋病的研究工作开始起步，并取得初步成绩，2000年我们收集有关正式发表的文章，整理成册，出版了《艾滋病人的希望——中医药治疗艾滋病实践论文汇编》（第二辑）；后来，随着国家科技部863、973计划以及河南、云南省部联动"中医药防治艾滋病"等项目的实施，在全国艾滋病高发区开展了中医药治疗艾滋病的研究工作，初步建立了一支研究队伍，在临床、基础、药物筛选、文献研究等方面做了大量基础性的工作。2004年我国的艾滋病防治工作进入了一个转折时期，国务院出台了"四免一关怀"政策，在人力、物力、财力等方面加大了对艾滋病防治的投入。国家中医药管理局在全国5个省（市、自治区）开展了"中医药治疗艾滋病试点项目"工作，使中医药治疗艾滋病工作形成一定规模，为艾滋病的科学研究提供平台；国家科技部"十五"攻关、"十五"攻关滚动课题"中医药治疗艾滋病的疗效评价研究"使中医药治疗工作逐步规范和系统化，研究水平有所提高。2004年10月我们出版了《中医药治疗艾滋病的研究进展》（第三辑），汇集了当时的研究进展和治疗经验。2008年开始，国家实施了"艾滋病和病毒性肝炎等重大传染病防治"科技重大专项，目的是全面提升了我国传染病的防控能力，提高临床疗效，降低"两率"（发病率和病死率）。

在国家中医药管理局的正确领导下，经过业界全体同仁的不懈努力，目前中医药治疗艾滋病取得了可喜的成绩，进入了一个崭新的阶段。通过中医的辨证论治和个体化治疗，采用单纯中药和中西药合用的方式，对大量的HIV感染者、服抗病毒药后因副作用而退出的病人、以及主动要求服用中药者进行治疗，扩大了政府实施关怀救治的范围，体现了我国中医、中西医结合治疗艾滋病的优势与作用。取得的工作进展包括：（1）参与能力显著提高，试点项目的覆盖范围、治疗人数逐年上升，截止2014年3月底，从最初的5省（市、自治区）扩大到19省（市、自治区），累计治疗患者25851人。在"十一五"传染病科技重大专项"中医药治疗艾滋病"项目中，运用中药治疗了HIV/AIDS的患者达4000余人。"十二五"期间，正在系统治疗2000余例患者。（2）从事中医药防治艾滋病的医疗、科研机构逐步增加，其中包括5家专门的艾滋病研究中心（室）、46家中医临床与科研单位、12家西医传染病医院、13所大学；全国共有约160余个中医药治疗点。（3）中医药防治艾滋病队伍不断壮大；通过各种项目和课题共进行了中医药治疗艾滋病人员培训8000多人次，建立了一支覆盖全国19个省（市、自治区）中医、西医、传染病、方法学、管理、信息等方面的临床与基础研究队伍，培养了大量的博士、硕士研究生和博士后。（4）临床科研水平和质量明显提高：本着顶层设计、统一标准的原则，组织全国一流的中医、中西医传染病、方法学专家共同参与治疗工作，疾病的诊断和疗效评价等方面与西医统一标准；采用随机双盲对照（RCT）的研究方法越来越多地运用于临床研究中；采取独立第三方进行数据管理、分析与结果评价，使治疗研究工作严谨、客观、公认、可信。（5）切入点更加清晰：①未达到HAART治疗标准的HIV感染者；②艾滋病出现机会性感染的患者；③HAART治疗后免疫功能重建不全患者；④HAART疗法引起的毒副作用、耐药等患者；⑤服用HAART后生存质量受影响的病人。（6）临床疗效确切：实践证明，规范的中医药治疗对艾滋病有确切疗效。一是改善艾滋病人乏力、发热、咳嗽、胸痛、纳呆、腹泻、皮疹（疱疹、痒疹等）、口腔溃疡、淋巴结肿大等症状体征；增加体重；二是调节机体免疫功能，增加或稳定CD4细胞数，或者延缓CD4下降幅度或速度；三是提高病人生活质量，部分病人恢复了劳动能力，延长HIV感染者发病时间，延缓病情进展；四是减轻部分抗病毒药物的毒副作用，提高患者抗病毒治疗依从性。

此次编辑出版《中医药治疗艾滋病实践论文汇编》（第四辑），目的是系统反映"十一五"期间中医药防治艾滋病临床和科研工作；该书全面收集和整理了在国内外学术刊物上正式发表的有关中医药防治艾滋病方面的文章共349篇，主要分为理论探讨、临床研究、基础实验、文献综述等4大方面，涉及艾滋病中医病因病机、证候规律、治则治法、临床观察、疗效评价、药物筛选、动物模型、老中医经验、中西医结合等方面。

艾滋病是一种社会行为性疾病，艾滋病问题不是一个单纯的医学问题，而是涉及社会、经济、政治、人文、医学、科学等诸多方面，我们要充分认识艾滋病防治工作的长期性、复杂性和艰巨性。联合国艾滋病规划署（UNAIDS）提出了"三个零"（零感染、零死亡、零歧视）的目标，这是我们今后共同的努力方向。

我们要充分发挥中医药的作用，扩大中医药治疗艾滋病的规模，加强艾滋病诊疗能力和队伍建设，进一步完善艾滋病中医药治疗方案，探索艾滋病中西医结合的综合治疗方案，建立具有中医特色、中西医互补的艾滋病治疗模式，提高临床疗效；加强中医、中西医结合的基础研究、临床研究和新药开发，提升中医药防治艾滋病的整体能力，为更多的艾滋病人服务，为我国艾滋病防治事业贡献我们中医人的力量。

目 录

理 论 篇

▶ 病因病机

艾滋病中医发病与病机演变、辨治思路及原则的探讨 …………………………… 杨凤珍 王 健 邹 雯 3
论艾滋病的中医学发病机理 …………………………………………………………… 邓 鑫 李永亮 张亚萍 4
艾滋病中医病因病机中的地域因素 …………………………………………………… 姜 枫 符林春 马建萍 6
艾滋病相关中医学病因、病机、病性、病位的评价和探讨 ………………………… 李 正 徐立然 郑志攀 9
艾滋病期的本质特征是元气亏损——艾滋病病机研究的大样本调查报告 ……… 张海燕 郭会军 符林春 11
HIV/AIDS 痰瘀病机探讨 ……………………………………………………………… 徐立然 何 英 张明利 13
"阴虚与艾滋病相关"假说 ……………………………………………………………… 王江蓉 陈 军 15
"虚气留滞"与艾滋病病机探讨 ………………………………………………………… 黄世敬 张 颖 陈宇霞 17
湿邪与艾滋病免疫功能低下的相关性探讨 …………………………………………… 王丹妮 陈秀敏 蒋自强 19
AIDS 合并呼吸道症状中医病机初探 ………………………………………………… 陈滢宇 岑玉文 谭行华 21
从"怪病多痰"探讨艾滋病肺部感染的病因病机 …………………………………… 宋夕元 徐立然 郑志攀 23
艾滋病中医"脾为枢机"探讨 ………………………………………………………… 徐立然 陈关征 李 欢 25
艾滋病持续性腹泻与中医肝脾的关系 ………………………………………………… 刘成丽 方 路 郭会军 27
从肠黏膜免疫系统损害探讨 AIDS 脾虚病机 ………………………………………… 王春芳 李 真 徐立然 28

▶ 证候

艾滋病中医证候学研究思路初探 ……………………………………………………………………… 刘 颖 王 健 30
不同感染途径艾滋病症、证分布规律的研究 ………………………………………… 王 健 刘 颖 邹 雯 32
性传播感染的 HIV/AIDS 患者中医辨证分型研究 …………………………………… 徐月琴 岑玉文 王 健 34
HIV 感染无症状期患者中医证型分布规律研究 ……………………………………… 徐立然 王东旭 郭建中 37
艾滋病患者中医证候分布与性别因素分析 …………………………………………… 张 宁 谢世平 陈玉龙 41
HIV 感染者和艾滋病患者的中医证素分布特点 ……………………………………… 姜 枫 符林春 马建萍 43
艾滋病慢性进展期的证素研究方法 …………………………………………………………………… 胡振杰 郭会军 50
HIV/AIDS 患者脉象与中医证候的多重对应分析 …………………………………… 张 芳 施 念 杨永利 51
基于文献的艾滋病中医证候分析 ……………………………………………………………………………………… 姜 枫 53

获得性免疫缺陷综合征年长患者与青年患者中医四诊信息的差异性研究 ………… 刘志斌　金艳涛　陈秀敏　55
基于隐树模型的围绝经期妇女艾滋病中医证候要素分析 ………… 魏　巍　张　磊　李　霞　58
艾滋病患者中医症状聚类分析及其类别间比较 ………… 任周新　许前磊　刘志斌　60
艾滋病患者高效抗逆转录病毒治疗后不良反应的中医证型聚类分析 ………… 陈莉华　金艳涛　郭会军等　63

▸ 治则治法

艾滋病常见症状的中医辨证治疗 ………… 刘　颖　王　燕　邹　雯　65
艾滋病从瘀论治探讨 ………… 胡研萍　王　健　68
从中医"治未病"角度探讨无症状HIV感染期的防治 ………… 邓　鑫　张亚萍　李永亮　70
"以平为期"理念在艾滋病免疫失调调节中的应用 ………… 汤艳莉　王　阶　72
中医从"毒邪伏络"论治艾滋病的思考 ………… 宗亚力　尹燕耀　林云华　75
从中医免疫观调节HIV/AIDS患者免疫平衡 ………… 王丹妮　郭会军　78
试从扶阳角度论述艾滋病的防治思路及方法 ………… 刘振威　庞　军　邓　鑫　79
从壮医"毒虚论"谈艾滋病的防治 ………… 张亚萍　林　辰　李永亮　81
试从营卫探讨艾滋病发热证治——艾滋病易感发热症的治疗应以调和营卫为主 ………… 蒋自强　83
试析培补元气在艾滋病相关性腹泻防治中的作用 ………… 张亚萍　梁　健　邓　鑫　85
中医药治疗艾滋病相关性腹泻的优势 ………… 何晓明　周立华　87
艾滋病相关性腹泻从脾论治的探讨 ………… 王翠芳　李　峰　王玉光　88
艾滋病相关性痒疹从脾胃论治的探讨 ………… 王丹妮　郭会军　90
中医药干预艾滋病患者营养不良的思考 ………… 王新玲　于晓敏　郭会军　92
从脾胃论治艾滋病高效抗反转录病毒治疗后的高脂血症 ………… 郭会军　李鹏宇　94
从中医体质理论浅议艾滋病合并马尔尼菲青霉病的临床Ⅱ级预防 ………… 唐宁新　欧　健　95
温阳法治疗AIDS并巨细胞病毒性视网膜炎的探讨 ………… 张远芬　符林春　张清仲　97
河南省中医药治疗艾滋病常见病症辨证治疗要点 ………… 李发枝　徐立然　何　英　99
艾滋病肺部感染中医临床证治探讨 ………… 徐立然　王东旭　屈　冰　104

▸ 思路、方法与评价

中医药防治艾滋病的机遇与挑战 ………… 刘　颖　王　燕　王　健　106
艾滋病中医证候学研究的思路、方法及结果 ………… 王　健　刘　颖　108
免疫激活状态是中医药干预获得性免疫缺陷综合征研究的重要切入点 ………… 姜　枫　110
从脾胃论治高效抗逆转录病毒疗法治疗后消化道不良反应的思路 ………… 王丹妮　张晓伟　姜　枫　112
中西药治疗艾滋病疗效作用点比较分析 ………… 王　健　邹　雯　刘　颖　114
中医药治疗艾滋病临床疗效评价体系研究刍议 ………… 方　路　段呈玉　李　钦　115
中医药治疗艾滋病切入点及疗效评价策略探讨 ………… 刘　颖　王　健　117
关于中医药治疗艾滋病疗效评价的认识与思考 ………… 王　健　刘　颖　118
中医药防治艾滋病科研的常见问题及对策 ………… 刘学伟　刘小倩　122

艾滋病中医药临床疗效评价思路与方法 ………………………………… 徐立然　郑志攀　123
中医药治疗艾滋病疗效专家深度访谈研究 ……………………………… 康　婧　何丽云　毛文超　126
中医药防治艾滋病临床科研平台建设 …………………………………… 李　强　李　真　蒋自强　128
基于HIV基因组学研究中西药合用治疗艾滋病作用机制的探讨和思考 ……… 李艳萍　温　敏　赵　竟　130
中医药治疗HIV/AIDS随机对照试验的meta分析 ……………………………… 梁碧颜　王　健　132
中央随机网络系统在无症状HIV病毒感染者中医药早期干预研究中的应用 …… 李星锐　张艳燕　杨小平　136
HIV/AIDS患者死亡危险因素Logistic回归分析 …………………………… 梁碧颜　王　健　张小平等　138
HIV/AIDS中医实证与四诊信息的结构方程建模 ………………………… 施学忠　杨永利　时松和　140
艾滋病四诊信息采集表的研制与应用 …………………………………………… 刘　颖　王　健　142
基于中医辨证论治降低无症状HIV感染者发病率的设计方法 ……………… 邵明义　徐立然　145
艾滋病中医临床症状量化的思考与分析 ………………………………………… 郭建中　徐立然　146

临　床　篇

▶ 大样本观察

中医药治疗8946例艾滋病患者临床观察 ………………………………… 王　健　梁碧颜　闫世艳　153
2353例艾滋病患者中医药治疗4年保持率及影响因素研究 …………… 梁碧颜　王　健　陆嘉明　156
不同感染途径、CD_4^+绝对值计数对1189例无症状期HIV感染者潜伏期影响的横断面研究
　………………………………………………………………………………… 郭建中　杨小平　徐立然　158
康爱保生系列制剂治疗1038例HIV/AIDS临床疗效回顾分析 ……………………………… 赵　竟　160
扶正抗毒系列制剂治疗942例HIV/AIDS临床疗效回顾分析 ……………………………… 赵　竟　165
益艾康胶囊与辨证施治相结合治疗艾滋病患者885例临床观察 ………… 李发枝　徐立然　张明利　170
中药对807例HIV/AIDS病人CD_4^+淋巴细胞计数的影响 ………………… 王　健　刘　颖　邹　雯　173
中药治疗连续60个月的565例HIV/AIDS病人的CD_4^+T淋巴细胞消长特征
　………………………………………………………………………………… 王　健　梁碧颜　陆嘉明等　176
益艾康胶囊治疗HIV病毒感染和艾滋病（AIDS）160例临床研究 ………………………… 徐立然　179
Survival of people living with human immunodeficiency virus aftertreatment with Traditional Chinese Medicine in
　Henan province of China: a retrospective cohort study ……… Yantao Jin　Zhibin Liu　Xiumin Chen 等　182
中医药综合干预对农村地区HIV感染者死亡率的影响：一项回顾性队列研究 …… 金艳涛　刘志斌　杨峰　187

▶ 艾滋病病毒感染者

284例无症状HIV感染者的中医药干预研究 ……………………………… 张艳燕　李星锐　杨小平　190
健脾益气、化浊解毒法治疗艾滋病前期患者临床观察 ………………… 毛宇湘　杨　倩　路聚更等　192
参灵扶正胶囊治疗HIV感染者的临床研究 ………………………………… 刘振威　庞　军　邓　鑫　194
扶正排毒颗粒对人类免疫缺陷病毒感染者CD_3^+ CD_4^+ CD_{127}^+水平的影响 ……… 姜　枫　顾侦芳　李政伟等　196

扶正排毒片对无症状人类免疫缺陷病毒感染者干扰素α的影响 ………… 姜 枫 顾偵芳 李政伟 198
艾滋病毒感染者和艾滋病患者外周血T淋巴细胞亚群与中医证型的相关性研究
……………………………………………………………………… 王春芳 徐立然 符林春 199
艾康颗粒干预人类免疫缺陷病毒耐药的随机双盲对照试验 ………… 姜 枫 张荣欣 郭会军等 201
培元解毒法对无症状HIV感染者CD_4^+计数和血清IL-8、sIL-2R水平的影响 ………… 王丹妮 姜 枫 203
Randomized Double-blinded and Controlled Clinical Trial on Treatment of HIV/AIDS by Zhongyan-4（中研-4号）
……………………………………………………………………… 王 健 杨凤珍 赵 敏 206
艾可清胶囊对HIV感染者的疗效观察 …………………………………… 张苗苗 符林春 蔡卫平等 210

▶ 免疫功能

A 84 months study of the change of CD_4^+ T-lymphocyte cell count treated with traditional Chinese medicine in 110 HIV/AIDS patients ……………………………… Jian Wang Biyan Liang Xiaoping Zhang 215
浅论唐草片治疗艾滋病的机理及临床辨证 ……………………………… 杨莉娅 陈竟青 邵宝平 218
艾复康胶囊治疗艾滋病的有效性和安全性临床观察 ……………………… 吴 昊 赵 敏 李兴旺 220
中药复方三黄胶囊治疗HIV/AIDS患者的临床观察 ………………………… 赵 鹏 张 昕 赵 华 224
艾可清胶囊对HIV感染者T淋巴细胞亚群的影响 ………………………… 董永新 符林春 陈谐捷 226
HAART治疗中免疫功能恢复不完全者的中医药干预 ……………………… 方 路 段呈玉 王 莉 229
复方芪术汤对脾虚型艾滋病患者中医证候的疗效及外周血CD_4^+T淋巴细胞的影响
……………………………………………………………………………… 陈晓蓉 杨宗国等 231
复元解毒汤对艾滋病患者T细胞功能的影响 …………………………… 洪仲思 夏瑾瑜 周耀勇 233
中药治疗HIV感染者36例与未治疗41例CD_4^+细胞下降水平比较 ………… 陈 昕 田 春 236
芪苓益气片对HIV感染者CD_4^+的影响 ………………………………………… 张 毅 娄方璐 237
艾滋病免疫重建不全患者Toll样受体信号转导通路改变及免疫2号方干预的影响
……………………………………………………………………… 汤艳莉 王 阶 李 勇 239
免疫1号方联合HAART对HIV/AIDS患者免疫功能重建的干预研究 ……… 吴欣芳 王 阶 李 勇 242
免疫2号方对艾滋病免疫重建不全患者临床症状、体征的影响 …………… 王 阶 林洪生 李 勇 246
养阴平艾方治疗HIV感染者疗效及安全性研究 …………………………… 张 颖 马建萍 马秀兰 248
平艾合剂1号方治疗HIV/AIDS患者107例临床研究 ……………………… 李静茹 马建萍 马秀兰 251
扶正抗毒胶囊治疗美沙酮维持HIV感染者的临床研究 …………………… 马克坚 李艳萍 叶芳等 253
"三黄汤"对艾滋病患者$CD45RA^+$阳性淋巴细胞及CD_{95}^+阳性淋巴细胞的影响
……………………………………………………………………… 洪仲思 陈奕伸 杨璋斌等 256
艾宁颗粒治疗坦桑尼亚HIV/AIDS临床研究 ……………………………… 白文山 李 博 那奥咪等 258
肯尼亚内罗毕地区HIV携带者和艾滋病患者饮用中药Restore Plus颗粒冲剂提高免疫功能降低病毒载量的
初步研究 ………………………………………… 鲁自云 Charles F. L. Mbakaya Yeri Kombe等 261
精元康胶囊对不同治疗方案的116例HIV/AIDS患者白细胞水平影响的随机对照研究
……………………………………………………………………… 蒋士卿 孙宏新 徐英敏等 266

艾滋病免疫重建不全患者TCRVβ基因多样性改变及药物干预研究 …………… 汤艳莉　王　阶　李　勇等　268
中医药治疗坦桑尼亚HIV/AIDS患者45例临床报告 …………………………… 杨凤珍　Naomi　赵晓威等　271

▶ 发热

中医药治疗艾滋病外感发热证经验 …………………………………………………………… 于晓敏　蒋自强　273
小柴胡汤加味治疗艾滋病发热17例 ……………………………………………………………………… 林长军　275
滋阴补肾法治疗艾滋病发热举隅 ……………………………………………………………… 荣　震　莫春梅　276
升阳益胃汤治疗艾滋病腹泻伴发热10例 ………………………………………………………………… 潘金丽　277
艾滋病患者反复感冒的中医辨治 ……………………………………………… 李　广　蒋士卿　何延忠　278

▶ 腹泻

中医药治疗艾滋病相关性慢性腹泻患者311例临床研究 ……………………… 田　明　张　伟　倪　量　280
健脾止泻方治疗艾滋病相关慢性腹泻的临床研究 …………………………… 田　明　倪　量　万　钢　283
加味赤石脂禹余粮汤治疗艾滋病顽固性腹泻56例 ……………………………………………………… 党中勤　286
益艾康胶囊配合四神汤加减治疗艾滋病泄泻55例 ……………………………………………………… 刘昌华　287
泻痢康胶囊治疗艾滋病相关慢性腹泻的临床研究 …………………………… 徐　卓　杨小平　倪　量　288
半夏泻心汤治疗艾滋病相关腹泻临床观察 …………………………………………………… 郭建设　郭佰涛　290

▶ 皮肤损害

中医疗法治疗AIDS合并带状疱疹36例 ……………………………………… 刘静静　陈秀敏　丁红云　292
龙胆泻肝汤合桃红四物汤加减治疗艾滋病带状疱疹33例 ……………………………………………… 吕卫华　293
壮医药线点灸配合围针及外用药治疗艾滋病合并带状疱疹的临床观察 ……… 刘振威　莫金花　庞军　294
中西医治疗AIDS并发带状疱疹后遗神经痛60例临床观察 ……………………………………… 邱廷山　柳凯　297
痰热清注射液联合中药外洗治疗老年HIV/AIDS并发带状疱疹疗效观察 …… 余　丰　梁飞立　邓梅花　298
艾滋病患者带状疱疹反复发作的机制探讨 …………………………………………………… 郭会军　付　涵　299
中西医结合治疗艾滋病伴发带状疱疹临床观察 ……………………………… 段行武　张润田　王玉光等　301
龙胆泻肝颗粒、如意金黄膏治疗HIV/AIDS带状疱疹30例临床观察 ………… 姜　枫　孟　丽　彭　勃　302
加味四物消风饮为主治疗艾滋病慢性皮疹30例 ………………………………………………………… 付立功　304
中医药治疗艾滋病皮肤黏膜病变34例 ………………………………………………………… 施晓玲　倪晋宝　305
中西医结合治疗艾滋病相关瘙痒性丘疹性皮疹临床观察 …………………… 张润田　段行武　伦文辉等　306
凉血消风饮治疗HIV相关性痒疹的研究 ……………………………………… 谢　正　蒋自强　李鹏宇等　309
HIV感染者合并重度银屑病辨治偶得 ………………………………………………………… 王小莉　张　毅　311
中医方法治疗AIDS合并肛瘘患者35例体会 ………………………………… 李俊岩　张　燚　张秋实等　312

▶ 咳嗽

清金化痰、补肺益肾、温肺化饮方治疗艾滋病肺部感染164例疗效研究 …… 周桂琴　屈　冰　曾玲玲等　315
定喘汤治疗艾滋病患者咳嗽的临床研究 ……………………………………………………… 周超杰　姜　枫　317

痰热清注射液治疗艾滋病肺部感染32例 ······ 徐立然　程广书　于化贵　319

▶ 抑郁症

丹栀逍遥散配合心理干预治疗艾滋病抑郁症60例临床观察 ······ 杨丽琴　邓　鑫　张亚萍　321
天王补心丹配合心理疏导治疗艾滋病抑郁症36例观察 ······ 邱廷山　323
柴胡加龙骨牡蛎汤对艾滋病抑郁症患者临床症状及免疫功能的影响 ······ 李　强　张晓伟　谢　正等　324
中药治疗HIV/AIDS合并抑郁症的临床观察 ······ 谢　正　蒋自强　金艳涛等　326

▶ 口腔病损

中药含漱液防治艾滋病口腔病损102例疗效观察 ······ 陈振念　何艳英　卫奕荣　327
甘露消毒丹加减治疗HIV感染复发性口疮45例临床观察 ······ 杨韵秋　329
消糜颗粒治疗HIV/AIDS患者口腔念珠菌病40例疗效观察 ······ 姜　枫　卫淑华　彭　勃等　330
甘草泻心汤治疗艾滋病难治性口腔溃疡25例 ······ 党中勤　332
益艾康胶囊合甘草泻心汤治疗艾滋病口腔溃疡临床观察 ······ 靳　华　李长坡　张明利　334

▶ 中西药合用

中西医结合治疗370例艾滋病患者疗效的回顾性分析 ······ 李艳萍　赵　竞　段呈玉等　335
益气健脾汤联合高效抗逆转录病毒疗法治疗艾滋病病毒感染者或艾滋病患者43例临床观察
　　······ 刘翠娥　李秀惠　吴　昊等　339
艾可清胶囊对高效抗病毒逆转录疗法的增效减毒作用 ······ 马伯艳　符林春　蔡卫平等　341
中医辨证联合HAART疗法治疗HIV/AIDS临床观察 ······ 张爱民　谭行华　岑玉文等　344
中西医结合疗法改善艾滋病合并肺部感染患者中医症候的随机对照研究 ······ 岑玉文　谭行华　张坚生等　346
中西医结合治疗85例艾滋病患者临床疗效观察 ······ 李秀惠　胡建华　刘翠娥等　350
辨证分型论治配合HAART高效联合抗病毒方案治疗艾滋病34例 ······ 靳　娟　郭雅玲　352
中药扶正抗艾胶囊联合西药治疗中老年艾滋病的有效性及安全性 ······ 马秀珍　353
中医辨证施治与ART协同治疗艾滋病的临床研究 ······ 唐宁新　黄绍标　刘燕芬等　356
康爱保生丸联合HAART治疗对AIDS患者CD_4^+计数变化的临床分析研究 ······ 杨绍春　赵　竞　段呈玉等　359
黄芪联合HAART治疗艾滋病后CD_4^+T淋巴细胞的变化 ······ 丁佩佩　何　纲　谭雅仪等　361
湘A1号、湘A2号合并抗病毒治疗艾滋病发病期患者的临床观察 ······ 白静峰　王军文　363
中西医结合治疗艾滋病顽固性呃逆疗效观察 ······ 余　丰　梁飞立　邓梅花　365
八珍汤加味配合高效抗反转录病毒治疗晚期艾滋病合并贫血临床观察 ······ 韦秋玲　韦　麟　367
中西医结合治疗艾滋病合并肺结核20例 ······ 童凤军　369
益气化瘀利水方对HIV/AIDS合并糖尿病肾病患者血管内皮生长因子及尿蛋白排泄率的影响
　　······ 张佩江　郭建中　370

目 录

▶ 减轻西药毒副作用

逍遥散加减结合西医常规疗法治疗抗HIV药物致肝功能损伤50例	邱廷山 李学芝	372
中医药治疗艾滋病抗病毒治疗后肝损伤41例	樊移山 周曾全 李 侠等	373
中西医结合治疗HIV/AIDS药物性肝损害临床观察	邢燕丽 闫炳远	376
长期使用中医药治疗的HIV感染者肝功能情况回顾性研究	孙 俊 贺铮铮 方 路等	378
中西医结合治疗艾滋病抗病毒治疗后肝损伤疗效观察	熊卫标 伍兰萼	380
水飞蓟宾胶囊治疗抗艾滋病药物致肝损害的效果观察	甄月映	381
中西医结合治疗艾滋病抗病毒治疗后皮疹疗效观察	熊卫标 伍兰萼	383
中药治愈AIDS患者因服奈韦拉平致中度皮疹1例报告	杨应彪 李文艳	384
中医药治疗艾滋病HAART所致胃肠道不良反应的临床疗效与安全性评价	王 丹 陈梅男 魏诗晴等	385
小半夏加茯苓汤治疗艾滋病HAART疗法致消化道反应24例	张明利 徐立然 张世玺等	388
中西医结合治疗老年艾滋病患者抗病毒后食欲不振的临床研究	余 丰 梁飞立 苏文桂	389
温胆颗粒干预抗逆转录治疗致消化道不良反应的研究	张晓伟 郭会军 姜 枫等	391
平胃散对改善艾滋病患者及HIV携带者脾胃症状的作用研究	刘翠娥 李秀惠 孙丽君等	393
精元康胶囊对艾滋病HAART疗法致骨髓抑制35例的临床观察	刘鸿雁 蒋士卿 裴俊文	394
益肾健脾生血汤治疗艾滋病合并贫血35例疗效观察	李东芳 范建军 马丽琴	396
八珍汤对艾滋病抗病毒治疗诱发高乳酸血症的作用	唐宁新 欧健 黄绍标等	398
八珍汤改善艾滋病高效抗逆转录病毒治疗所致血液毒副反应的临床观察	罗 艳 何 艳 姚运海等	400
中药内服外洗治疗HAART所致外周神经损害的临床研究	毛宇湘 田军彪 陈 泽等	402
中医药对艾滋病患者周围神经病变的改善作用	刘翠娥 李秀惠 孙丽君等	403
中药配方颗粒治疗高效抗逆转录病毒疗法致血脂异常的多中心随机对照临床研究	倪 量 王融冰 万 钢等	405
2种给药方案对高效抗逆转录病毒治疗后血脂异常患者的疗效比较	苏齐鉴 梁飞立 李益忠等	408
艾脂1号治疗艾滋病HAART后脂肪异常分布临床观察	李秀惠 王芳梅 高艳清等	410
中药治疗HAART相关血脂异常的临床研究	倪 量 王融冰 郭会军等	413
中医辨证治疗高效抗反转录病毒疗法后高脂血症50例	李 强 郭会军 蒋自强等	416

▶ 生存质量

中医药辨证施治对HIV感染者生存质量影响的初步探讨	徐立然 杨小平 郭会军等	418
中医药干预对HIV感染者生存质量的影响研究	刘彦丽 赵 竞 段呈玉等	420
平艾合剂1号方改善AIDS/HIV感染者生存质量的研究	曾 琳 马建萍 艾合买提江等	423
湘A2颗粒剂改善AIDS免疫重建患者生活质量的临床观察	王军文	425
中西医结合疗法在改善艾滋病患者生活质量方面的观察与研究	丘 纯 蔡 凯	429
HIV/AIDS生存质量量表（HIV/AIDSQOL-46）	张明利 魏俊央 吴统敏等	431
世界卫生组织艾滋病患者生存质量量表修订的定性访谈研究	蔡南乔 康 婧 徐德林等	434

世界卫生组织艾滋病生存质量量表中文版介绍及其使用说明 …………… 刘为民 何丽云 王　健等 436
HIV/AIDS 患者生存质量若干问题探讨 ………………………………… 苏芳静 郭选贤 徐立然等 439
WHOQOL HIV-BREF 量表用于 AIDS 病人的信度和效度评价 ………… 陈新林 贾卫东 岑玉文等 440

▶ 证候临床研究

2237 例 HIV/AIDS 患者中医证候分布及演变规律 ……………………… 王　健 刘　颖 何丽云等 444
1891 例静脉吸毒感染 HIV/AIDS 患者的中医证候分析 ………………… 梁碧颜 王　健 方　路等 446
1266 例 HIV/AIDS 患者中医证候及证型分布规律分析 ………………… 惠高萌 郑志攀 孟鹏飞等 449
708 例艾滋病住院患者中医证治分析 …………………………………… 姜　枫 李　真 关　华等 453
485 例 HIV/AIDS 患者基于专家判读的证型特征研究 ………………… 刘　颖 邹　雯 咸庆飞等 455
346 例艾滋病相关性痒疹患者的证候研究 ……………………………… 张彦敏 李　峰 王玉光等 458
311 例艾滋病相关慢性腹泻的中医证候特点研究 ……………………… 倪　量 万　钢 王融冰等 461
281 例艾滋病患者采用高效抗反转录病毒疗法后血脂变化与中医证型临床分析
　……………………………………………………………………………… 李　强 郭会军 蒋自强等 464
276 例 HIV/AIDS 淋巴细胞亚群与中医证型的相关性研究 …………… 王春芳 徐立然 符林春 466
188 例 HIV 感染者/AIDS 患者中医体质分析 …………………………… 白玉燕 谭行华 岑玉文等 468
180 例 HAART 致高脂血症的中医证候特点研究 ……………………… 倪　量 段呈玉 万　钢等 471
新疆地区 142 例 HIV/AIDS 患者的中医证候调查 ……………………… 沙　莎 董继鹏 刘　颖等 474
广东 135 例艾滋病病毒携带者、艾滋病患者症候群与病位的相关研究 …… 杨振华 符林春 岑玉文等 477
对 120 例艾滋病患者中医证候及其影响因素的分析 …………………… 张万方 梁伟雄 陈谐捷等 480
119 例艾滋病带状疱疹患者的中医证候研究 …………………………… 张彦敏 李　峰 王融冰等 482
贵阳地区 119 例艾滋病患者临床表现分析 ……………………………… 董继鹏 刘水清 王　健等 486
107 例艾滋病相关性痒疹中医证候特点分析 …………………………… 郭会军 闫　磊 489
104 例男男性接触 HIV/AIDS 患者症状特征分析 ……………………… 刘　颖 王　健 491
75 例艾滋病咳嗽患者中医临床证候特点研究 ………………………… 郭会军 李鹏宇 493
The Association between Yang-Deficient Constitution and Clinical Outcome of Highly Active Antiretroviral Therapy
　on People Living with HIV ……………………………… Yuwen Cen Ross Ka-kit Leung Fuchun Zhang 等 498
广东地区 HIV/AIDS 患者中医证型分布规律的初步研究 ……………… 岑玉文 符林春 谭行华等 507
2009 年上海市人类免疫缺陷病毒感染者/艾滋病患者中医证候调查 …… 王江蓉 孙建军 陈　军等 511
新疆 HIV 及 AIDS 患者中医体质类型的初步研究 ……………………… 李静茹 马建萍 马秀兰等 513
HIV/AIDS 患者外周血 T 淋巴细胞亚群与中医证候的相关性分析 …… 岑玉文 刘　颖 贾卫东等 515
3 种不同中医证型艾滋病患者外周血 $CD_4^+CD_{25}^+$ 调节性 T 细胞的表达 ……… 陈晓蓉 杨宗国 沈　芳等 518
艾滋病并肺部感染中医证型分布规律探讨 ……………………………… 徐立然 王东旭 屈　冰等 520
艾滋病内伤发热中医证型与 CD_4^+ T 细胞计数分层的相关性研究 ……… 郭会军 陈莉华 524
艾滋病相关慢性腹泻的中医证候特点研究 ……………………………… 倪　量 王融冰 杨小平等 525
高效抗逆转录病毒疗法对艾滋病患者虚证证型分布的影响 …………… 任周新 谢世平 许前磊等 527

艾滋病服用抗病毒药治疗并发痒疹的中医症状体征特点分析	陈秀敏 谢 正 金艳涛等 530
艾滋病合并肺部感染治疗过程中证型演变规律探讨	屈冰 周桂琴 徐立然等 533

服用抗反转录病毒药物治疗艾滋病合并贫血患者的中医症状体征特点研究
　　　　　　　　　　　　　　　　　　　　　　　　　　　　　　　陈秀敏　刘志斌　丁红云等　538

艾滋病高效抗逆转录病毒疗法相关高脂血症中医证候分布特点研究　……　娄彦梅　王玉光　李　峰等　541

高效抗逆转录病毒治疗艾滋病致血液毒性反应中医证候分析　…………　刘志斌　陈秀敏　金艳涛等　543

▶ 针灸疗法

艾灸治未病在艾滋病无症状感染期的运用………………………………　刘振威　庞军　梁健等　546

中药配合艾灸治疗 HIV/AIDS 的临床研究…………………………………　毛宇湘　李宝印　路聚更等　548

艾灸结合中医药辨证论治对艾滋病中 CD_4 的影响…………………………　王庆雷　路聚更　李中堂等　549

针灸疗法在缓解艾滋病相关症状中的应用…………………………………　杨晓忱　卢峻　汤艳莉等　551

化脓灸治疗早期无症状 HIV 感染者 20 例……………………………………　刘振威　邓鑫　莫金花等　554

艾灸调节 HIV/AIDS 患者免疫功能的探讨　……………………………………………………　陈滢宇　557

灸法防治艾滋病相关性腹泻探讨　……………………………………………　邓鑫　梁健　英健民等　559

艾灸配合中药敷脐治疗艾滋病患者纳呆临床观察　…………………………　吴涛　杜磊　刘战国等　561

▶ 其他疗法

敷脐疗法在艾滋病治疗应用中的体会　………………………………………　张敏　陈秀敏　郑连雪等　562

中药敷神阙穴治疗艾滋病腹泻临床观察　………………………………………………………　范中营　563

▶ 专家治验

当代名老中医治疗艾滋病的辨证论治经验统计分析　………………………　王大伟　金晓阳　罗翌　565

导师张震研究员经验方扶正抗毒胶囊治疗 HIV 感染者的临床观察　………………………　王莉　张震　567

李振华脾胃学术思想诊治艾滋病临证体会　……………………………………………………　张晓伟　570

李发枝教授运用御寒汤治疗艾滋病气虚外感证经验　…………………………………………　孟鹏飞　572

李发枝教授治疗艾滋病肺系病证验案探析　………………………………………………　张明利　韩莉　573

李发枝治疗艾滋病带状疱疹及其后遗神经痛的配伍精要　…………………　李丹妮　李真　徐立然等　575

李发枝治疗艾滋病皮肤瘙痒的配伍精要　……………………………………　王丹妮　李真　徐立然等　578

李发枝运用谷精草合剂治疗艾滋病头痛经验　………………………………　郭会军　闫磊　蒋自强　581

李发枝运用加味甘草泻心汤治疗艾滋病真菌性感染验案 2 则　……………………　孟鹏飞　蒋自强　582

基　础　篇

▶ 证候

艾滋病阴虚内热证的生物学相关性研究　………………………………………………　胡振杰　杨晓娜　587

基于核磁共振技术的代谢组学应用于艾滋病中医证候的研究述评 ………………… 温冠晓 谢世平 588
基于液质联用技术艾滋病病毒携带者、艾滋病患者脾肺气虚证者尿液的代谢组学研究
………………………………………………………………………… 谢世平 马素娜 刘 伟等 590
脾气虚型HIV/AIDS患者淋巴细胞线粒体功能状态在常温和热应激条件下的改变情况
………………………………………………………………………… 孙 萌 刘 颖 王克林等 595
Toll样受体及其通路是中医药干预艾滋病免疫重建的可能作用靶点 ………… 汤艳莉 王 阶 597
健脾益气固肾法治疗艾滋病腹泻与MAVS相关功能的研究 ………………… 张奉学 谢慧珺 600

▶ 动物模型

建立中医药艾滋病筛选动物模型的设想与思路 ………………………… 左 刚 任周新 任聪颖 602
灵长类动物模型在中医药防治艾滋病研究中的应用 …………………… 陈剑涛 李茂清 符林春 604
猴艾滋病模型CD28家族mRNA动态变化及中药干预作用 ……………… 何金洋 符林春 何浩岚等 607
艾可清对猴艾滋病模型的治疗作用 ………………………………………… 何金洋 符林春 沈 强等 611
参附注射液对晚期猴艾滋病模型的影响 …………………………………… 李茂清 符林春 胡英杰等 614
中医药治疗艾滋病的鼠白血病模型研究进展 ……………………………………… 张玲霞 郭永洁 617

▶ 药物（机理、药效）：

中药复方祛毒增宁胶囊抗艾滋病毒体外药效学的研究 …………………… 李泽琳 曾 越 苏立山等 619
中药中研Ⅱ号与HARRT疗法协同治疗HIV/AIDS对外周血CD_4^+T细胞、IL-2/IL-4和IFN-γ的影响
………………………………………………………………………… 张永祥 薛 欣 徐淑玲等 622
中药复方对CD_4^+T淋巴细胞增殖促进作用 ……………………………… 张 辉 李玉虎 程国强等 624
中药复方凉茶提取物体外抗HIV活性研究 ………………………………… 刘武青 李磊珂 王睿睿等 625
中药有效部位复方奇士乐体外抗HIV-1活性研究 ………………………… 杨柳萌 王睿睿 张高红等 630
抗艾滋病中成药唐草片抗氧化性的研究 …………………………………… 殷建华 吴 剑 杨克宗等 635
喘可治抑制灭活HIV-1颗粒诱导入CD_4^+T细胞凋亡机制研究 …………… 黄秀艳 曾耀英 许铮弟 637
红景天甙对HIV感染者外周血CD_4^+T细胞凋亡的影响 ………………… 朱云鸿 姚文虎 魏洪霞 640
鱼腥草对HIV假病毒作用的初步研究 ……………………………………… 李文胜 石秀兰 李 敏等 642
中医药对HIV-1基因调控蛋白的干预作用研究初探 ……………………… 李艳萍 宋娜丽 赵 竞等 644
抗艾滋病中药复方ZYSH对茚地那韦的代谢性增效作用 ………………… 毛玉昌 孙 易 俞桂新等 646
唐草片对HIV感染者中依非韦伦药代动力学无显著影响 ………………… 陈 军 张丽军 姚亚敏等 651
中医干预对艾滋病免疫重建不全患者TCRVβ基因CDR3区克隆片断的影响
………………………………………………………………………… 王 阶 汤艳莉 李 勇等 653
扶正排毒片对无症状人类免疫缺陷病毒感染者血浆甘露糖结合凝集素的影响
………………………………………………………………………… 姜 枫 彭 勃 郭会军等 658

▶ 舌象

1323例HIV/AIDS患者舌苔分析 …………………………………………… 程五中 谢世平 刘爱华 660

云南省 996 例 HIV/AIDS 患者舌象分析 …………………………………… 郭毅曼　张　超　李顺英等　662
558 例 HIV/AIDS 患者舌象分析及其与 $CD^{4+}T$ 淋巴细胞计数关系探讨 …………………… 邹　雯　王　健　664
中药治疗艾滋病舌象分析 110 例 …………………………………………… 马纯政　杨合功　董少群等　669
38 例艾滋病患者 HAART 治疗前后中医舌象临床分析 ……………………… 许飞龙　符林春　张坚生等　670
艾滋病疮疡舌象脉象分析 ……………………………………………………………………… 殷光辉　673
艾滋病患者中医舌象流行病学分析 …………………………………………… 李青雅　郭会军　李　真等　674
广东 HIV/AIDS 患者舌象分析及其与 CD_4^+、CD_8^+、CD_4/CD_8 计数的相关性研究
　　　　　　　　　　　　　　　　　　　　　　　　　　　　　　…… 张清仲　符林春　岑玉文等　679

▶ 脉象

542 例 HIV/AIDS 患者脉象分析 …………………………………………………………… 王　莹　王　健　682
80 例 HIV/AIDS 患者 HAART 治疗前后脉象变化特点 ……………………… 洪立珠　樊移山　张　超等　685

▶ 红外成像

19 2 例 HIV/AIDS 患者督脉和命门穴热态动态变化分析及其临床意义探讨
　　　　　　　　　　　　　　　　　　　　　　　　　　　　　　…… 董继鹏　李洪娟　许俊琴等　688
175 例艾滋病患者及病毒感染者任脉、督脉的热态特征及临床意义 ………… 李洪娟　袁云娥　邹　雯等　690
运用热态自动分析技术对冬泳、平和质、艾滋病 3 组人群热图的分析及其临床意义探讨
　　　　　　　　　　　　　　　　　　　　　　　　　　　　　　…… 李洪娟　王　健　邹　雯等　692
HIV/AIDS 患者不同寒热证候的热态数据分析及临床意义探讨 ……………… 李洪娟　郭会鹏　刘　颖等　695
红外热像技术在观察艾滋病患者热态变化趋势中的应用 ……………………… 郭会鹏　李洪娟　许俊琴　697

▶ 综述

中医药治疗 AIDS 的研究进展 ………………………………………………… 王　健　刘　颖　何立云等　699
中医药防治艾滋病的现状及展望 ……………………………………………………………… 王　健　刘　颖　701
中医药治疗艾滋病的现状及研究方向初探 …………………………………………………………… 张　毅　705
中医药抗艾滋病优势的科学分析与前景展望 ………………………………… 刘延泽　许利嘉　肖　伟等　707
艾滋病治疗存在的不足及其中西医结合治疗研究概况 ……………………………………… 吴欣芳　王　阶　716
无症状 HIV 感染期的诊疗研究及展望 ………………………………………………………………… 徐立然　719
无症状 HIV 感染期的中医药研究进展 ……………………………………………………… 田淑娥　张　毅　721
中药复方促进艾滋病免疫重建研究综述 ……………………………………… 高国建　邹　雯　刘　颖等　723
艾滋病免疫重建干预方法的研究进展 ………………………………………… 刘　震　刘　明　李　勇等　725
中医药治疗艾滋病临床文献回顾性分析 ……………………………………… 刘　颖　邹　雯　刘婷婷等　727
HAART 毒副作用中医药研究进展 …………………………………………… 刘　颖　董继鹏　邹　雯等　730
HIV/AIDS 免疫异常激活及其与疾病进展的相关性研究 …………………… 王　阶　吴欣芳　李　勇等　732
艾滋病中医病因的研究概述 …………………………………………………… 吴　涛　姜　枫　胡振杰　736
艾滋病中医证候学研究进展 …………………………………………………………………… 王红霞　郭会军　738

艾滋病中医证候文献研究现状分析	刘 颖 王 莹 邹 雯	739
艾滋病头痛中医临床研究近况	吴 巍 黄世敬 王 阶	741
艾滋病相关性肺部感染中医药研究概况	陈滢宇 符林春	743
艾滋病慢性腹泻的中西医临床研究现状	倪 量 王玉光 刘景院	747
艾滋病恶心呕吐中西医结合临床研究近况	黄世敬 吴 巍 薛柳华	748
中医治疗艾滋病消瘦及消化不良近况	吴 巍 黄世敬 薛柳华	751
HIV相关性痒疹的中西医研究进展	谢 正 蒋自强 李鹏宇	752
艾滋病淋巴结肿大中医临床研究近况	吴 巍 黄世敬 薛柳华	754
艾滋病月经不调中医临床诊治概况	黄世敬 吴 巍 薛柳华	755
中医治疗HAART继发性高脂血症的研究进展	咸庆飞 刘 颖 邹 雯等	757
艾滋病HAART后高脂血症的中医药研究进展	郭会军 李鹏宇	759
艾滋病HAART相关血液毒副作用中西医结合临床研究近况	吴 巍 黄世敬 潘菊华等	761
我国中药来源的抗HIV天然化合物研究进展	张 旋 黄 宁 郑永唐	763
治疗艾滋病中药复方研究概况	黄世敬 潘菊华 薛柳华等	773
艾可清治疗HIV/AIDS的研究进展	张清仲 符林春 岑玉文等	776
单味中草药有效成分抗HIV作用机制的研究进展	张 敏 王军文	778
Traditional Chinese Herbal Medicines for Treating HIV Infections and AIDS	Wen Zou Ying Liu JianWang 等	779
Recent Advances of HIV/AIDS Treatment with Traditional Chinese Medicine in China	WANG Jian ZOU Wen	787
A General Introduction of HIV/AIDS Treatment with Traditional Chinese Medicine in China	Jian WANG Wen ZOU	789
Use of traditional Chinese medicine in HIV/AIDS in China	Jian Wang Wen Zou Ying Liu	792
Progress on Research for the Treatment of HIV/AIDS with Traditional Chinese Medicine in China	Jian Wang Bi Yan Liang	794

▶ **其他**

国外艾滋病社区支持模式简述及对中医药治疗艾滋病的启示	刘彦丽 段呈玉 赵 竞	798
浅谈参与艾滋病中医药防治工作的几点体会	马伯艳	800
提高艾滋病患者接受中医药治疗依从性初探	黄 琼 樊移山	802
提高中医药治疗艾滋病患者服药依从性探讨	何亚迪 于从仙	803
艾滋病患者接受中医药治疗失访原因分析	梁 杰 徐 刚 唐晓倩	805
新疆地区中医药防治艾滋病工作运行模式探析	马秀兰 马建萍 艾合买提·阿不都热依木	807
临沧市中医药治疗艾滋病管理模式初探	叶 芳	808
调查卧龙区艾滋病患者对中医的需求和依从性	黄中玲 马红昌	810
宛城区中医药治疗艾滋病项目管理的模式	张成太 徐国振 屈秀炳	811

| 南阳市艾滋病患者中医药治疗的现状及需求分析 ………………………… 范 迎 王延柯 马红昌 814 |
| 浅谈中医药治疗艾滋病患者的心理护理体会 ………………………………………………… 何宣杰 816 |

▶ 问卷及调查表

| 艾滋病发热中医诊疗标准规程调查问卷构建及分析 ………………………… 张 颖 陈宇霞 黄世敬 817 |
| 艾滋病相关呼吸困难中医诊疗规程专家问卷调查 ……………………… 张晓南 薛柳华 黄世敬等 820 |
| 艾滋病腹泻中医诊疗规程问卷的构建 ……………………………………… 黄世敬 王 阶 潘菊华 823 |
| 艾滋病淋巴结肿大中医诊疗规程问卷调查研究 …………………………… 吴 巍 黄世敬 薛柳华 827 |
| 艾滋病消瘦及营养不良中医诊疗标准规程问卷调查研究 ………………… 吴 巍 黄世敬 薛柳华 830 |
| 艾滋病周围神经病变中医诊疗规程问卷调查 ……………………………… 雷小明 黄世敬 潘菊华 833 |
| 艾滋病HAART药物相关血液毒副作用中医诊疗规程专家问卷调查 …… 张 颖 陈宇霞 黄世敬 836 |
| 艾滋病月经不调中医诊疗规程问卷调查分析 ……………………………… 张先慧 黄世敬 张 颖 839 |

理 论 篇

· 病因病机 ·

艾滋病中医发病与病机演变、辨治思路及原则的探讨

杨凤珍　王　健　邹　雯

（中国中医科学院艾滋病中医药防治研究中心，北京 100700）

摘要　本文从艾滋病中医病因与发病主要影响因素、中医病机及其演变、中医辨治思路与原则几个方面，进行了深入阐述。提出艾滋病的发病是多因素交互作用复杂的过程；艾滋病病机为疫毒潜伏膜原，侵及三焦，壅遏气机、津血失布、痰浊瘀血互结，同时消烁脏腑气阴、损耗三焦元气，并发六淫侵袭；中医辨治宜从分期、辨病、辨症、辨证等几个方面结合论治。为中医临床实践和研究提供理论依据与途径。

关键词　艾滋病；病因病机；辨治思路

艾滋病，是由人类免疫缺陷病毒（以下称 HIV）引起的免疫功能低下，继而导致多病原、多系统、慢性消耗性、全身性病变的传染病。艾滋病是迄今人类发现最复杂的感染性致死性疾病。加强对艾滋病中医基础理论和辨证论治体系的探讨，将为中医临床实践和研究提供依据与途径。

1　艾滋病病因与发病主要影响因素

艾滋病属于中医温疫范畴已为广泛共识。其直接病因属中医厉气或疫毒，经血液、性接触和母婴途径感染，其传播与气候、季节、地域无直接关系。因而对疫毒性质的判别需根据 HIV 感染后机体所反应出的临床证候。多数学者认为，该疫毒性质具有：温热性、秽浊性或秽湿性、毒烈性，一旦侵入人体，将壅遏三焦气血，消烁阴精，损耗元气。此外，其他发病影响因素有：①合并其他外邪侵袭，包括六淫、秽浊、疫毒等。艾滋病疫毒藏伏机体，造成气血阴阳广泛损伤，患者在不同阶段病理状态下，处于不同季节气候与地域环境中，极易并发相应的外邪侵袭；②七情、饮食、劳倦等因素的影响。特别是患者得知感染 HIV 后，长期处于焦虑、恐怖、愤怒、抑郁甚至绝望等负性心理变化，七情过极即可导致人体气血运行紊乱、脏腑功能失调，加重艾滋病病理过程；③合并基础疾病、不同年龄段生理改变与个体体质因素；④毒品影响，见于静脉吸毒感染 HIV 者；⑤抗病毒药毒副作用的影响。当接受抗病毒药治疗后，常伴随化学药物对机体的多种毒副反应，等等。由此不难看出，艾滋病的发病是多因素交互作用极为复杂的过程。

2　艾滋病中医病机及其演变探讨

感染 HIV 后，部分患者出现急性感染过程，如发热、淋巴结肿大、咽炎、红色丘疹样痒疹、肌肉痛、头痛、腹泻、恶心或呕吐、肝脾肿大、体重减轻、鹅口疮等。从中医角度辨证分析，系秽湿热毒直犯少阳、壅遏三焦，累及营血与卫分，消烁气阴，甚者逆传厥阴心包，热盛动风、痰蒙心窍。然而，临床多数患者无明显急性期症状，或急性感染期后正胜邪伏，疫毒匿伏三焦膜原，进入 8～10 年潜伏期。膜原，《内经》最早多处记载，至清代得到医家重视与发挥。张志聪在《黄帝内经素问集注·举痛论》[1]诠注："盖在外则为皮肤、肌肉之腠理，在内则为横连脏腑之膜原，皆三焦通会元气之处。"薛生白更明确指出："膜原者，外通肌肉，内近胃府，即三焦之门户，实一身之半表半里也（《湿热病》）。[2]"也即上中下三焦气化升降、出入、枢机必经之处。在膜原病理方面，以吴又可等为代表的众医家，已认识到疫毒秽邪多直犯膜原，由膜原侵及三焦。如吴又可首先提出：疫疠"邪自口鼻而入，则其所客……乃表里之分界，是为半表半里也，即《针经》所谓横连膜原是也（《温疫论·原病》）"[3]。艾滋病潜伏期，疫毒（秽湿热毒）潜伏膜原，由膜原侵及三焦，壅遏气机、津血失布、痰浊瘀血互结，常出现持续性淋巴结肿大；同时，疫毒消烁脏腑气阴，损耗三焦元气，感染者容易疲劳，

体重波动，易患感冒、肺结核、感染性疾病等；从中医舌、脉象看，常见舌质淡暗或有裂纹、脉弱等。该阶段正邪相持，总体处于正胜邪伏态势。

如未经治疗，随着疫毒对三焦元气的侵蚀、精气血的暗耗，疫毒伺机萌动，邪势渐盛，正邪交争态势由潜伏期正盛邪伏，到发病早期邪盛正盛，晚期邪盛正衰、正虚邪陷。进入艾滋病期中医病机变化主要为：①秽湿热毒流布三焦、壅遏气营，累及血分，致肺、脾、肝、心、肾等多脏腑功能紊乱，形成热蕴、湿浊、痰阻、血瘀、动风等病理产物及病理过程；②五脏精气血阴阳虚损，三焦命门元气耗竭。热邪易于伤阴，特别是热郁气营，伤阴耗气；而秽湿疫毒性质酷烈，壅遏三焦，易伤元气；同时脏腑功能失调，精气血生化无源。由于三焦元气根于肾间命门，表达、充养、疏调于脏腑经络，因而本病致损过程，常由肺脾至肝心肾，由气阴、气血的亏虚至精气、元阴、元阳的虚损衰竭，其中脾肾先后天最为要义；③伴随三焦元气虚损，卫外功能低下，致使其他六淫疫毒等外邪侵袭、留恋或内陷，如出现多种机会性感染；脏腑功能低下又促进体内痰浊湿瘀毒风等病理产物的产生，如出现机会性肿瘤；④如伴有七情、饮食、劳倦、毒品、化学药物的影响与损伤，造成人体气血运行紊乱、脏腑功能失调，将加重艾滋病本身的病理过程。总之，在整个艾滋病发生发展过程中，贯穿着邪实正虚的动态变化，呈现出病变广泛、阴阳寒热虚实极其错杂的病理特点。

3 艾滋病中医辨治思路与原则探讨

面对艾滋病这一错综复杂、广泛深重、慢性进展的疑难重病，如何从中医角度辨治至今仍在不懈地探索。然而，要提高中医药疗效需基于对艾滋病辨治规律的把握。鉴于艾滋病自然发展史过程，以及多病原感染、多系统损害、免疫低下与异常激活并存、慢性消耗等临床特点，中医临床辨治宜重点从分期、辨病、辨症、辨证等几个方面结合论治。中医临床分期可分为急性期（急性感染期）、潜伏期（无症状感染期）、发病期（艾滋病前期与艾滋病期）；辨病，即辨别各阶段中医疾病范畴与西医诊断，二者结合指导临床；辨症，指在多病原复合感染或无病原学诊断依据、病变错综复杂情况下，抓主症以发挥中医辨证论治优势；辨证，依然是本病中医辨治的依据与核心，需综合运用三焦、卫气营血、六经、脏腑、经络、六淫等辨证思路与方法，识别患者即时病理阶段、病变部位、病邪性质、邪正虚实等状态，以指导中医论治遣方用药。

本病治疗原则为解毒逐邪、扶正培元。急性期，秽湿热毒壅遏少阳三焦，累及营血与卫分，邪盛势急，治当疏利透达、解毒化浊、清热凉血为主。潜伏期，疫毒藏伏三焦膜原，毒瘀痰浊结聚局部，脏腑气阴（血）、三焦元气暗耗，邪气未盛、正气暗损，治疗重点补益气阴（血）、健脾益肾、疏调三焦，辅以解毒散结，目的在于扶正培本、延缓发病。发病期，疫毒流布三焦、壅遏气营、痰浊湿阻、血络瘀滞、内风扰动、气阴（血）或阴阳虚损，或并发六淫外邪侵袭。发病早期以肺脾气阴（血）亏虚为主，正虚邪盛；晚期发展至肝肾阴竭、脾肾阳衰、命元败亡，正虚邪陷。因而，发病早期以健脾益气养阴（血）、解毒化湿（浊）活血为大法；晚期宜重剂益气健脾、温阳补肾或滋补肝肾，兼通络解毒祛邪。发病期的祛邪原则，宜宗"上焦如雾，升而逐之，兼以解毒；中焦如沤，疏而逐之，兼以解毒；下焦如渎，决而逐之，兼以解毒（《尚论篇·详论瘟疫已破大惑》）。"即根据三焦病变侧重，以疏利三焦、分消走泄、扶正达邪为原则，同时针对并发六淫外邪不同性质，运用相应治法。

此外，还应注重对患者心身疾病与基础疾病的治疗，这对本病的进程与康复具有重要影响。同时加强探索抗病毒药毒副反应的中医药调治，将有益于改善患者的生存质量。

参考文献（略）

（出自中国中医基础医学杂志 2010 年第 16 卷 21 期第 993 – 895 页）

论艾滋病的中医学发病机理

邓 鑫[1]　李永亮[2]　张亚萍[1]

(1. 广西中医学院附属瑞康医院艾滋病研究中心，广西南宁 530011；
2. 广西中医学院基础医学院，广西南宁 530001)

摘要　艾滋病的中医发病机理复杂多样，变化多端。正虚邪侵是艾滋病发生的两个重要方面，正虚主要是指肾元的亏虚，邪侵主要是HIV邪毒的内侵。肾元亏虚是艾滋病发生的内在致病因素，HIV邪毒入侵是艾滋病发生的外部致病条件。一方面，肾元亏虚，机体正气不足，抗邪无力，HIV邪毒乘虚而入；另一方面，邪毒内侵，加重人体肾元的耗伤，使机体抗病力更加低下，从而引起一系列的艾滋病特征性病变。深入探讨艾滋病的发病机理对中医药防治艾滋病的科研与临床工作有一定的借鉴意义。

关键词 艾滋病 中医学 发病机理

艾滋病是机体感染人免疫缺陷病毒（HIV）而致的一种获得性免疫缺陷综合征，具有很强的传染性和极高的死亡率，是目前世界各国普遍流行和重点防治的一种疾病。艾滋病的中医学发病机理复杂多样，变化多端，各地研究者众说纷纭，莫衷一是。广西中医（中西医结合）艾滋病研究中心通过近年来的研究，结合全国及世界各地对艾滋病中医药发病机理的研究成果，认为艾滋病的发病机理虽然纷繁复杂，但是，正虚邪侵是其最根本的两个方面。在艾滋病的中医药防治中，只要抓住这两方面，无论病机多么复杂都可以起到执简驭繁的效果。

1 正虚是艾滋病发生、发展变化的内在病理基础

正虚主要是指肾虚，以肾精的耗伤为主及肾精耗伤所导致的肾气、肾阴、肾阳的亏虚。中医学认为："正气存内，邪不可干"。对于人体来说，正气足，HIV 邪毒不易入侵人体。《灵枢·百病始生》说："风雨寒热，不得虚邪，不能独伤人。卒然逢疾风暴雨而不病者，盖无虚，故邪不能独伤人，此必因虚邪之风，与其身形，两虚相得，乃客其形。"若机体正气不足，抗邪无力，则 HIV 邪毒乘虚而入，潜伏于人体的三焦或膜原，伺机而发，所谓"邪之所凑，其气必虚"是也。正虚有很多方面，可以是机体整体上的虚损，也可以是脏腑局部的虚损，也可以是机体整体的虚损但以某脏腑虚损表现较为突出。对于艾滋病患者来说，正虚主要以机体整体的虚损为主，但以肾元亏虚为主要表现。

肾精是构成人体，维持人体生命活动的最根本物质。《素问·六节藏象论》说："肾者，主蛰，封藏之本，精之处也。"肾精主要包括先天之精和后天之精两个方面。先天之精是来源于父母的生殖之精，与生俱来；后天之精来源于脾胃化生的水谷精微，两者相互滋养，相互为用。对于人体来说，肾精的充盛需要后天的调养。人应当做到《素问·上古天真论》所说的"其知道者，法于阴阳，和于术数，食饮有节，起居有常，不妄作劳"才能"形与神俱"；只有做到"志闲而少欲，心安而不惧，形劳而不倦，气从以顺"，才能使人体后天脾胃之本得以滋养，水谷精微化生充足，使肾精充盛，做到"藏于精者，春不病温"。然而，艾滋病的高危人群以性淫乱者、吸毒者为多，他们往往"以酒为浆，以妄为常，以耗散其真，不知持满，不时御神，务快其心，逆于生乐，起居无节"，造成机体精气的耗伤，使肾无所藏，出现"精气夺则虚"的状态。另外，肾精是化髓生血的主要物质，对于维持人体免疫功能有重要的作用。肾精是人体五脏六腑精气的根本，宜固宜藏，肾精充足则正气强盛，抗邪有力，机体安康。从免疫学的角度来看，骨髓是人体免疫系统的重要组成部分。肾藏精，主骨，生髓。骨髓免疫功能的正常发挥有赖于肾精的充盛。若肾精不足，正气虚衰，则免疫功能低下，易感受各种外邪。

肾气由肾精所化生，分肾阴肾阳，为人体一身阴气和阳气之根，又称元阴、元阳，有推动和调控各脏腑经络形体官窍的生理机能。肾气又名元气真气。元气通过三焦运行全身，乃正气之根，具有推动激发人体生命活动及抵抗外邪、护卫机体等作用，是维持人体免疫功能的重要基础。《素问·上古天真论》说："虚邪贼风，避之有时，恬惔虚无，真气从之，精神内守，病安从来。"真气既可以理解为人体的正气，也可以理解为机体的元气。元气足，则正气足，免疫功能强，HIV 邪毒难以入侵；反之，元气亏虚，则正气抗邪能力下降，HIV 邪毒乘虚而入，潜伏于人体内，伺机发病。彭勃等[1]研究认为 HIV 邪毒进入人体后，主要损伤机体的元气，使元气逐渐耗伤，患者最终因元气耗竭而死亡。

肾阴耗伤是艾滋病发生发展变化的另外一个重要方面。肾阴是肾气的一个组成部分，为一身阴气之源，五脏之阴气，非此不能滋。肾阴旺盛，则全身之阴皆旺；肾阴衰少，则全身之阴皆衰；肾阴亡，则全身之阴皆亡。肾阴亏虚对人体的免疫功能也有一定的影响。研究表明，肾阴虚患者 T 细胞亚群中的 CD_4^+、CD_4^+/CD_8^+ 显著降低[2]。HIV 疫毒入侵人体，主要以免疫功能低下、CD_4^+ 水平降低为特征。肾阴亏虚可以导致 CD_4^+ 水平的显著降低，造成免疫功能下降，引起各种毒邪的感染。在艾滋病的早期，患者多以气阴两虚表现突出，可出现神疲乏力、气短懒言、自汗盗汗、手足心热、身体消瘦等虚热征象。

肾阳耗伤也是艾滋病发生发展变化中的一个重要方面。随着艾滋病的进展，病邪逐渐伤及患者的阳气，造成肾阳温煦、推动功能下降。肾阳为人体一身阳气之根本，五脏之阳气，非此不能发。《素问·生气通天论》所说："阳气者，若天与日，失其所，则折寿而不彰"，充分说明了阳气对人体的重要性。正如张景岳《类经附翼·大宝论》所说："天之大宝只此一丸红日，人之大宝只此一息真阳"[3]。肾阳的激发、推动作用对维持人体正常的生理活动至关重要。肾阳虚与机体内分泌功能的不足和紊乱有一定的关系，肾阳虚扰乱机体内环境的动态平衡，使代谢失常，损伤机体的组织细胞，导致人体出现一系列的虚损征象[4]。

若肾阳虚衰，温煦、推动功能减退，产热不足，精神不振，患者可出现畏寒肢冷、面色白、体倦乏力、气短懒言、面浮肢肿、便溏腹泻等虚寒性征象。总之，正虚是艾滋病发生、发展变化的内在病理基础，肾精、肾气、肾阴及肾阳是相互关联的四个方面。艾滋病主要以肾精的耗损为主，从而引起肾气和肾阴肾阳的化生不足，共同构成了艾滋病发生发展变化的内在病理基础。

2 HIV 邪毒入侵是艾滋病发生的必要致病条件

正邪斗争决定了疾病的发生发展变化。对于艾滋病来

说，正虚是其发生发展变化的病理基础，而HIV邪毒乘虚入侵是其发生的必要条件。正虚可以引起很多种疾病的发生，如果没有HIV邪毒入侵就不会引起艾滋病的发生。HIV邪毒的性质影响着艾滋病发生发展变化的全过程。HIV邪毒是一种湿热性质的疫毒[5]，具有强烈的传染性，感染人体后以患者机体免疫功能的下降或者缺失为基本特征。艾滋病的易感人群由于长期的性乱、纵欲过度、药瘾等导致机体肾元亏虚，正气不足，免疫功能下降，抗邪能力减弱，HIV湿热疫毒之邪乘虚入侵，通过性接触、静脉吸毒等途径由精液、血液、体液等方式进入人体，潜伏于三焦之内，随着正邪斗争的加剧，不断地耗伤机体的肾精与机体的元气。由于HIV邪毒的湿热疫毒性质，人体在感染HIV后，初起多有身热不扬、身重肢倦、胸脘痞满、苔腻、脉滑等症状；随着疾病的进展，患者可出现咽喉、口舌、皮肤、眼睛、耳鼻、二阴红肿疼痛、溃烂、瘙痒、流水、发热、口苦而黏、腹泻、带下黏稠等症状，且反复发作，缠绵难愈。HIV湿热疫毒之邪为患，加重了肾虚的程度，最终导致机体各脏腑功能下降，出现各种临床症状。

艾滋病早期，邪毒轻浅，正气尚足，各种生理机能尚能维持，可无明显临床症状。随着疾病的发展，HIV湿热疫毒与机体正气不断地斗争，使机体元气耗损，推动、激发脏腑活动功能失常，造成脏腑功能紊乱，气血运行失常，代谢失调，患者可表现出一系列的临床症状。当邪毒蓄积到一定程度，可导致机体气血津液功能发生紊乱，正气日衰，出现一系列的临床症状和体征，即"毒聚病发"。邪毒损伤人体脏腑功能，不断消耗人体精气血津液，导致患者各种脏腑功能失调，气血功能失常，毒邪弥漫三焦内外，正气大虚，免疫能力进一步下降，复感各种其他外邪，诸症峰起，出现一系列艾滋病特征性的病变，患者进入艾滋病期。艾滋病期的特点就是正虚邪盛，正气虚弱，复感外邪，引发各种各样的机会性感染或恶性肿瘤的出现，从而出现一系列的艾滋病特征性的病变[6]。常见的有肺孢子肺炎、结核杆菌感染、带状疱疹、真菌感染、隐孢子虫肠炎、卡波西肉瘤和淋巴瘤等。艾滋病期患者肾元严重耗损，正气抗邪能力极度低下，免疫功能基本丧失，导致各种变证丛生，疾病蜂起，终致脏腑功能衰竭，阴阳离决而亡。

3 小结

我们认为，艾滋病主要是由于长期的性乱、药瘾等不良生活方式导致机体正气虚弱，肾精耗损，HIV湿热疫毒之邪乘虚入侵人体，潜伏体内，伺机而发。正虚是艾滋病发生发展的内在病理基础，主要是以肾虚为主，以肾气及肾阴肾阳的功能下降为主要特征；HIV邪毒入侵是艾滋病的必要致病条件。正邪斗争贯穿了艾滋病发生发展变化的全过程，而元气的盛衰在其中起到了重要的作用。

参考文献（略）

（出自江苏中医药2011年第43卷1期第3－5页）

艾滋病中医病因病机中的地域因素

姜枫[1,5]　符林春[2]　马建萍[3]　彭勃[4]　谢世平[4]　郭会军[5]　董永新[2]
马秀兰[3]　郭选贤[4]　谢忠礼[4]　胡研平[4]　李青雅[4]　李华伟[4]　金艳涛[5]

1. 广西中医学院附属瑞康医院，广西中医（中西医结合）艾滋病研究中心　南宁530011；
2. 广州中医药大学热带医学研究所　广州510405；
3. 新疆自治区中医医院艾滋病研究室　乌鲁木齐830000；
4. 河南中医学院艾滋病研究所　郑州450008；
5. 河南中医学院第一附属医院艾滋病临床研究中心　郑州450000

摘要　目的　分析不同地区艾滋病中医病因病机差异。**方法**　采用流行病学现况调查的方法，调查河南、广东、新疆3省区艾滋病病例，在前期工作的基础上，制定调查表，进行现况调查，使用证素的方法进行分析，比较3省区证素分布差异。**结果**　河南、广东、新疆分别调查175、80、66例，合计321例。病性证素：3省区均以气虚、血虚、阳虚、阴虚和湿、痰、气滞、精亏等为主；各个地方有其自身特点：广东病例病性证素湿积分较高，新疆病例阴虚较突出，河南病例积分普遍较高。病位证素：3省区均以肾、肺、脾、肝等为主，广东病例的病位证素脾积分最高，河南及新疆病例肾的积分最高。**结论**　不同地区艾滋病在病性、病位证素上有其地域特点，分析艾滋病病因病机时需考虑地域因素。

关键词　艾滋病；证素；病因病机；地域特点

国家"973"计划项目"艾滋病中医病因及发病机制研究"课题组2008年10月—2009年10月在河南、广州、新疆开展艾滋病病因病机的流行病学现况调查,采用证素的方法进行分析,发现不同地区有其地域特点,现报告如下。

资料与方法

1 研究设计

横断面现况调查。

2 研究对象

调查对象为艾滋病患者。诊断标准采用《艾滋病诊疗指南》[1]。纳入标准:(1)符合《艾滋病诊疗指南》中相关诊断标准;(2)年龄18~65岁;(3)签署知情同意书。排除标准:(1)语言表述不清者;(2)记忆力减退、或有精神、神志疾病的患者;(3)患有脏器严重疾病或慢性病急性发作者。

样本量和抽样方法:根据一般多变量分析的样本含量估计的经验和方法,依据调查问卷中需进入分析的变量个数,根据多元统计分析原则,需纳入样本300例。采用多阶段整群随机抽样的方法。河南从艾滋病患者集中的地市中抽取样本县,然后在该县患者相对集中的乡、村收集研究病例。广东及新疆从艾滋病患者相对集中的地市中抽取一个市,然后在该市的定点救治医院中抽取一个研究单位,将该救治单位的全部病例纳入调查目标人群,从中收集本研究所需的研究病例。

3 资料收集方法

3.1 制定调查表首先开展文献研究,制定调查表。在前期研究的基础上,通过系统复习近10年余相关文献,参照中华人民共和国国家标准、《中医临床诊疗术语》、《中医诊断学》、《中医内科学》、《中医症状鉴别诊断学》等资料;结合临床实践,筛选覆盖本疾病全病域的指标条目池。集合中医、西医、中西医结合和生物统计学等诸方面专家进行论证,对条目池中症状体征的名称、概念、名词术语等进行了规范,形成问卷的初选指标条目,设计临床调查表。经过预调查后确定了研究用正式调查表[2]。信度检验:对调查量表中各条目间内在一致性,采用Cronbach's系数分析的方法来确定,内部一致性$\alpha = 0.882$。本问卷Cronbach's系数大于0.6,表明一致性较好。

3.2 现场调查成立调查组,制定舌象采集操作规范、调查流程、职业暴露处理规范等规程,数据资料保存与管理规范。并制定了研究者手册、知情同意书等文件,严格筛选并培训具有高级职称的艾滋病中医临床医生及医学研究生作为调查员,然后对其进行为期2周的专业培训。要求经过培训后,调查人员调查技术的一致性达到90%及以上,调查完成率应达到95%及以上,每2位调查员调查结果的Kappa值在0.75以上,然后开展现场调查。

4 资料分析方法

4.1 证候辨证素方法以朱文峰教授《证素辨证学》[3]中《证候辨证素量表》的相关内容为测量工具,采用该量表的"简化计量方法"对本研究艾滋病患者的临床症状体征进行证素化转换,计算各个证素的积分,研究各个证素在研究对象群体中的分布,以各个证素的变化来探讨艾滋病不同阶段、不同地区的病因、病机特点。证素诊断的标准(阈值),参照《证素辨证学》"证候辨证素量表"之"证素诊断的标准"制订。总权值<14,该证素诊断不能成立;总权值在14~20之间,该证素属Ⅰ(一级,较轻)。总权值在21~30之间,该证素属Ⅱ(二级,明显)。总权值>30,该证素属Ⅲ(三级,严重)。

4.2 统计学方法 使用Epidata录入病历;采用《证候辨证素量表》,对本调查涉及的证候进行证素转换、量化,分析证素分布差异,并对河南、广东、新疆的证素分布进行比较,据此探讨艾滋病中医病因病机特点。应用SPSS15.0进行处理、分析,计数资料满足正态分布采用t检验,不满足正态分布采用非参数检验,$P < 0.05$为差异有统计学意义。

结 果

本调查自2008年10月—2009年10月,先后在河南省开封市尉氏县、驻马店市上蔡县、南阳市淅川县、宛城区、镇平县,广东省广州市第八人民医院及新疆维吾尔自治区中医医院进行现况调查,河南、广东、新疆分别调查175、80、66例,合计321例。

1 3地主要病性证素分布(表1) 3地艾滋病病例在病性上均以气虚、血虚、阳虚、阴虚和湿、痰、精亏、气滞等为主。河南与广东病例比较,在气虚、阳虚、阴虚、精亏方面差异有统计学意义;河南与新疆病例比较,在气虚、阳虚、血虚、湿、痰、精亏、气滞、热等病性证素方面差异有统计学意义;广东与新疆病例比较,在阳虚、阴虚、湿、痰、精亏等证素方面差异有统计学意义。同时各个地方也有其自身特点,按照证素积分高低标准,可以看出,广东病例的病性证素湿的积分在3地中最高,新疆阴虚积分较突出,河南积分普遍较高。

2 3地主要病位证素分布(表2) 3地在病位上均以肾、肺、脾、肝等为主,河南艾滋病病例与广东病例比较,在肾、脾、肝、胃上有差异,与新疆病例比较,在肾、肺、脾、肝、胃、心等病位证素上有差异,广东艾滋病病例与新疆艾滋病病例比较在肺、脾、心、表、半表半里等证素上有差异。按照证素积分高低标准,广东病例的病位证素脾的积分最高;河南及新疆病例肾的积分最高。

表1 河南、广州、新疆3地艾滋病患者病性证素积分比较（$\bar{x} \pm s$）

证素	河南（175例）	广东（80例）	新疆（66例）	t 或 Z*	P*
气虚	203.39±91.96	167.87±72.59	149.80±53.59	$Z_{1,2}=-2.887$；$Z_{1,3}=-4.609$；$Z_{2,3}=-1.670$	$P_{1,2}=0.004$；$P_{1,3}=0.001$；$P_{2,3}=0.095$
阳虚	165.22±86.34	120.59±75.56	44.35±61.57	$t_{1,2}=3.979$；$t_{1,3}=10.412$；$Z_{2,3}=6.588$	$P_{1,2}=0.001$；$P_{1,3}=0.001$；$P_{2,3}=0.001$
阴虚	134.36±75.24	77.02±73.20	121.74±86.42	$t_{1,2}=5.694$；$t_{1,3}=1.114$；$t_{2,3}=-3.385$	$P_{1,2}=0.001$；$P_{1,3}=0.266$；$P_{2,3}=0.001$
血虚	128.98±74.61	128.43±81.37	104.18±67.64	$t_{1,2}=0.053$；$t_{1,3}=2.359$；$t_{2,3}=1.932$	$P_{1,2}=0.958$；$P_{1,3}=0.019$；$P_{2,3}=0.055$
湿	128.58±70.29	135.03±57.74	86.00±72.45	$Z_{1,2}=-0.088$；$t_{1,3}=4.158$；$Z_{2,3}=-4.119$	$P_{1,2}=0.930$；$P_{1,3}=0.001$；$P_{2,3}=0.001$
痰	99.75±76.17	93.56±75.99	56.97±70.96	$t_{1,2}=0.603$；$t_{1,3}=3.960$；$t_{2,3}=2.983$	$P_{1,2}=0.547$；$P_{1,3}=0.001$；$P_{2,3}=0.003$
精亏	54.17±50.51	17.51±36.15	36.21±47.70	$Z_{1,2}=-5.460$；$t_{1,3}=2.498$；$Z_{2,3}=-2.708$	$P_{1,2}=0.001$；$P_{1,3}=0.013$；$P_{2,3}=0.007$
气滞	46.17±57.51	33.68±54.85	28.10±46.49	$t_{1,2}=1.632$；$t_{1,3}=-2.203$；$t_{2,3}=0.655$	$P_{1,2}=0.104$；$P_{1,3}=0.028$；$P_{2,3}=0.514$
热	21.78±43.47	32.44±51.93	42.48±50.02	$Z_{1,2}=-1.651$；$Z_{1,3}=-2.844$；$t_{2,3}=-1.103$	$P_{1,2}=0.099$；$P_{1,3}=0.004$；$P_{2,3}=0.272$

注：*1指河南；2指广东；3指新疆；表2同

表2 河南、广州、新疆3地艾滋病患者病位证素积分比较（$\bar{x} \pm s$）

证素	河南（175例）	广东（80例）	新疆（66例）	t 或 Z*	P*
肾	181.62±97.36	101.42±74.17	88.12±67.91	$Z_{1,2}=-6.309$；$Z_{1,3}=6.898$；$t_{2,3}=1.120$	$P_{1,2}=0.001$；$P_{1,3}=0.001$；$P_{2,3}=0.264$
肺	115.40±78.99	106.56±72.27	80.45±76.45	$t_{1,2}=0.851$；$t_{1,3}=3.089$；$t_{2,3}=2.116$	$P_{1,2}=0.396$；$P_{1,3}=0.002$；$P_{2,3}=0.036$
脾	110.31±61.29	130.50±55.24	67.95±42.21	$t_{1,2}=-2.516$；$Z_{1,3}=-5.114$；$t_{2,3}=7.556$	$P_{1,2}=0.012$；$P_{1,3}=0.009$；$P_{2,3}=0.001$
肝	75.06±60.11	29.81±46.08	34.80±49.96	$Z_{1,2}=-5.611$；$t_{1,3}=4.844$；$Z_{2,3}=-0.627$	$P_{1,2}=0.001$；$P_{1,3}=0.001$；$P_{2,3}=0.532$
胃	56.86±61.16	31.00±48.31	23.18±43.11	$Z_{1,2}=-3.222$；$Z_{1,3}=-3.985$；$t_{2,3}=1.021$	$P_{1,2}=0.001$；$P_{1,3}=0.001$；$P_{2,3}=0.309$
心	43.29±49.99	52.56±51.63	27.57±43.48	$t_{1,2}=-1.361$；$Z_{1,3}=-2.328$；$Z_{2,3}=-3.133$	$P_{1,2}=0.175$；$P_{1,3}=0.020$；$P_{2,3}=0.002$
表	36.20±44.97	45.33±52.69	13.03±29.40	$t_{1,2}=-1.379$；$Z_{1,3}=-1.899$；$Z_{2,3}=-2.548$	$P_{1,2}=0.168$；$P_{1,3}=0.058$；$P_{2,3}=0.011$
半表半里	7.20±28.01	14.62±37.51	1.81±14.77	$Z_{1,2}=-1.830$；$Z_{1,3}=-1.622$；$Z_{2,3}=-2.654$	$P_{1,2}=0.067$；$P_{1,3}=0.105$；$P_{2,3}=0.008$

讨 论

HIV感染人体以后，损伤人体元气，在不同地区的个体上其发病速度、临床特点、疾病转归往往不一样，这就是发病与地域相关，即"因地而变"。在《内经》中称为"地势使然"，见于两篇。其一为《素问·异法方宜论》[4]："医之治病也，一病而治各不同，皆愈何也？歧伯对曰：地势使然也。"其二为《五常政大论》[5]："帝曰，善。一州之气，生化寿夭不同，其故何也？歧伯曰：高下之理，地势使然，崇高则阴气治之，污下则阳气治之。阳胜者先天，阴胜者后天，此地理之常，生化之道也"。一般而论，地域对疾病的影响表现在两方面。（1）不同的地理环境形成人的体质不同。不同的地域，气候、水土特点，形成了人们不同的生活习惯，饮食结构，长期居住便形成了各个区域人体质的不同。（2）不同的地理环境所发疾病不同。如

《素问·异法方宜论》云："东方之人易患痈疡，西方之人其病生于内，……中央之人易病痰厥寒热。"

就本研究地区而论，新疆地处西北、广东地处南方、河南地处中原，有不同的地域特点。新疆深居内陆，远离海洋，高山环列，使得湿润的海洋气流难以进入，形成了极端干燥的大陆性气候。新疆气候最显著的特点是"干"，形成了独特的"西北燥证"：发生于以新疆为代表的西北地区，以感受燥邪为主要病因，以口鼻、咽喉、肌肤干燥和干咳、烦躁等各种不适症状为特征的一组中医证候[6]，该组证候是新疆人群亚健康状态的主要地域性表现；西北燥证的主要病因为燥邪。在社会因素方面，饮食偏嗜及居处环境对燥证的形成也起到一定作用，燥邪从皮毛、口鼻而入，先伤气津，后伤阴血，传变至脏腑；也有因邪气盛、脏气偏衰，直接内感应于脏腑，于是形成由表及里、由气及血、由阳入阴的诸多脏腑交互影响的病证状态[7,8]。广东地处岭南，属于东亚季风区，从北向南分别为中亚热带、南亚热带和热带气候，是全国光、热和水资源最丰富的地区之一。气候四季不分、多湿热，受地理环境、气候条件、饮食生活习惯、人群体质诸因素影响[9]，"凡病多火多湿"；风温、暑温、湿温为常见的多发病；临床证候多夹湿[10]。河南属暖温带－亚热带、湿润－半湿润季风气候，四季分明，冬季寒冷雨雪少，春季干旱风沙多，夏季炎热雨丰沛，秋季晴和日照足。从本研究的调查结果可以看出，三地基本证候，如五脏气血阴阳虚损是一致的，同时各个地方有着与其地域特点密切相关的特点，如广东艾滋病病例多湿、新疆艾滋病病例多阴虚，说明在分析艾滋病病因病机时必须考虑纳入研究病例所在地区的地域特点，即因地制宜之谓也。

参考文献（略）

(出自中国中西医结合杂志2012年第32卷6期第748－750页)

艾滋病相关中医学病因、病机、病性、病位的评价和探讨

李 正[1]　徐立然[2]　郑志攀[2]　孟鹏飞[2]　马秀霞[2]　唐引引[1]
宋夕元[1]　贺小举[1]　惠高萌[1]　黄 冠[1]

(1. 河南中医学院，河南郑州450008；2. 河南中医学院第一附属医院，河南郑州450000)

摘要　艾滋病的中医病因病机以及临床表现具有复杂性和多变性，目前对此病的病因、病机、病性和病位还没有统一的认识。本文结合艾滋病中医学理论相关文献，将常见的艾滋病中医学病因、病机、病性、病位进行归纳并简要论述。

关键词　艾滋病；中医；病因；病机；病性；病位；评价研究

艾滋病（acquired immune deficiency syndrome，AIDS），即获得性免疫缺陷综合征，是因为人体感染人类免疫缺陷病毒（human immunodeficiency virus，HIV）后导致免疫缺陷，并发一系列机会性感染及肿瘤，严重者可导致死亡的综合征，以免疫系统损害和机会性感染为主要特征。艾滋病自出现以来，严重威胁着人类的生命健康。近年来，传统中医药在防治艾滋病的进程中发挥着重要的作用及独特的优势。艾滋病的临床表现复杂多变，缠绵难愈。现将目前较为常见的艾滋病中医学病因、病机、病性、病位归纳总结，探讨如下。

1 中医学对艾滋病病因的认识

1.1 外因

杨凤珍等[1]认为："疫毒"侵入人体，侵袭少阳，伏于膜原，流溢三焦，出现HIV急性感染期的临床症状。而后"疫毒"长期潜伏于三焦膜原，进入长达10年余的无症状期。在此期间，HIV持续侵蚀损伤三焦元气，导致五脏气血阴阳损伤。随着元气的损伤日益加重，常在外感、饮食、七情、劳倦等因素诱发下，"疫毒"萌动而进入AIDS期。在此期间，各种症状相继出现，湿毒弥漫三焦上下内外，疫毒滞留不去，耗伤命元诸脏精气而导致阴阳离绝。黄世敬[2]认为：艾滋病是由"毒邪"引起的，包括外来之毒，即外来的疫疠之邪以及过盛的六淫邪气；还有内生之毒，即由于脏腑功能紊乱、气血失常而形成的痰湿、瘀血等病理产物。

1.2 内因

徐志明等[3]根据中医学理论认为：情志失调和房劳过度是导致艾滋病发生和发展的内因。吴伯平等[4]认为：房事过度、不正常性生活（同性恋、狎妓）与人事之所能摇动其精（吸毒），皆能耗伤肾精，造成肾不藏精的正虚状态。而病毒乘虚而入，伏于血络，内舍于营为根本病因。尤松鑫[5]认为：本病主要是由交合不洁或乖逆、触染淫秽疫毒而致。除有毒精液外，也可通过唾液、汗液、泪液、尿液等体液传播。接受含毒血制品也可致病，母体之毒邪也可通过胞宫传及婴儿。人体感受毒邪之后，其发病与否取决于正气强弱。正气强者可不发病，或仅呈带病状态；正气虚者则毒邪乘虚而入发为本病。

1.3 内外合因

苏诚炼[6]认为：本病外因是感染温邪淫毒HIV，内因是长期性生活紊乱，正气受损，气血亏虚。内外因互为因果，日久严重损害全身脏腑功能，造成恶性循环。保金生[7]认为：本病有内外两因，外因为感染HIV病毒，共用注射器、经血液传播，或同性恋、多个性伴侣不洁性行为（不用安全套）相互感染后，孕后母血不洁又垂直传播婴儿造成恶性循环，中医学则可归纳为温邪淫毒；内因是正气内伤，气血亏损，正虚邪实，内外分争，损伤机体，即中医学的"邪之所凑，其气必虚"。

1.4 病因讨论

"疫毒"是一种具有强烈传染性的致病邪气。常经口鼻侵入而发病，由外入内，属于外感病因。具有发病急骤、病情危笃、传染性强、易于流行等特点。"毒邪"的含义在中医学中非常广泛，泛指一切对机体产生毒副作用的致病因素，具有起病急骤、病势危重和善变等特征，包括外感毒邪和内生毒邪。外感毒邪（例如疫毒）具有一定的传染性，但内生毒邪常以七情内伤、劳逸失度或者饮食不节为诱因，病理产物蕴结于体内所致，一般无传染性。从病邪的本质属性来讲，艾滋病的临床表现和发病特点虽与传统"疫毒"和"毒邪"颇为相似，但在病因性质以及发病途径等方面又有明显的不同，具有其特殊性，我们将其称为艾滋病"疫毒"。而七情内伤、房劳过度只是加重艾滋病病情的重要因素，并非导致艾滋病发生的直接原因。瘀血、痰饮等是在气虚状态下，由于气血津液运行输布失常而出现的病理产物，反过来可以影响病情变化，而非艾滋病本身所特有。

2 中医学对艾滋病病机的认识

2.1 正气虚弱

王小平等[8]认为：艾滋病疫毒自外而入，潜伏膜原，每因正气虚弱而发病。因为"膜原者，外通肌肉，内近胃府，即三焦之门户"，所以，疫毒由膜原侵及三焦，损伤脏腑气阴，致使气机失调，气化失常，津血失布。

2.2 元气亏虚

郭敬志等[9]认为："元气亏虚"贯穿于艾滋病感染和发病的全过程，"邪之所凑，其气必虚。"无论任何病邪的入侵，气虚都是重要的前提条件，HIV也不例外。机体即使没有气虚的表现，也有气虚的趋势。当机体感染HIV后，作为温邪耗伤人体元气，通过"壮火食气"使人体处于气虚状态。HIV侵犯人体可以造成宿主细胞的破坏而导致免疫系统的损伤，该损伤可以归属于中医学的元气损伤。同时，艾滋病病程长也可导致"久病伤气"。

2.3 脏腑虚损

徐志明等[3]认为：艾滋病的临床表现主要累及肺、脾、肾3脏，但其发生发展又以肾阴、肾阳的虚损为主要原因。《内经》云："夫精者，身之本也""冬不藏精，春必病温。"可见肾精密藏是防止温热病的关键。人体精气虚损时最易感邪。艾滋病病毒大多通过密切接触精液、血液、唾液、汗液、泪液、尿液及乳汁等体液传播，其发病多因恣情纵欲，或不正常交媾，耗伤肾中真阴真阳，造成肾不藏精的正虚状态。于是，病毒疫邪循体液乘虚而入，或交媾之时，"疫邪"乘人体一时之虚而入。中医学把免疫功能概括在元气之中，"五脏之伤，穷必及肾"，故治疗应以补益肾之阴阳虚损为主。

2.4 气虚血瘀

气虚血瘀贯穿于整个艾滋病病程，"久病入络，久病致瘀"。孙利民、危剑安等[10]通过在非洲坦桑尼亚等地区10余年的临床实践发现：在本病的发展过程中，多数患者始终有肢体疼痛麻木、乏力、倦怠、纳差、头痛、胸痛、腹痛、消瘦、皮肤瘙痒，舌质淡有瘀斑或青，脉细涩或弦涩等气虚血瘀症候。且据此认为：虽然疾病发展千变万化，错综复杂，但气虚血瘀是贯穿此病发展过程的主要病理变化。

2.5 邪盛正虚

袁长津[11]认为：疫毒潜伏于内而不断繁殖，则暗损营血，渐耗正气，逐渐酿成邪盛正虚之败势，以至于邪毒壅盛，内犯脏腑，外侵肌肤，酿灼津血而为痰瘀，壅涩经络而成肿核。正气衰微，则内外诸邪更得以重创感染之机会，从而形成一个恶性循环。日久终成邪毒泛滥，五脏虚损，气血津液耗尽，阴阳离决而亡。因此说，该病病机之关键是邪盛而正虚。

2.6 本虚标实

王红全等[12]认为：从艾滋病的发病及致病特点来看，它的基本病机是初起本不甚虚而标实，直至邪恋日久正虚渐成，而导致本虚标实。故病人在感染艾滋病病毒初期，尚可支撑迁延，久则正气日耗邪气渐盛，病情频频发作，此时加之外邪，病情往往恶化而导致阴阳离绝，患者死亡。

2.7 病机讨论

上述观点均从不同角度讨论了艾滋病的基本病机，总的来说为虚实错杂，以虚为主。但笔者认为气虚这一基本病机贯穿艾滋病的始末，艾滋病"疫毒"侵袭人体，潜伏于内，逐渐消耗人体一身之气而致气虚，气虚是人体之气不足而导致气的基本功能减退，临床表现为一系列与气虚相关的症状。气虚则机体易感六淫等外邪而继发他病，表现出类似于六淫致病的临床特点。此外人体血与津液的生成与气有着密切的联系，气虚则出现血虚、血瘀、痰饮、水湿等病理变化，后者也会影响气机的正常功能从而加重患者病情。

3 中医学对艾滋病病性的认识

3.1 湿热

关于本病疫毒的性质，何颖[13]认为艾滋病病因当属"湿热疫疠"之气入侵寄留于三焦。艾滋病病程长、迁延不愈和反复发作等特点符合湿邪致病的特点。且湿为阴邪，阻遏阳气，脾阳不振，运化无权，则水湿停聚，出现腹泻乏力等症状。HIV感染者还有发热、淋巴结肿大，以及肿瘤等表现。由于热炼液为痰，阻滞经络而形成淋巴结肿大，火热灼伤经脉而导致气血不行，瘀血、痰饮积于体内而形成肿瘤，符合热邪的特点。因此，病邪特点为湿热。

3.2 虚劳

杨小平等[14]认为：艾滋病急性感染期可有外感症状或

无症状；潜伏期呈机体抵抗力逐渐下降的趋势，多无明显的不适；到了发病期，正气渐衰，邪气渐盛，脏腑气血功能减损，多表现出"虚劳"征象，与传统的传染病、流行病不尽相同。

3.3 伏邪

艾军等[15]提出，艾滋病属于"伏疫"致病。不同于一般温邪之"上受"，艾滋病是通过血液、性接触、母婴等方式传播，并且传染性强，具有发病难以控制、病情严重、病死率高的特点。根据其流行病学、病程和发病等特征，属于中医学"瘟疫"范畴。疫气侵犯人体后往往不立即发病，而要经历急性感染期和潜伏期。故综合二者的特点，艾滋病的致病因素为伏疫。

3.4 病性讨论

虽然艾滋病在发病过程中可兼夹六淫等致病邪气而侵入，表现出类似于湿热等六淫病邪的性质，但其临床表现复杂多变，并无规律性，故不能简单的把它归为风、寒、暑、湿、燥、火（热）六淫之性。艾滋病患者在后期多表现类似于虚劳的症状，但在其发病初期主要以邪盛为主，故虚劳这一病理性质并不能概括整个艾滋病病程。伏邪乃感邪不随即发病，伏藏于体内的病邪，常因"新感"而引动，与艾滋病伏而后发的发病特点相吻合，但不同之处在于伏邪发病与气候因素密切相关，而艾滋病并非如此。艾滋病"疫毒"是一种具有特殊性质的毒邪，本身并没有固定的病理性质，只是一种伤人正气的致病邪气。

4 中医学对艾滋病病位的认识

4.1 邪伏膜原

彭勃[16]认为：艾毒自破损的皮腠入络或直入血络，伏于膜原，沿上、中、下焦渐进性发展，进而弥漫三焦，布散全身，直接损伤并渐进性地消耗人体元气，最终导致多脏腑之气亏损，从而气化失常，继发痰饮、瘀血、毒聚等实邪，虚实交错，互为因果，终致变证丛生，进而累及命元诸脏，阴阳离决而亡。

4.2 邪伏营血

李佃贵[17]认为：浊毒之邪经损伤的皮腠络脉入血后，即内伏于营血，如《金匮要略·脏腑先后病脉证》曰："一者，经络受邪，入藏府，为内所因也。"与一般温病不同，非口鼻而入，没有卫气营血之传变规律，而是随营血循行，伺机损害脏腑组织。

4.3 邪伏三焦

蒋心悦[18]认为：本病疫邪属湿热之邪，寄留在人体的三焦，既能达表，又能入里，阻遏全身气机的升降出入，影响三焦气化，使脏腑经络失于营养、温煦和激发，生理功能紊乱，阴阳失衡，正气虚弱，痰饮、瘀血等病理产物形成，变症蜂起。

4.4 胃、肠

中医学的肠与脾胃功能密不可分，肠道受病必然累及脾胃。而脾胃居于中焦，为后天之本，因此可能会迅速损及五脏。HIV疫毒一旦被感染即可由腑逐渐或迅速入脏，在此期间可以出现胃肠道症状如腹泻等，也可以不出现胃肠道症状。随着五脏元气逐渐亏损，疫毒邪气内乘，日久未愈或致正气虚极，终致全身衰竭而死。在此过程中，肠道是体内AIDS疫毒邪气为害之要所，且贯穿始终，因此认为肠道是AIDS的主要病位[19]。

4.5 肝、脾、肾

方路等[20]认为：艾滋病系湿热疫毒之邪为患，疫毒为直接致病因素，毒邪性质以湿为主，湿毒是其发生发展及独特演变规律的病理基础，毒邪直伤元气为其主要病机特点，临床表现为本虚标实、寒热错杂之候。病位涉及心、肝、脾、肺、肾，以肝、脾、肾3脏为主。

4.6 病位探讨

由于艾滋病具有伏而后发的致病特点，类似于传统中医学之"伏气温病"，故上述学者认为膜原、营血、三焦等为艾滋病"疫毒"在发病之前病毒潜伏和流通的部位。但在发病过程中，其病邪由浅入深，病位由外而内，逐渐转移至五脏六腑，故将病邪伏藏之处作为艾滋病的病位难免有些牵强。元气根于肾中，是正气的重要组成部分，通过三焦布散于周身，内而脏腑，外而腠理，循环往返，激发并推动各脏腑组织的功能活动。故艾滋病"疫毒"侵入，首先损伤人体元气，致先天元气受损，而元气自身无力修复，只能靠后天脾脏的运化输布来补充，在后天滋养先天的同时，后天脾脏也受到损伤。艾滋病"疫毒"侵袭人体，损伤元气，而后导致脾脏运化功能失常，气血化生乏源，一方面水谷精微不能吸收输布，渐致他脏受损；另一方面，脾为中土，喜燥恶湿，脾运不健，则湿邪内生，继发痰饮、水湿等病理产物而进一步加重病情。此外，先天元气损伤则肺气亦虚，后天脾脏受损则肺气无以化生；肺为华盖，肺叶娇嫩，肺气虚则不耐六淫等外邪侵袭，从而继发他病。又因气虚这一基本病机贯穿艾滋病的始终，而肺、脾、肾三脏与气的生成和运行输布有着直接联系，故说艾滋病的病位在肺、脾、肾，其中又以脾脏为中心。

5 小结

总的来说，笔者认为艾滋病"疫毒"是一种伤人正气的毒邪，气虚为其基本病机，病位在肺、脾、肾，以脾为中心。艾滋病是20世纪80年代新生的一种致死率极高的恶性传染病，其病情复杂多变，病势缠绵难愈，以上诸位学者虽从不同的角度分别阐述了艾滋病的病因病机、病理性质和发病部位，提出了自己在防治艾滋病的临床工作中总结的宝贵经验，但众说纷纭，看法不一。该状况势必会影响艾滋病相关的中医学理论、临床和实验研究的规范开展，在一定程度上也会使有效方药难以推广、中医临床疗效难以被广泛承认。故艾滋病中医病因、病机、病性、病位应尽快统一和规范，这样才能更好地指导于临床，使艾滋病症候研究的质量得到进一步提高。

参考文献（略）

（出自中医研究2013年第26卷6期第1—4页）

艾滋病期的本质特征是元气亏损
——艾滋病病机研究的大样本调查报告

张海燕[1] 郭会军[2] 符林春[3] 马建萍[4] 周 青[5] 彭 勃[6]，谢世平[6] 董永新[3]
马秀兰[4] 郭选贤[6] 谢忠礼[6] 胡研萍[6] 李青雅[6] 李华伟[6] 金艳涛[6] 姜 枫[2]

(1. 上海中医药大学，上海 201203 2. 河南中医学院第一附属医院艾滋病临床研究中心，河南郑州 450000
3. 广州中医药大学热带医学研究所，广东广州 510405
4. 新疆维吾尔中医药研究院艾滋病研究室，新疆乌鲁木齐 830000
5. 云南中医学院，云南昆明 650200 6. 河南中医学院艾滋病研究所，河南郑州 450008)

摘要 目的：探求艾滋病期的根本病机，指导临床治疗。方法：采用流行病学调查设计和现场问卷调查方法，选择艾滋病高发的河南省、新疆维吾尔族自治区、云南省和广东省各市、乡、村，随机抽样 AIDS 患者 400 例，并收集同地区非 HIV/AIDS 390 例作对照，运用"WF 文锋—Ⅲ中医辅助诊疗系统"软件诊断并统计分析。结果：AIDS 组频数最高的 10 个证素气虚、湿、血虚、阴虚、阳虚、肺、肾、肝、脾和心，和对照组比较都有极显著意义。结论：艾滋病期的本质特征是元气亏损。

关键词 艾滋病；病机；证素；气虚；阴阳虚；痰湿；心；肺；肝；脾；肾；元气

艾滋病的全称是获得性免疫缺陷综合征（acquired immunodeficiency syndrome，AIDS），是由机体感染人类免疫缺陷病毒（human immunodeficiency virus，HIV）引起的。艾滋病是一种新发疫病，国内医家根据其临床表现，并对比古代经典医籍，认为艾滋病属于传统医学的"疫病"[1-8] "温病"[7-14] "虚劳"[7,15-20] 等范畴。而对于艾滋病病因病机的阐述，尚未达成统一的认识。为获得对艾滋病病机的根本认识，我们采用流行病学现况调查方法，进行了大规模的抽样调查，选择中医证素为切入点，现将结果报告如下。

1 资料和方法

1.1 一般资料

本研究采用多阶段分层整群随机抽样的方法。根据我国艾滋病的疫情分布情况，选择艾滋病高发的 4 个地区河南省、新疆维吾尔自治区、云南省和广东省作为 I 级对象，然后从县、乡、村（或市、区）逐步随机抽样艾滋病人群，并收集同地区基本人口学特征相似的非艾滋病人群作为对照。共抽样调查对象 790 例，其中艾滋病 400 例，非艾滋病 390 例。

1.2 艾滋病期诊断标准

采用中华人民共和国卫生部 2005 年发布的《艾滋病诊疗指南》。

1.3 病例纳入标准

艾滋病期符合《艾滋病诊疗指南》中相关诊断标准；年龄在 18 - 65 岁；签署知情同意书。

1.4 病例排除标准

不符合诊断标准者；年龄超过 65 岁或不满 18 岁者；语言表述不清者；记忆力减退，或有精神神志疾病的患者；患有脏器严重疾病或慢性病急性发作者。

1.5 中医证素判定标准

运用"WF 文锋 - Ⅲ中医辅助诊疗系统"软件，将调查病例的症状体征、舌脉等资料输入计算机，由计算机给出各证素诊断。分值大于 70 者判为证素诊断成立。

1.6 方法

采用现场问卷调查方式，每组由 1 名专家、4 名调查员（问卷 2 名，舌象拍摄、脉象记录各 1 名）、1 名实验人员和 1 名质控人员组成一个调查组，在取得被调查对象的知情同意后采集现状信息，填写调查表。调查内容包括基本信息和症状体征等。基本信息包括调查对象的组别、性别、民族、出生日期、婚姻状况、居住环境、文化程度和职业信息等；症状及体征记录被调查对象近期出现的发热、咳嗽咳痰、腹泻、神疲乏力、纳呆食少、呕恶、消瘦、口糜、恶寒、汗出异常、头痛、头晕、咽喉病变、舌象、脉象等主观症状和客观体征。

1.7 统计学方法

应用 SPSS13.0 统计软件进行统计学处理、分析；$P \leq 0.05$ 被认为有意义，分类变量采用 χ^2 检验，对不符合正态分布的计量资料采用非参数检验；计数资料采用 t 检验、非参数检验。

2 结果

2.1 一般资料

艾滋病组和对照组的年龄、婚姻状况、民族成分等没有差异。但两组的文化程度和职业相差较大人来源，而贫困的农民和没有固定工作的闲散人群易成为艾滋病的高危人群，他们还有一个共同的特征即文化程度偏低，医疗卫生知识淡薄，自我保护能力差，这也是全球将艾滋病防治的重点放在宣传和预防上的一个基本原因。考虑到艾滋病群体的特殊性，以及本次调查的样本量较大，可以认为艾滋病组和非艾滋病组的基线基本一致。

2.2 两组主要证素频数比较

表1 艾滋病组与非艾滋病组主要证素频数比较

证素	艾滋病组（n=400）		非艾滋病组（n=390）		X^2	P
	频数	频率（%）	频数	频率（%）		
气虚	367	91.8	229	58.7	116.299	0.001
湿	316	79.0	247	63.6	23.668	0.001
痰	242	60.5	204	52.3	5.391	0.020
血虚	304	76.0	149	38.2	115.316	0.001
阴虚	302	75.5	127	32.6	146.699	0.001
阳虚	290	72.5	180	46.2	56.877	0.001
肺	280	70.0	216	55.4	18.053	0.001
肾	306	76.5	150	38.5	117.081	0.001
肝	192	48.0	77	19.7	70.209	0.001
脾	192	48.0	123	31.5	22.320	0.001
心	166	41.5	93	23.8	27.928	0.001
胃	153	38.3	70	17.9	40.171	0.001
血瘀	74	18.5	24	6.2	27.700	0.001

表1显示，艾滋病组频数最高的11个证素依次为气虚、湿、痰、血虚、阴虚、阳虚、肺、肾、肝、脾和心，除去痰的证素外，其他证素和对照组比较都有极显著意义，提示艾滋病组多数气血阴阳俱虚，心肝脾肺肾五脏均已受累，且兼有湿和痰等病理因素，正虚邪实，虚实夹杂，病情错综复杂。

3 讨论

证素是证候要素的简称，是辨证的基本要素，朱文锋最早明确提出证素的概念[21]，主要指辨证所确定的病性和病位。

元气，又名"原气""真气"，是人体最基本、最重要的气，是人体生命活动的原动力，是维持生命活动的最基本物质，它推动人体的生长和发育，温煦和激发各个脏腑、经络等组织器官的生理活动。机体的元气充沛，则各脏腑、经络等组织器官的活力就旺盛，机体的素质就强健而少病。

元气的生成和维持与五脏六腑的功能活动密切相关。元气以肾所藏的精气为主，依赖于肾中精气所化生。《难经·三十六难》说："命门者，……原气之所系也"，明确地指出了元气根于肾。肾中精气以受之于父母的先天之精为基础，又赖后天水谷精气的培育，如《景岳全书》说："故人之自生至老，凡先天之有不足者，但得后天培养之力，则补天之功，亦可居其强半，此脾胃之气所关于人生者不小"。可见元气的盛衰，并不完全决于先天禀赋，亦与脾胃运化水谷精气的功能密切相关，脾气升发，则元气充沛，人体始有生生之机。而脾胃的正常运化，又离不开肝、肺、心、肾等脏腑。《素问·经脉别论》："食气入胃，散精于肝……浊气归心，淫精于脉"，"饮入于胃，游溢精气，上输于脾，脾气散精，上归于肺"，脾的运化有赖于肝的疏泄，肝的疏泄功能正常，则脾的运化功能健旺，若肝失疏泄，就会影响脾的运化功能。肺司呼吸而摄纳清气，脾主运化而化生谷气，"脾为元气之本，赖谷气以生；肺为气化之源，而寄养于脾者也"，肺脾两脏协调配合，相互为用，是保证气的生成、津液的正常输布与排泄的重要环节。心主一身之血，心血供脾以维持其运化功能。脾与胃通过经脉相互络属而构成表里关系，胃主受纳，脾主运化，两者之间的关系是"脾为胃行其津液"，共同完成食物的消化吸收及其精微的输布，从而滋养全身，故称脾胃为"后天之本"。脾主运化还有赖于肾阳的温煦和气化，肾为水液，肾阳为诸阳之本，故在肾阳虚衰时，亦必然影响及脾之运化而导致湿浊内生。元气通过三焦流行全身，内至脏腑，外达肌肤腠理，都是以三焦为通道，而作用于机体的各个部分，《难经·六十六难》说："三焦者，原气之别使也"。除此之外，人体的"脏腑之气"和"经络之气"实际上都是元气派生，是元气分布于某一脏腑或某一经络，即成为某一脏腑或某一经络之气，它属于人体元气的一部分，是构成各脏腑、经络的最基本物质，又是推动和维持各脏腑、经络进行生理活动的物质基础。

若因先天禀赋不足，或因后天失调、久病损耗，以致元气的生成不足或耗损太过时，就会形成元气虚衰而产生种种病变。因此，五脏六腑功能失常，可导致元气的耗伤和亏损。李东垣在《脾胃论·脾胃虚实传变论》中说："元气之充足，皆由脾胃之气无所伤，而后能滋养元气。若胃气之本弱，饮食自倍，则脾胃之气既伤，而元气亦不能充，而诸病之所由生也。"其他脏腑的功能失常，又直接或间接损伤脾胃之气。从本次的流行病学调查结果来看，艾滋病患者均出现了不同程度的心、肝、脾、肺、肾等脏腑损伤的症状和体征，并有气血阴阳亏虚的病理表现，且体内积滞湿、痰、瘀等病理产物，这种多脏腑、多证素的损伤，其实质就是元气的亏损。

参考文献（略）

（出自中医学报2011年第26卷11期第12181－1283页）

HIV/AIDS 痰瘀病机探讨

徐立然[1]　何英[2]　张明利[1]　郭建中[3]　张世玺[3]

（1. 河南省中医药研究院，河南郑州450004；2. 河南中医学院第一附属医院，河南郑州450000；3. 河南中医学院，河南郑州450003）

关键词　HIV/AIDS　痰瘀辨证

艾滋病（AIDS - Acquired Immunodeficiency Syndrome）是一种严重危害人类健康、传播速度快、病死率极高的传染病。

近3年来，我们通过应用中医药治疗艾滋病体会到，中医药可以明显改善症状，减少机会性感染，提高机体免疫功能，提高生活质量，延长病人生命。

艾滋病从HIV感染到发病以至病情进展，各期时间较长，病情复杂，机会性感染的病原体多样，病理损害广泛，以致证候纷繁多变，脾脏虚弱是其基本病机。在其不同进展阶段、不同繁杂兼证、不同挟邪的时期，常常表现出痰瘀的病理机制。在痰瘀作用下，多个脏腑虚损、气血和津液的代谢失常等病理改变相继出现。为进一步揭示HIV/AIDS中医药的作用机制和科学内涵，仅就痰瘀病理机制在艾滋病中的发生发展、演变规律、致病特点等进行探讨。

1 脾脏、痰瘀和HIV/AIDS的关系

虽然HIV的传播途径不越三条，但最终要通过血液而侵入机体。HIV侵袭人体，由血液而入，久治无效，缠绵难愈。中医学认为气属阳，血属阴，阴阳互根，气血互生，"气为血之帅，血为气之母"二者之间互根互生，相互为用，共消同长。血可伤及气，气可伤及血，最终气血两伤。脾为气血生化之源，主运化水谷精微，化生气血，以营养五脏六腑、四肢百骸。罹患HIV/AIDS之人，首伤其血，继伤其气，久之累及脾脏，造成气血乏源，故艾滋病患者可见倦怠乏力，气短懒言，汗出，面色萎黄或淡白，形瘦气怯，心悸失眠，舌淡苔白，脉弱无力等气血不足之证。

王清任《医林改错》提出"元气既虚，必不能达于血管，血管无气，必停留而瘀。"气能行血，气虚则血失推动，运行迟缓，艰涩不畅。痰之为物，随气流行，内而脏腑，外而经络。若痰浊壅塞于脉道，阻滞气血流行，气血被阻，可生瘀血，由痰生瘀，故有"痰瘀同源，痰瘀相关"之论。

2 痰浊、瘀血为HIV/AIDS的主要病理产物

李杲在《脾胃论·胃虚则脏腑经络皆无所受气而俱病矣》中说"内伤脾胃，则百病由生"。脾胃位居中焦，为生化水谷精微之后天营养之本，水液升降之枢。脾胃为湿土之脏，"脾气散精"、主运化水湿。若脾胃虚弱，脾失健运，升降功能失调，水谷精微"化失其正"，清者难以上升，浊者难以下降，留于中焦，凝聚为痰，正如仲景认为水谷不能尽化，在于"果使脾强胃健，如少壮者充，则水谷随时随化，皆成气血焉能留而为痰。为其不能尽化，十者留一二则一二为痰，十者留三四则三四为痰。"另外，《丹溪心法》言"脾气者，人身健运之阳气，如天之有日也，阴凝四塞者，脾失其所，理脾则如烈日当空，痰浊阴凝自散。"由此可见历代医家都把脾作为水湿痰饮产生之源，此在艾滋病病人的临床上表现的更为突出，正如丹溪翁所述"百病皆由痰作祟""怪病多痰"。艾滋病的脾胃功能失调，导致痰证发生，是其疾病发展演变的根源。

《素问·痹论》"病久入深，营卫之行涩，经络时疏，故不通"。《医学入门》云"人皆知百病生于气，而不知血为百病之始。"气能摄血，脾气亏虚，血失统摄，血溢脉外，离经之血，留于脉外而生瘀血。杨仁斋《直指附遗方论·血营气卫论》中说"盖气为血帅也，气行则血行，气止则血止，气温则血滑，气寒则血凝，气有一息之不运，则血有一息之不行。"艾滋病脾虚而失健运，水谷精微不归正化，痰浊内生。同时，艾滋病患者病久不痊，邪气循经入络，气血运行不畅，经脉闭阻，血脉艰涩不通，著而为瘀。诚如叶天士认为："初病在经，久病在络，以经主气，络主血，则可知其治气治血当然也。"王清任治瘅病说"始则滋阴，继而补阳，补之不效，则曰虚不受补。不知皆是瘀血之证。"进一步认识到久病顽疾多关乎瘀血。

由此可知，艾滋病患者病久不愈，久病多瘀，久病多虚，久病入络生瘀；虚者多痰，因痰生瘀，瘀阻痰生，痰瘀互生，痰瘀互结，所以痰浊瘀血是艾滋病的病理产物，同时又是病情进一步恶化的病理机制。

3 痰浊、瘀血对HIV/AIDS患者各个系统的影响

久病不愈，伤及正气，又逢痰浊瘀血停滞中焦，后天之本受伤，气血、水谷精微化生不足，卫气不固，正气受伤，邪气乘虚而入，故艾滋病患者抗病能力极度低下，常见各种机会性感染。即《素问·刺法论》所说"正气存内，邪不可干；邪之所凑，其气必虚。"《素问·百病始生》："风雨寒热，不得虚，邪不能独伤人也。卒然逢急风暴雨而不病者，盖无虚，故邪不能独伤人。此必因虚邪之风与其身形，两虚相得，乃客其形。"

3.1 对呼吸系统的影响

脾为生痰之源，肺为贮痰之器，痰浊内蕴，上行胸中，痹阻于肺，肺失宣肃而发咳嗽、咳痰、痰多色白、粘稠难咯、喘、胸中满闷如塞、面色晦暗带青、口唇紫绀、头身困重、舌质淡暗、舌苔白腻、脉弦滑而涩等痰浊壅肺症状，肺部X线可见呈弥漫性肺部浸润。肺部感染在艾滋病患者症状中占50%以上，而肺孢子虫肺炎占肺部感染的80%，且患者多有痰浊壅肺的各种症状。

3.2 对消化系统的影响

《内经》曰"清气在下，则生飧泄，浊气在上，则生䐜胀。"中焦为升降之枢，气血之源。若痰浊瘀血内停中焦，可致气机升降失调，造成清气不升，浊气不降；脾气不升，胃气不降，脾失健运，胃失受纳，纳化失司，精微不布散以濡养五脏六腑、四肢百骸，停滞中焦，水反为湿，谷反为滞，清气下陷，湿溃大肠而为泄泻；痰滞伤脾生湿，湿胜困脾，泄泻经久不愈，而见消瘦、倦怠乏力、食欲不振、持续性腹胀泄泻、口燥、欲漱水不欲咽、唇痿舌青、舌质暗淡、苔腻、脉弦滑。

3.3 对心脑血管系统的影响

痰瘀内蕴，外留肌肤，内留经脉，痰瘀随经而行，停于胸中，痹阻心胸，阻滞气机，气机不畅，胸阳不展，心失所养，可见心悸、胸闷、呼吸困难、胸痛紫绀、心痛彻背、背痛彻心、口唇紫绀、痰涎壅盛，甚者心痛甚，手足青至节，且发夕死，夕发旦死，真心痛而亡。痰浊瘀血上行，入于神明之府，上蒙清窍，痹阻脑脉，著于脑络，而见头痛、抽搐、痴呆、意识障碍、进行性认知障碍等。诚如唐容川《血证论》中说"瘀血攻心，心痛、头晕、神气昏迷、不省人事。"患者可出现艾滋病性脑炎、无菌性脑膜炎等相关疾病。

3.4 对五官的影响

《灵枢》中言"五脏六腑之精气皆上注于目而为之精""目受血而能视"。艾滋病患者，后天之本受伤，气血不足，目精失养，又逢痰浊内盛，瘀血内阻，痹于目络，而见目痛、目昏、复视、视物不清、青筋迂曲、黄斑著精，甚者失明而不能视、舌质暗、苔腻等症。如巨细胞病毒视网膜炎、弓形虫视网膜炎、眼底棉絮状白斑等病多有痰瘀之症。艾滋病患者素有痰浊内蕴，痰浊蕴久生热，灼热上熏于口舌，故见口舌生疮、口腔粘膜糜烂、边缘红肿灼热疼痛，缠绵不愈；痰浊郁久化燥伤阴，阴虚火旺，虚火上灼口舌，口腔粘膜溃烂、边缘色淡、疼痛不甚。虚火蕴于周身，则虚热缠绵不瘥。临床上常见的单纯性口疮、疱疹性口疮、多发性口腔内溃疡，以及由合胞复合分枝杆菌感染引起的上颚、牙龈溃疡，多属于浊热、虚热上灼所致；痰浊随气上行，痰气交结，滞于咽喉，咽中如有炙脔，吐之不出，咽之不下，甚者化火化燥，而见咽喉肿痛。

3.5 对皮肤的影响

清代吴澄在《不居集》中说"虚损之人未有无痰者也"，近代名医张锡纯认为"痰多能瘀经"。HIV/AIDS 患者病久入络生瘀，瘀阻痰生，痰又能瘀阻经脉，痰瘀互生，痰瘀互结，《灵枢·本脏》"经脉者，所以行气血，营阴阳，濡筋骨，利关节者也"。经脉以通为要，痰浊瘀血流于四肢经脉，痹阻不通，可见肢体麻木、重着、屈伸不利、功能障碍，甚者疼痛不已、刺痛不休、瘫痪。痰浊瘀血如外蕴肌肤、二阴、下肢等处，可滋生结节、肿块，甚者融合成块状，其色紫红晦暗，或暗蓝斑片，浊液外溢，以下肢尤甚；痰瘀阻滞脉络，气血循行不畅，肌肤失于濡养，而见皮肤干枯无泽、瘙痒不已、触之碍手、肌肤甲错。痰湿浸淫，蕴阻肌肤，痰浊湿热穰生，灼热湿邪不得外泄，而见肌肤尤其是胁肋腰腹之处鲜红成片、水泡成簇如带、灼热肿胀，即中医学缠腰火丹（带状疱疹）。

3.6 对肿瘤的影响

痰浊源于津液失布，停聚变化而成，其随气流行，无处不到，无处不害，内则五脏六腑，外则四肢百骸。沈金鳌在《杂病源流犀烛》一书中说"痰之为物，流动不测，故其为海上之巅顶，下至涌泉，随气升降，周身内外皆到，五脏六腑俱有。"痰瘀随气而行，入于经络，停著于下颌下、阴股等处而生瘰疬、痰核，小者如串珠，大者如人拳，日久不愈，如淋巴结肿大、淋巴肉瘤等；痰瘀内滞于肠道、外停于肌肤，著而为瘤，如 Kaposi 肉瘤；痰瘀滞于肝脾，络脉瘀滞不通，而胁下生癥瘕积聚，经久不去，还可以导致肝脾肿大，变证由生。

总之，艾滋病临床症状甚多，究其根源，终不离后天之本所伤，痰浊瘀血之患。根据其发病原因、途径以及发展和转变规律，脾脏功能失司贯穿疾病的始终，脾脏功能的强弱决定着疾病易感染的程度以及疾病转归。然而，痰瘀则决定着疾病的演变、繁杂、疑难的病变程度和进展速度。因此，在艾滋病的治疗过程中，对脾脏的调理以达到减少痰瘀的生成和致病是我们辨证施治的核心。如此才能增强疗效，减少并发症，从而延缓病情，提高生活质量。

（出自中医研究 2006 年第 19 卷 7 期第 2-4 页）

"阴虚与艾滋病相关"假说

王江蓉　陈　军

（上海市公共卫生临床中心，上海 201508）

摘要　从中医阴阳理论入手，在总结中医对艾滋病的病因病机认识、临床治疗经验基础上，结合现代医学艾滋病病因、病理机制的研究成果，对艾滋病的起因进行研究，提出机体"阴虚"是艾滋病发病的主要起因的"阴虚与艾滋病相关"假说，并认为养阴清热可有效预防艾滋病的发生发展。

关键词　"阴虚与艾滋病相关"假说；阴虚；艾滋病；病因病机；养阴清热法

艾滋病是由人类免疫缺陷性病毒引起的病死率高的传染性疾病，目前尚无有效治愈办法，亦无有效预防疫苗。艾滋病严重危害人类的健康，其传播和流行对我国经济社会造成了严重的危害，直接关系到我国的经济发展和社会稳定，艾滋病已经成为我国乃至全球所面临的重大公共卫生问题。我国政府高度重视艾滋病防治工作，已将其列为重点防治的三大传染病之一。抗病毒治疗（HAART）虽能抑制病毒复制，但不能完全清除病毒，故至今为止，仍未从根本解决艾滋病的治疗问题。目前对艾滋病中医专家把它归到"伏气瘟病""疫病""虚劳""阴阳易""积聚""癥瘕""瘰疬"等范畴。而对艾滋病的中医病因病机，则主要有"疫毒说""湿温说""虚劳说""伏邪说"等学说，诸家认识不一。但一般认为正气亏虚之后感染疫毒之邪，成为本病的发病之源。病机上分析其潜伏期长，证候多端，有本虚标实的特点。且中医证型分布较广，涉及脏腑较多，到底是疫毒、气虚、阴虚抑或血瘀？哪个在艾滋病发病中起着重要作用，目前尚无定论。

1 艾滋病病毒的阴阳属性

艾滋病病毒是一种逆转录病毒，具有传染性强、复制快、破坏人体免疫细胞（即易耗伤正气）等特点。病毒首先是从体外直接入侵，进入人体后又在体内不断复制。内经中将人体中具有温热、兴奋、推动、弥散、外向、升举等作用或特性的事物及其功能规定为阳；将人体内具有滋润、抑制、收敛、凝聚、内守、沉降等作用或特性的事物及其功能规定为阴，这种规定赋予阴阳特定的医学内涵。因而我们认为艾滋病病毒的病理性质属阳，应归属于"阳毒"范畴。其次按中医阳主动，阴主静的理论，艾滋病病毒感染后在体内迅速扩展至各种组织器官，并迅速复制，这种横溢流窜之性符合阳的特征。且患者进入艾滋病期后，中医辨证总体上属于虚证表现，尤以阴虚为主，如患者常见消瘦、乏力、五心烦热、纳少、腹泻、低热盗汗等症状，不少患者还存在裂纹舌的体征，就可见一斑。

2 "阴虚与艾滋病相关"假说

《素问·评热病论》说："邪之所凑，其气必虚。"《灵枢·百病始生》曰："风雨寒热，不得虚，邪不能独伤人。卒然逢疾风暴雨而不病者，盖无虚，故邪不能独伤人。此必因虚邪之风，与其身形，两虚相得，乃客其形。"由此可见疫毒之邪侵入人体是否发病，不仅取决于疫毒之邪的强弱，更取决于机体的抵抗能力。由于艾滋病病毒为阳毒，而进入艾滋病期患者以阴虚表现为主，因此我们认为阴虚之人最容易感染病毒而发病，提出"阴虚与艾滋病相关"的假说。①阳邪致病常有热证表现，易耗伤阴液，久必损及营阴。而阴气对阳邪具有抵制作用，外侵之病毒只有对阴虚之体才会发生作用，因阴虚不能制约阳亢，阳盛者阴必病。②阴虚体质之人常为阴血不足，有热象表现为经常口渴、喉咙干、容易失眠、头昏眼花、容易心烦气躁、皮肤枯燥无光泽、形体消瘦、盗汗、手足易出汗发热、小便黄、粪便硬、常便秘等，舌红少津。艾滋病病毒为阳邪，其气燔灼，耗气伤津，阴虚之人感染后，毒邪耗伤阴虚，进一步加重阴虚，形成毒耗阴血的恶性循环，毒蕴阴亏是艾滋病发生的根本病机。

3 阴虚为艾滋病的常见证型

辨证论治是中医的特色。从目前对艾滋病证型研究及治疗研究的文献上看，阴虚为艾滋病常见证型。杨凤珍等[2]观察分析了72例有偿供血感染HIV/AIDS患者的中医证候，发现72例患者中均具有热证表现，其中阴虚证检出率62.5%。张苗苗等[3]对广州177例艾滋病毒感染者证候调查发现：患者中气阴两虚肺肾不足证型最多，且≥40岁患者发热发生率显著高于<40岁患者。《素问·阴阳应象大论》云："年四十而阴气自半"，故≥40岁患者病情进展较快。这也与患者的阴虚体质有关。黄剑雄等[4]系统检索国内相关数据库（电子资料库），包括有论文全文的CNKI（《中国学术期刊全文数据库》）和VIP（《中文科技期刊数据库》全文版），发现气阴两虚证出现的频次最高。随着疾病的进展，人体的元气逐渐损伤，五脏阴津耗伤，易引起阴虚发热。特别是在艾滋病期，阴虚内热证占发热的比重较大[5]。段呈玉等对云南省180例经静脉吸毒感染HIV/AIDS者的中医证候和症状进行了初步分析，结果发现证候多见虚实夹杂，以虚为主，180例中气阴两虚者116例，占64.4%[6]。赵晓梅对490例HIV感染者的舌象脉象资料分析，提示内热、阴虚、津液受损占53%[7]。王健等对国家中医药管理局中医药治疗艾滋病试点项目治疗患者进行统计，其中艾滋病期患者虚证1592例，占36%，而又以气阴两虚、肺肾不足型为主，计822例，占18.81%[10]。

4 阴虚与CD_4^+T淋巴细胞下降有相关性

阴虚患者炎症细胞因子表达增加，且与CD_4^+T淋巴细胞下降相关。严惠芳等[8]采用临床流行病学调查方法，对阴虚证五心烦热进行研究，发现阴虚证的本质是细胞因子网络紊乱，其发病机理是由于机体在各种致病因素作用下，引起机体IL-6、TNF-α等炎症细胞因子的基因表达水平增强、生物活性相对升高，从而导致细胞因子网络紊乱的结果。杨凤珍等[2]通过对72例有偿供血感染HIV/AIDS患者进行中医证候的观察分析发现，气阴损伤与CD_4^+T下降水平呈显著相关。

5 养阴清热为艾滋病的治疗大法

目前对于艾滋病的治疗多偏重养阴清热治疗。方文献报道[9]用益气养阴法治疗艾滋病收到了较好效果。目前唯一获得国家药监局批准上市治疗艾滋病辅助中成药唐草片以金银花为主药，因其甘寒、气味清香、寒能清热解毒、甘能养血补虚、善于化毒，能清气血之热，又解血中之毒，"清热而不伤气，解毒而不伤阴"，亦注重清热养阴。梁杰等[11]用"抗艾一号方"和"抗艾二号方"以益气养阴和解毒清热论治97例中医辨证为气阴两虚、脾肾不足证候之HIV抗体阳性患者均起到改善症状，延缓免疫功能下降的效果。

6 "阴虚与艾滋病相关"假说对预防的指导意义

"阴虚与艾滋病相关"的假说有利于指导艾滋病的预防工作。中医学的"治未病"思想,最早起源于《黄帝内经》。《素问·四气调神大论》说:"是故圣人不治已病治未病,不治已乱治未乱,此之谓也。夫病已成而后药之,乱已成而后治之,譬犹渴而穿井,斗而铸锥,不亦晚乎!"此段话奠定了中医学"治未病"思想的基础。"治未病"思想具有三方面实质含义,一是"未病先防",二是"欲病先治",三是"既病防变"。中医目前虽认为气阴两虚对艾滋病的发生具有决定意义,根据这一假说可以预测"无症状"人群中中医体质分类属阴虚者将是艾滋病的高发群体。从中医"治未病"的预防思想出发,除保持心情舒畅、戒烟戒酒、平衡膳食以避免耗阴物质的长期摄入外,服用滋阴药物改善机体发生艾滋病的"内在"状态,对于预防艾滋病及相关并发症的发生具有十分重要的意义。

参考文献(略)

(出自汉南中医2012年第32卷9期第1155－1156页)

"虚气留滞"与艾滋病病机探讨

黄世敬　张　颖　陈宇霞

(中国中医科学院广安门医院,北京100053)

关键词　艾滋病;虚气留滞;病机探讨

虚气留滞指元气虚衰,气血津液等流动物质发生郁滞的病理变化,故亦称虚气流滞[1],是多种慢性疾病,包括慢性感染疾病、心脑血管疾病、代谢性疾病、肿瘤等病的共同病理环节。艾滋病是由人类免疫缺陷性病毒(HIV)引起的获得性免疫缺陷综合征(AIDS),以免疫系统损害和机会性感染为主要临床特征、病死率较高的传染性疾病。目前尚无有效治愈办法,亦无有效预防疫苗。艾滋病严重危害人类的健康,其传播和流行已经成为全球所面临的重大公共卫生问题。艾滋病属中医"伏气瘟病"、"疫病"、"虚劳"、"阴阳易"、"积聚"、"癥瘕"、"瘰疬"等范畴,其发生发展与元气亏虚(虚气),或气郁痰阻、瘀血、毒火(留滞)等病机变化相关,因此尽管其病机复杂,但可将其病机概括为虚气和留滞两端。笔者就该病虚气与留滞及其相互关系进行理论探讨。

1 艾滋病的基本病因

艾滋病的主因为HIV感染,其具有传染性强、在体内迅速复制、破坏人体免疫细胞(即易耗伤正气)等特点。在中医学中,根据HIV致病性质兼有湿、热毒、疠等病邪特征,有称之为"艾毒"、"疫毒"、"疫邪"、"伏毒"、"伏邪"、"湿温"等。"艾毒"可以通过营血精津液传播,侵犯人体,自破损的皮腠入络或直入血络,损伤人体元气,随气血津液布散全身,其致病具有疫毒的酷烈性、传染性、秽浊性、火热性、致郁性、生痰性、成瘀等特外,更能消灼五脏精气,侵蚀三焦元气的特性。因HIV入侵人体后,主要感染CD_4^+T淋巴细胞,也能感染单核巨噬细胞、B细胞以及小神经胶质细胞、骨髓干细胞等,潜藏人体(如伏于膜原、藏于营血、弥漫三焦、布散全身),可以慢慢破坏人体免疫功能,消耗人的元气,具有伏而不觉,发时始显的病理特性,表现毒性猛烈,病情危重,或迁延反复难却的临床特点[2]。艾滋病患者长期患病,症状黏滞,缠绵难愈,又具有湿邪为病的特点。

此外,次因诸如禀赋不足、房劳过度、血虚体弱、毒品损伤、情志所伤等,均为促进本病发生发展的重要因素。

2 艾滋病的中医病机

艾滋病疫毒侵入人体,稽留三焦或内伏营血,直至发病,不仅取决于病邪的致病强度,还取决于人体元气的盛衰。早期正气(元气)尚强,邪气尚弱,只出现类似于普通感冒的表现;正胜邪伏,早期症状缓,进入无症期;疫毒潜伏,不断积蓄毒力,耗损元气,造成慢性全身性虚损(虚气),气血津液不能正常敷布,进而形成气郁、痰浊、瘀血、毒聚(留滞),虚气与留滞互为因果致病,终致正不胜邪而发病,出现各种机会性感染或肿瘤。此病机可概括为"虚气留滞",临床多见本虚标实之证。

2.1 以元气亏虚(虚气)为本　元气又名"原气"、"真气",是维持生命活动的最基本物质,源于先天,系于命门,充养于后天,通过三焦输布全身,以推动人体的生长

[基金项目]　国家重大科专项(2008ZX10005－004);国家重大科专项(2009ZX10005－014)

和发育，激发、维持各脏腑经络组织的生理活动和机体防御外邪的功能。艾滋病病毒侵犯人体，随着疫毒潜伏，损耗元气，脏腑气血阴阳日衰，免疫功能受损，各种外邪乘虚而入，邪毒流溢阻遏三焦，形成全身性寒热虚实错综复杂的证候，晚期出现极度恶病质及各种机会性感染与肿瘤，病至终末期邪毒留滞不去则诸脏衰竭，阴阳离绝。因本元虚衰，久病难复，其病变广泛而深重，致死性强，病死率高。

2.1.1 元气亏虚以气虚为先，气血阴阳俱衰 元气为脏腑气血阴阳之源，HIV损伤元气，患者之免疫功能（CD_4^+T淋巴细胞数计数等）降低，但气血阴阳各有偏损。首先，艾滋病易致气虚。HIV感染人体后每天大约复制10亿个新病毒，大量耗能引起脏腑功能减弱，推动、固涩、升举无力而为气虚之证，久之则气血阴阳俱损[3]。艾滋病之气虚呈渐进性发展，随着感受HIV时间的推移，依次引起肺虚、肺脾气虚、脾气虚、脾肾气虚等，且多有兼夹特性，呈现出元气受损、沿三焦自上而下发展的趋势，最终累及全身脏腑。艾滋病之血虚多与气虚并见，多因禀赋不足、房劳过度、血虚体弱、毒品损伤、情志所伤，耗伤精血，或由气虚发展而成。HIV为阳毒之邪，其气燔灼，易耗伤阴液，久必损及营阴。随着疾病的进展，人体的元气逐渐损伤，五脏阴津耗伤，易引起阴虚发热。若阴虚之人感染HIV后，毒邪耗伤阴液，进一步加重阴虚，形成毒蕴阴亏的恶性循环。HIV感染初期之阴虚，多以气阴两虚多见，晚期则以肺肾阴虚、阴阳两虚多见。艾滋病之阳虚多为气虚发展而成，特别是AIDS期，气虚导致五脏气血阴阳俱虚，元阴元阳衰败（免疫功能明显下降或衰竭），在此基础上阳气虚卫外不固外感各种病邪，导致各种机会性感染。

2.1.2 脏腑亏损以脾肾为本，五脏六腑俱损 HIV侵袭必先伤人体元气，引起气血阴阳虚损，涉及心、肝、脾、肺、肾等多个脏腑，深达命门根本。因元气根于肾，充于脾，故脾肾是脏腑亏损的关键。脾化生水谷精气，为气血生化之源，灌溉滋养周身，为后天之本，位居中焦，是气机升降出入运动的"枢纽"[4]。疾病早期，脾气健运，元气充足奋起抗邪，正邪斗争；若正能胜邪则无症状表现，邪伏体内，但不发病（即艾滋病潜伏期）；脾脏虚损，水谷精微不能吸收输布，气血化生无源，渐致心肝肺肾受损，经8～10a后终致五脏气血阴阳俱虚，御邪、抗病功能受损，邪盛正虚，毒邪乘虚而致病，则表现出一系列不同的症状（即艾滋病期）。脾运不健，则痰浊、湿邪内生；脾气虚弱，中枢不运，则脏腑功能失调，气机逆乱，升降反作，清阳下陷，浊阴上逆。此外，脾胃的正常运化，还需肝之疏泄、肺之宣肃、心主血脉、胃之受纳、肾阳之温煦和气化等脏腑功能的协调与配合。元气根于肾。肾气由肾精所化生，分肾阴、肾阳，为人体一身阴气和阳气之根，又称元阴、元阳。若肾精不足，正气虚衰，则免疫功能低下，易感受各种外邪。肾气亏虚，则正气抗邪能力下降，HIV邪毒乘虚而入，潜伏于人体内，耗伤机体的元气，伺机发病，终因元气耗竭而亡。在艾滋病的早期，患者多以气阴两虚，久则损及肾阴。肾阴衰少，则全身之阴皆衰；肾阴亡，则全身之阴皆亡。随着艾滋病的进展，病邪逐渐伤及患者的阳气，造成肾阳温煦、推动功能下降。肾阳虚与机体内分泌功能的不足和紊乱有一定的关系，肾阳虚扰乱机体内环境的动态平衡，使代谢失常，损伤机体的组织细胞，导致人体出现一系列的虚损征象。肾精、肾气、肾阴及肾阳相互关联。艾滋病主要以肾精的耗损为主，从而引起肾气和肾阴、肾阳的化生不足。总之，脾肾之亏损，必致五脏之亏损，共同构成了艾滋病发生发展变化的内在病理基础。

2.2 以郁痰瘀毒（留滞）为标

2.2.1 气滞肝郁易伤脾 气为血帅，气行则血行，气血津液均有赖于元气的推动、温化与摄纳。元气亏损，气血津液运行无力，因此气机运行不畅，首先是气滞，进而气滞痰阻，或气滞血瘀。艾滋病因感受HIV，若患者缺乏对疾病的认识，或不能获得家庭、社会的支持，甚或受到冷遇或遭到歧视，从而产生恐惧、悲观、压抑等情绪，因之情志内伤，或与湿热、六淫等内外邪气杂合为病，出现各种各样的肝郁气滞表现；同时HIV损伤元气，因气虚推动无力，气血津液运行障碍，易导致气机运行失调出现气滞、气逆等；或HIV损伤脾胃，脾胃虚弱，土虚木乘，肝气郁结，或痰浊、瘀血、毒邪阻滞，进一步加重气机郁滞。现代研究亦表明[5]艾滋病较较易引起抑郁等情感精神障碍。

2.2.2 痰阻脾肺有流注 由于感受HIV，损伤元气，若元气渐亏，津液不能正常运化和敷布，渐积为痰。脾为生痰之源，肺为贮痰之器。若脾胃虚弱，运化无力，痰浊中阻，则脘闷腹胀，纳差腹泻；若肺气不足，水津不布，痰浊阻肺，蕴而化热则咳喘痰多，胸闷发热。痰饮既是艾滋病脏腑气血功能失调所形成的病理产物，反过来又成为致病因素，若痰浊流注，从而引起艾滋病并发痰核瘰疬及恶性肿瘤。

2.2.3 瘀血阻络成久病 艾毒必入络而后致病。当恣情纵欲、房事过度，或狎妓嫖娼、不洁交媾，或吸食毒品等，耗伤真阳，致正气亏虚，艾毒由破损的皮腠乘虚而入，伏于血络；或艾毒由母体带入，或经他途直入，舍于血络，成为发病之源。艾滋病脏腑气血虚弱，气血运行无力，则气血运行不畅，故瘀滞产生，形成气虚血瘀；或先有气滞，由气滞而导致血瘀。艾滋疫毒通过精窍或皮肤侵入，伏于血络，内舍于营，累及脏腑而发病。或由膜原侵及三焦，损脏腑气阴，因虚致瘀；或湿热毒邪郁阻，气血流动不畅，因郁致瘀。瘀血内阻，常与痰浊、疫毒相互兼夹为患，从而引起艾滋病并发痰核瘰疬及恶性肿瘤。在痰瘀作用下，进一步损伤元气，出现多个脏腑虚损、气血和津液的代谢失常等病理改变。"久病入络,久病致瘀",因此,气虚血瘀是艾滋病的主要病机之一。有研究显示[6],血流变的改变可能与免疫功能的改善有一定关系,而通过对艾滋病患者进行益气活血治疗的确取得了较好疗效。

2.2.4 毒聚损元贯全程 艾滋病在留滞的表现上,除感受 HIV 疫毒外,尚有内生毒邪,常与痰湿、瘀血、火热等裹撷为患,因此又有"痰毒"、"湿毒"、"热(火)毒"、"瘀毒"等之称。研究证明,艾滋病的本质是由感染 HIV 所导致的免疫缺陷综合征,因 HIV 之传染性和严重性而称之为"毒"[7],属感受外毒。但侵入人体后,当邪毒蓄积到一定程度,可导致机体气血津液功能发生紊乱,正气日衰,"毒聚病发"。或从阳化为火毒;或从阴化为寒毒;或结于皮肤,发为疮毒;或积于体内,成为癌毒。损伤元气,累及肺、脾、肾等脏腑,导致水液代谢失常,且易转化或兼夹,而为湿毒、痰毒、瘀毒。常见的有肺孢子肺炎、结核杆菌感染、带状疱疹、真菌感染、隐孢子虫肠炎、卡波西肉瘤和淋巴瘤等。艾滋病期患者肾元严重耗损,正气抗邪能力极度低下,免疫功能基本丧失,导致各种变证丛生,疾病蜂起,终致脏腑功能衰竭,阴阳离决而亡。

2.3 虚气与留滞互为因果 本病因 HIV 潜伏,元气亏虚(虚气),气血不足,不能布达全身可发生"归并"而郁、运行无力则血流迟缓而滞;亦可因情志所伤、气机郁滞、痰瘀浊毒阻滞(留滞),而耗伤气血,使虚者更虚。本病具有气血阴阳亏虚和心、肝、脾、肺、肾等脏腑亏损,又有气郁、痰阻、血瘀、毒聚等气血津液之留滞,虚损易致留滞,留滞更损正气,使虚者更虚,这就形成了"虚气"与"留滞"互为因果的病机模式。因此,艾滋病在发生发展过程中形成了不同的病机证候,或以本虚为主,如肺肾阴虚、肺脾气虚、气阴两虚等;或以标实为先,如气郁血瘀、痰瘀互结、痰热蕴肺、湿热中阻;或虚实夹杂,如气虚痰阻、气虚血瘀,或阳虚痰阻、阴虚内热等。

3 讨论

关于 HIV 病毒的特性,只是根据患者证候表现的某些特点而做出的推测或判断,因此,不能简单地把 HIV 等同于温邪或湿邪、湿热等外邪,只能说是艾滋病患者在某些时期的病情有温邪、湿邪、湿热等证候表现。随着对艾滋病研究的不断深入,人们已充分认识到艾滋病发病的复杂过程。形成艾滋病"虚气留滞"的病机涉及生物、社会、心理、环境等多方面因素,正虚是艾滋病发生发展的内在病理基础,主要是以肾虚为主,以肾气及肾阴肾阳的功能下降为主要特征;HIV 邪毒入侵是艾滋病的必要致病条件。正邪斗争艾滋病发生发展变化的过程中表现为虚所留滞,而元气的盛衰在其中起到了重要作用,郁痰瘀毒的积聚亦是发病的关键环节。根据本病虚气留滞的病机特点,因此提出了培元通滞治则。在临床各期中,培元和通滞二者的程度各有轻重。初期元气尚充,毒邪亦盛,应在兼顾元气的同时,注重清热化湿,开郁解毒;随着时间的推移,应逐渐加大培补元气的力度。至中后期,元气受损渐重,呈现出脾肾之气虚损与痰热瘀毒阻滞并重之象。此时当培元固本与清热化痰、化瘀解毒并重。晚期时,患者元气渐耗渐竭,变证险证丛生,此时只能培补元气以顾护根本,留元保命,兼顾化痰通络解毒。

参考文献(略)

(出自现代中西医结合杂志 2013 年第 22 卷 24 期第 3732 - 3734 页)

湿邪与艾滋病免疫功能低下的相关性探讨

王丹妮 陈秀敏 蒋自强 郭会军

(河南中医学院第一附属医院艾滋病临床研究中心,郑州 450000)

摘要 艾滋病是以免疫功能低下为特征的疾病,其病因为人类免疫缺陷病毒感染,近来越来越多的学者认为湿可能是病毒的副产品,湿邪的轻重与免疫异常及病毒复制程度有极密切的关系。文章从外湿对艾滋病免疫功能低下的影响、脾胃受损滋生内湿对艾滋病免疫功能低下的影响、湿邪与艾滋病的相关性文献研究回顾以及临床研究课题回顾进行探讨,认为湿邪与艾滋病免疫功能低下存在一定的相关性,并且湿邪可以加重艾滋病免疫功能低下。

关键词 艾滋病;湿邪;脾胃;免疫

基金资助: 国家自然科学基金(No. 81102575),"十一五"国家科技重大专项(No. 2009ZX10005 - 015, No. 2008ZX10005 - 003),国家重点基础研究发展计划项目(973 计划)(No. 2006CB504802)

艾滋病是以免疫功能低下为特征的疾病，其病因为人类免疫缺陷病毒（Human Immunodeficiency Virus，HIV）感染，近来越来越多的学者认为湿可能是病毒的副产品，湿邪的轻重与免疫异常及病毒复制程度有极密切的关系[1]。笔者通过查阅文献和临床研究回顾，认为湿邪与艾滋病免疫功能低下有一定的相关性，探讨如下。

外湿对艾滋病免疫功能低下的影响

外湿对于艾滋病病人的影响相当直观。艾滋病人本身免疫力低下，在感受气候潮湿、涉水淋雨、居住潮湿等这些外在湿邪时通常因正气不足而伤湿，表现为恶寒发热、头身困重、倦怠乏力、胸闷、关节酸痛沉重等症状。在长夏湿为主气之季，艾滋病病人常表现为湿邪为病的特征[2]。

脾胃受损滋生内湿对艾滋病免疫功能低下的影响

脾胃为后天之本，气血生化之源，灌溉滋养周身。中医认为脾胃具有抗御外邪的功能，张仲景曾提出"四季脾旺不受邪"，有研究表明脾胃功能好，营养良好可使机体免疫机能处于一个比较好的状态，减轻HIV对机体免疫系统的损伤，进而利于机体继续保持营养良好的状态，并最终延缓HIV感染进程[3]。同济医科大学生物教研室[4]曾提出，脾是免疫活动的物质基础，具有促进免疫的作用。现代医学研究也证实，脾脏是人体最大的淋巴器官、胃肠道屏障与机体的消化功能和免疫功能密切相关。

脾胃受损滋生内湿，与艾滋病病人关系极为密切[5]。临床常见湿阻胃脘则痞满、闷痛、嗳气、呃逆、恶心、呕吐；湿阻脾脏则腹胀、纳呆食少、便溏、泄泻、口淡、口甜，日久气血生化不足而致面色萎黄、疲倦、肢萎，最终阳气被遏而转变为虚损，导致阳虚证；湿阻胸膈则胸闷、呼吸不畅；湿阻清窍则头目眩晕、头重如裹、昏沉嗜睡、精神不振等，各种症状纷至沓来。

许多学者运用多种方法对湿邪所致免疫功能低下进行了有益的探索。现代医学研究亦认为，湿邪的发生与机体免疫功能紊乱息息相关，且常互为因果[6]。

湿邪与艾滋病的相关性文献研究回顾

湿邪与艾滋病的相关性研究有一定的前期文献基础，但都是说明湿邪在艾滋病病因病机、证候分型中的重要性。如彭勃等[7]采用问卷调查、讨论总结的形式，认为艾滋病的最常见病因为疫毒、湿毒、湿邪、热邪；刘爱华等[8]根据临床艾滋病患者初起以身热不扬、身重肢倦、胸脘痞满、苔腻、脉滑为主要表现，认为临床病情演变比较符合湿邪为患的特点，且患者长期患病，缠绵难愈，与温病中湿热病邪的特征相合。王红全等[9]认为艾滋病病毒的性质应归属为"湿浊秽毒"，其性黏着难愈，与"湿邪"致病类似。刘向哲等[10]对艾滋病相关周围神经损害所致肢体麻木病因病机进行探讨，认为艾滋病相关周围神经损害所致肢体麻木症状，以气血亏虚为本，风寒湿邪及痰、瘀留滞为标；岑玉文等[11]探讨广东地区HIV/AIDS患者的中医证型分布规律及其与疾病进展的关系，发现CD_4^+在0-200/μL之间的病人以气阴两虚、肺肾不足、脾肾亏虚、湿邪阻滞为主；王晓雪等[12]对320例经血感染HIV/AIDS中医证型分布与CD_4^+T淋巴细胞计数、病毒载量关系进行探讨，发现CD_4^+T淋巴细胞计数在200/μL以下时，以气虚血瘀、邪毒壅滞型和脾肾亏虚、湿邪阻滞型多见。李洪娟等[13]对在北京佑安医院和解放军302医院门诊和住院的158例HIV/AIDS感染者进行了中医症状/证候的调研，结果实证中湿热内蕴证排在第一位。

但湿邪与艾滋病免疫功能低下的相关性研究尚少。笔者检索了PubMed，分别输入"dampness pathogen AND HIV"、"dampness mold AND HIV"、"dampness AND HIV"仅检索到2篇文献，但与本题无关。

临床研究课题回顾发现湿邪可加重艾滋病免疫功能低下

对本课题组已完成的课题进行回顾，发现湿邪在艾滋病发病中很重要及湿可以加重艾滋病免疫功能低下。

国家自然科学基金重大课题"艾滋病中医证候分布规律及证候标准建立（No.90409004）"及河南省教育厅基础理论研究项目"无症状HIV感染期中医证候分型研究（No.2007360024）"，调查了来源于河南、云南、新疆3省（区）的无症状HIV感染者764例，以同地区、基本人口学特征相同的非HIV感染者778例作对照，通过研究分析其症状及证候学特点，发现从具体证型看，HIV组的湿热内蕴证最多（304例），占总数的39.8%；国家973计划重点课题"艾滋病中医病因及发病机制的研究（No.2006CB504802）"，运用"WF文锋-Ⅲ中医辅助诊疗系统"软件提取证素，对142例无症状HIV感染者及142例对照病例进行了证素的对照研究，发现病性证素"湿"占54.9%，提示艾滋病病性以湿为主。为进一步分析湿邪在无症状HIV感染期发病中的作用及其与其他证素的相关性，本课题组首先进行了有湿组与无湿组的兼夹证素比较，同时进行了湿与其他证素的相关性分析，运用偏相关分析方法，在控制其他证素变量的前提下，一一分析湿与其他证素的相关性，通过对有湿组与无湿组兼夹证素比较可见，有湿组兼夹各证素的比例均高于无湿组，且两组相比差异有统计学意义，提示湿邪在艾滋病发病中的重要性。

回顾本课题组已完成的国家"十·五"科技攻关课题[14-16]，应用临床流行病学方法采集了1323例HIV/AIDS患者中医四诊信息，发现舌形以胖大和齿痕居多，分别为19.8%和10.8%，苔质以腻苔、厚苔为主，分别为45.4%和40.2%，提示艾滋病病邪具有湿浊、热毒性质，研究还发现胖大舌、齿痕舌在无症状HIV感染期的出现频率分别为15.6%和9.0%，而在艾滋病期出现频率分别为23.2%和12.8%，胖大舌和齿痕舌随着病情的进展而增多，提示湿邪随病情进展加重。

以此为启发，本课题组认为湿邪与艾滋病免疫功能低下存在相关性，并立项获得自然基金资助，期望能进一步揭示其关系。

参考文献（略）

（出自中华中医药杂志2012年第27卷12期第3038-3040页）

AIDS合并呼吸道症状中医病机初探

陈滢宇[1]　岑玉文[2]　谭行华[2]　符林春[1]

（1. 广州中医药大学热带医学研究所，广州510405；2. 广州市第八人民医院，广州510060）

摘要　目的：研究艾滋病（AIDS）患者的呼吸道症状并探讨中医病机。方法：随机抽取以呼吸道症状为主诉的AIDS患者31例，收集中医四诊资料，按照症状频率高低进行统计分析。结果：AIDS患者呼吸道症状出现频率按高低分别为咳痰、咳嗽、气短、胸闷、气喘、胸痛等，最多见的全身症状依次为发热、不寐、身体困重、食欲不振、盗汗、头痛、头晕、口苦等，出现最多的舌象依次为红舌、白厚苔、黄厚苔、暗舌等，出现最多的脉象依次为数脉、实脉、沉脉、虚脉，浮脉与沉脉、数脉与迟脉比较差异有统计学意义。结论：AIDS并呼吸道症状的主要病机是肺脾两虚、痰热壅盛、痰湿阻肺。

关键词　获得性免疫缺陷综合征；呼吸道症状；中医病机；肺脾两虚

肺部感染在艾滋病（AIDS）机会性感染发生率中占有相当大的比例，呼吸道症状多见发热、咳嗽、咳痰、胸闷、呼吸困难等，常常反复发作。近期研究[1]发现，合并机会性感染的艾滋病患者在免疫抑制的早初期运用抗逆转录治疗，能更好地控制病情进展，但艾滋病肺炎仍然很常见。本文主要研究AIDS患者呼吸道症状并探讨其中医病机，为中医药防治艾滋病提供参考根据。

1　临床资料

1.1　纳入标准

符合2005年卫生部《艾滋病诊疗指南》诊断标准的AIDS患者，经广东省疾病预防控制中心进行免疫印迹确认试验（WB）HIV抗体阳性，并符合以下肺部感染诊断标准：①艾滋病新近出现的咳嗽、咳痰，或原有呼吸道疾病症状加重并出现脓性痰，伴或不伴胸痛；②发热；③肺实变体征和（或）湿罗音；④WBC $> 10 \times 10^9$/L 或 $< 4 \times 10^9$/L，伴或不伴核左移；⑤胸部X线检查显示片状、斑片状浸润性阴影或间质性改变，伴或不伴胸腔积液。以上1~4项中任何1项加第5项可建立诊断。

1.2　排除标准

不符合以上纳入标准者；妊娠或哺乳期妇女；伴有严重的心、肝、肾功能障碍及其他重要器官障碍者；患有严重神经或精神病疾患；有肺结核、肺部肿瘤、非感染性肺间质性疾病、肺水肿、肺不张、肺栓塞、肺嗜酸性粒细胞浸润症、肺血管炎等疾病者。

1.3　一般资料

随机抽取广州市第八人民医院艾滋病专科2010年4月至2011年1月间以呼吸道症状为主诉的AIDS患者31例，其中男性22例，女性9例；年龄27~62岁，平均年龄（39.00±10.08）岁；体质量39~70kg，平均体质量（50.00±8.76）kg。经性接触感染者（同性或/和异性）22例（71.0%），经吸毒感染者5例（16.1%），血液或血制品感染1例（3.2%），传播途径不详感染者3例（9.7%）。患者根据美国疾病控制与预防中心（CDC）的分类标准，艾滋病C3期（$CD_4 < 200$ 个/μL）28例（90.3%），艾滋病C2期（200 个/μL $< CD_4 < 500$ 个/μL）3例（9.7%）。其中1例C3期患者已服用抗病毒药物11个月，方案为3TC+D4T+NVP，其余患者尚未开始抗病毒治疗。

2　研究方法

通过中医望闻问切四诊，收集纳入的AIDS患者呼吸道症状（包括咳痰颜色和性状）、主要全身症状及舌象、脉象资料，其中舌象、脉象由主治以上中医医师判断，按照症状出现频率进行统计和归纳。

3　统计学方法

使用SPSS 13.0软件包进行统计学处理，组间差异采用双尾t检验，$P < 0.05$为差异有统计学意义。

4　结果

4.1　呼吸道症状频次

表1显示，AIDS患者呼吸道症状出现频率按高低分别

基金项目：国家科技重大专项资助项目（2008ZX10005-005，2009ZX90103-414）

为咳痰、咳嗽、气短、胸闷、气喘、胸痛、心悸、胁痛，涉及最多的脏腑是肺。咳痰颜色频率按高低分别为白痰、黄痰、黄白相间痰、痰中带血，咳痰性状频率按高低分别为稀薄痰、黏稠痰、泡沫痰、滑痰，咳痰颜色和性状显示的主要证候依次为痰湿和痰热。

表1 呼吸道症状及咳痰颜色、性状频次（n=31）

肺部症状	例数	（%）	咳痰颜色、性状	例数	（%）
咳嗽	28	90.3	白痰	22	71.0
咳痰	29	93.5	黄痰	4	12.9
胸闷	15	48.4	黄白相间痰	2	6.5
气短	16	51.6	痰中带血	1	3.2
气喘	13	41.9	痰稀薄易咳	10	32.3
胸痛	11	35.5	痰粘稠不易咳	10	32.3
心悸	7	22.6	痰滑而易咯	3	9.7
胁痛	5	16.1	泡沫痰	6	19.4

4.2 主要全身症状频次

表2显示，伴呼吸道症状的AIDS患者中，最多见的全身症状依次为发热、不寐、身体困重、食欲不振、盗汗、头痛、头晕、口苦、多梦、腰膝无力、口淡、手足不温、腹胀、腹泻、便秘、小便清长、小便黄赤、自汗。面色异常最多见依次为面红、面色晦暗、面色萎黄，主要涉及的脏腑是脾。全身症状显示的主要证候依次为热证、气虚、阳虚。

4.3 呼吸道症状患者的舌象频次

表3显示，患者中出现最多的舌象（包括舌质和舌苔）依次为红舌、白厚苔、黄厚苔、暗舌、薄白苔、淡红舌、腐霉苔、淡白舌、紫舌、薄黄苔、胖大舌、齿印舌、少苔、花剥苔，舌象显示的主要证候为湿热、痰湿、血瘀、阳虚、血虚。

表2 主要全身症状频次（n=31）

症状	例数	（%）	症状	例数	（%）	症状	例数	（%）
发热	28	90.3	手足不温	9	29.0	口苦	12	38.7
盗汗	14	45.2	便秘	5	16.1	口淡	8	25.8
自汗	2	6.5	小便清长	4	12.9	不寐	17	54.8
头痛	12	38.7	小便黄赤	3	9.7	多梦	10	32.3
头晕	12	38.7	腹胀	5	16.1	面色萎黄	2	6.5
身体困重	16	51.6	腹泻	5	16.1	面红	5	16.1
腰膝无力	10	32.3	食欲不振	16	51.6	面色晦暗	3	9.7

表3 呼吸道症状患者的舌象频次（n=31）

舌质	例数	（%）	舌苔	例数	（%）
淡红舌	5	16.1	薄白苔	6	19.4
淡白舌	3	9.7	薄黄苔	2	6.5
红舌	16	51.6	白厚苔	11	35.5
暗舌	7	22.6	黄厚苔	8	25.8
紫舌	2	6.5	少苔	1	3.2
胖大舌	2	6.5	花剥苔	1	3.2
齿印舌	1	3.2	腐霉苔	5	16.1

4.4 呼吸道症状患者的脉象频次

表4显示，按照六类脉的分类方法，脉象频次从高到低依次为数脉、实脉、沉脉、虚脉、浮脉、迟脉。浮脉与沉脉、数脉与迟脉、实脉与虚脉两两比较，浮脉与沉脉、数脉与迟脉差异有统计学意义（$p<0.05$），沉脉和数脉例数明显多于浮脉和迟脉。实脉与虚脉差异无统计学意义。脉象的八纲证候依次为热证、实证、里证、虚证、表证、寒证。

表4 肺部症状患者的脉象频次（n=31）

脉象	例数	（%）	脉象	例数	（%）	脉象	例数	（%）
浮脉	2	6.5	数脉	13	41.9	实脉	13	41.9
沉脉	11	35.5	迟脉	1	3.2	虚脉	10	32.3

4.5 频次归纳

按照频次出现最高的呼吸道症状、全身症状及舌象和脉象，主要归纳为肺脾两虚、痰热壅盛、痰湿阻肺三类病机。

5 讨论

肺脏是AIDS机会性感染最常见累及的系统之一。本研究显示，咳嗽、咳痰是AIDS并呼吸道症状的主要症状。郜桂菊等[2]回顾性分析257例艾滋病（AIDS）病人机会性感染情况，发现呼吸系统机会性感染发生比例为65.25%，呼吸道症状发生频率最高的是咳嗽、咳痰。Onyedum CC等[3]在尼日利亚调查有呼吸道症状的HIV阳性和阴性患者各100例，结果显示HIV阳性患者常见呼吸道症状为咳嗽、咳痰、气喘和胸痛，发生频率分别为48%、35%、32%和29%，与HIV阴性患者比较差异有统计学意义（$p<0.05$）。AIDS患者咳嗽、咳痰症状的病位在肺，多见咳稀薄或黏稠白、黄痰，主要证候是痰湿、痰热。病机关键是感受外邪，肺失宣肃，气不化津，津凝为痰，痰浊郁而化热。艾毒其性质本身也兼有湿、热、毒、疠等病邪特征[4]，且以湿热为主，更加重痰热、痰湿阻肺。

伴随呼吸道症状的AIDS患者中，最多见的全身症状有发热、不寐、身体困重、食欲不振、盗汗、头痛、头晕、口苦、多梦、腰膝无力、口淡、手足不温、腹胀、腹泻等。

涉及的脏腑主要是脾，主要证候是热证、气虚、阳虚。谢世平等[5]对艾滋病中医证候规律进行Logistic回归分析，数据显示艾滋病临床证候以虚证为多，病位集中在脾、肺、肾、胃、心、肌肤和肝等脏腑，病性集中在气虚、火（热）、湿、阴虚、毒、痰、血瘀、阳虚等方面，常见症状为发热、神疲乏力、腹泻、脉细、消瘦、食欲减退等，与本研究数据基本吻合。郭会军等[6]对78例艾滋病内伤发热患者中医辨证分型并与CD_4^+T细胞计数分层相对照研究，结果显示脾肾阳虚占比例均最大，认为艾滋病期内伤发热的患者多蕴含脾肾阳虚的征象。AIDS并呼吸道症状病机关键是肺病日久，子盗母气，脾失健运，脾虚不能散精上归于肺，肺虚不能输布水精，导致肺脾两虚。肺脾两虚包括肺脾气虚和肺脾阴虚，从本研究的症状频率上看，以肺脾气虚为主。

舌象变化主要有红舌、白厚苔、黄厚苔、暗舌等，与广东地区湿热气候和体质特点相一致。张清仲等[7]对609例广东HIV/AIDS患者进行舌象分析，结果显示暗舌比例（41.38%）均大于其他舌色，其次是红舌（35.47%），以白腻苔（44.83%）为主，其次是黄腻苔（26.11%）、薄白苔（20.20%），认为广东艾滋病患者多出现正气虚、夹瘀、夹痰化热的病机。AIDS并呼吸道症状患者的脉象多见数脉、实脉、沉脉、虚脉，但浮脉、迟脉少见，数脉、沉脉频次显著多于迟脉、浮脉（$p<0.05$），实脉与虚脉比较差异无统计学意义。脉象反映出患者有里实热证，还存在虚实夹杂。谢世平等[5]对艾滋病文献中证候的规律和特点进行研究，同样认为艾滋病病机存在本虚标实、阴阳失调、虚实夹杂。

综上所述，四诊合参，AIDS并呼吸道症状的主要病机是肺脾两虚、痰热壅盛、痰湿阻肺。本研究中发生呼吸道症状患者，其中有28例（90.3%）血CD_4细胞数低于200个/μL，免疫力低下，标志着进入艾滋病发病期。以往研究发现，艾滋病呼吸道症状的发生与体内T淋巴细胞亚群、肺泡巨噬细胞吞噬功能、肺泡巨噬细胞诱生TNF-a及血清水平TNF-a水平、淋巴细胞诱生IL-2、肺组织匀浆的IL-2水平及肺组织TLR2、TLR4基因表达的变化密切相关。张可等[8]分析160例AIDS患者机会性感染与CD_4^+之间关系，发现早期人体血中CD_4^+T细胞数接近正常时，呼吸道感染与正常人群相似，随着血中CD_4^+T细胞数下降，感染几率逐渐增加，多发生一些罕见肺部感染。近期研究发现[9]，HIV感染者肺部受损后，其支气管中特异抗原CD_4^+T细胞对病毒和细菌感染做出应答。可见，艾滋病肺疾病的发生除与HIV邪毒和正气亏虚有关，还与肺的防御功能密切相关。

因此，艾滋病患者$CD_4^+>200$个/μL，可予以补肺健脾法预防呼吸道症状发生。如进行适当运动加强肺脏的功能；戒烟并远离粉尘使得清窍通畅，预防呼吸道疾病的发生；控制悲与忧情绪，维持肺的正常宣发肃降。AIDS并呼吸道症状多见虚实夹杂，须明辨虚实主次，把握好扶正与驱邪的关系，在用寒凉或苦寒药物治疗时，还应当注意顾护正气。

参考文献（略）

（出自中国中医基础医学杂志2013年第19卷6期第618-620页）

从"怪病多痰"探讨艾滋病肺部感染的病因病机

宋夕元[1] 徐立然[2] 郑志攀[2] 孟鹏飞[2] 马秀霞[2]
唐引引[1] 黄冠[1] 惠高萌[1] 贺小举[1] 李正[1]

（1. 河南中医学院，河南郑州 450046 2. 河南中医学院第一附属医院，河南郑州 450000）

摘要 目的：从"怪病多痰"理论研究艾滋病肺部感染的病因病机，为艾滋病肺部感染中医药的临床研究提供理论依据。方法：通过整理、分析相关文献，探讨痰在艾滋病肺部感染的发病机制和演变规律。结果：痰为艾滋病肺部感染发病过程中重要的致病因素和病理产物，是疾病久稽不愈之源，然而其具体的发病机制至今尚不明确。结论：从痰论述艾滋病肺部感染的病因病机，可进一步明确艾滋病肺部感染的发病机理和转归，深化理论研究，可为临床的辨证施治和新药开发提供理论支撑。

关键词 艾滋病；肺部感染；"怪病多痰"；病因病机

艾滋病即由人类免疫病毒缺陷病毒（human immunodeficiency virus，HIV）侵袭免疫系统引起多系统机会性感染和恶性肿瘤发生的获得性免缺陷性综合征。HIV病毒侵袭CD_4^+T淋巴细胞亚群，导致免疫功能低下，条件致病性肺部感染已成为艾滋病死亡的主要原因之一[1]。中医学称艾滋病为"疫毒""虚劳""湿温""阴阳易"等疾病，将肺部感染归属于"咳""痰""喘"等范畴。艾滋病肺部感染从初始感染到病程的进展，发病时间长，病情急而且复杂多变。在艾滋病肺部感染的不同进展阶段，痰作为重要的病理产物和致病因素始终贯穿其中。在痰的作用下，机体阴阳失衡，脏腑虚损，气血津液的失调等病理变化相继出现。本文通过探讨痰在艾滋病肺部感染的演变规律，进一步揭示艾滋病肺部感染的发病机制，为临床的辨证治疗提供依据。

1 从"怪病多痰"认识艾滋病肺部感染

《杂病源流犀烛·痰饮源流》曰："人自初生，以至临死，皆有痰……上至巅顶，下至涌泉，随气升降，周身内外皆到，五脏六腑俱有。火动则生，气滞则盛，风鼓则涌，变怪百端，故痰为诸病之源，怪病皆由痰成也。"艾滋病肺部感染为近年来恶性传染病之一，病毒变异性强，病机多变，病势深重，缠绵难愈[2]。中医学认为艾滋病的基本病机在于疫毒和气虚，毒邪的侵犯和卫气的虚损，容易感受风毒、湿毒等外感六淫。尤其是湿性黏滞，可使病程延长，邪气蕴结导致痰饮积聚，诱发肺部感染。痰无所不至，流注经络，可使经络瘀滞，气血运行不畅；中焦虚弱，痰湿内聚，易于阻碍气机。朱丹溪认为，五脏皆可生痰，脾气虚弱，肺卫不固，元气虚损，肾精失养均可生痰。在艾滋病肺部感染的过程中，痰既为病理产物，又可作为致病因素作用于机体，进一步影响脾、肺、肾的水液代谢功能。

1.1 枢机不利，痰湿内聚

《景岳全书》中提到："痰即人之津液，由水谷之所化。"李发枝等[3]提出艾滋病"疫毒"之邪首先犯脾，脾居中焦，为后天之本，气血津液运化之枢，若脾脏虚损，运化失常，水湿内蕴，湿聚成痰；另一方面脾失健运，水谷精微无力运输布散，气血生化乏源，渐致其他四脏虚损。《景岳全书》记载："脾生湿，湿动则为痰。"张介宾曰："夫人多痰，皆由中虚使然。"脾脏虚弱，卫外不固，加上风、寒、痰、湿、火等外感之邪作祟，容易引起肺部感染。脾气充盛，纳运相济，气机升降相应，津液输布正常，痰饮则无所生焉。《素问·刺禁论》记："肝生于左，肺藏于右，心部于表，肾治于里，脾为之使，胃为之市。"饮入于胃，游溢精气，上输于脾，脾气散精，上归于肺，通调水道，下输膀胱，水精四布，五经并行……这一津液代谢过程，正是以脾胃为中心枢纽。脾居中，是气机运动的枢纽。五脏之气协调通畅，升降出入正常，则身体健康；若运转失

调，则易引发疾病。可见脾脏的亏虚是导致五脏气血阴阳俱虚的根源，五脏生痰，本在于脾。

1.2 卫外不固，痰贮于肺

《医学从众录》中提到："痰之成，气也，贮于肺。"肺为娇脏，主气，司呼吸，主治节。肺主一身之气，为津液运化之上源，主通调水道，体内的津液赖于肺气的宣发肃降。艾滋病肺部感染患者，卫气营血俱虚，肺气不足，宣发肃降失常，治节无权，津液异常布达，痰饮内聚贮于肺中。《金匮要略》中阐述："虚劳诸不足，风气百疾。"艾滋病亦称"虚劳"，气虚卫外不固，感受风、热、湿等疫毒之邪，是诱发咳、痰、喘的基本病因。《湿热病篇》曰："湿热之邪，从表伤者，十之一二，由口鼻而入者，十之八九。"湿性粘滞，邪气蕴结易生成痰。痰为津液所生，艾滋病肺部感染者，肺阴亏虚，阴虚火旺，易灼津为痰。卫气虚弱，易受外感六淫之邪侵袭，外感六淫化火，皆可炼液为痰。艾滋病肺部感染本在虚损，五脏俱虚，心、脾、肾功能失职，水气上壅于肺，均可凝聚为痰。

1.3 水不归源，上泛为痰

张景岳在《景岳全书》中阐述："盖痰即水也，其本在肾，其标在脾。在肾者，以水不归源，水泛为痰也。"肾为一身阴阳之根本，肾中精气分为肾阴精和肾阳精。肾阳精有促进机体兴奋、化生、温煦、推动的作用，能够促进气的运动和变化，而气的运动和化生是津液运行输布必不可少的条件。肾中阳精的亏虚，气化不行，津液输布失常。肾中阴精的虚弱，一方面，阴损及阳，阳精不足亦可导致痰饮的生成。另一方面，阴虚内热，煎灼津液也可生痰[4]。肾中精气夺则虚，艾滋病肺部感染者病程长，耗气伤精，肾精虚衰。《证治汇补》曰："痰之源，出于肾，故劳损之人，肾中火衰，不能收摄，邪水、冷痰上泛。"肾为气之本，肺气的宣发和肃降有赖于肾气的推动，肾中精气虚衰，常累及肺，使其通调水道的功能降低，则邪水、冷痰形成和发展。

2 中西医对"痰"在艾滋病肺部感染中的研究

2.1 西医对"痰"在艾滋病肺部感染作用机制的研究

钟相根等[5]认为痰为气道黏液高分泌物。肺部感染中出现的咳嗽、咯痰等症状与大气道和小气道病变有关，机体感染细菌和病毒后，大气道病变部位黏液分泌细胞增多，小气道的上皮和内腔同样存在黏液的聚集[6]。有研究报道，痰证患者肺活量和补吸气量降低，气道阻力增高[7]。现代医学认为，正常人呼吸道分泌少量黏液可保持呼吸道的湿润，但当人体吸入尘埃、刺激性气体、致病细菌及病毒等有害微生物时，机体免疫功能紊乱，细胞免疫低下，体液免疫异常激活，呼吸道分泌增加，痰量也随之增加，容易发生肺部感染。健康人呼吸道黏膜上寄居着众多正常菌群，他们通过营养竞争代谢产物，来阻止和限制外来的病原微生物在呼吸道的留居和繁衍，从而防止呼吸道的感染[8]。

艾滋病患者感染HIV后,机体促炎与抑炎反应失衡,内环境紊乱,肺免疫防御机制受损,黏液腺的清除障碍,黏液分泌细胞增多。因此,痰是艾滋病肺部感染发病过程中重要的病理因素之一。

2.2 中医药对"痰"在艾滋病肺部感染的研究

艾滋病肺部感染是西医传染病学对艾滋病合并症的一个概括性名称,中医文献尚无"艾滋病"明确的病名,对于"痰"在整个艾滋病肺部感染发病中的作用机制和转归并无明确阐述。方永奇[9]认为,中医的水湿津液的代谢和输布相当于西医的水液代谢、物质代谢及其调节、内环境的稳定等。因此,水钠的潴留、代谢产物的堆积等,应属于"痰"的病理生理变化。白静峰等[10]运用中西结合疗法有效的改善艾滋病发病期脾虚湿盛证患者临床症状体征,体现了对艾滋病发病期合并机会性感染患者从脾论治,提高了患者的生活质量。王东旭等[11]对196例艾滋病合并肺部感染患者中医证候分布进行探讨,结果显示痰热壅肺证占44.9%,痰湿阻肺证占27.0%,肺肾亏虚证占26.5%,说明在艾滋病肺部感染中以痰热壅肺证较为常见。徐立然等[12]运用痰热清注射液治疗32例艾滋病肺部感染者,总体疗效显示痊愈23例,显效6例,有效2例,有效率为96.9%。屈冰等[13]采用头孢曲松钠合清肺化痰法,止咳之麻杏石甘汤合二陈汤、三子养亲汤治疗65例艾滋病肺部感染,取得显著的疗效。可见,治痰在艾滋病肺部感染的治疗中尤为关键。

3 结语

隋朝首次出现"痰"字,中医学认为"痰"为人体津液代谢和输布异常的病理产物,其具有黏滞胶着、凝结积聚、流动不畅等特性,反应在脏腑上有其独特的病因病机。至唐宋后"痰"的含义升华为一种抽象的概念,例如"怪病多痰"等不仅指积聚体内的涎液,还包含了对复杂病症的理论及临床思维的方式。艾滋病肺部感染患者在整个发病的过程中表现为气机紊乱亏虚,卫气不固,枢机不利,肾失摄纳最终导致脏腑气血阴阳虚损,机体免疫功能低下。痰生怪病,变化多端,如不辨证审因则易生宿疾。艾滋病病因病机的理论研究具有超前性、带动性、探索性、系统性、创造性、不可预测性和国际共享性。现代研究对艾滋病以及合并症具体的病理机制尚不明确,本文通过从"怪病多痰"这一角度来探讨艾滋病肺部感染的病因病机,分析痰在艾滋病肺部感染的发病机理,可为艾滋病中医基础理论体系的研究提供理论依据,为临床的辨证施治、新药的开发和疗效的评价提供理论支撑。在对艾滋病患者进行辨证施治时当固本求源,辨因论治与辨证论治相结合,改善HIV/AIDS患者免疫功能和生活质量,减少AIDS定义性和非定义性并发症,延长其寿命。

参考文献(略)

(出自中医学报2013年第28卷10期第1435-1437页)

艾滋病中医"脾为枢机"探讨

徐立然[1] 陈关征[2] 李 欢[2]

(1. 河南中医学院第一附属医院,河南郑州450000;2. 河南中医学院2007级硕士研究生,河南郑州450008)

摘要 艾滋病/中医病机 脾 枢机

艾滋病是人类免疫缺陷病毒(humanimmunodeficiency-virus,HIV)感染人体后所引起的获得性免疫缺陷综合征(AIDS)。该病作为一种新出现的病种,有其特有的病因病机、传变规律及预后转归。5年来,笔者结合中医学理论,通过对某地区部分艾滋病患者的临床治疗,认为脾在艾滋病发生、发展、病机演变、辨证论治过程中起到枢机的作用。

1 脾为诸脏之"枢"

脾位居中焦,五行属土,喜燥恶湿,主要生理功能是主运化、升清和统摄血液。其在人体生命活动中的重要性表现在两个方面:①脾为后天之本,气血化生之源,滋养周身。《景岳全书》云:"脾为土脏,灌溉四旁,是以五脏中皆有脾气,而脾胃中亦有五脏之气,此其互为相使……故善治脾者,能调五脏,即所以治脾胃也。"盖脾为后天之本,脾与五脏之气"互为相使",故脾气虚弱,则百病由生。②脾居中央,是气机运动的枢纽。五脏之气协调通畅,升降出入正常,则身体健康;若运转失调,便引发疾病。五脏之气运转有其基本规律,《素问·刺禁论篇》记载:"肝生于左,肺藏于右,心部于表,肾治于里,脾为之使,胃为之市。"在四脏之气的升降出入中,脾的作用是协助胃使之畅通无阻。若中枢不运,脾气虚弱,则脏腑功能失调;气机逆乱,升降反作,清阳下陷,导致内脏下垂、久泻久痢、便血、崩漏等;浊阴上逆,则脘痞呕逆、头昏目眩随之而起。

2 脾脏虚损是艾滋病的基本病机

艾滋病从感染后的潜伏期到发病期,再从发病期到晚期,病情渐重,症状复杂,其病机变化多种多样,但脾脏虚损是贯穿艾滋病发病全过程的基本病机。该病属中医学"疫毒"范畴,有很强的传染性,临床具有症状相似的特点,正如《素问·刺法论》所言"五疫之至,皆相染易,无问大小病状相似"。人体感受艾滋病"疫毒"后,首先损伤脾脏。脾为后天之本,气血生化之源,脾脏受损,运化功能失常,水谷精微不能吸收输布,湿浊内生,气血营卫生化乏源,卫外不固,可出现急性感染的症候群。此时,疫毒之邪流布内外,卫气营血皆可受累,随之正邪交争,邪势渐衰。然而疫毒酷烈,正不达邪,继之潜伏体内,进入长达数年的无症状感染期;随着脾气渐弱,中枢不运,进而脏腑功能失调,气机逆乱,疫毒之邪乘虚而入,渐而导致心、肝、肺、肾受损,终至五脏气血阴阳俱损。脾脏虚损,一方面卫外功能不固,易受外邪入侵,而外邪又有风、寒、暑、湿、燥、火之不同;另一方面,脾脏功能受损,易产生痰饮水湿,气滞血瘀,化风化火等病机变化。故在艾滋病病变过程中,其病机错综复杂,变化多端,并非能以单一病机加以概括,但脾脏虚损,进而导致五脏气血阴阳俱损是贯穿艾滋病发病全过程的基本病机[1]。

3 脾气虚损是艾滋病发病的重要环节

疫毒之邪侵入人体是否发病,不仅取决于疫毒之邪的强弱,更取决于机体的抵抗能力。人体免疫功能与中医学卫气、元气的作用相似,卫气为水谷悍气,行于脉外,有温分肉、充皮肤、肥腠理、司开合的卫外御邪功能,卫气是由脾脏化生的水谷精微所化生,所以脾为卫气之根[2]。元气根于肾,并经三焦而输布周身,激发和推动人体各个脏腑组织的功能活动。它既受于先天,又赖后天脾脏化生的精微不断滋养,才能不失充沛,不断发挥其生理作用,所以脾为元气之本[3]。若脾气健运,卫气、元气充足奋起抗邪,正邪斗争,正能胜邪则无症状表现,邪伏体内,但不发病(即艾滋病潜伏期);若脾气虚损,中土不健,气血精微化生匮乏,则卫气无所化生,元气无所滋养,各脏腑机能活动缺少物质基础,机体阴阳气血失调,御邪、抗病机能受损,邪盛正虚,毒邪乘虚而致病,则表现出一系列不同的症状(即艾滋病期)。因此,毒邪侵袭脾脏使之虚损是艾滋病发病的重要环节。抓住这个环节就可以对其发生、发展及转归有一个完整的认识。

4 脾在艾滋病进程中的关键作用

人体感染HIV后,大致经过急性感染期、无症状HIV感染期、AIDS期3个阶段。无症状期又称潜伏期,是指从感染HIV开始到出现艾滋病临床症状和体征的时间,数月至数年不等。从HIV感染到AIDS发病,一般需8~10年,其中大部分时间处于无症状HIV感染期[4]。因此,延长无症状HIV感染,可减慢艾滋病患者疾病的进程。

从中医学角度分析无症状HIV感染期病机为疫毒之邪潜伏体内,正不达邪,邪正相持;若脾气健运,气血生化有源,脏腑、经脉、四肢百骸、肌肤九窍、精神思维均得以滋养,则长期处于潜伏期;若中焦运化功能不健,精微物质生成不足,气血营卫生化乏源,机体失养,体倦乏力,卫外失固,脏腑之气得不到充养,机能减退,则进入艾滋病期。李发枝等[5]认为,无症状HIV感染期患者虽尚无典型的艾滋病症状,但却不同程度地出现面色苍白少华、消瘦、倦怠乏力、易感外邪、汗出、食少便溏、泄泻、皮疹、肢麻等脾虚湿盛、气血亏虚的症候群。笔者曾采用益艾康胶囊(健脾益气法)对379例无症状HIV感染期患者进行治疗,临床观察结果显示,患者临床症状、体征均有不同程度的改善,生活质量有不同程度的提高,T细胞CD_4^+下降幅度减缓,延缓进入AIDS期的时间。此进一步表明,脾脏在艾滋病进程中起着至关重要的作用,脾脏功能正常,可使艾滋病患者长期处于无症状HIV感染期。

5 脾脏对机会性感染的影响

艾滋病患者长期患病,久病不愈,后天之本受损,气血、水谷精微化生不足,正气虚弱,卫外不固,在抗邪无力的情况下,邪气乘虚而入,导致各种机会性感染。脾为升降之枢,气血生化之源。若中气亏虚,气虚不能斡旋枢机,可导致升降失调,清气不升,浊气不降;若脾失健运,水湿不化,湿浊内生,留于中焦,则凝聚为痰;若脾气亏虚,血失统摄,溢于脉外,可留而成瘀;若病久不愈,气虚推动无力,气血运行不畅,经脉闭阻,血脉艰涩不通,亦可为瘀。艾滋病患者病久不愈,脾虚、湿浊、痰饮、瘀血互结,能够引起变证。若痰浊内蕴,上行胸中,痹阻于肺,肺失宣肃而引发咳喘、咳痰;脾失健运,胃失受纳,运化失司,又加上外邪侵袭、饮食不节则使清浊不分而成泄泻;湿盛困脾,泄泻经久不愈,可见倦怠乏力、食欲不振、脘腹胀满、食后胀甚、舌淡苔白、脉细弱等;痰浊蕴久生热,灼热上熏于口舌,故见口舌生疮、口腔黏膜糜烂;湿热随经外溢,蕴蒸皮肤而生疱疹、皮疹等皮肤之疾;热灼阴液,炼津为痰,湿阻气机,气滞血瘀,壅滞为痰,痰浊停滞于经脉、组织而为痰核、瘰疬、肿瘤等证[6-9]。

6 辨证论治不忘脾

由于艾滋病整个发生发展过程贯穿着邪正抗争的动态变化,因此,根据其自身病机演变规律,在确定脾虚这一基本病机的基础上进行辨证论治,才能把握疾病发生发展的每一个环节。针对HIV感染的不同阶段,治疗的重点也不同[10-11]。急性感染期:邪毒犯表,郁于腠理,表卫失和,治宜清解透热、凉血解毒,佐以健脾之品。潜伏期(无症状HIV感染期):正邪相持,正气渐耗,气血阴阳及脏腑功能日渐失调,治宜健脾益气、滋阴养血,佐以祛风清热、化湿解毒,治疗重在保护患者的免疫功能,减轻其被HIV破坏的程度,延长不发病的时间。艾滋病期:正气严重不足,正不胜邪,各种病邪乘虚而入,变证丛生,气血阴阳俱损,终致命元败亡、阴阳离绝而死,治宜健脾益肾、清解消瘀,治疗重在减轻症状,延长患者生命。总之,艾滋病患者长期患病,缠绵难愈,正气亏虚,脏腑内伤,其总的治疗原则为扶正固本、益气养血。若辨证论治过程中不忘健脾,调理后天之本,则正气得补,五脏得安,病邪自去,故有"久病不愈,治脾以安五脏"之说[12-14]。

综上所述,正确认识艾滋病"脾为枢机"的重要性,对把握其病因病机、传变规律、辨证论治及预后转归具有重要意义。脾为后天之本,诸脏之枢,脾脏健运,气血生化有源,脏腑、经脉、四肢百骸、肌肤九窍、精神思维均得以滋养,机体的生理机能发挥正常,正气充盈,抗病御邪的能力就强,即"四季脾旺不受邪"。艾滋病的病因为"疫毒"内侵,经血液、房室或胚胎而侵入体内,首先损伤脾脏,脾虚是其发病的重要环节,更是贯穿艾滋病发病全过程的基本病机。艾滋病病理表现复杂多变,非一证或几证能够概括,但在辨证论治过程中应以调脾为要。脾脏功能正常,可减慢艾滋病的发展速度,因此,调理好脾脏是艾滋病的治疗关键。

参考文献(略)

(出自中医研究2010年第23卷2期第1-3页)

艾滋病持续性腹泻与中医肝脾的关系

刘成丽[1] 方 路[2] 郭会军[3]

(1. 河南中医学院,河南郑州450046;2. 云南省中医中药研究院,云南昆明650000;
3. 河南中医学院第一附属医院,河南郑州450000)

关键词 目的:在明确艾滋病诊断基础上,分析不明原因的持续性腹泻与中医肝脾的关系。方法:总结、归纳近年来关于艾滋病腹泻的文献,就艾滋病不明原因的持续性腹泻作一综述。结果:从情志失调论治艾滋病相关性腹泻,以肝脾为主辨证论治,注重患者心理因素的影响,强调疏肝解郁、健脾补气、化湿止泻。结论:通过中医基础理论对艾滋病不明原因的持续性腹泻的分析,才能更好地运用中医药的特色治疗本病。

关键词 艾滋病;艾滋病持续性腹泻;肝;脾;情志失调

艾滋病(AIDS)即人类免疫缺陷病毒(HIV)感染人体所引起的获得性人类免疫缺陷综合征,艾滋病会导致身体的各个系统病变包括呼吸、神经、消化、皮肤、口腔等。中医历代文献未曾有与其直接相关的记载,但根据其传播方式、流行情况、发病特点、临床表现以及预后转归等方面来看,目前多认为艾滋病属于中医学"疫疠""伏气温病""虚劳"等范畴。

腹泻是艾滋病患者常见的临床表现,艾滋病在发病过程中常累及到胃肠道。不同国家、不同地区、不同文献报道艾滋病患者腹泻的发生率30%~80%,慢性腹泻发生率高于其他机会性感染2.5倍[1],还有资料显示发达国家的艾滋病患者腹泻发生率为60%。发展中国家和热带地区的HIV/AIDS患者的腹泻率可高达90%[2],另外在一项前瞻性研究中发现腹泻使艾滋病感染者死亡率增加了11倍[3]。艾滋病引起的腹泻还会伴随体质量减轻、营养不良和恶液质等表现,是引起艾滋病患者死亡的主要原因[4-5]。

1 肝脾与艾滋病持续性腹泻的关系

由于艾滋病在中医医籍中并未阐述,现代医家对艾滋病的病因病机有不同的认识。艾滋病腹泻的临床表现为急性腹泻或慢性腹泻,并逐渐出现体质量减轻、营养不良和恶液质,因其主症为腹泻,便质稀溏,甚至泻出水样便,每日排便次数增多且无里急后重感,体质量明显下降,故大多数学者将其归属于"泄泻"范畴[6-8]。机体正气亏虚是发病的内因,疫毒入侵是发病的外因。泄泻首载于《黄帝内经》,《素问·气交变大论》中有"鹜溏""飧泄""注下"等病名,并对其病因病机有较全面的论述。历代医家皆有阐述,归纳其病因有感受外邪、饮食所伤、情志不调、禀赋不足及久病脏腑虚弱等,主要病机是脾虚湿盛,脾胃运化功能失调,肠道分清泌浊、传导功能失司。

肝位于腹腔横膈之下,右胁之下而少偏左,属五脏之

基金项目: 国家自然科学基金(编号:811025575);国家科技重大专项(编号:2009ZX10005-015)

一，其主要生理功能为主疏泄，主藏血、藏魂，主怒。肝的生理特性为肝主升发，肝为刚脏，其气易逆易亢。肝主疏泄，性喜条达而恶抑郁，忧思郁怒使肝失条达，气机不畅，以致肝气郁结、肝失疏泄，肝脏疏泄功能失常致木横乘土，脾胃受制，运化失常，则致水谷不化而泻下。由于脾胃功能与肝主疏泄密切相关，故说"土得木而达"（《素问·宝命全形论》）[9]。反之，如果肝失疏泄，乘脾则易出现飧泄、便溏等症状。如果素体脾虚湿盛，运化无力，复因情志刺激可致土虚木乘，肝脾失调，更易形成腹泻。

脾位于腹腔，属五脏之一，其主要生理功能为主运化，主生血、统血，主藏意，主思。脾的生理特性为脾气主升，脾宜升则健；脾喜燥恶湿，得阳始运。

脾气健运，化生水谷精微及生成的气血是思维活动的基础，所以思与脾密切相关，思虑过度，或所思久欲不遂，易致气滞中焦，累及脾胃的运化功能，从而出现纳谷不馨、腹泻、纳差等症状。艾滋病患者的心理状况长期处于忧虑抑郁的状态从而致使思虑过度。思虑过度，凝神集思而伤脾，导致中焦脾胃气机郁结，忧思气结，脾运失调，致水谷不归正化，下趋肠道而泻。

2 情志失调与艾滋病持续性腹泻的关系

艾滋病被称为"史后世纪的瘟疫"，也称为"超级癌症"和"世纪杀手"，直到今天没有可以治愈的药物及可预防的疫苗，这些现状对于艾滋病患者来说无疑是对自己判了死刑，在现实生活中又经常会受到周围人的歧视，在这样的生活状况中其心理难免出现异常。陈曦[10]于2001年9至2001年11月，对30例确认为HIV感染者进行了相关调查，其结果显示，感染者普遍存在心理压力大，社会歧视严重，一旦被确诊为HIV/AIDS患者，其心理上会出现恐惧、茫然、拒绝、忧虑、危机等多种障碍。孙永合等[11]在2009年5月至2010年3月对36例HIV感染者和AIDS患者进行调查。提示HIV感染者和AIDS患者中普遍存在焦虑和抑郁情绪。对于中医学来说这些心理因素归属于情志失调。

艾滋病患者心理压力大，受社会的歧视严重从而造成精神上的伤害，精神因素在郁病发病中起着重要作用，长期处于这些心理因素的影响致使郁病的发生。

艾滋病是一种长期疾病，久病不愈，久病之后，肾阳损伤，阳气不足，命门火衰，不能助脾腐熟水谷致水谷不化，而发生泻下，所以引起艾滋病相关性腹泻的病因是情志失调，病位在脾、肝，并与肾、大肠、小肠相关。

艾滋病发病期，一方面因忧思郁虑，气机不利，肝失条达疏泄，横逆乘脾，气滞于中焦则腹痛。脾运化失常，水谷不化则成泻。临床症状可见肠鸣腹痛，胸胁胀闷，纳差，矢气频作，舌苔薄白或腻，脉弦，可辨证为肝郁乘脾证，以疏肝解郁，理气调脾为治则，方选逍遥散加减。另一方面长期忧思气结伤及脾胃加之久病之后致脾胃虚弱，临床症状可见腹泻反复发作，面色少华，疲倦无力，脘腹胀闷不适，伴纳差，舌体胖大，质淡苔白有齿痕，脉象细弱或沉，可辨证为脾胃虚弱证，故治以健脾益胃、补气化湿，方选参苓白术散加减。

3 结语

宋娟等[12]通过对艾滋病腹泻的临床观察，进行辨证分析发现，艾滋病腹泻常见证型以湿邪困脾证、脾虚肝郁兼湿热证、脾胃虚弱证、中气下陷证、脾肾阳虚证为主；王翠芳等[3]对176例静脉吸毒HIV患者腹泻状况进行调查研究，其结果表明有腹泻症状患者共22例（12.5%），其中男20例（90.91%），女2例（9.09%）。证候统计排序中肝郁脾虚证11例（50.00%），脾肾两虚证4例（18.18%），脾肾阳虚证2例（9.09%）。脏腑发病率统计排序中发病脏腑在脾22例（100%）、在肝11例（50%）、在肾6例（27.27%），这些调查结果也充分显示肝脾在腹泻发生过程中的重要作用。笔者认为应从情志失调论治艾滋病腹泻，以肝脾为中心的辨证治疗方法，注重患者心理因素的影响，强调疏肝解郁、健脾补气、化湿止泻。

中医药对机体的调节涉及多层次、多环节、多靶点[13]。因此，通过中医基础理论对艾滋病不明原因相关性腹泻的分析，探索其病因病机，才能更好地运用中医药的特色治疗本病，以收到事半功倍的治疗效果。

参考文献（略）

（出自中医学报2013年第28卷6期第774-775页）

从肠黏膜免疫系统损害探讨AIDS脾虚病机

王春芳[1,2]　李真[1]　徐立然[1]

（1 河南中医学院第一附属医院艾滋病临床研究中心，郑州450000；2 广州中医药大学，广州510405）

摘要　HIV/AIDS患者肠黏膜免疫系统损害促进了机体免疫功能的缺失和机会性感染的发生，AIDS以脾虚为主的中医

从肠黏膜免疫系统损害探讨 AIDS 脾虚病机

病机演变过程，与 HIV 感染所致以肠黏膜损伤为重要表现的全身免疫损伤过程相符合。文章从肠黏膜免疫系统损害角度探讨 AIDS 脾虚病机，提出健脾扶正以改善肠黏膜免疫功能的中医药治疗 AIDS 思路。

关键词 获得性免疫缺陷综合征；肠道黏膜免疫系统；脾虚

基金资助：传染病防治关键技术平台－中医药防治艾滋病临床科研基地建设（No.2009ZX10005－015）

作为获得性免疫缺陷综合征（acquired－immuno deficiency syndrome，AIDS）致病因子的人类免疫缺陷病毒（human immunodeficiency virus，HIV）被正式发现已有29年，但关于 AIDS 的防治仍存在大量难题。目前，大多数 HIV 相关研究均通过对外周血或淋巴结来了解 HIV 的发病机制，近来越来越多的研究发现，90%以上的 HIV 阳性患者在病程中可表现以腹泻为主的消化道症状[1]，肠黏膜免疫系统的病理改变早且难以恢复，其恢复程度决定临床结果；而中医学认识到脾虚是贯穿 AIDS 病程的基本病机，因此从肠黏膜免疫系统损害探讨 AIDS 脾虚病机，可以为中医药治疗的切入点及疗效机制的探讨提供理论依据。

HIV/AIDS 患者肠黏膜免疫系统损害促进机体免疫功能的缺失和机会性感染的发生

肠道黏膜免疫系统主要是指肠道相关的淋巴样组织（gut－associated lymphoid tissue，GALT），是全身最大的淋巴器官。肠道黏膜免疫系统是机体免疫系统内最大也是最为复杂的部分，这不仅仅是因为肠道的内环境非常复杂，使得肠道黏膜免疫系统持续地受到包括病原体、食物蛋白和共生菌群在内的信号刺激，同时还因为肠道黏膜免疫系统需要依靠严格的调节机制来区分这些信号中的危险信号和无害信号，对于无害信号刺激，GALT 或是保持一种低反应性的免疫监视状态，或是调动免疫耐受机制；而对于危险信号，GALT 则及时反应将其清除，从而维持肠道内环境的稳定。与共生菌群相反，肠道内病原体可被 GALT 识别并引起免疫保护反应[2]。大量的研究表明，相对外周血淋巴细胞，黏膜淋巴细胞对 HIV-1 敏感性增高，HIV 感染急性期患者肠黏膜的 CD_4^+T 淋巴细胞中 HIV-1DNA 与 RNA 含量较外周血 PBMC 的 CD_4^+T 淋巴细胞明显升高，表明肠黏膜 CD_4^+T 淋巴细胞为病毒持续感染和复制最合适的靶抗原，而黏膜淋巴细胞对 HIV 易感性可能与 CCR5 细胞因子受体高表达有关[3]。

HIV 急性感染后数天，进入体内的 R5 病毒攻击肠黏膜固有层中活化和静息记忆 CCR5 表达 CD_4^+T 细胞，这种静息细胞是一种转变为静息状态的近期活化细胞群，这种细胞有足够的 CCR5 辅助受体，使其能在 HIV 感染中大量产生病毒，且整个感染过程中均有肠道 CD_4^+T 淋巴细胞的破坏，肠道黏膜固有层中的淋巴细胞表达的 HIV 受体 CCR5 明显高于外周血及其他部位[4]。HIV 感染者感染后很快出现肠道症状，此时 HIV 破坏了很多肠道 CD_4^+T 淋巴细胞，肠道的 CD_4^+T 细胞显著减少，然后症状减轻。在急性感染的猴 AIDS 模型中，非人灵长类动物免疫缺陷病毒（simian immunodeficiency virus，SIV）感染的数天内，肠道内的记忆型 CD_4^+T 淋巴细胞数显著减少，且肠道 CD_4^+T 淋巴细胞的数量在慢性期一直持续减少[5]；慢性感染 SIV 的猴子黏膜 CD_4^+T 细胞仅有正常数量的 1%－3%，发展到疾病状态的猴子中 CD_4^+T 细胞为正常数量的 0.5%[6]。

HIV 病毒感染肠黏膜并在肠道定居，从而出现消化道异常以及全身病理损害。HIV 感染者慢性腹泻的发生率比其他机会性感染高2.5倍，细菌性腹泻的发生率是 HIV 阴性者的1.3－9.9倍[7]，主要是免疫缺陷导致肠道机会性感染所致，且黏膜中的 HIV 感染和 CD_4^+T 淋巴细胞衰减、逆转的动力学与已知的外周血或淋巴结中的情况有显著差异[8-9]。

以外周血 CD_4^+T 细胞数量作为用药指征的高效抗逆转录病毒疗法（highly active antiretroviral therapy，HAART），虽然能迅速降低外周血的病毒载量、升高 CD_4^+T 细胞，但却并不能迅速使肠道淋巴结的 CD_4^+T 细胞数量恢复，这是 HAART 疗法在相当一部分病人中无法控制病情进展的一个重要原因。肠道 CD_4^+T 细胞很少恢复的原因部分是在肠道相关的淋巴样组织中持续存在病毒复制，很可能是高效抗逆转录病毒疗法（HAART）治疗很难到达黏膜组织，而对早期感染 SIV 模型的抗病毒治疗已成功实现了 GALT 完全重建[10]。因此人们强烈建议采用能恢复肠道淋巴组织中 CD_4^+ 细胞的治疗方法，如采用保护 CCR_5^+ 细胞的治疗方法以及在血清转化前开始 HIV 感染治疗（在急性感染期数天内），否则不能预防早期发生的多数 GALT 损害。

HIV/AIDS 患者脾虚病机反映了肠黏膜免疫系统的病理损害

从中医学视角来看，AIDS 从感染后的潜伏期到发病期，再从发病期到晚期，病情渐重，症状复杂，其病机变化多种多样，但脾脏虚损是贯穿 AIDS 发病全过程的基本病机，而作为脾虚基本表现的腹泻、乏力、纳呆、消瘦，与 HIV/AIDS 患者肠道受损的临床表现相吻合，而 AIDS 以脾虚为主的中医病机演变过程，与 HIV 感染所致以肠黏膜损伤为重要表现的全身免疫损伤过程相符合。

AIDS 疫毒之邪由外而入，既有一般疫毒之邪侵犯人体的外感表证特点，如发热恶寒、咽痛头痛，又具有一般外来疫毒之邪所不具备的特点，往往兼具不经太阳、直中三阴的特点，如发热常见午后发热、身热不扬或寒热往来、头身困痛、纳呆腹泻或恶心呕吐、多发性皮疹、瘰疬等太阴受病、运化失常的表现。随后正邪交持，势均力敌，而进入 AIDS"无症状 HIV 感染期"，长者可达8－10年之久，此期虽尚无典型的 AIDS 症状，但却不同程度地出现面色苍白少华、消瘦、倦怠乏力、发热、易感外邪、汗出、食少便溏、泄泻、皮疹、肢麻等脾虚湿盛、气血亏虚的证候群。若脾气健运，气血生化有源，脏腑、经脉、四肢百骸、肌肤九窍、精神思维均得以滋养，则长期处于潜伏期；若中焦运化功能不健，精微物质生成不足，气血营卫生化乏源，机体失养，体倦乏力，卫外失固，脏腑之气得不到充养，机能减退，则病情进展，由气虚渐至阴虚阳虚，因虚至实，痰浊瘀血内阻，终至五脏俱虚、邪气独盛而阴阳离决、生机无存。故在 AIDS 病变过程中，其病机错综复杂，变化多端，并非能以单一病机加以概括，但脾脏虚损，进而导致五脏气血阴阳俱损是贯穿 AIDS 发病全过程的基本病机[11-12]。其证候演变过程符合 HIV 侵入人体、在肠黏膜定居后表现出消化道异常以及全身病理损害、最后发生多种机会性感染的特征。

中医学认为，脾胃为后天之本，可输布谷气、交通上下和灌溉四旁，生生之气因而不竭。若中气失运，水精不能四布，精微难荣他脏，随之诸恙蜂起，百病由生，上下交乱。AIDS 整个发生发展过程贯穿着邪正抗争的动态变化，因此，根据其自身病机演变规律，在确定脾虚这一基本病机的基础上进行辨证论治，才能把握疾病发生发展的每1个环节。针对邪毒犯表、太阴受病的特点，清解透热、凉血解毒同时佐以健脾之品；潜伏期（无症状 HIV 感染期）正邪相持，正气渐耗，治宜健脾益气、滋阴养血，佐以祛风清热、化湿解毒；AIDS 期，正不胜邪，气血阴阳俱损，各种病邪乘虚而入，变证丛生，治宜健脾益肾、清解消瘀、随证施治，延长患者生命。辨证论治过程中当始终不忘治脾胃以安五脏，益气养血、扶正达邪，亦即"治病不愈，必寻到脾胃之中，方无误也"（《慎斋遗书·卷二·辨证施治》）。

综上，肠道黏膜是 HIV 主要的复制地和储存池，肠黏膜免疫系统病理改变是 HIV 病理改变的先行者，肠黏膜免疫系统可能在 HIV 感染后的免疫激活等关键病理改变中起着重要作用。肠黏膜免疫系统的病理改变既早且难以恢复，其恢复程度决定临床结果。因此如果能改善 HIV 感染者肠黏膜免疫系统的病理变化，就有可能提高 AIDS 治疗效果。而中医药实践证明，在中医学"治病必求于本"、"未病先防、既病防变"的基本原则指导下，掌握了 AIDS 脾脏虚损的基本病机，采用针对基本病机、健脾益气为主的辨证论治方法，对稳定及提高 HIV 感染者的免疫功能，改善腹泻、乏力等脾虚、肠黏膜免疫损伤的症状，延缓其进入 AIDS 期，具有较为明显的优势[13]。

因此，从肠黏膜免疫系统损害角度探讨 AIDS 脾虚病机，从改善肠黏膜免疫功能角度研究健脾为主的中医药治疗思路并进一步探讨中医疗效机制，具有重要的现实意义。

参考文献（略）

(出自中华中医药杂志 2012 年第 27 卷 1 期第 72-74 页)

·证 候·

艾滋病中医证候学研究思路初探

刘 颖 王 健

(中国中医科学院中医药防治艾滋病研究中心，北京 100700)

摘要 目的：探讨艾滋病的中医证候学研究方法。方法：采用人机结合的模式，分析艾滋病证候特点及研究现状。结果：艾滋病证候学复杂，考虑受多种因素的影响。结论：艾滋病证候学研究对艾滋病的临床治疗具有重要指导意义。

关键词 艾滋病；艾滋病病毒；证候学；研究思路

基金项目：国家科技重大专项（编号：2008ZX10005-001）

艾滋病（AIDS）是一种全球性、难治性、病毒性的传染病，由于艾滋病病毒（HIV）侵入人体，破坏了人体的免疫功能，出现多病源体（病毒、细菌、原虫、真菌）、多系统、多器官的复合感染，最终导致死亡。截至2010年10月底，卫生部累计报告艾滋病病毒感染者和患者370393例，其中患者132440例；死亡68315例。

中医学的理论核心是整体观念、辨证论治，抓住了"证"则抓住了治疗疾病的病理本质。中医证候学研究是一项基础性的工作，艾滋病做为一种新发传染病，具有特殊性。艾滋病患者的中医证型特点是中医临床提高疗效的前提，而进行中医证治规律研究，探索和了解艾滋病中医证候学分布特点，使中医的辨证论治具有可操作性显得尤为重要。本文将就艾滋病中医证候学研究思路进行以下探讨。

1 艾滋病中医证候学研究现状

1983年我国学者开始了中医药防治艾滋病的探索性研究，通过近十几年国内外运用中医药治疗艾滋病的研究发现，中医药对艾滋病的治疗有一定优势。目前，艾滋病的中医药研究主要集中在中药单味药以及复方的抗艾滋病方面，对艾滋病中医证候研究的很少。本课题组对有关艾滋病的文献进行研究，共检索到225篇科技论文，其中涉及证候研究的22篇（18篇涉及临床治疗，4篇单纯进行证候研究）。论文存在试验设计欠规范，混杂因素多，证候名称不规范，感染途径单一等问题。目前，中医学对艾滋病的辨证分型还没有较为统一的认识，文献报道中的证候分型不一致，各家自成一派[1]。

2 艾滋病证候学特点

2.1 病程长，病情复杂，复合证候多

艾滋病潜伏期一般为8-10年，临床表现形式多种多样。中医证型非常复杂，以复合证为主，有的甚至出现3证以上的复合。

2.2 机会性感染频发，证候变化快

艾滋病患者的机会性感染是患者就诊的主要原因，卫生部颁布的《艾滋病诊疗指南》中有16种指征性、机会性感染，也会出现复合感染，且病情变化快。明确各种机会性感染证候特征及其演变规律在临床工作中最为实用。

2.3 影响因素多，证候差异明显

根据文献研究发现：不同地域、不同感染途径、不同病期、不同干预措施的HIV/AIDS患者临床表现差异明显，所以艾滋病证候复杂，影响因素多，进行艾滋病证候学研究需要大样本，才能满足分层的需要。

3 艾滋病证候学研究思路

3.1 从症状入手，实现由症状到证候的转化

辨证论治是中医的特色，"症"是辨证的基础和依据，是联系"病"和"证"的纽带，在辨证论治过程中发挥重要作用[2]。艾滋病是一种多脏器，多系统的复合感染，所有的症状都有可能出现，探讨每个症状的特点，出现的时间、频率、症状之间的相互关联，以及症状与机会性感染的相关性，症状与病期、传染途径、干预手段、人群、地域的相关性，对从中医学角度全面认识艾滋病的证候具有重要意义。从症状入手，症状组合成症状单元，症状单元组成证素，证素复合成为证候，才能整体把握艾滋病的演变规律[3]。

如何从症状到证候，这是一个制约所有证候研究的关键问题。艾滋病是一个比较复杂的疾病，为了更准确的获得证候信息，采用以下3种方式结合的模式判断证候，简称"人机结合诊断模式"，详见图1。"人机结合模式"的优点、缺点和作用，详见表1。

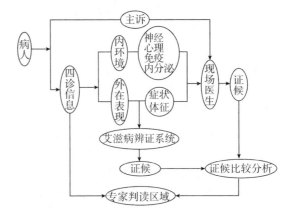

图1 "人机结合诊断模式"分析图

表1 "人机结合模式"优点、缺点和作用

名称	优点	缺点	作用
现场医生判断	符合中医理论，和患者现场交流，获得四诊信息准确	个人经验有限，辨证的准确性存在质疑	主观判断证候
计算机判读	比较客观	缺乏人脑的判断，准确性存在问题	客观提示证候
专家判读	专业水平比较高	没有机会和患者交流，得不到一手资料	较正、修订证候

3.2 以单个机会性感染为切入点，化整为零

艾滋病患者因感染HIV而发病，临床表现出各种各样的机会性感染。有学者调查：388例HIV/AIDS患者最常见的临床症状为发热、体质量减轻、咳嗽、慢性腹泻、皮肤病变及淋巴结肿大。机会性感染发生率为91.75%[4]。中医学对艾滋病患者的机会性感染的认识也不十分清楚，有学者大致分为肺型、中枢神经系统型、胃肠型、皮肤型等[5]。从临床入手，抓住每一种机会性感染的症状特点、证候特点、方药特点、临床疗效，逐一明确中医药对每一种机会性感染的认识，制定证候标准，以小见大，从各个层面全面了解和掌握艾滋病的证候学特点。

3.3 与疗效相结合，以方测证，以效验证

疗效是中医药的灵魂，是其存在的基础，疗效是衡量医疗技术、方法、方案、药物等一切干预措施的最直接证据。证候学研究的最终目的是提高临床疗效，所以证候学研究应该与临床疗效相结合，用疗效验证证候的准确性与实用性，这是证候学研究的价值所在。目前，中医中药进行临床疗效评价时只停留在中医临床症状的改善方面，没有证候的变化，难以体现中医的优势和特色，因此亟待建立或完善中医辨识证候的标准[6]。

3.4 病证结合，把握艾滋病的证候特点

中医认为"证"是疾病某一阶段的病理的概括，它受病的基本矛盾的干扰，两者之间存在不可分割的联系。证候诊断的规范化研究应采用病证结合的研究思路，这样才能对疾病过程中各个发展阶段的证候作出正确的诊断，才能将中医的证候演变规律更清晰地凸现出来[7]。艾滋病的中医证候学研究，首先要明确这个病的特点以及与其他疾病的异同点，不能脱离"病"而去谈"证"，以病－证－症相结合的方式，充分考虑疾病发展过程和临床分期，探讨其证候特点及演变规律。

4 强调原始创新，临床和科研并重

艾滋病是一种新发现的传染病，古代文献中没有关于艾滋病的记载，对于艾滋病的证候特征和演变规律还没有大规模的临床资料支持，所以建立艾滋病中医证候标准是亟待解决的问题之一[8]。国家科技重大专项专门设立"艾滋病中医证候学研究"课题，运用中医学、临床流行病学、统计学的方法，在我国艾滋病流行的主要地区，选择不同地域、不同感染途径、不同病期、不同干预措施的HIV/AIDS患者，进行中医证候学调查，建立证候数据库，重视共性与个性相结合，探索发现艾滋病中医学常见证候及其分布规律，为制定具有可计量性、可重复性及简便易行的规范化诊断标准奠定基础。运用辨证与辨病、宏观辨证与微观辨证相结合的方法，部分HIV/AIDS患者进行长期的动态观察，着重对证候的动态演变规律进行研究，为艾滋病临床辨证论治、多中心协作研究、综合治疗方案和疗效评价、新药开发和利用等提供理论基础。

在现阶段，中医药治疗艾滋病的优势体现在症状的改善，生活质量的提高，但是中医学治病不仅仅是改善症状，而是对因治疗，控制或者消灭病毒。在现有中医理论的基础上，实现这一目标可能有困难，所以强调原始创新，不论是证候学研究还是临床研究，都要临床科研并重。从临床中发现新规律、新思路、新方法，上升到科研中验证，所以要求从事中医药治疗艾滋病的医生，踏踏实实从一线做起，不断思考，不断提高，以冀实现中医理论的突破。

参考文献（略）

（出自中医学报 2011 年第 26 卷 6 期第 641－643 页）

不同感染途径艾滋病症、证分布规律的研究

王 健[1] 刘 颖[1] 邹 雯[1] 李洪娟[2] 何丽云[1] 董继鹏[1] 岑玉文[3] 邓 鑫[4]
王 莉[5] 张国梁[6] 胡建华[7] 谢世平[8] 王江蓉[9] 王晓静[10]
马艳萍[11] 杨小平[12] 李 勇[13] 刘水清[14] 李 霞[15]

（1. 中国中医科学院中医药防治艾滋病研究中心临床评价中心，北京 100700；
2. 北京中医药大学，北京 100029；3. 广州市第八人民医院，广东广州 510060；
4. 广西中医学院附属瑞康医院，广西南宁 530000；
5. 云南中医中药研究院，云南昆明 650223；
6. 安徽中医学院第一附属医院，安徽合肥 230031；7. 北京佑安医院，北京 100054；
8. 河南中医学院，河南郑州 450008；9. 上海公共卫生临床中心，上海 201508；
10. 北京地坛医院，北京 100011；11. 新疆自治区中医院，新疆乌鲁木齐 830000；
12. 河南中医中药研究院，河南郑州 450004；13. 中国中医科学院广安门医院，北京 100053；
14. 贵阳市第五人民医院，贵州贵阳 550004；15. 首都医科大学，北京 100069）

摘要 运用中医学、临床流行病学、统计学的方法，在我国艾滋病流行的主要地区，选择不同感染途径（性传播878例，静脉吸毒527例，有偿供血652例）的HIV/AIDS患者，进行中医证候学调查，对不同感染途径艾滋病症、证分布规

[基金项目] 国家"艾滋病和病毒性肝炎等重大传染病防治"科技重大专项（2008ZX10005－001）

律进行为期1年的临床随访，初步总结出不同感染途径艾滋病的病性、病位和病机等特点。3种传播途径主要病性中虚证以气虚、阴虚和阳虚为主；实证中，血液传播以痰湿为主，性传播以气滞为主，静脉吸毒以热（火）毒为主。性传播者以肝肾阴虚、肝郁气滞证为主；静脉吸毒者以气阴两虚、湿热蕴结证为主；采供血者以肝胃不和、脾虚湿盛证为主。

关键词 艾滋病；不同感染途径；症状；证候

本研究是中医药防治重大传染病领域中"中医药防治艾滋病综合研究"——艾滋病中医证候学研究，以证候研究为切入点，设计全面的四诊信息采集表，结合舌脉诊仪信息，运用中医学、临床流行病学、统计学的方法，在我国艾滋病流行的主要地区，选择不同感染途径（性传播878例，静脉吸毒527例，有偿供血652例）的HIV/AIDS患者，结合临床分期和传播途径，应用多元统计方法，初步揭示了艾滋病病机特征；应用数据挖掘方法，建立了运用潜变量状态转移模型，初步揭示了艾滋病症状、病性、病位以及证型演变规律。

1 临床资料

1.1 诊断标准 2004年卫生部发布的《艾滋病诊疗指南》诊断标准。

1.2 纳入和排除标准 纳入标准：符合2004年卫生部发布的《艾滋病诊疗指南》诊断标准；有明确的感染途径。患者既往无慢性器质性疾病；年龄在18～65岁。排除标准：合并有精神病及其他影响问卷调查的真实性的患者；妊娠期妇女；调查资料不全者。

1.3 一般资料 2009年7月开始进行临床调研，全国各地的13家医院参与此项工作，主要选择我国艾滋病流行的10个主要地区（北京、云南、河南、广西、安徽、广东、新疆、上海、沈阳、贵州），共纳入病例总数2103例，其中，男性1424例，女性674例，缺失5例；平均年龄42.6岁；平均身高170.7cm；平均体重59.8kg；其中性传播878例，静脉吸毒527例，有偿供血652例。

2 方法

2.1 临床调查方法 艾滋病四诊信息采集表采用现场访谈的形式。调查员确定为中医或中西医结合本科毕业，临床工作2年以上者。调查员培训标准：选其中50名被调查者重复调查，进行一致性检验，Kappa值应达到0.75以上。

2.2 观察项目及方法 脉象用ZM-3型脉象仪完成参数测定；舌象运用道生舌像仪进行采集；中医证候由3名中医师同时诊断，最终由人机结合的方式确定证型。

2.3 统计学方法 采用SPSS 17.0对艾滋病的症状、病性、病位、证型分布规律进行统计分析。

3 结果

3.1 症状分布 传播途径不同，症状频次和表现有差异；除乏力外，有偿供血者症状较多，主要以乏力、神疲、消瘦、畏寒、易感冒为主（阳气虚为主），估计与其营养状况和生活环境有关；性传播者以乏力、健忘、情绪抑郁、烦躁、腰膝酸软为主（肾虚、情志表现为主），估计与其生活方式、经济基础和职业有关（特别是MSM）；静脉吸毒者以乏力、头痛、失眠、神疲、口苦为主（热毒、阴虚为主），估计与毒品特性和生活方式有关，见表1。

表1 症状分布

Table 1 Symptoms distribution

感染途径	>50%症状	前5个症状
有偿供血	乏力、神疲、气促、心悸、畏寒、易感冒、头晕、消瘦、头痛	乏力、神疲、气促、心悸、畏寒
性传播	乏力、健忘	乏力、健忘、情绪抑郁、烦躁、腰膝酸软
静脉吸毒	乏力、头痛、失眠、神疲、口苦、咳嗽、咽干口燥	乏力、头痛、失眠、神疲、口苦

3.2 病性分布 3种传播途径的虚证均以气虚、阴虚和阳虚为主；实证主要有痰湿（有偿供血）、气滞（性传播）、热（火）毒（静脉吸毒），见表2。

表2 病性分布

Table 2 Nature of disease distribution

感染途径	主要病性（前5位）	3种途径中比例最高病性
有偿供血	气虚、湿、阴虚、阳虚、气滞	气虚、阳虚、湿、痰
性传播	气虚、气滞、阴虚、湿、阳虚	血瘀、气滞、精亏、血虚
静脉吸毒	气虚、阴虚、火热、阳虚、血虚	阴虚、脓毒、血热、火热

3.3 病位分布 HIV 感染者病位在脾，AIDS 患者病位主要在肾；有偿供血者主要病位在脾、胃、大肠、小肠，性传播者的主要病位在肝、胞宫，静脉吸毒者主要病位在肺，见表 3。

表 3 病位分布
Table 3 Disease lacation distribution

病期	主要病位	传播途径	其他病位
HIV 感染者	脾	有偿供血	脾、胃、大肠、小肠、肌肤
AIDS 患者	肾	性传播	肝、胞宫
		静脉吸毒	肺

3.4 证型分布可以看出性传播以肝郁气滞、脾肾阳虚为主，静脉吸毒以脾气虚弱、气阴两虚为主，采供血以脾气虚弱、脾肾阳虚为主。肝郁气滞、脾肾阳虚、脾气虚弱、气阴两虚这 4 个证型的分布比例在 3 种传播途径中都比较高。肝肾阴虚、脾肾阳虚在性传播的患者中比例最高，说明性传播病人肾精亏虚比较严重。气虚血瘀、湿热蕴结 2 种证型在静脉吸毒的患者中最高，说明这类病人热毒比较严重。肝胃不和、肝郁脾虚等证型在采供血的患者中比例最高，表明这类病人胃肠道功能较弱，见表 4。

表 4 证型分布
Table 4 Traditional Chinese medicine syndrome distribution

证型	性传播 例次	性传播 百分比	静脉吸毒 例次	静脉吸毒 百分比	采供血 例次	采供血 百分比
肝肾阴虚	297	6.53	120	5.82	185	5.42
肝胃不和	192	4.22	118	5.71	210	6.15
肝郁脾虚	78	1.71	57	2.76	163	4.78
肝郁气滞	1213	26.65	312	15.13	423	12.40
脾气虚弱	688	15.12	393	19.06	1192	34.94
脾肾阳虚	846	18.58	286	13.87	525	15.39
脾虚湿盛	349	7.67	108	5.24	207	6.07
气阴两虚	527	11.58	353	17.12	338	9.91
气血两虚	58	1.27	89	4.32	56	1.64
气虚血瘀	53	1.16	66	3.20	27	0.79
湿热蕴结	65	1.44	114	5.53	57	1.67
肺脾气虚	185	4.07	46	2.23	29	0.85

3.5 证型演变规律性传播者中，由最小 BIC 确定分 5 类，肝郁气滞证、肝胃不和证、脾气虚弱证、气阴两虚证、脾肾阳虚证。

静脉吸毒者中，由最小 BIC 确定分为 6 类，肝郁气滞证、湿热蕴结证、脾气虚弱证、气阴两虚证、肝肾阴虚证、脾肾阳虚证。

有偿供血者中，由最小 BIC 确定分 7 类，肝郁气滞证、肝胃不和证、脾气虚弱证、气阴两虚证、脾虚湿盛证、脾肾阳虚证、肝郁脾虚证。

3 种传播途径中，性传播者的证型类别最少，采供血者最多，与症状、和病性、病位的情况基本一致；3 种传播途径中，所有类别向气阴两虚证转移的最多，其次是脾肾阳虚证。这说明气阴两虚证和脾肾阳虚证是艾滋病的主要证候。湿热蕴结证出现在静脉吸毒人群中较多，脾虚湿盛证出现在采供血中较多，与前面的研究结果基本一致。

4 讨论

不同传播途径，症状表现有差异；除乏力外，有偿供血者症状较多，主要以乏力、神疲、消瘦、畏寒、易感冒为主（阳气虚为主）；性传播者以乏力、健忘、情绪抑郁、烦躁、腰膝酸软为主（肾虚、情志表现为主）；静脉吸毒者以乏力、头痛、失眠、神疲、口苦为主（热毒、阴虚为主）。有偿供血者主要病位在脾、胃、大肠、小肠等；性传播者主要病位在肝、胞宫；静脉吸毒者主要病位在肺。3 种传播途径主要病性中虚证以气虚、阴虚和阳虚为主；实证中，血液传播以痰湿为主，性传播以气滞为主，静脉吸毒以热（火）毒为主。性传播者以肝肾阴虚、肝郁气滞证为主；静脉吸毒者以气阴两虚、湿热蕴结证为主；采供血者以肝胃不和、脾虚湿盛证为主。

总之，不同感染途径患者的症状、病性、病位、证型存在一定的差异，有学者在对 180 例云南的患者以吸毒人群为主的报道中，认为以乏力、盗汗、咳嗽、纳差、发热、胸闷等症状为主；以气阴两虚、邪毒炽盛、肝肾不足常见证型为主[1]。有学者观察统计有偿供血患者发现乏力、消瘦、腹泻、瘙痒、口糜、易感冒等脾胃虚弱的症候是患者常见症状，脾胃虚弱是基本证候类型[2]。在对北京地区 104 例男男性接触（MSM）人群为主，进行现场调查结果显示乏力、健忘、性欲减退、情绪抑郁、腰膝酸软等症状为主，主要涉及肝、脾、肾等脏腑，肺系症状相对较少；但是情志异常表现比较明显，烦躁、情绪抑郁[3]，与本次研究基本一致。

参考文献（略）

(出自中国中药杂志 2013 年第 38 卷 15 期第 2472 - 2475 页)

性传播感染的 HIV/AIDS 患者中医辨证分型研究

徐月琴[1]　岑玉文[2]　王　健[3]　符林春[1]

(1. 广州中医药大学热带医学研究所，广东广州 510405；
2. 广州市第八人民医院，广东广州 510060；
3. 中国中医科学院艾滋病中心，北京 100700)

摘要　目的：探讨性传播感染的 HIV/AIDS 患者中医症状、体征、证候分布特点。方法：对 107 例性传播感染的 HIV/AIDS 患者进行问卷调查，按照中医四诊信息采集表收集患者的四诊信息和中医证型资料。结果：广东地区 107 例经性传播感染的 HIV/AIDS 患者最常见症状、体征为乏力（41.12%）、头痛（25.23%）、腰痛（24.30%）、自汗（23.36%）、咳嗽（20.56%）、皮疹（18.69%）、关节痛（18.69%）等；舌象以红舌（53.27%）为主，舌苔以白苔（54.21%）多见；最常见的脉象为细脉（59.81%）、弦脉（55.14%）、沉脉（23.36%）等；最常见证型为气阴两虚肺肾不足型（19.63%）、脾肾亏虚湿邪阻滞型（14.02%）、肝经风火湿毒蕴结型（13.08%）。结论：广东地区 107 例性传播感染的 HIV/AIDS 患者中医症状、体征、证候分布有一定规律，病位主要集中在肾、肝、脾（胃）。

关键词　艾滋病；性传播感染；辨证分型；气阴两虚肺肾不足型；脾肾亏虚湿邪阻滞型；肝经风火湿毒蕴结型

艾滋病（AIDS）又称获得性免疫缺陷综合征，是机体感染人类免疫缺陷病毒（HIV）后导致免疫功能部分或全部丧失，能引发机会性感染、肿瘤等一系列严重病变的传染性疾病，其死亡率极高，给人类的健康和生命造成巨大的威胁。

HIV 主要存在于 HIV 感染者和 AIDS 患者（HIV/AIDS）的血液、精液、阴道分泌物、乳汁中。可通过下列途径传播：①性行为：与已感染的伴侣发生无保护的性行为，包括同性、异性和双性性接触；②静脉注射吸毒：与他人共用被感染者使用过的、未经消毒的注射工具，是一种非常重要的 HIV 传播途径；③母婴传播：在怀孕、生产和母乳喂养过程中，感染 HIV 的母亲可能会传播给胎儿及婴儿；④血液及血制品（包括人工受精、皮肤移植和器官移植）。目前研究认为，经性途径传播为艾滋病主要的传播途径。

目前，我国有许多关于感染艾滋病病毒患者的中医症状、体征和证候的研究，例如有关于血液传播感染艾滋病病毒的证候研究，也有专门针对吸毒感染艾滋病病毒的症状研究，笔者仅对广东地区由性传播途径感染 HIV 患者的中医辨证分型进行研究。

1　资料与方法

1.1　一般资料

本研究的艾滋病患者全部来自广州市第八人民医院艾滋病专科门诊或住院患者，入院时符合纳入标准者即被纳入调查对象接受问卷调查，调查时间为 2010 年 3 月至 2011 年 4 月，收集合格的病例为 107 例，男 57 例，女 50 例，男女比例为 1.14∶1.00；未婚 18 例，已婚 85 例，离异 2 例，丧偶 2 例；年龄 20.00～66.00（37.83±9.88）岁，其中年龄≤40 岁 71 例，41～50 岁 21 例，51～60 岁 14 例，61～70 岁 1 例；体质量 33.50～80.00（55.64±8.58）kg；无症状期 18 例，艾滋病期 89 例。

1.2　诊断标准

参照 1993 年美国疾病控制中心（centers for disease control，CDC）发布的 AIDS 诊断标准[1]。

1.3　病例纳入标准

年龄在 18 岁以上的患者；经性传播途径感染的患者；能自主回答问题的患者；依从性好，自愿接受调查者。

1.4　病例排除标准

年龄小于 18 岁的患者；经性传播外的其他途径感染的患者；患有严重神经或精神病患者；依从性差的患者。

1.5　观察方法

制定临床中医四诊信息证候调查表，调查项目包括一般信息（性别、年龄、传播途径、体质量等）。症状、体征：观察发热、咳嗽、乏力、纳呆、腹泻、呕吐、气短、自汗、盗汗、恶心、脱发、头痛、胸痛、腹痛、腹胀、肌

基金项目：国家"十一五"科技重大专项（编号：2008ZX10005 - 001）；国家"十一五"科技重大专项（编号：2008ZX10005 - 005）。

肉痛、关节痛、腰痛、月经、皮疹、口糜、疱疹、淋巴结肿大等；舌象：观察舌形、舌质、舌苔及舌下静脉；以及脉象。

本研究为横断面调查，调查前参与调查的临床医师理解调查项目的具体含义并取得患者的信任，采取问卷方式对合格的调查对象进行调查。观察舌象采用佳能 EOS 50D（15倍长焦头）数码相机在室内、近焦、闪光灯条件下拍摄舌象照片，输入计算机后由1名中级职称以上的中医师确定中医证候诊断；参照《中医药治疗艾滋病临床技术方案（试行）》[2]（以下简称"三期十二型"）进行辨证分型，如实填写表格。依据观察病例主要记录条目建立 Excel 数据库，核对无误后保存。对症状、体征及证候分布进行频数统计，并计算其占总例数的百分率。

2 结果

2.1 症状、体征、舌象、脉象

107例患者中常见症状、体征为：乏力44例（41.12%）、头痛27例（25.23%）、腰痛26例（24.30%）、自汗25例（23.36%）、咳嗽22例（20.56%）、皮疹20例（18.69%）、关节痛20例（18.69%）、胸痛20例（18.69%）、恶心19例（17.76%）、纳呆18例（16.82%）、盗汗16例（14.95%）、脱发16例（14.95%）、气短15例（14.02%）、肌肉痛15例（14.02%）、腹胀14例（13.08%）、月经不调13例（12.15%）、发热12例（11.21%）、腹痛11例（10.28%）、腹泻9例（8.41%）、淋巴结肿大9例（8.41%）、口糜9例（8.41%）、疱疹8例（7.48%）、呕吐6例（5.61%）。

舌象以红舌57例（53.27%）为主，淡白舌29例（27.10%）、紫黯舌17例（15.89%）、绛舌2例、青舌1例、瘀斑舌24例（22.43%）、齿痕舌24例（22.43%）、裂纹舌18例（16.82%）、点刺舌17例（15.89%）、瘦薄舌14例（13.08%）、胖大舌6例（5.60%）；舌苔以白苔58例（54.21%）最多见，黄苔47例（43.93%）、薄苔37例（34.68%）、腻苔26例（24.30%）例、厚苔20例（18.69%）以及腐苔、黑苔、灰苔、花剥苔各1例（0.93%）。

脉象以细脉64例（59.81%）多见，弦脉59例（55.14%）、沉脉25例（23.36%）、数脉9例（8.41%）、滑脉8（7.48%）、迟脉5例（4.67%）、浮脉4例（3.74%）、虚脉4例（3.74%）、弱脉3例（2.80%）。

2.2 证候分布

基于"三期十二型"[2]进行 HIV/AIDS 患者临床证型诊断分类结果，证候频率出现较高者依次为气阴两虚肺肾不足、脾肾亏虚湿邪阻滞、肝经风火湿毒蕴结。无症状期2例（9.52%）、艾滋病期7例（10.00%），无法按照上述标准进行分型，见表1。

表1 广东地区107例经性传播的 HIV/AIDS 患者辨证分型统计表

例（%）

证型	急性期	无症状期	艾滋病期
风寒型	0（0.00）		
风热型	0（0.00）		
肝郁气滞火旺型			7（6.54）
气血双亏型			6（5.61）
痰热内扰型			3（2.80）
气阴两虚肺肾不足型			21（19.63）
脾肾亏虚湿邪阻滞型			15（14.02）
肝经风火湿毒蕴结型			14（13.08）
气虚血瘀邪毒壅滞型			12（11.21）
气郁痰阻瘀血内停型			12（11.21）
热毒内蕴痰热壅肺型			7（6.54）
元气虚衰肾阴亏涸型			1（0.93）
其他型		2（1.87）	7（6.54）
合计		18（16.82）	89（83.18）

2.3 脏腑发病率

脏腑的发病率由高至低依次为肾、肝、脾（胃）、心、肺。其中肾、肝、脾（胃）发病率均高，且其频率比较接近，见表2。被调查者病情复杂，大多数为多脏腑同病（多脏腑均出现症状）患者。单一脏腑发病的患者有22例（15.88%）；2~3个脏腑同病的患者最多，且频率较接近，均在59%~70%。而症状最多、最复杂的五脏同病患者有13例（12.15%）。多脏腑同病频率由高至低依次为：3脏同病24例（22.43%）、2脏同病24例（22.43%）、1脏发病22例（20.56%）、4脏同病15例（14.02%）、5脏同病13例（12.15%）。

表2 107例 HIV/AIDS 患者发病脏腑频率排序

排序	脏腑	n	发病频率（/%）
1	肾	74	69.16
2	肝	69	64.49
3	脾（胃）	64	59.81
4	心	40	37.38
5	肺	37	34.58

3 讨论

艾滋病是由人免疫缺陷病毒侵入人体后破坏机体的免疫系统而引起的一系列严重病变的疾病。自1981年美国报告首例艾滋病患者至今，艾滋病对人类的生存和发展提出了严峻的挑战，目前尚无有效治愈艾滋病的方法，其病死率极高，在全世界广泛流行，已成为严重的公共卫生问题和社会问题。

中医药对于艾滋病也有诸多研究，国内中医方面有许多关于感染艾滋病病毒患者的症状、体征方面的研究，如张苗苗等[3]对广东地区177例艾滋病病毒感染者中医证候分析表明，177例患者主症以乏力、纳差、咳嗽为多见，次症以盗汗、皮肤瘙痒、头痛、脱发为多见，体征以皮疹为多见等；刘志斌等[4]对210例HIV/AIDS患者中医四诊信息分布特点进行研究，认为HIV/AIDS患者常见临床症状、体征包括乏力（64.29%）、头痛（50.00%）、腰痛（49.05%）、气短（42.38%）、咳嗽（41.43%）、皮肤瘙痒（38.57%）、恶心（36.19%）、腹泻（30.48%）、发热（28.10%）、皮疹（27.62%）等；舌象以红舌（40.95%）为主，舌苔以白苔（36.19%）为多见，脉象以细脉（71.90%）、沉脉（25.71%）和弦脉（27.62%）多见；本研究结果初步表明，广东地区107例经性传播HIV/AIDS患者常见中医症状体征为：乏力44例（41.12%）、头痛27例（25.23%）、腰痛26例（24.30%）、自汗25例（23.36%）、咳嗽22例（20.56%）、胸痛20例（18.69%）、关节痛20例（18.69%）、皮疹20例（18.69%）、恶心19例（17.76%）、纳呆18例（16.82%）等；舌象以红舌57例（53.27%）为主，舌苔以白苔58例（54.21%）多见；最常见的脉象为细脉64例（59.81%）、弦脉59例（55.14%）、沉脉25例（23.36%）等。可见，本研究结果与国内其他研究基本一致。

关于艾滋病的中医证候研究方面，国内也有较多文献报道，如李洪娟等[5]调查因卖血而感染的HIV/AIDS患者按证候发生率的频次统计，依次为：脾虚证（52153次），肝虚证（49137次），气虚证（44193次），阳虚证（39187次），湿热内蕴证（38161次），心虚证（36108次），肝郁气滞证（30138次），认为由卖血感染引起的艾滋病患者临床常见证型以虚证为主，脏腑主要累及脾、肝、心。方路等[6]对云南省180例静脉吸毒感染的HIV/AIDS患者的中医症状及证候进行调查，得出证候总体分布规律：多见虚实夹杂的证候，180例中气阴两虚116例（57.22%），邪毒炽盛18例（10.00%），邪毒内蕴24例（13.33%），肝肾不足8例（4.44%），肝脾肾俱虚12例（13.88%）；另有2例为无症状感染者。丘红等[7]对河南省274例HIV/AIDS患者进行中医证候流行病学调查，总结出现的证候达29种，发生率较高的依次为脾肺气虚、风热蕴络、湿热内蕴、肝肾阴虚、气阴两虚等。很多患者不只出现1种证候，病变主要涉及肺、脾、肾三脏，该调查以肺脾为多，肺脾亏虚的表现较突出，其次为肝肾亏虚；岑玉文等[8]对广东地区HIV/AIDS患者中医证型分布规律的初步研究显示，HIV/AIDS患者最多见的证型，占10%以上的，分别为气阴两虚肺肾不足型42例（18.80%），其次为气血双亏26例（11.70%）、肝郁气滞火旺型26例（11.70%）、气虚血瘀邪毒壅滞26例（11.70%）、脾肾亏虚湿邪阻滞25例（11.20%），肝经风火湿毒蕴结23例（10.30%），认为无症状期以肝郁气滞火旺型和气血双亏为为主。本研究证候频次出现较多者依次为气阴两虚肺肾不足型21例（19.63%）、脾肾亏虚湿邪阻滞型15例（14.02%）、肝经风火湿毒蕴结型14例（13.08%）、气虚血瘀邪毒壅滞型12例（11.21%）、气郁痰阻瘀血内停型12例（11.21%），有9例（8.41%）患者证候分型超出"三期十二型"分型范围；病变脏腑主要集中在肾、肝、脾胃。由此可见，本研究与国内其他证候文献研究基本一致。

艾滋病作为一个新发的病种，中医证候较为复杂，由于收集病例少，需要在临床上大规模应用流行病学方法进行研究。艾滋病的证候研究是一项长期的工作，本研究只是针对广东地区经性传播的HIV/AIDS患者的证候特点进行的一次调查总结，有关艾滋病中医证候的客观化、标准化研究有待深入研究。

（本研究得到广州市第八人民医院感染科蔡卫平主任、陈谐捷主任以及全体医护人员的大力协助，特此致以衷心的感谢！）

参考文献（略）

HIV感染无症状期患者中医证型分布规律研究

徐立然[1]　王东旭[2]　郭建中[3]　杨小平[4]　马秀霞[1]　孟鹏飞[1]

摘要　目的　探讨HIV感染无症状期患者中医证型分布规律。**方法**　选择2009年3月—2011年10月就诊的1156例

基金项目："十一五"国家科技重大专项（No.2008ZX10005-002）

HIV感染无症状期患者,从年龄段、可能感染时间、病程及不同感染途径四个方面,采用χ^2检验比较分析其中医证型分布规律。**结果** 总证型中以气虚证和湿热内蕴证为主;随着年龄的增长,气虚证比例呈增长趋势,而湿热内蕴证比例下降趋势明显,其他证型变化不明显,各年龄段中各证型间分布比较,差异有统计学意义($p<0.01$)。在15年内,随着感染时间的增长,气虚证比例呈增长趋势,而湿热内蕴证比例呈下降趋势,其他证型变化未见明显规律,各证型间分布比较,差异有统计学意义($p<0.01$);病程方面,随病程的增加,各证型例数呈明显下降趋势,但气虚证、湿热内蕴证在各阶段仍占较高比率,各证型间分布比较,差异有统计学意义($p<0.01$);各感染途径中,有偿献血、输血感染、静脉吸毒中气虚证所占比率最高,性传播中湿热内蕴证比率较高;其他证型变化未见明显规律,各证型间分布比较,差异有统计学意义($p<0.01$)。**结论** HIV感染无症状期以气虚证、湿热内蕴证及无证可辨为主,"虚"和"湿"是HIV感染无症状期患者的重要病理因素。

关键词 艾滋病;HIV感染无症状期;中医证型

艾滋病即获得性免疫缺陷综合征(acquired immunodeficiency syndrome,AIDS),是感染人类免疫缺陷病毒(human immunodeficiency virus,HIV)引起的传染性疾病。人类感染该病毒后经过急性感染期(原发感染期)、无症状期(HIV感染中期)及AIDS期(HIV感染晚期)三个阶段。而无症状期为机体免疫系统与HIV相持的阶段,平均感染时间为6~7.5年[1],特点是患者免疫功能逐步降低但尚未严重缺损,患者伴有部分感染和非感染性疾病的临床表现,在早期较少,后期较多,但无AIDS指征性疾病[2]。此时期的治疗方法及药物都尚处于探索阶段。无症状期虽未出现与AIDS相关的典型症状,但患者出现不同程度的全身乏力、面色苍白、易于感冒、身体困重、潮热盗汗、肢体麻木等症状以及相关的病理性舌苔脉象,尚有证可辨。因此,为进一步研究HIV感染无症状期的临床特点,探讨其中医证型分布规律,本研究对1156例HIV感染无症状期患者的中医基本证型进行回顾性研究,探讨其中医证候的演变规律,形成相应中医辨证论治体系,为中医药治疗HIV感染无症状期提供依据。

资料与方法

1 诊断标准及中医辨证分型标准 HIV感染无症状期诊断标准参照中华医学会感染病分会艾滋病学组制订的《艾滋病诊疗指南》[3]:有流行病学史,HIV抗体阳性;或仅HIV抗体阳性。中医辨证分型标准参考《中医临床诊疗术语——证候部分》[4]、《中医药治疗艾滋病临床技术方案(试行)》[5]。(1)无证可辨:无明显的临床症状和中医证候表现,舌淡红,脉平和。(2)气虚证:倦怠乏力、神疲懒言、头晕目眩、面色无华、心悸、自汗,舌质稍淡或正常,脉象或虚或正常。(3)气阴两虚证:潮热盗汗、五心烦热、午后颧红,舌红少苔,脉细数。(4)湿热内蕴证:脘腹胀闷、身体困重、便溏不爽、身热不扬,舌质红苔黄腻,脉濡数。(5)气虚血瘀证:疼痛如刺、痛处不移、面色黧黑、肌肤甲错,舌质淡紫,或有紫斑,脉涩。(6)痰瘀互结证:胁肋胀/刺痛、肢体麻木、胸闷、脘腹痞满,舌暗苔腻,脉弦滑。

2 纳入及排除标准 纳入标准:符合诊断标准及中医辨证分型标准;CD_4^+T:300~450/mm^3;年龄18~65岁;签署知情同意书。排除标准:已接受规范高效抗逆转录病毒治疗(highly active anti-retroviral therapy,HAART)或中医药治疗;正在参加药物临床试验或中止未满3个月;妊娠或哺乳期妇女;合并严重心、肝、肾脏疾病、肝炎、结核病及精神病;有酗酒史。

3 一般资料 1156例分别为2009年3月—2011年10月河南省中医药研究院(135例)、河南中医学院第一附属医院(79例)、广州市第八人民医院(52例)、首都医科大学附属佑安医院(75例)、首都医科大学附属北京地坛医院(84例)、云南省中医中药研究院(208例)、广西中医学院附属瑞康医院(198例)、湖南中医药大学第二附属医院(136例)、上海市公共卫生临床中心(64例)、湖北省中医院(125例)HIV感染无症状期患者。其中男737例,女419例;年龄18~65岁,平均(38.1±9.8)岁。

4 观察指标及方法

4.1 主要中医症状、舌脉分布 由副主任医师以上中医师收集患者入组时的症状、舌脉等信息,分析HIV感染无症状期患者主要症状、舌脉分布。

4.2 中医证型分布 将患者按4个年龄段(18~30、31~40、41~50、51~65岁)分类,分析各年龄段证型分布规律。

4.3 各感染时间段证型分布 采集患者可能感染时间,将患者按可能感染时间(1~5、6~10、11~15、16年以上)分类,分析各可能感染时间段证型分布规律。

4.4 各病程段证型分布 采集患者病程,将患者按病程(1~5、6~10、11~15、16年以上)分类,分析各病程段证型分布规律。

4.5 不同感染途径 记录患者感染途径,将其归纳为有偿供血、输血感染、静脉吸毒、性传播、职业暴露及纹身6种途径,分析各感染途径证型分布规律。

5 统计学方法 采用SPSS 19.0软件,统计检验均采用频度统计描述。并采用χ^2检验比较各证型间分布差异。$p<0.05$为差异有统计学意义。

结 果

1 主要中医症状、舌脉分布(表1) 中医症状以倦怠乏力、神疲懒言、自汗、头晕目眩、身体困重等为主，舌脉以舌淡或正常、舌红苔黄腻、脉象虚或正常、脉濡数或滑数为主。

2 证型分布（图1） 各证型中，无证可辨168例，占14.5%，气虚证350例，占30.3%，气阴两虚证143例，占12.4%，湿热内蕴证330例，占28.5%，气虚血瘀证66例，占5.7%，痰瘀互结证99例，占8.4%，以气虚证和湿热内蕴证为主，分别占30.3%和28.5%；其次依次为无证可辨、气阴两虚证、痰瘀互结证、气虚血瘀证。

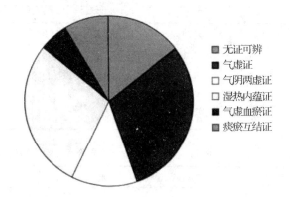

图1 证型分布

表1 主要中医症状、舌脉分布

症状	例数（%）	症状	例数（%）	症状	例数（%）
神疲懒言	398（34.4）	午后颧红	39（3.4）	肌肤甲错	19（1.6）
倦怠乏力	629（54.4）	舌干红少苔	112（9.7）	面色黧黑	51（4.4）
自汗	370（32.0）	脉细数	118（10.2）	舌质淡紫或有紫斑	74（6.4）
头晕目眩	322（27.9）	脘腹胀闷	164（14.2）	脉涩	37（3.2）
面色无华	136（11.8）	身体困重	238（20.6）	身体局部胀或刺痛	101（8.7）
心悸	194（16.8）	便溏不爽	122（10.6）	肢体麻木	137（11.9）
舌淡或正常	295（25.5）	身热不扬	56（4.8）	胸闷	90（7.8）
脉象虚或正常	248（21.5）	舌红苔黄腻	268（23.2）	脘腹痞满	71（6.1）
潮热盗汗	142（12.3）	脉濡数或滑数	227（19.6）	舌质暗苔腻	69（6.0）
五心烦热	137（11.9）	疼痛如刺，痛处不移	63（5.4）	脉弦滑	90（7.8）

3 各年龄段证型分布（表2） 18~30岁年龄段，证型比例由高至低分别为：湿热内蕴证、气虚证、无证可辨、气阴两虚证、痰瘀互结证、气虚血瘀证；31~40岁年龄段，证型比例由高至低分别为：湿热内蕴证、气虚证、气阴两虚证、无证可辨、痰瘀互结证、气虚血瘀证；41~50岁年龄段，证型比例由高至低分别为：气虚证、湿热内蕴证、无证可辨、气阴两虚证、痰瘀互结证、气虚血瘀证；51~65岁年龄段，证型比例由高至低分别为：气虚证、湿热内蕴证、无证可辨、气阴两虚证、痰瘀互结证、气虚血瘀证。各年龄段中各证型间分布比较，差异有统计学意义（P<0.01）。

4 各感染时间段证型分布（表3） 平均感染时间为（7.6±5.3）年。1~5年时间段，证型比例由高至低分别为：湿热内蕴证、气虚证、无证可辨、气阴两虚证、痰瘀互结证、气虚血瘀证；6~10年时间段，证型比例由高至低分别为：气虚证、湿热内蕴证、气阴两虚证、无证可辨、痰瘀互结证、气虚血瘀证；11~15年时间段，证型比例由高至低分别为：气虚证、湿热内蕴证、无证可辨、气阴两虚证、痰瘀互结证、气虚血瘀证；16年以上时间段，证型比例由高至低分别为：气虚证、湿热内蕴证、气阴两虚证、痰瘀互结证、无证可辨、气虚血瘀证。各感染时间段各证型间分布比较，差异有统计学意义（P<0.01）。

表2 各年龄段证型分布 ［例（%）］

年龄（岁）	例数	无证可辨	气虚证	气阴两虚证	湿热内蕴证	气虚血瘀证	痰瘀互结证
18~30	279	41（14.7）	62（22.2）	38（13.6）	101（36.2）	15（5.4）	22（7.9）
31~40	455	60（13.2）	117（25.7）	62（13.6）	141（31.0）	30（6.6）	45（9.9）
41~50	266	39（14.7）	106（39.9）	27（10.2）	55（20.7）	18（6.8）	21（7.9）
51~65	156	28（17.5）	65（41.7）	16（10.3）	33（21.2）	3（1.9）	11（7.5）

表3 各感染时间段证型分布　[例（%）]

感染时间段（年）	平均时间（年）	例数	无证可辨	气虚证	气阴两虚证	湿热内蕴证	气虚血瘀证	痰瘀互结证
1～5	3.1±1.2	579	95（16.4）	129（22.3）	57（9.8）	205（35.4）	41（7.1）	52（9.0）
6～10	7.6±1.5	226	29（12.8）	63（27.9）	39（17.3）	61（27.0）	11（4.9）	23（10.2）
11～15	13.8±1.4	243	37（15.2）	113（46.5）	30（12.3）	38（15.6）	9（3.7）	16（6.6）
≥16	17.1±1.8	108	7（6.5）	45（41.7）	17（15.7）	26（24.1）	5（4.6）	8（7.4）

表4 各病程段证型分布　[例（%）]

病程（年）	平均病程（年）	例数	无证可辨	气虚证	气阴两虚证	湿热内蕴证	气虚血瘀证	痰瘀互结证
1～5	2.3±1.3	848	127（15.0）	220（25.9）	105（12.4）	266（31.4）	53（6.3）	77（9.1）
6～10	6.6±1.0	290	40（13.8）	127（43.8）	34（11.7）	60（20.7）	9（3.1）	20（6.9）
11～15	13.3±1.6	18	1（5.6）	3（16.7）	4（22.2）	4（22.2）	4（22.2）	2（11.1）
≥16	0	0	0	0	0	0	0	0

表5 各感染途径证型分布　[例（%）]

感染途径	例数	无证可辨	气虚证	气阴两虚证	湿热内蕴证	气虚血瘀证	痰瘀互结证
有偿供血	281	39（13.9）	128（45.6）	32（11.4）	48（17.1）	13（4.6）	21（7.5）
输血感染	49	7（14.3）	27（55.1）	3（6.1）	2（4.1）	7（14.3）	3（6.1）
静脉吸毒	229	30（13.1）	68（29.7）	52（22.7）	54（23.6）	5（0.4）	20（8.7）
性传播	586	89（15.2）	125（21.3）	56（9.6）	222（37.9）	39（6.7）	55（9.4）
职业暴露	8	2（25.0）	2（25.0）	0	2（25.0）	2（25.0）	0
纹身	3	1（33.3）	0	0	2（66.7）	0	0

5 各病程段证型分布（表4） 平均病程为（3.6±2.6）年，1～5年时间段，证型比例由高至低分别为：湿热内蕴证、气虚证、无证可辨、气阴两虚证、痰瘀互结证、气虚血瘀证；6～10年时间段，证型比例由高至低分别为：气虚证、湿热内蕴证、无证可辨、气阴两虚证、痰瘀互结证、气虚血瘀证；11～15年时间段，证型比例由高至低分别为：气虚血瘀证、湿热内蕴证、气阴两虚证均占22.2%，其次为气虚证、痰瘀互结证、无证可辨；16年以上时间段，无证型分布。各病程段各证型间分布比较，差有统计学意义（P<0.01）。

6 各感染途径证型分布（表5） 不同感染途径中，有偿供血感染途径中，证型比例由高至低分别为：气虚证、湿热内蕴证、无证可辨、气阴两虚证、痰瘀互结证、气虚血瘀证；输血感染途径中，证型比例由高至低分别为：气虚证、无证可辨、气阴两虚证、痰瘀互结证、湿热内蕴证、气虚血瘀证；静脉感染途径中，证型比例由高至低分别为：气虚证、湿热内蕴证、气阴两虚证、无证可辨、痰瘀互结证、气虚血瘀证；性传播感染途径中，证型比例由高至低分别为：湿热内蕴证、气虚证、无证可辨、气阴两虚证、痰瘀互结证、气虚血瘀证；职业暴露、纹身感染途径中，证型分布无明显规律。不同感染途径中各证型间分布差异经χ^2检验有统计学意义（$p<0.01$）。

讨 论

HIV感染无症状期并非没有症状，而是没有AIDS指征性疾病及典型的AIDS指征性症状。而从中医学辨证论治的角度看，此时期属于正邪相争的相持阶段，尚未出现AIDS典型的症状，随着正气逐渐被耗损，而表现出不同的症状。近代有些医家通过对大量的AIDS临床证治研究认为，AIDS"疫毒"首先损伤脾脏，脾失运化，气血乏源，渐而导致心、肝、肺、肾虚损；另一方面脾失健运，则湿邪内生。故脾虚湿停、五脏气血阴阳俱损是贯穿艾滋病全过程的基本病机[6]。刘爱华认为，HIV之邪虽为疫毒，但性属湿热，既有热邪之燥烈，又有湿邪之阴柔，故非一般疫毒，一经侵犯人体便迅速发病[7]。由于近年来对HIV感染无症状期的中医证型分布规律研究较少，本研究通过对1156例HIV感染无症状期患者，从年龄、可能感染时间、确诊时间及感染途径四方面进行回顾性分析。

结果表明，中医症状多以倦怠乏力、神疲懒言、头晕目眩、自汗、身体困重等为主，证型以气虚证、湿热内蕴证及无证可辨为主。在各因素分析中：（1）在不同年龄段，随着年龄的增长，气虚证比例呈增长趋势，而湿热内蕴证比例下降趋势明显，其他证型变化不明显；（2）各感染时间中，在15年内，随着感染时间的增长，气虚证比例呈增长趋势，而湿热内蕴证比例呈下降趋势，其他证型变化不明显；其中，气虚证由 22.3% 逐渐增加到 46.5%；湿热内蕴证由 35.4% 降低至 15.6%；无证可辨则在 12.8% ~ 16.4% 之间有起伏；气阴两虚证在 9.8% ~ 17.3% 之间波动；气虚血瘀证在 3.7% ~ 7.1% 之间变化；痰瘀互结证在 6.6% ~ 10.2% 之间波动。间接反应出 AIDS "疫毒" 随着感染时间的增加，易耗伤人体气血，而见气虚证明显升高，此结论与李发枝等[6]观点相吻合；湿热内蕴证的减少，一方面考虑为疾病进展过程中各因素对艾滋病湿热内蕴证患者体质的影响较大；另一方面考虑为湿热内蕴证患者一般症状较重，感染途径多见于静脉吸毒（23.6%）与性传播（37.9%），其明显减少与患者生存年数不无关系，尚需要对此证型有一个动态的长期观察。（3）各感染途径中，有偿献血、输血感染、静脉吸毒中气虚证所占比率最高，性传播中湿热内蕴证比率较高。6 个中医基本证型的分布与年龄、可能感染时间、确诊时间及感染途径关系密切，且各证型间统计学差异显著，更突出了 "虚" 和 "湿" 是 HIV 感染无症状期患者的重要病理因素。HIV 感染者无症状期由于正气尚盛，能够与邪气抗衡，处于正邪相持阶段，故感染早期多以实证及虚实夹杂证为主。而随着感染时间的增长，正气逐渐被耗损，而以虚证为主。由此可知 HIV 感染无症状期患者受各种因素的影响加大，直接关系着疾病的转归。

笔者认为，HIV 感染无症状期病机为艾毒损伤人体气机，人体之气不足而造成气的各种功能减退，运化无权，推动无力，进而导致湿阻、血虚、血瘀、痰凝等；"虚" 和 "湿" 是 HIV 感染无症状期的重要病理因素。总之，HIV 感染无症状期在初期症状较少，证候表现形式也较轻；随着感染时间的增长，证候表现形式也逐渐加重。在不同感染途径中其主要证型也有所不同。因此，在 HIV 感染无症状期的临床辨证时，本研究可供参考，并为 HIV 感染者无症状期动态证型演变规律奠定基础，为进一步的临床辨证论治、多中心协作研究、综合治疗方案及疗效评价、新药开发和利用等提供理论基础。由于本实验只是间接反映 HIV 感染者无症状期某一时间点的证型研究，且样本量相对较小，对证型的动态变化及与症状、CD_4^+、CD_8^+ 和病毒载量等实验室数据等相关性研究尚不明确。望各医学同道共同努力，为中医药攻克艾滋病而奋斗。

参考文献（略）

（出自中国中西医结合杂志 2013 年第 33 卷 7 期第 896－900 页）

艾滋病患者中医证候分布与性别因素分析

张　宁　谢世平　陈玉龙　王　娟　温冠晓　武兴伟

（河南中医学院，河南郑州 450046）

摘要　目的：分析艾滋病病毒感染者和艾滋病患者（HIV/AIDS）证候分布与性别因素的相关性，为临床辨证用药提供参考。方法：通过运用多阶段分层整群随机抽样方法，选取 1323 例 HIV/AIDS 患者（病例组）和 778 例非 HIV/AIDS 健康人群（对照组）作为证候调查对象，进行性别与证候分布的相关性分析。结果：病例组在实证中湿热蕴毒证与痰热蕴肺证男性多于女性；肝郁气滞证女性多于男性；虚证中脾胃虚弱证和气阴两虚证女性多于男性。性别对 HIV/AIDS 证候分布的影响，两组比较差异有统计学意义（$P<0.05$）。结论：性别对 HIV/AIDS 证候分布有一定影响。

关键词　艾滋病；艾滋病病毒感染者和艾滋病患者；证候分布；性别因素

艾滋病毒感染者和艾滋病患者（HIV/AIDS）中医证候文献研究及流行病学调查[1-2]结果表明，其临床分型复杂多样，虚实错杂，以虚证为多，涉及 44 个证，其中以脾气虚证、脾肾阳虚证、肺脾气虚证、湿热内蕴证、肺气虚证、气虚血瘀证、脾胃虚弱证、气阴两虚证、气血亏虚证等较多，但是性别与常见证候的相关性分析未见文献报道。

基于前期的文献和研究，本次调查表主要设计了 9 个

基金项目：国家"十一五"科技重大专项（编号：2009ZX10005 － 021）；国家自然科学基金资助项目（编号：90409004）

实证和7个虚证。本课题自2005年10月至2006年5月，对1323例HIV/AIDS和778例同地区对照组非HIV/AIDS健康人群进行问卷调查，初步探讨性别对HIV/AIDS证候分布规律的影响。

1 资料与方法

1.1 一般资料

采用国家卫生部2005年推荐《艾滋病诊疗指南》[3]诊断标准，运用多阶段分层整群随机抽样方法，抽取HIV/AIDS患者1323例为研究对象。对照组全部来自HIV/AIDS患者同居住地区的非HIV/AIDS健康人群。1323例HIV/AIDS患者中，男630例，女693例；文化程度较低，小学及小学以下占68.4%；地区分布以乡村为主，占77.6%；职业以农民为主，占96.0%；传染途径：有偿供血占94.0%，不安全性行为占13.2%，静脉吸毒占0.8%；多数患者用过抗病毒药物。对照组778例，男363例，女415例；文化程度较低，小学及小学以下占68.2%；地区分布以乡村为主，占80.3%；职业以农民为主，占94.9%。两组人群一般资料经统计学处理，差异无统计学意义（$p > 0.05$），具有可比性。

1.2 诊断标准

辨证分型参照中华人民共和国国家标准《中医临床诊疗术语（证候部分）》[4]《中药新药临床研究指导原则》[5]。

1.3 病例纳入标准

符合以上诊断标准的HIV/AIDS患者（均经河南省疾病预防控制中心进行免疫印迹确认试验HIV抗体阳性者）；年龄18~60岁；能配合调查者。

1.4 病例排除标准

不符合以上诊断标准、纳入标准及不愿合作者。

1.5 统计学方法

采用SPSS 13.0统计学软件进行分析，计数资料采用χ^2检验。$p < 0.05$为差异有统计学意义。

2 结果

2.1 两组性别因素对实证分布的影响

见表1。

2.2 两组性别因素对虚证分布的影响

见表2。

2.3 两组差异性证候比较

见表3。

表1 两组艾滋病毒感染者和艾滋病患者（HIV/AIDS）性别因素对实证分布的影响　　例

组别	n	性别	风热侵袭证	风寒侵袭证	湿热内蕴证	湿热蕴毒证	痰热蕴肺证	邪结皮肤证	肝郁气滞证	气郁痰凝证	痰瘀互结证
对照组	363	男	4	12	55**	2	5	1	8	3	2
	415	女	8	12	53	0	4	1	48*	6	3
病例组	630	男	13	23	257	70	40	53	12	8	6
	693	女	13	26	270	54	23	56	69	13	8

注：与对照组比较，**P<0.05，*P<0.05

表2 两组艾滋病毒感染者和艾滋病患者（HIV/AIDS）性别因素对虚证分布的影响　　例

组别	n	性别	肺卫不固证	脾胃虚弱证	气阴两虚证	气血亏虚证	肺脾气虚证	肝肾阴虚证	肺肾阴虚证
对照组	363	男	7	87	19	4	15	9	2
	415	女	8	46*	14*	14	34	16	2
病例组	630	男	25	152	67	35	161	32	10
	693	女	32	210	98	55	159	27	8

注：与对照组比较，*P<0.05

表3 两组艾滋病毒感染者和艾滋病患者（HIV/AIDS）差异性证候比较　　例

组别	湿热证（男/女）	肝郁气滞证（男/女）	脾胃虚弱证（男/女）	气阴两虚证（男/女）	肺脾气虚证（男/女）
对照组	57/53	8/48	46/87	14/19	15/34
病例组	327/324*	12/69*	152/210*	67/98*	161/159*

注：与对照组比较，*P<0.05

3 讨论

HIV/AIDS是由于人体感染艾滋病病毒（HIV）所致，具有强烈的传染性，有学者[6]认为HIV/AIDS应属于中医温病中的瘟疫、伏气瘟疫等范畴，并且提出"艾毒伤元"

的理论,认为致病原因为"艾毒",性质兼有湿、热、毒、疠等病邪特征,以湿热为主。

男性喜饮酒,嗜食肥甘易聚湿生痰,阳气盛易从热化,当感染 HIV 后,发病易形成湿热证和痰湿证。女性以肝为用,以血为用,肝主疏泄司血海,对女性的生理功能有重要的调节功能,当女性情志失调时易致肝失疏泄,肝失疏泄更加重气滞,发病时易形成肝郁气滞证。女性经、带、胎、产的生理特点更容易耗气伤阴,损伤脾胃,脾胃为后天之本,乃气血生化之源,当 HIV 病邪侵袭人体时,湿性黏滞易伤及本已虚弱的脾胃,热邪更耗气伤阴,所以女性发病以脾胃虚弱和气阴两虚证为多。在两组中性别对证候的影响符合男女性别特点对证候的影响。相关研究显示[7],男性较女性湿热邪气更盛,更易形成瘀血停着。

本研究结果表明,男性湿热之邪与对照组比较,差异有统计学意义($p<0.05$);女性脾胃虚弱证和气阴两虚证与对照组比较,差异有统计学意义($p<0.05$)。在病例组与对照组之间差异证候的比较中发现,肺脾气虚证差异有显著意义,表明 HIV 易损伤肺脾两脏。有研究表明[8],HIV/AIDS 病程较长,后期多表现为五脏阴阳气血虚损,尤其是脾气虚损证和肺脾虚损证,肺脾两脏是气血生化之源,损伤之后预后较差。本研究涉及证型较多,对照组各证型样本量相对较少,对结果会有一定影响,今后应该增加对照组样本量进行大样本观察比较。

参考文献(略)

(出自中医学报 2013 年第 28 卷 1 期第 4 - 5 页)

HIV 感染者和艾滋病患者的中医证素分布特点

姜 枫[1] 符林春[2] 马建萍[3] 周 青[4] 彭 勃[5] 谢世平[5] 郭会军[1] 董永新[2] 马秀兰[3] 郭选贤[5]
谢忠礼[5] 胡研平[5] 李青雅[5] 李华伟[5] 金艳涛[1]

(1. 河南中医学院第一附属医院艾滋病临床研究中心,河南郑州 450000;
2. 广州中医药大学热带医学研究所,广东广州 510405;
3. 新疆维吾尔自治区中医药研究院艾滋病研究室,新疆维吾尔自治区乌鲁木齐 830000;
4. 云南中医学院科技处,云南昆明 650200;
5. 河南中医学院艾滋病研究所,河南郑州 450008)

目的:调查河南、新疆、广东、云南四地人类免疫缺陷病毒(human immunodefíciency virus, HIV)感染者和艾滋病患者的证素特点,分析艾滋病中医病因病机中病性证素的分布特点。

方法:采用流行病学现况调查的方法。通过文献研究和专家论证,制定临床调查表,制定实施方案,培训调查员,进行现况调查。采用 5WF - Ó 中医(辅助)诊疗系统 6 进行证素分析,比较河南、新疆、广东、云南四地艾滋病病性证素分布差异,分析艾滋病病因病机中的病性证素特点。

结果:2008 年 10 月至 2010 年 8 月调查河南、广东、新疆、云南四地 HIV 感染者和艾滋病患者分别为 276、126、120、86 例,合计 608 例。四地 HIV 感染和艾滋病的主要病性证素均以气虚、血虚、阳虚、阴虚、湿、痰等积分较高,但又有地域特点,如河南的各证素积分均较高,各地的证素积分中广东病性证素湿积分较高,新疆病性证素阴虚积分较高,无症状 HIV 感染者的积分低于艾滋病患者。

结论:尽管地域不同,四省区艾滋病在病性证素上基本相似,并且各个证素随病情进展而积分增加,/艾毒伤元0 假说可以概括艾滋病的中医病因病机特点。

关键词 艾滋病;证素;病因病机;横断面调查

艾滋病,即获得性免疫缺陷综合征(acquired immuno deficiency syndrome, AIDS),是由人类免疫缺陷病毒(human immunodeficiency virus, HIV)感染引起的一种传染性疾病。HIV 分为 HIV-1 和 HIV - 2 型,本研究涉及 HIV-1。对艾滋病病因病机的认识,学界也有分歧,有肾虚(伤肾、伤元)[1]、毒邪[2]、脾虚[3]、湿热[4]和痰瘀[5]等认识的不同,这种认识的差异制约了中医药防治艾滋病研究的深入开展。本课题组在河南、广州、新疆和云南四地开展了 HIV 感染引起的艾滋病病因病机的流行病学现况调查,采用证素的方法进行分析,发现不同地区 HIV 感染和艾滋病病例病性证素有着共同特点,现报告如下。

1 资料与方法

1.1 研究设计 横断面现况调查。

1.2 研究对象 调查对象为HIV感染和艾滋病患者。诊断标准采用《艾滋病诊疗指南》[6]。纳入标准:符合《艾滋病诊疗指南》中相关诊断标准;年龄18~65岁;签署知情同意书。排除标准:语言表述不清者;记忆力减退,或有精神、神志疾病的患者;患有脏器严重疾病或慢性病急性发作者。

样本量和抽样方法:根据一般多变量分析的样本含量估计的经验和方法[7,8],依据调查问卷中需进入分析的变量个数,根据多元统计分析原则,本研究涉及证素变量30项,按20倍样本量计算,需纳入样本600例。采用多阶段整群随机抽样的方法收集病例。河南从艾滋病患者集中的地市中抽取样本县,然后在该县病人相对集中的乡、村收集研究病例。广东、新疆、云南从艾滋病患者相对集中的地市中抽取一个市,然后在该市的定点救治医院中抽取一个救治单位,将该救治单位的全部病例纳入调查目标人群,从中收集本研究所需的研究病例。根据各地疫情分布及课题任务分配,样本量分配为河南240例,广东、新疆、云南各120例,各地区样本量可以根据实际情况进行调整。

1.3 资料收集方法

1.3.1 制定调查表 首先开展文献研究,制定调查表。在前期国家"十五"科技攻关课题"艾滋病中医证候研究"等研究的基础上,通过系统复习近十余年的相关文献,参照中华人民共和国国家标准《中医临床诊疗术语》、《中医诊断学》[9]、《中医内科学》[10]、《中医症状鉴别诊断学》[11]等资料,结合临床实践,筛选覆盖本疾病全病域的指标条目池。集合中医、西医、中西医结合和生物统计学等诸方面专家进行论证,对条目池中症状体征的名称、概念、名词术语等进行规范,形成问卷的初选指标条目,设计临床调查表。经过预调查确定研究用正式调查表。信度检验:对调查量表中各条目间内在一致性,采用Cronbach's系数分析的方法来确定,内部一致性α = 0.882。本问卷Cronbach's系数大于0.6,表明一致性较好。

1.3.2 现场调查 成立调查组,制定舌象采集操作规范、调查流程和职业暴露处理规范等规程,以及数据资料保存与管理规范;制定研究者手册、知情同意书等文件,严格筛选并培训具有高级职称的艾滋病中医临床医生及硕士研究生作为调查员,然后对其进行为期2周的专业培训。要求经过培训后,调查人员调查技术的一致性达到90%及以上,调查完成率应达到95%及以上,每两位调查员调查结果的Kappa值在0.75以上,然后开展现场调查。云南、新疆、广东等省由河南总课题组派出培训小组进行统一培训、考核,质量要求同河南课题组。共有培训合格的31名调查员(河南12名、云南6名、新疆6名、广东7名)参加本研究。

1.4 证素分布分析 鉴于既往中医证候研究中涉及的多元统计分析的局限,本研究采用朱文锋等[12]研究的证素分析软件《WF-Ⅲ中医(辅助)诊疗系统》进行证素分析。对本调查涉及的证候进行证素转换、量化,分析无症状HIV感染期(分两层,CD_4^+细胞数350个/μL以上组和200至350个/μL组,分别简称350以上组、350以下组)、艾滋病的证素分布差异,并对河南、新疆、广东、云南四个地区的证素分布进行比较,据此探讨艾滋病中医病因病机特点。具体方法为,将每份病历的阳性症状、体征输入《WF-Ⅲ中医(辅助)诊疗系统》,该系统自动给出每位患者的证素积分(按照该系统证素权重分级,70分以上证素成立)。

1.5 统计学方法 将各个病历的证素积分录入Excel表,导入SPSS 15.0进行统计分析。证素定量刻画的计量资料满足正态分布的采用t检验,不满足正态分布的采用非参数检验;同时给出证素70分以上病例例数占的阳性率,多样本率的比较采用X^2检验。

2 结果

2.1 一般资料 本调查时间为2008年10月至2010年8月,河南省病例来自开封市尉氏县,驻马店市上蔡县,南阳市宛城区、卧龙区、镇平县、淅川县,新疆、云南、广东病例分别来自新疆维吾尔自治区传染病医院、云南省传染病医院、广东省广州市第八人民医院等单位,共调查病例608例,其中河南276例,广东126例,新疆120例,云南86例;HIV感染期208例,艾滋病期400例。将全部HIV感染和艾滋病主要病性证素按无症状HIV感染期350以上组、350以下组和艾滋病组进行比较。四地无症状HIV感染期性别与年龄比较见表1,艾滋病病例性别、年龄比较见表2,四地艾滋病病例在性别上基线一致,年龄比较差异有统计学意义($p = 0.001$),河南病例年龄比其他三地大。

2.2 河南HIV感染和艾滋病病性证素 河南省调查HIV感染者101例,艾滋病患者175例。河南

表1 四地无症状HIV感染期病例性别和年龄
Table 1 Characteristics of baseline of HIV-infected patients in four regions

Group	HIV-infected cases		Age (x ± s, years)
	Male	Female	
Hennan (n = 101)	54	47	45.88 ± 8.29
Guangdong (n = 41)	22	19	38.85 ± 10.34
Xinjiang (n = 40)	24	16	37.68 ± 6.53
Yunnan (n = 26)	8	18	38.73 ± 10.86

Gender: $X^2 = 5.852$, $P = 0.119$; Age: $F = 12.784$, $P = 0.001$. HIV: human immunodeficiency virus.

表2 四地AIDS病例性别和年龄
Table 2 Characteristics of baseline of AIDS patients in four regions

Group	AIDS cases		Age ($\bar{x} \pm s$, years)
	Male	Female	
Hennan ($n=175$)	106	69	45.94 ± 8.57
Guangdong ($n=85$)	62	23	38.17 ± 8.53
Xinjiang ($n=80$)	57	23	37.40 ± 9.65
Yunnan ($n=60$)	36	24	39.72 ± 10.81

Gender: $X^2 = 6.305$, $P = 0.098$; Age: $F = 23.651$, $P = 0.001$. AIDS: acquired immunodeficiency syndrome.

HIV感染和艾滋病病例病性证素为气虚、阳虚、阴虚、血虚、湿、痰和精亏等。在无症状HIV感染期，分层比较，除湿、痰外，350以上组和350以下组各证素的积分差异有统计学意义（$p < 0.05$）；无症状HIV感染期与艾滋病期比较，无症状HIV感染期350以上组各证素积分均低于艾滋病期（$p < 0.05$），350以下组气虚、阳虚、血虚、湿、痰证的积分低于艾滋病组（$p < 0.05$），阴虚和精亏证的积分与艾滋病组比较差异无统计学意义；主要病性证素阳性率比较差异均有统计学意义（$p < 0.05$）。见表3和表4。

表3 河南省HIV感染和艾滋病病例主要病性证素积分
Table 3 Scores of syndrome factors of HIV/AIDS patients in Henan Province

($\bar{x} \pm s$)

Group	n	Qi-deficiency	Yang-deficiency	Yin-deficiency	Blood-deficiency
HIV-infected/μL					
$CD_4^+ > 350$ cells/μL	51	74.31 ± 78.25	36.47 ± 52.63	70.82 ± 71.84	59.22 ± 70.96
$CD_4^+ < 350$ cells/μL	50	143.70 ± 118.19	101.58 ± 99.21	112.18 ± 84.67	95.34 ± 81.98
AIDS	175	203.39 ± 91.96	165.22 ± 86.34	134.37 ± 75.24	128.98 ± 74.61
P value		$P_{in} = 0.002$; $P_{out1} = 0.001$; $P_{out2} = 0.001$	$P_{in} = 0.001$; $P_{out1} = 0.001$; $P_{out2} = 0.001$	$P_{in} = 0.009$; $P_{out1} = 0.001$; $P_{out2} = 0.075$	$P_{in} = 0.020$; $P_{out1} = 0.001$; $P_{out2} = 0.006$
$CD_4^+ > 350$ cells/μL	51	64.31 ± 76.51	66.08 ± 64.35	22.35 ± 39.41	6.18 ± 27.74
$CD_4^+ < 350$ cells/μL	50	82.14 ± 78.05	74.04 ± 78.29	42.76 ± 54.04	29.90 ± 65.08
AIDS	175	128.58 ± 70.29	99.75 ± 76.17	54.17 ± 50.52	46.17 ± 57.51
P value		$P_{in} = 0.249$; $P_{out1} = 0.001$; $P_{out2} = 0.001$	$P_{in} = 0.578$; $P_{out1} = 0.004$; $P_{out2} = 0.038$	$P_{in} = 0.040$; $P_{out1} = 0.001$; $P_{out2} = 0.167$	$P_{in} = 0.017$; $P_{out1} = 0.001$; $P_{out2} = 0.088$

表4 河南省HIV感染和艾滋病病例主要病性证素阳性率
Table 4 Positive rate of syndrome factors of HIV/AIDS patients in Henan Province

Group	n	Qi deficiency	Yang-deficiency	Yin-deficiency	Blood-deficiency
HIV-infected					
$CD_4^+ > 350$ cells/μL	51	54.9% (28/51)	35.3% (18/51)	56.9% (29/51)	49.0% (25/51)
$CD_4^+ < 350$ cells/μL	50	72.0% (36/50)	60.0% (30/50)	61.2% (36/50)	64.0% (32/50)
AIDS	175	96.0% (168/175)	90.3% (158/175)	86.3% (151/175)	83.4% (146/175)
X^2 value		56.401	69.999	21.502	31.090
P value		0.001	0.001	0.001	0.001
$CD_4^+ > 350$ cells/μL	51	49.0% (25/51)	56.9% (29/51)	25.5% (13/51)	5.9% (3/51)
$CD_4^+ < 350$ cells/μL	50	58.0% (29/50)	54.0% (27/50)	42.0% (21/50)	21.6% (11/50)
AIDS	175	84.6% (148/175)	71.4% (125/175)	56.0% (98/175)	42.8% (75/175)
X^2 value		32.615	7.339	15.563	27.646
P value		0.001	0.025	0.001	0.001

HIV: human immunodeficiency virus; AIDS: acquired immunodeficiency syndrome.

2.3 广东HIV感染和艾滋病病性证素 广东省调查HIV感染41例，艾滋病85例，主要病性证素积分见表5，广东HIV感染和艾滋病病例病性证素为气虚、湿、血虚、阳虚、痰、阴虚等。在无症状HIV感染期，CD_4^+350以上组痰证的积分低于CD_4^+350以下组（$P<0.05$）。无症状HIV感染期与艾滋病期比较，除血虚、精亏外，无症状HIV感染患者气虚、湿、阳虚、痰证的积分均低于艾滋病患者（$P<0.05$）；HIV感染患者CD_4^+350以上组阴虚、气滞证的积分也低于艾滋病患者（$P<0.05$）。主要病性证素阳虚、阴虚、湿、痰阳性率比较差异有统计学意义（$P<0.05$）。见表5和表6。

2.4 新疆HIV感染和艾滋病病性证素 新疆调查HIV感染者40例，艾滋病患者80例，主要病性证素积分见表7。新疆HIV感染和艾滋病病例病性证素为气虚、阴虚、血虚、湿、痰和阳虚等，在无症状HIV感染患者CD_4^+350以上组和350以下组各证素积分比较差异无统计学意义；无症状HIV感染与艾滋病患者比较，除血虚、精亏外，无症状HIV感染者气虚、阴虚、血虚、湿、气滞证的积分均低于艾滋病患者（$P<0.05$）。主要病性证素气虚、阴虚、血虚、精亏、湿、气滞阳性率比较差异有统计学意义（$P<0.05$）。见表7和表8。

表5 广东省HIV感染和艾滋病病例主要病性证素积分
Table 5 Scores of syndrome factors of HIV/AIDS patients in Guangdong Province

($\bar{x} \pm s$)

Group	n	Qi deficiency	Dampness	Blood-deficiency	Yang-deficiency
HIV-infected					
$CD_4^+ >350$ cells/μL	20	101.58 ± 74.27	70.42 ± 57.52	106.95 ± 60.72	41.63 ± 52.05
$CD_4^+ <350$ cells/μL	21	123.41 ± 81.23	70.50 ± 74.28	94.09 ± 71.49	66.36 ± 62.53
AIDS	85	166.86 ± 72.67	130.59 ± 58.13	125.99 ± 81.22	114.91 ± 77.23
P value		$P_{in} = 0.378$; $P_{out1} = 0.001$; $P_{out2} = 0.016$	$P_{in} = 0.997$; $P_{out1} = 0.001$; $P_{out2} = 0.001$	$P_{in} = 0.542$; $P_{out1} = 0.338$; $P_{out2} = 0.096$	$P_{in} = 0.181$; $P_{out1} = 0.001$; $P_{out2} = 0.008$
$CD_4^+ >350$ cells/μL	20	15.26 ± 38.35	25.00 ± 44.91	3.68 ± 16.06	29.63 ± 45.17
$CD_4^+ <350$ cells/μL	21	50.91 ± 59.79	55.91 ± 71.06	17.73 ± 33.65	28.64 ± 43.95
AIDS	85	91.10 ± 75.68	78.22 ± 72.20	32.21 ± 53.67	16.34 ± 35.15
P value		$P_{in} = 0.035$; $P_{out1} = 0.001$; $P_{out2} = 0.023$	$P_{in} = 0.146$; $P_{out1} = 0.002$; $P_{out2} = 0.197$	$P_{in} = 0.106$; $P_{out1} = 0.024$; $P_{out2} = 0.336$	$P_{in} = 0.943$; $P_{out1} = 0.145$; $P_{out2} = 0.155$

In: compared in HIV-infected/μL Groups; Out: compared with AIDS Group（1: $CD_4^+ >350$ cells/μL; 2: $CD_4^+ <350$ cells/μL）廓盉IV: human immunodeficiency virus; AIDS: acquired immunodeficiency syndrome.

表6 广东省HIV感染和艾滋病病例主要病性证素阳性率
Table 6 Positive rate of syndrome factors of HIV/AIDS patients in Guangdong Province

Group	n	Qi-deficiency	Dampness	Blood-deficiency	Yang-deficiency
HIV-infected/μL					
$CD_4^+ >350$ cells/μL	20	75.0% (15/20)	65.0% (13/20)	80.0% (16/20)	45.0% (9/20)
$CD_4^+ <350$ cells/μL	21	85.7% (18/21)	57.1% (12/21)	71.4% (15/21)	61.9% (13/21)
AIDS	85	94.1% (80/85)	94.1% (80/85)	77.6% (66/85)	80.0% (68/85)
X^2 value		5.914	22.329	0.475	10.838
P value		0.052	0.001	0.789	0.004
$CD_4^+ >350$ cells/μL	20	20.0% (4/20)	30.0% (6/20)	10.0% (2/20)	35.0% (7/20)
$CD_4^+ <350$ cells/μL	21	42.8% (9/21)	42.8% (9/21)	23.8% (5/21)	28.6% (6/21)
AIDS	85	65.9% (56/85)	61.2% (52/85)	29.4% (25/85)	18.8% (16/85)
X^2 value		15.200	7.398	3.253	2.700
P value		0.001	0.025	0.197	0.259

HIV: human immunodeficiency virus; AIDS: acquired immunodeficiency syndrome.

表7 新疆HIV感染和艾滋病病例主要病性证素积分
Table 7 Scores of syndrome factors of HIV/AIDS patients in Xinjiang Uygur Autonomous Region

($\bar{x} \pm s$)

Group	n	Qi – deficiency	Yin – deficiency	Blood – deficiency	Dampness
HIV – infected/μL					
CD_4^+ >350 cells/μL	20	63.25 ± 64.99	52.35 ± 64.75	47.00 ± 74.14	39.55 ± 62.95
CD_4^+ <350 cells/μL	20	65.50 ± 55.58	37.85 ± 61.30	30.25 ± 55.07	33.60 ± 49.04
AIDS	80	147.28 ± 56.41	124.06 ± 82.43	97.26 ± 69.43	89.73 ± 70.63
P value		$P_{in} = 0.907$; $P_{out1} = 0.001$; $P_{out2} = 0.001$	$P_{in} = 0.472$; $P_{out1} = 0.001$; $P_{out2} = 0.001$	$P_{in} = 0.410$; $P_{out1} = 0.005$; $P_{out2} = 0.001$	$P_{in} = 0.741$; $P_{out1} = 0.005$; $P_{out2} = 0.001$
CD_4^+ >350 cells/μL	20	36.25 ± 47.15	24.00 ± 60.82	5.00 ± 22.36	4.75 ± 21.24
CD_4^+ <350 cells/μL	20	45.75 ± 61.88	21.75 ± 39.64	4.00 ± 17.89	19.25 ± 40.04
AIDS	80	59.94 ± 70.99	44.15 ± 63.58	28.25 ± 48.31	40.81 ± 50.75
P value		$P_{in} = 0.588$; $P_{out1} = 0.216$; $P_{out2} = 0.415$	$P_{in} = 0.890$; $P_{out1} = 0.204$; $P_{out2} = 0.190$	$P_{in} = 0.877$; $P_{out1} = 0.036$; $P_{out2} = 0.031$	$P_{in} = 0.151$; $P_{out1} = 0.003$; $P_{out2} = 0.084$

In: compared in HIV – infected groups; Out: compared with AIDS (1: CD_4^+ >350 cells/μL; 2: CD_4^+ <350 cells/LL). HIV: human immunodeficiency virus; AIDS: acquired immunodeficiency syndrome.

表8 新疆HIV感染和艾滋病病例主要病性证素阳性率
Table 8 Positive rate of syndrome factors of HIV/AIDS patients in Xinjiang Uygur Autonomous Region

Group	n	Qi – deficiency	Yin – deficiency	Blood – deficiency	Dampness
HIV – infected/μL					
CD_4^+ >350 cells/μL	20	55.0% (11/20)	45.0% (9/20)	35.0% (7/20)	30.0% (6/20)
CD_4^+ <350 cells/μL	20	65.0% (13/20)	30.0% (6/20)	25.0% (5/20)	35.0% (7/20)
AIDS	80	95.0% (76/80)	78.7% (63/80)	73.7% (59/80)	70.0% (56/80)
X^2 value		22.949	20.934	21.541	15.448
P value		0.001	0.001	0.001	0.001
CD_4^+ >350 cells/μL	20	40.0% (8/20)	15.0% (3/20)	5.0% (1/20)	5.0% (1/20)
CD_4^+ <350 cells/μL	20	40.0% (8/20)	25.0% (5/20)	5.0% (1/20)	20.0% (4/20)
AIDS	80	48.7% (39/80)	37.5% (30/80)	44.0% (22/80)	42.5% (34/80)
X^2 value		0.822	4.236	10.108	11.966
P value		0.663	0.120	0.006	0.003

2.5 云南HIV感染和艾滋病病性证素 云南调查HIV感染者26例，艾滋病患者60例。云南HIV感染和艾滋病病例病性证素为气虚、阳虚、血虚、阴虚、湿等，在无症状HIV感染期，350以上组气虚、血虚证的积分低于350以下组（$P<0.05$）；无症状HIV感染期与艾滋病期比较，无症状HIV感染期350以下组证素气虚、阳虚、血虚的积分低于艾滋病期（$P<0.05$），其他证素的积分比较，差异无统计学意义。主要病性证素气虚、阳虚、气滞阳性率比较差异有统计学意义（$P<0.05$）。见表9和表10。

表 9 云南 HIV 感染和艾滋病病例主要病性证素
Table 9 Scores of syndrome factors of HIV/AIDS patients in YunnanProvince

($\bar{x} \pm s$)

Group	n	Qi – deficiency	Yang – deficiency	Blood – deficiency	Yin – deficiency
HIV – infected/μL					
$CD_4^+ >350$ cells/μL	13	34.77 ± 66.27	18.08 ± 44.13	35.38 ± 58.96	20.00 ± 38.13
$CD_4^+ <350$ cells/μL	13	104.23 ± 84.92	64.23 ± 71.03	104.23 ± 84.92	62.08 ± 68.25
AIDS	60	126.44 ± 98.79	89.44 ± 94.10	86.95 ± 92.99	82.88 ± 81.67
P value		$P_{in}=0.029$; $P_{out1}=0.390$; $P_{out2}=0.002$	$P_{in}=0.053$; $P_{out1}=0.367$; $P_{out2}=0.008$	$P_{in}=0.027$; $P_{out1}=0.492$; $P_{out2}=0.067$	$P_{in}=0.057$; $P_{out1}=0.455$; $P_{out2}=0.008$
$CD_4^+ >350$ cells/μL	13	40.15 ± 67.85	0.00 ± 0.00	11.92 ± 29.12	
$CD_4^+ <350$ cells/μL	13	80.46 ± 75.66	18.46 ± 35.32	21.15 ± 40.47	
AIDS	60	67.68 ± 72.00	31.61 ± 50.41	20.00 ± 41.62	
P value		$P_{in}=0.166$; $P_{out1}=0.568$; $P_{out2}=0.212$	$P_{in}=0.072$; $P_{out1}=0.428$; $P_{out2}=0.509$	$P_{in}=0.511$; $P_{out1}=0.928$; $P_{out2}=0.604$	

In: compared in HIV – infected groups; Out: compared with AIDS (1: $CD_4^+ >350$ cells/μL; 2: $CD_4^+ <350$ cells/μL). HIV: human immunodeficiency virus; AIDS: acquired immunodeficiency syndrome.

表 10 云南省 HIV 感染和艾滋病病例主要病性证素阳性率
Table 10 Positive rate of syndrome factors of HIV/AIDS patients in Yunnan Province

Group	n	Qi – deficiency	Yang – deficiency	Blood – deficiency	Yin – deficiency
HIV – infected/μL					
$CD_4^+ >350$ cells/μL	13	69.2% (9/13)	53.8% (7/13)	69.2% (9/13)	53.8% (7/13)
$CD_4^+ <350$ cells/μL	13	23.1% (3/13)	15.4% (2/13)	30.7% (4/13)	23.1% (3/13)
AIDS	60	70.0% (42/60)	56.7% (34/60)	53.3% (32/60)	58.3% (35/60)
X^2 value		10.133	7.374	3.935	5.338
P value		0.006	0.025	0.140	0.069
$CD_4^+ >350$ cells/μL	13	61.5% (8/13)	0.0% (0/13)	23.1% (3/13)	
$CD_4^+ <350$ cells/μL	13	30.7% (4/13)	15.4% (2/13)	15.4% (2/13)	
AIDS	60	53.3% (32/60)	31.7% (19/60)	20.0% (12/60)	
X^2 value		2.837	9.525	0.256	
P value		0.242	0.009	0.880	

2.6 608 例 HIV 感染和艾滋病病性证素 608 例 HIV 感染和艾滋病病例病性证素为气虚、血虚、湿、阴虚、痰、阳虚等，在无症状 HIV 感染期，350 以上组气虚、血虚、阴虚、阳虚、精亏和气滞证的积分均低于 350 以下组（$P<0.05$）；无症状 HIV 感染期与艾滋病期比较，除无症状 HIV 感染期 350 以下组精亏证积分与艾滋病期比较差异无统计学意义外，无症状 HIV 感染患者各证素的积分均低于艾滋病期（$P<0.05$）。主要病性证素阳性率比较均有差异（$P<0.05$）。见表 11 和表 12。

表 11 608 例 HIV 感染和艾滋病病例主要病性证素

Table 11 Scores of syndrome factors of 608 HIV/AIDS patients

($\bar{x} \pm s$)

Group	n	Qi – deficiency	Blood – deficiency	Dampness	Yin – deficiency
HIV – infected/μL					
CD_4^+ > 350 cells/μL	104	72.20 ± 75.07	62.64 ± 70.60	57.58 ± 69.92	52.37 ± 65.43
CD_4^+ < 350 cells/μL	104	119.67 ± 100.92	83.78 ± 79.57	70.25 ± 73.6	6 80.03 ± 81.39
AIDS	400	172.97 ± 87.91	115.80 ± 79.59	112.26 ± 72.12	112.64 ± 80.71
P value		P_{in} = 0.001; P_{out1} = 0.001; P_{out2} = 0.001	P_{in} = 0.044; P_{out1} = 0.001; P_{out2} = 0.001	P_{in} = 0.205; P_{out1} = 0.001; P_{out2} = 0.001	P_{in} = 0.012; P_{out1} = 0.001; P_{out2} = 0.001
CD_4^+ > 350 cells/μL	104	45.92 ± 58.75	32.68 ± 53.09	18.96 ± 37.12	4.71 ± 22.80
CD_4^+ < 350 cells/μL	104	57.11 ± 70.32	74.37 ± 84.91	32.65 ± 48.49	21.00 ± 50.23
AIDS	400	81.81 ± 77.17	119.01 ± 93.82	38.33 ± 49.02	37.44 ± 54.31
P value		P_{in} = 0.302; P_{out1} = 0.001; P_{out2} = 0.003	P_{in} = 0.001; P_{out1} = 0.001; P_{out2} = 0.001	P_{in} = 0.034; P_{out1} = 0.001; P_{out2} = 0.290	P_{in} = 0.001; P_{out1} = 0.001; P_{out2} = 0.001

In: compared in HIV – infected groups; Out: compared with AIDS (1: CD_4^+ > 350 cells/μL; 2: CD_4^+ < 350 cells/μL). HIV: human immunodeficiency virus; AIDS: acquired immunodeficiency syndrome.

表 12 608 例 HIV 感染和艾滋病病例主要病性证素阳性率

Table 12 Positive rate of syndrome factors of 608 HIV/AIDS patients

Group	n	Qi – deficiency	Blood – deficiency	Dampness	Yin – deficiency
HIV – infected/μL					
CD_4^+ > 350 cells/μL	104	53.8% (56/104)	50.0% (52/104)	46.1% (48/104)	29.8% (31/104)
CD_4^+ < 350 cells/μL	104	74.0% (77/104)	58.6% (61/104)	53.8% (56/104)	56.7% (59/104)
AIDS	400	91.7% (367/400)	75.7% (303/400)	79.0% (316/400)	75.5% (302/400)
X^2 value		86.961	30.869	55.319	78.518
P value		0.001	0.001	0.001	0.001
CD_4^+ > 350 cells/μL	104	41.3% (43/104)	29.8% (31/104)	21.1% (22/104)	4.8% (5/104)
CD_4^+ < 350 cells/μL	104	45.2% (47/104)	53.8% (56/104)	33.6% (35/104)	19.2% (20/104)
AIDS	400	60.5% (242/400)	72.5% (290/400)	40.0% (160/400)	35.0% (140/400)
X^2 value		16.701	67.404	12.999	42.019
P value		0.001	0.001	0.002	0.001

HIV: human immunodeficiency virus; AIDS: acquired immunodeficiency syndrome.

3 讨论

对于艾滋病的认识是随着研究的深入，治疗效果的提高而变化的，尤其是国家实行免费抗病毒药物治疗和免费中医中药治疗后，累计治疗的艾滋病病人已突破 10 万人[13]，艾滋病已经由一种"不治"之症、"难治"之症转变为"可治"之症[14]；随着病人生存期的延长，艾滋病已经成为一种类似内科杂病的慢性疾病。

中医对病因病机的认识是基于"审证求因、审证求机"的，证候的判断、分析方法是研究中医病因病机的核心技术问题。既往的中医证候研究多是采用基于专家或者调查员在各种规范标准基础上的判定，掺杂了主观因素，存在着较大的偏倚，使得统计分析的结果大打折扣，其结论难以在临床推广应用。近年来中医证候研究中应用较多的是多元统计分析方法，如聚类分析[15]、主成分分析[16]、判别分析[17]、结构方程模型[18]、贝叶斯网络[19]和偏最小二乘法[20]等。很多多元统计方法是对复杂问题的线性简化，这固然有利于对复杂问题的数学描述，但又可能与实际问题脱节。如判别分析和回归分析都是不加区别地、均衡地看待每个症状变量对线性关系的影响，同时还是基于各变量的作用与其他变量无关，且各变量的作用可以叠加这一不甚合理的假定而建立的对症状和证候关系的一种简单的线性描述。本研究采用的证素的方法，运用数据挖掘和信息处理技术，将证候与证素之间的隶属关系进行定量刻画，是一种相对客观的研究方法，较好地解决了临床症状体征与证候之间的复杂非线性关系。

本课题组在前期大规模临床救治和大样本流行病学调查的基础上，组织伤寒、温病及临床专家，结合有关文献研究，提出了"艾毒伤元"的艾滋病病因病机假说[21]。这一假说认为，艾滋病是一种新发疫病，艾毒是其直接病因。艾毒是一种疫疠之邪，其性质兼有湿、热、毒、疠等病邪特征，以湿热为主；艾毒直接损伤并渐进性地消耗人体元气，最终导致元气耗竭而死亡，伤元是艾滋病的基本病机。本研究结果显示，在基于证素的分析中，从无症状HIV感染期到艾滋病期，四地HIV感染和艾滋病的主要病性证素有地域特点，如河南的各证素积分较高，广东病性证素湿积分较高，新疆病性证素阴虚积分较高，这与河南患者年龄较大、广东气候湿热（多湿）、新疆气候干燥（伤阴）等特点吻合；但四地病性均以气虚、血虚、阳虚、阴虚、湿、痰等积分较高，且各个证素随病情进展而积分增加，说明在现有样本量和研究方法下，艾毒的特点表现为损伤人体元气进而导致气虚、血虚、阴虚、阳虚、精亏和湿、痰等邪内生。可以看出，伤元是艾毒的主要特点，在从无症状HIV感染期到艾滋病期的发展过程中，尽管临床上证候多样、症状不一，其基本病因病机是统一的，艾毒伤元可以概括艾滋病的中医病因病机，指导艾滋病中医临床治疗和科学研究。

4 利益冲突

本文作者声明不存在任何与本稿件相关的利益冲突。

参考文献（略）

（出自中西医结合学报2011年第9卷9期第955－964页）

艾滋病慢性进展期的证素研究方法

胡振杰[1]　郭会军[2]

（1. 河南中医学院艾滋病研究所，郑州450000；2. 河南中医学院第一附院艾滋病研究中心，郑州450000）

关键词　艾滋病；慢性进展期；证素；研究方法

引言

艾滋病是由感染人类免疫缺陷病毒引起的一种严重威胁人类健康的传染性疾病，自1981年被首次发现后迅速在全球传播蔓延。艾滋病慢性进展期是指从急性感染发展到艾滋病的中间阶段，持续大约6~8年，此期的病情是呈现慢性进展的，并逐渐表现出相应的症状和体征[1]。根据中国卫生部发布的最新艾滋病疫情，截至2009年底，估计中国现存活艾滋病病毒感染者和艾滋病病人74万，其中艾滋病病人10.5万人，新发艾滋病病毒感染者4.8万人[2]。可以看出处于慢性进展期的持续时间最长、患者最多。

1 慢性进展期

目前在艾滋病的临床诊疗和科学研究中多采用2005年卫生部、国家中医药管理局发布推荐的《艾滋病诊疗指南》中对艾滋病的分期，将艾滋病的全过程分为急性期、无症状期和艾滋病期，认为无症状期在临床表现方面常无任何症状和体征，确诊依赖流行病学病史和实验室检查[3]。但是此期艾滋病病毒在人体内一直维持着高度复制平衡状态，病毒大量地产生，也被大量地清除，不断地感染和杀伤T淋巴细胞，也不断地突变来逃避免疫系统的追击，所以感染者还未发病。但是由于邪盛正虚已出现了不同的证，包括了病变的部位、原因、性质，以及邪正关系[4]。可见并不是无证可辨，这已经被有些学者意识到。如李华伟等[5]调查了633例无症状HIV感染者，并与同地区非感染人群作对照，发现神疲乏力、纳呆食少、咳嗽咳痰、皮肤病变、呕恶、淋巴结肿大、消瘦、发热、腹泻等艾滋病相关症状出现的频率与对照组相比，差异均有显著性意义，认为这些症状与病毒感染有关，具有重要的临床意义。李发枝等[6]在综合长期一线大量的临床实践和实施相关科研课题的基础上，认为无症状HIV感染期患者尚无典型的艾滋病症状，但却不同程度的有面色苍白，易于感冒，全身乏力，失眠多梦，焦虑恐惧，情绪低落，头晕目眩或低热盗汗，烦热口干，淋巴结肿大等表现，认为有证可辨。所以称艾滋病无症状期为慢性进展期更加科学，更符合病情演变的实际。

2 目前研究现状及存在问题

目前对艾滋病慢性进展期的中医药干预已成为热点。由于目前在艾滋病慢性进展期缺乏统一的认识，导致临床医师在诊治病人时无章可循、无所适从，阻碍了治疗水平的提高。多数学者认为,在艾滋病慢性进展期,艾滋病病毒虽已侵入人体,但正气尚未明显虚衰,病邪处于潜伏状态。若患者的体质虚弱,体内环境或免疫功能进一步降低或紊乱,正不胜邪,病情必将发展;若及时采取防治措施,扶正祛邪则可延缓病程进展。所以在临床治疗中,多采取扶正祛邪的治疗法则,辨病施治。在具体治疗上各专家从病机治疗、辨证分型治疗、采用复方制剂等,虽然取得了比较好的临床疗效,但是大多基于专家的个人临床经验,辨证方法错杂,辨证的主观因素较多,因此重复性较差。所以在艾滋病慢性进展期的处理存在很多问题如:①研究过程中对实验研究、理论研究明显较少,多着眼于提高免疫力方面,缺乏中医基础理论的指导,脱离中医整体观与辨证论治,对中医药治疗艾滋病慢性进展期的作用机理的研究不足;②缺乏针对中医药治疗艾滋病慢性进展期的疗效评价标准,现有的免疫指标很难真实的体现中医药的作用;③艾滋病慢性进展期的中医基础理论及临床证治研究尚处在初级阶段,缺乏大范围、大宗病例的中医证候流行病学研究,缺乏统一的证候学标准;④没有统一的艾滋病慢性进展期临床诊疗标准,慢性进展期的治疗仍然建立在中医内科其他疾病的基础上[7]。

3 证素的研究方法

中医治疗疾病以辨证论治为精髓,辨证是以症状、体征为主要诊断依据,但是症状、体征和证候之间的关系是一种非线性关系,各症状体征之间也存在大量的多重共线性关系和协同关系。所以每一个症状体征与其相对应的辨证含义不是简单的一一对应,往往一个症状体征对应多个辨证含义。证素辨证方法[8]是根据中医学理论和辨证思维规律,通过大样本的流行病学调查统计,采用特尔菲方法对名老中医的辨证经验进行总结处理,通过反复的临床辨证实际应用等,运用数据挖掘和信息处理技术,将证候与证素之间的隶属关系进行定量刻画,明确各证候对相关证素的诊断贡献度(或称隶属度、辨证参数)综合制定,较好的解决了症状体征与证素之间的复杂非线性关系。可见证素研究方法较好的解决了症状、体征和证素之间的复杂非线性关系,是一种科学的研究方法。而且证素辨证方法已经在临床中广泛应用,并取得明显效果,在科研中也有了相关运用,如刘绍能等[9]探讨了慢性乙型肝炎中医证素特征及其演变规律,李灿东等[10]分析了青少年寻常痤疮皮损区与五脏病位证素的相关性,孙增涛[11]等探讨支气管哮喘中医证候分布规律,吴同玉等[12]分析了血糖与病性证素湿的相关性等都取得了一定的效果。

可见以证素为方法进行艾滋病慢性进展期的研究是可行的。

4 展望

用证素的研究方法对艾滋病慢性进展期进行研究,可以拓宽中医药对艾滋病的研究视角,加深中医药对艾滋病的认识和诊疗水平,进一步延缓艾滋病的发病进程,提高艾滋病患者的生存质量,减少社会经济负担。

参考文献 (略)

(出自光明中医2011年第26卷8期第1730-1731页)

HIV/AIDS患者脉象与中医证候的多重对应分析

张 芳[1] 施 念[2] 杨永利[1] 施学忠[1]

(1. 郑州大学公共卫生学院卫生统计学教研室 郑州450001;2. 郑州大学基础医学院 郑州450001)

摘要 目的:探索多重对应分析模型在HIV/AIDS患者脉象与中医证候关系中的应用。方法:采用多阶段分层整群抽样,从河南省5个艾滋病高发县中随机抽取HIV/HIDS患者1277例进行体检及问卷调查。结果:脉象与实证在2个维度的Cronbach系数分别是0.559和0.241,在2个维度的特征根是2.011和1.277;湿热内蕴与脉沉、脉弱和脉虚有联系;湿热蕴毒与脉数和脉滑有联系;邪结皮肤与脉细有联系;肝郁气滞与脉弦有联系。脉象与虚证在2个维度的Cronbach系数分别是0.558和0.242,在2个维度的特征根是2.010和1.279;脾气虚弱与脉沉、脉虚和脉弱有联系;肺脾气虚与脉弦和脉滑有联系;气阴两虚、气血亏虚与脉细有联系。结论:多重对应分析可以揭示HIV/AIDS患者脉象与证候间的联系;在建立HIV/AIDS证候标准时,要充分考虑到脉象特征。

关键词 多重对应分析;中医证候;艾滋病;脉象

近年来,证候学研究逐渐成为艾滋病中医研究的热点。然而,艾滋病的中医证候学研究至今未取得突破性进展,其主要原因为缺乏公认的证候诊断标准。证候是医师通过"望、闻、问、切"来收集患者四诊信息资料,运用"阴、阳、表、里、寒、热、虚、实"八纲辨证，气血津液辨证和脏腑辨证等多种辨证学说，根据中医理论和方法，结合患者和环境状况等相关因素，从整体出发对疾病进行分析、归纳、推理，进而对当前疾病所处阶段的认识[1-2]。脉象为艾滋病中医辨证的主要依据之一，为了解其与中医证候之间的关系，作者拟通过多重对应分析，探讨 HIV/AIDS 患者脉象与中医实证/虚证之间的关系，为 HIV/AIDS 中医证候标准的建立提供依据。

1 对象与方法

1.1 对象 2005 年 8 月至 2006 年 2 月，采用多阶段分层整群抽样（在河南省 40 个艾滋病高发县中随机抽取 5 个高发县，每个县随机抽取 4 个乡，每个乡随机抽取 4 个村，被抽中村的全部 HIV/AIDS 患者为调查对象），抽取 1277 例 HIV/AIDS 患者作为调查对象，其中 HIV 携带者 636 人，AIDS 患者 641 人。采用经过培训合格的调查员入村进行体检和问卷调查。

1.2 研究变量及赋值 脉象特征包括脉沉、脉数、脉弦、脉滑、脉涩、脉细、脉濡、脉弱及脉虚等共 9 个指标，所有指标均为二分类变量：1 表示是，2 表示否。基本实证包括 4 种类型：1 表示湿热内蕴，2 表示湿热蕴毒，3 表示邪结皮肤，4 表示肝郁气滞。基本虚证也包括 4 种类型：1 表示脾气虚弱，2 表示肺脾气虚，3 表示气阴两虚，4 表示气血亏虚。

1.3 统计学处理 首先利用 EPIDATA3.02 建立数据库，然后导入 SPSS16.0 进行分析，应用多重对应分析模型，探讨 HIV/AIDS 患者脉象与中医证候的关系，检验水准 $\alpha = 0.10$。

2 结果

2.1 HIV/AIDS 患者脉象与基本实证/虚证的简单对应分析 见表 1。脉数、脉弦、脉滑、脉细、脉濡、脉弱、脉虚与基本实证有联系；脉沉、脉数、脉滑、脉细、脉虚与基本虚证有联系。

表 1 HIV/AIDS 患者脉象与中医证候的简单对应分析

脉象	基本实证		基本虚证	
	X^2	P	X^2	P
脉沉	2.179	0.536	16.112	0.001
脉数	12.604	0.006	16.352	0.001
脉弦	28.467	<0.001	5.063	0.167
脉滑	10.046	0.018	17.057	0.001
脉涩	0.774	0.856	0.349	0.951
脉细	8.385	0.039	7.623	0.054
脉濡	10.024	0.018	2.193	0.533
脉弱	8.423	0.038	2.969	0.396
脉虚	9.154	0.027	17.563	0.001

2.2 HIV/AIDS 患者脉象与证候的多重对应分析 见表 2。HIV/AIDS 患者脉象与实证多重对应分析显示：脉弦、脉细在 2 个维度上均有较好的区分度；脉沉、脉数、脉滑、脉弱在维度 1 上有较好的区分度；实证、脉濡在维度 2 上有较好的区分度；脉涩、脉虚在 2 个维度上的区分度均较差。HIV/AIDS 患者脉象与虚证多重对应分析显示：脉数、脉滑在 2 个维度上均有较好的区分度；脉沉、脉弦、脉细、脉弱在维度 1 上有较好的区分度；虚证、脉濡在维度 2 上有较好的区分度；脉涩、脉虚在 2 个维度上的区分度均较差。

表 2 HIV/AIDS 患者脉象与基本实证/虚证多重对应分析结果

指标	基本实证		基本虚证	
	维度 1	维度 2	维度 1	维度 2
基本实证/虚证	0.028	0.325	0.039	0.178
脉沉	0.469	0.003	0.487	0.062
脉数	0.121	0.001	0.114	0.504
脉弦	0.249	0.297	0.237	0.097
脉滑	0.429	<0.001	0.438	0.148
脉涩	0.007	0.033	0.006	0.024
脉细	0.393	0.119	0.396	0.056
脉濡	0.019	0.477	0.020	0.162
脉弱	0.241	0.001	0.216	0.042
脉虚	0.056	0.022	0.056	0.005
Cronbach 系数	0.559	0.241	0.558	0.242
特征根	2.011	1.277	2.010	1.279
惯量	0.201	0.128	0.201	0.128

HIV/AIDS 患者脉象与基本实证的多重对应分析结果见图 1。由图 1 可知，湿热内蕴与脉沉、脉弱和脉虚有联系；湿热蕴毒与脉数、脉滑有联系；邪结皮肤与脉细有联系；肝郁气滞与脉弦有联系。

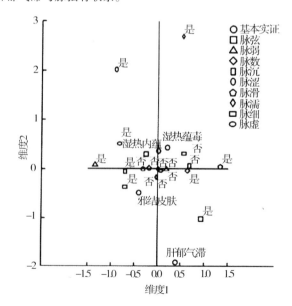

图 1 HIV/AIDS 患者脉象与实证多重对应分析图

HIV/AIDS 患者脉象与虚证的多重对应分析结果见图 2。由图 2 可知，脾气虚弱与脉沉、脉虚及脉弱有联系；肺脾气虚与脉弦、脉滑有联系；气阴两虚、气血亏虚与脉细有联系。

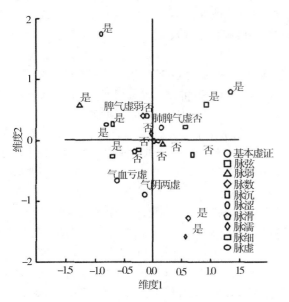

图2　HIV/AIDS患者脉象与虚证多重对应分析图

3　讨论

脉象与中医证候均为分类资料，传统是利用X^2检验或计算列联系数来揭示二者的关系。但X^2检验只能说明二者是否有关系，不能明确是怎样的关系；列联系数虽可说明二者联系的程度，但不能说明相关发生在脉象与哪种证候之间[3]。多重对应分析可以有效解决上述问题[4]。其基本思想是将一个列联表的行和列中各元素的比例结构以点的形式在较低维的空间中表示出来。定性变量划分的类别越多，这种方法的优势性越明显[5]。

证候，简称为证，是对疾病过程中所处一定（当前）阶段的病位、病因、病性以及病势等所作的病理性概括。肝郁气滞证表现为情志抑郁、胸胁、舌苔薄白、脉弦等，湿热蕴毒证表现为咽痛、咽干、口干不欲饮、脉濡数或滑数，脾气虚弱证表现为食少、腹胀、舌淡苔白、脉缓或脉弱等，肺脾气虚证表现为咳嗽、气喘、咳痰、舌淡、苔白滑、脉弱等，阴虚证表现为咽干、五心烦热、脉细数等，气虚证表现为气短、乏力、脉虚等，血虚证表现为面、睑、唇、舌色白，脉细等[6]。谢世平等[7-8]的研究表明湿热内蕴证表现为舌色红、口苦、小便短赤等，邪结皮肤证表现为皮肤瘙痒、粗糙等。该研究显示HIV/AIDS的中医证候与脉象之间有一定联系：湿热内蕴与脉沉、脉弱、脉虚有联系，湿热蕴毒与脉数、脉滑有联系，邪结皮肤与脉细有联系，肝郁气滞与脉弦有联系，脾气虚弱与脉沉、脉虚、脉弱有联系，肺脾气虚与脉弦、脉滑有联系，气阴两虚、气血亏虚与脉细有联系，提示在建立艾滋病中医诊断标准时，要充分考虑到脉象上的特征。

由于多重对应分析模型方法的局限性，该研究未能解释脉象与证候关系的密切程度，可进一步拟合多分类logistic回归模型，以分析脉象与哪种证候的关系更密切，规范艾滋病中医证候诊断标准。

参考文献（略）

（出自郑州大学学报2011年第46卷4期第535-537页）

基于文献的艾滋病中医证候分析

姜　枫

河南中医学院第一附属医院（河南郑州450000）

摘要　目的：基于文献，分析目前艾滋病中医证候学研究现状。方法：采用计算机检索和人工检索的方法，收集1981年至2010年的《中国期刊全文数据》（CNKI）、《万方数据资源系统》（WANFANG DATA）艾滋病中医研究文献，对文献进行查重、初读、遴选，然后按地域进行梳理、分析、结果，检索到文献1200余篇，遴选纳入分析文献93篇，按地域进行梳理可以发现分为四类，坦桑尼亚、河南、广东、云南，各个地方有其特点。结论：考虑研究病例来源地区的地域因素，目前的艾滋病中医证候均以虚损为主，只是在虚损脏肺上有差异。

关键词　艾滋病，中医证候，文献

基于文献，开展了获得性免疫缺陷综合症（艾滋病）的中医证候学研究，发现了各个地域有其特点。

基金项目：国家十一五科技重大专项（NO：2009ZX10005-015）；国家中医临床研究基地建设项目（国中医药发〔2008〕23号）；国家中医药管理局重点研究室（艾滋病扶正排毒）建设项目（国中医药函〔2009〕95号）。

1 资料与方法

1.1 文献来源

数据库选用《中国期刊全文数据》（CNKI）、《万方数据资源系统》（WANFANG DATA）。检索年限为1981年至2010年。采用计算机检索和人工检索方法进行收集。关键词选用："获得性免疫缺陷综合征"、"AIDS"、"艾滋病"、"爱滋病"、"HIV"，逻辑组配并且（AND）"中医药"、"中西医疗法"、"中西医结合"、"中药"、"草药"、"病机"、"病因"。

1.2 文献选择标准

对计算机检索文献，根据纳入及排除标准对每一篇文献的题目、内容摘要进行阅读，剔除不合格文献；经初步筛选后的文献进行全文阅读，再次进行筛选，未全文收录者，进行手工查阅；将文献数据库中合格的文献进行对比，相同文献仅取一篇。经出步筛选后的文献分别按照纳入和排除标准分为理论文献、临床文献、综述文献三大类。合计检索到文献1242篇，剔除、排除实验（67）、综述（171）、新闻报道摘要（779）等，得到理论文献127篇、临床文献85篇、述评类文献13篇，合计225篇，再对文献进行遴选，共纳入文献93篇，选择有代表性文献分析如下。

2 结果

结果按研究对象区域划分，可以大致分为下列几类。

2.1 基于坦桑尼亚病例的认识

由于早期国内的艾滋病病例较少，中医药工作者在援外医疗的实践中使用中医药治疗艾滋病进行了初步探索，积累了一些艾滋病中医证候的认识。如赵氏[1]认为感染者辨证可循伤寒、温病之理法，或从脏腑入手。早期邪毒上受犯肺，邪在卫气表现为肺气阴两虚；中期脾胃受损致肺脾两虚，晚期虚损涉及肾阴肾阳，出现脾肾两虚。赵氏、吕氏[2]，指出在艾滋病的潜伏期和早期，部分病人可以虚实夹杂同时相见，中期和晚期常见有气虚和虚热证，尤其是津液亏损之阴虚证更为突出。正虚在艾滋病病机中始终居于主导地位。艾滋病的病情趋势随着各种机会性感染的不断侵袭病势逐渐加重，从肺—脾—肾，可出现几脏俱病。黄氏[3,4]等观察了729例艾滋病临床表现，并分析了中医治疗十年以上21例艾滋病病例，认为辨证主要涉及肺脾二脏，少有心、肝、肾表现；辨证脏腑多涉及肺脏，以热毒内伏为病机关键，症状性HIV感染患者，病变多涉肺脾，风火热毒犯肺，宜肃失司，挟湿伤脾，运化失常。患者随着免疫功能的减退，气（阳）阴（血）受伤明显，又内生痰浊、瘀血，临床上表现为虚实夹杂之证。疾病后期常常是多脏受累，临床仍多以肺脾二脏虚损为主，脏腑功能失调，阴虚阳衰往往同时并见，且邪毒深伏。

2.2 基于河南病例的认识

上世纪90年代后期在以河南等中部地区出现了因有偿献血而感染的艾滋病病例，中医药工作者在救治诊疗活动中初步探索了艾滋病中医证候特点。如杨氏[5]等对河南省某地区72例有偿供血后感染HIV/AIDS的患者进行中医证候的观察分析，初步发现HIV/AIDS早中期主要的中医证候特点为热毒浊瘀、气阴两虚、元气虚损；元气虚损与机体细胞免疫损伤呈现较高相关性。李氏[6]等分析158例HIV/AIDS感染者发现中医证候以复合证为主，虚证最多见，其次是肝虚证、气虚证、阳虚证、湿热内蕴证、心虚证、肝郁气滞证等。由卖血感染引起的艾滋病患者临床常见证型以虚证为主，脏腑主要及肝脾心。邱氏[7]等研究HIV/AIDS患者274例中医证候流行病学分布。发现艾滋病患者的证候表现较复杂，出现的证候有29种。发生率较高的依次为脾肺气虚、风热蕴络、湿热内蕴、肝肾阴虚、气阴两虚等。病变主要涉及肺脾为多，肺脾亏虚的表现较为突出，其次为肝肾亏虚。许氏[8]调查南阳地区281例HIV/AIDS患者及281例，辨证以肺脾气虚、湿热内蕴为最多，证候表现以虚实夹杂为主。CD_4^+T淋巴细胞数水平高时出现的证候涉及脏腑少，病情轻，而CD_4^+T淋巴细胞数水平低时主要以虚实夹杂证候为主，涉及脏腑多，病情重。

李氏[9]，等在进行1279例HIV/AIDS患者中医四诊信息的主成分分析时指出，本实证主要包括风热侵袭，风寒侵袭，湿热内蕴，湿热蕴毒，痰热蕴肺，邪结皮肤，肝郁气滞，气郁痰凝，痰瘀互结，热入营血等10种；基本虚证主要包括肺卫不固，脾气虚弱，气阴两虚，气血亏虚，肺脾气虚，肝肾阴虚，肺肾阴虚，脾肾阳虚等8种。

2.3 基于云南病例的认识

云南地处西南边陲，与"金三角"毗邻，因静脉吸毒感染的艾滋病病例较多。如方氏[10]等分析云南省经静脉注射吸毒感染的180例HIV/AIDS的中医症状及证候后发现，静脉注射吸毒感染的HIV/AIDS患者以虚证为主，主要是气阴两虚证为主，涉及肝、脾、肾三脏。秦氏[11]等采用横断面研究方法对德宏等9个州、市的1007例病例进行调查，常见证候（出现率3%以上）有气阴两虚、湿热蕴结、脾虚湿困、肺脾气虚、阴虚湿热、痰湿阻肺、肝肾阴虚、痰热壅肺；虚实夹杂证与CD_4^+T淋巴细胞数下降水平呈正相关。李氏[12]等治疗HIV/AIDS 83例，根据中医辨证，邪毒内蕴者口服扶正抗毒胶囊，肝脾肾俱虚者口服康爱保生胶囊，提示该地区上述证候出现比例较高。

2.4 基于广东病例的认识

广东地区性传播途径感染的艾滋病病例较多。岑氏[13]等对2003年1月至2007年12月广州市第八人民医院门诊及住院的223例HIV/AIDS患者中医证型分布规律的初步研究发现，艾滋病患者以热证居多，无症状期以热证为主，发病期则虚证和虚实夹杂证增加，中医辨证证型与CD_4^+T淋巴细胞数、性别和体重密切相关。朱氏[14]等分析广州市第八人民医院艾滋病专科住院患者中发热患者温病学证候特点后发现，艾滋病发热患者证候复杂，卫气营血及三焦均可涉及，热型及舌脉也不单一。患者以恶寒发热、壮热较多见；舌质以淡红、暗红多见；舌苔以白腐苔为主；脉象以数脉为主，尤以实脉类多见，兼见浮、沉、虚类脉象且比例相当。

2.5 基于安徽病例的认识

安徽现有 HIV/AIDS 病例以经血途径为主。张氏[15]等对皖北地区 473 例艾滋病毒感染者和艾滋病患者中医临床症状和证候分布规律初探；HIV 期以气血两亏型为最多见，AIDS 期以气阴两虚、肺肾不足型，肝经风火、湿毒蕴结型，脾肾亏虚、湿邪阻滞型和气虚血瘀、邪毒奎滞型为前4位复合证型。据此认为该地 AIDS 中医临床症状特征是"以虚为主，虚实夹杂，气血津液俱亏，湿毒瘀虚同在"，证型特征是"复杂多变，以虚为本，多脏腑受累"，病情呈现渐行性发展、渐进性加重之特点。

2.6 其他认识

如李氏[16]认为艾滋病为五脏俱损，气血两亏之患，分脾湿血亏、肺热塞盛、肾阴盛拥、热毒内组等证型。吴氏[17]分为热陷营血型和肺肾阴亏型。苏氏[18]分为肺胃阴虚、脾胃虚损、脾肾两亏、热盛痰蒙等4型。李氏[19]分成脾肺气虚、肺肾阴虚、痰聚血瘀、热毒范肺、热入营血、邪毒阻络等不同证型。尤氏[20]认为本病潜伏期长，病势凶顽而缠绵，继沮热证之后，往往先伤肺之气阴，然后深入脾、心、肝、肾诸脏而渐见气损诸象。胡氏[21,22]勿等总结的最常见证型为气血两虚、气阴两虚、气血血瘀、肝郁气滞。辨证分型应当分期与分型相结合，体虚外感证候特点是多见于艾滋病初期，以发热为主症；慢性虚损证阶段可分肝郁气滞、阴血亏虚、肝风内动、肺气阴两虚等11型。李氏[23]在论述艾滋病中医辨治体会时指出，临床分为肺气阴两虚型、肺脾两虚型、心气阴两虚型、脾肾两虚型、热毒炽盛、痰蒙清窍型。艾滋病中医辨证属虚证或本虚标实，主要以虚证为主。陈氏[24]等观察了河北省 HIV/AIDS 患者55 例，潜伏期常见气血两亏、痰热内扰、肝郁气滞火旺；发病期常见气虚血瘀、邪毒奎滞、肝经风火、湿毒蕴结、脾肾亏虚、湿邪阻滞、气阴两虚、肺肾不足等。关氏[26]等认为因有偿采供血感染艾滋病与吸毒感染艾滋病人群两者的证候特点在本质上是相似的，均表现为虚实夹杂，虚证主要为气虚、脾虚、肾虚、肺虚、阴虚、血虚、肝虚、心虚，实证主要为痰湿、热毒、湿热、血瘀；病程越长，虚证的表现越为突出。黄氏[26]等调查 170 例静脉吸毒 HIV/AIDS 患者，证型出现频率较高（10%以上）者依次为：脾胃气虚、肝郁气滞、肾阴虚、痰热组肺、肝胃不和、肺气虚、肾阴阳两虚、气虚证、痰湿蕴肺、肝火证、心阴虚．实证为主的证候多见于肝、肺，虚证为主的证候多见于肾，脾胃、肺。

3 结论

可以看出，上述研究结论和观点有明显的地域、传播途径差异。大致归纳可以有4类。坦桑尼亚病例：病变涉及脏腑主要为肺脾二脏，少有心、肝、肾表现，病邪性质为风火热毒、湿、痰浊、瘀血；以河南为代表的中部地区经有偿献血感染 HIV 人群：临床常见证型以虚证为主，脏腑主要累及肝脾心；以云南为代表的静脉吸毒感染人群：证候虚证为主，主要是气阴两虚证为主，涉及肝、脾、肾三脏；以广东性传播为代表的人群：总体证型以气阴两虚、肺肾不足最多见，无症状期以肝郁气滞火旺型为多，发病期则多见气阴两虚肺肾不足；基本证型以热证居多，无症状期以热证多见，发病期则为虚证和虚实夹杂证增多。

此外，坦桑尼亚东部沿海地区和内陆部分低地属热带草原气候，西部内陆高原属热带山地气候；桑给巴尔的20多个岛屿属热带海洋性气候，终年湿热。广东属于东亚季风区，从北向南分别为中亚热带、南亚热带和热带气候。如果考虑上述两地区研究对象所在区域均是湿热之地的气候特点。可以看出，目前的艾滋病中医证候研究中，证候均以虚损为主，只是在虚损脏腑上有差异。

参考文献（略）

(出自中华中医药学会防治艾滋病学会第八次年会论文集2011年第362-367页)

获得性免疫缺陷综合征年长患者与青年患者中医四诊信息的差异性研究

刘志斌　金艳涛　陈秀敏

（河岸南中医学院第一附属医院艾滋病临床研究中心）

摘要 目的探讨老年与青年获得性免疫缺陷综合征患者中医四诊信息的差异性。方法通过分析中医临床科研信息一体

基金项目：国家"艾滋病和病毒性肝炎等重大传染病防治"科技重大专项"十一五"计划课题（2009ZX10005-019）；国家中医药管理局中医药重点学科建设项目（国中医药发〔2009〕30号）

中医药治疗艾滋病研究进展

化平台中的艾滋病患者首诊病例资料，以年龄将患者分为年长组（≥50岁）及青年组（≤44岁），采用SPSS 19.0软件进行统计分析。结果共纳入分析2675例获得性免疫缺陷综合征患者资料。两组患者超过10%的症状中，年长组患者乏力〔56.0%（884/1579）比47.7%（523/1096）〕、头晕〔16.0%（253/1579）比9.1%（100/1096）〕、食欲不振〔26.6%（420/1579）比22.1%（242/1096）〕、四肢困重〔13.1%（207/1579）比9.8%（107/1096）〕和消瘦〔56.0%（184/1579）比8.8%（96/1096）〕症状较青年组多见，差异有统计学意义（$P<0.05$）。年长组中苔白〔68.3%（1078/1579）比64.6%（708/1096）〕及脉沉〔24.8%（392/1579）比19.4%（213/1096）〕多于青年组，脉滑〔10.6%（167/1579）比13.6%（149/1096）〕出现频率低于青年组，差异有统计学意义（$P<0.05$）。结论获得性免疫缺陷综合征年长患者与青年患者中医四诊信息存在一定差异性，有必要进一步对其开展系统研究。

关键词 获得性免疫缺陷综合征；年长患者；中医四诊信息；舌象；脉象

临床中医症状是中医工作者认识疾病、辨识证候和评价疗效的重要依据[1]，从艾滋病中医症状特点入手研究本病可望逐步揭开中医关于本病的诸多关键问题，因此为研究者所关注[2-3]。"十一五"期间，课题组参与实施中国中医科学院主持的"中医药防治艾滋病、病毒性肝炎等疾病临床科研一体化技术平台体系构建及应用研究"课题，纳入了大样本的艾滋病患者临床诊疗信息资料。现利用该平台，尝试分析总结艾滋病患者临床中医四诊信息特征，将有关结果报告如下。

1 资料与方法

1.1 一般资料 分析数据源于2010年1月—2011年12月国家"十一五"重大专项"中医药防治艾滋病、病毒性肝炎等疾病临床科研一体化技术平台体系构建及应用研究"课题组河南中心负责纳入的河南、湖北、安徽三省份病例资料信息。

研究方法 分析平台中患者的首次病程记录所涉及的基本信息及中医四诊信息。其中：（1）基本信息包括：性别、民族、年龄、婚姻状况、职业及感染途径等。（2）中医四诊信息包括：全身症状、头面症状、饮食症状、二便症状、舌象、脉象及其他已记录的症状。剔除年龄<18岁的患者病例资料。依据WHO标准，以年龄将患者分为年长组（≥50岁）及青年组（≤44岁）。

本次研究所使用数据的后台导出由中国中医科学院课题责任单位工作人员完成。

1.3 统计学方法 采用SPSS 19.0进行描述性统计分析全部患者常见中医症状及舌脉的分布频数。对超过10%的症状按照年龄分组，比较不同年龄组间患者症状的差异性采用χ^2检验。以$P<0.05$为差异有统计学意义。

2 结果

2.1 一般信息 本次纳入分析2675例在属地观察门诊首次就诊的资料。其年长组1579例，青年组1096例。年长组患者平均年龄为（56±5）岁；其中男716人，女863人；主要感染途径为有偿献血，共1514例，占95.88%。青年组平均年龄为（36±3）岁；其中男608人，女488人；主要感染途径为有偿献血，共1022例，占93.25%。

2.2 两组患者常见症状比较 两组患者常见的症状比较结果显示，在超过10%的症状中，年长组患者乏力、头晕、食欲不振、四肢困重和消瘦较青年组差异有统计学意义（$P<0.05$，见表1）。

2.3 两组患者常见舌脉频率比较 两组患者相比，年长组中白苔及沉脉多于青年组，滑脉出现频率低于青年组，差异均有统计学意义（$P<0.05$，见表2）。

3 讨论

艾滋病是由人免疫缺陷病毒感染导致被感染者免疫功能缺陷为主要特征的一种慢性传染性疾病。高效抗反转录病毒治疗（HAART）虽然被推荐作为本病首选治疗方法，但是诸如耐性药性、毒副作用以及依从性等问题一定程度上影响着其疗效进一步提高。与此同时，补充与替代疗法作为治疗本病的一种选择，越来越多的得到了关注。利用中医药治疗艾滋病及其并发症在过去的30年中也有了很大的进展，取得了显著的成绩，特别是由政府主导的中医药治疗艾滋病的关键技术在"十一五"以来持续得到国家科技重大专项的重点资助，并有望获得突破[4]。

表1 两组患者常见症状比较〔n（%）〕
Table1 Comparison of common symptoms between two groups

症状	年长组 (n=1579)	青年组 (n=1096)	合计 (n=2675)	χ^2值	P值
乏力	884 (56.0)	523 (47.7)	1407 (52.6)	17.729	0.001
头晕	253 (16.0)	100 (9.1)	353 (13.2)	26.879	0.001
不寐	157 (9.9)	65 (5.9)	222 (8.3)	13.686	0.001
腰酸	123 (7.8)	44 (4.0)	167 (6.2)	15.752	0.001
胸闷	126 (8.0)	40 (3.6)	166 (6.2)	20.840	0.001
腰痛	118 (7.5)	38 (3.5)	156 (5.8)	18.905	0.001
食欲不振	420 (26.6)	242 (22.1)	662 (24.7)	7.094	0.008
四肢困重	207 (13.1)	107 (9.8)	314 (11.7)	6.994	0.008
消瘦	184 (11.7)	96 (8.8)	280 (10.5)	5.781	0.016
气短	162 (10.3)	83 (7.6)	245 (9.2)	5.613	0.018
头痛	97 (6.1)	48 (4.4)	145 (5.4)	3.925	0.048

续表

症状	年长组 (n=1579)	青年组 (n=1096)	合计 (n=2675)	X^2值	P值
咳嗽	279 (17.7)	163 (14.9)	442 (16.5)	3.670	0.055
畏寒	123 (7.8)	66 (6.0)	189 (7.1)	3.079	0.079
大便稀溏	214 (13.6)	126 (11.5)	340 (12.7)	2.466	0.116
汗出	96 (6.1)	80 (7.3)	176 (6.6)	1.565	0.221
容易感冒	222 (14.1)	138 (12.6)	362 (13.5)	1.198	0.274
食少	299 (18.9)	190 (17.3)	490 (18.3)	1.109	0.292
发热	200 (12.7)	148 (13.5)	348 (13.0)	0.401	0.527
大便次数多	133 (8.4)	88 (8.0)	221 (8.3)	0.132	0.716

表2 两组患者常见舌脉频率比较结果〔n（%）〕
Table 2 Comparison of the signs of tongue and pulse frequency between two groups

舌脉象	年长组 (n=1579)	青年组 (n=1096)	合计 (n=2675)	X^2值	P值
舌淡红	760 (48.1)	556 (50.7)	1316 (49.2)	1.747	0.186
舌淡白	332 (21.0)	233 (20.3)	565 (21.1)	0.021	0.884
舌红	240 (15.2)	163 (14.9)	403 (15.1)	0.054	0.816
白苔	1078 (68.3)	708 (64.6)	1789 (66.9)	3.932	0.047
薄苔	697 (44.1)	521 (47.5)	1218 (45.5)	3.006	0.083
黄苔	243 (15.4)	172 (15.7)	415 (15.5)	0.046	0.831
腻苔	208 (13.2)	138 (12.6)	346 (12.9)	0.194	0.659
厚苔	94 (6.0)	72 (6.6)	166 (6.2)	0.422	0.516
细脉	905 (57.3)	624 (56.9)	1529 (57.2)	0.038	0.845
沉脉	392 (24.8)	213 (19.4)	605 (22.6)	10.745	0.001
弱脉	343 (21.7)	222 (20.3)	566 (21.2)	0.836	0.361
滑脉	167 (10.6)	149 (13.6)	316 (11.8)	5.659	0.017
弦脉	152 (9.6)	101 (9.2)	253 (9.5)	0.128	0.721
数脉	133 (8.4)	80 (7.3)	213 (8.0)	1.115	0.291

针对年长患者开展的艾滋病中医药特点研究并不多见，而伴随着HAART治疗的深入，患者的生存时间明显的延长，超过50岁感染者的人群有增高趋势[5]。老年艾滋病患者人群在扩大，他们面临着与年龄增加相关的社会、心理及生理变化所带来的新挑战。多种因素导致此类人群的早期诊断滞后、误诊增加、并发症增多、疾病进展快于青年人群[6-7]，使得与艾滋病相关问题更复杂。针对此人群开展相关研究正逐渐成为艾滋病研究的一个热点。

目前，艾滋病的中医药相关研究主要集中在中医证候、疗效评价、治疗方案、有效制剂筛选及能力建设等方面[8]。基于临床症状的规范化研究是中医认识和治疗艾滋病的立足点和出发点，对本病的中医常见症状开展规范研究，明确本病的症状分布特征、临床证候特点与本病的中医治疗效果评价密切相关。在既往的研究中，研究者采用了有限样本的病历回顾、横断面调查及队列方法开展艾滋病及并发症的常见症状分布研究，受病历样本代表性限制，所得结论受到一定制约。相比之下，基于临床诊疗病例的数据挖掘，如果纳入的观察样本足够大，临床诊疗行为规范，病历资料收集记录完整翔实，则会形成本病较为全面的系统认知及诊疗策略。

既往的研究表明，艾滋病患者的临床四诊信息具有一定特点，虽然不同的研究纳入的病例资料基本特征有所差异，但是患者的较为常见症状体征有疲乏、头晕、气短、胸闷、腹泻、消瘦、易感冒、痞满、失眠、舌质淡红、苔白及沉、细、弱脉等[9-10]。此次纳入的大样本分析的资料结果提示患者主要有乏力、头晕、不寐、食欲不振、四肢困重、消瘦、大便稀溏、容易感冒、食少、发热、舌淡红、舌淡白、苔白、苔薄、苔黄、苔腻、脉细、脉沉、脉弱及滑为多见，结果与既往研究相似。同时本研究发现，获得性免疫缺陷综合征年长患者与青年患者中医四诊信息存在一定差异性，主要体现在年长患者乏力、头晕、食欲不振、四肢困重、消瘦、白苔、沉脉多于青年组，青年组发热及滑脉的频率高于年长组。

总之，艾滋病是一种复杂疾病，患者临床表现复杂多变，年长患者和青年患者的临床四诊信息存在一定差异性，而随着临床实践和研究的深入，越来越多的针对年长患者的关注和研究必将陆续开展，有关年长患者的中医四诊信息、证候分布、诊疗规范等关键问题将有望陆续得到突破。

志谢：本文数据来源于国家"十一五"科技重大专项"中医药防治艾滋病、病毒性肝炎等疾病临床科研一体化技术平台体系构建及应用研究"课题。在此向所有参与该课题艾滋病研究的工作者致谢！

参考文献（略）

（出自CGP中国全科学2013年第16卷8A期第2652-2654页）

基于隐树模型的围绝经期妇女艾滋病中医证候要素分析

魏巍[1] 张磊[2] 李霞[1] 罗艳侠[1] 吴立娟[1] 高琦[1] 郭秀花[1] 闫傲霜[3]

(1. 首都医科大学公共卫生与家庭医学学院北京市临床流行病学重点实验室；
2. 北京交通大学计算机与信息技术学院；3. 北京市科技委员会)

摘要 目的 探索围绝经期妇女艾滋病的中医基本证候要素。方法 运用隐树模型对全国范围内围绝经期妇女艾滋病人群中中医证候要素相关数据进行分析。结果得到BIC评分为-52308.52分，20个隐变量的隐树模型，模型中的隐变量展现了该人群患者主要涉及的病位为脾（隐变量Y2-Y8），同时也影响及其它四脏：心（隐变量Y16）、肝（隐变量Y1）、肺（隐变量Y17、Y18）、肾（隐变量Y10），主要病变性质为气虚（隐变量Y2、Y16、Y17）和阴虚（隐变量Y13）。主要证候为肝失疏泄、脾虚湿盛、心气亏虚及正气不足。结论 隐树模型可以客观化、定量化地揭示中医症状间的复杂关系，为中医证候的定量化研究提供研究思路。

关键词 隐树模型；艾滋病；中医证候要素

隐树模型（latent tree model），即多层隐类模型（hierarchical latent class，HLC）是隐类分析中的重要工具，隐结构分析是一种基于隐类分析的多维同时聚类方法[1-2]。近几年已经应用于中医疾病证候要素的探索性研究中，能够对各证候要素进行定量研究分析。由于艾滋病病机复杂，其诊断主要依据患者主观感觉和医生诊断经验，辩证过程普遍存在不规范、无法统一的特点。因此，制定客观的艾滋病人群证候诊断标准十分必要。

1 临床资料

本研究病例信息全部来源于中国中医科学院2011年收集、全国范围内围绝经期（45~55岁）艾滋病患者。病例入选标准符合中华人民共和国卫生部2008年发布的《艾滋病和艾滋病病毒感染诊断标准》，均经临床专家采用中医（汤药、针灸、中成药等）、中西医结合或西医方法诊治。所有患者均填写艾滋病量表（WHOQOL-HIV生存质量量表），从问卷信息中，我们提取了艾滋病常见症状32个，包含乏力、易于感冒、发热、畏寒、汗出等。

2 研究方法

隐树模型是一种树状形贝叶斯网，包含了多个显变量、隐变量及其之间的隐结构。隐树模型中所有叶节点是能够通过"四诊"直接观测到的变量，称为显变量；所有内节点是临床医生观测不到的变量，称为隐变量，如图1。

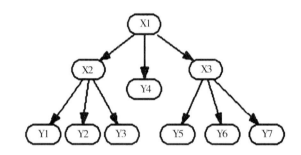

图1 一个HLC模型（Y是显变量，X是隐变量）

Zhang[3]给出了如何从给定的数据中挑选出最匹配数据的HLC模型方法，一个模型的质量可以用贝叶斯信息标准评分（Bayes information critedon，BIC）来度量。隐树模型的BIC评分计算公式为：

$$BIC(G|\Sigma) = \log P(\Sigma|G, \theta) - \frac{d(G)}{2}\log m$$

其中，Σ是1组数据，m是Σ中的样本个数，G代表1个隐树模型，而θ是G中的参数的1个最大似然估计，$d(G)$是G中独立参数个数。

以中国中医科学院开发的"中医临床科研信息共享系统"为基础，设计出中医药防治艾滋病临床信息采集系统，应用SAS 9.2建立数据库，将32个症状变量整理为二值变量（0或1）。运用Lantern 2.0软件进行隐树模型分析，通过BIC评分准则找到所有可能模型中BIC评分最高的隐树模型。

北京市属高等学校人才强教计划资助项目（PHR201007112）
国家科技部艾滋病和病毒性肝炎等重大传染病防治重大专项课题（2012ZX10005009-003）
国家科技部973项目（2011CB505404）
国家科技部重大专项中医药防治重大传染病的临床科研一体化技术平台课题（2009ZX10005-019）

3 结果

3.1 艾滋病隐树模型结构

利用启发式单重爬山（heuristic single hill climbing, HS-HC）算法，得到 BIC 评分最高的隐树模型 M（见图 2），其 BIC 评分为 -52308.52。在模型中，V1－V44 是临床医生观测到的显变量，Y0－Y19 是模型通过学习得到的隐变量，各个隐变量括号里对应的数字表示该隐变量的赋值个数。

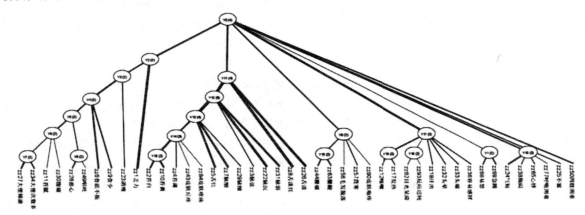

图 2　症状信息的隐树模型结构图

3.2 艾滋病隐变量模型中隐变量的诠释

从图 2 中可以看到，隐变量 Y0 可以当作是本次调查人群，直接依赖于 Y0 的隐变量有 Y1、Y2、Y9、Y11、Y16、Y17。结合艾滋病中医证候理论，对模型 M 中的隐变量进行诠释。

隐树模型 M 结构图中，隐变量 Y1 直接影响着急躁、易怒这两个症状的出现及其轻重程度，为肝失疏泄所致的情志症状。肝失疏泄的原因在于肝气的发散作用失常，肝气发散作用失常无非肝气过强、发散太过和肝气虚弱、发散不足。古代文献中类似论述，如《古今医统》记载："郁为木性不舒，遂成郁结，既郁之久，变证多端……肝气一逆，诸气皆逆"。《医编》写到："百病皆生于郁，郁而不舒，则皆肝木之病矣。"

Y2 隐变量主要对应脾虚湿盛证的临床表现。脾主运化，脾气虚弱，健运失职，则见食少、食欲不振（Y4），胃气上逆，则见恶心、呕吐（Y5、Y8），脾虚失运，清浊不分，混杂而下，则见大便稀溏、大便次数多（Y7），脾虚不能运化水湿，湿浊内生，阻碍气机，气机不畅，则见苔腻、腹痛（Y6），脾为气血生化之源，脾虚化源不足，不能充养机体，则见消瘦（Y3），气血不足，脏腑功能衰退，则见乏力（Y2）。

Y10 为腰部异常症状：腰痛、腰酸，提示病位在肾；隐变量 Y9 对应主要为皮毛异常：皮肤疱疹、毛发脱落、畏寒（皮肤畏寒）。

Y11 主要对应舌脉表现。其中，隐变量 Y11 对应舌质颜色（舌淡、舌淡红），隐变量 Y15 对应舌苔颜色（苔黄、苔白），隐变量 Y12 对应脉象（脉沉、脉弱、脉弦），隐变量 Y13 对应阴虚证的舌脉表现（舌红、脉细、脉数），隐变量 Y14 主要对应皮肤病变（皮肤疱疹、皮肤丘疹、苔薄）。

Y16 主要反映了心气亏虚证的临床表现。心气不足，鼓动无力，胸阳不振，则见心悸、胸闷，身体机能活动衰减，则见气短、呼吸困难。

Y17 反映了艾滋病人正气不足，易于感受外邪而表现的一系列症状。隐变量 Y17 为肺气不足表现：肺气亏虚，不能固表，则见汗出，外邪易于入侵，则见容易感冒，气虚不能上荣或外邪上扰清窍，均可见头痛、头晕。隐变量 Y18 为外邪袭肺表现：外邪侵袭，正邪交争，则见发热，肺失宣肃，则见咳嗽。隐变量 Y19 为神气不足表现：反应迟钝、目光呆滞。

3.3 艾滋病隐树模型中隐类的解释

隐树模型不仅能够对变量进行定性分析，还能够对隐类进行定量解释，下面将从两方面对模型 M 定量诠释。首先，模型明确指出了隐变量取值个数；其次，模型解释中以条件概率分布定量化描述了变量之间的依赖关系。这里以模型 M 中隐变量 Y16 为例，隐变量 Y16 直接影响着呼吸困难、心悸、胸闷、气短症状的出现和轻重程度。从定性角度层面，可以把隐变量 Y16 诠释为心气亏虚证。在定量角度上，Y16 有 3 个不同取值，分别记为 S0、S1 和 S2，即按照 Y16 这个隐变量，模型 M 把数据样本对应的艾滋病的患者分成了 3 个大类。因为上述的分类不能通过观测直接得到，所以称之为隐类，其特征可以通过类概率分布具体描述。

例如，Y16 与 ZZ24、ZZ38、ZZ65、ZZ77 的定量关系分别由条件概率分布 P（ZZ24 | Y16）、P（ZZ38 | Y16）、P（ZZ65 | Y16）和 P（ZZ77 | Y16）给出。各症状变量在 Y4 的 2 个取值下的条件概率分布情况见表 1。就"心悸"症状具体而言，在 Y16 = S0 这个类中，"无"和"有"心悸情况人群比例大约分别为 99% 和 1%，在 Y16 = S1 中，对应人群比例分别为 91% 和 9%，在 Y16 = S2 中，对应人群比例分别为 44% 和 56%。"心悸"在隐类 Y16 = S0 这类人群中"无"和"有"的比例明显偏高。

利用上述方法可以对模型 M 中其他隐变量逐一定量分析。由此，能够通过描述人群中某个隐变量下的特定隐类时，或者是证候处于某个特定轻重程度时，相应症状出现的动态变化情况。

表1 隐变量 Y16 与相关症状的条件概率分布表

	显变量症状	S0	S1
p（V丨Y16 = S0）	气短	1.00	0
	心悸	0.99	0.01
	胸闷	0.99	0.01
	呼吸困难	1.00	0
p（V丨Y16 = S1）	气短	0.14	0.86
	心悸	0.91	0.09
	胸闷	0.69	0.31
	呼吸困难	0.96	0.04
p（V丨Y16 = S2）	气短	0.72	0.28
	心悸	0.44	0.56
	胸闷	0.59	0.41
	呼吸困难	0.96	0.04

4 讨论

通过隐变量分析结果可以看出，围绝经期艾滋病患者主要涉及的病位为脾（隐变量 Y2 - Y8），同时也影响及其它四脏：心（隐变量 Y16）、肝（隐变量 Y1）、肺（隐变量 Y17、Y18）、肾（隐变量 Y10），主要病变性质为气虚（隐变量 Y2、Y16、Y17）和阴虚（隐变量 Y13）。

近年来，中医药治疗艾滋病取得了长足进步，毒副作用小，不易耐药，最关键的是能够对"证"开药，因此明确艾滋病中医辨证标准举足轻重[4-6]。证素是对病变当前的位置与性质等本质所作的判断，是辨证的基本要素[7]。《中医内科常见病诊疗指南·西医疾病部分》中指出，艾滋病的基本病机是疫毒传染、邪毒内伏体内、气血阴阳虚衰、脏腑虚损，百病丛生，为本虚标实之证。查阅文献表明，艾滋病的基本中医证候要素为阴虚、气虚、血虚，运用隐树模型进行艾滋病中医证候要素的分析结果是基本可靠的[8]。隐树模型提示，气虚、阴虚等证候要素只与部分症状变量直接相关，而不是与全部症状变量直接相关，而且不同证候要素影响不同的症状变量，这是符合中医理论和临床实际的。

隐结构模型分析的结果是在客观临床调查数据基础上完成，由计算机在统计学原则指导下自动搜索而产生，不依靠人类的主观经验反映出数据的共性特征，具有较强的客观性，对艾滋病中医辨证规范具有重大意义，具体体现在以下方面：第一，可以显示中医证候或病机的客观性。隐结构模型的基本思想是寻找多个角度，对未经过医生辨证的病例数据进行多维聚类分析，因此所得每一个划分都是数据在某一方面特征的反映，克服了主观性；第二，通过分析模型中具有中医辨证意义的隐变量或隐类可能涉及的证候及证候要素，为今后艾滋病中医辨证过程提供依据；第三，通过隐结构模型中的数学信息分析一些隐变量与其所含显变量的关系，可以了解某一症状对于证候要素的贡献度，从而为建立证候或证候要素的诊断标准提供依据。

但是，目前隐树模型在数据变量处理上具有一定的局限性，建立模型时不宜纳入过多变量，同时所要求的样本量较大。本文纳入了与艾滋病常见证候相关的 44 个症状变量，样本为 1032 例，模型 M 中有个别症状变量在证候归类上与中医实际理论有一定差异，部分症状变量在证候诠释上比较困难，为模型解释带来了一定困难。可以认为，本研究建立的隐树模型 M 是与 1032 例艾滋病人群数据最匹配的、最可靠的模型，但并非完美无缺，模型中所有隐变量反映出来的数据特征的中医临床意义，需要结合中医理论和临床专家经验来综合考虑和判断。这些问题有待今后通过改进模型算法和增大样本量继续深入研究。

参考文献（略）

（出自北京中医药2012年第31卷8期第563 - 566页）

艾滋病患者中医症状聚类分析及其类别间比较

任周新[1,2]　许前磊[3]　刘志斌[1]

（1. 河南中医学院第一附属医院艾研中心，河南郑州 450000；
2. 河南省病毒性疾病中医药防治重点实验室，河南郑州 450000；3. 河南中医学院，河南郑州 450008）

摘要　目的：对服用抗病毒药物艾滋病患者进行流行病学调查，应用聚类分析法处理样本的中医症状数据，进行样本分类。结合其他实验室检查结果，比较类别之间的差异性。方法：采用横断面流行病学调查方法对 200 例 AIDS 患者进行了中医证候调查，对 53 个有序离散型中医症状或体征变量进行 Q 型聚类，把样本分成多个类别；应用流式细胞术检测患

艾滋病患者中医症状聚类分析及其类别间比较

者外周血 CD_3^+T、CD_4^+T、CD_8^+T 的绝对计数和 CD_4^+/CD_8^+ 比值，分析样本数量较多的类别之间的差异性。结果：有4个类别样本数量不小于8，比较它们之间的差异性。按照 CD_4^+T 细胞数量排列的顺序，CD_4^+/CD_8^+ 比值、体重、夜尿次数、消谷善饥、腹泻、腹泻持续时间、感冒频率、自汗和消瘦的平均得分与 CD_4^+ 数值的变化相一致；而病程长短则和 CD_4^+T 细胞数量的排列顺序相反。53个有序离散型中医症状或体征变量中，平均年龄最大组有40个平均得分最高占总数的75.5%；平均年龄最小组有25个平均得分最低，占总数的47.2%。卡方检验后发现：四类样本间基本证型分布未有显著性差异。结论：长期使用 HAART 对 CD_4^+ 细胞数量的改善作用受到病程长短的影响，病程越长，效果越差。另外也说明，体重、感冒频率、腹泻次数等某些症状或体征能够在某种程度上反映外周血中 CD_4^+ 细胞数量的变化规律。HAART 艾滋病患者中医症状和体征受到年龄的影响，患者年龄大者症状和体征表现得明显，而与患者的 CD_4^+T 细胞数量的多少没有必然的联系。

关键词 抗病毒药物；艾滋病患者；中医症状；聚类分析

随着国家艾滋病防控体系的建立与完善，艾滋病高发区多数患者享受到了一定的抗病毒药物的免费治疗。近年来，在中医理论的指导下，部分接受 HAART 疗法的患者同时服用了中药。我们认为中医对证候认识的基础是通过四诊获得的各种症状和体征，通过统计学等数学方法对获得的大量的症状和体征信息进行分析，可能获得某种规律性的认识。聚类分析从样本数据出发，对大量信息进行自动分类，具有评价客观的优点，是一种探索性的分析方法。本研究通过问卷方法采集159例服用抗病毒药物艾滋病患者的临床中医症状和体征资料，进行聚类分析，结合全血 CD_3^+T、CD_4^+T 和 CD_8^+T 细胞绝对计数的检测结果，期望得到某些有价值的信息。

1 材料与方法

1.1 诊断标准

1.1.1 艾滋病期的诊断标准 采用卫生部2008年颁布的《艾滋病和艾滋病病毒感染诊断标准》[1]，患者符合诊断标准中 C 组临床表现中至少一种成人艾滋病指征性疾病并伴有 HIV 感染；或有 HIV 感染，同时 CD_4^+T 淋巴细胞数 $< 200/mm^3$，即诊断为艾滋病。

1.1.2 中医辨证标准 参照1997年国家技术监督局发布的中华人民共和国国家标准《中医临床诊疗术语》[2]，采用我们前期课题较为成熟的 HIV/AIDS 中医证候辨证标准，由长期从事艾滋病治疗的专家进行辨证。

1.2 病例选择

1.2.1 纳入标准 符合《艾滋病和艾滋病病毒感染诊断标准》中艾滋病的诊断标准；有明确的感染途径；患者既往无慢性器质性疾病；年龄18～65岁。患者接受 HAART 药物治疗，疗程达到或超过6个月。

1.2.2 排除标准 合并有精神病及其他影响问卷调查的真实性的患者；妊娠期妇女；调查资料不全者。

1.3 调查内容

1.3.1 一般信息 包括姓名、性别、出生年月、民族、接受调查时间、婚姻、体重、身高、现居住地、HIV 确诊时间、感染途径、现病史、既往史等。

1.3.2 临床信息 根据中医四诊，获取患者的各种症状和体征信息。

1.4 实验室检查

1.4.1 主要试剂及仪器 FACSCalibur 流式细胞仪，美国 BD 公司产品。Multitest™ $CD_3/CD_8^+/CD_{45}/CD_4^+$ 荧光素标记单克隆抗体试剂及 Trucount 试管（产品编号：340491）；BD Trucount™ Control 微球（产品编号：340335）；FACS 溶血素（10X）；CaliBRITE 3 荧光微球（产品编号：340486）和 CaliBRITE APC 荧光微球（产品编号：340487），均为美国 BD 公司产品。

1.4.2 标本采集 采集患者外周静脉血2mL，EDTA-K3 抗凝。

1.4.3 免疫荧光染色及流式细胞分析 在 Tru-COUNT 绝对数管中加入 20μL Multitest™ $CD_3/CD_8^+/CD_{45}/CD_4^+$ 四色试剂和 50μL 全血，充分混匀。室温避光放置 20min。加入 450μL FACS 溶血液（1X），充分混匀，室温避光放置 17min。应用 MultiSET 软件检测 CD_3^+T、CD_4^+T 和 CD_8^+T 绝对数值。

1.5 统计学方法

应用 SPSS 13.0 软件进行统计学处理与分析。聚类分析采用 Q 型聚类，Chi-square measure 测定样本间的亲疏程度，Single solution 选择20。计量资料数据以 $\bar{x} \pm s$ 表示；以频数、百分率作描述性统计分析。组间比较用独立样本 t 检验。

2 结果

2.1 中医症状和体征的聚类分析

根据53个有序离散型中医症状或体征变量（消瘦、神疲、乏力、畏寒、发热、五心烦热、自汗、盗汗、头晕、目眩、头痛、头重、心悸、气促、失眠、健忘、咳嗽、咳声低弱、喘促、感冒、纳呆、肠鸣、腹泻、腹胀、腹痛、腹泻持续时间、齿衄、口淡、口渴、咽干口燥、口臭、口腻、饥不欲食、消谷善饥、恶心、呕吐、嗳气、吞酸、呃逆、胃脘灼热、牙龈肿痛、便秘、胁肋胀痛、情绪抑郁、烦躁、口苦、耳鸣、腰膝酸痛、发槁齿摇、耳聋、夜尿频数、浮肿、性欲减退）进行聚类分析，159个样本根据亲疏程度分成了数量多少不等的20类。由第1到第20类包含的样本数量依次为：96、1、1、3、10、8、1、23、1、1、1、1、3、2、1、1、1。其中第1类、第5类、第6类和第8类具有较多的样本数，用于进一步的分析。

2.2 4类样本的比较分析

得到的4个类别,按照CD_4^+数量由低到高依次为第6类、第5类、第1类和第8类。对4类样本的6个连续性变量(见表1),53个有序离散型中医症状或体征变量进行了比较分析。其中,CD_4^+/CD_8^+比值、体重、夜尿次数、消谷善饥、腹泻、腹泻持续时间、感冒频率、自汗和消瘦的平均得分在4个类别中的排列顺序与CD_4^+数值的排列顺序相一致(见表1);艾滋病平均病程时间与CD_4^+数值的变化相反。和第6类比较,第8类的CD_4^+T数量、CD_4^+/CD_8^+比值和体重显著增加($P<0.05$);第1类的CD_4^+T数量、CD_4^+/CD_8^+比值显著增加($P<0.05$)。4组间的CD_8^+T数量没有显著性差异($P>0.05$)。

表1 4类样本的5个连续性变量的比较($\bar{x}\pm s$)

类别	第6类	第5类	第1类	第8类
样本数	8	10	96	23
CD_4^+ T	125.50±69.8	325.67±224.31	335.47±256.32*	338.18±203.9
CD_8^+ T	845.17±305.20	1285.56±1032.32	956.47±503.50	1045.32±715.91
CD_4^+/CD_8^+ 比值	0.16±0.10	0.32±0.26	0.41±0.30*	0.41±0.27*
病程时间(月)	94.2±23.3	84.0±20.4	74.9±34.3	72.0±36.7
体重(kg)	51.1±10.2	56.0±9.7	57.7±6.7	61.4±8.1*
年龄(岁)	44.7±4.0	54.0±5.9*	48.8±6.7	47.8±8.1

注:和第六类组比较,$*p<0.05$。

由表1可见,第5类的平均年龄最大,和第6类组比较,差异有统计学意义($p<0.05$);该类大多数症状和体征平均得分最高,有40个占总数的74.1%:神疲、乏力、畏寒、发热、五心烦热、盗汗、头晕、目眩、头痛、头重、心悸、咳嗽、咳声低弱、喘促、纳呆、肠鸣、腹胀、腹痛、齿衄、口淡、口渴、咽干口燥、口臭、口腻、饥不欲食、恶心、呕吐、嗳气、吞酸、呃逆、胃脘灼热、牙龈肿痛、便秘、胁肋胀痛、情绪抑郁、烦躁、耳鸣、腰膝酸痛、浮肿、性欲减退。而平均年龄最小的第6类多数症状和体征的平均得分最低,有25个占总数的46.3%:神疲、畏寒、五心烦热、头晕、目眩、头重、心悸、腹痛、齿衄、口淡、口渴、咽干口燥、口臭、口腻、饥不欲食、恶心、呕吐、牙龈肿痛、便秘、口苦、耳鸣、腰膝酸痛、发槁齿摇、浮肿、性欲减退。

3 讨论

高效抗逆转录病毒疗法(highly active antiretroviral therapy,HAART)尽管不能根除体内的HIV,但能够显著降低患者血浆中的HIV-RNA的水平,还可恢复或部分恢复HIV破坏的免疫功能[3]。国内的研究也证实,实施HAART后,确实大大降低HIV相关疾病的发病率和AIDS的死亡率[4],短期内能够显著提高患者外周血CD_4^+T细胞数量,改善生活质量[5-6]。但也存在治疗一段时间后,CD_4^+T细胞上升到达平台,难以恢复正常水平的现象[6-7]。本研究应用聚类分析,根据中医的症状和体征,将研究样本聚类成20类。按照CD_4^+T细胞数量排列的顺序,把样本数量较多的4个类别进行排列,发现CD_4^+/CD_8^+比值、体重、夜尿次数、消谷善饥、腹泻、腹泻持续时间、感冒频率、自汗和消瘦的平均得分与CD_4^+T细胞数量的排列顺序相一致,而病程长短则和CD_4^+T细胞数量的排列顺序相反。说明现有的用药方案,长期使用对CD_4^+细胞数量的改善作用受到病程长短的影响,病程越长,效果越差。另外也说明,体重、感冒频率、腹泻次数等某些症状或体征能够在某种程度上反映外周血中CD_4^+细胞数量的变化规律。

54个有序离散型中医症状或体征变量中,平均年龄最大组有40个平均得分最高占总数的74.1%;平均年龄最小组有25个平均得分最低,占总数的46.3%。说明艾滋病患者中医症状和体征受到年龄的影响,患者年龄大者症状和体征表现的明显,而与患者的CD_4^+T细胞数量的多少没有必然的联系。有研究发现,接受HAART治疗以后1~2年,患者的生活质量有显著意义提高,但之后缓慢下降[8-9]。结合我们的研究结果,我们认为尽管HAART疗法通过抑制HIV病毒,能够在一定程度上改善患者的生活质量。但艾滋病患者的生活质量还受到其他多种因素的影响,除本次研究发现的年龄因素外,可能还有其他因素。提示,在未来的治疗干预中,应考虑多种因素对患者生活质量的影响,除了应用抗病毒药物外,还应根据患者的个人具体情况,采用其他的治疗措施,制订更为合理的治疗方案。从这个意义上,建立在整体观念和辨证论治的宏观认识和治疗体系的中医,在提高患者的生活质量方面应有一定的作为。

聚类是将数据分类到不同的类或者簇这样的一个过程,所以同一个簇中的对象有很大的相似性,而不同簇间的对象有很大的相异性。从实际应用的角度看,聚类分析是数据挖掘的重要方法,能够对种类繁杂,数量多的样本进行独立和客观的分类,了解其中的规律性。本研究应用聚类分析的方法，对艾滋病中医症状和体征进行分类，借助于检验结果和其他统计学方法，发现了其中蕴含的部分规律。不过，本研究采用的中医症状或体征为有序离散型变量，而作为重要诊断指标的舌诊和脉诊内容，却由于数据难以转化为有序离散型变量，没有进入聚类分析。而研究发现，舌诊和脉诊是中医判断艾滋病患者证候的重要参考指标[10]，本聚类分析中两项内容的缺失，在一定程度上，影响了对中医证候的判断，降低了判断的灵敏度和准确度。

参考文献（略）

（出自辽宁中医杂志2013年第40卷7期第1291－1293页）

艾滋病患者高效抗逆转录病毒治疗后不良反应的中医证型聚类分析

陈莉华　金艳涛　郭会军　蒋自强

（河南中医学院第一附属医院艾滋病临床研究中心）

摘要　目的　分析艾滋病患者经高效抗逆转录病毒治疗（HAART）后出现的药物不良反应的中医证型特点。**方法**　采用回顾性分析，以国家"十一五"传染病重大专项课题病例资料为依据，用聚类分析的方法对经HAART后出现药物不良反应的艾滋病患者的中医四诊信息进行统计分析，归纳证型。**结果**　胸闷、气促、汗出异常、特殊汗出、头痛、胁痛、小便异常、齿痕舌、大便异常、弱脉、厚苔、腻苔、弦脉、沉脉、淡白舌、意识异常、面色异常、淡红舌可聚为一类，其证型可归纳为肝郁脾虚湿盛证；腰酸、腰膝无力、食欲不振、腹胀、头晕、不寐、疲乏、口味异常、薄苔、白苔、细脉可聚为一类，其证型可归纳为脾肾气虚证。**结论**　HAART后患者出现的药物不良反应中两个较为突出的证型分别为肝郁脾虚湿盛证和脾肾气虚证，提示在中医药治疗HAART后不良反应时应该以补脾益肾疏肝为主，并需进一步的临床验证。

关键词　获得性免疫缺陷综合征；抗逆转录病毒治疗，高效；不良反应；聚类分析

高效抗逆转录病毒治疗（HAART）的出现为艾滋病患者带来了希望，患者的生存质量得到了明显提高[1-2]。但随着治疗时间的延长，其不良反应已成为临床治疗中的突出问题。笔者依托国家"十一五"传染病重大专项课题数据，采用聚类分析的统计方法，将HAART后出现不良反应患者的中医症状、体征、舌脉等四诊临床资料进行分析，归纳其常见中医证型，为中医药治疗HAART后不良反应提供依据。

1　资料与方法

1.1　资料来源　来源于国家"十一五"传染病重大专项课题观察病例，为2010年河南某地观察治疗的病例资料。

1.2　研究方法

1.2.1　数据收集　纳入统计分析的病例必须同时符合如下标准：（1）正接受HAART的艾滋病患者。（2）出现下列1项及以上不良反应者：①出现恶心、呕吐、腹胀、食欲不振、腹泻等消化道症状；②出现瘙痒性、散发性、以丘疹或结节为主要疹型的皮疹，持续时间＞1个月；③全血细胞自动分析检测，血红蛋白男性＜120g/L、女性＜110g/L者；④高脂血症、脂肪分布异常者。（3）患者年龄18～65岁。（4）中医证候采集观察表数据基本完整，缺项＜20%者。（5）知情同意书保存齐全者。

1.2.2　数据采集内容　以课题病例观察表为基础设计新的数据采集表，采集如下资料。（1）基本信息：性别、民族、年龄、婚姻状况、文化程度、职业。（2）采集的症状及体征：疲乏、头晕、汗出异常、特殊汗出、意识异常、不寐、头痛、面色异常、咽干、口味异常、胸闷、气促、食欲不振、腹胀、腰酸、腰膝无力、大便异常、小便异常。（3）舌象与脉象：记录舌象（舌色、舌形、舌态、舌苔、苔色）与脉象（沉、迟、细、弱、代、结等）资料。

1.3　质量控制　采用统一的信息资料采集表，调查人员经培训后采用双人采集，使用Epidate3.02建立数据库，并进行数据一致性检验后锁定数据库。

1.4　统计学方法　对出现频率超过20%的症状、体征、舌象、脉象进行统计分析。使用SPSS 19.0统计软件进行描述性统计分析并输出结果。

2　结果

2.1　一般资料　共纳入病例378例，其中男170例，女208

基金项目：国家"艾滋病和病毒性肝炎等重大传染病防治"科技重大专项"十一五"计划课题（2009ZX10005－015）；"艾滋病机会性感染及减少HAART毒副作用的中医药治疗方案/方法研究"（2008ZX10005－003）；郑州市科技创新团队建设项目（10CXTD140）

例；年龄25~65岁，平均（46.4±8.2）岁，<40岁者25例（20.7%），40~50岁者61例（50.4%），>50岁者35例（28.9%）。婚姻状况中未婚6例（1.7%），已婚290例（76.8%），离异/丧偶79例（21.0%），2例缺失数据（0.5%）。文化程度以小学及以下文化居多，共249例（65.9%），初中者127例（33.5%），2例数据缺失（0.6%）。被调查的378例患者中，有偿献血326例（86.2%），输血21例（5.6%），性传播8例（2.1%），不详23例（6.1%）。均正在接受HAART疗法。

2.2 中医四诊信息分布 378例艾滋病患者出现频率居前3位的分别为疲乏（87.6%）、口味异常（72.8%）和食欲不振（60.8%），其他四诊信息具体出现的频数及频率见表1。

表1 378例艾滋病患者中医四诊信息频数和频率
Table1 The number and frequency of TCM four diagnostic information of 378 patients with AIDS

四诊信息	频数	频率（%）	四诊信息	频数	频率（%）	四诊信息	频数	频率（%）
疲乏	331	87.6	胸闷	142	37.6	黄苔	131	34.7
口味异常	275	72.8	气促	127	33.6	厚苔	128	33.9
食欲不振	230	60.8	大便异常	127	33.6	齿痕舌	104	27.5
面色异常	199	52.6	特殊汗出	121	32.0	腻苔	88	23.3
不寐	189	50.0	小便异常	80	21.2	荣润舌	86	22.8
头晕	183	48.4	头痛	77	20.4	细脉	202	31.7
腰酸	179	47.4	胁痛	61	16.1	弱脉	120	31.7
腰膝无力	174	46.0	白苔	233	61.6	数脉	93	24.6
汗出异常	153	40.5	薄苔	225	59.5	沉脉	87	23.0
意识异常	146	38.6	淡红舌	161	42.6	弦脉	85	22.5
腹胀	145	38.4	淡白舌	146	38.6			

2.3 聚类分析结果 聚类结果显示，胸闷、气促、汗出异常、特殊汗出、头痛、胁痛、小便异常、齿痕舌、大便异常、弱脉、厚苔、腻苔、弦脉、沉脉、淡白舌、意识异常、面色异常、淡红舌可为一类，其证型可归纳为肝郁脾虚湿盛证；腰酸、腰膝无力、食欲不振、腹胀、头晕、不寐、疲乏、口味异常、薄苔、白苔、细脉可聚为一类，其证型可归纳为脾肾气虚证。具体结果见图1。

3 讨论

聚类分析是一种探索性的分析方法，将没有分类的信息资料按相近或相似程度进行分类，原则是距离最近或最相似

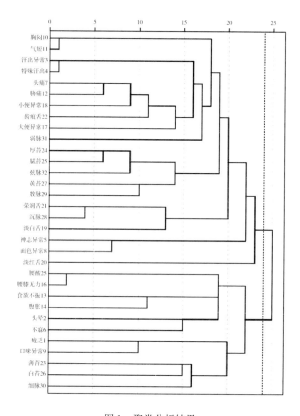

图1 聚类分析结果
Figure1 Result of the cluster analysis

的聚为一类，同一类中的个体有较大的相似性，不同类的个体差异性很大。

艾滋病是由外感疫毒潜伏日久而导致内伤的慢性进展性疾病[3]，有其特定的病因和病理，有一定的发展演变规律，由不同阶段也就是不同的证候组成[4]。HAART由一种非核苷类药物加两种核苷类药物组成，其能最大限度地抑制病毒复制，但迄今用于艾滋病临床治疗的抗病毒药物都具有剂量依赖性的特异性不良反应，产生药物毒性的原因复杂多样，但主要机制是这些药物抑制宿主细胞DNA聚合酶活性[5]。中医学认为，艾滋病是人体感受"疫毒"致人体肝、脾、肾等五脏受损、气血津液失调，从而产生的一系列病变。HAART作为一种抗病毒方法，杀死人体内"疫毒"的同时也损伤了人体的正气，正气虚表现在体表则会出现肺气虚易感外邪，表现在脾气则会出现消化道症状，如消化不良、腹胀等，脾虚肝郁则胁痛、脉弦、易怒等，肾气虚则腰膝无力、疲乏、咽干等。

目前有许多中医药研究对艾滋病患者应用HAART后的不良反应进行了观察，刘志斌等[6]认为，HAART致血液毒性反应的主要证候有气血两虚证和脾肾阳虚证。陈秀敏等[7]认为，服用抗逆转录病毒药物治疗艾滋病合并贫血的患者中气血两虚证较脾肾阳虚证常见，中医四诊信息具有一定的规律。娄彦梅等[8]等认为艾滋病HAART相关高脂血症属本虚表实之证，肾气亏虚，肝脾肾运化失常，是引起HAART相关高脂血症的重要病机。本研究中胸闷、气促、汗出异常、

特殊汗出、头痛、胁痛、小便异常、齿痕舌、大便异常、弱脉、厚苔、腻苔、弦脉、沉脉、淡白舌、意识异常、面色异常、淡红舌等症状、体征、舌脉可聚为一类，其证型可归纳为肝郁脾虚湿盛证；腰酸、腰膝无力、食欲不振、腹胀、头晕、不寐、疲乏、口味异常、薄苔、白苔、细脉等症状体征舌脉可聚为一类，其证型可归纳为脾肾气虚证。疫毒侵入人体后，首先犯脾，应用 HAART 后，则脾气更虚腐熟功能更弱，脾虚不治水则湿盛，表现在人体则为齿痕舌、厚苔、腻苔，脾气虚极则肝气更盛则胁痛、脉弦，加上确诊为艾滋病后患者情志不畅则更加重胁痛、脉弦的症状。脾虚日久伤及肾脏则会出现腰酸、腰膝无力、不寐、疲乏脉细等症状，脾肾气虚则同时存在。

本研究表明，艾滋病患者服用 HAART 后出现不良反应有一定的规律，通过症状、体征、舌脉信息的聚类可得出的证型为肝郁脾虚湿盛型和脾肾气虚型。在以后的临床治疗中应该以补脾益肾疏肝为主，且需结合具体的临床效果来验证这一结论的准确性。

参考文献（略）

（出自中国全科医学 2012 年第 15 卷 1213 期第 4049－4051 页）

· 治则治法 ·

艾滋病常见症状的中医辨证治疗

刘 颖[1]　王 燕[2]　邹 雯[1]　王 健[1]

（1. 中国中医科学院中医药防治艾滋病研究中心，北京 100700
2. 银川市第一人民医院，宁夏银川 750001）

摘要　中医药对中华民族几千年的繁衍昌盛发挥着重要作用，早在十几年前就开始了中医药治疗艾滋病的研究，经过十几年的不断探索，中医药可以稳定和提高患者免疫功能，改善生活质量，特别对改善临床症状具有较好的作用。

关键词　艾滋病；症状；中医

艾滋病全称为获得性免疫缺陷综合征（acquired immunodeficiency syndrome，AIDS），该病由感染人免疫缺陷病毒（human immunodeficiency virus，HIV）而引起，导致被感染者免疫功能的部分或完全丧失，CD_4^+ 细胞数量减少，功能降低，继而发生多系统、多器官、多病原体的复合感染（机会性感染）和肿瘤等，临床表现形式多种多样。根据艾滋病的发病过程和临床特征，应属于中医学"疫病"、"伏气瘟病"、"虚劳"、"五劳损伤"等范畴，但本病既不是单一的"疫毒瘟病"，也非单纯虚证，而是一种正邪相争，虚实错杂的本虚标实证。中医药对艾滋病的治疗是通过辨证论治实现的，经过 10 多年的临床实践，认为中医对提高和稳定 HIVPAIDS 患者的免疫功能，

改善其症状体征具有一定的效果，现就发热、腹泻等艾滋病常见症状进行简述。

1　发热

艾滋病多见原因不明的持续不规则发热 38℃ 以上，如果不及时采取有效治疗措施，多数可以持续 1 个月以上。

基金项目：国家科技部"十五"科技攻关艾滋病专项课题（编号：2004BA719A09－01）；中国中医科学院自主选题（编号：2006076）

中医学认为发热可分为外感发热和内伤发热两大类。前者由于外感六淫，正邪相争或营卫不和引起，后者为内伤七情、饮食劳倦，进而阳胜阴虚，或邪郁化火、或阴虚内热、或气虚阳浮等所致。以内伤发热为多见。

根据患者不同的证候表现，辨证分型：以风寒、风热、阴虚为多见。

风寒发热常用麻黄汤、柴胡桂枝汤、荆防败毒散等加减。

风热发热多用桑菊饮、银翘散治疗。

肺胃阴虚者以麦门冬汤加味；肝肾阴虚者以左归丸加减；临证时再随症酌加白花蛇舌草、蒲公英、半枝莲、蜈蚣、浙贝母、石见穿、清半夏等具有抗HIV作用的药物。

根据临床观察，发热症状在HIV/AIDS中是发生率最高的症状之一。赵晓梅[1]对坦桑尼亚490例AIDS患者临床资料进行分析，有发热表现的有204例，占42%。王健[2]对72例河南艾滋病患者进行住院观察，比较准确地记录病人体温曲线变化，发现有发热症状的占44.44%。于智敏[3]在治疗非洲晚期艾滋病患者时发现他们的发热以阴虚发热最为常见，治疗以养阴清热为主，可选用青蒿鳖甲煎合小柴胡汤加减治疗。吴伯平[4]将艾滋病中期的发热分为四型：外感发热型，治宜解表清热法；阳明高热型，治宜清气退热法；阴虚发热型，治宜滋阴清热法；气虚发热型，治宜补中益气退热法。郭长河[5]根据临床发热证候归类分为少阳表虚型、痰湿交阻型、阴虚血瘀型、气血两虚型，分别运用小柴胡汤、沙参麦冬汤、犀地清络饮、归脾汤等方剂加减治疗。苗明三等[6]认为对艾滋病无症状期发热的治疗一般采用解表法，选用银翘散或荆防败毒散治疗；对艾滋病相关综合征期的患者，因其合并的发热与免疫功能的严重缺陷密切相关，因此选用具有调节机体细胞免疫和体液免疫的中药或中药复方。

2 腹泻

艾滋病以慢性腹泻更为多见，次数多于3次/日，持续时间长，应用抗菌素效果不明显。

中医学称腹泻为"泄泻"，认为该病主要是由于湿邪和脾胃功能失健所致，与肝肾有密切关系。其致病原因有感受外邪，饮食所伤，七情不合及脏腑虚弱等。HIV"疫毒"侵袭人体后，直接地、缓慢地损伤人体五脏气血阴阳，首先表现中气亏虚，气虚不能斡旋枢机，导致升降失调，清气不升，浊气不降，脾失健运，胃失受纳，运化失司，又加上外邪侵袭，饮食不节则使清浊不分而成泄泻[1]。

针对各种不同致病菌引起的腹泻均有较好的效果，可改善患者脾胃功能状态，明显减少腹泻发生的次数；对顽固性腹泻也有一定的治疗作用。辨证分型：以脾虚、湿热多见，脾虚治宜参苓白术散加减，湿热治宜葛根芩连汤加减。

刘国[8]等在坦桑尼亚试用中医药治疗HIV感染期间，以酸收固涩、健脾燥湿为法，自拟方药（乌梅或诃子10g，石榴皮10g，茯苓10g，黄柏6g）治疗HIV感染腹泻患者53例，取得较好疗效。李敏[9]等在赞比亚工作期间，采用艾灸结合西药的方法，对120例艾滋病腹泻患者进行了治疗。艾灸组120例，总有效率92.5%。赵晓梅[10]等用半夏泻心汤在坦桑尼亚治疗了10例艾滋病腹泻患者，取得了一定疗效。刘金喜[11]在赞比亚工作期间运用针刺加艾灸配合西药的方法治疗HIV携带者腹泻50例。结论：针灸配合药物治疗比单纯药物治疗HIV携带者腹泻有更好的疗效。李国勤[12]等运用香砂六君子和四神丸加味治疗艾滋病慢性腹泻，通过与西药治疗对照组观察证实，治疗组疗效明显高于对照组，病死率明显低于对照组，经统计学处理有显著性差异。Anatasi JK[13]等应用针灸疗法对15例顽固性腹泻（每周腹泻3次以上，持续3周）患者进行了治疗，认为针灸疗法是改善HIVPAIDS腹泻有前景的治疗措施。周立华等[14]运用艾条灸法，选基本穴位关元、神阙、足三里、天枢，结果发现，艾灸组和中药组在疗效和持续效应方面均优于西药组，能改善患者的生活质量，且安全性好[15]。

3 咳嗽

艾滋病咳嗽多为久咳，以虚证为多见，伴有乏力、气短等里虚症状。

病机多在脾肺气虚的基础上感受外邪，从而导致肺失宣肃，肺气上逆。

因此必须从根本上解决咳嗽的病因，同时可以缓解与咳嗽伴随症状如：乏力、胸闷、气短、咳喘等。对AC期的病人，从肺气阴虚证入手；ARC期的病人多属肺脾气虚证或肺肾气阴两虚证；AIDS病人因久咳可损及肾，致肾不纳气。

赵晓梅[16]治疗了10例艾滋病患者的咳嗽，取得了较好的疗效。组方由麻杏石甘汤加减而成，麻黄、旋覆花、黄芩、蒲公英、甘草等8味药，宣肺降气、止咳化痰。于智敏[17]认为艾滋病患者咳嗽临床表现为咳嗽不断，咳声低微，咳则胸痛、盗汗、五心烦热，语言低微，少气懒言，舌质紫黯，有瘀斑瘀点，少苔或无苔，脉弦细，一派气阴两虚的症状。治疗当养阴润肺，化痰止咳，可选用百合固金汤加味治疗。

4 淋巴结肿大

艾滋病淋巴结肿大与患者的免疫功能密切相关，而且多发，肿块明显，疼痛感没有特异性，耳后、下颌、腋下、腹股沟等均可见。

中医学认为本证属于"瘰疬"的范畴，《瘰疬证治》所云："初起一至数枚逐渐增多如贯珠。"多由肺肾阴虚，虚火内灼，炼液为痰，结于颈部，或外感风火时毒，挟痰结于颈部所致，或气滞，痰浊凝结于经络、肌肤、关节等。治疗时，在提高免疫的同时，侧重加入化痰、散结之品，可使肿大明显变小，乃至消失。以阴虚痰凝型为多见，治宜消瘰丸加逍遥丸。

苏诚炼[4]将淋巴结肿大划分为痰瘀互结型和气滞痰凝型。痰瘀互结型用化痰祛瘀，解毒散结法，方为西黄丸加消瘰丸加减；气滞痰凝型治以疏肝理气，化痰散结，方用消瘰丸。吴伯平[4]分为气郁痰阻型和阴虚痰凝型。气郁痰阻型用理气化痰法；阴虚痰凝型用养阴化痰散结法。

于智敏[18]发现坦桑尼亚的艾滋病中晚期患者多出现颈、腹股沟淋巴结肿大，可按照中医学"瘰疬"进行治疗，治疗当清热解毒，软坚散结。方用自拟消瘰汤，当淋巴结破溃，久不收口者，内服健脾益气、化痰散结之品以治本，外用祛腐生肌之药以治标。王玉光通过对2例持续性全身性淋巴结肿大（PGL）的HIV患者连续进行中医药治疗观察，取得了较好的短期疗效。其认为应从中医学的瘰疬痰核进行论治，在健脾补气的基础上，加入化痰、散结、解毒之品。

5 头痛

头痛是HIV阳性病人最常见的主诉，艾滋病的不同阶段都能出现头痛表现，目前的研究结果表明，艾滋病的头痛，病因复杂，可能由艾滋病本身引起，也可能由于某些机会性感染导致。

头痛属中医学之"头痛"，"头风痛"，"偏头痛"等范畴。多因肝肾阴虚或内生邪气上逆，气血逆乱，阻遏少阳经脉，气滞血瘀，清窍失养而致。辨证分型以肝阳上亢、痰浊上扰为多见，肝阳上亢选用天麻钩藤饮加减，痰浊上扰选用半夏白术天麻汤加减。

王健[20]在观察72例HIV/AIDS患者中，发现有31.9%出现头痛表现；赵晓梅总结490例非洲HIV/AIDS患者的临床表现时，其中有78例出现头痛，占16%；黄柄山治疗162例北美HIV感染者，有64例出现头痛，占39.5%。苏成炼[21]将艾滋病相关脑神经损伤分为：①痰浊上蒙清窍：理气解郁、化痰开窍。方用涤痰汤。②痰热炽盛，肝风内动：清热化痰，凉肝熄风，用安宫牛黄丸，羚角钩藤汤加减。心脾两虚：养心健脾，开窍醒神，方用养心汤。

6 口腔溃疡

复发性口腔溃疡是艾滋病人常见的一种并发症，多发，面积大，此起彼愈，缠绵难愈。

口腔溃疡属于"口疮"的范畴，中医学称之为"口疳"。脾开窍于口，心开窍于舌，故口腔溃疡与心脾密切，但有寒热之别。常见病机有脾胃湿热、心火上炎、脾虚寒湿等[24]。

中医学治疗艾滋病人的口腔溃疡具有起效快，作用持久，不易复发的特点。辨证分型以心脾积热证、阴虚火旺证为多见。

李耀卿等[22]用参苓白术散加味治疗HIV/AIDS口腔溃疡65例，治愈42例，第14天未见复发，第28天有4例复发；无效5例，有效率92.3%，复发率13.3%。

刘爱华[23]选用藿朴夏苓汤加减治疗证属脾失健运，湿浊阻滞型口腔溃疡取得了较好的临床效果，7d后口腔溃疡全部愈合，随访90d未见复发。

7 带状疱疹

带状疱疹不仅属于HIV感染的临床症状之一，还对艾滋病具有预后提示价值，尤其是重症、痛性及反复发作的带状疱疹。艾滋病患者带状疱疹一般具年龄较轻，病情较重，剧烈疼痛，面积大，反复发作，难以愈合等特点。

中医学认为本病属于"缠腰火丹"、"窜腰龙"的范畴。带状疱疹均为肝胆湿热，外溢肌肤所致，但疱疹消退后之疼痛，则有气滞血瘀，经络受阻者，亦有气血亏虚，肌肤失养者。

能很快缓解带状疱疹所导致的疼痛，缩短病程，治愈后不易复发。总的治疗原则为清热解毒，健脾祛湿。湿重于热的患者，可选用龙胆泻肝汤或萆薢渗湿汤，热重于湿患者，可选用仙方活命饮加减。

赵晓梅[24]用中医药对55例坦桑尼亚HIVPAIDS带状疱疹患者进行治疗，以清热解毒、敛疮、止痛为大法，取得了较好的效果。吴欣[25]认为艾滋病并发的带状疱疹与一般疱疹有差别，具有发病急、进展快、皮损面积大、分布范围广等特点。孟丽等[26]通过用中药龙胆泻肝颗粒治疗HIVPAIDS带状疱疹患者15例并与西药阿昔洛韦对照发现：其疗效与阿昔洛韦相当，其对症状的改善优于阿昔洛韦片。

参考文献（略）

（出自河南中医学院学报2008年第23卷5期第1-3页）

艾滋病从瘀论治探讨

胡研萍[1] 王 健[2]

(1. 中国中医科学院2004级博士研究生，北京 100700；2. 中国中医科学院艾滋病中医药防治中心，北京 100700)

摘要 瘀血在艾滋病发病过程中是一个不容忽视的因素。毒、虚、郁、久病是瘀血形成的主要原因。根据艾滋病血瘀证的特点，在扶正的基础上，配合活血化瘀之法指导艾滋病治疗，具有重要的意义。

关键词 艾滋病；瘀血；从瘀论治

近一年来笔者跟随中国中医科学院艾滋病防治中心课题组驻扎河南省艾滋病中医药研究基地，通过对该病的观察诊疗，发现许多艾滋病病人都有不同程度的如下改变：面色灰暗，口唇黯红，舌质黯紫，脉沉细或细涩等与瘀血密切相关的体征改变。从中体会到瘀血在艾滋病的发病中具有重要作用，特别是在中晚期合并出血、疼痛的患者身上表现更为显著。回顾相关文献，对此现象亦有不同论述，可见，瘀血在艾滋病发病过程中是一个不容忽视的因素。为此，分析其原因，进行阐述如下。

1 HIV感染者瘀血征象之文献报道

不难发现，对于HIV感染者瘀血征象、舌质瘀象文献已有报道。李洪娟等[1]对158例HIV/AIDS感染者常见中医症状和证候分析发现：青紫瘀斑舌46例（29.11%），说明艾滋病人存在不同程度的血瘀证，因邪致瘀，或气虚致瘀，是瘀血形成的主要原因。按证候发生率的频次统计，41种证候中，血瘀位列前10位。赵晓梅等[2]总结了490例非洲坦桑尼亚因性接触感染的HIV/AIDS病人的临床资料，发现气滞血瘀证型的占33%。王健[3]在非洲坦桑尼亚观察了252例黑人HIV感染者，其中191例有舌质瘀象表现，发生率为75.79%，其中淡黯舌22例，淡紫舌5例，黯红舌92例，浅瘀斑舌37例，舌瘀点者12例，瘀斑舌79例（其中多处明显瘀斑者26例）。认为气虚不足于行血，血流不畅，瘀阻于脉络之中是HIV感染者舌质瘀象之主要原因，证实活血化瘀法可以起到免疫增强和免疫调节的作用。并认为舌质瘀象之程度、范围大小与病情进展之间也许存在某些相应的关系。同时建议加强活血化瘀药物中抗HIV的筛选。杨凤珍等[4-5]分析了218例HIV/AIDS患者中医舌象认发现，51.11%舌质瘀暗说明病变已达血分，可能与热灼津液、痰湿浊阻、气阴耗伤等原因造成血瘀病理有关。认为舌质瘀暗、苔腐腻垢浊等成为HIV/AIDS较为特征性的改变。观察72例患者中医证候中血瘀证32例，检出率为44.44%。血瘀证检出结果，显示随着CD_4^+T细胞数下降与病情进展瘀血病理呈现加重趋势。危剑安等[6]通过对国内大量艾滋病人的观察发现，许多艾滋病患者自始自终有乏力、倦怠、纳差、头痛、胸痛、肢体疼痛或麻木，或消瘦、皮肤瘙痒，舌质淡有瘀斑或色青，脉象细涩或弦涩等气虚血瘀证候，气虚血瘀是贯穿始终的基本病理变化。赵晓梅等[7]通过对HIV感染者的临床治疗，发现1/3患者舌紫黯，舌面有瘀斑、瘀点，脉证显示有气滞血瘀、经脉受阻之象，或见口唇青紫、面色苍黑、皮肤色素沉着，粗糙呈鳞状，毛发枯萎，肝脾肿大，在中晚期这些瘀血证随病情恶化而加重，是中医"久病入络"的表现。

2 HIV感染者出现瘀血征象的发病病机

根据文献，结合临证体会，笔者认为HIV感染者出现种种瘀血征象，其病机有因毒、因虚、因郁、久病等几个方面。

2.1 因毒致瘀

从病因学上看，艾滋病之"疫毒"是通过血液，性接触或母婴传播而直接侵入人体。虽然艾滋病患者的发病早晚，病情轻重与正气强弱有关，但其感染"疫毒"与否与正气强弱无关，凡与艾滋病病人进行性、血液接触者，基本上都会被感染，一旦感染了HIV，机体就处于一种带毒状态。这与传统意义上的"疫毒"易感正气亏虚之人有所不同。当毒邪深入脏腑，阻碍脏腑气机运行，气滞则血瘀。若毒邪深入营血，煎熬血液，血液稠浊，运行迟滞，"温毒在内烧炼其血，血受烧炼，其血必凝。"毒邪伤络，血热妄行，血溢脉外，亦可成瘀。唐容川谓"离经之血便是瘀"。毒邪致瘀临床上表现复杂多变。常表现为一系列的机会性感染性疾病和肿瘤，如卡氏肺囊虫肺炎、真菌感染、卡波氏肉瘤等。因热毒阻遏、痰结血瘀者可见多发瘰疬（持续性全身性淋巴结肿大），皮肤疱疹、瘙痒，舌质黯红，有瘀斑，苔白或黄，脉细滑数。热毒炽盛、痰蒙清窍者可见高热，头痛剧烈，恶心呕吐，神昏谵语，惊厥抽搐，舌质红苔腻，脉弦滑数。邪毒阻络、气虚血瘀者可见皮肤黏膜紫色结节，瘀斑、瘀点，发热，消瘦，无力，舌紫蓝，脉细涩。

2.2 因虚致瘀

疫毒潜伏血液，正气与之相搏，病程愈长，邪气愈盛，正气渐弱，血液亏损，抗邪无力，导致气血紊乱。气血运行不畅，脏腑失其濡养，若遇寒热之邪，气滞血瘀，"元气既虚，必不能达于血管，血管无气，必停留而瘀。(王清任《医林改错》)及张景岳"气虚而血滞，气弱而血不行之说，也正是这种基本病机的反映。因此，临床一方面除表现为倦怠乏力，易感外邪，消瘦，汗出，食少便溏等一派气血不足，正气亏虚的症状外，常可见到患者面色晦暗无泽，舌体胖大，舌苔多白，但舌质暗红或紫黯等气虚血瘀之证。另一方面，正虚易感外邪，发热汗出，煎熬津液，又可表现为潮热、心烦、自汗、盗汗、舌质黯红、苔白而少、脉细数等一派气阴两虚之证。同时，因为瘀血不去，新血不生，致使艾滋病患者中晚期正常生血受到抑制，表现有贫血为主的一系列骨髓抑制症状，出现中医所说的"血虚"、"阴虚"、"虚劳"现象。

2.3 因郁致瘀

中医理论认为，情志的太过或不及都能导致气机紊乱，脏腑功能失调，抗病能力下降而发生疾病。朱丹溪认为："气血冲和，万病不生，一有怫郁，诸病生焉"。因受到病情及社会、周围人的影响，临证常发现，艾滋病患者常精神压力过大、顾虑较多，常产生紧张、忧郁、焦虑等情绪变化，导致气机紊乱。肝失调达，气机郁滞，更加重了血虚不行的状态，致使血行不畅而生瘀。可见情志抑郁致瘀，亦使艾滋病迁延难愈。正如《内经》所云："百病皆生于气，气滞日久，必损及血，使血液运行不畅，而发生瘀血"。临证可见病人抑郁不乐，多愁善虑，嗳气叹息，甚则寡言悲哭，恐惧不安，面色灰暗憔悴，食少，腹泻，形体消瘦，大便不调，对生活或工作没有兴趣，舌黯紫，脉弦或细涩。

2.4 久病致瘀

中医学认为"久病多瘀"。艾滋病从初始感染到终末期是一个较漫长复杂的过程（自然病程为8~10年），全过程分为急性期、无症状期和艾滋病期，病程较长，久治不愈，反复发作，必定成瘀。瘀血可以聚结于身体各个部位，临证表现复杂多样。生长在人体各个部位的包块癥积都和气血瘀滞有着密切的关系。温病学家叶天士早有"其初在气，其久入络入血"之论。《临证指南医案》多次指出："百日久恙，血络必伤"。同时认识到，顽病从瘀论治并非一定要有瘀血征象，但有常法屡用无效者即可一试。王清任亦言："泻肚日久，百方不效，是总瘀血过多，亦用此方（膈下逐瘀汤）"。提示后人，如若久病，在常法久治不效且无瘀血征象的情况下，仍可以投以活血化瘀方药。

2.5 研究趋势

针对HIV感染者表现出来的瘀血征象，虽然对其病因病机已有诸多论述，但还缺乏客观、明确的实验室依据来进行论证和阐释。王健[3]建议对舌瘀象的HIV感染者进行血液流变学检查，以期建立明确的观察指征，如红血球压积、全血黏度、血浆黏度、红细胞电泳时间、纤维蛋白原等，并扩大验证范围，寻找普遍共性。文献上记载HIV感染者的血液流变学情况的少有记载，贾晓元等[8]在坦桑尼亚HIV感染者中，发现许多患者有瘀血征象，如舌质紫暗，有瘀斑瘀点等，治疗组治疗前与正常组对比，四项血液流变学指标比较，有明显差别。其中血浆比黏度增加最明显，可能由于HIV感染在ARC期组织破坏显著，清球蛋白比值降低，纤维蛋白原等大分子球蛋白增加，血流缓慢，血流丰富的舌质显示紫黯色。运用益气活血之艾通冲剂（黄芪、丹参等）治疗，对其中10例患者进行了治疗前后血液流变学四项指标和免疫功能变化的观察，发现治疗后患者纤维蛋白原含量显著降低，其他3项血液流变学指标也有所降低，通过应用活血化瘀方药改变患者的血液流变学指标，而达到改善免疫功能的目的，为艾滋病的治疗开辟了一条新的途径。因例数过少，有待今后继续积累观察数据。据此，笔者认为应继续给予关注，并加强对此类病人的相关实验室检测意识，科学论证，有效指导临证治疗。

总之，无论是正气不足而外感邪毒，或因外感邪毒而伤及正气，最终均可导致邪蕴血瘀、毒瘀互结而发病。

3 毒与瘀结 变证丛生

艾滋病的发生乃毒邪侵入人体，潜伏于脏腑经络组织，当人体正气不足，脏腑亏虚，功能失调，抗邪无力，则邪与血博结，气机不畅，脉络瘀阻，变证丛生。毒是艾滋病的致病因素，而艾滋病的临床表现多与"瘀"有关。邪毒内郁，伤及脾胃，脾胃功能失调，失却荣养，则食欲不振，神疲乏力，恶心；久之脾虚生湿，湿与瘀互阻与肠络而致腹痛、泄泻。且此类泄泻顽固难愈。气为血帅，血随气行，气机不畅，肝失于条达，则多见心情抑郁，失落泪丧，烦闷欲哭。气滞则血瘀，常可见皮肤瘀点、瘀斑、舌质紫黯，舌下静脉青紫。"瘀血不去，新血不生"，不能荣养肌肤、毛发、面容、爪甲，可见面色苍白或萎黄晦暗、口唇黯红，皮肤粗糙、干枯、瘙痒、脱屑，毛发干枯、脱落、爪甲暗紫、干枯变形，以及头晕、舌质淡等血虚不荣的症状。郁久化热，热熬津血，血、热、瘀互结，营卫失和，扰及心神，故低热多汗，头昏，心烦心悸，不寐多梦。聚而成痰，阻于经络组织，则成痰核瘰疬，痰瘀交结腹中则成积块，成为艾滋病肝脾淋巴结肿大表现。流着于肢体腰府，可见肢体疼痛、麻木，腰痛不伸。瘀血阻络，滞留不散，化热生火，扰及营血，迫血妄行，出现吐血、衄血、便血、崩漏等出血症状。毒邪夹瘀上攻脑府，出现头痛、目痛，健忘，甚至神昏谵妄等神志失常表现。

4 从瘀论治在辨治艾滋病的临证运用

临证中观察到，艾滋病潜伏期长，早期无症状，因体检或他病而被发现，起病缓慢，隐蔽难愈，皆为瘀之特点。因此，艾滋病治疗总以扶正祛邪见效，扶正以益气补血为法，祛邪以祛毒化瘀为先，邪去则正气自复。不可完全拘泥于症候。皆从"瘀"论治以治其实。并根据病因病机的不同，配合多种治则治法，以达到最理想的临床效果。

4.1 针对HIV感染者瘀血征象之治疗

针对HIV感染者瘀血征象,医者们已经开始给予关注并运用不同方药对其进行治疗。如:赵晓梅等[7]在HIV感染者的临床治疗中随证加入丹参、丹皮、赤芍、当归等活血化瘀之品,往往有助于缓解疼痛,对改善病情有利。黄世敬等[9]通过对21例病人10年应用中医药治疗的观察来看,益气活血之品几乎贯穿治疗全过程,常用药有当归、黄芩、紫草、丹参等。说明气机阻滞,气虚血瘀在艾滋病发病中起着重要的作用。王振坤等[10]在辨治艾滋病时,体会到单独补益之方疗效远不及补气活血的复方,对具有血瘀征象或后期形成肉瘤疖肿,治当活血化瘀、软坚散结,方以取效。吕维柏等在坦桑尼亚临床观察中,专门拟定了代号为803的活血化瘀方剂来治疗HIV感染者,取得了23.1%的有效率,对淋巴结肿大也有一定疗效[3]。危剑安等[6]运用具有益气活血解毒作用的艾灵颗粒治疗艾滋病人,发现该药可在一定程度上抑制HIV的复制。刘水腾等[11]认为艾滋病是元气亏损为本,血液瘀滞为标的本虚标实证,用活血培元法(东研1号颗粒)能有效改善HIV/AIDS患者的临床症状及体征,提高患者CD_4^+T细胞绝对计数,协助抗逆转录病毒药物控制病毒载量。

4.2 针对HIV感染者瘀血征象临证立法制方

根据临证经验,结合文献,针对HIV感染者瘀血征象,给予立法制方,供医者参考。

4.2.1 补虚化瘀
补气药与化瘀药同用,适用于气血不足、无力推动血行之气虚血瘀证。"若专用补气者,气愈补而血愈瘀……此时用补气破血之剂,通开血道。"综合补益肝肾、滋阴填精、补养气血之法,临证中可用丹参、川芎、赤芍、桃仁、红花等药物,所选活血药不喜峻烈,皆性柔之品,既入气分,又入血分,活血而不伤正。如上述文献之艾灵颗粒、艾通冲剂等即立法如此。

4.2.2 解毒化瘀
《重订广温热论》言:"温毒者,其脉浮沉俱盛,其证心烦热渴,咳嗽喉痛,舌绛苔黄,宜用清热解毒法"。疫毒为艾滋病的最根本的致病因素,毒与瘀结,百证丛生。针对临证所见的肿块、黏膜溃疡、皮肤疱疹、出血等毒瘀互结征象,合用清热解毒与活血化瘀之法颇有良效。可选用虎杖、山慈菇、丹参、旱莲草、蚤休、青黛、莪术、鸡血藤、紫花地丁、丹皮、赤芍、鸡骨草、茅根等,临证中择其一二,既有清热解毒之效,又有凉血化瘀之功,且寒凉而不败胃。王健[12]曾运用清热解毒活血法治疗艾滋病患者舌炎、舌体糜烂,取得了较好的临床效果。

4.2.3 理气化瘀
针对郁生诸病,朱丹溪创立了六郁汤、越鞠丸等治郁名方。吴又可对宣通疫邪首次提出了"疫邪首尾以通行为治"的著名论点。因此,在艾滋病的治疗中,理气与活血化瘀并用,取气帅血行,以达行气开郁、活血化瘀或破瘀消结目的,同时,气机通和,亦有利于毒邪消除。善配柴胡、川楝子疏肝,木香、元胡、郁金理气,香附行血中之气,枳壳降气,牛膝导瘀下行等,如是升降相因,共调气机,使滞留之瘀血自去。

4.2.4 配合引经药直达病所
瘀血在身,有上下内外之别。区分经络所属,可以提高治疗的针对性。如头痛可引用藁本、羌活、苍术、川芎通窍;脱发可引用川芎、升麻、白芷轻扬之品直达颠顶;肢体疼痛可引用地龙、防风、鸡血藤、羌活通络等等。

4.2.5 运用活血化瘀法注意事项
针对艾滋病瘀象之征,临证注意避免长期、大剂量使用活血化瘀、清热解毒药物,以免伤及正气,需驱邪与扶正兼顾,孰轻孰重,谨慎权衡,补益而不腻不滞,活血不用香燥峻烈,调节机体抵御能力,使病程向愈。

综上所述,虽然艾滋病发病病机种种,笔者认为毒瘀互结是艾滋病发病的病理基础,毒、虚、郁、久病是致瘀的主要原因,也是艾滋病久治难愈的根源。因此,在针对杀"毒"无方、艾滋病治疗手段有限的背景下,根据血瘀证的特点,在扶正的基础上,配合活血化瘀之法指导艾滋病治疗,祛瘀生新、延长患者生命、提高生活质量有着重要的意义。从瘀论治,丰富了祖国医学对艾滋病的医理认识,也为中医药治疗艾滋病提供了新的思维方式。尽管如此,艾滋病的治疗工作仍是一项十分艰巨的任务。中医对艾滋病病因病机的认识仍在不断探索之中,其疗效有待进一步提高。

参考文献(略)

从中医"治未病"角度探讨无症状HIV感染期的防治

邓 鑫 张亚萍 李永亮

(1. 广西中医学院附属瑞康医院艾滋病研究中心,广西南宁 530011;
2. 广西中医学院基础医学院,广西南宁 530001)

摘要 无症状HIV感染期是艾滋病发生发展过程中的一个重要时期,也是艾滋病治疗的关键时期。无症状HIV感染期的防治效果，直接影响到患者病情的进展及轻重程度。"治未病"是中医学防治疾病的一大特色，从饮食起居调理、情志调摄、药物治疗、药膳治疗等多个方面入手，以扶助正气、顾护胃气为原则，积极地将中医"治未病"思想运用到无症状HIV感染期的防治中来，对于提高感染者生活质量，延缓疾病的发展有着重要的现实意义。

关键词 治未病 无症状HIV感染期 中医药防治

艾滋病是人体感染艾滋病病毒（HIV）而致的一种获得性免疫功能缺陷综合征，发病率高，传染性强，极难治愈。艾滋病的发展过程一般来说主要经历以下三个时期：急性HIV感染期、无症状HIV感染期、艾滋病期。无症状HIV感染期在艾滋病的中医药防治中占有重要的地位。现从中医学"治未病"的角度来探讨无症状HIV感染期的防治。

1 无症状HIV感染期防治的重要性

急性HIV感染期是HIV入侵人体的早期，由于此期持续时间比较短暂，在艾滋病的防治中，一般来说不具有太大的实际意义。而艾滋病期是HIV感染者出现艾滋病特征性病变之后的一段时间，也是艾滋病的终末期。此期患者病情复杂，变证多端，治疗相对比较困难，严重影响患者的生活质量。同时，艾滋病期由于患者机体免疫功能极度低下甚至基本丧失，正气抗邪能力严重下降，患者往往由于机会性感染或者恶性肿瘤的出现而死亡。对于艾滋病期的治疗难度相对较大。

无症状HIV感染期是介于急性HIV感染期和艾滋病期之间的一段时期。不同的感染者由于受个体体质的差异及病毒性质的不同等因素影响，持续时间长短不一。时间短暂者，可持续3~5年，长者可达十数年或者更长。一般来说，此期大致可以持续8~10年。在无症状HIV感染的早期，患者往往没有明显的临床症状。但是，无症状并不代表疾病不发展。机体感染HIV后，随着时间的推移，HIV在人体内不断复制，不断增多。人体的免疫功能也在不断地被破坏，不断地下降。当HIV在人体内的数量达到一定程度时，患者往往会因为机体免疫功能的严重破坏，抗病能力严重下降而出现各种各样的临床症状。此时，疾病发展到艾滋病期，也就是艾滋病的终末期。无症状HIV感染期持续时间相对较长，这给了我们充足的治疗时间。同时，由于此期患者机体脏腑基本生理功能尚稳定，治疗起来相对不太棘手。所以，对于艾滋病来说无症状HIV感染期的治疗至关重要。国内的一些研究者也认识到无症状HIV感染期在艾滋病防治中的重要性，提出无症状HIV感染期是艾滋病防治的关键时期，认为中医药治疗应重视对无症状HIV感染期的早期干预[1]。

2 中医学"治未病"思想对无症状HIV感染期防治的意义

中医学的"治未病"思想，最早起源于《黄帝内经》。《素问·四气调神大论》说："是故圣人不治已病治未病，不治已乱治未乱，此之谓也。夫病已成而后药之，乱已成而后治之，譬犹渴而穿井，斗而铸锥，不亦晚乎！"此段话奠定了中医学"治未病"思想的基础。

无症状HIV感染期是艾滋病发展过程中的一个漫长时期。从中医学正邪关系的角度来说，无症状HIV感染期，机体处于正邪斗争的关键时期。HIV在人体内不断地复制，又不断地被机体清除，周而复始。随着HIV数量的不断增多，机体免疫能力日渐下降，正气抗邪能力减弱，邪气逐渐旺盛，形成一个正气愈虚，邪气愈盛，邪气愈盛，正气愈虚的病理状态[2]。病毒每天大量地产生，同时又不断地被机体清除，所以感染者在此期病情相对稳定，并未出现这样或那样的临床症状。然而，无症状期感染者虽然没有出现发病状态，并不能代表其没有患病，只能说是病情尚浅，仍需及时治疗。《素问·阴阳应象大论》说："故邪风之至，疾如风雨，故善治者治皮毛，其次治肌肤，其次治筋脉，其次治六腑，其次治五脏。治五脏者，半死半生也。"《黄帝内经》的这段话，形象地说明了一个问题，就是有病要及早治疗，做到"既病防变"。对于无症状HIV感染期的治疗也是如此。

目前西医治疗艾滋病最常用的方法是高效抗逆转录病毒疗法（HAART）。但是，对于无症状HIV感染者来说，由于受到多方面原因的影响，西医并没有很好的治疗办法。在无症状HIV感染的早期，由于并没有达到HAART疗法的应用标准，所以西医一般不主张进行治疗，任由病情发展，等到出现各种临床症状时再使用HAART疗法进行治疗。这与中医学"治未病"思想是相违背的。然而，此期若是运用HAART疗法，HIV感染者又要面临着抗病毒治疗的毒副作用、抗病毒药物的耐药性、严重下降的生活质量及高昂的医药费等各种各样的问题。

因此说，从中医学治未病思想的角度出发，对无症状HIV感染期进行早期中医药干预，具有重要的意义。对于无症状HIV感染者，若静待疾病发展到艾滋病期，出现各种特征性的临床症状后再进行治疗，则正应了《黄帝内经》"治五脏者，半死半生"的说法，给艾滋病的治疗增加了相当大的难度，而且也很难取得很好的治疗效果。

3 中医学"治未病"思想在无症状HIV感染期防治中的应用

在中医学"治未病"思想的指导下，对于无症状HIV感染期的防治可以从以下几个方面着手。

首先，在中医学整体观念的指导下，使感染者养成良好的饮食起居习惯。无症状HIV感染期是一个漫长的时期，对于无症状期的防治是不可能一蹴而就的。我们应当告知病人做好打持久战的心理准备，以顽强的意志同HIV作斗争。《黄帝内经》说："上古之人，其知道者，法于阴阳，和于术数，食饮有节，起居有常，不妄作劳，故能形与神俱，而尽终其天年，度百岁乃去。"做到"食饮有节，起居有常"，这样才能使机体保持良好的平衡状态，使HIV和机体正气之间的相互作用保持平衡。同时，养成良好的饮食生活习惯，对于保护胃气，滋养人体的精气，维持机体正气的功能也有着重要的作用。

其次，要教导病人不要对HIV产生恐惧，既然已经感染了HIV，就应当积极地配合医生进行治疗，不可自暴自弃。HIV感染者大多数害怕受到他人和社会的歧视，心理负担过重，存在着不同程度的情绪抑郁。从中医学七情致病来看，忧思伤脾，易影响脾胃的功能，这对疾病的治疗是很不利的。从这个角度来说，适当的心理关怀对于HIV感染者来说甚为重要。

同时，对于无症状HIV感染者可以在中医学辨证论治原则的指导下进行药物治疗。无症状期的HIV感染者并非全无症状，大部分存在不同程度的临床症状和体征。我们可以根据感染者的症状特征和体质特点进行药物治疗。从正邪理论关系来看，对于无症状HIV感染期的治疗，应该扶正祛邪并重。目前国内一些艾滋病研究者的研究成果也表明了这一点。王丹妮等[3]运用扶正排毒片Ⅱ号对65例无症状HIV感染者进行了观察，结果发现该药可明显改善患者的症状体征，同时可以提高患者的免疫功能，为无症状HIV感染者进行中医药早期干预治疗提供了客观依据。扶正排毒片Ⅱ号由黄芩、黄连、黄芪、当归、甘草等药物组成，具有良好的健脾益气、清热解毒之效。张艳燕等[4]认为，无症状HIV感染者受HIV侵袭，正气不足，气血亏虚，脾失健运，治疗上应从脾论治，以健脾益气、扶正祛邪为法，使正气存内，邪不可干，从而改善感染者的生活质量，延长无症状期。

对于无症状HIV感染期的防治还要重视滋养肾精，培补元气。肾精是构成人体的基础，精强则体强，精弱则体弱。张景岳[5]说："肾为五脏之本。肾水亏，则肝失所养而血燥生；肾水亏，则水不归源而脾痰起；肾水亏，则心肾不交而神色败；肾水亏，则盗伤肺气而喘咳频；肾水亏，则孤阳无主而虚火旺。"同时，肾精也是化生元气的主要来源。元气的盛衰在艾滋病的发展过程中起到了重要作用。在无症状的早期，机体元气尚足，正气未伤，正邪斗争处于相持阶段，随着时间推移，病情逐步发展，元气日益亏损，正气亏耗逐渐加重，病情逐渐向艾滋病期发展[6]。无症状期，HIV邪毒耗伤机体元气，导致元气亏虚，推动功能失常，引起脏腑功能失调，是各种临床症状出现的一个重要原因。因此，对无症状期的防治应当重视滋养肾精，培补元气，提高机体免疫力，增强抗邪能力。

另外，对于无症状期的患者还可以发挥中医药膳的优势，采用药食结合的方式，在日常饮食中根据患者的不同症状特征和体质特点加入相应的药物来进行治疗，这样既有利于提高患者的治疗依从性，又能很好地调理患者脾胃后天之本的功能，增强机体正气，提高抗邪能力，延缓疾病的发展。

4 结语

从中医学"治未病"的角度来说，对于无症状HIV感染期的防治，应当在中医学整体观念和辨证施治相结合原则的指导下，运用饮食起居调理、情志调摄、药物治疗、药膳结合等中医综合治疗手段来增强机体的正气，提高免疫功能，增强抗病毒能力。同时，也可以提高患者的生活质量，尽可能把疾病长时间控制在无症状期，延缓疾病的发展速度。

参考文献（略）

（出自江苏中医药2011年第43卷9期第1-3页）

"以平为期"理念在艾滋病免疫失调调节中的应用

汤艳莉[1]　王阶[1,2]

（[1]中国中医科学院广安门医院，北京 100053；[2]湖北中医药大学，武汉 430065）

摘要　"以平为期"理念是中医理论的精华，艾滋病病理机制的两大失衡：机体免疫力与病毒侵袭力失衡，免疫抑制与免疫激活失衡，均与"以平为期"的原则背道而驰。"以平为期"指导艾滋病中医治疗，其内在基础在于"阴阳自和"，其实践手段为扶正祛邪，其中药配伍关键在于"调"、"缓"。"以平为期"提示艾滋病免疫功能评价的靶标应放在具有关系的多个指标或单个指标多样性变化的平衡上。

关键词　艾滋病；免疫激活；中医药；以平为期

基金资助："十一五"国家科技重大专项（No.2008ZX10005-004）

"以平为期"理念在艾滋病免疫失调调节中的应用

"以平为期"语出《素问·至真要大论》，论曰："谨察阴阳所在而调之，以平为期，正者正治……反者反治"。"平"者阴平阳秘，气血冲和，五脏协调。中医学把正、邪矛盾及脏腑系统失调病变高度概括为阴、阳平衡失调所致，实质是反映疾病过程中损伤与修复的失衡状态。以平为期不仅是中医治疗的目标，同时也是解释疾病病机的一条总原则，对于现代医学难以攻克的顽疾难症，如艾滋病（AIDS），有着特殊的意义。从中医理论出发，艾滋病属中医的温病范畴，现代医学称之为获得性免疫缺陷综合症，其免疫病理发病机制仍尚未阐明。以中医学"以平为期"的理念指导艾滋病病理机制的认识和临床治疗，将"平"的概念与现代医学的进展结合起来，将对艾滋病的防治起到积极作用。

"以平为期"解释艾滋病病理机制

AIDS由艾滋病病毒（HIV）感染引起，HIV侵入人体后，主要特异性地攻击CD_4^+T淋巴细胞，最终使细胞免疫功能崩溃而使机体产生各种难治性、机会性感染或肿瘤而死亡。CD_4^+T细胞逐渐缺失、过度的免疫激活以及病毒持续存在，是HIV感染的三大重要特征。其发病与免疫系统的失衡密切相关。

1. 机体免疫力与病毒侵袭力失衡 这是平衡被打破的第一重因素，艾滋病的发生、发展过程最初就是由正邪抗争引起的动态过程。其中决定病性的主要因素是正邪的对比，在艾滋病的潜伏期和早期，病毒载量很高，却没有艾滋病症状，这是由于机体免疫的激活，抗体出现，控制了HIV的复制，即机体在感染状态下存在着一种建立在疾病状态下的表面"稳态"，病理损伤作用持续存在，但免疫系统尚不至于迅速崩溃，机体努力抗争以求得"相对稳态"。当这种稳态渐渐被破坏，CD_4^{++}T细胞逐渐减少，潜伏的HIV滴度升高，疾病即进入进展期。长期无进展的HIV感染者（LTNP）是一小部分（<2%）HIV血清阳性患者，以长期感染且未接受抗逆转录病毒治疗，但不表现AIDS的症状和体征为特征。和进展期患者相比，许多LTNP维持着旺盛的HIV特异性细胞毒性T淋巴细胞（CTL）活性并具有更强的CD_8^+T细胞介导的HIV抑制活性[1]。LTNP的CTL也显示出广泛的特异性和多功能性，而进展期患者则表现定向较窄的CTL反应[2]。LTNP这类特殊人群即是机体免疫力与病毒侵袭力长期维持平衡的成功范例。虽然国外[3]研究结果提示，大多数最初被认为是LTNP的群体最终仍然会发展为AIDS，但研究者还是在努力寻找这部分患者所具有的特殊遗传背景。笔者认为，LTNP人群有着特殊的体质类型，或者说中医证型，这种体质类型对偏热性的HIV疫毒有着一定的拮抗作用，有利于机体免疫力和病毒侵袭力维持较长时期的平衡，这是中医研究领域尚未关注的问题。其实，特殊遗传背景的特征也正提示了中医平衡论可能的研究靶点，可以说证候与基因多态性之间必然存在着内在相关性[4]。

2. 免疫抑制与免疫激活的失衡 这是平衡被打破的第二重因素，可以说是在外邪诱导下的机体自身气血阴阳的失调。所谓的免疫激活是由于HIV感染后，机体免疫系统在调动体液免疫、细胞免疫，防御外界的同时造成对机体自身的损伤，这种异常激活还会带来细胞凋亡等有害后果，因此控制适度的免疫激活是必要的。机体自身具有这样的调控方式，具体是靠引发调节亚群和免疫调节细胞因子的局部增加，一方面保护宿主对抗免疫介导的损伤效应，但另一方面因减弱了保护性的免疫应答，不利于完全杀灭病毒，因此这种功能的平衡非常关键。其中T调节细胞（Treg）可能在HIV-1感染过程中起到复杂的平衡作用。Treg在总的CD_4^+T中占1%到2%比例，被认为是一种免疫抑制T细胞，他们的特点是表达IL-2α链受体（CD25）胞浆表达转录因子FoxP3，表面分子表达CTLA-4。有数据显示缺乏这种细胞能够促进HIV感染患者的免疫激活反应。因此，Treg可能限制了非特异免疫活性[5]，但却是以减低特别是在淋巴组织中的抗病毒免疫反应为代价的[6]。可见，免疫系统内部的动态失衡，即免疫激活与免疫抑制的失衡是HIV感染病情进展的重要因素。典型表现者有高效抗逆转录病毒疗法（highly active antiretroviral therapy，HAART）后免疫重建失败患者及发生HAART后免疫重建综合征的患者。免疫重建失败患者（15%－20%）[7]是指通过HAART治疗抑制病毒复制后，尽管有良好的病毒载量下降，但机体不能靠自身的能力完全恢复受损的免疫系统，这些患者大多具有持续存在的免疫激活反应。免疫重建综合征是HAART治疗后机体对先前存在的机会性感染产生异常活跃的免疫反应，大约10%到30%的患者出现，常见于CD_4^+T细胞<50的患者，有研究认为其与总的CD_4^+T损耗同时抗原特异的CD_4^+T增值有关，也属过度的免疫激活。总之，免疫抑制与免疫激活伴随免疫系统变化始终，"以平为期"崇尚的平衡被打破是艾滋病病情进展的关键病机。

"以平为期"指导艾滋病中医治疗

1. "阴阳自和"是"以平为期"理念的内在基础 现代免疫学认为，机体在进化过程中能够建立抵御外界进攻的能力，并具有从疾病状态恢复到平衡的可能。即机体在感知内外环境变化的同时，通过自我调节做出整体性的适应性反应，发挥对病理损伤的修复以维持整体相对恒定的理化特性。中医学也认为，人体自身存在着一种"阴阳自和"的机制，张仲景《伤寒论》即指出"阴阳自和者，必自愈"，从内因角度强调了人体阴阳"自和"功能的巨大作用。因此，中医治疗疾病即要调动人自身的调节机能，中医疗法并非对抗治疗，而是采用平和的、调节的、辨证的治疗方法，以帮助患者恢复和提高自身固有的调节能力，充分发挥内因作用，从而维持免疫功能的协调，在一定条件下取得动态平衡，使机体处于"阴平阳秘、精神乃治"的平衡状态。如《素问·至真要大论》所云："必先五胜，疏其血气，令其调达，而致和平。"

2. 扶正驱邪是"以平为期"理念的实践手段　艾滋病的现代医学治疗采用 HAART，实践证明只有联合疗法，即同时应用 3 种甚或更多种具有生物活性的药物，破坏 HIV 的细胞致病作用，才能有效抑制病毒的复制。HAART 治疗的目的是最大限度和持久的降低病毒载量，重建免疫功能，降低 HIV 相关疾病的发病率和病死率。但通过上文分析，即使运用 HAART，部分患者仍然因自身免疫系统的失衡，无法实现免疫重建，因此中医药应当在调节免疫系统、促成免疫重建这个环节发挥作用。现代医学也认识到将 HAART 和减少免疫激活的免疫治疗结合起来可能会更有疗效，如激素、肿瘤坏死因子抑制剂等，但是目前为止，尚没有证明这些策略对临床的益处。因为单一的免疫因子补充不可能达到中医综合调治的效果。

扶正祛邪，还需强调的一个概念是："驱邪"的侧重点一方面是作用于病原体，起到一定的杀灭病毒作用，但更多的特色和优势应当在于抑制过强的免疫激活状态，避免免疫系统的内耗。扶正驱邪对调节免疫系统的意义在于，一方面补充受到抑制的有缺陷的免疫系统功能，另一方面抑制异常的免疫激活，使过亢的功能与不足的物质重新达成平衡，故为治本。保持气血阴阳的运动正常是中医治疗的关键。具体的治疗原则是"以平为期"，"所胜平之，虚者补之，实者泻之，不虚不实，以经取之"，以及"因其轻而扬之，因其重而减之，因其衰而彰之，形不足者温之以气，精不足者补之以味"。在针对各种免疫功能失衡的治疗中，中医有益气扶正免疫疗法，补肾固本免疫疗法，活血化瘀免疫疗法及清热解毒调节免疫机能等疗法[8]，当依不同证型灵活用之。

3. "调""缓"是"以平为期"中药配伍关键　正如现代医学采用的抗病毒疗法不能以单一药物起效，中医药更是强调以多味药物的合理配伍达到扶正祛邪的目的。而配伍的关键在于"调"、"缓"二字。其一曰"调"，即审其阴阳之胜负与动静之偏向而使之恢复平衡之常态。明代张介宾云："所谓调者，调其不调之谓也，凡气有不正者，皆赖调和"。以"调"调动机体自主愈病能力，这与明代张景岳提出的"施治于外，则神应于中"不谋而合。对于艾滋病来说，合并感染多见，病有夹杂，动静失匀，虚实寒热常兼见，制其热则寒益凝，补其虚则实更壅。清代石寿棠《医原》谓："病纯者药纯，病杂者药杂"。故临证需寒热兼调，清补并举，药应兼用。如艾滋病临床至中期和晚期常见有气虚和虚热证，尤其是津液亏损之阴虚证更为突出时[9]，常用的清热解毒药配伍益气养阴药的组方，一走一守，攻补兼施，方可收效。其二曰"缓"，艾滋病病程缠绵，除少数急性期患者的治疗可稍为急峻，对于大量的无症状期及中、晚期患者来说，治疗不可急取其功，清代喻昌《医门法律》谓："新病可急治，久病宜缓调"。缓图其功，但不可拘泥于一方一药，不同体质的患者在疾病的不同阶段，证型不同，如吕维柏[10]认为艾滋病急性感染期可分为风寒型与风热型；无症状 HIV 感染分为气血亏虚型、肝郁气滞型、肺气阴虚型，往来寒热型；中期即艾滋病相关综合征根据所出现的淋巴结病、发热、腹泻等病证再分别分型论治；晚期即艾滋病期，又可按肺型（急性感染型、气阴两虚型、肺卫不固型）、脾型、肾型（肾气不固、肾阴亏涸、阴阳俱脱）及心型的不同进行辨治。故缓治则用药需和缓，药物配伍须互相制约其寒热之偏。当然，虽然各家见解不同，但艾滋病本身具有一定的致病特点，如病位主要在脾肺肾，病理要素主要有气虚和热蕴等[11]。总之，根据病情的不同阶段，制定中医综合治疗方案乃为今后的中医临床研究重点。

"以平为期"提示艾滋病免疫功能评价

HIV 感染过程是机体免疫系统和病毒之间的一场旷日持久的对抗，以 CD_4^+ T 细胞为中心，整个免疫系统均参与其中，免疫系统的失调无法用单一指标来评价，再加中药作用靶点多，更为免疫功能疗效的评价难上加难。单一指标的检测使得目前许多研究的结果自相矛盾。例如在检测细胞特异性反应时，以 IL-2 和 IFN-γ 为指标时，结果是不同的[12]。如何从"以平为期"的理念中获取思路，整体评价 CD_4^+ 细胞及整个免疫系统的功能状态应该是评价艾滋病治疗效果的关键。

1. 将具有联系的体现"平"的多个指标作为研究靶标　CD28 是 T 细胞表面分子，CD28 分子与抗原呈递细胞（antigen presenting cell，APC）表面的 B7 分子结合，形成 T 细胞增殖活化的第二信号，从而促进 T 细胞的活化与增殖。研究发现，在 AIDS 的治疗中，有效的 CD_8^+ T 细胞抗病毒作用与 CD28 高度表达有关，CD28 表达减少，则 CD_8^+ T 细胞抗 HIV 活性降低，无症状者进入 AIDS 状态[13]。而主要在激活细胞表面分子表达的 HLA-DR，CD_{38}^+ 则在治疗后下降。两者结合分析，表明有效治疗应当是免疫活性和免疫激活平衡的恢复，寻找两者合适的比例可以考虑作为衡量中医对免疫系统疗效的标准。此外，Toll 样受体作为一种重要的模式识别受体，在对抗外来病原微生物的免疫应答中发挥中心作用。研究提示，中医药具有增强免疫活性的功效，与上调 Toll 样受体及通路信号分子表达有关；而中医药抑制免疫激活的功效与下调 Toll 样受体及通路信号分子表达有关。故 Toll 样受体家族也可以作为评价中医药干预免疫重建的可能靶点[14]。

2. 将具有多样性变化的体现"平"的单一指标作为研究靶标　正常情况下，机体未受任何抗原刺激时，T 细胞受体（TCR）的基因重排是随机的，表现为多家族和多克隆性；但在疾病情况下，特殊的抗原刺激可引起某一个或几个亚家族的 TCR 针对性重排，出现克隆性增殖。AIDS 病程中进行性的 CD_4^+ T 细胞丢失及 CD_8^+ T 细胞强大的免疫应答反应会影响不同 TCR 的可利用谱系，由抗原持续刺激而克隆性增生的 CD_4^+ 和 CD_8^+ T 细胞最终导致 TCR 可变区谱系的偏移及T细胞克隆性的变化,打破其平衡状态下的高斯分布[15]。通过分析谱系的偏移,从而深入了解机体的免疫功能和对HIV相关抗原的特异性免疫反应情况,可以作为中医药干预的免疫功能评价指标。

通过以上论述,笔者认为免疫功能评价的重点应当在"以平为期"的理念指导下,关注具有关系的多个指标或单个指标多样性变化的平衡,疗效标准"以平为期",不局限于单纯的指标数值的上涨或下调,可能更客观地反映中医疗效。

小 结

"以平为期"理念是中医理论的精华,艾滋病机体免疫力与病毒侵袭力失衡,免疫抑制与免疫激活失衡,均与"以平为期"的原则背道而驰。实践证明,中医药治疗艾滋病具有一定疗效,但中药作用的重点不在于降低病毒载量,而在于协调平衡,以平为期。如何用现代语言解释"以平为期"的内涵,如何选取合理的免疫功能评价指标,如何应用中医药使HIV与人体能够在一个相对稳定的状态下长期和平共处,维持不发病状态或晚发病,为病毒和人体共存的理论建立一个更好的模型和干预措施应当成为中医今后研究的重点。

参考文献 (略)

(出自中华中医药杂志2011年第26卷5期第915-918页)

中医从"毒邪伏络"论治艾滋病的思考

宗亚力 尹燕耀 林云华

(南昌市第九医院,江西南昌330002)

摘要 中医药治疗艾滋病由来已久,本文旨在通过"络病学"以及"伏毒"理论的研究进展,解释艾滋病的发病和症状,探讨中医从"毒邪伏络"论治艾滋病的理论基础及其可行性。

关键词 中医;络病;伏毒;艾滋病

艾滋病作为一种血液传播性疾病,具有毒邪深伏"络脉"的特点,易入难出,故艾滋病疾病特点病程缠绵,演变复杂。在2004年《中医药治疗艾滋病临床技术方案》中,其辨证论治具有一定的局限性,忽视了疾病的发展过程,缺乏对于该病发生发展的自身规律性的认识总结。艾滋病从发病特点、易感人群、病程特点、临床表现等均有"毒邪伏络"的特点,有必要从"毒邪伏络"的理论解释艾滋病的发病和症状,并由此提出"剔毒通络"可作为艾滋病的主要治法之一。本文探讨中医从"毒邪伏络"论治艾滋病的理论基础及其可行性。

1 中医从"毒邪伏络"论治艾滋病的理论基础

1.1 中医络病学理论逐渐创新发展

《内经》最早提出络脉概念,并对络脉的循行、分布及诊络法、病络及治络法有详细的记载,为络病理论奠定了基础。汉·张仲景进一步发展了络病理论,在《伤寒杂病论》中,论述了部分络脉病证及与络脉有关病证的病机、诊法和方药,将经络学说与临床实践相结合,建立了较为完整的理法方药辨治体系,络病证治思想也在其中有所体现。清·叶天士通过丰富的临床实践,在《临证指南医案》提出"久病入络"说与"久痛入络"说及其治疗的理、法、方、药,形成完整的理论体系。他强调"初为气结在经,久则血伤入络",将络病学说初成体系。张锡纯络病学学术思想源于《内经》,秉承诸家学说,辨证地吸纳了各家要义,其络病学思想,在诸如阴虚劳热、肢体疼痛痿废、温病、中风、妇科疾病等治疗中得到了广泛运用,且辨证地发展了王清任益气活血法和叶天士辛凉通络法,活络效灵丹为其治疗络病的基本方,进一步完善了络病学理论。

现代医学研究进一步推动了络病学理论的发展。王永炎等[1]在实验研究的基础上提出,络脉是功能结构的载体,瘀毒阻络是络病形成的病理基础,指出络脉系统是维持机体内稳态的功能性网络,络病是以络脉阻滞为特征的一类疾病,邪入络脉标志着疾病的发展和深化,其基本病理变化是虚滞、瘀阻、毒损络脉。吴以岭[2]认为,络病是广泛存在于内伤疑难杂病和外感重症中的病机状态。吴以岭承担国家中医药管理局基础攻关课题"络病理论及其应用研究",就络病学说的理论框架提出了"三维立体网络系统",指出"久病入络"、"久痛入络"、"久瘀入络"的络病发病特点,提出络病"易滞易瘀"、"易入难出"、"易积成形"的病机特点,指出络病八大基本病理变化:络气郁滞、络脉瘀阻、络脉细急、络脉瘀塞、络息成积、热毒滞络、络虚不荣、络脉损伤,促进了对络病发病及病理演变过程的认识,指出络病与血瘀证是在内涵及外延上都不尽相同的两个病机概念,络病研究是不同于血瘀证的新的学术研究领域,首次形成系统的络病理论[3-4]。

1.2 中医"伏毒"、"伏邪"理论已经得到广泛的临床应用

"毒"意指病邪的亢盛、病情的深重、病势的多变,包括外来之毒及内生之毒。外来之毒指从外感而得之,即"夫毒者,皆五行标盛暴烈之气所为也"(《素问·五常政大论·王冰注》);内生之邪毒,则为脏腑功能失调的病理产物。如《灵枢·贼风》曰:"此皆尝有所伤于湿气,藏于血脉之中,分肉之间,久留而不去;若有所堕坠,恶血在内而不去。"早在《内经》已有关于伏邪的记载。如《素问·生气通天论》云:"冬伤于寒,春必病温。"张仲景对《内经》伏邪理论加以补充。《伤寒论·平脉法》:"伏气之病,以意候之,今月之内欲有伏气。假令旧有伏气,当须脉之。"为伏邪病因病机学说奠定基础。后世医家如王肯堂、吴又可等均有相关论述,使伏邪学说日臻完善。周仲瑛[5]认为,"伏毒"是指内外多种致病的邪毒潜藏人体某个部位,具有伏而不觉,发时始显的病理特性,表现毒性猛烈,病情危重,或迁延反复难祛的临床特点。

"伏毒"为病总以人体正气先虚、脏腑阴阳失调为前提。在正虚的基础上,复加内外多种致病因子的侵袭而酿成。外有六淫、秽浊、疫疠等邪,内有"五气"及痰瘀之滞,以及一毒一病、一毒多病之异,故其病理因素多端,病证性质不一。概言之,有风、寒、火(热)、燥、湿、痰、水、瘀(血)等多类,且可兼夹、转化。周仲瑛[5]总结概括"伏毒"、"伏邪"的病性特点如下:①隐伏:伏而不发,待时再动;②缠绵:迁延难愈,伺机反复发作,甚至屡发屡重;③暗耗:暗耗气血津液,脏腑体用皆伤,以致正虚邪郁;④暴戾:急性暴发,病势凶猛,病情乖戾无常;⑤杂合:阴阳交错,虚实夹杂,多脏并病;⑥多变:邪正消长多变,传变复杂多变。根据以上周仲瑛总结的"伏毒"、"伏邪"的病性特点,一些反复发作的感染性疾病、部分传染性疾病、免疫缺陷性疾病,都在伏邪理论的指导下收到了一定的疗效。任继学[6-7]分别从"外感伏邪"、"杂病伏邪"讨论了从"伏邪"论治非典型肺炎、急性肾小球肾炎、支气管哮喘、风湿性心脏病、肝硬化、中风等。周小军等[8]通过综合分析 Epstein-Barr(EB)病毒感染者的发病病因、证候特征及免疫功能特点,提出"EB病毒乃中医伏邪致病"的观点。刘亚敏[9]等从发病特点、易感人群、临床症状及并发症等方面论证了"伏邪温病"理论与慢性乙肝发病机理的关系,并由此提出"补肾清毒法"可作为慢性乙肝的主要治法之一。张明雪等[10]应用量表学的方法,发现伏邪的证候因素在初期和极期较高,说明"伏邪致病"是艾滋病的主要证候因素。王亚平[11]认为,痰瘀"伏毒"为脂肪性肝炎的主要病因,"毒损肝络"广泛存在于脂肪性肝炎的病理损害过程中,剔毒化痰通络法能有效改善其病理损害,在脂肪性肝炎的防治中具有较高的实用价值。

2 中医从"毒邪伏络"论治某些难治性疾病取得一定进展

毒与络病关系密切。《针灸大成》说:"经脉十二,络脉十五,外布一身,为气血之道路也。其源内根于肾,乃生命之本也。"经络为气血出入之途径,也是毒邪传变之通道,络脉通畅,能升能降,能开能合,能出能入,能收能放,气血、水谷精微、津液、营卫等各种精微物质输布于全身内外,以维护机体的各种生理功能。毒致络病主要有两种形式,即络脉阻滞和络虚不荣。络脉阻滞虽然有瘀血表现,但却并不等同于血瘀证,诸毒如痰浊、伏邪及络体自身损伤均可使络脉阻滞,非瘀血一种病因。络虚不荣因络虚所使,络脉亏虚,则气机不流贯,不能御邪,邪毒必乘虚内侵。"毒邪伏络"虽有寒、热、虚、实的区别,但其共同病机是脉络中的血气或津液痹阻不通。因此,"剔毒通络"是治疗"毒邪伏络"病证的总原则。具体来说,又有"剔毒祛邪通络"及"剔毒扶正通络"两大类。"剔毒祛邪通络"主要用于络实证,由于邪痹络阻是其主要矛盾,因此应在祛邪的基础上通其络。"剔毒扶正通络"主要用于络虚之证,因为络虚证脉络之中又夹瘀凝,所以应在补益的基础上,兼以通络,即叶天士所谓"大凡络虚,通补最宜"及"当与通补入络"之义。姚乃礼[12]根据慢性乙型肝炎的致病特征,首次提出慢性乙型肝炎的"毒损肝络"假说,认为慢性乙型肝炎的病机关键是毒损肝络,湿、热、瘀、毒互结,肝络壅阻,正气耗伤,脏腑受损,形体败坏则病情发展,变证丛生,预后不良。孟捷[13]认为,药毒之邪侵入肝之络脉致肝络受损,肝脉不畅,日久气滞、血瘀、津凝相互影响,积久蕴毒,损伤肝络,主张药物性肝病的治疗应以剔毒通络为法。南征等[14-17]提出,毒损肾络在消渴病发病机制中起重要作用,治疗上据其"毒损肾络"的病机特点,宜剔毒通络,补肾固本,并结合病期而辨治,尽早应用,防微杜渐,真正做到"已病防变"和"未病先防"。韩学杰等提出"毒损心络"的新观点,"毒损心络"的理论主要应用于高血压病、缺血性心脏病、糖尿病性心肌病等中医心病,认为毒邪易与火热痰瘀胶结,壅滞气血,损伤心络,络虚毒伏,发为心病,主张益气养阴剔毒通络法为治疗大法[18-21]。

"毒邪伏络"学说的应用在临床上屡见不鲜,许多难治性疾病的发生、发展、转归都与伏邪、伏毒有密切关系,尤其是在传染病的发生发展中显得十分突出。如《羊毛瘟疫新论》曰:"夫天地之气,万物之源也,伏邪之气,疾病之源也。"从某种意义上说,中医"毒邪"其实质是病原微生物的感染,而艾滋病即属于"毒邪"中的一种。艾滋病入侵人体后,主要感染 $CD4_T^+$ 淋巴细胞,但从中医角度而言,疫毒潜伏的具体部位或所属脏腑系统、层次等存在众多争论。赵树珍[22]认为，艾滋病内因为邪伏营血，正虚则疫毒通过精窍或皮肤侵入，伏于血络，内舍于营，累及脏腑而发病。蒋心悦[23]认为，艾滋病属湿热之邪，寄留在人体的三焦，既能达表又能入里，阻遏全身气机的升降出入，影响三焦气化，使脏腑经络失于营养。王小平等[24]认为，由于"膜原者，外通肌肉，内近胃府，即三焦之门户"，艾滋病疫毒自外而入，潜伏膜原，每因正气虚弱而发病。对于艾滋病的辨证亦包括脏腑辨证、病因辨证、气血津液辨证、三焦辨证以及综合辨证等，而目前对于艾滋病的"毒邪伏络"以及相关辨证的探讨尚未见报道[25]。根据艾滋病的发病过程和临床特征，其具有中医"伏毒"、"伏邪"的特点，且具有"毒邪伏络"的部分特点，属于难治性疾病，可尝试从"毒邪伏络"论治艾滋病。

3 中医从"毒邪伏络"论治艾滋病具有可行性

艾滋病由感染人免疫缺陷病毒而引起，导致被感染者免疫功能部分或完全丧失，CD4细胞数量减少、功能降低，继而发生多系统、多器官、多病原体的复合感染（机会性感染）和肿瘤等，临床表现形式多种多样。根据艾滋病的发病过程和临床特征，应属于中医学"疫病"、"伏气瘟病"、"虚劳"、"五劳损伤"等范畴，但本病既不是单一的"疫毒瘟病"，也非单纯虚证，而是一种正邪相争、虚实错杂的本虚标实证。有学者认为，本病发生由于病毒之邪乘虚而入，伏于血络、内舍于营而引起一系列温热病的症状，其病情重，当温热邪毒从里透发，则易引起斑疹、血衄及便血、尿血等出血症状，甚则出现热毒炽盛、热甚动风的表现，因此又可归属于"伏气温病"范畴。从"毒邪伏络"的理论解释艾滋病的发病和症状更为合理，并由此提出"剔毒通络"可作为艾滋病的主要治法之一。

3.1 发病特点

艾滋病患者感受HIV病毒后，在长达8～10年时间内，患者可无明显的特异性表现，而最终出现症状是因病毒破坏了人体的免疫系统，最终导致患者出现免疫力衰竭。从整个疾病的发病过程来分析，HIV病毒类似中医伏邪特性，有毒邪内伏于内的特点。

3.2 易感人群

中医理论认为，毒邪伏络的发作与正气的强弱、感邪的轻重以及正邪的斗争有关。正如《内经》所谓"冬不藏精，春必病温"、"夫精者，身之本也，故藏于精者，春不病温"。婴幼儿因其正气虚弱是获得艾滋病病毒感染的最危险时期，而接触艾滋病的成年人能够通过其免疫系统自发清除病毒。"正气存内，邪不可干"，尽管一些人可能出现症状，但他们大多数可以不出现并发症。这也符合毒邪伏络的特点。

3.3 临床症状

艾滋病的临床症状主要有发热、咳嗽咳痰、腹泻、神疲乏力、纳呆食少、呕恶、消瘦、口糜、黏膜溃疡、淋巴结肿大、卡波济肉瘤等。艾滋病的临床症状都可由"毒"、"瘀"、"虚"概括和解释。"毒"在"毒邪伏络"的过程中，"毒"是启动因子，即"络脉受损"由"毒邪"启动；"络脉受损"导致"络脉血瘀"和"络脉空虚"，引起"络脉病变"；"瘀"在"毒邪伏络"过程中，"瘀"是其枢纽因子，是艾滋病发展的中心环节，也是艾滋病恶化的关键环节。这可能是由于"毒自络入，深伏为害"，易致"络伤瘀阻"。"虚"为"气不虚不阻"，"至虚之处，便是留邪之地"，"络虚气聚"。艾滋病临床症状的出现，其发病脏腑传变或先后顺序多以肺气亏虚为首发，继而出现脾气亏虚，终致肾气不足元气衰败、亡阴亡阳之证候。

3.4 病程特点

HIV入侵人体，急性期可出现外感症状，然后在漫长的无症状期中，病毒逐渐损伤人体正气，致使正气亏虚，复易感外邪和受饮食不节等因素，从而产生诸如发热、腹泻、易感冒等症状和病证，其病程特点符合中医毒邪伏络的一些特性。毒邪入侵人体后，存在着邪正交争的一种必然趋势，其发病有一定的时间积累性，其未表现出临床症状多因正气尚且亏虚或为虚损达到质变的过程；邪气入侵人体后因病邪本身或和患者复受外邪、饮食劳倦或外伤等病邪积损致虚，产生的由量变至质变过程的飞跃，是人体毒邪伏络致虚发病的过程。

参考文献（略）

（出自中国中医基础医学杂志2011年4月第17卷4期第363－365页）

从中医免疫观调节 HIV/AIDS 患者免疫平衡

王丹妮[1,2,3]　郭会军[1,2,3]

(1. 河南中医学院第一附属医院艾滋病临床研究中心，郑州 450000；
2. 国家中医药管理局中医传染病学重点学科，郑州 450000；
3. 国家中医药管理局艾滋病重点研究室，郑州 450000)

摘要　从正气论和平衡观两个方面来论述中医免疫观，并从理论、临床的辨证论治与理法方药上论述中医免疫观与现代免疫的相通性，提出从中医免疫观调整 HIV/AIDS 患者免疫平衡表现为扶正和祛邪同时兼顾的免疫调节，最后总结出中医免疫观指导下调节 HIV/AIDS 患者免疫平衡的治则、用药和养生。

关键词　艾滋病；中医免疫观；正气；平衡

中医免疫观由来已久，甲骨文里就有"御疫"的记载，应当是免疫思想最早的表述。《内经》中不仅有关于疫病的许多记载，还有预防疫病的丰富内容。中医免疫观[1]从广义上讲，就是中医药对机体的免疫调节思想，它以辨证施治为理论基础，以调节机体的整体状况为核心，充分发挥中医药在微观调节与宏观辨证方面相结合的优势，针对不同的个体进行相应的免疫调理，达到驱邪外出的目的。笔者认为，应从中医免疫观调整 HIV/AIDS 患者免疫平衡并探讨如下。

1　中医免疫观

现代中医学者[2]常把中医免疫观等同于"正气"，而笔者认为中医免疫观应包含两个方面的内容，即正气论和平衡观。正气指人体的机能活动（包括脏腑、经络、气血等功能）和抗病能力及修复能力等，它与人体维持的一切生理功能活动及抗病能力有关。中医学自古就十分重视机体"正气"在疾病发生发展过程中的重要作用。《内经》曰："正气存内，邪不可干。"《灵枢·百病始生》曰："逢热逢疾风暴雨而不病者，盖无虚，故邪不能独伤人。"因此，扶助正气、增强机体的抵抗力对预防和治疗疾病有非常重要的意义。有学者[3]从功能上来定义正气，把正气与现代免疫学联系在一起，认为正气具有现代免疫学的作用。李庆生[4]更是通过多年研究提出，"正气"既包括人体抗御致病因子的能力与物质，也包括免疫功能及微生态平衡在内的一切抗病物质与能力。

中医平衡观思想可溯源于《易经》，其中的太极、八卦、河图、洛书都集中体现了平衡原理，即运动中的平衡和平衡中的运动[5]。《内经》在生理、病理、治则等方面对于平衡观的论述也颇多。《素问·生气通天论》曰："阴平阳秘，精神乃治。阴阳离决，精气乃绝。"这里的"平"与"秘"均指平衡，以阴阳为纲指出平衡是"精神治"即身心健康的根本。《素问·阴阳应象大论》中"阴胜则阳病，阳胜则阴病，阳胜则热，阴胜则寒；阳虚则寒，阴虚则热"，论述的是阴阳失去平衡的病理变化，"清气在下，则生飧泄；浊气在上，则生䐜胀"，指的是气机升降出入失去平衡所致病理变化。治则正如《素问·至真要大论》所说："谨察阴阳所在而调之，以平为期。"平，就是协调，协调就是使其达到新的平衡状态。如《素问·至真要大论》曰："谨守病机，各司其属……疏其血气，令其调达，而致和平"；"以所利而行之，调其气使其平也"。机体在一定限度内通过调节，维持人体阴阳气血、升降出入的相对平衡，与现代免疫学关于调节机体自身生理平衡的神经内分泌免疫调节网络有着微妙的联系和吻合[6]。

2　中医免疫观与现代免疫的相通性

中医免疫观与现代免疫在理论和实践上都具有许多共同点。免疫是机体识别和排除抗原性异物，维护和稳定自身生理平衡的一种功能，即防御、自稳和监视三大功能，简言之，免疫的概念就是识别"非己"、排斥"异己"、保存"自己"的意思，这与中医免疫观所说的"正气"和"平衡"作用基本一致。

机体在与外环境接触过程中，需"正气存内"、"阴阳平衡"，共同维持内环境的稳定，才能维持正常的生理平衡。免疫学认为，疾病的发生是机体的免疫平衡机制被打破，导致生理性免疫应答异常和病理性免疫应答的发生。在理论上将中医的邪正相争与人体免疫功能相联系，发现正气虚衰病人的免疫功能可受到不同程度的损害，尤其细胞免疫功能低下者较为明显[7]。在临床的辨证论治与理法方药上，中医免疫观与现代免疫学观点也相近似，扶正与祛邪两大用药原则也与免疫治疗有密切关系。虚证一般指正气不足，对虚证用扶正固本类药物治疗，以提高和稳定机体的免疫功能。实证指邪气有余，需用祛邪疗法，即用清热解毒和活血化瘀类

基金项目：国家自然科学基金项目（81102575）；科技部国际合作项目（2007DFB31610）

药物。一般认为，这两类药物对免疫功能有双向调节作用，就是使免疫功能低下者趋向调高，而使免疫功能亢进者下调而趋于正常，扶正祛邪并用可使作用倍增。

从中医免疫观调整 HIV/AIDS 患者免疫平衡表现为扶正和祛邪同时兼顾的免疫调节。这与现代医学认为"艾滋病治疗应包括：对抗 HIV 及其他机会性感染，恶性肿瘤，调节机体的免疫功能"是一致的。

3 中医免疫观指导下的治则、用药和养生

现代医学研究表明，人类感染 HIV 后，人体对 HIV 感染的免疫反应是强烈、持续和复杂的。从 HIV 感染进而发展为 AIDS 的过程中，免疫功能失调主要表现为初期的细胞免疫高反应逐渐过渡到晚期的抗体反应为主。具体来说，HIV 侵入人体后，机体最主要的变化指征是 CD4 + 细胞数进行性下降。当 CD4 + 细胞减少到 < 200/mm3 时，免疫系统遭到极大破坏，免疫功能极度低下，临床上常见的机会性感染发生，病程进入 AIDS 期。

中医免疫观对免疫调节的认识是双向调节，即扶正和祛邪同时兼顾。根据对艾滋病的分期辨治，急性感染期时间过短，转瞬即逝，甚至很多感染者处于此期而不自觉，很少用药物来进行免疫调节；而在无症状 HIV 感染期，正气尚足，正邪斗争处于相持阶段，扶正和祛邪应当并重，所以免疫调节能起到非常关键的作用；在艾滋病晚期，正气耗竭，机体极度虚弱，治疗在祛邪之外以扶正为主，当大补元气，即免疫重建可发挥延长生命、减少死亡率的作用。因此，针对病机所采取的培元解毒[8,9]、扶正排毒[10]、补泻兼施[11]等治则进行免疫调节研究有现实意义。

用中医药对艾滋病免疫调节的临床报道很多，如温补、益气、滋阴类药物以发挥扶正作用为主，清热解毒类药物以发挥祛邪作用为主。许多中药不仅具有直接抗 HIV 病毒的作用，更重要的是可以通过调整机体内部的细胞免疫和体液免疫，间接发挥综合调节作用，以期达到免疫平衡。其作用机制可归纳为两个方面，一方面可以促进辅助性 T 细胞的增殖并增强其功能，提高 CD4 + /CD8 + 比值，增加白细胞数量、增加中性粒细胞、巨噬细胞吞噬功能；另一方面对抗 CD4 + 细胞衰竭及异常的免疫激活。中药的有效成分大多通过调节细胞因子的分泌发挥免疫调节作用，如淫羊藿、黄芪、当归、熟地黄等能调节机体细胞免疫和体液免疫，不同程度地提高免疫功能。中药复方也通过不同途径发挥免疫调节作用，努力达到免疫平衡和稳定。Watanabe 等[12]研究发现，小柴胡汤能刺激单核细胞 T4（CD 4）- B 淋巴细胞等细胞网络系统和/或抑制 T8（CD 8）细胞功能；张志军等[13]通过对 40 例 AIDS 患者、44 位 ARC 患者的治疗试验，确证小柴胡汤提取剂能刺激单核细胞 T4 和 B 细胞网络系统和/或抑制细胞功能，能改善 T 细胞聚落形成能力以及诱导产生白细胞介素 - 1，确认小柴胡汤提取剂对淋巴细胞有免疫调节作用。王健等[14]将理中汤试用于 HIV 阳性的血友病

患者，结果表明可明显增加 T 细胞和自然杀伤细胞。李延斌等[15]研究发现，六味地黄丸对多形核白细胞的免疫功能有明显的双向调节作用，具有增强细胞功能、诱生 α - 干扰素、清除病毒的功能。另外研究报道，还有许多复方均能起到不同程度的免疫调节作用。

中医免疫观指导下艾滋病病人还应注意养生。《内经》里的诸多养生观"虚邪贼风，避之有时"、"食饮有节，起居有常，不妄作劳"、"恬惔虚无"、"和喜怒"、"无为惧惧，无为欣欣"等非常适用于艾滋病病人，既可以形神共养培补正气，又可以保持机体内环境和外环境的动态平衡。

参考文献（略）

(出自中国中医基础医学杂志 2012 年 10 月第 18 卷 10 期第 1140 - 1141 页）

试从扶阳角度论述艾滋病的防治思路及方法

刘振威[1]　庞军[2]　邓鑫[1]　苏齐鉴[1]　姜枫[1]　梁爱华[1]

(1. 广西中医药大学附属瑞康医院，广西南宁 530011；
2. 广西中医药管理局，广西南宁 530021)

关键词　艾滋病；扶阳；防治；理论探讨

基金项目：国家科技重大专项课题（2012ZX10005010）；广西科技厅攻关课题（桂科攻 1355005 - 1 - 4，1298003 - 1 - 1，1014001B - 12）；广西中医药管理局科技专项（GZZY13 - 24，GZPT1223）

根据中医正邪理论，人体感染 HIV 之后，感染者发病早晚与否，人体正气之强弱，起主导作用，正气盛，则晚发病或病情较轻，也容易治愈；正气虚（主要是指阳气的防御作用不足）则发病早且病情重，不易治愈。本虚标实、虚实夹杂是中医学者所公认的艾滋病基本病机，我们认为阳虚始终贯穿于艾滋病的病因病机中，本文试从扶阳角度对艾滋病的防治思路及方法作一探讨。

1 扶阳学说理论渊源

扶阳学派产生于 100 年前，又称火神派，其理论基础源于《易经》、《黄帝内经》（以下简称《内经》）。《易经》认为阴阳是运动变化的，而推动其运动变化的动力则是阳气，即阳气起主导作用，故说"大哉乾元，万物资始，乃统天"，"至哉坤元，万物资生，乃顺承天"。受其影响，《内经》认为人之生命孕育、生长壮老已、健康寿夭与疾病等，无不与阳气有关，《素问·生气通天论》曰"阳气者，若天与日，失其所则折寿而不彰……"。生动形象地喻示了阳气于人体生命活动的极端重要性。《伤寒杂病论》之所以冠以"伤寒"二字，意在示人阳气至重而易伤，必须时时顾护阳气，因而书中姜、桂、附的使用频率极高。笔者统计《伤寒论》113 方，其中有 34 方用附子，43 方用桂枝，24 方用干姜，温扶宣通阳气之方药约占大半，处处体现出重阳的思想。

2 扶阳学说的核心思想

郑钦安，清末著名伤寒学家，是扶阳派的鼻祖。临证中他以阴阳为辨证总纲而强调阳主阴从，治疗上以扶阳为主，认为阳气受损与失常，乃为疾病或死亡之根源，提出"人身一团血肉之躯，阴也，全赖一团真气运于其中而立命，气者阳也，阳行一寸，阴即行一寸，阳停一刻，阴即停一刻，可知阳者阴之主也，阳气流通，阴气无滞，自然百病不作。阳气不足，稍有阻滞，百病丛生"[1]。扶阳学派学术思想的核心是重视阳气，推崇阳气，力主阳主阴从，认为阳气是人身立命之本，是生命活动的根本动力，在人的生命活动中起至关重要的作用。阳气充足，则身康体健；阳气不足，便百病丛生。故在养生保健、防病治病中时时重视顾护阳气，在临证立法上以扶阳为要务，主张扶阳抑阴，用阳化阴。

3 当今扶阳派流行的原因

扶阳派的兴起，除了有其扎实的理论基础，还有其时代的必然性。第一，饮食不节。当今社会冷饮流行，寒易伤阳；蜀湘风味流行，过食辛辣亦能耗散阳气；冬季，人们惯用辛温之品"暖身"，殊不知与《内经》"秋冬养阴"之规律相违悖。诸多饮食不良习惯导致了阳气的损伤。第二，中医苦寒药及抗生素的滥用。长期以来，寒凉药物的应用过多，"喝凉茶降火"等观念早已深入人心，尤其是近来抗生素的滥用等，这些均是造成我国人民体质下降的重要原因之一。抗生素按中药四气分类，应属寒凉，故最易伤阳。第三，生活起居失常。古人日出而作，日落而息，

当今社会物欲横流，人们过度劳倦，烦劳伤阳；夜生活丰富，睡眠不足，晚上阳气应该内收，回归本位，阳气不能归位，就会逐渐耗散[2]。

4 HIV 易感人群或感染者更易阳虚的原因

HIV 易感人群包括性工作者、嫖客、男男同性恋、静脉吸毒者，他们大部分生活起居失常、夜生活丰富，睡眠不足易耗阳气；尤其性工作者、嫖客及男男同性恋都有性滥交情况，房劳过度也易伤肾耗阳；静脉吸毒者长期吸食毒品，经常处于兴奋状态，阳气耗损严重。患者一旦确诊 HIV 感染后，又难免出现震惊、焦虑、绝望等心理变化，HIV 感染病程长，久而久之使机体阳气暗耗，卫外功能降低，最终阳气耗尽，阴阳离决，终致死亡。

5 扶阳法在艾滋病各期的运用

5.1 扶阳法在艾滋病无症状期的运用 高效抗反转录病毒疗法（HAART）可以大大降低 HIV 感染者死亡率，延长感染者的寿命，同时也降低了传染率，但由于长期用药存在药物不良反应、服药依从性差、病毒耐药性和经济负担重等问题，故综合利弊，WHO 建议 CD4

计数小于 350 cells/mm3、单阳家庭、高病毒载量、高龄者等才予 HAART 治疗。不符合 HAART 治疗标准者，暂不进行干预，这部分无症状 HIV 感染者，虽无明显症状体征，但正气渐虚，邪气（HIV）处于潜伏状态下，根据中医"治未病"思想，未病先防，提前顾护正气，使感染者"正气存内，邪不可干"。

治疗方法可予艾灸扶阳。灸法是指在无病或疾病发生之前预先应用灸法以激发经气、扶助正气、提高机体抗病能力以及预防疾病、保健延年的一种外治方法，是中医"治未病"的重要内容之一，其又分为艾条温和灸、化脓灸。宋·窦材很重视扶阳，深谙艾灸疗疾之法，并提出扶阳三法"灼艾第一，丹药第二，附子第三"。《本草纲目》中记载："艾叶生则微苦大辛，熟则微辛大苦，生温熟热，纯阳也。可以取太阳真火，可以回垂绝元阳……灸之则透诸经，而治百种病邪，起沉疴之人为康泰，其功亦大矣。"[3]因为艾草性纯阳，所以对治疗寒邪、阳虚有奇效。穴位可选择足三里、悬钟、关元、神阙、大椎等。因为艾灸疗法安全有效、操作简便、成本低廉、易学易用，适合 HIV 感染者长期应用。

5.2 扶阳法在艾滋病轻度疾病期的运用 艾滋病轻度疾病期感染者会出现一些诸如中度体重下降、反复上呼吸道感染、带状疱疹、反复口腔溃疡、瘙痒性丘疹样皮炎等并发症。卫气属阳，具有防御机体免受邪气侵袭的作用，如果卫阳亏虚，则防御作用减弱，会发生易感冒及其他病症，故运用扶阳的方法来治疗，如关元瘢痕灸，关元、神阙温和灸，督脉长蛇灸，督脉刮痧或捏脊等，使阳气充足，卫外有力，可减少反复上呼吸道感染的发作。

笔者认为，部分反复口腔溃疡由于病程较长引起阳气不

振，其则阳气虚衰，致使上中二焦之火郁而不散，故而发作，迁延难愈，治疗上可用甘草泻心汤或理中丸加减，可收良效。

5.3 扶阳法在艾滋病中度疾病期的运用 艾滋病中度疾病期感染者会出现一些诸如无原因超过1个月的腹泻、长期发热，病情反复，难以控制。反复发热，究其病因，虽有多种病因，但多与"湿"有关，因"湿性粘滞"，病势缠绵难愈，长期反复发热耗阳严重，导致阳气亏虚，火郁而不散，故而发作迁延难愈。根据"火郁发之"理论，治以扶阳泻热法，在应用清热泻火药的同时加用少量的温热补阳之品，使清热而不冰伏邪气，并使火热之邪因温热而向外透达，以达愈疾之目的。比如补中益气汤就是甘温祛热的经典方剂。腹泻是艾滋病最常见的症状之一。尤其长期腹泻多与脾肾阳虚，或感受寒、湿、暑热之邪有关，以脾肾阳虚兼感受湿邪致泻者最多，治疗上，多以温补脾肾阳气兼以祛湿为主，处方有理中丸、四神丸等，神阙、关元等穴隔姜灸亦是不错的选择。

5.4 扶阳法在艾滋病严重疾病期的运用 艾滋病严重疾期，针对不同证候，阳气不通者可以温通以扶阳，如通脉四逆汤、白通汤之类；阴火而发热者扶阳潜阳以退热；肿瘤等积症可扶阳以散结。此期感染者会出现一些诸如恶性肿瘤等机会性感染，《内经》时代，已经认识到肿瘤的形成与受寒、阳气不足有关。《灵枢·百病始生第六十六》云："积之始生，得寒乃生，厥乃成积矣。"寒邪是"积"形成的重要因素，扶阳法在肿瘤治疗中有重要的意义，长期清热解毒治疗，疗效不佳，加入附子、干姜等扶阳药后疗效显著，再辅以艾灸等则疗效更佳。

6 总结

综上所述，人体的阳气，具有抗御外邪、护卫生命、促进机体生命活动的作用，五脏气机的运行、津液之气化敷布等，均赖阳气的温煦和推动，从而使人体生长壮老已，阳气在人体的生命活动中起着主导作用。张景岳等医家都非常重视阳气的重要性，人体的新陈代谢、器官功能的盛衰与身体内在的"阳气"密切相关，"阳气"是生命的原动力。人体阳气充足，才能保持正常的生理机能，阳气一虚则百病丛生。顾扶阳气、重视阳气是我们防病、治病的大法，也是防治艾滋病的大法。

参考文献（略）

(出自广西中医药大学学报2013年第16卷2期第96-94页)

从壮医"毒虚论"谈艾滋病的防治

张亚萍[1]　林　辰[2]　李永亮[3]　邓　鑫[1]

(1. 广西中医学院附属瑞康医院艾滋病研究中心，南宁530011；
2. 广西中医学院壮医药学院，南宁530001；
3. 广西中医学院基础医学院，南宁530001)

摘要　艾滋病是由艾滋病病毒（HIV）感染引起的一种获得性免疫功能缺陷综合征，传染性极强，死亡率极高，极难治愈。从壮医学角度来说，毒是艾滋病发生发展的重要致病条件，虚是艾滋病发生发展的内在原因。在艾滋病的防治上，壮医强调调畅人体的三道、两路，调理脏腑气血骨肉的物质和功能等，使人体的天地人三部之气同步运行，以增强人体的免疫功能和抗病能力，来预防艾滋病的发生发展；在治疗上，壮医根据调气、解毒、补虚的原则来进行防治。深入探讨壮医"毒虚论"在艾滋病防治中的作用，对于防治艾滋病及促进壮医药学的发展都有积极的影响。

关键词　壮医；毒虚论；艾滋病；防治

艾滋病是目前我国重点防治的一种疾病。壮医学作为中医学的一个重要组成部分，在医疗卫生保健方面作出了重要的贡献。"毒虚论"是壮医学独具特色的病因病机论。从"毒虚致病"的角度来探讨艾滋病的防治，是运用壮医学防治疾病的一种创新，有利于壮医学的发展和丰富艾滋病的防治手段。

1 艾滋病发生发展的病因病机

壮医认为，人体的生存健康需要"三道"、"两路"通畅和脏腑骨肉气血物质及功能的正常。"三道"即谷道

基金项目：国家"十一五"科技重大专项-艾滋病中医证候学研究（2008ZX10005-001）；广西自治区中医药管理局资助项目-壮医药线点灸对艾滋病慢性腹泻的干预研究（gzzc-1015）

（饮食物消化吸收的通道）、水道（人体水液代谢的通道）、气道（人体与大自然气体交换的通道）；"两路"即龙路（人体血液的通道）、火路（人体传感之道即信息通道）。脏腑气血骨肉是构成人体的主要物质，也是维持人体生命活动正常运行的重要物质。"三道"、"两路"通畅，调节有度，脏腑骨肉气血充足，功能正常，则人体之气与天地之气协调平衡，同步运行，这样才能保持人体健康的常态。艾滋病是人体正气虚弱，HIV 邪毒乘虚感染，导致三道两路失畅、脏腑气血骨肉耗损、天地人三部之气失去协调平衡、不能同步运行而致。

1.1 毒是艾滋病发生发展的致病条件

从壮医学的角度来说，HIV 邪毒感染是艾滋病产生的必要条件。壮医认为，毒是以对人体是否构成伤害以及伤害致病的程度为依据和标志来进行判断的。艾滋病是由 HIV 湿热邪毒感染而致，感染人体后通过以下两个方面致病：一是 HIV 毒邪与人体正气势不两立。正气可以祛除 HIV 邪毒，HIV 邪毒也可损伤人体正气，正气与 HIV 邪毒斗争，正不胜邪，则影响天地人三气同步而致病。二是 HIV 邪毒入侵人体日久阻滞三道两路，使三道两路不通，天地人三气不能同步而为病。

1.2 虚是艾滋病发生发展的内在原因

壮医认为，虚是艾滋病发生的内在因素。虚就是正气虚或气血虚，是引起艾滋病的重要原因。由于患者体质虚，体内的运化能力和防卫能力相对偏弱，所以容易导致 HIV 邪毒的感染，从而出现毒虚并存的状态。引起虚的原因主要是以下两个方面：一是先天禀赋不足，父母羸弱，孕期营养不良或早产等，常见于由母婴传播而致的艾滋病患儿，或体质较弱的艾滋病患者。二是后天过度损耗，或正气与 HIV 邪毒抗争而使气血过度消耗却得不到足够的补充，或者是人体本身运化功能失常，摄入不足而致，多见于性传播和吸毒传播的患者。这类人群多由纵欲过度耗伤机体肾精，损伤正气，造成虚的状态。

1.3 毒虚相互作用导致艾滋病的发展

壮医认为，由于体虚，HIV 邪毒感染后造成机体毒虚并存的状态。一方面，HIV 邪毒耗伤机体正气，使正气亏虚；另一方面，正气亏虚、脏腑气血骨肉等物质和功能耗伤，无力与 HIV 邪毒抗争，从而出现各种临床症状。毒虚相互作用，共同构成了艾滋病发生发展的基础。同时，在艾滋病的发生发展过程中，随着 HIV 邪毒的增多，机体正气的消耗，又可引起其他内生毒邪或外感毒邪为患。内生毒邪类似与中医学的气滞、血瘀、痰饮，气滞即壮医所谓的无形之毒，痰饮、血瘀即壮医所谓的有形之毒。外感毒邪即艾滋病晚期常见的各种机会性感染，如反复感冒、肺炎、口疮、带状疱疹等。在艾滋病的晚期，患者由于 HIV 邪毒不断作用，脏腑气血骨肉虚损严重，最终导致三道两路失畅，天地人三气不能同步运行而死亡。

2 壮医学在艾滋病防治中的作用

2.1 预防方面

对于疾病的预防是壮医最具特色的一个方面。壮医预防疾病的原则是，运用各种预防方法使人体三道两路通畅，天地人三部之气协调平衡，同步运行，以维持人体生存和健康的常态。壮医常用预防疾病的方法有民俗防病法、药物防病法、药膳防病法、体育锻炼防病法。艾滋病由于传染性极强，死亡率高，极难治愈，因此重在预防。

2.1.1 民俗防病法　根据民俗防病法，切断传播途径是杜绝艾滋病病毒感染的治本之法。政府和艾滋病宣教机构应当加大艾滋病的宣传力度，使人们充分认识到艾滋病病毒的各种感染途径，哪些途径可以传播，哪些途径不容易传播，使人们增加对艾滋病的了解，这样才能更好地预防 HIV 邪毒的感染。尤其告诫人们要洁身自好，坚决杜绝性淫乱行为的发生。

2.1.2 药物防病法　对于一些体质比较虚弱的艾滋病患者，在一些季节性流行病发生时候，由于正气抗病能力弱，往往容易再次感染其他疾病，再加上艾滋病本身的损耗，使患者难以承受。药物防病法可用于防止体质虚弱的艾滋病患者突发季节流行性疾病。在一些季节性传染病发生的时候，给患者佩戴一些药物如菖蒲叶、艾叶、佩兰叶、青蒿叶等制作的香囊，可以有效预防这些疾病的发生。

2.1.3 药膳防病法　药膳防病是壮医防病法中比较有特色的一种防病方法。壮医经常采用一些既有充饥作用又有医疗保健作用的食物来对一些疾病进行食疗。根据壮医毒虚致病理论，虚是艾滋病发生发展的重要原因，经常食用一些有保健作用的药物，对于维持人体的健康有着重要的作用。如壮医认为，常食蔬菜、玉米、红薯、植物油等对于维持人体谷道的通畅具有良好的作用；广西贺州的黑糯米酒有"补中气而及肾"的功效，对于增强人体的脏腑气血骨肉的物质和功能有很好的作用；而有一些蔬菜如大白菜、萝卜、油菜、菠菜等含有丰富的维生素，是很好的食疗壮药。总之，对于艾滋病患者来说，增强体质、提高抗毒能力非常重要。另外，一些抗病毒的药物毒副作用较大，价格昂贵，患者很难坚持长期服用，而壮医药膳简便廉验，值得借鉴。

2.1.4 体育锻炼防病法　生命的意义在于运动，适度的体育锻炼对于人的健康来说相当重要。无论是华佗的五禽戏还是后世的太极拳、八段锦等都是体育锻炼养生的典范。对于壮族来说，舞蹈是体育锻炼很重要的一个方面。壮医认为，适度的体育锻炼，不仅能增强人体的体质，提高抗病力，而且能陶冶人的情操，使人心情舒畅，对于维持气道畅通、天地人三部之气同步运行有着重要的作用。

2.2 治疗方面

在疾病的治疗上，壮医以调气、解毒、补虚为基本原则，并且根据患者疾病的具体情况来灵活运用，或调气为主，或解毒为主，或补虚为主，或将三者综合运用。

2.2.1 调气 调气就是运用针灸、刺血、拔罐、刮痧、引舞气功等方法来调节和激发或通畅人体之气，使其正常运行，与天地之气保持同步[1]。对于艾滋病患者来说，保持机体气的通畅，使天地人三部之气同步运行非常重要。具体运用上可以采用针灸、刺血、拔罐等疗法，在人体龙路、火路的某些体表气聚部位（穴位）施以调气治疗，以整体调节人体的气血，改善机体虚的状态，增强机体杀灭或抑制HIV邪毒的能力。另外，对于艾滋病相关性腹泻脾虚症状明显的患者，运用壮医药线点灸疗法，可以取得很好的疗效。目前，广西中医中西医结合艾滋病研究中心经过初步研究和分析，发现壮医药线点灸疗法对于艾滋病相关性腹泻脾虚症状显著的，疗效甚好，目前正在进一步的深入研究中。吕琳[2]等研究认为，壮医药线点灸有改善消化功能作用，即助脾健运功效。壮医药线点灸治疗艾滋病相关性腹泻的机理在于通过调整、调节、调运人体的气血，使之平衡，疾病自然痊愈。另外，在壮医调气法的运用上一定要慎重，尤其是刺血、刮痧等方法的运用时，由于易使患者出血，在运用时一定要注意防止感染且慎用。

2.2.2 解毒 解毒就是运用药物祛除毒邪。HIV邪毒一旦进入人体，对人体免疫系统的破坏极大，且严重耗伤机体的气血，使机体处于虚的状态。从壮医的角度来说，HIV邪毒感染是引起艾滋病的重要致病因素，在治疗上应着重于如何杀灭HIV或抑制HIV复制。尽管全国各地乃至世界各地的艾滋病研究者都在致力于研究能有效治疗艾滋病的药物，但目前临床上尚未有杀灭HIV的特效药。壮医对毒的认识由来已久，HIV作为毒邪的一种，可以尝试从壮药中寻找治疗艾滋病的药物也是一种新的思路。另外，对于艾滋病发展过程中出现的内生毒邪，亦可以运用解毒的方法来治疗。如浅表淋巴结的肿大、恶性肿瘤等，均可通过调节人体三道来治疗。

2.2.3 补虚 虚是指机体正气虚、抗病能力弱之意。补虚就是运用各种手法来增强人体的正气，增加抗病能力，改善机体虚的状态。虚是艾滋病发生发展的内在原因，通过补虚可以有效杀灭HIV或抑制HIV的复制，提高机体的抗病能力，延缓艾滋病的进展速度，改善患者的生活质量。尤其是在艾滋病的晚期，患者体质极其虚弱，出现极度消瘦的状态。此时，患者机体免疫功能破坏十分严重，正气严重耗伤，抗病能力非常低下，容易感染各种邪毒而引起机会性感染，最终引起患者死亡。从壮医的角度来说，机体正气是脏腑气血骨肉功能的体现，而在脏腑气血骨肉耗损非常严重的情况下，正气亦严重耗损。因此，在治疗上，可以通过补虚来补充患者的脏腑气血骨肉，提高脏腑气血骨肉的功能。在药物运用上，壮医非常重视食疗和动物药的运用，常用的有天门冬、麦门冬、穿破石、山慈菇、铁包金、白蒺藜、土黄芪、何首乌、鸡血藤、女贞子、桑寄生等。食疗在壮医药防治疾病中占有极重要的地位，与中医学"食饮有节，起居有常，恬淡虚无，精神内守，病安从来"的精神不谋而合。而在动物药的运用上，壮医则认为人为灵物，同气相求，以血肉有情之品来补虚，效果最佳[3]。在艾滋病期极度消瘦、身体极其虚弱的患者治疗中，可以运用食疗和动物药配合进行综合调理。

3 小结

壮医药作为中医学的一个重要组成部分，在人类的卫生保健事业上作出了重要贡献。壮医认为，毒虚是引起艾滋病的两个重要的因素。在艾滋病的防治上应以预防为主，防治并重。治疗上根据调气、解毒、补虚的原则灵活运用，尤其重视食疗和动物药的运用。我们认为，壮医药防治艾滋病主要是通过调理三道两路，使其通畅，增加脏腑气血骨肉的物质和功能，使天地人三部之气同步运行，从而来达到防治的目的。但在抗HIV邪毒药物方面，尚有待进一步深入研究。

参考文献（略）

（出自中国中医基础医学杂志2011年6月第17卷6期第614-615页）

试从营卫探讨艾滋病发热证治
——艾滋病易感发热症的治疗应以调和营卫为主

蒋自强

河南中医学院第一附属医院艾滋病临床研究中心（河南郑州 450000）

摘要 针对艾滋病常见的发热症状，笔者结合多年深入艾滋病高发地的临床救治经验，探讨营卫失调在艾滋病发热病中的机理，采用桂枝汤合玉屏风散加减治疗，以期阐明调和营卫，益气固本，驱邪外出法在艾滋病发热病中的应用。

关键词 营气卫气艾滋病发热调和营卫益气固表

艾滋病即获得性免疫缺陷综合征（Acquired Immunodeficienct Syndrome AIDS），是由人类感染免疫缺陷病毒（human immunodeficiency virus，HIV）而引起的一种致死性传染病，其严重破坏人体的免疫系统，在临床表现为多种复杂症状的一种综合征。在艾滋病所表现的多种症状中，发热是其最为常见的临床症状之一，且常常反复出现，缠绵难愈。笔者在艾滋病的临床救治中发现，艾滋病患者一旦进入疾病的中后期，常常会因稍感风寒即患感冒而引起发热病症，在治疗中选用桂枝汤合玉屏风散加减调和营卫、益气固表每能收到一定的效果。

1 艾滋病人为何易感发热

当人体遭到HIV病毒侵入后，首先伤及人体的肺脾[1-2]，导致肺脾气虚，脾气虚则运化失常，水谷精微乏源，肺气虚则宗气弱，营卫生化不能，终至营卫功能失调，卫外不固，稍遇风寒即可引起恶寒发热等症，艾滋病因渐进性损伤人体的正气而最终发病，即所谓"逐渐破坏人体的免疫系统"，肌体抗病无力而发病。当其病情在早、中期时，正气尚存，营卫尚能抗御外邪，卫外功能尚健，不致疾病发生；当其病情进入中晚期或终末期，正气衰败，精气不足，营卫气虚，卫外不能则病势缠绵，反复易发，经久难愈。我们认为，营卫之气的渐进性亏虚贯穿于艾滋病病情发展的始终。另一方面艾滋病侵入人体之后首先侵犯肺、脾二脏。脾胃虚，水津不布，营卫无源，气血亏虚；肺气伤，肺失宣肃，腠理开阖失司，卫外失职，不能固护肌表，易致外邪入侵。

2 营卫乃机体正气卫外之本

祖国医学认为营卫的生成来自水谷精微，二者相辅相成，共同维护着人体的卫外功能。如《灵枢·营卫生会》云："人受气于谷，谷入于胃，以传于肺，五脏六腑皆以受气，其清者为营，浊者为卫，营在脉中，卫在脉外"。"营卫者，精气也"。营属阴，卫属阳。无营，则卫无所依而外泄；无卫，则营阴无法敷布肌肤，揍理滋润全身。《素问·痹论》云："营者，水谷之精气也，和调于五脏，洒陈于六腑，乃能入于脉也。……卫者，水谷之悍气也，其气镖疾滑利，不能入于脉也。"《难经·三十难》曰："营气之行，常与卫气相随。"营气有化生血液的作用，是血生成的原料之一。《素问·生气通天论》"阳者，卫外而为固也"。《灵枢·本脏》"卫气者，所以温分肉，充皮肤，肥腠理，司开阖者也，……卫气和则分肉解利，皮肤调柔，腠理致密矣。"卫气有保卫的作用，是机体正气的组成部分。

营卫不和是营卫运行的协调关系遭到破坏的结果，营气虚和卫气虚皆可破坏营卫之间的动态平衡[4]，从而破坏营卫运行的协调关系导致阴阳失衡。①营气虚：脾虚失运或呕吐，泄泻等伤津脱液皆可导致营阴脱失，营弱即卫强。临床表现为营不得制约卫气外泄，且营随卫脱，临证可见畏寒、自汗等。②卫气虚：肺气虚或肺气郁闭，宣发肃降失司，临床表现或肺卫气虚，卫外不固，或卫气郁而不能正常外达。营阴亦不能随之正常敷布腠理、肌肤，营卫不和则临床表现为发热、恶寒、易感、头痛、身痛。

3 卫气和免疫功能的关系

现代医学对卫气的研究主要从免疫的角度进行认识。在《内经》理论基础上，有些学者阳[5-7]认识到卫气防御作用是机体抗御外邪、免除病邪从肌表入侵人体及人体能够主动适应自然界变化的基础，卫气的防御作用与机体免疫系统有着惊人的相似。章氏[8-9]认为"卫气"与机体的免疫能力密切相关。其研究揭示了免疫细胞中吞噬细胞和淋巴细胞具有参与免疫应答、抗感染等作用与"卫气"护卫机体、抗外邪作用在功能上是一致的，体现了卫气与免疫细胞在功能上的高度一致性。并认为中医学的"卫气"与现代医学的"免疫细胞"具有相似的功能，即两者都具有抗御外邪（即抗感染）的作用。另外，卫气与免疫细胞在分布上亦表现出明显的一致性，现代免疫学认为，血液中发挥重要免疫作用的各种白细胞能以变性运动的方式穿过血管内皮到达周围组织，吞噬、消灭入侵的细菌等病原微生物，它们具有的变性运动及趋化性的特点与中医认为的卫气有到疾滑利、游走窜透的特性十分相似。

上述从不同角度证明了卫气与现代免疫之间的密切关联。白氏[10]的研究认为中医学提出的卫气运行具有昼夜节律的特征，符合现代医学认为的人的各种生理活动机能与病理变化都具有昼夜节律的认识规律，经过研究得出的卫气运行节律与免疫节律高度一致的结果，更证明了卫气与人体免疫系统关联的存在。

4 调和营卫、益气固表、驱邪外出

《素问·阴阳应象大论》"治病必求于本"，《素问·至真要大论》"谨察阴阳所在而调之，以平为期"。艾滋病早期的病人，因其正气盛，邪气未能损伤人体元气，病人不能表现为艾滋病所特有的临床表现；当病人进入中、后期[11]，机体正气渐衰，邪气日盛，肺脾气虚，气、血、精、液日渐耗损，营虚卫弱，机体卫外功能逐渐下降，病人多表现畏风恶寒，频繁感冒，发热但体温不高，常在37~38℃之间。针对此时艾滋病所表现的营弱卫虚，卫外不固的病机特点，我们参照仲景学术思想，审阴阳，辨虚实，调营卫，补不足。以桂枝汤为主，解肌发表，调和营卫。但桂枝汤本为营弱卫强所设，故我们结合玉屏风散，加强益气固表、强卫御寒之功。肺卫气盛，腠理固谧，即可驱邪外出，又可御邪复入。正如《古今名医方论》柯琴所云："邪之所凑其气必虚，故治风者，不患无以驱之，而患无以御之；不畏风之去，而畏风之复来。"《成方便读》赞玉屏风散谓："大凡表虚不能卫外者，皆当先建中气，故以白术之补脾建中者为君，以旺则四脏之气皆得受荫，表自固而邪不干；而复以黄芪固表益卫，得防风之善行善走者，相畏相使，其功益彰，则黄芪自不虑其固邪，防风亦不虑其散表。此散中寓补,补内兼疏,顾名思义之妙。"

5 病案举例

患者女性,46岁,首诊于2007年5月19日,述上世纪九十年代中期单献血。2003年因患感冒多方治疗,经久不愈,经检查确诊为HIV感染,当时CD486/ul,经服用抗病毒药并结合中西药结合治疗后体质渐恢复。一年前出现经常性感冒,且渐加重,稍遇风寒即可诱发,每月少者2~3次,多时可达6次以上,体温在37.4~38.2℃之间,病程2~3日,用西药后病情可缓解,不影响日常生活。现症:发热,畏寒怕冷,体温37.7℃,头痛,偶有汗出,面色无华,身困乏力,形体中等,无咳嗽咯痰,食欲欠佳,纳食不慎可致大便溏泄。近期查CD4236/ul,WBC4.2×10^9/L,RBC3.8×10^{12}/L,舌质淡,舌苔薄白,脉象浮细弱。证属脾肺气虚,营虚卫弱,风寒袭表。治宜益气固表,调和营卫,驱邪外出。方选桂枝汤合玉屏风散加减。方药:桂枝10克,白芍10克,黄芪12克,防风6克,白术10克,荆芥8克,甘草6克,生姜3克,大枣3枚,五剂,水煎服,日一剂。

二诊:药后病情有明显好转,体温恢复正常,仍有畏寒,偶有头痛,舌质淡红,舌苔薄白,脉细。病已向愈,嘱按上方继服10剂。

一个月后再诊:患者述按上方连服1月,自觉体质较前有明显提高,月内感冒次数明显下降,仅有两次感冒,用口服药物即可治愈,饮食较前有所增加,身困乏力等症有所缓解。嘱病人可按上方长期服用,或隔日服用。

按:本例属肺脾气虚,营虚卫弱之证,方选桂枝汤和玉屏风散共达益气固表,调和营卫,驱邪外出之功,长期服用定能增强患者的免疫能力。

6 讨论

艾滋病是一种慢性、消耗性、致死性的传染病,渐进性损伤人体正气,通过对此类病人的治疗,我们有以下体会:

6.1 艾滋病病人一旦步入疾病的中后期,将逐渐出现肺脾气虚、脾肾阳虚、肝肾阴虚、气血亏虚等证,其自身的免疫机能明显下降,临床表现为营虚卫弱、卫外功能明显减弱,常会出现反复感冒,发热畏寒等证。此时在治疗上不可妄用辛凉苦寒之品,以免损伤正气,加重病情。当以固护正气,调和营卫,驱邪外出为法。

6.2 方选桂枝汤和玉屏风散,意在益气培中固表,使营复卫强,营卫调和自能驱邪外出。因此类病人病势较长,益气固表绝非一日之功,故建议病人长期用药,从而发挥中药的持久作用,实践证明是有效的。

6.3 病人进入艾滋病期后,经过抗病毒治疗后,尽管其免疫指标(CD4数值)得到提升,一般生存质量得到改善,但有相当一部分病人在抗御外邪侵袭方面仍显薄弱,稍遇风寒即会催病,正是中医所说正气不足,卫外不固之候。但此类病人在现代医学的治疗中尚无理想药物,此时也是中医可干预的时机。

6.4 桂枝汤的调和营卫不单在于辛甘化阳以助卫,酸甘化阴以滋营,还可调养脾胃以资营卫、助宗气、化气血、和阴阳。在外可解肌发汗以治表虚,在内可调和气血阴阳以理脏腑组织之虚损,脏腑气盛、元气充沛以抗御外邪。

参考文献 (略)

试析培补元气在艾滋病相关性腹泻防治中的作用

张亚萍[1]　梁健[1]　邓鑫[1]　李永亮[2]

([1]广西中医学院附属瑞康医院,南宁530011;[2]广西中医学院基础医学院,南宁530001)

摘要 艾滋病相关性腹泻的发生主要责之于脾虚湿盛,与肺脾肾等脏腑功能失调密切相关。元气是人体生命活动的原动力,具有推动和调节人体脏腑生理活动之功;同时,元气也是正气的重要组成部分,对维持人体的免疫功能有着重要的作用。脾胃水谷精气对元气有滋养之功,两者相互为用,密切相关。从培补元气入手防治艾滋病相关性腹泻,是中医学"治病求本"思想的体现。培补元气,不仅对推动和激发艾滋病患者脏腑功能活动、改善机体虚弱的状态、提高其免疫功能有重要作用,而且对减轻患者腹泻的症状、减少腹泻发生的次数、提高患者的生活质量都有积极的影响。

关键词 培补元气;艾滋病相关性腹泻;防治;作用

基金资助:国家重大科技专项课题资助项目(No.2008ZX10005-004),广西自然科学基金项目(No.桂科自0991176),广西中医学院普通项目(No.P2009127)

腹泻是人体在感染人类免疫缺陷病毒(human immunodeficiency virus,HIV)后出现的一种常见临床症状,多表现为持续性或者间歇性的腹泻，伴有身体消瘦，体质量下降等体征，是引起患者生活质量下降的一个重要原因。在艾滋病晚期，患者可因腹泻无度造成机体极度消瘦，元气衰竭而死亡。

艾滋病相关性腹泻的病因病机

艾滋病患者发生腹泻主要见于以下2种情况：一是艾滋病患者在接受抗病毒药物（HAART疗法）治疗后，药毒损伤机体脾胃元气，使脾失健运所致；二是在艾滋病发展过程中，HIV邪毒耗伤患者机体元气，推动功能下降，使肺、脾、肾等脏腑功能失调，造成肺失通调、脾失健运、肾失温煦，引起水液代谢失调而致。

艾滋病相关性腹泻可以归属于中医学"泄泻"的范畴。其病机主要是脾虚湿盛，与肺、脾、肾等脏腑功能失调密切相关。肺主行水，为水之上源，对水液代谢有调节作用；脾主运化，有运化水湿和运化水液之功；肾主水，肾中阳气对水液代谢有蒸腾气化之功。若机体元气亏耗，推动无力造成肺失通调，脾失健运，肾失温煦，则水液不能正常运化，汇聚肠中，合污而下，从而引起泄泻的发生。在肺、脾、肾三脏中，腹泻的发生与脾的功能关系密切，其中以脾失健运尤为重要。若脾运失健或升清降浊功能失司，都可以导致腹泻发生。

元气与艾滋病相关性腹泻的关系

元气是人体生命活动的原动力：元气是人体一身之气的根本，有推动人体五脏六腑生命活动之功。《景岳全书·传忠录》："命门为元气之根，水火之宅，五脏之阴气非此不能滋，五脏之阳气非此不能发"[1]。从中医学整体观念的角度来说，元气充沛对维持人体正常的生命活动至关重要，元阴、元阳协调平衡才能保持脏腑机能处于"阴平阳秘"的健康状态。艾滋病患者多数通过性接触、血液传播、静脉注射毒品等途径而感染，其中以性接触传播而感染者最为常见。此类患者多"以酒为浆，以妄为常，醉以入房，以欲竭其精，以耗散其真，不知持满，不时御神，务快其心，逆于生乐，起居无节"，往往不知惜精节欲，常因纵欲过度而致肾精虚损，元气化生不足，推动功能下降，从而使机体处于整体功能低下的状态。

元气与机体免疫功能密切相关：元气是人体正气的主要组成部分，对维持人体正常的免疫功能至关重要。肾主骨生髓，与元气关系密切。从现代医学角度来说，骨髓是造血和免疫系统发育成熟的主要器官，各种免疫细胞如巨噬细胞、淋巴细胞等都起源于骨髓，而且各种血液细胞本身也有重要的免疫功能。元气由肾精化生，肾精的盛衰决定了元气的充沛与否。肾精充足，脾胃运化功能正常，元气充沛，则机体正气亦充足，抗邪有力。正如《素问·金匮真言论》所说："夫精者，身之本也，故藏于精者，春不病温"。艾滋病患者腹泻日久，必然导致津液流失，元气耗损，免疫功能低下，抗邪无力，易感外邪而致病。

元气与先后天之本的关系：肾主藏精，为先天之本；脾主运化，为后天之本。脾胃虚损可以导致腹泻的发生，而腹泻日久又可伤及机体脾胃功能，两者是一个相互作用的过程。脾胃愈虚，腹泻愈重，腹泻愈重，脾胃愈虚。而元气的充足有赖于脾胃化生水谷精微的滋养和补充，与脾胃功能密切相关。在艾滋病治疗过程中注意顾护胃气，调养脾胃，使脾胃功能健运，才能达到"四季脾旺不受邪"的目的[2]。

培补元气在艾滋病相关性腹泻防治中的作用

1. 培补元气对机体正气和免疫功能的作用 元气具有推动之功，是宗气、卫气、营气、脏腑经络之气等化生的基础，也是人体正气的基础，元气不足则正气必虚。艾滋病患者普遍具有元气损伤的病理基础，腹泻是其一种常见的临床表现，另外患者还可以表现出体虚乏力、气虚懒言、食欲不振、大便溏泄、面色萎黄、舌淡、苔薄、脉虚软等征象。

从调理脾肾先后天之本入手，培补元气，对于整体调整患者的机体状态，提高机体的免疫能力有着重要的意义。脾肾健，正气充沛，则免疫功能良好；反之，脾肾衰，正气不足，则免疫功能低下。因此，培补脾肾，固护元气，是保证免疫功能正常的前提[3]。人体的免疫功能与脾虚和脾肾阳虚证有着密切关系。在脾虚时机体的细胞免疫包括巨噬细胞的吞噬功能、NK细胞活性功能、淋巴细胞转化率、细胞因子，以及脾肾阳虚时红细胞免疫等功能皆低下，温补培元可明显的提高细胞免疫、红细胞免疫以及细胞因子的调节功能[4]。蒋士卿等[5]以健脾益肾之法运用精元康胶囊治疗艾滋病116例，发现长期服用精元康胶囊对艾滋病患者外周血象有显著的改善作用，同时精元康胶囊能显著改善艾滋病患者的症状、体征，增加体重，改善其生活质量。彭勃等[6]认为元气损伤贯穿了艾滋病发生发展的全过程，培元固本是治疗艾滋病的基本原则之一，在艾滋病的治疗中，留得一分元气，即留得一分生机。

2. 培补元气对艾滋病相关性腹泻防治的作用

元气根于肾，元气的充盛与否与肾中精气的盛衰及脾胃后天之本的功能密切相关。艾滋病相关性腹泻的发生，主要责之于脾虚湿盛，脾虚主要是指脾气虚、脾阳虚。脾阳根于肾阳，培补元气不仅能增强肾阳的蒸腾气化之功，而且在一定程度上可使中焦温煦、脾司健运，起到调节脾气虚、脾阳虚的作用。艾滋期的治疗要时刻注意顾护命门元气，培补元阴元阳[7]。对于艾滋病相关性腹泻患者，培补元气有助于增强机体免疫功能，有助于提高机体抗病能力，有助于肺、脾、肾等脏腑功能的恢复，同时在改善腹泻症状以及减少其治愈后的复发次数等方面都有着重要的作用。另外，在腹泻的治疗方面也可以发挥中医药的独特优势，在培补元气思想的指导下，运用艾灸等方法来进行治疗。艾灸关元、气海、神阙、足三里等穴位，不仅对于腹泻症状的改善有良好效果，而且能从整体上提高机体的免疫能力[8]。因此说，培补元气是中医学"治病求本"思想的体现，其主要从中医学整体观念出发来调理机体各个脏腑的生理功能活动，使机体五脏六腑的机能恢复正常，脏腑功能协调，则湿邪自化，腹泻自然得以治愈。

广西中医学院（中西医）艾滋病研究中心自2008年以来，在对艾滋病患者进行中医药干预治疗的过程中，对40余例以腹泻为主要症状的患者进行观察。笔者以健脾培元扶正法为主，以参苓白术散为基本方对腹泻进行治疗，结果显示此法对T淋巴细胞亚群CD_4^+细胞计数有升高作用，同时可以降低患者中医临床症状积分，提高其生活质量，对于降低腹泻的复发率亦有一定的作用。参苓白术散作为治疗慢性腹泻的基本方对艾滋病相关性腹泻有着很好的疗效。其中人参、黄芪、山药大补脾胃元气，对于恢复受损的脾胃功能有着很好的作用；茯苓、白术、薏苡仁等不仅能健脾扶正而且有祛湿治标之效。另外，在药物治疗时可以适当配合药膳、针灸等疗法，可以起到更好的效果。

小　结

对于艾滋病相关性腹泻，应当在中医学"治病求本"原则的指导下进行治疗。这里的"本"，即人体的元气。具体治疗，应当在整体观的指导下，根据"辨证施治"的原则，以脾虚为主者调理脾胃后天之本为主；以肾虚为主者调理先天之本为要；若脾肾两虚者，则在治疗上又当先后天并重。在治疗上，可以采用健脾温肾的复方药物，亦可以采用药膳、针灸等综合疗法。但是，无论是采用扶正固本的药物治疗，或是选取针灸治疗，都以培补元气为基本原则。从调理元气入手，对于艾滋病相关性腹泻无论是在常见症状的改善或是在调理善后等方面都有着重要的作用。

参考文献（略）

（出自中华中医药杂志2011年第26卷9期第1987–1989页）

中医药治疗艾滋病相关性腹泻的优势

何晓明[1]　周立华[2]

1. 河南中医学院08级研究生，河南郑州 450008；
2. 河南中医学院第三附属医院，河南郑州 450003

摘要　中医药治疗疾病历史悠久、经验丰富，在改善病人生活质量、提高机体免疫功能、消除机会性感染等方面具有一定的优势，选适合证型的中医方药或疗法，是中医药介入艾滋病相关性腹泻治疗的重要切入点及优势。

关键词　艾滋病；腹泻；脾气虚

艾滋病腹泻属于中医"泄泻"的范畴[1]。以脾气虚证多见，病机在于脾虚湿盛，由外邪（艾滋病病毒）所伤，脾胃受损，运化失常，湿浊内生所致。艾滋病病毒（HIV）侵犯机体免疫系统，使免疫系统受到破坏，病原乘机而入，又有某些非感染性因素混杂，使感染难以控制，即使受到控制，免疫缺陷持续存在，复发几乎不可避免。医学研究表明，脾虚状态下普遍存在免疫器官、非特异性免疫、细胞免疫、体液免疫、局部免疫和免疫遗传学方面改变[2,3]，同时存在胃肠运动和消化液分泌异常，营养物质吸收障碍、神经体液调节紊乱[4]及肠道细菌菌群失调[5]等。

现代医学治疗艾滋病相关性腹泻的药物根据其感染源不同，主要有磺胺类药、抗菌素类药、抗真菌类药、抗原虫类药等[6]，这些药物都有一定疗效，但长期使用易产生耐药或致肠道菌群紊乱，且存在毒性较大、患者依从性差、停药后复发率高、价格昂贵等问题。

中医方药治疗慢性腹泻多以参苓白术丸加减或根据临床表现辨证组方。参苓白术丸源自《太平惠民和剂局方》，是治脾虚湿盛泄泻常用方，方中人参、白术、茯苓益气健脾渗湿为君；配山药、莲子肉助人参健脾益气兼止泻，白扁豆、薏苡仁助白术、茯苓健脾渗湿，均为臣药；佐砂仁醒脾和胃，行气化滞，桔梗宣肺利气，通调水道，载药上行，益肺气；炒甘草健脾和中，调和诸药，为使。诸药合用，补中气，渗湿浊，行气滞，恢复脾胃健运与受纳之职。现代药理研究证实[7-9]：此方可保护消化道黏膜，增加肠管对水和氯化物吸收，对肠管收缩活动有双向调节作用，而抑制作用占优势；扶植厌氧菌和抑制需氧菌，尤其是扶植健康因子双歧杆菌，强烈抑制主要耐药性菌株肠球菌等，达成菌群调整。刘国[10]自拟方药（乌梅或诃子10g，石榴皮10g，茯苓10g，黄柏6g）治疗HIV感染腹泻患者53例，取得较好疗效。赵晓梅[11]用半夏泻心汤治疗10例艾滋病腹泻患者，取得一定疗效。李国勤[12]等用香砂六君子和四神丸加味治疗艾滋病慢性腹泻，通过和西药对照观察，证实疗效治疗组高于对照组，死亡率低于对照组，统计学处理有显著性差异。

近二十年临床研究认为，中医针灸疗法有减轻症状、增强体质、延长生命、改善生存质量一定的效果。应用灸法既可避免药物的不良反应，又无针刺之痛，以艾叶的透达温经性能作用于机体的特定穴位，发挥经络的调整功能，振奋人体正气。从现代研究看，灸法能提高T淋巴细胞数、淋巴细胞转换率及特异性花环形成细胞数，促进抗体产生，提高血浆IgG含量，增强巨噬细胞吞噬功能，正向调节荷瘤小鼠的免疫功能低下或受抑状态[13]。免疫功能作用机理方面研究表明[14]：艾灸主要是通过调节体内失衡的免疫功能来增强机体非特异性及特异性免疫功能。在治疗免疫相关疾病过程中，具有抗感染、抗自身免疫、抗过敏反应、抗癌、抗痛及抗衰老等作用，从而达到防病治病功效。灸神阙可提高外周血CD_2^+、CD_3^+、CD_4^+、CD_8^+的含量，使CD_4^+/CD_8^+比值趋于正常，增加NK细胞含量，升高IgG、IgA含量[15]；灸关元可提高小鼠吞噬细胞吞噬功能[16]，升高红细胞C3b受体花环率，降低红细胞免疫复合物花环率[17]，增强红细胞免疫及调节功能，延缓胸腺萎缩[18]；灸足三里可促进或增强机体特异性及非特异性免疫功能，增加血清中IgA、IgG、IgM含量[19]，提高脾、胸腺重量及指数，提高红细胞C3b受体花环率，降低免疫复合物（IC）花环率，使CD细胞值上升而CDs细胞下降，对IL-2 IFN—NKC免疫调节网具有正向调节作用[20]；关元、足三里同灸可使血清IL-2水平、淋巴细胞转化率、脾指数明显升高，血清IL-6水平明显降低，提高自然杀伤细胞活性，提高B淋巴细胞功能，对免疫球蛋白和补体的影响呈良性调节作用[21]。周立华、卢依平报导[22]单用艾灸关元、神阙、足三里、天枢治疗艾滋病人30例，痊愈29例。郭燕、钱宝延[23]以神阙、天枢、足三里、关元为主穴，辨证配相关辅穴，治疗60例艾滋病腹泻病人，有效率为93%。李敏、马炳全[24]等用艾灸加盐酸黄连素片和口服补液治疗艾滋病腹泻患者120例，并与单用盐酸黄连素片和口服补液对比，两组疗效结果经统计学处理有明显差异。李津利[25]等报导18例，经5个疗程（30天为一疗程）的中药灸（艾绒加苍术、防风等）治疗后，患者乏力、发热、皮疹、淋巴结肿大、咳嗽、腹泻等症状均有改善。

中医注重辨证论治，整体调节，强调以人为本，主张以发挥机体自身抗病能力来治疗疾病。中医病因病机与西医病理生理研究均提示：以参苓白术丸为代表的辨证组方对艾滋病相关性腹泻有良好治疗作用，既能改善腹泻症状，又能提高机体免疫力，达到标本兼治的目的。灸法在历代医疗中发挥着重要作用：《扁鹊心书·住世之法》载"保命之法，灼艾第一，丹药第二"。艾灸穴位具有激发经络之气、调节脏腑功能的确切疗效。综上所述，中医药选择适合证型疗法或方药，治疗艾滋病相关性腹泻具有疗效可靠、操作简便、实用性强的特点，是中医药介入艾滋病腹泻治疗的重要切入点及优势。

参考文献（略）

（出自中国民族民间医药2010年卷期末载第89-90页）

艾滋病相关性腹泻从脾论治的探讨

王翠芳[1]　李　峰[1]　王玉光[2]

（[1]北京中医药大学，北京 100029；[2]北京地坛医院，北京 100011）

摘要　目的：探讨艾滋病相关性腹泻从脾论治的理论依据。方法：通过研究古代文献中泄泻与脾的关系的论述，结合现代免疫学及分子生物学对脾的功能研究以及艾滋病相关性腹泻临床治疗方面的报道，分析脾在艾滋病相关性腹泻发生过程中所起的作用以及艾滋病相关性腹泻从脾论治的可行性。结果：脾在艾滋病相关性腹泻的发生、发展过程中起举足轻重的作用。结论：对艾滋病相关性腹泻进行临床治疗，必须重视脾的作用。

关键词　艾滋病；腹泻；脾

基金资助："十一五"国家科技支撑计划（No.2008 Z X10005-003），国家重点基础研究发展计划（973计划）（No.2005CB523506）

腹泻特别是慢性腹泻是艾滋病人常见和严重的问题，在艾滋病患者中，腹泻的发病率差异较大，非洲国家艾滋病患者发生腹泻的机率高、病情重，因此，在高危人群中发现较长时间腹泻而治疗效果欠佳的患者，多考虑为艾滋病。目前西医多在高效抗逆转录病毒疗法（HAART）的基础上应用抗生素对其进行治疗。HAART疗法虽可降低人类免疫缺陷病毒（HIV）负荷，提高 CD_4 细胞数，减少由机会感染所致的腹泻。但抗 HIV 药物常可引起腹泻等不良反应，而随着抗生素治疗的增加，不仅易出现耐药，且常致肠道菌群失调而发生腹泻。因此，有必要寻找新的关于艾滋病相关性腹泻的治疗方案，配合 HARRT 疗法，减毒增效，减少腹泻的发生，提高患者的生活质量。拥有 2 000 多年历史的中医学在过去的发展中积累了丰富的经验，建立了一整套理论体系，根据这套理论体系，可用以应对如白血病、糖尿病、非典等在中医古代文献中未记载的疾病，且运用中医辨证论治理论进行治疗并经反复的实践检验和验证，都取得了比较好的疗效。虽然艾滋病是上世纪末才发现的烈性传染病，腹泻是艾滋病主要的指征性疾病或常见的机会性感染之一，我们同样相信能从中医学的巨大宝库中，有所启发，获得艾滋病相关性腹泻治疗的思路和方法。

脾在艾滋病相关性腹泻发病过程中所起的作用

多数中医学者认为艾滋病相关性腹泻的病机关键是脾虚，如苏诚炼、郭燕、杨国红、李发枝等，"脾土强者，自能胜湿，无湿则不泄……若土虚不能制湿，则风寒与热皆得干之而为病"，"泄泻之本，无不由脾胃"。脾为后天之本，气血生化之源，脾脏受损，运化功能失常，一方面水谷精微不能吸收输布，气血化生无源，渐致心肝肺肾受损，终至五脏气血阴阳俱虚；另一方面，脾运不健，则湿邪内生，湿盛内阻，以至脾失健运，大肠传导失司，引起泄泻。有研究者[1]发现，艾滋病腹泻患者大多为舌淡红或舌嫩红，或舌体胖有齿痕，舌苔薄白或苔白稍厚或稍腻，少见苔薄微黄，脉象多为虚、细、濡、弱、缓脉。脉症舌象多呈脾虚证，或以脾虚证为主的特点。

人感染 HIV 后，HIV 通过直接或间接的方式，以 CD_4^+T 淋巴细胞为攻击目标，导致机体细胞免疫发生缺陷，由于细胞免疫功能被破坏，人体对致病因素的抵抗力下降，各种机会性病原乘机而入，则外邪导致腹泻的发生较为多见；艾滋病患者长期遭受病毒侵袭，日久脏腑虚衰，调摄失宜，或饮食不节，情志失调，湿盛内阻，以至脾失健运，大肠传导失司，引起泄泻。人体感染 HIV 以后，每天大约产生 10 亿个病毒，使机体能量极大耗损，天长日久，使人体正气耗竭。虽然疾病的发生取决于正邪两方面，但正气不足是根本原因。正气是人体抵御疾病，维持正常生命活动功能的总称，营卫乃正气之根，而脾与营卫关系密切，脾胃运化功能在充营养卫中起重要作用。张仲景认为"四季脾旺不受邪"，脾气充盛，化源充足，气血旺盛，机体得养，正气充盛，腠理固密，则可拒邪于外或驱邪外出，外邪不可犯，内疾不易传，即"正气存内，邪不可干"；如果脾虚失运，则化源不足，气血无以化生，机体失养，正气亏虚，腠理疏松，抗病能力弱，易受外邪侵袭而患病。临床经常可以看到，虽然感染方式、感染时间相同，但很多体质壮实、营养良好的患者，发病迟，机会性感染少，甚至长期不发病，因此正气的强盛与否，是病情发展变化及预后的决定性因素。艾滋病患者的腹泻之所以反复发作，关键在于机体正气亏耗，易感外邪，即"邪之所凑，其气必虚"。HIV 抗体阳性的无临床症状者，最早发现的征象多是脾胃功能减退，临床症状以腹泻、乏力较为多见。艾滋病长期腹泻患者，其消化功能严重受损，腹泻反复发作，迁延日久不愈。病人多半出现口苦、口干、口淡乏味，无食欲且常有恶心、呕吐。

我国古代医家非常重视脾在人体健康和疾病发生中的作用，如李东垣在《脾胃论》中曰："元气之充足，皆由脾胃之气无所伤，而后能滋养元气。若胃气之本弱，饮食自倍，则脾胃之气既伤，而元气亦不能充，而诸病之所由生也"，"欲人知百病皆由脾胃衰而生也，毫厘之失则灾害立生"，"内伤脾胃，百病由生"，"善治病者，惟在调和脾胃"，"治脾胃即所以安五脏"。《名医类案》："湿能伤脾，脾土一亏，百病交作"；《幼科发挥》："胃者主纳受，脾者主运化，脾胃壮实，四肢安宁，脾胃虚弱，百病蜂起"；《奇效良方》："脾胃一伤，则真元之气败坏，致生诸虚百疾而夭人寿"。脾的作用如此重要，各医家在防治疾病时往往从调理脾胃入手，如《寓意草》："故理脾则百病不生，不理脾则诸疾续起"，《慎斋遗书》："诸病不愈，必寻到脾胃子中，方无一失。何以言之，脾胃一伤，四脏皆无生气，故疾病日多矣"。

从免疫学及分子生物学角度看脾的作用

有研究发现，艾滋病患者的腹泻程度与免疫功能有关，免疫功能越低，腹泻的发病率越高，腹泻越严重。如赵晓梅等[2]发现，与免疫功能较好的急性期和无症状期的艾滋病腹泻患者相比，免疫功能低下的艾滋病患者的腹泻病情重、持续时间长、营养不良及体质量下降明显，且急性期和无症状期的艾滋病腹泻患者因免疫功能较好，经药物治疗病情能得到控制，腹泻停止，预后较好。而 AIDS 期的艾滋病腹泻患者，特别是 CD_4 小于 $70/mm^3$ 的患者，虽经药物调整，有时很难凑效，仅可使次数有所减少或刚减轻又重新发作，预后一般都不十分理想。

中医学所论之脾不仅仅是一个解剖学的概念，更重要的是生理学和病理学概念，它的功能囊括现代医学免疫、神经、内分泌、消化吸收、及水电解质代谢等在内的多系统的功能。现代医学认为"脾主运化"主要指脾的免疫功能[3]，脾脏是人体重要的淋巴器官，内含丰富的淋巴细胞，淋巴细胞具有特异性免疫功能，由于人体出生后所需要的营养物质赖脾化生的水谷精微供养，因此脾是"特异性免疫"的"后天之本"。脾索中有丰富的具有非特异性免疫功能的巨噬细胞，能有效直接的清除病原体及衰老的红细胞、血小板等，从中医气的角度来看，它可以算作是"正气"，中医讲"正气存内，邪不可干"，"邪之所腠，其气必虚"。脾胃为"气血化生之源"，正气由它提供物质基础，因此脾也是"非特异性免疫"的化生之本。脾在人体有如此重要的作用，因此"百病皆由脾胃衰而生"。

脾虚状态下普遍存在免疫器官、细胞免疫、体液免疫、非特异性免疫、局部免疫等方面的改变，同时存在胃肠运动和消化液分泌异常，营养物质吸收障碍、神经体液调节紊乱及肠道细菌菌群失调[4]。

现代医学研究表明，脾虚时，机体的免疫功能下降。如脾脏指数及胸腺指数下降，自然杀伤细胞（NK）活性下降；非特异性免疫功能失调，巨噬细胞的吞噬能力下降，白细胞黏附作用减弱，红细胞 C3b 受体水平下降；红细胞 C3b-受体花环率（C3b-RR）和 T 淋巴细胞转化率明显降低，T 淋巴细胞上清中 IFN-γ 明显降低，血清免疫球蛋白 IgG 的含量明显降低，淋巴细胞的活性降低，细胞因子 IL-2、IL-6 和 TNF 等的产生能力下降。脾虚证患者免疫机制处于失衡即细胞免疫功能低下或紊乱状态，患者的 CD_3^+、CD_4^+、CD_4^+/CD_8^+ 降低，而 CD_8^+ 升高。

现代医学研究证明，脾虚时，常引起胃肠的形态结构及功能的变化。胃泌素在胃肠消化功能中起重要的调节作用，它由胃及十二指肠近端黏膜中的 G 细胞分泌，可刺激胃酸、胃蛋白酶、胆汁分泌而促进胃、肠、胆囊的收缩和运动。脾虚证患者 G 细胞数减少，G 细胞释放 Gas 不足，血清胃泌素水平低于正常，对食物的消化和转运功能低下，患者表现为纳差、纳呆或食后腹胀等消化道功能失调证候。脾虚模型大鼠空肠上皮吸收细胞微绒毛肿胀、脱落、数量减少、排列紊乱，表面糖衣减少；回肠运动增强，食物稀化，与十二指肠运动亢进一道造成食物在肠内停留时间缩短，吸收障碍，表现为肠鸣、飧泄食不化等症状。脾虚大鼠环行肌运动频率降低，这样，结肠的节段性运动频率降低，粪便在结肠内的往返运动于单位时间内发生次数减少，结肠内停留时间缩短，容易造成溏便。

从脾入手治疗艾滋病相关性腹泻治疗的临床探索基于脾在艾滋病相关性腹泻发生中所起的重要作用，研究者在运用中医药治疗艾滋病相关性腹泻时多从健脾益气为切入点，治疗艾滋病相关性腹泻。

如有研究者[5]发现参苓白术散可改善艾滋病相关性腹泻患者的症状、提高患者的生活质量。其远期疗效、改善精神状态、疼痛、社交隔离、情感反应方面优于西药组。而现代药理研究发现，参苓白术散可保护消化道黏膜；增加肠管对水和氯化物的吸收；扶植厌氧菌和抑制需氧菌，达成菌群调整；对肠管收缩活动具有双向调节作用；并可提高机体免疫，促进消化液的分泌，消除消化管内积气。

也有研究者在健脾益气的基础上配合其它治则来治疗艾滋病相关性腹泻，如李国勤等[6]用健脾益气、温肾止泻之法，运用香砂六君子汤和四神汤加味治疗 41 例艾滋病慢性腹泻患者，临床基本治愈 29.27%、总有效率 73.17%，远远高于西医对照组（治愈率 7.5%，总有效率 40%），而病死率则远远低于西医组。同时两组体质量增加情况经统计处理也有非常显著差异，中药组远远高于对照组。陈明等[7]用参苓白术散合真人养脏汤治疗 40 例艾滋病腹泻患者，与对照组（采用口服黄连素片加口服补液盐口服和糖盐水静脉补液治疗）相比，发现参苓白术散合真人养脏汤可有效改善艾滋病腹泻症状（治疗组有效率为 90%，对照组有效率为 65%）。

综上所述，脾在疾病的发生和发展过程中具有十分重要的作用，虽然艾滋病是上个世纪 80 年代才出现的传染病，腹泻是艾滋病的三大指征性疾病之一，根据其临床表现，艾滋病相关性腹泻应属于中医泄泻的范畴，而泄泻的关键是脾虚，因此研究艾滋病相关性腹泻，就必须首先对脾的作用进行研究，不仅要从古代医家的论述中搜寻关于脾的作用理解，还应结合现代医学，从机体免疫学角度以及分子生物学探讨脾在艾滋病相关性腹泻发生中所起的作用，并结合目前的治疗经验，全面的了解脾在艾滋病相关性腹泻中的作用，这对指导艾滋病相关性腹泻的临床治疗是非常重要和有意义的，脾虚不仅包括脾气虚，还包括脾阳虚、脾阴虚以及脾虚兼证（如脾胃虚弱、脾肾阳虚、脾肺气虚等），脾在艾滋病相关性腹泻的发生、发展过程中起举足轻重的作用，对艾滋病相关性腹泻进行证候研究及临床治疗，必须重视脾的作用。

参考文献（略）

（出自中华中医药杂志 2012 年第 27 卷 6 期第 1491-1493 页）

艾滋病相关性痒疹从脾胃论治的探讨

王丹妮 郭会军

河南中医学院第一附属医院，国家中医药管理局中医传染病学重点学科，
国家中医药管理局艾滋病重点研究室，河南郑州 450000

关键词 艾滋病相关性痒疹；中医疗法；从脾胃论治

艾滋病（HIV）相关性痒疹是艾滋病相关瘙痒性丘疹性皮疹的简称。全球艾滋病患者基本都出现皮肤瘙痒症状，在我国艾滋病相关皮肤瘙痒症也常见，大部分的艾滋病患者皮肤瘙痒剧烈，抓破后局部血痕累累，遭受歧视且生存质量低下，给患者带来了极大的痛苦。因此，论治艾滋病相关性痒疹具有重要意义。

1 艾滋病相关性痒疹的研究现状

艾滋病相关性痒疹是一组慢性的、散在分布的，以瘙痒性丘疹、丘疱疹或结节为表现的皮肤疾病，典型的皮损为实性、孤立的、红斑样风团样丘疹，在四肢较密集，有50%的患者躯干及面部也受到累及。大多数患者因过度搔抓，可表现为表皮剥脱性丘疹、炎症性色素沉着及瘢痕性结节。近年来，以痒疹样皮损表现的艾滋病患者报道日渐增多。国外 Resneck Js Jr 等[1]通过研究认为，艾滋病相关性痒疹的发病率在12%～46%，高艳青等[2]调查2164例经血传播HIV/AIDS患者的皮肤表现认为，艾滋病相关性痒疹的发病率为53.2%，何英等[3]通过小样本调查认为，本病发病率为56%。其发病率研究不一，但都能说明艾滋病相关性痒疹是艾滋病患者最常见的炎症性皮肤病之一。

艾滋病相关性痒疹的常规治疗疗效欠佳，局部外用类固醇激素及口服抗组胺药物效果不明显。用伊曲康唑或异维A酸治疗可能有效。曾有报道[4]予口服氯雷他定等抗组胺药物、1%奴佛卡因静脉封闭、外涂糖皮质激素类软膏治疗，但效果也不理想。有效的抗病毒治疗可使皮损在2月左右缓解，但不是所有的炎症性皮肤病都能得到好转。若在抗病毒治疗过程中发生了较为严重的瘙痒性丘疹或结节，并且持续存在，往往预示抗病毒治疗失败。UVB光疗对HIV-PPE疗效较明显，Pardo RJ 等[5]对8例HIV-PPE患者行UVB光疗，7例疗效较明显。国内艾滋病相关性痒疹的报道虽多，但治疗鲜见报道。

2 从脾胃论治艾滋病相关性痒疹的理论依据

2.1 脾胃的功能 脾位居中焦，在五行属土，喜燥恶湿，主运化、升清和统摄血液。脾为后天之本，气血生化之源，灌溉滋养周身。《内经》谓脾为"中央土，以灌四旁。"《景岳全书·卷十七》云："脾为土脏，灌溉四旁，是以五脏中皆有脾气，而脾胃中亦有五脏之气，此其互为相使……故善治脾者，能调五脏，即所以治脾胃也。"有研究表明，脾胃功能好、营养良好可使机体免疫机能处于一个比较好的状态，减轻艾滋病病毒对机体免疫系统的损伤[6]。

2.2 脾胃与皮肤病的关系 中医学认为，人体是一个统一的机体，皮肤病归根结底是内部脏腑疾病在外部皮肤的局部表现与反映。故《外科证治全书·脾气论》曰："肌肉乃脾胃所主……肌肉不能自病，脾胃病之。"脾为气血生化之源，皮肤要维持正常的生理功能，必赖于脾气的敷布及气血的濡养。《外科启玄》曰："凡疮疡，皆由五脏不和，六腑壅滞，则令经脉不通而生焉。"《脾胃论》曰："贼邪不能独伤人，诸病从脾胃而生明矣。"陈实功在《外科正宗》曰："盖疮全赖脾土，调理必要端详。"进一步说明脾胃与皮肤病的发生、发展及治疗都密切相关。故善治皮肤病者，不在外治，而在内治脾胃。

2.3 脾胃与艾滋病相关性痒疹的关系 艾滋病相关性痒疹的发生，不外湿蕴、血热、血虚、脾虚几个病因。感染艾滋病病毒后，机体免疫力逐渐低下，禀赋不耐、劳倦过度、饮食不节均可导致脾运失健，湿蕴肌肤为患。脾主运化而恶湿，脾失健运，则湿浊内生。诸湿肿满，皆属于脾。湿为阴邪，缠绵难愈，所以艾滋病相关性痒疹常数日不止，反复发作。长夏主湿，是以艾滋病相关性痒疹夏秋之交破溃流水、瘙痒不止。

脾胃后天匮乏，营养虚少，血涩不行则血瘀化热；又可因脾虚湿蕴而化热；损伤脾胃，壅滞不通，亦可化火，火邪侵入血分，引发血热，内不得疏泄，外不得透达，郁于皮肤腠理而发本病。

脾胃为元气之根本，升降之枢纽，脾升清运化，胃降受纳，一升一降，相得益彰，则脾胃健旺，气血来源充足，肌肤丰满盈润，既无生湿生热之变，又无脾虚血虚之症。反之，若脾胃虚弱，纳化失常，气血匮乏，则阴不守内，阳不护外，阴平阳秘被打乱，机体内环境失衡，防卫免疫功能失调，各种外邪即会侵袭人体，内乱外患之下导致艾滋病相关性痒疹的发生。

3 从脾胃论治艾滋病相关性痒疹病案举隅

患者，男，30岁，于2011年5月11日以"四肢及背部密集红斑样、风团样丘疹1月余并伴HIV感染"为主诉从门诊收入本院感染性疾病科。患者1月前无明显诱因于颈部、背部、四肢先后出现红斑样丘疹，瘙痒难忍，在当地医院就诊，给予扑尔敏片4mg每天晚上服，治疗1周后效果不明显。随后改服氯雷他定片，每天10mg，使用10天后，自觉无效停药，皮损加重。患者于2011年4月底，艾滋病抗体检查阳性。入院症见：纳差，乏力，舌红、苔黄腻，脉滑数。体检：体温36.7℃，面色暗红，形体消瘦。颈部有色素沉着，背部及四肢密集蚕豆大红色丘疹，双下肢搔抓过度，有血痂。实验室及辅助检查：中性细胞数1.83×10^9/L，ALT：65 IU/L，AST：46IU/L，碱性磷酸酶：178 IU/L，球蛋白：31g/L。T细胞亚群：CD_4^+ 506个/UL。中医诊断：马疥（湿热蕴毒型）；西医诊断：艾滋病相关性痒疹。治以健脾利湿、清热止痒、安神之法。处方：龙胆草、炒白术各12g，黄芩、白鲜皮各15g，薏苡仁、珍珠母各30g，茯苓、刺蒺藜、浮萍、牛蒡子各10g，牡丹皮、陈皮、甘草各6g。每天1剂，水煎服。服5剂后，患者纳食可，夜寐安，瘙痒减轻，舌苔由黄腻转为苔腻。守上方去黄芩加苦参15g,地肤子10g。再服5剂后,未有新发皮疹出现,瘙痒能忍受。上方又服5剂后,患者精神可、纳食可、夜寐安,皮损减轻,仍未有新发皮疹出现,患者要求出院。

此方在治疗上运用健脾胃之药,用薏苡仁、白术、茯苓、陈皮之品顾护脾胃,使脾气得升,水谷精微得以输布,胃气得降,水谷及其糟粕才得以下行,使气血充足,运行通畅,药达病所。正如《外科证治全书·胃气论》曰:"诸药不能自行,胃气行之。诸药入胃,而后行及诸经,以治其病也。未有药伤其脾胃而能愈病者,亦未有不能运行饮食之脾胃,而反能运行诸药者也。"从脾胃论治艾滋病相关性痒疹,根据病人的症状表现进行辨证论治,并予健脾和胃之药,往往事半功倍。

参考文献(略)

(出自新中医2012年第44卷2期第116–117页)

中医药干预艾滋病患者营养不良的思考

王新玲[1] 于晓敏[2] 郭会军[3]

1. 博爱县中医院,河南博爱 454450
2. 成都中医药大学,四川成都 610075
3. 河南中医学院第一附属医院,河南郑州 450000

摘要 目的:探讨中医药干预艾滋病(AIDS)患者营养不良的方法和路径。方法:通过营养、免疫及其与AIDS的关系加以浅述,并提出中医药干预AIDS患者营养不良的思路,以期充分发挥中医药整体调节和多环节综合治疗的优势,提高AIDS防治的近期及远期疗效。结果:中医药干预AIDS患者的营养状况,可通过健脾益气法,改善患者的脾胃功能,脾升胃降则存水谷以化精微,进而布散濡养周身,改善患者的营养状态。结论:中医药对AIDS患者营养不良的治疗有一定疗效,值得进一步研究。

关键词 艾滋病;营养不良;免疫;健脾益气

艾滋病即获得性免疫缺陷综合症(Acquired Immune Deficiency Syndrome, AIDS),是人类因为感染人类免疫缺陷病毒(Human Immunodeficiency Virus, HIV)后导致免疫缺陷,并发机会性感染及肿瘤最终导致死亡的综合征。目前,AIDS已经成为严重威胁世界人民健康的社会问题。在临床观察中,营养不良是HIV/AIDS患者的早期常见症状,本研究通过对营养、免疫及其与AIDS关系的分析,提出中医药干预AIDS患者营养不良的方法和路径。

1 营养、免疫及其与AIDS的关系

1.1 营养与免疫的关系

营养是维持人体正常免疫功能和健康的物质基础,机体的营养状况对免疫功能有重要的影响。人体免疫状况与机体免疫功能有密切关系,而免疫功能的状态又影响着AIDS的发生发展[2]。

营养不良将导致免疫系统功能受损,从而使机体对病原的抵抗力下降,促进各种机会性感染的发生和发展,而免疫力的高低对于AIDS的发生和发展起十分重要的作用。

1.2 营养与AIDS的关系

自20世纪60年代以来,饥饿和营养不良一直困扰着非洲。在撒哈拉沙漠以南的非洲地区,50%以上的妇女患有贫血,约30%以下儿童发育迟缓。同样在该地区,有1 350万妇女和507万儿童感染艾滋病毒(HIV),占该地区感染总数的72%。

在AIDS疾病发展中,机体免疫功能低下,胃肠道吸收障碍,易发生营养不良。笔者在临床观察中发现,在HIV感染者中,从轻微的体质量减轻到严重的消瘦或营养不良是十分常见的。虽然严重消瘦(消耗综合症)常发生在AIDS晚期的危重患者身上,但体质量减轻、营养缺乏却往往是HIV感染者和AIDS患者(HIV/AIDS)患者的早期症状之一。因此对HIV/AIDS营养不良患者,应早期识别、早期干预。

基金项目:国家"十一五"重大专项(编号:2009ZX10005-019);国家"十一五"重大专项(编号:2009ZX10005-015)

2 导致 AIDS 营养不良的原因

营养不良作为一种疾病,是动态发展和变化的,从不显著体质量下降到极为明显的消耗,中间可能存在相当大的中间地带。AIDS 患者的营养不良主要是由饮食和疾病引起的。

2.1 饮食

对 HIV/AIDS 患者而言,摄入充足的蛋白质、维生素、能量和矿物质,保证营养充足是尤其重要的。然而 HIV/AIDS 患者大多文化程度不高,营养意识不强、营养知识知晓率不高[3],加上长期的饮食习惯难以改变,目前有报道[3]称98%的 AIDS 患者处于营养不良状态。

就我国目前关于 AIDS 与营养的研究现状,能查到的文献很少。2011 年四川省江华[4]对一组住院 AIDS 患者的研究表明,其营养不良患病率超过60%,而热量摄入达标的患者仅40%。亦有学者[5]在四川省和云南省调查非住院 HIV 感染者的膳食营养素摄入量时发现,其热量和蛋白质的平均摄入量仅占中国居民膳食营养推荐摄入量的70%左右,微量营养素的摄入则更低。由于经济原因或对营养支持认识不足,致使 HIV 感染者可在较短时间内营养消耗或营养不良。

2.2 疾病本身引起的营养不良

机体感染 HIV 后除病毒直接损伤免疫系统[6]外,还可引起营养缺乏,而营养缺乏又反过来抑制免疫系统功能,从而形成 HIV 感染与营养缺乏之间不断损害机体免疫系统的恶性循环。尤其是疾病进展到 HIV 期后,包括感染、腹泻、摄入减少、吸收障碍在内的各种原因造成分解代谢亢进,进而出现严重蛋白 - 能量营养不良,导致全身性的消耗状态。有研究表明[4],合并营养不良的 HIV 感染者更易出现机会性感染和其他并发症。同时,营养不良可加快 HIV 感染的病程,促使 AIDS 更早发生。

部分学者在临床中发现,AIDS 患者经常存在各种类型的腹部异常情况,影响了肠内营养的早期实施,或者是在实施肠内营养时容易出现腹泻等并发症,影响了肠内营养的实施效果[7]。中医药在解决胃肠道疾病方面积累了丰富的经验。笔者认为,对 AIDS 危重症患者进行早期中医药治疗,可改善腹部异常情况,促进肠内营养的早期、安全实施。

3 现代医学的营养支持

营养药理学[8](nutritional pharmacology)认为某些营养物质不仅能防治营养缺乏,而且能以特定方式刺激免疫细胞增强应答功能,维持正常、适度的免疫反应,调控细胞因子的产生和释放,减轻有害或适度的免疫反应,维持肠屏障功能等。营养支持治疗分为肠内营养及肠外营养两大类。目前对于胃肠功能完整的患者,强调推荐应用肠内营养,目前也有研究结果[9]表明,尽早地早期实施肠内营养的患者,其感染并发症及病死率均下降。

4 中医药干预的方法和路径

目前已有部分学者[10]对一些慢性消化性疾病患者的营养状况进行中医药干预的研究,但尚缺乏对 AIDS 患者营养状态为主题的中医药干预研究。

4.1 中医对免疫、AIDS 导致营养不良原因的认识

现代医学的免疫功能与中医学卫气、元气的作用相似[11-12]。卫气为水谷悍气,行于脉外,有温分肉、充皮肤、肥腠理、司开合的御邪功能。元气随三焦而输布全身,激发和推动人体各个脏腑组织的功能活动。蒋自强等[13]认为 HIV 因渐进性损伤人体正气而最终发病,而卫气、元气均赖后天脾脏化生的精微不断滋养,才能不失充沛,发挥作用[14-15]。

中医学认为"脾胃为后天之本,气血生化之源"。HIV 侵入人体后首先犯脾,导致脾气虚弱,运化功能失调。脾虚则精微物质生成不足,气血生化乏源,机体失养。若脾气虚损,中土不健,气血精微化生匮乏,则卫气无所化生,元气无所滋养,各脏腑机能活动缺少物质基础,机体阴阳气血失调,御邪、抗病机能受损,邪盛正虚,毒邪乘虚而致病[16]。

4.2 中医对免疫、AIDS 营养不良治疗的认识

笔者认为,中医药干预 AIDS 患者的营养状况,可通过健脾益气改善患者的脾胃功能——脾升胃降则存水谷以化精微,进而布散濡养周身,改善患者的营养状态。

大量研究结果[17-19]表明,应用四君子汤能够改善患者的免疫功能和营养状态。笔者曾采用[20]健脾益气法对379例无症状 HIV 感染期患者进行治疗,临床观察结果显示:患者临床症状、体质量均有不同程度的改善,延缓进入 AIDS 的时间,进一步表明健脾益气法在 AIDS 进程中起着至关重要的作用。对于 AIDS 营养不良患者,能否在早期采用健脾益气等方法治疗以减少或延缓营养不良的发生,值得进一步深入研究。

5 结语

机体的营养状态、免疫功能与脾胃功能息息相关。脾为后天之本,诸脏之枢,脾脏健运,气血生化有源,脏腑、经脉、四肢百骸、肌肤九窍、精神思维均得以滋养,机体的生理功能发挥正常,正气充盈,抗病御邪能力增强,即"四季脾旺不受邪"。笔者认为,对于 AIDS 营养不良患者可通过健脾益气、调理脾胃等方法进行干预,以扶正固本、益气养血,从而延缓疾病的进程,发挥中医整体观念的科学性。

参考文献(略)

(出自中医学报 2012 年第 27 卷 11 期第 1385 - 1387 页)

从脾胃论治艾滋病高效抗反转录病毒治疗后的高脂血症

郭会军　李鹏宇

(河南中医学院第一附属医院，河南郑州 450000)

摘要　目前高效抗反转录病毒治疗(HAART)是应用最为广泛的治疗艾滋病的有效方法，但相伴而来的不良反应之一高脂血症是一个普遍存在的严重问题。中医十分注重对脾胃的研究，脾胃学说是中医基础理论的重要组成部分，脾胃功能失调贯穿于高脂血症的始终，脾胃强弱决定着本病的发展与转归。无论是外源性脂质，还是内源性脂质的生成转运均与脾胃功能正常与否密切相关，因此艾滋病 HAART 后高脂血症的治疗应以健脾胃化痰浊为基础，随证变换。

关键词　艾滋病；HAART；高脂血症；脾胃论治

艾滋病(AIDS)由人类免疫缺陷病毒引起，截至 2008 年底，中国累计报告艾滋病病例 26.8 万余例。高效抗反转录病毒治疗(HAART)目前已成为全世界预防和控制艾滋病最为有效的方法，但在临床使用过程中，发现抗反转录病毒药物都具有短期或长期的不良反应。由于艾滋病患者要长期使用抗病毒药物，因此 HAART 疗法的不良反应逐渐成为了艾滋病治疗中的一个突出问题，据统计 HAART 相关的高脂血症(HLP)在接受治疗的艾滋病患者中发病率平均为 50%(11%~83%)，且高脂血症是动脉粥样硬化和冠心病等心脑血管疾病发生的重要危险因素。因此，在抗病毒治疗过程中，如何防治 HAART 后出现的高脂血症，对于减少心脑血管疾病的终点事件、提高艾滋病患者的生存质量具有重要意义。

1. 艾滋病 HAART 后高脂血症的临床表现

HAART 疗法可导致高脂血症，临床主要表现为脂肪分布异常：①周围性皮下脂肪萎缩：多见于面部、四肢及臀部。②向心性脂肪堆积：多见于腹部、胸部、颈部、背部，形成所谓"水牛背"及脂肪瘤。③实验室检查：血浆中总胆固醇(TC)、甘油三酯(TG)和低密度脂蛋白胆固醇(LDL-C)水平升高，高密度脂蛋白胆固醇(HDL-C)降低。

2. 从脾胃论治艾滋病 HAART 后高脂血症的理论依据

2.1 中医对脾胃的认识

中医十分注重对脾胃的研究，脾胃学说是中医基础理论的重要组成部分，《素问·灵兰秘典论篇》认为："脾胃者，仓廪之官，五味出焉。"张仲景提出"四季脾王"。李东垣认为"脾胃内伤，百病由生"，提出了"人以胃气为本"、"元气之充足，皆由脾胃之气无所伤，而能滋养元气"，在探讨脾胃与其他脏腑的关系上，提出"肺之脾胃"和"肾之脾胃"。叶天士认为五脏以脾胃为根本，在《景岳全书发挥·论脾胃》中指出："土旺四季之末，寒热温凉，随时而用。故脾胃有心之脾胃，肺之脾胃，肝之脾胃，肾之脾胃。"朱丹溪在《大病不守禁论》指出："胃气者，清纯冲和之气，人之所以赖以为生者也。"周之干《慎斋遗书·辨证施治》认为："诸病不愈，必寻到脾胃之中……脾胃一伤，四脏皆无生气，故疾病日多矣。万物从土而生，亦从土而归。"脾胃为后天之本，气血生化之源，其功能的失调可对气血的生化造成直接影响。若脾胃失调，运化无权，则宗气匮乏，推动无力，轻则血运不畅，重则"宗气不下，脉中之血，凝而止"。

2.2 中医对艾滋病 HAART 后高脂血症的认识

目前 HAART 是应用最为广泛的治疗艾滋病的有效方法，但相伴而来的毒副反应之一高脂血症是一个普遍存在的严重问题。中医并无高脂血症的名称，宋剑南等[1]研究证实血清胆固醇、甘油三酯、低密度脂蛋白含量的升高是"痰浊"特有的重要生化指标和物质基础。结合高脂血症的病理生理特点和临床表现，可将其归于"痰浊"、"瘀血"的范畴。叶德梁[2]认为高脂血症的发生是由于脾虚失健，运化功能失常，导致清浊升降失常，而致脂膏内停，形成痰浊之变，气机受阻，血行瘀滞，以致痰瘀相互搏结，气血郁滞不畅，而致本病。张继东[3]认为脾主运化，为生痰之源。由于脾虚不健，升降功能失常，水谷不能化为精微，反而聚湿成痰，痰浊滞于血脉中，血脂不能正常代谢，而致高脂血症。韩崇伟[4]认为高脂血症的病机关键在脾，脾失健运，输化失常，水谷精微不归正化，形成病理性的痰湿脂浊，注入血液而致血脂升高。笔者总结多年从事艾滋病临床救治工作中的经验，认为 HIV 由血液侵入人体，首伤血脉，缠绵

基金项目：国家科技重大专项课题(2008ZX10005-003)

难愈,继而气血两伤,有 HAART 药物治疗史的艾滋病患者大多久病体虚,脾胃受损,导致水谷肥甘之物无以化生气血精微,膏脂生成与转化障碍,浊化凝采,痰浊内生,侵入血液,以致形成高脂血症。脾胃功能失调贯穿于高脂血症的始终,脾胃强弱决定着本病的发展与转归。

2.3 从脾胃论治艾滋病 HAART 后的高脂血症 脾主运化、主肌肉四肢;胃主受纳腐熟,为水谷之海。脾胃互为表里,共司升清降浊,完成水谷精微的消化、吸收与输布。脾胃健则四脏旺是保证机体功能正常的重要因素,脾胃虚弱是代谢功能发生紊乱的基础。中医认为脾胃具有抗御外邪的功能,现代医学研究证实,脾脏是人体最大的淋巴器官,胃肠道屏障与机体的消化功能和免疫保护机能密切相关,肠黏膜含有大量活化的 CD_4^+T 细胞,而 CD_4^+T 细胞是 HIV 感染、复制的靶细胞。中医认为高脂血症:"病在血液,根在脾胃","其标在血,其本在脾",故艾滋病 HAART 后高脂血症的治疗应以调理脾胃作为临床辨证论治的核心。

临床各医家对高脂血症的辨证分型及治疗原则虽不统一,但均强调调整脏腑功能,尤以调理脾胃为主。颜德馨[5]治疗本病强调"病涉五脏,独重于脾"和"痰瘀同治,调气为先",主张从脾胃论治,寓固本清源之意,以健脾益气、活血化痰、通腑泄浊为治则,终达脾胃健则痰湿清,气机畅则津血活,脏腑通则浊脂消之目标。丁超等[6]认为血脂为水谷所化生的精微物质,其吸收、输布、以及在体内的代谢依赖于脏腑的协同作用,其中脾脏最为关键。采用健脾化痰汤(党参、黄芪、半夏、橘红、山楂、茯苓、白术、泽泻、草决明等)治疗高脂血症 189 例,30 天为 1 个疗程,结果血脂降低有效率达 93.6%,疗效显著。马中建等[7]以临床经验方健脾调脂饮(黄芪、党参、白术、苍术、法半夏、丹参、三七、虎杖、甘草)益气健脾,化瘀祛痰,治疗高脂血症患者 60 例,结果显示该方不仅能降低血清 TC、TG、LDL - C、ApoB 水平,而且能升高 HDL - C、ApoAI 的水平,具有良好的改善患者脂质代谢的作用。戴虹等[8]自拟健脾调脂汤(白术、陈皮、半夏、茯苓、丹参、川芎、山楂、决明子、何首乌、泽泻、大黄、三七)健脾燥湿,祛痰化瘀,治疗 30 天显效 17 例,有效 20 例,无效 3 例,总有效率为 92.5%。上述临床资料报道也验证了高脂血症从脾胃论治的可行性与正确性。

3 结论

艾滋病 HAART 后高脂血症的形成是一个漫长的过程,临床各医家并没有统一的辨证分型,然临床证型的多样性不利于中医治疗标准的统一及疗效评价的判定,必然制约中医药对高脂血症的进一步深入研究。笔者在艾滋病临床救治过程中发现,服用 HAART 药物的患者大多脾胃亏虚,痰浊内生,痰浊的生成与血中脂质水平升高,脂代谢紊乱密切相关。无论是外源性脂质,还是内源性脂质的生成转运均与脾胃功能正常与否有关,因此艾滋病 HAART 后高脂血症的治疗应以健脾胃化痰浊为基础,随证变换。

参考文献(略)

(出自辽宁中医杂志 2010 年第 37 卷 4 期第 657 - 658 页)

从中医体质理论浅议艾滋病合并马尔尼菲青霉病的临床 II 级预防

唐宁新 欧健

(南宁市第四人民医院,广西艾滋病临床治疗中心·南宁,广西南宁 530023)

关键词 艾滋病;马尔尼菲青霉病;中医体质学说;临床 II 级预防

马尔尼菲青霉菌(PM)是一种高致病性条件性真菌,多发于东南亚及中国南部等气候温热潮湿地区,免疫力低下者为易感人群。自 1973 年第一例淋巴瘤患者发生播散型马尔尼菲青霉病(PSM)后,世界各地报道不断增加,其中 85% 发生于 AIDS 患者,已成为 AIDS 的临床诊断指征之一[1]。抗反转录病毒疗法(ART)运用于临床后,绝大部分 PSM 患者的临床症状得以改善和治愈,但仍有少数患者出现抗病毒、抗真菌药物联合治疗效果不佳或对药物敏感性差。因为抗真菌治疗对 PM 感染效果良好,目前较少有学者提及中医药介入 PSM 的治疗,但对初次抗真菌治疗获得成功的患者,仍然需长期用抗真菌药物防止复发[2]。那么中医要从什么方向介入治疗呢?中医发病学说认为疾病的发生和进展是正邪相争的结果;而体质特性是机体正气的重要组成部分。笔者认为若了解 PSM 患者的中医体质特征,从纠正偏颇体质入手,延缓疾病发展,或提高患者对抗病毒药物敏感性,有可能进一步提高 AIDS 合并 PSM 患者抗病毒、抗真菌治疗的成功率。

1 马尔尼菲青霉病的现代研究与中医病理

1.1 PM 的现代研究 PM 感染患者均有明显的基础疾病及免疫缺陷,常高发于获得性免疫缺陷综合征 AIDS 患者[3]。PM属于胞内寄生菌[4]，感染宿主后，大部分被巨噬细胞吞噬继而在巨噬细胞内寄生。宿主体内的T淋巴细胞被PM激活而致敏后合成及释放多种细胞因子，在这些细胞因子的趋化下，巨噬细胞向PM感染灶聚集并被活化。活化后的巨噬细胞的吞噬杀伤功能明显增强，并停留在感染灶发挥防御作用。故巨噬细胞是机体清除PM的主要细胞，清除过程依赖于CD_4^+T细胞、$INF-\gamma$。PM侵犯多个系统，CD_4^+T淋巴细胞计数小于50个/μl时容易发生PM感染[4-5]，其病情进展快、病死率高。迄今为止对于PSM的治疗方案未达一致意见，且PSM复发率较高，不能以血液或骨髓培养阴性作为停药依据[6]。

1.2 PSM的中医病理 PSM并无相应的中医病证名，且属于AIDS的终末期，多数学者认为此期归属"伏气瘟疫"的范畴，笔者亦持这种看法。温病是以卫气营血和三焦作为辨证施治的纲领，邪伏部位的不同，临床表现各异，因此把伏气温病的临床症状归纳分析，定位定性掌握病机，便于辨证施治。通过临床观察，笔者发现PSM中医的证候主要为发热、乏力、消瘦、面色萎黄、纳呆、腹泻、腹部包块、瘰疬肿大；舌象主要以淡白舌、暗红舌为主，舌苔主要为白苔腻苔，而脉象以弦细脉、沉细脉为主。其病位在脾，后期伤及肾，主要病机为本虚标实，本虚为气虚或阳虚，标实为湿、热、瘀。因为本病的发生和形成，主要还是感染了外来的艾滋病毒及PM（可称为"疫毒外侵"）。疫毒潜伏于内而不断繁殖，则暗损营血，渐耗正气，逐渐酿成邪盛正虚之败势，以至于邪毒壅盛，内犯脏腑；正气衰微，则内外诸邪更得以加重感染之机会，从而形成一个恶性循环。日久终成邪毒泛滥，五脏虚损，气血津液耗尽，阴阳离决而亡。故笔者认为该病病机之关键还是正虚而邪盛，中医治疗大法当以扶正为主，兼顾祛邪。即使后期出现明显的正虚证候，亦当以扶正与祛邪并重。

2 中医体质学研究

《灵枢·百病始生》记载："风雨寒热，不得虚，邪不能独伤人……此必因虚邪之风，与其身形，两虚相得，乃客其形。"现代中医通过"辨体、辨证、辨病"三者相结合全面认识疾病的规律，辨体即辨别体质类型，主要诊察形体禀赋、心理、地域及致病因素对人的影响，以此分析某类人群脏腑阴阳气血的多少，对某类疾病的易患性，患病后体质对疾病的影响、疾病发展的倾向性和对药物的耐受性等；辨证则重在从疾病当前的表现中判断病变的位置与性质，是中医认识疾病和治疗疾病的基本原则；辨病即认识疾病全过程的根本矛盾。中医学的整体认识方法，有助于理解生命系统以及艾滋病的复杂性。而且，中医体质学蕴藏着人的高级生命活动的信息及对生老病死的深层次认识，包含着许多生命科学原理。不同体质类型的特殊性往往导致对特殊疾病的易感性，偏颇体质是其相关疾病发生的主要生物学基础。现代医学体系往往通过病因来区分不同病理状态，寻求针对病因的治疗方案，而中医则通过证型来认识人体的病理状态，根据证型进行遣方用药。中医体质学则是从中医角度揭示宿主个体遗传特征的重要手段[7]。体质是个体生命过程中，在先天遗传和后天获得的基础上所表现出的形态结构、生理机能以及心理状态等方面综合的、相对稳定的特质。这种特质决定着人体对某种致病因子的易感性及其病变类型的倾向性，又是决定病性、病位和病变趋势的重要因素[8]。中医学认为，不同体质在感受外邪侵袭后所表现的疾病与证型、对治疗的反应性以及疾病的转归，都是不同的。人类的体质是人群及人群中的个体在遗传的基础上，在环境的影响下，在其生长、发育和衰老的过程中形成的机能、结构与代谢上相对稳定的特殊状态，这种特殊状态往往决定着他对某些致病因子的易感性及其所产生的病变类型的倾向性[9]。

3 PSM的中医药临床Ⅱ级预防

在艾滋病合并PSM的防治中，辨体质论治是很重要的一个方面。因为体质与机体正气密切相关，与肾中精气的盛衰、脾胃功能的强弱、情志舒畅与否都有密切的关系。从体质的角度来探讨艾滋病合并PSM的中医药防治是中医"治病必求于本"思想的体现，对于PSM的临床Ⅱ级预防也有着重要的借鉴意义。应从整体的角度来调理患者的体质，使体质增强，正气旺盛，改变PM的内环境，来达到抑制PM的效果。具体来说有以下几个方面。

3.1 注重"防变" 未病之前采取有效措施，预防疾病发生，中医和西医是一致的。一旦患病之后，及时采取有效措施以防止该病的发展、传变或复发，则是中医预防学区别于其他预防医学的关键所在。防其传变，就要掌握疾病的发生发展规律及其传变途径，早期诊断，早期治疗，以防止疾病的发展，故清代医家叶天士提出"务在先安未受邪之地"。例如，在免疫力（淋巴细胞CD_4^+T）较高时对PSM患者应用提升机体免疫力的中药，有望辅助现代医学的抗病毒、抗真菌治疗，更好阻止、延缓CD_4^+T水平的下降，进一步防止PSM复发。

3.2 强调综合预防 中医预防学不仅把人类当作生物体进行预防，而更重要的是把人作为自然的人和社会的人，从生理、病理、心理、社会诸方面采取综合预防措施以防止疾病发生或复发，其效果自然要比单从某一方面进行预防要好。例如，我们常要求AIDS患者保持精神的乐观舒畅、注意饮食忌宜、加强体育锻炼，乃至劳逸起居等等。如此着眼于从整体上进行预防，亦为中医优势和特色。

3.3 瘥后防复，病后防变 《素问·热论》记载，帝曰"发病已愈时有所遗者，何也？"岐伯曰："若此者，皆病已衰，而热有所藏，因其火气相搏，两热相合，故有所遗也。"帝曰："治之奈何？"岐伯曰："视其虚实，调其逆从，可使已矣。"因此根据不同患者的传变规律，实行预见性的治疗，当可控制其病理传变。对于大多数PSM患者，现代医学使得此病虽然在可控、可治状态，但一旦复发，势必重新进行抗真菌治疗，且需要维持足够的疗程不免又加重患者医疗负担和精神压力。

3.4 因人制宜 即依据患者不同的体质来论治。如《素问·阴阳应象大论》说："形不足者，温之以气；精不足者，补之以味。"《灵枢·阴阳应象大论》曰："盛者泻之，虚者补之，必先明知其形志之苦乐，定乃取之。"因此在用药方面，由于 PSM 患者体质不同，对药物的反应和耐受性也不同，临床可根据患者体质强弱不同辅以中医辨证治疗，可使治疗更具有针对性和个体化，从而提高临床疗效。

总之，目前艾滋病的各种中西医治疗方法和手段着眼于对患者机体状态的调控，既有精细的微观治疗，也有宏观的多靶点调控。体质是影响艾滋病合并 PSM 患者预后的重要因素之一，若能从整体着眼，运用中医药进行系统调节，积极地改善患者体质，对于降低此病复发具有十分重要的意义。

参考文献（略）

(出自广西中医药大学学报 2013 年第 16 卷 2 期第 94 - 95 页)

温阳法治疗 AIDS 并巨细胞病毒性视网膜炎的探讨

张远芬　符林春　张清仲　陈滢宇　陈　静　陈剑涛

（广州中医药大学热带医学研究所，广东广州 510405）

摘要 巨细胞病毒性视网膜炎（CMVR）是艾滋病（AIDS）晚期最常见、最严重的眼部机会性感染，是导致患者视力丧失的最主要原因。现代医学以 HARRT 疗法结合抗 CMV 治疗，疗效欠佳，并且中医药治疗较少见报道。文章结合笔者临床经验和有效案例就 AIDS 并 CMVR 的中医病因病机及治疗进行论述探讨。该病多因肝脾肾阳虚，阳虚卫外不固，邪气趁虚而入。治疗以温补肝脾肾阳，行气活血，固护卫阳，驱邪外出为主。

关键词 巨细胞病毒性视网膜炎；艾滋病；温阳法

人类免疫缺陷病毒（Human Immunodeficiency Virus，HIV）感染，获得性免疫缺陷综合征（Acquired Immunodeficiency Syndrome，AIDS），又称艾滋病，是全球性的瘟疫。40%～70% HIV 感染者和 AIDS 患者出现眼部病变，尸检报告 95% 有眼部病损，国外文献报道 1% 的患者眼部为首发病变[1]。最常见的是 HIV 性视网膜病（棉絮斑、微血管瘤、视网膜出血）及巨细胞病毒性视网膜炎（Cytomegalovirus retinitis，CMVR）。巨细胞病毒性视网膜炎是一种影响视网膜光感受器细胞的感染性疾病，是一类由于巨细胞病毒（Cytomegalovirus，CMV）感染并在眼部发病的视网膜疾病，主要表现为不同程度的急性视力下降，甚至失明，视网膜改变分为懒惰型、爆发型两种，病情严重[2～6]，需尽快诊断和治疗。常发生于 CD_4^+ T 淋巴细胞计数低于 50 个/mm^3 的患者[7]。在 HAART 应用之前，约 30%～40% 的 AIDS 患者合并 CMV 性视网膜炎[8]，其中 30%～50% 累及双眼[9～11]。而 CMVR 是 AIDS 患者晚期最常见的眼部机会性感染，是眼部最严重并发症[12]，应用 HAART 治疗以后，CMV 性视网膜炎的发生率明显下降，但其仍为 AIDS 患者首位致盲原因。

1 现代医学对本病的认识

CMVR 患者可出现眼前漂浮物、眼前闪光、视力下降、视野缺损，甚至视力丧失。主要眼底表现为进行性、坏死性视网膜炎伴出血，同时合并有视网膜血管炎，眼底特点可形象地描述为"奶酪加番茄酱样视网膜炎"[13]。典型的病理改变为出现 CMV 细胞，细胞凋亡是 CMV 视网膜炎患者视网膜细胞丢失的重要原因，但治疗后非活动性 CMV 视网膜炎其视网膜细胞功能仍持续下降，并与细胞凋亡无明显相关性，因此可能存在其他细胞损伤机制[14]。主要并发症有视网膜脱离、视乳头病变、黄斑囊样水肿[15]、新生血管[16]、后囊下型白内障、玻璃体出血、增殖性玻璃体视网膜病变等[17]。

成功的治疗 CMVR 要两方面处理，一是使用抗 CMV 药物，二是抗艾滋病病毒治疗。抗艾滋病病毒治疗是终身维持的，通过 HAART 进行免疫重建。HAART 可有效抑制 HIV，提高 CD_4^+ T 细胞数，增强机体免疫功能。2000 年 9 月，美国 FDA 正式批准 4 种用于治疗 CMVR 的药物：CMV 的 DNA 聚合酶抑制剂更昔洛韦（Ganciclovir），CMV 的 DNA 聚合酶结合位点上焦磷酸盐的选择性抑制剂及 HIV 逆转录酶的部分抑制剂膦甲酸（Foscarnet）、CMV 的 DNA 合成酶抑制剂西多弗韦（Cidofovir）和福米韦生（Fomivirsen），福米韦生以玻璃体腔内注射给药，对新诊断的 CMVR 同样有效[18,19]。临床以更昔洛韦眼内埋植和口服心磷脂更昔洛韦应用最多。CMVR 还可并发视网膜脱离，需要及时手术修复[20]。CD_4^+T 淋巴细胞计数 > 150 个/mm^3 持续 3～6 个月时，可中断 CMV 治疗。因有些患者 CD_4^+T 淋巴细胞增加，但未建立起抗 CMV 的特异性免疫，所以停药后须继续眼科随诊。同时定期监测 CD_4^+T 淋巴细胞计数，若 < 50 个/mm^3，CMVR 可能会复发[21,22]。

2 中医病因病机

本病属中医"暴盲"的范畴，指眼外观端好，猝然一眼或两眼视力急剧下降，甚至失明的严重内障眼病。病名见《证治准绳·杂病·七窍门》。HIV/AIDS 是一种严重的传染病，从该病的发病及临床表现来看，属中医"伏气瘟疫"和"劳损证"的范畴[23]。中医普遍认为 AIDS 的发病外因为"邪侵"，内因为"正虚"，为虚实夹杂之证，病位涉及肝、脾、肾等脏器[24]。CMV 病毒多因艾滋病患者肝脾肾阳虚，阳虚卫外不固，邪气趁虚而入。

2.1 阳衰阴盛
眼最重要的功能是视功能，中医称之为神光。神光者，火之用事，所以说"视力"是"火"的体现，如《审视瑶函·目为至宝论》曰："夫火在目为神光。……神光者，谓目中自然能视之精华也。"因此，历代眼科学者多宗"远视不明是无火"之说，如《审视瑶函·内障》指出："目患能近视而不能远视者，阳不足阴有余，病於少火者也，无火，是以光华不能发生越於远而拘敛近视耳。……夫气之所用所谓之火……在目为神光……神气弱必发用衰，发用衰则经络涩滞，故阴盛阳衰，而光华不能及远矣。"火为阳，《景岳全书》卷二十七："不能远视者，阳气不足也。"阳气不足则阴有余，故能拘敛视近，阳为阴侵，光华不能发越于远，故视近清晰，而视远模糊。阳气虚以肝、脾、肾三脏为主。

肝开窍于目，肝血虚则不能上荣于目，肝气阳两虚则不能推动血液上达眼目，则目失所养而不能视。其实，关于肝气虚、肝阳虚，清代肝病大家王旭高亦在《西溪书屋夜话录》中，详述治肝三十法，提到一法曰：补肝。如制首乌、菟丝子等。一法曰：补肝阳。如肉桂、川椒、苁蓉。一法曰：补肝血。如当归、川断、牛膝、川芎。艾滋病患者易患有忧郁焦虑等情绪变化，可导致气机紊乱气血暗耗，久之正气不足脏腑功能失调而发生疾病，该情志内伤又最易伤肝，日久可致肝气血阴阳皆虚。

脾主运化，为气血生化之源。目能视物之神光，源于先天精气化生，亦赖于后天脾胃运化的精气充养。李东垣《兰室秘藏》曰："五脏六腑精气皆禀受于脾，上贯于目……目者血脉之宗也，故脾虚则五脏六腑精气皆失所司，不能归明于目矣。"肝虽藏血上濡于目，亦必须通过脾胃气化。因此，可用益气健脾法治疗脾虚所致的眼病[25]。

《内经》曰："目者，五脏六腑之精也。""肾者，主水受五脏六腑之精而藏之。"中医学把免疫功能概括在元气之中，"五脏之伤，穷必及肾"[26]。故《外台秘要》云："盖阳不足，阴有余，病于火者，故光华不能越于外，而偎敛近视耳，治之在肾。"

2.2 经络气血涩滞
《内经》曰："目者，宗脉之所聚也。""十二经脉，三百六十五络，其血气皆上于面而走空窍，其精阳气上走于目而为之睛。"人体十二经络皆直接或间接通于目，经络周密地分布于眼部，源源不断地输送气血，手足三阳经分布于眼及眼周围，支配着眼的运动。故经络气血流畅，功能正常是目能运动和视物的重要保证。若阳气不足，无力推动气血运行，造成经络气血涩滞，目失所养，阻遏晶珠发光，则致暴盲。

2.3 卫外不固，邪气趁虚而入
在艾滋病的发病过程中，正气虚弱，阳虚卫外不固，无力抗邪，邪气极易乘虚而入，故易于感染巨细胞病毒而发病。

2.4 肝肾亏虚
阴阳互根，久则相互影响，阳损及阴。在发病初期阳虚阴盛为主要病机，如果没有进行积极有效的治疗，则病情会进一步发展，眼底变性逐渐加重，后期以肝肾亏虚为主要病机。

综上所述：阳衰阴盛特别是肝脾肾阳气不足，阳为阴侵，脏腑功能失常，以致光华不能发越于物是眼病发生发展（轻、中度眼病）之本。阳气无力温煦推动气血运行，而致经络气血阻滞是眼病发生之标。肝肾亏虚则是眼病发展到后期的主要病机。

3 中医药治疗

中医认为 CMVR 由阳衰阴盛，经络气血涩滞，卫外不固，邪气趁虚而入所致，可通过温补肝脾肾阳，行气活血，固护卫阳，驱邪外出。治宜扶阳抑阴，温补肝脾肾阳气为主，兼以行气活血，养肝明目，固护卫阳，驱邪外出，则阴阳平衡，气血和畅，晶珠发光恢复正常。

通过临床摸索，自拟处方益火增明饮[27]，具体方药如下：

肉桂（后下）6～8g，黄芪 20～30g，石菖蒲 6～10g，附子（先煎）6～8g，枸杞 15～20g，仙灵脾 8～12g，菟丝子 15～20g，炙远志 8～10g，红花 8～10g，草决明 10～15g，夜明砂 6～8g，荆芥 8～10g，防风 8～10g，细辛 3～5g，生姜 8～10g。

方义：方中肉桂、附子补火助阳为君药。黄芪补气健脾助桂附升阳化气，仙灵脾温阳益火补肾，草决明、夜明砂明目退翳与桂附相配则阳气旺神光足视物清晰，共为臣药。配以枸杞子、菟丝子补肝益肾，益精血；炙远志能通肾气上达于心，强志益智；菖蒲散肝舒脾，开心利窍，宁神健胃；红花活血通络，还能缓解睫状肌的收缩紧张状态；兼加祛邪之荆芥、防风、细辛、生姜等对共为佐药。全方共奏温肝脾肾阳，行气活血，固护卫阳，驱邪外出，明目益智之功效。

病案举例

初诊：尤某，女，35 岁。视力减退一月，三年前因不洁性生活感染 HIV，近三年没有任何治疗，一个月来出现视力下降明显，眼科检查：裸眼视力光感，眼睑肿胀，球结膜充血。眼底荧光血管造影显示毛细血管非充盈区，出血遮挡背景荧光。CD_4^+ 62/L，CD_8^+ 740/L，HIV 病毒载量 $5.6×10^7$，LYM 0.63。给予 HAART 治疗 3TC + AZT + TDF。中医证见：头晕，面色苍白，口干口苦，乏力，怕冷，大便溏，小便黄，心悸胸闷，纳差，失眠，眼睑浮肿，舌淡苔白厚，脉沉滑。病机：脾气虚、风痰蒙清窍。予健脾益气，涤痰除湿，方以涤痰汤加减：茯苓20g，党参20g，甘草5g，橘红10g，胆南星10g，制半夏10g，竹茹10g，枳实10g，菖蒲20g，丹参10g，荆芥10g，防风10g，细辛5g，生姜10g，15 剂。水煎服，日一剂。

二诊：视力恢复可数指，眼睑肿胀消失，结膜充血减退，头晕减轻，乏力，怕冷，心悸、面色苍白，腰膝酸软，夜尿 1 次，大便溏，舌暗淡苔白滑，脉沉。病机：脾肾阳虚，目络滞涩。予健脾温阳，升清开窍，方以附子理中丸加味：党参30g，干姜15g，炒白术30g，枸杞15g，夜明砂15g，石菖蒲15g，远志10g，淫羊藿10g，补骨脂10g，熟附子10g（先煎），丹参30g，红花10g。15 剂，水煎服，日一剂。

三诊：视力明显提高，左眼 0.4，右眼 0.5，偶有头晕，精神体力明显好转，二便可。效不更方：党参30g，干姜10g，炒白术30g，枸杞15g，夜明砂15g，石菖蒲15g，远志10g，淫羊藿10g，补骨脂10g，熟附子10g（先煎），丹参30g，红花10g。15 剂，水煎服，日一剂。

4 讨论

巨细胞病毒性视网膜炎是获得性免疫缺陷综合征晚期最常见、最严重的眼部机会性感染，是导致患者视力丧失的最主要原因。目前西医治疗 CMVR 主要有两方面处理，一个就是使用抗 CMV 药物，一个就是抗艾滋病病毒治疗，但中医药治疗历代医家论述较少，笔者认为本病多因肝脾肾阳虚，阳虚卫外不固，邪气趁虚而入所致。治疗以温补肝脾肾阳，行气活血，固护卫阳，驱邪外出为主。临床中笔者首次采用温阳法治疗艾滋病患者并发巨细胞病毒（CMVR）性视网膜炎，并且收效显著。故临床当中西医结合治疗本病，可用中医药辅助西药治疗。下一阶段的研究将继续对治疗患者进行疗效随访，并逐步扩大临床样本量证实该方法的切实有效性，使中医药在艾滋病治疗过程中发挥更大的作用。

参考文献（略）

（出自时珍国医国药 2013 年第 24 卷 5 期第 1206 – 1208 页）

河南省中医药治疗艾滋病常见病症辨证治疗要点

李发枝[1,2] 徐立然[1,2] 何英[1,2]

1. 河南省中医药治疗艾滋病专家组，河南郑州 450008
2. 河南中医学院，河南郑州 450008

摘要 艾滋病即人类免疫缺陷病毒（HIV）感染所引起的获得性免疫缺陷综合症（AIDS），以免疫系统损害和机会性感染为主要特征。临床表现形式多种多样，目前中医学对艾滋病的病因病机、辨证论治尚无统一认识，本文通过对艾滋病病因病机的分析，提出了中医药治疗艾滋病常见病症辨证治疗要点，为防治艾滋病医务人员辨证施治提供参考。

关键词 艾滋病；辨证治疗要点；河南省；标准；中医

艾滋病即人类免疫缺陷病毒（HIV）感染所引起的获得性免疫缺陷综合症（AIDS），以免疫系统损害和机会性感染为主要特征。

我们曾于 2006 年编写了《河南省中医药治疗艾滋病常见病症辨证治疗要点》，该要点曾多次作为河南省培训中医药防治艾滋病基层医务人员的资料，由于其来自于临床实践，且简明扼要，便于掌握。因此，颇受基层中医药防治艾滋病医务人员的欢迎，通过近几年的临床推广与应用，取得了一定成效，使河南省中医药治疗艾滋病的辨证论治水平及临床疗效有所提高。2008 年我们对该要点进行了进一步补充与修订，现述如下，以期专家指正。

1 病因病机

1.1 病因

中医学对艾滋病的病因病机目前尚无统一认识，我们认为，艾滋病有很强的传染性，临床症状相似，故其病因应属中医学"疫毒"范畴，正如《素问·刺法论》所说："五疫之至，皆相染易，无问大小，病状相似。"但艾滋病"疫毒"（HIV）与传统意义上的"疫毒"在传播途径，病因性质等方面迥然不同。

传统意义上的"疫毒"乃天地之气的异常变化所产生，如《素问·刺法论》所说："五疫"，隋·巢元方《诸病源候论·疫疠病候》曰："其病与时气温热等病相类,皆因一岁之内,节气不和,寒暑乖候,或有暴风疾雨,雾露不散,则民多疾疫";明代张景岳注曰："即五运疫疠之气……疫疠乃天之邪气";明代吴有性《瘟疫论》亦说："疫者,感天地之厉气"。由于天气通于鼻,地气通于口,故传统意义上的"疫毒"必自口鼻而侵入人体,正如吴有性所说:"盖温疫之气,邪自口鼻而感",而艾滋病"疫毒"(HIV)则是通过血液、性接触或母婴传播而侵入人体。因此,二者虽均称为"疫毒",但传播途径不同。

艾滋病"疫毒"与传统意义上的"疫毒"在具有较强传染性这方面是一致的,但在其他性质方面却又不同。传统意义上的"疫毒"由于是天地异常之气的变化所产生,故其性质不外风、寒、暑、湿、燥、火,但与一般六淫相比,其性更烈,传染性更强。虽然张仲景《伤寒论》所说为"寒疫",但其后的疫病多为温热之邪,故又称为"瘟疫"。吴有性《温疫论》曾说："夫温疫之病,非风非寒,非暑非温,乃天地间别有一种异气所感。"但其论中又说："夫疫乃热病也,邪气内郁,阳气不得宣布,积阳为火,阴血每为热搏。"说明吴有性所说的"异气"在性质上仍为热邪(兼有湿邪)。艾滋病患者多数在较长时期内表现为五脏气血阴阳虚损,尤其是脾气亏虚为主要病机。虽然患者在病程的某一阶段,可表现有风寒、风热、湿热、燥热等病邪所导致的病证,但既无规律性,也无特异性。此外,艾滋病患者的发病早晚、病情轻重与正气强弱有关,但其感染"疫毒"与否则与正气强弱无关,这与传统意义上的"疫毒"易感正气亏虚之人也有不同。因此,艾滋病"疫毒"是通过血液、性接触或母婴传播侵入人体,以首先损害脾脏,导致脾气亏虚,进而致五脏气血阴阳俱虚为主要病机的特殊"疫毒",与传统意义上的"疫毒"在性质上是不同的。

1.2 病机

我们认为,艾滋病"疫毒"首先损伤脾脏。脾为后天之本,气血生化之源,脾脏受损,运化功能失常,一方面水谷精微不能吸收输布,气血化生无源,渐致心肝肺肾受损,终至五脏气血阴阳俱虚;另一方面,脾运不健,则湿邪内生,故脾气亏虚伴有内湿,进而导致五脏气血阴阳俱虚。这是贯穿艾滋病全过程的基本病机。

五脏气血阴阳俱虚,一方面卫外功能不固,易受外邪之侵,而外邪又有风寒暑湿燥火之不同;另一方面,五脏功能受损,则易产生痰饮水湿,气滞血瘀,化风化火等病机变化,故在艾滋病病变过程中,其病机错综复杂,变化多端,非单一的脏腑病机、气血津液病机、六经病机、三焦病机、卫气营血病机等可以概括。

一般而论,艾滋病无症状时多以正虚为主,或兼有邪气,而当症状出现时,尤其是机会性感染者,则多以邪实为主,或虚实夹杂。

2 辨证论治

2.1 乏力、消瘦或无症状

病机:五脏气血阴阳俱虚。主症:逐渐消瘦,渐感乏力,或易感冒,或无症状,舌质稍淡或正常,脉象或虚或正常。治法:健脾益气,滋阴养血,祛风清热,化湿解毒。方药:益艾康胶囊,每次5粒,一日三次。本方是根据艾滋病的基本病机及其复杂的病理演变而选用的古方加减而成,本方以扶正为主兼祛邪,故既可用于艾滋病无症状期,也可用于出现各种病症时与中药汤剂配合服用,但不适于热邪较盛者。

2.2 发热

病机:艾滋病发热,有因外感者,亦有内伤者。因外感者,为邪气袭于表,正气抗邪于外所致,常见病机有风热郁卫、风寒袭表、邪犯少阳、湿热郁遏卫分等;因内伤者,多见中气亏虚或气血两虚,从而使阴火上冲所致。

2.2.1 风热郁卫证 主症:发热,头痛,咽喉红肿,或微恶风寒,或鼻塞流黄涕,或口渴,或微咳,或有汗而热不解,大便干或正常,舌质红,苔薄黄或薄白而燥,脉浮数。治法:辛凉解表。方药:升降散合银翘散加减。僵蚕10g,蝉蜕10g,桔梗12g,前胡12g,炒牛蒡子12g,荆芥10g,金银花30g,玄参15g,浙贝母12g,芦苇根30g,柴胡20g,黄芩10g,甘草10g。

2.2.2 风寒袭表证 主症:发热恶寒,头痛或身痛无汗,不渴,咽喉不红,或鼻塞流清涕,舌质红或稍淡,苔薄白,脉浮紧稍数。治法:辛温解表。方药:荆防败毒散加减。荆芥10g,防风10g,羌活10g,独活10g,柴胡15g,前胡10g,川芎10g,桔梗10g,枳壳10g,茯苓10g,党参12g,甘草10g。

2.2.3 邪犯少阳证 主症:恶寒发热,或寒热往来,口苦咽干,胸胁痞满,干呕,舌质红,苔薄白,脉弦数。治法:和解少阳。方药:小柴胡汤加减。柴胡20g,黄芩10g,半夏10g,党参12g,甘草10g。若舌苔厚腻加槟榔、厚朴、草果、知母;若上腹压痛者加白芍、枳实、大黄;若汗出恶风,或活动后热甚者加黄芪、白术、防风。

2.2.4 湿热郁遏卫分证 主症:身热不扬,午后热甚,恶寒身重,面色淡黄,胸闷不饥,口不渴,舌质红,苔白腻或薄黄腻,脉濡数。治法:清热化湿。方药:三仁汤加减。薏苡仁30g,杏仁10g,白蔻仁10g,滑石30g,半夏10g,通草10g,厚朴10g。若偏热盛者,合甘露消毒丹加减;若偏湿盛者合藿朴夏苓汤加减。

2.2.5 中气亏虚证 主症:长期发热,时轻时重,消瘦,倦怠乏力,气短懒言,或汗出,或无汗,舌质淡或正常,苔薄白,脉虚数或洪大无力。治法:补中益气。方药:补中益气汤。党参15g,白术12g,黄芪50g,升麻10g,柴胡10g,陈皮10g,当归10g,炙甘草10g。若舌质正常或偏红者加桑皮15g,地骨皮20g。

2.2.6 气血两虚证　主症：发热恶寒，少气懒言，体倦肢软，面色苍白，时自汗出，易于感冒，或伴心悸怔忡，健忘失眠，或月经过多，舌质淡或淡暗，脉虚弱或细弱。治法：气血双补。方药：十全大补汤或归脾汤。党参15g，白术12g，炙黄芪40g，当归12g，川芎10g，白芍15g，熟地黄20g，肉桂3g，茯苓12g，炙甘草12g。若心悸失眠者加炒酸枣仁15g。

以上无论外感或内伤所致之发热，均需慎用双黄连口服液、清热解毒口服液、抗病毒口服液、清开灵口服液、板蓝根冲剂等苦寒类制剂，因其有凉遏冰伏，损伤中阳之弊。

2.3　咳喘

病机：咳喘是艾滋病常见症状之一，其病机多是在脾肺气虚的基础上又感受外邪，从而导致肺失宣降，肺气上逆[1]。由于患者的禀赋及正气亏虚的程度不同，且感受外邪的性质有别，故有以邪实为主者，如风邪袭肺、风寒袭肺、痰热壅肺、外寒内饮等；也有虚实相兼者，如卫气亏虚兼风寒袭肺，上实下虚等；亦有以虚为主者，如肾气亏虚等。

2.3.1 风邪袭肺证　主症：咳嗽喉痒，咯白粘痰或无痰，遇风则咳甚，舌质红，苔薄白，脉浮。治法：宣肺祛风止咳。方药：止嗽散加减。荆芥10g，防风10g，前胡12g，白前12g，桔梗12g，百部10g，紫菀12g，款冬花12g，罂粟壳3g，甘草10g。若胸胁满闷者，合小柴胡汤；若咽红者，加蝉蜕、知母。

2.3.2 风寒袭肺证　主症：咳嗽，痰多白粘，头痛无汗，胸膈满闷，或微恶寒，舌稍淡或质红，苔白稍厚，脉浮紧。治法：宣肺祛寒，止咳化痰。方药：参苏饮加减。苏叶12g，党参15g，杏仁10g，桔梗12g，前胡12g，半夏12g，茯苓10g，陈皮10g，枳壳10g，葛根15g，甘草10g，生姜10g，大枣3枚。

2.3.3 痰热壅肺证　主症：咳嗽或喘，咯痰黄稠，或发热或不发热，或鼻塞流黄涕，大便干，舌质红，苔黄，脉浮滑或滑数。治法：清化痰热，宣肺止咳。方药：千金苇茎汤合麻杏石甘汤加减。苇根30g，冬瓜仁30g，麻黄10g，杏仁10g，石膏30g，桑白皮15g，桔梗12g，前胡12g，鱼腥草30g，川贝母10g，款冬花12g，黄芩20g，苏子10g，甘草10g。若发热者加柴胡30g。

2.3.4 外寒内饮证　主症：咳嗽或哮喘，或有痰鸣，无汗，遇风寒则咳喘加重，咯痰清稀或白粘，或无痰，舌质红或稍淡，苔薄白而滑，脉紧。治法：宣肺散寒，化饮止咳。方药：小青龙加石膏汤加减。麻黄10g，桂枝12g，白芍12g，干姜10g，五味子10g，细辛3g，半夏12g，石膏30g，款冬花12g，甘草12g。若咯痰黄者加芦苇根30g，冬瓜仁30g，黄芩10g；动则喘甚者加熟地黄30g，山药30g；若小便不利、少腹满者，去麻黄加茯苓15g。

2.3.5 卫气亏虚兼风寒袭肺证　主症：汗出恶风，咳嗽或喘，鼻塞流清或黄涕，咯清或黄痰，遇风寒则咳喘甚，舌稍淡或质红，苔薄白，脉浮虚。治法：益气固卫，祛风散寒。方药：御寒汤加减。黄芪50g，党参15g，苍术12g，羌活10g，白芷10g，防风10g，黄柏10g，黄连3g，升麻10g，陈皮10g，款冬花12g，甘草10g。若咯黄痰或流黄涕者，加鱼腥草30g，芦苇根30g，冬瓜仁30g；若发热者加柴胡20g。

2.3.6 上实下虚证　主症：咳喘短气，痰涎壅盛，胸膈满闷，舌苔白滑或白腻，脉沉滑。治法：降气化痰，纳气平喘。方药：苏子降气汤。苏子12g，半夏12g，前胡10g，陈皮5g，厚朴10g，当归10g，肉桂3g，炙甘草5g，生姜10g。

2.3.7 肾气亏虚证　主症：咳喘，动则喘甚，或有痰鸣，或有汗出，小便不利，或兼发热，舌质淡，苔薄白，两尺脉沉或弱。治法：补肾纳气。方药：济生肾气汤。熟地黄30g，山药30g，山茱萸15g，茯苓15g，牡丹皮10g，泽泻10g，制附子6g，肉桂3g，车前子30g，怀牛膝15g。若汗多者加生龙骨30g，生牡蛎30g；若咯黄痰或发热者，合千金苇茎汤。

2.4　恶心、呕吐

病机：恶心、呕吐皆因胃气不降反上逆所致，但其病机有湿热内蕴，湿邪中阻之异。

2.4.1 湿热内蕴，胆胃不和证　主症：恶心呕吐，心下痞满或微痛，或肠鸣泄泻，或食欲减退，舌质正常，苔厚黄白相兼，脉正常或沉弦。治法：燥湿清热，降逆消痞。方药：半夏泻心汤。半夏20g，黄芩10g，黄连3g，干姜12g，党参12g，炙甘草15g，大枣3枚。本方对服抗病毒药物所致上述诸症疗效甚好。

2.4.2 湿邪中阻证　主症：恶心呕吐，脘闷，纳呆，或肢重身困，舌质稍淡，苔白厚腻，脉濡或滑。治法：燥湿降逆。方药：平胃散合二陈汤加减。苍术15g，厚朴12g，半夏15g，茯苓15g，藿香12g，陈皮10g，甘草10g，生姜10g。

2.4.3 胆胃不和证　主症：恶心呕吐，厌油腻，上腹胀满或疼痛，口苦，大便或秘或正常，小便黄，舌质红，苔黄，脉弦。治法：清胆和胃。方药：大柴胡汤加减。柴胡20g，黄芩10g，半夏12g，枳实10g，白芍20g，大黄3g。本证多见于急慢性胆囊炎、胰腺炎、胆汁反流性胃炎等，若便秘者大黄可加至10g。

2.5　胃脘痛、腹胀

病机：胃脘痛、腹胀，多因中焦气机不畅，或气滞、血瘀、水停所致，但有虚实寒热之别。常见病机有中焦气滞、中焦气虚、胃寒气滞、脾虚气滞、肝胃阴虚、脾虚湿盛、肝郁脾虚、气滞血瘀等。

2.5.1 中焦气滞证　主症：胃脘胀满或疼痛，嗳气不舒，舌正常，脉沉。治法：理气和胃。方药：丹参饮。丹参15g，檀香6g，砂仁10g，乌药10g。若恶心加藿香12g；咽中如有炙脔加蒲公英20g，桔梗10g，前胡10g。

2.5.2 中焦气虚证 主症：胃脘隐痛，按之痛减，空腹痛甚，得食痛缓，或烧心泛酸，倦怠乏力，舌质淡或正常，苔薄白或白腻，脉弦。治法：益气建中。方药：黄芪建中汤加减。炙黄芪40g，桂枝15g，白芍30g，藿香12g，半夏15g，延胡索12g，炙甘草20g，生姜10g，大枣5枚。若烧心泛酸者加吴茱萸6g，黄连3g，煅瓦楞子30g；若舌质红者，去生姜、大枣，加蒲公英20g。

2.5.3 胃寒气滞证 主症：胃脘胀痛，进冷或食冷物痛甚，嗳气不舒，舌质淡，苔白，脉沉弦。治法：温胃散寒理气。方药：砂半理中汤。半夏20g，砂仁10g，高良姜12g，枳实10g，香附12g。

2.5.4 肝胃阴虚证 主症：脘胁疼痛，心烦口干，或烧心泛酸，食辛辣之品则痛甚，舌质红，少苔或无苔，脉弦细。治法：养阴和胃，柔肝止痛。方药：一贯煎加减。北沙参30g，麦冬12g，白芍20g，川楝子12g，枸杞子15g，乌梅15g，甘草10g。

2.5.5 脾虚气滞证 主症：腹胀，午后加重，或倦怠乏力，或食欲不振，或便溏，舌质稍淡，苔薄白，脉缓。治法：健脾理气。方药：香砂六君子汤加减。党参15g，白术12g，茯苓12g，半夏15g，砂仁10g，陈皮10g，大腹皮12g，广木香6g，炙甘草10g。

2.5.6 肝郁脾虚，气滞血瘀证 主症：腹胀，食后或情志刺激则胀甚，食欲不振，小便不利，大便正常或溏，或有腹水，或有下肢浮肿，舌质暗淡，苔白，脉沉弦。治法：疏肝健脾，理气化瘀。方药：当归芍药散合鸡鸣散加减。当归12g，川芎10g，白芍20g，白术15g，茯苓15g，泽泻30g，苏叶12g，大腹皮15g，陈皮10g，木瓜12g。若伴腹水或下肢浮肿者，加黄芪50g，汉防己20g，茯苓皮30g，冬瓜皮30g；若牙龈出血或鼻衄者，加白茅根30g，黄芩10g。

2.5.7 脾虚湿盛证 主症：腹胀满闷，纳呆便溏，下肢浮肿，小便不利，舌质淡，苔白滑，脉沉。治法：健脾利湿。方药：五苓散合五皮饮。白术15g，茯苓15g，猪苓30g，泽泻30g，桂枝10g，茯苓皮15g，大腹皮15g，陈皮10g，桑白皮15g，生姜15g。

2.6 泄泻

病机：泄泻是艾滋病常见病症及导致死亡的重要病症之一。脾虚湿盛是其主要病机，但有兼寒、兼热、兼肝郁之不同，且脾病日久，必累及肾，从而导致脾肾两虚。其常见病机有脾胃虚弱，脾肾虚寒，脾虚肝郁兼湿热，湿邪困脾等，但最常见的则是寒热虚实错杂。

2.6.1 脾胃虚弱证 主症：久泻，乏力，纳呆，或足跗浮肿，舌质稍淡，苔薄白，脉虚软。治法：健脾益胃。方药：参苓白术散加减。党参20g，白术15g，茯苓15g，陈皮3g，山药30g，炒白扁豆30g，炒薏苡仁30g，莲子肉15g，砂仁6g，煨肉豆蔻12g，炙甘草10g，桔梗3g，大枣5枚。

2.6.2 脾肾虚寒证 主症：便溏或泄泻日久，肢冷，乏力，面色晦黯，舌质淡，苔白滑，脉沉弱或虚弦。治法：温补脾肾。方药：理中汤合四神丸。党参20g，炒白术15g，干姜12g，煨肉豆蔻12g，吴茱萸6g，五味子10g，补骨脂12g，炙甘草10g。

2.6.3 脾虚肝郁兼湿热证 主症：泄泻，腹痛，泄后痛减，或兼便脓血，或发热，舌质红，苔薄黄，脉弦滑。治法：健脾疏肝，清热燥湿。方药：葛根芩连汤合痛泻要方。葛根12g，黄芩10g，黄连3g，白术15g，白芍12g，陈皮6g，防风10g，炙甘草10g。若便脓血者加白头翁20g，秦皮10g。

2.6.4 湿邪困脾证 主症：泻下如水，身困，小便不利，口不渴，舌质稍淡，苔白腻，脉濡缓。治法：健脾利湿。方药：胃苓汤加味。苍术20g，白术12g，厚朴10g，陈皮10g，泽泻10g，猪苓12g，茯苓12g，桂枝10g，车前子20g，炙甘草10g。

2.6.5 寒热虚实错杂证 主症：长期反复泄泻或痢疾，日数次或数十次，或腹痛下坠，小便少，食欲尚可，消瘦乏力，舌质正常或淡或红，苔薄白或薄黄，脉或沉或滑或数或虚。治法：扶正祛邪。方药：泻痢康胶囊，每次4粒，一日三次。本方是我们通过长期临床探索研制的制剂，凡艾滋病久泻者，不加辨证均可用之，疗效较好。

2.7 口腔溃疡

病机：脾开窍于口，心开窍于舌，故口腔溃疡与心脾关系密切，但有寒热之别。常见病机有脾胃湿热、心火上炎、脾虚寒湿等。

2.7.1 脾胃湿热证 主症：口腔溃疡，心下痞，或呕，或便溏，舌质红或稍淡，苔白或黄白相兼，脉缓或滑。治法：清热燥湿。方药：甘草泻心汤。甘草20g，半夏20g，黄芩10g，黄连3g，干姜12g，党参15g，大枣5枚。

2.7.2 心火上炎证 主症：口腔溃疡，便秘，或心烦口渴，舌质红，苔薄白或黄燥，脉滑。治法：清泄心火。方药：大黄黄连泻心汤加味。大黄3g，黄芩10g，黄连6g，五倍子3g，薄荷6g。以上两个证型，若伴发热者加柴胡20g；若属真菌感染者五倍子加至10g。

2.7.3 脾虚寒湿证 主症：口腔溃疡日久不愈，溃疡面白腐，便溏，肢冷，舌质淡，苔白滑，脉沉弱。治法：温阳健脾除湿。方药：理中汤加味。党参15g，白术15g，干姜12g，肉桂3g，茯苓12g，黄连2g，炙甘草12g。

2.8 头痛

病机：头为诸阳之会，"清阳之府"，五脏精华之血，六腑清阳之气，皆上注于头。若六淫之邪外袭，阴阳气血失调，艾滋病"疫毒"上注，均可导致头痛。

2.8.1 风热上壅证 主证：头胀痛，遇热加重，或伴鼻塞流黄涕，或伴发热，舌质红，苔薄黄，脉浮或浮数。治法：清热祛风。方药：谷精草合剂加减。谷精草15g，木贼12g，青葙子12g，辛夷12g，僵蚕12g，蝉蜕12g，黄芩15g，霜桑叶15g，菊花15g，桔梗10g，白芍10g，蔓荆子12g，金银花30g，羌活10g，防风10g，冬瓜仁30g，石膏30g，甘草10g。若发热者加柴胡20g。本证多见于艾滋病伴发额窦炎、上颌窦炎、筛窦炎等。

2.8.2 热盛风动证 主症：剧烈头痛，喷射性呕吐，或伴肢体抽搐，或角弓反张，或便秘，或发热，舌质红，苔黄，脉弦数。治法：清热熄风。方药：风引汤加减。石膏30g，寒水石30g，滑石30g，紫石英15g，赤石脂15g，大黄10g，桂枝10g，干姜6g，白石脂15g，生龙骨30g，生牡蛎30g，甘草10g，僵蚕12g，蝉蜕12g。本证多见于艾滋病患者因各种原因的颅内压增高者。

2.9 痴呆

病机：艾滋病痴呆，多因艾滋病"疫毒"损伤脾肾所致。其病机有虚实之别。属实者多因疫毒伤脾，痰浊内生，疫毒与痰浊蒙蔽清窍与神明；属虚者则为"疫毒"伤肾，髓海空虚，脑腑失养。

2.9.1 脾虚痰浊阻窍证 主证：神情呆滞，表情淡漠，少言寡语，行动迟缓，反应迟钝，或伴眩晕、或肢体无力、或肢体拘急，舌淡苔白滑，脉细滑或细缓。治法：健脾降浊，化痰开窍。方药：洗心汤加减。党参20g，白术15g，茯神15g，半夏20g，制南星12g，陈皮10g，制远志12g，石菖蒲15g，神曲12g，制附子10g，炒白芥子12g。

2.9.2 肾精亏虚证 主证：同脾虚痰浊阻窍证，但舌质正常或偏红，苔少或薄白，脉沉细或尺脉无力。治法：补益肾精，健脑生髓。方药：还少丹加减。熟地黄20g，山药30g，山茱萸15g，枸杞子15g，肉苁蓉20g，巴戟天20g，制远志12g，石菖蒲15g，炒小茴香10g，炒杜仲12g，怀牛膝12g，茯苓12g，五味子12g，楮实子15g，大枣5枚。

以上两个证型，可见于艾滋病HIV脑炎、脑白质病等。

2.10 痿证

病机：艾滋病痿证，多因"疫毒"伤脾，湿热内生，湿热浸淫筋脉肌肉，而致四肢或下肢弛纵不用；或久病伤及肝肾，精血不足，肌肉筋脉失养而成。

2.10.1 脾虚湿热证 主证：四肢或下肢痿软无力，呈进行性加重，或伴大小便不利，重者可见吞咽无力，饮水呛咳等，舌正常，脉沉或滑。治法：健脾益气，清热利湿。方药：清燥汤加味。党参15g，苍术12g，白术12g，黄芪60g，柴胡10g，升麻10g，陈皮10g，当归10g，黄柏12g，黄连3g，猪苓12g，茯苓12g，泽泻12g，麦冬12g，五味子10g，葛根20g，甘草10g。

2.10.2 脾肾肝气血精液亏虚证

主证：痿证日久，四肢或下肢痿弱无力，或四肢不能抬举，或吞咽困难，腰膝痿软，舌质红，苔少，脉沉细。治法：益气养血，滋肝补肾。方药：补中益气汤合二仙汤加减。党参15g，白术15g，黄芪60g，升麻10g，柴胡10g，陈皮10g，当归10g，熟地黄20g，仙茅10g，淫羊藿15g，巴戟天30g，山茱萸15g，枸杞子20g，草薢30g，知母12g，黄柏12g，炒杜仲12g，菟丝子30g，甘草10g。艾滋病痿证，多见于HIV所致空泡性脊髓病、脊髓炎及HIV相关肌病等。

2.11 瘰疬

病机：艾滋病瘰疬的病机多为痰火或痰瘀蕴结，但病久者多兼气血亏虚。

2.11.1 痰火蕴结证 主症：颈、腋下或腹股沟淋巴结肿大，或伴消瘦，或有发热，舌质红，苔黄，脉弦或滑数。治法：清热化痰，软坚散结。方药：消瘰丸加味。夏枯草30g，玄参15g，生牡蛎30g，柴胡12g，黄芩12g，僵蚕12g，浙贝母12g，连翘30g，瞿麦12g，青皮10g，半夏12g，炒牛蒡子12g，甘草10g。

2.11.2 气血亏虚兼痰瘀蕴结证 主症：面色晦暗，颈、腋下及腹股沟淋巴结肿大，消瘦乏力，舌质正常或暗淡，苔薄白，脉虚弦。治法：益气养血，化瘀软坚。方药：救苦胜灵丹加减。黄芪40g，党参15g，当归12g，白芍15g，生地黄15g，升麻10g，漏芦12g，连翘20g，牡丹皮10g，柴胡10g，炒牛蒡子12g，肉桂3g，羌活10g，独活10g，防风10g，昆布12g，三棱10g，莪术10g，黄柏6g，黄连3g，益智仁10g，神曲12g，葛根10g。

2.12 肢体麻木或刺痛

病机：本证的病机多为气血亏虚，但麻者多兼痰阻，伴木或刺痛者多兼血瘀，从而导致肌肤筋肉失养。

2.12.1 气血亏虚，痰湿阻滞证 主症：肢体麻，但皮肤感觉正常，或伴痿弱无力，舌质正常或稍淡，脉沉滑。治法：益气养血化痰。方药：黄芪桂枝五物汤加味。黄芪60g，桂枝15g，白芍15g，当归15g，炒白芥子12g，乌梢蛇12g。

2.12.2 气血亏虚，血行瘀阻证 主症：肢体局部木而不仁，皮肤搔之不知痛痒，或伴有麻或刺痛，舌暗或有瘀斑，苔薄白，脉涩。治法：益气养血化瘀。方药：补阳还五物汤加味。黄芪60g，当归15g，川芎10g，赤芍12g，桃仁10g，红花10g，地龙12g，川牛膝12g。

2.13 皮肤瘙痒、荨麻疹、湿疹样皮炎

病机：皮肤瘙痒及荨麻疹之病机，有因血虚风燥，肌肤失养者，有因风热袭表，营卫不调者，亦有气虚卫外不固，营卫不和者。湿疹样皮炎则多为湿热内蕴，泛溢于肌肤所致，但有热重于湿或湿重于热之别。

2.13.1 血虚风燥，肌肤失养证 主症：全身皮肤粗糙，散在抓痕、鳞屑、血痂，剧烈瘙痒，舌质淡，苔薄白或白腻，脉沉细。治法：养血润燥，祛风止痒。方药：当归饮子合全虫汤加减。丹参20g，当归10g，鸡血藤30g，赤芍15g，全蝎6g，威灵仙15g，地肤子15g，蛇床子15g，防风10g，苦参15g，生薏苡仁30g，桑枝10g，白蒺藜15g，甘草6g。

2.13.2 风热袭表，营卫不调证 主症：皮肤见丘疹、风团、自觉瘙痒，搔抓后皮疹增多，遇热加重，伴心烦口渴，舌质红，苔薄白或薄黄，脉浮数。治法：疏风清热，调和营卫。方药：消风散合桂枝汤加减。石膏30g，知母12g，生地黄15g，牡丹皮15g，荆芥10g，防风10g，牛蒡子10g，金银花30g，苦参15g，徐长卿30g，桂枝10g，白芍15g，蝉蜕10g，浮萍10g，白鲜皮15g，甘草6g。

2.13.3 气虚卫外不固，营卫失调证 主症：皮疹瘙痒反复发作，迁延不愈，劳累后痒甚，或伴神疲乏力，舌质淡，苔薄白，脉浮虚。治法：益气固表，调和营卫。方药：玉屏风散加减。黄芪30g，白术15g，防风10g，当归10g，制首乌30g，苦参15g，地龙15g，桂枝10g，赤芍15g，白芍15g，白蒺藜15g，白鲜皮15g，生龙骨30g，生牡蛎30g。

2.13.4 湿热内蕴，泛溢肌肤证 主症：全身散在红色丘疹、水疱，渗液，可糜烂成片，剧烈瘙痒，夜间痒甚，伴口干苦，小便黄，舌质红，苔黄腻，脉弦滑。治法：清热利湿。方药：热重于湿者，龙胆泻肝汤加减。龙胆草12g，黄芩15g，大青叶30g，板蓝根30g，生薏苡仁30g，苦参12g，车前草15g，泽泻15g，白鲜皮15g，防风10g，滑石30g，甘草6g。湿重于热者，萆薢渗湿汤加减。生薏苡仁30g，萆薢15g，白术15g，苍术15g，黄柏15g，茯苓15g，苦参12g，山药30g，桑枝15g，车前草15g，滑石30g，泽泻15g。

2.14 带状疱疹、单纯疱疹

病机：带状疱疹之病机均为肝胆湿热，外溢肌肤所致，疱疹消退之后之疼痛，则为余邪未尽，气血瘀滞；单纯疱疹多为风热火毒蕴结所致。

2.14.1 肝胆湿热，外溢肌肤证 主症：皮肤上出现簇集性小水疱，周围皮肤鲜红，水疱呈带状排列，灼热刺痛，口苦咽干，便秘溲赤，舌质红，苔黄，脉滑数。治法：清热利湿。方药：龙胆泻肝汤加减。龙胆草12g，黄芩15g，栀子10g，当归10g，赤芍20g，车前子30g，牡丹皮12g，大青叶30g，板蓝根30g，紫草20g，柴胡10g，泽泻15g，生薏苡仁30g，滑石30g，马齿苋30g，甘草10g。

2.14.2 余邪未尽，气血瘀滞证 主症：疱疹消退后，局部色素沉着，疼痛不止或加重，舌质暗红，苔薄白或薄黄，脉弦涩。治法：理气化瘀。方药：桃红四物汤加减。瓜蒌皮40g，红花10g，丹参20g，赤芍15g，白芍15g，当归12g，王不留行30g，延胡索12g，香附12g，煅磁石30g，生牡蛎30g，珍珠母30g，甘草10g。

2.14.3 风热火毒蕴结证 主症：皮肤与粘膜交界处，出现密集成群的针头大小的水疱，常为一群，亦有二、三群，破裂后露出糜烂面，自觉烧灼和痒感，逐渐干燥结痂，但可反复发作。以颜面及生殖器为好发部位，如口角、唇缘、眼睑、包皮、龟头、尿道、阴道及外阴等。治法：清热泻火，祛风解毒。方药：升降散加减。僵蚕12g，蝉蜕12g，姜黄10g，大黄3g，黄芩15g，黄连6g，荆芥10g，防风10g，炒牛蒡子12g，金银花30g，大青叶30g，板蓝根30g，牡丹皮12g，甘草12g，桔梗12g，薄荷10g。若发生在下部者，加土茯苓30g，滑石30g。

3 结语

本辨证治疗要点，既是我们近4年的临床经验总结，又是指导河南省中医药治疗艾滋病的临床应用指南，但由于我们的水平及经验所限，遗漏和不足在所难免，望同道予以批评指正。

（出自中医学报2010年第25卷1期第1－5页）

艾滋病肺部感染中医临床证治探讨

徐立然[1]　王东旭[2]　屈　冰[3]

（1. 河南中医学院第一附属医院，河南　郑州450008；2. 河南中医学院，河南　郑州450008；
3. 河南省中医药研究院，河南　郑州450004）

摘要　艾滋病患者由于免疫功能低下，常常合并各种机会性感染，尤其是肺部感染。由于艾滋病合并的肺部感染具有多样性、混合型和难治性，常规应用抗菌素治疗，病程长，效果亦不甚理想，并且不利于自身免疫功能作用的发挥。中医辨证论治可以早期干预，对改善症状、控制疾病进展具有积极作用。该文对近年来与艾滋病相关肺部感染的中医研究进行了概述，为进一步制定相关的中医诊疗标准奠定一定的基础。

关键词　艾滋病；中医；肺部感染

由于机体免疫缺陷，条件致病原的肺部感染往往可以成为AIDS的首发表现[1]并且反复发生成为主要表现及死亡原因之一[2]。AIDS的肺部致病原包括原虫、细菌、结核杆菌、病毒等，在原虫的感染中，卡氏肺囊虫（PC）感染最为常见,感染率可高达65%~80%[3],细菌性肺炎和真菌性肺炎也占有很高的比率。临床表现与HIV阴性人群肺部感染症状大致相同,但AIDS患者肺部感染病情往往更重,常常累及多个肺叶,表现有发热、寒颤、咳嗽、咳痰、呼吸困难、胸膜源性胸痛等表现。可归于中医"咳"、"痰"、"喘"等范畴。本文通过对今年艾滋病肺部感染的文献研究,就艾滋病肺部感染的中医临床研究就行综述如下。

1 现代医学研究

HIV感染可导致机体细胞免疫在数量和功能上的缺陷,致使通常被宿主免疫系统抑制的一些微生物引起宿主感染的机会增加。HIV感染者循环中的CD_4^+淋巴细胞数目进行性减少、甚至耗竭,使机会性感染的可能性增加。HIV感染也可导致粒细胞功能缺陷,包括粒细胞趋化功能、吞噬作用和细菌的杀伤功能。所有这些免疫功能的变化,使HIV感染者细菌性肺炎和细菌侵入性疾病的发病率大大增加。

感染HIV者接触环境中的病原体和有毒性的自身病原体后是否能发生机会性感染性疾病取决于宿主的免疫防御功能。CD_4^+淋巴细胞计数是表示HIV感染者免疫能力最好的指标;另一项常用的实验室检查是测定HIV病毒负载量,虽不及CD_4^+淋巴细胞计数能及时反映病人机会性感染的危险性,但也能反映宿主免疫缺陷的情况。CD_4^+淋巴细胞计数$>500/mm^3$的病人很少发生机会性感染,但肺炎球菌感染常见。随着CD_4^+细胞的进行性减少,病人对一些相应的病原体如结核分枝杆菌感染的易感性增加,当CD_4^+淋巴细胞计数$<200/mm^3$则易发生卡氏肺孢子虫感染。

HIV感染早期,呼吸道症状与正常人群中常见的疾病一样;在病程晚期,肺是机会性感染最常累及的脏器,可发生卡氏肺孢子虫肺炎(PCP)、结核病、念珠菌肺炎、荚膜组织细胞质菌性肺炎、非典型分枝杆菌病、细菌性肺炎、巨细胞病毒(CMV)肺炎、弓形虫感染新型隐球菌感染等复发性多病原肺部感染,其中最常见的是PCP和结核病[4]。

2 中医病因病机

中医医家认为[5],艾滋病"疫毒"首先损伤脾脏。脾为后天之本,气血生化之源,脾脏受损,运化功能失常,一方面水谷精微不能吸收输布,气血化生无源,渐而导致心、肝、肺、肾受损,终至五脏气血阴阳俱损;另一方面脾运化不健,则湿邪内生,故脾气亏虚伴有内湿,进而导致五脏气血阴阳俱损是贯穿艾滋病全过程的基本病机。徐志明等[6]认为艾滋病的临床表现主要累及肺、脾、肾三脏,但其发生发展又以肾阴、肾阳的虚损为主要原因。徐立然[7-8]在因果关系论的指导下,从病因入手探讨AIDS的证候,认为脾虚、痰湿是当今艾滋病的主要证候类型;从病机入手强调脾肺功能失司与痰浊瘀血两大因素,他认为艾滋病临床症状甚多,究其根源,终不离后天之本所伤,痰浊瘀血之患。

艾滋病肺部感染多属于中医"咳嗽"、"喘证"、"发热"、"痰饮"等范畴,其病机同样错综复杂。艾滋病患者由于脏腑虚衰、气血失和,又因素患咳逆、痰湿内阻,复加外感六淫邪毒或七情郁火,而导致肺失宣降,肺气闭郁。其病位在肺,可分为虚实两类,实证病机为外邪壅肺、痰浊阻肺和痰热蕴肺,导致肺失宣降,呼吸不利,气逆而咳喘;虚证主要与肺肾虚弱有关[9],"肺为气之主,肾为气之根",肺虚则气失所主、少气不足以息,或肾元不固,摄纳失常,则气不归元,阴阳不相接续,致气逆于肺而喘。

因此,艾滋病相关肺部感染是由于艾滋病疫毒长期侵袭,导致气血虚衰,脏腑受损,肺之气阴不足则气失所主,脾虚则痰浊内生、壅阻于肺,肾气虚损则气失摄纳,均可出现呼吸短促难以续接;复感外邪时,更有痰浊、湿热壅滞气道而出现呼吸不畅,为本虚标实之征。

3 诊断与辨证

3.1 诊断标准 艾滋病诊断标准采用卫生部颁布的《艾滋病诊疗指南》,肺部感染的诊断标准参照1994年国家中医药管理局颁布的《中医病证诊断疗效标准》中咳嗽、风温肺热病和喘证的诊断依据和证候分类,结合西医对肺部感染的诊断标准[10]。

3.2 辨证分型 艾滋病肺部感染临床表现多见于咳嗽、咯痰、喘促、胸痛等,首先在于分别虚实,实证病势急,多见身热、气粗、痰多黄稠或喘息不能平卧、咯痰量多等;虚证的特点为病势缓,喘促、动则为甚。《中医病证诊断疗效标准》中对咳嗽的证候分为:风寒袭肺、风热犯肺、燥邪伤肺、痰热雍肺、肝火犯肺、痰湿阻肺、肺阴亏虚、肺气亏虚等八型。

对艾滋病合并肺部感染的中医治疗临床报道甚少。赵晓梅[11]提出艾滋病无症状期(AC)应从肺气阴虚证入手,艾滋病相关综合征(ARC)期多属肺脾气虚证或肺肾气阴两虚证,选用四君子汤、补肺汤等补脾益肺、纳气定喘之剂。于志敏[12]认为艾滋病患者咳嗽临床表现为咳嗽不断,咳声低微,咳则胸痛、盗汗、五心烦热,语声低微等气阴两虚的症状,用养阴润肺、化痰止咳方法,选用百合固金汤加味治疗。徐立然[13-14]等运用痰热清注射液治疗32例艾滋病肺部感染患者总有效率达96.9%;并用胆龙咳喘平胶囊治疗肺部感染36例,有效率为91.66%。刘占国采用活血化瘀法加用丹参注射液治疗艾滋病肺部感染兼有血瘀者收到良好效果[15]。综上所述"痰"、"虚"是艾滋病肺部感染的基本病理因素,基本证型可分为痰热雍肺、痰湿阻肺、肺肾两亏、肺脾气虚、肺阴不足、痰瘀阻肺等六型。

痰热雍盛:身热,气粗,痰多黄稠,口干口苦,烦躁不安,大便秘结,小便短赤,舌红苔黄腻,脉滑数。

痰湿阻肺:喘咳胸闷,痰多易咯,痰黏或咯吐不爽,胸中窒闷,口腻,脘痞腹胀,舌质淡,舌苔白腻,脉弦滑。

肺肾两亏:喘促日久,动则为甚,自汗,五心烦热,腰膝酸软,盗汗遗精,舌红苔少,脉细弱。

肺脾气虚：喘息短促无力，语声低微，自汗心悸，面色㿠白，神疲乏力，食少便溏，舌淡苔少，脉弱。

肺阴不足：咳久痰少，咯吐不爽，痰黏或夹血丝，咽干口燥，手足心热或病久咳声低微，咳而伴喘，气短胸闷，神倦乏力，舌红，少苔或无苔，脉细数。

痰瘀阻肺：咳嗽痰多，色白或黄，质稠，喉间痰鸣，喘息不能平卧，胸部膨满，憋闷如塞，面色灰白而黯，心悸不宁，唇甲紫绀，舌质黯，或紫绀，苔厚或浊腻，脉结滑。

4 治疗

4.1 辨证用药 艾滋病呼吸困难临床多为虚实夹杂，中医治疗以辨证用药为主，以"急则治其标，缓则治其本"为治疗原则，扶正与祛邪之法相辅相承，二者不可偏废。

辨证为痰热壅肺者，治宜宣肺平喘，清热化痰，方用麻杏石甘汤加减[15]；痰湿阻肺者，治宜化痰降逆，理气和中，方用三子养亲汤、千金苇茎汤、葶苈大枣泻肺汤加减[16-17]；肺肾两亏者，治宜补肾纳气，固摄平喘，方用补肺汤合七味肾气丸[18]；肺脾气虚者，治宜补肺平喘，健脾益气，方用补肺汤、六君子汤、补中益气汤加减[18-19]；肺阴不足者，治宜养阴润肺、化痰止咳，方用百合固金汤加减[12]；痰瘀阻肺者，治宜涤痰祛瘀、泻肺平喘，方用涤痰汤合桃仁红花煎加减[20]。

4.2 笔者临床经验 笔者经过多年临床研究认为，"痰"、"虚"是艾滋病肺部感染的基本病理因素。在艾滋病肺部感染急性发病期，多见于痰热壅肺证；在缓解期，则多以痰湿阻肺证为多见；但在驱邪的同时，扶正始终贯穿整个病程。对于久治不愈患者，母病及子，进而导致肾虚精气耗损，而成为肺肾两亏证。临床中，一般患者在寻求中医治疗之前，多已用了抗生素等药物，所以，面对的病人是一个复杂的情况，既有病变本身造成的机体损伤，又有药物的副作用反应，往往症状看似简单，但结合实验室检查的变化又错综复杂。这就需要我们辨伪存真，充分发挥中医药的治疗优势。

5 结语

艾滋病人免疫力低下，常合并多种肺部机会性感染，临床症状复杂且易反复发作，严重威胁病人生命，增重了病人工作和生活带的负担。呼吸系统的机会性感染症状不典型，早期诊断困难，如果不能及时正确用药，则病情迅速恶化。西医治疗中，抗生素及激素价格昂贵，毒副作用大，且易产生耐药性；因此一种副作用小，而对免疫功能及感染治疗都有效药物的出现是当务之急。而西药很难在两方面兼顾。而中药以其独特的优势成为治疗此病的首选。但中医药未进行相关方面探讨，通过揭示中医药改善艾滋病肺部感染相关的机理，可以丰富中医药的理论内涵，为中医药临床治疗艾滋病肺部感染开辟新的途径，为中药新药开发提供有价值的参考。

参考文献（略）

(出自辽宁中医杂志2012年第39卷1期第182-184页)

· 思路、评价、方法 ·

中医药防治艾滋病的机遇与挑战

刘 颖[1] 王 燕[2] 王 健[1]

1. 中国中医科学院艾滋病中心，北京 100700；
2. 宁夏银川市第一人民医院中医科，银川 750000

摘要 艾滋病是一种极其复杂的难治性疾病，尽管目前中医药治疗艾滋病已经取得了一些成绩，但要充分发挥其治疗艾滋病的优势，还有很长的路要走，建立中西医互补的艾滋病治疗模式，将是今后需要努力的方向。

关键词 中医药；艾滋病；防治

基金项目：国家科技重大专项资助项目（2009ZX10004-216，2008ZX10005-012）

截止 2010 年 12 月 31 日，累计报告 HIV 感染者和病人 379348 例，其中病人 138288 例，死亡 72616 例。2010 年 HIV 感染者 48249 例，艾滋病病人 34188 例，男女之比为 2.4 : 1。死亡报告中，广西 4244 例（22.4%），云南 2679 例（14.1%），广东 2388 例（12.6%），四川 2252 例（11.9%），河南 2038 例（10.7%）。艾滋病是一种新发现的传染病，古代文献中没有艾滋病的记载[1]，自 20 世纪 80 年代起，国内外开始运用中医药治疗艾滋病的探索和研究，取得了一些令人鼓舞的成效，同时也面临机遇与挑战。

1 科研工作概况

1.1 发展历程

中医药治疗艾滋病的研究已经走过了 20 多年，大致可分为感性认识阶段、初步探索阶段、逐步规范阶段和相对完善阶段。

纵观中医药防治艾滋病的研究历程可以概括为"试治—试点—重大专项"，同时中医对艾滋病的认识也经历了从"模糊混沌—逐渐清晰—全面了解"的过程。

1.2 标志性成果

1.2.1 初步尝试 中医药对艾滋病的治疗研究开始于 20 世纪 80 年代末期，国家中医药管理局直属的中国中医研究院 1987 年就派中医医务人员赴非洲坦桑尼亚进行中医药试治艾滋病工作，并积累了初步的临床治疗经验。从 90 年开始，科技部"八五""九五""十五"科技攻关计划、863、973、国家自然科学基金等项目中也都有"中医或中西医结合治疗艾滋病"的研究课题，对中医对艾滋病的认识及治疗等方面进行了初步探索和有益尝试。

1.2.2 逐步壮大——"十五"科技攻关课题、"中医药治疗艾滋病的疗效评价研究"、"十五"科技攻关课题、"中医药治疗艾滋病的疗效评价研究"，完善了 8 个治疗方案，探索了 1 种疗法和建立了 1 个药物代谢研究平台。

8 个治疗方案（药物）研究：艾宁颗粒与西药合用组比单纯西药组在稳定 HIV/AIDS 患者免疫功能或延缓其免疫细胞下降的速度方面有一定作用；在改善临床症状方面优于单纯西药组；艾灵颗粒加用 AZT + 3TC + NVP 可改善临床症状，有可能达到增效减毒的作用；益艾康胶囊治疗组有改善生存质量和乏力等症状的作用，对 CD_4^+ 细胞水平升高可能有潜在临床效果；克艾特组在症状体征疗效上优于对照组，免疫指标疗效分析无统计学意义；扶正排毒片早期干预可以改善临床症状，在一定程度上提高或稳定免疫功能；精元康胶囊对治疗艾滋病合并外周血白细胞降低有重要意义，有推广使用价值；艾溃灵合剂对艾滋病口腔溃疡收到较好效果，复发率低，治愈率高，为艾滋病口腔溃疡患者提供了一种初具苗头的药物；喘可治联合 HAART 疗法可改善艾滋病并发皮肤糜烂和溃疡，同时在一定程度上提升 CD_4^+ 免疫细胞水平。

一种疗法研究：艾灸治疗艾滋病脾气虚腹泻显示了较好的临床疗效，对中医药的非药物疗法介入艾滋病治疗有积极的推动作用。

一个平台建设：基本完成了体外中药代谢性相互作用研究平台的建立，艾灵颗粒、中研Ⅱ号对茚地那韦有体外增效的作用。

1.2.3 全面发展——重大专项"中医药防治艾滋病综合研究" 2008 年国家三部委组织实施的传染病重大专项专门设立中医药治疗艾滋病专题，成为中医药领域的重头戏，研究方向包括中医证候学研究、机会性感染的治疗、免疫重建、无症状期患者干预、减小高效抗反转录病毒疗法（HAART）副作用、疗效评价、动物模型等方面，中医治疗艾滋病的大型科研协作已经在全国各地展开，这将会对全面提升我国重大传染病中医药防治能力、构建重大传染病中医药防治体系产生深远影响。

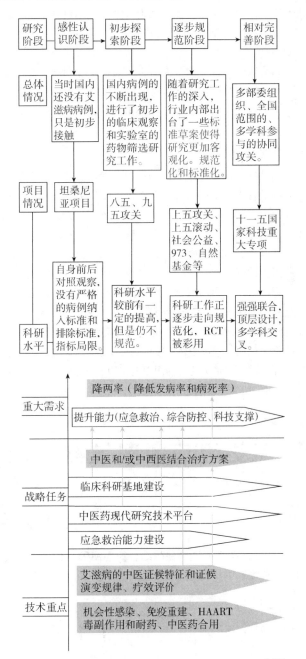

国家科技重大专项"中医药防治艾滋病综合研究"项目共设置7个课题,其中临床课题3个(分别以无症状期、免疫重建、机会性感染为切入点),应用基础3个(证候学研究、疗效评价、复方优化和动物模型),基地建设2个(河南中医学院一附院、北京地坛医院)。临床研究方面,初步形成了针对无症状期HIV感染、机会性感染、减小HAART毒副作用和免疫功能重建的中医和中西医结合综合治疗方案15个及其临床诊疗路径。应用基础研究方面,初步明确了艾滋病中医常见证候及其分布和动态演变规律,基本构建了中医药治疗艾滋病疗效评价标准体系,创建了2个具有中医证候特征的猴艾滋病(SIV)动物模型。

中医药防治艾滋病综合研究同时形成了《艾滋病中医辨证系统》、《艾滋病四诊信息采集表》、《艾滋病红外诊断系统》;形成了HIV/AIDS PRO量表和HIVQOL-BREF量表及其应用手册、中国农村版HIVQOL-BREF量表初稿,制订行业技术标准1项。建立了一支覆盖全国14个省市(自治区)、多学科交叉、老中青结合的中医艾滋病临床与基础研究队伍,直接参与人员789人。获得专利1项,申请专利4项,获得软件著作权1项,在国内核心期刊发表论文161篇,SCI论文22篇。培养博士研究生、硕士研究生、博士后共计172名。

2 机遇与挑战

高效抗反转录病毒治疗(HAART疗法)至今是世界上公认的最有效的艾滋病干预手段,并使其艾滋病发病率和病死率大大下降,但HAART疗法也存在某些局限性如毒副反应、耐药性等,从而影响了抗病毒的治疗效果,也影响了患者服药的依从性和生活质量。另外,部分患者HAART治疗后呈现低载量、低CD_4^+水平等免疫重建不全以及极少量病毒潜伏于体内病毒储藏库不能被清除的状态;大量的无症状期HIV感染者由于目前不主张进行抗病毒治疗而处于一种无药可用的状态[2],这些状况都为中医药治疗艾滋病提供了机遇。采用中西医结合的方法进行治疗扬长避短,使治疗效果达到最大化。利用西药的直接高效抗病毒作用,使患者血液中的HIV病毒载量在很短的时间里快速下降,甚至降到测不出的水平;用中药作为辅助手段进行治疗,发挥中药作用缓慢持久、作用时间长的优势,增强患者免疫功能,使免疫保持在一定的范围,病人延缓发病,减少机会性感染的出现率。

尽管目前中医药治疗艾滋病已经取得了一些成绩,但艾滋病是一种极其复杂的难治性疾病,中医药要充分发挥其治疗艾滋病的优势还有很多工作要做:(1)探索针对不同病理阶段、不同机会性感染、不同靶点的中医(中西药联合)治疗综合方案和有效中药;(2)制定相应的病毒、免疫、症状体征、生存质量等主客观相结合的疗效判定标准;(3)阐明艾滋病中医证候常见类型及演变规律,形成中医证候诊疗标准;(4)创建适合我国国情的中西医联合治疗模式,增加中医药的治疗参与度,丰富治疗手段,提高临床效果。

目前中医药防治艾滋病的难点主要是:(1)由于艾滋病中医证候类型及分布规律尚不清楚,艾滋病中医辨证论治体系和评价方法尚未建立,影响了中医药治疗效果;(2)现有的西医抗病毒治疗只适用于艾滋病人,而对于大量无症状HIV感染者无合适治疗药物;(3)由于抗病毒药物的毒副作用,部分患者生存质量下降,依从性较差,影响了抗病毒治疗效果;(4)目前与艾滋病有关的腹泻、皮疹、肺部感染等机会性感染尚缺乏有效的治疗方案和药物;(5)临床上部分病人HAART治疗后病毒载量降低到测不出的水平,但免疫功能的重建非常缓慢,呈现出低病毒载量、低CD_4^+状态;(6)中西药联合应用治疗艾滋病是我国独特的干预模式,但两种药物同时使用后的作用效果和作用机制尚不清楚,需进一步明确;(7)缺乏中医药治疗艾滋病的专科医院或条件完备的临床科研基地。

参考文献 (略)

(出自中国中医基础医学杂志2012年第18卷2期第221－222页)

艾滋病中医证候学研究的思路、方法及结果

王 健 刘 颖

(中国中医科学院中医药防治艾滋病研究中心)

艾滋病是获得性免疫缺陷综合征(AIDS)的简称,是由人类免疫缺陷病毒(HIV)引起的以特异性免疫功能受损为主要特点的传染病,其表现为多系统、多器官、多病原体的复合感染;临床上表现为乏力、发热、咳嗽、慢性

基金项目:国家"十一五"科技重大专项(No.2008ZX10005-001)

腹泻、皮疹、体重减轻、淋巴结肿大等全身性疾病，随着病情进展而出现各种机会性感染、肿瘤、精神障碍等严重疾病，最后全身衰竭而死亡，整个病程经历约10～15年。作为一种新发现的传染病，虽然历代中医文献中尚无其名，但根据其传播方式、流行情况、发病特点、临床表现及国内外运用中医药治疗本病的临床实践等方面来看，与中医的某些病症如"瘟疫"、"虚劳"、"伏气温病"等有相类似之处。

自20世纪80年代起，国内外开始运用中医药治疗艾滋病的探索和研究，取得了一些令人鼓舞的成效。大量的临床实践表明：中医药能明显改善和减轻患者症状，提高生活质量，部分患者的免疫功能得到提高；减轻抗病毒药引起的某些不良反应。

中医的特点在于辨证论治和个体化治疗，如果艾滋病中医证候类型及分布规律不清楚，中医的临床疗效就会受到影响。进行中医证治规律研究，探索和了解艾滋病中医证候学分布特点，使中医的辨证论治具有可操作性显得尤为重要[1]。

"证"的研究可分为记录→判断→治疗→评价4个步骤，"记录"即对患者四诊信息的采集情况；"判断"即对所采集的信息进行处理，得出能够反映疾病本质的证候；"治疗"即通过治疗效果来判断辨证准确性；"评价"即如何将"证"纳入疗效评价体系，进行疗效判定。

1 记录证——证候研究的第一步

1.1 四诊信息采集表的研制 在中医理论指导下，运用量表学的方法研制艾滋病四诊信息采集表，为艾滋病中医证候学研究提供了一个有效的工具。依据量表编制理论与方法，编制中医自己制定的疾病专用量表，不仅可以弥补目前临床疗效判断指标或传统结局指标的不足，从多维角度充分反映患者疾病、证候等有关内容，更有利于体现中医理论特点[2]。首先，根据采集表的研制原则，确定名称及形式、测量对象、用途、项目分级及评定标准，接着成立研究工作组、条目池的构建、进行专家咨询、进行条目的规范、分析、筛选；然后进行量表的预调查；最终形成正式版的采集表。

由于艾滋病具有复杂性、难治性和严重性等特点，其证候多为复合证、兼夹证、转化证、危重证，类型纷杂繁多，其证候的规范化、标准化较之其他疾病尤为困难[3]。运用艾滋病四诊信息采集表充分收集、分析临床资料，全面反映艾滋病患者四诊信息；辨证印象中包括病性、病位、综合辨证；既包括对患者的客观信息采集，也涵盖了临床医生的理性判断[4]。

1.2 四诊客观化 为了更加客观和准确地记录患者的病情变化，我们采用了舌象仪和脉象仪（上海道生医疗科技有限公司研制的舌脉象数字化分析系统）用于研究；同时，有学者通过红外热成像仪（中国中医科学院艾滋病中心研制的艾滋病红外诊断系统）对艾滋病患者身体热态的变化趋势进行检测，结合中医脏腑经络理论，揭示了人体热态变化和生理功能（能量、正气等）的相关性。这一新的研究手段，使中医证候的研究可视化、动态化、客观化；因此，将具有广泛的应用前景[5]。

2 判断证——证候研究的最关键问题

2.1 人机结合诊断模式 如何从采集的四诊信息模拟人脑的判断过程加工成能反映真实情况的证候，这是一个制约所有证候研究的关键问题。艾滋病是一个比较复杂的疾病，为了更准确的获得证候信息，我们采用现场医生判断形成第一手证候，然后通过艾滋病辨证系统形成标准证候，最后通过专家判读形成最终证候，这3种方式结合的模式判断证候，简称"人机结合诊断模式"，见图1。

发现一些免疫指标的变化与中医的证候特征具有相关性。也有学者发现CD_4^+细胞计数与湿热内蕴脾气虚弱证呈正相关，与湿热内蕴肺脾气虚证呈负相关[6]，元气虚损与机体细胞免疫损伤呈现较高相关性，气阴损伤与CD_4^+细胞下降水平呈现较高相关性[7]。岑玉文等[8]发现T细胞活化指标与中医基本证型有一定相关性，虚证患者的$CD_4^+CD_{28}^+$比例明显高于虚实夹杂证患者，$CD_8^+CD_{28}^+$比例则明显高于热证患者。

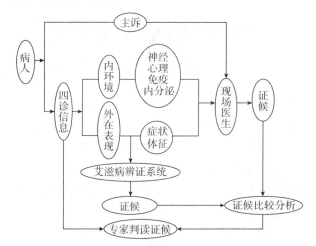

2.2 通过免疫学指标进行证候的辅助判断 "证候"是疾病某一发展阶段的病理概括，是介于主观与客观之间，由一系列的客观症状和生物学指标为基础，通过医生的思维、提炼而形成。由于艾滋病是一种免疫缺陷引起的传染病，在艾滋病的证候学研究中，我们

3 治疗证——证候研究必须结合临床治疗

证候理论是从临床实践中总结出来的，反过来指导临床实践。艾滋病是一种新发传染病，在临床文献中也有关于证候的报道，但都没经过严格设计，辨证方法不统一，证名不规范，例数比较小，传染途径单一，混杂因素多[9]。在规范设计的前提下，进行证、治结合的研究，在治疗的过程中摸索、判断、确定证候以及演变规律。艾滋病的中

医证候学研究,首先要明确该病的特点以及与其他疾病的异同点,不能脱离"治"而去谈"证",以证—治—效相结合的方式,充分考虑疾病发展过程和临床分期,探讨其证候特点及演变规律。

4 评价证——证候研究急待解决的问题

疗效是中医药的灵魂,是其存在的基础,疗效是衡量医疗技术、方法、方案、药物等一切干预措施的最直接证据。证候学研究的最终目的是提高临床疗效,所以证候学研究应该与临床疗效相结合,用疗效验证证候的准确性与实用性,这是证候学研究的价值所在。目前中医中药进行临床疗效评价时,只停留在中医临床症状的改善方面,没有证候的变化,难以体现中医的优势和特色,"因此亟待建立或完善中医辨识证候的标准",把"证"纳入中医药治疗艾滋病的疗效评价体系,有利于体现中医的特点,发挥中医药的优势。

通过国家科技重大专项"艾滋病中医证候学研究"课题,我们运用中医学、临床流行病学、统计学的方法,在我国艾滋病流行的主要地区,选择不同地域、不同感染途径、不同病期、不同干预措施的2237例HIV/AIDS患者,进行中医证候学调查,阐明艾滋病的基本病机为外邪致病,元气虚损,其演变规律是气虚→气阴两虚→阳虚的变化过程。HIV感染者以脾气虚弱证为主,AIDS患者以脾肾阳虚证为主;性传播者以肝肾阴虚、肝郁气滞证为主;静脉吸毒者以气阴两虚、湿热蕴结证为主;采供血者以肝胃不和、脾虚湿盛证为主[10]。建立证候数据库,重视共性与个性相结合,探索发现艾滋病中医学常见证候及其分布规律,为制定具有可计量性、可重复性及简便易行的规范化诊断标准奠定基础。运用辨证与辨病、宏观辨证与微观辨证相结合的方法,对部分HIV/AIDS患者进行长期的动态观察,着重对证候的动态演变规律进行研究,为艾滋病临床辨证论治、多中心协作研究、综合治疗方案和疗效评价、新药开发和利用等提供理论基础。如何把已获得的证候信息运用于临床,指导临床实践,并进行证的评价是下一步需要深入研究的课题。

参考文献(略)

(出自中国中西医结合杂志2012年第32卷6期第727-729页)

免疫激活状态是中医药干预获得性免疫缺陷综合征研究的重要切入点

姜 枫

(河南中医学院第一附属医院,郑州 450000)

摘要 分析了免疫激活状态在获得性免疫缺陷综合症(AIDS)病理中的地位和作用,指出免疫激活状态是艾滋病发病机制中与CD_4^+细胞为代表的免疫功能、HIV载量同等重要的因素,提出从免疫激活状态的角度研究中医药干预HIV/AIDS的方法及作用机制是一个有益的探索,并指出了需要注意加强的基础研究、多环节选择指标等问题。

关键词 获得性免疫缺陷综合征;免疫激活;中医药

基金资助:中国博士后科学基金(No.20080440743),国家自然科学基金(No.30901906)

艾滋病,即获得性免疫缺陷综合征(acquired immune deficiency syndrome,AIDS),是由人类免疫缺陷病毒(human immunodeficiency virus,HIV;分为HIV-1和HIV-2,本文涉及HIV-1,以下HIV均指HIV-1)感染引起的一种慢性致死性疾病,是当今世界受关注度最高的传染性疾病之一。

1996年开始使用的高效抗反转录病毒治疗(highly active anti-retroviral therapy,HAART)使许多艾滋病病人的免疫功能获得重建,是近年来艾滋病研究领域的重大进展之一。但HAART对艾滋病免疫功能重建也有其局限性[1]:①HAART不能使所有艾滋病病人的免疫功能重建;②HAART不能重建抗HIV的CD_4^+T淋巴细胞特异性免疫反应,CD_8^+T淋巴细胞特异性抗HIV的能力也下降,这意味着病人需长期维持用药。最为重要的是,由于静息状态的CD_4^+T细胞中整合后潜伏细胞池的存在,HAART尚并不能彻底清除HIV[2-3]。近来,越来越多的中外学者开始关注其它问题,免疫激活就是其中的领域之一[4-5]。

1. HIV/AIDS病理中的免疫激活 关于HIV/AIDS的发病机制,一个流行的学说是美国塔夫茨大学的Coffion教授于1996年提出的"Coffion"模式[6],在2008年的美国国际艾滋病学会(international AIDS society-USA,IASUSA)年会上,Michael和Lederman进行了改进[7],如下图。

艾滋病的进程像一列逼近悬崖的火车
CD₄⁺细胞的多少代表离悬崖的距离
HIV病毒载量相当于油箱
火车的速度依赖于：
—发动机引擎的转速（宿主因素）
—混合燃料（如由病毒血症和其他因素导致的免疫激活，包括其他微生物的Toll样受配体）

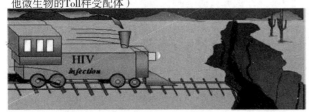

从图上可以看出，在HIV/AIDS发病机制中免疫激活是除CD_4^+细胞、HIV载量（HIVVL）之外决定病程进展的重要因素。

异常免疫激活是人体感染HIV后出现的重要的免疫学异常改变[8]。在HIV的生命周期中，细胞激活起着关键的作用，且对于HIV疾病的发展至关重要[9]。病毒颗粒初步结合并且进入靶细胞后，在静止细胞中的不完全逆转录的DNA中间产物是不稳定的，除非感染后立即发生免疫激活，否则就不能有效地整合进宿主细胞基因中。而且整合入基因组RNA或mRNA的原病毒DNA转录的启动，同样要求宿主细胞有一定程度的激活。细胞激活可以诱导HIV潜伏感染的细胞内病毒的表达[10-11]，加速CD_4^+T细胞的衰竭[12-13]，促进细胞凋亡[14-15]，同时也可能有助于分泌某些细胞因子，后者能够诱导HIV的表达[16]。在针对小鼠的研究中发现，即使没有病毒感染，慢性免疫激活也可以引起严重的免疫缺陷和机会性感染[17]。

在检测指标上，免疫激活表现为CD_4^+、CD_8^+T淋巴细胞表达CD_{69}、CD_{38}、人类白细胞Ⅱ类抗原（HLADR）、CD_{127}、Ki_{67}等免疫激活分子水平的升高[18-19]，随疾病进展，细胞激活水平也不断升高[20]。

2. 免疫激活是中医药干预HIV/AIDS机制研究的重要切入点 中医药专家很早就在国外开展了中医药治疗艾滋病的尝试，使用了包括针灸在内的各种治疗手段，积累了宝贵的经验[21]。如赵晓梅等[22]在坦桑尼亚运用中医药治疗531例HIV感染者，发现中药对减轻症状、增强人体免疫力、提高生活质量、降低病死率和延长寿命有一定的作用。黄世敬等[23]观察了中医治疗十年以上21例艾滋病病例CD_4^+、CD_8^+T淋巴细胞计数及CD_4^+/CD_8^+比值的变化，结果表明中医辨证治疗本病，能提高人体免疫功能，改善患者症状，延长患者生存时间。益艾康胶囊对379例无症状期感染者的干预结果显示[24]，该药可以改善症状、稳定或减缓CD_4^+淋巴细胞的下降幅度、稳定或降低HIVVL。扶正排毒片系列方对无症状HIV感染者CD_4^+淋巴细胞数不同分层的患者均可以稳定、升高CD_4^+淋巴细胞[25]。

但目前如何评价中医药治疗艾滋病的疗效，是中医药工作者亟需解决的问题。目前的疗效评价指标主要围绕3个方面：①临床症状体征、生活质量；②以CD_4^+T淋巴细胞计数为代表的免疫功能；③HIVVL。

综合目前的研究来看，中医药可以改善HIV/AIDS患者的临床症状体征，病人体质、体力得到改善，机会性感染的发生率下降，可以从事生产、生活，进而提高生活质量；可以稳定或提高免疫功能；对HIV的抑制作用，尽管在早期进行了一系列体外药物筛选中发现有上百种药物对HIV有一定的抑制作用[26]，但目前临床使用的制剂、药物在抑制HIV方面疗效不理想。

综上，中医药治疗艾滋病的现实就是对CD_4^+细胞和HIVVL的作用有限，而HIV/AIDS患者接受中医药治疗以后，症状体征改善、机会性感染的发生率下降、身体素质、生活质量改善，这外在的表现和免疫学、病毒学指标不一致，如何解释这种现象？

借助改进的Coffion模式来解释，鉴于中医药对于宿主因素的影响有限，余下的可能解释方法只有对以免疫激活状态这一"混合燃料"环节的影响。而这一点也与中医药复方多水平、多靶点、多方面的干预整体调节特点相符合。因此从免疫激活的角度研究中医药干预HIV/AIDS的机制是一个很好的切入点。

此外，HAART后患者免疫激活状态相关分子水平降低[27-28]，对HIV感染或AIDS初诊的患者可以尝试用CD_{38}^+和HLA-DR激活亚群来预测血浆HIVVL[29]，可以用CD_8^+、CD_{38}^+和CD_8^+HLA-DR激活亚群的结果来预测血浆HIVVL，作为监测HIV疾病进展和评价抗病毒疗效的参考[30]，这一点对于从免疫激活的角度探讨中医药治疗艾滋病的疗效机制也有启发意义。

3. 中医药以HIV/AIDS免疫激活为研究切入点需要注意的问题 免疫系统的慢性激活状态可表现为：①引起高γ球蛋白血症的B细胞的高度激活状态；②淋巴细胞的自发增殖；③单核细胞的激活；④CD_4^+T淋巴细胞和CD_8^+T淋巴细胞的激活标志的表达；⑤淋巴结的增殖，尤其是疾病早期；⑥致炎细胞因子（如IL-1）的分泌增加；⑦新蝶呤（NPI）、β2微球蛋白、酸稳定的干扰素（IFNα）和可溶性IL-2的水平增高；⑧自身免疫现象[9]。

但现有的研究，仅就血清免疫激活分子检测而言，关注最多的还是CD_4^+、CD_8^+T淋巴细胞表达CD_{69}^+、CD_{38}^+、HLA-DR和Ki_{67}^+、CD_{127}^+等免疫激活标志物，对其他免疫激活分子等研究较少，评价HIV慢性免疫激活状态指标不足。

因此，一方面要加强HIV免疫激活状态的基础研究；另一方面，在研究指标的选择上，要多层次、多角度、多环节进行筛选，只有这样才能揭示中医药的可能作用机制，以上两点是从免疫激活的角度进行中医药治疗艾滋病的研究目前亟需解决的问题。

笔者以免疫激活相关分子水平的变化为切入点，开展了研究工作，初步结果显示，中医药治疗前后的某些免疫激活分子出现了变化，取得了初步成果，限于篇幅，另文再发。

参考文献（略）

(出自中华中医药杂志2011年第26卷9期第2033-2036页)

从脾胃论治高效抗逆转录病毒疗法治疗后消化道不良反应的思路

王丹妮[1~3] 张晓伟[1~3] 姜枫[1~3] 杜磊[1~3] 郭会军[1~3]

(1. 河南中医学院第一附属医院艾滋病临床研究中心，郑州450000；
2. 国家中医药管理局中医传染病学重点学科，郑州450000；
3. 国家中医药管理局艾滋病重点研究室，郑州450000)

摘要 消化道不良反应严重影响高效抗逆转录病毒疗法治疗的依从性及患者的生存质量，本文从高效抗逆转录病毒治疗后消化道不良反应的研究现状、脾胃的重要作用、消化道不良反应的基础、免疫功能低下首当重治脾、以及从脾胃论治的临床依据和法则来阐述从脾胃论治的思路。

关键词 艾滋病；高效抗逆转录病毒疗法；消化道不良反应；脾胃

高效抗逆转录病毒疗法（Highly Active Anti-Retroviral Therapy，简称HAART）的应用，使得HIV感染成为一种可以控制的慢性疾病，再不是一种致死的亚急性感染[1]，但是它也有诸多毒副反应，其中消化道不良反应[2]比较常见。研究显示，ART药物致消化道不良反应的发生率在16.5%~100%之间[3,4]，可以短期或持续存在[5]。消化道不良反应严重影响HAART治疗的依从性及患者的生存质量[6]，因此如何防治HAART后出现的消化道不良反应具有重要意义。

1 HAART后消化道不良反应的研究现状

HAART可导致消化道不良反应，临床主要表现为恶心、呕吐、食欲不振、腹胀、腹痛、腹泻、发热等。西医强调在加强依从性教育、饮食调摄的基础上，进行对症处理，如恶心呕吐给予抗呕吐剂、胃黏膜保护剂，泄泻给予止泻药等。

中医药在HAART后消化道不良反应的处理方面开展了初步的探索。实验研究方面，王彦云等[7]对临床上常用的抗艾滋病药物组合所致的胃肠道反应进行研究，建立HAART药物小鼠致死模型，观察益气解毒颗粒对HAART药物致死剂量下的保护作用。结果发现，益气解毒颗粒可明显降低HAART药物的毒性，提高小鼠的存活时间，降低死亡率。临床研究方面，张明利等[8]采用小半夏加茯苓汤治疗24例HAART后消化道不良反应。结果发现，治疗2周后，纳呆、呕吐、恶心、腹胀积分与治疗前积分比较有高度显著性差异（$P<0.01$）。

2 从脾胃论治的理论依据

2.1 脾胃的重要作用

脾的生理功能十分重要。《内经》谓"五脏六腑皆禀气于胃"，"有胃气则生，无胃气则死"。张仲景也提出"四季脾旺不受邪"。有研究表明[9]，脾胃功能和营养良好可使机体免疫机能处于一个比较好的状态，减轻HIV对机体免疫系统的损伤，进而利于机体继续保持营养良好的状态，并最终延缓HIV的感染进程。李东垣更明确地指出："内伤脾胃，百病由生。"因此，在艾滋病的整个治疗过程中都要重视脾胃的地位。

2.2 脾胃虚弱是消化道不良反应的基础

脾胃互为表里，共司升清降浊，完成水谷精微的消化、吸收与输布。脾胃健则四脏旺是保证机体功能正常的重要因素，脾胃虚弱是消化道不良反应的基础。脾胃虚弱，中阳不振，水谷腐熟运化不及，故饮食稍有不慎即恶心呕吐；脾失健运，胃失受纳，运化失司，又加上外邪侵袭饮食不洁（节）则使清浊不分而成腹泻；湿胜困脾、腹泻经久不

基金项目：国家"十一五"科技重大专项"河南省防治艾滋病规模化现场流行病学和干预研究"（2009ZX10001-017）；国家科技重大专项"中医药防治艾滋病临床科研基地建设"（2009ZX10005-015）；国家科技重大专项"艾滋病机会性感染和减少HAART毒副作用中医药治疗方案/方法研究"（2008ZX10005-003）

愈而见倦怠乏力、食欲不振、脘腹胀满等。

2.3 免疫功能低下首当重治脾

中医认为，脾胃具有抗御外邪的功能。现代医学研究证实，脾脏是人体最大的淋巴器官，胃肠道屏障与机体的消化功能和免疫功能密切相关。肠黏膜含有大量活化的CD_4^+ T细胞，而CD_4^+ T细胞是HIV感染复制的靶细胞。

艾滋病发展到艾滋病期才建议用HAART，此期患者"久病必虚"，免疫力低下。章梅等[10]观察脾虚患者血浆IL-2和CD2mRNA水平下降，sIL-2R水平明显升高，提示脾虚患者外周淋巴细胞处于抑制状态，活化的T细胞静息下来，从而表现为脾虚患者免疫功能低下。林谷珍等[11]对76例脾虚泄泻患者进行临床免疫学与临床病理学研究表明，脾虚泄泻患者存在外周血CD_8^+细胞低下、CD_4^+/CD_8^+比值增高、血清免疫球蛋白IgG升高等机体免疫功能紊乱改变。史伟等[12]对30例脾虚型溃疡性结肠炎患者外周血T细胞亚群和免疫球蛋白进行了测定。结果发现，脾虚型溃疡性结肠炎患者存在T细胞总数下降、抑制性T细胞降低、B淋巴细胞增多的免疫紊乱现象。同济医科大学生物教研室[13]曾提出，脾是免疫活动的物质基础，具有促进免疫的作用。更有结果显示，王政等[14]对中医脾虚证与免疫之间的研究进展综述，发现脾虚证患者及动物模型均存在不同程度的非特异性免疫，且细胞免疫功能低下。

3 从脾胃论治的临床依据

临床各医家对HAART后消化道不良反应的辨证分型及治疗原则虽不统一，但均强调调整脏腑功能，尤以调理脾胃为主。危剑安[15]曾将HAART后出现的腹胀、腹泻、纳呆、大便不调、恶心、呕吐等辨证为脾虚不运、湿阻中焦进行探讨。杨小平[16]对HAART后致上腹部（胃脘部）满闷不适或疼痛、纳差、嗳气、厌食、呕恶、泛酸、反胃、腹痛辨证为寒热错杂证进行探讨。唐梅森[17]用健脾和胃的延参健胃胶囊治疗HAART后上消化道不良反应，能较显著地减轻和消除痞闷不适、纳呆少食、恶心或呕吐等症状。憨兰[18]报道用半夏泻心汤治疗服用HAART后出现的消化道反应症状的患者，疗效特佳。上述临床报道资料验证了HAART后消化道不良反应从脾胃论治的可行性与正确性。

4 从脾胃论治的法则

根据HAART后消化道不良反应的主要表现，临床上遵循健脾和胃为主要治则。在开始服用HAART药物时即同时服用治疗脾胃虚弱的药物，等到出现寒热错杂证时，酌情选用半夏泻心汤为主方化裁。

4.1 人参、半夏、黄连、干姜每方必用

药物摄入损伤脾胃。脾为太阴，多虚多寒；胃为阳明，多实多热，脾胃同病，病变过程中多表现为寒热错杂之象。半夏泻心汤出自《伤寒论》，为专司"心下痞"的方剂，全方寒热并用、辛开苦降、补泻同施，达到健脾和胃、平调寒热、散结除痞之功效。方中用人参主入脾经，补脾气而治本虚；用半夏主入胃经，独善降逆，散结除痞而治标实，二药合用，脾胃同治，既治本虚又疗标实，使脾气得升，胃气得降，中焦气机条达。黄连味苦，擅除中焦邪热，但寒性凝滞，须借辛温之干姜方能直达病所；干姜辛温直入中焦，守而不走，以其辛热之性，散中州之寒邪。方中黄连与半夏配伍，辛开苦降，以顺其阴阳之性而调其寒热，清热泻火，和胃止呕。是以寒热并用以和其阴阳，苦辛并进以调其升降，补泻兼施以顾其虚实，使寒热得解，升降复常，诸症自愈。

4.2 酌加木香、白术防瘀补虚

"久病必虚"、"久病必瘀"、"久病入络"。清·叶天士指出："久发、频发之恙，必伤及络，络乃聚血之所，久病必瘀闭（《叶氏医案存真》卷一）。"王清任亦曾明确提出："久病入络为瘀"（《医林改错》卷上）。久病至艾滋病期，患者多被辨为虚、瘀，因此在半夏泻心汤的基础上加入行气之品木香。《本草纲目》谓："木香，乃三焦气分之药，能升降诸气……中气不运，皆属于脾，故中焦气滞宜之者，脾胃喜芳香也"，气行则瘀自除，少加白术以健脾益气。白术为后天资生之要药，能于金、木、水、火四脏，皆能有所补益也，故可行气、防瘀、补虚。

综上所述，中医认为HAART后的消化道不良反应根在脾胃，故顾护脾胃，预防和治疗HAART后的消化道不良反应势在必行。

参考文献（略）

（出自中国中医基础医学杂志2012年第18卷3期第334-335页）

中西药治疗艾滋病疗效作用点比较分析

王健 邹雯 刘颖

(中国中医科学院中医药防治艾滋病研究中心，北京 100700)

摘要 目前 HAART（高效抗逆转录病毒）疗法的作用靶点主要是抑制 HIV（艾滋病病毒）复制，起效顺序是：病毒学（病毒载量下降）、免疫学（CD_4^+ 细胞升高）、症状学（机会性感染减少）；而中药的主要是通过调节或改善患者机体免疫功能，延缓发病、减轻临床症状、提高生存质量；或者减轻抗病毒药的某些毒副作用；但对抑制病毒复制的疗效不明显。中药治疗后，免疫功能改善，临床症状减轻，但病毒载量是否下降，免疫学指标和病毒学指标不一致的现象如何解释，这是目前有关部门和学者关心的问题。该文从理论层面和文献 2 个方面进行分析，比较中西药治疗艾滋病的疗效作用点之异同，对免疫功能、病毒载量与症状等的相关性进行探讨；大量的中医药治疗艾滋病临床实践表明：免疫功能与病毒载量变化不是 1 个直接的反向关系（即免疫功能改善后，病毒载量一定会降低）；更多的实际情况是免疫功能改善，症状减轻，生活质量提高，但病毒载量不会很快降低；但长期而持续的免疫功能稳定或改善能否使病毒载量不上升或逐步下降，有待于今后大样本、长时间临床观察进行证实。

关键词 艾滋病；疗效；免疫功能；病毒载量

目前，国际上抗艾滋病病毒化学药的疗效评价标准就是 CD_4^+ 细胞计数和病毒载量。抗病毒疗法在抑制病毒载量的同时，使许多艾滋病病人的免疫功能得以重建，但也存在局限性：①不能使所有病人的免疫功能重建；②不能重建抗 HIV 的 CD_4^+ T 淋巴细胞特异性免疫反应，CD_8^+ T 淋巴细胞特异性抗 HIV 的能力也下降，这意味着病人需长期维持用药；③抗病毒药的毒副作用仍然存在，与艾滋病相关的机会性感染导致的临床症状严重影响了患者的生存质量[1]。最为重要的是，由于静息状态的 CD_4^+ T 细胞中整合后潜伏细胞池的存在，HAART 尚并不能彻底清除 HIV[2-3]。因此，越来越多的中外研究者开始关注补充和替代医学领域，中医药就是研究的热点。2012 年底，美国 FDA 批准了第一个治疗艾滋病腹泻的植物药（Fulyzaq），这说明美国已经开始重视植物药改善艾滋病人症状的作用，艾滋病的新药不应该只是针对抗病毒，对症治疗的药物同样需要。

大量临床实践表明，中草药在改善病人免疫功能，减轻临床症状，提高生存质量方面效果较好，但抑制病毒载量的疗效不明显，外在的临床表现、免疫学指标和病毒学指标不一致，如何解释这种现象？可以从 2 个角度来看。

首先从宏观角度，中西医分属两大不同的医学体系，中西药的作用机制不同，西医治"病"，中医治"人"；致病因子（病原体）和健康人体就像"矛"和"盾"的关系一样。西医治疗主要是通过削弱"矛"的力量，减少矛对盾的伤害；中医治疗主要是通过提高"盾"的力量，增强盾对矛的适应能力。针对艾滋病来说，HIV 病毒是"矛"，人体免疫系统是"盾"；西医以抗 HIV 病毒治疗为目的，中医以调节免疫、改善症状、提高生存质量为目的。从逻辑上说，免疫功能低下是由 HIV 病毒破坏引起的，继而导致一系列感染，两者是 1 种反向的因果关系（即病毒载量高则免疫功能低）；但免疫功能改善后病毒载量并非会很快下降，这取决治疗"靶点"和作用环节的不同。由于中药复方的特点是多靶点、多层面、多途径的整体调节，因此，机体整体状况改善了，各种感染（症状）就会减少，患者生存质量可以提高，这也是 1 种对患者有益的疗效。

现代免疫学认为，机体在进化过程中能够建立抵御外界病原体侵害的能力，并具有从疾病状态恢复到健康平衡状态的可能。即机体在感知内外环境变化的同时，通过自我调节做出整体性的适应性反应，发挥对病理损伤的修复以维持整体相对恒定的理化特性。这与中医学对治疗疾病的认识是一致的；中医学认为，人体自身存在着一种"阴阳自和"的机制，张仲景《伤寒论》中指出"阴阳自和者，必自愈"，即是从内因角度强调了人体阴阳"自和"功能的作用。因此，中医治病主要是调动人体自身机能，中医疗法非单纯的对抗疗法，在艾滋病治疗上，通过调整脏腑阴阳气血，增强抗病能力，改善临床症状，提高生存质量，延缓病情进展，因此对病毒载量的抑制不太理想。

其次微观角度来看，中医药调整的是免疫激活状态。2008 年的美国国际艾滋病学会年会 Michael 和 Lederman 提出改进的"Coffion"模式[4]：在 HIV/AIDS 发病机制中免疫激活是除 CD_4^+ 细胞、HIV 载量之外决定病程进展的重要因素。艾滋病的进程就像一列逼近悬崖的火车，CD_4^+ 细胞的多少代表离悬崖的距离，HIV 病毒载量相当于油箱，而火车的速度依赖于发动机引擎的转速（宿主因素）和混合燃料（如病毒血症和其他因素导致的免疫激活）。国内艾滋病专家李太生教授也指出：对 HIV 感染或 AIDS 初诊的患者可以尝试用 CD_{38}^+ 和 HLA-DR 激活亚群来预测血浆病毒

[基金项目] 国家"艾滋病和病毒性肝炎等重大传染病防治"科技重大专项（2013ZX10005-001）

载量[5]，可以用 CD_8^+，CD_{38}^+ 和 CD_8^+ HLA-DR 激活亚群的结果来预测血浆病毒载量，作为监测 HIV 疾病进展和评价抗病毒疗效的参考[6]。借助这一模式来解释，对免疫激活状态这一"混合燃料"环节的影响，正好与中医药复方多水平、多靶点、多方面的干预整体调节特点相符合[1]。当然这一解释仍然需要大量的临床数据来佐证。

国内外很多临床研究都证明了植物药着重在提升免疫功能、改善临床症状有效，但抑制病毒的效果不明显。

赵晓梅等[7]在坦桑尼亚运用中医药治疗 531 例 HIV 感染者 6 年，发现中药对减轻症状、增强人体免疫力、提高生活质量、降低病死率和延长寿命有一定的作用。黄世敬等[8]观察了中医治疗 10 年以上 21 例艾滋病病例 CD_4^+，CD_8^+ T 淋巴细胞计数及 CD_4^+/CD_8^+ 比值的变化，结果表明中医辨证治疗本病，能提高人体免疫功能，改善患者症状，延长患者生存时间，病毒载量变化不明显。益艾康胶囊对 379 例无症状期感染者 30 个月的干预结果显示[9]，该药可以改善症状、稳定或减缓 CD_4^+ 淋巴细胞的下降幅度，病毒载量保持稳定或者下降。危剑安等[10]用中药艾灵颗粒对 104 例 HIV/AIDS 患者 6 个月的干预结果显示该药有显著改善免疫功能的作用，病毒载量无明显统计学意义。艾宁颗粒[11]对 100 例 HIV/AIDS 患者 1 年的随机双盲对照研究结果显示，该药较对照组可显著延缓免疫功能下降，病毒载量组间无统计学意义。曾毅院士课题组用祛毒增宁胶囊[12]对 60 例患者的临床观察结果显示，症状明显改善，CD_4^+ 细胞数显著上升。王健等[13]用中医药对 8946 例艾滋病患者 48 个月的临床观察显示，中医药可以提高和稳定患者免疫功能，改善症状体征，病毒载量未见明显差异。中研 4 号[14]对 72 例患者 6 个月的随机双盲对照研究结果表明治疗组 CD_4^+ 计数提高，差异有明显统计学意义，病毒载量组间未见差异。邵宝平等[15]用唐草片对 176 例 CD_4^+ 大于 200 个/μL 的艾滋病患者进行 6 个月的随机双盲安慰剂对照临床观察，2 组均未接受抗病毒治疗，结果显示治疗组的 CD_4^+，CD_4^+/CD_8^+ 均较对照组明显提升，对照组的病毒载量明显下降。

国外也有类似研究。美国 Burack 等[16]用中药复方 IGM-1 对 30 例 HIV 感染者 12 周的随机双盲对照试验结果显示，IGM-1 可较对照组明显改善症状，提升生存满意度，但 CD_4^+ 和病毒载量均无明显差异。法国 Durant 等[17]用植物药 SPV30 对 145 例无症状 HIV 感染者 37 周的随机对照试验结果显示，30 周时 SPV30 提升 CD_4^+ 细胞数量的效果明显优于对照组，病毒载量无显著统计学意义。

通过上述研究可以看出，中医药治疗艾滋病的疗效更多地体现在稳定或增强免疫功能，改善临床症状，症状缓解，患者的自我感觉好转，机会性感染的发生率下降，体力改善，可以从事生产和生活从而提高生存质量。尽管一些早期体外试验发现上百种药物对 HIV 有一定的抑制作用，但临床研究表明中医药对病毒载量的抑制作用普遍不明显。近年来国外科学家已经注意到对疗效的评价应该考虑患者自我感受和生存质量，如 2006 年 2 月美国食品药品监督管理局有关部门联合发布的《基于病人报告的结局测量行业指南草案》，建议对药物疗效评价要加入基于病人报告的（临床）结局（patient reported outcome，PRO）评价，并在草案中详细说明了对病人报告的（临床）结局测量的方法。这种评价的新思路与中医药研究者对疗效评价的期望不谋而合。未来的疗效评价体系应该结合患者自身的感受，努力体现中医药治疗对机体作用的综合效应。

综上所述，西医抗病毒治疗主要靶点是抑制病毒复制，疗效作用点和起效顺序是：病毒载量 - CD_4^+ 细胞 - 机会性感染；中医治疗主要靶点是调节免疫，疗效作用点和起效顺序是 CD_4^+ 细胞 - 症状改善 - 病毒载量。免疫功能与病毒载量变化不是一个直接的反向关系（即免疫功能改善后，病毒载量一定会降低）；更多的实际情况是：免疫功能改善，症状减轻，生活质量提高；但病毒载量不会很快降低；但长期而持续的免疫功能稳定或改善能否使病毒载量不上升或逐步下降有待于今后大样本、长时间临床观察进行证实。

参考文献（略）

（出自中国中药杂志 2013 年第 38 卷 15 期第 2504 - 2506 页）

中医药治疗艾滋病临床疗效评价体系研究刍议

方 路　段呈玉　李 钦

（云南省中医中药研究院，云南昆明 650223）

关键词　艾滋病；疗效评价；中医药

基金项目：中国中医科学院中医临床基础医学研究所主持申报的"中医药防治艾滋病疗效评价标准研究"（项目编号：2008ZX10005-012）

艾滋病是危害人类健康、威胁人们生命的严重传染病，迄今尚无满意的治疗方法。中医药对该病的治疗，在"辨证论治"理论的指导下取得了一定成效，初步显示副作用小，不易形成耐药毒株，应用范围较广的优势。然而怎样去客观、全面、科学地评价其临床疗效，至今尚无统一标准，更乏完整的评价体系。

目前国际上对于艾滋病抗病毒治疗药物的疗效评价指标主要是血浆病毒载量测定和 CD_4^+ 细胞计数检测。然而从现代免疫学理论和临床实际，其存在一定的缺陷：一是 CD_4^+ T 淋巴细胞计数受患者检测时的身体状况、采样时间、检查仪器、技术等影响，对检查结果有较大干扰，临床上表现出不稳定性；二是一般认为 CD_4^+ T 细胞与病毒载量呈负相关，然而，研究发现，CD_4^+ T 细胞在 200/ml 时病毒载量开始明显升高，最高在 CD_4^+ T 细胞 100/ml 处，当 CD_4^+ T 细胞 <100/ml 时病毒载量又下降，此时常不能反映疾病真实情况；三是现代免疫学至今尚未阐明艾滋病病毒与疾病发生和转归之间的关系，抗病毒药只能抑制艾滋病病毒的复制而并不能清除细胞内病毒，一旦停药，复制更快，所以病毒载量指标并不能真实地反映其治疗效果；四是多项研究证明，过高的 CD_4^+ T 反而抑制了 CD_8^+ T 的抗病能力，将加速患者死亡。总之，过分强调以血浆病毒载量测定和 CD_4^+ 细胞计数检测结果来评价药物治疗艾滋病的临床疗效，会导致医者和患者过分关心药后病毒载量的降低、CD_4^+ T 淋巴细胞计数的上升，忽视了自身症状改善、生活质量提高的具体表现，不能全面反映患者的具体情况。因此，将血浆病毒载量与 CD_4^+ T 淋巴细胞计数作为艾滋病治疗的主要评价指标，有失公允。

中医药有其独特的理论体系和治疗方法，特色是整体观和辨证论治，对机体的作用是多方面的，尤其是对机体的调节作用，涉及多层次、多环节、多靶点。对于不同病期、不同证候的艾滋病患者根据辨证论治原则，施以对证的方药，在减轻患者临床症状，提高患者免疫功能，改善患者生存质量，稳定或降低患者血浆病毒载量，提升或稳定患者 CD_4^+ T 淋巴细胞计数等方面的作用，得到了临床验证。中医药对于艾滋病不同时期、不同证候治疗目标各有不同，若仅以病毒载量或 CD_4^+ 细胞作为指标来评价中医药的疗效，显然不能完全符合中医药治疗的基本理论和临床实际情况。

中医药治疗艾滋病临床疗效评价体系的研究应当体现：明确的指导思想，正确的评价原则，综合的评价指标，完整的评价内容与科学的规范化的评价方式与方法等[1]。在方法学上要有所提高或突破，充分运用循证医学、临床流行病学、生物统计学等多学科研究的方法，尽可能采用先进的仪器设备，提高中医疗效评价指标的有效性、客观性、可度量性等，以期做出更全面、更客观的评价。中医药治疗艾滋病临床疗效评价指标也应包括：临床症状改善、免疫功能变化、生活质量评价、机会性感染发生率、患者生存期、病死率、发病时间以及发病率，病理生理学指标、生化指标、心理状态以及免疫学、病毒学指标等多个方面。必须根据不同的治疗目的确定恰当的评价指标。以中医基础理论、辨证论治为原则，结合 HIV 感染者和 AIDS 患者不同病期，有所侧重的选择评价指标进行疗效评定。中医药治疗艾滋病疗效评价的研究，尤其要突出中医四诊及证候特点，制定临床症状、证候量化表和生活质量评价表，并尽可能采用现有的仪器设备，选用客观化、量化指标。综合评价中医治疗艾滋病的疗效，制定出符合中医药特点的疗效评价指标体系。

应从以下几个方面对中医药治疗艾滋病的临床疗效评价体系建立开展研究。

1 用现代科学研究方法进行临床研究与评价 将临床流行病学和循证医学等现代临床科研方法学应用于中医药治疗艾滋病的临床方案设计、样本选择、统计和评价等科学研究过程的各个环节，使中医药治疗艾滋病的临床研究与评价更加严格、规范和科学。

2 建立证候疗效评价方法 "证"是中医诊断与疗效评价的核心所在。作为中医治疗艾滋病的疗效评价体系和度量客观事物的标准，"证"必须具备准确性和可靠性。

艾滋病证候多为复合证、兼夹证、转化证、危重证，类型纷杂繁多，艾滋病证候的研究，要在中医理论指导下，借鉴临床流行病学、循证医学、数理统计学等方法，确定艾滋病主要证候因素，分析艾滋病证候演变规律，确定主要的、基本的证候，找出各证候的构成要素，从而建立较为客观、可行的证候诊断标准，对证候的症状、体征进行客观量化研究，从而构建一个科学、客观的艾滋病中医证候疗效评价标准体系。

3 采用分期分段分类进行评价 艾滋病是一种极为复杂的全身性慢性疾病，病程长，全身各系统均受累，具有复杂性、难治性和严重性等特点，临床表现症状较多，机会性感染并发症较多。对其临床疗效评价应根据其病的进展不同阶段建立相对应的治疗疗效评价指标。在艾滋病的早期正盛邪弱阶段，中医治疗以扶正为主，兼以祛邪，则当以病程持续时间和症状改善情况作为主要评价指标；中期正邪相持阶段，中医以扶正祛邪相衡为治，临床疗效评价以症状、体征积分，病程持续时间，生存质量为主要评价指标；而病至晚期，邪盛正弱阶段，中医治疗在扶正的同时，加强祛邪的力量，临床疗效评价应以证候疗效为主，同时对生存质量进行评价。除此之外，三个阶段均对 CD_4^+ T 淋巴细胞计数和血浆病毒载量进行评价。

4 终点指标和中间指标相结合 艾滋病是一个致死性疾病，病程长、病情复杂，治疗的终点指标即为病死率。抗病毒治疗在降低病毒载量、提高 CD_4^+ T 淋巴细胞计数方面成效显著，在降低病死率方面也体现了一定的积极作用。然而，抗病毒治疗毒副作用较大、免疫重建炎性反应的普遍存在、耐药问题的日益严重，患者中间指标好却出现终点指标的情况。我们在临床治疗中发现，大部分接受中医药治疗的患者虽病毒载量及 CD_4^+T 淋巴细胞计数未达到抗病毒治疗的标准，但患者病情长期稳定，不出现机会性感染及死亡。这就提示我们在治疗时应全面综合考虑患者的情况，寻找更多与终点指标相关的中间指标，更为客观、全面地评价临床疗效。

总之，中医药治疗艾滋病疗效评价的方式方法与评价体系，只能在不断的探索、思考、观察、总结的实践过程中逐渐形成、建立和完善，至于是否完全符合客观实际，则尚依赖大量临床实践的检验。

(出自云南中医药杂志2012年第32卷10期第11-13页)

中医药治疗艾滋病切入点及疗效评价策略探讨

刘 颖 王 健

(中国中医科学院中医药治疗艾滋病研究中心，北京 100700)

摘要 中医药对中华民族几千年的繁衍昌盛发挥着重要作用，早在十几年前就开始了中医药治疗艾滋病的研究，经过十几年的不断探索，中医药可以稳定和提高患者免疫功能，改善生活质量，特别对改善临床症状具有较好的作用。根据中医药治疗艾滋病具有多靶点药理作用和整体综合疗效的特点，采用疗效评价以免疫功能为主，病毒载量、临床症状、体征为辅的综合评价体系较为符合临床实际。

关键词 艾滋病；疗效评价；中医药

艾滋病是20世纪80年代被发现的人类一种新的疾病，该病的传播速度、病势的凶险程度、预后的恶劣程度等都是以往任何疾病所远不能相比的。近年来，艾滋病病毒感染的总人数呈几何级数上升。据卫生部统计，中国自1985年出现第1例艾滋病病人以来，截至2009年10月底，累计报告艾滋病病毒感染者和病人319877例，其中艾滋病病人102323例；报告死亡49845例。

中医药对艾滋病的治疗研究开始于20世纪80年代末期，中国中医科学院1987年就派中医医务人员赴非洲坦桑尼亚进行中医药治疗艾滋病工作，积累了初步的临床治疗经验。从1990年开始，科技部"八五"、"九五"、"十五"科技攻关计划、863、973、国家自然科学基金等项目中也都有"中医或中西医结合治疗艾滋病"的研究课题，但是中医药治疗艾滋病的切入点和疗效评价问题是制约其发展的关键所在，本文就这两个问题做如下探讨。

寻找中医药治疗艾滋病的切入点

1. 从患者具体情况寻找切入点

1.1 对于那些抗病毒治疗不敏感，或毒副作用较大，或抗病毒虽有效但机体生存状态仍较差，或免疫功能不升，一直处于较低水平者，可给予中医治疗，以改善患者的临床症状，提高其生活质量，达到治疗目的。

1.2 对于还没有出现抗病毒治疗指征的患者，可以采用长期的中医治疗，特别是无症状感染期，增加机体的抵抗力，提高其免疫功能，延缓其发病。

2. 从艾滋病分期入手寻找切入点 中医对于艾滋病的干预治疗到底是针对整个病程中的哪个环节更有效？由于西药抗病毒治疗的运用，把艾滋病变成了一种慢性可控性疾病；但由于高效抗逆转录病毒治疗（HAART）的运用是有指征的（病毒载量、免疫功能、指征性疾病），因此，对于艾滋病的不同阶段或病期，应该进行单纯的中药或者中西药合用的治疗干预，其目的有所不同。

2.1 无症状期 主要目的是延缓艾滋病病情进展、推迟发病时间或进入艾滋病期的时间。

2.2 艾滋病前期 主要目的是缓解或减轻艾滋病患者所出现的常见症状，如乏力、腹泻、纳呆、低热、咳嗽、淋巴结肿大、皮疹等。以改善患者症状，提高生活质量。

2.3 艾滋病期 采取中西医结合治疗：西药抗病毒（HAART）加中药免疫增强剂；或加对抗西药毒副作用的中药（如减轻消化道反应，使西药治疗方案顺利进行）；或加治疗机会性感染的中药辨证处方。中医药可起到增效减毒，减少病死率的作用。

3. 从艾滋病指征性疾病寻找切入点 众所周知，艾滋病患者常常因为自身免疫系统被破坏导致病毒、细菌感染而产生诸多并发症，如肿瘤等。从25种指征性疾病入手，寻找中药干预的切入点，如HIV相关的消瘦、持续1个月以上的腹泻以及单纯性疱疹病毒感染等。

4. 从中医药的优势入手寻找切入点

4.1 中医药注重整体调节，改善机体的功能状态，其作用靶点不在于HIV病毒，而在于患病的人本身，所以要重视患者本人的主观感受。

4.2 从临床实践看，中药的依从性较好，患者可以长期服用；在辨证准确的前提下，服用中药的毒副作用相对较少和轻微；不用担心西药那些难以控制的毒副作用。

4.3 中药的起效时间较慢，作用强度不如西药明显；其作用是缓慢的、逐渐的，但是从长期来看，中医药的疗效是可以肯定的。

5. 从中医药的疗效特点入手寻找切入点 中医药治疗艾滋病的疗效特点：降低病毒载量（最佳效果）；稳定和提高免疫功能（增加CD_4^+细胞数量和改善其功能）；针对机会性感染的治疗，减轻症状体征，改善生活质量；对抗西药HAART疗法的毒副作用（消化系统、神经系统、内分泌和血液系统）；降低西药用量或延长停药时间；减少撤减西药的反跳。

疗效评价策略

美国替代医学办公室（OAM）在1995年提交的替代医学研究方法论的报告中指出，传统/替代医学疗法的"有效性评价是一个关键和核心的问题"[1]，中医药的疗效评价也是制约中医药发展的关键问题。

1. 主观指标量化 艾滋病尚处在探索与研究期间，应有目的、有方向的逐步引入"临床流行病学"方法。力求进行半定量化、定量化、客观化和标准化诊断研究的各种探索，建立西医微观指标与中医"证候"的联系是必要的。

症状量化的原则应为：考察艾滋病症状出现的频率，尽量引入"数"的概念，如腹泻、咳嗽、发热的次数；考察艾滋病患者症状出现的持续时间，如发热、咳嗽持续的天数。

考察艾滋病患者症状的性质、程度，可采用描述法如艾滋病的腹泻，性质分水样便、脓血便等，程度可按每天腹泻的次数描述等；也可采用标尺法，即使用一把10cm的移动标尺，一面标有100个刻度，两端分别为"0"分端和"10"分端，0分代表无任何症状，10分代表症状最严重，让患者根据自己的情况在标尺上指出代表自己症状程度的相应位置，医生根据其指出的位置在相应的横线上记录分数，量化症状指标[2]。

考察艾滋病某一症状在一系列症状中的主次位置；与正常生理数据参照对比；参照现代医学对某一症状的量化方式[3]。

2. 引入量表作为测量工具 随着医学模式的发展，综合评价病人主观感受、功能状态、生活质量的指标也得到了越来越多的应用，并被认为是与患者最直接相关、患者最关心的结局指标。如WHO QOLHIV生活质量量表、基于HIV/AIDS患者报告的结局（PRO）量表等都是比较好的测量工具。

3. 从西医的金指标转向反映中医药疗效的指标 有学者认为中药治疗艾滋病的疗效评价，应该有一个量化指标，以便对效果进行评价。即根据患者体内的病毒载量和CD_4^+细胞的量的变化，评判药物的治疗效果[4]。不可否认，西医界把病毒载量和CD_4^+细胞作为金标准，但是这两项指标未必能全面反映中医药的效果，在中医药治疗艾滋病临床工作中，经常出现HIV载量上升或者没变化、CD_4^+细胞下降或者稳定；但是临床症状改善明显，劳动能力增强的情况。人体是一个复杂的系统，艾滋病不是一个单纯的疾病，而是由于免疫功能缺陷导致的多系统、多器官、多病原体的复合感染，所以除了病毒载量和CD_4^+细胞外，应该寻找更能反映中医药疗效的指标，人体除了细胞免疫外还有体液免疫，除了CD_4^+细胞外还有很多免疫细胞值得我们去深入研究和探索。

4. 加强对"证"的研究和评价 目前中医中药进行临床疗效评价时，只停留在中医临床症状的改善方面，没有证候的变化，难以体现中医的优势和特色，"因此亟待建立或完善中医辨识证候的标准"[5]。艾滋病是一种新发现的传染病，古代文献中没有关于艾滋病的记载，对于艾滋病的证候特征和演变规律还没有大规模的临床资料支持，所以建立艾滋病中医证候标准是亟待解决的问题之一。

5. 整体综合评价 根据中医药治疗艾滋病主要以对宿主机体免疫功能增强与调整作用为主的特点，客观、公认、有针对性对中医药疗法具有多靶点药理作用和整体综合疗效的特点进行评价。因此，疗效评价以免疫功能为主，病毒载量、临床症状体征为辅的综合评价体系较为符合目前的临床实际[6]。结合患者的生活质量、主观感受、终点指标等因素，在评价体系中不妨增加必要的相应的微生态学检测指标，以增强评价的全面性[7]。

在多层面探索中医药治疗艾滋病的疗效评价标准，使之既符合临床实际又能体现中医特色，还能与西医艾滋病学术界沟通，共同探讨疗效评价方法和标准，将为中医药治疗艾滋病事业的发展带来契机。

参考文献（略）

（出自中华中医杂志2010年第25卷8期第1159-1161页）

关于中医药治疗艾滋病疗效评价的认识与思考

王健 刘颖

中国中医科学院艾滋病中医药防治中心，北京 100700

摘要 根据中医药治疗艾滋病具有多靶点药理作用和整体综合疗效的特点，采用疗效评价以免疫功能为主，病毒载量、临床症状、体征为辅的综合评价体系较为符合临床实际。

关键词 艾滋病；疗效评价；中医药疗法

中医药治疗艾滋病疗效评价的问题一直是大家所关注的，这涉及到两个方面的内容：是否有效？如何评价？国家科技部"十五"攻关滚动项目"中医药治疗艾滋病疗效评价的研究"足以说明其重要性和迫切性；中医到底能不能治艾滋病？仁者见仁，智者见智。从文献报道来看，有人认为中医根本不可能治疗艾滋病，中医只是改善一些症状，不可能有任何抗病毒的作用；也有人认为中药组方有如下作用：①HIV 感染者经中药（具有"扶正祛邪"或"扶正"功能）治疗后，普遍自感精神、体力好转，食欲大增，体重增加。② 有皮疹、皮炎、严重口腔感染者或（和）特发性血小板减少性紫癜（ITP）症状者，腹泻症状者，脚趾严重感染经西药治疗无效者等，在只服中药情况下，上述症状能很快得到改善或痊愈。③ 具有"扶正"功能的中药，无论单味药或组方药，均可不同程度的提高 HIV 感染者 CD_4^+、CD_8^+ 细胞数，一般情况下，CD_8^+ 细胞数上升速度快于 CD_4^+ 细胞。④ CD_4^+、CD_8^+ 细胞数较高的 HIV 感染者，服中药后 CD_4^+、CD_8^+ 细胞数值上升幅度较小，但 CD_4^+、CD_8^+ 比值较治疗前有所升高。⑤ 对 CD_4^+ 细胞数值很低的 HIV 感染者（<100/μl），即使服用"扶正"中药，其 CD_4^+ 细胞数增长仍缓慢或变化不大。CD_8^+ 细胞数有两种变化，即 CD_8^+ 细胞数明显增长，个别病例 CD_8^+ 细胞数可增长至接近正常水平。

凡是从事过艾滋病临床的医务人员都有这样的体会，在前几年还没有进行免费抗病毒治疗之前，患者很少能够获得西药，许多患者都通过不同的渠道获得一些免费的中药进行服用，无论在精神安慰上还是对机体的调节和症状体征的改善方面均得到了一些益处。特别是在农村地区，缺医少药，经济状况差，营养不足，卫生条件匮乏，都是加速病情进展的因素。但是，由于中药的不断介入，发现了一些可喜的苗头，产生了一些积极的效果，比如患者生存质量有所提高，病死率不同程度下降等。

但现实中存在两种情况：一方面是民间医生、企业、研究机构等研制的中药在一些农村艾滋病高发区进行干预治疗，结果是患者多数反映有效，却不能得到相关部门和学术界的普遍认可；另一方面是学术界和相关部门呼吁要按照相应的标准来进行临床观察和研究，保证其结果的真实可靠性。

回顾一下中医药治疗艾滋病的历程，从未知（陌生）-了解（书本）-感性认识（接触病人）-科研探索（课题）、医疗服务（临床治疗）-阶段总结、小规模验证、逐步规范和完善。经过十几年的经验积累和理论探讨，并针对临床实践中出现的问题，行业内部出台了一些标准草案，使中医药治疗艾滋病的研究开始客观化、规范化、标准化、科学化。

美国替代医学办公室（OAM）在 1995 年提交的替代医学研究方法论的报告中指出，传统/替代医学疗法的"有效性评价是一个关键和核心的问题"[1]。

作为一种药物或治疗措施，应该具有改变某一个体或人群特定病证、或非健康状态的自然进程、结局或预后的能力。客观地判定干预措施确实具有这种能力，是临床疗效评价的核心[2]。具体艾滋病的治疗而言，目前，国际上抗艾滋病病毒化学药的疗效评价标准是 CD_4^+ 细胞计数和病毒载量。但中药的作用具有多靶点调节和以病人主观感觉为核心的疗效判定特点，如何用公认的评价方法去判定它的疗效，这是需要学术界不断探索和确定的。

1 艾滋病药物治疗

疗效性指标，一般用结局指标、替代指标、生活质量分别表示和评价治疗的效果。

1.1 结局指标

临床研究的结局是指疾病在干预措施下所发生的、与病人直接相关的、有临床意义的重要临床事件，如生存或死亡、能力减退、失语等。主要的结局：指那些对病人影

基金项目："十五"国家科技攻关计划课题（编号：2004BA719A09）

响最大、最直接、病人最关心、最想避免的临床事件，最常见的是死亡[3]。对于艾滋病这种慢性病毒性疾病，结局指标也是死亡，有些研究把结局指标定为死亡或发展为 AIDS。但是从感染 HIV 到发展为 AIDS 一般要经历 8～10a，应该针对不同的病期制定相应的结局指标（如死亡、或发展为 AIDS）。

1.2 替代指标

国外一个艾滋病多中心队列研究组曾在 1985 年至 1995 年期间对 1604 例经同性传播感染艾滋病且尚未接受抗病毒治疗的 HIV/AIDS 患者进行了 10 年随访，研究发现，血浆病毒载量和 CD_4^+ T 淋巴细胞是影响艾滋病进展的最主要因素，也是选择开始治疗时机的主要参考指标。

主要结局指标在临床疗效评价研究中显然占有最重要的地位，但基于可行性的问题，寻找能够反映主要结局的其他指标来替代主要结局指标的测量具有重要意义。艾滋病也是一样，目前多数研究者把病毒载量和 CD_4^+ 细胞计数作为评价干预措施的主要疗效评价指标。

2 西药疗效判定标准

2.1 病毒载量

对于应用 HAART 方案治疗的患者，大多数患者血浆中病毒载量的水平 28d 内应下降 1 个 log 以上，在治疗后的 90d～0.5a，病毒载量即可达到检测不到的水平。

2.2 免疫学指标

经 HAART 治疗 90d 后，CD_4^+ T 淋巴细胞计数与治疗前相比增加了 30% 即提示治疗有效，或在治疗 1a 后 CD_4^+ T 淋巴细胞计数增长 $100/\mu l$，提示治疗有效。

2.3 临床症状

当治疗有效时，临床症状能够缓解，机会性感染的发病率和艾滋病的死亡率可大大降低。

3 中药疗效判定标准

国家中医药管理局十一省艾滋病干预救治项目关于中医药治疗艾滋病的疗效判定标准如下。

3.1 病毒载量

下降：HIV RNA 拷贝数降低 $\geq 0.5\log/ml$；稳定：HIVRNA 拷贝数上升或下降 $< 0.5\log/ml$；上升：HIV RNA 拷贝数上升 $\geq 0.5\log/ml$。

3.2 CD_4^+ 计数

有效：CD_4^+ 计数上升幅度 $> 30\%$ 或数量上升 $> 50/\mu l$。无效：CD_4^+ 计数上升幅度 $< 30\%$ 或数量上升 $< 50/\mu l$。

3.3 症状体征

根据症状体征积分法，疗效等级分为有效、稳定、无效三个等级。有效：临床症状体征改善较明显，总积分下降 $\geq 1/3$；稳定：临床症状体征改善不明显，总积分下降 $< 1/3$；无效：临床症状体征无改善或加重，总积分不下降，或有所增加。

值得提出的是，在临床上，患者的精神状态和症状体征好转，但是测免疫功能并没有什么改善；一些患者免疫功能很低，但仍然没有什么明显的临床症状，患者可以进行正常的工作和生活；有些免疫功能并不低，但很快出现临床表现；均说明临床实际情况的复杂性，客观指标是很重要的判定病情进展的重要指标，但不是唯一的指征。

4 对中医药治疗艾滋病疗效的有关问题和认识

4.1 中西医治疗各自侧重点

中医西医分属不同的体系，"西医治病，中医治人（得病的人）"；西医作用靶点：HIV 本身，抑制它在体内的复制；免疫重建；机会性感染治疗；（针对不同的病原进行对抗治疗）；中医作用靶点：调整人体功能状态，与病毒共存；强调机体的反应性和适应性；改善患者的生活质量。

4.2 中医药介入的最佳时机

中医对于艾滋病的干预治疗到底是针对整个病程中的哪个环节更有效？由于西药抗病毒治疗的运用，把艾滋病变成了一种慢性可控性疾病；但由于 HAART 的运用是有指征的（病毒载量、免疫功能、指征性疾病），因此，对于艾滋病的不同阶段或病期，应该进行单纯的中药或者中西药合用的治疗干预，其观察的重点有所不同。

4.2.1 无症状期 主要观察和评价中医药延缓艾滋病病情进展、发病或进入艾滋病期的效果。

4.2.2 艾滋病前期 主要观察和评价中医药对艾滋病人所出现的常见症状如乏力、腹泻、纳呆、低热、咳嗽、淋巴结肿大、皮疹等治疗效果。改善病人症状，提高生活质量。

4.2.3 艾滋病期 采取中西医结合治疗：西药抗病毒（HAART）加中药免疫增强剂；或加对抗西药毒副作用的中药（如减轻消化道反应，使西药治疗方案顺利进行）；或加治疗机会性感染的中药辨证处方。观察中医药增效减毒，减少死亡率的效果。

4.3 检测时点与起效时间

目前临床观察的一般检测时点是 90d，或 0.5a，但由于中药的体内代谢情况，药物发挥作用的时间点，药物的量效关系和时效关系都不清楚，因此，如果药物起效时间 15～20d，而通常检测指标是在 30d 或者 60d，那这个指标就不能真正反映药物的疗效。因此，如何确定中药干预后的指标检测时点，需要进一步探讨。

4.4 中医药提高 HIV 临床疗效

① 加强中药对免疫功能的时效关系和量效关系的研究：如果能够研制一两种药，在剂量和疗效、用药时间和疗效之间的机理研究方面有比较清楚的认识，那在使用的时候就会有的放矢，提高临床疗效。② 改变中药的给药途径（如肌肉或静脉给药），使其达到作用强度的最大化。③ 按照点－线－面的模式进行临床研究，即从每一个病理（或病变）环节入手进行药物或非药物干预（如针对腹泻、发热等单一症状进行辨证和辨病治疗研究，再延伸到某一系统（如消化系统），找出其规律（病变规律和用药规

律），并针对不同的中医证型研制一些系列药物，这样才能适应艾滋病的复杂情况。

4.5 保证治疗结果的可靠性

① 观察方案的顶层设计；② 观察方法尽量采用 RCT 的研究；③ 受试者诊断的准确性；④ 纳入标准及排除标准的可行性；⑤ 样本量的统计学意义；⑥ 观察时间应适宜：治疗疗程应根据药物的起效时间，以达到最佳疗效水平的时间而定，同时应注重近期疗效和远期疗效的观察。⑦ 观察过程的质量控制：现场的基本条件、血样的运输和检测、患者的依从性、观察人员的组成、观察表格的填写等。⑧ 评价指标：尽量选择被学术界和同行认可、注重能够反映疾病本质及生存质量等方面的指标。⑨ 统计方法：不同的研究目的应该有相应的统计方法。⑩ 研究者与评判者应该分离。

4.6 各指标（病毒、免疫和临床表现）之间的关系

从理论上讲，病毒、免疫功能和临床症状三者之间存在相关性。病毒的复制和细胞免疫功能应呈反向关系，即病毒载量下降伴以 CD_4^+ 细胞数的增加，机会性感染减少，病情趋于稳定或好转。但从临床观察中发现，这种相关性并非普遍存在。由于病毒和免疫的不一致性，免疫和临床的不一致性，使得疗效评价呈复杂性和多样性。目前临床上是本着从客观指标的角度出发，以病毒载量和免疫功能为主，临床为辅的综合评价体系进行评价，比较符合实际情况。

4.7 疗效的层次和作用范围

无论西医还是中医，对艾滋病的治疗效果有以下 3 个层次：最高疗效层次：将体内的 HIV 病毒完全清除掉，即身体内已经没有了艾滋病病毒，患者完全变成了一个正常人，艾滋病完全被治愈。但从目前的治疗水平来看还远远达不到这一步。现在国外采用的高效抗逆转录酶病毒联合疗法（HAART）所能达到的最佳效果是用药后病人血液中的 HIV 病毒载量在很短时间里快速下降，甚至降到测不出的水平，病人的免疫功能很快恢复，但病人的淋巴结组织中还有 5% 左右的残余病毒，一旦条件成熟，这些病毒就又释放到血液中，并且复制繁殖，对免疫系统进行破坏，临床上可以出现相应的病情变化。第二个疗效层次是通过治疗干预，使机体的病毒复制受到一定的遏制，机体的免疫功能保持稳定或上升到一定水平，患者在治疗过程中病情进展缓慢，生命质量提高，寿命延长。第三个疗效层次是指尽管治疗干预最终不能遏制整个病情的发展，但能阶段性的缓解病人的症状体征，改善病人的生存质量，减少疾病带来的痛苦，这方面的工作也同样是有意义的。

4.8 学术界对某些研究结果的认可度

为什么目前有些人对中药的疗效有怀疑？有几方面的原因：① 主观上认为中医不可能治艾滋病，西医都治不好的病，中医能够治好吗？② 由于某些机构或个人在基层或民间运用中医药治疗过一些 HIV/AIDS 患者，对于治疗的效果有夸大和不实的地方（A、由于对艾滋病认识的局限性或缺乏深入了解而过于乐观；B、不排除有某些炒作之嫌）；③ 研究过程的不严谨，病人的入选、诊断、用药、检测（时点、次数、具体指标、方法、单位）、结果的评价、病人的随访；④ 研究队伍的人员结构不合理（缺乏正规医生，缺乏从事过艾滋病工作的人员）；⑤ 现场是否具备研究条件或环境；⑥ 缺乏系统而完整的临床病例观察表的填写。

4.9 与西药比较中医药的优势

① 中医药注重整体调节，改善机体的功能状态，其作用靶点不在于 HIV 病毒，而在于患病的人本身；② 对于还没有达到运用西药标准的感染者，可以用中药早期进行干预，延缓病情的进展；③ 从临床实践看，中药的依从性较好，患者可以长期服用；④ 在辨证准确的前提下，运用中药的毒副作用相对较少和轻微；⑤ 中药的起效时间较慢，作用强度不如西药明显；其作用是缓慢的、逐渐的，更多的是一种自身感觉。

4.10 生活质量的测评方法

随着医学模式的发展，综合评价病人主观感受、功能状态、生存质量的指标也得到了越来越多的应用，并被认为是与病人最直接相关、病人最关心的结局指标。目前中国河南、广东等地也自拟生活质量表用于临床，但需要不断地探索，修改并完善，使之更适合于不同地区（城市与农村）、不同人群（有知识的和文盲）的实际情况。

4.11 疗效评价的基本原则

根据中医药治疗艾滋病主要以对宿主机体免疫功能增强与调整作用为主的特点，客观、公认、有针对性对中医药疗法具有多靶点药理作用和整体综合疗效的特点进行评价。因此，疗效评价以免疫功能为主，病毒载量、临床症状体征为辅的综合评价体系较为符合临床实际。结合患者的生活质量、功能状态等因素，在多层面探索中医药治疗艾滋病的疗效评价标准，使之既符合中医临床又能与艾滋病学术界沟通，得到认可。

参考文献（略）

（出自河南中医学院学报 2006 年第 21 卷 6 期第 6－8 页）

基金项目：河南省中医药防治艾滋病专项课题（编号 2012K04）

中医药防治艾滋病科研的常见问题及对策

刘学伟[1]　刘小倩[2]

(1. 河南中医学院第一附属医院皮肤科，河南郑州 450000；
2. 河南中医学院，河南郑州 450008)

摘要　本文针对中医药防治艾滋病科研的常见问题，从患者的依从性、中医诊断标准、多中心的临床试验、安慰剂的使用、统计学方法的正确应用、疗效评价方法等方面进行了简要阐述，初步认识到中医药防治艾滋病科研应回避敏感问题，以关爱救治为基调；结合专家经验及文献研究，针对中医证候特点，制订中医诊断标准；结合病、证特点，选取有代表性研究中心，统一组织实施；最大限度保护受试者合法权益，合理科学使用安慰剂；减少主观因素，科学设计，客观统计；结合现代医学疗效评价标准，制订中医特色的疗效评价体系。

关键词　艾滋病/中医药疗法；科研；问题及对策；诊断；疗效评价

艾滋病（acquired immunodeficiency syndrome, AIDS）又称获得性免疫缺陷综合征，是由人类感染免疫缺陷病毒（human immunodeficiency virus, HIV）引起的一种恶性传染病。HIV 侵入人体后，破坏人体的免疫功能，使人体发生多种难以治愈的机会性感染和恶性肿瘤，最终导致人死亡。目前，对 AIDS 防治研究已成为医学界乃至全社会关注的热点，中医药防治艾滋病的科研取得了一定的成效；但由于其自身的特殊性，在科研中不得不注意及正确处理许多关键问题。若处理不当，不但直接关系到课题的顺利实施，影响试验结果，还会引发一些不必要的社会问题。

1 患者的依从性问题

依从性是指患者对治疗及治疗行为的遵从程度。在科研工作中，若患者配合不好或不予配合，科研工作就无法开展。AIDS 患者本身一旦确诊就会感觉到无望，情绪低落，对生活失去信心；尤其是一些经输血途径感染的患者，认为社会应当承担责任。虽然国家对 AIDS 患者有"四免一关怀"等一系列关爱政策，但仍不能弥补患者心理上的各种问题。他们一看到调查表、科研字样，或听到"做试验"等诸如此类的东西就特别敏感，不予配合或直接抵触，甚至引起上诉等严重问题。课题设计时必须考虑这些因素，回避相关性内容，采用专项救治的说法，与国家或地方的 AIDS 救治工作协调一致进行。课题实施的过程中，研究者必须深知患者的心理状况、情绪起落、病情程度、病程长短、生活习惯、个人嗜好、家庭经济收入等，要以医生的身份，怀着一颗悬壶济世之心，让患者认识到开展防治工作的重要性，耐心说服患者予以配合，增加依从性，确保课题的顺利实施。

2 中医诊断标准问题

辨证论治是中医理论的精髓。AIDS 进行中医药疗效评价研究也必须遵循中医理论这一特点，并且还要突出中医辨证特色，体现中医的理论特点，因此，中医证候的诊断及观察对研究 AIDS 中医药疗效评价都是必备的内容。但 AIDS 现无全国统一的中医证候诊断标准，其症状复杂多变，有的无特异性，尤其对无症状期来说更是无证可辨，无法制订合适和可行的对象作为纳入和排除标准，直接影响到课题的设计。因此，可组织学验俱丰的 AIDS 专家，在大量流行病学和文献查阅的基础上，进行方法学和标准依据的综合考察，自行拟定。针对研究的具体证型，列出主症和次症，参考舌象和脉象特征，依据权威的量化标准，对症状分级量化（尤其是 AIDS 的特异性和特征性指标），必要时请国内知名专家进一步论证，使其更具合理性、科学性和先进性。

3 多中心临床试验问题

多中心试验是指由一个研究单位总负责，多个研究单位在不同地点按同一研究方案同期进行的临床试验。AIDS 是由于传播途径、毒株分型、人种、体质、地域及气候等方面的差异，使得无论是现代医学的抗病毒治疗模式，还是中医学的证候分型、辨证治疗等都会有所不同，中心设置不当或设置不够都会直接影响到试验结果的客观性、科学性。因此，多中心试验必须在课题负责单位的统一组织领导下，根据研究课题的实际需要，选择有代表性的研究地点，严格按照共同制订的研究设计方案进行临床研究，以解决 AIDS 传播途径、毒株分型、人种、体质、地域及气候等方面的差异。如对于 AIDS 中医证候分布规律及证候标准建立与验证的研究时，就需要考虑上述的各种差异，中心的设置不但要跨地区、跨省，还要跨国进行，以开展大量的流行病学调查，广泛收集资料，使研究结果更具代表性，更能反映其证候特征。

4 安慰剂的使用问题

安慰剂是指与假定有活性的药物做比较试验时用作对照物的无活性物质，或开处方用以解除患者症状，或满足患者治疗要求的无活性物质。是否使用安慰剂和怎样使用安慰成为当今医学伦理观注的一个重要问题。任何药物进行临床试验都须尊重受试者的知情同意和自主权,艾滋病科研更需如此。虽然设安慰剂对照组可更明显地动态观察药物的疗效,以及 AIDS 发病、发展、病理机制和预后的一些本质问题,但对照组药物仍不宜再用安慰剂,因为现在已经有了疗效肯定的 AIDS 治疗药物,如果继续以安慰剂作为对照药物,就不符合伦理原则。因此,AIDS 科研设计中,对于适合抗病毒治疗的可用抗病毒疗法对照。若不符合抗病毒疗法治疗标准,对比一种新药的效果既可以与过去的病历和药物使用的资料相对比,也可与复方维生素治疗对比,或与已被证明有效的中药制剂同时服用进行对比。两种药物同时对比也可给医生较好的资料和信息,而新药与安慰剂对比得出的结果并不利于指导临床用药,尽管这样也需让患者知情同意并且自愿参加。

5 统计学方法的正确运用问题

统计学设计是运用数理统计学理论和方法来进行设计。它能够减少抽样误差和排除系统误差,保证样本的代表性和样本间的可比性,确保试验观察内容的合理安排,以便使试验结果进行高效率的统计分析,以最少的试验观察次数(例数)得出相对最优的结果和可靠的结论。AIDS 研究要涉及到疗效测试的指标及其影响疗效的有关因素、预期结果的数据资料及其类型、统计分析的方法和类别(如单因素和多因素相关性分析),以及统计软件的选择等,因此,统计学方法的选择与运用必须贯穿于整个课题设计和资料分析和处理之中。为确保科研结果的科学性和经济性,充分发挥专业优势,优势互补,科研设计应有专业统计单位参与设计,开展密切的科研协作,并请国内知名专家充分论证设计的合理性和可行性。分析和处理数据资料时,可由专业统计单位单独操作,可减少分析处理过程中的主观因素,从而得出客观、科学的科研结果。

6 疗效评价问题

处理因素作用于受试对象而产生的反应,是以具体的指标来表示的。科研的结果如何,需要一定的疗效评定标准。客观、科学的疗效评价指标对于评价课题结果及达到科研的预期目标是很重要的。从现代医学的角度讲,AIDS 科研考核指标中主要疗效指标为病毒载量和免疫功能,再者为并发症的治疗,生存质量也可作为一个具体的考核指标,前两者是公认的、客观的考核指标。而对于中医药的临床疗效评价来说,若病毒载量、CD_4^+T 淋巴细胞等客观指标有明显的变化,疗效就比较容易评价;但在有些情况下,干预前后病毒载量或免疫功能变化不是很大,尤其是病毒载量的减少不是很明显,可无论是症状、体征的改善、生活质量的提高,还是在延缓发病、减少并发症等方面都有显著的疗效,最后却因无敏感性、特异性的基本指标,缺乏"金标准"而难评价科研疗效。因此,应在现代医学考核指标(病毒载量,CD_4^+)的基础上,再充分利用中医理论,采用一些主观性指标,如倦怠乏力、腹泻、纳差、头痛、头晕、失眠、舌质、脉象等,对望、闻、问、切的结果进行量化积分,作为评价标准。如对倦怠乏力表现明显的患者进行握力检测,把有劲和体质增强作为指标,统一标准把乏力症状的改善尽量客观化并量化积分(症状能够反应检测指标)。把劳动力提高作为一个客观表现,不但易于评价,还能增加评价指标的科学性和客观性。

7 小结

总之,AIDS 作为特殊的病种,既要考虑医学科研设计的科学性,又要考虑其社会敏感性。在科研设计及实施的过程中应全面深入掌握与课题有关的文献资料,在一定深度和范围了解 AIDS 的历史、现状、不同观点的发展、比较,重视临床基本技能、掌握实质性异同的资料,发现新病证,正确运用统计学方法,才能正确处理科研中的各种问题,设计出高水平的课题。开展临床科研应提倡科研大协作,这样可以发挥科研群体优势、发挥大样本多中心的优势,提高临床科研水平。

(出自中医研究2013年第26卷7期第7-9页)

艾滋病中医药临床疗效评价思路与方法

徐立然　郑志攀

河南中医学院第一附属医院,河南郑州 450000

摘要 根据艾滋病中医药临床研究进展,就艾滋病中医临床疗效评价的思路与方法进行总结和探讨。提出在中医临床疗效评价方面亟待解决的三大问题:重生物学指标,轻临床表现;重客观指标,轻主观感受;重静止指标,轻动态变化。同时对各种疗效评价的方法进行论述,并提出相关见解。

关键词 艾滋病;中医疗法;疗效评价

自1981年首例获得性免疫缺陷综合症（以下简称艾滋病，AIDS）被确诊至今30多年来，全球艾滋病病毒感染者已超过4200万。现代医学的发展为认识和防治艾滋病提供了强有力的武器，从分子生物学对病毒基因的剖析，到免疫学对病毒和患者机体之间相互作用的探索，再到大规模的临床实验研究，现代医学已经初步建立一套从基础到临床，从微观到宏观较为完整的艾滋病防治科研体系。虽然艾滋病蔓延趋势已经有初步的遏制，但由于患病人口基数大，疫苗研制进展缓慢，且抗病毒治疗并不能治愈本病，因而达到真正的有效遏制仍然困难重重。

中医药研究艾滋病，无疑为防治艾滋病提供了另一个有效途径。在中医学理论指导下进行的临床实践提示，中医药的介入可以明显缓解患者的症状体征，提高生存质量，增加艾滋病患者的存活率，而且具有副作用低、价廉等优势。中医药防治艾滋病，不但有良好的临床疗效，而且社会效益显著。

目前，中医药防治艾滋病的临床科研进展比较迅速，不但涉及现代医学的研究范畴，而且根据中医学的特点，已经开始对人类免疫缺陷病毒（HIV）感染者、AIDS期、机会性感染等方面进行较为全面的研究和探索，中医药临床研究已经形成防治艾滋病的重要方法和手段。笔者就临床疗效评价思路和方法提出一些看法和建议，具体如下：

1 目前亟待解决的三大问题

1.1 重生物学指标，轻临床表现 生物学指标是临床安全和疗效判定的重要依据，可以比较客观地反映患者自身的生理、病理变化。艾滋病患者的临床表现与某些生物学指标具有相关性，如CD_4^+T淋巴细胞可以反映患者免疫功能损害的程度，但临床上尤其是在中医药干预艾滋病的过程中，常会出现生物学指标与临床表现不符的情况，有时甚至出现用已有知识难以解释的现象。中医药防治艾滋病具有其自身的特点，仅仅从生物学指标的分析难以最大化地评定中医药防治艾滋病的临床疗效。从目前疗效评价的方法来看，研究临床表现的变化应当是评价中医药防治艾滋病疗效的主要手段之一。中医的特点决定了其疗效评价的特殊性，中医药研究不能完全照搬现代医学的研究方法，应当借鉴其长处，同时根据自身特点探索中医药防治艾滋病疗效评价的研究方案。

1.2 重客观指标，轻主观感受 现代医学的检测手段日益多样化，但根据目前的科学水平，仍然不能完全地、彻底地认识人体的生理、病理变化，所以，仅以客观指标来评价艾滋病的临床疗效具有不完整性。辩证唯物主义认为，主观和客观是对立的统一，客观是不依赖于主观而独立存在的，主观能动地反映客观。各种症状、体征、心理的变化也是客观研究对象患者的主、客观变化，所以生物人的客观性也决定了其临床表现也具有相应的客观性。同时主观感受也是患者痛苦程度加重或缓解最可靠的依据，症状、体征、心理压力的缓解是患者自身最需要解决的问题，也是医学研究的最终目的。艾滋病患者作为一个特殊的社会群体，不仅受到躯体的痛苦，而且受到来自社会、家庭的心理压力，以及对未来死亡的恐惧。因为客观指标的评价不能完全反映药物的临床疗效，所以，防治艾滋病的研究需要重视对患者主观感受的临床研究。

1.3 重静止指标，轻动态变化 艾滋病是在艾滋病病毒和其他病因的作用下，患者自稳调节紊乱而发生的异常生命活动过程。其病变具有时间性，时间性表现在艾滋病病毒复制、转移的过程，患者免疫力由强至弱的过程，以及各种并发症的产生、发展和结局的过程。目前，在治疗上研究存在重静止指标，轻动态变化的问题。中医药对患者机体的影响在不断地变化当中，艾滋病患者各项实验室指标和症状体征也都相应地处在动态变化中。重静止指标的缺陷在于不能从总体上把握临床疗效规律。事物的认知往往由点及线、由线及面、由面及体。根据这个规律，中医药防治艾滋病也应更加注重临床疗效的动态变化，进行多点研究、平行研究及多方位研究。

根据中医药临床研究的特点，评价防治艾滋病的临床疗效应从不同角度、不同层次进行研究，这样才能体现科研的完整性、客观性和科学性。临床表现、自我感觉、动态变化等不应当成为中医学研究艾滋病的软肋，更应成为中医学科研的特色和优势。

2 评价方法的探讨

2.1 以量表为基础的生存质量评价方法 艾滋病患者生存质量的变化可以从另外一个角度反映中医药的临床疗效。临床疗效和生存质量往往具有明显的联系，当疗效满意的时候，生存质量一般也会相应改善，而当生存质量下降的时候，应当警惕药物的不良反应。WHOQOL-HIV（或WHOQOL-HIV-BREF）、MOS-HIV等生存质量量表具有良好的效度、信度和反应度，适宜于以艾滋病患者为中心的评价临床试验研究。因为文化背景、经济发展程度和传播途径等差异，各国艾滋病患者的生存质量评价也应当具有不同的特点，所以中国医务工作者应当适时制定出更加适合中国艾滋病患者的生存质量特异性测量工具，以便更加准确的反映临床效果，尤其对反映中医药的临床疗效具有更加重要的意义。

2.2 以临床症状表现为基础的半定量化评价方法 艾滋病病毒可直接导致患者的淋巴造血系统和神经系统病变，同时造成各种机会性感染和其他并发症，临床表现多样。实现半定量评价方法需要两步。第一步：文献检索或大规模临床调查患者的临床表现，归纳出艾滋病的各种临床症状、体征，分析、探索各种临床表现的量化方案，其结果力求半定量化、客观化和标准化，比如咳痰量、腹泻次数、发热时间等，有目的、有方向地逐步引入临床流行病学方法。第二步：根据第一步结果进行中医药临床疗效评价的研究设计，引入量化方案进行试验。其中第一步是关键，是第二步顺利实施的基础，需要深入思考、分析和探讨，否则第二步难以实施。

临床表现的多样性、复杂性决定了制定量化标准的难度，这需要进行多层次、多角度地分析某个症状或体征。例如：头痛症状不能只从疼痛的程度进行量化，因为还有时间长短的表现，其量化的过程需要两个方面都进行考虑才更加准确。以往的设计只需要调查者主观判断分成无、轻、中、重等程度，进而计分，但某些结果不能达到最大客观化。笔者认为，在这种情况下可以将疼痛的程度和疼痛时间的长短进行第二次量化，对两方面量化进行综合量化方可确定头痛症状的量化结果。参照以上例子，根据每项临床表现的自身特点，可以进行多层次、多角个度的量化，而每项临床表现的量化层次和角度可以有差异，直到分解到临床表现的最小单元，最后综合判定。

2.3 以中医学证候演变规律为基础的数据评价方法 艾滋病患者存在多系统的相关病变，其症候也相对复杂。通过评定量表法进行中医辨证[1]，便可以进一步探讨艾滋病的中医学症候演变规律。对艾滋病患者的症候进行研究，运用数据评价症候的轻重缓急，可以从总体上把握艾滋病病机的演变规律，预测疾病进展，指导用药策略。

2.4 对照研究方法 为了客观地揭示治疗的有效性和安全性，需要临床对照方法。目前临床研究常见的对照方法有安慰剂对照、阳性对照和历史对照。安慰剂对照和阳性对照目前运用最多的是针对艾滋病并发症的临床研究。从发表的论文情况来看，目前中医学对艾滋病的认识，往往将其归结为"邪实"或"正虚"，或者"正虚兼夹邪实"。中药中有很多药物确实能够缓解艾滋病患者的症状体征，提高免疫力。当前部分药物已经取得批号进行生产，但很少有这些药物之间的对照研究，也很难见到在研新药和这些药品的对照研究，哪种药物的临床疗效更好就不能判断。进行对照研究，可以认识药物临床疗效的共同之处和差异之处，发现和揭示各类药物的优势和特点。中医学治法和现代医学治法也可以进行对照研究，进而证明中医药治疗艾滋病的特定价值；对于因出现严重不良反应退出抗病毒药物治疗的患者，可以分为中药干预和现代医学干预两种治疗方案，比较两者的生存质量和生存率等。

对照研究是进行临床研究的最基本方法之一，如果没有对照，很难证明其临床疗效的优越性和安全性。对照研究也是进行平行、随机、盲法等设计的基本要求。

2.5 数学模型评价方法 数学模型的应用可以更加有效地评价中医药防治艾滋病的临床疗效，有利于辨证标准的制定或修订，使得评价结果更加科学和可靠。易丹辉等[2]通过对Logistic模型、Cox比率危险率模型、纵向数据模型、多层线性模型的分析，认为这些数学模型可以用于中医药临床疗效评价的统计方法。彭明德等[3]探讨了基于证型的疗效评价的软指标体系和数学模型，通过841例老年科临床病例的证型数字化，测度病机属性间相似性（相关性），确定病机的五脏归属，和通过症状的五脏归属量化五脏受损程度，举例说明了建立五脏疗效评价模型的方法步骤。对于医务工作人员，一些数学模型显得较为复杂，难以理解，限制了一些数学模型的临床应用，所以，需要利用现代计算机技术来开发简单易行的软件使具有可操作性，以便更好地解决这个问题。

2.6 结合生物学特征的客观指标动态评价 中医药对艾滋病患者机体的影响具有客观性，具体可以表现在生物学指标的变化，指标的变化同样可以反映机体的正邪消长。前已述及，机体对于干预措施的反应具有连续性，故结合生物学特征的动态变化来评价艾滋病的临床疗效，是全面把握中医药总体疗效的必然要求。

3 评价方法总述

由于艾滋病呈现多系统病变，病情变化多端，患者在身体上、精神上和社会功能上均有不良的表现，所以中医药疗效也要求从多方面进行评价。各种评价方法具有交叉性和互补性，如同时分析生物学指标、临床表现以及生存质量的变化，可以综合反映患者主客观方面对中医药的临床疗效。疗效评价的技术层面则需要各个学科相互支持配合。数学、物理以及人文学科等方面的相关技术支持在评价过程中都是不可或缺的。因此，各种评价方法不仅具有相对的独立性，而且也具有疗效评价所需要的互补性。

作为不断发展的人类医学，攻克各类疑难疾病是其内在的本质要求。中医药学发展的历史也证明，疾病是可以不断被新的医学理论所认识并指导临床治疗、从而取得良好临床效果的。疗效的最终评判应当在临床中证实，证实的方法需要具备科学性、实用性和可行性。中医药治疗艾滋病虽然已经有初步的进展，但不能满足于现在的临床研究成果，仍然有很多未知领域等待中医药工作者去发现。

参考文献（略）

（出自新中医2013年第45卷10期第1-3页）

中医药治疗艾滋病疗效专家深度访谈研究

康婧[1] 何丽云[1*] 毛文超[1] 蔡南乔[2]

(1. 中国中医科学院中医临床基础医学研究所,北京市东城区东直门内南小街16号,100700;
2. 中山大学公共卫生学院)

摘要 目的 通过深度访谈法从医生的角度解析中医专家治疗艾滋病的真实感受,为完善中医药治疗艾滋病的评价指标体系提供参考。方法 采用定性研究中深度访谈的方法,访谈者由艾滋病疗效评价的专门人员担任,围绕中医药治疗艾滋病疗效评价为核心的访谈主题,分别对8名专家展开深度访谈,将录音转录成文字稿存档,对每个访谈记录进行整理研究。结果 中医药疗效评价指标应该包括基于患者自身感受所研制出的量表和安全性指标、中医药对西药的辅助作用、医生和患者之间良好的沟通有助于医生对病情和疗效的判断3个方面关于疗效判定的重要信息。结论 通过对临床专家进行深度访谈的范例研究,可以帮助完善中医药治疗艾滋病疗效评价的内容和指标,同时为中医临床疗效评价领域引入深度访谈法奠定了相关基础。

关键词 艾滋病;评价指标;深度访谈

艾滋病即获得性免疫缺陷综合征(AIDS),是由人类免疫缺陷病毒(HIV)所引起的致命性传染病[1]。根据中华人民共和国卫生部和联合国艾滋病规划署、世界卫生组织联合评估结果,截止到2011年底,我国AIDS现存感染者和患者总数约为78万,其中患者约15.4万例;2011年新发感染者约4.8万例,因AIDS相关死亡约2.8万例[2-3]。HIV/AIDS患者在诊疗的过程中得到的生理、心理、社会等各个方面的关注,会对治疗产生积极的影响。目前国内多通过定性研究,阐述AIDS患者的生理、心理、社会等现状以及中医药疗效[4-6],而较少从医生在治疗过程中的感受和心理体验进行分析。本研究采用专家深入访谈法,从访谈资料中总结临床医生治疗AIDS的经验,并深入解析医生关于中医药治疗AIDS的疗效评价观点,为完善中医药治疗AIDS的评价指标体系提供参考。

1 深度访谈法应用概况

深度访谈法(In-depth interview)是一种无结构的、直接的、一对一的访问形式。访问过程中,由掌握高级访谈技巧的调查员对调查对象进行深入的访问,用以揭示对某一问题的潜在动机、态度和情感,最常应用于探测性调查。在医学领域中,深度访谈法主要考虑从6个方面进行提问,即有关背景和人口统计学的问题,对复杂行为、敏感话题的详细了解,个人知识,个人感受,情绪,意见和信念等。深度访谈法作为定性研究中的方法,源于社会学中的阐释学,目前在社会学领域中有着重要的地位,也可以用于中医药疗效评价的研究[7]。

中医药治疗AIDS始于20世纪90年代初。众多临床实践表明,中医药在改善HIV/AIDS患者临床症状、减轻病痛、提高生存质量、减轻抗病毒药物不良反应等多个方面有作用[8]。当前对中医药治疗AIDS的研究中,其临床疗效评价方法已成为研究焦点。而深度访谈法作为定性访谈法之一,也逐渐应用到中医药各个领域中,如临床上将这种方法运用到肠癌患者中医症状的挖掘和分析[9],也将其运用到冠心病疗效自评量表条目筛选的研究中[10],都能获得有意义的结果。由于个人深度访谈对于主题敏感的调查非常适合[11],而在我国AIDS对于大多数人仍是较为敏感的词语,因此,将深度访谈法应用于AIDS疗效评价的研究是可行的。

2 深度访谈法设计及实施

2.1 访谈对象及方法

根据所确定的研究问题及访谈目的,访谈对象要求在中医药治疗AIDS方面有丰富的临床经验,且从事中医临床科研工作。专家最终确定主要采用强度抽样策略和方便抽样方法,访谈对象来自长春、北京、昆明、沈阳、郑州5个市的8名专家,专家信息见表1。访谈时选择安静的环境,在互相信任的前提下,围绕着访谈主题,由浅入深分别对8名专家展开深入访谈。每名专家的访谈时间定为40分钟至1小时,访谈时做好录音和记录,结束后整理访谈结果,写出访谈记录,进行存档和资料分析。

表1 接受访谈专家信息表

序号	性别	年龄(岁)	职称	治疗AIDS临床时间(年)	地点	时间
1	男	68	主任医师	5	长春市某关爱中心	2011年3月
2	男	40	副主任医师	7	北京市某三甲医院	2011年4月

基金项目:国家科技重大专项课题(2008ZX10005-012)

续表

序号	性别	年龄(岁)	职称	治疗 AIDS 临床时间(年)	地点	时间
3	男	80	主任医师	20	昆明市某研究所	2011年6月
4	女	37	副主任医师	5	沈阳市某三甲医院	2011年8月
5	男	51	主任医师	12	郑州市某研究所	2011年11月
6	男	50	主任医师	20	北京市某研究院	2012年3月
7	男	37	副主任医师	9	北京市某三甲医院	2012年3月
8	女	58	主任医师	21	北京市某传染病医院	2012年3月

2.2 访谈内容设计

根据研究目的，访谈主题定为"围绕中医药治疗AIDS的临床经验，谈谈您对中医药疗效评价的观点"，并制定了访谈提纲。对8名专家的个人背景、所处的社会环境、人文环境和社会文化传统进行相关了解后，结合课题研究内容、访谈专家治疗AIDS的感受，从疗效与安全性的角度提炼出AIDS疗效评价指标。由于深度访谈灵活性强、弹性大，访谈的提纲仅有一定的提示作用，在访谈过程中并不一定依据事先设计的提纲顺序进行提问[12]。

访谈的主要内容：①请您描述一下对AIDS的总体认识？②该地区AIDS传播的主要途径是什么？为什么？③您是否对每位患者都采用中医药治疗？④治疗前后，AIDS患者分别关注的主要问题是什么？⑤治疗前后医生应该关注的问题是什么？⑥患者对中医药治疗是什么态度？⑦患者是否主动向您反映服用中药后的感受？为什么？⑧您觉得在什么情况下患者接受中医药治疗没有意义？⑨您如何判定中医药的疗效？⑩您认为中医药治疗AIDS的优势是什么？

2.3 访谈的主要结果分析

2.3.1 对AIDS的总体认识 ①专家1："起初对AIDS很不了解，觉得是种很严重的传染病，内心有恐惧感，接触后发现，该病虽然传播迅速，病情凶险，但可以预防的，中医药防治有效"。②专家2："此病的病情相当复杂，是全球所面临的棘手问题，是AIDS病毒引起的一系列综合征，在中医药治疗上仍需投入大量的人力和精力"。③专家3与专家6："AIDS对人类危害大，在我国蔓延，需要重视，这是关系到社会稳定和国民经济发展的问题"。④专家4与专家7："AIDS是危害人类健康、威胁人类生命的严重传染病，全世界都很关注。但目前国际上的治疗都是以抗病毒为主，存在一定的不足"。⑤专家5："作为一种新的、无法治愈的、迅速蔓延的传染病，AIDS给人类的挑战是十分巨大的"。⑥专家8："与AIDS接触的20余年中，深感疾病给患者带来的痛苦，抗病毒药物的出现，给患者带来了很大希望"。

2.3.2 患者是否主动向您反映服用中药后的感受？①专家1、专家7："大部分会，因为定期去患者家中随访"。②专家2："患者一般都会如实告诉服药的感觉"。③专家3、专家7："患者只要信任你，什么都会和你说的"。④专家4："要询问患者，患者才会对你说，因为大部分患者存在自卑心理"。⑤专家5、专家6："患者其实渴望得到医生的关心和关注，如果是医生主动询问，患者基本会如实告知"。⑥专家8："有时候会，觉得服用中药后症状有好转就会表示愿意继续服用中药"。

2.3.3 医生如何判定中医药的疗效 ①专家1、专家7："符合国际标准的西医指标必须要用，同时会用一些症状体征量表"。②专家2："除了西医的金指标外，比如CD_4^+细胞数量，还有国内的HIV-患者报告的临床结局（PRO）量表、生存质量量表（QOL）"。③专家3："会选择西医指标，但同时会选择QOL，但是由于时间和患者文化程度差异，生存质量量表应用起来存在一定困难"。④专家4、专家6："主要是查病毒数量，询问患者近一段时间以来的自身感受"。⑤专家5："中医药治疗AIDS的过程经历了3个阶段，对于其疗效评价的标准一直在研究中。在临床上主要还是要看病毒载量，但是HIV-PRO量表是一种很好的测量工具，我们也会使用，但限于农村患者文化程度较低，实行起来不容易"。⑥专家8："西医指标在这方面一直以来是金标准，但对于中药疗效的判定并不都适合，会从另外一面比如症状的改善、生活质量的提高方面去考虑"。

2.3.4 中医药治疗AIDS的优势 ①专家1："中医的最大优势是辨证论治，患者的体质和感染途径不同，治疗可以因人而异。AIDS患者总体是气虚、阳虚，极度乏力是真阳不足的表现，因此，治疗时用上扶正的药物有很大的帮助"。②专家2："疾病全过程都可以使用中药，针对疾病的不同阶段侧重点有所不同"。③专家3："中医的优势在于安全性，不易形成耐药性，抗病毒药物的副作用很大，许多患者由于副作用而中断抗病毒治疗，一些患者难以接受西药治疗"。④专家4："中医药相比抗病毒药物价格便宜，在HIV期针对一些症状用药，可以很好地缓解症状"。⑤专家5："中药能阶段性地稳定或改善患者的免疫功能，延缓发病，使患者能够带毒生存"。⑥专家8："中药在症状上的改善比较明显，比如临床治疗时发现对腹泻症状有很好的作用，进而提高了患者的生活质量"。

2.3.5 各地区AIDS的传播途径 登记在册的患者中，昆明某研究所的患者传播途径多为静脉注射感染传播，长春某关爱中心患者的传播途径多为血液传播，北京地区和沈阳地区患者的传播途径大多为男男同性的传播，而且这种方式越来越多，且隐蔽。

2.3.6 专家对于一些记忆较为深刻病例的讲述及治疗心得

①专家3："一名女患者说丈夫感染了HIV，对她隐瞒，最后被感染了。用抗病毒药物治疗后产生了严重的不良反应，主要是胃肠症状，什么东西也吃不下，喝水以后都要吐，自觉鼻腔内有异味。用疏理调畅气机的方法治疗1个多月，患者饮食恢复正常，继续接受西药抗病毒治疗。"②专家4："患者患了AIDS，心理负担特别重，不知道向谁倾诉，来医院看病的时候，要进行开导，时常沟通"。③专家8："就AIDS患者的感冒来说，不是正常意义上的感冒，少有体温升高、咳嗽等症状，而是患者的一种自觉症状，常持续1个多月，针对这样的患者，不能采用普通治疗方法，需要扶助正气，如此，症状自然就会缓解"。

3 讨论

本研究访谈过程中没有按照事先列出的问题逐一提问，而是根据专家在访谈中所反映的情况随时提出一些新的问题，或者就其中某一问题进行深入探讨。之后通过对每位专家的访谈资料进行分析，从中萃取出3个方面关于疗效评价的观点。

3.1 中医药疗效评价指标应该包括基于患者自身感受所研制出的量表和安全性指标

首先，将患者的自身感受进行量化形成量表，比如PRO、QOL是一种很好地反映疗效的方式，这点在国际、国内医学界均得到广泛共识与应用，在中医药治疗AIDS的领域中也同样适合[13]。其次，中医药治疗AIDS的疗效评价可以考虑从中医药的安全性方面进行研究。中医药治疗AIDS的优势不能通过国际一直采用的病毒载量等金指标反映出来，同时患者在服用抗病毒药物时所出现的不良反应，对患者身体和心理的伤害又是难以避免的。药物的疗效建立在药物安全性的基础上。中药在治疗过程中不仅是安全的，而且可以降低西药的毒副作用，因此，中药的安全性指标也可作为评价药物疗效的重要指标。

3.2 中医药对西药的辅助作用

患者服用中药时采取积极主动的态度，不仅对疗效有促进作用，同时也能加强对西药的依从性。原因主要在于大部分患者服用中药一段时间后，西医抗病毒药物引起的不良反应如药疹、消化道症状（包括胃部烧灼感、恶心、呕吐）都有所改善，患者就会积极主动要求继续服用中药，配合医生治疗。中药介入治疗之前，绝大多数患者对于服用抗病毒药物出现的不良反应所造成的痛苦难以忍受，使很多患者有放弃服药的念头和行动。这种矛盾通过中药的介入在一定程度上得到缓解，也增强了西药的依从性，有助于提高西药的疗效。

3.3 通过医患沟通，获得患者的真实感受

医生和患者之间良好的沟通，有助于医生对病情和疗效的判断。AIDS的传播速度、病势的凶险程度、预后的恶劣程度等都是以往任何疾病所不能比拟的，因此，绝大多数患者得知患AIDS后，内心十分恐慌，不愿意面对和接受这一事实，巨大的心理压力主要来自家庭、社会、生理等方面。大多数患者会选择对其家人、同事、朋友隐瞒病情，仅有很少部分患者会告诉家人，除了害怕受到歧视外，更重要的是不知道对谁倾诉身体和内心的痛苦。医生通过和患者的交流，彼此建立起信任关系后，能更好地了解患者的病情，从而更好地指导疾病治疗。因此，疗效的判定除了生化指标和自身感受量表外，就是与患者通过良好沟通，在得到患者信任的基础上获得患者的真实感受。

总之，深度访谈法可以弥补问卷及量表等测量工具的不足，挖掘出专家运用中医药治疗AIDS的深层次经验和真实感受。专家认为，中医药治疗AIDS的疗效评价指标的选择应该考虑PRO、QOL等方式，同时中药的安全性、中药对西药的辅助作用、降低抗病毒药的副作用和患者的真实感受等也可以作为评价内容。

参考文献（略）

（出自中医杂志2012年第53卷13期第1105-1108页）

中医药防治艾滋病临床科研平台建设

李强[1,2] 李真[2] 蒋自强[2] 张晓伟[2]

（1. 南京中医药大学，江苏南京 210046；2. 河南中医学院第一附属医院，河南郑州 450000）

摘要 伴随着信息技术的快速发展，临床科学研究亟待提高临床科研质量、工作效率和管理水平，更好地服务于临床、科研人员和决策者。通过临床科研网络建设、实验室建设、人才队伍建设、科技交流与合作、科研成果推广，构建中医药防治艾滋病临床科研平台，加快中医药防治艾滋病临床科研机构信息化进程，进而为提升中医药防治艾滋病的临床科研综合能力、降低发病率和病死率提供可靠的技术支撑。

中医药防治艾滋病临床科研平台建设

关键词 中医药；艾滋病；临床科研平台

艾滋病自20世纪80年代传入我国，目前已遍布各个省、自治区、直辖市，累计感染人数约70万，已成为严重的社会和公共卫生问题。

1 必要性

20多年来，国内外许多医疗和科技工作者开始运用中医药治疗艾滋病的探索和研究，取得了一些令人鼓舞的成效。但随着我国各级临床科研机构规模的扩大，业务的扩展以及临床科研管理信息化的逐步深入，暴露出一些突出的问题，并已开始影响到临床科研工作的健康、持续发展。

1.1 信息管理标准不完备，医疗资源利用率低

信息管理的标准化是临床科研管理信息化建设的基础，是实现信息资源交流与共享的必要条件。然而，目前信息管理的标准化还难以满足中医药防治艾滋病临床科研管理信息化建设的要求。

由于中医药防治艾滋病信息管理采用专人单机管理，部分系统虽然能够实现联网工作，然而涉及的科研工作区域局限且功能单一，所以给临床科研管理者和工作者的资源共享及其信息查询等带来极大的不便。各中医药防治艾滋病科研机构信息网络尚未对接，资源不能有效共享。临床科研工作者不仅不能及时获得病人治疗的情况和最新医疗信息，更重要的是不能及时取得病人的医疗资源（既往病史、病程记录等），往往只有通过专门的行政或医疗渠道，缺乏必要的公开性。传统的临床科研管理工作以及简单的区域性网络管理已经越来越不能适应中医药防治艾滋病临床科研发展的需要。

1.2 临床科研缺乏整体性规划与管理

多中心、大样本的中医药防治艾滋病临床研究较少，难以形成统一有效、适宜推广运用的临床方案，阻碍了对HIV/AIDS的规范治疗。随着循证医学、统计学、流行病学等诸多学科知识的不断交融渗透，中医药防治艾滋病研究的方法日益增多，然而尚缺乏符合中医药自身规律和特点的研究方法、客观量化的诊断标准及公认的疗效评价指标。

临床科研实验室建设开放互补的优势尚不突出，各中医药防治艾滋病的实验室建设管理机制不协调，存在投资分散、重复建设、资源闲置等问题，基层单位则缺乏必要的实验设备，因此统筹安排，建设有中心、有布点、互补共享的实验平台已是当务之急。同时，目前国内从事中医药防治艾滋病的临床和科研人员队伍不断壮大，但业务能力和水平参差不齐，迫切需要进行长期、系统的知识培训。培养高素质、复合型人才是提高中医药防治艾滋病水平的关键环节。

2 平台构建

艾滋病是一种新发疾病，在防治和管理方面有其特殊性，因此构建艾滋病防治临床科研网络平台，进行综合研究以保证临床研究质量和诊疗信息的可靠性，已成为中医药防治艾滋病的关键问题。

2.1 临床研究网络建设

通过临床科研网络平台的建设，可充分利用现有的中医药科技资源，实现各艾滋病防治机构之间的有效协作和沟通，形成合力，联合攻关。建立、建成各级临床研究网络，以达到信息传递、资源共享、经验交流的目的。通过开展科研协作和知识培训、普及、建立系统的中医药防治艾滋病临床科研网络机构，加强各网络点科研协作，逐步提高中医药防治艾滋病队伍的临床和科研水平。

对艾滋病防治实施网络化管理，以高级网络医疗机构为中心，向周边区域辐射，形成集通讯联络、业务培训、转诊、早期干预、康复为一体的网络系统，形成各临床研究网络单位防治网络的高效管理和运行机制，不仅对患者及家属且对临床科研机构及社会均有较大意义。通过临床研究网络的建立和完善，加强基层网络单位与上级网络医疗机构的业务联系，并通过定期的技术培训指导和临床科研信息反馈，不断积累工作经验，进一步提高基层医院医务人员的临床操作能力和科研水平。临床研究登记被公认为是提高治疗效果和临床科研能力的关键，因此在每个网络单位分别设立研究型门诊和病房及相应的医技科室尤为必要。

研究型门诊对接受中医药防治的病人严格按照相关诊疗方案进行临床治疗，围绕研究方向，详细采集患者的诊疗信息，为临床研究项目提供可靠的数据。在各网络单位设立艾滋病病区，配备经过严格、系统培训的临床研究型医护人员，制定统一的文件书写规范及诊断、治疗、转诊标准和科研网络制度，统一临床科研操作规范。结合研究课题，对艾滋病患者采取有针对性的临床研究观察，不断分析总结诊疗经验，梳理、验证诊疗方案，探索解决中医药治疗艾滋病的关键问题。

同时，通过中医药防治艾滋病科研网络的建设，探索具有中医特色、客观的研究方法和综合疗效评价体系，也是中医药防治艾滋病需要解决的重要问题。

2.2 实验室建设

按照临床科研实验室的管理和应用要求，建立一套实用、方便、安全、稳定的实验室管理网络化系统。

实验室检验设备目前的发展呈两极化趋势：一方面实验室全自动化、功能集成化、流程集中化；另一方面用于

基金项目： "艾滋病和病毒性肝炎等重大传染病防治"科技重大专项（2009ZX10005-015）

现场检验、床边检验和诊所家庭的检验设备小型化和简便化。加大基础设施投入，规范技术操作，在临床科研网络单位建设功能齐全、布局合理、设备先进、科技含量高的中心实验室。在网络单位建设艾滋病筛查实验室，提升艾滋病检测服务能力，及时掌握当地艾滋病疫情流行状况。同时为满足临床科学研究的需要，加强有关艾滋病临床检验、功能检查和放射性检查诊断项目的建设。

通过实验室建设，临床科研检测由中心实验室统一负责完成，原始记录站点、检验报告站点、评价报告站点、数据审核站点实行一站式完成，减轻各站点数据录入工作量，缩短报告生成周期，保证检测结果的一致性和有效性。同时实现当前检测记录与历史信息之间的动态对比、多样化查询与统计功能。检验、检查结果通过网络实时反馈到医生终端，提高工作效率，并逐步实现系统管理、审核管理、实验操作三级管理模式。

2.3 信息平台建设

建立畅通高效的信息平台，实现临床科研工作信息资源共享，可整体提高中医药防治艾滋病临床科研综合能力与水平。通过互联网与各网络分中心（站）进行科研数据传输，负责科研数据的整理及统计分析，建立临床科研信息资源共享的网络平台。利用网络进行信息传递，让临床科研工作者在最短的时间内掌握新信息、新动态，及时督促指导临床科研，不断提高各级研究机构临床科研水平。

立足于中医药防治艾滋病临床研究数据管理的需要，建立完善中医药治疗艾滋病数据库和传统医药治疗艾滋病信息库，收集国内外防治艾滋病的信息，采集、管理各级艾滋病防治网络的临床医疗和科研信息。

对临床科研信息系统的建立、信息资料的收集、信息资料的分类整理、信息维护、系统管理、信息的传递、信息的查询等方式进行管理，有机整合各级网络单位临床科研信息，实现所有临床科研信息最大限度地收集、整理、存储、传递、利用和共享。

（出自中国中医基础医学杂志2010年第16卷10期第934－956页）

基于HIV基因组学研究中西药合用治疗艾滋病作用机制的探讨和思考

李艳萍　温　敏　赵　竞　赵　远

（云南省中医中药研究院，云南昆明650223）

摘要 HIV的病毒特征及性质是其目前无法从人体完全清除的根本原因，病毒基因是决定其特征和性质的关键，对HIV基因组序列分析，可反应病毒遗传变异调控信息，从而找到清除HIV的突破点。中医、中西医结合治疗对艾滋病的疗效已经广泛报道，我们也从病毒基因水平探讨了中药与HAART联用治疗，纯HAART治疗，纯中药治疗对HIV-1病毒基因表达调控的影响作用，但以不同治疗策略下群体HIV-1病毒基因组序列变化差异为目标来研究作用机制的，国内外未见报道。通过研究中医、中西医结合治疗下，HIV病毒基因组序列的变异规律，探索多位点变异和治疗方法的内在联系，对从病毒基因水平阐释不同治疗策略的抗HIV作用机制有重要意义，在分析HIV-1基因的致病能力、分子流行病学和开发靶向抗病毒药物及疫苗具有积极的应用前景。

关键词 艾滋病；HIV基因组；中西医结合；作用机制

艾滋病全称为获得性免疫缺陷综合征（acquired immunm deficiency syndrome，AIDS），该病由感染人免疫缺陷病毒（human immunodeficiency virus，HIV）而引起，导致被感染者免疫功能的部分或完全丧失，CD_4^+细胞数量减少，功能降低，继而发生多系统、多器官、多病原体的复合感染（机会性感染）和肿瘤等，临床表现形式多种多样。艾滋病至今无法治愈，严重危害人类的生命健康，如何防治艾滋病一直是世界关注的热点，针对引起艾滋病的主要病毒——人免疫缺陷病毒（human immunodeficiency virus，HIV）的干预、清除研究也是国内外科学家探索治疗艾滋病的策略方向。

1　HIV的病毒特征及性质是其目前无法从人体完全清除的根本原因，病毒基因是决定其特征和性质的关键，对HIV基因组序列分析，可反应病毒遗传变异调控信息，从而找到清除HIV的突破点。

HIV是一种逆转录RNA病毒。HIV侵入人体后，在病毒逆转录酶、病毒体相关的DNA多聚酶的作用下，病毒RNA先反转录成CDNA（负链DNA），构成RNA－DNA中

基金项目：国家自然科学基金地区基金项目"中西药合用对HIV存储库干预作用的探索研究"（项目编号：30960492）

间体。中间体中的 RNA 再经 RNA 酶 H 水解，而以剩下的负链 DNA 拷贝成双股 DNA，逆转录过程线性 DNA 分子进入胞核并在病毒插入酶的催化下插入宿主 DNA，成为细胞染色体的一部分。感染细胞后病毒的基因组序列可以通过逆转录整合到宿主的基因组当中。当宿主细胞转录激活，HIV 的病毒基因也一起被转录。但由于 HIV 的病毒基因在选择性压力下存在高水平的遗传变异性，其自身的逆转录酶忠实性差，同时在人体免疫应答和抗病毒药物的作用下病毒易出现突变和重组现象，形成变异－整合－转录－变异的循环链，故多年来艾滋病的防治及疫苗的研究并未取得突破性进展。高效抗逆转录病毒治疗（HAART）是目前治疗艾滋病的主流方法。医学界曾一度寄希望于通过 HAART 治疗彻底清除人体内的 HIV 病毒，从而根治艾滋病。然而有许多证据表明，接受 HAART 并且血浆病毒水平已经被抑制到检出限以下的感染者体内，仍然进行着低水平的病毒复制。

随着基因工程研究的深入，部分临床实验室工作者和基础科学研究人员开始注意到基因治疗中的应用潜力。国内外的科学家们都试图以 HIV 病毒基因遗传变异调控的变化为目标探索清除 HIV 的主要措施和策略。而基因治疗的前提是我们要对艾滋病患者的基因组特征及病毒进化和传播关系有充分的了解。一些研究人员通过基因片段及单位点的分析，解码过艾滋病病毒基因组某一小部分的遗传信息[1~5]，不同治疗措施对 HIV-1 病毒某些基因片段或位点的作用也被研究过[6~12]。直至 2009 年 8 月美国科学家凯文·威克斯等[13]在 NATURE 杂志上发表了《HIV-1 病毒 RNA 基因组的体系结构和二次结构》一文，HIV-1 病毒的全基因组的编码及结构才被真正完全破解。由此，抗 HIV 的药物及治疗措施的研究目标也由原来的单片段单位点转移到了基因组序列。病毒基因组测序是了解病毒基因遗传变异调控信息的最直接方法，能够更真实反映病毒进化和传播关系。

2 中医药、中西医药合用对艾滋病的疗效已经广泛报道，我们也从病毒基因水平探讨了中药与 HAART 联用治疗，纯 HAART 治疗，纯中药治疗对 HIV-1 病毒基因表达调控的影响作用，但以不同治疗策略下群体 HIV-1 病毒基因组序列变化差异为目标来研究作用机制的，国内外未见报道。

我国治疗艾滋病的策略主要有三种：中药与 HAART 联用治疗，纯 HAART 治疗，纯中药治疗。三种治疗策略广泛使用后的疗效报道表明，纯 HAART 治疗可显著抑制患者血浆中的 HIV 病毒量而发挥疗效，但存在一定的毒副作用。纯中药治疗在改善症状体征及提高免疫功能方面有明显作用，延迟 HIV-1 感染者进入 AIDS 期[16]，但在抗病毒方面不能使体内的 HIV-RNA 降低到检测下限的水平。中药与 HAART 联用可互补而起到缓解毒副作用，增强免疫功能，减少存储病毒释放表达的效果，疗效优于纯 HAART、纯中药治疗，国内很多学者从免疫水平探讨了三种治疗策略对艾滋病患者免疫功能的影响进而阐释不同治疗机制。我们也从病毒基因水平探讨了中药与 HAART 联用治疗，纯 HAART 治疗，纯中药治疗对 HIV-1 病毒基因调控表达的影响作用[17~20]。

从基因水平初步比较了中药与 HAART 联用治疗、纯 HAART 治疗对 HIV-1 病毒基因表达的影响作用[17~19]，将 127 例患者随机分为 2 组，分别为 HAART + 安慰剂组（n = 62 例），HAART + 康爱保生丸组（n = 65 例），在治疗前及治疗后 3，6，12 月检测所有患者全血中 HIV-1 中 gag、env、gag - pol 基因的相对表达量，结果显示：在 HIV-1RNA 有效抑制下，结果可见在第 3 个月治疗 HAART + 康爱保生丸组的 HIV 前病毒 DNA 的 pol 相对拷贝数和 HAART + 安慰剂组有显著性差异（$P < 0.05$），在 12 月治疗过程中 HAART + 康爱保生丸组的 env、gag，pol 基因的相对拷贝数基本都比 HAART + 安慰剂组低。提示中西医药合用对 HIV-1 的 env、gag，pol 基因表达有一定影响作用。

从基因水平探索了纯中药治疗是否对 HIV-1 病毒 tat，rev，nef，vpr，vpu，vif 的基因表达有所影响[20]，我们随机抽取在本院艾滋病临床研究室接受中医药治疗的 HIV 感染者 39 例进行横断面调查。其中 9 例从未参与过任何治疗的患者（空白组）；30 例患者接受纯中医药治疗——21 例治疗时间小于 12 个月（短期治疗组）；9 例治疗时间大于 12 个月（长期治疗组）。39 例患者均为本院收治的背景资料详实，依从性较好的 HIV 感染者，在治疗期间一直服用康爱保生丸。对 39 例艾滋病病毒感染者的 HIV 病毒 tat，rev，nef，vpr，vpu，vif 的蛋白表达量的测定及组间比较显示：治疗组 rev、tat 及 vpr 的蛋白表达量显著低于空白组，（$P < 0.05$），治疗长期组 tat 的蛋白表达量显著低于治疗短期组（$P < 0.05$）。根据 tat，rev，vpr 三种蛋白的功能和作用，该三种蛋白表达的下调对 HIV 的复制，细胞毒性会产生一定的抑制作用。初步研究显示，中医药可能对 tat，rev，nef，vpr，vpu，vif 具有一定的影响作用，提示中医药体内抗 HIV 的作用机制可能是干预 HIV 病毒 tat，rev，nef，vpr，vpu，vif 的蛋白表达量，进而导致 HIV 病毒的复制能力及细胞毒性下降或缺失，患者能长期带毒生存。

对于生物体来说，基因表达调控信息隐藏在基因序列的上游区域，在组成上具有一定的特征，可以通过序列分析识别这些特征，HIV 病毒也不例外，已有研究显示 HIV 病毒基因组序列的变化与基因表达、转录、复制、调控密切相关，进而影响疾病进程。通过单位点片段基因多态性分析纯 HAART 治疗下病毒的耐药变异研究显示：HIV 病毒基因呈高突变以抵抗抗病毒治疗的药物压力，已经确定的与 6 类艾滋病抗病毒药物耐药的有关 HIV 基因突变有 200 多个，其中 50 多个逆转录酶（Reversetranscriptase, RT）基因的突变与核苷类逆转录酶抑制剂（Nucleosid reverse transcriptase inhibitor, NRTIs）的耐药有关，包括 M184V、

TAMs、非核苷类似物的耐药相关突变,多核苷耐药性突变以及一些附属突变;40多个RT基因的突变与非核苷类逆转录酶抑制剂（Non-nucleoside reverse tran-scriptase inhibitor, NNRTIs）的耐药有关,包括主要的原发和继发突变,非多态性次要突变以及多态性附属突变;60多个突变与蛋白酶抑制剂（Protease inhibitor, PIs）的耐药有关,耐药变异对病毒的生物学特性产生了不同程度的影响[21~35]。通过全基因组序列分析HIV病毒在选择性压力下的变异情况的研究也有相关报告[36~39]。但这些位点或序列的变异研究仅处于横断面,未对病毒基因组进行不同时间点变化情况的分析研究。而中药联用HAART治疗、纯中药治疗下,HIV-1病毒基因组变异情况;以不同治疗策略下群体HIV-1病毒基因组序列变化差异为目标来研究作用机制的,国内外未见报道。

3 通过研究中医药、中西医药合用治疗时,HIV病毒基因组序列的变异规律,探索多位点变异和治疗方法的内在联系,对从病毒基因水平阐释不同治疗策略的抗HIV作用机制有重要意义,在分析HIV-1基因的致病能力、分子流行病学和开发靶向抗病毒药物及疫苗具有积极的应用前景。

目前,由于尚无大样本HIV-RNA病毒基因组变化的基础信息,人们对HIV-1的基因变异规律及其与宿主免疫系统相互作用的过程缺乏相对完整认识,不能全面揭示HIV-1全基因组遗传变异与疾病进展的内在联系。已有的研究大多数是探讨HIV-1基因中某一部分的变异情况与病情演变的关系,并没有对不同群体样本基因组序列变化情况进行研究。虽然欧美国家对于其流行的毒株已有了一定的研究,但目前在国际HIV序列数据库收录的1800条HIV病毒近基因组序列中,只有46条是来自中国,同时,获得病毒基因全序列的技术方法也有待改进,因此如何确保得到的全长基因完整性成为现今急需解决的问题。

通过研究不同治疗策略下,HIV病毒基因组序列的变异规律,构建大样本HIV-1基因组序列数据库,可在HIV-1病毒组学方面获得以下重要信息：基因组学方面,可对同月份不同治疗策略所取样本进行基因组与HIV Database做比对,发现snp, indel位点,水平基因转移的发生,并进一步研究这些位点的变化,对病毒致病性、耐药性的影响;对所有病毒的基因组进行core and pan genome分析,发现HIV病毒的保守基因,作为药物治疗研究的潜在基因靶位点;对所有月份病毒基因组与HIV Database做比对,使用treebest软件进行系统发育构建,并进行Ka/ks分析,对HIV病毒的系统发育及不同选择压力下变异的情况进行研究。RNA病毒变异很大,在同个样品中存在类似"种群"的多种亚型,通过高深度测序,测得尽可能全面的亚型后,分析在不用样品中各种不同"亚型"的分布比例。通过生物信息学方法的比较,获得每个样品中种群变化的信息,全面关联药物使用让HIV的变化,包括主要"亚型"的变化,"亚型"组成的变化等,分析药物对HIV可能作用的位点,并探索在不同选择压力下,HIV进化、变异的区别。

转录组学方面,可对相同月份,不同的治疗策略下的病毒样品进行转录组研究,发现致病性较强的病毒与致病性较弱的病毒基因表达的差异,结合患者及病毒的特点,发现导致致病性减弱的原因,并作为治疗HIV病毒侵染的可能手段。

基于以上的结果分析,可发现HIV-1感染者接受不同干预措施后HIV-1基因组序列差异,初步分析多位点变异和治疗方法的内在联系,我们可从病毒基因水平阐释不同治疗策略的抗HIV作用机制,探索抗HIV病毒新的和可能的靶点,为中西医结合治疗艾滋病提供临床应用的基础支持,为我国HIV-1感染的预防、诊断、监测和治疗提供重要的基础数据,在分析HIV-1基因的致病能力、分子流行病学和开发靶向抗病毒药物及疫苗具有重要的应用前景。

参考文献 （略）

(出自云南中医中药杂志2012年第33卷12期第11-15页)

中医药治疗 HIV/AIDS 随机对照试验的 meta 分析

梁碧颜　王健

中国中医科学院中医药防治艾滋病研究中心,北京 100700

摘要 目的：对截止于2012年8月以前已发表的中医药治疗艾滋病及病毒携带者（HIV/AIDS）的文献进行疗效比较研究。方法：检索中医药治疗HIV/AIDS临床随机对照试验,采用杰达德评定量表（亦称牛津评分系统,Jadad measuring scale, JMS）对文献进行评价,并对文献结果进行荟萃分析（Meta Analysis, MA）。结果：共纳入21篇随机对照试验文献

基金项目：国家科技重大专项课题（编号：2013ZX10005001）

(共1774例)。按照JMS评分标准,其中8篇文献为高质量文献,13篇文献为低质量文献。MA结果显示,合并效应值OR = 3.38,95% CI (2.64,4.34),合并总效应Z = 9.61,P < 0.01,差异有统计学意义,提示中医药治疗HIV/AIDS临床疗效优于对照组。结论:中医药治疗HIV/AIDS疗效显著,但仍有待于大样本高质量临床研究进一步验证。

关键词 艾滋病;艾滋病病毒;艾滋病患者及病毒携带者;中医药疗法;随机对照试验;杰达德评定量表;牛津评分系统;荟萃分析

近年关于中医药治疗艾滋病病毒(human immunodeficiency virus,HIV)携带者和艾滋病(acquired immunedeficiency syndrome,AIDS)患者(HIV/AIDS)的报道很多,笔者对近年已发表的中医药治疗HIV/AIDS随机对照试验(Randomized controlled trials,RCT)文献采用杰达德评定量表(亦称牛津评分系统,Jadad measuring scale,JMS)评分标准进行文献质量评价,并对相关数据进行荟萃分析(Meta Analysis,MA),绘制漏斗图分析发表性偏倚。目的在于运用MA方法评价中医药治疗HIV/AIDS的随机对照试验质量,为提高中医药治疗的科研水平提供证据。

1 资料与方法

1.1 研究对象

1.1.1 文献来源和检索策略 通过中国期刊全文数据库(CNKI)、中国医院数字图书馆期刊全文数据库(CHKD)、中国学术会议论文全文数据库、中国学位论文全文数据库、万方数据库、维普医药信息资源系统、中国生物医学文献数据库(CBM)、PubMed收集建库至2012年8月已发表的中医药治疗HIV/AIDS临床研究文献,同时手检中医药相关期刊并追查纳入文献的参考文献,得到初步纳入的文献原文。检索式为("获得性免疫缺陷综合征""HIV""AIDS""艾滋病")和("中医药""TCM""草药")进行电子检索,通过阅读文章题目,选择出中医药及中西医结合疗法治疗HIV/AIDS,再筛选出提及"随机对照"、"随机分组"的文献。

1.1.2 文献纳入标准

1.1.2.1 质量评价文献纳入标准 ①关于中医药治疗HIV/AIDS的临床研究报道;②为随机对照试验;③有一定样本量来做统计分析;④主要干预措施以中医药或中西医结合疗法为主;⑤研究对象为临床确诊的HIV/AIDS患者或艾滋病相关病证;⑥结局指标:有效率[有效率=(治愈+显效+有效)/n×100%]。

1.1.2.2 Meta分析文献纳入标准 ①符合JMS质量评价文献纳入标准,文献内容提及组间具有可比性;②疗效评定指标清楚,选用有效率等作为疗效指标。

1.2 研究方法

1.2.1 文献数据提取方法 两名专业研究人员独立通过浏览题目、摘要选择相关文献,然后查找出相关文献的全文,阅读全文,收集相关数据,然后进行交叉核对,如遇意见不统一的文献进行复核,通过讨论解决。Meta分析目前只能进行连续性变量和二分变量的合并分析。因此,本次研究将治愈、显效、有效合并为有效,其余为无效,对组间的有效率进行比较和合并。

1.2.2 评价方法 文献质量评价采用修改后的Jm1996分法[1],主要包括随机方法的描述、随机分配方案的隐藏、盲法采用、撤出和退出四个方面。JMS评分分为1~7分,1~3分视为低质量,4~7分为高质量。

1.2.3 统计学方法 统计软件使用Cochrane协作网提供的Revman 5.1.7。本研究使用有效率进行评价,属于计数资料,用优势比(odds ratio,OR),以95%可信区间(confidence intervals,CI)表示,对各试验结果进行异质性检验,如果存在异质性检验结果$P \leq 0.05$时,采用随机效应模型(random effects model),当异质性检验结果$P > 0.05$时用固定效应模型(fixed effects model)表示。潜在的发表偏倚采用"倒漏斗"图形分析。

2 结果

2.1 纳入研究的质量评价

见表1。

作者	发表时间(年)	组间均衡性	随机序列产生	分配隐藏	盲法	撤出或退出	JMS评分(分)
陈继忠	2009	√	随机数字表(SAS)	?	未采用	无	4
陈振念,等	2010	√	?	×	未采用	无	1
范中有,等	2008	√	?	×	未采用	无	2
郭燕,等	2005	√	?	×	未采用	无	2
姜枫,等	2009	√	随机信封法	?	未采用	无	4
Jiang, S. Q. et al	2011	√	?	√	双盲	1例	6
黎明,等	2006	√	抽签法	?	?	无	5
刘鸿雁,等	2007	√	随机数字表	?	未采用	无	2
邱廷山,等	2010	√	?	×	未采用	无	2

续表

作者	发表时间（年）	组间均衡性	随机序列产生	分配隐藏	盲法	撤出或退出	JMS 评分（分）
屈冰，等	2008	√	?	×	未采用	无	2
时丹	2003	√	随机数字表	√	双盲	无	7
田明	2011	√	中央随机化系统	√	未采用	10 例	5
王芳梅	2008	√	?	×	未采用	无	2
汪厚祥	2011	√	?	×	未采用	无	1
Wang, J., et al	2006	√	随机数字表	?	?	9 例	4
王定金	2006	√	?	×	未采用	无	2
王江蓉，等	2007	√	?	×	未采用	无	2
徐卓，等	2011	√	中央随机化系统	√	双盲	1 例	7
杨国红，等	2008	√	?	×	未采用	无	2
杨小平，等	2008	√	?	×	未采用	无	2
赵红心，等	2006	√	?	×	未采用	无	2

注：√. 组间均衡性一致，或分配隐藏恰当；×. 组间均衡不一致，或分配隐藏不恰当（或未使用）；? . 不清楚

本次研究入选文献共 21 篇[2-22]（中文 20 篇，外文 1 篇）① 基线情况：全部交代清楚；② 随机：9 篇[2-3,6,8-9,12-13,16,19]提到随机化方法，其中 1 篇[3]虽涉及到随机方法，但不是真正的随机（交替分配），其余 12 篇只提到"随机"字样；③ 随机分配隐藏：4 篇[7,12-13,19]提到随机分配方案的隐藏；④ 盲法：3 篇[7,12,19]采用双盲法，2 篇[8,16]虽涉及到盲法，但未描述具体方法；⑤ 撤出或退出：2 篇[7,13]报告失访人数和原因，另外 2 篇[16,19]文献虽报告失访的例数但未描述原因，其余均完成治疗；⑥ 随访：5 篇文献[2,6,8,12,20]报道病例随访情况，随访时间 2 周至 10 个月不等；⑦ JMS 评分：按照 JMS 评分标准，7 分者 2 篇，6 分者 1 篇，5 分者 2 篇，4 分者 3 篇，2 分者 11 篇，1 分者 2 篇，8 篇文献为高质量文献，13 篇文献为低质量文献。

2.2 Meta 分析结果

2.2.1 中医药治疗 HIV/AIDS 临床疗效的 Meta 分析见图 1。

作者	试验组 有效例数	试验组 总例数	对照组 有效例数	对照组 总例数	权重(%)	优势比 OR值（95%可信区间）
陈继忠	32	34	24	34	1.9	6.67[1.34, 33.28]
陈振念	44	47	31	37	3.0	2.84[0.66, 12.22]
范中有，等	45	48	36	46	3.1	4.17[1.07, 16.28]
郭燕，等	56	60	24	30	2.9	3.50[0.91, 13.53]
姜枫，等	36	40	29	40	4.0	3.41[0.98, 11.85]
Jiang, S.Q., et al	54	57	48	58	3.4	3.75[0.97, 14.43]
黎明，等	26	41	13	39	6.7	3.47[1.38, 8.70]
刘鸿雁，等	31	35	10	20	2.0	7.75[1.99, 30.23]
邱廷山，等	50	52	35	50	1.9	10.71[2.30, 49.84]
屈冰，等	58	65	35	63	5.2	6.63[2.62, 16.77]
时丹	10	13	7	17	1.9	4.76[0.95, 23.86]
田明，等	47	94	15	46	13.8	2.07[0.99, 4.32]
王芳梅	32	36	12	23	2.2	7.33[1.95, 27.53]
汪厚祥	12	18	8	16	3.9	2.00[0.50, 8.00]
Wang, J., et al	15	30	8	33	5.2	3.13[1.07, 9.12]
王金定	46	50	31	50	3.4	7.05[2.19, 22.72]
王江蓉，等	30	33	22	33	2.7	5.00[1.25, 20.08]
徐卓，等	39	105	11	52	12.7	2.20[1.02, 4.78]
杨国红，等	45	47	24	34	1.6	9.38[1.90, 46.29]
杨小平，等	48	49	41	50	1.1	10.54[1.28, 86.70]
赵红心，等	7	25	17	24	17.1	0.16[0.05, 0.55]
总例数（95%可信区间）	979		795		100.0%	3.38[2.64, 4.34]

有效例数：763（试验组），481（对照组）
异质性检验：$Chi^2 = 39.17$, $df = 20$ ($P = 0.006$), $I^2 = 49\%$
合并效应量的检验：$Z = 9.61$ ($P = 0.00001$)

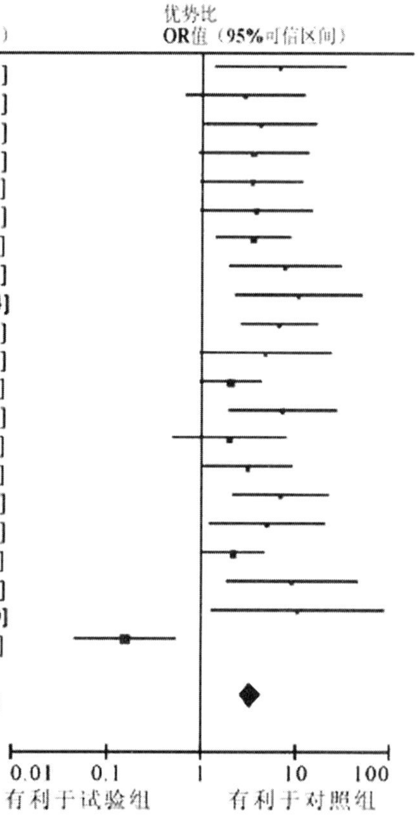

图 1 中医药治疗 HIV/AIDS 随机对照试验临床疗效的 Meta 分析图

共纳入21篇文献,共计1 774例患者,治疗组979例,对照组795例。合并分析结果显示:异质性检验 χ^2 = 39.17,自由度 = 20,P = 0.006,各研究出现统计学异质性,采用随机效应模型合并分析,合并效应值OR = 3.38,95%CI (2.64,4.34),合并总效应Z = 9.61,P < 0.01,差异有统计学意义,提示中医药治疗HIV/AIDS临床疗效优于对照组。

2.2.2 潜在发表偏倚见图2。

以Meta分析结果做"倒漏斗"图分析,结果显示:倒漏斗图趋势不对称,存在发表偏倚。

2.2.3 不良反应有9个研究[2,6,8,12-13,15,19,21-23]报告了不良反应,主要为腹胀、腹泻、便秘、食欲不振、胃部不适等,研究都没有发现严重的不良反应。

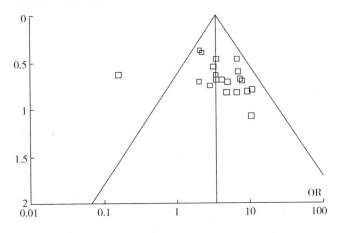

3 讨论

根据Meta分析结果,与使用常规西药或安慰剂相比,中医药治疗HIV/AIDS的疗效优于对照组,合并总效应两者差异有统计学意义(P < 0.01)。本研究Meta分析结果显示,中医药治疗HIV/AIDS能改善患者的症状,提高患者的生存质量,但最终的结论仍需进行设计严谨、方法学质量可信的临床试验来验证。

本次研究回顾了中医药治疗HIV/AIDS随机对照临床研究的基本情况,发现这些研究的设计存在以下几个方面的问题:①诊断标准基本统一,14篇[2,6,7,9,11-16,19-22]提及纳入标准或排除标准,7篇未提及,说明对纳入、排除标准还重视不够;②方法学质量,所有试验均未报告样本量的计算,21篇试验中8篇[2,6-8,12,13,16,19]为高质量论文。9篇[2,3,6,8,9,12,13,16,19]提到随机化方法,其中1篇[3]虽涉及到随机方法,但不是真正的随机(交替分配),其余12篇只提到"随机"字样未进行描述,本研究的RCT随机化顺序产生报道率为38.10%,而国内核心期刊发表的RCT随机化顺序产生报道率为48.92%[23]。随机方法不当可造成选择性偏倚,影响试验结果。9篇[2,6-9,12-13,16,19]采用了分配隐藏,仅4篇[7,12-13,19]提到随机分配方案的隐藏,其余5篇[2,6,8-9,16]对分配隐藏未描述,本研究的RCT随机化分配隐藏为19.05%,而国外RCT随机化分配隐藏高达48%[24],隐藏分配方案对防止偏倚的作用与随机化同样重要,未进行分配隐藏可使干预效果平均被夸大30% ~ 41%[25]。仅5篇[7-8,12,16,19]采用盲法,其中2篇[8,16]虽涉及到盲法,但未描述如何实施盲法。2篇[7,13]报告失访病例和原因,另外2篇[16,19]文献虽报告失访病例但未描述。中医药治疗HIV/AIDS的RCT整体水平有待提高;③纳入研究干预措施不一致,治疗组或对照组的干预措施多样性,没有统一的治疗方案,试验结果之间缺乏可比性,这可能导致研究结果出现实施偏倚;④存在发表偏倚,图2"倒漏斗"图形分析显示不对称,这种不对称主要与方法学质量低下及发表性偏倚有关。提示报告结果存在发表偏倚,即阴性结果的试验可能未发表。此外,治疗组与对照组干预措施的多样性及试验的样本量偏小(样本量介于30~157例)可能与"倒漏斗"图形不对称也有一定关系;⑤不良反应的报告,临床试验应明确记录不良事件,在设计方案中对不良事件应作出明确的定义,并要求研究者如实填写不良事件记录表,记录不良事件的发生时间、严重程度、持续时间、采取的措施和转归[26]。本研究有9篇[2,6,8,12-13,16,19,21-22]试验提及不良反应并进行了描述;⑥随访记录缺乏,21篇试验中只有5篇[2,6,8,12,20]进行了治疗后的随访,随访时间为停药后2周至10个月不等。如果对患者未进行随访或随访时间不够长,就无法了解痊愈的患者在停药期间是否复发。总之,在今后的中医药治疗HIV/AIDS临床研究中,应设计合理规范的多中心大样本的随机对照双盲试验来进一步验证中医药的疗效和安全性。

参考文献(略)

中央随机网络系统在无症状HIV病毒感染者中医药早期干预研究中的应用

李星锐[1] 张艳燕[2] 杨小平[1] 崔伟锋[1] 郭建中[1]

(1. 河南省中医药研究院艾滋病课题组，郑州市城北路7号，450004；2. 河南职工医学院)

基金项目：国家"十一五"科技重大专项资助项目（2008ZX10005-002）

摘要 中央随机网络系统具有保证随机化的准确实施、降低偏倚、减少药品浪费、简化管理环节、节约研究成本、提高临床试验效率和质量等优点。国内中央随机网络系统的应用尚属探索阶段，无症状HIV病毒感染者中医药早期干预研究顺应科学研究的需要，采用电子化临床数据平台的中央随机网络系统为多中心临床试验中受试者入选、随机化分配、访视发药和药品供应链管理提供解决方案，而中央随机网络系统应用的过程也是逐渐发现问题、解决问题、完善功能，使其更人性化、更直观、更容易操作的过程。

关键词 中央随机网络系统；无症状HIV感染者；中医药疗法；随机化方法

中央随机（centerrandom）是指在科学研究中为了实现盲法，排除人为或者其他未知因素对研究结果产生偏差影响而采用的有计算机系统中央控制动态区组随机方法来实现的一种科研设计方法。中央随机网络系统（central randomization system）是多中心临床试验中随机化分配、受试者管理、药品管理等服务所使用的一种计算机信息系统。目前国际上流行的实现方式是利用计算机电信集成（CTI）技术，将计算机、网络和电信技术集成，形成以网络、电话、手机短信等多种方式为临床研究人员提供服务的综合业务平台[1]。随着网络信息技术的发展，电子化逐渐成为临床科研数据管理的主要模式。在电子化数据管理模式下，临床科研的数据呈现"动态"的管理过程，能够有效地对临床科研的全过程进行动态质量控制，最大限度地消除了临床试验的偏倚因素，提高临床科研的质量和效率。本研究通过对动态中央随机网络系统动态随机化的实现、药物编盲与管理、受试者访视、紧急揭盲等方面在"无症状HIV病毒感染者中医药早期干预研究"中的应用，探讨目前动态中央随机网络系统在临床科研应用中的优点和存在的问题。

1 动态随机化的实现

随机化的目的是使已知的和未知的影响因素在各处理组间达到均衡，减少选择性偏倚，使各组间具有可比性。分层随机化分层因素（预后因素）较多时常较难达到组间均衡，为此发展了动态分配。在这种随机化中，受试者是何种分配取决于当前各组的平衡情况，即在一定的原则下完成对象的动态分配，这是一种依赖于协变量的适应性技术（covariate adaptive techniques）。Taves于1974年首先提出这一方法[2]，原则是使组间的差别最小，具体方法是：在每一次新分配时，比较患者被指定到治疗组和对照组可能发生不平衡的程度，对每一个预后因素的分类，计算分配到治疗组和对照组例数的绝对差值，对所有分类的这些差值求和作为不平衡性的度量，选择产生最小不平衡性的分配方案（在不平衡性相同时，随机分配）。常见的动态分配方案正是基于最小化原则，其后不少学者又在此基础上有所发展，有研究指出[3]，最小化比分层更有效，可以考虑较多的因素。在随机化的各种参数确定后，随机序列通常由生物统计学专业人员使用统计软件产生并以随机分配序列表形式给出。随机分配序列表必须可以重新产生的能力，也即当产生随机数的初值、分层、区组等参数确定后能使这组随机数重新产生。随机序列产生的方法和过程应在试验方案中阐明，但使人容易预测分组的随机化的细节（如分段长度等）不应包含在试验方案中。本研究采用动态中央随机网络系统结合最小化法将受试者按2:1比例分为试验组和对照组。中央随机网络系统即由中国中医科学院中医临床基础医学研究所通过网络系统统一分配随机号和药物号；动态随机分配是根据受试者所在层内的各组平衡情况，来调整随机号和药物号的分配，由于可以随时对试验进度或脱落情况做出反应，所以特别适合在大型的、昂贵药物的临床试验中应用[4]。根据课题研究的设计方案，选择动态中央随机方法，确定随机数发生器，采用计算机编程的方法（SAS软件PLAN过程），确认随机化分配的总例数、分组数及其比例、分层因素个数及其水平，确定区组长度，确定各组对应的随机数字，通过运行SAS程序产生随机数字，将随机化结果制成标签，根据分组规定进行药物编盲；随机分配结果通过网络系统将受试者按顺序逐个与随机序列关联，取用相应编号的药物；随机化分配结果的隐藏，由第三方（中国中医科学院中医临床基础医学研究所）安排专人管理，使随机化结果的产生与临床研究者的执行保持独立。

2 药物的动态编盲

本研究方案要求入选受试者1200例，A（试验组1）、

B（试验组2）、C（对照组）3组比例为1∶1∶1，即A组400例、B组400例、C组400例。每组有5个证型，分别对应5种药品，B组为模拟剂。实现双盲双模拟，通过多次药物编盲，动态药物配送来实现。由于5个证型的比例不固定，且证型间还会相互转换，无法事先得知各证型所需药物量。因此，采用动态药物配送，即进行多次药物编盲和配送，每个受试者对应多个药物编码。入组时给予相应的药物，当证型发生变化时，重新进行药物指定，给予相应药物。当某个证型药物剩余不多时，即需要再次编盲。通过使用中央随机网络系统，实现动态编盲过程。受试者通过随机化系统对受试者进行随机，确定其所属组别。药物指定是给受试者分配药物编码，证型发生变化时，需要重新指定药物编码。系统根据各中心所有的药物，分配对应证型的药物。药物配送就是将编盲的药物发放到各研究中心，系统对各中心所有的药物编码进行备案。药物管理则是对分中心的药物数量进行管理，当药物量不足时需要再次进行编盲。随机化系统具体编盲操作过程是在中国中医科学院中医临床基础医学研究所的指导和监督下由合同研究组织（Contract Research Organization，CRO）河南众瑞医药科技开发有限公司完成，课题研究人员不参与编盲过程。课题启动前，因方案设计的是辨证用药，还不知道各个药物该编盲多少，只能将5种药平均进行编盲，按每份1个月的药量包装成盒，分成A、B、C3组摆放，每组药品数量是1∶1∶1。中国中医科学院中医临床基础医学研究所指导和监督CRO对A、B、C3组药品进行编盲，贴上药物编号和中心号，当场销毁盲底，并按研究中心号分成23组，每组再按照药品编号依次排好。各研究中心临床试验启动后，负责单位根据各中心试验进度和各中心用药情况，判定是否该编盲并上报给中央随机网络系统管理员，由中央随机网络系统管理员根据各中心各种药物的用药情况，反馈给课题负责单位需要编盲的药品种类及药品数量，由课题负责单位通知CRO进行编盲，实现动态补足，避免了浪费，然后再由CRO向各中心发送编盲过的试验药品。各中心药品管理员和登录随机系统的研究者发现某种药品不足时，要及时反馈，增强编盲的及时性。各中心试验药品负责人、CRO、中国中医科学院中医临床基础医学研究所和课题负责单位试验药品负责人需相互协作，及时沟通。

3 药品的管理

采用中央随机化方法的药物临床试验中中心药库动态药物配送的方法。课题有一个总药库，由CRO负责管理和协调，下设23个分库，由各分中心药品管理员管理，总库根据23个分库的库存情况，由研究者根据中央随机系统向课题组定期（1个月）报告分库中库存情况，发现分库中某药不足2个月随访时就进行编盲，编盲的药品存于总库中，一旦分库中1个月的随访药量不足时即给分库补充药品，保证在临床研究过程中不会出现缺药的情况，保障了

临床科研的顺利进行。曹放等[5]采用数学建模的方法，综合考虑多种影响因素，对各中心每天库存变化、药量需求进行测算，建立中心药库的动态药物配送模式，从而能提高中心药库的科学管理水平。杨波等[6]为了提高课题实施效率和质量，就物流送中心选址问题提出了一个量化的处理方法。

4 中央随机网络系统中数据的修改

中央随机网络系统是记录课题分组盲底、药物设盲及发药情况的一个动态管理系统，其数据的真实客观至关重要，是课题成败的关键。如果研究者在操作过程中出现了失误，在研究者的账号下是不能修改的，可由研究者将其在操作过程中出现的失误及修改意见上报给课题组，由课题组按照数据管理修改申请的要求书写修改申请，上报给中央随机网络系统管理员，由其根据数据修改申请内容反映的情况决定能否修改及修改时间并作相应记录。因此，在入组及取药的过程中，如果由于各中心操作的失误，误取了药物编号或者出现病例的编号输入错误的情况，研究者可以根据程序进行修改，但其数据的任何修改在网络系统中都有痕迹，且有修改原因及修改申请，真实地记录着课题实施的过程。

5 受试者访视

受试者访视由研究者书写处方和药品管理员取药两部分组成。研究者按照处方书写规范要求书写处方，药品管理员按照取药操作程序完成药品的发放，研究者与药品管理员在发药过程中及时沟通协作完成药物的发放。患者在访视后，由研究者出具用药处方，患者凭处方去药品管理员处取药。处方上所有需填写的文字必须用正楷字体，字迹清晰。处方内容包括中心编号、病例编号、日期、姓名、性别、年龄、辨证结果、医师签字。药品管理员登录"无症状HIV感染者中医药早期干预研究项目临床数据管理系统"并根据受试者的处方申请药物编号，填写发药卡所需的患者基本信息，并发放药物，具体操作流程为：增加受试者→取随机号→取药物编号→打印受试者信息→确认并签名→发放药物。

6 盲底和应急处理

试验的盲底保存在中心随机网络系统中，故不再需要揭盲信封和应急信件，比传统的随机化方法有更好的隐匿性。传统紧急揭盲要求拥有揭盲权限的人员同时到场签字后方可打开应急信件，而实际操作中往往由于情况紧急，一般只能先揭盲后补签字，该方式存在一定的随意性和时间滞后性。为了便于研究过程中紧急事件的处理，本研究在中央随机网络系统数据管理员帐号下设立了紧急揭盲功能，里面有受试者所处的分组情况详细信息，用于紧急揭盲时使用。此外，所有受试者的随机信息即盲底在编盲结束后统一在数据库中保存，在研究过程中不得随意查看。

7 应用思考

无症状 HIV 感染者中医药早期干预研究以中央随机网络系统为平台，采用随机、双盲、安慰剂平行对照、多中心临床研究方法进行研究，在国内具有一定的创新性、先进性，提高了工作效率，保证了课题质量。但课题组在应用中央随机网络系统的过程中也发现了一些问题，比如中央随机网络系统设计随机方案程序时，可以通过程序的设计随时监视课题进度及用药情况，制定报警程序，通过报警的方式通知课题负责单位什么时候该编盲、编什么、编多少等等，而不是由课题负责单位及各中心去不定期查看药物剩余情况来判定什么时候编盲，失去了电子数据管理网络系统的报警优势，造成了一定人力物力的浪费。另外，在编盲的过程中，应该根据用药情况来灵活的补充药物，而不是每次编盲的药物数量必须是病例数的倍数，且每种药物数量必须按同一种比例进行补充编盲，因在辨证用药的过程中会由于不同地域、不同气候等原因而致某种证型发生率比较高，而这时就需要在编盲的时候调整这个药与其他药物编盲的比例，如果还是按照一样的比例来编，势必会造成证型多的药物总是不够用，而证型少的药物就会剩余比较多，最终造成药物的浪费。所以，中央随机网络系统也只有实现根据情况灵活补充药物才能真正做到节约药品，降低成本，课题组也正在不断的努力开发出更符合临床研究实际情况，更人性化的中央随机网络系统。

参考文献（略）

（出自中医杂志 2012 年第 53 卷 2 期第 107 - 109 页）

HIV/AIDS 患者死亡危险因素 Logistic 回归分析

梁碧颜[1] 王 健[1] 张小平[1] 徐立然[2] 邓 鑫[3] 李秀惠[4] 方 路[5] 谭行华[6] 毛宇湘[7] 张国梁[8]

(1. 中国中医科学院中医药防治艾滋病研究中心；2. 河南中医学院附属第一医院艾滋病临床研究中心；
3. 广西中医学院附属瑞康医院艾滋病研究中心；4. 北京盾安医院中西医结合科；
5. 云南省中医药研究院；6. 广州市第八人民医院中医科；7. 河北省中医院肝胆科；
8. 安徽省中医院第一附属医院感染科)

摘要 目的 探讨 HIV/AIDS 患者死亡相关危险因素，为降低 HIV/AIDS 病死率提供参考。方法 选取 HIV/AIDS 患者 11482 例，其中死亡 500 例，采用 Logistic 回归分析法分析死亡相关危险因素。结果 患者性别、年龄、文化程度、感染途径、CD_4^+T 淋巴细胞计数与死亡的发生有显著相关性。结论 男性、年龄大、文化程度低、感染途径为有偿供血和吸毒、CD_4^+T 淋巴细胞计数低，是 HIV/AIDS 患者预后不良的危险因素。临床上对有上述危险因素的 HIV/AIDS 患者，应加强医疗和社会支持，提高其生活质量，以降低病死率。

关键词 获得性免疫缺陷综合征；中医药疗法；Logistic 模型

AIDS 是一种传播隐蔽且至今无法治愈的传染性疾病。截至 2012 年 10 月底，全国累计报告 HIV 感染者和 AIDS 患者（简称 HIV/AIDS 患者）492191 例，存活 383285 例。为了贯彻落实国务院"四免一关怀"政策，国家卫生和计划生育委员会、财政部和国家中医药管理局于 2004 年开始联合启动中医药治疗 AIDS 试点项目，截至 2011 年 12 月 31 日，项目已先后在河南省、云南省、广西壮族自治区、安徽省、北京市、广东省、陕西省、湖北省、四川省、河北省、黑龙江省、湖南省、江西省、吉林省、浙江省、重庆市、甘肃省、上海市和新疆维吾尔自治区开展，累计治疗 HIV/AIDS 患者 18782 例[1-2]。探讨与 HIV/AIDS 患者死亡相关的危险因素是近年来国内外的研究热点。Logistic 回归模型是进行多因素统计分析方法之一，特别适用于因变量为二项或多项分类的资料，常见于评价治疗措施的好坏与疾病预后有关的因素[3-4]。本文通过对 19 个项目近 7 年数据完整的 11482 例患者资料进行回顾性研究，采用 Logistic 回归分析方法调查和分析 HIV/AIDS 死亡相关危险因素，为探索降低病死率提供相关依据。

1 对象与方法

1.1 对象

1.1.1 一般资料 选取 2004 年 8 月 - 2011 年 12 月 19 个项目中接受中医药治疗的 HIV/AIDS 患者 11482 例（死亡 500 例），其中男 6740 例（58.70%），女 4742 例（41.30%），年龄（38.79 ± 10.60）岁。已婚 8439 例（73.50%），未婚 2126 例（18.52%），离异 694 例（6.04%），丧偶 223 例（1.94%）。初中以上文化程度 2236 例（19.47%），初中及以下文化程度 9246 例（80.53%）。感染途径为性传播 4287 例（37.34%），有偿

供血 3041 例（26.48%），吸毒 2538 例（22.10%），输血 652 例（5.68%），母婴传播 79 例（0.69%），不明原因 885 例（7.71%）。治疗手段为中西医结合治疗 3009 例（26.21%），纯中医治疗 8473 例（73.79%）。CD_4^+ T 淋巴细胞计数 < 200 个/mm^3 3124 例（27.21%），200 个/mm^3 ≤ CD_4^+ T 淋巴细胞计数 < 350 个/mm^3 3629 例（31.61%），CD_4^+ T 淋巴细胞计数 ≥ 350 个/mm^3 4729 例（41.19%）。

1.1.2 诊断标准 西医诊断标准按照《艾滋病诊疗指南》[5]执行，中医辨证标准依据《中医药治疗艾滋病临床技术方案（试行）》[6]。

1.1.3 纳入标准 HIV/AIDS 患者经当地疾病预防控制中心确认，符合中医辨证标准，患者签署知情同意书。

1.2 方法

1.2.1 治疗方法 按照《中医药治疗艾滋病临床技术方案（试行）》的原则[6]，选择中成药（制剂）与辨证施治相结合的治疗方法。中成药和中医辨证施治用药时间：每 2-3 个月为 1 个疗程，应用 1-2 个疗程，疗效不满意者换药，疗效满意者再予 1 个月的药量巩固疗效，停药 2 个月再服药。

1.2.2 中成药（制剂）①健脾燥湿、益气补血：益爱康胶囊（河南省中医药研究院附属医院制剂室生产，批号 20050618），3 次/d，5 粒/次；②补脾益肾、益气固本：芪苓益气片（成都恩威制药有限公司生产，国药准字 220050483），3 次/d，6 片/次；③补肾益气、活血化瘀：艾可清胶囊（广州中医药大学热带病研究所生产，科研用药），3 次/d，3 粒/次；④健脾益肾、清热解毒：扶正抗毒胶囊和康爱保生胶囊[均由云南省中医中药研究院附属医院制剂室生产，批准文号分别是滇 2005L-ZJ002 和滇药制字（Z）20090004A]，4 次/d，6 粒/次。

1.2.3 中医辨证施治 根据患者的症状、舌脉象等情况进行中医辨证施治，参见《中医药治疗艾滋病临床技术方案（试行）》[6] 3 期 12 型使用相应的方药加减。

1.2.4 西医治疗 高效抗反转录病毒治疗（highly active antiretroviral therapy，HAART）的药物主要是齐多夫定（AZT）/司他夫定（d4T）+拉米夫定（LAM）+奈韦拉平（NVP）/依非韦伦（EFV）。AZT：300mg/次，2 次/d；d4T：体重 ≥ 60kg 者，40mg/次，2 次/d，体重 < 60kg 者，30mg/次，2 次/d；LAM：300mg/次，1 次/d；EFV：600mg/次，1 次/d，晚睡前服；NVP：200mg/次，1 次/d（前 14d），之后 200mg/次，2 次/d。

1.3 统计学处理 采用 SPSS 11.5 软件进行统计学分析，多因素分析采用非条件二分类反应变量 Logistic 回归法。检验水准 α = 0.05。

2 结果

2.1 HIV/AIDS 患者死亡可能影响因素变量赋值 将患者性别、年龄、婚姻状况、文化程度、感染途径、治疗手段、CD_4^+ T 淋巴细胞计数作为自变量 X，是否死亡作为因变量 y，赋值情况见表 1。

表 1 HIV/AIDS 患者死亡影响因素变量赋值
Table1 Value of variables for factors influencing death in HIV/AIDS patients

因素	变量名	赋值
性别	X_1	男 = 0，女 = 1
年龄	X_2	≤ 20 岁 = 1，21~30 岁 = 2，31~40 岁 = 3，41~50 岁 = 4，> 50 岁 = 5
婚姻状况	X_3	已婚 = 1，未婚 = 2，离异 = 3，丧偶 = 4
文化程度	X_4	大专以上 = 1，高中 = 2，初中 = 3，小学 = 4，学龄前 = 5，文盲 = 6
感染途径	X_5	有偿供血 = 1，吸毒 = 2，性传播 = 3，母婴传播 = 4，输血 = 5，不明途径 = 6
治疗手段	X_6	中西医结合 = 0，中医 = 1
CD_4^+ T 淋巴细胞计数	X_7	< 200 个/mm^3 = 1，200~350 个/mm^3 = 2，≥ 350 个/mm^3 = 3
死亡	Y	否 = 0，是 = 1

2.2 Logistic 回归分析结果 在选入变量的检验水准为 0.05 和剔除变量的检验水准为 0.10 标准下，选择 Forwad：LR 向前逐步法筛出有统计学意义的自变量进行 Logistic 回归分析。结果提示年龄和文化程度的标准化偏回归系数为正值，分别为 0.318、0.272，优势比 OR 值都 > 1，分别为 1.375、1.313，有统计学意义，说明这 2 个因素取值越大，预后越差。在其他影响因素均衡的条件下，年龄增加 1 个等级，死亡的可能性增至 1.375 倍；文化程度降低 1 个等级，死亡的可能性增至 1.313 倍。其中性别、感染途径、CD_4^+ T 淋巴细胞计数的标准化偏回归系数为负值，分别为 -0.405、-0.404、-0.558，优势比 OR 值均 < 1，分别为 0.667、0.667、0.573，有统计学意义，说明这 3 个因素取值越小，预后越差。以上结果表明男性、年龄大、文化程度低、感染途径为有偿供血和吸毒、CD_4^+ T 淋巴细胞计数低是影响患者死亡的危险因素（表 2）。

表2 Logistic 回归分析结果

Table2 Results of logistic regression analysis

因素	β	标准误	Wald X^2 值	P 值	OR（95%可信区间）
常数项	-2.765	0.258	114.581	0.000	
性别	-0.405	0.100	16.445	0.000	0.667（0.548，0.811）
年龄	0.318	0.051	38.643	0.000	1.375（1.243，1.520）
文化程度	0.272	0.045	36.530	0.000	1.313（1.202，1.434）
感染途径	-0.404	0.044	85.551	0.000	0.667（0.613，0.727）
CD_4^+ T 淋巴细胞计数	-0.558	0.058	91.777	0.000	0.573（0.511，0.642）

3 讨论

我们采用 Logistic 回归分析统计方法在 HIV/AIDS 死亡因素分析中进行了一些研究[7-11]，其原理是利用标准偏回归系数绝对值的大小来判断各自变量对发病影响的重要性[3]，明确患者的死亡危险因素对指导治疗的重要意义。影响 HIV/AIDS 人群死亡的因素，既与感染者自身社会人口学特征有关，也与诊疗水平、经济收入和社会发展状况等有关。这些因素相互联系，相互影响。在 AIDS 防治过程中，应当充分考虑各种可能的影响因素，以及因素之间的相互作用，坚持预防为主、防治结合的原则，动员全社会共同参与，采取综合防治措施，才能有效控制 AIDS 流行，延长 HIV/AIDS 患者的生存时间，降低死亡风险[12-14]。

多数研究显示女性 HIV 感染者进展到 AIDS 期和出现死亡的风险明显低于男性，男性是影响 HIV/AIDS 患者死亡的独立危险因素之一[15-19]，本研究结果与上述报道一致。年龄大的患者免疫器官逐渐萎缩衰退，免疫细胞减少，AIDS 期 CD_4^+ T 淋巴细胞严重破坏，导致对病原菌的易感染性增加，修复损伤的能力减弱，故死亡风险大。文化程度低的 HIV/AIDS 患者，往往工作和经济来源不稳定，居住条件、饮食条件、交通条件和就医方便程度等没有很好的保障，其心理调节能力和社会适应及协调能力较差，对疾病缺乏全面的认识和了解，这些因素共同增加其死亡风险。因此，男性、年龄大、文化程度低是死亡风险高的潜在因素。本研究中静脉吸毒人群死亡风险高，原因可能有：吸毒人员为逃避公安机关的抓捕打击而在环境卫生条件较差的地方吸毒，精神压力大，容易吸毒过量；部分人喜欢独自吸毒，一旦发生意外抢救不及时导致死亡；毒品质量不稳定，使用了毒性较大的海洛因。加强对静脉吸毒人群的管理，仍须采取有效的措施进行干预。本研究显示有偿供血死亡风险高，主要是由于 2004 年各省按国家卫生和计划生育委员会要求对既往不安全有偿采供血者开展全面筛查，发现和确认了我国绝大多数现存活的既往不安全有偿供血感染的 HIV/AIDS 患者，这些患者大部分已进入发病和死亡高峰期。基线 CD_4^+ T 淋巴细胞水平低导致严重的机会性感染，是造成患者死亡的主要原因。

自 1995 年开始 HAART 以来，HIV/AIDS 患者病死率显著下降[12]。本研究的结果初步显示治疗方法（中西医治疗和中医治疗）对预后影响无统计学意义，可能的原因是患者入组时未进行随机分配，中西医组占 26.21%，中医组占 73.79%，这 2 组样本量不均衡造成上述结果。

综上所述，男性、年龄大、文化程度低、吸毒、有偿供血、CD_4^+ T 淋巴细胞计数低，是 HIV/AIDS 患者死亡的危险因素，临床上对有上述危险因素的 HIV/AIDS 患者应加强医疗和社会支持，提高其生活质量，降低病死率。

致谢 本研究得到了河南省、云南省、广西壮族自治区、安徽省、北京市、广东省、陕西省、湖北省、四川省、河北省、黑龙江省、湖南省、江西省、吉林省、浙江省、重庆市、甘肃省、上海市、新疆维吾尔自治区中医药治疗艾滋病试点项目省工作人员及患者的大力支持，在此表示感谢

参考文献（略）

HIV/AIDS 中医实证与四诊信息的结构方程建模

施学忠[1]　杨永利[1]　时松和[1]　谢世平[2]

摘要　目的　探讨结构方程模型在西医病名 HIV/AIDS 中医证候分布规律以及艾滋病中医证候与四诊信息关系方面的应用。方法　采用多阶段分层随机抽样技术，在河南省艾滋病高发区随机抽取 1277 例 HIV/AIDS 进行调查，收集研究对象

的中医四诊信息和中医证候指标,采用无序多分类 logistic 回归分析、多重对应分析和探索性因子分析建立初始理论模型,并应用结构方程模型进行验证。**结果** 湿热内蕴、湿热蕴毒、邪结皮肤、肝郁气滞是 HIV/AIDS 的主要实证;结构方程模型拟合指数 $\chi^2 = 985.26$,$P < 0.01$,近似误差均方根 RMSEA = 0.070,非范拟合指数 NNFI = 0.84;肝郁气滞是 HIV 携带者的主要实证,邪结皮肤是 AIDS 患者的主要实证。**结论** 结构方程模型可以用来验证艾滋病中医证候与四诊信息的内在结构关系,研究不同证型(即隐变量)间的联系和演变规律。

关键词 艾滋病 中医实证 结构方程模型

近年来,国内外有关艾滋病的研究越来越多,由于传统的抗病毒治疗中药物不良反应率较高[1],因此艾滋病的中医证候学研究越来越受到重视。虽然国内中医界也在积极探索艾滋病病因、病机和证候规律,目前尚未形成理论体系。艾滋病中医证候分布规律不明、证候标准尚未建立的现状,越来越成为中医药进一步深入研究艾滋病的一个瓶颈[2]。

中医临床医师在诊治艾滋病患者时无章可循,艾滋病中医证候与临床分型之间的联系机制未明,严重影响了中医药对艾滋病的辨证论治,其中,中医证候的特点及相关数据的复杂性导致的传统生物统计学方法应用受限是重要的原因之一。中医证候及相关数据与调查者的知识水平、临床经验和个人经历高度相关,许多数据难以精确测量,测量误差大;而且变量类型多,测量量表包括许多不能直接测量的指标,即潜变量等变量群,变量间结构复杂,且普遍存在多重共线性、非线性和变量值呈偏态分布等特点,因此单一的统计方法均难以胜任[3-5]。该研究在对获得的中医实证有关调查指标进行单因素分析的基础上,通过多重对应分析、多分类 logistic 回归分析和探索性因子分析,探索艾滋病中医实证与四诊信息之间的联系,结合中医临床专家意见构建中医实证与四诊信息的初始理论模型,并探讨其与临床分型之间的归属性,应用结构方程模型对建立的模型进行拟合、验证与修正,此文中只报告结构方程模型部分。通过该研究,旨在阐明 HIV/AIDS 中医实证规律和主要类型,寻找实证相关的四诊信息,为制订艾滋病中医证候诊断标准、实施艾滋病辨证治疗提供依据。

研究对象和方法

1. 研究对象

于 2005 年 8 月~2006 年 2 月,采用多阶段分层整群抽样(在河南省 40 个艾滋病高发县中随机抽取 5 个高发县→每个县随机抽取 4 个乡→在每个乡随机抽取 4 个村→被抽中村的全部 HIV 感染者/AIDS 患者为调查对象),抽取 1 277 例 HIV 感染者/AIDS 患者作为调查对象,其中 HIV 携带者 636 人,AIDS 患者 641 人。

2. 研究变量

对其中的症状和体征(表1)、舌象(包括舌丘疹、舌疱疹、舌抓痕等 16 项指标)和脉象指标(包括脉细、脉弱、脉沉等 9 项指标),舌象和脉象指标为二分类(0 否 1 是);中医实证(1 湿热内蕴;2 湿热蕴毒;3 邪结皮肤;4 肝郁气滞)进行结构方程建模。

表1 研究指标及赋值

标签	变量名称	标签	变量名称
D1012	发热	D2052	咽喉病变
D1023	咳嗽咳痰	D2062	口味
D1033	腹泻	D2072	口渴
D1042	神疲乏力	D2081	心慌心悸
D1052	纳呆食少	D2092	胸闷胸痛
D1062	呕恶	D2112	胁肋疼痛
D1071	消瘦	D2122	胃脘满痛
D1092	粘膜溃疡	D2142	睡眠异常
D2012	恶寒	D2152	神志异常
D2022	汗出异常	D2161	脱发
D2032	头痛	D2172	皮肤瘙痒
D2042	头晕	D2182	躯体异常

*:指标赋值 0 无;1 轻;2 中;3 重

3. 统计分析软件

采用 SPSS 15.0 进行无序多分类 logistic 回归分析、多重对应分析和探索性因子分析,使用 LISREL8.51 软件进行结构方程模型的构建验证,缺失数据不参与统计分析。取 $\alpha = 0.05$ 为检验水准。

结 果

根据多分类 logistic 回归分析、多重对应分析、探索性因子分析,结合中医专家的经验,建立体现潜变量和显变

课题来源:"十五"国家科技攻关计划(项目编号:2004BA719A13)

1. 郑州大学公共卫生学院卫生统计学教研室(450001)
2. 河南中医学院(450008)

量之间关系的初始理论模型（表2），采用SEM对建立的模型进行拟合与验证，在模型拟合时，选择最大似然法对参数进行估计。根据程序运行结果，不断删除无统计学意义的路径或变量，并调整相应的路径图，直至得到最优模型。

表2 艾滋病中医实证各因子名称及其意义

公因子	支配变量	因子名称
SRNY	D2122 胃脘满痛 D1052 纳呆食少 D2062 口咸 D1062 呕恶 g2sbh 脉弱	湿热内蕴
SRYD	D1033 腹泻 E105ebh 舌苔腻 G2qbh 脉细	湿热蕴毒
XJPF	D2172 皮肤瘙痒 e62abh 舌丘疹 e62cbh 舌疱疹 e62ebh 舌抓痕	邪结皮肤
GYQZ	D2081 心慌心悸 D2092 胸闷胸痛 D2182 躯体异常	肝郁气滞

表3 艾滋病临床分期各因子名称及其意义

公因子	支配变量		因子名称
HIV	D2161 脱发	D2182 躯体异常	HIV 携带者
AIDS	D1042 神疲乏力	D2172 皮肤瘙痒	艾滋病患者

对上述测量模型进行拟合，通过各参数标准化的估计值及其t值来检验指标和其对应潜变量的归属性。一般可简单地取t值大于2为有统计学意义，如果t值大于2，说明该指标归属于该潜变量，反之说明该指标不归属于该潜变量。拟合结果显示指标t值都大于2，归属性较好。

根据对模型检验的结果，删除无统计学意义或无实际意义（系数为负值）的潜变量间的联系，修正模型结果见图1。

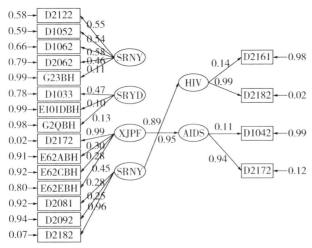

图1 各因子效应的标准化估计值路径图

该路径图所示模型的 $\chi^2 = 985.26$，$\upsilon = 143$，$P < 0.01$；近似误差均方根 RMSEA = 0.070；非范拟合指标 NNFI = 0.84；Bentler 的比较拟合指标 CFI = 0.87；调整的拟合优度指标 AGFI = 0.89。

讨 论

该研究主要探讨了结构方程模型在艾滋病中医证候应用中的可行性，探索艾滋病中医证候与四诊信息之间、中医证候与临床分型归属性，为中医辩证治疗艾滋病提供科学依据。研究过程中使用因子分析法把中医四诊信息归结为少数几个新的综合因子，并验证四诊信息与中医实证之间的联系。结构方程模型不仅可以分析显变量间的直接效应和间接效应，还可分析各潜在变量之间的归属性，研究表明艾滋病无症状期主要表现为肝郁气滞，随着病程发展出现临床症状时则主要表现为邪结皮肤。

对一个大样本研究，使用最大似然法估计参数仍然是合理的，因此该研究使用最大似然法进行参数估计和模型拟合。模型的近似误差均方根、非范拟合指标 NNFI、Bentler 的比较拟合指标 CFI 及调整的拟合优度指标 AGFI 等均表明模型拟合效果较好。从各因子效应的标准化估计值路径图可以看出：胃脘满痛、纳呆食少、口咸、呕恶、脉弱与湿热内蕴有关，腹泻、舌苔腻、脉细与湿热蕴毒有关，皮肤瘙痒、舌丘疹、舌疱疹、舌抓痕与邪结皮肤有关；心慌心悸、胸闷胸痛、躯体异常与肝郁气滞有关。在探索艾滋病中医证候与临床分型的关系时，结果显示肝郁气滞与 HIV 期临床表现有关，邪结皮肤与 AIDS 期临床表现有关，提示在艾滋病初期感染者主要的中医体征表现在肝郁气滞，随着病情的发展，到了 AIDS 期时，中医体征由内而外，导致皮肤病变。但邱红等[6]对274例艾滋病患者中医症候流行病学分布研究认为，艾滋病患者实证以湿热内蕴、风热蕴络为主，与该研究结果稍有出入，究其原因可能是与其样本量不足且混杂控制不合理有关。

结构方程模型在分析潜变量之间的关系的优越性使得它在多个学科研究中迅速得以广泛应用[7]。在艾滋病中医证候学研究中，结构方程模型可以用来分析艾滋病中医证候与四诊信息之间的关系，研究证候之间的归属性以及艾滋病中医证候与临床表现之间的关系。但是，毕竟结构方程模型是一种复杂的理论模型，应用中要注意资料分布类型及模型结果中各归属关系的实际意义，在建模过程中使用最大似然法估计并要注意对变量的多元正态分布的要求，在调查设计过程中应考虑调查指标的中医学意义并对其进行合理量化。

参考文献（略）

（出自中国卫生统计2011年第28卷45期第495-500页）

艾滋病四诊信息采集表的研制与应用

刘 颖 王 健

(中国中医科学院中医药治疗艾滋病研究中心,北京 100700)

摘要 目的:在中医理论指导下研制艾滋病四诊信息采集表,以 HIV/AIDS 的共性表现和脏腑相关的特异性症状为基础,体现中医症状信息,观察 HIV/AIDS 人群的健康状况和治疗过程的病情变化,探索艾滋病中医证候类型以及分布特征。方法:遵照国际通用量表研制的程序化方法,在中华文化背景下和中医理论指导下,结合艾滋病相关概念内涵,构建了艾滋病四诊信息采集表的结构及条目池,又组织多次专家论证,探讨该表的结构及项目组成,通过现场调查,进行项目分析,完善调查表并确定其信、效度。结果:通过对133例临床调查资料的因子分析、相关系数和内部一致性分析等统计分析筛选条目,根据不同分析结果选中的条目综合考虑,形成了由6个方面、57个条目组成的艾滋病四诊信息采集表。初步考核结果表明,该量表具有良好的结构效度,6个方面的克朗巴赫信度系数分别为0.851、0.896、0.880、0.950、0.868、0.863。结论:艾滋病四诊信息采集表是按照国际通用的方法研制而成的,为艾滋病中医证候学研究提供了1个有效的工具。

关键词 艾滋病;四诊信息采集表;量表研制

基金资助:国家科技重大专项(No. 2008ZX10005 - 001)

艾滋病是一种新发的传染病,古代文献中没有关于艾滋病的记载,对于艾滋病的证候特征和演变规律还没有大规模的临床资料支持,所以进行艾滋病中医证候学研究是亟待解决的问题之一[1]。本研究在中医理论指导下,运用量表学的方法研制艾滋病四诊信息采集表,为艾滋病中医证候学研究提供了1个有效的工具。依据量表编制理论与方法,编制中医自己制定的疾病专用量表,不仅可以弥补目前临床疗效判断指标或传统结局指标的不足,从多维角度充分反映患者疾病、证候等有关内容,更有利于体现中医理论特点[2]。

资料与方法

1. 采集表的研制原则

1.1 名称及形式 将调查表名称拟定为:艾滋病四诊信息采集表。拟定该表为问答式,医生提问,患者做答,医生根据患者回答填表,要求语言描述通俗贴切,符合中国的文化背景,力求使术语使用较规范。

1.2 测量对象 拟定该表的测量对象为:智力正常且符合 WS293 - 2008 艾滋病和艾滋病病毒感染诊断标准的人群。按照测量对象选择该调查表的受试人群。

1.3 用途 拟定该表的用途:①用于明确艾滋病中医证候类型以及分布特征。②用于指导艾滋病中医临床实践。③用于干预后效果的评定。

1.4 项目分级及评定标准 考虑到分级少会影响条目的敏感性,分级过多造成选择上的困难等情况,此调查表的条目选项设为4级,为0-3,分别代表 0:无或偶有;1:少部分时间是这种情况;2:经常是这种情况;3:几乎所有时间是这种情况。选项之间力求等距。条目选择哪个数字,则此条目计分为该数字。在归纳文献中常用中医证候调查表的基础上,按照调查表研制的规范程序进行艾滋病四诊信息采集表的研制。

2. 成立研究工作组 本研究工作组分为核心工作组和专家组。核心工作组成员包括调查表研究的方法学专家、从事艾滋病基础与临床研究的专家、艾滋病患者等组成。方法学专家主要从整体上把握调查表的操作规程;相关领域专家和临床医师提供调查表测试内容;核心工作组由临床评价方法学研究人员组成,负责调查表的研究进行设计、临床测试的组织与协调。

3. 条目池的构建 按照中医证候的理论研究结果,结合既往课题组收集的艾滋病病例中有关症状体征的描述,制定艾滋病中医证候访谈提纲,通过对被试的访谈,研究被访者对艾滋病中医证候的认识,分析中国人在描述艾滋病表现时的用词习惯及其症状体征表现形式和特征。

通过《中国生物医学文献光盘数据库》及《中国期刊全文数据库》检索出1985年-2008年国内中医期刊,共检索出有关艾滋病的中医研究方面的文献近500余篇,症状条目相对比较集中,所有文献关注的症状基本相同,出现频率比较高的有乏力、发热、皮疹、咳嗽、腹泻等。

参照中医证候的相关理论、文献研究及访谈的结果,以《中药新药指导原则》、《中医诊断学》以及《中华人民共和国国家标准 GB/T 16751.2 - 1997》为依据构建条目,初步组建条目池。

4. 专家咨询 第1轮专家咨询采用函审与访谈的形式相结合请中国中医科学院从事艾滋病工作10年以上的专家对调查表提出针对调查表的结构,条目设置,提出意见和建议。第2轮采用专家问卷形式,备选条目来源于上一轮专家咨询经统计、讨论、整理、规范后保留的症状。根据专家经验判断症状在艾滋病病程中临床出现频率的高低，以及对病程发展的重要性角度考虑，作为筛选条目的依据之一。

5. 条目的规范 对已筛选出的条目进行规范，力求用语的标准化。症状的规范化包括症状术语及其内涵的规范、症状严重程度量化分级的规范、症状辨证学意义的规范3方面的内容。根据《中华人民共和国·中医临床诊疗术语》进行症状术语及其内涵的规范。

6. 临床调查 调查对象：北京地坛医院2009年11月至2010年1月的门诊随访的患者。纳入标准：符合2004年卫生部发布的《艾滋病诊疗指南》诊断标准；均为男男性接触感染；患者既往无慢性器质性疾病；年龄在18－65岁之间。排除标准：合并有精神病及其他影响问卷调查的真实性的患者。调查内容：艾滋病四诊信息采集表的填写。数据库建立及统计方法：将四诊信息采集表审核无误后录入数据库，采用SPSS 13.0统计软件进行数据转化及分析。133例患者进入本研究，平均年龄：38.4岁，平均身高：170.8cm，体质量：63kg。

7. 统计学方法 统计分析借助SPSS 11.0软件包完成。采用因子分析、相关系数、方差分析、克朗巴赫系数法等统计分析方法。

结果与讨论

1. 条目分析 对所有条目进行规范，共有8条进行了拆分，10条进行了规范表述，删除了4条。在症状的量化分级方面依据症状的性质特征、出现频率、出现情境、持续时间、伴随的其它症状、对药物的依赖程度、与外界刺激的关系及对日常生活影响程度等项目中的一项或多项划分轻、中、重。症状辨证学意义的规范如：腹痛的性质，大便的性状等。

2. 筛选条目的结果 第1轮专家调查共发出23份问卷，回收22份，少数进行了访谈。专家意见汇总简要如下：根据专家意见条目按照脏腑进行设置，细化条目6条，增加条目5条。第2轮根据专家对各个症状出现频率以及特异性调查进行排序，综合考虑删除症状如下：瘀斑、骨蒸。

3. 量表的预调查 通过专家重要性评分和对回收有效的133例临床调查资料的因子分析、相关系数和内部一致性分析等统计分析筛选条目，根据不同分析结果选中的条目综合考虑，形成了由6个方面、57个条目组成的艾滋病四诊信息采集表。初步考核结果表明，该量表具有良好的结构效度，6个方面的克朗巴赫信度系数分别为0.851、0.896、0.880、0.950、0.868、0.863。

4. 正式版调查表 根据统计分析和调查表预试调查结果最终确立了调查表的基本结构为一般信息、临床信息、辨证印象、西医诊断、治疗情况。其中临床信息共57条，包括全身状况、心脑系、肺系、脾胃系、肝胆系、肾膀胱系。经初步的考核，该调查表具有较好的信度、效度和反应度，已可以作为测评工具应用于中医药治疗艾滋病的证候学研究中。

5. 艾滋病四诊信息采集表的特点 由于艾滋病具有复杂性、难治性和严重性等特点，其证候多为复合证、兼夹证、转化证、危重证，类型纷杂繁多，其证候的规范化、标准化较之其他疾病尤为困难[3]。在充分收集、分析临床资料的基础本研究的采集表比较全面的反映了艾滋病人的四诊信息，体现了中医辨证论治的特点，包括患者的临床信息舌象、脉象；辨证印象中包括：病性、病位、综合辨证。既包括对患者的客观采集，也涵盖了临床医生的理性判断。

本研究是借助前期对WHO艾滋病生活质量量表（WHOQOL－HIV）本土化研究的基础上，进行地艾滋病四诊信息采集表的研制。国际公认的QOL量表将疾病的症状、体征、心理感受、生活和社会限制等方面的内容都纳入其中，更全面地体现了人类生命健康观，其形式和方法易被中医证候诊断所借用。

本调查表的研究工作尚是初步的，有必要在证候学研究的实际应用中不断修正和完善，形成本调查表的修正版，以便更有利于中医临床疗效的合理评价，推动中医药的现代化发展。

参考文献（略）

（出自中华中医药杂志2011年第26卷4期第705－707页）

基于中医辨证论治降低无症状 HIV 感染者发病率的设计方法

邵明义 徐立然

(河南中医学院第一附属医院,郑州河南 450000)

摘要 探索建立中医药干预无症状人类免疫缺陷病毒(HIV)的新方案;通过对目前临床研究设计方案进行分析,在传统随机对照试验的基础上,融合中医药个体化诊疗和自适应设计思想,提出基于辨证论治降低无症状 HIV 感染发病率的设计方法。该设计方法既遵循了随机对照试验的基本思想,同时又体现出了中医学辨证论治的诊疗特点,为中医药治疗无症状 HIV 提供循证医学的证据。基于辨证论治降低无症状 HIV 感染发病率的设计方法是现代医学研究设计和中医临床诊疗实际相结合的有益探索。

关键词 辨证论治;个体化;HIV;设计方法;临床研究;循证医学

近年来,随着人类免疫缺陷病毒(HIV)感染逐渐上升的趋势,对于无症状 HIV 的进行科学干预,延缓其发病越来越受到重视。中医药有提高艾滋病患者生存质量、稳定免疫功能、减少机会性感染、延缓无症状 HIV 感染者发病时间的作用,但目前的中医药对 HIV 的作用缺乏循证医学的证据。为了进一步评价中医药延缓无症状 HIV 感染的发病时间,降低其发病率的疗效,探索建立一种既符合中医药辨证论治特点,又符合随机对照理念的设计方法成为必然趋势。

1 无症状 HIV 感染期的特点及中医证候特点

1.1 HIV 感染无症状期的特点

HIV 感染后大致分为急性感染期、无症状期、发病期(艾滋病期)3 个阶段。无症状期持续时间一般为 8~10 年,其时间长短与感染病毒的数量、型别、感染途径、机体免疫状况的个体差异、营养条件及生活习惯等因素有关。在无症状期,由于 HIV 在感染者体内不断复制,免疫系统受损,CD_4^+T 淋巴细胞计数逐渐下降,具有传染性[1]。相关研究表明无症状期是 HIV 感染后发病的最佳干预介入时间[2],早期的干预是延缓 HIV 感染后发病率的有效途径。需要说明的是无症状期 HIV 感染,并不是没有中医的证候变化,由于病毒的不断复制,感染者也表现出不同的中医症状变化,只是没有达到发病期的表现而已。

1.2 无症状 HIV 感染期者的中医证候特点

根据中医理论、流行病学研究资料、文献调查和长期临床经验,认为无症状 HIV 感染者是由外邪侵入机体,日久气血耗伤;同时邪毒不去,湿毒内蕴、痰浊阻滞、血行不畅。因此,正虚邪实为基本病机。虚,以气虚为主,兼以血虚、阴虚、阳虚;实,以邪毒为主,兼以湿、热、痰、瘀。临床分型为无证可辨或气虚证、兼挟阴虚证、兼挟湿热证、兼挟血瘀证、兼挟痰瘀证等 5 个证型。因此,临床应用单一的治疗手段干预无症状期 HIV 感染,已经不能反映中医药实际的治疗效果和辨证论治的精髓。

2 中医药临床研究的主要设计方法及特点

2.1 传统的随机对照试验(Random control trial,RCT)

目前,中医药临床研究中应用最多依然是 RCT 试验。主要包括完全随机设计(亦称单因素设计)、限制性随机化设计。完全随机设计是目前临床研究采用较多的一种设计方法,由于其对资料的同质性要求较高,通常需要样本量较大。限制性随机设计是对随机进行控制,以使各组的大小或某些特征均衡,主要有区组随机、分层随机和最小化 3 种形式[3]。限制性随机化设计可以保证各组间病例数的均衡,基线资料均衡,组间差异最小。大样本多中心临床研究多采用限制性随机的设计方法[4]。传统的 RCT 设计由于干预条件单一,一种设计方法只能解决一种方案或一种药物的在一定时期的干预效果或疗效;同时当出现较多不良事件或疗效较差时候,由于受试者不能选择新的方法,该设计存在较大的伦理缺陷。这种固定的设计模式同中医学临床辨证论治的治疗实际相矛盾,以一种固定的方案或药物进行干预的设计方法同疾病不断变化动态趋势相矛盾,更不能体现中医药辨证论治的特点。

2.2 中医药个体化诊疗的设计方法

由于传统的 RCT 试验在中医药临床研究存在局限性,近年来有人提出了进行中医药个体化诊疗的设计方法,该

基金项目:国家"十一五"科技重大专项计划资助项目(2008ZX10005-002)

方法基于信息技术和数据挖掘技术,通过个体化诊疗平台,强调注意全面辨析和收集病人的特征信息及相关外部环境的信息,通过个体化诊疗平台实现人机对话[5]。有人提出建立基于证候病理生理学的病证结合的个体化诊疗模式[6]。但是由于研究者的辨证思维过于分散,在实现病人的个体化诊疗的同时,也随之出现了研究者本人"个体化"(不同的研究者出现不同的辨证的现象)的情况,因此,个体化诊疗的模式仍有一些问题需要解决。

2.3 自适应设计方法

随着医学模式的转变及医学科研水平的提高,临床试验设计出现了新的设计方法。自适应设计就是在传统 RCT 试验基础上产生的,其特点是在试验开始以后,在不破坏试验整体性和有效性的基础上,依据所得到的部分试验结果调整后续试验方案。它可以充分利用试验中前一个阶段的数据信息,在特定的试验条件下对后续的试验进行调整,更客观准确的估计下一步试验参数,最大程度的纠正设计之处估计的偏倚[7]。自适应设计根据试验阶段信息,调整下一步试验参数的设计是一个大的进步,更加符合临床研究的实际,但由于其调整的依据是下一个阶段的受试者根据前一阶段研究的数据自行选择一种治疗方案,通常需要的研究周期较长,盲法很难贯彻,样本的计算、研究病例分配的偏倚等都是需要解决的问题。

3 基于辨证论治的整体随机设计方法的构建

3.1 基于辨证论治的整体随机设计的依据

辨证论治是中医临床的基本特点,也是中医临床治疗思维的有别于现代医学的独特模式。辨证论治的方法体现了中医学临床治疗的原则性和灵活性高度协调,是 WHO 所推崇的 21 世纪最佳医疗模式——个体化治疗的先驱[8]。在无症状 HIV 感染的临床研究中,根据其疾病的中医证候演化规律,研究者按照其证型变化进行辨证分型治疗,可以充分体现中医辨证论治的思想。因此,在无症状 HIV 感染者的干预方案中,基于中医学辨证论治思想,参照随机对照试验设计的原则,在研究过程中借鉴中医药个体化诊疗和自适应随机设计的思想,探索建立符合无症状 HIV 感染的基于辨证论治的整体随机设计方法。

3.2 基于辨证论治的整体随机设计方法的主要内容

首先,参照传统 RCT 试验的思想,把符合纳入标准的受试者整体随机分为试验组和对照组,试验组根据辨证分型的不同选择接受 5 种不同的中药成方制剂,对照组根据辨证分型的不同选择接受相应的 5 种不同的中药成方制剂的模拟剂。其次,依据无症状 HIV 感染者中医证候特点,将整个研究过程,分为若干个阶段。每个阶段末,受试者随访 1 次,研究者根据无症状 HIV 感染者中医证候分型进行辨证。最后,根据每个阶段辨证的结果,受试者在所在组内选择 1 种中药成方制剂。这样受试者在整个研究过程中,根据每个阶段末的辨证论治分型的结果选择接受 1 种成方制剂。

3.3 基于辨证论治的整体随机设计特点

基于辨证论治的整体随机设计主要特点是整体随机、分段辨证、个体化施治。该设计方法以中医辨证论治的理论为指导,研究体现中医药临床治疗的特色。同时该设计方法贯彻了 RCT 设计的原理,研究的整个过程是完全随机、对照和实施了全程的盲法设计,因此,研究结果的论证强度较高。研究过程中,受试者在不同的治疗阶段选择同组内的不同的治疗药物,体现了自适应设计和个体化诊疗设计的理念。只不过这里的自适应不是受试者自身的选择,而是研究者根据受试者辨证分型的情况进行选择不同的治疗方法。

4 讨论

基于辨证论治的整体随机设计是中医药在干预无症状 HIV 感染临床研究的一次有益尝试。在中医药临床研究中,应用该设计方法需要准确把握疾病的辨证分型、疾病治疗阶段的划分、研究过程的质量控制、研究目的归一等问题。

首先,该设计方法是针对疾病中医证候演变规律较明确的慢性疾病,只有这样才可以在研究中根据疾病的中医证候演变规律进行辨证论治。对于中医证候演变规律不明确的疾病,由于辨证分型的困难,很难形成统一的辨证指导原则。同时对于疾病演变过程的分段时间的设定,也是一个关键点,只有准确的划分治疗阶段,才更能体现出中医辨证论治的精神。其次,由于是根据不同治疗阶段辨证论治,给予相应措施,因此对于不同证型分类的界定,以及研究者的对辨证分型的掌握程度,都会影响到实际的治疗效果。对疾病证型辨证规律要有明确的界定,同时应加强对研究培训,熟练掌握该疾病辨证分型的规定,避免出现研究者随意辨证的情况,提高研究的质量。最后,由于该方法在整个过程中,受试者在不同的阶段可能接受不同的治疗措施,研究的结论只能说明中医药辨证论治的方法对该疾病的疗效,而不能得出某一个治疗措施,对于该疾病的整体疗效。

总之,基于辨证论治降低无症状 HIV 感染的设计方法是在传统设计方法上的改进,该方法既遵循了 RCT 试验的基本原则,又体现了中医辨证论治的灵活性,为中医药研究重大疑难疾病做了一次有益的尝试,为中医药治疗无症状 HIV 提供循证医学的证据,为中医药临床设计思路提供了一条新思路。

参考文献(略)

(出自南京中医药大学学报 2010 年第 26 卷 4 期第 249 - 257 页)

艾滋病中医临床症状量化的思考与分析

郭建中[1]　徐立然[2]

1. 河南中医学院 2005 级硕士研究生，河南郑州 450008
2. 河南省中医药研究院，河南郑州 450004

摘要　根据 1994 年～2006 年中国期刊网 CNKI 数字图书馆有关艾滋病病例临床分析的 133 篇文献报道，对 4414 例艾滋病患者的有关临床症状进行统计分析，艾滋病患者的临床症状纷繁复杂，据临床报道达 54 种之多，且特异性非常差，为了中医治疗艾滋病科学化，提出艾滋病中医临床症状分类量化原则与方法。中医临床症状量化原则与方法：(1) 考察艾滋病症状出现的频率，尽量引入"数"的概念，如腹泻、感冒、体重下降等症状均可量化且引入数的概念。(2) 考察艾滋病患者症状出现的持续时间，如发热持续多长时间、咳嗽持续多长时间等；(3) 考察艾滋病症状的性质、程度，如艾滋病的发热，高热、低热、或自觉发热；(4) 考察艾滋病症状出现时的伴随条件，区分症状主次；(5) 与正常生理情况参照对比；(6) 参照现代医学，对某一症状定义。艾滋病中医症状的积分方法，采用积分分类原则，即一类积分（主症积分）、二类积分（次症积分）。实现艾滋病中医临床症状标准的科学化。

关键词　艾滋病；临床症状；分类量化

艾滋病即人类免疫缺陷病毒（HIV）感染人体所引起的获得性免疫缺陷综合征（Acquired Immune deficiency Syndrome）。全世界目前共有 4000 万艾滋病感染者（已死亡 2300 多万人），其中 90% 来自发展中国家。由于检测技术的普及，新发现的感染者和病人越来越多，治疗已经是当前艾滋病防治的一项重要任务。

近年来，中医药治疗艾滋病，改善其临床症状和提高患者生存质量及防治并发症，延长存活时间等方面取得了显著的疗效，证明中医药治疗艾滋病有一定的优势。为了进一步掌握艾滋病的临床特点，寻找其规律性，提高临床治疗的准确性、科学性，为临床研究、临床疗效评价、中医诊断提供理论依据，笔者对 1994 年以来，国内学术期刊上公开发表的 58 篇相关性文献，进行了回顾性分析，现报告如下。

1　材料与方法

1.1　文献来源

选择中国期刊网 CNKI 数字图书馆与人工检索结合的方法，检索 1994 年～2006 年国内中医期刊、中西医结合期刊和相关的西医期刊，共检索出自 1994 年以来有关艾滋病的中医和中西医结合研究的 198 篇文献，其中艾滋病临床分析 34 篇，艾滋病合并其他系统病症的临床分析 24 篇，实验研究、理论研究与文献综述 75 篇，其他不易归类 65 篇。

1.2　文献选择标准

1.2.1　入选标准　艾滋病 198 篇相关文献中，认真筛选具有 HIV/AIDS 病例临床观察研究特点、HIV/AIDS 病例合并其他系统表现的特点，与有关儿童 HIV/AIDS 病例临床表现的特点的文献；对上述文献，选择其数据资料确切、可靠者进行统计处理。

1.2.2　排除标准　同一研究内容雷同者；同一作者与不同作者联合发表相近和相同的临床分析，经分析后进行整合，删除重复内容；资料来源不明，与临床实际情况明显不符的。因此 198 篇相关文献中，符合入选标准的 133 篇，符合标准使用频率较多的只有 60 篇。

1.3　文献分析方法

重点分析每篇文章的主要临床症状，其并发症和单谈某一系统者不作为重点分析。

症状规范：目前尚无统一诊断标准，临床表现纷繁复杂。为了客观分析艾滋病临床表现，在所查阅的 133 篇文献中，将有关 HIV/AIDS 临床病例分析研究，且临床症状按病例数进行描述的一类进行分类，归纳，对其进行规范处理。

1.4　统计方法

根据艾滋病临床症状出现的频数进行统计，均采用 SPSS10 10 统计软件包完成。

2　临床文献分析

2.1　成人艾滋病临床证候的文献分析

检索到有关艾滋病临床分析的文献 66 篇，其中 2 篇不符合文献选择标准被排除，3 篇因临床分析中，临床表现描述过于简单，不适用于临床症状分析，1 篇临床表现描述不够全面，且偏重于并发症，故实际纳入本组分析的文章为 60 篇，其中观察 HIV/AIDS 病例共计 4144 例。在 4144 例艾滋病患者中，包括大于 18 岁的各个年龄段，感染途径为有偿卖血、性传播、静脉吸毒。处在不同的发病阶段，分布在不同的国家。针对 57 篇[1～54]文献中的临床表现，按出现频次，进行统计描述，结果见表 1。

中医药治疗艾滋病研究进展

表1 成人艾滋病临床证候统计分析

症候	病例	频数	%
发热	3995	3228	80.69
乏力	938	731	74.05
消瘦	3442	2807	73.38
纳差	447	273	65.10
气短	447	294	64.54
咳嗽	3140	2265	62.54
咳痰	2055	1567	56.73
气促	426	263	54.74
畏寒	197	125	53.41
盗汗	252	411	52.75

经过对58篇艾滋病病例临床分析统计发现，成人艾滋病的发生发展过程中，出现临床症状达54个，如发热、乏力、消瘦、纳差、气短、咳嗽、咯痰、气促、畏寒、盗汗、呕吐、头痛、头晕、腹泻、腹痛、皮肤瘙痒、黑便、腹胀、咽痛、咯血、肝脾大、淋巴结肿大、口疮、皮疹、气促、甲癣、紫绀、贫血、胸闷、皮炎、胸痛、少尿、精神障碍、肺部啰音、巩膜黄染、霉菌感染、失眠、关节痛、颈部包块、脱发、胸腹水、嗜睡、昏迷、呼吸音消失、心率失常、视力下降、尖锐湿疣、生殖器溃疡、卡波氏肉瘤等。其中平均发生率达50.00%以上的症状有10个，如表1及图1所示。出现频次最高的为发热，其在3995例患者中有3228例有不同程度的发热，可有高热持续不退，低热缠绵不解，平均发生率80.69%；统计的938例患者中，731例有乏力症状，占74.05%；消瘦（73.38%）；纳差（65.10%）；气短（64.45%）；咳嗽（62.54%）；咯痰（56.73%）；气促（54.74%）；畏寒（54.31%）；盗汗（52.75%）。

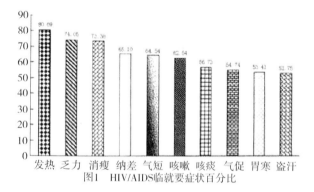

图1 HIV/AIDS临就要症状百分比

2.2 儿童艾滋病临床证候的文献分析

检索到的133篇有关艾滋病文献中，有关儿童艾滋病的病例报道共6篇[55~60]，此6篇文章报道的所有病例，均为国内病例，最大年龄12岁，最小7个月，经母婴传播及输血传播。经统计6篇文章中，报道的42例患儿的临床症状，如表2及图2。

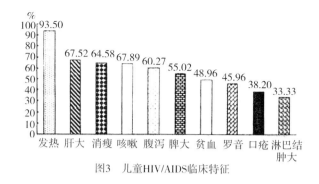

图3 儿童HIV/AIDS临床特征

表2 儿童艾滋病文献中临床证候统计分析

症候	病例	频数	%
发热	42	40	93.50
肝大	37	27	67.52
消瘦	37	30	64.58
咳嗽	42	27	63.89
腹泻	38	26	60.27
脾大	37	25	55.02
贫血	20	10	48.96
啰音	29	15	45.96
口疮	37	13	38.26
淋巴结肿大	32	22	33.33

经对6篇有关儿童艾滋病文章的42例患者统计，发现儿童艾滋病的临床表现，相对成人来说较少，据所报道的病例来看，儿童艾滋病的临床表现有发热、肝大、消瘦、咳嗽、腹泻、脾大、贫血、肺部啰音、口疮、淋巴结肿大、乏力、皮疹、纳差、呕吐、水肿、扁桃体肿大、皮下出血、嗜睡，其中出现频率较高的前十位，如表2及图2，发热出现的频率最高，在42例患者中，40例患儿出现发热，平均发生率达93.50%；有低热持续不解，亦有高热持续不退，多数以低热持续不解出现；其次是肝大，其中右肋下最多4cm，最少2cm，37例患儿中27例出现肝大，平均发生率达57.52%；消瘦37例患者中，30例出现体重下降，平均发生率64.80%，最多者下降40.00%，最少者15.00%；咳嗽42例患者中，27例为持续性咳嗽，且为首发症状，平均发生率63.89%；腹泻38例患者中，26例为长期间歇性腹泻，呈黄稀水样便，无脓血；脾大37例患儿中，25例出现右肋下最多3cm，最少1cm，平均发生率55.02%；贫血20例患儿中，10例血红蛋白为（30~90）g/L，多在（60~90）g/L之间波动，平均发生率49.96%；肺部啰音29例患儿中，15例干、湿性啰音可单独存在，或二者并存，平均发生率45.96%；口疮37例患儿中，13例多由口腔念珠菌感染，口腔霉菌感染所致，平均发生率38.26%；淋巴结肿大32例患儿中，22例多为浅表淋巴结肿大，平均发生率33.33%。

3 讨论

从中国期刊网 CNKI 数字图书馆中，检索的 1994~2006 年的有关艾滋病文章中对临床症状的描述，可以看出，艾滋病的各种症状，尽管现有文献中，检索的大量的临床症状描述，使得临床工作者在诊断时有章可循，但艾滋病的临床症状，毕竟是有不确定性的，因此，致力于寻求一种确定的标准是十分必要的[61~62]。

规范化、标准化是科学研究的基础，也是一门学科成熟的标志。从上述的症状描述可以看出，目前艾滋病的临床症状，尤其是中医临床症状方面，存在以下问题：①每个证候的各项中医症状只有定性描述；②只描述了可能存在的各项症状范围，未明确规定症状的组合，所以并非各项症状必须同时具备才能诊断。使人有不同的理解，为诊断的统一标准、中医疗效评价带来了障碍。

根据以上文献分析，艾滋病虽然尚处在探索与研究期间，有目的、有方向的逐步引入"临床流行病学"方法。力求进行半定量化、定量化、客观化和标准化诊断研究的各种探索，建立西医微观指标与中医"证候"的联系是必要的。

目前，艾滋病临床中医症状的表述，抽象模糊、内涵与外延的含混不清，易造成临床运用中的理解不同和应用混乱。因而，从进一步挖掘传统中医诊断的特色和精华，促进艾滋病中医临床诊疗的可操作性及辨证论治的水平，有利于中医药治疗艾滋病的学术交流及其走向世界。开展艾滋病中医诊断学方面的研究，为奠定基础理论，对艾滋病中医症状的量化是一个促进。

症状量化的原则应为：①考察艾滋病症状出现的频率，尽量引入"数"的概念，如腹泻、咳嗽、发热的次数；②考察艾滋病患者症状出现的持续时间，如发热、咳嗽持续的天数；③考察艾滋病症状的性质、程度，如艾滋病的发热，性质分烦热、躁热、刺激，程度分大热、微热及自觉发热；④考察艾滋病某一症状在一系列症状中的主次位置；⑤与正常生理数据参照对比；⑥参照现代医学对某一症状的量化方式。

艾滋病中医症状的积分，应该采用积分分类原则，即一类积分（主症积分）、二类积分（次症积分）。如艾滋病患者，腹泻同时出现神疲、发热、倦怠乏力、气短懒言、食少纳呆、腹胀、舌淡、小便短少、苔白或白腻等症状，根据临床分析，采用分类积分的原则，腹泻应当属于一类积分的范畴，其他症状均由腹泻引起，故应属二类积分范畴。

将中医艾滋病临床症状进行量化，有助于统一艾滋病病证的诊断标准，有助于艾滋病临床疗效评价，有助于对艾滋病的轻重程度描述和恢复状况的比较，有助于中医与现代医学对艾滋病认识的接轨，及中医艾滋病科研工作的评价，有利于中医治疗艾滋病走向世界。古人对临床症状量化已有不同的描述，如东汉张仲景在《伤寒论》中就将汗出记述为大汗、多汗、微汗、无汗。这为中医临床症状的量化提供了一种思路。

参考文献（略）

（出自河南中医学院学报 2007 年第 27 卷 1 期第 5-8 页）

临 床 篇

· 大样本观察 ·

中医药治疗 8946 例艾滋病患者临床观察

王 健[1] 梁碧颜[1] 闫世艳[1] 陆嘉明[1] 徐立然[2] 王玉光[3] 方 路[4]
张国梁[5] 李秀惠[6] 毛宇湘[7] 邓 鑫[8] 李晓东[9] 王军文[10]

(1. 中国中医科学院中医药防治艾滋病研究中心、临床评价中心,
北京市东直门内南小街 16 号, 100700; 2. 河南中医学院第一附属医院; 3. 北京地坛医院;
4. 云南省中医中药研究院; 5. 安徽省中医院; 6. 北京佑安医院;
7. 河北省中医院; 8. 广西中医学院附属瑞康医院;
9. 湖北中医学院附属医院; 10. 湖南中医药大学第二附属医院)

摘要 目的 观察中医药治疗艾滋病病毒(HIV)感染者及艾滋病(AIDS)患者的临床疗效。方法 收集全国 17 个省(市)、自治区从 2004~2009 年采用中医药治疗的 HIV/AIDS 患者 8946 例,对患者治疗后 4 个时间点(12、24、36、48 个月)的症状体征、证候分布、CD_4^+ 计数、治疗情况及病例脱落死亡情况进行观察分析。结果 中医药对发热、乏力、气短、咳嗽、纳呆、腹泻、皮疹等症状有明显疗效,其中以乏力改善最为突出。无症状期患者 CD_4^+ 计数随时间的变化而降低,艾滋病期患者 CD_4^+ 计数随时的变化而升高,12、24、36、48 个月时与治疗初始时比较,差异均有统计学意义($P < 0.05$ 或 $P < 0.01$)。结论 中医药可阶段性地提高和稳定患者免疫功能,改善症状体征,提高其生存质量。

关键词 艾滋病;艾滋病病毒;证候;CD_4^+;中医药疗法

国家中医药管理局从 2004 年 8 月开始,组织实施了中医药治疗艾滋病试点项目,先后在河北、安徽、河南、湖北、广东、北京、江西、湖南、广西、云南、陕西、吉林、黑龙江、四川、重庆、甘肃、新疆 17 个省(市)、自治区(尚缺甘肃、新疆数据)对艾滋病病毒(HIV)感染者/艾滋病(AIDS)患者进行中医药治疗。从 2004 年 5 个省扩大到 2009 年 17 个省,每年累计治疗患者逐渐增多。截止 2009 年 6 月,累计治疗 9267 例(计划治疗 5743 例),其中正在接受治疗 6172 例,脱落 2136 例,死亡 959 例。本文对其中的 8946 例数据进行分析(具体分析时对缺失数据不计入统计,故各指标总病例数与总数略有差别)。

1 资料与方法

1.1 诊断标准

西医诊断标准按照《艾滋病诊疗指南》[1]标准执行。中医辨证标准依据《中医药治疗艾滋病项目临床技术方案》[2]。

1.2 纳入标准

经当地疾病预防控制中心(CDC)确认的 HIV 感染者/AIDS 患者;符合中医辨证标准;签署知情同意书。

1.3 一般资料

8946 例患者中,男 5343 例,女 3603 例;平均年龄(38.51 ± 10.27)岁。感染途径:有偿供血 3079 例(34.42%),性传播 2248 例(25.13%),静脉吸毒 1916 例(21.42%),输血 746 例(8.34%),原因不明 592 例(6.62%),吸毒合并性传播 213 例(2.38%),母婴传播 79 例(0.88%),未记载 73 例(0.82%)。有合并症 1042 例(11.65%)。病程:从 HIV 测出时间开始算 1~201 个月,平均(17.52 ± 22.62)个月;从可能感染时间开始算为 1~300 个月,平均(113.29 ± 50.61)个月。分期:艾滋病期患者 4716 例(52.72%),无症状 HIV 感染者 3714 例(41.52%),急性感染期 26 例(0.29%),未记载者 490 例(5.48%)。治疗前患者中医证型分布情况(无症状期和艾滋病期患者共 8430 例,中医证型未记载者 606 例,对其中的 7824 例进行分析):艾滋病期:虚证 1592 例占 36%,其中以气阴两虚、肺肾不足型 822 例(18.81%)为

主；实证 769 例占 18%，以肝经风火、湿毒蕴结型 232 例（5.31%），热毒内蕴、痰热壅肺型 160 例（3.66%）为多；虚实夹杂证 2009 例占 46%，以脾肾亏虚、湿邪阻滞型 726 例（16.61%），气虚血瘀、邪毒壅滞型 467 例（10.69%）为常见。无症状期：虚证 1592 例占 46%，以气血两亏型 1270 例（36.77%）为主；实证 758 例占 22%，以肝郁气滞火旺型 357 例（10.34%）、痰热内扰型 182 例（5.27%）为多；虚实夹杂证 1104 例占 32%，以气阴两虚、脾肾不足、邪毒内蕴型 95 例（2.75%），邪毒炽盛、瘀血湿浊壅遏、肝脾肾俱虚型 85 例（2.46%）为常见。

2 方法

2.1 治疗方法

按照文献［2］的原则，选择中成药（制剂）与辨证施治相结合的治疗方法。

2.1.1 中成药（制剂）①益气养阴、祛瘀解毒：艾灵颗粒，由中国中医科学院广安门医院大兴制药厂生产，批号 20020820，每日 2 次，每次 2 袋；②健脾益肾、清热解毒：扶正抗毒胶囊，康爱保生胶囊，均由云南省中医中药研究院附属医院制剂室生产，批准文号分别是滇 2005L-ZJ002，滇药制字（Z）20090004A，每日 4 次，每次 6 粒；③补脾益肾、益气固本：芪苓益气片，成都恩威制药有限公司生产，国药准字 Z20050483，每日 3 次，每次 6 片；④补肾益气、活血化瘀：艾可清胶囊，由广州中医药大学热带病研究所生产，科研用药，每日 3 次，每次 3 粒；⑤健脾燥湿、益气补血：益爱康胶囊，由河南省中医药研究院附属医院制剂室生产，批号 20050618，每日 3 次，每次 5 粒。

2.1.2 中医辨证施治根据患者的症状、舌苔、脉象等情况进行中医辨证施治，参见《中医药治疗艾滋病项目临床技术方案》[2] 3 期 12 型使用方药加减。急性感染期：①风热型：银翘散加减；②风寒型：荆防败毒散加减。无症状期：①气血两亏型：八珍汤或归脾汤加减；②肝郁气滞火旺型：柴胡疏肝散加减；③痰热内扰型：温胆汤加减。艾滋病期：①热毒内蕴、痰热壅肺：清金化痰汤合麻杏石甘汤加减；②气阴两虚、肺肾不足：生脉散合百合固金汤加减；③气虚血瘀、邪毒壅滞：补中益气汤合血府逐瘀汤加减；④肝经风火、湿毒蕴结：龙胆泻肝汤加减；⑤气郁痰阻、瘀血内停：消瘰丸合逍遥丸加减；⑥脾肾亏虚、湿邪阻滞：参苓白术散加减；⑦元气虚衰、肾阴亏涸：补天大造丸加减。

2.1.3 西医治疗 高效抗反转录病毒疗法（HAART），药物主要是齐多夫定（AZT）/司他夫定（d4T）+ 拉米夫定（3TC）+ 奈韦拉平（NVP）/依非韦伦（EFV）。

2.2 观察项目及检测方法

2.2.1 安全性观察血、尿、便常规，肝肾功能，心电图，X 线检测，每 3 个月检测 1 次。并记录治疗过程中的不良反应。

2.2.2 疗效观察临床症状与体征变化情况，中医证候积分变化情况，治疗前后体重变化情况，每月观察记录 1 次。治疗前后 CD_4^+T 淋巴细胞检测，每 3 个月检测 1 次。病毒载量检测，每半年检测 1 次。中医证候积分：参照文献［2］中症状体征评价标准。将症状得分和体征得分相加之和计为症状和体征积分，作为中医辨证测定指标。每月随访 1 次。

2.2.3 疗效判定标准临床症状与体征判定标准、中医临床疗效评价标准均参照文献［2］，有效：临床症状体征改善，总积分下降。无效：临床症状体征无改善或加重，总积分未下降或有所增加。免疫指标疗效判定标准[2]：有效：CD_4^+ 逐渐上升，疗后 CD_4^+ 升高 ≥30%；稳定：CD_4^+ 无变化或逐渐上升，疗后 CD_4^+ 升高或下降 <30%；无效：CD_4^+ 下降 ≥30%。

表 1 临床症状、体征积分降低情况 ［例（%）］

月份	乏力	发热	咳嗽	腹泻	纳呆	气短	自汗	皮疹	黏膜溃疡
12 月	1972（43.29）	1136（26.52）	1226（28.42）	1128（26.4）	1504（30.07）	1386（31.59）	1283（29.98）	835（19.39）	367（8.65）
24 月	1542（47.26）	862（28.11）	964（31.29）	887（29.15）	1019（32.13）	1126（36.34）	1017（33.29）	671（22.15）	308（10.28）
36 月	1183（49.06）	655（28.32）	826（32.87）	698（30.12）	844（35.84）	873（37.01）	817（35.11）	542（23.39）	276（11.92）
48 月	759（52.06）	448（32.17）	500（35.49）	467（33.51）	558（38.86）	620（43.12）	532（38.09）	344（24.13）	159（11.46）

2.3 统计学方法

采用 SAS 9.1.3 统计软件分析，计量资料以（x±s）表示，组间比较分别应用 t 检验和非参数检验。

3 结果

3.1 不同时间症状体征疗效的比较

治疗前总例数为 8946 例，未记载有 1459 例。12 月 3368 例中，有效 2170 例（64.43%），无效 1198 例（35.57%）；24 月 2098 例，有效 1528 例（72.83%），无效 570 例（27.17%）；36 月 1310 例中，有效 1024 例（78.17%），无效 286 例（21.83%）；48 月 802 例中，有效 626 例（78.05%），无效 176 例（21.95%）。说明中医药对症状、体征总积分有较好改善作用。

3.2 临床主要症状、体征积分降低情况

表 1 示，在不同疗程中，患者主要症状体征积分治疗前后比较有统计学意义（$P < 0.05$）。中医药对发热、咳嗽、乏力、纳呆、腹泻等症状改善明显，其中以乏力改善最为突出，积分下降在 43.29% ~ 52.06%；其次为纳呆，积分

下降在30.07%～38.86%；其他如发热、咳嗽、腹泻、气短、自汗等症状积分下降均在26%以上；皮疹积分下降在19%～24%。

3.3 中医证型治疗前后变化情况

表2、表3示，虚证在无症状期占46.09%～81.03%，在艾滋病期占36.43%～55.98%，虚实夹杂证在艾滋病期占45.97%～38.27%。说明无症状期以虚证居多，艾滋病期以虚证和虚实夹杂证为主。

3.4 艾滋病期和无症状期患者CD_4^+T淋巴细胞比较

表4示，无症状期患者CD_4^+计数随时间的变化而降低，12月、24月、36月、48月时与0月时比较，差异均有统计学意义（$P<0.05$或$P<0.01$）。艾滋病期患者CD_4^+计数随时的变化而升高，12月、24月、36月、48月时与0月时比较，差异均有统计学意义（$p<0.05$或$p<0.01$）。

3.5 治疗前后CD_4^+疗效变化情况

表5示，各时间点患者有效率均在30%以内，大部分患者以稳定为主，无效患者亦占1/3左右，各时间点比较无统计学意义（$P>0.05$）。

表2 无症状期虚实证型分布变化情况 [例(%)]

月份	合计	虚证	实证	虚实夹杂证
0月	3454	1592 (46.09)	758 (21.95)	1104 (31.96)
12月	1774	1069 (60.26)	354 (19.95)	351 (19.79)
24月	1058	659 (62.29)	183 (17.30)	216 (20.42)
36月	566	421 (74.38)	66 (11.66)	79 (13.96)
48月	195	158 (81.03)	22 (11.28)	15 (7.69)

表3 艾滋病期虚实证型分布变化情况 [例(%)]

月份	合计	虚证	实证	虚实夹杂证
0月	4370	1592 (36.43)	769 (17.60)	2009 (45.97)
12月	3317	884 (26.65)	405 (12.21)	2028 (61.14)
24月	2554	1133 (44.36)	232 (9.08)	1189 (46.55)
36月	2087	1121 (53.71)	130 (6.23)	836 (40.06)
48月	1372	768 (55.98)	79 (5.76)	525 (38.27)

表4 艾滋病期和无症状期患者CD_4^+计数的比较（个/mm³, $\bar{x}\pm s$）

月份	无症状期 例数	无症状期 CD_4^+计数	艾滋病期 例数	艾滋病期 CD_4^+计数
0月	2697	375.03±189.82	3247	245.53±191.37
12月	921	349.43±186.49*	1174	301.40±178.03**
24月	656	324.62±180.64**	1007	294.24±181.29**
36月	492	362.10±190.66*	1074	331.46±209.36*
48月	368	336.87±208.76*	635	309.90±222.47*

注：与0月比较，*$P<0.05$，**$P<0.01$

表5 治疗前后CD_4^+疗效变化情况 [例(%)]

月份	例数	有效	稳定	无效
12月	3016	796 (26.4)	1522 (50.5)	698 (23.1)
24月	1663	445 (26.8)	728 (43.8)	490 (29.4)
36月	1566	439 (28.0)	626 (40.0)	501 (32.0)
48月	1003	236 (23.5)	360 (35.9)	407 (40.6)

3.6 不同病期干预手段分布情况

表6示，无症状期与艾滋病期在0～36月均以中医治疗为主。48月时中西医结合组所占比例均上升到42%左右。

表6 无症状期与艾滋病期干预手段分布情况

月份	分期	例数	中西医结合组	中医组
0月	无症状期	3714	74 (1.99)	3640 (98.01)
	艾滋病期	4716	517 (10.96)	4199 (89.04)
12月	无症状期	1774	29 (1.63)	1745 (98.37)
	艾滋病期	3317	264 (7.96)	3053 (92.04)
24月	无症状期	1058	26 (2.46)	1032 (97.54)
	艾滋病期	2554	330 (12.92)	2224 (87.08)
36月	无症状期	566	17 (3.00)	549 (97.00)
	艾滋病期	2087	263 (12.60)	1824 (87.40)
48月	无症状期	195	81 (41.54)	114 (58.46)
	艾滋病期	1372	577 (42.06)	795 (57.94)

3.7 随访情况

截止2009年6月，正在救治的HIV感染者/AIDS患者为6172例，超过计划（5743）429例。共脱落2136例（23.05%），死亡959例（10.34%）。治疗者许多是艾滋病期的晚期患者，病情难以控制而导致死亡。临床未见明显因服中药引起的不良反应。

4 讨论

本研究结果显示，接受中医药治疗后，患者临床症状有明显改善，中医药对发热、乏力、气短、咳嗽、纳呆、腹泻、皮疹等症状有明显疗效，1年有效率64.43%，4年上升到78.05%，其中以乏力改善最为突出。治疗后，患者体重有不同程度的增加，部分患者恢复了劳动能力，生活质量得到提高。

虚证在无症状期占比例为46.09～81.03%，在艾滋病期比例为36.43%～56.02%，随着治疗时间的推移均有上升的趋势，无症状期以虚证为主，随病程进展，病情复杂化，艾滋病期以虚证和虚实夹杂证多见。艾滋病患者以虚证居多，虚证贯彻始终。这与李发枝[3]认为五脏气血阴阳俱虚是贯穿艾滋病全过程的基本病机相符合。与张国梁等[4]调查473例HIV感染者和AIDS患者临床症状以虚为主的结果非常相似。此大样本、长时间（48个月）的中医药治疗观察,为确立艾滋病中医虚实并治,以补虚为主的治疗思路提供一定的依据。

CD_4^+细胞计数被作为监测HIV疾病进程的标记物[5]。在未治疗的情况下,CD_4^+细胞自然下降数为平均每年减少30~50个/mm^3[6]。在本观察中,经过48个月的治疗,无症状期CD_4^+计数下降幅度减慢,表明中医药治疗可减缓无症状期CD_4^+下降速度,但对病情进展的影响还需进一步观察;对于艾滋病期患者,其CD_4^+计数上升,本阶段治疗以抗病毒为主,中医药为辅,说明中西医结合治疗可以增加CD_4^+细胞数;但是,随着病情的进展,仍有3554例(约31%)的HIV感染者在48月时进展到AIDS期。

分析脱落主要原因:①治疗后,患者体力恢复,外出打工,失去联系;②中药汤剂口感差和服用不便,不愿继续服用;③吸毒感染者的依从性差(如广西、云南大多数患者为吸毒患者,居住分散,脱落率分别为36%、33%。而河南脱落率只有6%,这与患者居住集中、感染途径为有偿供血有关)。艾滋病期0~36个月均以中医治疗为主,48个月中西医结合上升到42%,这可能与上报数据中干预手段记录的缺失有关。中医证型记录的缺失或各时点大多数记录相同,导致无法分析中医证型的演变规律。

通过以上分析,中医药可阶段性地提高和稳定患者免疫功能,改善症状体征,提高其生活质量。同时,为不能接受抗病毒治疗的患者开辟了新的治疗途径,扩大了救治范围,为构建新的艾滋病防治工作体系发挥了积极作用。

参考文献(略)

(出自中医杂志2011年第52卷5期第395-398页)

2353例艾滋病患者中医药治疗4年保持率及影响因素研究

梁碧颜[1]　王健[1]　陆嘉明[1]　徐立然[2]　张国梁[3]　毛宇湘[4]　李晓东[5]　谭行华[6]

摘要　**目的**　对我国首批5个省中医药持续治疗艾滋病(HIV/AIDS)患者的4年治疗情况,以及保持治疗的影响因素进行分析。**方法**　采用乘积极限法计算不同随访时间的治疗保持率,采用Cox比例风险回归模型,对可能影响中医药治疗时间的因素进行分析。**结果**　共有2353例患者作为研究对象参加了为期4年的随访,其中男性1156例(49.1%),汉族2344例(99.6%),已婚2260例(96%),初中及以下文化程度2219例(94.3%),平均年龄为(41.52±8.98)岁,有偿供血1758例(74.7%),输血478例(20.3%),无症状期737例(31.3%),中西药合用患者963例(40.9%)。患者4年的中位治疗时间为44.84个月,治疗1、2、3、4年的保持率分别为86.6%、78.4%、72.2%、65.6%。Cox比例风险回归结果显示,合用西药患者(HR=0.805,$P<0.01$)和艾滋病期患者(HR=0.769,$P<0.01$)能减少患者治疗期间的脱失风险,感染途径为有偿供血患者(HR=1.373,$P<0.01$)会增加脱失的风险。**结论**　我国首批5省中医药治疗艾滋病持续治疗患者,4年治疗保持率为65.6%,其中感染途径、是否合用西药和分期对中医药持续治疗时间有影响。

关键词　中医药持续治疗;艾滋病;保持;影响因素

本研究通过对2004—2009年间我国首批5个省中医药治疗艾滋病患者中医药治疗情况开展分析,运用Cox生存分析方法了解中医药治疗艾滋病的保持率影响因素,为进一步工作提供依据。

资料与方法

1　研究对象　为2004年12月底前5个省(河南、安徽、河北、湖北、广东)进入中医药治疗艾滋病试点项目的患者,共计2353例纳入研究。

2　研究内容　包括性别、年龄、民族、婚姻、职业、感染途径、治疗方式、分期等情况,均从"中医药治疗艾滋病项目临床观察登记系统"(试点项目研发的软件系统)中获得。

3　研究方法　采用队列研究的方法,对我国首批5个省

基金项目:中国中医科学院自主课题(No.2006076)　作者单位:1.中国中医科学院中医药防治艾滋病研究中心(北京100700);2.河南中医学院第一附属医院(郑州450000);3.安徽省中医院(合肥230000);4.河北省中医院(石家庄050011);5.湖北中医药大学附属医院(武汉430061);6.广东省广州市第八人民医院(广州510060)

中2004年间入组,且随访开始时尚未退出治疗的2353例患者的治疗情况进行了分析。研究对象中最早开始治疗时间是2004年1月2日,随访终点为2009年6月30日。结局事件定义为随访终点前退出治疗。退出治疗指连续3个月未到门诊进行中医药治疗。截尾事件定义为在随访终点时,仍然未观察到研究对象出现预期的结局事件。本研究将2009年6月1—30日期间仍进行中医药治疗的患者,作为截尾数据处理。治疗保持时间定义:患者首次治疗日期至最后一次治疗日期治疗的天数。

4 统计学方法 采用 SPSS 11.5 统计软件进行统计处理。采用乘积极限法(Kaplan—eier法)计算不同随访时间的治疗保持率。以治疗时间和患者结局为应变量,以性别、年龄、感染途径等可能的因素作为自变量,变量及赋值说明见表1。应用Cox比例风险模型对影响中医药治疗时间的因素进行分析。

表1 Cox回归分析中影响因素及赋值说明

影响因素	变量名	赋值说明
性别	X_1	男=1,女=0
年龄	X_2	$X_2 \leq 18 = 1$,$18 < X_2 \leq 30 = 2$,$30 < X_2 \leq 40 = 3$,$>40 = 4$
婚况	X_3	已婚=1,未婚=2,离异=3,丧偶=4
民族	X_4	汉族=1,少数民族=0
文化程度	X_5	$X_5 \leq 9 = 0$,$X_5 \geq 9 = 1$
感染途径	X_6	输血=1,吸毒=2,性传播=3,母婴传播=4,有偿供血=5,不明原因=6
是否合用西药	X_7	否=0,是=1
疾病分期	X_8	无症状期=0,艾滋病期=1
治疗时间	t	实际治疗时间(月)
患者结局	Y	退出=0,截尾=1

结 果

1 一般情况 5个省在2004年期间共有2388例患者入组治疗,其中35例患者在治疗不到1个月退出了治疗。因此,共有2353例患者作为研究对象参加了随访,其中河南省1717例(73.0%)、安徽省355例(15.1%)、河北省103例(4.4%)、湖北省166例(7.0%)、广东省12例(0.5%)。研究对象中男性1156例(49.1%);汉族2344例(99.6%);已婚2260例(96%),未婚78例(3.3%),离异13例(0.6%),丧偶2例(0.1%);初中及以下文化程度2219例(94.3%);平均年龄为(41.52±8.98)岁;农民2207例(93.8%);感染途径:有偿供血1758例(74.7%),输血478例(20.3%),性传播61例(2.6%),母婴传播28例(1.2%),吸毒5例(0.2%),不明原因9例(0.4%),记录缺失14例(0.6%);无症状期737例(31.3%);中西药合用患者963例(40.9%)。

2 患者中医药治疗保持情况(表2) 患者中医药治疗时间最短为1个月,最长为64个月,中位治疗时间为44.84个月。用极限乘积法计算不同治疗时间患者治疗保持率,4年为65.6%。

表2 2004-2009年5个省中医药治疗艾滋病患者保持情况

治疗时间	例数	累计脱落例数	治疗保持率(%)
0个月	2353	0	100.0
12个月	2038	315	86.6
24个月	1845	508	78.4
36个月	1700	653	72.2
48个月	1544	809	65.6

3 中医药治疗保持时间影响因素分析(表3) 将各变量通过Cox模型进行多因素分析结果显示,对中医药治疗保持时间产生影响有关的因素为:感染途径、是否合用西药和分期($P < 0.05$)。从协变量X_{16}(感染途径)来看,有偿供血患者,治疗期间脱失的风险是其他感染途径患者的1.373倍。此外,合用西药患者退出治疗的风险减少约20%。艾滋病期患者比无症状期患者退出治疗的风险减少23%。

表3 COX模型回归变量表

变量	变量名称	回归系数(P)	标准误(SE)	P	HR(95% CI)	统计量(Wald)
X_6	感染途径(有偿供血与其他途径比较)	0.317	0.023	0.000	1.373(1.313~1.436)	191.737
X_7	是否合用西药	-0.217	0.054	0.000	0.805(0.724~0.896)	15.902
X_8	分期(无症状期与艾滋病期比较)	-0.263	0.057	0.000	0.769(0.688~0.860)	21.306

讨 论

黄世敬等10对21例中医治疗艾滋病患者观察治疗前CD_4^+计数均值为(286.4±156.7)cell/mm³,治疗10余年后,CD_4^+计数均值为(453.6±306.4)cell/mm³,结果显示,患者免疫功能有一定改善,并维持在较高水平,说明中药对提高患者的免疫功能,改善症状,延长患者生存时间有较好疗效,远期疗效较好。徐立然等[2]通过1349例患者长时间(60个月)中医治疗的临床治疗观察,结果显示:中药益艾康胶囊具有提高患者细胞免疫功能或使之保持稳定,并降低或稳定患者病毒载量的作用。因此,患者中医药治疗保持的时间长短,是反映中医药治疗艾滋病效果的关键之一。在本研究中,中医药治疗1、2、3、4年的保持率分别是86.6%、78.4%、72.2%、65.6%。此外,部分患者经过一段时间治疗以后,由于各种原因退出了中医药治疗。应通过进一步的研究,深入分析患者脱落的原因,为今后的工作提供依据。

2004年国家中医药管理局开始组织实施了中医药治疗艾滋病试点项目,首先在河南、河北、安徽、湖北、广东5个省开展试点工作。从统计资料来看,本组患者文化程度偏低,且以农民多(93.8%),这提示我们提供中医药治疗的同时,还要加强中医防治艾滋病宣传和中医药治疗的优点,积极开展对患者进行相关教育,降低患者的脱失率。

研究结果初步表明,合用西药患者(HR=0.805,P<0.01)和艾滋病期患者(HR=0.769,P<0.01)能降低患者治疗期间退出治疗的风险,但感染途径为有偿供血患者(HR=1.373,P<0.01)会增加患者退出治疗的风险。医务工作者应对感染途径为有偿供血、未合用西药、无症状期患者,提供更多的支持和帮助,加强与患者的交流与沟通,注意工作方法,使其愿意接受中医药持续治疗,延长治疗保持时间,降低脱失率,以提高中医药治疗艾滋病的依从性。

如何采取相关的干预措施,避免病例脱失,提高中医药治疗保持率,成为保证试点项目治疗点工作成效的关键之一。影响中医药治疗保持率的因素主要有感染途径、是否合用西药和分期。未合用西药、无症状期、感染途径为有偿供血患者易于脱失,故在中医药治疗艾滋病试点项目工作中关注这些因素,并采取有针对性的干预措施来减少脱失,延长中医药治疗的保持时间,并为今后研究提供思路。

参考文献(略)

(出自中国中西医结合杂志2011年第31卷4期第480-482页)

不同感染途径、CD_4^+绝对值计数对1189例无症状期HIV感染者潜伏期影响的横断面研究

郭建中[1]　杨小平[1]　徐立然[2]

(1. 河南省中医药研究院,河南郑州,450004; 2. 河南中医学院第一附属医院,河南郑州,450003)

摘要 目的:研究不同感染途径、不同水平CD_4^+绝对值计数对无症状期HIV感染者进入艾滋病期的发病时间(潜伏期)的影响。方法:采用横断面研究的方法,对全国10各中心1189例无症状期HIV感染者进行调查,利用Kaplan meier乘积极限法计算不同感染途径、不同CD_4^+绝对值计数水平的平均发病时间。结果:血液途径感染的无症状期HIV感染者的可能发病时间为8.99年,吸毒途径感染者7.42年,同性恋性途径感染者为6.92年,异性性途径感染者发病时间为7.70年;CD_4^+绝对值计数200~350/mm^3的无症状期HIV感染的可能发病时间为8.71年,350~450/mm^3水平者9.33年,450/mm^3以上者为9.09年。结论:患者的免疫功能与潜伏期呈正相关,不同传播途径的潜伏期不同,经血途径感染的无症状期HIV感染者潜伏期最长,与联合国艾滋病规划署(UNAIDS)研究结果经血途径感染潜伏期9.5年相比稍短;同性恋途径感染者潜伏期最短。

关键词 不同感染途径;不同CD_4^+水平;无症状期HIV感染者;发病时间(潜伏期)

艾滋病病毒(HIV)感染后,疾病进展一般分为三个阶段:急性感染期、无症状期、艾滋病期三期,无症状期时间的长短受多种因素的影响,同时无症状期的长短直接影响到HIV感染者的结局。艾滋病的生存时间一直是艾滋病研究领域关注的热点问题之一。

艾滋病患者的生存时间受到多个因素影响,自1996年随着高效抗逆转录病毒治疗在发达国家的全面引入,HIV感染者的临床疗效有了显著改善[1],由于HAART的采用,1997年美国AIDS的发病率首次下降[2],艾滋病的诊断时间、传播途径、机会性感染、个体因素等对生存时间都有重要的影响。为探讨无症状期HIV感染者的生存时间及T淋巴细胞CD_4^+计数、病毒载量对无症状期HIV感染者发病时间(潜伏期)的影响,对1189例不同传播途径、不同T淋巴细胞CD_4^+计数无症状期HIV感染者的生存时间进行分析,评价对无症状期HIV感染者生存时间判断方面的价值。

1 对象与方法

1.1 研究对象 2009年6月从河南、云南、湖南、湖北等地纳入1189例经不同传播途径感染的无症状期HIV感染者,对其进行了回顾性调查分析,病例资料来源于"十一

不同感染途径、CD_4^+绝对值计数对1189例无症状期HIV感染者潜伏期影响的横断面研究

"五"重大专项无症状HIV感染者中医药早期干预研究课题，1189例均符合卫生部HIV/AIDS诊断标准[3]。

1.2 研究方法 CD_4^+T淋巴细胞绝对值计数检测方法，所有标本均于采集标本后24h之内按说明书操作规程进行检测。采集外周血2mL，置于乙二胺四乙酸（EDTA）抗凝管于采集血样后24h内（流式细胞仪（FACSC alibur）进行）应用四色混合荧光标记单克隆抗体（Becton Dickinson公司，太原）检测CD_4^+。用FACSC alibur流式细胞仪Multi SET软件检测并进行自动分析，计算CD_4^+T淋巴细胞绝对值计数。

1.3 数据处理与分析 统计分析采用DAS 2.0软件进行分析，无症状HIV感染者进入艾滋病期的发病时间采用Kaplan Meier乘积极限法计算，组间比较采用Log Rank方法检验，结果以$P<0.05$认为有显著统计学差异。

2 结果

本课题自2009年6~9月在全国10个中心24个诊疗点纳入1199例，纳入标准：（1）符合HIV无症状期的诊断标准；（2）符合中医各证型诊断标准；（3）CD_4^+T细胞水平为$250\sim550/mm^3$；（4）年龄18~65岁，性别不限；（5）签署知情同意。1189例中，男758例，女431例；平均年龄（38.34±9.87）岁（18~65岁）。血液途径感染的337例（28.3%），吸毒途径感染239例（20.1%），性途径感染589例（49.5%），其他24例（2.01%）。

2.1 不同感染途径与无症状期HIV感染者发病时间关系

采用Kaplan meier方法计算1189例无症状期HIV感染者各种感染途径进入艾滋病期的发病时间，血液途径感染的无症状期HIV感染的可能发病时间为8.99年，吸毒途径感染者7.42年，同性恋性途径感染者为6.92年，异性性途径感染者发病时间为7.70年，其他感染途径不明者发病时间为5.93年，采用Log Rank方法检验统计学分析有显著的统计学意义（$P<0.05$）。见表1。

表1 不同感染途径无症状期HIV感染者进入艾滋病期发病时间（潜伏期）

感染途径	例数	非删失例数[例（%）]	右删失例数[例（%）]	平均潜伏期（年）	75%置信区间	Log-Rank（P）
血液传播	323	40（12.380）	283（87.620）	8.993±0.122	8.627（7.888，0）	<0.0001
吸毒	235	58（24.680）	177（75.320）	7.420±0.300	4.485（3.732，5.899）	
同性传播	149	22（14.770）	127（85.230）	6.916±0.235	6.652（4.836，0）	
异性传播	433	104（24.020）	329（75.980）	7.704±0.517	3.523（2.918，4.170）	
其它	20	4（20.000）	16（80.000）	5.932±0.529	4.975（3.373，0）	

注：1=血液途径感染，2=吸毒途径感染，3=同性途径感染，4=异性途径感染，5=其他（不明）。

2.2 不同CD_4^+绝对值计数水平与无症状期HIV感染者发病时间关系 采用Kaplan meier方法计算1189例无症状期HIV感染者不同CD_4^+计数水平进入艾滋病期的发病时间（潜伏期），CD_4^+绝对值计数$200\sim350/mm^3$的无症状期HIV感染的可能发病时间为8.71年，$350\sim450/mm^3$水平者9.33年，$450/mm^3$以上者为9.09年，采用Log Rank方法检验统计学分析有显著的统计学意义（$P<0.05$）。见表2。

表2 不同CD_4^+绝对值计数水平无症状期HIV感染者进入艾滋病期发病时间（潜伏期）

CD_4^+绝对值计数（$/mm^3$）	例数	右删失例数	右删失比例（%）	平均潜伏期（年）	Log-Rank（p）
200~350	456	327	71.71	8.71±0.354	<0.0001
350~450	449	381	84.86	9.33±0.262	
>450	238	210	88.24	9.09±0.271	

注：$1=>200<350/mm^3$，$2=350\sim450/mm^3$，$3=>450/mm^3$

3 讨论

无症状期HIV感染者的进入艾滋病期的发病时间也就是无症状期的自然发病史，疾病自然史是指患者的人在不接受任何治疗和干预措施的情况下，疾病从发生、发展到结局的整个过程[4]。HIV感染者无症状期一个具有转折意义的发展阶段，如果通过目前的诊疗技术延长或者使患者长期处于无症状期，HIV感染者的生存时间亦可延长，无症状期是一个较长且具有个体差异的时期。无症状期长短不同临床结局也不同，但具体的区分上存在争议，有研究认为HIV感染后有四种临床结局，快速进展者，典型进展者，长期不进展者和精英控制者[5]。本研究对不同感染途径、不同CD_4^+绝对值计数水平对进入艾滋病期的发病时间的影响进行研究。

本研究通过对感染途径对发病时间的影响进行分析，发现采用经血液途径感染的无症状期HIV感染的平均发病时间为8.99年，与UNAIDS提出发展中国家未使用抗病毒药物治疗HIV感染的平均潜伏期为9.5年[6]相近。

吸毒途径感染者7.42年，与郑锡文等人研究发现我国云南省吸毒人群艾滋病潜伏期为8年接近[7]，同性恋性途径感染者为6.92年，在荷兰、美国、澳大利亚和加拿大同性恋人群中的研究表明，中位潜伏期为8.3年[8]，比本研究长2.5年。异性性途径感染者发病时间为7.70年，与同性相比较较长，其之间的差别有待进一步研究。

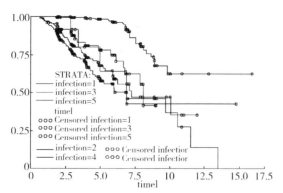

图1　不同感染途径的发病时间生存曲线图（FAS）

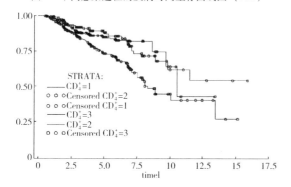

图2　不同CD_4^+水平发病时间生存曲线图（FAS）

通过CD_4^+分层分析，CD_4^+绝对值计数在350～450/mm^3水平无症状期HIV感染者潜伏期最长，本项研究为9.33年，而在200～350/mm^3水平者最短8.71年，与350～450/mm^3水平相比短0.62年，可以看出，HIV感染者处于无症状期的长短和免疫功能有重要的关系，免疫功能越好，进入艾滋病期越慢，潜伏期越长。无症状期对于HIV感染者来说是具有转折意义一个阶段，对于艾滋病的治疗延长无症状期也是治疗的一个重要治疗切入点，同样可以达到抗病毒治疗延长患者生存时间的目的。从研究结果来看提示我们，HIV感染者CD_4^+绝对值计数越低发病越快，但是处于无症状期，不符合抗病毒治疗标准，但又不能等着患者进入艾滋病期或CD_4^+绝对值计数小于200/mm^3再进行抗病毒治疗，中医药可以在无症状期介入，采用中医中药辨证论治提高患者的免疫力，进而延长患者的无症状期，延长患者生存时间，发挥中医药提高患者免疫力的能力，可见HIV感染者无症状期是中医药治疗艾滋病的黄金切入点。

从研究结果看，传播途径不同潜伏期不同，给临床上诊疗提供科学依据，不同的传播途径应该根据传播途径的特点制定不同的诊疗方案，以其延长患者的无症状期，延长生存期。

综上所述，潜伏期是HIV感染者疾病进展中的重要阶段，影响潜伏期长短的因素已成为潜伏期研究的重要内容，不同传播途径的潜伏期，和国际国内报道有一些差异。这些差异可能是多方面因素导致，感染的年龄、病毒载量的多少[9]、确诊时间[10]、性别[11]、地域[12]、社会家庭背景[13]、心理因素[14]对发病时间都有一定的影响。这些因素在临床上值得考虑和注意。

参考文献（略）

（出自辽宁中医杂志2012年第39卷9期第1806-1808页）

康爱保生系列制剂治疗1038例HIV/AIDS临床疗效回顾分析

赵竞

（云南省中医中药研究所，云南　昆明650223）

关键词：艾滋病；中药；疗效

1　对象与方法

1.1　对象　2005年12月至2010年3月期间云南省昆明、红河、文山、临沧、大理、德宏等地医疗机构收治的1038例服用康爱保生系列制剂、未行HAART治疗的HIV/AIDS患者。

1.2　方法　云南省中医中药研究院依据名老中医经验研制的康爱保生系列院内制剂（扶正抗毒胶囊、扶正抗毒散、扶正抗毒丸）解毒清热，活血祛湿，养阴益气等功效．使用方法：口服，胶囊剂6粒/次×4次/日，散剂1袋/次×4次/日，丸剂1袋/次×4次/日。

西医诊断及分期根据卫生部《艾滋病诊疗指南》，中医

基金项目：①国家十一五科技重大专项"无症状期HIV感染者中医药早期干预研究"（编号：2008ZX10005-002）②国家十一五科技重大专项"中医药治疗艾滋病疗效评价标准研究"（编号：2008ZX10005-012）③国家十一五科技重大专项"云南省防治艾滋病规模化现场流行病学和干预研究"（编号：2009ZX10004-902）

辨证及疗效评价根据《中医药治疗艾滋病临床技术方案（试行）》。

临床症状体征评分：医生依据患者的主要症状（发热、咳嗽、乏力、纳呆、腹泻、呕吐）、次要症状（气短胸闷、自汗、盗汗、恶心、脱发、头疼、胸疼、腹胀、腹疼、肌肉疼、关节疼、腰疼、皮肤瘙痒、月经失常）及主要体征（皮疹、黏膜溃疡、口糜、疱疹、卡波西肉瘤、淋巴结肿大）的频次和持续时间采用4级评分法，主要症状和主要体征计0、2、4、6分，次要症状计0、1、2、3分。所有单项症状体征评分之和即为总积分。

卡洛夫斯基积分：医生依据患者生存质量情况予以评价，评分范围0～100。

CD_4^+计数：有效：治疗后与治疗前相比上升大于50个/μL；稳定：治疗后与治疗前相比上升小于50个/μL或下降小于50个/μL；无效：治疗后与治疗前相比下降大于50个/μL。

HIV-RNA载量：有效：治疗后与治疗前相比下降大于0.510g/mL；稳定：治疗后与治疗前相比上升小于0.512.20g/mL或下降小于0.510g/mL；无效：治疗与治疗前相比上升大于0.510g/mL。

1.3 统计分析 统计方法采用配对t检验，检验水平α=0.05，使用SPSS15.0软件。

2 结果

2.1 一般资料 服用康爱保生系列制剂的1038例患者中：

性别：男性706例（68.0%），女性332例（32.0%）。

民族：汉族783例（75.4%），少数民族255例（24.6%）。

婚况：已婚587例（56.6%）、未婚325例（31.3%）、离异109例（10.5%）、丧偶17例（1.6%）。

教育程度：大专以上63例（6.2%）、高中160例（15.7%）、初中532例（52.2%）、小学107例（10.5%）、文盲158例（15.5%）、缺失18例。

可能感染途径分布：输血7例（0.6%），吸毒564例（51.2%），性接触387例（41.1%），不明原因105例（9.5%）。一名患者可有多种可能感染途径。

CD_4^+计数：有822例CD_4^+检测数据完整，其中CD_4^+计数≤200个/μL的患者264例（32.1%）；200个/μL＜CD_4^+计数＜350个/μL的患者285例（34.7%）；CD_4^+计数≥350个/μL的患者273例（33.2%）。

2.2 疗效分析

2.2.1 临床症状体征总积分 治疗后第6、12、24、36月，患者总积分均较治疗前显著下降。

表1 临床症状体征总积分治疗前后变化

时点	N	疗前 $\chi \pm S$	疗后 $\chi \pm S$	t值	P值
0月-6月	446	11.3565±9.98362	5.6054±6.41286	14.175	.000
0月-12月	264	7.5568±7.25556	2.9583±4.43309	14.067	.000
0月-24月	106	12.7925±10.49782	2.2547±3.77476	11.900	.000
0月-36月	24	13.7500±13.27060	1.5417±4.13867	5.138	.000

2.2.2 单项症状体征

治疗后24月与治疗前比较，发热、咳嗽、乏力、纳呆、腹泻、呕吐，气短胸闷、自汗、盗汗、恶心、脱发、头疼、腹疼、关节疼、腰疼、皮肤瘙痒、月经失常（女性），皮疹等症状体征评分均显著下降，其他症状体征无显著变化。

表2 单项症状体征治疗前后变化情况

症状体征		N	疗前 $\chi \pm S$	疗后 $\chi \pm S$	t值	P值
主要症状	发热	48	.71±1.051	.13±.489	4.399	.000
	咳嗽	52	.96±1.400	.23±.645	3.836	.000
	乏力	63	1.94±1.564	.89±1.002	4.739	.000
	纳呆	51	1.29±1.689	.47±.857	3.054	.004
	腹泻	50	.64±1.241	.16±.548	2.871	.006
	呕吐	47	.26±.675	.00±.000	2.595	.013

续表

症状体征		N	疗前 $\chi \pm S$	疗后 $\chi \pm S$	t值	P值
次要症状	气短胸闷	49	.41±.610	.20±.577	2.215	.032
	自汗	50	.72±.834	.12±.328	5.824	.000
	盗汗	50	.68±.891	.16±.422	4.261	.000
	恶心	47	.30±.507	.00±.000	4.027	.000
	脱发	49	.31±.508	.04±.200	3.786	.000
	头疼	51	.63±.747	.18±.385	4.788	.000
	胸疼	47	.13±.448	.02±.146	1.700	.096
	腹胀	47	.13±.337	.02±.146	1.945	.058
	腹疼	47	.28±.540	.06±.247	2.871	.006
	肌肉疼	51	.35±.594	.18±.434	1.926	.060
	关节疼	49	.49±.711	.14±.408	3.358	.002
	腰疼	49	.39±.640	.16±.472	2.294	.026
	皮肤瘙痒	55	.55±.899	.29±.737	2.806	.007
	月经失常（女性）	19	.63±.761	.05±.229	3.284	.004
主要体征	皮疹	51	1.45±2.266	.57±1.446	2.833	.007
	黏膜溃疡	46	.13±.619	.00±.000	1.430	.160
	口糜	46	.07±.442	.00±.000	1.000	.323
	疱疹	46	.04±.295	.07±.442	.275	.785
	卡波西肉瘤	46	.00±.000	.00±.000		
	淋巴结肿大	50	.52±1.418	.26±1.006	1.424	.161

2.2.3 卡洛夫斯基积分

治疗后第6、12、24、36月，患者卡洛夫斯基积分均较治疗前显著上升。

表3 卡洛夫斯基积分治疗前后变化

时点	N	疗前 $\chi \pm S$	疗后 $\chi \pm S$	t值	P值
0月-6月	446	88.5942±7.97574	91.6771±9.66140	-6.409	.000
0月-12月	264	92.0682±6.22969	96.0038±5.46645	-8.171	.000
0月-24月	106	88.9623±6.38887	95.4717±5.83619	-8.934	.000
0月-36月	24	87.5000±7.22315	95.8333±5.83592	-5.084	.000

2.2.4 体重

治疗后第6月，患者体重较治疗前显著上升；治疗后第12月，显著下降；治疗后第24、36月时，无显著变化。

表4 体重治疗前后变化（kg）

时点	N	疗前 $\chi \pm S$	疗后 $\chi \pm S$	t值	P值
0月-6月	446	56.4228±8.91630	57.1951±8.94905	-4.939	.000
0月-12月	264	57.8731±30.20488	57.1913±9.16515	-2.563	.010
0月-24月	106	57.3840±9.49540	57.7736±9.88340	-.873	.385
0月-36月	24	60.0875±10.46303	60.6042±10.04011	-.693	.495

2.2.5 每月感冒次数

治疗后第6、12、24月,患者每月感冒次数均较治疗前显著下降;治疗后第36月时,无显著变化。

表5 感冒次数治疗前后变化(次/月)

时点	N	疗前 $\chi \pm S$	疗后 $\chi \pm S$	t值	P值
0月-6月	428	.5491±1.18734	.3621±.82534	2.841	.005
0月-12月	256	.5273±1.20099	.2852±.62051	3.680	.000
0月-24月	100	.5700±.99752	.1200±.38350	4.417	.000
0月-36月	19	1.0526±1.43270	.3684±.83070	1.753	.097

2.2.6 CD_4^+ 计数

2.2.6.1 CD_4^+ 计数总体情况

治疗后第6、12、24、36月,患者CD_4^+计数均较治疗前无显著变化。

表6 CD_4^+ 计数总体疗效

时点	N	无效 N	无效 N%	稳定 N	稳定 N%	有效 N	有效 N%
0月-6月	179	50	27.9%	64	35.8%	65	36.3%
0月-12月	85	20	23.5%	37	43.5%	28	32.9%
0月-24月	44	19	43.2%	8	18.25	17	38.6%
0月-36月	8	4	12.5%	3	37.5%	4	50.0%

表7 CD_4^+ 计数治疗前后总体变化情况(个/μL)

时点	N	疗前 $\chi \pm S$	疗后 $X \pm S$	t值	P值
0月-6月	179	315.8324±201.99565	336.1117±185.90117	-1.559	.121
0月-12月	85	320.9765±128.20853	343.5412±155.70887	-1.401	.165
0月-24月	44	396.5909±265.45549	399.1364±207.76178	-.065	.948
0月-36月	8	254.2500±121.98097	329.0000±199.94785	-1.179	.277

2.2.6.2 分层 CD_4^+ 计数情况

根据入组CD_4^+水平分层:

CD_4^+ 计数≤200个/uL:治疗后第6、24月较疗前,显著上升;其余时点与治疗前相比无显著变化。

CD_4^+ 计数>200个/uL且<350个/uL:治疗后第6、12、24月较疗前,显著上升;其余时点与治疗前相比无显著变化。

CD_4^+ 计数≥350个/uL:治疗后第6、12、24月较疗前,显著下降;其余时点与治疗前相比无显著变化。

表8 分层 CD_4^+ 计数疗效

CD_4^+分层	时点	N	无效 N	无效 N%	稳定 N	稳定 N%	有效 N	有效 N%
≤200	0月-6月	52	6	11.5%	21	40.4%	25	48.1%
	0月-12月	15	0	.0%	7	46.7%	8	53.3%
	0月-24月	8	0	.0%	2	25.0%	6	75.0%
	0月-36月	3	0	.0%	1	33.3%	2	66.7%
201~	0月-6月	69	14	20.3%	29	42.0%	26	37.7%
	0月-12月	34	5	14.7%	14	41.2%	15	44.1%
	0月-24月	14	4	28.6%	2	14.3%	8	57.1%
	0月-36月	3	0	.0%	2	66.7%	1	33.3%

续表

CD_4^+ 分层	时点	N	无效		稳定		有效	
			N	N%	N	N%	N	N%
≥350	0月-6月	58	30	51.7%	14	24.1%	14	24.1%
	0月-12月	36	15	41.7%	16	44.4%	a	13.9%
	0月-24月	22	15	68.2%	4	18.2%	3	13.6%
	0月-36月	2	1	50.0%	0	.0%	1	50.0%

表9 分层 CD_4^+ 计数治疗前后变化情况（个/μL）

CD_4^+ 分层	时点	N	疗前 X±S	疗后 Z±S	t 值	P 值
≤200	0月-6月	52	134.8269±46.92703	224.0962±186.54361	-3.579	.001
	0月-12月	15	127.1333±45.40589	213.7333±177.15468	-1.979	.068
	0月-24月	8	125.5000±47.88677	315.1250±143.19760	-3.619	.009
	0月-36月	3	135.6667±27.61038	246.0000±143.14678	-1.129	.376
201~	0月-6月	69	283.5217±46.16900	330.2174±129.04478	-3.200	.002
	0月-12月	34	286.9118±46.20335	351.3235±142.57751	-2.524	.017
	0月-24月	14	278.5000±54.10780	408.7143±235.00325	-2.348	.035
	0月-36月	3	260.6667±40.52571	300.6667±115.95401	-.900	.463
≥350	0月-6月	58	516.5517±225.29179	443.5517±183.53576	3.012	.004
	0月-12月	36	433.9167±79.13005	390.2778±130.15894	2.337	.025
	0月-24月	22	570.3182±269.81553	423.5909±209.72832	2.943	.008
	0月-36月	2	422.5000±20.50610	496.0000±364.86710	-.270	.832

2.2.7 病毒载量

第2次检测值与第1次相比显著上升，第3次检测值与第1次相比无显著变化。

表10 病毒载量各时点疗效

时点	N	无效		稳定		有效	
		N	N%	N	N%	N	N%
第1次-第2次	27	9	33.3%	17	63.0%	1	3.7%
第1次-第3次	7	1	14.3%	2	28.6%	4	57.1%
第1次-第4次	1	0	.0%	1	100.0%	0	.0%

表11 病毒载量各时点变化情况（log/mL）

时点	N	疗前 $\bar{x}±S$	疗后 $\bar{x}±S$	t 值	P 值
第1次-第2次	27	3.6265±.88830	3.9924±.89982	-2.215	.036
第1次-第3次	7	3.6919±.81668	3.2138±1.09826	1.216	.270
第1次-第4次	1	3.5988	4.0062		

2.3 安全性分析 除血小板计数轻微下降外，其余各项安全性指标治疗后第24月与治疗前相比无显著变化。

表12 安全性指标治疗前后变化情况

指标	N	疗前 $\chi \pm S$	疗后 $\chi \pm S$	t值	P值
AST	45	39.8418 ± 39.21827	46.8113 ± 56.00468	.379	.707
ALT	46	39.1443 ± 50.99592	46.5402 ± 57.27279	.198	.844
Cr	43	75.6874 ± 24.60654	66.8072 ± 20.30890	1.160	.254
Bun	44	12.1339 ± 51.05342	4.0295 ± .99081	-.072	.943
BC	50	5.8690 ± 1.47977	5.4160 ± 1.82615	.487	.629
Hb	50	141.6600 ± 18.54791	142.3200 ± 19.49405	-1.719	.093
Plat	49	159.7939 ± 74.39581	154.5102 ± 69.80721	-3.215	.002

3 讨论

入组 CD_4^+ 的三个分层中病例数大致相等,可见患者病情轻重分布基本均衡。

治疗后第6、12、24、36月患者临床症状体征总积分、每月感冒次数在治疗后2年均显著下降、第3年保持稳定(例数均少仅19例),卡洛夫斯基积分均显著上升,体重保持稳定、在治疗后1年内显著增加。提示康爱保生系列制剂对改善患者症状体征、提高生存质量、增强机体免疫能力方面有较好的疗效。就单项症状而言,发热、咳嗽、乏力、纳呆、腹泻、呕吐、气短胸闷、自汗、盗汗、恶心、脱发、头疼、腹疼、关节疼、腰疼、皮肤瘙痒、月经失常(女性)、皮疹等改善最明显。

3年的治疗中 CD_4^+ 计数基本平稳,有一定的上升趋势。根据入组 CD_4^+ 水平分层分析: CD_4^+ 计数≤350个/μL 的患者在治疗后都有稳定或显著上升,上升主要出现在治疗后1年内。CD_4^+ 计数≥350个/μL 的患者治疗后2年都显著下降。提示康爱保生系列制剂对 CD_4^+ 水平不高的患者有稳定和一定提升作用。CD_4^+ 水平较高的患者该药不能阻止其下降,但对是否能减缓下降的速率却缺乏空白对照的比较。

病载因检测的例数较少而且没有基线值,对比分析困难。第2次检测和第1次检测相比是呈显著上升的,但由于前述原因该药对病毒的作用仍很难下结论。

服用康爱保生系列制剂的患者各项安全性指标治疗后第24月与治疗前相比无明显不良变化。表明该药临床应用是安全的。

参考文献(略)

(出自中华中医药学会防治艾滋病分会第八次年会论文集第183-188页)

扶正抗毒系列制剂治疗942例 HIV/AIDS 临床疗效回顾分析

赵竞

(云南省中医中药研究所,云南 昆明 650223)

关键字:艾滋病;中药;疗效

1 对象与方法

1.1 对象 2005年12月至2010年3月期间云南省昆明、红河、文山、临沧、大理、德宏等地医疗机构收治的942例服用扶正抗毒系列制剂、未行HAART治疗的HIV/AIDS患者。

1.2 方法 云南省中医中药研究院依据名老中医经验研制

基金项目:①国家十一五科技重大专项"无症状期HIV感染者中医药早期干预研究"(编号:2008ZX10005-002)②国家十一五科技重大专项"中医药治疗艾滋病疗效评价标准研究"(编号:2008ZX10005-012)③国家十一五科技重大专项"云南省防治艾滋病规模化现场流行病学和干预研究"(编号:2009ZX10004-902)

的扶正抗毒系列院内制剂（扶正抗毒胶囊、扶正抗毒散、扶正抗毒丸）解毒清热，活血祛湿，养阴益气等功效。使用方法：口服，胶囊剂6粒/次×4次/日，散剂1袋/次×4次/日，丸剂1袋/次×4次/日。

西医诊断及分期根据卫生部《艾滋病诊疗指南》，中医辨证及疗效评价根据《中医药治疗艾滋病临床技术方案（试行）》。

临床症状体征评分：医生依据患者的主要症状（发热、咳嗽、乏力、纳呆、腹泻、呕吐）、次要症状（气短胸闷、自汗、盗汗、恶心、脱发、头疼、胸疼、腹胀、腹疼、肌肉疼、关节疼、腰疼、皮肤瘙痒、月经失常）及主要体征（皮疹、黏膜溃疡、口糜、疱疹、卡波西肉瘤、淋巴结肿大）的频次和持续时间采用4级评分法，主要症状和主要体征计0、2、4、6分，次要症状计0、1、2、3分。所有单项症状体征评分之和即为总积分。

卡洛夫斯基积分：医生依据患者生存质量情况予以评价，评分范围0～100。

CD_4^+ 计数：有效：治疗后与治疗前相比上升大于50个/μL；稳定：治疗后与治疗前相比上升小于50个/μL或下降小于50个/μL；无效：治疗后与治疗前相比下降大于50个/μL。

HIV-RNA载量：有效：治疗后与治疗前相比下降大于0.510g/mL；稳定：治疗后与治疗前相比上升小于0.510g/mL或下降小于0.510g/mL；无效：治疗与治疗前相比上升大于0.510g/mL。

1.3 统计分析 统计方法采用配对t检验，检验水平α=0.05，使用SPSS15.0软件。

2 结果

2.1 一般资料 服用扶正抗毒系列制剂的942例患者中：

性别：男性577例（61.3%），女性365例（38.7%）。

民族：汉族731例（77.6%），少数民族211例（22.4%）。

婚况：已婚532例（56.5%）、未婚307例（32.6%）、离异94例（10.0%）、丧偶9例（1.0%）。

教育程度：大专以上57例（6.2%）、高中158例（17.1%）、初中492例（46.9%）、小学105例（11.4%）、文盲110例（11.9%），缺失20例。

可能感染途径分布：输血8例（8.0%），吸毒449例（47.7%），性接触442例（46.9%），不明原因88例（9.3%）。一名患者可有多种可能感染途径。

CD_4^+ 计数：有752例 CD_4^+ 检测数据完整，其中 CD_4^+ 计数≤200个/μL的患者106例（14.1%）；200个/μL< CD_4^+ 计数<350个/μL的患者250例（33.2%）； CD_4^+ 计数≥350个/μL的患者396例（52.7%）。

2.2 疗效分析

2.2.1 临床症状体征总积分

治疗后第6、12、24、36月，患者总积分均较治疗前显著下降。

表1 临床症状体征总积分治疗前后变化

时点	N	疗前 $\bar{x} \pm S$	疗后 $\bar{x} \pm S$	t值	P值
0月-6月	429	7.5594±7.60744	3.5851±4.70339	11.042	0.000
0月-12月	264	7.5568±7.25556	2.9583±4.43309	10.470	0.000
0月-24月	123	9.1382±8.42063	2.3740±43.6904	8.662	0.000
0月-36月	29	11.8966±10.14307	1.1724±2.23717	5.730	0.000

2.2.2 单项症状体征

治疗后24月与治疗前比较，乏力、呕吐、自汗、头疼、肌肉疼、腰痛等症状体征评分均显著下降，其他症状体征无显著变化。

表2 单项症状体征治疗前后变化情况

症状体征		N	疗前 $\bar{x} \pm S$	疗后 $\bar{x} \pm S$	t值	P值
主要症状	发热	36	.61±1.337	.22±.637	1.484	.147
	咳嗽	43	.88±1.179	.65±1.044	1.044	.303
	乏力	51	1.84±1.488	1.25±1.495	2.391	.021
	纳呆	38	.63±1.149	.47±.979	.770	.446
	腹泻	37	.4±.959	.24±.693	.902	.373
	呕吐	32	.25±.672	.00±.000	2.104	.044

续表

症状体征		N	疗前 $\chi \pm S$	疗后 $\chi \pm S$	t 值	P 值
次要症状	气短胸闷	40	.63±.838	.38±.628	1.497	.142
	自汗	36	.69±.951	.28±.659	2.118	.041
	盗汗	44	.52±.849	.55±.875	-.141	.888
	恶心	37	.19±.462	.16±.374	.255	.800
	脱发	36	.22±.485	.14±.351	1.000	.324
	头疼	37	.68±.818	.16±.374	4.272	.000
	胸疼	33	.12±.415	.09±.292	.442	.662
	腹胀	34	.32±.684	.09±.288	1.963	.058
	腹疼	34	.32±.589	.15±.436	1.436	.160
	肌肉疼	33	.42±.751	.12±.331	2.261	.031
	关节疼	35	.23±.490	.20±.406	.274	.786
	腰疼	34	.50±.826	.15±.359	2.534	.016
	皮肤瘙痒	40	.35±.622	.28±.506	.595	.555
	月经失常（女性）	16	.31±.704	.25±.775	.235	.817
主要体征	皮疹	39	.85±1.814	.59±1.117	.745	.461
	黏膜溃疡	32	.38±1.264	.06±.354	1.329	.194
	口糜	32	.00±.000	.09±.530	-1.000	.325
	疱疹	32	.00±.000	.09±.530	-1.000	.325
	卡波西肉瘤	31	.00±.000	.00±.000	-	-
	淋巴结肿大	38	.37±1.195	.63±1.441	-.903	.372

2.2.3 卡洛夫斯基积分

治疗后第6、12、24、36月,患者卡洛夫斯基积分均较治疗前显著上升。

表3 卡洛夫斯基积分治疗前后变化

时点	N	疗前 $\chi \pm S$	疗后 $\chi \pm S$	t 值	P 值
0月-6月	429	92.2634±6.35096	95.4825±5.70070	-9.445	0.000
0月-12月	264	92.0682±6.22969	96.0038±5.46645	-8.780	0.000
0月-24月	123	92.1138±6.77532	96.9756±5.79636	-6.527	0.000
0月-36月	29	88.9655±6.46133	98.2759±3.84426	-8.050	0.000

2.2.4 体重

治疗后第6、12、36月,患者体重均较治疗前无显著差异;治疗后第24月,体重较治疗前显著增加。

表4 体重治疗前后变化 (kg)

时点	N	疗前 $\chi \pm S$	疗后 $\chi \pm S$	t 值	P 值
0月-6月	429	57.0023±24.17124	56.7319±9.38894	.242	0.809
0月-12月	264	57.8731±30.20488	57.1913±9.16515	.375	0.708
0月-24月	123	56.1463±9.30554	58.1098±9.76539	-4.188	0.000
0月-36月	29	55.8793±9.05997	57.4310±10.25194	-1.702	0.100

2.2.5 每月感冒次数

治疗后第6、12、24月,患者每月感冒次数均较治疗前显著下降。

表5 感冒次数治疗前后变化(次/月)

时点	N	疗前 $\bar{x} \pm S$	疗后 $\bar{x} \pm S$	t值	P值
0月-6月	414	.5072±1.30882	.2850±.66085	3.047	0.002
0月-12月	256	.5273±1.20099	.2852±.62051	2.953	0.0003
0月-24月	122	.6475±1.52620	.1885±.64708	3.059	0.003
0月-36月	28	1.0357±2.04545	.2143±.49868	2.379	0.025

2.2.6 CD_4^+ 计数

2.2.6.1 CD_4^+ 计数总体情况

治疗后第6、12、24、36月,患者 CD_4^+ 计数均较治疗前无显著变化。

表6 CD_4^+ 计数总体疗效

时点	N	无效 N	无效 N%	稳定 N	稳定 N%	有效 N	有效 N%
0月-6月	194	70	36.1%	58	29.9%	66	34.0%
0月-12月	98	38	38.8%	35	35.7%	25	25.5%
0月-24月	60	31	51.7%	15	25.0	14	23.3%
0月-36月	14	7	50.0%	4	28.6%	3	21.4%

表7 CD_4^+ 计数治疗前后总体变化情况(个/μL)

时点	N	疗前 $\bar{x} \pm S$	疗后 $\bar{x} \pm S$	t值	P值
0月-6月	194	426.2835±212.36230	410.1701±217.53031	1.186	0.237
0月-12月	98	400.6429±181.43769	382.02042±208.30949	1.183	0.240
0月-24月	60	459.0000±240.91443	424.8667±252.15851	1.376	0.174
0月-36月	14	496.7857±252.53124	399.0714±173.16176	1.545	0.146

2.2.6.2 分层 CD_4^+ 计数情况

根据入组 CD_4^+ 水平分层:

CD_4^+ 计数 ≤200 个/uL:治疗后第6月较疗前显著上升,其余时点与治疗前相比无显著变化。

CD_4^+ 计数 >200 个/uL 且 <350 个/uL:治疗后第6月较疗前显著上升;其余时点与治疗前相比无显著变化。

CD_4^+ 计数 ≥350 个/uL:治疗后各时点均较治疗前显著下降

表8 分层 CD_4^+ 计数疗效

CD_4^+ 分层	时点	N	无效 N	无效 N%	稳定 N	稳定 N%	有效 N	有效 N%
≤200	0月-6月	14	1	7.1%	4	28.6%	9	64.3%
	0月-12月	12	1	7.3%	5	41.7%	6	50.0%
	0月-24月	3	0	.0%	0	.0	3	100.0%
	0月-36月	0	0	.0%	0	.0	0	.0%

续表

CD$_4^+$ 分层	时点	N	无效		稳定		有效	
			N	N%	N	N%	N	N%
201~350	0月-6月	65	12	18.5%	23	35.4%	30	46.2%
	0月-12月	26	4	15.4%	12	46.2%	10	38.5%
	0月-24月	16	6	37.5%	6	37.5%	4	25.0%
	0月-36月	3	0	.0%	1	33.3%	2	66.7%
≥350	0月-6月	115	57	49.6%	31	27.0%	27	23.5%
	0月-12月	60	33	55.0%	18	30.0%	9	15.0%
	0月-24月	41	25	61.0%	9	22.0%	7	17.1%
	0月-36月	11	7	63.6%	3	27.3%	1	9.1%

表9 分层 CD$_4^+$ 计数治疗前后变化情况（个/μL）

CD$_4^+$ 分层	时点	N	疗前 $\bar{X} \pm S$	疗后 $\bar{Z} \pm S$	t值	P值
≤200	0月-6月	14	132.3571±50.49236	247.9429±158.90859	-2.616	.021
	0月-12月	12	144.9167±42.99357	257.5833±164.58126	-2.135	.056
	0月-24月	3	85.3333±70.81196	331.3333±142.14195	-2.688	.115
	0月-36月	-	-	-	-	-
201~350	0月-6月	65	277.8615±47.60117	319.4923±122.13224	-3.037	.003
	0月-12月	26	287.8462±43.01320	315.0769±121.67397	-1.279	.213
	0月-24月	16	264.9375±44.51287	297.8125±228.59053	-.620	.544
	0月-36月	3	281.3333±50.06329	412.0000±122.47857	-2.130	.167
≥350	0月-6月	115	545.9565±192.79411	481.2087±236.29295	3.300	.001
	0月-12月	60	500.6667±154.63359	435.9167±227.90180	3.372	.001
	0月-24月	41	562.0732±219.52020	481.2927±250.60769	3.179	.003
	0月-36月	11	555.5455±254.31963	395.5455±189.51642	2.358	.040

2.2.7 病毒载量

第2、3次检测值与第1次相比无显著变化。

表10 病毒载量各时点疗效

时点	N	无效		稳定		有效	
		N	N%	N	N%	N	N%
第1次-第2次	46	16	34.8%	24	52.2%	6	13.0%
第1次-第3次	11	2	18.2%	6	54.5%	3	27.3%
第1次-第4次	1	1	100.0%	0	.0%	0	.0%

表11 病毒载量各时点变化情况（log/mL）

时点	N	疗前 $\bar{\chi} \pm S$	疗后 $\bar{\chi} \pm S$	t值	P值
第1次-第2次	27	3.3603±1.03284	3.4824±1.24014	-.787	0.436
第1次-第3次	7	3.4120±1.29475	3.3426±1.21801	.200	0.846
第1次-第4次	1	2.2742±-	4.4564±-	-	-

2.3 安全性分析
各项安全性指标治疗后第24月与治疗前相比无显著变化。

表12 安全性指标治疗前后变化情况

指标	N	疗前 $\chi \pm S$	疗后 $\chi \pm S$	t值	P值
AST	45	39.8418 ± 39.21827	46.8113 ± 56.00468	-.379	.475
ALT	46	39.1443 ± 50.99592	46.5402 ± 57.27279	1.931	.443
Cr	43	75.6874 ± 24.60654	66.8072 ± 20.30890	1.053	.060
Bun	44	12.1339 ± 51.05342	4.0295 ± .99081	1.726	.298
BC	50	5.8690 ± 1.47977	5.4160 ± 1.82615	-.247	.091
Hb	50	141.6600 ± 18.54791	142.3200 ± 19.49405	.486	.806
Plat	49	159.7939 ± 74.39581	154.5102 ± 69.80721	-.773	.629

3 讨论

治疗后第6、12、24、36月患者临床症状体征总积分、每月感冒次数均显著下降，卡洛夫斯基积分均显著上升，体重保持稳定在24月后还出现了增加趋势。提示扶正抗毒系列制剂对改善患者症状体征、提高生存质量、增强机体免疫能力方面有较好的疗效。就单项症状而言，乏力、呕吐、自汗、头疼、肌肉疼、腰疼等改善最明显。

36个月的治疗中，患者CD_4^+计数均较治疗前变化不显著，呈平衡状态。治疗前CD_4^+计数≤350个/μL的患者CD_4^+计数表现出一定的上升趋，部分时点还呈现显著上长。而治疗前CD_4^+计数≥350个/μL的患者却出现了显著下降。提示扶正抗毒系列制剂对CD_4^+水平不高的患者具有稳定作用。CD_4^+水平较高的患者该药不能阻止其下降，但对是否能减缓下降的速率却缺乏空白对照的比较。

病毒载量因检测的例数较少、缺乏基线值，对比分析困难。然而现有的数据仍然提示患者病载呈平稳状态。提示扶正抗毒系列制剂可能具有稳定病载的作用。

对服用扶正抗毒系列制剂的患者各项安全性指标治疗后第24月与治疗前相比无显著变化。表明该药临床应用是安全的。

参考文献（略）

(出自中华中医药学会防治艾滋病分会第八次年会论文集第218-223页)

益艾康胶囊与辨证施治相结合治疗艾滋病患者885例临床观察

李发枝[1] 徐立然[1] 张明利[2] 郭建中[2]

（1. 河南中医学院第一附属医院国家中医药艾滋病临床研究基地，河南省中医药防治艾滋病临床研究中心，河南省郑州市人民路19号，450000；2. 河南省中医药研究院）

摘要 目的 观察益艾康胶囊结合中医辨证治疗艾滋病患者的临床疗效。方法 收集自2004年10月~2008年10月河南省885例艾滋病患者，采用益艾康胶囊为主与辨证施治相结合的方法予以治疗，口服益艾康胶囊每次5粒，每日3次，治疗周期48个月，对治疗前后症状体征积分、感冒次数、Karnovsky评分、CD_4^+T淋巴细胞计数、病毒载量及病死率等方面的变化进行比较。结果 治疗后患者临床症状与体征积分均明显降低、Karnovsky评分及体重升高、感冒次数减少，与治疗前比较差异有统计学意义（P<0.01）；病毒载量下降加稳定者占84.8%，CD_4^+T淋巴细胞计数较治疗前明显下降（P<0.01），病死率逐年下降。结论 益艾康胶囊结合中医辨证治疗可改善患者临床症状和体征，减少机会性感染，降低病毒载量及病死率。

关键词 艾滋病；益艾康胶囊；辨证施治；中医药疗法

艾滋病是人类免疫缺陷病毒（HIV）感染所引起的获得性免疫缺陷综合征（AIDS），以免疫系统损害和机会性感染为主要特征。艾滋病具有很强的传染性和病状相似的临床特征，故属中医学的"疫毒"范畴，艾滋病"疫毒"经血液、性接触或母婴传播途径侵入人体，首先损伤脾脏，终至五脏气血阴阳俱虚，或兼风寒火热，或兼痰饮水湿，或兼气滞血瘀等实邪，这是艾滋病的基本病机。我们据此制定了健脾益气、滋阴养血、祛风清热、化湿解毒的治疗法则，选用相应的方药，制成益艾康胶囊，并与辨证施治联合治疗。自2004年10月～2008年10月对河南省885例HIV/AIDS患者进行4年（48个月）治疗观察，结果如下。

1 资料

1.1 一般资料

2004年10月，河南省在5市9县（区）启动了中医中药治疗艾滋病试点项目，为艾滋病患者提供免费中医药临床救治。我们选择发病率较高、患者比较集中的河南省驻马店市（上蔡县、新蔡县、确山县）、开封市（尉氏县）、商丘市（睢县）、周口市（商水县、沈丘县）、南阳市（唐河县、宛城县）试点项目观察点，作为临床救治平台。选择了885例患者给予益艾康胶囊为主与辨证施治相结合的方法治疗，其中男447例，女438例；年龄25～62岁，平均45.8岁；首次有偿供血至入组的时间为9～16年，平均12.15年。

1.2 诊断及辨证标准

诊断标准按照中华医学会感染病学分会艾滋病组制定的《艾滋病诊疗指南》[1]标准执行。中医辨证标准依据国家中医药管理局颁布《中医药治疗艾滋病项目临床技术方案》[2]和《河南省中医药治疗艾滋病常见病症辨证治疗要点》（河南省中医药管理局内部资料）。

1.3 纳入标准

经当地疾病预防控制中心（CDC）确认的HIV/AIDS患者；符合《中医药治疗艾滋病项目临床技术方案》[2]；不适宜应用HAART[1]疗法治疗者；接受HAART疗法治疗不能耐受而退出者；接受HAART疗法治疗但毒副反应明显者；依从性良好，知情同意，并签署知情同意书；年龄18～65岁，男女不限。

1.4 排除标准

合并严重肝、肾、心、脑等原发性疾病者；严重精神疾病患者；妊娠或哺乳期妇女；对中药制剂过敏者；不能按照规定进行治疗及检测者。

2 方法

2.1 治疗方法

益艾康胶囊（豫药制字：LZ05002，产品批号：2080204，0.5g/粒，60粒/瓶；由人参、黄芪、白术、茯苓、当归、川芎、白芍、黄芩等组成）每日3次，每次5粒，温开水送服。根据患者的证候、舌苔、脉象等情况进行中医辨证施治（参见《中医药治疗艾滋病项目临床技术方案》[2]及《河南省中医药治疗艾滋病常见病症辨证治疗要点》）。煎药机加工为每剂中草药250ml×2袋装，每次1袋，每日2次，保质期7天。

2.2 观察指标及方法

①临床症状与体征积分[2]变化情况观察；②Karnovsky（卡氏）评分[2]变化情况观察；③治疗前后每月感冒次数变化情况观察；④治疗前后体重变化情况观察；⑤治疗前后CD_4^+T淋巴细胞计数，由河南省疾病预防与控制中心采用流式细胞仪检测；⑥病毒载量检测，由解放军第三〇二医院采用荧光定量聚合酶链（PCR）检测方法检测。

2.3 统计学方法

采用SPSS13.0统计分析软件处理。计量资料采用t检验，方差不齐时用t'检验，同组前后比较采用配对t检验。计数资料采用卡方检验、校正卡方检验、Fisher精确检验等。等级资料采用CMH法。

3 结果

经过48个月的治疗，目前正在接受治疗的患者730例（占总例数的82.5%），脱落29例（占总例数的3.3%），艾滋病相关死亡120例（占总例数的13.6%），意外死亡6例（占总例数的0.7%）。

3.1 患者治疗前后临床症状体征积分比较

表1示，治疗前后患者发热、咳嗽、乏力、腹泻、呕吐、自汗、盗汗、皮肤瘙痒、皮疹、黏膜溃疡、疱疹、淋巴结肿大、症状体征总积分均有统计学差异（P<0.01），提示中医药可以改善患者的症状体征。

表1 患者治疗前后症状体征积分比较（分，$\bar{x}\pm s$）

症状体征	治疗前（885例）	治疗后（730例）
发热	1.10±2.58	0.16±0.56*
咳嗽	1.26±1.66	0.39±0.84*
乏力	2.44±1.87	0.88±1.03*
腹泻	1.21±1.68	0.15±0.57*
呕吐	0.50±1.22	0.02±0.07*
自汗	0.71±1.90	0.11±0.34*
盗汗	0.45±0.85	0.05±0.24*
皮肤瘙痒	0.84±1.57	0.23±0.63*
皮疹	0.66±0.97	0.19±0.45*
黏膜溃疡	0.36±1.07	0.007±0.11*
疱疹	0.22±0.80	0.002±0.07*
淋巴结肿大	0.21±0.80	0.005±0.10*
总积分	17.69±14.74	4.16±5.08*

注：与治疗前比较，*P<0.01

3.2 患者治疗前后卡氏评分、体重及感冒次数比较

表2示，治疗后患者卡氏评分、体重均较治疗前明显

提高，感冒次数明显下降，差异均有统计学意义（P<0.01）。

表2 患者治疗前后卡氏评分、体重及感冒次数比较（$\bar{x}\pm s$）

时间	例数	卡氏评分（分）	体重（kg）	感冒次数（次/月）
治疗前	885	71.21±30.99	58.61±11.42	1.41±2.16
治疗后	730	90.59±8.36*	60.79±8.42*	0.25±0.53*

注：与治疗前比较，*P<0.01

3.3 患者治疗前后 CD_4^+T 淋巴细胞计数比较

患者治疗前 CD_4^+T 淋巴细胞计数为（336.2±217.6）个/μl，治疗后为（303.4±226.2）个/μl，治疗后 CD_4^+T 淋巴细胞计数较治疗前明显降低，差异有统计学意义（P<0.01）。CD_4^+T 淋巴细胞计数以升降50个/μl为评定值，计数增加>50个/μl为上升，±50个/μl为稳定，减少>50个/μl为下降。结果 CD_4^+T 淋巴细胞计数上升者207例占28.3%，稳定者155例占21.3%，下降者368例占50.4%。CD_4^+T 淋巴细胞计数以升降30个/μl为评定值，计数增加>30个/μl为上升，±30个/μl为稳定，减少>30个/μl为下降，结果 CD_4^+T 淋巴细胞计数上升者236例占32.3%，稳定者98例占13.4%，下降者396例占54.3%。

3.4 患者治疗前后病毒载量比较

由于经济方面和样本量大等原因，我们采取整群抽样的原则，在发病率较高、病程较长的河南省驻马店市上蔡县、新蔡县、确山县选择83例患者进行血清病毒载量检测，经过48个月治疗观察，其中病死4例。患者病毒载量治疗前为（4.10±1.23）log，治疗后为（3.13±1.02）log，治疗前后比较差异具有统计学意义（P<0.01）。以病毒载量升降0.5log为基准，病毒载量增加>0.5log为上升，±0.5log为稳定，减少>0.5log为下降，中药组病毒载量下降46例占58.22%，稳定21例占26.58%，上升12例占15.15%。

3.5 患者不同时间点病死率结果

2004年死亡8例占0.90%，2005年死亡41例占4.68%，2006年死亡28例占3.35%，2007年死亡24例占2.97%，2008年死亡19例占2.42%，经过4年治疗后，患者病死率呈逐年下降趋势，提示中医药可以降低HIV/AIDS患者病死率。

4 讨论

近些年来，国内外对于中医药治疗艾滋病的研究，大多从两个方面进行探索，一是认为其病因为"瘟疫"、"伏气温病"，用清热解毒类中药，试图通过实验室及临床研究，从此类药物中筛选出具有抗HIV作用的单味或复方中草药；二是认为其病因为"虚劳"，用补益类中药，包括益气养血、补肾温阳等，认为此类中药具有提高细胞免疫功能的作用。我们根据传统中医学基本理论，应用"辨证求因"、"审因论治"，即"辨证施治"的原则，将艾滋病的感染途径、病因性质、临床表现等进行归纳分析，认为艾滋病"疫毒"（HIV）经血液、性接触或母婴传播侵入人体，首先损伤脾脏，致脾气亏虚，进而损及其他四脏，终至五脏气血阴阳俱虚，并伴有或风寒火热，或痰饮水湿，或气滞血瘀等邪，为其基本病机。根据其病因病机，确定其治疗法则为益气健脾，滋阴养血，祛风清热，化湿解毒，选用具有上述功效的方药，制成益康胶囊应用于临床，对于重症患者，则加服辨证施治的中药汤剂予以治疗。通过大样本（885例）、长时间（48个月）的临床治疗观察，结果显示，临床症状与体征显著改善，生活质量明显提高，机会性感染显著减少，病死率逐年下降，取得了较好临床疗效。病毒载量（83例）下降加稳定者占84.8%，提示中医药有降低或稳定病毒载量的作用；对于 CD_4^+T 淋巴细胞作用治疗前后比较亦有统计学差异（P<0.01），治疗后有所下降，说明中医药有稳定或减缓 CD_4^+T 淋巴细胞下降趋势作用。

由于我省中医药治疗艾滋病项目属于国家中医药管理局的临床救治项目，而不是以课题立项的科研项目，所以未与单服抗病毒药者作对照研究，病毒载量检测病例较少；此外，检测指标亦较少，如细胞毒性淋巴细胞（CTL）、自然杀伤细胞（NK）、抗原呈递细胞、白细胞介素-1（IL-1）、白细胞介素-2（IL-2）、肿瘤坏死因子-A（TNF-A）等等均未进行检测，对此，有待进一步深入研究，以探索中医药治疗艾滋病的机理。

参考文献（略）

（出自中医杂志，2010年第5卷9期第808-810页）

中药对807例HIV/AIDS病人CD_4^+淋巴细胞计数的影响

王健[1]　刘颖[1]　邹雯[1]　徐立然[2]　方路[3]　王玉光[4]　张国梁[5]　陆嘉鸣[1]　周俊[1]

(1. 中国中医科学院中医药防治艾滋病研究中心，北京 100700；
2. 河南省中医药研究院，郑州 450004；3. 云南中医中药研究所，昆明 650000；
4. 北京地坛医院，北京 100045；5. 安徽省中医院，合肥 230000)

摘要　**目的**　观察中医药治疗艾滋病试点项目中，连续接受中药治疗36个月的807例艾滋病病毒(HIV)/艾滋病(AIDS)病人CD_4^+淋巴细胞计数的变化情况，以探讨长期中药治疗对病人免疫功能的影响。**方法**　用自身前后对照的方法，对807例HIV/AIDS病人经中医药治疗后7个时点(疗前、6、12、18、24、30、36个月)的CD_4^+计数变化、分层分析(<200个/mm^3、200~350个/mm^3、>350个/mm^3)、不同病期、不同干预手段、可能感染时间等方面进行分析，并对7个时点主要症状积分的变化进行观察。**结果**　中药对CD_4^+计数<200个/mm^3和200~350个/mm^3之间的病人效果较好；可能感染时间集中在1990-1995年之间的病人，服用中药3年CD_4^+的水平基本保持稳定；中西药合用的效果优于单纯使用中药。**结论**　长期服用中药可以稳定病人的免疫功能，远期疗效较好。

关键词　中医药；艾滋病；CD_4^+淋巴细胞计数

中医药治疗艾滋病试点项目于2004年8月开始，对艾滋病病毒(Human immunodeficiency virus, HIV)感染者/艾滋病(Acquired immune deficiencysyndrome AIDS)病人进行关怀救治，至今项目已先后在河北、安徽、河南、湖北、广东、北京、江西、湖南、广西、云南、陕西、吉林、黑龙江、四川、重庆15个省(自治区、直辖市，下同)累计救治7992例病人(计划治疗5743人)，其中脱失1433例，死亡509例，截至2008年3月，正在接受治疗的有5769例。项目开展以来，由于对临床症状体征的改善、提高生存质量等方面的效果而受到病人的广泛好评。为探讨长期中药治疗对病人免疫功能的影响，对正在接受治疗的病人中，有疗前/疗后CD_4^+淋巴细胞计数数据，且接受中药治疗36个月的807例病人的数据进行分析(具体分析时对缺失数据不计入统计，故各指标总病例数与总数略有差别)，现总结报告如下。

1　对象与方法

对象为中医药治疗艾滋病试点项目治疗的部分病人，经蛋白印迹试验(Western blotting, WB)确诊HIV阳性；疗前与治疗第36个月均有CD_4^+检测结果。符合标准的共计807例。采用自身前后对照的研究方法。中药采用辨证治疗用药以及各省中医药治疗艾滋病试点项目用药。服用过西药的组合有双汰芝+NVP、3TC+D4T+NVP、DDI+D4T+NVP等。

2　结果

807例病人平均年龄41岁(21~66岁)；男377例，女430例，男女之比为1:1.14。807例病人中，210例CD_4^+<200个/mm^3，12例CD_4^+>200个/mm^3的病人曾服用抗病毒药。

2.1　CD_4^+计数总体变化情况
由表1可见，807例病人的CD_4^+细胞计数3年间的波动不大，总体呈平稳趋势。18个月、24个月时有所下降，36个月时与疗前水平相当。说明长期服用中药可以使病人免疫功能保持稳定。

表1　病人治疗前后CD_4^+计数的变化情况(个/mm^3)

月份	例数	CD_4^+计数($\bar{x}\pm s$) 治疗前	治疗后	t值	P值
疗前	807	340.42±202.14			
6月	129		296.10±159.47	-0.303	<0.763
12月	365		324.81±311.76	-1.688	<0.092
18月	426		287.34±168.49	3.141	<0.002
24月	476		280.57±170.09	4.109	<0.000
30月	384		298.40±175.26	2.478	<0.014
36月	807		346.02±231.11	-0.885	<0.377

2.2　按CD_4^+淋巴细胞计数分层
表2、3、4是分别按基线CD_4^+计数<200个/mm^3、200~350个/mm^3、>350个/mm^3，对病人进行分层分析。基线CD_4^+计数<200个/mm^3的病人治疗前后比较，疗后6个检测时点均有明显上升，差异均有统计学意义。由于这部分病人已进入艾滋病期，以抗病毒西药治疗为主，中药治疗为辅；CD_4^+细胞在200~350个/mm^3的病人，治疗后CD_4^+计数稳定，在36个月时有所上升，提示了中药的远期疗效；CD_4^+细胞>350个/mm^3

的病人,治疗后CD_4^+计数有下降,差异有统计学意义。

表2 CD_4^+计数<200的病人治疗前后变化情况(个/mm³)

月份	例数	CD_4^+计数($\bar{x}\pm s$) 治疗前	治疗后	t值	P值
疗前	210	120.56±55.63			
6月	37		207.00±160.12	-3.597	<0.001
12月	110		234.42±151.61	-8.527	<0.000
18月	116		199.53±143.60	-5.832	<0.000
24月	114		222.88±171.35	-6.055	<0.000
30月	84		196.41±121.02	-5.521	<0.000
36月	210		249.69±188.67	-9.656	<0.000

2.3 按病期分析 表5、6是以无症状期和艾滋病期进行分层分析,两期各个时点CD_4^+计数有所波动,整体处于稳定状态,36个月与疗前的CD_4^+计数变化不大,提示中药可以稳定病人的免疫功能。

表3 CD_4^+计数在200～350之间的病人治疗前后变化情况(个/mm³)

月份	例数	CD_4^+计数($\bar{x}\pm s$) 治疗前	治疗后	t值	P值
疗前	258	276.53±43.14			
6月	38		282.15±104.19	-0.076	<0.940
12月	105		318.19±470.41	-1.018	<0.311
18月	130		274.20±128.30	0.163	<0.871
24月	151		269.90±147.63	0.768	<0.444
30月	119		285.06±144.18	-0.175	<0.862
36月	258		307.13±182.81	-2.635	<0.009

表4 CD_4^+计数>350的病人治疗前后变化情况(个/mm³)

月份	例数	CD_4^+计数($\bar{x}\pm s$) 治疗前	治疗后	t值	P值
疗前	339	525.24±163.42			
6月	34		389.67±171.40	3.553	<0.001
12月	118		434.23±235.69	3.331	<1.001
18月	139		377.65±183.26	9.093	<0.000
24月	152		338.47±181.27	10.227	<0.000
30月	127		392.29±195.24	6.909	<0.000
36月	339		440.10±257.09	6.074	<0.000

表5 HIV感染者治疗前后CD_4^+变化情况(个/mm³)

月份	例数	CD_4^+计数($\bar{x}\pm s$) 治疗前	治疗后	t值	P值
疗前	513	367.54±216.48			
6月	62		289.62±179.22	-0.671	<0.505
12月	213		359.63±381.49	-0.961	<0.338
18月	232		302.64±174.12	3.383	<0.001
24月	257		288.39±176.62	4.033	<0.000
30月	202		322.99±188.09	2.042	<0.043
36月	499		363.96±250.55	0.383	<0.702

表6 艾滋病病人治疗前后CD_4^+变化情况(个/mm³)

月份	例数	CD_4^+计数($\bar{x}\pm s$) 治疗前	治疗后	t值	P值
疗前	294	285.99±162.30			
6月	47		286.74±136.31	0.066	<0.948
12月	116		279.72±159.36	-2.793	<0.006
18月	149		264.55±161.55	0.254	<0.800
24月	156		268.32±161.83	1.282	<0.202
30月	125		269.24±155.85	1.078	<0.283
36月	308		319.32±198.79	-2.828	<0.005

2.4 按可能感染时间分析 807例病人绝大多数感染时间集中在1990-1995年之间,由此推算病人至少在感染10年后开始治疗。在服药期间,CD_4^+水平能保持稳定。1990年以前感染的88例病人已经感染HIV20多年,在治疗24、30个月时CD_4^+水平有下降,但是总体水平保持稳定,差异无统计学意义。1991-2000年感染的病人例数最多,虽然中间也有一些波动,但是较1990年以前感染的下降幅度小,基本保持稳定。2000年以后感染的病人15例,所有检测时点CD_4^+的计数均没有下降,36个月时上升了110个/mm³。

2.5 主要症状积分变化 对艾滋病病人常见的主要症状,如乏力、腹泻、发热、纳呆、咳嗽的6个时点积分变化进行分析,发现中医药治疗对乏力的效果最好,积分下降在46.31%～56.04%之间;其次为纳呆,积分下降在39.42%～43.04%之间;其他如发热、咳嗽、腹泻等症状积分下降均在30%以上。如表7、8所示,中药对乏力、纳呆、咳嗽、发热、腹泻等症状的缓解均有一定作用。

表7 6个时点乏力、纳呆、发热的积分变化 [人数（%）]

月份	乏力			纳呆			发热		
	下降	不变	上升	下降	不变	上升	下降	不变	上升
6	289 (46.31)	281 (45.03)	54 (8.65)	246 (39.42)	319 (51.12)	59 (9.46)	181 (29.05)	411 (65.97)	31 (4.08)
12	312 (50.40)	255 (41.19)	52 (8.40)	269 (42.97)	300 (47.92)	67 (10.70)	202 (32.69)	384 (62.14)	32 (5.18)
18	328 (52.48)	258 (41.28)	39 (6.24)	269 (43.04)	300 (48.00)	56 (8.96)	201 (32.21)	391 (62.66)	32 (5.13)
24	333 (53.37)	247 (39.58)	44 (7.05)	257 (41.19)	300 (48.08)	67 (10.74)	207 (33.23)	383 (61.48)	33 (5.29)
30	348 (56.04)	239 (38.49)	34 (5.48)	262 (42.26)	294 (47.42)	64 (10.32)	209 (33.71)	390 (62.90)	21 (3.39)
36	340 (54.59)	241 (38.62)	43 (6.89)	265 (42.54)	292 (46.87)	66 (10.59)	206 (33.12)	395 (63.50)	21 (3.39)

表8 6个时点咳嗽腹泻的积分变化 [人数（%）]

月份	咳嗽			腹泻		
	下降	不变	上升	下降	不变	上升
6	186 (29.86)	384 (61.64)	53 (8.51)	189 (30.34)	406 (65.17)	28 (4.49)
12	224 (36.25)	349 (56.47)	45 (7.28)	205 (33.17)	376 (60.84)	37 (5.99)
18	224 (35.78)	355 (56.89)	45 (7.21)	223 (35.74)	375 (60.09)	26 (4.17)
24	230 (36.98)	355 (57.07)	37 (5.95)	226 (36.28)	369 (59.23)	28 (4.49)
30	236 (38.25)	344 (55.75)	37 (5.99)	238 (38.39)	367 (59.19)	15 (2.42)
36	231 (37.08)	323 (51.85)	69 (11.08)	235 (37.72)	369 (59.23)	19 (3.05)

3 讨论

中医药治疗艾滋病已有近20年的历史，中国中医科学院援助坦桑尼亚的专家，采用辨证与辨病相结合的方法治疗了上万例次的HIV/AIDS病人，取得了改善临床症状、提高生存质量的效果。同时，有23例病史在10年的病人，其CD_4^+细胞一直维持在350个/mm^3以上，病情稳定[1]。实验研究也证实，某些中药能促进淋巴结中CD_4^+细胞的激活与增生，提高机体免疫功能[2-3]。

艾滋病是一种慢性病毒性疾病，病程较长，潜伏期一般8-10年。人感染HIV后，机体的免疫功能逐步降低，CD_4^+细胞数量缓慢下降，一般每年减少50~60个/mm^3。如果能使CD_4^+长期保持稳定或者延缓其下降速度，对于病情进展会起到延缓作用。807例病人经过36个月的治疗，其CD_4^+细胞计数与疗前的水平相当，初步表明中药治疗可以在某种程度上延缓病情进展，远期疗效较好。按CD_4^+细胞计数分层分析，中药对$CD_4^+<200$个/mm^3病人的免疫功能升高效果最好（HAART治疗为主），对CD_4^+在200~350个/mm^3之间病人的免疫功能有稳定或缓慢上升的作用，对$CD_4^+>350$个/mm^3病人的免疫功能的影响表现为延缓CD_4^+细胞数下降速度（一般认为，HIV感染者CD_4^+细胞每年减少平均40~50个/mm^3[4]）。

目前，我国的抗病毒手册已把HAART开始治疗时间定为CD_4^+[350个/mm^3]，因此，单用中医药治疗应以CD_4^+\350个/mm^3的病人为主，同时，要进一步加强中西药合用的临床研究。

参考文献（略）

（出自中国艾滋病性病2010年第16卷3期第208-210页）

中药治疗连续60个月的565例HIV/AIDS病人的CD_4^+T淋巴细胞消长特征

王健[1] 梁碧颜[1] 陆嘉明[1] 张小平[1] 徐立然[2] 邓鑫[3] 李秀惠[4] 方路[5] 谭行华[6] 毛宇湘[7] 张国梁[8]

(1. 中国中医科学院中医药防治艾滋病研究中心，北京 100700；
2. 河南中医学院第一附属医院，郑州 450000；3. 广西中医学院附属瑞康医院，南宁 530011；
4. 北京佑安医院，北京 100054；5. 云南省中医中药研究院，昆明 650031；
6. 广东省广州市第八人民医院，广州 510060；7. 河北省中医院，石家庄 050011；
8. 安徽省中医院，合肥 230000)

摘要 **目的** 观察连续接受中医药治疗60个月的艾滋病病毒（HIV）感染者及艾滋病（AIDS）病人（HIV/AIDS病人），CD_4^+T淋巴细胞计数的变化。**方法** 收集全国19个省（自治区、直辖市）从2004－2011年采用中医药治疗的HIV/AIDS病人565例，对6个时间点（治疗0、12、24、36、48、60个月）的CD_4^+T淋巴细胞计数变化、分层分析（≤200个/mm^3、201～350个/mm^3、351～500个/mm^3、>500个/mm^3）比较。**结果** CD_4^+T淋巴细胞计数≤200个/mm^3以西药抗病毒治疗为主，中医药为辅，中西医组占90.90%（100/110），CD_4^+T淋巴细胞计数平均每年上升约6个/mm^3；中医组占9.09%（10/110），CD_4^+T淋巴细胞平均每年下降约7个/mm^3。CD_4^+T淋巴细胞计数201～350个/mm^3以中医药治疗为主，中医组占80.73%（155/192），CD_4^+T淋巴细胞平均每年下降约3个/mm^3；中西医组占19.27%（371/192），CD_4^+T淋巴细胞平均每年下降约2个/mm^3。CD_4^+T淋巴细胞计数351～500个/mm^3以中医药治疗为主，中医组占92.19%（118/128），CD_4^+T淋巴细胞平均每年上升约3个/mm^3；中西医组占15.63%（20/128），平均每年上升约8个/mm^3。CD_4^+T淋巴细胞计数>500个/mm^3以中医药治疗为主，中医组占92.00%（115/125），CD_4^+T淋巴细胞平均每年上升约4个/mm^3；中西医组占8.00%（10/125），CD_4^+T淋巴细胞平均每年上升约14个/mm^3。**结论** 长期服用中医药可使CD_4^+T淋巴细胞保持稳定或者延缓其下降速度，远期疗效较好。

关键词 艾滋病；艾滋病病毒；CD_4^+T淋巴细胞；中医药

为了贯彻落实国务院"四免一关怀"政策，卫生部、财政部和国家中医药管理局于2004年开始联合启动中医药治疗艾滋病（Acquired immunodeficiency syndrome，AIDS）试点项目，截至2011年12月31日，项目已先后在河南、云南、广西、安徽、北京、广东、陕西、湖北、四川、河北、黑龙江、湖南、江西、吉林、浙江、重庆、甘肃、上海、新疆等19个省（自治区、直辖市）开展，累计治疗艾滋病病毒（Human immunodeficiency virus，HIV）感染者/AIDS患者（HIV/AIDS病人）18782例。文章对连续接受中医药治疗60个月的565例HIV/AIDS病人的CD_4^+T淋巴细胞计数的变化进行分析。

1 对象与方法

1.1 对象 中医药治疗AIDS试点项目治疗的部分HIV/AIDS病人，经蛋白免疫印迹试验（Western blotting，WB）确诊HIV阳性；连续接受中医药治疗60个月。西医诊断标准按照《艾滋病诊疗指南》[1]执行，中医辨证标准依据《中医药治疗艾滋病项目临床技术方案》[2]执行。

1.2 方法 采用自身前后对照的研究方法。中医采用辨证治疗用药及各省中医药治疗AIDS试点项目用药。西医采用高效抗反转录病毒疗法（Highly active antiretroviral therapy，HAART）。

（1）固定中成药（制剂）：①健脾益肾、清热解毒：扶正抗毒胶囊、康爱保生胶囊，均由云南省中医中药研究院附属医院制剂室生产，批准文号分别是滇2005L－ZJ002、滇药制字（Z）20090004A。每日4次，每次6粒。②补脾益肾、益气固本：芪苓益气片，成都恩威制药有限公司生产，批准文号为国药准字Z20050483。每日3次，每次6片。③补肾益气、活血化瘀：艾可清胶囊，由广州中医药大学热带病研究所生产。科研用药，每日3次，每次3粒。④健脾燥湿、益气补血：益爱康胶囊，由河南省中医药研究院附属医院制剂室生产，批号20050618。每日3次，每次5粒。

（2）中医辨证施治：根据患者的症状、舌苔、脉象等情况进行中医辨证施治，参考《中医药治疗艾滋病项目临床技术方案》[2]辨治。

（3）西医治疗：HAART药物主要是齐多夫定（Zidovudine，AZT）/司他夫定（Stavudine，d4T）+拉米夫定（Lamivudine，3TC）+奈韦拉平（Nevirapine，NVP）/依非韦伦（Efavirenz，EFV）。

（4）观察指标：①临床症状与体征变化情况。中医证候积分变化情况，每月观察记录1次。中医证候积分：参照文献[2]中症状体征评价标准。②治疗前后 CD_4^+T 淋巴细胞计数检测，每3个月检测1次，观察治疗前和治疗12、24、36、48 和 60 个月时 CD_4^+ 细胞计数的变化。

1.3 统计学方法 采用 SPSS11.5 统计软件分析，计量资料以（x+s）表示，组间比较分别应用 t 检验和非参数检验。$P < 0.05$ 为差异有统计学意义。

2 结果

565 例 HIV/AIDS 病人中，男 289 例，女 276 例，男女之比为 1.05:1；平均年龄（39.95±8.72）岁。感染途径：有偿供血占 50.62%（286/565），输血占 31.15%（176/565），性传播 10.97%（62/565），母婴传播占 1.77%（10/565），静脉吸毒占 0.88%（5/565），未记载占 1.59%（9/565），原因不明占 1.77%（10/565），合并 2 种途径感染的占 1.24%（7/565）。565 例病人中，167 例曾服用抗病毒药，其中 100 例 CD_4^+T 淋巴细胞计数 ≤200 个/mm³，37 例在 201~350 个/mm³，20 例在 351~500 个/mm³，10 例 >500 个/mm³。

2.1 CD_4^+T 淋巴细胞计数总体变化情况 565 例病人的 CD_4^+T 淋巴细胞计数在 12 个月时有所下降，48 个月时计数值最高。详见表1。

表1 565例HIV/AIDS病人 CD_4^+T 淋巴细胞计数总体变化情况（个/mm³）

治疗时间 Treating time	CD_4^+T 淋巴细胞计数 CD_4^+ count		t 值 Value	P 值 Value
	x±s	中位数 Median		
疗前 Before treating	362.23±195.67	332（9~1175）		
12 个月 Months	348.01±173.34	335（15~1018）	−19.28	<0.01
24 个月 Months	390.39±213.56	360.5（11~1091）	−16.97	<0.01
36 个月 Months	391.21±270.54	336（8~1085）	−5.39	<0.01
48 个月 Months	403.24±230.61	347（6~1073）	−17.29	<0.01
60 个月 Months	388.25±216.15	373（7~1099）	−17.41	<0.01

2.2 按 CD_4^+T 淋巴细胞计数分层 表2、3、4、5 是分别按基线 CD_4^+T 淋巴细胞计数 ≤200 个/mm³、201~350 个/mm³、351~500 个/mm³、>500 个/mm³ 进行分层分析。① CD_4^+T 淋巴细胞计数 ≤200 个/mm³，中西医组与中医组患者治疗前后比较，差异均有统计学意义。中西医组占 90.90%（100/110），中位数 60 个月升幅为 31 个/mm³，平均每年上升约 6 个/mm³。中医组占 9.09%（10/110），中位数 60 个月降幅为 34 个/mm³，平均每年下降约 7 个/mm³。② CD_4^+T 淋巴细胞计数在 201~350 个/mm³ 之间，中西医组与中医组患者治疗前后比较，差异均有统计学意义。中医组占 80.73%（155/192），中位数 60 个月降幅为 14 个/mm³，平均每年下降约 3 个/mm³。中西医组占 19.27%（37/192），中位数 60 个月降幅为 9 个/mm³，平均每年下降约 2 个/mm³。③ CD_4^+T 淋巴细胞计数在 351~500 个/mm³ 之间的患者，中西医组与中医组治疗前后比较，差异均有统计学意义。中医组占 92.19%（118/128），中位数 60 个月升幅为 15.5 个/mm³，平均每年上升约 3 个/mm³。中西医组占 15.63%（20/128），中位数 60 个月升幅为 40 个/mm³，平均每年上升约 8 个/mm³。④ CD_4^+T 淋巴细胞计数 >500 个/mm³ 的患者，中西医组与中医组治疗前后比较，差异均有统计学意义。中医组占 92.00%（115/125），中位数 60 个月升幅为 19 个/mm³，平均每年上升约 4 个/mm³。中西医组占 8.00%（10/125），中位数 60 个月升幅为 72.5 个/mm³，平均每年上升约 14 个/mm³。

表2 中医组与中西医组 CD_4^+T 淋巴细胞计数 ≤200 个/mm³ 的患者治疗前后变化情况

治疗时间 Treating time	中医组（n=10）TCM group		中西医组（n=100）TCM plus western medicine group		t 值 Value	P 值 Value
	x±s	中位数 Median	x±s	中位数 Median		
疗前 Before treating	136.00±44.15	141.5（24~196）	116.80±60.77	120（9~197）	21.85	<0.01
12 个月 Months	124.50±55.86	124.5（15~164）	118.68±63.38	141（25~194）	3.08	<0.01
24 个月 Months	121.41±50.23	121（11~160）	136.99±60.75	164（33~200）	2.85	<0.01
36 个月 Months	119.29±48.66	113（8~166）	120.99±52.55	111（17~200）	9.09	<0.01
48 个月 Months	117.56±54.54	130（6~170）	137.15±54.25	151（27~195）	3.77	<0.01
60 个月 Months	111.30±63.54	107.5（7~168）	127.62±59.32	151（32~198）	5.16	<0.01

表 3 中医组与中西医组 CD_4^+ 淋巴细胞计数在 201~350 个/mm^3 之间的患者治疗前后变化情况

治疗时间 Treating time	中医组（n=155）TCM group		中西医组（n=37）TCM plus western medicine group		t 值 Value	P 值 Value
	x±s	中位数 Median	x±s	中位数 Median		
疗前 Before treating	278.09±45.71	283（201~350）	272.81±34.72	277（206~333）	15.5	<0.01
12 个月 Months	284.79±42.99	291（204~349）	268.00±37.43	258（230~335）	5.08	<0.01
24 个月 Months	286.48±39.09	297.5（206~347）	253.5±29.50	237.5（228~319）	3.27	0.01
36 个月 Months	281.61±39.23	285（201~349）	273.49±44.18	269（205~350）	8.4	<0.01
48 个月 Months	281.27±40.06	283（201~349）	286.12±36.34	288.5（212~350）	19.66	<0.01
60 个月 Months	271.86±43.49	269（206~350）	259.00±32.15	268（207~338）	3.83	0.019

表 4 中医组与中西医组 CD_4^+ T 淋巴细胞计数在 351~500 个/mm^3 之间的患者治疗前后变化情况

治疗时间 Treating time	中医组（n=118）TCM group		中西医组（n=20）TCM plus western medicine group		t 值 Value	P 值 Value
	x±s	中位数 Median	x±s	中位数 Median		
疗前 Before treating	409.41±40.47	403（355~496）	409.37±38.54	404（351~498）	6.73	<0.01
12 个月 Months	404.20±37.73	397.5（352~498）	423.00±40.91	417（366~479）	5.48	<0.01
24 个月 Months	408.92±41.16	400（353~499）	428.25±50.41	423.5（372~498）	4.26	0.01
36 个月 Months	424.72±41.18	423（351~495）	434.48±45.17	433（351~499）	10.47	<0.01
48 个月 Months	411.26±43.29	407.5（351~497）	410.04±32.25	416（351~460）	12.17	<0.01
60 个月 Months	417.92±38.57	418.5（354~500）	447.33±30.14	444（381~489）	5.59	0.031

表 5 中医组与中西医组 CD_4^+ T 淋巴细胞计数 >500 个/mm^3 的患者治疗前后变化情况

治疗时间 Treating time	中医（n=115）TCM group		中西医组（n=10）TCM plus western medicine group		t 值 Value	P 值 Value
	x±s	中位数 Median	x±s	中位数 Median		
疗前 Before treating	640.71±139.79	588（502~1175）	662.67±123.33	667（502~949）	9.4	<0.01
12 个月 Months	664.60±132.80	648（508~1018）	698.00±174.57	602（513~989）	2.87	0.029
24 个月 Months	670.14±233.66	583（506~1091）	706.86±190.55	634（536~982）	2.77	0.032
36 个月 Months	718.80±428.96	602（501~1058）	687.77±141.86	669（508~1085）	8.01	<0.01
48 个月 Months	669.22±168.58	627（501~1034）	731.05±184.25	676（519~1073）	7.88	<0.01
60 个月 Months	680.84±175.10	617（503~1099）	739.50±78.49	739.5（544~1030）	4.26	<0.01

2.3 主要症状积分比较 治疗前后患者发热、咳嗽、乏力、纳呆、腹泻、呕吐积分（按照 0，2，4，6 计算）均有统计学意义（P<0.01），提示中医药可以改善患者的症状体征。详见表 6。

表 6 患者治疗前后主要症状积分比较（x±s）

治疗时间 Treating time	发热 Fever	咳嗽 Cough	乏力 Feeble	纳呆 Anorexia	腹泻 Diarrhea	呕吐 Vomit
疗前 Before treating	0.55±1.16	0.92±1.46	2.08±1.86	1.25±1.77	0.70±1.40	0.33±0.96
12 个月 Months	0.22±0.70	0.51±1.02	1.31±1.30	0.83±1.19	0.28±0.78	0.09±0.53
24 个月 Months	0.08±0.50	0.24±0.69	0.71±1.10	0.46±0.87	0.12±0.54	0.00±0.09
36 个月 Months	0.08±0.46	0.24±0.71	0.84±1.09	0.60±1.02	0.14±0.54	0.00±0.10
48 个月 Months	0.06±0.34	0.15±0.55	0.61±1.22	0.34±0.93	0.14±0.53	0.02±0.25
60 个月 Months	0.08±0.42	0.16±0.56	0.69±1.07	0.50±0.89	0.11±0.54	0.06±0.35

3 讨论

HAART 使得 AIDS 的发病率和病死率大大下降。但 HAART 也存在某些局限性，如药物不良反应、耐药性等，从而影响了抗病毒的治疗效果；部分患者 HAART 后呈现低病毒载量、低 CD_4^+ T 淋巴细胞计数水平等免疫重建不全，以及极少量病毒潜伏于体内的病毒储藏库内不能被清除的状态等。这些状况都为中医药治疗 AIDS 提供了机遇。

AIDS 病程较长,潜伏期一般 8 – 10 年。CD_4^+ T 淋巴细胞计数被作为监测 HIV 疾病进程的标记物[3]。在未治疗的情况下,CD_4^+ T 淋巴细胞计数自然下降数为平均每年减少 30 ~ 50 个/mm^3[4]。如果能使 CD_4^+ T 淋巴细胞计数长期保持稳定或者延缓其下降速度,对于病情进展会起到延缓作用。在本观察中,565 例患者经过 60 个月的治疗,其 CD_4^+ T 淋巴细胞计数与治疗前的水平相当,初步表明中医药治疗可以在某种程度上延缓病情进展,远期疗效较好。按 CD_4^+ T 淋巴细胞计数分层分析,CD_4^+ T 淋巴细胞计数 ≤ 200 个/mm^3 的病人,免疫功能升高效果最好(HAART 为主),说明中西医结合治疗可以增加 CD_4^+ T 淋巴细胞数;CD_4^+ T 淋巴细胞计数在 201 ~ 350 个/mm^3 的病人,中医药能延缓 CD_4^+ T 淋巴细胞数下降速度(中医药治疗为主);CD_4^+ T 淋巴细胞计数在 351 ~ 500 个/mm^3 的病人 > 500 个/mm^3,中医药对免疫功能有稳定或缓慢上升的作用(中医药治疗为主)。本研究结果与之前报道[5]的连续治疗 3 年对于 CD_4^+ T 淋巴细胞计数 < 200 个/mm^3 的患者中西药合用的效果优于单纯使用中药效果相符合。

采用中西医结合的方法进行治疗,扬长避短,使治疗效果达到最大化。西药直接的高效抗病毒作用,使患者血液中的 HIV 病毒载量在很短的时间里快速下降,用中药作为辅助手段进行治疗,发挥中药作用缓慢持久、作用时间长的优势,稳定患者免疫功能,改善症状,提高生活质量。

(致谢:本研究得到了 19 个中医药治疗 AIDS 试点项目省工作人员及患者的大力支持,在此表示感谢。)

参考文献(略)

益爱康胶囊治疗 HIV 病毒感染和艾滋病 (AIDS) 160 例临床研究

徐立然

河南省中医药研究院

摘要 目的:观察益爱康胶囊治疗 HIV 病毒感染和艾滋病(AIDS)的临床疗效。方法:选择符合 HIV 病毒感染的患者 160 例,服益爱康胶囊,56d 为 1 疗程,观察 3 个疗程。结果:160 例中,显效 20 例,好转 62 例,无效 78 例,有效率 51.2%。结论:益爱康胶囊与提高机体免疫功能及对病毒的抑制作用有关。

关键词 益爱康胶囊;HIV 病毒感染;艾滋病;病毒载量

自 1996 年 9 月至 2000 年 12 月期间,我们对河南省驻马店地区的 HIV 病毒感染和艾滋病(以下简称 HIV/AIDS)病人应用中药益爱康胶囊进行治疗,经 160 例临床观察,现将结果小结如下。

1 对象与方法

1.1 一般情况

我们按照美国 CDC1993 年颁布的 HIV/AIDS 的诊断标准,选择符合标准的病人 160 例,其中男 67 例,女 93 例,男女之比为 1∶1.32,年龄最小 18 岁,最大 55 岁,平均年龄 42.56 岁。体重最轻者 37.5kg,体重最重者 72.6kg,平均体重 52.5kg ± 12.6kg,其中无症状期者 122 例,艾滋病期者 38 例,均有不同程度的继发症状。

表 1 160 例艾滋病者一般情况例

n	男	女	18 ~ 30 岁	31 ~ 40 岁	41 ~ 55 岁	体重(kg)
160	67	93	22	81	57	52.5 ± 12.6

1.2 诊断标准

1.2.1 诊断标准 HIV 感染分类及 AIDS 诊断标准(美国 CDC1993 年 HIV 感染分类系统和艾滋病诊断标准说明表分类(下述分类的前提,必须是 HIV 感染者)。

分类 A:凡是有下列三种情况之一者,即可归入 A 类:①无症状的 HIV 感染者;②持续的全身性淋巴结肿大;③有急性(初期)HIV 感染的疾病或病史者。

分类 B:有下列 11 种情况之一者,归入 B 类:①杆菌引起的血管瘤病;②口咽部的念珠菌病(鹅口疮);③持续、经常或治疗反应差的外阴阴道念珠菌病;④宫颈发育异常（轻度/严重）/宫颈原位癌；⑤持续一个月以上的全身性症状，如发热（38.5℃）或腹泻⑥口腔有毛状粘膜白斑病；⑦包括至少二次明显的突发或一处以上皮区的带状疱疹；⑧特发的血小板减少性紫癜；⑨李司忒菌病；⑩盆腔炎症状性疾病，特别是并发输卵管、卵巢脓肿；⑪周围神经病。

分类C：包括25种艾滋病指征疾病，凡有其中之一者，不论CD_4^+ T淋巴细胞数高低，即可诊断为艾滋病：①支气管、气管或肺的念珠菌病；②食道念珠菌病；③侵袭性宫颈癌；④弥漫性或肺外的球孢子菌病；⑤肺外的隐球菌病；⑥引起慢性肠炎（病程>1月）的隐孢子虫病；⑦除肝、脾、淋巴结外的巨细胞病毒性疾病；⑧导致失明的巨细胞病毒性视网膜炎；⑨HIV相关性脑病；⑩单纯疱疹引起的慢性溃疡（病程>1月），或支气管、肺炎和食管炎；⑪弥漫性或肺外的组织胞浆菌病；⑫隐孢子虫病引起的慢性肠炎（病程>1月）；⑬卡波济肉瘤；⑭伯基特淋巴瘤；⑮免疫母细胞淋巴瘤；⑯脑的原发淋巴瘤；⑰弥漫性或肺外鸟型结核分支杆菌复合症或堪萨斯分支杆菌；⑱任何部位（肺部或肺外的）结核分支杆菌；⑲弥漫性或肺外其他种别或未鉴定种别的分支杆菌；⑳卡氏肺囊虫肺炎；㉑反复发作的肺炎；㉒进行性多病灶脑白质病；㉓反复发作的沙门菌败血症；㉔脑弓形虫病；㉕由HIV引起的消瘦综合症。

典型艾滋病有三个基本特点：①严重的细胞免疫缺陷，特别是CD_4^+ T淋巴细胞缺陷；②发生各种致命性机会感染（opportunistic infection）特别是卡氏肺囊虫肺炎（Pneumocystis Carini pneumonia 简称PCP）；③发生各种恶性肿瘤，特别是卡波济肉瘤（Kaposis sarcoma，简称KS）。艾滋病患者发生PCP的占64%，同性恋及非洲艾滋病例中KS发生率较高。AIDS病人同时发生PCP和KS死亡率最高。

1.2.2 中医证候标准 参照邓铁涛《中医诊断学》、朱自峰《中医内科疾病诊疗规范》、卫生部《中药新药临床研究指导原则》的证候标准执行、沈自尹《中医虚证辨证参考标准》、血瘀证研究国际会议《中医血瘀证诊断参考标准》制定的相关证候类型做为本研究的证候标准执行。

症状体征分级量化：（参照郑筱萸《中药新药临床研究指导原则》2002年5月的标准执行）。详见表2。

表2 艾滋病症状体征分级量化表

症状标准	轻（+）（1分）	中（++）（2分）	重（+++）（3分）
发热	T37.1℃~38.0℃	T38.1℃~39.0℃	≥39.1℃
乏力倦怠	可耐劳力	可轻体力劳动	勉强日常活动
咳嗽咯痰	微咳、痰量≤10ml	咳嗽、痰量11~50ml	频繁咳嗽、痰量≥51ml
气短喘息	劳动后气短不续	一般活动后气短喘息	不动也气短，动则喘息
头身疼痛	偶尔疼痛	阵发性疼痛	持续性疼痛
腹胀纳呆	间断发生	持续不断	难以忍受
便溏腹泻	≤2次/日	3~4次/日	≥5次/日
自汗盗汗	偶有汗出，微量	间断汗出	连续汗出、量多
皮疹	1cm~3cm	4cm~6cm	7cm~9cm
口腔溃疡	1~2个	3~4个	5~6个
消瘦	体重↓≤10%	体重↓≥11%≤20%	体重↓≥21%≤30%

舌质、舌苔、脉象按实际变化情况记录。

1.2.3 纳入标准 凡符合国家卫生部颁布的诊断标准和中医证候诊断标准，无排除标准之项者，年龄在18岁~65岁男女患者。

1.2.4 排除标准 ①不符合诊断标准和中医证候诊断标准及纳入标准者。②年龄<18岁或>65岁。③妊娠或哺乳期妇女。④合并有其他严重并发性疾病及其他传染病患者及精神病患者。⑤对于该药物可能过敏者。⑥不能或不愿意按规定进行治疗的观察者。

1.2.5 病例的剔除和脱落 ①凡不符合纳入标准而被误纳入者；②病人的依从性差，不宜接受试验者；③发生了不良反应、不良事件、或特殊生理变化者，不宜继续试验观察；④疗程已完成1/2以上者，不应做为剔除和脱落病例。

1.3 观察指标

1.3.1 一般情况 T、R、P、BP、血、尿、粪常规；心电图、肝（ALT）肾（BUN、CR）功能。

1.3.2 症状体征 发热（T）、咳嗽、腹泻、纳呆、头痛、皮疹、自汗、盗汗、乏力、消瘦等项作为症状、体征观察指标。

1.3.3 T淋巴细胞亚群

1.4 治疗方法

1.4.1 益爱康胶囊制备 该方由红参、炒白术、防风、白蔹、黄芩等20多味药物组成。经水类提为浸膏，烘干为粉末状，灌胶囊。每粒含提取粉剂0.5g（相当于配方生药2.0g）。

1.4.2 给药方法 益爱康胶囊由河南省奥林特制药厂提供，每日3次，每次5粒，按照药物的编码顺序依次给每个病人发药。每56d为1疗程，连续观察3个疗程，每疗程间隔2d。

1.5 疗效判定标准

1.5.1 疾病疗效制定标准 显效：中医临床症状、体征明显改善，证候积分减少≥70%；CD_4^+水平上升至正常或上升值超过治疗前的30%，HIV载量减少至消失或减少值超过治疗前的30%，其他检验指标改善值超过治疗前的30%，继发病变改善。有效：中医临床症状、体征均有好转，证候积分减少≥30%；CD_4^+水平上升值超过治疗前的10%，HIV载量减少值超过治疗前的10%，其他检验指标改善值超过治疗前的10%，继发病变减轻。无效：中医临床症状、体征无变化或中重，证候积分无变化或增加；CD_4^+水平无回升或下降，HIV载量无减少或增加；其他检验指标无改善或加重，继发病变未变化或加重。

1.5.2 证候疗效判定标准 临床痊愈：中医临床症状、体征消失或基本消失，证候积分减少≥90%；显效：中医临床症状、体征明显改善，证候积分减少≥70%；有效：中医临床症状、体征均有好转，证候积分减少≥30%；无效：中医临床症状、体征无变化或加重，证候积分减少不足30%。

1.6 统计方法

计数资料用t检验，计量资料由x^2检验。

2 结果与分析

2.1 治疗效果

治疗结果：治疗HIV/AIDS160例，结果显示，显效20例（12.5%），好转62例（38.7%），无效78例（48.8%），有效率51.2%。

2.2 对症状改善作用结果见表3。

表3 艾滋病患者症状变化情况 例（%）

症状	n	显效	好转	无效	有效率
乏力	160	46（28.75）	87（54.38）	27（16.88）	（83.13）
气短	160	42（26.25）	89（55.63）	29（18.13）	（81.88）
自汗	160	32（20.00）	92（57.50）	36（22.50）	（77.50）
消瘦	160	36（22.50）	83（51.88）	41（25.63）	（74.38）
全身疼痛	122	21（17.21）	55（45.08）	46（37.70）	（62.29）
皮疹	98	12（12.24）	44（44.90）	42（42.86）	（57.14）

从表3可知，艾滋病人应用中医药治疗后症状有较为显著的改善，其中对乏力的改善情况较为明显，有效率达83.13%；气短也有明显的疗效，有效率为81.88%；对自汗的疗效次之，有效率为77.50%；对消瘦的疗效和对全身疼痛疗效一般，有效率分别为74.38%和62.29%；对皮疹的疗效略差，有效率为57.14%。

2.3 对病情轻中重改善作用结果见表4。

表4 艾滋病患者治疗前后病情改善情况 例

症状	n	治疗前 无	轻	中	重	治疗后 无	轻	中	重	前后比较 m	P
乏力	160	0	67	53	47	21	45	67	27	2.83	<0.01
气短	160	0	65	50	45	25	44	53	39	2.36	<0.05
汗出	160	0	52	67	41	9	23	92	36	2.16	<0.05
全身疼痛	122	0	31	48	43	18	30	44	37	1.53	>0.05
皮疹	98	0	39	32	27	11	32	30	25	1.21	>0.05
消瘦	160	0	57	51	52	22	29	71	38	1.82	>0.05

从表4可知，应用中医药治疗后对病情程度有一定改善作用，对乏力改善尤为显著，治疗前后比较有非常显著性差异（P<0.01），对气短、汗出亦有明显的改善，治疗前后比较有显著性差异（P<0.05）；对全身疼痛、皮疹、消瘦亦有一定的改善，但其改善不甚显著，治疗前后比较无显著性差异（P>0.05）。

2.4 对机会性感染发生频率的影响结果见表5。

表5 艾滋病患者治疗前后机会性感染情况比较（x±s）

时间	n	上呼吸道感染	肺部感染	腹泻
治疗前30d	160	3.16±1.75	0.82±0.32	3.46±2.15
治疗最后30d	160	2.39±1.22	0.56±0.29	2.37±1.68
T		2.69	2.03	2.92
P		<0.01	<0.05	<0.01

从表5可以看出，应用中医药治疗前30d及治疗最后30d机会性感染事件发生次数进行比较，结果治疗过程中，感冒、肺部感染、腹泻等事件的发生率均有明显减少，其中以减少上呼吸道感染发生的频率较为明显，相继肺部感染亦有所遏制，同时对减少腹泻的发生亦有较好地作用。

2.5 对T细胞亚群的影响

结果见表6。

表6 艾滋病患者T细胞亚群治疗前后变化情况 %

	n	CD_4^+	CD_8^+	CD_4^+/CD_8^+
治疗前	56	30.6±11.2	51.2±13.9	0.55±0.32
治疗后	56	36.9±12.3	47.3±10.2	0.63±0.35
t		2.26	2.13	2.08
P		<0.05	<0.05	<0.05

注：正常值CD_4^+（45.7±5.3）%，CD_8^+（27.9±5.0）%，CD_4^+/CD_8^+（1.66±0.33）%。

从表6可以看出，应用中医药治疗后对T细胞亚群有较好的改善作用，特别是提高CD_4^+水平和提高CD_4^+/CD_8^+比值，尽管提高幅度尚不非常显著，但确有一定的临床意义。

2.6 对病毒载量的影响

结果见表7。

表7 艾滋病患者治疗前后病毒载量比较（$\bar{x} \pm s$）

	n	载量	t	P
治疗前	15	52.62 ± 10.57	1.21	>0.05
治疗后	15	63.38 ± 9.26		

从表7可以看出，应用中医药治疗前后病毒载量水平未见明显下降，反而有上升的趋势，治疗前后比较无统计学意义（P>0.05）。说明中药益爱康胶囊对抗病毒作用不明显。

2.7 对病毒载量变化的分析

结果见表8。

表8 艾滋病患者治疗前后病毒载量变化分析表例（%）

n	HIV RNA 拷贝数降低 ≥0.5log/ml	HIV RNA 拷贝数 ±<0.5log/ml	HIV RNA 拷贝数上升 ≥0.5log/ml
15	2 (13.33)	4 (26.67)	9 (60.00)

从表8可知，中医药对于病毒载量的影响不显著，60.00%病人病毒载量有所上升，有13.33%病人病毒载量有所降低，26.67%病人维持在原有水平，说明中医药仍有一定作用，这些情况的产生是否与中医药提高机体免疫功能而导致机体本身对病毒的抑制作用有关，有待进一步探讨。

3 结语

艾滋病的临床证候表现，主要因艾滋病毒的感染，导致机体免疫功能异常，特别是细胞免疫功能缺陷，患者失去了对疾病的自然抵抗力而出现的一系列病症，其所涉及到的中医病证十分广泛。

我们依据中医理论，在大量临床实践经验的基础上，根据该病症状繁多、证候复杂、涉及脏腑广泛，病变范围较大，病情严重的特点，经中医辨证分析，认为该病当属阴阳气血俱虚的基础上，感受外邪（风）或内因（气）而出现的多种病证。这与艾滋病的发生发展变化规律颇相吻合，因此，提出建中补脾为主兼祛邪的治疗原则，脾为后天之本，气血营卫生化之源，阴阳化物蕴生之地，所以拟定益艾康胶囊的方药组成，采用先进科学的工艺技术加工研制而成。艾滋病感染者前期临床观察有显著效果，显示出改善症状、延缓发病时间、提高生命质量的特色优势。

（出自河南中医学院学报2005年第20卷2期第4－6页）

Survival of people living with human immunodeficiency virus aftertreatment with Traditional Chinese Medicine in Henan province of China: a retrospective cohort study

Yantao Jin, Zhibin Liu, Xiumin Chen, Xin Wang, Dan Wang, Ziqiang Jiang, Huijun Guo, Liran Xu

Supported by Research Project for Practice Development of National TCM Clinical Research Bases (No. JDZX2012023), Henan province colleges and universities key youth teachers scheme (NO. 2013GGJS-095), and National Special Science and Technology Program on Major Infectious Diseases (2012ZX10005010-001)

Correspondence to: Prof. Huijun Guo or Prof. Liran Xu, Department of AIDS Treatment and Research Center, the First Affiliated Hospital of Henan University of Traditional Chinese Medicine, Zhengzhou 45000, China. Key Laboratory of Viral Diseases Prevention and Treatment of Traditional Chinese Medicine of Henan Province, Zhengzhou 450000, P R China.

Abstract

OBJECTIVE: To provide survival estimates of people living with human immunodeficiency virus (PLHIV) after treatment with Traditional Chinese Medicine (TCM) in rural area of China, to identify the prognostic factors at enrollment, and to explore the effectiveness of TCM in treating PLHIV.

METHODS: PLHIV who enrolled in national TCM HIV treatment trial program in October 2004 were analyzed in this study, and those people were followed up to October 2010. The survival time was estimated by Kaplan – Meier method and hazard ratios which identify prognostic factors were computed through Cox proportional hazard models.

RESULTS: A total of 1666 PLHIV were included with 102591 person – months of follow – up, and 312 (18.7%) died. Total mortality rate over the study period was 3.6 per 100 person – years, which was lower than the rate of world. The cumulative survival rate was 95.9% at 1 year [95% CI (confidence interval) (94.8, 96.8)] and 80.4% at 6 years (95% CI: 78.4 – 82.3). Elevated death risks emerged among male, older individuals and those with lower CD4 + T cell counts.

CONCLUSIONS: TCM could increase the survival and lengthen the life time of PLHIV in Henan province of China by our retrospective cohort study. The factors such as sex, age, education and CD4 + T cell counts related with the survival. But it should be pointed out that the limitation of retrospective cohort would bias the study, so more prospective studies should be carried out to confirm our primary results in the future.

Key Words: Retrospective studies; HIV; Acquired Immunodeficiency Syndrome; Survival; Medicine, Chinese traditional

INTRODUCTION

At the end of 2009, the estimated number of alive people living with human immunodeficiency virus (PLHIV) in China was 740 000 (560 000 ~ 920 000), among those 105 000 were cases of alive acquired immune deficiency syndrome (AIDS) (97 000 ~ 112 000).[1] Since 2003, China has progressively increased funding to support the free combined antiretroviral treatment (cART) plan for people diagnosed with human immunodeficiency virus (HIV),[1] the mortality and morbidity had effectively reduced, but the prevalence of HIV – related and non – HIV – related diseases and symptoms had increased in HIV – infected patients, such as unpredictable or embarrassing symptoms including nausea, diarrhea, fatigue, lipodystrophy and skin problems, and some of them may result in patients being non – adherent to the cART.[2-4]

All those side – effects of cART and incurable diseases compel researchers to find new drugs or complementary methods relentlessly. So the complementary and alternative medicine also was used to treat HIV world widely. Being a kind of complementary and alternative medicines, Traditional Chinese medicine (TCM) has been used for thousands of years in many diseases, and it had been used to treat HIV in the past 30 years. Many effects of TCM on HIV/AIDS such as reducing plasma HIV viral load, increasing CD4 + T cell counts, promoting immunity reconstitution, ameliorating symptoms and signs, improving the health related quality of life (HRQOL) and counteracting against the effects of anti – retroviral drugs had been partly demonstrated.[5]

In 2004, the National Administration of Traditional Chinese Medicine of China carried out a national TCM HIV treatment trial program (NTCMTP), which providing free TCM treatment to 9267 PLHIV had already covered 17 provinces (autonomous regions and municipalities) by the end of 2009.[1] During the treatment program, PLHIV felt their clinical symptoms (e.g. fatigue, pain, sleep disturbance, shortness of breath and cough) were greatly relieved, and the opportunistic infection decreased significantly.[6-8] But there was no certain proof to identify the long – term clinical benefit of the TCM in treating PLHIV. Therefore, the survival analysis of the PLHIV after treatment with TCM was used to explore the curative effect. The objective of our analysis was to document the outcome of TCM treatment in terms of survival and its determinants through retrospective cohort study.

METHODS

Context

The *Henan* center of the NTCMTP, from where the data in this study was provided, took responsibility of the treatment of PLHIV in *Henan* province of China. All of the PLHIV in this area, belonging to almost one ethnic group, resided in countryside where they lived in poverty with little knowledge. The prevalence of HIV infection caused by paid blood donation was serious, and the epidemic of the whole population in this rural area was 9.1%,[9] infection rate in some villages even ran up to 35.87%.[10] For lack of the recent negative HIV antibody test date of the patients, we had to infer the time of infection according to the character of the epidemic in this area. The epidemiological study found that HIV transmission in this area was associated with the sales of blood plasma mostly. The illegal blood get – supply practices started from the end of 1993, peaked in 1994 and was prohibited in March 1995.[11] From the date and place the high risk behavior, such as blood sale or blood transfusion, happened, we inferred the patients infected HIV in this period.

Patients

All the PLHIV older than 18 years enrolled in NTCMTP in October 2004 were eligible for this retrospective study, and they were followed up to October 2010. Their data were collected at enrollment and monthly thereafter, mainly through Case Report Form by the medical worker, including demographic information, laboratory measurements (i.e. CD4 + T cell counts, the whole blood cell counts, urine analysis, liver and renal function and HIV viral load test results), details of all therapy, clinical symptom and vital status. Once the PLHIV did not return to get his/her medicine, the medical worker would actively visit his/her neighbor or relative to identify whether the patient had been dead or lost to follow-up and record the reason (The patients died of non-AIDS-defining illness would be considered as 'lost to follow-up').

Data analysis

Since the start of the program in this area, all the PLHIV data had been entered on a daily basis in an ACCESS database. For a number of CD4 + T cell counts were unavailable we took them as a separate category in the model. People infected HIV through blood sale and blood transfusions were taken as 'blood donor' and 'blood recipient' category, respectively. People infected HIV through sexual intercourse and unknown ways were taken as 'others' category.

Survival time was calculated from the date of the PLHIV enrolled in NTCMTP to the date of death or October 2010. The survival rate after receiving TCM treatment was estimated by means of Kaplan-Meier curves. Survival curves for subgroups were compared by the Log-Rank test. A multivariate Cox proportional hazards model[12] was performed to identify factors present at enrollment that were associated with the risk of death after TCM treatment. Multivariate hazard ratios (HR), with their 95% confidence interval (CI), were computed after adjustment for factors that turned out to be statistically significant at univariate analysis. All statistical analyses were performed by using SPSS 19.0 (SPSS Inc., Chicago, IL, USA). Two-sided P value less 0.05 was considered to indicate statistical significance.

Ethical consideration

This study was approved by the institutional review board of the first hospital affiliated to Henan University of Traditional Chinese Medicine. Individual informed consent was not achieved because this analysis used currently existing data collected during the course of routine treatment, and the data were reported in aggregate without the use of individual identifying information.

RESULTS

In this study, we included 1666 PLHIV older than 18 years who enrolled in national TCM HIV treatment trial program in October 2004. Among them, the median age was 40 years [interquartile range (IQR), 36-48] and 50.0% were males. Totally 616 (37.7%) person never had education. The majority of PLHIV (1293/1666, 77.6%) were infected through blood sale, whereas 323 (19.4%) and 34 (2.1%) of PLHIV were infected through blood transfusion and sexual intercourse respectively. Median CD4 + T cell counts at enrollment were 301 cells/μl (IQR, 187-439) and 439 (26.4%) patients had CD4 + T cell counts < 200 cells/μl.

Of the 1666 PLHIV followed, including 102, 591 person-months of follow-up, 1223 (73.4%) PLHIV were still under follow-up in October 2010, 312 (18.7%) PLHIV had died and 131 (7.9%) were lost to follow-up. Six (4.6%) PLHIV exited because of the disease aggravation, 74 (56.5%) went other place to work, 25 (19.1%) died of non-AIDS-defining illness such as suicide and accident, and 26 (19.8%) didn't know the reason. Total mortality rate over the study period was 3.6 per 100 person-years. The mortality rates were 4.30, 3.49, 387, 3.87, 3.68, 4.39 and 2.53 per 100 person-years in the first, second, third, fourth, fifth and sixth year of TCM treatment, respectively (Figure 1). A decrease in mortality was observed in the 6 years follow-up, except the increase in 2009. Although the mortality increased a little in 2009, compared with the world' mortality,[13-17] it lowered every year.

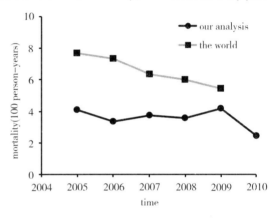

Figure 1 Mortality of our analysis compare with the world

95.9% [95% CI (94.8, 96.8)] of PLHIV were alive after 1 year and 92.7% [95% CI (91.3, 93.9)] after 2 years, whereas 80.4% [95% CI (78.4, 82.3)] PLHIV survived 6 years after receiving TCM treatment (Figure 2). The median survival time was more than 6 years. Survival was lower for males than females ($P < 0.05$), and similar in 'blood donor' and 'blood receptor' ($P = 0.061$). PLHIV with more education would have higher survival ($P < 0.05$). PLHIV with older age and lower CD4 + T cell counts would have higher mortality risk ($P < 0.05$).

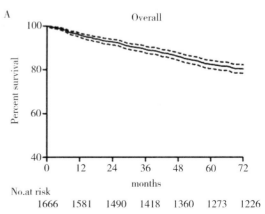

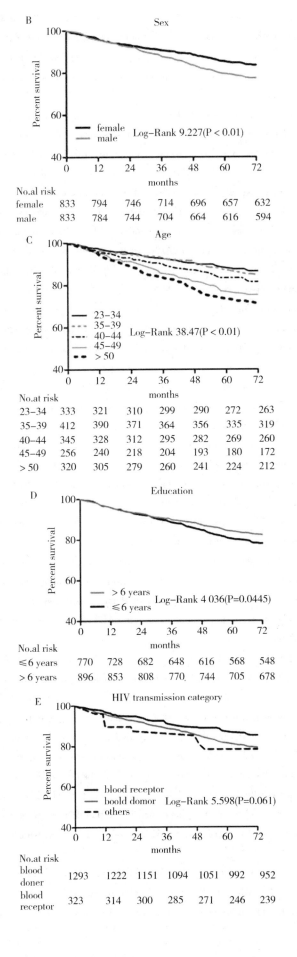
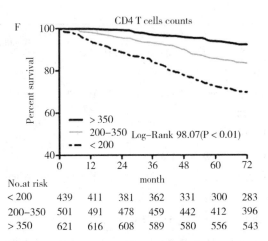

Figure 2 Survival cumulative percent after TCM treatment, overall and by sex, age, education, transmission category and CD4 + T cell counts.

Table 1 shows the results of the multivariate analysis of factors associated with mortality of the PLHIV after TCM treatment. The sex, age, education, CD4 + T cell counts at enrollment were related with mortality. Adjust other factors, the mortality risk of males was 1.5 times as females [HR: 1.57, 95% CI (1.25, 1.97)]. Education level was also associated with mortality, and patients had longer education would had lower risk than those with little education [HR: 0.79, 95% CI (0.63, 0.99)]. Age between 40 and 44 was 1.6 times higher risk of death than age < 34 [HR: 1.69, 95% CI (1.13, 2.52)]. This risk raised two times more for those older than 50 years. PLHIV with CD4 + T cell counts < 200 cells/μl presented a mortality risk nearly five-fold as those with > 350 cells/μl [HR: 4.63, 95% CI (3.30, 6.48)], whereas the CD4 + T cell counts between 200 and 350 cells/μl was twice as those with > 350 cells/μl [HR: 2.27, 95% CI (1.58, 3.26)].

Table 1 Distribution of 1666 PLHIV after TCM treatment with HRs of death and 95% CIs

Factor	Cases (n)	Deaths (n)	HR^a (95% CI)	P value
Sex				
female	833	131	1^b	—
male	833	181	1.57 (1.25, 1.97)	0.001
Age (years)				
23 – 34	333	43	1^b	—
35 – 39	412	59	1.13 (0.76, 1.68)	0.549
40 – 44	345	61	1.28 (0.86, 1.90)	0.231
45 – 49	256	59	1.69 (1.13, 2.52)	0.010
50 – 68	320	90	2.19 (1.52, 3.16)	0.001
Education (years)				

续表

Factor	Cases (n)	Deaths (n)	HR[a] (95% CI)	P value
≤6	770	160	1[b]	—
>6	896	152	0.79 (0.63, 0.99)	0.045
CD4 + T cell (cells/μl)				
>350	439	128	1[b]	—
200 – 350	501	81	2.27 (1.58, 3.26)	0.001
<200	621	46	4.63 (3.30, 6.48)	0.001
unavailable	105	57	31.47 (20.77, 47.69)	0.001

Notes: [a]Cox: regression model adjusted for sex, age, education and CD4 + T cell count; [b]Reference category. PLHIV: people living with human immunodeficiency virus; TCM: Traditional Chinese Medicine; HR: hazard ratio; CI: confidence interval.

DISCUSSION

80.43% of PLHIV survived 6 years after receiving the TCM treatment, therefore the median survival time can't be achieved. The patients infected HIV in our analysis were associated with commercial plasma donation mostly. Most studies had reported that the median incubation period for HIV progression to AIDS was eight to nine years among former commercial plasma donors in China,[18-20] therefore we inferred that the patients in this region showed up AIDS disease and AIDS – defining death in the year of 2004 when the NTCMTP started. In this follow – up analysis, the median survival time of the PLHIV was longer than 6 years, plus the 10 years of infected time before the PLHIV received TCM treatment. So, half of the PLHIV enrolled in this program would live more than 16 years after infecting HIV, longer than those without treatment.[21] Totally 131 (7.9%) PLHIV were lost to follow – up in this analysis, only 6 (4.6%) PLHIV exited because of the disease aggravation, most of PLHIV went out to work because of the TCM improved their clinic symptom. We think that the TCM therapy will reduce the mortality of PLHIV and lengthen their life.

Compared with the free antiretroviral treatment plan in China, which showed the mortality rate of adults with AIDS was 5 per 100 person – years stably after 6 months of receiving treatment,[1] the mortality rate in our study was lower and the total mortality rate over the study period was 3.6 per 100 person – years. The mortality rates were 4.30, 3.49, 387, 3.87, 3.68, 4.39 and 2.53 per 100 person – years in the first, second, third, fourth, fifth and sixth year of TCM treatment, respectively, which were also lower than the UNAIDS reports.[13-17] The survival of people with HIV infection has been dramatically prolonged by the use of cART,[22,23] but the mortality in different areas had big difference.[24-26] The older age, gender, lower CD4 + T cell counts, HIV transmission routs, education, economical level, race/ethnicity and malnutrition of individual were the risk factor for death.[27-31]

Mortalityrisk of PLHIV with CD4 + T cell counts < 200 cells/μl presented a nearly five times as those with >350 cells/μl, whereas the CD4 + T cell counts between 200 and 350 cells/μl was twice as those with >350 cell/μl in our analysis. Same as older age,[32,33] lower CD4 + T cell counts was independent risk factor for death, which had been shown in previous studies.[34] In spite of the dramatic decline in AIDS mortality that followed the introduction of cART, women seemed to have benefited less from this intervention and had higher mortality risk than men.[35] But the mortality risk of men was 1.5 times as women after adjusting other factors in our analysis, which suggested women can benefit more in TCM. In our analysis, longer education time was associated with lower mortality risk and there was no difference in the HIV transmission routs.

The advent of cART gave hope to millions of HIV/AIDS sufferers, for it had dramatically reduced disease progression and death among the PLHIV. However, such benefits can only be achieved with high level of adherence,[36] and less than optimal adherence was associated with virological failure[37] which potentially increased the risk of developing treatment – resistant strains of HIV,[38-40] whereas toxicity and discomfort caused by the medications[41-43] may result in patients being nonadherent to medications.[39] There were amount of reports about the resistance of cART in the world.[44-48] The resistant strains can be transmitted to other individuals, thereby decreasing treatment options and potentially exacerbating the HIV epidemic.[49] Although this clinic dilemma restricts the effectiveness of cART, it may be solved by TCM.

Recent studies have indicated that, even in the cART era, mortality rates among HIV – infected people are still at least four times as that of the general population,[50,51] indicating room for further improvement, which encourage us to explore new approach to improve the life quality and decrease the mortality of PLHIV. TCM could improve the quality of life and relieve the clinical symptom of PLHIV. Our analysis found the TCM could increase the survival and lengthen the life time of PLHIV, so TCM would be the new hope for PLHIV though more researches are needed to clarify the mechanism of TCM in decreasing mortality.

In conclusion, we found thatTCM could increase the survival and lengthen the life time of PLHIV in Henan province of China by our retrospective cohort study. The factors such as sex, age, education and CD4 + T cell counts related with the survival. But it should be pointed out that the limitation of retrospective cohort would bias this study, so more prospective studies should be carried out to confirm our primary results in the future.

ACKNOWLEDGMENTS

The authors were grateful to the medical workers who partook in the national TCM HIV treatment trial program. It was their efforts that made this program possible. The findings and conclusions of this article are those of the authors and do not represent the views of the founders and government.

中医药综合干预对农村地区HIV感染者死亡率的影响：一项回顾性队列研究

金艳涛[1,2]　刘志斌[1]　杨　峰[1]　郑志攀[1]　蒋自强[1]　郭会军[1]　金艳涛[1]

（1. 河南中医学院第一附属医院艾滋病临床研究院；2. 中国疾病预防控制中心性病艾滋病预防控制中心）

摘要　**目的**　了解中医药治疗某农村地区HIV感染者死亡率及其影响因素。**方法**　以河南某地2004年纳入中医药救治项目的HIV感染者为中医药治疗组，以临近未纳入项目的村庄的HIV感染者为非中医药治疗组，通过"中医药治疗艾滋病数据库"和"艾滋病综合防治数据信息系统"收集研究对象的相关信息，应用Cox比例风险模型分析影响HIV感染者死亡的因素。**结果**　共纳入分析448例研究对象，中医药治疗组病人103例，艾滋病相关死亡15例，死亡密度为2.12/100人年。非中医药治疗组病人345例，艾滋病相关死亡90例，死亡密度为3.94/100人年。Cox比例风险模型分析，单因素分析结果显示，非中医治疗病人的死亡风险是中医治疗病人的1.84倍（$P<0.05$）；多因素分析结果显示，非中医治疗病人的死亡风险是中医治疗病人的1.90倍（$P<0.05$）；此外性别、年龄、婚况和开始服用抗病毒药的时间对HIV感染者的死亡也有影响。**结论**　中医药治疗可能会降低HIV感染者的死亡率，有待于前瞻性研究给予客观评估。

关键词　艾滋病；中医药；死亡率；Cox比例风险模型

人类免疫缺陷病毒（HIV）感染会导致的以免疫系统功能缺陷为特征的一种新发、慢性、可控传染性疾病，目前缺乏治愈手段，已经成为一个全球关注的公共健康问题。

在过去的30年中，研究者在努力寻找新的抗病毒药物的同时，补充与替代医学在艾滋病防治中的作用得到也越来越多研究者的关注，比如针灸、中医药、艾灸及按摩等相关研究相继得到应用，特别是中医药在治疗艾滋病中有较大优势和潜力正逐渐得到人们的认可和接受。已有的研究表明，中医药治疗艾滋病的优势主要集中在降低病毒载量，提高CD_4^+T细胞计数，促进免疫重建，改善症状与体征，提高患者的生存质量及减少抗病毒药物的不良反应等方面[1]。但是至今鲜有对中医药综合干预所产生的患者生存影响的研究报道。

本研究以回顾性队列研究的方法，利用中医药救治项目资料，并选择某非项目村为对照，探索分析中医药治疗项目对HIV感染者/AIDS患者（PLWHIV）死亡率的影响，现将结果报告如下。

对象与方法

1. 研究对象：河南省某高发区农村地区2004年10月纳入中医救治项目的病人为中医药治疗组病例，以地理位置临近村庄（非中医救治项目村）的病人作为对照，记为非中医药治疗病人。病人纳入标准：（1）中医治疗组病人为2004年10月纳入中医救治项目HIV感染者，非中医治疗病人地理位置临近村庄（非中医救治项目村）的HIV感染者；（2）所有HIV感染者均在2004年10月以前经western检测阳性；（3）HIV感染者年龄大于18岁。排除标准：（1）HIV感染者在2005年4月之前死亡者；（2）中医治疗组病人在参与中医药救治项目少于6个月者。

2. 数据收集：中医药治疗病人纳入治疗时间和退出中医治疗时间的信息采集自"中医药治疗艾滋病数据库"，其余数据均来自中国疾病预防控制中心信息系统子系统"艾滋病综合防治数据信息系统"。数据分析的截止日期为2012年10月。纳入分析的变量包括：纳入分析时间的一般人口

基金项目：国家中医药管理局中医临床研究基地业务建设科研专项课题（编号：JDZX2012035）；河南省高等学校青年骨干教师资助计划（编号：2013GGJS-095）

学特征(性别、年龄、文化程度、婚姻状况和职业)、感染途径、是否参与中医药治疗项目、抗病毒治疗信息和死亡记录。

3. Cox 比例风险模型分析的有关变量的确定: ①观察人年的计算:对于死亡病例,观察人年按照纳入分析时间 2004 年 10 月与死亡时间差计算;对于退出病例,观察人年按照纳入分析时间 2004 年 10 月与死亡时间差计算;对于存活病例,观察人年按照纳入分析时间 2004 年 10 月与研究截止时间 2012 年 10 的时间差值计算;②死亡结局的确定:艾滋病相关死亡为死亡结局事件;③截尾数据的确定:退出中医药治疗者,非中医治疗病人未随访到者,非艾滋病相关死亡(如自杀,意外死亡)者。④开始服抗病毒药时间的确定:抗病毒治疗停药且未重新开始服药者认为未服抗病毒药;停用抗病毒治疗又重新服用抗病毒药的时间为开始服用抗病毒药的时间。无停药记录的病人按照记录的开始服用抗病毒药记录时间分析。

4. 统计学分析: 采用 SPSS19.0 对数据进行整理和分析。描述不同组病人社会人口学特征和行为特征,使用卡方检验不同组的累计死亡率差异,运用 Cox 比例风险回归模型分析死亡的影响因素。

结　果

1. 研究对象人口学特征

共纳入分析 448 例研究对象,中医治疗组病人 103 例,其中男性 47 例(45.6%),女性 56 例(54.4%);年龄最小 29 岁,最大 60 岁,平均年龄 41.09±7.71 岁;有配偶 84 例(81.6%),无配偶 19 例(18.4%);文化程度文盲 14 例(13.6%),小学 33 例(32.0%),初中及以上 56 例(54.4%);职业均为农民;感染途径采血传播 101 例(98.1%),异性传播 2 例(1.9%)。

非中医治疗组病人 345 例,其中男性 172 例(49.9%),女性 173 例(50.1%);年龄最小 24 岁,最大 70 岁,平均年龄 41.50±9.18 岁;有配偶 240 例(69.6%),无配偶 105 例(30.4%);文化程度文盲 62 例(18.0%),小学 173 例(50.1%),初中及以上 110 例(31.9%);职业均为农民;感染途径采血传播 338 例(98.0%),输血传播 3 例(0.9%),异性传播 3 例(0.9%)。

2. 研究对象死亡分析

2004 年 10 月 – 2012 年 10 月,中医治疗组共分析 103 例病例,死亡 15 例,死亡原因均为艾滋病相关死亡;退出 4 例,退出原因为失访。累计观察 709 人年,累计病死率 14.6%,死亡密度为 2.12/100 人年。非中医药治疗组共分析 345 例病例,死亡 91 例,其中 1 例为自杀死亡,其余为艾滋病相关死亡;未有失访病例。累计观察 2286 人年,累计病死率 26.1%,死亡密度为 3.94/100 人年。见表 1。

表 1　病人死亡分布

分组	总例数	存活病人	退出病人	累积死亡病人
中医治疗组	103	84	4	15
非中医治疗组	345	254	1	90

注:$X^2=6.129$,$P=0.013$

3　研究对象死亡影响因素分析

运用 Cox 比例风险模型进行单因素分析,非中医治疗病人的死亡风险是中医治疗病人的 1.84 倍($P<0.05$),除此之外,研究对象的性别、婚况和开始服用抗病毒药的时间等因素都会影响病人的死亡时间。

运用 Cox 比例风险模型进行多因素分析,在控制潜在的混杂因素影响后,非中医治疗病人的死亡风险是中医治疗病人的 1.90 倍($P<0.05$);女性的死亡风险低于男性,是男性的 0.39 倍($P<0.05$);有配偶的死亡风险高于无配偶病人,服抗病毒药的病人的死亡风险低于未服药的患者。年龄因素中 50 岁以上人群的死亡风险高于年龄小的人群,是小于 30 岁人群死亡风险的 2.61 倍($P<0.05$)。文化程度对病人的死亡无明显影响。表 2。

表 2　死亡率及其影响因素分析

人群特征	观察人数	死亡人数	单因素分析 HR 值(95%CI)	P 值	多因素分析 HR 值(95%CI)	P 值
分组						
中医治疗病人	103	15	1.00		1.00	
非中医治疗病人	345	91	1.84(1.06 – 3.18)	0.029	1.90(1.03 – 3.53)	0.042
性别						
男	219	68	1.00		1.00	
女	229	38	0.48(0.32 – 0.72)	0.001	0.39(0.25 – 0.59)	0.001
纳入分析时年龄						
<30	33	8	1.00		1.00	

续表

人群特征	观察人数	死亡人数	单因素分析		多因素分析	
			HR值（95%CI）	P值	HR值（95%CI）	P值
30-40	219	41	0.73（0.34-1.55）	0.411	0.67（0.31-1.45）	0.310
41-50	117	27	0.91（0.41-2.01）	0.818	1.01（0.44-2.31）	0.982
>50	79	30	1.69（0.78-3.69）	0.186	2.61（1.06-6.42）	0.036
婚况						
无配偶	124	86	1.00		1.00	
有配偶	324	20	1.81（1.11-2.94）	0.017	2.88（1.67-4.96）	0.001
文化程度						
文盲	76	24	1.00		1.00	
小学	206	46	0.69（0.42-1.15）	0.153	0.69（0.37-1.27）	0.236
初中及以上	166	36	0.69（0.41-1.16）	0.157	0.94（0.48-1.88）	0.873
服抗病毒药时间						
未服用	189	64	1.00		1.00	
2004.10以前	96	24	0.71（0.44-1.13）	0.150	0.76（0.46-1.27）	0.301
2004.11-2007.12	83	12	0.34（0.18-0.65）	0.001	0.32（0.17-0.63）	0.002
2007.12-2012.10	80	6	0.18（0.08-0.43）	0.001	0.16（0.07-0.38）	0.001

讨论

国家中医药管理局2004年在全国范围内启动了中医药治疗项目[2]，河南成为此项目首批的5个试点省份之一。根据河南省的省情和疾病的基本特点，结合实际开展防治工作，中医药治疗艾滋病提出"三统一、三结合"防治原则（即统一组织领导、统一治疗方案、统一观察指标；临床救治与科研相结合、固定方药与辨证施治相结合、中医药治疗与抗病毒治疗相结合），组建了三级中医药救治项目专家团队，实施每月定期为病人随访，辨证中草药汤剂施治，促进患者的管理。

根据文献报道及试点项目工作结果表明：经过中医药治疗，患者的临床表现得到改善，感冒、纳差、腹泻和消化道症状减轻或减少[3-5]。本研究纳入2004年10月参加救治项目的HIV感染者为研究对象，选取在社会环境和人文环境具有可比性的地理上临近的未参与救治项目的村庄的HIV感染者作为对照，剔除项目开始后6个月内的依从性差者及出现研究结局的病例（死亡和退出）。初步研究结果显示中医药治疗组病人的累计病死率低于非中医药治疗组的病人，差异有统计学意义。中医药治疗组的病例和非中医药治疗组的病例的死亡密度分别为2.12/100人年和3.94/100人年，低于以往的研究[8]。

采用Cox比例风险模型单因素分析结果显示，非中医药治疗病人死亡风险是中医药治疗病人的1.84倍，控制其他可能的影响死亡的因素后，非中医药治疗病人的死亡风险是中医药治疗病人的1.90倍，提示中医药治疗可以降低艾滋病人的死亡率。

多因素分析结果显示，女性的死亡风险低于男性，这可能与女性的生理、生活方式和行为方式有关，相对于男性，女性在吸烟和喝酒等危害生命健康的不良生活和行为方式较少[10,11]。50岁以上的感染者的死亡风险高于30岁以下的感染者，为其的2.61倍，与以往研究结果相似[12]，这可能与老年人生活压力大，生理和免疫功能低下等因素有关。服抗病毒药感染者的死亡风险低于未服抗病毒感染者，说明抗病毒治疗是治疗艾滋病的有效手段。

最后，因2006年以前艾滋病信息收集系统还不完善，很多相关信息没有收集或收集的缺失值比较多，比如CD_4^+T细胞计数，抗病毒药服用的依从性，项目入组时出现的病例的选择偏移等均可能会影响本回顾研究结论。但是作为首次开展的一项针对中医药治疗艾滋病的综合管理对艾滋病患者生存影响研究，基于现有数据的初步探索研究结果提示中医药综合干预可能会对降低HIV感染者的死亡率具有积极作用，有待于前瞻性研究予以评价。

参考文献（略）

（出自中医杂志2014年第56卷14期第1199-1202页）

· 无症状期 HIV 感染 ·

284 例无症状 HIV 感染者的中医药干预研究

张艳燕[1]　李星锐[2]　杨小平[2]　崔伟锋[2]

(1. 郑州大学基础医学院，河南郑州 450052；2. 河南省中医药研究院，河南郑州 450004)

摘要　目的：观察中医药治疗经血液传播的无症状 HIV 感染者的临床疗效。方法：采用随机、双盲、安慰剂平行对照临床研究方法，选择经血液传播的无症状期 HIV 感染者 284 例作为受试者，随机分为治疗组和对照组，比例约 2∶1。受试者入组后，根据中医辨证结果，治疗组给予相应证型中药制剂，对照组给予相应证型中药制剂的模拟剂，试验周期 18 个月。观察安全性指标和疗效性指标。结果：治疗后病毒载量相对稳定，CD_4^+ 计数有所上升，生存质量大大提高。结论：中医药有助于提高无症状 HIV 感染者的免疫力和生存质量，从而延缓其发病率。

关键词　无症状 HIV 感染者；血液传播；中医药干预

艾滋病（acquired immunodeciency syndrome AIDS）即获得性免疫缺陷综合征，依据 CD_4^+ 免疫细胞的数量，分为急性感染期、无症状 HIV 感染期、艾滋病前期和艾滋病期4 个时期[1]。本次研究主要针对处于无症状感染期的 HIV 感染者。经血液传播感染后，患者多数已经处于无症状期 8~10 年之久，CD_4^+ 免疫细胞在持续缓慢减少，即将进入发病、死亡高峰期。因此，提高无症状 HIV 感染者的生活质量、延缓发病时间成为目前治疗的一项重要难题。但根据 WHO "艾滋病临床分期及抗病毒治疗指征"的意见，无症状 HIV 感染者，由于药物的副反应、费用以及耐药等原因，尚不适宜抗病毒治疗。因此，此期可根据 HIV 感染者的体质、生理机能及心理状态、较轻的症状表现、CD_4^+ 细胞计数和血浆 HIV - RNA 含量，进行中医辨证治疗，以期改善患者的生活质量、提高其免疫力。

1　一般资料

病例来源于 2009 年 6 月—2011 年 3 月入组国家 "十一五" 科技重大专项《无症状 HIV 感染者中医药早期干预研究》经血液传播途径的病例 284 例，遵循随机、对照、盲法基本原则，采用完全随机方法，设种子数为任意 6 位数，分段长度为 6，按约 2∶1 比例分为治疗组和对照组，盲底产生后，由中央随机系统随机确定入组受试者所需组别。实验组根据辨证结果选用相应证型的药物，对照组根据辨证选择相应证型的安慰剂，观察周期为 18 个月。试验组 179 例，男 101 例，女 78 例；年龄平均（44.70 ± 7.91）岁；病程平均（5.52 ± 1.54）年。对照组 105 例，男 55 例，女 50 例；年龄平均（45.41 ± 8.19）岁；病程平均（5.35 ± 1.03）年。2 组患者一般资料对比，差别无统计学意义（$p > 0.05$），具有可比性。

2　诊断标准

2.1　西医诊断标准

按照卫生部、中华医学会《艾滋病诊疗指南》[1]。有流行病学史，HIV 抗体阳性；或仅 HIV 抗体阳性。

2.2　中医辨证标准

依据《中医药治疗艾滋病项目临床技术方案》[2]、《艾滋病常见病症辨证治疗要点》[3]、《中医临床诊疗术语——证候部分》[4]等证型标准，共分为无证可辨或气血亏虚证、气虚兼阴虚证、气虚兼湿热证、气虚兼血瘀证、气虚兼痰瘀证。

3　试验病例标准

3.1　纳入病例标准

选择课题组中经血液途径传播而感染的患者，并且符

基金项目：国家 "十一五" 科技重大专项——无症状 HIV 感染者中医药早期干预研究（编号 2008ZX10005 - 002）

合 HIV 无症状期的诊断标准、符合中医各证型诊断标准；CD_4^+ T 细胞水平为 250～550 个/mm^3；性别不限；填写知情同意，志愿受试。

3.2 排除病例标准

①急性期和艾滋病期；②妊娠或哺乳期妇女；③合并有严重心、肝（AST、ALT 正常值的 2 倍以上）、肾脏疾病患者（BUN、CR 异常），结核病患者及精神病患者；④其他原因不能按时服药者；⑤过敏体质及对本药过敏者；⑥有酗酒史（每日饮酒 250mL 以上）；⑦研究人员认为其他原因不适合临床试验者。

4 治疗方法

对无症状期 HIV 感染者进行中医药辨证治疗，治疗组选择相应证型的中药制剂。①无证可辨或气虚证给予益艾康胶囊（由河南省奥林特制药厂生产，批号 20090114-3，20100203-2，20100224-2）5 粒/次，3 次/d，口服。②兼阴虚证给予艾宁颗粒（由湖南炎帝生物工程有限公司生产，批号 090302，090303，090304）1 袋/次，3 次/d，口服。③兼湿热证给予唐草片（由上海百岁行药业有限公司生产，批号 20080801～20080805）8 片/次，3 次/d，口服。④兼血瘀证给予艾奇康胶囊（由南通艾奇康药业科技有限公司生产，批号 20090406），3 粒/次，3 次/d，口服。⑤兼痰瘀证给予金龙胶囊（由北京建设药业有限公司生产，批号 090401，090312090313），4 粒/次，3 次/d，口服。每个月随访辨证 1 次，根据辨证结果及时调整用药。对照组给予的对照药为各证型相应的模拟剂，服法与各证型相应服法相同。观察周期为 18 个月。

5 观测指标

受试者入选后，进入 18 个月的治疗期，治疗 18 个月后查病毒载量、CD_4^+ 计数、生存质量量表，并记录治疗期间发生的不良事件和不良反应。在治疗 18 个月后对患者进行病毒载量、CD_4^+ 计数及生存质量评价，观察中医药早期干预无症状 HIV 感染者的疗效。

6 统计学方法

采用 SPASS13.0 统计分析软件建立数据库，计量资料用均数±标准差（s）进行统计描述，治疗前后比较采用配对 T 检验。以 $p<0.05$ 为差别有统计学意义。

7 结果

7.1 2 组治疗前后 CD_4^+ 变化对比

治疗后 2 组对比，差别有统计学意义（$P<0.05$），说明中医药干预能延缓经血液传播途径感染的无症状 HIV 感染者 CD_4^+ 下降速度，并且中医药干预后患者的 CD_4^+ 有上升趋势。见表 1。

表 1 2 组治疗前后 CD_4^+ 值变化对比 个/mm^3，$\bar{x}\pm s$

组别	例数	治疗前	治疗后
治疗组	179	380.54±89.49	389.46±133.79#
对照组	105	371.46±100.86	344.82±142.19

注：与对照组治疗后对比，#$P<0.05$。

7.2 2 组治疗前后病毒载量对比

2 组治疗后在降低病毒载量方面对比，差别无统计学意义（$p>0.05$）。但由表中数据可知，治疗组的 HIV 感染者通过中医治疗后的病毒载量相对稳定，没有出现上升趋势。见表 2。

表 2 2 组治疗前后病毒载量对比 log10copies/mL，$\bar{x}\pm s$

组别	例数	治疗前	治疗后
治疗组	179	4.06±0.88	3.94±1.01
对照组	105	3.94±0.72	4.14±0.85

7.3 2 组治疗前后生存质量积分对比 见表 3。

表 3 2 组治疗前后生存质量积分对比 分，$\bar{x}\pm s$

组别	例数	治疗前	治疗后
治疗组	179	63.93±47.60	90.56±30.31**
对照组	105	64.68±47.12	82.95±30.05**#

注：与同组治疗前对比，**$P<0.01$；对照组治疗后对比，#$P<0.05$。

7.4 安全性评价

在所有接受过一次访视，符合安全性数据集的病例中，试验组出现 2 例不良事件，其中与药物相关的 0 例；对照组发生 5 例不良事件，与药物相关的 0 例，经观察或对症处理后症状消失。2 组不良反应发生率对比，差别无统计学意义（$p>0.05$）。2 组均无严重不良事件发生。

8 讨论

艾滋病是获得性免疫缺陷综合征，其主要特征是免疫系统损害和机会性感染。中医学虽未有艾滋病之说，但中医学认为"正气存内，邪不可干，邪之所凑，其气必虚"。如果正气不足，抵抗力就会下降，各种病原体会趁虚而入，造成人体之病理状态，开始发病；正气充足，机体的适应力增强，可延缓发病，这恰恰体现了艾滋病正虚的本质。笔者所用的唐草片主要适用于气虚兼湿热证，金龙胶囊主要适用于气虚兼血瘀证，艾宁颗粒主要适用于气虚兼阴虚证，艾奇康胶囊主要适用于气虚兼痰瘀证，这都体现了中医治疗扶正的理论。CD_4^+ 细胞计数被作为监测 HIV 疾病进程的标记物[5]。在未治疗的情况下，CD_4^+ 细胞自然下降数为平均每年减少 30-50 个/$mm^{3[6]}$。本次研究经过 18 个月的临床试验，证明中医药辨证治疗无症状 HIV 感染者在改善患者生存质量、升高 CD_4^+ 计数、提高免疫力方面疗效确切。

中医治疗虽然在降低患者的病毒载量方面较弱,但中药在稳定病毒载量,改善症状,提高患者免疫力和生活质量,延缓发病时间方面有很大的优势。本次研究结果显示,患者的病毒载量降低但不具有统计学意义,但是患者的病毒载量基本保持原有水平,或者稍有降低。但其生理、心理、社会关系、环境等方面都有很大的改善,有些患者甚至可以外出打工或者承担一些体力劳动,这说明患者带毒生存的质量大大提高,可见中医在提高患者的生存质量方面有独特的优势。但艾滋病不是单纯虚证,而是一种正邪相争、虚实错杂的本虚标实证,所以扶正的同时应该祛邪,否则 HIV 感染者依旧容易遭受机会性感染的攻击,这正是本次研究所欠缺之处。今后的研究应在抗病毒方面继续深入,扶正祛邪、抗病毒才能更好的延长患者的生存时间,提高其生存质量。

参考文献（略）

（出自中医研究 2011 年第 24 卷 11 期第 30 - 32 页）

健脾益气、化浊解毒法治疗艾滋病前期患者临床观察

毛宇湘[1]　杨倩[1]　路聚更[2]　赵学民[3]
王学平[4]　王宏全[2]　牛黎明[1]　米海娟[4]　陈芬娜[3]

1. 河北省中医院，河北石家庄 050011　2. 沙河市中医院，河北沙河 054100
3. 永清县中医院，河北永清 065600　4. 固安县中医院，河北固安 065500

摘要　目的：观察健脾益气、化浊解毒法治疗艾滋病前期的临床疗效。方法：20 例确诊为艾滋病前期患者，给予健脾益气、化浊解毒法治疗 18 个月，治疗前后主要观察患者 CD_4^+ T 淋巴细胞计数，症状、体征总积分及卡氏积分变化。结果：20 例患者疗效比较，6 个月有效 12 例，稳定 5 例，无效 3 例，有效率为 85%；12 个月有效 13 例，稳定 5 例，无效 2 例，有效率为 90%；18 个月有效 14 例，稳定 4 例，无效 2 例，有效率为 90%。症状、体征总积分及卡氏积分比较，治疗后患者的症状、体征总积分下降，卡氏积分疗前为（78.00 ± 6.24）分，治疗 6 个月后为（84.00 ± 6.54）分，治疗 12 个月后为（88.00 ± 6.12）分，治疗 18 个月后为（90.00 ± 5.62）分，较治疗前有所提高。CD_4^+ T 淋巴细胞计数比较，治疗前为（311.700 ± 50.912）个·mm^{-3}；治疗后 6 个月为（352.300 ± 85.063）个·mm^{-3}；12 个月为（380.950 ± 149.648）个·mm^{-3}；治疗 18 个月为（354.000 ± 133.359）个·mm^{-3}。CD_4^+ T 淋巴细胞计数有所增加，治疗后 12 个月时较治疗前差异有统计学意义（$P < 0.05$）。结论：健脾益气、化浊解毒法对艾滋病前期的治疗疗效显著，且能对艾滋病前期患者的免疫功能有稳定和恢复作用，提高患者的生存质量。文献引用：毛宇湘，杨倩，路聚更，等. 健脾益气、化浊解毒法治疗艾滋病前期患者临床观察［J］. 中医学报，2013，28（2）：158 - 159.

关键词　艾滋病前期；健脾益气法；化浊解毒法；CD_4^+ T 淋巴细胞

2009 年 6 月至 2011 年 10 月，笔者在国家中医药管理局中医药治疗艾滋病试点项目中，以健脾益气、化浊解毒法对艾滋病前期患者进行治疗，疗效显著，现报道如下。

1　资料与方法

1.1　一般资料

入选本组 20 例患者，均在当地疾病控制中心经 ELISA 和 WB 检测 HIV 为阳性，其中男 14 例，女 6 例；年龄 14 ~ 65（48.6 ± 4.6）岁；感染时间 9 ~ 13（10.8 ± 2.4）年；传播途径：血液传播 18 例，母婴传播 1 例，性传播 1 例。

1.2　病例纳入标准

符合 2001 年修订的国家诊断标准《HIV/AIDS 的诊断标准和处理原则》[1]：①CD_4^+ T 淋巴细胞计数为 213 ~ 408（311.700 ± 50.912）个·mm^{-3}；②无严重肝、肾功能损害及其他恶性疾病；③年龄 14 ~ 65 岁；④知情同意，依从性良好。

1.3 病例排除标准

①不符合纳入标准者；②妊娠期或哺乳期妇女；③正在接受抗病毒药物治疗，或治疗后停药不足1个月者；④不按要求治疗，无及时随访者。

1.4 疗效判定标准

根据《5省中医药防艾滋病项目临床技术方案（试行）》[2]疗效判定标准。有效：临床症状、体征改善明显，总积分下降≥1/3；稳定：临床症状、体征改善不明显，积分下降＜1/3；无效：临床症状、体征无改善或加重者。

1.5 治疗方法

20例确诊为艾滋病前期患者均采用健脾益气、化浊解毒法治疗。健脾益气法：以补中益气汤为主方加减。方药组成：黄芪30g，人参10g，党参15g，白术15g，当归12g，炙甘草10g，柴胡6g，陈皮6g，升麻5g等；化浊解毒法：芳香化浊药可选：藿香12g，佩兰12g，僵蚕12g，茯苓15g，薏苡仁20g，猪苓12g，广木香10g，紫苏子10g，砂仁6g，白豆蔻10g等。清热解毒药可选：蒲公英20g，大青叶15g，半枝莲15g，板蓝根15g，黄芩12g，白花蛇舌草20g，黄连10g，黄柏10g，栀子10g等。治疗时，由两名主治医师职称以上的医师共同辨证，在化浊解毒、健脾益气治疗原则下，酌情处方用药。每日1剂，煎药机煎煮，每剂煎煮2袋，每袋150mL，早、晚温服。6个月为1个疗程，共治疗3个疗程。

1.6 统计学方法

采用SPSS11.0软件进行统计学分析，计量资料以均数±标准差（$\bar{x}±s$）表示，采用t检验和配对t检验。计数资料采用X^2检验，$P<0.05$为有统计学意义。

2 结果

2.1 CD_4^+T淋巴细胞计数变化

治疗前后CD_4^+T淋巴细胞计数原始数据，采用配对t检验，治疗后患者CD_4^+T淋巴细胞计数较治疗前均有所增加，治疗后12个月时与治疗前比较差异有统计学意义（$P<0.05$），说明中药干预对患者的CD_4^+T淋巴细胞有一定的稳定及恢复作用。

2.2 症状、体征总积分及卡氏积分变化

治疗后患者的症状、体征总积分下降，卡氏积分疗前为（78.00±6.24）分，治疗6个月后为（84.00±6.54）分，治疗12个月后为（88.00±6.12）分，治疗18个月后为（90.00±5.62）分，较治疗前有所提高。

2.3 不同治疗时间的疗效比较

见表1。

表1 艾滋病前期患者不同治疗时间的疗效比较例

治疗时间	n	有效	稳定	无效	有效率（/%）
6个月	20	12	5	3	85
12个月	20	13	5	2	90
18个月	20	14	4	2	90

3 讨论

艾滋病前期又称AIDS相关综合征（AIDS relatedcomplex，ARC），此期随着病毒不断复制，HIV攻击人体免疫组织，免疫系统不断受损，一些症状相继出现，全身症状包括持续性全身淋巴肿大、乏力、厌食、发热、体重减轻、盗汗、反复间歇性腹泻、血小板减少及可出现轻微的机会性感染，此时病毒载量开始上升，CD_4^+T淋巴细胞减少速度明显加快，如得不到有效治疗，患者很快进入发病期。对于此期的患者是否实行抗病毒治疗，西医界目前存在争议，多数学者倾向应用抗病毒药物干预。根据中医浊毒学说，浊毒既是一种对人体脏腑经络及气血阴阳均能造成严重损害的致病因素，同时也是指由多种原因导致脏腑功能紊乱，气血运行失常，机体内产生的代谢产物不能及时排出，蕴积体内而化生的病理产物。浊毒致病具有迁延性、难治性、顽固性、传染性、正损性、增殖性、广泛性等致病特点。

笔者认为HIV属于中医学的浊毒之邪[3]，此期是由于疫毒之邪侵入机体后，累及卫气营血，流布三焦，损伤脾胃，耗伤气阴，进而产生湿浊、痰浊、瘀血，形成浊毒，浊毒内蕴，正不达邪，最终损伤机体元气而发病，化浊解毒、健脾益气法为其基本治法。相关研究表明，艾滋病的基本证为脾胃气虚证、脾肾两虚证、脾肺气虚证、气血两虚证、气阴两虚证、湿热内蕴证6种[4]。在艾滋病的病机演变中，气虚是最常见的，具有气虚的患者约占63%。金元时期李东垣创立了脾胃论学说，提出了"内伤脾胃，百病由生"的观点，认为内伤病的形成，乃为元气不足，而元气所以不足实由脾胃损伤所致，提出健脾益气恢复机体元气以治疗内伤虚损性疾病的基本法则。笔者运用化浊解毒、健脾益气法治疗ARC，能减轻患者症状、体征，提高生活质量，逐步恢复受损的免疫系统，稳定或增加被耗损的CD_4^+T淋巴细胞，是延缓或阻断向艾滋病期进展的重要治疗途径。健脾益气、化浊解毒法能够减轻ARC患者的临床症状、体征，提高患者的生存质量，稳定及恢复患者的免疫功能。

（感谢李佃贵对本研究的指导）

参考文献（略）

参灵扶正胶囊治疗HIV感染者的临床研究

刘振威[1]　庞军[2]　邓鑫[1]　苏齐鉴[1]　姜枫[1]

(1 广西中医药大学附属瑞康医院，南宁 530011；2 广西中医药管理局，南宁 530021)

摘要　目的　观察参灵扶正胶囊治疗气虚型HIV感染者的临床疗效。方法采用参灵扶正胶囊治疗气虚型HIV感染者380例，疗程1年，观察指标有临床症状、体征总积分、卡洛夫斯基积分，以及CD_4^+细胞计数及生存质量的变化情况。结果治疗后感染者症状、体征总积分、卡洛夫斯基积分及CD_4^+稳定率分别为94.74%、83.95%、96.6%，临床症状、体征总积分和卡洛夫斯基积分，CD_4^+细胞计数，生存质量中生理领域、心理领域、社会关系及总积分改善显著（$P<0.05$或$P<0.01$）。结论　参灵扶正胶囊可显著改善气虚型HIV感染者的临床症状和体征，提高感染者的生存质量，对部分感染者的免疫功能有提高或稳定作用。

关键词　HIV感染；参灵扶正胶囊；临床观察；疗效

中医认为，气虚是艾滋病发病的重要病因之一，虚实夹杂是其主要病机。自2010年1月至2012年12月，在国家中医药管理局中医药治疗艾滋病试点项目的支持下，广西中医药大学附属瑞康医院关爱门诊及其下辖的13个市县中医院关爱门诊运用参灵扶正胶囊治疗气虚型HIV感染者380例，取得了较好的疗效，现报告如下。

1　资料与方法

1.1　研究对象　本研究观察380例HIV感染患者，其中男202例，女178例；平均年龄（32.67±10.56）岁。感染途径：性传播275例（72.4%），静脉吸毒96例（25.3%），输血3例（0.8%），原因不明6例（1.5%）。病程：HIV感染确诊3~96个月，平均（34.56±12.32）个月，CD_4^+细胞计数平均为（378.76±32.56）个/μL。

1.2　病例筛选

1.2.1　诊断标准　西医诊断符合2011年中华医学会制订的《艾滋病诊疗指南》诊断标准[1]的HIV感染者或AIDS患者；中医符合《中医药治疗艾滋病项目临床技术方案》[2]气虚证。

1.2.2　纳入标准　①符合HIV感染诊断标准；②年龄18岁至71岁；③签署知情同意。

1.2.3　排除标准　①过敏体质（对两种或两种以上药物、食物、花粉过敏者），或对本药已知成分过敏者；②有其他免疫相关性疾病或使用免疫调节剂者；③近3个月内参加其他临床试验者；④艾滋病患者。

1.3　观察指标

1.3.1　症状和体征积分　根据国家中医药管理局颁布的《11省中医药治疗艾滋病项目临床技术方案》[3]临床登记表中要求，确立主要症状：发热、咳嗽、乏力、纳呆等；次要症状：气短、自汗、盗汗等；主要体征：皮疹、黏膜溃疡、口腔糜烂、疱疹等；按轻重从0~6分计分，分别于治疗前及治疗后1年进行评分1次。

1.3.2　卡洛夫斯基积分　卡洛夫斯基积分[4]：根据劳动能力进行卡洛夫斯基积分。评分标准：积分越高，劳动能力越好（0-100分）；治疗前及治疗后1年时分别评分1次。

1.3.3　实验室指标　T细胞亚群采用美国BD公司FACSCalibur流式细胞仪，检测外周血CD_3^+、CD_4^+、CD_8^+细胞计数（个/μL），治疗后每半年检测1次。

1.3.4　生存质量　生存质量评分：选用世界卫生组织生存质量测定简表（WHOQOL-BREF）[5-6]，该表包括26个条目，由4个领域及2个独立问题条目构成，采用1~5级评定，分析指标为量表4个领域的得分，分别是生理、心理、社会关系和环境领域，领域得分按正向记（即得分越高，生存质量越好）。分别于干预前及干预后1年进行测评。

1.4　治疗方法　口服参灵扶正胶囊（桂药制字Z20110002）由党参、黄芪、白术、绞股蓝、黑蚂蚁、灵芝等组成，每次4粒（1.5g），每日3次，疗程1年。

1.5　疗效评定标准　参照国家中医药管理局颁布的《11省中医药治疗艾滋病项目临床技术方案》免疫指标的评价标准制定[3]。有效：治疗后中医临床证候积分较治疗前下降1/3及以上，或CD_4^+细胞上升≥30%或50个/μL；稳定：治疗后中医临床症状体征积分较治疗前下降小于1/3，或CD_4^+细胞上升<30%或50个/μL；无效：治疗后临床症

基金项目：国家科技重大专项课题（合同号：2012ZX10005010-004）；广西科技厅攻关课题（桂科攻1355005-1-4，1298003-1-1，11107009-1-3）；广西自然基金课题（合同号：08320162）；广西中医药管理局科技专项（GZZY13-24，GZPT1223，GZYZ-10-12，GZKZ10-054，GZYZ-10-14）

状体征无改善或加重,中医临床症状体征积分较治疗前无下降或者增加,CD_4^+细胞下降≥30%或50个/μL。

1.6 统计学方法
所得原始资料和数据采用 SPSS 13.0 统计软件包进行统计处理,计数资料采用 χ^2 检验,计量资料以 $\bar{x} \pm s$ 表示;非正态分布数据用四分位数描述,用秩和检验。选取 0.05 为检验水准。

2 结果

2.1 临床症状、体征变化情况
应用参灵扶正胶囊治疗后患者的症状、体征总稳定率为 94.74%,积分显著降低($P<0.01$)。见表1。

表1 治疗前后中医临床症状、体征变化($\bar{x} \pm s$)

总例数	有效[n(%)]	稳定[n(%)]	无效[n(%)]	症状体征总积分($\bar{x} \pm s$)	
				治疗前	治疗后
380	239(62.90)	121(31.84)	20(5.26)	9.25±2.19	4.35±1.65**

注:** 与治疗前相比,$p<0.01$

2.2 卡洛夫斯基积分变化情况
应用参灵扶正胶囊治疗后卡洛夫斯基积分总稳定率为 83.95%,积分显著升高($p<0.01$)。见表2。

表2 治疗前后卡洛夫斯基积分变化情况($\bar{x} \pm s$)

总例数	增加[n(%)]	稳定[n(%)]	减少[n(%)]	积分($\bar{x} \pm s$)	
				治疗前	治疗后1年
380	162(42.63)	157(41.32)	61(16.05)	85.26±5.42	90.75±5.83**

注:** 与治疗前相比,$p<0.01$

2.3 生存质量评分比较
参灵扶正胶囊治疗1年后感染者生理领域评分显著升高($p<0.01$);心理领域、社会关系领域、总评分显著升高($p<0.05$)。见表3。

表3 患者治疗前后生存质量评分比较($\bar{x} \pm s$ 分)

	生理领域	心理领域	社会关系领域	环境领域	综合评分
治疗前	13.57±3.12	14.28±2.24	15.27±2.36	12.89±2.52	58.64±10.37
治疗后	23.78±2.25**	19.86±3.76*	15.67±2.23*	13.18±2.19	78.59±8.15*

注:* 与治疗前相比,$p<0.05$;** 与治疗前相比,$p<0.01$。

2.4 治疗前后 CD_4^+ 变化情况
参灵扶正胶囊治疗1年后的 CD_4^+ 稳定率为 96.6%,半年、1年后 CD_4^+ 计数显著升高($p<0.05$ 或 $p<0.01$)。见表4。

表4 治疗前后 CD_4^+ 变化情况

例数	增加[n(%)]	稳定[n(%)]	减少[n(%)]	CD_4^+ 变化情况(个/uL, $\bar{x} \pm s$)		
				治疗前	治疗后半年	治疗后1年
380	82(21.6)	285(75.0)	13(3.4)	378.76±32.56	389.32±36.76*	392.35±35.46**

注:* 与治疗前相比,$p<0.05$;** 与治疗前相比,$p<0.01$。

3 讨论

目前,HIV 还不能被根除,高效抗反转录病毒疗法(HAART)是控制 HIV 的最好疗法,但是有其局限性:毒副作用较多、易发生耐药、费用高昂,从而限制了其及早应用。中医药毒副作用小,安全有效,可长期服用,在正气渐虚的无症状期感染者中进行干预,提前顾护正气,可使"正气存内,邪不可干"。

参灵扶正胶囊由党参、黄芪、白术、绞股蓝、黑蚂蚁、灵芝等组成,为四君子汤加减,主要功用为健脾益气,用于气虚乏力、食少便溏等症。其中,黄芪可补气固表,利尿,排脓,敛疮生肌。现代研究,黄芪有增强机体免疫功能的作用;白术可健脾益气,现代药理研究表明,白术多糖在一定的浓度范围内能单独激活或协同促进正常小鼠淋巴细胞转化,并明显提高 IL-2 分泌的水平;绞股蓝可清热解毒,其总皂甙有提高细胞免疫功能的作用;黑蚂蚁为广西道地药材,作用补肾益精、通经活络、解毒消肿,还具有增强白细胞介素-2 的作用,能增加 T 淋巴细胞及自然杀伤细胞的活性;灵芝含有多种生理活性物质,能够调节和增强人体免疫力。

"有诸内者,必形诸外"。症状、体征在中医诊疗过程中受到极大重视,症状、体征的改善在一定程度上反映了机体对药物治疗的反应性,并且也是衡量疗效的最直观的一项标准。评价症状、体征疗效,在一定程度上能够突出中医治疗疾病的优势,体现中医"以人为本"的辨证论治特色,使中医药疗效评价更加客观科学。本研究发现,患者经参灵扶正胶囊治疗后,症状、体征总积分稳定率达94.74%,改善显著优于治疗前($p<0.05$ 或 $p<0.01$)。可见参灵扶正胶囊可明显改善感染者的症状体征。

随着医学模式的转变和对健康的重新认识,临床治疗中在重视患者生存期的时候,更应重视患者的生存质量。生存质量作为患者躯体功能、心理状态、社会适应和环境因素指标的一种反映,能够全面体现患者健康水平,有助于综合评价疾病及医疗措施对患者的影响,对判断临床疗效、选择有效治疗方案具有重要意义[7]。本研究结果也表明,应用参灵扶正胶囊治疗后患者卡洛夫斯基积分稳定率为83.95%,卡洛夫斯基积分和生存质量中生理领域、心理领域、社会关系领域及总积分显著优于治疗前($p<0.05$或$p<0.01$);说明参灵扶正胶囊在改善感染者生存质量方面具有优势。

中医药在调节免疫方面具有独特的优势,其提高和恢复艾滋病患者CD_4^+细胞水平的作用已被越来越多的研究所证实[8-10]。我们的研究结果显示,参灵扶正胶囊治疗后CD_4^+稳定率为96.6%,CD_4^+细胞计数显著升高($p<0.05$或$p<0.01$)。许多研究显示,CD_4^+细胞再生不良,与CD_4^+细胞中纯真细胞比例较低有关[11-13],为了进一步说明参灵扶正胶囊促进CD_4^+细胞免疫重建作用的具体环节和靶点,有必要进一步的深入研究。

通过以上分析,参灵扶正胶囊可改善气虚型HIV感染者的症状体征,提高或稳定部分感染者的免疫功能,对提高患者的生存质量,具有较好的临床疗效。

参考文献(略)

(出自微创医学2013年第8卷3期第253-256页)

扶正排毒颗粒对人类免疫缺陷病毒感染者 CD_3^+ CD_4^+ CD_{127}^+ 水平的影响

姜枫[1] 顾偵芳[2] 李政伟[2] 王丹妮[2] 张怀亮[2] 梁健[1] 邓鑫[1]

(1. 广西中医药大学附属瑞康医院艾滋病研究中心,广西 南宁 530011;
2. 河南中医学院第一附属医院艾滋病临床研究中心,河南 郑州 450000)

摘要 目的 观察扶正排毒颗粒对人类免疫缺陷病毒感染者CD_3^+ CD_4^+ CD_{127}^+水平的影响。方法 采用流式细胞仪检查服用扶正排毒颗粒6个月前后的人类免疫缺陷病毒感染者血浆CD_3^+ CD_4^+ CD_{127}^+的表达水平的变化,评价扶正排毒颗粒对该指标的影响。结果 治疗前CD_3^+ CD_4^+ CD_{127}^+分子表达水平为(6.59 ± 6.25)%,治疗后为(12.30 ± 8.22)%,治疗前后比较有差异($P<0.05$)。结论 扶正排毒颗粒可以上调CD_3^+ CD_4^+ CD_{127}^+的水平,抑制CD_4^+T凋亡、调整CD_4^+T细胞的免疫激活,是其作用机制之一。

关键词 HIV感染者;扶正排毒颗粒;CD_3^+ CD_4^+ CD_{127}^+

扶正排毒系列方是依据中医基本理论和"治未病"思想拟定的方剂,前期研究发现该药干预HIV/AIDS患者可以改善临床症状、提高其免疫功能,对部分病例还具有降低HIVVL的作用[1-3],但是对于其疗效机理,尚缺乏深入的研究。课题组检测人类免疫缺陷病毒感染者服用扶正排毒颗粒后血浆CD_3^+ CD_4^+ CD_{127}^+分子的表达水平的变化,观察该药对其的可能影响。现将结果报道如下。

1 病例资料

1.1 病例选择

1.1.1 西医诊断标准 依照《艾滋病诊疗指南》[4]中无症状HIV感染者标准执行,有流行病学史,结合抗HIV阳性即可诊断,或仅实验室检查抗HIV阳性即可诊断。

1.1.2 中医诊断标准 无症状HIV感染者没有特异性症状和证候,故符合西医无症状HIV感染期的诊断标准即可。

1.2 病例选择与退出

1.2.1 病例纳入标准 ①年龄18~65岁;②符合西医HIV感染者的诊断标准;③未使用抗病毒药物及其它中药治疗者;④签署知情同意书。

1.2.2 病例排除标准 ①年龄18岁以下或65岁以上;②合并严重肝功能衰竭、心血管、肺、肾和造血系统等严重原发性疾病,精神病患者;③原发性免疫缺陷患者,激素、化疗等引起的继发性免疫缺陷患者;④血液病患者;妊娠或哺乳期妇女;⑤严重机会性感染;⑥对本药过敏者。

1.2.3 病例剔除标准 ①不符合纳入标准而被误纳入者;②未用一次药物及无任何记录者;③疗后未做过检查者。

2 研究方案设计

2.1 试验设计
设计方案类型:采用开放式自身前后对照试验。

2.2 病例来源
本课题选择H省N市作为主要研究地点。

基金项目:国家自然科学基金(No.30901906);中国博士后科学基金(No.20080440743)

2.3 试验药物 使用颗粒剂，由深圳三九制药公司提供。药物组成：黄芪、人参、炒白术、云苓、厚朴、砂仁、薏苡仁、巴戟天、肉苁蓉、淫羊藿、连翘、当归、甘草。

2.4 药物服用方法 每日1包，1次半包，温开水冲服。

2.5 疗程 3个月为1个疗程，使用2个疗程。

3 检测指标与方法

3.1 检测指标 服药前后HIV感染者血中$CD_3^+CD_4^+CD_{127}^+$

3.2 实验器材与方法 流式细胞仪，美国贝克曼库尔特（Beck-man Coulter）公司；抗体CD_4^+-FITC；CD_3^+-PC5；CD127-PE；鼠IgG1-PE，溶血素（1.5% Formaldehyde），美国贝克曼库尔特生产，购于北京友华志科公司；PBS缓冲液，自制。生物安全柜，美国热电；单道微量移液器，法国GILSON。

用乙二胺四乙酸三钾抗凝真空采血管采集外周静脉血4mL，2mL用于本实验的检测，室温下进行操作，取1支标本检测管，加入如下单克隆抗体组合：CD_4^+-FITC/CD127-PE/CD_3^+-PC5。按照各抗体操作说明书进行加样，经EPICS-XL型流式细胞仪检测，所有实验检测需在标本采集后24h内完成。

4 结果

从2010年9月至2011年6月，共纳入病例34例。治疗前后$CD_3^+CD_4^+CD_{127}^+$分子变化见表1。

表1 指标治疗前后变化（$\bar{x} \pm s$）   %

指标	疗前	疗后
$CD_3^+CD_4^+CD_{127}^+$	6.59 ± 6.25	12.30 ± 8.22
统计量（t）	-2.100	
P值	0.045	

n = 34

表1显示扶正排毒颗粒治疗后血浆CD_4^+免疫激活相关分子$CD_3^+CD_4^+CD_{127}^+$上升，且与治疗前比较有差异（p < 0.05）。

5 讨论

CD127是白介素-7受体α链，它主要在淋巴前体细胞（pre-L）、B祖细胞（pro-B）、T细胞、胸腺细胞、髓样细胞及单核细胞表达，也可在持续表达病毒特异性CD_8^+T细胞表面表达，在T淋巴细胞发育过程中，胸腺细胞的分化依赖于IL-7的表达；IL-7是外周成熟T细胞稳态维持的重要调节因子；同时在病毒感染后的免疫应答及病毒特异性CD_8^+T记忆性T细胞库的产生及维持过程中，IL-7均发挥重要作用。CD127是T淋巴细胞增殖、分化的必须因子，CD127在维持记忆性T细胞内环境稳态，它也作为记忆性T细胞的标志物在机体抗感染的过程中发挥作用[5]。在病毒感染后，效应性CD_4^+T细胞表面也缺乏CD127的表达，随着病毒感染的减轻部分特异性CD_4^+T细胞表面可以表达CD127，使T细胞避免凋亡，分化为长期存活的记忆性T细胞，再次感染时可以快速增殖消灭病毒。但在HIV病毒感染，HIV特异性CD_4^+T细胞因缺乏CD127的表达而凋亡，不能分化为记忆性T细胞而长期存活，而且在纯化的$CD_{127}^-CD_4^+$T细胞中发现HIV的感染水平是$CD_{127}^+CD_4^+$T细胞感染的5倍，这证明HIV病毒可以特异性感染长期存活的记忆性T细胞，从而引起记忆性T细胞缺失，消弱机体免疫能力。因此CD127在CD_4^+T细胞表达缺失引起的细胞凋亡及CD_{127}^+记忆性CD_4^+T细胞易于被感染而死亡是HIV感染中CD_4^+T细胞缺失的重要原因之一[6]。在HIV感染早期，由于免疫系统活化水平的提高及CD_4^+细胞的凋亡的增加，CD_4^+T细胞表面CD127的表达水平降低[7,8]。另一方面，CD127的丢失也是HIV/AIDS免疫激活中的一个重要免疫现象[9]，异常免疫激活是人体感染HIV后出现的重要的免疫学改变，近来受到越来越多的中外学者的关注[10,11]。在HIV/AIDS发病机制中免疫激活是除CD_4^+细胞、HIV载量（HIVVL）之外决定病程进展的重要因素[12]。

本研究的结果显示，扶正排毒颗粒治疗后HIV感染者的$CD_3^+CD_4^+CD_{127}^+$水平升高，与治疗前比较有差异（p < 0.05），说明扶正排毒颗粒可以上调$CD_3^+CD_4^+CD_{127}^+$的表达，进而抑制CD_4^+T细胞的凋亡，调节CD_4^+T相关免疫激活水平，可能是其治疗HIV感染者的作用机制之一。

参考文献（略）

（出自时珍国医国药2013年第24卷2期第302-303页）

扶正排毒片对无症状人类免疫缺陷病毒感染者干扰素α的影响

姜枫[1] 顾偵芳[2] 李政伟[2] 王丹妮[2] 梁健[1] 邓鑫[1]

(1. 广西中医药大学附属瑞康医院；2. 河南中医学院第一附属医院)

扶正排毒片是本课题组专家多年研究的治疗无症状人类免疫缺陷病毒（HIV）感染者的院内制剂，前期研究显示，该药具有改善临床症状提高免疫功能等作用[1-4]，但对其作用机制尚未开展深入研究 课题组检测服用扶正排毒片6个月的无症状HIV感染者治疗前后血浆干扰素（IFN-α）的变化，并与健康体检者进行比较，探究扶正排毒片治疗无症状HIV感染者的部分作用机制。

资料与方法

1 诊断标准 依照《艾滋病诊疗指南》[5]中无症状HIV感染者标准执行

2 纳入标准 （1）符合西医无症状HIV感染者的诊断标准；（2）年龄18~65岁；（3）未使用抗HIV药物及其他中药治疗者；（4）签署知情同意书。

3 排除标准 （1）合并严重肝功能衰竭及心血管肺肾和造血系统等严重原发性疾病，精神病患者；（2）原发性免疫缺陷患者，激素化疗等引起的继发性免疫缺陷患者，血液病患者；（3）妊娠或哺乳期妇女；（4）依从性差者。

4 一般资料 按整群随机抽样的方法，在河南省南阳市宛城区溧河乡服用扶正排毒片的HIV/AIDS患者中选取符合纳入标准的病例 共32例未经抗病毒治疗的无症状HIV感染者中男性17例，女性15例；年龄32~65岁，平均（43.38±8.89）岁；另选取河南中医学院第一附属医院体检中心22名健康体检者作为对照组，其中男性13名，女性9名；年龄28~57岁，平均（48.95±9.44）岁 两组性别构成年龄比较，差异均无统计学意义（年龄 t=0.441，p=0.661；性别 X^2=0.188，p=0.665）。

5 治疗方法 全部32例患者服用扶正排毒片（由黄芪西洋参白术防风甘草等组成，每片0.37g，每次5片，每日3次，温开水送服，药物由河南奥林特药厂生产），3个月为1个疗程，服用2个疗程。

6 观察项目及检测方法 治疗前后采集32例HIV感染者及22名健康体检者血液标本，检测指标为血浆IFN-α，采用酶联免疫吸附法（ELISA）按人IFN-α ELISA试剂盒（德国IBL公司产品，No.4885）说明书严格操作。

使用CurveExpert1.3软件，输入8个标准品的OD值，建立标准曲线，然后输入各检测样本的OD值，由软件计算输出各样品浓度。

7 统计学方法 采用SPSS19.0统计软件，计量资料采用 $\bar{x}\pm s$ 表示，两组比较采用独立样本t检验或 X^2 检验，p<0.05为差异有统计学意义。

结果

1 两组治疗前后IFN-α的比较（表1） 治疗前32例HIV感染者血浆IFN-α水平较对照组水平低，差异有统计学意义（t=-2.968，P=0.005）；治疗后32例HIV感染者血浆IFN-α水平与治疗前比较水平明显升高，差异有统计学意义（t=-3.361，P=0.002）。

表1 两组治疗前后IFN-α变化比较（pg/mL, $\bar{x}\pm s$）

组别	例数	时间	IFN-α
治疗	32	治疗前	53.81±3.70*
		治疗后	56.88±3.45△
对照	22		56.52±2.62

注：与对照组比较，*P<0.05；与本组治疗前比较，△P<0.05

讨论

异常免疫激活是人体感染HIV后出现的重要的免疫学异常改变[6]在HIV的生命周期中，细胞激活起着关键的作用，且对于感染HIV疾病的发展至关重要[7]细胞因子是由免疫原丝裂原或其他因子刺激细胞所产生的低分子可溶性蛋白质，为生物信息分子，具有调节固有免疫和适应性免疫应答，促进造血以及刺激细胞活化增殖和分化等功能[8]根据结构和功能，细胞因子可分为白细胞介素干扰素肿瘤坏死因子家族集落刺激因子趋化因子和生长因子等多种类型干扰素是一种广谱抗病毒剂，并不直接杀伤或抑制病毒，而主要是通过细胞表面受体作用使细胞产生抗病毒蛋白，从而抑制病毒的复制；同时还可增强自然杀伤细胞（NK细胞）巨噬细胞和T淋巴细胞的活力，从而起到免疫调节作用，并增强抗病毒能力。本研究选择的IFN-α属干扰素家族，由浆细胞样树突状细胞淋巴细胞单核巨噬细胞分泌，

基金项目：中国博士后科学基金项目（No.20080440743）；国家自然科学基金资助项目（No.30901906）

具有抗病毒免疫调节促进主要组织相容性复合物（MHC）分子表达的功能。

最新研究表明，HIV-1 感染者 IFN-α 的表达被抑制，与本研究的结果一致，其机制为在 HIV-1 感染者周边 IFN-α 的产生会通过 CD_4^+0 配体（CD_4^+0L）增强的相互作用而被积极的抑制，而且 CD_4^+0L 的受体 CD_4^+0 都通过免疫激活被上调[9]。未接受任何处理的 HIV-1 感染个体的可溶性 CD_4^+0L 血浆水平明显高于长期接受抗逆转录病毒疗法的个体[10]。同时，在 HIV-1 感染者中，细胞关联的 CD_4^+0L 以及在浆细胞样树突状细胞（PDC）上表达的受体 CD_4^+0 都发生明显的上调[11]。因此推测，扶正排毒片可能是通过调节 CD_4^+0 与 CD_4^+0L 相互作用，进而上调 IFN-α 的表达提高其抗病毒调节免疫的功能而起作用的。

参考文献（略）

（出自中国中西医结合杂志 2012 年第 32 卷 12 期第 1700-1701 页）

艾滋病毒感染者和艾滋病患者外周血 T 淋巴细胞亚群与中医证型的相关性研究

王春芳[1,2]　　徐立然[1]　　符林春[2]

1. 河南中医学院第一附属医院艾滋病临床研究中心，河南 郑州 450000
2. 广州中医药大学博士后科研流动站，广东 广州 510405

摘要　目的：探索艾滋病毒感染者和艾滋病患者（HIV/AIDS）中医证型与外周血 $CD45RO^+$、$CD45RA^+$ T 淋巴细胞亚群的关系　方法：选择 HIV/AIDS 276 例，健康对照者 11 例，均进行外周血 $CD45RO^+$、$CD45RA^+$ T 淋巴细胞亚群检测并对 HIV/AIDS 进行中医辨证分型　结果：HIV/AIDS 各证型与健康人相比，在 $CD_4^+/CD45RA^+$、$CD_4^+/CD45RO^+$ 方面多表现为显著性下降（$p<0.05$）；各证型间比较，气血亏虚、气血亏虚兼血瘀组 CD_4^+/CD_{45}^+RO 高于痰湿内蕴组，气血亏虚、脾肾两虚组高于阴虚火旺组（$P<0.05$）。结论：在 HIV 感染所致的免疫损害中，反映机体免疫功能改变的 $CD45RO^+$、$CD45RA^+$ T 淋巴细胞亚群能在一定程度上反映 HIV/AIDS 中医证型及病程演变，表现出由虚证-虚实夹杂证-实证之间免疫损害逐渐加深的趋势。

关键词　艾滋病毒感染者和艾滋病患者；中医证型；$CD45RO^+$；$CD45RA^+$；T 淋巴细胞

艾滋病又名获得性免疫缺陷综合征（acquired immune deficiency syndrome，AIDS），是由人类免疫缺陷病毒（human immunodeficiency virus，HIV）感染引起的传染病。人体内 CD_4^+ T 淋巴细胞是 HIV 的主要受体，在 HIV 直接和间接作用下，CD_4^+ T 淋巴细胞被大量破坏，并导致功能受损和细胞免疫缺陷，同时其他免疫细胞均有不同程度受损，促进各种严重的机会性感染和肿瘤发生，导致死亡。因此，T 淋巴细胞亚群的检测在评价 HIV 感染者和 AIDS 患者（HIV/AIDS）的免疫状况及预后判断等方面都具有重要作用。中医药治疗 AIDS 取得了一定的效果，对 HIV/AIDS 中医证型及病机演变规律的研究尚处于起步阶段，本研究拟探索 HIV/AIDS 外周血 $CD45RO^+$、$CD45RA^+$ T 淋巴细胞亚群与中医证型的关系，为进一步研究 HIV/AIDS 中医病机演变提供依据。

1 资料与方法

1.1 一般资料

病例取自河南省驻马店确山县和开封尉氏县的农村地区。选择 HIV/AIDS 276 例，健康对照者 11 例，所有 HIV 感染者均在 2004 年河南省有偿献血人群艾滋病普查中确诊，均在 1990-1995 年有偿献血时被感染。

1.2 病例选择标准

1.2.1 病例纳入标准　符合 HIV/AIDS 诊断标准（采用 2005

基金项目：国家十一五科技重大专项基金项目（编号：2009ZX10005-015）；国家十一五科技重大专项（编号：2008ZX10005-002）

年中华人民共和国卫生部颁布的《艾滋病诊疗指南》标准）及中医辨证分型标准（参照1997年中华人民共和国国家标准《中医临床诊疗术语证候部分》《中医药学名词》，并结合前期对HIV/AIDS患者的临床调查，拟定中医证候辨证标准）。①年龄在18～60岁；②有艾滋病流行病史及临床表现，HIV抗体确证试验阳性（均经河南省疾病预防控制中心进行免疫印迹确认试验HIV抗体阳性者）；③CD_4^+细胞计数为≤400UL^{-1}（BD公司的流式细胞检测仪）；④症状体征积分≥8分；签署知情同意书。

1.2.2 病例排除标准 ①急性感染期的患者；②患有严重的精神及神经疾病；③合并有其他严重原发性疾病（严重脑血管疾病；心电图严重异常；ALT＞正常1.5倍，CK＞正常；WBC≤3×10^9L^{-1}等）；④有严重的机会性感染和机会性肿瘤者。

1.3 样本的采集和处理及观察指标

患者及健康对照者清晨8：00空腹，取静脉血8mL，其中4mL按1：1加入有乙二胺四乙酸二钾（EDTA - K2）抗凝剂的真空采血管，轻摇，保存在（20±5）℃下，备用。收集样品在4h以内入实验室检测，由郑州大学医学院血液病研究所用流式细胞仪进行CD_4^+/$CD45RA^+$ CD_4^+/CD_{45}^+RO检测。

1.4 统计学方法

采用SPSS13.0统计学软件进行数据的统计分析。计量资料采用均数±标准差（$\bar{x}±s$）描述，不同证型之间两两比较采用t检验。$P<0.05$为差异具有统计学意义。

2 结果

2.1 证型分析

对276例HIV/AIDS进行中医辨证，归纳为6个证型见表1。

表1 HIV/AIDS不同中医辨证分型所占的比例例

证型	n	百分比（/%）
气血亏虚	103	37.3
脾肾阳虚	25	9.1
气血亏虚兼痰湿	28	10.1
气血亏虚兼血瘀	50	18.1
痰湿内蕴	48	17.4
阴虚火旺	22	8.0
合计	276	100.0

经过辨证分析：气血亏虚共计103例，占总数37.3%；脾肾阳虚共计25例，占总数9.1%；气血亏虚兼痰湿共计28例，占总数10.1%；气血亏虚兼血瘀共计50例，占总数18.1%；痰湿内蕴共计48例，占总数17.4%；阴虚火旺共计22例，占总数8.0%。其中气血亏虚占总数的37.3%，说明AIDS中气血亏虚占主要部分；其次为气血亏虚兼血瘀50例，占总数18.1%，阴虚火旺型最少22例，占总数的8.0%。

2.2 HIV/AIDS不同证型之间CD_4^+/$CD45RA^+$、CD_4^+/CD_{45}^+RO T细胞亚群分布比较

与健康对照组相比，除气血亏虚型在CD_4^+/$CD45RA^+$方面与健康对照组无明显差别（p＞0.05），其余各证型在CD_4^+/$CD45RA^+$、CD_4^+/CD_{45}^+RO方面均明显下降（p＜0.05）CD_4^+/CD_{45}^+RO方面，气血亏虚、气血亏虚兼血瘀组高于痰湿内蕴组，气血亏虚、脾肾两虚组高于阴虚火旺组（p＜0.05）见表2

表2 HIV/AIDS不同证型之间CD_4^+/$CD45RA^+$、CD_4^+/CD_{45}^+RO细胞亚群分布比较（$\bar{x}±s$）

中医分型	n	CD_4^+/$CD45RA^+$	CD_4^+/CD_{45}^+RO
健康对照组	11	16.5±24.89	23.83±5.22
气血亏虚组	103	6.56±4.13	9.56±4.35*△#
脾肾两虚组	25	6.23±4.67*	9.76±5.44*#
气血亏虚兼痰湿组	28	6.14±4.78*	8.22±5.93*
气血亏虚兼血瘀组	50	6.48±4.39*	10.18±6.07*△
痰湿内蕴组	48	5.60±4.19*	7.60±4.78*
阴虚火旺组	22	5.22±4.37*	6.28±4.12*

注：与痰湿内蕴组比较，△P＜0.05；与阴虚火旺组比较，#P＜0.05；与健康对照组比较，*P＜0.05

3 讨论

HIV感染的免疫病理学改变主要包括CD_4^+T淋巴细胞数量的下降和功能的改变以及机体的异常免疫激活[1]。T4细胞是机体免疫的指挥中枢，其生物学功能由T4细胞中不同的细胞亚群所承担。HT4细胞可分为记忆细胞亚群和纯真细胞亚群。CD_4^+/$CD45RA^+$和CD_4^+/CD_{45}^+RO是$CD45^+$分子（白细胞共同抗原）的两种异构体。HIV感染后CD_4^+T细胞群中记忆和幼稚亚群都减少，感染的早期以记忆型（$CD45RO^+$）T细胞减少为主，$CD45RA^+$细胞减少尚不明显在疾病进展期幼稚型（$CD45RA^+$）T细胞向记忆细胞CD_4^+/CD_{45}^+RO T转化增加，两群细胞以相同的速度减少[2-3]。

本研究中，除气血亏虚组外，各证型在CD_4^+/$CD45RA^+$、CD_4^+/CD_{45}^+RO方面均较对照组明显下降，表明HIV感染后人体免疫受损、T4细胞亚群数量普遍减少的状态，而气血亏虚组CD_4^+/$CD45RA^+$较对照组无明显下降，且CD_4^+/CD_{45}^+RO T细胞下降幅度明显低于痰湿内蕴及阴虚火旺组，提示在各证型中，气血亏虚证免疫受损相对较轻，痰湿内蕴、阴虚火旺证免疫受损相对较重；脾肾两虚组、气血亏虚兼血瘀组CD_4^+/CD_{45}^+RO T细胞下降幅度也分别低于阴虚火旺组及痰湿内蕴组（P＜0.05），提示脾肾两虚及气血亏虚兼血瘀证免疫受损也轻于痰湿内蕴及阴虚火旺证。

从本研究可以看出，HIV/AIDS中医证型与$CD45RO^+$、

CD45RA+ T淋巴细胞亚群有一定的关系,表现出由虚证－虚实夹杂证之间疾病逐渐进展、免疫损害逐渐加深的趋势：以气血亏虚为代表的虚证组,免疫失调在各证型中相对较轻；以痰湿内蕴为代表的实证,免疫失调状况最显著；而虚实夹杂的气血亏虚兼血瘀证及阴虚火旺证,免疫受损可能介于以上两者之间。随着病程进展,疾病所表现的证型也会发生转化,结合既往研究[4-7],可以进一步推论AIDS的病因病机如下：疾病初期,"疫毒"以血液为主侵入人体,首伤其血,继伤其气,气血不足表现出气血两虚证候,此时机体免疫功能失调尚不明显；疾病发展,五脏气血阴阳俱虚,偏阳虚体质者,表现出脾肾两虚之证；素体阴虚者,渐出现阴虚火旺证候；病久不瘥,运行不畅,经脉闭阻,著而为瘀,水谷精微不归正化,痰浊内生,出现虚实夹杂证候,机体免疫功能失调加重；后期正气愈虚而邪气独盛,变证峰起,表现出各种机会性感染,此时免疫功能损害已非常深重。

参考文献（略）

（出自中医学报2012年第27卷168期第521－523页）

艾康颗粒干预人类免疫缺陷病毒耐药的随机双盲对照试验

姜　枫[1]　张荣欣[1]　郭会军[2]*　刘　佳[3]　崔为国[3]　程跃武[1]
蒋自强[2]　金艳涛[2]　陈秀敏[2]

（1. 广西中医药大学附属瑞康医院,广西壮族自治区南宁市华东路10号,530011；
2. 河南中医学院第一附属医院；3. 河南省疾病预防控制中心；
4. 河南省上蔡县疾病预防控制中心）

摘要　**目的**　观察艾康颗粒干预人类免疫缺陷病毒（HIV）耐药的疗效和安全性。**方法**　采用随机双盲对照设计,选择使用高效抗反转录病毒治疗（HAART）3－4年、病情和免疫功能稳定的艾滋病患者100例,90例完成观察,治疗组和对照组各45例。治疗组和对照组在HAART的基础上分别使用中药艾康颗粒和艾康颗粒模拟剂进行9个月的临床干预,治疗前后检测CD_4^+T细胞计数、HIV病毒载量（HIVVL）进行免疫学疗效和HIVVL,疗效判定,观察HIV耐药发生率和不良反应。**结果**　治疗组治疗前耐药率为21.43%,治疗后23.81%；对照组治疗前耐药率力27.27%；治疗后为30.00%,两组患者耐药率比较差异无统计学意义（$P>0.05$）。对照组治疗后CD_4^+T细胞计数低于治疗前（$P<0.05$）；治疗组治疗前后CD_4^+T细胞计数差异无统计学意义（$P>0.05$）,治疗组免疫学疗效优于对照组（$P<0.05$）。两组治疗前后HIVVL比较和HIVVL,疗效比较差异均无统计学意义（$P>0.05$）。两组均未出现明显不良反应。**结论**　艾康颗粒干预HIV耐药可以稳定、提高免疫功能,并且无明显不良反应。

关键词　艾康颗粒；人类免疫缺陷病毒；耐药；免疫功能；病毒载量

艾滋病是严重威胁人类健康的传染病。高效抗反转录病毒治疗（HAART）使艾滋病患者的死亡率下降、生存时间延长[1]。但研究显示,人类免疫缺陷病毒（HIV）耐药率逐年增加,针对不同类别的药物,HIV的基因耐药率已达4%~45%,严重影响HAART临床效果[2-5]。对于HIV耐药病例的处理,目前仍以更换药物为主,但国内可供选择的药物有限。本研究以中药艾康颗粒为干预药物,进行随机双盲对照试验,观察其干预HIV耐药的疗效及安全性,现报告如下。

1　临床资料

1.1　诊断标准

艾滋病诊断参照《艾滋病诊疗指南》[6]。

1.2　纳入标准

①符合艾滋病诊断标准；②年龄18~65岁；③接受HAART 3~4年,HAART后未出现艾滋病机会性感染,

基金项目：国家"十一五"科技重大专项资助项目（2009ZX10001－017－03）

CD_4^+ T细胞计数最近半年两次检测稳定；④自愿作为受试对象，签署知情同意书。

1.3 排除标准

①合并严重肝功能衰竭及心血管、肺、肾和造血系统等严重原发性疾病，精神病患者；②妊娠或哺乳期妇女。

1.4 一般资料

采用随机、双盲、对照试验。由不参与临床研究实施的统计人员使用SPSS 19.0软件将病例按照1∶1的比例随机分为治疗组和对照组。随机方案的隐藏采用完全隐藏法，即按顺序编码、密封于不透光的信封并对药物进行编盲、准备应急信封。筛选合格的受试者按照就诊顺序，拆封对应序号的随机信封，确定使用药物编号。收集2010年10月至2011年4月河南省上蔡县研究病例100例，90例完成观察。治疗组45例中男18例，女27例；平均年龄（51.22±8.38）岁；平均用药时间（36.28±13.57）个月。对照组45例中男13例，女32例；平均年龄（50.53±7.92）岁；平均用药时间（38.12±12.39）个月。两组患者一般资料比较差异无统计学意义（P>0.05），具有可比性。

2 方法

2.1 治疗方法

治疗组给予艾康颗粒，由人参10g，淫羊藿12g，鹿角胶12g，山萸肉10g，杜仲10g，当归12g，丹参10g，茯苓12g，半夏6g，甘草9g等组成；对照组给予安慰剂，由淀粉和糊精制成，外包装与治疗组药物完全相同。上述药物均由深圳市三九制药公司提供，每日1剂，混合后分两次开水冲服。两组均3个月为1个疗程，共治疗3个疗程。

2.2 伦理学审查

本研究经河南中医学院第一附属医院医学伦理委员会审查通过（批件号：河南中医学院第一附属医院医学伦理委员会YFYKTLL2010-02），受试者签署知情同意书。

2.3 观察指标及方法

2.3.1 HIV耐药情况 采用扩增/测序（In-House）的方法，对病毒载量>500cp/ml的样本进行基因型耐药性检测。使用QIAGEN公司QIAam Viral RNA MiniKit提取HIV-RNA。以RNA为模板对HIV-1pol区进行巢式RT-PCR扩增。使用ABI 377全自动DNA测序仪双脱氧终止法测序。用Contig Express软件进行基因序列拼接及整理，整理序列提交Stanford HIV Drug Re-sistance Database（http://hivdb.Stanford.edu），利用该网站提供的耐药序列分析软件HIVDB进行分析，确定基因型耐药变异的位置和类型。病例样本检测结果按抗HIV药物敏感（S）、潜在耐药（P）、低度耐药（L）、中度耐药（I）和高度耐药（H）进行评估判断，以患者出现对药物低度耐药及以上为耐药。

由河南省疾病预防控制中心和北京诺塞基因组研究中心有限公司协助完成。

2.3.2 免疫学指标及HIV病毒载量 CD_4^+ T细胞计数使用美国BD公司生产的FACS Calibur流式细胞仪进行检测，治疗前后各检测1次，由上蔡县疾病预防控制中心协助完成。HIV病毒载量（HIVVL）采用COBAS AMPLICOR HIV-I定量检测试剂盒1.5版（瑞士罗氏公司），通过Amplicor COBAS全自动PCR临床诊断系统进行检测，治疗前后各检测1次，由河南省疾病预防控制中心协助完成。

2.3.3 安全性指标 于治疗前后检测血常规、肝功能、肾功能等。

2.4 疗效评价标准

参照文献[7]中标准。免疫学疗效判定：有效：CD_4^+升高≥50/mm³；稳定：CD_4^+升高或下降<50/mm³；无效：CD_4^+下降≥50/mm³。HIVVL疗效判定：有效：血浆HIV-RNA水平下降，拷贝数降低≥1 log/ml；稳定：血浆HIV-RNA拷贝数上升或下降<1 log/ml；无效：血浆HIV-RNA水平持续上升，拷贝数上升≥1 log/ml。

2.5 统计学方法

采用符合方案数据分析（PP）对所有符合试验方案且完成分析测定的观察单位及其观察值进行统计分析。采用SPSS 19.0统计分析软件，组内自身前后对照比较符合正态分布的定量资料采用配对t检验，定性资料采用x^2检验；治疗前后的组间差异比较采用协方差分析，两组疗效比较采用非参数检验。

3 结果

3.1 两组患者HIV耐药情况比较

治疗组治疗前检测42例中9例耐药，耐药率为21.43%；治疗后检测42例中10例耐药，耐药率为23.81%。对照组治疗前检测44例中12例耐药，耐药率为27.27%；治疗后检测40例中12例耐药，耐药率为30.0%。两组患者治疗前后组内和组间比较，耐药率差异无统计学意义（P>0.05）。治疗组治疗6个月后有2例耐药的患者耐药基因位点和耐药药物减少，其中1例耐药位点由M4IL、M184V、T215Y、K103N、Y18IC减少为K103N，耐药药物由拉米夫定（3TC）、曲他滨（FTC恩）、依非韦伦（EFV）、奈韦拉平（NVP）减少为地拉韦定（DLV）、EFV和NVP；另1例耐药位点由K103N变为V179E，耐药药物由DLV、EFV和NVP减少到无明显耐药药物。

2.9 两组患者治疗前后CD_4^+T细胞计数比较

表1示，对照组治疗后CD_4^+T细胞计数低于治疗前（P<0.05）；治疗组治疗前后CD_4^+T细胞计数差异无统计学意义（P>0.05）；两组治疗前后组间比较差异亦无统计学意义（P>0.05）。

表1 两组患者治疗前后 CD$_4^+$T 细胞计数比较（个/μl，$\bar{x}\pm s$）

组别	例数	治疗前	治疗后
治疗组	45	529.89±242.03	514.22±242.72
对照组	45	583.62±271.54	460.93±255.46*

注：与本组治疗前比较，*P<0.05

3.3 两组患者免疫学疗效比较

治疗组45例中有效18例，稳定9例，无效18例；对照组45例中有效8例，稳定11例，无效26例。治疗组免疫学疗效优于对照组（P<0.05）。

3.4 两组患者治疗前后 HIVVL 比较

治疗前后未检测到 HIVVL 治疗组23例，对照组20例。表2示，两组治疗前后 HIVVL 比较差异无统计学意义（P>0.05）。

表2 两组患者治疗前后 HIVVl) 比较（log/ml，$\bar{x}\pm s$）

组别	例数	治疗前	治疗后
治疗组	22	3.29±1.44	2.53±2.22
对照组	25	3.25±1.58	2.91±1.93

3.5 两组患者 HIVVL 疗效比较

将治疗前后 HIVVL 均检测不到的病例按有效计算，治疗组45例中有效30例，稳定9例，无效6例；对照组45例中有效23例，稳定12例，无效10例。两组 HIVVL 疗效比较差异无统计学意义（P>0.05）。

3.6 安全性评价

治疗前后两组患者血常规、肝功能、肾功能未见明显异常。

4 讨论

由于HAART的推广应用，艾滋病已经由一种"不治"之症、"难治"之症转变为"可治"之症，但随着治疗时间的延长，HIV耐药的问题凸显，成为导致治疗失败的重要原因[8]。HIV耐药是病毒、宿主、药物三方面相互影响、相互作用的结果，其机制复杂，目前尚不完全清楚。HIV耐药导致死亡病例增加、因更换"二线药物"使治疗费用增加、耐药毒株传播已经成为公共卫生问题[9]。

中医药在干预细菌耐药、肿瘤耐药等方面开展了一系列卓有成效的工作，为开展中医药干预HIV耐药提供了思路借鉴，如中医药干预细菌耐药可以通过消除R质粒、抑制细菌主动外排泵、抑制耐药基因的表达等途径逆转细菌耐药性[10]。以中医辨证论治理论为指导，发挥其多靶点、多环节、不良反应少等特点，可在中医药干预HIV耐药方面发挥作用。本课题组临床实践中观察发现，出现HIV耐药的患者在中医证候上多表现为脾肾亏损、痰瘀互结，据此拟定了以益气补肾、活瘀化痰为治则的艾康颗粒，方中人参、淫羊藿、鹿角胶、山茱萸、杜仲益气补肾，当归、丹参活血化瘀，半夏、茯苓化痰，甘草调和诸药，共起益气补肾、活瘀化痰之效。

本研究结果显示，对照组治疗后 CD$_4^+$T 细胞计数明显下降（P<0.05），而治疗组治疗后 CD$_4^+$T 细胞计数无明显变化（P>0.05），说明中药艾康颗粒干预HIV耐药，有稳定、提高免疫功能的效果，并且无明显不良反应。在降低耐药的发生率上治疗组虽与对照组比较差异无统计学意义（P>0.05），但艾康颗粒干预6个月后有2例耐药的患者耐药基因位点和耐药药物减少，而对照组无1例出现。如果扩大样本量、延长观察时间，可能获得更好的结论，有待进一步研究。

参考文献（略）

（出自中医杂志2013年第54卷13期第1115－1118页）

培元解毒法对无症状HIV感染者CD$_4^+$计数和血清IL-8、sIL-2R水平的影响

王丹妮[1,2]　姜　枫[3]

(1. 河南中医学院第一附属医院艾滋病临床研究中心，郑州450000；
2. 国家中医药管理局艾滋病重点研究室（扶正排毒），郑州450000；
3. 广西中医药大学附属瑞康医院，广西中医（中西医结合）艾滋病研究中心，南宁530011)

摘要　目的：探讨培元解毒法对无症状HIV感染者CD$_4^+$计数和血清IL-8、sIL-2R水平的影响。方法：无症状HIV感染者CD$_4^+$计数采用流式细胞术，血清IL-8、sIL-2R水平应用酶联免疫吸附试验法检测，治疗组检测结果与健康对照组比较。结果：治疗组血清IL-8、sIL-2R水平疗前均显著高于健康对照组（P<0.05）。治疗组疗后CD$_4^+$计数升高，总

有效率为78.13%，血清IL-8水平明显下降（P<0.05），sIL-2R水平略有下降但无统计学意义（P>0.05），且疗后仍显著高于健康对照组（P<0.05）。疗前sIL-2R与CD_4^+淋巴细胞计数呈负相关。结论：血清IL-8及sIL-2R水平升高代表的异常免疫激活是无症状HIV感染者的病理因素之一，培元解毒法可以在一定程度上降低无症状HIV感染者血清IL-8及sIL-2R水平，是其疗效的可能机制之一。

关键词 培元解毒法；无症状HIV感染者；白细胞介素8；可溶性白细胞介素2受体；扶正排毒片

无症状HIV感染期之"无症状"是指尚未出现艾滋病发病的典型症状 此期正邪相争激烈，一旦邪盛正衰则各种疾病纷至沓来[1]。我们从十五科技攻关时便提出将无症状HIV感染期作为中医药治疗艾滋病的黄金切入点[2]，使用扶正排毒片以培元解毒法为治疗艾滋病无症状期的基本法则，以期达到提高患者生存质量延缓发病甚至终生带毒不发病的全新理念，经临床验证疗效确切[3]为进一步了解其对无症状HIV感染者免疫功能调节的影响，对32例患者治疗前后CD_4^+计数和血清白细胞介素8（Interleukin-8，简称IL-8）、可溶性白细胞介素2受体（soluble Interleukin-2 receptor，简称sIL-2R）水平变化进行检测，并与健康体检者比较，现报告如下。

1 材料与方法

1.1 研究对象

治疗组为培元解毒法组，32例来源于2009年6月在河南省南阳市宛城区收集的未接受高效抗逆转录病毒疗法的无症状HIV感染者，临床诊断均符合国家卫生部2005年颁布的艾滋病诊疗指南无症状HIV感染期诊断标准[4]。培元解毒法治疗组中男性17例，女性15例，年龄分布为32～65岁。平均（43.38±8.89）岁。服用中药扶正排毒片（药品批号L2006Z002）每次5片，每日3次，温开水冲服，共服用6个月，治疗前后分别采集血浆标本。22名健康对照的血浆标本全部来自河南中医学院第一附属医院体检中心，其中男性13例，女性9例，年龄28～57岁，平均年龄（48.95±9.44）岁，无重要脏器疾患及各种病毒感染，肝肾功能试验正常 2组在性别构成年龄上基线一致（年龄 t=0.441，P=0.661；性别 $x^2=0.188$，P=0.665），具有可比性。

1.2 观察指标及方法

CD_4^+T淋巴细胞水平检测使用美国BD公司生产的FACS Calibur流式细胞仪进行检测 IL-8及sIL-2R水平检测应用热电上海仪器有限公司生产的MK3型酶标仪，于450nm处读取数值，根据标准质量浓度制定标准曲线，在标准曲线上查找相应的值。以上检测由国家中医药管理局艾滋病重点实验室工作人员负责。

1.3 统计学方法

采用SPSS13.0软件统计分析，所有统计检验均为双侧检验，取α=0.05水准；基础值的均衡性分析采用t检验和X^2检验，对数值变量采用均数±标准差（$\bar{x}±s$）表示，治疗组治疗前疗后比较采用配对t检验，治疗组和对照组比较用独立样本t检验并做相关分析。

2 结果

2.1 培元解毒法治疗组治疗前后CD_4^+淋巴细胞计数变化比较

表1显示，32例患者治疗后CD_4^+均数由治疗前的（368.63±111.54）个/mm^3上升为（412.72±159.63）个/mm^3。治疗组32例，有效15例，稳定10例，无效7例，总有效率78.13%。

2.2 治疗前后血清IL-8水平变化比较

表2显示，治疗前治疗组血清IL-8水平明显高于健康对照组（P<0.05）；治疗6个月后与治疗前比较明显下降（P<0.05），但仍高于健康对照组；治疗后与健康对照组比较差异无统计学意义（P>0.05）。

2.3 治疗前后血清sIL-2R水平变化比较

表2显示，治疗前治疗组血清sIL-2R水平明显高于健康对照组（P<0.05）；治疗6个月后与治疗前比较虽有下降但仍高于健康对照组，无统计学意义（P>0.05）；治疗后与健康对照组比较，差异仍有统计学意义（P<0.05）。

2.4 直线相关分析

治疗前sIL-2R与CD_4^+淋巴细胞计数呈负相关，CD_4^+与sIL-2R疗前相关度（r=-0.461，P=0.008<0.05）呈负相关关系。

表1 培元解毒组治疗前后CD_4^+计数水平（个/mm^3，$\bar{x}±s$）

	例数	治疗前	治疗后	有效	稳定	无效	有效率（%）
培元解毒组	32	368.63±111.54	412.72±159.63	15	10	7	78.13
	t=-1.888		P=0.068				

注：培元解毒组治疗后与治疗前CD_4^+计数平均升高44.09个/mm^3，有效率78.13%

基金项目：国家自然科学基金资助项目-扶正排毒片对无症状HIV感染者血浆免疫激活分子水平的影响（30901906）；无症状HIV感染者自然病程中相关免疫因子的表达与湿邪的相关性研究（81102575）；中国博士后科学基金（20080440743）；国家中医药管理局艾滋病扶正排毒重点研究室建设项目（国中医药函〔2009〕95号）

表2 健康对照组与培元解毒组治疗前后IL-8、sIL-2R ($\bar{x}\pm s$) ■pg/ml)

组别	例数	IL-8 治疗前	IL-8 治疗后	sIL-2R 治疗前	sIL-2R 治疗后
培元解毒组	32	8.61±5.25	6.03±5.05*	1267.91±612.28	1257.01±436.31**
健康对照组	22	5.50±2.54		839.35±380.97	
2组P值比较		0.013	0.649	0.003	0.001

注：治疗组治疗后与治疗前比较：*P=0.004<0.05，**P=0.867>0.05

3 讨论

培元解毒治则是基于病因病机辨证提出的，是通过国家"973"重点课题资助项目"艾滋病中医病因及发病机制的研究"验证的艾毒是一种新发疫毒，经血络进入人体，在体内化湿生热，表现为毒湿热等病邪特征。艾毒直接损伤并渐进性地消耗人体元气，导致多脏腑之气亏损，进而气化失常，继发痰饮瘀血毒聚等实邪。早期即表现为虚实夹杂证候，实质为本虚标实。其虚实交错、互为因果，终致变证丛生，命元诸脏衰竭，阴阳离决而亡。因此，艾毒入络是艾滋病的直接病因，伏而伤元是其核心病机，培元解毒是其基本治则[5,6]。扶正排毒片由黄芪、西洋参、女贞子、山茱萸、白花蛇舌草、连翘、生白术、防风、甘草等组成。黄芪与西洋参合用，在药性上一凉一温，从归经上涵盖心、肺、脾、肝、肾，通过补益五脏之气从而达到"培元"之效果。连翘、白花蛇舌草、山茱萸三药合用，归经既考虑到五脏、三焦，更重要的是三药分别入小肠、大肠、膀胱，使湿热得以从二便排出，从而起到"清热解毒利湿"之功效。现代药理研究显示，西洋参、黄芪、连翘、白花蛇舌草等合用可增强机体免疫功能、抗HIV病毒、抗肿瘤等。在以前的临床研究[3]和本次研究中[7]已观察到，培元解毒中药干预无症状HIV感染者在症状体征免疫学指标生存质量等方面的疗效，且临床用药安全，但对该药的作用机理尚未开展深入研究。我们试图从免疫激活角度寻找突破口，因此本研究通过对无症状HIV感染者治疗前后CD_4^+T计数和血清IL-8、sIL-2R水平进行探索。

人体感染HIV后出现的免疫学异常可以概括为[11]：①CD_4^+T淋巴细胞数量减少；②CD_4^+T淋巴细胞功能障碍；③异常免疫激活。异常免疫激活可以造成CD_4^+T细胞的功能丧失和数量耗竭[8]，因此增加CD_4^+T淋巴细胞数量和功能，抑制异常免疫激活是很有必要的。

HIV主要侵犯人CD_4^+T淋巴细胞，导致其数量上的减少和功能缺陷，CD_4^+T是维护机体免疫功能的重要细胞，是免疫反应的中心细胞，其数量及功能变化是评价疾病发展和药物疗效的重要指标。本研究CD_4^+T计数统计结果显示，治疗后CD_4^+T计数与疗前在$\alpha=0.05$水准上无统计学意义（P>0.05）。但治疗6个月后CD_4^+T计数平均升高$44.09/mm^3$，提示扶正排毒片具有稳定或提高感染者CD_4^+T计数的作用。

酶联免疫检测结果显示，治疗前培元解毒治疗组的IL-8、sIL-2R水平显著高于健康对照组（P=0.013或0.003<0.05），证实无症状HIV感染者确实存在异常免疫激活现象，这Sodora DL[9]提出的人体感染HIV后出现重要的免疫学异常改变与异常免疫激活是一致的。IL-8是一种多源性炎性细胞因子，对中性粒细胞、嗜碱性粒细胞和T淋巴细胞有强烈趋化作用，并释放活性物质，加强免疫反应，造成组织损伤。检测结果显示，无症状HIV感染者血清IL-8在疗前与健康对照组在$\alpha=0.05$的水平上差异有统计学意义（P<0.05），且血清IL-8水平明显高于非治疗组，与以往研究报道急性炎症应答一致[10]。其升高的机理可能是无症状HIV感染者本身也可以刺激单核细胞、上皮细胞等分泌IL-8，使血清中IL-8水平升高，是否还有其他原因导致IL-8水平升高尚待进一步的研究与探讨。sIL-2R是1985年发现的重要免疫抑制因子，在许多T细胞介导的免疫反应性疾病中是增加的[11]。检测结果显示，无症状HIV感染者血清sIL-2R在疗前与健康对照组在$\alpha=0.05$的水平上差异有统计学意义（P<0.05），血清sIL-2R水平高于健康对照组，与以往研究报道一致[12]。其升高的机理可能是无症状HIV感染者免疫功能受损时，激活的T淋巴细胞对IL-2R链的表达失去控制[13,14]，活化的T淋巴细胞膜$mIL-2R\alpha$链成分脱落于血清及其他体液中，造成sIL-2R水平增高。

治疗后数据显示，IL-8水平明显下降，与治疗前比较差异有统计学意义（P=0.004<0.05），说明培元解毒法对血清IL-8有较好的干预效果。治疗后sIL-2R水平略有下降，与治疗前比较无统计学意义（P=0.867>0.05），但仍高于健康对照组（P=0.001<0.05），说明异常免疫激活中，sIL-2R与无症状HIV感染者更加密切，与其有关的细胞免疫参与其发病的全过程，可以作为了解无症状HIV感染者体内细胞免疫状态、治疗效果及预后判断的重要指标之一。

CD_4^+T与sIL-2R前相关度（r=-0.461，P=0.008<0.05）呈负相关关系，这与冯鲜妮等报道[12]sIL-2R随着HIV感染者CD_4^+T的下降而进行性增高，CD_4^+T与sIL-2R呈负相关（r=-0.656）是一致的说明细胞因子充分参与了T细胞的活化，并在T细胞激活中发挥着重要作用，且能够彼此提供预后的信息。

据报道，在许多免疫系统被激活的炎症性疾病中有变化，且与机体免疫状态病情轻重及预后密切相关。本文从免疫激活的角度入手，研究中医药治疗艾滋病疗效机制是一个新的热点。检测无症状HIV感染者血清IL-8、sIL-2R水平变化，对了解病情、指导临床实践和疗效判定均具有重要意义，可以作为了解无症状HIV感染者体内细胞免疫状态、治疗效果及预后判断的参考指标之一，同时说明培元解毒法立论的正确性。

参考文献（略）

（出自中国中医基础医学杂志2013年第19卷9期第1046-1048页）

Randomized Double - blinded and Controlled Clinical Trial on Treatment of HIV/AIDS by Zhongyan - 4 （中研 - 4 号）

WANG Jian（王健）[1], YANG Feng - zhen（杨凤珍）[1], ZHAO Min（赵敏）[2],
ZHANG Yun - hui（张云辉）[2], ZHANG Yong - xiang（张永祥）[1],
LIU Ying（刘颖）[1], LIU Wei - min（刘为民）[1], WANG Fu - sheng（王福生）[2],
XU Shu - ling（徐淑玲）[1], YU Zhi - min（于智敏）[1], XIE Yan - ming（谢雁鸣）[1],
ZHOU Xian - zhi（周先志）[2], and JIANG Tian - jun（姜天俊）[2]

ABSTRACT Objective: To assess the efficacy and safety of Zhongyan-4（中研-4号, ZY-4, a Chinese herbal preparation worked out according to the therapeutic principle of supplementing qi, nourishing Yin, clearing heat and detoxication) in treating HIV/AIDS patients in the early or middle stage. Methods: Adopted was randomized double - blinded and placebo - parallel - controlled method, with 72 HIV/AIDS patients randomly divided into the ZY-4 group (36 patients) treated with ZY-4 and the control group (36 patients) treated with placebo. The treatment course was six months. The index of CD_4^+, CD_8^+ counts, body weight, clinical symptom scoring were estimated at 4 time points (0, 1, 3 and 6 month in the course), and also the viral load before and after treatment. The whole course of observation was completed in 63 patients, 30 in the ZY-4 group and 33 in the control group. Results: CD_4^+ count in the ZY-4 group got elevated by $7.70 \pm 150.96/mm^3$ on average, while that in the control group lowered by $27.33 \pm 85.28/mm^3$. Fifteen out of the 30 patients in the ZY-4 group had their CD_4^+ count in creased, which was evidently much higher than that in the control group (8/33, $P < 0.05$), suggesting that the efficacy of ZY-4 is superior to that of placebo in elevating CD_4^+ count. Moreover, ZY-4 showed actions in elevating $CD_{45}RA^+$ and CD_8^+ count, reducing HIV virus load, im - proving clinical symptom/sign and increasing body weight of patients. No obvious adverse reaction was found in the clinical trial. Conclusion: ZY-4 has an immunity - protective and/or rebuilding function in HIV/AIDS pa - tients in the early and middle stage, and also shows effects in lowering viral load, increasing body weight and improving symptoms and signs to a certain degree.

KEY WORDS HIV/AIDS, principle for supplementing Qi, nourishing Yin, clearing heat and detoxication, Zhongyan - 4, T - lymphocyte subsets, HIV viral load

Now, the clinical trial and efficacy eval - uation of the researches on treatment of AIDS by traditional Chinese medicine (TCM) has turned out to be one of the key points at home and abroad. With randomized double - blinded placebo - controlled method adopted, clinical observation on 72 HIV/AIDS patients infected from paid blood supply in Henan Province and treated

---

Supported by the Projects of Ministry of Science and Technology for 10th Five - year Plan (2001BA701A18)

1. Department of AIDS, Institute of Basic Theory, China A - cademy of Chinese Medical Sciences, Beijing (100700); 2. The 302 Hospital of PLA

with Zhongyan-4 (中研-4号, ZY-4) had been conducted by the authors from June 2002 to July 2003. The results are now repor-ted as follows.

METHODS

Diagnosis Criteria

HIV/AIDS in the patients was diagnosed according to the HIV/AIDS diagnostic criteria (GB16000-1995) in the national standard of China, and the standard for HIV infection classification, diagnosis and CD_4^+ cell count staging revised by the Center of Diseases Control (CDC) of USA in 1993.

The standard for TCM syndrome typing and grading for HIV/AIDS (draft) was formu-lated referring to the criteria for TCM defi-ciency syndrome differentiation revised by the National Committee of Deficiency Syndrome and Senile Diseases Research by Integrative Traditional and Western Medicine (1986), the "Guidance Principle for Clinical Research of New Chinese Drugs" promulgated by Ministry of Health (1993) and the relevant content in national teaching material

colleges called "TCM Diagnotics", in which the disease was typed into the qi-deficiency type, yin-deficiency type, qi-yin deficiency type and toxic-heat stagnant type.

Patients Selection

Patients of either sex, aged between 18-55 years, whose diagnosis conformed to the diagnostic standard for HIV/AIDS in China and having their CD_4^+ T count between $100-400/mm^3$ were enrolled in this study. Excluded were patients who suffered from acute HIV infection, serious opportunistic infection and tumor, immune deficiency caused by congenital immune deficiency syndrome or other non-HIV infected diseases and serious primary diseases of heart, brain, liver, kidney and hematopoietic system, as well as women in pregnancy or lactation.

Clinical Data

Subjects enrolled in the trial were HIV/AIDS patients from certain rural area in Henan Province, who got infected by HIV when participating in the paid blood donation from 1989 to1996. The 72 patients, 44 males and 28 females, in ratio of 1.57:1, aged 26-55 years, 40 years on average, were all married. According to the CD_4^+ T count staging method, 57 of them were classified as HIV-infected and 15 as having AIDS. All the patients were randomly distributed in-to the ZY-4 group and the control group, 36 in each group, comparison between the two groups as to the main indexes of observation such as gender, age, body weight, history and course of disease and history of treatment showed insignificant difference, $P > 0.05$, implying that the baseline materials of the two groups were comparable. The trial was completed in 63 patients, 30 in ZY-4 group and 33 in the control group, with the other 9 cases dropped out.

Clinical Trial Design

This trial was adopted randomized doub-le blinded placebo parallel controlled meth-od. The whole observation course was 6 months. All patients were hospitalized in the department of infectious diseases, the 302 Hospital of PLA for one month, and required, after discharge, to visit the clinic in the fol-lowing 5 months, i.e., at the 0, 1st, 3rd and 6th month.

Treatment Method

The trial drug ZY-4 provided by Tianjiang Pharmaceutical Company, Jiangyin City, Jiangsu Province, mainly consisted of Gin-seng root, Radix Astragali, Fructus lycii, Ra-dix Frichosanthis, Radix Scutellariae, Herba Vilae and etc. in the ratio of 1:2:1:1:1:1.5, and was made into dose-form of granule and packaged with 7.5 g in 1 pack-age. It was administered orally to patients in the ZY-4 group by 2 packages each time, twice a day. The placebo for the control group was also prepared by the same company with the same package and was adminis-terd in the same method as ZY-4 was.

Application of other anti-HIV drugs, immunological preparation and special TCM tonics were not permitted during the clinical trial. But to cure opportunistic infection that of-ten occurred in patients, corresponding Western medicine for symptomatic treatment was allowed.

Items and Methods of Observation

TCM symptom/syndrome was observed by the TCM 4-diagnostics at four time points, i.e. before trial and at the 1st, 3rd and 6th month of the trial by classified and qualified scoring. Body weight (BW) of patients was simultaneously measured, and the weight ef-ficacy index (WEI) calculated by formula (BW after trial - Baseline weight) / Base-line weight $\times 100\%$.

Investigation of peripheral CD_4^+ T and CD_8^+ in 72 cases, and $CD_{45}RA^+$ T-lympho-cyte in 43 cases were conducted using flow cytometer type Counter EPICS XL and fluo-rescent marked monoclonal antibody pro-duced by Counter Company. $CD_{45}RA^+$ varia-tion index was calculated by [($CD_{45}RA^+$ after treatment - Baseline $CD_{45}RA^+$) / Baseline $CD_{45}RA^+ * 100\%$]

Level of plasma interleukin-2 (IL-2) in 40 patients was examined by ELISA method before and after trial. Plasma HIV-RNA copy of 71 cases (the drop of one case was due to the unqualified blood sample) was tested by the 7900 HT type of fluorometric system pro-duced by ABI company.

Standard for Efficacy Evaluation

The absolute and relative changing value of the difference

between current CD_4^+ count and baseline was taken as the principal crite-rion for efficacy evaluation, and the grades of efficacy were defined as: Markedly effect-tive: count of CD_4^+ increased by ≥50%; Ef-fective: count of CD_4^+ in creased by >30%; Stable: count of CD_4^+ varied within ±30%; Ineffective: count of CD_4^+ decreased by >30%.

The logarithm of HIV viral load (VL) was regarded as the secondary criterion and the efficacy was graded to: Effective: VL de-creased by ≥0.5 log copy/ml; Ineffective: VL had no change or increased.

For efficacy on body-weight (BW): Ef fective: compared with baseline, BW increased by ≥2kg; Ineffective: BW increased by <2kg.

As for efficacy on clinical symptoms, it was evaluated by treatment index (TI) ■ which was calculated by the scores of symptoms using the formula: TI (%) = (Scores before trial - cores after trial)/Scores before trial × 100%. TI ≥ 30% means effective and <30% means ineffective.

Statistical Analysis

Data were analyzed by t test, X^2 test, covariance analysis and rank-sum test using SPSS 12.0 software.

RESULTS

Observation of TCM Symptom/Signs

Judged by TI, the efficacy was effective in19 out of 30 cases in the ZY-4 group, and compared with that in the control group (18/33), it was slightly higher, but showed no statistical significance (P>0.05) after six months of treatment. Fifteen cases in the ZY-4 group and 13 cases in the control group had their body-weight increased by ≥2kg. Chi-square test showed insignificant difference between the two groups (P>0.05). WEI increased in both groups, but the increase in the ZY-4 group was higher than that in the control group. See Figure 1.

Efficacy on T-lymphocyte Subsets

Figure 2 showed the curve of changing of the principal criterion (peripheral CD_4^+ count) at the 4 time points of observation.

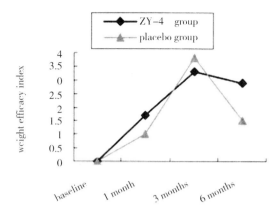

Figure 1. Comparison of WeightEfficiay Index

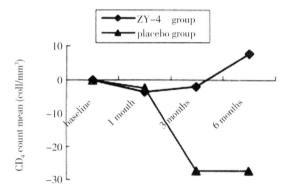

Figure 2. Comparison of CD_4^+ Count Mean between Different Points and Baseline

After 6 months of treatment, in the trea-ted group, CD_4^+ count increased by 7.70 ± 150.96/mm³ on average, while in the control group it decreased by 27.33 ± 85.28/mm³ on average. Although it showed insignificant difference by analysis of covariance (P>0.05), as compared with the decreasing rate of CD_4^+ count (50 - 60/mm³) generally revealed in HIV/AIDS patients the decrease rate in the control group was in accordance with it [1], while in the ZY-4 group presented an elevating rather than a decreasing trend. The number of cases with CD_4^+ count elevated in the ZY-4 group was 15, while it was 8 in the control group, Chi-square test revealed that there was significant difference between the two groups (P<0.05).

Fifteen out of the 30 cases in the ZY-4group had their CD_4^+ Tcount increased, but in the control group improvement only appeared in 8/33 cases, and the difference between the two groups, as shown by x^2 test, was significant (P<0.05). Among them, the cases with increase of CD_4^+ Treaching effective (30%) and markedly effective (50%) were 6/30 and 3/30 in the ZY-4 group, but they were 4/33 and 1/33 in the control group, with the former slightly higher than the latter and showing insignificant difference by X^2 test. In conclusion, ZY-4 showed better effect than that of placebo in elevating CD_4^+ T count.

Comparison of the difference in CD_8^+ T count at various time points with baseline between the two groups showed that at the 3rd month, it increased in the ZY-4 group but de-creased in the control group, and at the 6th month, the increase in the former reached $58.52 \pm 389.80/mm^3$.

See Figure 3.

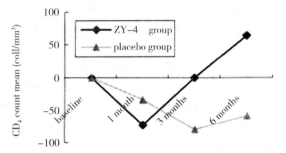

Figure 3. Comparison of CD_8^+ Count Mean between Different Points and Baseline

As to the change in $CD_{45}RA^+$ variation index in the ZY-4 group it increased starting from the 1st month, and reached $193.08 \pm 671.42\%$ after 6 months' treatment, while it fluctuated and increased by $54.91 \pm 175.49\%$ in the control group at the corre-sponding time point (see Figure 4). Analysis of covariance revealed no significant differ-ence between the two groups ($P > 0.05$). The outcome showed that efficacy of ZY-4 was a little superior to that of control in elevating CD_8^+ and $CD_{45}RA^+$ count.

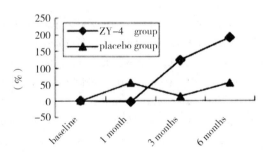

Figure 4. $CD_{45}RA^+$ Efficacy Index after 6 Months Treatment

Efficacy on HIV Viral Load

VL of 7 out of the 30 cases decreased by ≥ 0.5 log copy/ml in the ZY-4 group after 6 months of treatment, while in the control group it occurred in 6/33 cases, Chi-square test revealed no significant difference ($P > 0.05$) between them.

Efficacy on Plasma IL-2 Level

No obvious change in plasma IL-2 level was found in the two groups after 6 months of treatment in comparison with the baseline, neither was any significant difference shown between the two groups in comparison of the changes ($P > 0.05$). See Table 1.

Table 1. Changes of Plasma IL-2 in The Two Groups ($\bar{x} \pm s$)

Group	Case	IL-2 (OD)		
		Baseline	6 months	6-month baseline
ZY-4	19	0.18 ± 0.04	0.17 ± 0.03	-0.01 ± 0.05
Control	21	0.16 ± 0.13	0.17 ± 0.05	0.01 ± 0.04

Safety Evaluation

After 6 months of treatment, abnormal red blood cell (RBC) count was found in 1 case, blood platelets count (BPC) abnormal in 1 and increased creatinine (Cr) in 1 in the ZY-4 group, while abnormal serum ALT level was found in 3 cases in the ZY-4 group and in 4 cases in the control group, respectively. Statistic analysis revealed no significant difference between the two groups in RBC, hemoglobin (Hb), white blood cell (WBC) and BPC count or serum levels of ALT, blood urea nitrogen (BUN) or Cr before and after treatment ($P > 0.05$).

DISCUSSION

Basis for the Program Design of Treatment According to Principle of Supplementing Qi, Nourishing Yin, Clearing Heat and Detoxication.

AIDS is a HIV virus infected immunity deficiency syndrome, which is characterized by progressive decrease and functional impairing of CD_4^+ T cells and will lead to multiple secondary opportunistic infections and tumors. Viewing from TCM theory, most of the scholars hold that the disease is caused by evil toxic infection that belongs to pesti-lential heat-toxin or dampness-heat-turbidity[2,3]. And such factors as congenital defi-ciency, sexual exhaustion, contaminated blood transfusion, injury of toxic substance as well as injurious emotional activity are important factors for the occurrence and development of AIDS[4,5].

Evil pestilential toxic pathogens invade the body, stay in the viscera and circulatory vessels to combat with vital energy and im-pair it ceaselessly. Once vitality is defeated in the contest, the latent pathogens will break into the three Jiaos to block their qi, affect wei-qi-ying-blood, induce Phlegm-stasis stagnation and cosume the essence-qi in the viscera and bowel. With the development of disease patients will develop from internal flourishing of pestilential-toxin with qi-yin de-ficiency in the early-middle stage to yin-yang deficiency with evils inner immersion in the mid-late stage. Accordingly, the co-exist-ence of vitality deficiency and evil excess is one of the important pathogenetic process of AIDS[6,7]. ZY-4 is prescribed precisely to aim at the main pathogenetic process of HIV/AIDS in early-middle stage according to the therapeutic principle of supplementing vitality to dispel pathogenic evil and adopting the method of supplementing qi, nourishing yin, clearing heat and detoxication. The compound recipe of ZY-4 is formulated on the basis of pre-clinical and experimental studies on the compound recipes (Zhongyan-1 and Zhongyan-2) worked out by a special research group over AIDS in Institute of Basic. Theory, China Academy of Chinese Medical. Sciences. It consisted of Ginseng root and Radix Astragali for supplementing vital qi, with Fructus lycii assisting to nourish yin and Radix Frichosanthis Radix Scutellariae to clear Heat and produce body liquid, and Her-ba. Vilae as adjuvant to clear Heat, detoxi-cate, cool blood and dissolve stasis. It has been proved by a lot of modern pharmacologic researches that Ginseng root, Radix Astra-gali, Fructus lycii, etc. are effective in ad-justing and improving human's specific or non-specific immune function[8], Radix Frichosanthis, Radix Scutellariae, etc. have certain effects in inhibiting HIV activity[9].

Reliance of Efficacy Evaluation Treatment of HIV/AIDS with TCM

HIV viral load and CD_4^+ Tcount are widely accepted by the international medical science field as two main indexes for evaluation of efficacy on HIV/AIDS. Western anti-viral drugs have exactly the same function target, and so to choose HIV VL as the main index is a matter of course. As TCM treatment is taken depending on Syndrome differentiation and is characterized by its pharmacological action on multiple targets and integral effects, especially it is quite special in regulating and enhancing the immune function of the host's organism, peripheral CD_4^+ Tcount has been taken in this study as the principal index for efficacy evaluation, and plasma HIV VL, peripheral CD_8^+ and $CD_{45}RA^+$ counts as well as improvement of clinical symptoms as the secondly efficacy indexes. We hold that such an evaluation system for the efficacy in treating HIV/AIDS with TCM, which uses objective indexes, with immune function as the principal one and VL and clinical symptoms, signs as the auxiliary ones, is a reasonable choice that conforms to the clinical practice in the TCM field.

Analysis of the Clinical Efficacy of ZY-4

In respect of immune function, ZY-4 is better than the placebo in increasing CD_4^+ Tcount, suggesting that as a treatment based on supplement qi, nourishing yin, clearing heat and detoxication, it has effects in protecting and rebuilding immune system of HIV/AIDS patients at the early or middle stage. Moreover, analysis of $CD_{45}RA^+$ and CD_8^+ Tcount showed that the action of ZY-4 might be aimed at multiple targets, with its effect initiating at least after 3 months and yet not reaching its peak at the end of 6 months. The observation also showed that ZY-4 affects plasma IL-2 less efficacy index.

Besides, decrease of VL, increase of BW and improvement of symptom less efficacy index were revealed in patients of both groups, but the number of patients effectively treated in the ZY-4 group was a little bit more than that in the control group, indicating that, compared with the placebo, the effects of ZY-4 in reducing HIV viral load, increasing BW and improving symptoms/signs are slightly better. It is considered that the effect obtained in part of the patients of the control group may be due to the effect of symptomatic treatment on opportunistic infection, which could improve the general condition of patients and protect the immune function to a certain degree. And also the auto-immune function of the patients itself may inhibit HIV to some extent. There was no obvious adverse reaction found in the clinical trial, the abnormal RBC count, BPC count and serum Cr level revealed in individual cases could have been caused by the multiple systems and viscera damage of HIV/AIDS. The elevation of serum ALT in patients of both groups could also have been related to the damage by the disease on liver or by complicated hepatitis C[10].

The fact that ZY-4 in treating HIV/AIDS patients in early or middle stage could obtain certain good effect may be regarded as evidence for one thing, that is, the main pathogenesis and basic syndrome of HIV/AIDS in early-middle stage are internal stagnation of. Heat toxin and qi-yin deficiency, and so, supplementing qi, nourishing yin, clearing Heat and detoxication is one of the important treatments. Also it proved that CD_4^+ count could be taken as an important referable index[11] for evaluating the degree of qi-deficiency in patients of HIV/AIDS.

REFERENCES

（出自中国中西医结合杂志英文版2006年第12卷1期第6-11页）

艾可清胶囊对 HIV 感染者的疗效观察

张苗苗[1]　符林春[1]　蔡卫平[2]　陈谐捷[2]　岑玉文[2]　马伯艳[1]　胡英杰[1]　谭行华[2]

（1. 广州中医药大学热带医学研究所，广东广州 510405；2 广州市第八人民医院，广东广州 510060）

摘要　目的：评价中药复方制剂艾可清胶囊延缓 HIV 感染者发病及缓解相应临床症状体征、改善生存质量的有效性及安全性。方法：36 例 HIV 感染患者口服艾可清胶囊，每次 3 粒，每日 3 次，3 个月为 1 个疗程，24 例患者完成 2 个疗程的治疗。其中 18 例患者完成 4 个疗程。所有患者分别在治疗前、治疗后 3 个月、治疗后 6 个月、治疗后 9 个月和治疗后 12 个月检测 T 细胞亚群、血常规、谷丙转氨酶（ALT）、谷草转氨酶（AST）、肌酐（Cr）、尿素氮（BUN），并记录症状体征积分（积分 1）、症状舌脉积分（积分 2）、体重，通过 Karnovsky Score 进行生存质量评价。结果：服用艾可清胶囊 6 个月、12 个月后患者外周血 CD_4^+ 细胞均有所增长，但与治疗前比较无统计学意义；CD_4^+/CD_8^+ 在治疗 6 个月时维持稳定状态，治疗 12 个月后 CD_4^+/CD_8^+ 比值稍有降低；18 例患者治疗 6 个月时积分 1 与积分 2 降低明显，患者体重增加明显，Karnovsky Score 升高明显，与治疗前相比均具有极显著差异（$P < 0.01$）；治疗 12 个月时患者的两项积分较治疗前也显著降低、体重明显增加、Karnovsky Score 明显升高（$P < 0.01$）；治疗 6 个月与治疗 12 个月相比，积分 2 降低明显，与治疗前相比差异有显著统计学意义。在连续服用艾可清胶囊 12 个月后未见肝肾及血常规异常变化。结论：与 HIV 感染者病情进展一般规律相比，服用艾可清胶囊的患者外周血 CD_4^+、CD_8^+ 细胞计数及 CD_4^+/CD_8^+ 比值保持稳定的前提下有所升高，患者症状、体征、体重、生存质量明显好转，并未见对血常规、肝肾功能的影响，推测艾可清胶囊有延缓 HIV 感染者发病的作用，并且该项研究为中医药切入艾滋病防治时机的选择提供了新的思路。

关键词　艾可清；HIV 感染者；临床观察

艾可清胶囊是广州中医药大学热带医学研究所经过多年实验研究及部分临床研究研制的中药复方制剂，由淫羊藿、虎杖、公英、地丁等 10 余味中药提取单体而成，具有补肾益气、活血解毒功效，联合 HAART 治疗 AIDS 患者显示出较好的增效减毒作用：患者 HIV 病毒复制得以控制、免疫功能得以逐渐恢复的同时，症状体征积分、中医证候体征积分下降，生存质量得以提高[1]。在此基础上对艾可清胶囊延缓 HIV 感染者进入 AIDS 的可能作用进行临床观察，以期探索中医药介入艾滋病防治的最佳时机。

1　资料与方法

1.1　病例来源

所有病例来自广州市第八人民医院感染科 2005 年 5 月 – 2008 年 1 月间门诊患者。

1.2　诊断标准

西医诊断标准：2001 年修订的国家标准《HIV/AIDS 的诊断标准和处理原则》的无症状 HIV 感染和 ADS 两期。中医诊断标准：2004 年国家中医药管理局《中医药治疗艾滋病项目临床技术方案（试行）》。

1.3　病例纳入标准

符合西医诊断标准与中医辨证标准者；年龄在 18 – 60 岁，男女不限；CD_4^+ 细胞计数 > 200/mL 自愿服用中成药的 HIV 感染者；患者未用过 HAART 治疗且入组前 3 个月内未接受其他抗 HIV 中药治疗；知情同意者。

1.4　排除病例标准

孕妇，哺乳妇女；伴有严重的心、肝、肾功能障碍及其他重要器官障碍者；患有严重神经或精神病疾患；活动性机会感染，应该先进行抗机会性感染治疗；近期应用过或治疗期间使用过有可能给本研究造成矛盾结果的药物，包括抗病毒制剂；不能按规定用药，资料无法判定疗效；卡波济氏肉瘤以外的其他恶性肿瘤。

1.5　脱落病例规定

受试者依从性差的病例；自动中途换药或加用此方案禁止使用的中西药物者；因各种原因不能坚持治疗而中止试验，或因故不能完成全部检验观察项目，影响疗效判断者。

1.6　一般临床资料

共纳入病例 36 例，其中 12 例尚未完成 2 个疗程（6 个月）的治疗，本次统计未计算在内，最终 24 例患者进入统计，均为无症状 HIV 感染者。其中男 10 例，女 14 例，男、女比例为 0.714：1。年龄最小 23 岁，最大 60 岁，平均（37.04 ± 11.15）岁。体重最轻 44.5 kg 最重 79 kg 平均（56.56 ± 9.78）kg，经性（同性或/异性）感染者 17 例，占 70.83%，经吸毒感染者 1 例，占 4.17%，混合或不明感染者 6 例，占 25%。1 例曾有结核分枝杆菌感染，入组时已完成抗痨治疗。4 例患者肝功能检测（谷丙转氨酶及谷草转氨酶）超出正常参考值范围。所有患者治疗前血常规

（主要监测白细胞计数、淋巴细胞绝对值、血红蛋白及血小板计数）检测及肾功能检测（肌酐、尿素氮）未见异常。

1.7 研究方法

盲法实施：采用评价者盲。中药复方制剂艾可清胶囊由广州中医药大学研制成胶囊制剂，每次3粒，每日3次。3个月为1个疗程，至少连续治疗2个疗程。所有指标检测点为治疗前、治疗后3个月、治疗后6个月、治疗后9个月和治疗后12个月。

1.8 观测指标及检测方法

1.8.1 外周血T淋巴细胞亚群检测 T淋巴细胞亚群（CD_4^+、CD_8^+）计数测定采用Calibur流式细胞仪（美国B-D公司生产），所用单克隆抗体及Th1/Th2细胞因子CBA分析试剂由美国BD公司生产。用真空EDTA抗凝管抽取新鲜抗凝血2mL混匀，24h内上流式细胞仪（FACS-Calibur）进行CD_4^+、CD_8^+T淋巴细胞检测。

1.8.2 安全性指标 血常规检测，包括白细胞、淋巴细胞绝对值、血红蛋白及血小板；血生化检测，包括谷丙转氨酶、谷草转氨酶、肌酐、尿素氮；体重。

1.8.3 中医症状、体征观察指标 参照国家中医药管理局2004年颁布的《5省中医药治疗艾滋病项目临床技术方案（试行）》[2]中症状、体征评价标准。将症状得分与体征得分相加的得分（计为积分1）和症状得分与舌脉得分相加的得分（计为积分2）作为中医辨证测定指标

1.8.4 生存质量（Kamovsky Score积分） 采用国家中医药管理局《5省中医药治疗艾滋病项目临床技术方案（试行）》[2]中推荐的Kamovsky Score进行评价。

1.9 统计方法

数据以$\bar{x}\pm s$表示，使用SPSS 15.0软件包进行自身t检验。

2 结果

2.1 治疗结果

24例患者全部完成6个月的治疗（2个疗程），其中18例完成12个月（4个疗程），均在继续服药，12例完成18个月（6个疗程）并在继续服药，5例服药超过两年，亦在继续服药。本文仅对服用艾可清胶囊2个疗程和4个疗程的病例进行初步统计分析。

2.2 患者治疗前后主要疗效指标变化情况

2.2.1 服用艾可清胶囊6个月时患者各项指标变化情况

全部24例患者服用艾可清胶囊6个月时各项指标变化情况，见表1。

表1　治疗6个月与治疗前各项指标变化情况（$\bar{x}\pm s$）

指标	n	治疗前	治疗6个月	t	p
CD_4^+（cells/ml）	24	356.00±119.80	413.33±242.64	-1.821	0.082
CD_8^+（cells/ml）	24	994.29±498.41	1115.96±322.29	-1.400	0.175
CD_4^+/CD_8^+	24	0.43±0.22	0.39±0.22	1.114	0.277
白细胞（x10^9/L）	24	5.07±1.26	5.33±1.32	-0.999	0.329
淋巴细胞绝对值	24	1.79±0.60	1.82±0.60	-0.255	0.801
血红蛋白（g/L）	24	135.95±14.52	137.73±13.04	-0.972	0.342
谷丙转氨酶（U/L）	24	30.05±20.41	34.32±16.74	-0.789	0.439
谷草转氨酶（U/L）	24	26.73±7.58	31.09±9.69#	-2.172	0.041
积分1（分）	24	6.92±6.55	1.50±1.75##	4.224	0.000
积分2（分）	24	7.83±5.51	3.00±2.47##	4.548	0.000
体重（kg）	24	56.56±9.78	58.19±9.88##	-6.224	0.000
Karnovsky score	24	91.04±6.59	96.67±3.81##	-4.776	0.000

注：#治疗6个月与治疗前相比较，$P<0.05$；##治疗6个月与治疗前相比较，$P<0.01$

2.2.2 服用艾可清胶囊12个月患者各项指标变化情况 18例患者服用艾可清胶囊12个月各项指标变化情况。见表2。

表2 治疗12个月与治疗前各项指标变化情况 ($x \pm s$)

指标	n	治疗前	治疗12个月	t	p
CD_4^+ (cells/ml)	18	355.78±133.11	361.78±167.29	-0.301	0.767
CD_8^+ (cells/ml)	18	998.22±530.02	1086.61±417.94	-0.793	0.439
CD_4^+/CD_8^+	18	0.43±0.21	0.36±0.15*	2.156	0.046
白细胞 (x10^9/L)	18	5.23±1.16	5.79±1.16	-1.986	0.067
淋巴细胞绝对值	18	1.76±0.65	2.09±0.65*	-2.193	0.046
血红蛋白 (g/L)	18	132.67±13.91	134.80±12.80	-0.671	0.513
谷丙转氨酶 (U/L)	18	32.00±22.97	24.88±8.05	1.398	0.183
谷草转氨酶 (U/L)	18	25.63±7.88	26.00±5.33	-0.171	0.867
积分1 (分)	18	7.56±6.29	1.61±2.25**	4.095	0.001
积分2 (分)	18	8.50±5.58	2.22±2.37**	5.068	0.000
体重 (kg)	18	56.81±10.37	60.03±10.62**	-4.526	0.000
Karnovsky score	18	91.94±6.22	97.22±3.08**	-3.557	0.002

注：*治疗12个月与治疗前相比较，P<0.05；**治疗12个月与治疗前相比较，P<0.01。

2.2.3 服用艾可清胶囊6个月与12个月患者各项指标变化情况 18例患者服用艾可清胶囊6个月与12个月各项指标变化情况，见表3。

表3 治疗6个月与12个月各项指标变化情况 ($x \pm s$)

指标	n	治疗6个月	治疗12个月	t	p
CD_4^+ (cells/ml)	18	426.17±275.67	361.78±167.29	2.033	0.058
CD_8^+ (cells/ml)	18	1117.39±363.32	1086.61±417.94	0.367	0.718
CD_4^+/CD_8^+	18	0.41±0.24	0.36±0.15	1.354	0.194
白细胞 (x10^9/L)	18	5.23±1.16	5.79±1.16	-1.986	0.067
淋巴细胞绝对值	18	1.83±0.67	2.09±0.65	-2.099	0.054
血红蛋白 (g/L)	18	134.53±12.47	134.80±12.80	-0.174	0.864
谷丙转氨酶 (U/L)	18	33.40±14.67	25.60±7.77	2.370	0.033
谷草转氨酶 (U/L)	18	29.07±4.95	26.53±5.06	1.690	0.113
积分1 (分)	18	1.39±1.82	1.61±2.25	-0.940	0.361
积分2 (分)	18	3.06±2.26	2.22±2.37	2.138	0.047
体重 (kg)	18	58.64±10.48	60.03±10.62	-1.953	0.067
Karnovsky score	18	97.78±2.56	97.22±3.08	1.000	0.331

注：▲治疗12个月与治疗6个月比较，P<0.05。

2.3 结果分析

2.3.1 T淋巴细胞和血常规测定

（1）T淋巴细胞亚群（CD_4^+、CD_8^+）测定。由上述统计数据可知，服用艾可清胶囊6个月、12个月与治疗前相比患者外周血CD_4^+ T细胞均有所增长，但无统计学意义；CD_4^+/CD_8^+在治疗6个月时维持稳定状态，在连续服用艾可清胶囊4个疗程的18例患者CD_4^+/CD_8^+比值有所降低，其中治疗12个月与治疗前相比有统计学差异（P<0.05）。

（2）血常规。上述资料表明，服用艾可清胶囊6个月、12个月与治疗前相比，患者的白细胞计数、淋巴细胞绝对值及血红蛋白含量均在保持稳定的前提下有所升高，其中治疗12个月后，患者淋巴细胞绝对值升高与治疗前比较差异有统计学意义（P<0.05）。

2.3.2 中医证候 体征 上述统计结果表明，服用艾可清胶囊后患者的症状、体征得均降低。24例患者治疗6个月积分1与积分2降低明显，与治疗前相比差异有极显著意义（P<0.01）；18例治疗12个月的患者两项积分较治疗前也显著降低（P<0.01）；治疗12个月与治疗6个月相比，积分2降低明显，与治疗前相比差异有显著统计学意义。

2.3.3 体重 患者服用艾可清胶囊后，体重有明显增加，并随用药时间的延长，体重呈继续增长趋势。治疗6个月、治疗12个月时分别与治疗前比较均有显著性差异（P<0.01），治疗12个月与治疗6个月比较差异无统计学意义。

2.3.4 生存质量 对患者生存质量的评价采用我国"5省中医药治疗艾滋病项目"中推荐的Kamovsky Score法。统计结果显示，患者在加用艾可清胶囊后生存质量明显提高. Kamovsky Score在治疗6个月和治疗12个月时与治疗前相比均有显著性差异. P<0.01；治疗12个月与治疗6个月比较，差异无统计学意义。

2.3.5 安全性评价 （1）血常规。根据HIV感染对人体的影响，血常规检测主要监测患者的白细胞计数、淋巴细胞绝对值、红细胞计数、血红蛋白含量及血小板计数。根据病例纳入标准，24例患者均为无症状期患者，基本状态较好，因此治疗前未见血常规检测指标异常者。治疗6个月、12个月后，血常规各项检测指标均在正常值范围内，而且白细胞计数、淋巴细胞绝对值、血红蛋白含量在治疗6个月和治疗12个月时与治疗前相比均在保持稳定的前提下有所升高，其中治疗12个月后，患者淋巴细胞绝对值升高与治疗前比较差异有统计学意义（P<0.05）。

（2）肝功能。服用艾可清胶囊前6例患者肝功能检测（谷丙转氨酶及谷草转氨酶）超出正常参考值范围，其余患者肝功能正常。服用艾可清胶囊12个月后，这些患者谷丙转氨酶、谷草转氨酶水平均降至正常参考值范围。服用艾可清胶囊6个月后，谷草转氨酶轻度升高，与治疗前比较差异有统计学意义（P<0.05）。治疗12月后逐渐降低，其中治疗12月与治疗6月比较明显降低，差异有统计学意义（P<0.05）。

（3）肾功能。笔者主要监测肌酐和尿素氮变化以判断患者肾功能变化。经检测接受艾可清胶囊治疗前后所有患者均未见肾功能异常变化。

3 讨论

中医药治疗艾滋病的研究已经进行了20多年，中医界普遍认为：治疗艾滋病应紧紧抓住HIV的无症状期这个黄金切入点，原因是HIV感染无症状期持续时间最长，导致处于无症状期的患者最多，且HAART治疗尚不适合普遍使用，这给中医药提供了极大的时间和空间。艾可清胶囊正是基于中医"治未病"的理论研制而成。以"补肾益气、活血解毒"为主，提高艾滋病患者的"正气"。有研究显示艾可清胶囊联合HAART治疗AIDS患者显示出较好的增效减毒作用，患者体内病毒复制得以控制、免疫功能得以逐渐恢复的同时，症状体征积分、中医证候体征积分下降，生存质量得以提高[1]。本研究结果还显示，接受艾可清胶囊治疗的患者的症状体征得以明显改善、生活质量提高、体重增加，这与其他相关研究结果一致。其中各项指标在治疗6个月&治疗12个月后分别与治疗前比较差异极为显著。虽然所选患者为HIV感染无症状期，但是经中医四诊，这些患者都存在较为明确的症状，诸如乏力、纳差等，舌象与脉象多数异常；其中14例女性患者中，6例伴有月经不调，以月经后期、量少色黯、夹带血块，并伴经期腹痛腰酸为多见。服用艾可清胶囊后，乏力、纳差等症状及舌象、脉象的改善较为明显。

艾滋病是由于感染人类免疫缺陷病毒（HIV）引起的一种传染病。HIV感染人体后主要引起CD_4^+ T细胞进行性减少，从而导致细胞免疫功能的缺陷，导致各种严重的机会性感染或肿瘤以及全身性的消耗。在HIV感染无症状期（大多数患者为8年左右），淋巴细胞、CD_4^+ T淋巴细胞及CD_4^+/CD_8^+比值均随病情进展而逐渐下降，CD_4^+ T淋巴细胞以平均每年50cells/mL速度减少。本研究显示艾可清胶囊对患者细胞免疫功能有一定的促进作用，服用艾可清胶囊12个月患者淋巴细胞明显升高，而外周血CD_4^+ T淋巴细胞计数则均保持稳定，无出现下降。而CD_4^+/CD_8^+在治疗12个月时较治疗前稍下降，考虑与CD_8^+ T淋巴细胞的升高有关，其意义有待进一步研究。有研究表明机体感染HIV后的急性期和潜伏期，CD_8^+ T淋巴细胞的亚群细胞毒性T细胞（CTL）发挥着不可或缺的防御作用，在一定时间内控制HIV的复制，CTL的数量和功能与HIV血浆病毒载量和疾病的进展呈显著的负相关。因此，CD_8^+ T淋巴细胞的上升和CD_4^+/CD_8^+比例下降可能与CTL作用的增强有关，说明中药复方制剂艾可清胶囊对HIV无症状期患者免疫功能有一定的稳定及促进作用。能延缓艾滋病的进程。

安全性评价结果显示，艾可清胶囊对患者血常规、肝肾功能无不良影响，并使白细胞计数、淋巴细胞绝对值、血红蛋白含量明显增加，这也可能是促使患者自觉症状诸如乏力减轻、生存质量提高的一个因素；同时艾可清胶囊对6例肝功能异常的患者显示出明显的改善作用，推测可能与该制剂的相应成分有关。

本次研究将艾可清胶囊应用于HIV感染者，初步观察结果较为肯定。艾可清胶囊服用12个月时稳定和促进患者的免疫功能，改善症状体征、提高生活质量，而无明显毒副作用。因此可推测艾可清胶囊对于无症状期HIV感染者有延缓其进入AIDS期的作用，这也为中医药防治艾滋病切入点的探索提供了研究思路。中医药对HIV感染者的免疫改善明显，是否与HIV感染相关免疫标志分子相关值得关注。深入探讨 HIV 感染相关免疫标志分子的变化规律，有利于客观评价中医药早期干预 HIV 感染的疗效。HIV/AIDS 患者免疫系统细胞及相关细胞因子的动态变化是否也在某些时刻影响着中医药治疗的疗效？这些笔者在进一步研究之中。

参考文献（略）

（出自中华中医药学刊 2008 年第 26 卷 10 期第 2233 – 2236 页）

· 免疫功能 ·

A 84 months study of the change of CD_4^+ T - lymphocyte cell count treated with traditional Chinese medicine in 110 HIV/AIDS patients

Jian Wang[1] Biyan Liang[1], Xiaoping Zhang[1], Jiaming Lu[1],
Liran Xu[2], Xin Deng[3], Xiuhui Li[4], Lu Fang[5],
Xinghua Tan[6], Yuxiang Mao[7], Guoliang Zhang[8].

(1. TCM Center for AIDS Prevention and Treatment, China Academy of Chinese Medical Sciences, Beijing 100700, China.
2. The First Affiliated of Hennan University of TCM, Zhengzhou 450000, China.
3. Ruikang Hospital Affiliated to Guangxi University of Chinese Medicine, Nanning 530011, China.
4. Beijing You'an Hospital, Beijing 100054, China. 5. Yunnan Academy of TCM, Kunming 650031, China.
6. Guangzhou Eighth People's Hospital, Guangzhou 510060, China.
7. Hebei Hospital of TCM, Shijiazhuang 050011, China. 8. Anhui Hospital of TCM, Hefei 230000, China.)

Abstract To evaluate the therapeutic effect through observing the changes of CD_4^+ T - lymphocyte cell (CD_4^+) count in 110 cases with HIV/AIDS treating continuously with TCM for 84 months. Information of 110 HIV/AIDS patients coming from 19 provinces and cities with TCM in the year 2004 – 2013 was collected. Comparisons were performed to the changes of the indexes of CD_4^+ counts (< 200/mm^3, 201 – 350/mm^3, 351 – 500/mm^3 and > 500/mm^3) at 5 time points (0, 12, 36, 60 and 84 months). For CD_4^+ counts (≤200/mm^3, the treatment was mainly with western medicine therapy and supplemented by TCM, CD_4^+ increased by an average annual rate of about 28/mm^3 in 11 cases (42.3%) of TCM plus western medicine group, and CD_4^+ increased by an average annual rate of about 21/mm^3 in 15 cases (57.7%) of TCM group. For CD_4^+ count 201 – 350/mm^3, the treatment was mainly with TCM, CD_4^+ increased by an average annual rate of about 6/mm^3 in 31 cases (70.5%) of TCM group, CD_4^+ increased by an average annual rate of about 25/mm^3 in 13 cases (29.5%) of TCM plus western medicine group. For CD_4^+ count 351 – 500/mm^3, the treatment was mainly with TCM, CD_4^+ T declined by an average annual rate of about 13/mm^3 in 14 cases (53.8%) of TCM group, CD_4^+ T declined by an average annual rate of about 7/mm^3 in 12 cases (46.2%) of TCM plus western medicine group. For CD_4^+ T count > 500/mm^3, the treatment was mainly with TCM, CD_4^+ T declined by an average annual rate of about 34/mm^3 in 17 cases (57.1%) of TCM group, CD_4^+ T declined by an average annual rate of about 17/mm^3 in 6 cases (42.9%) of TCM plus western medicine group. Long – term use of TCM could maintain or slow the pace of CD_4^+ T counts declining in patients with HIV/AIDS and may achieve lasting effectiveness.

Key Words: AIDS; HIV; CD_4^+T; traditional Chinese medicine

Introduction

AIDS is acquired immunodeficiency syndrome (AIDS) caused by infection of human immunodeficiency virus (HIV). By the end of September 2013, the cumulative total of reported HIV/AIDS cases was 434,000 in China [1]. In order to implement the State Council " four free and one care" policy, a pilot project named the "National Free Treating HIV/AIDS with traditional Chinese medicine (TCM) Program" was launched by the State Administration of Traditional Chinese Medicine on August 2004, by the end of September 2013, the project had successively in 19 provinces of Henan, Yunnan, Guangxi, Anhui, Beijing, Shanxi, Hubei, Guangdong, Sichuan, Hebei, Heilongjiang, Jiangxi, Hunan, Jilin, Chongqing, Zhejiang, Gansu, Shanghai, Xinjiang, etc. (autonomous region, city), 23,778 HIV/AIDS patients had been treated with TCM. To evaluate the therapeutic effect through observing the changes of CD_4^+ T-lymphocyte cell (CD_4^+) count in 110 cases with HIV/AIDS treating continuously with TCM for 84 months.

1. Materials and methods

1.1 Materials The patients' HIV were positive tested by Western blot (WB) treating continuously with TCM for 84 months. Diagnostic criteria of western medicine was in accordance with " guidelines for treating AIDS" [2]. Standards of syndrome differentiation were on the basis of " clinical technology solutions of national free treating HIV/AIDS with TCM program" [3].

1.2 Methods The method of self-control was used. TCM used differential treatment and provincial pilot project medication. Western medicine us highly active antiretroviral therapy (HAART). (1) fixed medicine (preparation) ①Strengthening spleen and kidney, clearing away heat and toxic material: Fuzhengkangdu capsule and Kang'aibaosheng capsule were produced by the preparation room of Yunnan Province Academy of TCM Affiliated Hospital, approval number were 2005L-ZJ002 and Yunnan pharmacists word (Z) 20090004A respectively, the dosage was 4 times daily and 6 capsules each time. ②Reinforcing spleen and kidney, supplementing Qi and consolidating origin: Qilingyiqi tablet was produced by Chengdu En'wei Pharmaceutical Limited Company, the country medicine accurate was Z20050483, the dosage was 3 times a day and 6 tablets each time. ③Reinforcing kidney and replenishing qi, activating blood and resolving stasis: Ai, keqing capsule was produced by institute for tropical diseases of Guangzhou University of Chinese Medicine, the dosage was 3 times daily and 3 capsules each time. ④Invigorating spleen to eliminate dampness, tonifying qi and nourishing blood: Yi'aikang capsule was produced by the preparation room of Affiliated Hospital of Henan Province Chinese Medicine Research Institute, the batch number was 20050618, the dosage was 3 times daily and 5 capsules each time. (2) Syndrome differentiation: syndrome differentiation was according to patient's symptoms, tongue and pulse, seeing " clinical technology solutions of national free treating HIV/AIDS with TCM program" [3]. (3) HAART therapy was mainly zidovudine (AZT)/stavudine (d4T) + lamivudine (3TC) + nevirapine (NVP)/efavirenz (EFV). (4) CD_4^+ count was detected every 6 months for 1 time before and after treatment.

1.3 Statistical Methods SPSS11.5 statistical software was applied. Measurement data showed with ($\bar{x} \pm s$), t test and non-parametric test were applied between two groups. $P < 0.05$ was considered statistically significant.

2. Result

Of 110 cases, 28 (25.45%) were male, 82 (74.55%) were female. The average age was 41.48 ± 8.13 years. 92 (83.64%) received paid blood donation, 12 (10.91%) received sexual transmission, 4 (3.64%) were unknown reasons, 2 (1.82%) received intravenous drug. 11 cases of CD_4^+ ≤ 200/mm³, 13 cases of CD_4^+ in 201-350/mm³, 12 cases of CD_4^+ in 351-500/mm³, 6 cases of CD_4^+ > 500/mm³ patients had antiviral drugs.

2.1 The overall changes of CD_4^+ count CD_4^+ count between 84 months showed a slow upward trend overall. The highest CD_4^+ count value was in 36 months. See for details in table 1.

Table 1 The overall changes of CD_4^+ count at different time frame in 110 HIV/AIDS patients

Month	CD_4^+ Count		value	P value
	$\bar{x} \pm S$	Median		
0 month	317.56 ± 167.97	298		
12 months	323.89 ± 151.24	325.5	-0.43	0.688
36 months	373.13 ± 191.97	355	-2.79	0.006
60 months	341.45 ± 180.06	331.5	-1.10	0.275
84 months	363.51 ± 179.39	343.5	-2.14	0.035

2.2 According to CD_4^+ count stratification Comparisons were performed to the changes of the indexes of CD_4^+ counts ($\leqslant 200/mm^3$, $201-350/mm^3$, $351-500/mm^3$ and $>500/mm^3$). For CD_4^+ count $\leqslant 200/mm^3$, CD_4^+ increased by an average annual rate of about $28/mm^3$ in 11 cases (42.3%) of TCM plus western medicine group, and CD_4^+ increased by an average annual rate of about $21/mm^3$ in 15 cases (57.7%) of TCM group. For CD_4^+ count $201-350/mm^3$, CD_4^+ increased by an average annual rate of about 6 copies/mm^3 in 31 cases (70.5%) of TCM group, CD_4^+ increased by an average annual rate of about $25/mm^3$ in 13 cases (29.5%) of TCM plus western medicine group. For CD_4^+ count $351-500$ copies/mm^3, CD_4^+ declined by an average annual rate of about $13/mm^3$ in 14 cases (53.8%) of TCM group, CD_4^+ declined by an average annual rate of about $7/mm^3$ in 12 cases (46.2%) of TCM plus western medicine group. For CD_4^+ count $>500/mm^3$, CD_4^+ declined by an average annual rate of about 34 copies/mm^3 in 8 cases (57.1%) of TCM group, CD_4^+ declined by an average annual rate of about $17/mm^3$ in 6 cases (42.9%) of TCM plus western medicine group. See for details in table 2-5.

Table 2 The changes of CD_4^+ count $\leqslant 200/mm^3$ at different time frame of TCM group and TCM plus western medicine group

Month	TCM group (n=15)		TCM plus western medicine group (n=11)		t value	P value
	$\bar{x} \pm s$	Median	$\bar{x} \pm s$	Median		
0 month	124.67 ± 41.02	133	127.36 ± 52.94	129	-2.73	0.021
12 months	227.13 ± 154.16	257	244.00 ± 130.99	203	0.073	0.943
36 months	299.00 ± 184.83	333	337.27 ± 202.45	241	0.195	0.850
60 months	272.60 ± 126.91	320	291.27 ± 184.40	307	0.495	0.631
84 months	279.60 ± 148.93	282	325.09 ± 156.39	328	0.034	0.974

Table 3 The changes of CD_4^+ count $201-350/mm^3$ at different time frame of TCM group and TCM plus western medicine group

Month	TCM group (n=31)		TCM plus western medicine group (n=13)		t value	P value
	$\bar{x} \pm S$	Median	$\bar{x} \pm S$	Median		
0 month	284.06 ± 40.16	281	265.69 ± 42.03	266	-2.66	0.021
12 months	298.81 ± 91.12	291	366.31 ± 197.74	300	-1.86	0.088
36 months	334.13 ± 143.01	315	427.31 ± 228.36	436	-1.12	0.287
60 months	332.29 ± 168.93	306	430.77 ± 214.99	443	-1.68	0.119
84 months	386.42 ± 204.71	326	459.46 ± 194.24	441	-0.99	0.341

Table 4 The changes of CD_4^+ count $351-500/mm^3$ at different time frame of TCM group and TCM plus western medicine group

Month	TCM group (n=14)		TCM plus western medicine group (n=12)		t value	P value
	$\bar{x} \pm s$	Median	$\bar{x} \pm s$	Median		
0 month	405.21 ± 38.79	388	399.50 ± 37.10	391	-1.11	0.291
12 months	319.07 ± 139.02	361.5	400.75 ± 138.24	335.5	-2.54	0.028
36 months	308.79 ± 129.11	429.5	427.00 ± 159.23	335.5	1.86	0.09
60 months	361.29 ± 139.65	324	318.05 ± 154.32	406.5	0.46	0.658
84 months	299.57 ± 128.94	296.5	341.5 ± 168.82	338	-1.02	0.33

Table 5 The changes of CD_4^+ count $>500/mm^3$ at different time frame of TCM group and TCM plus western medicine group

Month	TCM group (n=8)		TCM plus western medicine group (n=6)		t value	P value
	$\bar{x} \pm s$	Median	$\bar{x} \pm S$	Median		
0 month	641.83 ± 89.78	642.5	635.38 ± 179.71	557	-3.78	0.013
12 months	476.17 ± 110.14	452	422.38 ± 171.92	478.5	-1.37	0.23
36 months	518.83 ± 244.36	532.5	553.50 ± 250.21	475.5	-0.17	0.873
60 months	348.87 ± 274.50	343	424.75 ± 236.80	387.5	1.26	0.264
84 months	389.17 ± 98.30	405	454.63 ± 197.66	435.5	0.29	0.784

3. Conclusions

HAART is very effective in suppressing viral replication and has led to a significant reduction in the mortality rate of the disease, increase in the life span of HIV/AIDS patients and improvement of quality of life (QoL) of these patients [4-6]. However, issues such as viral reservoirs, drug resistance, high dosages and frequencies, and high cost, have led to a significant crisis in the management of HIV/AIDS patients, particularly in developing nations, where there is the greatest need [7-9]. It has become evident that HAART does not offer a complete solution to the problem. Therefore, additional and alternative anti-HIV-1 therapeutic strategies are desperately needed to be explored [10]. TCM is one of the mainstream of complementary and alternative medicine, and its use has increased [11].

The course of AIDS is longer, the incubation period is generally 8-10 years. After infected with HIV, the body's immune function gradually reduced, CD_4^+ count was monitored as a marker of HIV disease progression [12]. In the absence of treatment, CD_4^+ count declines by an average annual rate of 30-50 copies/mm^3 [13]. If CD_4^+ count can keep steady in a long term or delay the rate of declining, it will play a role on delaying disease progression. Wang Jian et al. [14] collected 8946 HIV/AIDS patients treated by TCM, the results showed that the CD_4^+ count in the asymptomatic period decreased along with the time going on, while that of the AIDS patients increased along with the time going on. TCM therapy is able to enhance and stabilize the immune function. In this observation, 110 cases with HIV/AIDS treating continuously with TCM for 84 months, CD_4^+ count levels were equivalent to the level before treatment, it showed that TCM can delay the progress of the disease to a certain extent and had better long-term effects. According to CD_4^+ count stratification, immune function elevated best for $CD_4^+ \leqslant 200/mm^3$ (HAART therapy), indicating that therapy of TCM plus western medicine can increase CD_4^+ count. For CD_4^+ 201-350/mm^3, TCM can increase CD_4^+ count (TCM therapy). For CD_4^+ 351-500/mm^3 and $CD_4^+ >500/mm^3$, TCM had a role of stable or slowing the rate of declining in immune function (TCM therapy). The result of this study is consistent with the previously paper that for CD_4^+ count $\leqslant 200/mm^3$, patients with HIV/AIDS treating continuously with TCM plus western medicine for 60 months was better than with TCM simply [15].

TCM and western medicine has its own advantages. We can draw extensively on research results both from each other and play to their respective advantages. Strengthening the combination of TCM plus western medicine, which can not only enhance the clinical effect of treating AIDS, but also can greatly reduce the medical cost and toxic side effects of HAART drugs.

Acknowledgements: Thank you for staffs and patients of 19 Chinese medicine treatment of AIDS pilot project.

Compliance with ethics guidelines

Conflict of interest: Jian Wang, Biyan Liang, Xiaoping Zhang, Jiaming Lu, Liran Xu, Xin Deng, Xiuhui Li, Lu Fang, Xinghua Tan, Yuxiang Mao, Guoliang Zhang that they have no conflict of interest.

Human rights, and informed consent: All procedures followed were in accordance with the ethical standards of the responsible committee on human experimentation (institutional and national) and with the Helsinki Declaration of 1975, as revised in 2000 (5). Informed consent was obtained from all patients for being included in the study.

Reference (略)

(出自 Frontiers of Medicine 2014 年第 8 卷 3 期第 362-367 页)

浅论唐草片治疗艾滋病的机理及临床辨证

杨莉娅 陈竞青 邵宝平 黄艳春

上海百岁行药业有限公司

摘要 本文揭示了唐草片治疗AIDS无症状期患者"脾虚湿热证"、"气虚血瘀证"的作用机理，为方便临床艾滋病的的治疗"既辨证，又辨病"提供了有效的药物制剂。

关键词 艾滋病 唐草片 中医辨证

在国家"十一五"重大科研项目中，中医临床对无症状期艾滋病的分型[1]，有气阴两虚证、脾虚湿热证、气虚血瘀证、痰瘀互结证、气虚邪恋证五型。"唐草片"是我国第一个、也是目前唯一一个获得国家食品药品监督管理局颁发新药证书的治疗艾滋病中药制剂，唐草片的功能"清热解毒，活血益气"。在国家"十一五"科技专项中，经分类，将唐草片列入对AIDS无症状期主要在"脾虚湿热证"、其次为"气虚血瘀证"的患者进行临床应用，本文就唐草片治疗艾滋病的机理及辨证加以分析和研究。

1 中医药治疗艾滋病的机理

徐立然[1]之"艾滋病'脾为枢机'的认识"一文，揭示了艾滋病发生、发展的基本规律。李发枝[2]等认为艾滋病"疫毒"首先损伤脾脏，渐致心肝肺肾受损，终至五脏气血阴阳俱虚；杨莉娅等[3]认为艾滋病先致脾气受损，进而损伤肺肾，这种"土（脾）-金（肺）-水（肾）"传变规律值得研究。

中医理论认为，"气"是构成人体和维持人体生命活动的最基本物质。气的生成来源于禀受父母的先天之精气、饮食物中的营养物质（谷气）和存在于自然界的清气。通过肺、脾、肾等脏器生理功能的综合作用，将三者结合起来而生成的。由此可见，脾在五脏中的地位十分重要，故称之为"后天之本"，主生化，气血精微均有赖于脾气的生化作用。

脾主运化，一方面表现为对水谷精微物质（津、精、气、血）的运化；另一方面表现为对水液（水液、尿液、汗液、痰、饮）的运化代谢。如果脾的运化功能失常，则会引起水谷精微物质不能吸收输布，气血化生无源，以致五脏气血阴阳亏虚；或湿邪内生，留于中焦，凝聚为痰。

脾为升降之枢，脾气亏虚，升清降浊失调，则有腹泻呕吐、脘腹胀满、食欲不振、倦怠乏力等症。脾气亏虚，还会导致血失统摄，以致血溢脉外，而有出血，留而成瘀。病久不瘥，气虚推动无力，气血运行不畅，经脉闭阻，血脉艰涩不通，亦可成瘀。

艾滋病患者久病不愈，脾虚、湿浊、痰饮、瘀血互结则变证蜂起。如湿蕴化热，湿热随经外淫，熏蒸肌肤而生疱疹、皮疹等皮肤之疾；热灼阴液，炼为痰，湿阻气机，壅滞为痰，凝气滞血瘀，痰核停滞于经脉、组织而为痰核、瘰疬、肿瘤等。

2 唐草片药味组成分析

"唐草片"是选取道地的符合GAP的中药材，经规范炮制后的中药饮片，再经科学提取、精制浓缩、制粒、压片和薄膜包衣等生产过程而制得的中成药片剂。唐草片配方中所含中药有黄芪、甘草、糯稻根、老鹳草、金银花、柴胡、香薷、木棉花、白花蛇舌草、龙葵、胡黄连、银杏叶、红花、鸡血藤、菱角、诃子、石榴皮、马齿苋、瓜蒌皮、全蝎等。从药味的功效分析，主要包含以下几个方面：

2.1 健脾益气：黄芪、菱角、糯稻根、甘草；

2.2 清热解毒、燥湿健脾：金银花、柴胡、香薷、龙葵、白花蛇舌草、老鹳草、木棉花、胡黄连、瓜蒌皮；

2.3 利水除湿：龙葵、木棉花、胡黄连、马齿苋

2.4 固肠止泻：石榴皮、诃子、老鹳草。

2.5 补气固表止汗：黄芪、甘草、菱角、糯稻根；

2.6 补血养阴：鸡血藤、马齿苋；

2.7 活血通络：银杏叶、红花、鸡血藤、全蝎。

中医把疾病在某一阶段的病理变化，称作病机。艾滋病在发生、发展的过程中，患者的体质也是会发生变化的。不同证型的艾滋病，其病机发生变化了，而临床上应对这种变化的措施总是滞后的。中药复方制剂可以在某种程度上适应这种变化，唐草片含有的中药，以"多系统、多层次、多中心、多靶点"方式作用于机体，使机体在"正邪斗争"中立于不败之地。

3 唐草片对临床辨证的依据

3.1 唐草片对"脾虚湿热证"的方解依据：

唐草片治疗艾滋病"脾虚湿热证"的机理，即是针对"脾-肺-肾"三脏受损为主要因素来考虑的，这是因"艾毒"致"虚"的一面；其次，由"脾虚"产生"实"的另一面——湿热。方中以老鹳草为君，辅以金银花、柴胡、香薷、龙葵、白花蛇舌草、木棉花、马齿苋、胡黄连、甘草等清热利湿、善解疫毒之品共为臣药，组成祛邪解毒之师，抑制或杀灭病毒，控制机会性感染，使免疫功能免受损伤，有抑毒扶正之功效。又金银花甘寒、气味清香，寒能清热解毒，甘能养血补虚，善于化毒，既清气中之热，

又解血中之毒，并具清透疏解宣散之力。而柴胡苦、微寒，善于和解表里，疏肝，升阳，用于感冒发热，寒热往来，胸胁胀痛等症。尤以香薷一物，"上之能开泄腠理，宣肺气，达皮毛，以解在表之寒；下之能通达三焦，疏泄膀胱，利小便，以导在里之水。"（《本草正义》）。

辅以黄芪益气健脾利水，"以土制水"，甚切病机。不啻黄芪是补气的要药，能"补气以生血"，气旺以生血，而收补血之效。同时，黄芪还有良好的补血之功。《日华子本草》谓黄芪能"补血"。《本草备要》中亦提及能"生血"。《本草逢源》谓其"能补五脏诸虚"，此既包括补五脏气虚，又包括补五脏之血虚。从传统方药的使用来看，黄芪作为补血药的使用非常广泛，许多补血的方剂中均重用黄芪为君。如"黄芪补血汤"（《产科心法·卷下》黄芪五倍于当归；《医学入门·卷七》黄芪二倍于当归），均以黄芪为君药疗血虚诸症。现代临床中也多用黄芪配以补血之品，用于贫血症、白细胞减少症，以及肿瘤放疗、化疗所致白细胞减少症、慢性粒细胞减少症的治疗。唐草片以黄芪配鸡血藤、马齿苋，有"补气以生血"的作用，且收补血而不呆腻之效，故对气血双虚的患者也非常适宜。

佐瓜蒌润肺化痰，利气宽胸（《中药志》："涤痰结，舒肝郁。治痰热咳嗽，胸胁作痛。"），使肺气清肃下降，则肝阳疏畅条达。佐菱角益气健脾、胡黄连清热燥湿，俾使脾阳振兴。佐诃子以敛肺、涩肠、下气（《日华子本草》谓："消痰，下气，除烦，治水，调中，止泻痢……"）。故全方共凑清热利湿，健脾化痰之功效。

久病则瘀滞宛陈留于脉中，故见肌肤甲错、面色黧黑，方用银杏叶、红花、鸡血藤、全蝎等为佐，盖诸药皆有活血化瘀，通滞，祛宛生新之功效。故唐草片又有活血化瘀之功效。唐草片综合运用了"汗、下、和、清、温、补、消"七法，来治疗脾虚湿热证及其变证，使其在临床中有了较广的应用面和较高的治愈率。

李佃贵等[4]认为艾滋病从浊毒论治。浊毒与痰湿同源，均源于"脾虚"的范畴，因此"化浊解毒"和"健脾益气"是治疗艾滋病的基本大法。此论与唐草片治则颇为一致。

3.2 唐草片对"气虚血瘀证"的方解依据：

唐草片用黄芪，还有"补气行血"的作用，"气行则血行"，黄芪大补宗气，故行血有力。陶弘景谓其："逐五脏间恶血"。张元素言能："活血生血"。《本草逢源》曰："能调血脉"。将黄芪用于血瘀证的治疗，如《医林改错》"补阳还五汤"（黄芪、当归、川芎、地龙等）治疗痹症或中风后遗症因气虚血滞、肌肤筋脉失养，症见肌肤麻木或半身不遂者。近年来，临床上将黄芪的不同制剂广泛用于冠心病、动脉血栓、肺栓塞、脑血栓、脑梗塞等多种血脉瘀滞者，均收到良好的效果。唐草片以黄芪配银杏叶、红花、全蝎、鸡血藤，有活血化瘀，通滞，祛宛生新之功效。故对艾滋病"气虚血瘀证"有一定的效果。

从唐草片的方解分析，唐草片最适宜"脾虚湿热证"，其次也适宜"气虚血瘀证"。

4 唐草片临床结果

唐草片在临床中的使用已有一段时间，对艾滋病患者可以改善症状体征、提高生活质量、稳定提高免疫功能、减少机会性感染、不同程度地恢复劳动能力，对无症状期 HIV 感染者有延缓进入 AIDS 期的趋势。辨证应用唐草片对艾滋病无症状期 HIV 感染者进行干预，在国家"十一五"重大科研专题项目中，从项目开展至今，唐草片使用量占总的研究用药量的65%，其病例数最多，医师评价和患者感觉一致，说明唐草片最适宜"脾虚湿热证"，其次也适宜"气虚血瘀证"，研究结果与理论分析相符合。

5 小结

在无症状期艾滋病患者的治疗过程中，唐草片主要针对"脾虚湿热证"及"气虚血瘀证"辨证治疗，为广大医务工作者及患者提供了一个安全、有效、良好的制剂。唐草片的最突出的优点是"组方精当"，来源于临床实践，符合临床症情的用药需要。

参考文献（略）

（出自中华中医药学部方治艾滋病分会第八次年会论文集 2011年）

艾复康胶囊治疗艾滋病的有效性和安全性临床观察

吴昊[1] 赵敏[2] 李兴旺[3] 姚晨[4] 张爱民[5]

(1. 首都医科大学附属北京佑安医院，北京 100054；2. 解放军第302医院，北京 100039；
3. 首都医科大学附属北京地坛医院，北京 100015；4. 北京大学临床研究所，北京 100025；
5. 甘肃瑞霖医药科技有限公司，兰州 730100)

摘要：目的 观察艾复康胶囊治疗艾滋病的有效性和安全性。方法 选取198例符合诊断标准的艾滋病病人，随机分为两组，试验组给予艾复康胶囊，对照组给予艾复康胶囊模拟剂，观察治疗前及治疗后4周、12周、24周的CD_4^+T细胞数、艾滋病病毒（HIV）病毒载量（对数）、临床症状评分、病人报告的临床结局（PRO）评分、体重、安全性指标等。结果艾复康胶囊能明显提高受试者的免疫功能；明显增加受试者体重；明显改善疲劳不适、食欲减退、头痛、皮疹、失眠等临床症状；病毒载量两组间未见明显差异。观察期间两组均未发现与治疗相关的严重不良反应。结论艾复康胶囊治疗艾滋病有效、安全。

关键词 艾复康胶囊；艾滋病；疗效；安全性

艾滋病（Acquired immunodeficiency syndrome，AIDS）是由人类免疫缺陷病毒（Human immunodeficiency virus，HIV）引起的获得性免疫缺陷综合征。截至2011年底，估计中国HIV/AIDS存活病人78万，其中AIDS病人15.4万人，相关死亡2.8万例[1]。30多年来，世界各国耗费巨资和人力，尚没有找到根除AIDS的药物和办法。目前国内外HIV/AIDS病人以抗病毒治疗为主，但长期用药产生的不良反应和耐药性的弊端逐步显现，这些不足为中医药干预HIV/AIDS的研究提供了机遇。探讨适合我国国情的有效的中药方剂，对AIDS的治疗具有重要的意义。2010年5月27日到2011年3月1日期间，根据国家食品药品监督管理局新药临床研究批件，选取首都医科大学附属北京佑安医院、解放军第302医院、北京地坛医院3个中心，进行随机双盲、安慰剂对照，通过对中成药艾复康胶囊应用后的各项指标变化，观察艾复康胶囊治疗AIDS的有效性和安全性。现将临床研究结果报告如下。

1 对象与方法

1.1 对象 选取首都医科大学附属北京佑安医院、解放军第302医院、北京地坛医院3个中心收治的HIV/AIDS病人198例，进行随机双盲、安慰剂对照临床观察。

纳入标准：（1）有AIDS流行病史，并经蛋白印迹试验（Western blotting，WB）确证实验确诊（2）年龄18至60岁，男女均可；（3）CD_4^+细胞≥250个/μl，≤500个/μl；（4）HIV病毒载量≥2 000拷贝/mL；（5）试验治疗前6个月内未经其他抗病毒药物治疗；（6）自愿签署知情同意书并接受本试验药物治疗。

排除标准：（1）急性感染期；（2）有严重的机会性感染和机会性肿瘤；（3）以前接受过抗HIV治疗（西药），停药未超过6个月或正接受其他抗HIV药物治疗者；（4）进入本研究前3个月内曾参加其他药物临床试验者；（5）转氨酶≥正常值上限4倍，总胆红素≥正常值上限1.5倍，肌酐＞正常值者；（6）有严重的精神及神经疾病；（7）过敏体质者；（8）孕妇或哺乳期妇女；（9）有酗酒史，不能终止酗酒者；（10）研究者认为不适合参加本研究者；（11）现吸毒或既往有吸毒史者。

1.2 方法 采用多中心、随机双盲、安慰剂平行对照方法观察，对入选的符合纳入标准、排除标准的受试者，分别于0周、4周、12周、24周进行访视，试验治疗总疗程24周。整个临床试验过程受到北京佑安医院伦理委员会的监督。

分组与编盲：按照研究方案筛选符合要求并征得受试者的知情同意，入选受试者随机分入试验组（132例）、对照组（66例）。随机编盲的随机数字表由北京大学临床研究所专业人员提供，利用SAS软件模拟产生。生成随机编盲表后，由统计人员前往药物生产场地，与试验无关人员在现场将制作好的药品标签按照随机顺序粘贴到相应药物包装盒上。将药物按照随机号的大小顺序，平均分别随机分配给三家临床研究中心（每家中心66例受试者）。各中心根据受试者入选的先后顺序，按随机号从小到大的顺序分配给受试者随机号及发放相应随机号的试验药物。

药剂与给药方法：艾复康胶囊组：艾复康胶囊，口服，每次4粒，每日3次。对照组：艾复康胶囊模拟剂（1/10剂量的艾复康胶囊及9/10剂量淀粉），口服，每次4粒，每日3次。均由上海久阳药业有限公司兰州分公司提供。

评价指标：疗效指标：治疗24周的CD_4^+细胞、HIV病毒载量（对数）、临床症状评分、病人报告的临床结局（PRO）评分、体重的变化。安全性指标：临床安全性评估（不良事件情况评价）、实验室安全性评估（血尿常规、肝肾功能、心电图、胸部X片、腹部B超检查）。

1.3 统计分析 使用SAS 8.2统计软件。不同艾复康胶囊组各次就诊的计量资料采用均数±标准差进行统计描述。与筛选期基础值进行比较，采用配对t检验比较组内前后差异。两组治疗前后的变化采用方差分析（ANOVA）和Wilcoxon秩和检验进行比较。不同艾复康胶囊组各次就诊的计数资料采用频数（构成比）进行统计描述。两组治疗前后的变化采用x^2或非参数检验。FAS（Full analysis set）人群和PPS（Pei-protocol set）人群均进行分析。

2 结果

198例中，艾复康胶囊组132例，脱落/剔除14例，计118例；安慰剂对照组66例，脱落/剔除7例，计59例。

2.1 两组基线特征 两组病例基线情况差异无显著性，详见表1。

表1 两组基线特征 ($\bar{x} \pm s$, $\times 10^{-2}$)

Table1 Baseline information of two groups ($\bar{x} \pm s$, $\times 10^{-2}$)

变量 Variable	安慰剂 Placebo n=66	艾复康 Aifukang n=132	P值
年龄 Age	38.07±10.44	38.51±10.98	0.792*
身高 Height (cm)	169.11±7.20	169.26±8.07	0.719#
体重 Weight (kg)	64.54±10.34	64.74±10.06	0.893#
性别男 Gender Male n (%)	49 (74.24)	104 (78.79)	
女 Gender Female n (%)	17 (25.76)	28 (21.21)	0.472§
基线 At baseline CD_4^+	352.16±65.70	362.02±72.86	0.454*
CD_8^+	1087.23±543.08	945.26±378.63	0.073#
CD_4^+/CD_8^+	0.39±0.18	0.44±0.19	0.089#
病毒载量 Viral loads at baseline	4.15±0.55	4.20±0.59	0.606*

注：* 用 A 检验用 Wilcoxon 秩和检验；§ 用卡方检验。Note：* A Test；# Wilcoxon test；§ Chi-square test.

2.2 主要疗效指标比较 FAS 人群中，24 周时 CD_4^+ 细胞计数艾复康胶囊组较基线上升 107.3 个/μL，安慰剂组较基线下降 8.18 个/μL，经 t 检验差异有统计学意义（P<0.001）。两组前后变化率比较采用 Wilcoxon 秩和检验与 t 检验，结果一致。PPS 与 FAS 结果一致（表2、图1）。24 周时，提高免疫功能的有效率，艾复康胶囊组为 80.30%，安慰剂对照组为 24.24%，艾复康胶囊组的有效率明显优于安慰剂对照组（P<0.001），PPS 与 FAS 的结果一致。详见表3、图2。

表2 用药后各时点 CD_4^+ 细胞计数变化 ($\bar{x} \pm s$)

Table2 Variation of CD_4^+ cell counts at different time points after treatment ($\bar{x} \pm s$)

变量 Variable	FAS (n=198)		PPS (n=177)	
	安慰剂 Placebo n=66	艾复康 Aifukang n=132	安慰剂 Placebo n=59	艾复康 Aifukang n=118
4 周 weeks	362.60±112.20	357.76±98.80	357.80±105.82	363.07±99.47
4 周与基线差值 Difference value between baseline and 4weeks	10.44±88.82	-4.26±76.46	6.17±88.83	-5.84±76.68
12 周 weeks	353.81±98.13	383.60±116.26	349.71±93.01	393.11±114.29
12 周与基线差值 Difference value between baseline and 12weeks	1.65±81.08	21.58±86.41	-1.92±76.81	24.20±85.13
24 周 weeks	343.98±102.87	469.32±120.09	340.93±99.19	483.35±106.70
24 周与基线差值 Difference value between baseline and 24weeks	-8.18±97.12	107.30±89.92★	-10.69±93.12	114.44±78.32★

注：★系用 Wilcoxon 秩和检验，P<0.001。Note：★ Wilcoxon test, P<0.001.

表3 用药后4周、2周、24周两组提高免疫功能有效率比较（人数和构成比/%）

Table3 Efficacy for the improvement of immune functions in the control group and treatment group (for 4, 12 and 24 weeks)

周数 Weeks	项目 Items	FAS (n=198)		PPS (n=177)	
		安慰剂 n (%) Placebo	艾复康 n (%) Aifukang	安慰剂 n (%) Placebo	艾复康 n (%) Aifukang
4周 4 weeks	无效 Non-effective	49 (74.24)	106 (80.30)	46 (77.97)	96 (81.36)
	有效 Effective	17 (25.76)	26 (19.70)	13 (22.03)	22 (18.64)
12周 12 weeks	无效 Non-effective	51 (77.27)	91 (68.94)	47 (79.66)	81 (6&.64)
	有效 Effective	15 (22.73)	41 (31.06)	12 (20.34)	37 (31.36)
24周 24 weeks	无效 Non-effective	50 (75.76)	26 (19.70)	45 (76.27)	17 (14.41)
	有效 Effective	16 (24.24)	106 (80.30)*	14 (23.73)	101 (85.59)*

注明：*两组间有效率比较经卡方检验 P<0.001。有效：CD_4^+ T 计数上升幅度 >30% 或数量上升 <50/μL。无效：CD_4^+ T 计数上升幅度 <30% 或数量上升 >50/μL。

Note：* Chi-square test P<0.001. Effective：CD_4^+ T evaluated >30% or >50/μL. Non-effective：CD_4^+ T declined <30% or <50/μL.

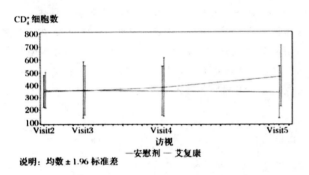

图1 各访视点 CD_4^+ T 细胞数（FAS）

Fig. 1 CD_4^+ cell counts at different time points

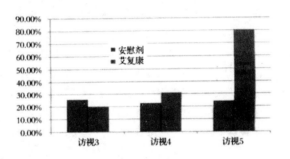

图2 各访视点提高免疫功能有效率比较

Fig. 2 Efficacy to improve immune functions at different time points

2.3 次要疗效指标比较 24周时临床症状方面，FAS 人群中，艾复康胶囊组受试者的临床症状明显改善，而安慰剂对照组受试者症状的改善不明显；24周时受试者的体重，艾复康胶囊组比安慰剂组有明显增加，两组比较差异均有统计学意义，PPS 与 FAS 结果一致。24周时病毒载量的有效率，FAS 人群中，艾复康胶囊组的有效率为14.63%，安慰剂对照组的有效率为16.13%，两组比较差异无统计学意义，PPS 与 FAS 结果一致。24周时 PRO 量表，艾复康胶囊组与基线相比，差异有统计学意义，安慰剂对照组与基线比较，差异无统计学意义。情志、能力组间比较无明显差异，身体组间比较差异有统计学意义。PPS 与 FAS 结果一致。结合中医辨证及症状和 PRO 量表评分，从艾复康胶囊组和安慰剂组24周时症状比较，疲劳不适、食欲减退、头痛、皮疹、失眠五个症状两组积分下降相比较，差异都有统计学意义（P<0.001）；舌象、脉象好转，舌苔由厚到薄，腻苔从有到无，均提示病情减轻。

2.4 安全性评价 整个临床试验过程中未发现本试验药品对受试者存在明显的安全性问题和不良反应，服药后偶见轻度胃肠道反应，均未经任何处理后自行缓解。实验室检查在治疗前后无明显变化。具有较好的安全性。

3 讨论

艾复康胶囊由黄芩、金银花、雷公藤、两面针、秦皮、虎杖等13味中药组成，功能主治为清热解毒，健脾温肾，活血止痛，主要用于增强 HIV 感染者机体免疫功能，主要活性成分黄芩苷具有抑制 HIV 的作用[2]。体外药效学实验表明，艾复康高、中、低剂量均能明显提高小鼠环孢素 A（CsA）诱导小鼠 CD_3^+、CD_4^+ 细胞在外周血的表达，同时明显提高 CD_8^+ 细胞数，对免疫受抑动物的免疫功能恢复有较好的药效作用。

此次研究结果表明，艾复康胶囊能明显改善受试者的临床症状，对 HIV 感染者的体质有改善作用。说明中药艾复康胶囊（艾复康）能够明显对抗由 CsA 诱导的免疫抑制，逆转免疫抑制状态，具有显著提高实验动物免疫功能和促进免疫调节作用。对免疫缺陷猴病毒（SIV）慢性感染模型治疗实验结果显示，该药对免疫系统具有一定的保护和重建作用。

此次研究选取了一些经典指标,如 CD_4^+ 细胞数和病毒载量、CD_4^+/CD_8^+ 比值、临床症状评分、体重的变化,和近年来国际上比较流行的反映病人主观感觉的基于 PRO 评分来判断疗效。对数据的统计分析显示,两组评价指标在治疗开始前无统计学差异,治疗的基线水平相同,治疗后试验组疗效明显优于对照组:(1) 艾复康胶囊能明显提高受试者的免疫功能;(2) 明显增加受试者体重;(3) 明显改善疲劳不适、食欲减退、头痛、皮疹、失眠等临床症状。观察期间两组均未发现与治疗相关的严重不良反应。

综上,艾复康胶囊用于提高 AIDS 病人免疫功能和改善临床症状、提高生存质量安全有效,值得临床推广。

参考文献 (略)

(出自中国艾滋病性病 2012 年第 18 卷 7 期第 434-437 页)

中药复方三黄胶囊治疗 HIV/AIDS 患者的临床观察

赵 鹏 张 昕 赵 华 张新伟 张志梅

(解放军第 302 医院,北京 100039)

摘要 目的 评价中药复方三黄胶囊治疗艾滋病携带者/艾滋病 (HIV/AIDS) 患者的疗效和安全性。方法 采用随机、双盲的临床观察方法,试验组 32 例,对照组 16 例,分别予标准剂量与低剂量复方三黄胶囊做平行对照,共服用 36 周。结果 36 周时试验组 CD_4^+ T 细胞升高比对照组明显,2 组比较有显著性差异;试验组 HIV 病毒载量下降较明显,2 组比较有显著性差异;试验组临床症状改善情况较对照组明显,2 组比较有显著性差异;2 组均未发现明显毒副反应。结论 复方三黄胶囊能抑制 HIV 复制,提高 HIV/AIDS 患者的 CD_4^+ T 细胞数,显著改善 HIV/AIDS 患者的临床症状,提高生存质量;并且不良反应少,依从性良好,不易造成抗药。

关键词 艾滋病病毒感染者/艾滋病患者;中药治疗;复方三黄胶囊

获得性免疫缺陷综合征 (AIDS) 是由人类免疫缺陷病毒 (HIV) 或称艾滋病病毒感染引起的传染性疾病。艾滋病导致感染者免疫功能的部分或完全丧失,CD_4^+ T 淋巴细胞数目减少,继而导致机会性感染和肿瘤发生的致命性综合征[1-2]。临床包括无症状携带者和艾滋病 (HIV/AIDS),目前治疗主要根据病毒载量和 CD_4^+ T 淋巴细胞计数采用抗病毒治疗 (HAART),但对尚未达到 HAART 标准,目前并无合适的抗病毒药物可用,因此不利于疾病的早期控制[3];并且 HAART 有费用昂贵、易产生耐药性、毒副作用较多[4]等缺点。20 年来,中医药在艾滋病临床治疗与研究方面取得了一定的成就,中医药治疗艾滋病的优势逐渐凸显:中医药药源丰富,不良反应少,在改善临床症状、降低抗病毒药物的毒副作用、提高患者生活质量等方面显现了良好的效果。本研究采用随机双盲对照的方法,应用中药三黄胶囊治疗 HIV/AIDS 患者,旨在对其安全性和疗效进行评价。

1 临床资料

1.1 一般资料 选择河南周口地区半年内未使用其他抗艾滋病药物及免疫调节等治疗,符合 HIV 无症状期的诊断标准,自愿接受本药物试验治疗的患者[5],且 CD_4^+ T 细胞 ≥ 250 cells/μL,≤ 500 cells/μL;抗 HIV 阳性,病毒载量 ≥ 2000 cop-ies/mL 的 48 例患者。感染途径:有偿供血 47 例,经配偶感染者 1 例。将患者随机分为 2 组,试验组 32 例,对照组 6 例。2 组一般资料见表 1。

表 1 2 组一般情况比较 ($\bar{x} \pm s$)

组别	n	年龄/岁	性别(男/女)/例	CD_4^+ T 细胞绝对值/(个/μL)	CD_8^+ T 细胞绝对值/(个/μL)	HIV 病毒载量/(log copies/mL)
对照组	16	43.78 ± 8.36 (30.68 - 56.20)	12/4	308.07 ± 53.18 (256 - 428)	906.29 ± 411.77 (313 - 1 733)	4.32 ± 0.53 (3.33 - 5.42)
试验组	32	42.75 ± 9.81 (27.82 - 59.61)	20/12	345.56 ± 59.67 (253 - 472)	1023.90 ± 505.04 (510 - 2871)	4.30 ± 0.49 (3.41 - 5.23)
P	0.7211	0.3865	0.051 8	0.4771	0.8771	

1.2 研究方法 采用随机、对照、双盲的研究方法,将患者随机成观察组和对照组。由于试验药物有特殊气味和颜色难以采用空白模拟,故采用本品的 1/10 剂量制剂作为对照药。采用随机双盲、剂量对照研究方法。疗程 9 个月。分别在 0 周、4 周、12 周、24 周、36 周进行访视。每次进行一次检查和随诊,记录用药、不良反应、临床症状变化情况,检测 T 细胞亚群,0 周、12 周、24 周、36 周留取患者血清试验结束后同时测定 HIV 病毒载量,最后对检测指标临床结果进行统计学分析和总体评价,$CD_4^+ T$ 细胞计数为主要疗效指标。血尿便常规、肝肾功能、T 细胞亚群、心电图、胸片在解放军 302 医院检测,病毒载量在协和医院感染科实验室检测。试验组予常规剂量复方三黄胶囊口服,复方三黄胶囊主要成分由黄芩、黄柏、黄芪等多味中药组成,规格:0.4g/粒,由昆明森森生物科技有限公司提供。对照药予 1/10 剂量的复方三黄胶囊及 9/10 剂量淀粉,规格:0.4g/粒,也由该公司提供(批号:20050608)。

1.3 统计学处理 数据统计由北京协和医院医学统计中心完成,采用 SPSS 软件进行统计学分析,计量资料应用单因素或双因素方差分析,计数资料应用卡方检验分析。

2 结果

治疗过程中脱落 1 例,揭盲后为复方三黄胶囊组患者,其他 47 例患者均完成所有访视。

2.1 2 组患者 $CD_4^+ T$ 细胞计数在治疗过程中的变化 见表 2。

表 2 2 组治疗后 $CD_4^+ T$ 细胞计数变化比较($\bar{x} \pm s$,个/mL)

时间	对照组(n=16)	试验组(n=31)	P
基线	308.07 ± 53.18	345.56 ± 59.67	0.051 8
4 周	302.71 ± 61.19	330.48 ± 98.56	0.507 9
4 周 – 基线	– 5.36 ± 52.05	– 15.10 ± 74.76	0.397 6
12 周	311.86 ± 70.87	336.13 ± 96.92	0.676 8
12 周 – 基线	3.79 ± 75.52	– 9.45 ± 71.57	0.623 8
24 周	355.79 ± 189.24	347.39 ± 117.06	0.572 8
24 周 – 基线	47.71 ± 163.32	1.81 ± 102.78	0.411 4
36 周	317.21 ± 87.99	446.94 ± 138.98	0.001 2
36 周 – 基线	9.14 ± 92.08	101.35 ± 116.62	0.019 2

2.2 2 组患者病毒载量在治疗过程中的变化 见表 3。

表 3 2 组治疗后病毒载量(对数值)变化比较($\bar{x} \pm s$, log copies/mL)

时间	对照组(n=16)	试验组(n=31)	P
基线	4.32 ± 0.53	4.30 ± 0.49	0.877 1
12 周	4.32 ± 0.51	4.22 ± 0.60	0.594 0
12 周 – 基线	– 0.01 ± 0.35	– 0.08 ± 0.58	0.659 6
24 周	4.46 ± 0.46	4.48 ± 0.60	0.907 0
24 周 – 基线	0.13 ± 0.20	0.18 ± 0.53	0.751 1
36 周	4.70 ± 0.56	3.33 ± 1.10	0.000 1
36 周 – 基线	0.38 ± 0.40	– 0.97 ± 0.94	0.000 0

2.3 2 组患者临床症状总评分变化的比较 治疗 36 周后,2 组临床症状/体征积分都下降,但试验组下降明显。见表 4。

2.4 安全性评价 试验 36 周中,2 组未发生明显不良事件。

表 4 2 组临床症状/体征总评分变化比较($\bar{x} \pm s$,分)

组别	n	治疗前	治疗 36 周后	P
试验组	31	4.02 ± 3.67	2.68 ± 2.17	<0.01
对照组	16	3.75 ± 2.58	3.45 ± 2.32	<0.05
P		>0.05	<0.05	–

治疗前后肝肾功能、血常规、心电图等检查未见明显异常。表明复方三黄胶囊具有较好的安全性。

3 讨论

中医理论认为艾滋病的发病机制为本虚标实之证[6-7],治疗应从扶正固本祛邪入手。"祛邪"即相当于西医的抗 HIV 病毒治疗,"扶正"不仅仅等同于西医的提高机体免疫功能的治疗,还包括改善整个机体状态,改善各脏腑生理功能。近年来在国内运用中医药治疗艾滋病的实验和临床研究中发现,中医药对艾滋病的治疗有其优势,具体体现在:中医药可以一定程度上增强和稳定机体免疫功能,抑制或杀灭病毒,治疗某些机会性感染,改善患者的症状体征,提高生活质量及缓解 HARRT 治疗不良反应等方面[8]。复方三黄胶囊为传统中药复方制剂,组方中的白头翁、紫花地丁、甘草、黄芪、黄柏、当归、柴胡、防风、白花蛇舌草、白术、蒲公英、菟丝子、黄芩、莪术均列为"有抗 HIV 作用的药物"范畴。黄芩经酶类筛选试验,有抗逆转录酶作用;黄柏、白花蛇舌草、蒲公英、丹皮等有抗蛋白酶作用[9]。作为药物主要成分的黄芪,现代药理研究证明其具有免疫调节作用,体现在黄芪茎叶总黄酮(FAN)可明显提高免疫受抑小鼠的细胞总数,调整细胞亚群紊乱,使其接近正常值;并提高 IL – 2 所诱导的杀伤细胞的活性,促进抗瘤、抗病毒免疫应答;黄芪还能提高免疫球蛋白、促进抗体产生、对 B 淋巴细胞及 T 淋巴细胞功能有增强作用,能明显促进中性粒细胞趋化运动,减少抑制性 T 细胞。总之,黄芪多糖可通过对单核巨噬细胞、自然杀伤细胞、T 细胞、B 细胞、细胞因子及神经 – 内分泌 – 免疫网络的调节来实现提高机体抗病能力的目的[10-12]。

本试验采用随机、双盲、对照的研究方法,结果显示试验组和对照组均可明显改善艾滋病患者的临床症状;36周时试验组CD_4^+T细胞较基线明显升高,而对照组较基线略有上升,组比较有显著性差异;试验组对HIV有一定的抑制作用,病毒载量较基线下降近1 log copies/mL,而对照组较基线略有升高,组比较有显著差异;临床症状体征改善情况的比较显示,试验组下降的分值大于对照组,2组比较有显著性差异;安全性评价中复方三黄胶囊对心、肝、肾功能无明显影响。上述结论与近年来中药治疗艾滋病的研究结论基本一致。

以上试验结果证实了复方三黄胶囊不仅能够改善患者临床症状和体征,还能从增加、稳定CD_4^+T细胞数量和抑制病毒载量等方面起到保护和提高患者免疫功能、延缓病毒复制从而延缓感染疾病进程的作用。结合HIV的发病机制和复方三黄胶囊相关药理学研究,推测复方三黄胶囊治疗HIV感染者可能通过以下几方面发挥作用:①刺激感染者T细胞增殖,调整T细胞亚群素;②可能有增强CD_4^+T细胞功能的作用,纠正免疫功能紊乱;③可能增强NK细胞活化能力;④可能有直接抑制HIV增殖的抗病毒作用。上述推测有待进一步研究证实。

总之,复方三黄胶囊治疗艾滋病患者,可明显改善患者症状,并且有一定的抗病毒和提高免疫功能的作用。该药服用方便,服用后受试者不良反应少,依从性良好,不易造成抗药。本次临床试验的结果与该品种的临床前毒理药理药效学研究结果一致,与西药抗病毒药物不同,临床疗效出现时间较晚,其机制值得进一步探讨。目前面对艾滋病的蔓延,有着悠久历史的中医药可以充分发挥其辨证论治和个体化诊疗的特色,与西医药一起,造福于更多的HIV/AIDS患者。

参考文献(略)

(出自现代中西医结合杂志2011年第20卷33期第4193 - 4195页)

艾可清胶囊对HIV感染者T淋巴细胞亚群的影响

董永新[1] 符林春[1] 陈谐捷[2] 谭行华[2] 岑玉文[2] 刘启材[2] 何浩岚[2] 胡英杰[1]

(1 广州中医药大学热带医学研究所,广州市东风东路627号广州市第八人民医院,510060;2 广州市第八人民医院感染科)

摘要 目的:评价艾可清胶囊对HIV感染者T淋巴细胞亚群的影响。方法:采用描述性研究,纳入2004年1月-2009年5月期间在广州市第八人民医院感染科就诊的HIV感染者,给予艾可清胶囊治疗,在治疗前(M0)、治疗后第6(M6)、12(M12)、18(M18)、24个月(M24)分别进行T淋巴细胞亚群检测,统计方法采用配对样本t检验和可重复测量资料的单因素方差分析。结果:共有40例患者纳入研究,分别以M6、M12、M18、M24为终点时点进行分析,结果显示:以M6为终点时点时,CD_3^+较M0显著升高($P < 0.01$),CD_4^+、CD_8^+升高,CD_4^+/CD_8^+下降,但变化均无统计学意义($P > 0.05$)。可重复测量的单因素方差分析显示CD_3^+、CD_4^+、CD_8^+在以M12、M18、M24为结局的各时点之间变化无统计学意义($P > 0.05$);CD_4^+/CD_8^+在M12为终点的各时点之间变化显著($P < 0.01$),经多重分析显示,M12时点较M0显著下降($P < 0.01$),而在以M18、M24为结局的各时点之间变化无统计学意义($P > 0.05$)。结论:经24个月的远期疗效观察,艾可清胶囊可使无症状期HIV感染者CD_3^+水平在治疗6个月后明显升高并保持良好稳定,使CD_4^+和CD_8^+水平持续稳定。艾可清胶囊延缓HIV感染者进入发病期的疗效肯定。

关键词 HIV感染者/中医药疗法;艾可清胶囊;T淋巴细胞亚群

艾滋病,全称获得性免疫缺陷综合征(Acquired Immune Deficiency Syndrome, AIDS)是由人类免疫缺陷病毒(Humanimmuno Deficiency Virus, HIV)引起的以全身免疫机能缺陷为特征的疾病,具有可传染、病死率高的特点,处理失当,将会影响到整个社会的和谐发展。高效联合抗反转录病毒疗法(HAART)是目前治疗艾滋病的主要方法,有研究[1-2]认为尽早对感染HIV的患者进行HAART治疗可以更好的延长患者的生存时间。目前我国HAART疗法在临床上仅用于发病期患者,针对无症状期患者的治疗是目前临床和科研的瓶颈。本研究拟对艾可清胶囊对无症状期HIV感染者T淋巴细胞亚群影响进行分析。

1 资料与方法

1.1 研究设计 描述性病例观察研究。

1.2 研究环境 地点为广州市第八人民医院艾滋病专科门诊部,时间为2004年7月-2009年4月。

1.3 研究对象

1.3.1 纳入标准 需同时满足以下条件：1）符合无症状期HIV感染者诊断标准。2）年龄18～65岁。3）尚未接受HAART治疗。4）入组前3个月内未接受中药治疗。5）签署知情同意书。

1.3.2 排除标准 满足以下任一条件即排除：1）伴严重心、肝、肾功能障碍及其他重要器官障碍者。2）伴严重神经或精神疾病者。3）伴活动性机会性感染者。4）妊娠或哺乳期妇女。

1.3.3 剔除标准 1）入选后发现不符合诊断标准者。2）入选后未使用研究用药物者。3）入选后无任何实验数据者。

1.3.4 脱落标准及处理 1）因不良事件或异常的实验室检测值无法继续研究。2）受试者自愿退出。3）服用其他药物影响本研究检测指标者。4）研究过程中进入发病期，须用HAART治疗。5）研究过程中怀孕。实验过程中发生以上情况时，研究者即终止受试者继续参加研究，并对终止理由、日期及退出研究前末次实验室检测结果进行记录。本研究被当地伦理委员会批准。

1.4 指标检测方法

1.4.1 主要试剂和仪器 三色标记单抗：$CD_4^+/CD_8^+/CD_3^+$ TruCount克隆号为SK3、SK1、SK7，分别与FITC、PE、PerCP荧光素结合；含beads的TruCount管；Cali-BRITE beads；10X FACS溶血素（均为美国BD公司产品）；FACS Calibur流式细胞仪（BD公司）。

1.4.2 标本处理 抽取患者空腹外周血2mL，用肝素钠抗凝管保存，6h内分析。向TruCount管分别加入20LL的抗体和50LL的抗凝全血，振荡混匀3s，避光放置15min，加1X浓度的溶血素450L，l振荡混匀后避光放置15min；上机分析。

1.4.3 数据获取与分析 使用CaliBRITE标准微球、FACSComp软件调节FACS Calibur流式细胞仪PMT电压、荧光补偿、灵敏度，应用MultiSet分析软件（BD公司提供）对处理好的标本进行$CD_4^+/CD_8^+/CD_3^+$绝对值计数检测并计算CD_4^+/CD_8^+。

1.5 诊断标准

1.5.1 西医诊断标准 参照1993年美国疾病控制中心发布的AIDS诊断标准[3]。

11512 中医诊断标准 参照2004年511省中医药临床治疗艾滋病技术方案（试行）中AIDS无症状期的相关诊断标准[4]。

1.6 干预措施

1.6.1 治疗措施 所有患者接受口服艾可清胶囊治疗。该药由广州中医药大学热带医学研究所组方，珠江医院中药制剂科生产包装。主要成分为淫羊藿、虎杖、黄芪、甘草、骨碎补、紫草、莪术等，每1g胶囊内容物含虎杖苷、甘酸、淫羊藿苷分别为10mg、4mg、3mg。药品规格：120粒/瓶。

1.6.2 用法用量 每次3粒，每日3次，饭后半小时服用。

1.7 随访
在纳入研究时（M0）采集患者一般资料，在M0和治疗后6（M6）、12（M12）、18（M18）、24（M24）个月采集患者T淋巴细胞亚群指标资料。

1.8 统计学方法
统计描述时对定量资料采用$\bar{x}\pm s$表示，定性资料采用频数和比率表示。统计分析时M0和M6的比较用两个独立样本的配对t检验，其余各个时点的比较采用可重复测量的单因素方差分析：球型检验$P>0.05$时选用Sphericity Assumed检验结果，$P<0.05$时选用Greenhouse-Geisser检验结果；若该指标差别有统计学意义，则进入多重比较，若无统计学意义，则终止分析。所有分析以$P<0.05$为差别有统计学意义的标准。统计软件使用SPSS 13.0。

2 结果

共40例患者纳入研究，男16人，女24人，男女比例为0.667：1。年龄最小23岁，最大52岁，平均年龄35.78±1.54。性接触感染33例，占82.5%；血液途径感染4例，占10.0%；吸毒3例，占7.5%；中学文化20例，占50.0%；大专10例，占25.0%；本科6例，占15.0%；小学4例，占10.0%。

2.1 在M6、M12、M18、M24时点完成相应治疗疗程病例数分别为38、30、16、11，截止M24时点有29人未纳入分析，包括疗程未足24月22人和脱落7人。女性、已婚、性接触感染和中学教育程度在不同人口社会学特征中占主要地位。

2.2 以M6时点为结局时，经配对t检验分析显示：与M0相比，CD_3^+水平显著升高（$P=0.005$，CI95%：-331.712～-61.805）；CD_4^+和CD_8^+水平升高，CD_4^+/CD_8^+水平下降，但差异均无统计学意义（见表1）。

2.3 以M12时点为结局时，经可重复测量的单因素方差分析显示：CD_3^+和CD_8^+水平上升，CD_4^+水平下降，但各时点间差异均无统计学意义；CD_4^+/CD_8^+在各时点之间变化有统计学意义（$P=0.009$，$F=5.068$），经多重分析显示，M12时点较M0时点下降有统计学意义（$P=0.012$，CI95%：0.020，0.148），其余时点变化无统计学意义（见表2、表3）。

2.4 以M18、M24时点为结局时，经可重复测量的单因素方差分析显示各指标变化复杂，整体趋势不尽相同，但各指标在各时点的变化并无统计学意义（见表4、表5）。

3 讨论

目前，针对艾滋病发病期患者的抗病毒治疗已经积累了比较丰富的经验，疗效确切，但无症状期HIV感染阶段的治疗仍是目前治疗的盲点。中医在"治未病"思想指导下，可充分利用中医药较高的安全性和可控性，长期使用毒副反应低，有协同作用及多靶点、多层次调节等优势积极开展对无症状期患者早期干预，以达到延缓发病乃至不发病的最终目的[5]。

艾可清胶囊是在长期、大量的实验研究及临床观察的基础上依据中医理论组方配制而成的具有补益气血、滋肾养肝、活血解毒功效的中成药复方制剂，其主要成分为淫羊藿、虎杖、黄芪、甘草等。本课题组既往的研究[6-8]显示艾可清胶囊有提高 HIV/AIDS 患者免疫功能的作用，与 HAART 药物联用时有增效减毒的作用，且对肝脏肾脏无明显毒副作用，是一种较为安全的中成药复方制剂。本研究显示与既往研究相似的结果。艾可清胶囊在体内的作用机制尚未明确，但可能在以下 3 个方面：1）抑制 T 淋巴细胞的异常活化。岑玉文等[9]对经由艾可清胶囊治疗后患者 T 淋巴细胞活化方面的作用进行研究发现，基于不同患者对药物应答反应的不同，其体内 CD_{28}^+ 变化呈现不一样的特点，CD_{28}^+ 在有效组下降，在无效组上升，CD_{28}^+ 的下降可能显示患者体内 T 细胞活化水平的下降，认为 CD_{28}^+ 下降可能是机体产生免疫学和病毒学有效的条件。2）促进 CD_4^+ 细胞的免疫功能恢复。CD_4^+ 是 HIV 攻击的主要靶细胞，HIV 包膜蛋白 gp120 与 CD_4^+ 分子之间发生高亲和性结合，不仅能定向感染细胞，引起 CD_4^+ 细胞在数量上的减少，而且也可破坏细胞的正常功能。导致 CD_4^+ 细胞在数量和功能上出现质和量的缺损，最终造成宿主免疫功能的全面障碍乃至丧失。经艾可清胶囊治疗后部分患者亦有短时间内因 CD_4^+ 下降至 200 而进入发病期的患者，但无一例患者出现美国 CDC1993 年修订的 HIV 感染分类及 AIDS 诊断标准中临床 B 型或临床 C 型症状及疾病，可推测患者 CD_4^+ 细胞虽然在数量上有所减少，但功能相对完整。3）可能用和非细胞毒性。前者是 CTL 在特异性识别了 MHC - I 类分子呈递的病毒抗原肽后，通过释放细胞浆颗粒或表达 Fas 蛋白配体杀伤靶细胞的；后者与释放可溶性抗病毒因子有关，这些因子包括细胞因子、趋化因子和 CD_8^+ 细胞抗病毒因子（CD_8^+ T - cellanti - viral factor, orCAF）[10]。有研究发现，感染 HIV 后长期不进展者其较强的 CD_8^+ 细胞非细胞毒性的病毒抑制作用（CD_8^+ cellnon - cytotoxic antiv - iral response, CNAR）有关，不同 HIV 感染者的 CNAR 活性相差较大，与其临床状态直接相关[11-13]，CNAR 效应强但 CD_4^+ 细胞计数低的 HIV 感染者，与 CNAR 效应弱而 CD_4^+ 细胞计数高的 HIV 感染者相比，前者保持相对健康状态的时间长于后者[14-15]。基于中医药作用的多靶点、多效性特点，在活化 CD_8^+ 细胞的非细胞毒性方面的作用不容忽视，但有待进一步研究证实。

表1 以 M6 为终点时点时 T 淋巴细胞亚群水平变化配对 t 检验（x ± s, n = 38）

变量	M3（cells/μl）	M6（cells/μl）	P 值	95% 置信区间	
				最低值	最高值
CD_3^+	1334.82 ± 496.05	1531.57 ± 458.78	0.005	-331.71	-61.80
CD_4^+	333.97 ± 109.64	354.38 ± 123.55	0.320	-61.82	21.01
CD_8^+	957.63 ± 440.19	1054.22 ± 344.78	0.082	-206.13	12.95
CD_4^+/CD_8^+	0.40 ± 0.18	0.36 ± 0.16	0.086	-0.01	0.08

表2 以 M12 为终点时点时 T 淋巴细胞亚群水平变化可重复测量资料单因素分析（x ± s, n = 30）

指标	M0（cells/μl）	M6（cells/μl）	M12（cells/μl）	F 值	P 值
CD_3^+	1384.67 ± 529.35	1572.67 ± 459.73	1493.83 ± 506.59	2.352	0.104
CD_4^+	343.63 ± 114.20	370.14 ± 120.56	326.43 ± 108.75	1.993	0.145
CD_8^+	67.73 ± 441.54	1063.37 ± 332.15	1045.13 ± 370.75	1.154	0.322
CD_4^+/CD_8^+	0.41 ± 0.20	0.37 ± 0.15	0.32 ± 0.11	5.068	0.009**

注：以 M12 为终点时点时，CD_4^+/CD_8^+ 在各时点相比较，**P < 0.01。

表3 以 M12 为终点时点时 CD_4^+/CD_8^+ 变化多重比较结果（n = 30）

时点1	时点2	均数差值（1-2）	标准误	P 值	95% 置信区间	
					最低值	最高值
M 0	M6	0.042	0.025	0.103	-0.009	0.092
	M12	0.084	0.031	0.012*	0.020	0.148
M 6	M12	0.042	0.022	0.066	-0.003	0.087

注：CD_4^+/CD_8^+ 经多重分析，M12 与 M0 比较，*P < 0.05。

表4 以 M18 为终点时点时 T 淋巴细胞亚群水平变化可重复测量资料单因素分析（x±s, n=16）

指标	M0（cells/μl）	M6（cells/μl）	M12（cells/μl）	M18（cells/μl）	F值	P值
CD_3^+	1375.38±647.22	1675.19±520.96	1494.94±567.68	1503.31±515.41	1.252	0.302
CD_4^+	350.94±143.71	1074.56±369.06	317.69±112.76	311.44±113.96	2.252	0.095
CD_8^+	949.31±532.10	1074.56±369.06	1009.06±389.44	1085.88±467.24	0.535	0.661
CD_4^+/CD_8^+	0.44±0.22	0.40±0.15	0.32±0.06	0.34±0.19	2.497	0.072

表5 以 M24 为终点时点时 T 淋巴细胞亚群水平变化可重复测量资料单因素分析（x±s, n=11）

指标	M0（cells/μl）	M6（cells/μl）	M12（cells/μl）	M18（cells/μl）	M24（cells/μl）	F值	P值
CD_3^+	1628.80±699.83	1813.80±582.59	1686.10±609.33	1471.00±540.94	1536.00±572.77	0.849	0.503
CD_4^+	399.50±156.02	437.50±152.96	339.10±120.44	318.30±124.86	326.70±86.67	2.256	0.082
CD_8^+	1142.80±585.82	1156.90±429.31	1149.70±406.04	1041.70±461.89	1136.10±332.38	0.192	0.941
CD_4^+/CD_8^+	0.42±0.22	0.41±0.18	0.30±0.05	0.38±0.23	0.27±0.04	2.521	0.058

经24个月长期疗效观察，艾可清胶囊可使无症状期 HIV 感染者 CD_3^+ 水平在治疗6个月后明显升高并保持良好稳定，使 CD_4^+ 和 CD_8^+ 水平持续稳定，CD_4^+/CD_8^+ 虽然在治疗12个月后有显著下降，但长期疗效良好。综上所述，艾可清胶囊在延缓 HIV 感染者进入发病期方面作用确切，但由于中医药的特殊性与复杂性，其作用的机制并不明确，有待在细胞因子、T 细胞亚群数量及功能活化等微观机制方面做进一步研究。

参考文献（略）

（出自世界中医药2011年第6卷1期第18-21页）

HAART 治疗中免疫功能恢复不完全者的中医药干预

方路 段呈玉 王莉 李艳萍 瞿广城 赵竞 刘彦丽 杨绍春 马克坚

（云南省中医中药研究院，昆明650223）

摘要 目的 明确中医药改善艾滋病（AIDS）病人免疫功能、促进免疫重建的积极作用，为中医药介入高效抗反转录病毒治疗（HAART）的必要性提供科学依据。方法 选取21例经 HAART 后病毒载量控制理想、但免疫功能恢复不完全的 AIDS 病人，给予介入中医药治疗并观察疗效。结果 21例经单纯 HAART 后，CD_4^+ T 淋巴细胞计数升高不明显的病人，在介入"康爱保生胶囊"进行中西药合用治疗后，CD_4^+ T 淋巴细胞上升 >50/mm^3 者17例（占80.95%），上升 <50/mm^3 者2例（占9.52%），下降者2例（占9.52%）。21例病人治疗后 CD_4^+ T 淋巴细胞计数较治疗前上升（167.14±38.89）/mm^3，上升比例达94.37%。结论 在 HAART 有效控制病毒载量的基础上，积极介入中药治疗，将有助于促进病人免疫功能的重建，大大增强 HAART 的疗效，对提高病人生存质量、降低病死率有重要意义。

关键词 艾滋病；高效抗反转录病毒治疗；免疫功能恢复不完全；中医药；干预

目前对艾滋病（Acquired Immune Deficiency Syndrome，AIDS）治疗最关键而有效的措施是高效抗反转录病毒治疗（Highly active antiretroviral therapy，HAART），然而艾滋病病毒（Human immunodeficienc virus，HIV）感染者/AIDS 病人接受 HAART 后，在病毒载量得到有效控制的前提下，仍有部分病人 CD_4^+ T 淋巴细胞计数上升不理想、停滞，甚至下降，病情不能得到有效控制。有报道认为，5%~15%的病人即使在血浆病毒载量被持续有效抑制的情况下，CD_4^+ T

基金项目：国家"十一五"科技重大专项艾滋病和病毒性肝炎等重大传染病防治"中医药干预艾滋病免疫重建的研究"（课题编号：2008ZX10005-004）。

淋巴细胞数量也没有明显增加，原因尚不明确[1-2]。曾对云南省红河州、大理州、临沧市，近3年来接受HAART 6个月以上、病毒载量得到有效控制的382例病人治疗前后CD_4^+T细胞计数进行统计，发现CD_4^+T淋巴细胞计数上升不明显（<50/mm³）的有89名，占23.29%。经HAART 6个月后，虽病毒复制得到有效控制，但仍有近25%的病人免疫功能得不到重建，该比例高于国外研究的结果。原因初步分析，可能与云南大部分病人为海洛因依赖者有关。部分病人经HAART治疗后免疫功能恢复不完全，是艾滋病临床治疗中存在和急需采用多种临床治疗方法予以解决的一个重大问题和难题。为此，2005年以来，在临床中探索了介入中医药治疗初步解决这一问题的可能性，现报告如下。

1 对象与方法

1.1 对象入选标准 符合HIV/AIDS诊断标准，

经省级疾病预防控制中心确诊实验室诊断，自愿接受临床研究者；年龄20~50周岁，性别不限；已行规范HAART治疗>6个月，HIV-RNA病毒载量下降至50拷贝/mm³以下，且与基线值相比CD_4^+T淋巴细胞绝对计数上升<50/mm³或低于基线值；能够坚持接受评估检测及治疗。

排除标准：妊娠及哺乳期妇女；患有严重心、脑血管疾病，严重肝、肾及造血系统疾病，精神病者；患有活动性结核、肿瘤及神经系统损害者；不能按要求服药、无法及时随访、疗效及安全性资料不全者。

剔除标准：在治疗中出现明显不良反应者。

1.2 治疗方法 所有入选病人均规范给予口服康爱保生胶囊。该剂系云南省中医中药研究院附属医院研制而成，并用于云南省中医药治疗艾滋病试点项目的中药院内制剂，2009年获生产批件，批件号：ZJ20090004、批准文号：滇药制字（Z）20090004A。该剂处方由紫花地丁、黄芩、紫草等组成，具有解毒清热、活血祛湿、养阴益气等功效。用于辅助治疗艾滋病发病期，证见邪毒炽盛、瘀血湿浊壅遏、肝脾肾俱虚等，以改善病人临床症状及生活质量、延长生命为目的。服用方法：6粒/次，每日4次，连服3个月为1疗程。所有病人治疗2个疗程以上观察疗效。

1.3 疗效标准 主要以免疫指标即CD_4^+T淋巴细胞计数为标准，参照国家中医药管理局2007年9月制定的《中医治疗HIV/AIDS疗效评价分期标准及指标体系（修订草案）》（参考国家中医药管理局中医药治疗艾滋病试点项目《11省中医药治疗艾滋病项目临床技术方案（试行）6》）。

免疫指标：有效：CD_4^+逐渐上升，疗后CD_4^+升高 CD_4^+升高或下降<30%或50/μl；无效：CD_4^+下降≥30%或50/μl。

1.4 数据统计 统计分析采用配对t检验，$a=0.05$。

2 结果

符合入选标准的共有21例病人，其中男性16例，女性5例，年龄27~58岁。所有病人均为2005-2007年间参与HAART的AIDS病人。

在介入中药"康爱保生胶囊"进行治疗6个月后，21例病人中，CD_4^+T淋巴细胞上升>50/mm³者17例（占80.95%），上升<50/mm³者2例（占9.52%），合计CD_4^+T细胞计数上升者17例，占90.48%。CD_4^+细胞下降者2例，占9.52%。

21例病人各时期CD_4^+T淋巴细胞计数变化情况见图1，治疗前后CD_4^+T细胞计数上升（167.14±38.89）/mm³，差异有统计学意义（$P<0.01$）。

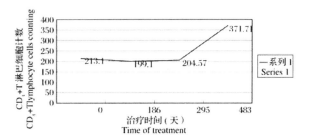

图1 21例病人行HAART治疗和服中药前后CD_4^+T淋巴细胞计数变化情况（/mm³）

Fig. 1 CD_4^+T lymphocyte cells changes among the 21 patents receiving HARRT before and after taking Chinese herbal medicine

3 讨论

HIV/AIDS病人免疫功能重建的含义是指，抗病毒治疗后，HIV所引起的免疫功能恢复至正常或接近正常的水平，从而使与艾滋病相关的各种机会性感染和肿瘤的发生率下降，病人的死亡率和发病率相应减少。免疫功能重建的评价目前临床上主要使用CD_4^+T淋巴细胞计数。HAART是目前对HIV/AIDS的治疗最关键而有效的措施。HAART实践已经证实，决定免疫重建的根本因素是有效抑制病毒复制。然而HAART也存在局限，即在病毒载量得到有效控制的前提下，不能使所有HIV/AIDS病人的免疫功能重建，部分病人经HAART后CD_4^+T淋巴细胞计数上升不理想、停滞，甚至下降，病情不能得到有效控制，称为"HAART治疗后免疫功能恢复不完全者。

中医学是以整体、动态和辨证的思维方式，认识生命与疾病的复杂现象，中药通过多种有效成分对人体进行多环节、多层次、多靶点的整合调节，作用持久，不良反应小。目前在调节免疫方面显现出一定的作用，但抗病毒作用不明显，作用机制还不明了。基本形成的共识是，HAART重在杀灭HIV，中医药治疗重在调节免疫。因此对HAART后CD_4^+T淋巴细胞计数上升不理想、停滞，甚至下降的病人，可以积极介入中医药治疗，发挥中医药提高免疫力的特殊优势，重建病人免疫功能，提高疗效，降低病死率。这对探索和解决部分病人经HAART后免疫功能恢复不完全这一艾滋病临床治疗中实际存在的问题和难点，是非常有意义的。

参考文献（略）

（出自中国艾滋病性病2010年第16卷3期第229－231页）

复方芪术汤对脾虚型艾滋病患者中医证候的疗效及外周血CD_4^+T淋巴细胞的影响

陈晓蓉　杨宗国　沈　芳　王江蓉　卢洪洲　巫善明

上海市公共卫生临床中心中医科（上海 201508）

摘要　目的：观察复方芪术汤对脾虚型艾滋病患者脾虚证候的疗效及外周血CD_4^+T淋巴细胞的影响。方法：43例伴有脾虚证的艾滋病患者随机分为治疗组（n=21）和对照组（n=22）。治疗组采用复方芪术汤联合HAART治疗，对照组单纯采用HAART治疗，疗程均为6个月。观察两组患者治疗前后中医证候及外周血CD_4^+T淋巴细胞水平的变化。结果：治疗组总有效率为90.0%，对照组总有效率为60.0%，两组总有效率比较差异有统计学意义（$P<0.05$）。治疗后，两组患者的CD_4^+T淋巴细胞水平均较治疗前明显提高（$P<0.05$），治疗组CD_4^+T淋巴细胞水平较对照组亦显著提高（$P<0.05$）。结论：复方芪术汤不仅可有效改善脾虚型艾滋病患者的脾虚证候，而且可明显提高患者的细胞免疫水平。

关键词　复方芪术汤；艾滋病；脾虚证；CD_4^+T淋巴细胞

艾滋病，即获得性免疫缺陷综合征（acquired immunodeficiency syndrome，AIDS），因细胞免疫水平低下，故感染率高，预后差，病死率高。近年来国际采用高效抗逆转录病毒治疗（highly active antiretro - viral therapy，HAART），能有效抑制人类免疫缺陷病毒（human immunodeficiency virus，HIV）的复制，但这种治疗方法在一定程度上具有骨髓抑制作用，进一步降低了患者的免疫水平。大量研究表明[1-3]，中医药在提高、重建艾滋病患者的免疫系统，改善临床证候方面有良好的疗效。我们采用随机对照研究，观察复方芪术汤对脾虚型艾滋病的治疗效果，现将研究结果报道如下。

1　资料与方法

1.1　诊断标准

1.1.1　西医诊断标准　AIDS诊断依照国家卫生部颁发的《HIV/ADS诊断标准和处理原则》[4]中的相关标准。

1.1.2　中医证候诊断标准　中医证候诊断标准依照国家中医药管理局《中医病证诊断疗效标准》[5]中的相关标准，临床表现符合脾气亏虚分型。主症：①纳差；②乏力；③腹胀；④便溏。次症：①面色不华；②口干舌燥；③完谷不化；④舌质淡胖，苔白或舌红少苔；⑤脉细或滑。辨证要求：具备主症2项或者主症1项加次症2项者即可诊断。

1.2　纳入和排除标准
（1）纳入标准：符合AIDS西医诊断标准及中医脾虚证的相关标准；200个/μl＜CD_4^+T淋巴细胞＜350个/μl HIV病毒载量5 000～10 000 copies/m；HAART治疗中或未接受治疗者；签署知情同意书。（2）排除标准：伴有心、肝、肾、肺、内分泌系统严重损害者；确认并发感染者；妊娠者；年龄在15岁以下或65岁以上者；过敏体质或对多种药物过敏者。

1.3　一般资料
所有病例均为2006年10月至2009年6月由上海市公共卫生临床中心中医科门诊收治的接受HAART治疗的艾滋病患者，共计43例。其中男性35例，女性8例；年龄19～63岁，平均（41.68±11.25）岁。按照随机数字表法，将患者分成治疗组（n=21）和对照组（n=22）。

1.4　治疗方法
治疗组采用复方芪术汤（由黄芪30g、党参20g 白术10g 茯苓10g、陈皮10g、防风10g、甘草6g、紫草15g、灵芝10g、赤芍药10g、白芍药10g、丹皮10g、丹参10g组成，水煎取汁，每日1剂，早晚分2次温开水送服）联合HAART治疗，对照组单纯采用HAART治疗，疗程均为6个月。

1.5　观察项目及方法

1.5.1　临床证候采用积分法，参照《中医病证诊断疗效标准》[5]拟定．具体见表1。观察两组治疗前后症状总积分的改变情况。

1.5.2　CD_4^+T淋巴细胞水平　清晨取患者空腹静脉血5ml 乙二胺四乙酸（EDTA）抗凝；试剂均使用BD公司生产的CD_4^+APC试剂（试剂批号：340499）；采用荧光标记单克隆抗体，对外周血的淋巴细胞进行荧光染色，通过BD公司生产的FACSC alibur流式细胞仪计数。两组分别于治疗前后各检测1次。

表1 中医症状积分

中医症状	无（0分）	轻度（1分）	中度（2分）	重度（3分）
腹泻	无	少于4次	4~6次	多于6次
乏力	无	略有乏力	中度乏力	重度乏力
纳呆	无	稍感纳呆	中度纳呆	重度纳呆
腹胀	无	轻度胁胀脘闷	中度胁胀脘闷	重度胁胀脘闷
面色不华，爪甲苍白	无	爪甲淡红，略显苍白	面色不华	面色萎黄或白，爪甲苍白，口唇偏淡
舌淡苔白	无	舌淡红	舌淡	舌淡胖

1.6 疗效评定标准 参照《中药新药临床研究指导原则（试行）》[6]制定。痊愈：脾气虚证的临床症状、体征消失或基本消失，证候积分减少>93%；显效：脾气虚证的临床症状、体征明显改善，证候积分减少>70%；有效：脾气虚证的临床症状、体征均有好转，证候积分减少>30%；无效：脾气虚证的临床症状、体征均无明显改善，甚或加重，证候积分减少不足30%。

注：计算公式（尼莫地平法）为：[（治疗前积分 - 治疗后积分）÷治疗前积分]×100%

1.7 统计学方法 所有数据均采用SPSS 18.0统计软件进行统计分析。数值变量采用$\bar{x}\pm s$进行统计描述，分类变量采用频数（构成比）进行统计描述。计量资料采用t检验；计数资料中的等级资料采用Ridit分析，非等级资料采用卡方检验。以$P<0.05$为差异具有统计学意义。

2 结果

2.1 两组患者一般情况比较 试验结束时，两组共脱落3例病例（其中治疗组1例，因不能耐受长期口服中药；对照组2例，1例因搬迁外地，1例无故退出试验）。两组患者在性别、年龄、感染途径、中医证候积分等方面比较，差异无统计学意义（$P>0.05$）。见表2。

2.2 中医证候疗效比较 治疗后，治疗组总有效率为90.0%，对照组总有效率为60.0%，两组总有效率比较差异有统计学意义（$P<0.05$）。见表3。

表2 两组患者的一般情况（例）

组别	n	性别 男	性别 女	龄（岁）	感染途径 同性性传播	感染途径 异性性传播	感染途径 血液传播	医症状积分（分）
治疗组	20	17	3	43.55±12.80	6	11	3	5.80±2.22
对照组	20	18	2	37.60±11.28	11	8	1	4.90±2.40

表3 两组中医证候疗效比较（例）

组别	n	痊愈	显效	有效	无效	总有效率（%）
治疗组	20	2	7	9	2	90.0%*
对照组	20	1	1	10	8	60.0%

注：与对照组比较，*$P<0.05$下同。

2.3 CD_4^+T淋巴细胞水平比较 治疗后，两组患者的CD_4^+T淋巴细胞水平均较治疗前明显提高，其差异均具有统计学意义（$P<0.05$）；治疗后，治疗组CD_4^+T淋巴细胞水平较对照组亦显著提高，其差异有统计学意义（$P<0.05$）。见表4。

表4 两组CD_4^+T淋巴细胞水平比较（$\bar{x}\pm s$，个/μl）

组别	n	治疗前	治疗后
治疗组	20	211.60±77.94	319.35±102.50*▽
对照组	20	214.00±65.48	255.40±91.97▽

注：与治疗前比较，▽$P<0.05$

3 讨论

CD_4^+T淋巴细胞在对病毒等抗原产生免疫应答、杀伤和清除致病因子过程中发挥重要作用，而HIV主要侵袭和破坏的目标即为CD_4^+T淋巴细胞，感染HIV后CD_4^+T淋巴细胞数量逐渐下降，机体细胞免疫功能逐渐降低，使各种感染的机会增加。因此，CD_4^+T淋巴细胞数量是HIV感染患者免疫系统损害状况的明确指标。探索使HV/AIDS患者CD_4^+T淋巴细胞回升或下降缓慢、改善临床症状及体征、延缓疾病进展的药物或治疗方案，具有重要的意义。

调节机体免疫功能的中成药或中药复方，目前主要报道有金龙胶囊、唐草片、中研I号、中研II号等，这些成药或复方对机体细胞免疫和体液免疫功能都有一定程度的调节作用[9]。大多数调节机体免疫功能的中药复方，多以扶正为主，或兼清热解毒。本研究所选择的复方芪术汤即以扶正益气为主，兼以活血化瘀，同时联合HAART疗法，主要针对具有脾虚候的AIDS患者，结果表明，该复方能够明显改善AIDS患者的脾虚证候，有效提高其外周血 CD_4^+ T淋巴细胞水平，较单纯采用HAART疗法效果更为显著。该复方以黄芪补气健脾为君，臣以四君子汤 健脾益气利湿，佐以赤芍药、白芍药、丹皮、丹参、紫草活血化瘀、引经入血，使以陈皮、防风理气调中、燥湿祛风，诸药共凑扶正祛邪的作用。现代药理及临床研究表明，黄芪有确切的免疫增强作用，可增强树突状细胞的吞噬作用、增加T细胞数量及活性 等；同时黄芪对免疫功能不仅具有增强作用，而且具有双向调节作用 [11]。四君子汤能提高外周血T淋巴细胞的百分率，对脾虚证的防治作用主要体现在增加T淋巴细胞活性等方面[13]。活血化瘀法在 治疗AIDS中显示出良好的临床疗效[14]，紫草可通过下调HIV-1主要受体CCL-5的表达、抑制HIV病毒复制而发挥对抗HIV/AIDS的作用，同时紫草的有效成分紫草多糖具有确切的免疫调节作用，能够增加T淋巴细胞计数和改善T淋巴细胞的功能[15]。综上可见，复方芪术汤对脾虚型艾滋病患者的疗效不仅符合中医辨证施治的理论，而且某些现代医学研究成果亦从侧面对其疗效给予了佐证。

参考文献（略）

（出自上海中医药大学学报2010年第24卷6期第40-42页）

复元解毒汤对艾滋病患者T细胞功能的影响

洪仲思　夏瑾瑜△　周耀勇　陈惠丽　黄杏

中山大学附属第五医院感染科（广东珠海519000）

摘要 目的：观察中药"复元解毒汤"对艾滋病患者T细胞功能的影响。方法：40例艾滋病期患者随机分成治疗组和对照组。观察基线以及治疗3、6、9、12个月末 CD_4^+ T淋巴细胞数、肝功能，中医症状。结果：采用重复测量检验，显示两组患者观察时间点与基线 CD_4^+ T淋巴细胞计数升高程度，AIL下降程度，以及中医症状评分下降均有显著性差异。治疗组患者 CD_4^+ T淋巴细胞计数升高程度，AIL下降，中医症状评分下降均较对照组有显著性差异。结论：中药复方能够提高艾滋病期患者 CD_4^+ T淋巴细胞计数，减轻患者HARRT副反应。

关键词 获得性免疫缺陷综合征 高效抗逆转录病毒治疗 T淋巴细胞亚群 复元解毒汤

艾滋病（AIDS）即获得性免疫缺陷综合征，是由人类免疫缺陷病毒（HIV）感染引起，主要是进行性 CD_4^+ T细胞数量减少与功能受损，因此，艾滋病患者 CD_4^+ T细胞数量与质量和病情进展有密切联系。高效抗逆转录病毒治疗（HARRT）能降低AIDS患者的病死率[1-2]。但是，HARRT不能根除病毒，HIV病毒储存库依然存在，免疫系统也因此不可能完全恢复。中药复方在提高艾滋病患者免疫功能以及减轻药副反应方面有一定优势，我科对艾滋病（艾滋病期）患者采用自拟中药"复元解毒汤"加HARRT，做了进一步的临床研究。

1 临床资料

1.1 诊断标准 根据卫生部2005年制定的艾滋病诊疗标准[4]，选取属于艾滋病期患者。中医症状体征分级量化，参照国家中医药管理局2002年5月颁布的《中药新药临床研究指导原则》标准执行。

1.1 一般资料 我院门诊和住院的艾滋病患者40例，均为艾滋病期患者，CD_4^+ T细胞计数小于200个/ul 随机分配成中西医结合治疗组和对照组，每组20例。治疗组平均年龄35.85±5.06岁；平均体重58.1±7.21kg 病程平均6.73±3.71年。对照组 平均年龄34.47±6.76岁；平均体重60.88±7.18kg 平均病程7.65±3.52年。经统计学检验，P>0.05 两组病例临床资料具有可比性。

1.4 治疗方法 中药复方制剂中药"复元解毒汤"：该方由黄芩10g 黄芪15g 生地黄15g 紫河车5g 当归6g共5味药物组成。江苏江阴公司提供专门组合包装的免煎中药颗粒剂，每日分2次冲服。HARRT药物组成：拉米夫定（3TC）600mg/日+齐多夫定（AZT）300mg/日+奈韦拉平（NVP）200mg/日。两组患者均给予HARRT，治疗组加用中药复方制剂，对照组加用同等组合包装安慰剂。开水冲服，每日2次。观察时间1年，分别观察3、6、9、12月指标。

1.5 观察指标 填写"中医临床症状体征分级量化观察表"，检测血常规，肝肾功能；用流式细胞仪检测T淋巴细胞亚群计数。

1.6 统计方法 应用SPSS11.0统计软件分析数据，采用重复测量检验方法，先进行Mauchly球形检验，在进行主效应和交互效应方差分析时采用 Greenhouse – Geisser 校正。P < 0.05 为差异有统计学意义。

2 结果

治疗组患者 CD_4^+T 淋巴细胞计数升高程度较对照组有显著性差异。两组患者观察时间点与基线 CD_4^+T 淋巴细胞计数升高均有显著性差异。

两组患者治疗前后 CD_4^+T 淋巴细胞计数水平见表 1。对治疗组与对照组各测量进行重复测量检验（Repeated Measures），先进行 Mauchly 球形检验，结果 P < 0.05 数据不满足球形假设，统计分析时采用 Greenhouse – Geisser 校正的结果，进行主效应和交互效应方差分析，结果见表 2，其中治疗方法与时间的交互效应方差分析：F = 2.154，P = 0.114 > 0.05 提示处理与时间之间无交互效应。时间主效应的 P < 0.001，说明和时间点 CD_4^+T 淋巴细胞计数总体均数不同，提示时点 M3，M6，M9，M12 的 CD_4^+T 淋巴细胞计数升高程度与基线比较差异有统计学意义，处理主效应 P = 0.035 < 0.05 提示两种治疗方案的疗效差异有统计学意义，治疗组患者 CD_4^+T 细胞计数升高程度优于对照组，见图 1。

表 1 两组各个时间点 CD_4^+T 统计学描述（x ± s）

时间	D0	M3	M6	M9	M12
治疗组	101.6 ± 59.13	181.3 ± 66.57	217.1 ± 77.60	255.0 ± 74.72	304.8 ± 105.30
对照组	89.5 ± 52.80	143.2 ± 38.65	156.5 ± 55.66	203.4 ± 56.01	242.7 ± 59.81

D0 表示基线，M3 表示 3 个月末，M6 表示 6 个月末，M9 表示 9 个月末，M12 表示 12 个月末。

表 2 两组 5 次 CD_4^+ 观察资料的方差分析

变异来源	平方和	自由度	均方	F	P
时间	565096.384	2.394	236069.873	91.902	0.000
时间·组别	13242.500	2.394	5532.075	2.154	0.114
组别	78120.228	1	78120.228	4.960.035	

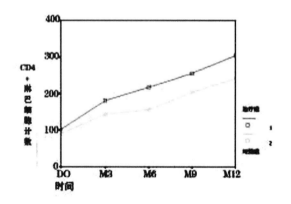

图 1 两组 5 次 CD_4^+T 测量均数

治疗组患者中医临床症状体征评分水平下降程度较对照组有显著性差异；两组患者观察时间点与基线中医临床症状体征评分水平下降均有显著性差异；两组患者治疗前后中医临床症状体征评分见表 3，进行重复测量检验，数据不满足球形假设。采用 Greenhouse – Geisser 校正，提示处理与时间之间无交互效应。时间主效应的 P < 0.05，说明各时间点的中医症状体征评分下降水平与基线比较差异有统计学意义，处理主效应 P = 0.010 < 0.05，提示两种治疗方案的疗效差异有统计学意义，治疗组患者中医症状体征评分水平优于对照组。结果见表 4

表 3 两组各个时间点中医临床症状评分统计学描述（均数 ± 准差）

时间	D0	M3	M6	M9	M12
治疗组（1 组）	30.1 ± 8.42	16.4 ± 5.23	12.1 ± 4.23	10.1 ± 5.42	4.3 ± 3.21
对照组（2 组）	29.3 ± 7.51	25.1 ± 7.81	22.1 ± 6.71	20.4 ± 4.66	10.9 ± 4.1

表 4 两组 5 次中医临床症状评分资料的方差分析

变异来源	平方和	自由度	均方	F	P
时间	5082.256	2.526	2011.633	4.916	0.006
时间·组别	1309.223	2.526	518.210	1.266	0.291
组别	6008.132	1	6008.132	5.439	0.027

治疗组患者肝功能 ALT 水平下降程度较对照组有显著性差异；两组患者观察时间点与基线肝功能 ALT 水平下降程度均有显著差异。两组患者治疗前后 ALT 水平见表5。进行重复测量检验，数据不满足球形假设（$P<0.05$）；统计分析时采用 Greenhouse – Geisser 校正的结果，提示处理与时间之间无交互效应。时间主效应的 $P<0.001$，说明各时间点 ALT 下降水平与基线比较差异有统计学意义，处理主效应 $P=0.027<0.05$ 提示，两种治疗方案的疗效差异有统计学意义，治疗组患者 ALT 下降水平优于对照组。结果见表

表5 两组治疗前后 ALT 水平比较（$\bar{x}\pm s$）

时间	D0	M3	M6	M9	M12
治疗组（1组）	22±10.3	36±32.1	24±13.6	23±13.5	21±10.3
对照组（2组）	27±10.3	45±24.7	45±36.2	39±20.8	32±13.0

表6 两组5次 ALT 水平资料的方差分析

变异来源	平方和	自由度	均方	F	P
时间	5082.256	2.526	2011.633	4.916	0.006
时间·组别	1309.223	2.526	518.210	1.266	0.291
组别	6008.132	1	6008.132	5.439	0.027

3 讨论

强效抗逆转录病毒治疗（HAART）能有效抑制 HIV 复制，重建机体免疫系统。HAART 实践已经证实，决定免疫重建的根本因素是有效抑制病毒复制，但也有报道认为，约 5%～15% 的患者即使在血浆病毒被持续有效抑制的情况下，CD_4^+T 淋巴细胞数量也没有明显增加，原因尚不明确。因此，在 HAART 基础上配合中药复方，以提高免疫重建的研究特别有重要意义。艾滋病根据其强烈传染性、以及发病和临床特征，中医认为是感受疫毒之邪致全身慢性进行性的虚损病变，其急性期归属中医疫病范畴，而艾滋病期临床表现复杂，多属于中医"虚劳"，以"肺、脾、肾"多见。感受疫毒是外因，精气亏虚、元气不足是内因，日久则导致正虚邪盛，阴虚内热，邪毒内蕴。本研究两组患者出现中医临床症状多表现为乏力，盗汗，纳差，口苦，腹泻粘液便，发热，皮疹（红色丘疹为主），舌质干红，苔黄。八纲辨证属中医"气阴两虚，热毒内蕴"范畴。国内文献也有类似报导，黄建雄等系统检索了国内相关数据库，收集到的国内已经发表的艾滋病中医症候研究文献31篇，论著5本，结果表明艾滋病期患者气阴两虚，热毒内蕴症侯出现频次居第一位。

本研究自拟中药复方"复元解毒汤"，以黄芪，紫河车为君药，取黄芪补气升阳，益气固表，托毒外出之效，补脾肺之气；紫河车甘咸温，为血肉之品，温肾补精，益气养血。臣以生地黄清血热，养阴津；黄芩清上焦之热毒，当归为血中之气药，活血以行气化瘀。全方补而不腻，补中有泻，以补脾肺之气，养髓生血，清热解毒化瘀为主。现代药理大量研究均表明单味中药对 HIV 病毒以及 AIDS 患者的免疫重建是有一定的疗效。研究发现 200g/ml 黄芩苷可抑制 T 细胞 C8166 中 HIV 的复制，抑制率为 80%，此浓度的黄芩苷还可在体外 100% 抑制重组 HIV 逆转录酶活性。黄芪、紫河车能促进辅助 T 细胞的增值并增强其功能，提高 CD_4^+T/CD_8^+ 比值，对抗 CD_4^+T 细胞衰竭，并且能增加白细胞数量。当归和生地黄能增加中性粒细胞吞噬功能[7~8]。

中药"复元解毒汤"对 AIDS 患者免疫重建有所作用，这个结论在本研究中得到证实。参加研究两组患者治疗期间病情稳定，无一例死亡，无失访。治疗组患者监测指标时间点（M3，M6，M9，M12）CD_4^+T 淋巴细胞计数均较基线水平有显著增加，尤以治疗3月后增长明显。对照组也有同样结果。证明两组患者治疗后 CD_4^+T 淋巴细胞计数与基线比较均有显著性差异。我们采用重复测量检验，证明加用中药复方的治疗组患者的 CD_4^+T 细胞计数升高程度优于对照组，并且治疗效果与时间之间无交互效应。因此，提示该复方制剂能够在治疗期间对 AIDS 患者免疫重建起到一定作用。

中药"复元解毒汤"也有减轻抗病毒药物副反应的作用。HAART 患者在服用抗病毒药物的初期，经常出现各种副反应，包括乏力倦怠、失眠、头身疼痛、腹胀纳呆、自汗盗汗、皮疹等，我们研究表明，加用中药"复元解毒汤"的治疗组患者中医临床症状体征评分下降水平优于对照组，并且与时间无交互效应。包含奈韦拉平的方案容易出现肝功能损伤，研究结果也表明治疗组患者 ALT 上升水平明显低于对照组。提示加用中药复方"复元解毒汤"能够减轻患者中医临床症状，减轻肝功能受损，提高患者对 HAART 的耐受性。

总之，中药复方能够提高患者免疫重建，减轻患者在 HARRT 期间的副反应。但是，AIDS 患者免疫重建包括两个方面[9]。首先是 CD_4^+T 细胞数量恢复，包括记忆型（CD45RA+）和纯真型（CD45RA+）细胞的增加。其次是

新增加的细胞具有正常免疫功能的细胞，起主要作用的是纯真型（CD45RA$^+$）细胞。我们下一步的研究将寻求中药对记忆型（CD45RA$^+$）和纯真型（CD45RA$^+$）细胞的不同影响，以进一步阐明该中药复方对艾滋病患者免疫重建的影响。

参考文献（略）

（出自四川中医2011年第29卷1期第73－75页）

中药治疗HIV感染者36例与未治疗41例CD$_4^+$细胞下降水平比较

陈昕 田春

昆明市中医医院，云南昆明 650011

摘要 目的：探讨中医药治疗艾滋病病毒（HIV）感染者能否延缓CD$_4^+$T淋巴细胞下降水平。方法：将36例中药治疗1年后CD$_4^+$T细胞仍下降的HIV感染者与41例未经治疗、CD$_4^+$T下降的HIV感染者进行对照比较。结果：中药治疗1年的HIV感染者CD$_4^+$T水平平均下降（74.17±7.07）/mm^3，未经任何治疗的HIV感染者1年后CD$_4^+$T平均下降（129.05±23.46）/mm^3，CD$_4^+$平均减少水平2组比较，差异有非常显著性意义（$P<0.01$）。结论：中医药治疗HIV感染者可明显延缓CD$_4^+$下降水平，从而延长无症状期时间，延缓发病进程。

关键词 艾滋病；感染；中医疗法；康爱保生胶囊

艾滋病（AIDS）是由人类免疫缺陷病毒（Human Immunodeficiency Virus，HIV或称艾滋病病毒）感染引起，导致被感染者的免疫功能部分或完全丧失，CD$_4^+$T淋巴细胞数目减少，继而发生机会性感染、恶性肿瘤、自身免疫性疾病等直至死亡的传染性疾病。HIV特异性地侵犯CD$_4^+$T淋巴细胞，造成机体的细胞免疫功能受损。临床上初始表现为无症状HIV感染者，继续发展为持续性全身淋巴结肿大综合征和艾滋病相关综合征，最后并发各种严重机会性感染和恶性肿瘤，成为AIDS，病死率极高。HIV感染者的免疫功能低下，主要表现在CD$_4^+$T细胞数随着病程的进展呈进行性下降。目前国内HAART疗法需待患者CD$_4^+$T<350/mm^{3}时才开始治疗。笔者通过临床实践观察到应用中医药治疗能明显改善患者的症状，减少每年患感冒的次数，提高生活质量。治疗过程中CD$_4^+$T水平能够升高，但也有一部分患者CD$_4^+$T水平下降，现将36例服用中药治疗1年但CD$_4^+$T计数仍下降的HIV感染者与41例未进行过任何治疗CD$_4^+$T计数也下降的HIV感染者进行对照比较1年前后的CD$_4^+$T水平下降情况，其显示，服用中药患者CD$_4^+$T水平虽有下降，但速度减缓。现报道如下。

1 对象与方法

1.1 研究对象 全部病例由疾病预防控制中心（CDC）经ELISA和WB试验确诊为HIV感染者，并且首次CD$_4^+$T计数均>300/mm^3，排除儿童及妊娠期妇女。36例于2006～2009年自愿接受中药治疗满1年，但CD$_4^+$T均较治疗前下降，其中男22例，女14例；平均年龄（38.71±10.02）岁；感染途径同性传播3例，异性传播18例，吸毒9例，原因不明6例；治疗前CD$_4^+$在337－730/mm^3。41例未经任何治疗，于2006－2009年检测CD$_4^+$较1年前下降，其中男25例，女16例；平均年龄（38.38±8.71）岁；感染途径同性传播4例，异性传播20例，吸毒13例，原因不明4例；治疗前CD$_4^+$T在337～843/mm^3。2组患者性别、年龄及治疗前CD$_4^+$T水平经统计学处理，差异均无显著性意义（$P<0.05$）。

1.2 观察方法 治疗组36例参照《云南省中医药治疗艾滋病项目临床技术方案》(1)进行辨证分型，给予口服康爱保生胶囊（组成：紫花地丁、黄芩、桑白皮、人参等）或扶正抗毒胶囊（组成：黄芪、黄精、白术、女贞子等）治疗。两药均由云南省中医中药研究所附属医院制剂室生产，批准文号分别为：滇药制字（Z）20090004A，滇2005L－ZJ002，0.5g/粒，12粒×10板/盒，每次3g，每天4次。服药前检测CD$_4^+$T1次，1年后检测CD$_4^+$T1次。未治疗组41例经CDC确认后检测CD$_4^+$T1次，1年后检测CD$_4^+$T1次。

1.3 检测方法 CD$_4^+$T淋巴细胞计数检测均由昆明市CDC测定。

1.4 统计学方法 数据以（$\bar{x}±s$）表示，采用t检验、方差分析。

2 结果

两组CD$_4^+$T水平比较见表1。两组CD$_4^+$T平均减少水平比较，差异有非常显著性意义（$P<0.01$）。结果显示，

治疗组的 CD_4^+ T 下降水平明显慢于未治疗组的患者。

表1 2组 CD_4^+ T 水平比较（$\bar{x} \pm s$）/mm^3

组别	n	确诊时	1年后	平均减少
治疗组	36	457.71±97.96	383.54±90.89	74.17±7.07①
未治疗组	41	498.80±112.73	369.75±89.27	129.05±23.46

与未治疗组比较，①$P<0.01$

3 讨论

艾滋病的发病机制主要是 CD_4^+ T 淋巴细胞在 HIV 直接和间接作用下，细胞免疫功能受损和大量破坏，导致细胞免疫缺陷。提高艾滋病病毒感染者体内免疫功能是有效清除病毒、控制病程发展的主要手段[2]。中药在抗病毒方面没有化学药物作用明显，但在免疫调节方面有着较好的优势。中药是在中医学理论指导下，以辨证论治为依据，重视疾病治疗的整体调节观。整体调节针对人体的某种非健康状态，在临床症状明显减轻或消除的同时，一些微观检测指标也相应发生了明显变化[3]。因此，我们排除了中医药治疗后 CD_4^+ T 上升的病例，而探寻那些运用中医药治疗 CD_4^+ T 仍下降的感染者与未经治疗 CD_4^+ T 下降的感染者相比，是否有意义。据国外研究，未经任何治疗的艾滋病患者 CD_4^+ T 细胞平均每年下降 50/mm^3，而目前在国内尚未见针对中国人群的该项流行病学调查。从本研究中41例未治疗组病例的观察结果来看，未治疗的感染者 1年 CD_4^+ T 细胞水平平均下降 129.05/mm^3，而经中医药治疗 1年的感染者 CD_4^+ T 细胞水平平均下降 74.17/mm^3，两者比较，差异有统计学意义。说明中医药治疗 HIV 感染者除可使一部分患者 CD_4^+ T 水平上升外，其余 CD_4^+ T 下降的患者也可明显延缓 CD_4^+ T 下降速度，增强患者免疫力，调节机体代谢平衡，延长无症状期的时间及降低 HIV 携带者的发病率，从而推迟抗病毒治疗，使带毒者能较好的带毒生存，延缓疾病进程。

总之，通过4年来的临床实践观察，中医药治疗在调节艾滋病感染者的免疫功能方面确实有效。在无症状期的感染者一般不应用抗病毒药物，但可采取中药辨证治疗早期干预，通过调节免疫，调整机体功能，达到延长无症状期时间，延缓发病进程，提高患者体质。同时，中药的不良反应较少，不易耐药，价格相对低廉，患者依从性较好，适合于艾滋病患者早期、长期治疗，也便于更好地进行感染者的随访管理。

参考文献（略）

（出自新中医 2010 年第 42 卷 11 期第 32-33 页）

芪苓益气片对 HIV 感染者 CD_4^+ 的影响

张 毅[1] 娄方璐[2]

1. 四川省中医药科学院（四川 成都 610041） 2 重庆市中西医结合医院（重庆 400011）

摘要 目的：观察芪苓益气片对 HIV 感染者 CD_4^+ 的影响。方法：选愿意在中药治疗前和治疗的各阶段抽取血液检验 CD_4^+ 的 HIV 感染者，采用自身前后对照方法。分别比较用药 0 月和用药后 3、6、9、12 月患者 CD_4^+ 数量。结果：CD_4^+ 数量治疗前后差异有统计意义。结论：芪苓益气片对 HIV 感染者免疫功能提高有潜在影响。

关键词 芪苓益气片 HIV 感染者 AIDS CD_4^+

采用自身前后对照方法，于 2007 年 5 月开始，选择自愿使用中药治疗、能按期复诊的 HIV 感染者及 AIDS 患者 110 例，服用芪苓益气片，治疗 12 月后，共有 77 例在治疗前后按要求抽取血液检验 CD_4^+ 值，其结果报告如下。

1 资料与方法

1.1 基本资料 本组共统计受试患者 77 例，均已完成本文统计的服药时间（12 月），但是某些观察时点有些患者因故（如务工在外、因病等）没有采集到血液，所以，不同时点的病例数不同。所以本文为了保证统计的准确性，每个观察时点均和 0 月进行比较，以尽量减少统计方法带来的结果偏倚。本文未记死亡、脱落、退出、剔除病例。

1.2 治疗方法 服用芪苓益气片（四川恩威中医研究开发有限公司研究，国药准字 220050483）。处方由黄芪、党参、白术、茯苓、淫羊藿、女贞子组成，饭后温开水送服，每次 6 片，每日 3 次。

基金项目：中医药防治艾滋病项目

1.3 统计方法 采用 SPSS 12.0 软件包进行统计学分析，应用 T 检验进行呈正态分布的计量资料比较；采用非参数检验中的 Mann – Whitney 秩和检验进行等级资料及有序分类资料如疗效判定的比较；应用 Correlations 检验进行疗效相关性分析。以 P≤0.05 为差异有统计学意义，P>0.05 将被认为所检验的差别无统计学意义。

3.1 治疗前 后患者静脉血 CD_4^+ 值比较见表1。

表1 治疗前与治疗3月末 CD_4^+ 值的比较（$\bar{x}\pm s$，个/μl）

时间（月）	n	CD_4^+ 记数	T	P
0	77	477.12±112.23	2.38	0.021
3		486.09±112.32		
0	66	489.37±109±86	3.50	0.028
6		489.38±126.34		
0	47	455.23±102.49	1.90	0.001
9		498.54±119.14		
0	55	465.07±106.41	4.86	0.043
12		491.01±116.32		

注：治疗3、6、9、12月与治疗前比较，经 T 检验，P<0.05，差异有统计学意义

3.2 治疗前后 CD_4^+ 疗效

3.2.1 疗效标准 有效：CD_4^+ 细胞逐渐上升，治疗后 CD_4^+ 细胞升高≥30% 或 50/μl 稳定：CD_4^+ 细胞无变化或逐渐上升。治疗后 CD_4^+ 细胞升高或下降<30% 或 50μl 无效：CD_4^+ 细胞下降≥30% 或 50/μl.

3.2.2 疗效结果 见表2、3、4。

表2 治疗前后 CD_4^+ 总疗效

疗效	3月（n=77）	6月（n=66）	9月（n=47）	12月（n=55）
有效	29（37.66）	30（45.45）	17（29.79）	25（45.45）
稳定	34（44.16）	19（28.78）	16（34.04）	18（32.73）
无效	14（18.18）	17（25.76）	14（29.79）	12（21.82）

可以看出，中药对 CD_4^+ 的影响，在开始用药的3月较大（有效和稳定率达到81.82%），用药12月后趋于稳定（有效和稳定率达到78.18%），这是否和鸡尾酒疗法对病毒载量影响的临床疗效有相似之处[1]，有待进一步观察。

表3 治疗前与治疗12月末 CD_4^+ 分纽疗效（n=55）

CD_4^+ 值	有效	稳定	无效	有效比例
≤200/μl	3	1	3	4/7
199~349/μl	4	3	4	7/11
≥350/μl	18	14	5	32/37
合计	25	18	12	43/55

注：治疗前后比较，经秩和检验，Z 值为3.89，P<0.05，差异有统计学意义

表4 治疗前与治疗12月末 CD_4^+ 分级疗效（n=55）

疗效	≥350/μl	<350/μl
有效	18（48.65）	7（38.89）
稳定	14（37.84）	4（22.22）
无效	5（13.51）	7（38.89）

可以看出，CD_4^+≥35μl 的37例 HIV 感染者，服用中药芪苓益气片12月后，CD_4^+ 上升的占48.65%。稳定的占37.84%，稳定和上升共86.49%；CD_4^+<35μl 的18例 HIV 感染者。服用中药芪苓益气片12月后，稳定和上升共11/18，其显效的比例虽低于 CD_4^+≥350μl 的感染者，但是仍然是有效的。

4 中医药对 CD_4^+ 影响的分析

经过一年的治疗，在第12月末，中药对 CD_4^+ 的有效率达45.45%，稳定率达32.73%，说明中医药对提高患者免疫能力至少是有潜在疗效的。

治疗0月分别与治疗后3月，6月，9月，12月比较，患者的 CD_4^+ 值经 T 检验，差异有统计学意义（P<0.05），说明无论在任何观察时点，中药芪苓益气片在改善患者 CD_4^+ 值方面均有潜在的作用。

开始治疗时不同水平的 CD_4^+ 患者对本药的效用有区别，在治疗12月末表现为 CD_4^+≥350μl 的患者，其疗效其它水平患者高，本药是否对 CD_4^+≥350μl 的患者更易显效，有待进一步研究。CD_4^+ 值<350μl 的患者虽然也显示出疗效，但其疗效不如 CD_4^+≥350μl 的患者。

本组临床观察发现，部分患者 CD_4^+ 虽然很低，病毒载量值很高，但其自我感觉很好，无明显不适，反之亦然。综合分析，我们认为这与机体是一个复杂的有机整体，其内外环境的变化均可引起 CD_4^+ 变动，故 CD_4^+ 本身就具有不稳定性，从而不能很好的反映现实情况；因本组艾滋病人检验的样本量太小而产生误差。

参考文献（略）

(出自四川中医2011年第29卷5期第82-83页)

艾滋病免疫重建不全患者Toll样受体信号转导通路改变及免疫2号方干预的影响

汤艳莉[1,2] 王阶[1,3] 李勇[1] 刘咏梅[1] 虞桂[1]

([1]中国中医科学院广安门医院，北京 100053；
2 北京中医药大学，北京 100029；3 湖北中医药大学，武汉 430065)

摘要 目的：采用基因芯片技术，从Toll样受体信号转导通路的角度，探讨艾滋病免疫重建不全患者的免疫失调机制及中药免疫2号方的干预作用。方法：采集4例艾滋病免疫重建不全患者疗前以及联合中药免疫2号方干预6个月后的外周血单个核细胞（PBMC），另以4例HIV抗体阴性健康献血员做对照，抽提mRNA，通过逆转录后以TLRS信号通路实时定量PCR芯片进行杂交，采用△△Ct方法计算RNA表达量，寻找TLR通路上显著表达的差异基因。结果：筛选出与艾滋病免疫重建不全有关的基因显著上调；≥2倍的有5个（干扰素-γ、-IL-6、IL-8等），下调≥2倍的基因有4个（TLR9、NF-kB等），通路上游以基因下调改变为主（TLR9、TOLLIP、TRIF等），下游则多为上调改变（AP-1、IL-6、IL-8）。联合免疫2号方干预后，相关基因显著上调；S2倍的有7个（IL-2、IL-10、TLR1等），无显著下调基因，对通路上游基因的上调作用最为显著（如TLR1、CD14、TRAF6）。结论：HAART免疫重建不全的艾滋病患者细胞内TLR9较正常人表达低下，IRAK1、NF-κB表达下调，提示TLR9介导的信号转导系统异常是艾滋病患者免疫重建不全发生的可能机制之一；免疫2号方调节机体免疫功能的机制可能主要通过上调TLR1和CD14表达，进而引起下游一系列通路信号分子传递而实现。

关键词 艾滋病；免疫重建不全；Toll样受体通路；实时定量PCR基因芯片；免疫2号方

高效抗逆转录病毒治疗（HAART）后免疫重建不全是指艾滋病患者病毒载量得以良好控制，但其CD_4^+T细胞计数始终在基线水平或低于200个/μL的临界阈值水平维持稳定，即无法有效提高，这成为HAART疗法问世以来难以解决的瓶颈问题之一[1]。中药联合HAART能够有效提高患者免疫功能，促进免疫重建，然而其机制却尚不明确。近年来有研究证据表明，许多中药的免疫调节作用与Toll样受体（Toll-like receptors，TLR）信号转导通路有关[2]。本研究采用Toll样蛋白受体信号转导基因芯片检测免疫2号方联合HAART对艾滋病免疫重建不全患者外周血单个核细胞TLR信号传导通路的影响，初步探索该疗法对机体免疫调节的作用机制。

资料与方法

1. 临床资料 2009年12月至2010年3月4例艾滋病免疫重建不全患者均来源于广西柳州龙潭医院，均为HIV抗体阳性，经Western Blot确认试验证实，经HAART治疗12个月以上，病毒载量控制良好，CD_4^+T细胞计数上升不足100个/μL的患者。另选取性别、年龄相匹配的4名HIV抗体阴性健康献血员为对照组，来源于中国中医科学院广安门医院体检中心。

2. 药物 患者均按照前期服药方案继续给予国家标准HAART治疗方案，即齐多夫定（AZT）[（司他夫定（d4T）]+拉米夫定（3TC）+奈韦拉平（NVP）［依非韦伦（EFV）]，并联合使用中药免疫2号方（深圳市三九现代中药有限公司生产并提供），6.2g/次，早、晚餐前30min冲服。30d为1个周期，连续治疗6个周期。

3. 仪器与试剂 生物安全柜（ClassⅡ，NuAire），台式高速离心机1-15K（Sigma），涡旋振荡器（IKA-MS1/MS2，IKA公司），可调移液器（Eppendorf），定量PCR仪（ABI7500FAST）。人淋巴细胞分离液（国产，天津川页），TRizol试剂（Invotrigen），RNA抽提试剂盒（Qiagen），RNA逆转录试剂盒（Invotrigen），RNA酶抑制剂（epicentre），RNeasy© MinElute 纯化试剂盒（Qiagen），TLRs信号通路实时定量PCR芯片（SA Biosciences）。

4. 方法

4.1 样本采集及外周血单个核细胞（PBMC）分离 抽取受试者5mL外周血，EDTA抗凝，无菌条件下Ficoll液常规方法分离PBMC，每管加入0.5mL Trizol试剂，充分抽打、混匀，置于-80℃以下保存。运输样品时严格控制运输的冷冻状态，防止样品冻融。

4.2. 提取细胞总RNA 应用RNA抽提试剂盒提取细胞总RNA，依试剂盒说明操作。取3μL跑胶鉴定。

基金资助：国家科技重大专项资金资助课题（No.2008ZX10005-004）

4.3. RNA 逆转录 按 RNA 逆转录试剂盒说明操作将 RNA 反转录为 cDNA。

4.4. 芯片杂交 将纯化后的 cDNA 按照试剂盒说明配混合液，加入 96 孔 TLRs 信号通路 PCR 芯片中，95℃聚合酶激活/变性 10min，95℃，15s，60℃，1s，扩增 40 个循环，收集荧光，分析溶解曲线。

5. 统计学方法 采用 △△Ct 方法计算 RNA 表达量：先计算每组中的每个通路相关基因的 △Ct，再计算两组每个基因的 △△Ct，△△Ct = △Ct（组 2）- △Ct（组 1）；最后通过 $2^{-\triangle\triangle Ct}$ 计算组 2 与组 1 对应基因的表达差异。以 Student's t 检验对 $2^{-\triangle\triangle Ct}$ 作检验，P < 0.05 被认为差异有统计学意义。

结 果

1. 各组 CD_4^+ T 细胞绝对计数 见表 1。免疫重建不全患者较正常对照组 CD_4^+ T 细胞绝对计数明显不足，经治疗后 CD_4^+ T 细胞绝对计数有 33～149/μL 幅度不等的增加，经观察患者部分主要临床症状均有改善，如乏力、肌关节痛、皮肤瘙痒、气短等。

表 1 两组 CD_4^+ T 细胞绝对计数（μL）

正常对照	CD_4^+	患者	治疗前 CD_4^+	治疗后 CD_4^+
No. 1	1 061	No. 5	278	311
No. 2	804	No. 6	344	413
No. 3	922	No. 7	396	465
No. 4	688	No. 8	107	256

2. 正常对照组与免疫重建不全患者差异表达基因 由表 2 可见，相比正常对照组，HAART 后免疫重建不全患者外周免疫细胞 TLR 信号转导途径中，相关基因显著上调≥2 倍的有 5 个，下调≥2 倍的基因有 4 个。免疫重建不全患者在 TLR 信号转导通路的上下游均有改变，其中上游以基因下调改变为主，下游则多为上调改变。

3. 免疫 2 号方干预前后差异表达基因 见表 3。经中药免疫 2 号方联合 HAART 干预治疗 6 个月，相比治疗前，治疗后患者外周免疫细胞 TLR 信号转导途径中，相关基因显著上调≥2 倍的有 7 个，下调≥2 倍的基因未检测到。通路分析表明，药物对免疫重建不全患者 TLR 信号转导通路的改变主要在于上调相关基因表达，特别是对上游基因的上调作用最为显著。

表 4 部分通路下游因子 mRNA 表达的比较（$2^{-\triangle\triangle Ct}$ 值）

基因名称	正常对照组（4 名）	患者组（4 例） 治疗后	患者组（4 例） 治疗前
RELA	0.005424	0.003699*	0.005197△△
FOS	0.017891	0.060101*	0.029314
IL-2	3.38E-05	2.09E-05	8.09E-05△△*
IL-6	0.000247	0.000756*	0.000241

注：P < 0.05. 与正常对照组比较，*P < 0.05 与患者组治疗前比较，△P < 0.01。△△P < 0.05;

表 2 两组 TLR 信号转导通路差异表达基因

位孔	基因名称	描述	倍数	P 值
B10	IFNG	Interferon, gamma	7.61	0.005963
C06	IL8	Interleukin 8	6.20	0.022276
B03	FOS	FBJ murine osteosarcoma viral oncogene homolog	3.36	0.011744
C05	IL6	Interleukin 6 (interferon, beta 2)	3.06	0.039241
F05	TBK1	TANK-binding kinase 1	2.25	0.005900
F01	RIPK2	Receptor-interacting serine-threonine kinase 2	1.44	0.041558
G08	TOLLIP	Toll interacting protein	-1.37	0.041323
E09	prkra	Protein kinase, interferon-inducible double stranded RNA dependent activator	-1.38	0.047472
D01	CD180	CD180 molecule	-1.44	0.027210
B01	ELK1	ELK1, member of ETS oncogene family	-1.45	0.019247
E12	RELA	V-rel reticuloendotheliosis viral oncogene homolog A (avian)	-1.47	0.010728
G07	TNFRSF1A	Tumor necrosis factor receptor superfamily, member 1A	-1.56	0.046341
E05	nfrkb	Nuclear factor related to kappaB binding protein	-1.59	0.019576
G10	TICAM1	Toll-like receptor adaptor molecule 1	-1.66	0.031249
E01	NFKB1	Nuclear factor of kappa light polypeptide gene enhancer in B-cells 1	-1.77	0.030727
F04	ECSIT	ECSIT homolog (Drosophila)	-1.78	0.007764
C02	IL1A	Interleukin 1, alpha	-1.79	0.017855
F03	SIGIRR	Single immunoglobulin and toll-interleukin 1 receptor (TIR) domain	-1.83	0.004284

续表

位孔	基因名称	描述	倍数	P值
E08	PPARA	Peroxisome proliferator – activated receptor alpha	-1.86	0.000848
F02	SARM1	Sterile alpha and TIR motif containing 1	-1.94	0.013749
B06	HSPA1A	Heat shock 70kDa protein 1A	-1.95	0.001428
D08	TAB1	TGF – beta activated kinase 1/MAP3K7 binding protein 1	-1.99	0.004556
E02	NFKB2	Nuclear factor of kappa light polypeptide gene enhancer in B – cells 2（p49/p100）	-2.19	0.001954
C07	IRAK1	Interleukin – 1 receptor – associated kinase 1	-2.21	0.001519
G05	TLR9	Toll – like receptor 9	-2.25	0.011243
E04	NFKBIL1	Nuclear factor of kappa light polypeptide gene enhancer in B – cells inhibitor – like 1	-3.54	0.001380

表3 免疫2号方干预前后TLR信号转导通路差异表达基因

位孔	基因名称	描述	倍数	P值
E10	PTGS2	Prostaglandin – endoperoxide synthase 2（prostaglandin G/H synthase and cyclooxygenase）	4.25	0.028134
C04	IL2	Interleukin 2	3.86	0.004546
B12	IL10	Interleukin 10	3.08	0.005516
E07	PELI1	Pellino homolog 1（Drosophila）	2.78	0.001983
F08	TLR1	Toll – like receptor 1	2.32	0.000049
E11	REL	V – rel reticuloendotheliosis viral oncogene homolog（avian）	2.05	0.014334
G09	TRAF6	TNF receptor – associated factor 6	2.02	0.012169
D09	MAP4K4	Mitogen – activated protein kinase kinase kinase kinase 4	1.80	0.007008
A04	CD14	CD14 molecule	1.79	0.040473
D10	MAPK8	Mitogen – activated protein kinase 8	1.75	0.041787
E12	RELA	V – rel reticuloendotheliosis viral oncogene homolog A（avian）	1.41	0.004714
D01	CD180	CD180 molecule	-1.86	0.011778

4. 通路病理改变及药物干预调节的综合分析 见表4。治疗后患者原先存在的上游通路基因下调改变依然存在，此外还增加了药物作用后的信号上调。但通路下游因子却向正常对照组趋近。

讨 论

Toll样受体[3]于1997年被首次发现，作为一种重要模式识别受体（parttern recognition recepters，PRRs），参与病原相关分子模式（pathogen associated molecular patterns，PAMPs）的识别，构成机体免疫的第一道防线，在对抗外来病原微生物的天然免疫应答中发挥中心作用。TLR及其信号转导机制的研究对于阐明艾滋病导致免疫缺陷乃至免疫重建不全的部分机制，以及从中医药角度寻找免疫调节治疗新途径具有重要意义[2]。Toll样蛋白受体信号转导基因芯片包含了TLR信号通路的关键基因，如：Toll样蛋白受体家族基因、接头蛋白基因、与TLR相互作用的蛋白基因、TLR效应因子基因、信号通路下游成员基因及其转录靶基因，运用基因芯片技术有助于系统研究实验系统中所有Toll样受体相关分子，对通路调节的过程形成总体认识。再借助京都基因与基因组百科全书（KEGG）[4]的Search&Color Pathway将筛选出的差异基因在通路图着色以高亮显示，使通路的变化可以从视觉上直观地加以概括和挖掘，从而帮助我们揭示艾滋病免疫病理改变和药物干预在TLR信号转导通路的调控机制。

研究表明，CpG DNA是一些具有免疫激活功能的以未甲基化的CpG基序为核心的DNA序列。哺乳动物细胞依赖TLR9识别微生物的CpG DNA，诱导或影响天然免疫反应的发生[5]Schlaepfer E等[6]报告，CpG寡脱氧核苷酸（ODNs）可通过TLR9介导的通路抑制HIV-1的复制，并诱导若干Th1类免疫调节因子的生成。CpG作用于TLR9的信号转导主要通过髓样分化因子88（MyD88）依赖的信号通路，首先CpG DNA经内吞进入细胞，与TLR9结合并招募MyD88，MyD88又致IRAK1磷酸化和解离，与另一衔接蛋白TRAF-6作用，此时一方面通过激活MAP3激酶，进一步释放活化NF-kB，另一方面通过激活Jun和Fod，形成AP-1转录因子[7]，进而诱导多种与免疫有关的细胞因子如IL-12、IFN-γ等分泌，募集并激活天然免疫细胞并杀伤病原微生物。本研究发现，HAART免疫重建不全的艾滋病患者受HIV长期刺激，细胞内TLR9较正常人表达低下，IRAK1、转录因子NF-kB表达下调，另外非MyD88途径的

TRIF表达也下调,导致无法形成针对CpG的有效免疫应答;但p38,JUN的表达未受影响,AP-1的表达反而增强,这是免疫调节系统一方面低下,另一方面又亢进的不平衡的反应现象。本研究TLR9表达下降与Scagnolari C等[8]发现的抗病毒治疗失败的慢性HIV感染患者,较治疗有效者及正常对照受试者的TLR9表达下降的结果相一致,提示TLR9介导的信号转导系统异常是艾滋病患者免疫重建不全发生的可能机制之一。

中医免疫调节强调对机体整体的自稳调节。《内经》云:"亢则害,承乃制,制则生化"。"以平为期"是中医辨证施治的指导原则,治疗时着眼于整体,抑制与激活的适度调整,尽力使免疫病理性应答向生理性应答转化,是中医调和阴阳思想的重要体现[9]。中药具有多组分的物质基础和多靶点的作用特性,已有研究认为部分中药多糖可以作用于细胞膜的TLR或者通过影响TLR活化所需的辅助分子如白细胞分化抗原14(CD14)的表达与分泌,或者通过影响TLR活化信号下游转导途径的某些蛋白激酶的活化而对TLR产生广泛的调控作用,进而提高机体抗感染免疫防御能力[10]。本研究采用中药免疫2号方干预后,发现通路上表达下调的基因虽未有明显改变,但位于细胞膜表面的TLR1和CD14表达上调,胞内TRAF6上调,最终使得NF-kB、AP-1、干扰素调节因子等重要免疫基因转录因子的表达向正常对照组趋近。近日《Journal of Leukocyte Biology》发表的一项最新研究表明[11],TLR1是机体免疫系统充分识别结核分枝杆菌所必需的受体,对来自健康个体的TLR1阳性和TLR1阴性细胞的测序和基因分型显示,缺乏TLR1表面表达及伴随的功能受损与结核病易感性增加显著相关。提示中医药提高TLR1表达对艾滋病患者降低结核病并发感染的风险具有重要意义。

参考文献(略)

(出自中华中医药杂志2012年第27卷4期第789-794页)

免疫1号方联合HAART对HIV/AIDS患者免疫功能重建的干预研究

吴欣芳 王阶 李勇

(中国中医科学院广安门医院,北京100053)

摘要 目的:观察免疫1号方联合HAART对HIV/AIDS患者免疫功能重建的影响。方法:符合纳入标准的HIV/AIDS患者228例,随机分为治疗组及对照组,每组各114例,治疗组给予免疫1号方联合HAART治疗,对照组给予免疫1号方安慰剂联合HAART治疗,于疗后评价2组患者治疗后CD_4^+T细胞计数的变化及其免疫重建有效率。结果:对于CD_4^+T细胞在200~350个/μL的患者,治疗组免疫重建有效率优于对照组。结论:免疫1号方联合HAART可显著促进部分HIV/AIDS患者(CD_4^+T细胞基线在200~350个/μL)的免疫重建,其毒副作用小,临床应用较为安全。

关键词 免疫1号方;HAART;HIV/AIDS;CD_4^+T细胞;免疫重建

艾滋病(acquired immunodeficiency syndrome,AIDS)是由人免疫缺陷病毒(human immunodeficiency virus,HIV)感染引起的一种慢性传染病,其特征为HIV特异性攻击CD_4^+T淋巴细胞,造成人体免疫系统的进行性破坏,导致各种机会性感染和相关肿瘤的发生,最终导致死亡。目前,我国艾滋病疫情呈上升趋势,其流行趋势急需加以防控。高效抗逆转录病毒疗法(highly active antiretroviral treatment,HAART)是唯一公认有效的治疗手段,在临床上得到了广泛的应用,中医通过辨证论治,整体调节可提高患者的免疫功能,消除或缓解症状,在临床应用中显示出了一定的临床效果,发挥中药作用缓慢持久的优势,增强患者的免疫功能,两者联合应用可实现优势互补,将是未来我国艾滋病治疗的重要模式。

免疫重建有效是指治疗后CD_4^+T细胞计数逐渐上升,且与疗前相比,疗后CD_4^+T细胞计数升高>30%或50个/μL。免疫重建有效率较CD_4^+T细胞计数能更好地反映治疗效果。本研究采用多中心、随机、盲法、安慰剂对照的临床试验,观察免疫1号方联合HAART对HIV/AIDS患者免疫功能重建的影响。

[基金项目] 国家"艾滋病和病毒性肝炎等重大传染病防治"科技重大专项(2008ZX10005-004)

1 材料

1.1 入选对象 所有228例受试者均为来源于2009年9月—2010年6月云南省传染病医院/关爱中心、广西瑞康医院、广西柳州龙潭医院、湖北中医药大学临床医学院、遵义医学院附属医院的HIV/AIDS患者。采用SAS 9.1软件产生随机数字表，由第三方监理公司实现中心化随机过程，将受试者随机分入治疗组及对照组，2组各114例。治疗组，男60例，女54例，年龄20~65岁，平均（37.38±10.97）岁，平均病程16.8（80~428）d，对照组，男65例，女49例，年龄22~64岁，平均（39.15±10.12）岁，平均病程26.5（64~113）d，2组患者在性别、年龄、病程等方面比较差异无统计学意义。

1.2 入组标准 诊断标准如下。

中医辨证标准：正虚毒盛型：外周血CD_4^+T淋巴细胞计数≤350个/μL；伴见发热、咳嗽、腹泻、消瘦、气短乏力，或胸痛、头痛、心悸、皮肤瘙痒、疱疹、疮疡、口糜、视力下降、淋巴结肿大、纳差、自汗、盗汗、舌红苔薄黄/腻，或红绛，或花剥，脉弦细或细数。

西医诊断标准：参照美国疾病预防控制中心（CDC）1993年颁布的HIV/AIDS患者分期标准及我国《全国艾滋病检测技术规范（2009年版）》要求确诊的HIV感染者。

纳入标准：经ELISA方法HIV抗体初筛阳性，Western Blot确认试验证实；CD_4^+T细胞计数≤350个/μL；年龄≥18岁且≤70岁；自愿参加本研究，签署知情同意书，可随访；中医辨证属于正虚毒盛型。

排除标准：入组前严重的机会性感染未得到控制者；入组前1月内或正在参加其他药物临床试验的患者；入组前接受过抗病毒治疗或正在应用抗HIV药物者或接受免疫调节治疗者。白细胞、血红蛋白及血小板显著降低及肝、肾功能不全者。有临床意义的活动性疾病、患有自身免疫性疾病者、需要化疗的肿瘤患者；孕妇或哺乳期妇女以及未采用安全避孕措施的育龄妇女；过敏体质者、存在智力或语言障碍，不能充分理解试验内容或给与良好合作的患者。

2 方法

2.1 干预措施 治疗组：HAART（AZT 300mg + 3TC 150mg + NVP 200mg, bid），同时服用免疫1号方（由深圳市三九现代中药有限公司生产并提供），8.15g/次，早、晚餐前0.5 h冲服。30d/周期，连续治疗6个周期。

对照组：HAART（AZT 300mg + 3TC 150mg + NVP 200mg, bid），同时服用免疫1号方模拟剂，8.15g/次，早、晚餐前0.5 h冲服。30 d/周期，连续治疗6个周期。免疫1号方模拟剂由上述厂家自行设计生产最终由非试验参与人员统一包装，模拟剂在外形、包装、颜色、气味上与原药一致。

2.2 观察项目 疗效性指标：CD_4^+T细胞计数及其免疫功能重建的有效率。安全性指标不良事件发生数及血尿便、胸片、心电图、腹部B超等检查。

2.3 疗效评价 标准免疫功能重建有效率：依据2005年国家中医药管理局制定的《11省中医药治疗艾滋病临床技术方案》。有效：CD_4^+逐渐上升，疗后CD_4^+升高>30%或50个/μL。稳定：CD_4^+无变化或逐渐上升，疗后CD_4^+升高或下降<30%或50个/μL。无效：CD_4^+下降>30%或50个/μL。

2.4 统计方法 采用SPSS 16.0统计软件进行统计学分析。正态分布的计量资料采用t检验或方差分析，非正态分布的计量资料采用非参检验。计数资料采用x^2检验或Fisher确切概率法。单向有序的计数资料，采用Ridit方法进行统计分析。不同时间点的重复测量数据采用重复测量资料的方差分析，正态分布计量资料采用$\bar{x}±s$表示，非正态分布资料以中位数（25%分位数，75%分位数）表示。计数资料采用率或构成比表示。双侧$P<0.05$视为差异有统计学意义。

2.5 医学伦理 本研究遵照赫尔辛基宣言（2000年版），经试验参与医院伦理委员会批准，所有患者进入试验前均签署知情同意书。

3 结果

对照组中7例患者纳入不合格，1例患者死亡，11例患者未能按时随访，6例因发生不良反应停止服药，退出试验。治疗组中6例患者纳入不合格，6例患者未能按时随访，4例患者发生不良反应停止服药，退出试验。余187例患者进入分析集，经统计，2组患者在性别、年龄、民族、婚姻状况、病程、感染途径、初始血浆病毒载量（PVL）及初始免疫功能等方面差异无统计学意义，具有可比性。

3.1 不同时点CD_4^+T细胞计数变化情况 本研究在治疗前、治疗1月、治疗3月、治疗6月4个不同时点检测受试者外周血CD_4^+T细胞计数，为同一观测指标在不同时点上进行的多次测量资料，应用重复测量数据方差分析进行统计。见表1。Mauchly球形检验结果，$P<0.01$，不满足球形假设，需用s校正系数校正自由度。多采用Greenhouse-Geissert校正的结果。全部分析结果汇总见表2。2组治疗后，各时点CD_4^+T细胞计数均较治疗前升高，但2组间比较差异无统计学意义。治疗方法与治疗时间之间不存在交互效应，即随着时间的变化，2种治疗方法对CD_4^+T细胞的影响趋势基本相同。

中医药治疗艾滋病研究进展

表1 Mauchly 球形检验
Table1 Mauchly's test of sphericity

Within Subjects Effect	Mauchly's W	Approx. Chi-Square	方差	P -	Epsilon³		
					Lower bound	Greenhouse-Geisser	Huynh Feldt
time	0.913	16.775	5	0.005	0.942	0.963	0.333

3.2 CD_4^+ T 细胞免疫重建有效率的比较

本研究对治疗6月后,2组的 CD_4^+ T 细胞的免疫重建情况进行比较。本研究除了对总体受试者疗效进行比较分析外,同时根据 CD_4^+ T 细胞基线水平、患者年龄及 HIV 感染病程水平的不同,进行分层,在每个层次上进行2组间的比较。

表2 治疗前后 CD_4^+ T 细胞绝对计数 ($\bar{x} \pm s$)
Table 2 Absolute count of CD_4^+ T cell ($\bar{x} \pm s$) 个/μL

统计量	治疗前	疗后1月	疗后3月	疗后6月	Sum	F	P
对照组	144.6±107.9	195.6±121.1	217.3±119.7	232.9±128.1	197.6±123.5	9.234	0.000
治疗组	160.0±103.2	204.4±125.5	244.8±127.3	263.5±149.9	218.1±131.5	13.075	0.000
Sum	152.7±105.5	200.2±123.1	231.7±124.2	248.9±137.1	208.4±128.1	100.092[1]	0.000[1]
T	-0.991	-0.481	-1.514	-1.533	1.556[1]	1.481[2]	0.221[2]
P	0.322	0.636	0.138	0.129	0.214[1]		

注:对照组89例,治疗组98例;1)主效应的F统计量和P;2)交互效应的F统计量和P。

总体患者免疫重建有效率比较:治疗6月后,治疗组及对照组免疫重建有效率分别为71.4%,68.5%。治疗组高于对照组,但两者比较差异无统计学意义。

不同 CD_4^+ T 细胞基线水平的免疫重建有效率比较:根据治疗前外周血 CD_4^+ T 细胞计数水平及疾病进展过程中有几个较为关键的 CD_4^+ T 细胞阈值,将受试者分为3组进行比较。即第1组患者:1个/μL≤CD_4^+≤100个/μL。第2组患者:100个/μL<CD_4^+<200个/μL。第3组患者:200个/μL≤CD_4^+≤350个/μL。组间比较,基线 CD_4^+ T 细胞基线在200~350个/μL的患者,治疗组与对照组免疫重建有效率差异有统计学意义($P<0.05$);而其他基线水平上,2组间比较未见明显差异,见表3,图1。

表3 不同 CD_4^+ 基线水平的免疫重建
Table 3 Immune reconstitution of different CD_4^+ T cell baseline

CD_4^+ 基线(个)	对照组				治疗组				U	P
	n	有效	稳定	无效	n	有效	稳定	无效		
1-100	36	23	12	1	35	16	18	1	1.485	0.142
100-200	23	16	7	0	25	19	6	0	0.074	0.786
200-350	30	22	7	1	38	35	2	1	2.086	0.043[1]

注:组间比较 $P<0.05$(表4-5同)。

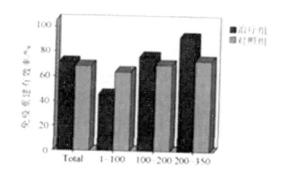

图1 不同 CD_4^+ 基线水平的患者免疫重建有效率比较
Fig.1 immune reconstitusion rate of patients with different CD_4^+ baseline levels

不同年龄阶段的患者免疫重建有效率比较:根据患者年龄大小,将受试者分为2组,第1组患者年龄均小于40岁,第2组患者年龄均大于40岁。对于各个年龄阶段的患者,治疗组免疫重建有效率均高于对照组,但2组间疗效比较,差异无统计学意义,见表4。

HIV 感染不同病程的患者免疫重建有效率比较:根据感染 HIV 病程的长短,将受试者分为2组,第1组患者病程均小于6个月,第2组患者病程均大于6个月。无论患者病程长短,治疗组免疫重建有效率均高于对照组,但2组间疗效比较差异无统计学意义,见表5。

3.3 安全性指标分析

试验期间,对照组中有6例患者发生不良事件,其中4例为转氨酶异常升高,考虑为服用 HAART 后所致的急性肝损伤,1例患者出现严重咳嗽,1例患者出现皮疹。1例患者合并肺孢子菌肺炎,治疗无效死亡。不良事件发生率为 7.87%。治疗组中有 4 例患者发生不良事件,其中 1 例为转氨酶异常升高,3 例出现剥脱性皮炎。无患者死亡。不良事件发生率为 4.08%。组间比较,不良事件发生率差异无统计学意义。2 组治疗前后,血常规、尿常规、心电图、B 超、胸片检查结果均无明显变化。

表 4 不同年龄的免疫重建
Table4 Immune reconstitution rate between patients of different age

年龄/岁	对照组				治疗组				U	P
	n	有效	稳定	无效	n	有效	稳定	无效		
≤40	53	36	16	1	59	42	17	0	0.433	0.666
>40	36	25	11	1	39	28	10	0	0.148	0.885

表 5 不同感染病程的免疫重建
Table5 Immune reconstitution rate between patients of different durations

病程/月	对照组				治疗组				U	P
	n	有效	稳定	无效	n	有效	稳定	无效		
≤6	64	45	18	1	67	48	16	2	0.242	0.809
>6	25	16	8	1	32	22	10	0	0.467	0.642

4 讨论

在艾滋病的防治中,HAART 疗法是目前临床上最行之有效的抗 HIV/AIDS 治疗手段,可最大限度地抑制 HIV 的复制,降低血浆病毒载量,提高患者免疫功能,延缓病程进展,HAART 后免疫功能能否重建受很多因素影响,包括治疗前 CD_4^+T 细胞基线水平、患者年龄、HIV 感染病程及是否合并 HCV 感染等。

本研究选取尚未接受过抗病毒治疗的 HIV/AIDS 患者,观察 HAART 联合中药对 CD_4^+T 细胞计数及其免疫重建的影响,发现对于治疗前 CD_4^+T 细胞基线水平不同的患者,2 组疗效差异显著,而对于不同年龄、HIV 感染病程及是否合并 HCV 感染等患者的疗效无明显差别。结果显示,对于 CD_4^+T 细胞在 200~350 个/μL 的患者,治疗组免疫重建有效率优于对照组。原因考虑对于 CD_4^+T 细胞基线较低的患者,可能存在淋巴组织如胸腺、脾脏及外周淋巴结的不同程度的器质性损害,中医药对于这种器质性损害的恢复作用尚不明确。而对于 CD_4^+T 细胞基线较高的患者,中医药可能通过调整免疫激活状态或促进 CD_4^+T 细胞在体内的重新分布,使得外周血的 CD_4^+T 细胞得到重建。

免疫 1 号方是中国中医科学院广安门医院在长期防治艾滋病的临床实践中,针对 AIDS 病机特点研制而成的具有扶正解毒功效的中药复方颗粒,主要由西洋参、冬虫夏草、紫花地丁等扶正解毒的中药组成。西洋参素有"百草之王"、"绿色黄金"之称。性凉微甘苦,归心脾肾经,可补气养阴,清火生津。冬虫夏草性温微甘,归肺肾经,可扶正固本,大补元气。紫花地丁性味苦寒,归心肝经,可清热解毒。此 3 味药再配合其他益气解毒的药物,全方可起到培补正气,祛除疫毒的功效,免疫 1 号方联合 HAART 治疗 HIV/AIDS,通过 HAART 的作用能够有效地控制病毒,并发挥免疫 1 号方的扶正祛邪的作用,调整并提高机体免疫功能,本研究结果提示,免疫 1 号方联合 HAART 治疗 HIV/AIDS,可显著促进部分患者(CD_4^+T 细胞基线在 200~350 个/μL)的免疫重建,其毒副作用小,临床应用较为安全。

参考文献（略）

(出自中国中药杂志 2013 年第 38 卷 15 期第 2453 - 2457 页)

免疫2号方对艾滋病免疫重建不全患者临床症状、体征的影响

王阶[1] 林洪生[1] 李勇[1*] 汤艳莉[1] 潘菊华[1] 吴欣芳[1] 刘杰[1] 黄世敬[1] 樊移山[2]
秦海洸[2] 梁健[4] 方路[5] 李广文[6] 洪立珠[2] 卓燊[3] 邓鑫[4] 段呈玉[5] 张祖英[5] 谭云鹏[5]

1. 中国中医科学院广安门医院，北京市西城区北线阁5号，100053；2. 云南省艾滋病关爱中心；
3. 柳州医学高等专科学校；4. 广西中医学院附属瑞康医院；
5. 云南省中医中药研究院；6. 云南省文山壮族苗族自治州中医医院）
基金项目：国家科技重大专项课题资助项目（2008ZX10005—004）

摘要 **目的** 观察中药免疫2号方对艾滋病高效逆转录抗病毒治疗（HAART）后免疫重建不全患者临床症状、体征的影响。**方法** 选择艾滋病HAART治疗1年以上，免疫重建不全患者253例，随机分为对照组（126例）和治疗组（127例），最终完成随访233例，其中治疗组116例，对照组117例。对照组采用安慰剂（每次6.2g，每天2次）联合HAART治疗［齐多夫定（AZT）300mg+拉米夫定（3TC）150mg+奈韦拉平（NVP）200mg，每日2次］；治疗组在HAART治疗基础上+免疫2号方（每次6.2g，每日2次）。6个月后比较两组患者治疗前后CD_4^+细胞绝对计数、免疫重建有效率、症状体征积分及症状体征改善率的变化。**结果** 治疗组免疫重建有效率为34.48%，对照组为21.37%，治疗组明显优于对照组（$P<0.05$）两组治疗后3个月、6个月CD_4^+细胞绝对计数均较治疗前明显上升（$P<0.05$或$P<0.01$）；与对照组同时间点比较，治疗后6个月治疗组CD_4^+绝对计数上升幅度明显大于对照组（$P<0.05$）治疗6个月后，两组各项症状、体征均有所改善甚至消失，治疗组在改善患者乏力、肌肉关节痛、皮肤瘙痒、气短等症状时疗效明显优于对照组（$P<0.05$）。**结论** 免疫2号方能够提高患者CD_4^+细胞绝对计数，提高免疫重建有效率，改善部分临床症状、体征。

关键词 免疫2号方；艾滋病；高效逆转录抗病毒治疗；免疫重建；症状体征；CD_4^+细胞

高效逆转录抗病毒治疗（highly active antiretroviral therapy，HAART）是目前治疗艾滋病（AIDS）公认的有效方法，人类免疫缺陷病毒（HIV）感染者或AIDS患者在接受HAART后能够有效控制HIV病毒载量，且免疫功能得到一定程度的恢复，但是临床仍有约20%的HAART患者即使病毒控制良好，CD_4^+细胞却无法得到有效提高，即所谓的免疫重建不全患者[1]。由于免疫功能的缺陷，这类患者往往临床表现多种症状、体征，直接影响患者的生活质量和健康状况。中医药在改善AIDS患者症状、体征方面具有独特的优势，故本研究在常规HAART基础上联合运用中药免疫2号方干预，观察其对HAART后免疫重建不全患者临床症状、体征的影响。

1 资料与方法

1.1 临床资料

253例病例来源于2009年9月至2010年5月中国中医科学院广安门医院艾滋病临床研究基地、云南省艾滋病关爱中心、广西中医学院附属瑞康医院、云南省中医中药研究院HAART治疗1年后免疫重建不全AIDS患者。随机数字表由北京诺思格医药科技开发有限公司实现中心化随机过程，各参加单位研究者在确定受试者进入本临床试验后，通过咨询电话或短信形式获得"受试者编号"和"药物编号"进行中心随机入组。治疗组127例，对照组126例；最终完成随访患者233例，其中治疗组116例，对照组117例。治疗组年龄（42.08±10.41）岁；男95例，女32例；体重（56.30±8.26）kg，感染途径：输血2例，静脉吸毒44例，性传播71例，其他10例。对照组年龄（42.30±11.98）岁；男84例，女42例；体重（55.39±7.93）kg；感染途径：静脉吸毒39例，性传播78例，其他9例。两组基线资料比较差异无统计学意义（$P>0.05$），具有可比性。

1.2 诊断标准

诊断标准参照《全国艾滋病检测技术规范（2009年版）》[2]制定。

1.3 纳入与排除标准

纳入标准：经蛋白免疫印迹法（Western Blot）确认试验证实HIV抗体阳性；年龄18~70岁；HAART治疗1年以上；病毒载量（HIVRNA）<50coPies/ml，CD_4^+细胞绝对计数上升<100cells/μl；自愿参加本研究，签署知情同意书。

排除标准：入组前严重机会性感染未得到控制者；严重心、脑血管疾病，肝、肾功能不全，造血系统疾病、自身免疫性疾病、活动性肿瘤、结核及神经系统内分泌系

疾病；妊娠或哺乳期妇女以及未采用安全避孕措施的育龄妇女；精神病患者以及智力障碍者。

1.4 治疗方法

本研究采用多中心、随机、双盲、模拟剂对照的研究方法，在美国健康研究所临床试验注册官方网站（http://www.clinicaltrial.gov）进行国际注册，注册号：NCTT00974454，第三方监理机构（北京诺思格医药科技开发有限公司）全程监理，专业生物技术公司（北京茂扬生物技术有限公司）负责流式细胞术的检测及室间质控。

治疗组应用HAART：齐多夫定（AZT，东北制药集团，国药准字H20020322）300mg + 拉米夫定（3TC，葛兰素史克制药有限公司，国药准字H20030581）150mg + 奈韦拉平（NVP，上海现代制药有限公司，国药准字号H20080453）200mg，每日2次；同时服用免疫2号方（深圳市三九现代中药有限公司生产，批号：1008006，药物组成：西洋参、冬虫夏草菌丝体、五味子），每包6.2g，每次1包，每日2次，早、晚餐前30min冲服。30天为1个周期，连续治疗6个周期。

对照组应用HAART（AZT300mg + 3TC150mg + NVP200mg）每日2次，同时服用免疫2号方模拟剂，每包6.2g，每次1包，每日2次，早、晚餐前30min冲服。30天为1个周期，连续治疗6个周期。免疫2号方模拟剂由深圳市三九现代中药有限公司设计生产，由非试验参与人员统一包装，模拟剂在外形、包装、颜色、气味上与原药一致。模拟剂采用经过伦理委员会论证通过，伦理审查编号：中国中医科学院广安门医院伦理委员会第43号。

1.5 观察指标与方法

免疫重建有效率：经过6个月的治疗，CD_4^+细胞绝对计数上升 > 50cells/μl为有效，上升 < 50cells/μl为无效[3]。免疫重建有效率 = 有效例数/受试者总数 × 100%

外周血CD_4^+细胞绝对计数测定：在治疗前、治疗后1个月、3个月、6个月分别进行CD_4^+细胞绝对计数测定，采用流式细胞术进行检测，应用美国BD公司Calibur流式细胞仪及Multi TEST软件自动分析数据。

症状体征改善情况：治疗6个月后，观察患者所表现的15种症状体征积分的变化，参照《中药新药临床研究指导原则》[4]，按治疗前后积分值的变化评定疗效。显著改善：治疗后积分值比治疗前积分值下降 > 70%；部分改善：治疗后积分值比治疗前积分值下降 > 30%；无改善：治疗前后积分无变化或治疗后积分值比治疗前积分值下降 < 30%。

1.6 统计学处理

采用SAS 9.1统计软件进行统计学分析。所有的统计检验均采用双侧检验。对每次访视时免疫重建有效率及症状体征改善率（分级）进行描述，采用等级资料的CMH检验对两组进行比较；对症状体征总积分，采用成组t检验进行比较。

2 结果

2.1 两组患者免疫重建有效率比较

治疗组免疫重建有效40例，无效76例，免疫重建有效率为34.48%；对照组免疫重建有效25例，无效92例，免疫重建有效率为21.37%，治疗组免疫重建有效率明显优于对照组（$P < 0.05$）。

2.2 两组患者治疗前后外周血CD_4^+细胞绝对计数比较

表1示，与本组治疗前比较，两组治疗后3个月、6个月CD_4^+细胞绝对计数均明显上升（$P < 0.05$或$P < 0.01$）；与对照组同时间点比较，治疗后6个月治疗组CD_4^+绝对计数上升幅度明显大于对照组（$P < 0.05$）。

2.3 两组患者症状体征改善情况比较

表2示，治疗6个月后，两组各项症状、体征均有所改善甚至消失。治疗组在改善患者乏力、肌关节痛、皮肤瘙痒、气短等症状时疗效明显优于对照组（$P < 0.05$）。

2.4 两组患者症状体征总积分比较

治疗6个月后，两组症状体征均有所改善，治疗组治疗前症状体征总积分为（6.92 ± 6.79）分，治疗后为（1.44 ± 2.46）分；对照组治疗前症状体征总积分为（6.78 ± 6.50）分，治疗后为（2.45 ± 3.90）分，两组治疗后症状体征总积分均低于治疗前（$P < 0.05$）；治疗组治疗后的总积分改善程度明显优于对照组（$P < 0.05$）。

表1 两组患者治疗前后外周血CD_4^+细胞绝对计数比较（50cells/μl，$\bar{x} \pm s$）

组别	时间	例数	CD_4^+细胞绝对计数
对照组	治疗前	117	217.2 ± 121.0
	治疗1个月	117	210.6 ± 107.3
	治疗3个月	117	224.8 ± 122.8 * *
	治疗6个月	117	224.4 ± 109.1 *
治疗组	治疗前	116	195.7 ± 105.7
	治疗1个月	116	197.6 ± 95.9
	治疗3个月	116	211.4 ± 107.1 * *
	治疗6个月	116	233.8 ± 127.5 * * △

注：与本组治疗前比较，*$P < 0.05$，* *$P < 0.01$；与对照组同时间比较，△$P < 0.05$

表 2　两组患者治疗后症状体征改善情况比较 [例 (%)]

项目	治疗组 (116 例)				对照组 (117 例)				x^2 值	P 值
	例数	显著改善	部分改善	无效	例数	显著改善	部分改善	无效		
乏力	63	38 (60.3)	7 (11.1)	18 (28.6)	55	25 (45.5)	1 (4.0)	29 (52.7)	-2.150	0.032
咳嗽	38	32 (84.2)	1 (2.6)	5 (13.2)	43	32 (74.4)	1 (2.3)	10 (31.3)	-0.812	0.419
肌关节痛	37	32 (87.3)	4 (10.8)	1 (2.7)	37	22 (59.5)	4 (10.8)	11 (29.7)	-1.836	0.040
皮肤瘙痒	33	31 (94.0)	1 (3.0)	1 (3.0)	31	23 (74.2)	1 (3.2)	7 (22.6)	-2.248	0.030
纳呆	18	13 (72.2)	1 (5.6)	4 (22.2)	31	27 (87.1)	0	4 (12.9)	2.113	0.450
头痛	27	23 (85.2)	1 (3.7)	3 (11.1)	30	22 (73.3)	2 (6.7)	6 (20.0)	0.740	0.461
脱发	24	22 (91.7)	0	2 (8.3)	28	22 (78.6)	1 (3.6)	5 (17.9)	1.365	0.180
气短	23	19 (82.6)	2 (8.7)	2 (8.7)	24	7 (29.2)	3 (12.5)	14 (58.3)	-1.501	0.014
恶心	25	22 (88.0)	0	3 (12.0)	23	20 (87.0)	0	3 (13.0)	0.297	0.769
盗汗	18	17 (94.4)	1 (5.6)	0	19	17 (89.5)	0	2 (10.5)	0.149	0.882
自汗	15	10 (66.7)	2 (13.3)	3 (20.0)	17	12 (70.6)	2 (11.8)	3 (17.6)	-0.610	0.548
胸痛	15	14 (93.3)	0	1 (6.7)	15	13 (86.7)	1 (6.7)	1 (6.7)	0.499	0.625
腹胀	19	17 (89.5)	1 (5.3)	1 (5.3)	15	12 (80.0)	1 (6.7)	2 (13.3)	-0.033	0.974
呕吐	14	13 (92.9)	1 (7.1)	0	11	10 (90.9)	1 (9.1)	0	0.351	0.733
腹泻	13	12 (92.3)	0	1 (7.7)	9	7 (77.8)	0	2 (22.2)	1.992	0.133

3. 讨论

"有诸内者，必形诸外"，症状、体征的改善在一定程度上反映了机体对药物治疗的反应性，并且也是衡量疗效的最直观的一项标准。近年来，国外学者采用患者报告的结局指标（patient reported out-coms, PRO）来评价疾病的影响或治疗的结局，也开始重视直接来自于患者的对其健康状况的感受进行测量[5]。评价症状、体征疗效，在一定程度上能够突出中医治疗疾病的优势，体现中医"以人为本"的辨证论治特色，使中医疗效评价更加客观科学。

AIDS 具有潜伏期和病程较长、免疫功能不断减弱的特点，中医一般将其归属于疫病、伏气温病、虚劳等范畴[6]。免疫重建不全患者多属虚中夹实，其临床症状多种多样，多集中于消化系统、呼吸系统、神经系统及皮肤病变，涉及脏腑主要有肺、脾、肾[7]。本研究发现 HAART 后免疫重建不全 AIDS 患者的主要临床表现有乏力、咳嗽、肌肉关节痛、皮肤瘙痒、头痛、脱发、恶心、气短、纳呆等。临床表现的多样，反映了 AIDS 后期免疫功能重建不全对机体造成的多种损伤。

对此期患者，治疗上多从肺、脾、肾三脏功能入手，重视培补元气。免疫 2 号方主要成分西洋参、冬虫夏草菌丝体等具有益气养阴、补肺健脾益肾之功效，是良好的免疫调节剂。现代药理学研究证实，西洋参主要活性成分为皂苷类、多糖类和氨基酸类等，其中的活性多糖可以通过激活网状内皮系统和补体、激活巨噬细胞和 T、B 淋巴细胞，诱生多种免疫因子等途径对机体的非特异性免疫系统、特异性免疫系统、细胞免疫及体液免疫产生广泛的影响，从而提高机体免疫力[8-9]。冬虫夏草对人体免疫功能的调节具有双向作用，既能提高机体免疫细胞的数量，增强免疫细胞功能，在某些情况下又对机体异常的免疫激活起抑制作用[1]。通过流式细胞检测，我们观察到免疫 2 号方对提高此类患者 CD_4^+ 细胞绝对计数有疗效，与对照组同时间点比较，治疗后 6 个月治疗组 CD_4^+ 绝对计数上升幅度明显大于对照组（$P<0.05$）经 6 个月的治疗，治疗组免疫重建有效率达 34.48%，对照组有效率 21.37%，治疗组明显优于对照组（$P<0.05$）。从症状体征总积分的比较上，治疗组的总积分改善程度明显优于对照组（$P<0.05$）。在诸多症状中，免疫 2 号方对改善乏力、肌肉关节痛、皮肤瘙痒和气短的症状疗效明显优于对照组（$P<0.05$）。这与免疫 2 号方益气养阴、培补元气的功效相一致。乏力、气短是肺肾之气不足所致；肺主皮毛，脾主肌肉，肾主骨，免疫 2 号方通过调整肺、脾、肾功能，显著改善皮肤瘙痒、肌肉关节疼痛等症状，为治疗 AIDS 相关症状提供了一种有效的方法。免疫 2 号方具体通过哪些环节发挥其免疫调节作用，尚待进一步研究。

参考文献（略）

（出自中医杂志 2012 年第 53 卷 11 期第 923-926 页）

养阴平艾方治疗HIV感染者疗效及安全性研究

张 颖 马建萍 马秀兰 艾合买提·阿不都热依木 李静茹 曾 琳

(新疆维吾尔自治区中医医院新疆国家中医临床研究基地,乌鲁木齐 830000)

摘要 目的:观察比较养阴平艾方水煎剂与免煎剂的疗效及安全性。方法:选择HIV感染者40例,随机分为治疗组18例和对照组22例。治疗组给予养阴平艾方免煎剂15g口服,一日二次;对照组给予养阴平艾方水煎剂150ml口服,一日二次,两组治疗周期均为3个月。结果:两组剂型中医症状积分、卡诺夫斯基积分、CD_4^+ T淋巴细胞的比较差异无统计学意义。两组剂型患者血红蛋白、红细胞、白细胞、血小板、谷丙转氨酶、谷草转氨酶、肌酐、尿素氮的变化均在正常范围内,未见不良影响。结论:养阴平艾方水煎剂与免煎剂的疗效及安全性无显著差异,从方便服用,便于储藏、携带的角度考虑,免煎剂值得推广运用。

关键词 养阴平艾方;水煎剂;免煎剂

养阴平艾方是我院用于治疗艾滋病肺肾两虚、气阴不足型的的经验方,目前在HIV/AIDS患者中广泛应用,具有较好疗效。既往使用的临床剂型有传统水煎剂和免煎颗粒剂两种,水煎制剂操作复杂,不易保存,不易携带,给患者带来很多不便;免煎剂目前临床应用较广泛,具有服用方便,便于储藏、携带等优势。针对本方免煎剂其疗效及安全性有待于进一步临床资料的支持。本研究拟通过临床观察,对于养阴平艾合剂免煎剂和水煎剂进行比较,为临床医生选择合适的剂型提供参考依据。

1 资料与方法

1.1 一般资料 选取2011年4月~2011年10月期间,在乌鲁木齐市水磨沟区疾病预防控制中心接受中医药关怀治疗,且满3个月的HIV感染者40例。

1.2 诊断标准

1.2.1 西医诊断标准 参照《WHO艾滋病和艾滋病病毒感染诊断标准》,符合HIV感染临床Ⅰ期、Ⅱ期诊断标准。

1.2.2 证候诊断标准 参照2004年国家中医药管理局制定的《中医药治疗艾滋病临床技术方案(试行)》中医辨证标准。证属气阴两虚,肺肾不足型(主要症状见低热或五心烦热或夜间潮热、盗汗或自汗、乏力气短、干咳少痰或咳痰带血丝,次要症状见口干咽燥、心烦少寐、腰膝酸软、体瘦、咳喘无力、舌红少苔,脉细数)。

1.2.3 纳入标准 ①符合西医诊断标准,以HIV感染后早、中期患者为主,CD_4^+ T淋巴细胞计数>300/μL,或伴有相关症状;②符合气阴两虚,肺肾不足中医诊断标准;③年龄18~45岁之间。

1.2.4 排除标准 ①合并严重的心血管、呼吸、内分泌、肾、血液或精神系统疾病;②妊娠或哺乳期妇女;③过敏体质或对本药过敏者。

1.3 试验药物 采用随机分组原则将患者分为治疗组和对照组,治疗组给予养阴平艾免煎剂口服,一日二次,每次15g;对照组给予养阴平艾水煎剂口服,一日二次,每次150ml。治疗周期均为3个月。

1.4 疗效评定标准 参照《11省中医药治疗艾滋病项目临床技术方案》症状体征计分表,依次分为无、轻、中、重4级,主要症状和体征采用0、2、4、6积分法,次要症状用0、1、2、3积分法,进行量化积分。

1.5 疗效性指标分析

1.5.1 中医症状积分有效:临床症状改善明显,总积分下降为1/3;稳定:临床症状改善不明显,总积分下降≥1/3;无效:临床症状无改善或加重,总积分有所增加者。

1.5.2 卡洛夫斯基积分有效:卡氏积分增高≥10分;稳定:卡氏积分增高或减少<10分;无效:卡氏积分减少≥10分。

1.5.3 免疫指标有效:CD_4^+ T淋巴细胞逐渐上升,治疗后CD_4^+ T淋巴细胞升高≥30%或50mm^3;稳定:CD_4^+ T淋巴细胞无变化或逐渐上升,治疗后CD_4^+ T淋巴细胞升高或下降<30%或50mm^3;无效:CD_4^+ T淋巴细胞下降≥30%或50mm^3。

1.6 安全性指标分析

1.6.1 血常规检查,包括:红细胞计数、白细胞计数及分类、血红蛋白、血小板计数。

1.6.2 肝肾功检查,包括:谷丙转氨酶、谷草转氨酶、肌酐、尿素氮。

2 结果

2.1 患者一般情况的分析 对所有纳入研究的病例的基本资料进行分析,共纳入病例40例,平均年龄35.98±8.67岁。

表1 全数据集分析

性别	男21,女19
年龄	35.98±8.67
民族	汉族14,维吾尔23,回族1,哈萨克2

续表

性别	男21，女19
婚况	未婚10，已婚22，离异8
职业	无业18，职员16，个体3，工人1，退休1，志愿者1
文化程度	小学2，初中11，高中9，大专以上17，文盲1
感染途径	性接触23，静脉吸毒8，不详9

2.2 两组剂型中医症状积分差值的比较 治疗前后水煎剂中医症状积分差值为1.68±3.30，免煎剂中医症状积分差值为3.22±3.54。经独立样本t检验，水煎剂与免煎剂中医症状积分差值的比较，差异无统计学意义（P>0.05），即不同剂型对患者中医症状积分的影响无差异。

表2 中医症状积分差值的比较

剂型	均数	标准差	t	P
水煎剂	1.68	3.30	1.421	0.163
免煎剂	3.22	3.54		

2.3 两组剂型卡诺夫斯基积分差值的比较 治疗前后水煎剂卡诺夫斯基积分差值为1.82±5.88，免煎剂卡诺夫斯基积分差值为2.22±7.32。经独立样本t检验，水煎剂与免煎剂卡诺夫斯基积分差值的比较，差异无统计学意义（P>0.05），即不同剂型对患者卡诺夫斯基积分的影响无差异。

表3 卡诺夫斯基积分差值的比较

剂型	均数	标准差	t	P
水煎剂	1.82	5.88	-0.194	0.848
免煎剂	2.22	7.32		

2.4 两组剂型$CD_4^+ T$淋巴细胞的比较 对水煎剂与免煎剂两组患者在0个月、1个月、2个月、3个月分别进行$CD_4^+ T$淋巴细胞的比较，经重复测量资料的方差分析显示差异无统计学意义（P>0.05），即不同剂型对患者$CD_4^+ T$淋巴细胞的影响无差异。

表4 $CD_4^+ T$淋巴细胞的比较

剂型	0个月	1个月	2个月	3个月	F	P
水煎剂	332.77±101.99	377.23±137.83	391.54±168.97	420.23±169.44	0.452	0.677
免煎剂	315.50±49.70	264.50±111.97	205.50±37.86	242.25±80.17		

2.5 两组剂型安全性指标的分析

2.5.1 对水煎剂组患者的血常规、肝肾功进行分析患者血红蛋白、红细胞、白细胞、血小板、谷丙转氨酶、谷草转氨酶、肌酐、尿素氮的变化均在正常范围内，即中药治疗对患者血常规、肝肾功未见不良影响。

表5 治疗前后血常规、肝肾功的比较

	治疗前	治疗后	正常值范围
HGB（g/L）	153.91±13.62	149.36±13.73	110~160
RBC（×10^{12}/L）	4.28±0.69	4.33±0.63	3.50~5.50
WBC（×10^9/L）	5.75±0.94	4.87±1.12	4.0~10.0
PLT（×10^9/L）	225.05±71.54	200.55±59.97	100~300
ALT（U/L）	37.64±29.45	39.86±26.52	0~40
AST（U/L）	32.14±25.82	39.77±22.62	0~40
BUN（mmol/L）	4.72±1.39	5.20±1.60	2.86~8.2
Cr（umol/L）	97.91±20.23	92.18±19.16	62~115

2.5.2 对免煎剂组患者的血常规、肝肾功进行分析，患者血红蛋白、红细胞、白细胞、血小板、谷丙转氨酶、谷草转氨酶、肌酐、尿素氮的变化均在正常范围内，即中药治疗对患者血常规、肝肾功未见不良影响。

表6 治疗前后血常规、肝肾功的比较

	治疗前	治疗后	正常值范围
HGB（g/L）	131.11±17.56	128.61±18.27	110~160
RBC（×10^{12}/L）	4.21±0.44	4.07±0.56	3.50~5.50
WBC（×10^9/L）	5.27±1.29	5.27±1.23	4.0~10.0
PLT（×10^9/L）	190.11±48.93	204.11±47.58	100~300
ALT（U/L）	33.82±25.33	35.33±23.64	0~40
AST（U/L）	29.35±13.54	27.22±7.53	0~40
BUN（mmol/L）	4.47±1.04	4.96±1.19	2.86~8.2
Cr（umol/L）	64.77±13.70	70.43±19.05	62~115

3 讨论

近年来，抗艾滋病中草药的单味药筛选、药物成分筛选、复方的筛选等研究都表明中医药在治疗机会性感染、改善患者生活质量、提高机体免疫功能、减轻和缓解化学治疗上的毒副作用等方面有着独特的疗效。养阴平艾方是我院在长期临床实践的基础上，对有关中药进行筛选和组方，经名老中医反复论证修改，研制而成的院内制剂。方以"扶正祛邪、平调阴阳、益气补虚"为基本治疗原则，具有培元固本，补肺益肾之功效。既往使用的临床剂型有传统水煎剂和免煎颗粒剂两种。

目前对于免煎颗粒剂的应用褒贬不一。但有研究显示，药物单煎与合煎在药效方面无明显差异。其疗效是否确切，需进一步临床实践的验证。本研究显示：(1)两组剂型中医症状积分、卡诺夫斯基积分差值的比较，差异无统计学意义（$P>0.05$）。即经中药治疗后，不同剂型对患者中医症状积分、卡诺夫斯基积分的影响无差异。(2)对两组剂型患者在0个月、1个月、2个月、3个月分别进行CD_4^+T淋巴细胞的比较，差异无统计学意义（$P>0.05$）。即经中药治疗后，不同剂型对患者CD_4^+T淋巴细胞的影响无差异。(3)对两组剂型患者的血常规、肝肾功进行分析，患者血红蛋白、红细胞、白细胞、血小板、谷丙转氨酶、谷草转氨酶、肌酐、尿素氮的变化均在正常范围内，即不同剂型对患者血常规、肝肾功未见不良影响。

本研究在疗效及安全性指标方面对两种剂型的养阴平艾方进行了尝试和探索，结果表明传统水煎剂和免煎颗粒剂之间在疗效上无显著差异，且服后无不良反应。从方便服用，便于储藏、携带的角度考虑，免煎剂值得推广运用。

参考文献（略）

(出自中药药理与临床2012年第28卷6期第136－138页)

平艾合剂1号方治疗HIV/AIDS患者107例临床研究

李静茹　马建萍　马秀兰　艾合买提·阿不都热依木　张颖　孙奇　曾琳　李凤森

（新疆·国家中医临床研究基地/新疆维吾尔自治区中医医院乌鲁木齐830000）

摘要　目的：观察平艾合剂1号方治疗艾滋病的疗效。方法：将107例患者分为单服平艾合剂1号方（太芪培元颗粒）组与平艾合剂1号方合用西药（齐多夫定300mg、拉米夫定150mg、奈韦拉平200mg，每日两次）组，即中医组与中西医组。结果：经6个月治疗后，中医组患者中医证候积分、卡洛夫斯基积分、CD_4^+T淋巴细胞计数改善程度较中西医组明显，且差异有统计学意义。结论：平艾合剂1号方有改善艾滋病患者症状，提高免疫力和生存质量的作用。

关键词　平艾合剂1号方　艾滋病　中医证位　CD_4^+T淋巴细胞

目前高效逆转录抗病毒治疗（Highly activeroviral therapy，HAART）是治疗艾滋病（Acquired immunodeficiency syndrom，AIDS）公认的有效方法之一，人类免疫缺陷病毒（Human immunodeficiency virus，HIV）感染者或AIDS患者接受HAART后能够有效控制HIV病毒载量和增加CD_4^+T细胞数量[1-2]，但有一些患者治疗后仍会出现例如自汗、乏力等的多种临床症状，直接影响患者的生活质量和健康状况[3,4]，中医药在改善HIV/AIDS患者症状方面具有独特的优势，本研究通过中医组与中西组医结合治疗组观察平艾合剂1号方治疗艾滋病的疗效，现报告如下：

1　资料与方法

1.1　临床资料

2010年7月～2012年12月间在新疆乌鲁木齐市沙依巴克区、天山区、水磨沟区疾控中心及伊宁县中医院接受中医药治疗的艾滋病患者107例，按统计学方法将其分为中医组和中西医组，其中中医组纳入病例72例，脱落8例，中西组纳入35例，脱落3例。两组一般资料比较差异无统计学意义（$P>0.05$）。见表1。

1.2　诊断标准

1.2.1　西医诊断标准。

参考《WHO艾滋病和艾滋病病毒感染诊断标准》，符合HIV感染临床Ⅰ期、Ⅱ期诊断标准。

表1 两组一般比较资料

组别	年龄($\bar{x}\pm s$)	性别		民族				婚况			
		男	女	维	汉	回	哈	未婚	已婚	离异	丧偶
中医组 (n=72,%)	37.22±8.65	40(55.56)	32(44.44)	54(75.00)	15(20.83)	3(4.17)	0(0)	10(13.89)	47(65.28)	12(16.67)	3(4.17)
中西医组 (n=35,%)	36.00±6.26	16(45.71)	19(54.29)	29(82.85)	4(11.42)	0(0)	2(5.71)	4(11.43)	24(68.57)	6(17.14)	1(2.86)
统计值	t=0.746	Z=0.012		Z=0.795				Z=0.099	t=0.131		
P	0.45	0.99		0.43				0.49	0.9		
中医组 (n=72,%)	37.22±8.650	0(0)	4(0.56)	31(43.06)	15(20.83)	22(30.56)	40(16.21)	18(21.62)	1(27.03)	13(27.01)	3.33±2.19
中西医组 (n=35,%)	36.00±6.26	1(2.86)	1(2.86)	17(48.57)	8(22.86)	8(22.86)	16(17.50)	16(20.00)	0(30.00)	3(20.00)	3.92±1.61
统计值	t=0.746	Z=0.69		Z=0.18				t=1.41			
P	0.45	0.49		0.86				0.16			

1.2.2 中医辨证标准。

参照 2004 年国家中医药管理局制定的《中医药治疗艾滋病临床技术方案（试行）》中医辨证标准，证属气阴两虚，肺肾不足，主证：乏力气短，盗汗或自汗，腰膝酸软；次证：低热，夜间潮热干咳少痰或咳嗽带血丝，口干咽燥，心烦少寐，舌红少苔脉细数。

1.2.3 纳入标准

年龄在 18～65 岁之间；符合西医诊断标准；符合中医辨证标准。

1.2.4 排除标准

合并严重心血管、血液或精神系统疾病；妊娠或哺乳期妇女；过敏体质或对本药过敏者；近 1 个月内参加其他临床药物试验者。

1.3 治疗方法

中医组应用中药固定制剂平艾合剂I号方（太芪培元颗粒）冲服，每日 2 次，12g/次。30 天为一个疗程，治疗 6 个疗程。中西医组按照国家免费治疗艾滋病方案给予西药口服治疗（齐多夫定 300mg、拉米夫定 150mg、奈韦拉平 200mg，每日 2 次），同时服用平艾合剂I号方冲服，每日 2 次，12g·d^{-1} 30 天为一个疗程，治疗 6 个疗程。

1.4 观察指标

1.4.1 安全性观察。

安全性观察指标包括血、尿、便常规，肝肾功能，心电图，X 线检测，每 3 个月检测 1 次，并记录治疗过程中的不良反应。

1.4.2 疗效观察。

治疗中每月观察记录中医证候积分及卡洛夫斯基积分 1 次，每 3 个月检测 CD_4^+ T 淋巴细胞 1 次并记录。将症状得分和体征得分相加之和计为症状和体征积分，作为中医辨证测定指标，每月记录 1 次。

1.5 疗效评价标准

临床症状与体征判定标准、中医临床疗效评价标准参照文献［2］。有效：治疗后中医临床证候总积分较治疗前下降大于 1/3 者；稳定：治疗后中医临床证候总积分较治疗前下降小于 1/3 者；无效：治疗后中医临床证候总积分较治疗前无变化或增加者。

1.6 统计方法

采用 SASJMP9.0 进行统计分析。符合正态分布计量资料进行配对 t 检验，采用（$\bar{x}\pm s$）表示，非正态分布的计量资料采用秩和检验，采用 75%～25% 的可信区间表示；计数资料进行 x^2 检验，采用频数表示。$P<0.05$ 为差异有统计学意义。

2 结果

2.1 两组患者中医证候改善情况比较

将经治疗 6 个月前后中医证候积分进行比较，中医组有效率及中医证候积分改善优于中西医结合组（$P<0.05$），见表 2、3。

2.2 两组患者卡洛夫斯基积分比较

治疗 6 个月后，中医组卡洛夫斯基积分提高有效率及积分差值大于中西医组（$P<0.05$），见表 4。

2.3 治疗前后 CD_4^+ T 淋巴细胞比较

接受中药治疗 77 例患者，经过 6 个月治疗，两组患者 CD_4^+ T 淋巴细胞计数有所升高，与中西医组相比，中医组 CD_4^+ T 淋巴细胞明显升高（$P<0.05$），见表 5。

3 讨论

前期研究结果显示，新疆地区 HIV/AIDS 患者中医证候多为气阴两虚、肺肾不足型,本研究采用的中药制剂平艾合剂 I 号方是马建萍主任医师在长期临床实践的基础上,经多位名老中医的反复论证及修改,研制而成的治疗气阴两虚、肺肾不足型艾滋病的院内制剂,以"扶正祛邪、平调阴阳、益气补虚"为基本原则,具培元固本、补肺益肾的功效。

表 2　两组中医证候改善情况比较

组别	例数	有效	稳定	无效	X^2	P
中医组	64	35 (54.69)	14 (21.88)	16 (25.00)	7.00	0.00
中西医组	32	17 (53.13)	6 (18.75)	9 (28.13)		

表 3　两组中医证候积分比较

组别	例数	疗前	疗后	差值	S	P
中医组	64	9 (6, 13)	9.5 (6, 12)	3.938	1468	0.00
中西医组	32	5 (3, 9)	5.5 (2, 9)	3.906		

表 4　两组治疗前后卡洛夫斯基积分变化情况比较

组别	例数	疗前	疗后	差值	S	P
中医组	64	90	90	2.65	190	0.00
中西医组	32	90	90	0.93		

表 5　两组治疗前后 CD_4^+T 淋巴细胞变化情况比较（n/mm^2）

组别	例数	疗前	疗后	差值	S	P
中医组	48	363 (253.5, 488.5)	405 (314.5, 518.5) 3	67.708	504.5	0.00
中西医组	29	278 (248, 418)	22 (194, 479)	-2.69		

本研究结果显示,经过 6 个月的治疗后,中医组和中西医组中医证候积分、卡洛夫斯基积分均较治疗前有所改善,未见毒副作用,中医药可以改善艾滋病患者症状体征、提高生活质量及 CD_4^+T 细胞计数。中医组证候积分、卡洛夫斯基积分及 CD_4^+T 淋巴细胞计数改善程度高于中西医组,结合临床实际,考虑可能与两组患者入组时艾滋病分期不同相关,中医组患者入组时,CD_4^+T 淋巴细胞水平高低均可,而中西医组患者入组时,CD_4^+T 淋巴细胞水平较低,这些因素均造成了入组基线水平的不均衡,故以上 3 个指标中医组的改善情况较中西医组明显。

本研究结果表明,中医药或中西医结合治疗艾滋病可从整体上改变患者的临床症状,提高患者的生活质量。同时,中草药副作用较小,价格低廉,适合艾滋病患者的长期治疗。平艾合剂 I 号方对于升高 CD_4^+T 淋巴细胞的作用需在今后的研究中扩大样本量,得到更多的研究数据,为中医药治疗 HIV/AIDS 的疗效观察提供更多的依据。

参考文献（略）

(出自世界科学技术—中医药现代化 2013 年第 15 卷 5 期第 877－880 页)

扶正抗毒胶囊治疗美沙酮维持 HIV 感染者的临床研究

马克坚[1]　李艳萍[1]　叶　芳[2]　段呈玉[1]　赵　竞[1]　杨绍春[1]　蔡　怡[1]

(1. 云南省中医中药研究院,云南昆明 650223；2. 云南省临沧市中医医院,云南临沧 677000)

摘要　目的：研究抗艾滋病中药"扶正抗毒胶囊"与美沙酮维持治疗并行时,美沙酮对中医药治疗效果及安全性是否有影响。方法：采用病例对照实验的研究方法,对 2 组 HIV 感染者——美沙酮维持 HIV 感染者及吸毒人群 HIV 感染者——进行为期 12 个月的中医药"扶正抗毒胶囊"治疗,于 0、2 月观察患者的 CD_4^+、症状体征积分、卡氏积分；于 0 月、12 月观察部分患者的HIV病毒载量，血常规、肝肾功；比较组内治疗前后的各项指标变化情况，同时对比组间各项指标的变化情况。结果：组间比较显示美沙酮维持HIV感染者及吸毒人群HIV感染者的中医药治疗效果及安全性无显著性差异。结论：美沙酮维持对HIV感染者的中医药治疗无显著影响。

关键词 HIV感染者；美沙酮维持；中医药治疗；药物联用

艾滋病即人类免疫缺陷病毒（Human Immunodeficiency Virus，HIV）感染人体所引起的获得性免疫缺陷综合征（AIDS），以免疫系统损害和机会性感染为主要特征。

自1989年10月云南省在瑞丽市注射吸毒人员中发现146例艾滋病病毒感染者以来，云南省艾滋病传播呈现出快速度、多渠道、多层面，以静脉吸毒传播为主，性传播和母婴传播并存的流行态势。吸毒人群HIV/AIDS患者目前已经成为引起艾滋病快速传播的高危人群。在此人群中，共用注射器吸毒，主要或固定的性伙伴有较高的吸毒史，或与其他的性伙伴有高危性行为都成为艾滋病病毒在吸毒人群、性乱人群和普通人群间传播的主要原因。因此针对吸毒人群HIV/AIDS患者，戒毒与艾滋病治疗并行的治疗模式势在必行。

在戒毒治疗方面，迄今为止，世界上还没有任何一种行之有效的方法能够彻底根除因滥用毒品所致的毒瘾，但实践证明美沙酮维持疗法确实是一种积极的方法。美沙酮维持治疗已初步实现了从过去单纯的戒毒脱瘾治疗转为替代毒品和维持治疗并举的过程。治疗过程中，吸毒者在医生的指导下，合法、安全服用美沙酮，可以防止和减轻戒毒者对毒品的强烈觅求，消除对海洛因尤其是静脉注射毒品的依赖，减少共用针具带来的艾滋病等疾病传播。这类有吸毒史，感染了HIV病毒，服用美沙酮维持治疗的人群我们称之为美沙酮维持HIV/AIDS患者，其中那些还未进入艾滋病发病期，仅在潜伏期的患者称为美沙酮维持HIV感染者。

在针对吸毒人群中艾滋病病人的治疗方面，国外以美沙酮维持治疗为依托进行抗病毒治疗取得了一定成功。云南省已借鉴此经验在美沙酮维持治疗门诊开展抗病毒治疗，摸索出了符合云南省实际、针对吸毒人群有效、规范的抗病毒治疗及管理模式。但抗病毒治疗存在一定的局限性：美沙酮维持HIV感染者大部分处在无症状期，患者CD_4^+ T细胞>200个/μL，其CD_4^+细胞功能已开始降低，数量进行性减低，免疫系统功能受损，而此期不属于抗病毒西药的适应症，抗病毒治疗不能介入，形成HIV/AIDS治疗的空白。美沙酮维持HIV/AIDS患者中部分合并结核感染的，抗病毒治疗也不能介入；抗病毒治疗容易产生耐药性及副作用。已有资料显示，美沙酮维持HIV/AIDS患者服用抗病毒西药期间，其美沙酮服用量也明显增加，而服用较大剂量美沙酮对患者是不利的。那么，美沙酮维持HIV感染者如果接受中医药的治疗，美沙酮维持是否会对中医药的治疗效果及安全性有所影响，笔者对此进行了研究，现报道如下。

1 临床资料

1.1 病例情况

1.1.1 美沙酮维持HIV感染者组（FM组 HIV抗体确认阳性；有海洛因药瘾史；无机会性感染或AIDS相关的恶性肿瘤；CD_4^+ T淋巴细胞计数大于200个/μL；未接受过艾滋病治疗；美沙酮维持治疗3个月以上，依从性较好。经中医辨证属气阴两虚，脾肾不足，邪毒内蕴者。本组患者共入组69例，至观察结束后共有57例数据资料完整。

1.1.2 吸毒人群HIV感染者组（FZ组除未参加美沙酮维持治疗外，其余同美沙酮维持HIV感染者组。本组患者共入组73例，至观察结束后共有65例数据资料完整。

1.2 诊断标准
参照《艾滋病和艾滋病病毒感染诊断标准》（中华人民共和国卫生行业标准WS293—2008）。

2 治疗方法

2.1 FM组
予盐酸美沙酮口服液20~60mL/日。根据患者个体化差异及治疗情况，作适当调整。扶正抗毒胶囊4粒/次，4次/日。

2.2 FZ组
予扶正抗毒胶囊4粒/次，4次/日；不服用美沙酮。

2.3 临床治疗及观察
对2组HIV感染者—美沙酮维持HIV感染者及吸毒人群HIV感染者进行为期12个月的中药"扶正抗毒胶囊"治疗，于0、6、12月观察患者的CD_4^+、症状体征积分、卡氏积分；于0月、12月观察部分患者的HIV病毒载量，血常规、肝肾功；比较组内治疗前后的各项指标变化情况，同时对比组间各项指标的变化情况。

2.4 统计学方法
采用SPSS150进行统计分析，组内比较采用配对t检验，组间比较采用单样本t检验。检验水平检验水准α=0.05。

3 结果与分析

3.1 组内及组间CD_4^+细胞治疗前后比较分析
组内前后对照统计显示，2组患者经服用"扶正抗毒胶囊"12月后，CD_4^+细胞计数保持稳定，且FM组呈上升趋势。组间各阶段对比无显著性差异。见表1。

表1 组内及组间CD_4^+治疗前后比较分析（$\bar{x} \pm s$，个/μL）

分组	0月	6月	12月
FM组	362.22±165.92	396.89±200.17	400.50±20029
FZ组	333.92±105.15	3064.5±151.69	319.71±121.38

3.2 组内及组间症状体征总积分治疗前后比较分析 组内前后对照统计显示，2组患者症状体征总积分治疗6月、12月

后均呈显著下降。组间各阶段对比无显著性差异。见表2。

表2 组内及组间症状体征总积分治疗前后比较分析（$\bar{x} \pm s$）

分组	0月	6月	12月
FM组	13.67±8.41	7.40±7.29*	4.69±5.19**
FZ组	12.21±9.41	6.53±7.71**	4.84±5.82**

与本组0月比较，*P<005，**P<001

3.3 组内及组间KAROFSKY积分治疗前后比较分析 组内前后对照统计显示，2组患者KAROFSKY积分治疗12月后呈显著上升。组间各阶段对比无显著性差异。见表3。

表3 组内及组间KAROFSKY积分治疗前后比较分析（$\bar{x} \pm s$）

分组	0月	6月	12月
FM组	88.33±6.73	83.67±24.89	94.69±6.70**
FZ组	88.65±6.68	91.47±12.54	93.36±6.50**

与本组0月比较，*P<005，**P<001

3.4 组内及组间HIV-VL治疗前后比较分析 组内前后对照统计显示，2组患者HIV-VL治疗12月后呈稳定状态。组间比较显示治疗前2组HIV-VL有差异，FZ组低于FM组。见表4。

表4 组内及组间HIV-VL治疗前后比较分析（$\bar{x} \pm s$）

分组	0月	12月
FM组	447±229	426±345
FZ组	371±356	383±267

3.5 组内及组间安全性指标治疗前后比较分析 组内前后对照统计显示，2组患者各项安全性指标治疗12月后无显著性差异，组间比较亦无显著性差异。见表5。

表5 组内及组间安全性指标治疗前后比较分析（$\bar{x} \pm s$）

指标	FM组 0月	FM组 12月	FZ组 0月	FZ组 12月
WBC	5.93±1.85	6.18±2.12	5.75±2.20	5.35±2.32
HB	145.60±20.57	151.53±16.12	141.58±18.32	140.88±31.18
PLAT	138.57±48.83	135.57±59.27	131.30±66.82	152.90±79.52
Cr	72.68±31.65	88.11±19.57	80.32±24.69	74.53±20.33
BUN	7.97±13.24	4.46±1.09	4.58±1.74	4.23±1.35
AST	41.82±0.87	45.40±19.81	60.00±41.69	54.11±40.26
ALT	38.33±26.72	43.33±24.94	53.87±42.26	47.68+34.91

4 分析与讨论

4.1 临床疗效分析 经对FM组及FZ组组内及组间各项指标的统计分析，结果显示2组患者的CD_4^+细胞、HIV-VL呈稳定状态，症状体征总积分治疗12月后明显下降，KAROFSKY积分显著升高。组间比较除HIV-VL治疗前FZ组低于FM组外，其余无显著性差异。提示"扶正抗毒胶囊"治疗美沙酮维持HIV感染者时，美沙酮维持对艾滋病治疗的疗效无显著性影响。

4.2 临床安全性分析 经对各组血常规、肝肾功能的各指标的统计分析，结果显示2组患者组内及组间比较均无显著性差异。2组患者治疗前后AST、ALT与均比正常值略高，可能与服用美沙酮或吸毒有关。临床治疗时对吸毒人群的肝功能异常应有所关注。

4.3 讨论 本观察中，治疗前FZ组的病毒载量比FM组的偏低，可能是与患者海洛因药瘾有关，有资料显示，罂粟碱具有抗HIV的活性[1]，而与之结构相似的海洛因可能也具有抑制病毒的作用，这也可能是吸毒人群缓慢进入发病期的原因之一。

不论是艾滋病的治疗或是美沙酮维持的戒毒治疗，其过程都是长期乃至终生的，因此，治疗时抗艾滋病药物与美沙酮长期联用是否会产生相互作用或不良反应，是美沙酮维持HIV感染者这一特殊群体临床治疗中的关键问题之一，本项研究主要观察了中医药对美沙酮维持HIV感染者、海洛因药瘾者HIV感染者的干预作用，对各组HIV感染者的阶段指标变化分析显示：扶正抗毒胶囊用于治疗海洛因药瘾HIV感染者及美沙酮维持HIV感染者，能有效稳定患者的CD_4^+细胞计数水平，增强患者机体免疫功能，稳定HIV病毒载量；美沙酮维持治疗对中药疗效也无明显干预作用，本研究初步显示中药与美沙酮联用是安全有效可行的。美沙酮维持HIV/AIDS患者是一个戒毒与艾滋病治疗并行的特殊群体，对这一群体进行戒毒与艾滋病的中医药治疗有效结合及双向管理，可能同时提高患者美沙酮维持及艾滋病治疗的依从性，增强患者戒毒及中医药治疗艾滋病的疗效，改善患者的躯体症状及生存质量。

参考文献（略）

（出自云南中医中药杂志2011年第32卷10期第4-10页）
（收稿日期：2011-03-17）

"三黄汤"对艾滋病患者CD45RA$^+$阳性淋巴细胞及CD$_{95}^+$阳性淋巴细胞的影响

洪仲思[1]　陈奕伸[1*]　杨璋斌[1]　张坤水[2]

(1. 中山大学附属第五医院，广东珠海519000；2. 中山大学孙逸仙纪念医院药学部，广东广州510120)

摘要　目的：研究中药"三黄汤"对艾滋病患者CD45RA$^+$阳性淋巴细胞及CD$_{95}^+$阳性淋巴细胞的影响。方法：30例艾滋病期患者随机分成治疗组和对照组。观察基线以及治疗3、6、9、12个月末CD45RA$^+$淋巴细胞数、CD$_{95}^+$淋巴细胞数/CD45RA$^+$淋巴细胞数百分比。结果：治疗组和对照组各观察时间点CD45RA$^+$淋巴细胞计数分别较同组的基线水平显著升高，治疗组和对照组各观察时间点CD$_{95}^+$/CD45RA$^+$分别较同组的基线水平显著下降。在第9个月末和第12个月末时，治疗组CD45RA$^+$淋巴细胞数升高程度、CD$_{95}^+$/CD45RA$^+$百分比下降程度与对照组比较均有显著性差异。结论："三黄汤"能够通过增加CD45RA$^+$淋巴细胞及降低CD$_{95}^+$/CD45RA$^+$百分比改善艾滋病患者的免疫功能。

关键词　获得性免疫缺陷综合征；高效抗逆转录病毒治疗；CD45RA$^+$阳性淋巴计数；三黄汤

艾滋病(AIDS)目前的治疗手段主要是高效抗逆转录病毒治疗(HARRT)[1]。强效抗逆转录病毒治疗(HAART)能有效抑制HIV复制，重建机体免疫系统。但后期大量临床研究发现，经治艾滋病患者的应答形式具有异质性，仍存在部分"免疫学无应答"患者[2]。最新研究证明：CD45RA$^+$阳性淋巴细胞计数与艾滋病患者CD$_4^+$T淋巴细胞增长呈正相关，CD$_{95}^+$阳性淋巴细胞/CD45RA$^+$阳性淋巴细胞比例与艾滋病患者CD$_4^+$T淋巴细胞增长呈负相关，在艾滋病患者免疫功能重建中起决定作用[3]；中药复方在提高艾滋病患者免疫功能方面有一定优势，笔者在前期基础上[4]对艾滋病(艾滋病期)患者采用自拟中药"三黄汤"联合HARRT，针对以上指标做了进一步的临床研究。

1 临床资料

1.1 诊断标准　根据卫生部2005年制定的艾滋病诊疗标准[5]，选取属于艾滋病期患者。

1.2 一般资料　我院门诊和住院的艾滋病患者30例，均为艾滋病期患者，CD$_4^+$T细胞计数小于350/μL。随机分配成中西医结合治疗组和对照组，每组15人。治疗组平均年龄(41.7±10.8)岁，平均体质量(59.18±7.51)kg；对照组平均年龄(36.8±8.3)岁，平均体质量(60.58±7.36)kg。经统计学检验，P>0.05，两组病例临床资料具有可比性。

1.3 治疗方法　中药复方制剂"三黄汤"该方由黄芩10g，黄芪20g，生地黄15g，紫河车6g，当归6g共5味药材组成。江苏江阴公司提供专门组合包装的免煎中药颗粒剂，每日分2次冲服。HARRT药物组成：拉米夫定(3TC) 300mg/日+齐多夫定(AZT) 300mg2/日+奈韦拉平(NVP) 200mg2/日或者依非韦仑(EFV) 600mg/晚。两组患者均给予HARRT，治疗组加用中药复方制剂。观察时间1年，分别观察0、6、9、12月指标。

1.4 检验方法　采用微量全血直接双标记免疫荧光染色加流式细胞仪(FACS can, BD公司)检测。分别于100mL抗凝血各加入荧光标记单抗20mL(BD公司生产的Percp标记的FITC和抗人CD$_3^+$CD$_4^+$CD$_8^+$单抗、CD$_4^+$单抗、CD45RA$^+$FITC标记的单抗、CD$_{95}^+$FITC标记的单抗)，4℃下反应30min，加红细胞裂解液2mL，振匀后置室温避光10min，1000r/min，离心5min，弃上清。再以含0.1%叠氮钠PBS清洗2次，加0.5%多聚甲醛0.5mL，至溶液澄清后，1300r/min，离心10min，弃上清，然后置FACScan按常规进行分析。

1.5 统计学处理　应用SPSS 11.0统计软件分析数据，采用重复测量检验方法，先进行Mauchly球形检验，在进行主效应和交互效应方差分析时采用Greenhouse - Geisser校正。P<0.05为差异有统计学意义。

2 结果

2.1 两组患者观察时间点与基线CD45RA$^+$淋巴细胞计数升高程度均有显著性差异　中西医结合治疗组患者CD45RA$^+$淋巴细胞计数升高程度在第9个月末和第12个月末时较对照组有显著性差异。两组患者治疗前后CD45RA$^+$淋巴细胞计数水平见表1，对中西医结合治疗组与对照组各测量进行重复测量检验(Repeated Measures)，先进行Mauchly球形检，结果P=0.000<0.1，数据不满足球形假设，统计分析时采用Greenhouse - Geisser校正的结果。处理与时间的交互效应方差分析：F=68.554, P=0.000<0.05，提示处理与时间之间存在交互作用。其轮廓图(图1)表明：两组在基线的CD45RA$^+$淋巴细胞计数平均水平几乎没有差异；在治疗后第3个月末、第6个月末、第9个月末和12个月末中，中西医结合治疗组的CD45RA$^+$淋巴细胞计数平均水平高于对照组，其中两组在治疗后第3个月末和第6个月末时的平均升高幅度没有明显区别，但

是在治疗后第9个月末和第12个月末时,中西医结合治疗组的平均升高幅度明显大于对照组。由此说明中西医结合治疗组和对照组均具有提高CD45RA$^+$淋巴细胞计数水平的疗效,但中西医结合治疗组在第9个月末和第12个月末时疗效明显优于对照组。

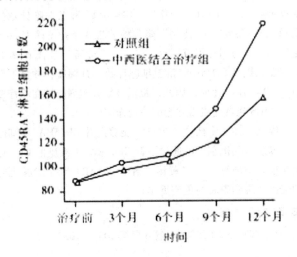

图1 两组5个时间点CD45RA$^+$淋巴细胞测量均属图

2.2 两组患者观察时间点与基线CD_{95}^+/CD45RA$^+$比例降低程度均有显著性差异

中西医结合治疗组患者CD_{95}^+/CD45RA$^+$比例降低程度在第9个月末和第12个月末时较对照组有显著性差异。两组患者治疗前后CD_{95}^+/CD45RA$^+$百分比水平,见表2,对治疗组与对照组各测量进行重复测量检验(Repeated Measures),先进行Mauchly球形检,结果数据不满足球形假设,统计分析时采用Greenhouse-Geisser校正的结果。处理与时间的交互效应方差分析:$F=5.569$,$P=0.02<0.05$,提示处理与时间之间存在交互作用。其轮廓图(图2)表明:两组在基线的CD_{95}^+/CD45RA$^+$百分比平均水平几乎没有差异;其中两组在治疗后第3个月末和第6个月末时的平均降低幅度没有明显区别,但是在治疗后第9个月末和第12个月末时,中西医结合治疗组的平均降低幅度明显大于对照组。表明中西医结合治疗和HARRT具有降低CD_{95}^+/CD45RA$^+$百分比,且在第9个月末和第12个月末时疗效明显优于对照组。

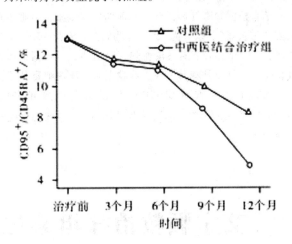

图2 两组5个时间点CD_{95}^+/CD45RA$^+$比较图

表1 两组各个时间点CD45RA$^+$统计学描述($\bar{x}\pm s$)

时间	D0	M3	M6	M9	M12
治疗组	88.4±52.03	104.47±51.31	110.2±47.29	148.87±51.17	219.47±58.15
对照组	87.69±45.53	98.31±45.71	105.94±42.78	122.06±45.5	158.31±39.71

注:D_0表示基线,M_3表示3个月末,M_6表示6个月末,M_9表示9个月末,M_{12}表示12个月末

表2 两组各个时间点CD_{95}^+/CD45RA$^+$百分比统计学描述($\bar{x}\pm s$)

时间	D0	M3	M6	M9	M12
治疗组	13.03±6.58	11.46±5.94	11.09±5.37	8.52±3.88	4.98±1.79
对照组	13.12±6.79	11.70±6.27	11.35±5.82	10.02±5.22	8.24±4.72

注:D_0表示基线,M_3表示3个月末,M_6表示6个月末,M_9表示9个月末,M_{12}表示12个月末

3 讨论

强效抗逆转录病毒治疗(HAART)能有效抑制HIV复制,重建机体免疫系统。但Kelley CF等研究证明,在保证良好依从性的前提下接受HAART后,仍有约5%~30%的患者CD_4^+T免疫细胞数量未出现显著增长,研究者们将这类艾滋病患者定义为"免疫功能重建不全"或"免疫学无应答"其机会性感染发生率、艾滋病相关疾病发病率及病死率等均高于"免疫学应答良好"的患者[2]。

Messele T等[6]研究表明,当进入AIDS期,机体内持续的免疫激活,细胞因子网络失衡,多种机制参与了CD_4^+T细胞的凋亡,导致记忆型T细胞(CD_{45}^+RO)和纯真型T细胞(CD45RA$^+$)表面CD_{95}^+表达增加,血清sFas水平亦明显增加,细胞凋亡增加,CD_4^+T细胞数显著下降。HAART治疗后早期,快速增加的主要是由带有CD_{45}^+RO的记忆CD_4^+T细胞组成,在治疗2~3个月后,CD_4^+T细胞恢复的速度减慢,以CD45RA$^+$纯真细胞的比例和绝对计数均缓慢增加为主要特点[7],目前认为,这部分CD45RA$^+$T纯真型T细胞计数是判断HIV感染者病情严重程度、预后、治疗后恢复情况的一个重要指标[8]。由此推断，快速而稳定地升高 AIDS 患者 CD45RA$^+$T 淋巴细胞水平，并且降低其表面 CD_{95}^+ 的表达，是增加 T 淋巴细胞的重要手段，在免疫重建中尤为关键。

艾滋病期临床表现复杂，多属于中医"虚劳"，久病正虚邪盛，阴虚内热，邪毒内蕴。丁佩佩等利用黄芪联合 HAART 治疗艾滋病患者，发现黄芪联合 HAART 能更有效提高 $CD_4^+CD_4^+$T 淋巴细胞数量，增强艾滋病患者免疫力[9]。候安继等[10]研究表明黄芪、当归、生地黄等能调节机体细胞免疫和体液免疫，不同程度地提高免疫功能，甚至选择性提高 CD_4^+ T 淋巴细胞计数及 CD_4^+/CD_8^+ 比值。

笔者根据岭南气候特点以及前期研究基础，自拟中药复方"三黄汤"，以黄芪，紫河车为君药，温肾补精，益气养血，臣以生地黄、黄芩清血热，养阴津；当归活血以行气化瘀。全方以补脾肺之气，养髓生血，清热解毒化瘀为主。观察上述组方对 CD45RA$^+$ 淋巴细胞计数和 CD_{95}^+/CD45RA$^+$ 比例的影响，以进一步证明其对 AIDS 患者免疫重建的作用。

结果提示无论中西医结合治疗组或者对照组，患者监测指标时间点（M_3、M_6、M_9、M_{12}），CD45RA$^+$ 淋巴细胞计数均较基线水平有显著增加，而 CD_{95}^+/CD45RA$^+$ 比例则有明显下降。利用轮廓图对比两组数据，中西医结合治疗组在第 9 个月末和第 12 个月末时疗效明显优于对照组。结果提示：（1）HAART 治疗后，CD45RA$^+$ 淋巴细胞计数提高和 CD_{95}^+/CD45RA$^+$ 比例下降集中体现在治疗 9 个月甚至更后期，这与国外报道一致。（2）"三黄汤"联合 HAART 能够显著提高 CD45RA$^+$ 淋巴细胞计数上升幅度，并且下调 CD_{95}^+/CD45RA$^+$ 比例。因此，提示该复方制剂能够在治疗期间对 AIDS 患者免疫重建起到一定作用。

综上所述，中药"三黄汤"能够提升 CD45RA$^+$T 细胞上升速度，其机制可能通过下调 CD45RA$^+$T 细胞的 CD_{95}^+ 比例实现。中药复方"三黄汤"配合 HAART 治疗能够更好的促进艾滋病患者的免疫重建。

参考文献（略）

（出自中药材 2013 年第 36 卷 6 期第 1031 - 1034 页）

艾宁颗粒治疗坦桑尼亚 HIV/AIDS 临床研究

白文山[1]　李博[2]　那奥咪[3]　王健[4]　梁碧颜[4]

1. 中国中医科学院广安门医院，北京 100053
2. 中国中医科学院西苑医院，北京 100091
3. 坦桑尼亚国立莫西比亚国立医院，达累斯萨拉姆 999132
4. 中国中医科学院艾滋病中心，北京 100700

摘要　目的：探讨艾宁颗粒及中医辨证治疗坦桑尼亚艾滋病毒感染者及艾滋病患者（HIV/AIDS）的临床疗效。方法：选择坦桑尼亚的坦桑莫西比利国立医院中坦传统医学中心的艾滋病门诊患者，临床观察 50 例 HIV/AIDS 服用艾宁颗粒的疗效，疗程 6 个月，治疗前后记录症状积分，并检测体质量、免疫功能、血常规、肝肾功能。结果：治疗后患者症状积分有较明显的改变，有统计学意义（$P<0.05$）。尤其是乏力、皮疹、消化系统、呼吸系统的症状改善更为明显。体质量保持稳定。CD_4^+ 的变化没有统计学意义（$P>0.05$）。肝肾功能及血常规治疗前后无明显变化。结论：中药艾宁颗粒可能会改善 HIV/AIDS 的临床症状，提高生存质量，并在一定程度上维护免疫功能，没有发现不良反应。

关键词　艾滋病病毒感染者；艾滋病；艾宁颗粒；坦桑尼亚

中国援助桑尼亚的中医治疗艾滋病（AIDS）项目开始于 1987 年，中国中医科学院驻坦中医专家组共派出 7 批次大约 50 人在坦进行医疗援助。由中国中医科学院（原中国中医研究院）与坦桑莫西比利国立医院承担的中医药治疗艾滋病合作项目，已走过 22 年艰苦奋斗的历程。22 年来，特别是抗艾滋病病毒（HIV）药问世之前，中国政府免费提供中医药治疗及相关实验室检测，对坦桑尼亚艾滋病毒感染者及艾滋病患者（HIV/AIDS）提供了极大支持和帮助。现仍继续向坦桑尼亚患者免费提供疗效确切、基础研究较为成熟的艾宁颗粒。

艾宁颗粒是中国中医科学院长期实践研究的中药复方，主要成分包括：黄芪、枸杞子、三七、茯苓、甘草，具有益气养阴、健脾补中之功用，适用于气阴两虚型 HIV 感染者。现将 2009 年临床观察的 50 例患者的情况报道如下。

1 资料与方法

1.1 一般资料

50例HIV/AIDS均为当地疾病预防控制中心经酶联免疫吸附试验（ELISA）和免疫印迹试验（WB）检测HIV阳性者。大部分患者属于HIV感染中期。每个病例在统一的设计方案下有详实记录。选取50例坦桑尼亚HIV感染者，其中男19例，女31例；年龄大于50岁的11例，40－49岁的18例，40岁以下21例；生存期超过15a的6例，生存期在10－14a的11例，生存期为5～9a的18例，生存期在5a以内的15例；1a的观察期内，全部患者都曾被感染疟疾，1例患者曾感染痢疾，例患者感染过肺结核，例患者感染了卡式肺囊虫肺炎，例患者感染了白色念珠菌，8例患者感染过肺炎。50例患者中2名患者进展为AIDS，例患者感觉不适而中途停药，4例患者服药时间不足6个月，最终由43例患者坚持完6个月的治疗，并继续治疗。

1.2 病例纳入标准

①所有病例均经ELISA和/或WB确诊为HIV阳性感染者；②年龄18～65岁；③经性传播感染者。

1.3 病例排除标准

①合并心、脑、肝、肾和造血系统等严重原发性疾病、精神病患者；②妊娠或哺乳期妇女。

1.4 检测方法

免疫功能：以美国贝克顿迪开森公司（Beckton Dickinson Company，B.D.CO.）生产的试剂及法斯卡利伯（Facs Cali-bur）流式细胞仪检测。

1.5 治疗方法

所有患者给予中药艾宁颗粒冲剂，每袋10g（相当于生药41.5g），每天2次，每次20g，开水冲服。治疗期间出现各种并发症进行中医药辨症论治。6个月为1个疗程，观察2个疗程。观察时间为：2008年12月至2009年12月。

1.6 观察指标

①一般情况：包括姓名、性别、出生年月、职业、婚况等。以及治疗前后的患者体质量变化。②症状：共11项，包括乏力、发热、咳嗽、气短、胸痛、腹泻、纳呆、盗汗、皮疹、淋巴结肿大、口糜。症状的轻重程度分别采用半定量的五级评分，以显著（+++），一般（++），轻微（+），时有时无（±），阴性（－）表示。症状的轻重程度将原来的显著，一般，轻微，时有时无，阴性分别记以4分、3分、2分、1分、0分。观察症状评分变化，以及不良反应恶心、腹泻、眩晕、皮疹的发生率。③西医指标：外周血指标：包括WBC、HB、ESR、L细胞总数和百分比，以及肝肾功能。由于ESR指标缺失较多，故不纳入统计。免疫指标：采用美国B.D.CO.的单克隆抗体试剂及流式细胞扫描仪法斯干（Facscan）检测淋巴细胞亚群，指标包括CD_4^+计数和百分比、CD_8^+计数和百分比、CD_4^+/CD_8^+、T细胞总数和百分比。

1.7 疗效评定标准

对每一个临床治疗病例从以下几个方面进行疗效和不良反应评价：①症状：根据症状积分法，疗效等级分为有效、稳定、无效3个等级。有效：临床症状改善较明显，总积分下降为1/3；稳定：临床症状改善不明显，总积分下降<1/3；无效：临床症状无改善或加重，总积分不下降，或有所增加。②免疫指标：有效：CD_4^+逐渐上升，疗后CD_4^+升高≥30%或50 mm^{-3}；稳定：CD_4^+无变化或逐渐上升，疗后CD_4^+升高或下降<30%或50 mm^{-3}；无效：CD_4^+下降≥30%或50 mm^{-3}。③不良反应：观测不良反应发生率。

1.8 统计学方法

采用SPSS12.0软件包进行分析数据以（$\bar{x} \pm s$）表示。计量资料正态分布数据，使用t检验，非正态分布数据运用秩和检验。计数资料率的比较，使用x^2检验。

2 结果

2.1 治疗前后患者体质量变化

43例治疗超过1a的患者中，其中19例患者体质量没有明显变化，有12例患者的体质量增加超过5%，而有另外12例患者的体质量在治疗后减少5%。

2.2 治疗前后患者症状积分变化

根据病例中所设计的11项症状体征按照出现频率进行排序，从多至少依次为乏力、皮疹、淋巴结肿大、纳呆、腹泻、咳嗽、发热、胸痛、口糜、气短，见表1。

表1 HIV感染者43例11项症状出现频率

症状	出现频次（例）	出现率 M
乏力	41	(95.35)
皮疹	39	(90.70)
淋巴结肿大	38	(88.37)
纳呆	37	(86.05)
腹泻	37	(86.05)
咳嗽	29	(67.44)
发热	22	(51.16)
胸痛	21	(48.84)
盗汗	16	(37.21)
口糜	13	(30.23)
气短	9	(20.93)

2.3 治疗前后症状积分平均值比较

43例患者的治疗前的总积分平均（8.970±4.416），治疗后的平均为（5.460±3.325），治疗前后经过配对卡方检验，$P<0.05$，具有统计学意义，见表2。

表2 HIV感染者43例治疗前后症状积分平均值比较

组别	症状积分（$\bar{x} \pm s$）	最大值	最小值	P值
治疗前	8.97±4.416	25	0	
治疗后	5.46±3.325	18	0	
均值比较				$P<0.05$

2.4 HIV 感染者 11 项治疗前后症状积分比较

在坦桑尼亚门诊的 43 例患者的治疗前后比较，最主要的 11 项症状的平均积分经过克鲁斯卡尔－沃利斯（Kruskal-Wallis）秩和检验比较显示，结果发现 11 项症状中 8 项有统计学差异，而盗汗、淋巴结肿大和口糜这 3 项未见显著差异，见表 3。

表 3　HIV 感染者 11 项症状积分前后比较（$\bar{x} \pm s$）

症状	治疗前积分平均值	治疗后积分平均值	x^2 值	P 值
乏力	12.63±7.25	6.74±3.17	19.89**	0.000
皮疹	10.79±6.64	7.96±6.52	12.29**	0.003
盗汗	9.86±6.13	8.79±6.84	4.36	0.063
淋巴结肿大	10.12±5.78	8.62±6.09	5.96	0.056
发热	7.56±6.03	5.73±4.79	11.14**	0.004
腹泻	6.46±4.95	3.34±3.02	13.86**	0.001
纳呆	7.03±3.13	3.98±3.13	14.25**	0.002
咳嗽	6.14±5.12	3.43±2.96	15.21**	0.001
口糜	4.32±3.67	3.96±3.18	2.24	0.497
气短	3.12±1.08	1.03±1.24	13.26**	0.000
胸痛	1.96±1.87	0.63±0.26	6.67*	0.053

注：**$P<0.001$，*$P<0.005$

2.5 治疗前后患者 T 淋巴细胞的检测

在治疗前，22 例患者的 CD_4^+ 大于 410μL^{-1}，另外 21 例患者在治疗前的 CD_4^+ 小于 410μL^{-1}。经过治疗以后，10 例患者（占 23.26%）的 CD_4^+ 细胞提高大于 30%，16 例（占 37.21%）患者的 CD_4^+ 升高或者降低在 30% 以内，而剩余的 17 名（占 39.53%）患者的 CD_4^+ 数值下降大于 30%，如表 4 所示。在治疗前，有 24 名患者的 CD_8^+ 处于正常，而 19 例患者的 $CD_8^+>1140$ μL^{-1}；治疗后 21 患者的 CD_8^+ 处于正常，而 22 名患者的 $CD_8^+>1140$ μL^{-1}。治疗前后 CD_4^+ 的数值变化见表 5，经过配对 t 检验显示，治疗前后 CD_4^+ 没有统计学意义。

表 4　HIV 感染者 CD_4^+ 治疗前后构成比比较

项目	n	百分比（%）
CD_4^+ 提高 ≥30%	10	(23.26)
CD_4^+ 提高 <30%　CD_4^+ 下降 <30%	16	(37.21)
CD_4^+ 降低 ≥30%	17	(39.53)

表 5　HIV 感染者治疗前后 CD_4^+ 的数值变化比较

组别	症状积分（$\bar{x} \pm s$）	最大值	最小值	P 值
治疗前	362.73±23.84	624	105	
治疗后	358.63±35.42	613	98	
均值比较				$P>0.05$

2.6 治疗前后血红蛋白比较

43 例患者在治疗前，有 21 例血红蛋白处于正常范围，22 例低于正常水平；治疗后有 25 例患者血红蛋白在正常范围，8 例患者低于正常水平。

2.7 治疗前后肝、肾功能以及疟疾的次数比较

疟疾的发生在非洲的治疗中，是一个默认的评价指标，经过治疗的 43 例患者疟疾的发作频次明显减少，研究发现和艾宁颗粒增强免疫力有关，提示今后的研究进一步关注。43 例患者的肝、肾功能 ALT、AST、Cr 在治疗前均为正常，在治疗后，例患者的 ALT 和 CR 稍偏高，另外 3 例的 AST 轻度偏高，没有临床意义。

2.8 不良反应

服药后的不良反应包括食欲不振、腹泻、头晕、皮疹等症状，3 例患者在没有临床症状的患者中，服用艾宁颗粒以后，有 3 例出现轻度腹泻，2 例出现头晕，没有其他不良反应的出现。

3 讨论

自 1987 年中国和坦桑尼亚合作利用中医药尝试治疗坦桑尼亚艾滋病 HIV 感染者以来，已经治疗了上千例的 HIV 和 AIDS 的病例，本研究观察了 50 例 HIV 患者 1a 的服药情况以及症状。具体治疗方法参考国家标准[1]及学会的学术研讨 2 共识，进行辨证论治。目前，中医对艾滋病治疗的主要是提高免疫功能、控制机会性感染，改善生存质量，使患者带毒生存。

从体质量来看，服用艾宁颗粒的患者可以保持正常的体质量，中医症状的积分来看 11 项症状乏力、皮疹、淋巴结肿大、纳呆、腹泻、咳嗽、发热、胸痛、口糜、气短，除了盗汗、淋巴结肿大和口糜以外，其他的 8 项均有不同程度的改善。西医指标的免疫细胞，在服用艾宁颗粒以后，没有下降，基本维持在相同的水平。同时，在肝、肾功能，血红蛋白及不良反应方面，服用艾宁颗粒前后没有出现异常。这些方面提示中医药对于 HIV 感染者的症状有改善，CD_4^+ 数值可以维持在一个稳定的范围。

本研究的不足在于属于观察性研究，没有设对照组，观察的样本少，只作了自身前后对照，同时由于资金不足，没有进行病毒载量的检测。期待今后的研究，能够增加投入，进行随机对照试验的设计，扩大样本量，以期更好的论证中医药治疗 HIV 的疗效。

通过治疗前后各项检测结果统计显示，艾宁颗粒对多种 HIV/AIDS 相关症状可能有改善作用，尤其是乏力、皮疹、以及消化道和呼吸系统的保护更为明显，表明艾宁颗粒可能会较好地改善艾滋病患者的临床症状，提高服药依从性及生存质量。同时，艾宁颗粒较好的减缓 CD_4^+ 计数的下降，使患者延长不发病阶段，保持病情的稳定。根据临床观察及肝肾功能检测，该药使用安全，无不良反应。表明中医药在艾滋病的防治方面有其优势和特长，能较好

的改善艾滋病患者的临床症状，维护和提高免疫功能，大大改善患者的生存质量，延长生命，使患者带毒生存。同时中草药不良反应少，不易耐药，价格相对低廉，适合于艾滋病患者早期和长期治疗。本临床研究样本较少，但能显示在HIV/AIDS治疗方面的综合疗效，值得进行进一步深入研究。

(出自中医学报2012年第27卷2期第131－133页)

肯尼亚内罗毕地区HIV携带者和艾滋病患者饮用中药Restore Plus颗粒冲剂提高免疫功能降低病毒载量的初步研究

鲁自云[1]　Charles F. L. Mbakaya[2]　Yeri Kombe[2]　Wilfred Kisingu[2]　James Kariuki[2]
Erastus Muniu[2]　Lucy Kanyara[2]　方　静[3]　毛建平[3]

(1 香港天地源生物科技发展有限公司，香港湾仔告士打道50号；
2 肯尼亚国家公共卫生研究中心 医学研究所，内罗毕，肯尼亚；
3 军事医学科学院放射与辐射医学研究所，北京 100850)

摘要　目的：评价肯尼亚内罗毕地区HIV携带者和艾滋病（AIDS）患者饮用Restore Plus颗粒冲剂22个月后受试者免疫功能的改善情况。方法：将29～49岁的受试者71人随机分为2组：安慰剂组（n＝30）和Restore Plus颗粒冲剂组（n＝41）。其中61人（80％以上）为低收入、低教育背景的单身、已婚或离异女性。结果：与安慰剂相比，服用Restore Plus的患者在服用期间和后续时间内，食欲、体重、身体机能、低体温方面均有所改善，特别是HIV和AIDS体征性状改善更佳，主要表现在：患者中有腹泻症状者的比例从10.5％降至0％；上呼吸道感染者从10.5％降至0％；头疼患者从15.8％降至4.0％；皮疹者从21.1％降至4.2％；感觉乏力者从15.8％降至0％。85.7％的患者在服用第12个月可见改善。而且，服用Restore Plus患者的CD_3^+和CD_4^+淋巴细胞计数增高，HIV病毒载量明显降低，甚至低于检测限。对服用者的肝功能检测表明其与对照组之间较为一致，未显示对肝脏的不良反应。结论：服用Restore Plus的患者没有出现毒性作用，用其对抗HIV感染和AIDS，患者免疫功能恢复，病毒载量可低于检测下限。服用Restore Plus将是HIV携带者和AIDS患者的可选辅助治疗方案。

关键词　艾滋病；Restore Plus颗粒冲剂；免疫；CD_4^+；病毒载量

艾滋病治疗常规采用鸡尾酒疗法，然而该疗法只针对HIV病毒，存在毒副反应、耐药性及价格昂贵等不足，使其应用受到限制，约有10％～15％的患者在接受该治疗后仍无法实现免疫重建[1]，多年来我国多家研究机构和医院开展了中药治疗实践[2-8]。在2007年中国科学院知识创新工程中，中科院昆明植物研究所通过国际科技合作，研制了"复方SH"药物，既能有效杀灭艾滋病病毒，也能降低西药的毒副作用，且价格为西药的1/10。2008年起，在国家科技部和中医药管理局的支持下，北京市广安门医院开始中医药重建HIV/AIDS患者免疫系统治疗的研究，这也是我国首次通过临床试验方式对中医药治疗艾滋病的效果进行评估。2010年11月30日云南省防治艾滋病局报道了云南省中医药防治艾滋病试点累计治疗5602人[9]。

鉴于病毒抑制药物具有明显的不良反应，中药则独具优势。本研究采用RestorePlus颗粒冲剂为由虫草等多味中药配伍，利用生物提取技术制成功能型免疫营养饮料，加入抗氧化物和微量元素，在香港完成注册，由天地源生物科技发展有限公司生产，通过实际应用证明其无不良反应并初步检验了其安全性，对人体免疫调节具有较好效果。

RestorePlus颗粒冲剂在香港注册为健康食品，2002年在肯尼亚注册。本研究在肯尼亚内罗毕地区遴选志愿者，分组对照饮用安慰剂和颗粒冲剂，考察HIV携带者和艾滋病患者服用中药RestorePlus颗粒冲剂后对免疫功能提升以达到抑制艾滋病毒增殖的效果。

1 研究目的

在肯尼亚地区，探讨艾滋病受试者服用RestorePlus颗粒冲剂对免疫能力的恢复，观察艾滋病患者在临床指标方面的改变。首先用3～4个月的时间观察受试者的血液数据；而后用22个月时间观察服用RestorePlus颗粒冲剂患者在营养学和造血以及病毒指数方面的一些改变，并通过肝功能跟踪分析饮用过程是否存在不良反应等。

2 研究设计和方法

2.1 设计与方法

先根据体重指数将受试者粗分群，BMI 指数为 $22-30 kg\cdot m^{-2}$。群内随机分出两组，第 1 组服用安慰剂，第 2 组服用 RestorePlus 颗粒冲剂。上述各组用药采用双盲设计，对患者、试验人员和试验室都设盲，直到分析数据结束才解盲。根据下列方程式确定样本量（参考 http://www.mathwizz.com 和 http://en.wikipedia.org/wiki/Hypothesis_testing）:

$$n = \frac{(Z_{(1-\alpha)/2} + Z_{1-\beta})^2 2\sigma^2}{d^2}$$

其中 $Z_{(1-\alpha)/2} = 1.96$，假设检验效能为 90% 则 $\beta = 10\%$，$Z_{1-\beta} = 1.28$，则 $n = 21\sigma^2/d^2$；σ^2 为方差值，d 为两组差值。参考相关研究 $\sigma^2 = 14^2$，$d = 10$（参考相关研究，血清学数据 d 值可以达到 $10\mu g\cdot dL^{-1}$）；那么 $n = 21(14)^2/10^2 = 41.16$，即样本量至少需要 41 例。

2.2 样本采集地点

与肯尼亚艾滋病协会（TAPWAK）确定内罗毕西区的 HIV 携带受试者，获得知情同意和签订相关协议。受试者需为 HIV-1 感染的男性或女性，年龄在 18～50 岁，工作或生活在所选地区，以志愿者咨询中心（VCT）的检测报告 HIV 阳性来定。

2.3 样本排除标准

患者正在使用或曾使用过抗逆转录酶的抗病毒药物，以及那些已经在使用其他营养补充剂和不愿签署书面知情同意者不用于该研究。

2.4 样本录入标准

招募前提前给予受试者适当辅导。在问卷和调查基础上用人类学指数和社会经济数据量化评价生活指数。要求对过去 1 个月患者的状况进行调查记录，如过去 1 个月生病的次数和疾病的种类以及卧床频度。

符合条件的患者被随机分成两组：一组服用 RestorePlus 颗粒冲剂；另一组服用安慰剂。为了试验的严谨性，要求患者依从用药并告知重要性，要求不间断使用，坚持用药，根据个人需求决定用药方式，同时要求不在受试者中或在受试者之外共享产品。为了监管患者用药，要求在患者用药以后下一次来访时按时回收药物包装袋。RestorePlus 颗粒冲剂和安慰剂的包装基本相同，只对药物管理者具有区分标志，给患者每天 3 袋，要求每 8h 喝一袋，一般饭后用一杯水溶化口服。

2.5 临床检查，标本采集及患者管理

项目进行中，由临床医生分类和记录患者的各种指数后再进行分类，患者经过临床生化指标检查，数据做详细的记录，以 6，12 和 22 个月 3 次为标准分析时间点统一调查，20mL 真空采血注射器和针头采取 20mL 血液，EDTA 抗凝分成每份 4mL，标记和储存在 4℃ 运输到 KEMRI 总部 CPHR 实验室，分析免疫学指标：CD_4^+，CD_8^+ 细胞计数，6h 完成所有分析数据的收集。检测免疫功能和 HIV 病毒载量，同时对患者进行访谈。第 12 个月时对分析肝功能以评价药物是否存在不良反应。所有患者每月做临床检测，HIV 相关的感染病症的记录，据 WHO 标准来进行诊断以及分类。

2.6 试验程序及方法

2.6.1 常规试验血样离心，取出血清 5mL，样本置于 -80℃ 保存，送公众健康研究中心营养学研究室（centreforpublichealthresearch，CPHR）进行分析。

2.6.2 特别试验第一，感染状况及 HIV4RNA 病毒载量检查：4mL EDTA 抗凝血送 KEMRI 分析中心 CVR。通过 ELISA 快速分析确认患者 HIV 状态和病毒载量，采用 RNA 定量分析技术的 BranchedDNA 试剂盒（BioCat 公司）。第二，在 KEMRI 生物技术研究部（CBRD）完成 CD_4^+、CD_8^+ 和 NK 细胞计数，5mL EDTA 抗凝血液，BD 公司流式细胞仪进行分析。第三，全血分析采用 2mL 的全血 EDTA 抗凝，在 CPHR 分析。第四，肝功能分析，非真空采血 4mL 全血，用药后第 12 个月，在 CPHR 进行分析，采用 Sigma 试剂盒在日立 410 光度计和火焰光度计进行分析。

2.7 数据管理

数据录入和分析在 CPHR 进行采用 SPSS 软件 1.02 版本程序来做数据统计，数据检查如果呈正态分布，即用 t 检验和方差分析。未配对试验（N<30）不成正态分布数据采用非参数检验。所有样本多时间点观察，采用重复测量方差分析。数据非正态分布（N<30）则用非参数检验。

2.8 伦理学考量

根据服用 RestorePlus 颗粒冲剂没有出现已知不良反应，在研究结束时，所有饮用 RestorePlus 颗粒冲剂的患者都被要求做饮食辅导调查，以最大限度地评价他们在抗氧化剂和其他微量元素各方面的摄入，保证他们连续用药以促进营养状况和免疫学指标的改善。患者被告知在参与研究用药时没有附带负面效果，他们应该遵循服药规则，不应该怀疑和停止服药治疗和接受咨询调查。然而该项目参与者可以在有利于缓解自身不适症状的情形下采取相应护理，如对皮疹瘙痒和发热采取外涂和降温等方法。

结　　果

1 病例特点

研究对象的主要特点见表 1。研究中受试者在标准和生育年龄段的特点具备可比性，和肯尼亚地区许多 HIV 和艾滋病研究相似。受试者大都是女性，超过 85%，这与女性接受任何形式的医疗援助数量大于男性的现实一致。一些丧偶单身女性也占较大比重，她们的配偶都死于艾滋病，大部分家中有较多孩子，然而其平均工资收入较低，每月

平均 9000 先令（介于 6000~12000 之间），不能维持家庭负担和对艾滋病治疗及健康维护需要。受试患者经过治疗都促进了他们的饮食，而出现抱怨食品短缺，这可能导致获得较好干预结果的背景。大多数受试者（70%以上）没有上学或者是只上过初级学校。

表1 受试者基本情况（各数据单位均为%）

指标		安慰剂组 (n=30)	用药组 (n=41)
性别年龄	平均年龄/岁	37.6±7.8	39.7±10.3
	女性	92.3	88.5
	男性	7.7	11.5
婚姻状况	单身	30	34.6
	已婚	30	30.8
	离异	13.3	23.1
	丧偶	26.7	11.5
子女数	1	10	17
	2	16.7	24.4
	3	26.7	24.4
	4	20	19.6
	5	30	7.32
	6	0	7.32
受教育情况	无	60	56.1
	小学	16.7	31.7
	中学	3.3	0
	大专	13.3	7.32
	大学	6.70	4.88
WHO 分级（初始）	1	33.3	22
	2	63.4	73.1
	3	3.3	4.9
	4	0	0
总体评价（初始）	差	4.0	0.0
	一般	64.0	80.8
	好	32.0	19.2
总体评价（22个月后）	差	0	0.0
	一般	38.6	20.0
	好	61.4	80.0
病毒未检出	试验初始	28.6	13.9
	干预以后	34.8	45.0

2 临床观察

试验过程中以及在治疗干预后检测这两组受试患者，尽管 WHO 的分值都较低，但大部份人健康都有较好改善。在服用的第 12 个月可见患者中有腹泻症状者从 10.5% 降至 0%；上呼吸道感染者也从 10.5% 降至 0%；头疼患者从 15.8% 降至 4.0%；皮疹患者从 21.1% 降至 4.2%；感觉乏力者从 15.8% 降至 0%。有 85.7% 的患者增进食欲。在试验中或在结束以后全面系统评价他们的表现分数，服用 RestorePlus 颗粒冲剂的患者似乎获得了巨大的改善，分值较高者从原来的 19% 升高到了 80%，而使用安慰剂的受试者从 32% 到 61%，这进一步证明了在服用 RestorePlus 颗粒冲剂组检测病毒载量时发现未检出比例从 13% 提升到 45%，而在安慰剂组病毒载量未检测比例从 29% 提高至 35%，这些数据进一步支持中药干预组效果较好，尽管安慰剂组也可见一定的改善效果。表 2 给出了受试者基本临床指数的平均值。

表2 艾滋病受试者在试验开始和第12个月的表现和症状（各数据单位均为%）

指标	0 个月		12 个月	
	安慰剂组 (n=30)	用药组 (n=41)	安慰剂组 (n=30)	用药组 (n=41)
脸色苍白	0	0	0	0
淋巴结异常	0	0	0	0
上呼吸道感染	6.7	10.5	0	0
头疼	10.0	15.8	5.7	4
皮疹和瘙痒	6.7	21.1	0	4.2
腹泻	0	10.5	0	0
体重减轻	0	5.3	0	0
咳嗽	6.7	21.1	5.9	4.2
发烧（发热）	3.3	0	0	0
疱疹	0	0	0	0
卡波肿瘤	0	0	0	0
食欲减退	6.7	10.5	0	0
乏力	6.7	15.8	0	0
肺炎				
夜间盗汗	0	5.3	0	0
口腔溃疡				
食欲增加			40	85.7

3 临床营养学和血液学指标

表 3 给出了受试者的营养和免疫功能指标改变。从表 3 看出两组受试者体温一致（$P=0.804$），第 22 个月受试患者的体温在服用 Restore Plus 用药组比安慰剂组要低，提示服用 Restore Plus 颗粒冲剂对于降低艾滋病毒引起的身体免疫反应发热现象有显著性效果。服用 Restore Plus 颗粒冲剂的患者 BMI 值提高了 0.6，而在安慰剂组的人的体重改变不显著；血液学数据看，两组淋巴细胞计数类似（$P=0.207$），而在服用 Restore Plus 颗粒冲剂组平均计数中位数明显高于安慰剂组（$P=0.003$），这提示服用 Restore Plus

颗粒冲剂通过强化淋巴细胞的增殖，从而辅助免疫系统来对抗病毒以发挥作用。非常相似的是，服用 Restore Plus 颗粒冲剂的受试者比安慰剂组在第 22 个月 WBC 计数显著增高（P = 0.017），而大部份其他指标没有明显改变。

表 3　艾滋病受试者在受试开始和第 22 个月的临床营养和造血指标

指标	0 个月			22 个月		
	安慰剂组（n = 30）	用药组（n = 41）	P 值	安慰剂组（n = 30）	用药组（n = 41）	P 值
体温/℃	36.0 (36.0 ~ 37.0)	36.5 (36.1 ~ 37.0)	0.804	36.6 (36.4 ~ 36.6)	36.4 (35.9 ~ 36.5)	0.019
心率/次·分$^{-1}$	72.0 (68.0 ~ 72.0)	72.0 (72.0 ~ 77.0)	0.086	76.0 (72.0 ~ 80.0)	76.0 (68.0 ~ 80.0)	0.857
呼吸/次·分$^{-1}$	18.0 (17.5 ~ 18.0)	18.0 (18.0 ~ 18.5)	0.518	18.0 (18.0 ~ 19.0)	18.0 (18.0 ~ 20.0)	0.731
BMI 指数/kg·m^{-2}	24.6 (21.8 ~ 27.6)	24.0 (22.1 ~ 29.9)	0.692	24.6 (21.3 ~ 29.5)	24.6 (22.3 ~ 29.5)	0.687
淋巴细胞/个·L^{-1}	2063 (1516 ~ 2419)	2188 (1805 ~ 2925)	0.207	1899 (1572 ~ 2243)	2521 (2145 ~ 2815)	0.003
白细胞/×10^{9}L^{-1}	4.80 (3.20 ~ 6.25)	4.65 (3.80 ~ 6.03)	0.984	4.00 (3.30 ~ 4.35)	4.90 (4.05 ~ 6.10)	0.017
红细胞/×10^{12}L^{-1}	4.34 (3.81 ~ 4.73)	4.37 (3.79 ~ 4.80)	0.992	4.17 (3.70 ~ 5.05)	4.11 (3.64 ~ 4.52)	0.419
血红蛋白/g·dL^{-1}	12.5 (12.0 ~ 13.5)	13.2 (12.2 ~ 13.9)	0.208	13.0 (12.5 ~ 13.7)	13.1 (11.8 ~ 13.8)	0.667
血小板/×10^{12}L^{-1}	217 (176 ~ 303)	260 (199 ~ 305)	0.332	207 (183 ~ 258)	254 (221 ~ 319)	0.103
红细胞比容/%	37.8 (35.4 ~ 39.5)	39 (36.1 ~ 41.0)	0.433	38.6 (36.4 ~ 41.1)	38.9 (35.2 ~ 40.0)	0.309
平均红细胞体积/fL	84.3 (80.5 ~ 98.5)	85.7 (83.1 ~ 99.2)	0.496	93.5 (80.9 ~ 98.5)	93.9 (82.8 ~ 101.4)	0.620
平均血红蛋白/g·L^{-1}	33.3 (32.3 ~ 34.1)	33.5 (32.9 ~ 35.2)	0.421	31.3 (26.6 ~ 33.6)	33.7 (33.0 ~ 34.6)	0.896
红细胞沉降率/mm·h^{-1}	45.0 (17.5 ~ 83.3)	31.0 (16.5 ~ 63.8)	0.458	30.0 (17.5 ~ 57.5)	50.0 (27.0 ~ 77.0)	0.105

4　免疫学和病毒学指标

Restore Plus 颗粒冲剂组和安慰剂组受试者免疫学指标的平均值都较为一致，数据见表 4。CD_3^+ 细胞计数起始差异较小（P = 0.096），Restore Plus 颗粒冲剂组在第 22 个月显著增高（P = 0.011）。Restore Plus 颗粒冲剂组比安慰剂组 CD_8^+ 细胞计数显著增高（P = 0.036）。两组 CD_4^+ 细胞计数在早期每一个时间点基本上相似，在第 22 个月时 Restore Plus 颗粒冲剂组受试者出现非常高的数值（P = 0.175），两组 CD_4^+ 细胞平均计数见图 1。

一个有趣的趋势是，服用 Restore Plus 颗粒冲剂的受试者出现了一个增高效应。如前所述的平均病毒载量，Restore Plus 颗粒冲剂组和安慰剂组相比，达到病毒检不出的患者比例显著增加，安慰剂组则不然。Restore Plus 颗粒冲剂组的这种趋势见表 4。病毒载量的对数平均值也一样。这些指标在安慰剂组增减轻微，而在 Restore Plus 颗粒冲剂组是持续降低，尽管通过大幅降低尚未达到显著性，这可能要考虑样品量较小的原因。

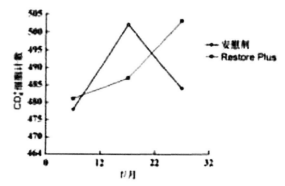

图 1　安慰剂组和 Restore Plus 颗粒冲剂组的 CD_4^+ 细胞平均计数

表 4　服用安慰剂和 Restore Plus 颗粒剂前后免疫学和病毒学指标中位数（IQR）

时间	指标	安慰剂组（n = 30）	用药组（n = 41）	P 值
0 个月	CD_3^+	1294 (1075 - 1934)	1625 (1242 - 2145)	0.096
	CD_4^+	478 (255 - 690)	481 (305 - 575)	0.984
	CD_8^+	855 (616 - 1141)	1081 (769 - 1512)	0.036
	CD_4^+/CD_8^+	0.52 (0.37 - 0.71)	0.38 (0.25 - 0.58)	0.059
	病毒载量	1933 (0 - 13707)	4573 (400 - 15236)	0.363
	病毒载量 log 值	3.29 (0 - 4.14)	3.66 (2.60 - 4.18)	0.363

续表

时间	指标	安慰剂组（n=30）	用药组（n=41）	P值
12个月	CD_3^+	1460（1068-1904）	1870（1308-2200）	0.136
	CD_4^+	502（355-700）	487（350-586）	0.757
	CD_8^+	1109（715-1527）	1201（752-1448）	0.902
	CD_4^+/CD_8^+	0.40（0.31-0.61）	0.46（0.31-0.53）	0.902
	病毒载量	2462（1137-14072）	4037（798-19911）	0.918
	病毒载量log值	3.39（3.06-4.15）	3.61（2.90-4.27）	0.918
22个月	CD_3^+	1453（1157-1792）	1989（1655-2205）	0.011
	CD_4^+	484（322-585）	530（475-682）	0.175
	CD_8^+	867（678-1228）	1162（937-1545）	0.036
	CD_4^+/CD_8^+	0.46（0.37-0.74）	0.50（0.33-0.67）	0.465
	病毒载量	1420（0-20461）	677（0-4974）	0.291
	病毒载量log值	3.15（0-4.31）	2.83（0-3.69）	0.291

5 干预措施安全性分析

在第12个月进行了全面肝功能检测，数据表明Restore Plus颗粒冲剂组受试者肝功能均正常（见表5），说明其对机体无毒害，安全。在开始和中途检查以及受试中随机采样分析、在第12个月肝功能检测的结果表示，各项指标不存在差异，Restore Plus颗粒冲剂组和安慰剂组都相似，表明Restore Plus颗粒冲剂作为一个中草药饮用安全。

表5 第12个月时两组的肝功能分析（IQR）

参数	Restore Plus组（n=41）	安慰剂组（n=30）	P值
$Alb/g \cdot L^{-1}$	39.0（34.0-44.2）	43.1（36.4-44.4）	0.532
$TPro/g \cdot L^{-1}$	82.6（67.8-87.0）	77.4（67.2-84.7）	0.733
$T.Bil/umol*L^{-1}$	13.5（8.1-20.2）	12.8（8.6-19.9）	0.674
$D.Bil/umol \cdot L^{-1}$	6.3（4.3-9.8）	5.5（4.0-11.5）	0.517
$Alp/U \cdot L^{-1}$	66.0（43.0-87.0）	64.0（51.5-72.3）	0.759
$GGT/U \cdot L^{-1}$	20.0（15.0-52.0）	32.0（18.8-50.3）	0.364
$GOT/U \cdot L^{-1}$	17（15.0-23.0）	19.0（15.0-24.0）	0.509
$GPT/U \cdot L^{-1}$	14.0（10.0-16.0）	13.5（8.8-17.0）	0.640

结论与讨论

首先，服用Restore Plus颗粒冲剂对于HIV和艾滋患者的临床疗效具有积极作用。它能改善患者的食欲，改善生活状态，降低各种并发症，而且没有发现任何不良反应。值得注意的是，服用Restore Plus颗粒冲剂的患者上呼吸道感染、头疼、皮肤瘙痒、腹泻、咳嗽和体能不佳显著减少。

试验表明服用Restore Plus颗粒冲剂强化了受试患者的免疫系统功能，增强了淋巴细胞的CD_3^+，CD_4^+和WBC增殖能力，所有这些对强化病毒的清除和对抗病毒的感染具有治疗细胞学的基础。

服用Restore Plus颗粒冲剂对降低病毒载量有一定效果，在第22个月可见患者病毒载量降低，部分患者绝对病毒载量降低，达到不能检出的水平。Restore Plus颗粒冲剂组中病毒载量检不出的患者在第22个月增多（见表1）。

试验显示Restore Plus颗粒冲剂组和安慰剂组相同，未改变患者的肝功能和生理功能，说明该颗粒冲剂使用安全。

本研究随机分组，病毒载量和患者的调查以及安慰剂组的所有试验都是随机的。而且，采用统计分析，试验清晰表明：Restore Plus颗粒冲剂组在开始阶段病毒量呈现升高，后期则下降，部分达到检不出的水平，这可能在背后潜藏了一个目前尚未解释的机理，达到改善患者免疫功能、降低HIV病毒载量的效果。

目前越来越多的研究数据表明维生素和矿物质缺乏可能成为艾滋病毒传播和发展的重要原因[10]。第一，艾滋病患者处于感染与CD_4^+细胞损失的氧化压力下[11]。第二，迫切需要摄入大量的衡量营养物质，使患者恢复免疫功能以对抗病毒的感染[12-14]。第三，由于大量患者在HIV感染下口腔黏膜、食道和肠胃黏膜缺损以及低烧和身体状况恶性病变，降低了食欲，饮食减少加上腹泻和吸收不良更导致营[12]养成份的丢失[15-17]。

多个观察性研究报告的流行病学证据表明，营养素水平低微加快艾滋病进展。血清或血浆低维生素A水平已经作为在病毒感染临床阶段一个独立的感染死亡风险因素，所以大量摄入衡量营养物质也能够延缓艾滋病的进程，改善生存，促进患者的存活[18-21]。摄入2~4倍推荐膳食摄入量的维生素A减缓了艾滋病进展且延长了患者存活时间，锌元素[16]的摄入对患者的存活则作用较差。但是，另有研究表明，108名同性恋男性血浆锌水平的正常与CD_4^+细胞计数增高相关[10,20]。

本试验表明长期服用 Restore Plus 颗粒达 22 个月后，部分患者病毒载量达到不能检出的水平，提示 Restore Plus 颗粒冲剂可以作为肯尼亚和其他地区 HIV 携带者和艾滋病患者营养饮食管理和食疗产品。当然，仍需要在肯尼亚外不同地区进行多个相似研究以重复并验证此结论。

参考文献（略）

(出自中国新药杂志2011年第20卷22期第2241-2247页)

精元康胶囊对不同治疗方案的116例HIV/AIDS患者白细胞水平影响的随机对照研究

蒋士卿[1]　孙宏新[2]　徐英敏[1]　裴俊文[3]　王红玲[1]

(1. 河南中医学院，郑州 450008；2. 河南省中医院，郑州 450002；3. 河南省肿瘤医院，郑州 450008)

摘要　目的：观察精元康胶囊对艾滋病外周血象低下的治疗效果。方法：选用中药制剂精元康胶囊+利可君片模拟剂与HAART疗法同时服用组患者58例，并与西药利可君片+精元康胶囊模拟剂与HAART疗法同时服用患者58例，采用随机、双盲、双模拟剂的临床试验方法，均系统服药6个月，定期检测患者外周血象，以观察精元康胶囊对艾滋病不同程度的白细胞低下的治疗效果。结果：精元康胶囊治疗艾滋病外周血象低下效果良好，服用含齐多夫定（AZT）HAART方案的患者与服用不含齐多夫定（AZT）的HAART方案者比较，均显示出提升白细胞作用。精元康胶囊临床安全有效，治疗中及后期随访均未观察到本制剂引起的毒副作用和不良反应。结论：精元康胶囊可有效治疗艾滋病患者外周血象低下。

关键词　HIV/AIDS；中医药治疗；随机对照；双盲法；双模拟；临床研究

目前，我国所用HAART药物均为国外早期研发药物的仿制品，毒副作用大，其中以骨髓抑制致外周血象低下等为主要表现，使患者依从性差，常因难以耐受毒副反应而停药，严重影响了救治效果。当前国内外市场均未见到专门针对艾滋病外周血象降低的药物，因此，研制用于防治艾滋病外周血象降低的药物，具有极为重要的意义。

我们在前期研究基础上[1]，于2006年1月~2007年6月，采用对癌症放化疗致骨髓抑制具有明显治疗效果的正规院内制剂—精元康胶囊，在河南省艾滋病示范区内选取116例患者，采用随机、双盲、双模拟剂的临床试验方法（RCT），观察了中药制剂对艾滋病外周血不同程度的白细胞水平的治疗效果，取得了较好疗效。

1 一般资料

患者均来源于河南省艾滋病示范区—上蔡县的艾滋病患者。入组116例艾滋病患者均符合卫生部颁《HIV/AIDS的诊断标准和处理原则》，所有患者均于2003年河南省高危人群艾滋病普查时确诊，感染途径多数为1989年~1994年有偿供血感染。经河南省中医药防治艾滋病专家组及当地医师共同筛选，患者自愿参与本临床试验（均签署知情同意书），初诊时随机分入两组中。在全部病例中，治疗组58例，平均年龄42.39岁，最小26岁，最大62岁。对照组58例中，平均年龄43.63岁，最小29岁，最大62岁。男女比例为1:2左右，以女性为多。两组患者入组前均已开始服用HAART药物，服药时间最长者为36个月，最短时间为4个月。

两组患者在症状、体征积分、外周血象、卡氏评分、体重、CD_4^+ 等方面均衡，具有可比性。

2 研究方法

本课题选用纯中药制剂精元康胶囊+利可君片模拟剂与HAART疗法同时服用，并与西药利可君片+精元康胶囊模拟剂与HAART疗法同时服用者进行对比观察，随机分组，每组各58例，采用同期平行对照、双盲、双模拟的方法进行研究。

2.1 诊断标准

2.1.1　HIV/AIDS诊断标准　依国家卫生部颁《HIV/AIDS的诊断标准和处理原则》[2]。

2.1.2　HAART药物毒副反应的分级标准参照WHO颁《抗癌药毒副反应的分度标准》[3]。

2.1.3　白细胞减少症西医诊断标准参考张之南主编《血液病诊断标准及疗效标准》[4]。

2.1.4　中医证候诊断标准依郑筱萸主编《中药新药临床研究指导原则》[5]。[脾肾两虚证]。

主症：神疲乏力，纳呆食少，头晕目眩，腹胀腹泻，夜尿频数。

次症：畏寒肢冷，腰膝酸软，面色萎黄，性欲减退，月经量少色淡，舌质淡，舌体胖有齿痕，苔薄白，脉沉细。

2.1.5　症状体征分级量化标准参照郑筱萸主编《中药新药临床研究指导原则》[5]和国家中医药管理局颁《5省艾滋病

中医药临床治疗技术方案（试行）》[6]拟定。

2.1.6 生活质量分级量化标准 卡诺夫斯基积分表，引自孙燕主编《内科肿瘤学》[7]。

2.2 病例纳入标准 ①符合AIDS/HIV西医诊断标准；服用HAART疗法药物。②外周血WBC < 4.0×10^9/L（但 ≤ 1.0×10^9/L，中性粒细胞 ≤ 0.5×10^9/L）；或/和男Hb < 120g/L（但 < 80g/L），女Hb < 100g/L（但 < 65g/L）；或/和PLT < 100×10^9/L（但 < 50×10^9/L）。③符合中医脾肾两虚证诊断标准者。④年龄 ≥ 18岁，与65岁，预计能存活6个月者。⑤卡氏积分 ≥ 60分。⑥已签知情同意书者。

2.3 病例排除标准 ①严重心（心功能Ⅲ/Ⅳ级）、肝（ALT ≤ 200u·L^{-1}）、肾疾患及血液病患者。②不符合病例纳入标准。③严重精神病或痴呆患者。④连续服药不足6个月者。⑤恶性肿瘤患者。⑥合并某种或多种活动性机会性感染者，如PCP、带状疱疹、肺结核等。⑦全身症状严重，如生活完全不能自理，昏厥或昏迷，癫痫发作样头痛，恶液质者。⑧长期酗酒且不能终止者。⑨孕妇或哺乳期妇女。

2.4 脱落标准 ①病人自动退出试验。②用药期间出现与用药密切相关明显不良反应者。③试验过程中出现严重的其他并发疾病者。

2.5 剔除标准 ①患者未按规定服药，或未按时来复诊。②患者依从性差，加服其他功能相似药物，无法判定疗效者。③最终诊断不符合纳入标准者（纳入后发现不符合纳入标准者）。

2.6 治疗方法

2.6.1 分组治疗

治疗组①HAART疗法：齐多夫定（AZT）300mg, bid. 口服；DDI：体重 ≥ 60kg者，250mg, bid. 口服；< 60kg者，167mg, bid, 口服。NVP：200mg, qd（14d后改为bid）（注：WBC < 2.0×10^9/L，Hb < 90g/L者，将AZT易为D4T。）②精元康胶囊：5粒，日3次，口服；利可君片模拟剂2片，日3次，口服。

对照组① HAART疗法同1.1。②利可君片2片（20mg），id，口服；精元康胶囊模拟剂5粒，tid，口服。3个月为1疗程，共计2个疗程，用药时间为6个月。

2.6.2 合并用药①合并轻微机会性感染者，按有关规则执行，但应避免使用影响外周血象的药物；②并发其他疾病者，按医疗常规执行；③禁用其他可能影响外周血象的药物。

2.7 检测观察指标

外周血常规（含白细胞、粒细胞、淋巴细胞、血红蛋白、血小板、红细胞），每15d检查1次。

2.8 疗效评价标准

根据《中药新药临床研究指导原则》[5]和国家中医药管理局《5省中医药治疗艾滋病临床技术方案（试行）》[6]拟定。

白细胞低下疗效判定标准显效：连续2次查白细胞计数及分类恢复正常（≥ 4.0×10^9/L），并持续2周以上；有效：白细胞计数较治疗前提高100%，或上升至 3.0×10^9/L以上，且粒细胞计数 > 1.5×10^9/L，并多次连续检查，维持2周以上；无效：经充分治疗后，白细胞无明显增高。

2.9 不良事件的观察

在观察疗效的同时，密切注意观察不良事件或未预料到的毒副作用（包括症状、体征、实验室检查），无论其与试验用药是否相关，均应详细记录，并分析原因，作出判断，要追踪观察和记录。发现不良事件时，观察医师可根据病情决定是否中止观察。

2.10 统计学方法 采用SPSS13.0进行统计分析。均采用双侧检验，分类变量采用频数（构成比）进行秩和检验。P值 ≤ 0.05被认为差别有统计意义。

2.11 盲法的要求及设计

采用随机、双盲、模拟剂平行对照的方法。两者外包装完全一致，随机编号为1, 2组。所有研究药品均附1份相应编号的应急信件，其中标明真实的药名和编码，信封存放在试验负责人处，以便应急时查看核对。试验时按患者纳入观察时间先后顺序和药物编号发药。研究结束，数据经专业统计人士统计分析后揭盲，进行疗效比较。

3 结果

经过6个月的系统观察，116例患者中死亡0例，脱落1例（占总例数的0.8%），两组患者外周血象均有不同程度的改善，因为入组患者选用HAART治疗方案有两种，其中含AZT的方案对外周血象抑制的作用比不含AZT的治疗方案明显严重，所以我们在两组总体比较的基础上，又细分为服用含AZT HAART方案的患者组与服用不含AZT的HAART方案者进一步加以比较。

3.1 两组患者治疗前后外周血象变化比较

治疗组57例中，显效35例，有效19例，无效3例，有效率94.7%；对照组58例中，显效28例，有效20例，无效10例，有效率82.8%。两组比较差异有显著性意义（P < 0.05）。见表1。

表1 两组患者治疗前后WBC变化比较

组别	例数	显效/例	有效/例	无效/例	有效率/%
观察	57	35	19	3	94.7[1)
对照	58	26	22	10	82.8

注：与对照组相比。P < 0.05（表2～3同）。

3.2 服用含AZT HAART方案的患者与不含AZT的治疗方案者治疗前后比较

两组患者治疗前后WBC均有不同程度的增加。服用含AZT HAART方案的治疗组37例患者中，显效24例，有效12例，无效1例，有效率为98.2%；对照组35例患者中，显效15例，有效13例，无效7例，有效率为86.2%。两组比较差异有显著性意义（P<0.05）。见表2。

服用不含AZT HAART方案的观察组20例患者中，显效11例，有效7例，无效2例，有效率为90.0%；对照组23例患者中，显效13例，有效7例，无效3例，有效率为87.0%。两组比较，差异无显著性意义，见表3。

表2 含AZT方案患者治疗前后WBC变化比较

组别	例数	显效/例	有效/例	无效/例	有效率/%
观察	37	24	12	1	98.2[1)]
对照	35	14	14	7	86.2

表3 不含AZT方案患者治疗前后WBC变化比较

组别	例数	显效/例	有效/例	无效/例	有效率/%
观察	20	11	7	2	90.0
对照	23	13	7	3	87.0

精元康胶囊临床安全有效，治疗中及后期随访均未观察到本制剂引起的毒副作用和不良反应。

精元康胶囊可显著提高艾滋病及HAART疗法致外周血象低下患者外周血白细胞水平，其疗效优于利可君片。

服用含AZT HAART方案的患者与服用不含AZT的HAART方案者比较，均显示出提升白细胞作用，其中含AZT HAART方案治疗组效果优于对照组（P<0.05），显示精元康胶囊疗效优于利可君片；不含AZT HAART方案治疗组效果与对照组相当，差异无显著性意义，显示精元康胶囊疗效与利可君片相当。

4 讨论

既往类似研究均停止放化疗后再用药观察。由于艾滋病的特殊性，无法脱离HAART疗法，只能将精元康胶囊与HAART疗法同时应用。结果表明，这样做是切实可行的，更能体现出中医药的优势。

肿瘤放化疗致外周血象低下多为粒细胞下降，而艾滋病患者本身淋巴细胞也低，即使不用HAART疗法，白细胞总数也低下。而不含AZT的治疗方案对外周血象的抑制作用较弱，其白细胞低下原因更可能是艾滋病本身导致，因此，中药治疗的难度更大。本课题提示精元康胶囊对艾滋病外周血象的抑制也具有良好的保护作用。这是一个好的苗头，有待于进一步深入研究。

本研究观察6个月，由于时间延长，观察难度更大，对患者依从性教育的力度大大增加。

研究结果表明，精元康胶囊具有疗效确切、药源丰富、毒副作用小、价格低廉、服用方便等特点，对解决HIV/AIDS患者的长期用药，改善艾滋病患者的外周血象，降低HAART疗法的毒副作用，保证治疗的顺利进行，将起到较好的效果，值得临床推广。

参考文献（略）

（出自中国实验方剂杂志2010年第16卷14期第201-206页）

艾滋病免疫重建不全患者TCRVβ基因多样性改变及药物干预研究

汤艳莉[1] 王阶[2] 李勇[2] 刘咏梅[2]

(1. 泰达医院，天津300457；2. 中国中医科学院广安门医院，北京100053)

摘要 目的：探讨艾滋病免疫重建不全患者的TCRVβ基因多样性改变及中药免疫2号方的干预作用。方法：采集37例艾滋病免疫重建不全患者治疗前后的外周血PBMC，另以15例HIV抗体阴性健康献血员做对照，采用人类TCRVβ基因CDR3多样性定量检测试剂盒检测，基因扫描作图并计算Vβ家族中每个家族不同大小CDR3区片段的分布。结果：HAART治疗后1年免疫重建不全患者的TCRVβ多个家族的扫描图高斯分布被打破，并发生TCR谱系的偏移，经半年中药联合HAART治疗后，偏移的TCR谱系有所恢复。以试剂盒提供的定量分析软件计算的距离D（distance）值来量化评价，2组D值改变无明显差异，但联合中药能减少数据的变异性。CD_4^+T细胞计数与TCRV/3基因多样性改变两者存在显著的相关关系（r=-0.772，P=0.000）。结论：中药复方对于TCRVβ各家族单寡克隆情况有不同程度的改善和恢复，提示中医药可能促进T细胞部分受体基因重排，丰富受体库，帮助机体免疫细胞有效识别病毒，减少T细胞凋亡。

关键词 艾滋病；免疫重建不全；TCRVβ 免疫2号方

当前，高效抗逆转录病毒疗法（HAART）是治疗艾滋病唯公认有效的治疗手段，在临床上得到了广泛应用。然而HAART治疗后免疫重建不全却成为HAART疗法问世以来难以解决的瓶颈问题之一。TCRVβ基因是近年来免疫研究的热点，AIDS 病程中进行性的 CD_4^+ T 细胞丢失及 CD_8^+ T 细胞强大的免疫应答反应会影响不同 TCR 的可利用谱系，由抗原持续刺激而克隆性增生的 CD_4^+ 和 CD_8^+ T 细胞最终导致 TCR 可变区谱系的偏移及 T 细胞克隆性的变化，打破其平衡状态下的高斯分布[2]。通过分析 TCRVβ 的基因谱系和 CDR3 长度和序列，可以精确地分析不同 TCRVβ 亚家族 T 细胞的基因表达和克隆性，是目前分析 T 细胞克隆性最为敏感的方法[3]。该方法能够很好地对 HIV/AIDS 患者外周血 T 细胞 TCRVβ 亚家族的表达和克隆性进行分析，从而深入了解机体的免疫功能和对 HIV 相关抗原的特异性免疫反应情况。近年来有研究证实中药免疫 2 号方联合 HAART 能够有效提高患者免疫功能，促进免疫重建，本研究对 TCRVβ 基因多样性的改变进行检测，初步探索该疗法对机体免疫调节的作用机制。

1 材料

1.1 临床资料 37 例艾滋病免疫重建不全患者均来源于广西柳州龙潭医院，均为 HIV 抗体阳性，经 Western Blot 确认试验证实，经 HAART 治疗 12 个月以上，病毒载量控制良好，CD_4^+ T 细胞计数上升不足 100 个/μL 的患者。另选取性别、年龄相匹配的 15 例 HIV 抗体阴性健康献血员为对照组，来源于广安门医院体检中心。

1.2 药物 37 例患者随机分为 2 组，一组按照前期服药方案继续给予国家标准 HAART 治疗方案，即 AZT（d4T）+ 3TC + NVP（EFV），并联合使用中药免疫 2 号方（四川新绿药业有限公司生产并提供），6.2g/次，早、晚餐前 0.5h 冲服。30d/周期，连续治疗 6 个周期。

1.3 仪器和试剂 生物安全柜（Class II，美国 NuAire 公司），台式高速离心机 145K（德国 Sigma 公司），涡旋振荡器（IKAIS1/MS2，IKA 公司），可调移液器（Eppendorf 公司），FACS Calibur 流式细胞仪及 Multi TEST 软件自动分析数据（美国 BD 公司），定量 PCR 仪（ABI 7500 FAST），3700 测序仪（ABI）。TCRExpress Human T Cell Receptor Vβ Repertoire CDR3 Diversity Determination and Quantitative Analysis Kit（美国 BioMed Immunotech 公司），人淋巴细胞分离液（国产，天津川页），TRizol 试剂（Invotrigen），RNA 抽提试剂盒（Qiagen），RNA 逆转录试剂盒（Invotrigen）；Taq Polymerase（Invotrigen），RNA 酶抑制剂（epicentre），RNeasy MinElute 纯化试剂盒（Qiagen）。

2 方法

2.1 样本采集及外周血单个核细胞（PBMC）分离 抽取受试者 5mL 外周血，EDTA 抗凝，无菌条件下 Ficoll 液常规方法分离 PBMC，每管加入 0.5mL Trizol 试剂，充分抽打、混匀，置于 -80℃ 以下保存。运输样品时严格控制运输的冷冻状态，防止样品冻融。

2.2 提取细胞总 RNA 用 Qiagen 公司的 RNA 抽提试剂盒提取细胞总 RNA，依试剂盒说明操作。取 3μL 跑胶鉴定。

2.3 RNA 逆转录用 Invotrigen 公司的 RNA 逆转录试剂盒将 RNA 反转录为 cDNA，依试剂盒说明操作。

2.4 巢式 PCR 扩增 TCRVβ 基因 2 轮 PCR 按照如下程序进行：Plate I PCR 扩增条件 95℃ 3 min，95℃ 30 s，55℃ 30 s，72℃ 45 s，35 个循环，72℃ 5 min，4℃。Plate II PCR 扩增条件：95℃ 3 min，95℃ 30 s，55℃ 30 s，72℃ 30 s，25 个循环，72℃ 5 min，4℃。对第 2 轮 PCR 结果进行跑胶鉴定。

2.5 基因扫描 根据条带的亮度取 1μL 的第 2 轮 PCR 产物进行上板，每个样本各扫 24 个反应孔，利用 Gene Mapper 软件对扫描结果进行数据分析。

2.6 统计分析 CDR3 区的多态性分析，针对正常样本，扫描后得到 22 个 Vβ 家族（无功能的 10，19 未在检测范围内）中每个家族不同大小 CDR3 区片段的分布（曲线下的面积）情况。其中用概率 $Pi = Ai/(\Sigma Ai)$ 来表示家族中每个片段的概率。为定量表述 CDR3 的变化，以正常人 22 个 Vβ 家族中每个家族 CDR3 区片段的平均分布建立标准。同样，扫描后得到艾滋病患者 22 个 Vβ 家族中每个家族不同大小 CDR3 区片段的分布（曲线下的面积）情况。每个艾滋病患者的 CDR3 变化与正常人 22 个 Vβ 家族中每个家族 CDR3 区片段的平均分布进行比较。利用试剂盒提供的定量分析软件计算相应的距离 D（distance）值。应用 SPSS 13.0，和 CDR3 QAssay Human Version 1.0（BioMed Immunotech）软件进行统计分析及作图；各组间差异比较用 t 检验或非参数检验进行比较；T 细胞计数与 TCRVβ 基因多样性变化的相关性采用线性回归分析。$P < 0.05$ 为差异具有统计学意义。

3 结果

3.1 正常对照组与免疫重建不全患者治疗前后 TCRVβ 基因多样性改变比较 1 例正常人 T 淋巴细胞的 TCRVβ 22 个家族扫描分析图见图 1，结果显示 Vβ 各家族 TCR CDR3 长度谱型均呈现中间高两边低的多个峰的"钟形"，近似于高斯分布（余样本结果类似未列出）。而 HAART 治疗后 1 年免疫重建不全患者的 TCRVβ 多个家族的扫描图高斯分布被打破，并发生 TCR 谱系的偏移，见图 2。经半年中药联合 HAART 治疗后，偏移的 TCR 谱系有所恢复，见图 3。

以试剂盒提供的定量分析软件计算的距离 D（distance）值来量化评价，综合所有检测样本取均值分析，可见到患者 D 显著高于正常人，患者疗后较疗前 D 轻微下降，其变异性减小，见图 4。进一步区分免疫 2 号方 + HAART 治疗及安慰剂 + HAART 治疗 2 组患者，发现虽然 D 值改变无明显差异，但联合中药确实能减少数据的变异性，见图 5，表明中药对不同个体差异患者的作用具有较好的稳定性。

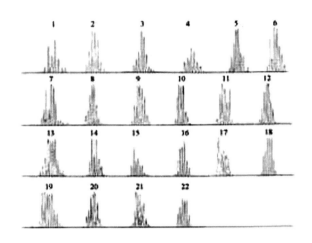

图1 正常人T淋巴细胞的TCRVβ 22个家族扫描分析图

Fig. 1 Scanning picture of 22 family of TCRVβ in Normal human's T lymphocytes

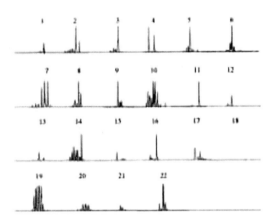

图2 HAART治疗后1年免疫重建不全患者T淋巴细胞的TCRVβ22个家族扫描分析图

Fig. 2 Scanning picture of 22 family of TCRVβ in patients T lymphocytes after 1 year HAART

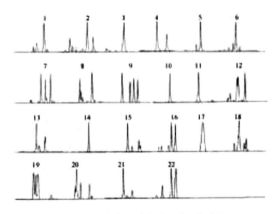

图3 上图患者经治疗后T淋巴细胞的TCRVβ 22个家族扫描分析

Fig. 3 Scanning picture of 22 family of TCRVβ in patients' T lymphocytes treated with Immune 2

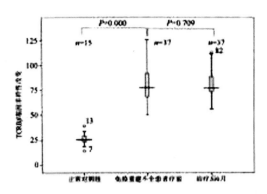

图4 正常人与患者治疗前后T淋巴细胞的TCR家族值比较

Fig. 4 Comparison of D value of TCR family in normal and patients before and after treatment

3.2 CD_4^+ T细胞计数与TCRVβ基因多样性改变的相关性 以年龄作为需要剔除的控制变量，CD_4^+ T细胞计数与TCRVβ基因多样性改变两者存在显著的相关关系（r = -0.772，P = 0.000），见图6。表明TCRVβ基因多样性在衡量AIDS患者病情及治疗效果方面，可以作为CD_4^+细胞数测量的辅助参考指标。

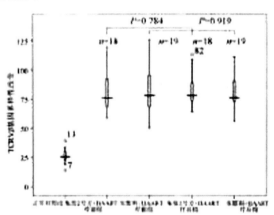

图5 正常人与不同干预手段患者治疗前后T淋巴细胞的TCR家族D值比较

Fig. 5 Comparison of D value of TCR family in normal and patients with different intervention before and after treatment

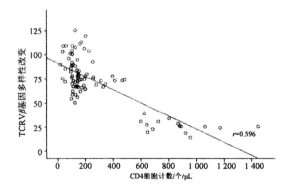

图6 CD_4^+ T细胞计数与TCRVβ基因多样性改变的关系

Fig. 6 Relationship between CD_4^+ T count and change of TCRVβ gene diversity

4 讨论

尽管国内外已进行了广泛的研究,但作为 AIDS 进展标志的 T 细胞减少的机制仍未阐明。HIV 感染仅是致病的一方面,而宿主的抗病毒免疫功能状态则能够显著影响疾病的发展,同时病毒对宿主防御系统的破坏程度也是影响艾滋病预后的重要方面。TCR 的胚系基因片段(特别是 V 基因)数目众多,这些基因片段在 T 细胞发育成熟过程中发生不同的重排和组合,从而产生数量巨大的 TCR 分子。正常情况下,机体未受任何抗原刺激时,TCRVβ 重排是随机的,其 T 细胞表现为多家族和多克隆性,而在疾病情况下,特殊的抗原刺激可引起某一个或几个亚家族的 TCR 针对性重排,出现克隆性增殖。AIDS 病程中进行性的 CD_4^+ T 细胞丢失及 CD_8^+ T 细胞强大的免疫应答反应会影响不同 T 细胞受体的可利用谱系,由抗原持续刺激到克隆性增生的 CD_4^+ 和 CD_8^+ T 细胞最终导致 TCRVβ 链可变区谱系的偏移及 T 细胞克隆性的变化[4-5]。或者 T 细胞为避免凋亡被迫发生受体修正得以存活,其代价却是不再识别相关抗原。

研究表明,急性 HIV 感染会引起以选择性 T 细胞受体 Vβ 表达的 CD_8^+ T 细胞增殖为特征的强烈的免疫反应。这些通常在外周血检测到的"扩增"在慢性 HIV 感染过程中持续,并且可能导致特定克隆占优势主导地位。这些克隆群与抗原引起的 CD_8^+ T 细胞增长相一致[6]。HIV 感染与偏移的 TCR 家族谱系相关[7]。本研究发现免疫重建不全患者其体内 TCR 扫描图高斯分布被打破,其紊乱较急性 HIV 感染者而言更为严重和明显,且紊乱程度与 CD_4^+ 细胞的数量成反比。相关研究也表明 CD_4^+ 细胞数越低,CD_4^+ T 细胞的 TCR 家族紊乱越严重[8]。

中药联合 HAART 治疗,有助于偏移的 TCR 谱系的恢复,在直观的扫描图上能有所发现。然而以试剂盒提供的定量分析软件计算的距离 D 值来量化评价,综合所有检测样本取均值分析,却未能观察到显著的治疗前后差异,仅观察到治疗后数据的变异性变小,联合中药组比安慰剂组的稳定性更好。治疗前后未得到具统计学差异的结果可能与对 T 细胞的分离过于粗略有关,CD_4^+ T 细胞和 CD_8^+ T 细胞混合分析,使得结果的精确性受到影响。有研究深入到 $CD45RA^+$ 及 CD_{45}^+RO CD_4^+ T 细胞的 TCR 不同 Vβ 家族 CDR3 长度的多样性,以评价病毒感染在 CD_4^+ T 细胞激活和分化过程中对其克隆性的影响。发现在 CD_4^+ $CD45RA^+$ T 细胞中,HIV 感染者 Vβ 家族紊乱数(5.8±4.9 个 V 家族)高于健康对照组(1.6±1.8 个 Vβ 家族)。而在 CD_4^+ CD_{45}^+RO T 细胞中感染者与正常人无此明显差异(分别是 2.9±3.1 和 1.1±1.8 个 Vβ 家族;P=0.11)。发生 $CD45RA^+$ TCR 紊乱的 CD_4^+ 细胞在感染者中显著多于正常人(紊乱的 V 家族平均值为 6.6±5.4;P=0.04)。研究未发现 CD_4^+ 亚群紊乱与治疗前年龄或病毒载量有明显相关。与 CD_8^+ T 细胞不同,HIV 诱导的 TCR 紊乱发生在 CD_4^+ T 细胞亚群的 $CD45RA^+$ 中,而不是 CD_{45}^+RO[9]。另外治疗时间仅 6 个月,前期研究表明 CD_4^+ T 细胞的重建没有 CD_8^+ T 细胞的快,所以慢性病人可能需要 1 年多的时间来观察疗效。但本研究结果仍然提示了这种疗效的趋势,中医药可能在促进 T 细胞部分受体基因重排、帮助机体免疫细胞有效识别病毒、减少 T 细胞凋亡方面有所作用。

参考文献(略)

中医药治疗坦桑尼亚 HIV/AIDS 患者 45 例临床报告

杨凤珍[1]　Naomi[2]　赵晓威[3]　魏文斌[4]　梁碧艳[1]　王健[1]　陆嘉明[1]　周俊[1]　刘颖[1]　邹雯[1]

(1. 中国中医科学院艾滋病中医药防治中心,北京 100700；2. 坦桑尼亚莫西比利国立医院；
3. 中国中医科学院西苑医院,北京 100091；4. 中国中医科学院望京医院,北京 100102)

关键词　艾滋病；广安颗粒；艾宁颗粒；中医药疗法；坦桑尼亚

自 1987 年至今,中坦合作运用中医药治疗逾千例、上万人次艾滋病毒(HIV)感染及艾滋病(AIDS)患者,特别是 2004 年在坦桑尼亚抗病毒药治疗推广之前,中医药治疗对坦桑尼亚 HIV/AIDS 患者提供了大力支持和帮助。通过大量临床实践,初步掌握了 HIV/AIDS 发病及演变规律,总结出清热解毒、清化湿热、疏利化浊、凉血化瘀、补益气血、益气养阴、健脾补肾等一系列中医治法,进行了多种中药复方治疗观察。现将承担第七阶段合作(2006 年 10 月—2008 年 6 月),运用中医药治疗 HIV/AIDS 患者 45 例临床观察结果报道如下。

1 临床资料

45 例 HIV/AIDS 患者来源于坦桑尼亚莫西比利国立医院门诊,经酶联免疫吸附法和免疫印迹法确诊 HIV 抗体阳性；其中 37 例配偶 HIV 抗体(+)或死于 AIDS,1 例血源传播，其余感染途径不详。

HIV感染者30例，由流氏细胞仪方法检测CD_4^+/T淋巴细胞计数多200/μL；其中男性9例，女性21例；年龄最大56岁，最小29岁，≥50岁6例，40~49岁13例，<40岁11例；首次检测HIV抗体阳性时间≥15年6例，10~14年9例，5~9年6例，<5年9例。观察期间，所有患者均出现疟疾发作，急性痢疾1例，陈旧性肺结核5例，卡氏肺囊虫肺炎1例，肺部真菌感染1例，呼吸道感染8例，支气管哮喘2例，食管与胃部病变6例，慢性腹泻2例，皮肤病变11例，神经病变5例，胸壁脓肿1例，贫血12例，高血压病2例，糖尿病1例，心功能不全1例，肝功能异常2例，功能性子宫出血1例，单纯性甲状腺肿大2例。进入AIDS期2例，中断脱落3例，观察时间<6个月者3例，完成6个月以上观察共24例。

AIDS患者15例，由流氏细胞仪方法检测CD_4^+T淋巴细胞计数<200/μL；其中男性5例，女性10例；年龄最大69岁，最小28岁，≥50岁5例，40~49岁7例，<40岁3例；首次检测HIV抗体阳性时间多10年7例，5~9年6例，<5年2例。观察期间，15例均出现疟疾发作，肺结核2例，卡氏肺囊虫肺炎3例，支气管哮喘1例，皮肤病变7例，神经病变3例，贫血6例，高血压病1例，糖尿病1例。中断脱落2例，观察时间<6个月者1例，完成6个月以上治疗观察共12例。

2 治疗方法及疗程

30例HIV感染者服用中药广安颗粒（中国中医科学院广安门医院院内制剂），12~24g/次，2次/d。15例AIDS患者，8例服用中药广安颗粒，24g/次，2次/d；7例服用中药艾宁颗粒（上海三湘生物科技有限公司提供，临床试验批号：2005L01872），10g/次，2次/d。根据病情允许进行中药饮片，或颗粒剂，或中成药辨证或对症补充治疗，合并严重细菌或真菌、疟原虫感染者，结合必要的抗生素及抗真菌药、抗疟药治疗。30例HIV感染者，观察疗程完成18个月者10例，12个月者2例，6~9个月者12例，<6个月者（新入与中断病例）6例。15例AIDS患者，观察疗程18个月者2例，12个月者6例，6~9个月者4例，<6个月者3例。

3 观察项目与方法

疗效指标主要包括CD_4^+、CD_8^+T淋巴细胞计数、血色素、体重、疟疾发作频度；安全指标主要包括肝、肾功能。观察时点为疗后6、12、18个月。CD_4^+、CD_8^+T淋巴细胞计数采用美国BD FACSCalibur公司流式细胞仪；疟疾发作积分方法：近3个月无发作计0分，发作1次计1分，发作2次计2分，发作3次以上计3分。

4 结果

4.1 T淋巴细胞亚群变化情况

完成6个月以上治疗观察的24例HIV感染者，疗前CD_4^+T淋巴细胞计数正常（正常值范围410~1590/μL）者11例，计数<410/μL者13例。疗后CD_4^+T淋巴细胞计数上升≥30%者10例，占41.67%；稳定者（上升或下降<30%）10例，占41.67%；下降≥30%者4例，占16.67%。疗前CD_8^+T淋巴细胞计数正常（正常值范围190~1140/μL）者15例，计数>1140/μL者9例；疗后CD_8^+T淋巴细胞计数正常者12例，计数>1140/μL者12例。

完成6个月以上治疗观察的12例AIDS患者，疗前CD_4^+T淋巴细胞计数≥100/μL者9例，计数<100/μL者3例。疗后CD_4^+T淋巴细胞计数上升≥30%者3例，占25.00%；稳定者3例，占25.00%；下降≥30%者6例，占50.00%。疗前CD_8^+T淋巴细胞计数正常者6例，计数>1140/μL者6例；疗后CD_8^+T淋巴细胞计数正常者5例，计数>1140/μL者7例。

4.2 疟疾发作频度

24例HIV感染者疗前疟疾频度积分和为17分，疗后积分和为9分，疟疾发作呈下降趋势；12例AIDS患者疗前疟疾频度积分和为13分，疗后积分和为13分，治疗前后无变化。

4.3 血色素与体重变化

24例HIV感染者疗前血色素正常者12例，疗后正常者13例；12例AIDS患者疗前血色素正常者6例，疗后正常者3例。24例HIV感染者疗后体重稳定者15例，上升多5%者4例，体重稳定和上升者共19例，占79.17%；下降≥5%者5例，占20.83%。12例AIDS患者疗后体重稳定者9例，上升≥5%者1例，体重稳定和上升者共10例，占83.33%；下降≥5%者2例，占16.67%。治疗前后检测结果见表1、表2。

表1 24例HIV感染者血色素、体重治疗前后变化

项目	治疗前	治疗后	P
血色素（g/dL）	11.78±1.78	12.26±2.13	>0.05
体重（kg）	65.96±11.80	65.58±11.78	>0.05

表2 12例AIDS患者血色素、体重治疗前后变化情况

项目	治疗前	治疗后	P
血色素（g/dL）	12.38±1.78	11.58±1.89	>0.05
体重（kg）	61.25±10.29	61.00±9.63	>0.05

4.4 肝、肾功能变化情况

24例HIV感染者疗后血清丙氨酸氨基转移酶（ALT）、肌酐（Cr）升高各1例，治疗前后血清天冬氨酸氨基转移酶（AST）均高于正常者3例；12例AIDS患者治疗前后血清ALT均正常，治疗前后血清AST均异常者1例，疗前血清Cr异常者1例、疗后异常者1例。治疗前后检测结果见表3、表4。

表3 24例HIV感染者血清ALT、AST、Cr治疗前后变化情况

项目	治疗前	治疗后	P
ALT (U/L)	20.38±11.56	28.38±26.42	>0.05
AST (U/L)	31.96±26.88	33.83±28.22	>0.05
Cr (umol/L)	80.46±16.45	93.21±58.91	>0.05

表4 12例AIDS患者血清ALT、AST、Cr治疗前后变化情况（$\bar{x}\pm s$）

项目	治疗前	治疗后	P
ALT (U/L)	18.00±9.81	18.50±7.85	>0.05
AST (U/L)	26.17±8.52	27.58±5.73	>0.05
Cr (umol/L)	85.67±14.01	83.42±10.76	>0.05

5 结论与讨论

本阶段临床观察初步反映坦桑尼亚HIV感染特点，一是性接触传播为主，二是多数合并疟疾感染，并反复发作。本阶段完成6~18个月中药治疗的24例HIV患者观察显示，CD_4^+上升与稳定者总计20例，达83.33%，表明中医药对HIV感染人群具有一定提高和稳定免疫功能作用；患者体重上升或稳定人数19例，占79.17%，疟疾发作频度积分有所下降，表明中药对HIV感染者具有一定改善体质、减少合并感染的作用。完成6~18个月中药治疗12例AIDS患者观察显示，CD_4^+上升与稳定者总计6例，占50.00%，表明中医药对AIDS患者具有一定的稳定免疫功能作用；体重上升或稳定10例，占83.33%，表明中医药具有一定改善体质作用。HIV感染者与AIDS患者治疗前后肝、肾功能均无显著变化，表明中医药治疗HIV/AIDS具有安全性。

自2004年底坦桑尼亚推出国家免费为AIDS患者提供抗病毒药以来，AIDS患者病死率逐年下降，但由于种种原因，HIV感染率仍处于较高水平，本观察显示异性接触为主要传播途径。由于抗病毒药有严格的应用指征，大量HIV感染人群成为针对性治疗盲区；而抗病毒药明显的不良反应，使部分AIDS患者难以耐受而放弃，也成为针对性治疗盲区。然而，中医药通过解毒化湿、凉血散瘀、补益气血或气阴、健脾补肾等治法，实现改善患者整体状态，包括提高和调整免疫功能、减少多种机会性或继发性感染等，达到提高生存质量、延长生存期的功效。本观察表明，中药辨证治疗HIV/AIDS患者具有一定提高和稳定免疫功能作用，尤以HIV感染人群明显；同时，对HIV/AIDS患者有改善体质、减少继发感染的作用；并且对肝、肾功能无损害。由于HIV感染一旦进入AIDS阶段，患者体内HIV病毒复制急剧增加，免疫功能极度衰竭，单独采用中药对AIDS患者免疫功能虽有一定稳定作用，但整体疗效尚不显著。中药联合抗病毒药疗法在抑制病毒、改善免疫功能、减缓抗病毒药毒副反应等方面可能实现互补作用。

（出自中国中医药信息杂志2009年第16卷4期第67-68页）

· 发 热 ·

中医药治疗艾滋病外感发热证经验

于晓敏[1]　蒋自强[2]

(1. 河南中医学院2007级硕士研究生，河南郑州 450008；
2. 河南中医学院第1附属医院艾滋病临床研究中心，河南郑州 450000)

关键词　艾滋病/中医药疗法　发热/中医药疗法　桂枝汤/治疗应用

在艾滋病的多种临床表现中，发热是最为常见的症状之一，常常反复发作，缠绵难愈。笔者采用中医药治疗艾滋病外感发热证有一些体会，现介绍如下。

1 艾滋病的病因病机认识

艾滋病属中医学"疫病"范畴，是一种致死性高、传染性强的疑难疾病。疫毒通过受损之肌肤、精窍，或由母体传入,见血即染,藏于膜原,择机而发。该病发展过程相似,初起症状如同一般外感疾病,实为艾滋病疫毒入侵;此后则是邪正交争,劫气耗阴,损伤五脏六腑,气血阴阳虚损;最终形成枯槁,阴绝阳脱而亡。艾滋病整个疾病的发生发展始终是一个邪气逐渐亢盛、正气逐渐衰败的过程。

2 艾滋病外感发热证病机认识

艾滋病外感发热证虽为外邪侵袭,但其病之本是由于肺脾气虚,正气不足,卫外不固。临证所见,多数艾滋病患者常表现为发热,但体温不甚高,且遇微风袭扰易患感冒发热,并兼见畏寒怕冷、气短懒言、纳差乏力等症状。《素问·评热病论》曰:"邪之所凑,其气必虚。"中医学在几千年的实践中认识到,人体疾病的发生是由自身正气的盛衰所决定的。艾滋病是一种特殊的疾病,当其病毒侵入人体后逐渐损伤脾肺二脏,脾胃虚则水津不布,营卫化生无源;肺气伤则肺失宣肃,腠理开阖失司。肺脾虚,则营卫不足,一则难于护卫肌表、防御外邪入侵,二则不能温养脏腑、肌肉、皮毛,三则调节控制腠理开合、维持体温的相对平衡功能失调,一旦感受外邪侵袭,易致发热。陈修园《医学实在易》曰:"气通于肺脏,凡脏腑经络之气,皆肺气之所宜。"吴鞠通《温病条辨·上焦篇》曰:"肺主化气,肺病不能化气,气郁则身亦热也。"笔者认为,艾滋病的外感发热证多由肺脾气虚,营卫不足,卫外不固所致,治疗宜调理营卫为主,使营卫调、正气复而驱邪外出。

3 病案举例

例1 患者,女,46岁,2004年确诊为艾滋病。2007-05-19就诊。主诉:间断性发热半年余。半年来,每遇天气稍有变化受风或稍加劳累,即易患感冒发热,兼见畏寒肢冷、鼻塞流涕、咳嗽少痰、周身困重、少气乏力等症状。血常规检示:CD_4^+细胞计数$10^6/mm^3$,白细胞计数$4.2×10^9/L$中性76%,淋巴24%。经口服西药治疗,症状时好时差,难以痊愈。体格检查:T 38.2℃,R 20次/min,P 96次/min,BP 116/76 mmHg(1 mmHg = 0.133 kPa)。两肺呼吸音粗,未闻及明显干、湿性啰音,舌质稍红,苔薄白稍腻,脉浮数细。西医诊断:艾滋病发热。中医诊断:艾滋病发热,证属肺卫气虚,外感风寒,卫外不固。治宜益气固表、调和营卫、驱邪外出。给予桂枝麻黄各半汤与玉屏风散加减。处方:黄芪12g,桂枝10g,白芍10g,麻黄8g,防风6g,杏仁12g,甘草6g,生姜3片,葱白寸段。3剂,1d1剂,水煎服,早晚分服。二诊:药后体温降至正常,自感身轻,仍有少许咳嗽、痰少稀白、舌淡红、苔薄白、脉浮细稍数。守上方加葶苈子10g,川贝母10g,2剂后病愈。嘱常服该方,随访半年,病情稳定,很少发热。

按患者系久病邪郁肌表,欲出不能,欲入未可,迁延日久,邪势已减,复感寒邪,导致风寒外束,邪气郁表,营卫不和,故见周身困重、畏寒肢冷;久病体虚,故见少气乏力,不耐寒热。采用桂枝麻黄各半汤合玉屏风散益气解表、调和营卫,酌加葶苈子、川贝母止咳化痰,泻肺平喘,疗效显著。

例2 患者,男,40岁,2007-09-10初诊。主诉:发热1个月余。1个月来,患者体温波动在37.4~39.1℃,多为午后或夜间低热,稍遇风吹易发热,伴左侧肢体不遂、双目失明。患者于1年半前因巨细胞病毒感染致右眼渐失明后发现HIV(+),抗HCV(+)。后间断发热咳嗽,在某院诊治,先后按PCP(卡氏肺孢子虫肺炎)、AUS脑病治疗,效果不理想。症见:面红发热,微恶风寒,少气懒言,多汗,失明,口腔糜烂,纳呆,左侧肢体无力,麻木不遂,上下肢肌肉萎缩,左上肢带状疱疹,肌力二级,舌质红,苔白腻,咽部白色念珠菌感染,脉细弱,神志清,精神差。体格检查:T 37.8℃,P 81次/min,R 21次/min,BP 135/90 mmHg。经多家医院诊治,发热未退。西医诊断:①艾滋病发热;②脑梗死。中医诊断:①艾滋病发热;②中风,证属肺脾气虚,卫外不固,邪客肌表。治宜调和营卫、健脾益气。给予桂枝汤合补中益气汤加减。处方:桂枝9g,白芍9g,甘草6g,生姜9g,黄芪30g,红参6g,当归3g,橘皮6g,升麻6g,柴胡6g,白术9g,大枣3枚。5剂,水煎服,1d1剂。二诊:精神转佳,口腔糜烂减轻,体温降低,发热时间明显减少,呈间断性发热,体温37.6℃左右,汗出减少,饮食增加,舌淡红,苔薄白,脉细弱。守上方改黄芪为60g加细辛3g、桑枝45g,7剂后,体温恢复正常。

按患者午后、夜间发热,遇风即热,少气懒言,为中气不足,卫外不固导致的气虚外感发热。外感发热,采用桂枝汤调和营卫;气虚发热,以偏于低热者为多,高热者少见,故甘温除热用于高热之症时应多加注意。但只要辨证准确,尽可大胆应用,不必拘泥,李东垣之"甘温除热"即是言此。故与补中益气汤合用,健脾益气,大补气血,使营卫调和,发热自愈。

4 讨论

艾滋病是一种慢性、消耗性、难治性、致死性的传染病,渐进性损伤人体正气。脾胃为后天之本。若脾胃虚弱日久,土不生金,正气不足,卫外不固,抗邪无力,既不能抵抗外邪入侵,亦不能驱邪外出。艾滋病病毒侵入人体后渐伤脾肺,脾虚运化无力,肺虚,宗气不足,渐致卫气虚,营气弱,营卫失调,卫外不固。故艾滋病外感发热,多是以肺脾气虚为病理基础。艾滋病患者感受风寒暑湿燥火或秽浊之气,可引起外感发热,并常因病机转化,可兼湿热、血瘀、阴虚等。艾滋病患者一旦进入疾病的中后期,机体自身免疫功能下降,感邪之后正气难以与邪抗争、驱邪外出,故临床常见发热频作,缠绵难愈。此期亦不能常用苦寒之品,以免伤正,治疗当顾护正气为主。桂枝汤为张仲景《伤寒论》之名方,其主要功能是解肌发表、调和营卫。笔者认为,桂枝汤的调和营卫不单在于辛甘化阳以助卫，酸甘化阴以滋营，同时，还可调养脾胃以资营卫、助宗气、化气血、和阴阳。与玉屏风散或补中益气汤合用后，更可补益中气，强卫气，共达益气固表、调和营卫、驱邪外出之功效。

参考文献（略）

（出自中医研究2009年第22卷11期第43－45页）

小柴胡汤加味治疗艾滋病发热17例

林长军

（淮阳县慢病医院，河南淮阳 466700）

摘要 目的：观察小柴胡汤加味治疗艾滋病发热的疗效。方法：对17例艾滋病患者给予小柴胡汤加味口服治疗。结果：服药后有8例24h内体温降至正常，5例在48h内体温降至正常，3例体温在48h内稍有下降，总有效率为92.7%。结论：运用小柴胡汤加味和解少阳、清热解毒、驱邪退热之功效治疗艾滋病效果显著。

关键词 艾滋病；小柴胡汤；辨证论治

艾滋病是一种主要由性接触血液传播和母婴传播的传染性疾病，是以损害机体免疫系统，引起持续性细胞免疫缺损，从而导致多个器官发生多种条件致病性感染，而且常并发少见的恶性肿瘤的一种严重疾病，病死率极高

虽然艾滋病是近20多年才发现的一种病毒性传染病，中医历代文献中尚无其名，但根据其传播方式流行情况发病特点临床表现等方面来看，与中医的某些病证如瘟疫虚劳等有类似之处这种相关性为中医药治疗艾滋病提供了理论依据和诊治经验笔者采用小柴胡汤加味治疗艾滋病发热17例，疗效满意，现报道如下。

1 资料与方法

1.1 一般资料 17例患者中，男12例，女5例；最大年龄67岁，最小37岁；其中大多数为从事户外工作的中年人。

1.2 纳入标准及排除标准 依据国家中医药管理局颁布《5省中医药治疗艾滋病项目临床技术方案》制定。

1.3 临床表现 患者临床表现为持续高热，体温多在38℃以上，颜面及颈部胸部潮红，伴头晕头痛，口苦咽干，渴不欲饮或喜冷饮，纳差，或有恶心呕吐，腹泻，咳嗽；上肢近端、下肢及胸前可见散在皮下出血点，或有齿龈出血，四肢大关节疼痛，或有肌肉酸痛，疲乏无力，小便黄赤，大便稀或干，舌质红绛，舌苔白腻或黄腻，脉象弦数。

1.4 治疗方法 根据张仲景《伤寒论》少阳病提纲辨证为瘟病邪毒，侵入少阳。邪在半表半里，以至枢机不利，胆火上炎，灼伤津液，故见口苦咽干；少阳之脉起于目锐眦，与肝相合，肝开窍于目。邪热上扰空窍，故头晕头疼、目赤；胆热犯胃，胃气失和，故纳差、恶心、呕吐、腹泻；邪热犯肺，肺失肃降，故咳嗽；肝藏血，肝胆火旺，伤及血分，则皮下出血或齿衄；邪热炽盛，则高热持续不退，脉象弦数有力。治则：和解少阳为主，兼以清热解毒。方药：小柴胡汤加味：柴胡15g，黄芩15g，姜半夏15g，党参15g，红枣10枚，生姜3片，板蓝根20g，大青叶20g，甘草3g。加减：若热势较盛，体温在39℃以上者，除加大柴胡板蓝根用量外，还可加用青蒿20g；邪热伤肺者加杏仁12g；邪热伤及血分，引起皮下出血或齿衄者，可加用赤芍药紫草白茅根等凉血止血药；若邪热伤及脾胃，引起腹泻者，可加用参苓白术散；若邪虽入少阳，但太阳病证未解兼项背强几几者，可加葛根15g；若湿热较重，见有小便黄赤舌苔黄厚腻者，可加滑石15g，藿香10g，薏苡仁20g。

2 结果

17例患者均在门诊治疗，其中服药后有8例24h内体温降至正常，5例在48h内体温降至正常，其余4例中有3例体温在48h内稍有下降，但仍有低热，另外1例效果欠佳，病情加重，而转院治疗。总有效率为92.7%。

3 典型病例

王某，男35岁，农民，2000年10月17日初诊。自诉发热1周余，曾自服退热药物（具体用药用量不详）后，效果欠佳。就诊时仍有发热，体温高达39.3℃；伴头晕头疼、口苦咽干、纳差，周身疼痛，尤以腰背部为甚，目红、面赤，上肢及胸前散在皮下出血点，项背强直，小便黄赤，舌质红，舌苔白厚腻，脉弦无力。辨证：温热病毒，侵犯人体，邪郁少阳。治法：和解少阳，清热解毒。方药：柴胡30g，黄芩15g，姜半夏15g，党参15g，大青叶20g，板蓝根25g，葛根15g，白茅根15g，紫草10g，薏苡仁20g，生姜（后下）3片，红枣10枚，甘草3g。服1剂，体温降至37.5℃，余证如前。遂嘱照原方再进1剂，体温降至正常，口不苦，咽稍干，腰已不痛，项不强，皮下出血点减少，但

仍感体倦乏力，口淡纳差思其大病初瘥，邪毒虽退未清，但脾胃已虚，故在原方中去大青叶、板蓝根、葛根、紫草，柴胡减量至15g，另加藿香、焦三仙各10g，又4剂而告瘥。

参考文献（略）

（出自河南中医2010年第30卷12期第1191页）

滋阴补肾法治疗艾滋病发热举隅

荣 震　莫春梅

广西中医学院第一附属医院　530023　南宁市园湖路2号

关键词　艾滋病；发热；滋阴补肾法

艾滋病（AIDS）是由人类免疫缺陷病毒传染的一种获得性免疫缺陷综合征。常有发热、咳嗽、气喘、泄泻、消瘦、乏力、盗汗、全身淋巴结肿大等症状，治疗相当棘手。荣远明教授是全国名老中医，学验俱丰，擅长治疗内科疑难杂症，在治疗艾滋病发热方面有独到之处，笔者随师多年，获益匪浅，今将导师在临床上用滋阴补肾法治疗艾滋病发热两例介绍于下。

例一：患者，男，51岁，2004年6月2日初诊。诉长期发热3月余未退，多为午后或晚上高热。身体消瘦，小便频数，半小时1次，步履不坚，不耐久行，精神困倦，口干咽燥，盗汗，脉细软弦数，舌黯红苔少。B超：肝脾肿大。化验：抗HIV抗体阳性。就诊时体温38.0℃，就诊前一天下午体温曾达到39.8℃。查问病史，常到泰国等东南亚国家做生意，否认跟其他人有不正常的性关系史。但在泰国感冒，曾打过针。曾经两家医院诊治发热未退。治拟滋阴补肾、行血化瘀、清热润燥，方用大补阴丸合清骨散加减。组方如下：生地黄25g，龟板25g（打，先煎），知母15g，黄柏15g，丹参25g，莪术15g，青蒿30g，地骨皮15g，银柴胡15g，秦艽15g，胡黄连15g，鳖甲25，（打，先煎）。3剂，每日1剂，水煎服。

二诊：早上体温37.8℃，昨天下午体温39.3℃，余症同前，舌脉亦同上诊，治拟上方加黄芩15g，地骨皮30g，再进3剂。

三诊：早上体温36.5℃，昨天下午体温37.3℃，口干咽燥、盗汗、小便频数等症明显减轻，脉细软稍弦数，舌稍黯红，苔薄白。治拟滋补肝肾、活血化瘀、软坚散结、清理余热，仍以上方加减：生地黄25g，龟板25g（打，先煎），知母15g，黄柏15g，丹参25g，莪术15g，青蒿15g，地骨皮15g，鳖甲25g（打，先煎），益智仁25g，浮小麦30g，乌药12g。7剂。

四诊：药后未见发热。咽干、盗汗、小便频数已缓，唯身体瘦弱，乏力，不耐久行，肝脾肿大依然如故，脉细软弦，舌淡黯，苔薄白。治拟益气养阴、活血软坚。参麦地黄汤加减：太子参30g，麦冬15g，生地黄25g，山药25g，山茱萸12g，丹参25g，莪术15g，牡丹皮10g，龟板25g（打，先煎），鳖甲25g（打，先煎）。7剂。一个月后其家人来说病情稳定，一直未再发热。整个治疗过程一直未用其它抗HIV病毒药物。

例二：患者，男，52岁，2004年3月8日初诊。诉发热月余未退，曾经两家医院诊治，用西药治疗未效，午后或夜间发热，口干，身瘦，乏力，盗汗，脉细稍弦数，舌黯红，少苔，抗HIV抗体阳性。现体温38.3℃，前几天下午体温最高达39.9℃。查问病史：常到越南做生意，曾在越南感冒打过针。否认有不正常男女关系史。治拟滋阴补肾、清热除蒸，方拟六味地黄汤合清骨散加减，组方如下：生地黄25g，山药25g，山茱萸12g，牡丹皮15g，青蒿30g，地骨皮30g，银柴胡15g，胡黄连15g，知母15g，秦艽15g，鳖甲25g（打，先煎）。3剂，每日1剂，水煎服。

二诊：早上体温36.3℃，昨天下午体温37.7℃，余症均减，脉细略弦数，舌黯红，苔薄白。原方加减：生地黄25g，山药25g，山茱萸12g，牡丹皮15g，青蒿15g，地骨皮15g，银柴胡15 g，秦艽15g，鳖甲25g（打，先煎），浮小麦30g。7剂。

三诊：热退，身凉，盗汗亦止，唯身瘦乏力等症未愈。脉细软略弦，舌稍黯红，苔薄白。治拟益气养阴，参芪地黄汤加减：太子参30g，黄芪30g，生地黄25g，山药25g，山茱萸12g，牡丹皮12g，茯苓10g，川杜仲15g。7剂。二月后其家人来诊，诉其身体渐好，发热未复发，已出差了。该例自始至终均为纯中医治疗。

体会：AIDS患者发热是常见的症状之一，可以由多种感染引起。荣远明教授认为，艾滋病发热是肾虚邪袭的结果。肾为先天之本，也是脏腑阴阳之本。藏先天之精，精生髓，骨藏髓，髓养骨，髓又充实滋养于脑，故骨、髓、脑都依赖肾精的滋养方能维持正常的生理功能。性混乱、色欲过度、吸毒、静脉药瘾、酗酒等，使人失去了自行控制、自行调节的正常生活和思维调控，其精气闭藏机制严重破坏,肾精已经流失,髓、脑、骨正常功能不能维系。而现代研究证实,人类的免疫活性细胞T淋巴细胞和B淋巴细胞,均来自于骨髓的未分化(初级)多能干细胞(CFL-L-M),然后分化成淋巴性干细胞。其中一部分经血流进入中枢性淋巴器官(胸腺),在胸腺素的作用下,先在皮质区分化与增殖,然后进入髓质区,发育为成熟的T淋巴细胞,发挥细胞免疫作用。肾虚精亏会直接影响脑和髓而引起免疫功能低下,邪(HIV)乘虚侵入肾虚者体内,即《内经》所谓"邪之所凑,其气必虚"是也。而艾滋病免疫发病机制是HIV有选择性直接感染T4淋巴细胞,通过与T淋巴细胞上的CD_4^+受体结合,进入细胞内,复制其病毒基因,导致细胞破坏,T淋细胞数减少,造成严重免疫缺陷而发生一系列虚证表现,继发多种感染而出现发热症状。从两例病例来看,长期奔波劳累,到过艾滋病高发区,HIV抗体阳性,长期发热不退,且都是午后或夜间高热,身瘦乏力,盗汗,例一还有小便频数,两例的脉细软弦数,舌黯红,苔少,故都属于肾虚邪袭,久致阴虚生内热。例一阴虚火旺明显,故选用大补阴丸,用生地黄易熟地黄,以滋阴清热,龟板滋阴潜阳,黄柏、知母既能坚阴,又能平相火,对其阴虚火旺有利。加丹参、莪术以活血化瘀,治其肝脾肿大。例二阴虚火旺稍轻,选用六味地黄丸,生地黄易熟地黄,以防其滋腻,生地黄尚可滋阴清热。山药健脾补肾。山茱萸酸涩微温,补肾肾而止汗。牡丹皮清血热,治劳热骨蒸。泽泻、茯苓无用其泻湿浊之力,故去之。两例均合用清骨散。清骨散能清热养阴,是治疗阴虚发热的代表方。其青蒿、地骨皮、银柴胡、胡黄连清热除蒸,秦艽解肌退热,知母、鳖甲滋阴清热。甘草和药,通常不用。与补肾方药合用能补能清,可退其热矣。

参考文献（略）

(出自广西中医药杂志2005年第28卷5期第33-34页)

升阳益胃汤治疗艾滋病腹泻伴发热10例

潘金丽

(河南省中医药研究院,河南郑州 450004)

关键词 艾滋病/中医药疗法　腹泻/中医药疗法　升阳益胃汤/治疗应用

艾滋病腹泻合并发热是艾滋病病人的常见并发症,也是艾滋病病人死亡的主要原因之一。2004-2008年,笔者在参加艾滋病的临床救治工作中,将艾滋病的西医辨病与中医辨证结合起来,运用升阳益胃汤治疗艾滋病腹泻合并发热10例,取得了较好的疗效。总结报道如下。

1 临床资料

10例患者均为巡诊时的门诊病例,符合卫生部制定的《艾滋病诊疗指南》中艾滋病诊断标准。艾滋病腹泻合并发热病人均有有偿献血史,男6例,女4例;年龄最大49岁,最小29岁;腹泻次数:每日最多10次,最少3次;体质量减轻最多14kg最少4kg;CD_4^+细胞:最高250/μL,最低40/μL。

2 诊断标准

依据2004年中华医学会制定的《艾滋病诊疗指南》的诊断标准——即符合急性腹泻(腹泻持续3d,每日多于3次)和慢性腹泻(持续30d以上,每日3~5次)的HIV感染患者。

中医辨证采用《实用中医内科学》标准,符合脾胃虚弱,湿热滞留中焦,升降失常型。证见:急惰嗜卧,口苦舌干,饮食无味,食不消化,水样大便或溏便,每日数次,腹痛,泄后痛减,兼见肺病,洒淅恶寒,舌质红,苔薄黄。

3 治疗方法

给予升阳益胃汤加减。药物组成:党参20g 黄芪30g,白术10g,茯苓15g,炙甘草6g,防风9g,陈皮9g,白芍10g,泽泻15g,羌活9g,独活9g,柴胡25g,半夏9g,黄连4.5g,生姜6。随症加减:发热较甚者增大柴胡的用量,可用到50g肛门灼热甚者,黄连加至10g,腰膝酸软,手足不温,黎明腹泻者,配补骨脂10g、野大枣6g、肉豆蔻10g、野五味子6g、吴茱萸6g,脾虚甚者,加升麻6g、葛根10g。以水500mL纳上药浸泡30min后,武火煎沸5min,改文火煎煮25 min取汁,留渣,复取500 mL水,纳上述药渣,依上法煎煮2次,取汁,将3次所得药液混合,以干净纱布滤去细小药渣,分早、中、晚3次,200 mL/次,饭前温服。同时禁食生冷酸辣之品,并戒烟酒。

4 疗效判定标准

参照《中药新药临床研究指导原则》和国家中医药管理局《5省中医药治疗艾滋病临床技术方案(试行)》执行。

临床治愈：临床症状缓解，大便次数1～2次/d，形状、颜色正常，其他合并症状明显改善，观察3个月以上未复发。显效：大便次数较前减少，基本成形，其他合并症状稍有改善。有效：大便次数较前减少2次以上，仍不成形。无效：大便次数及形状同治疗前，其他合并症状无改善。

5 结果

临床治愈6例，显效2例，有效1例，无效1例。

6 讨论

艾滋病腹泻属于中医"泄泻"范畴。《景岳全书》曰："泄泻之本，无不由脾胃，盖胃为水谷之海，而脾主运化，使脾健胃和，则水谷腐熟而化气化血，以行营卫，若饮食失节，起居不时，以致脾胃受伤，则水反为湿，谷反为滞，精华之气，不能输化，乃致合污下降而泻痢作矣。"今脾胃阳虚，则水谷不能腐熟，精微不能转输，水液不得运化，遂下趋大肠，而为泄泻。欲治其泄，必责之脾，治脾必先升发阳气，欲使阳气升发，尤当鼓旋化湿。升阳益胃汤具有补中气，升脾阳，下渗湿三法，对脾胃阳虚湿盛，阳气下陷的泄泻最为适宜。

升阳益胃汤出自金元四大家之一李杲的《脾胃论》。书云："脾胃之虚，怠惰嗜卧，四肢不收。时值秋燥令行，湿热少退。体重节痛，口苦舌干，食无味，大便不调，小便频数，不嗜食，食不消，兼见肺病，洒淅恶寒，渗渗不乐，面色恶而不和，乃阳气不伸故也。当升阳益胃，名之曰升阳益胃汤。"升阳益胃汤是《脾胃论》依据脾胃受到损伤"下泄而久不能升"立方，李东垣为补益派的代表人物，他在脾胃生理方面的观点是：①脾为元气之本，元气是健康之本，脾胃伤则元气衰，元气衰则疾病由所生；②脾胃为精气升降运动的枢纽，假如脾胃受到损伤，将出现两种不同的病变，即："或下泄而久不能升……或久升而不降，亦病焉。"升阳益胃汤中党参、甘草、黄芪、白术、茯苓等均有益气健脾作用，其中白术、茯苓健脾祛湿；柴胡可升引脾胃清气上行阳道，亦引甘温之药上行，使元气充实腠理，阳气得以卫外而为固，这是治其本；同时用羌活、独活、防风之风药，盖取其升发阳气，与上药合用，则成为辛、甘、温、发散之剂，发越脾土之郁遏，加白芍和党参能补脾肺，合甘药能化阴敛阴，寓收于散，有制约调节之义；泽泻利水渗湿，体现了泄泻利之特点；陈皮、半夏、生姜燥湿，温胃降逆；黄连清热燥湿；升麻、葛根能助柴胡升举下陷之清阳。因此以升阳益胃汤治疗脾虚湿停型泄泻疗效较好[2]。

笔者体会，本方寓有"六君子汤"和"痛泄要方"之意，其治疗慢性腹泻是取其补而不滞腻，升散不伤正，动中有守，守中有动，动守结合的原则。欲使脾胃不虚，必先升发阳气；欲使阳气升发；尤当鼓舞胃气、化湿。同时风药为慢性泄泻治疗方剂中不可缺少之品，但风药用量不宜过大，一般小于解表时用量，更不宜超过补药用量，否则主次倒置，不但不能起到升阳作用，反而使虚弱的脾胃更虚。总之本方能使中州转运，益气升发，冀其湿化而邪退，阳升而泄止[3]。

总之，对于艾滋病腹泻用益气升提之药有异曲同工之效。本文就是运用具有补中气、升脾阳的升阳益胃汤治疗艾滋病腹泻，辨证准确，疗效显著。

参考文献（略）

(出自中医研究2009年第22卷1期第45－46页)

艾滋病患者反复感冒的中医辨治

李 广[1]　蒋士卿[2]　何延忠[1]

1. 河南中医学院第三附属医院，河南郑州 450008
2. 河南中医学院，河南郑州 450046

摘要　目的：探讨艾滋病患者（AIDS）反复感冒的临床特点和中医辨治。方法：通过多年的临床实践，总结出中医辨证分型治疗AIDS反复感冒的方法。结果：笔者将AIDS反复感冒分为气虚兼外感风寒证、气虚兼外感风热证、暑湿伤表证、邪犯募原证、阴虚感冒、气血两虚证和阳虚感冒等7个证型，常用御寒汤、桑菊饮合升降散、新加香薷饮合藿朴夏苓汤、达原饮合小柴胡汤、加减葳蕤汤合益胃汤、归脾汤合参苏饮、再造散合补中益气汤加减治疗。结论：上述分型比较切合临床实际，中医药治疗效果显著。

基金项目：国家中医药管理局艾滋病试点项目（编号：2004－0001）

艾滋病患者反复感冒的中医辨治

关键词 反复感冒；艾滋病；外感风寒；气虚兼外感风热；暑湿伤表；邪犯募原；阴虚感冒；气血两虚；阳虚

艾滋病（AIDS）全称获得性免疫缺陷综合征，是由于感染了人类免疫缺陷病毒而造成的以免疫系统损害和机会性感染为主要特征的一组综合征。艾滋病患者免疫力低下，感冒为其常见的疾病之一，近8a来，笔者参与了国家中医药管理局组织实施的中医药治疗艾滋病试点项目，经常深入到河南省上蔡县的村村寨寨，开展对艾滋病患者的中医药治疗，在应用中医理论辨治艾滋病反复感冒方面疗效颇佳，现总结报道如下。

1 艾滋病反复感冒的临床特点

感冒是因外感风邪为主的六淫之邪和时行病毒，客于肺卫，而出现一系列外感表症的疾病，一般而言，病情比较轻浅，病程为3～7d。但艾滋病患者平素体质虚弱，感受外邪后可迁延数月不愈；还有一些患者无明显外感因素即患感冒，或治愈后不久又复感冒，这种情况即称为反复感冒。艾滋病患者罹患感冒后，正气不足，卫外不固为其共同的病理基础，但不同易感人群又有各自的发病特点，临床表现为对不同外邪的易感性。艾滋病反复感冒的临床特点是正虚邪恋，虚实错杂。

2 艾滋病反复感冒的辨治要点

艾滋病反复感冒的治疗应根据患者不同的临床特点进行四辨：即辨时令、辨寒热、辨虚实、辨体质，准确掌握不同个体受邪性质的病理特点，应用扶正、宣肺、解表之法进行治疗。①辨时令：一般而言，冬季易感风寒，春夏季易感风热，长夏易感暑湿，秋季易感风燥，但也有四时之气杂感为主者，因此，应结合季节和节气，详审其证候表现。如夏季湿邪为主者，以恶寒，身热为扬，头重如裹，胸闷脘痞，舌苔白腻为特征；秋季燥邪为主者，以恶寒发热，鼻干咽燥，咳嗽少痰，舌质少津为特征。②辨寒热：应从恶寒发热的轻重，口渴、咽痛的有无及舌苔、脉象等方面进行辨析。如风寒为主者，以恶寒重、发热轻，头身痛，苔薄白，脉浮紧为特征；风热为主者，以发热重，恶寒轻，口渴咽痛，苔薄黄，脉浮数为特征。③辨虚实：此类感冒多为素体虚弱，感受外邪者，属于虚实夹杂者居多。卫表之虚实表明营卫的开泄程度，当从有汗无汗以分辨之；其次要辨清患者本虚的属性，是属气虚、血虚，还是阴虚、阳虚。周立华认为，在艾滋病的整个发病过程中，以虚损证候为其主要临床特征，其病性为气、血、阴、阳的亏损，因此，在治疗艾滋病反复感冒时应兼顾其本虚的一面。在体虚感冒中虽然气虚、阴虚证较为常见，但也有部分患者表现为气血两虚，气阴两虚，阴血不足，阴虚内热等复合型虚证。④辨体质：中医学认为患者的体质属性，表现为对某些病邪有相对的易感性。如：糖尿病患者以气阴两虚或阴虚内热为主，感邪多从热化、燥化，且易感受风热、燥热之邪；甲状腺功能低下患者以气虚、阳虚为主，感邪多从寒化，且易感受风寒之邪；肥胖症患者，素体痰湿偏盛，易受外湿侵袭。

3 艾滋病反复感冒的辨证论治

3.1 气虚兼外感风寒证

以汗出微热，恶风畏寒，咳嗽或喘，咯吐清痰或黄痰，鼻塞流清涕或浊涕，舌淡，苔薄白，脉浮虚为主症。治宜益气固卫，祛风散寒。方用御寒汤加减。黄芪30g，党参15g，苍术10g，羌活10g，白芷10g，防风10g，黄芩10g，黄连3g，升麻6g，陈皮10g，款冬花10g，甘草6g。若发热者，加柴胡、荆芥；头痛者，加藁本、细辛、川芎；咯黄痰或流黄涕者，加鱼腥草、芦根、冬瓜仁；项背强痛者，加葛根；纳呆者，加焦三仙。

3.2 气虚兼外感风热证

以发热头痛，或微恶风寒，乏力气短，咽喉肿痛，或鼻塞流黄涕，或口渴，或微咳，或有汗而热不解，大便干或正常，舌质红，苔薄黄，脉浮数或浮虚为主症。治宜辛凉解表，益气扶正。方用桑菊饮合升降散加减。桑叶15g，菊花15g，连翘12g，芦根30g，桔梗12g，杏仁10g，薄荷10g，炒牛蒡子12g，僵蚕10g，蝉蜕10g，太子参20g，山药15g，甘草6g。加减：发热重者，加柴胡、黄芩；头痛者，加蔓荆子、白芷、川芎；咳吐黄痰者，加浙贝母、鲜竹沥、胆南星；咽痛者，加射干、马勃、山豆根。

3.3 暑湿伤表证

以身热不扬，微恶风寒，汗少，身重头昏，胸闷不饥，渴不多饮，腹胀便溏，舌苔薄黄而腻，脉濡数为主症。治宜清暑祛湿解表。方用新加香薷饮合藿朴夏苓汤加减。金银花15g，连翘12g，香薷12g，芦根30g，藿香10g，厚朴10g，清半夏10g，茯苓15g，白扁豆30g，薏苡仁30g，通草10g，甘草6g。加减：若暑热偏盛者，加石膏、知母、青蒿；耗伤气阴者，加太子参、山药；里湿偏盛者，加苍术、白豆蔻、陈皮；咳嗽者，加杏仁、桔梗；小便短赤者，加滑石、竹叶。

3.4 邪犯募原证

以往来寒热，午后热重，头身重痛，胸闷脘痞，口苦口黏，舌质红，苔薄白腻，脉弦滑为主症。治宜清热化浊，透达募原。方用达原饮合小柴胡汤加减。柴胡15g，黄芩12g，党参15g，清半夏12g，厚朴12g，槟榔15g，草果仁10g，薏苡仁30g，知母12g，甘草6g。加减：头痛甚者，加羌活、川芎、葛根；表湿重者，加藿香、佩兰、羌活；里湿重者，加苍术、白豆蔻、陈皮；大便干结者，可用大柴胡汤加减。

3.5 阴虚证

以身热，微恶风寒，少汗，头昏，心烦，手足心热，口干，舌红少苔，脉细数为主症。治宜滋阴解表。方用加减葳蕤汤合益胃汤加减。沙参15g，麦冬15g，玉竹15g，生地黄12g，白薇10g，淡豆豉12g，葱白10g，桔梗10g，葛根15g，薄荷10g，甘草6g。加减：若兼血虚者，加当归、白芍、熟地黄；气虚者，加太子参、黄芪；心烦口渴者，加竹叶、天花粉；咳嗽咽干、咯痰不爽者，加牛蒡子、射干、瓜蒌皮。

3.6 气血两虚证

以发热恶寒，少气懒言，体倦肢软，面色苍白，时自汗出，易于感冒，或伴心悸怔忡，健忘失眠，或月经过多，舌质淡，脉虚弱或细弱为主症。治宜补益气血，兼散表邪。方药：归脾汤合参苏饮加减。炙黄芪30g，党参15g，白术12g，当归12g，熟地黄20g，茯神15g，龙眼肉15g，木香6g，紫苏叶10g，葛根15g，前胡10g，炙甘草6g，生姜3片，大枣3枚。加减：心悸失眠者，加炒酸枣仁、合欢皮；自汗明显者，加桂枝、白芍；兼血瘀者，加丹参、赤芍、红花。

3.7 阳虚证

以恶寒肢冷，或身有微热，无汗或自汗，汗出则恶寒更甚，面色白，语声低微，舌淡苔白，脉沉细无力为主症。治宜温阳益气，兼散表邪。方用再造散合补中益气汤加减。黄芪30g，党参15g，白术10g，升麻3g，柴胡6g，当归10g，制附子10g，桂枝10g，白芍15g，细辛3g，生姜3片，大枣3枚。加减：头痛者，加川芎、白芷、羌活；鼻塞者，加苍耳子、生葱白；背寒者，加葛根；无汗者，加荆芥、防风。

艾滋病反复感冒的治疗一般应以扶正补虚为主，解表散邪为辅，且根据其病因病机的特点，临证时要忌壅补、忌过汗、慎寒凉。忌壅补：在补法的应用中应以注意正虚邪恋的特点，扶正祛邪应兼顾，补而勿使其滞，以防闭门留寇之患。忌过汗：反复感冒在感受外邪后，治疗不可过于辛散，否则单纯祛邪，强发其汗，则易重伤其正气，应扶正达邪，在疏散药中酌加补益之品。即使表寒较重，也不宜选择辛散峻剂之麻黄，只宜选择荆芥、防风、紫苏叶之类，辛温不燥的柔和之品；慎寒凉：此类感冒在感受风热之邪时，宜用柴胡、葛根、薄荷、桑叶、菊花等辛凉之剂，慎用大黄、栀子、黄连等苦寒降敛之品，否则易冰伏不解，延长病程。

参考文献（略）

（出自中医学报2013年第28卷7期第925 - 926页）

· 腹 泻 ·

中医药治疗艾滋病相关性慢性腹泻患者311例临床研究

田 明[1] 张 伟[1] 倪 量[1] 徐立然[2] 张明利[3] 郭长河[4] 谭行华[5] 岑玉文[6] 黄 葵[6] 孙丽君[7]
高 辉[8] 陈建华[9] 刘景院[1] 周玉玲[1] 万 刚[1] 华文浩[1] 王慧珠[1] 王融冰[1] 王玉光[10]

（1. 首都医科大学附属北京地坛医院，北京市朝阳区京顺东街8号，300015；
2. 河南中医学院第一附属医院；3. 河南省中医药研究院附属医院；
4. 河南省上蔡县中医院；5. 广州市第八人民医院；6. 广西壮族自治区龙潭医院；
7. 北京佑安医院；8. 新疆维吾尔自治区传染病医院；
9. 昆明市第三人民医院；10. 首都医科大学附属北京中医医院）

摘要 目的 观察中医药治疗艾滋病相关性慢性腹泻的疗效及安全性。方法 采用多中心、对照的临床研究方法，所有入组病例均进行大便病原学检查，对其中240例进行电子结肠镜检查，将311例艾滋病慢性腹泻患者辨证分为健脾祛湿治

基金项目：国家科技重大专项资助项目（2008ZX10005 - 003）

疗组（健脾止泻颗粒）102例、补肾固涩治疗组（泻痢康胶囊）106例及对照组（盐酸洛哌丁胺胶囊）103例。疗程均为2周，观察治疗前后各组患者腹泻量表积分、大便频次变化和慢性腹泻临床有效率。**结果** 艾滋病慢性腹泻病原学阴性者263例占84.57%，而病原学阳性者中隐孢子虫32例。治疗2周后，健脾祛湿治疗组、补肾固涩治疗组与对照组腹泻量表积分差异均有统计学意义（$P<0.05$）；治疗1周后与治疗2周后各组大便频次均较治疗前下降（$P<0.05$）。**结论** 健脾祛湿与补肾固涩为主两种治疗方案治疗艾滋病相关性慢性腹泻均可改善患者症状，减少每日大便频次，明显提高慢性腹泻临床有效率。

关键词 艾滋病；慢性腹泻；健脾祛湿；补肾固涩；腹泻量表

艾滋病相关性慢性腹泻是其最常见的并发症之一，是艾滋病患者生存的独立负性预测因子。研究表明，艾滋病慢性腹泻患者启动高效抗逆转录病毒疗法（HAART）治疗后的早期死亡率仍高于非腹泻患者，慢性腹泻患者还存在显著的吸收障碍，导致营养状况和生活质量的严重下降。研究证实，艾滋病慢性腹泻病因复杂，病情容易反复，抗炎及对症止泻药物的疗效较差。近20年来，中医药治疗艾滋病慢性腹泻显示了一定的疗效。本研究旨在明确艾滋病慢性腹泻病原学诊断的基础上，开展前瞻性、大样本、多中心的临床研究，以评价中医药干预的疗效与安全性。

1 临床资料

1.1 诊断标准

根据2006年中华医学会感染病学分会制定的《艾滋病诊疗指南》的诊断标准制定。排便次数增多（每日>3次），粪质稀薄（含水量>85%）。腹泻持续时间>4周，可伴有程度不同的腹痛、纳呆、消瘦、乏力、恶心呕吐及吞咽困难等。

1.2 中医辨证标准

中医辨证标准根据《中医内科学》拟定：①脾虚湿盛，主症：神疲乏力，频繁肠鸣，大便清稀如水。次症：食欲不振，腹胀，腹痛，舌质淡胖，苔白腻，脉濡滑。腹泻+2项主症+2项或2项以上次症即可诊断。②脾肾阳虚，主症：腹痛喜温喜按，腰膝酸软。次症：神疲懒言，腹胀，食欲不振，形寒肢冷，舌质淡胖或有齿痕，苔白润，脉沉细或弱。腹泻+2项主症+2项或2项以上次症即可诊断。

1.3 纳入标准

符合诊断标准及中医辨证标准；年龄18~70岁；近1个月内未接受过影响本试验观察的药物；受试者自愿并签署知情同意书。

1.4 排除标准

应用HAART药物（主要指蛋白酶抑制剂）抗病毒药物导致慢性腹泻者；电子肠镜检查为肠道肿瘤和慢性溃疡性结肠炎者；患有精神疾病者；合并严重心、肝、肾等重要脏器疾病者；妊娠或哺乳期妇女。

1.5 一般资料

311例病例来自2009年9月至2011年3月6个省市8个艾滋病定点收治医院，即北京地坛医院、北京佑安医院、广州市第八人民医院、昆明市传染病院、广西壮族自治区龙潭医院、新疆维吾尔自治区传染病医院、河南省商丘市第一人民医院及河南省上蔡县中医院。入组患者按辨证分为健脾祛湿治疗组102例（脱落6例）、补肾固涩治疗组106例（脱落1例）及对照组103例（脱落4例）。健脾祛湿治疗组中男62例，女40例，平均年龄（43.68±10.85）岁，CD_4^+计数为（198.61±182.07）cells/ml；补肾固涩治疗组中男49例，女57例，平均年龄为（39.90±9.73）岁，CD_4^+计数为（288.62±154.69）cells/ml；对照组中男56例，女47例，平均年龄（42.29±11.48）岁，CD_4^+计数为（253.18±211.68）cells/ml。各组患者的基线资料比较差异无统计学意义（$P>0.05$），具有可比性。

2 方法

2.1 设计方案

采用多中心、对照的临床研究方法，通过中医辨证将艾滋病慢性腹泻患者分为健脾祛湿治疗组、补肾固涩治疗组、对照组3组。所有入组病例均进行大便病原学检查。并对其中240例进行电子结肠镜检查。

2.2 治疗方案

基础治疗：所有病例在治疗期间根据病情给予必要的基础治疗包括补液、纠正脱水和电解质紊乱、纠正酸中毒等治疗，对粪便检查有病原学证据者，加相应的抗生素治疗。

健脾祛湿治疗组：基础治疗加用健脾止泻颗粒［药物组成：黄芪20g，山药30g，补骨脂10g，炮姜6g，黄连6g，升麻12g，（焦）白术10g，（焦）山楂10g，木香6g，葛根20g，车前草15g，炙甘草6g］。由深圳三九医药股份有限公司提供（批号Z20026356），每包6g，每日2次。

补肾固涩治疗组：基础治疗加泻痢康胶囊（河南省奥林特制药厂，批号H42022592）每次1粒，每粒2mg，每日3次。

对照组：基础治疗加盐酸洛哌丁胺胶囊（西安杨森制药厂，批号090729071）每次2粒，每粒2mg，每日3次。

以上各组疗程均为2周。

2.3 观察指标及方法

疗效性指标：①使用国际通行的艾滋病腹泻评分量表作为临床疗效评价的主要指标，该量表是基于患者进行的自我评价，涉及腹泻频次、形状、腹痛程度等多项指标，对不同指标进行评分并计算总积分，积分越低，表明患者的腹泻程度越轻。②大便频次变化，记录患者治疗期间的大便频次变化。③慢性腹泻临床有效率,参照《中药新药临床研究指导原则》制定,以每日大便次数<3次、便质正常为有效,每日大便次数≥3次、便质稀薄为无效,临床有效率=有效例数/总例数×100%。

安全性指标:根据不良事件记录及治疗前后肝、肾功能,心电图、血尿便常规、便潜血、病毒学指标(HIV-RNA)、免疫学指标(T淋巴细胞亚群)等安全性观察指标进行监测。

2.4 统计学方法

采用SAS 9.12软件进行统计分析。凡完成疗程者作为有效病例进行疗效评价,至少服用1次以上药物的所有病例进行安全性分析。两组患者基线情况的均衡性分析采用方差分析或χ^2检验;有效性比较采用考虑中心效应的CMH方法;腹泻量表评分变化的比较采用t检验;大便总量变化采用χ^2检验。计量资料采用均数±标准差($\bar{x}\pm s$)进行描述,计数资料采用频数(构成比)进行描述。

3 结果

3.1 艾滋病慢性腹泻患者大便病原学检查结果 按照美国CDC制定的艾滋病慢性腹泻诊段路径进行病原学诊断。病原学检查主要检测隐孢子虫、艰难梭状芽孢杆菌、空肠弯曲菌、沙门氏菌、志贺氏菌、抗酸染色、侵袭性大肠杆菌等,其中隐孢子虫检测全部集中到北京地坛医院进行中心检测。311例患者中共计240患者进行了电子结肠镜检查,免疫组化检查巨细胞病毒(CMV)和鸟分枝杆菌(MAC)。

表1 各组患者治疗后临床疗效比较 [例(%)]

组别	时间	例数	有效	无效
健脾祛湿治疗组	治疗1周后	96	49(51.04)*	47(48.96)
	治疗2周后	96	85(88.54)*	11(11.46)
补肾固涩治疗组	治疗1周后	105	44(41.90)*	61(58.10)
	治疗2周后	105	83(79.05)*	22(20.95)
对照组	治疗1周后	99	28(28.28)	71(71.42)
	治疗2周后	99	56(56.57)	43(43.43)

注:与对照组同时间比较,*P<0.05

病原学检查结果显示,我国艾滋病慢性腹泻的病原学检测结果与欧美国家艾滋病慢性腹泻的分布大致相同,主要以病原学阴性者为主,占84.57%(263例),慢性腹泻病原学阳性者占15.43%(48例),其中隐孢子虫最常见,共计32例,其余为CMV 8例,艰难梭状芽孢杆菌4例,空肠弯曲菌2例,沙门氏菌1例,圆孢子虫1例,未检出MAC。240例患者电子结肠镜检查基本为非特异炎性病变。

3.2 各组患者临床疗效比较

表1示,治疗1周后,2周后健脾祛湿治疗组与补肾固涩治疗组腹泻患者的临床有效率均高于对照组(P<0.05),健脾祛湿治疗组与补肾固涩治疗组组间差异无统计学意义(P>0.05)。

3.3 各组患者治疗前后不同时间腹泻量表评分比较

表2示,治疗前各组间腹泻量表评分差异无统计学意义(P>0.05)。治疗3天后、治疗1周后健脾祛湿治疗组、补肾固涩治疗组与对照组间的积分差异均无统计学意义(P>0.05);治疗2周后,健脾祛湿治疗组、补肾固涩治疗组与对照组间的积分差异均有统计学意义(P<0.05),健脾祛湿治疗组、补肾固涩治疗组的积分差异无统计学意义(P>0.05)。

3.4 各组患者治疗前后不同时间每日大便频次比较

表3示,治疗前各组间大便频次差异均无统计学意义(P>0.05)。治疗3天后、治疗2周后健脾祛湿治疗组、补肾固涩治疗组与对照组间每日大便频次的差异均无统计学意义(P>0.05)。治疗1周后与治疗2周,各组大便频次均较治疗前下降(P<0.05),健脾祛湿治疗组、补肾固涩治疗组每日大便频次的差异均无统计学意义(P>0.05)。

表2 各组患者治疗前后不同时间腹泻量表评分比较(分,$\bar{x}\pm s$)

组别	例数	治疗前	治疗3天后	治疗1周后	治疗2周后
健脾祛湿治疗组	96	12.89±3.54	10.49±2.66	8.13±2.40	5.50±1.78*
补肾固涩治疗组	105	12.66±2.50	11.51±2.85	8.38±2.75	5.02±1.58*
对照组	99	12.59±3.49	10.68±3.49	8.97±3.85	7.10±3.59

注:与对照组同时间比较,*P<0.05

表3 各组患者治疗前后不同时间每日大便频次比较(次,$\bar{x}\pm s$)

组别	例数	治疗前	治疗3天后	治疗1周后	治疗2周后
健脾祛湿治疗组	96	5.27±2.05	3.72±1.32	2.57±1.33*	1.82±0.61
补肾固涩治疗组	105	4.75±0.87	4.05±1.06	2.65±1.04*	1.79±0.77
对照组	99	4.97±1.45	4.12±1.68	3.24±1.39	2.57±1.08

注:与对照组同时间比较,*P<0.05

3.5 不良反应

研究期间未观察到严重的不良反应,不良反应主要表现为便秘、恶心、呕吐,其中健脾祛湿治疗组4例,补肾固涩治疗组1例,对照组1例,在停止用药并对症治疗后症状均缓解。各组间药物不良反应发生率比较差异无统计学意义($P>0.05$)。其他安全性指标在治疗前及治疗后比较差异均无统计学意义($P>0.05$)。

4 讨论

311例艾滋病慢性腹泻患者的病原学检测表明,我国艾滋病慢性腹泻以病原学阴性者为主,病原学阳性者以隐孢子虫最多见,与欧美国家大致类似。病原学阴性的艾滋病慢性腹泻主要的发病原因是艾滋病本身导致的艾滋病肠病。而目前针对病原学阴性的艾滋病慢性腹泻及隐孢子虫导致的慢性腹泻临床尚无特殊疗法。

王健及倪量等对艾滋病相关性慢性腹泻患者进行中医证候学调查显示,艾滋病相关性慢性腹泻的中医证候以虚证为主,尤以脾虚、肾虚多见,或夹有湿盛、气滞等。病程常常迁延数日数月,反复发作,治疗困难。艾滋病慢性腹泻属于中医学"泄泻"范畴,脾虚湿盛是艾滋病本病的病机关键,泄泻日久,迁延不愈,可久病及肾,导致脾肾阳虚,运化失常,更加重了腹泻的程度及病程。

本课题采用辨病治疗的模式,对艾滋病相关性慢性腹泻患者进行专病专方的干预。其中健脾止泻颗粒源于北京地坛医院艾滋病慢性腹泻的协定处方,方中黄芪、(焦)白术、炮姜、炙甘草取理中丸之意,温中祛寒,补气健脾;山药补益脾胃、益肺滋肾;补骨脂补肾助阳、温脾止泻;升麻、葛根升阳举陷;(焦)山楂消食止泻;车前草清热利尿、渗湿止泻;木香行气止痛,调中导滞;黄连燥湿。该方充分体现了扶正祛邪,标本同治的治疗原则。而泻痢康胶囊源于河南省中医药研究院艾滋病慢性腹泻的经验方,治则为温补固涩,主要作用为健补中焦脾气,温补下焦肾阳,收涩通肠合用,补益攻邪同施。

研究结果显示,各组患者治疗前后腹泻量表评分、每日大便频次及腹泻的临床控制率均有明显改变,两个中药治疗组明显优于对照组。安全性方面,本研究不良反应多为轻、中度的便秘、恶心、呕吐。临床研究证实,中医药能减轻腹泻,减少患者的临床症状,安全可靠。

鉴于我国艾滋病慢性腹泻的临床病原学分布特点及中医证候特征,前瞻性、多中心、大样本的临床对照研究证实,中医药健脾与补肾方药可以作为艾滋病相关性慢性腹泻的首选治疗方案。本项研究观察时间较短,对于艾滋病慢性腹泻患者服用健脾止泻颗粒及泻痢康胶囊后的腹泻复发率等远期疗效有待进一步研究。

参考文献(略)

(出自中医杂志2012年第53卷22期第1016–1019页)

健脾止泻方治疗艾滋病相关慢性腹泻的临床研究

田 明[1] 倪 量[1] 万 钢[1] 杨小平[2]
高 辉[3] 谭行华[4] 孙丽君[5] 王玉光[1] 王融冰[1]

(1. 北京地坛医院感染病诊疗中心首都医科大学附属北京地坛医院;
2. 河南省中医药研究院;3. 新疆维吾尔自治区传染病医院;
4. 广州市第八人民医院;5. 北京佑安医院)

摘要 目的:观察健脾止泻方治疗艾滋病相关性慢性腹泻的临床疗效及安全性。方法:采用多中心、开放、实用性随机对照的临床研究方法,将143例艾滋病慢性腹泻患者随机分为2组,其中中医药治疗组96例,以健脾止泻中药配方颗粒加减治疗;对照组以易蒙停治疗47例,易蒙停胶囊(2mg/次,3次/日);疗程均为2周。分别在试验进行的第0天、第3天、第1周、第2周进行相应指标的观测,评估中医药治疗艾滋病慢性腹泻的疗效和安全性。疗效的主要指标为腹泻量表评分及每日大便总量、大便次数相对患者基线的变化,以药物不良事件记录肝功能、肾功能、心电图、血尿便常规、便潜血、病毒学指标(HIV – RNA)等实验室检测指标监测药物的安全性。结果:治疗组和对照组的患者腹泻量表积分差异在疗程结束后有统计学意义($P=0.05$),治疗1周后2组的大便总量变化差异有统计学意义($P=0.05$),治疗组明显好于对

基金项目:国家十一五科技重大专项"艾滋病机会性感染及减少HAART毒副作用的中医药治疗方案/方法研究"(2008ZX10005 – 003)

照组。结论：健脾止泻方治疗艾滋病慢性腹泻安全有效，疗效优于易蒙停。

关键词 艾滋病；慢性腹泻/中医药；@健脾止泻方

慢性腹泻是艾滋病最常见的并发症之一，据报道，发达国家艾滋病患者慢性腹泻的发生率为60%，而在发展中国家的发生率高达90%。慢性腹泻可导致HIV感染者的死亡率显著增加，慢性腹泻患者通常还伴有不同程度的吸收障碍、营养不良，严重影响艾滋病患者的生活质量。目前，针对艾滋病慢性腹泻的病原学治疗及对症止泻药物（如奥曲肽、易蒙停、苯乙哌啶等）

的临床试验效果均较差。因此，艾滋病慢性腹泻的治疗问题始终是艾滋病研究领域中的热点。本课题组于2009年9月–2011年3月开展了一项多中心、随机、开放、对照的临床试验，现将结果报道如下。

1 临床资料

1.1 一般资料 本研究纳入的153例HIV/AIDS相关性慢性腹泻患者，均来自2009年9月–2011年3月间北京地坛医院、北京佑安医院、广州市第八人民医院、昆明市传染病医院、广西龙潭医院以及新疆维吾尔自治区传染病医院的门诊和住院患者。所有入组患者均签署知情同意书。6家中心共入组艾滋病慢性腹泻患者153例，其中治疗组102例，对照组51例。脱落5例，治疗组脱落4例，对照组脱落1例，脱落率分别为3.92%和1.96%，2组脱落率无显著差异（$P = 0.6653$）。剔除5例：治疗组2例，对照组3例。实际完成病例143例。2组患者的基线情况具有可比性。

1.2 诊断标准 依据2004年中华医学会制定的《艾滋病诊疗指南》的诊断标准以及国际艾滋病胃肠道黏膜疾病的诊断标准：腹泻次数多于3次/日，持续时间>1个月。同时采用叶任高《内科学》第7版（人民卫生出版社，2004年）对慢性腹泻的定义：排便次数增多（>3次/日），粪便量增加（>200mg/日），粪质稀薄（含水量>85%），腹泻持续时间超过4周。可伴有程度不同的腹痛、纳呆、消瘦、乏力、恶心呕吐及吞咽困难。

1.3 纳入标准 1）HIV抗体（+）；2）慢性腹泻次数多于3次/日，>1个月；3）年龄18~70岁；4）近1个月内未接受过影响本试验观察的药物治疗；5）受试者自愿并签署知情同意书。

1.4 排除标准 1）应用HAART药物（主要指蛋白酶抑制剂）抗病毒药物导致慢性腹泻者；2）电子肠镜检查为肠道肿瘤和慢性溃疡性结肠炎者；3）患有精神疾病，包括严重的癔症等；4）无严重心、肝、肾等重要脏器疾病；5）妊娠或哺乳期妇女，或准备妊娠妇女。

2 研究方案

中医药的临床辨治属于综合的复杂医疗干预体系的评价，因此本研究采用实用性随机对照临床试验的研究方法，开展了多中心、随机、开放、对照的研究，运用SAS9.12统计分析软件产生随机方案，并采用中央随机化系统进行受试者随机化和药物指定，将艾滋病慢性腹泻患者按2：1的比例随机分为治疗组和对照组，所有病例均按照WHO与美国CDC制定的艾滋病慢性腹泻诊断路径进行诊断；所有病例在入组时均进行3份大便标本的病原学检测及肠镜检查。

2.1 治疗方案 所有病例的基础治疗包括补液、纠正脱水和电解质紊乱，纠正酸中毒等，对大便粪便检查有病原学证据者，加用相应的抗生素治疗。治疗组在此基础上加用中药配方颗粒治疗或根据证候变化辨证使用其他方药。健脾止泻方，每日1剂，早晚分2次服用。处方：生黄芪20g，山药30g，补骨脂10g，炮姜6g，黄连6g，升麻12g，焦白术10g，焦山楂10g，木香6g，葛根20g，车前草15g，炙甘草6g。由三九医药股份有限公司提供，疗程2周。对照组在基础治疗的基础上加用易蒙停胶囊（2mg，3次/日），由西安杨森制药厂提供，疗程2周。

2.2 观察指标和方法 1）主要疗效指标：对腹泻量表、大便总量、大便频次等指标对比治疗前后的变化，进行统计学分析。2）安全性指标：根据不良事件监测并记录治疗前后肝、肾功能，心电图、血尿便常规、便潜血、病毒学指标（HIV – RNA）等安全性观察指标。

2.3 临床疗效评价标准 本项研究引入国际通行的腹泻评价量表[1]作为疗效评价的主要指标，该量表为患者自身评估报告量表，是用于评价艾滋病相关性腹泻严重程度的较为敏感的实用工具[2]。主要以入组及疗程结束后2组量表评分的差异评估疗效。大便总量的变化以大便总量减少>50%为有效，大便总量减少<50%为无效。

2.4 统计学方法 采用SAS9.12软件进行统计分析。凡完成疗程者作为有效病例进行疗效评价，至少服用1次以上药物的所有病例进行安全性分析。2组患者基线情况的均衡性分析采用方差分析或χ^2检验；有效性比较采用考虑中心效应的CMH方法；腹泻量表评分变化的比较采用t检验；大便总量变化采用χ^2检验。计量资料采用聊$x \pm s$进行描述，计数资料采用频数（构成比）进行描述。

3 结果

3.1 腹泻量表评分 2组治疗前腹泻量表评分分别为12.89 ± 3.54及12.96 ± 3.97，差异无统计学意义（$P = 0.9179$），治疗2周后腹泻量表评分分别为5.50 ± 1.78及6.95 ± 3.93，差异有统计学意义（$P = 0.0196$）（见表1及图1）。治疗1周后，在腹泻量表评分及大便总量变化方面治疗组均好于对照组。

表1 治疗前后2组患者腹泻量表总积分改变比较

	治疗组	对照组	P值
治疗前	12.89 ± 3.54	12.96 ± 3.97	0.9179
治疗后3天	10.49 ± 2.66	10.57 ± 3.50	0.8908
治疗后1周	8.13 ± 2.40	9.02 ± 4.16	0.1798
治疗后2周	5.50 ± 1.78	6.95 ± 3.93	0.0196

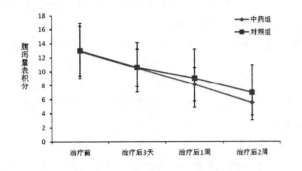

图1 治疗前后2组患者腹泻量表总积分改变比较

表2 治疗1周后2组大便总量变化的比较

		例数	有效	无效	P值
治疗3天后	治疗组	94	23（24%）	71（76%）	0.4772
	对照组	46	9（19%）	38（81%）	0.4772
治疗1周后	治疗组	94	47（50%）	47（50%）	0.0497
	对照组	46	15（33%）	31（67%）	0.0497

3.2 经过1周的治疗后治疗组与对照组间的24h大便总量变化差异有统计学意义（$P<0.05$），见表2。

3.3 治疗3天、1周及2周后治疗组与对照组间24h大便次数变化差异无统计学意义（$P>0.05$）。

3.4 安全性分析研究期间未观察到严重的毒副作用，不良反应主要表现为便秘、恶心、呕吐，治疗组有4例终止治疗，对照组有1例终止治疗（以上病例在停止用药并对症治疗后症状均缓解），其他不良反应病例经减少用药次数或短暂停止和对症处理后症状均缓解。2组药物不良反应发生率比较差异无统计学意义（$P>0.05$）。2组其他安全性指标在治疗前及治疗后比较差异均无统计学意义（$P>0.05$）。

4 讨论

艾滋病相关性腹泻的严重程度及持续时间与机体的免疫功能及感染的病原体相关。目前艾滋病相关慢性腹泻的治疗多在HAART的基础上予以对症治疗，Du Pont[3]等发现由于HAART治疗难以达到肠道的黏膜组织，接受HAART治疗后循环CD_4^+细胞数目虽然很快得到提升[4]，肠道中CD_4^+细胞不会很快出现明显的恢复[5]，因此，接受HAART治疗后，虽然病例大便病原学的阳性检出率明显降低，但慢性腹泻的发生率并未降低。

中国医疗队在坦桑尼亚的艾滋病救治以及国内中药免费治疗的临床实践表明，中医药辨证治疗艾滋病慢性腹泻疗效较好[6-8]，能够在一定程度上改善患者的免疫状态[9-10]。但是这些临床研究基本为小样本量研究，慢性腹泻的诊断欠明确，疗效评价标准较为模糊[11]，难于客观评价中医药治疗艾滋病慢性腹泻的疗效。结合既往的临床研究结果及北京地坛医院近5年来的中医药临床实践，我们认为艾滋病相关性腹泻以脾虚湿盛为核心病机，所以本研究以健脾止泻法为治则加减进行辨证治疗。中药健脾止泻方黄芪、焦白术、炮姜、炙甘草取理中丸之意，温中祛寒，补气健脾；山药补益脾胃、益肺滋肾；补骨脂补肾助阳、温脾止泻；升麻、葛根升阳举陷；焦山楂消食止泻；车前草清热利尿、渗湿止泻；木香行气止痛、调中导滞；黄连燥湿。该方充分体现了扶正祛邪，标本同治的治疗原则。

研究结果显示，治疗前后2组患者的腹泻量表评分及每日大便总量有明显变化，组间比较差异有统计学意义（$P<0.05$），中药治疗组明显优于对照组。在安全性方面本研究未出现严重的不良反应事件，不良反应多为便秘、恶心、呕吐，症状多为轻、中度，经短暂停药或对症处理后均得到缓解。临床研究证实，该方不仅能减轻腹泻，减少患者的临床症状，还能提高患者的生活质量，且价格低廉，安全无毒副作用，是治疗艾滋病相关性慢性腹泻较为理想的一种治疗方法。由于本研究观察时间较短，对于艾滋病慢性腹泻患者长期服用健脾止泻方的远期疗效和安全性以及对患者生活质量和腹泻愈后复发率等方面的影响有待于进一步的深入研究。

参考文献（略）

（出自世界中医药杂志.2011年第6卷第6期第193~195页）

加味赤石脂禹余粮汤治疗艾滋病顽固性腹泻56例

党中勤

(河南省中医院，郑州450002)

摘要 目的：研究中医治疗艾滋病合并顽固性腹泻的有效方药。方法：选择艾滋病合并顽固性腹泻患者56例，采用加味赤石脂禹余粮汤加减治疗。结果：本组56例患者中，临床治愈20例，好转30例，未愈6例，总有效率89.29%。结论：艾滋病合并顽固性腹泻患者采用加味赤石脂禹余粮汤加减治疗疗效显著，具有止泻迅速、服用方便、安全可靠等优点。

关键词 加味赤石脂禹余粮汤/治疗应用；艾滋病；腹泻/中医药疗法

腹泻是艾滋病发病期最常见的临床症状，顽固性腹泻是艾滋病病情进一步加重或死亡的主要因素之一，目前尚缺乏令人满意的治疗方法。自2007年6月至2011年12月，笔者采用加味赤石脂禹余粮汤治疗艾滋病相关性腹泻56例，疗效满意，现总结报道如下。

1 一般资料

本组56例患者均为门诊病人，其中男30例，女26例；年龄最小19岁，最大61岁；病程2~13个月；CD_4^+细胞$<50/\mu L$者1例，CD_4^+细胞$51~100/\mu L$者6例，CD_4^+细胞$101~150/\mu L$者15例，CD_4^+细胞$151~200/\mu L$者18例，CD_4^+细胞$>200/\mu L$者16例。其中40例患者同时服用抗病毒药物（去羟肌苷、奈韦拉平及齐多夫定）。

2 纳入标准

（1）艾滋病确诊患者，慢性腹泻持续30d以上，且每日腹泻多于3~5次；（2）参照国家中医药管理局《中医病证诊断疗效标准》：久泻不止，或反复发作，大便稀薄，或呈水样，色褐而臭，可有黏液，肛门灼热，小便短赤，神疲纳呆，面色少华，舌质淡红，苔薄黄腻，脉细数而无力；（3）患者出现腹泻后常规应用各种抗生素及止泻药无效者；符合以上3条即可入选本组治疗。

3 治疗方法

所有病例采用加味赤石脂禹余粮汤：赤石脂25g，禹余粮25g，乌梅15g，芡实30g，党参15g，炒白术18g，茯苓18g，炒山药30g，炒薏苡仁30g，炒白芍18g，炙甘草6g。每日1剂，早晚水煎分服。肛门灼热者加白头翁、马齿苋；湿热明显者加炒黄连、广木香；腹痛者加蒲黄、五灵脂；大便黏滞不爽者加槟榔、厚朴；大便夹有脓血者加地榆炭、仙鹤草；大便稀如水样者加藿香、车前子。当患者出现脱水、电解质紊乱、代谢性酸中毒或营养不良时，可给予补液、补充电解质和纠正酸中毒及营养支持治疗。

4 疗效标准

参考《中医病证诊断疗效标准》。临床治愈：腹泻消失，其他症状明显改善，大便常规检查正常；好转：腹泻减轻，大便次数明显减少，其他症状相对改善；未愈：未达到以上标准者。

5 结果

本组56例患者中，临床治愈20例，好转30例，未愈6例，总有效率89.29%。

6 典型验案

患者范某，男，57岁，2008年6月13日就诊。自述2008年2月起间断腹泻，大便每日6~9次，严重时达15次，伴纳差，乏力，腹部隐痛，便后肛门有坠胀感，体质量明显下降，面色萎黄，畏寒，舌淡红稍暗，苔厚腻微黄，脉细滑无力。曾用抗生素及常规止泻治疗无效，体质量从65kg~52kg。就诊时CD_4^+细胞52/uL，外周血象$WBC 4.2×10^9/mm^3$，$N 69.2\%$；大便常规：$WBC 2~3/HP$，$RBC 3/HP$。诊断艾滋病并发顽固性腹泻，中医辨证为脾肾两虚、湿浊内蕴、升降失调，给予加味赤石脂禹余粮汤以健脾益肾、化湿降浊、涩肠止泻。用药：赤石脂25g，禹余粮25g，炒黄连6g，广木香10g，乌梅15g，车前子30g（包煎），芡实30g，党参15g，炒白术18g，茯苓18g，炒山药30g，炒薏苡仁30g，炒白芍18g，炙甘草6g。7剂水煎服，每日1剂，早晚2次。同时给予静脉营养支持疗法。6月20日复诊：患者腹泻次数明显减少，每日3~5次，纳差、乏力、腹痛等症状明显减轻，再守原方7剂。6月27日三诊：患者大便每日1~2次，粪质成形，饮食如常，乏力、腹痛感消失。守上方再服14剂，同时服益艾康胶囊，大便恢复正常，体质量增加至63kg。

7 讨论

艾滋病（AIDS）顽固性腹泻病程长，复发率高，是引起患者死亡的主要原因之一。现代医学认为，腹泻的严重程度及持续时间与机体的免疫功能及感染的病原体相关，在治疗上，多采用抗感染、应用各种止泻药及肠道微生态制剂治疗，效果不佳。本病根据其临床表现可归属中医学疫病、虚劳、泄泻范畴。中医认为，艾滋病的发生发展是一个邪气逐渐亢盛、正气逐渐衰败的过程。患者受疫毒之邪侵袭日久，脏腑受损，功能失调。若再遇调摄失宜，或饮食不节，或情志失调，或劳倦过度，使脾失健运、清浊不分、湿浊内盛，致大肠传导失司引起泄泻。病久则脾阳亏虚，损及肾阳，命门火衰，脾更失温煦，气机紊乱，腹泻反复发作，迁延难愈，甚至脏腑机能衰竭，气血阴阳俱亏，阴阳离决而死亡。总之，艾滋病腹泻主要责之于脾肾，以脾虚湿盛为关键，为本虚标实之证。治疗上当标本兼治，以健脾益肾、化湿和中、涩肠止泻为主，并根据病情辨证施治。我们在对艾滋病患者进行关爱治疗过程中，发现脾肾两虚型腹泻最为多见，部分患者表现为虚实夹杂或寒热错杂。我们采用标本同治的原则给予加味赤石脂禹余粮汤治疗，并根据病情进行加减。赤石脂禹余粮汤源自汉·张仲景《伤寒杂病论》，方中赤石脂甘酸性温，禹余粮甘涩性平，二药皆入胃与大肠经，合用有收涩固脱效用，善治久泻久痢、滑脱不禁之证，用于艾滋病顽固性腹泻具有急则治标、防止正气虚脱之意，为君药；党参、炒白术、茯苓、炒山药、炒薏苡仁健脾益肾、化湿止泻，共为臣药；乌梅、芡实、炒白芍收敛止泻，共为佐药；炙甘草调和诸药，为使药。诸药合用，标本兼治，共奏健脾益肾、化湿和中、涩肠止泻之功。我们在临床中发现，对于艾滋病表现为脾肾两虚为主的顽固性腹泻，应用加味赤石脂禹余粮汤可取得满意的疗效。此外，对于伴有肠道严重感染、脱水、电解质紊乱及代谢性酸中毒的患者，应同时给予相应西药治疗，并告诫病人注意饮食调理，避免生冷油腻和辛辣刺激食物。腹泻治愈后，尚需继续调理脾胃功能，以善其后，巩固疗效。

参考文献（略）

（出自中国中医基础医学杂志2013年第19卷7期第844-845页）

益艾康胶囊配合四神汤加减治疗艾滋病泄泻55例

刘昌华

（沈丘县中医院 河南周口 466300）

关键词 益艾康胶囊；四神汤；艾滋病泄泻

自2005年5月至2011年5月，笔者运用"五省中医药治疗艾滋病项目"中的益艾康胶囊配合四神汤治疗艾滋病泄泻55例，疗效显著，现总结如下。

1 一般资料

55例患者均为HIV确诊者，属中医药救治患者。随机分为两组，治疗组30例，男14例，女16例，年龄25～60岁，平均年龄43岁；对照组25例，男10例，女15例，年龄24～62岁，平均年龄42岁。两组治疗病程为6年。

1.1 诊断标准

1.1.1 根据河南省中医药管理局1997年9月颁布《中医常见病症诊疗常规》中泄泻症状体征表现为大便稀薄或水样，次数增多，可伴腹痛，腹胀，病程长（超过2个月），时轻时重，反复发作；大便常规可见少许白细胞；受寒凉或情绪变化可诱发。

1.1.2 符合《五省中医药治疗艾滋病项目临床技术方案》标准。经卫生防疫站检测确诊HIV抗体（+），CD_4^+细胞计数在200～400/mm^3，未使用抗病毒药物治疗的患者。

1.2 治疗方法

1.2.1 治疗组

口服益艾康胶囊（人参、黄芪等药物），规格0.5g/粒，每天3次，每次5粒口服。每15天巡诊一次，每30天会诊一次，记录病情变化，根据服药症状积分，感染情况及服药后的反应，调整用药剂量，配合中药四神汤，随症状加减，每日一付，水煎分2次口服，半月为一疗程。

1.2.2 对照组

口服抗生素类抗感染药物氟哌酸胶囊，每日3次，每次0.2～0.3g；黄连素片，每天3次，每次6片；多酶片，每日3次，每次3片。

1.3 疗效评定标准

根据《中医常见病症诊疗常规》中泄泻诊疗标准，参照《五省中医药治疗艾滋病项目临床技术方案》判定。有效：大便正常，症状消失，临床检查正常；CD_4^+细胞计数逐渐上升30～40/mm^3。好转：大便次数明显减少，其症状以改善，CD_4^+细胞计数上升小于或等于30～40/mm^3。未愈：症状未改善，CD_4^+细胞计数下降大于或等于30～40/mm^3，停药后复发。

1.4 结果

治疗组30例，治愈21例，显效7例，无效2例，总有效率93.3%；对照组25例，治愈6例，显效10例，无效9例，总有效率64%。两组疗效对比，治疗组明显优于对照组。

2 典型病例

张某某，女，52岁，已婚，2006年8月10日初诊，问断腹泻3年，大便稀薄，日行3～4次，便呈稀水样夹不消化食物，腹胀肠鸣，泻后疼痛减轻，伴低热，乏力，纳差，舌苔白腻，脉沉细弱。患者于1993年有偿献血。2004年9月在县防疫站检测HIV抗体阳性，CD_4^+细胞计数216/mm^3，CD_8^+细胞计数340/mm^3；查体：T37.4℃，BP110/60mmHg，血常规示：WBC12.1×10^9/L，腹胀腹泻音亢进，大便常规示：稀便，镜检白细胞少许，脂肪球少许；诊断为艾滋病机会性感染性泄泻。中医辨病辨证感受疫毒，脾肾阳虚，运化失常。治则：温肾健脾，固涩止泻。方药：益艾康胶囊合四神汤加减、益艾康胶丸，每日3次，每次5粒。汤药：补骨脂15g、吴茱萸3g、煨肉豆蔻15g、五味子15g、云苓30g、炒白术15g、山药15g、薏苡仁30g、砂仁10g、焦三仙各30g、甘草6g、生姜3片、大枣5枚，每日一付，水煎服，每日2次。10月16日二诊，自述大便次数明显减少，每日1~2次，腹痛减轻，继服上方5付，每日一付，水煎服分2次。10月22日三诊，大便每日一次，呈形，无腹痛，以益艾康胶囊和四神丸善后，于2006年12月复查CD_4^+细胞计数376/mm^3，CD_8^+细胞计数406/mm^3，至今身体状况可，泄泻很少复发。

3 讨论

艾滋病是获得性免疫缺陷综合征，"HIV"疫毒侵袭人体后，直接缓慢地损伤人体五脏，气血阴阳，首先表现为中气亏虚，气体失调，导致升降失常，清气不升，浊气不降，脾失健运，胃失受纳，运化失司。泄泻日久，肾阳衰弱，不能温养脾胃，运化失常，又加外邪侵袭，饮食不节，则使清浊不分，而成泄泻，是艾滋病最常见的机会性感染病症。临床常服用抗生素治疗，虽能缓解症状，但易导致耐药，菌群失调，使机体免疫功能进一步下降，电解质紊乱，更易感染外邪，而形成恶性循环。泄泻属中医"久泄"、"久痢"、"休息痢"范畴，病程日久，正虚邪恋。《景岳全书·泄泻》曰："泄泻之本，无不由于脾胃"。但汪昂又曰："久泄皆由命门久衰，不能专责脾胃"。所以泄泻病位在肠胃，病机为脾肾阳虚，胃肠失于温煦，运化失司，以脾肾两虚为主，治以温肾健脾，固涩止泻。补骨脂补肾阳，吴茱萸、肉豆蔻温中散寒，五味子涩肠止泻，生姜片增强其温肾暖脾之力，山药、白术、砂仁、薏苡仁、云苓健脾利湿。现代医学研究表明：白术、云苓、山药、薏苡仁有健脾增强机体免疫调节作用。益艾康胶囊合四神汤加减既能增强机体正气，有利于免疫功能的重建，又防止耐药发生，减少艾滋病患者机会性感染，促进泄泻的痊愈，提高疗效，减少复发。

参考文献（略）

（出自中国药物经济学2012年1期第62-63页）

泻痢康胶囊治疗艾滋病相关慢性腹泻的临床研究

徐 卓[1]　杨小平[2]　倪 量[1]　张明利[2]　郭长河[3]　王东旭[2]　王玉光[1]　徐立然[4]

（1. 首都医科大学附属北京地坛医院感染性疾病诊疗中心；
2. 河南省中医药研究院附属医院消化内科；3. 河南上蔡县中医院；
4. 河南中医学院第一附属医院肺病科）

摘要 目的 观察泻痢康胶囊治疗艾滋病相关慢性腹泻的临床疗效及安全性。方法 采用随机、双盲双模拟、对照的临床研究方法，分别将158例艾滋病相关慢性腹泻患者按照2：1比例随机分为2组。治疗组106例，口服泻痢康胶囊（2.5克/次，3次/天）及盐酸洛哌丁胺胶囊模拟胶囊（2粒，3次/天）治疗；治疗组52例，口服盐酸洛哌丁胺胶囊（2mg/次，3次/天）及泻痢康胶囊模拟胶囊（5粒，3次/日）治疗。疗程14天。分别在试验进行的当天、第3天、第7天、第14天观测评估。疗效的主要指标为腹泻量表评分及每日大便总量、大便次数。药物的安全性检测指标包括药物不良反应事件、肝功能、肾功能、心电图、血细胞分析、尿液分析、大便潜血、病毒学指标（HIV-RNA）等。结果 治疗第14天，试验组和对照组间的患者腹泻量表积分的差异有统计学意义（$P<0.05$），治疗第7天两组的大便总量变化的差异有统计学意义（$P<0.05$），治疗第7天与第14天，试验组和对照组间的患者大便次数均明显减少，差异有统计学意义（$P<0.05$），试验组疗效优于对照组。试验组和对照组间不良反应事件发生率无显著性差异。结论 泻痢康胶囊治疗艾滋病相关慢性腹泻安全有效，疗效优于盐酸洛哌丁胺胶囊。

关键词 艾滋病；慢性腹泻；泻痢康胶囊；中医药治疗；盐酸洛哌丁胺胶囊

慢性腹泻（每日腹泻3次以上，持续时间超过1个月）是艾滋病最常见的并发症之一，据报道，发达国家艾滋病患者发生慢性腹泻的发生率为60%，而在发展中国家的发生率更高达90%，慢性腹泻可导致艾滋病病毒（HIV）感染者的死亡率显著增加，慢性腹泻患者通常还伴有不同程度的吸收障碍、营养不良，严重影响了艾滋病患者的生活质量，但针对艾滋病相关慢性腹泻的病原学治疗及对症止泻药物（如奥曲肽、盐酸洛哌丁胺、苯乙哌啶等）的临床试验效果均较差。因此，艾滋病相关慢性腹泻的治疗问题始终是艾滋病研究领域中的热点。本课题组于2009年9月至2011年3月开展了一项治疗艾滋病相关慢性腹泻的随机、双盲双模拟、对照的临床研究试验（中国临床试验注册中心临床注册号：ChiCTR-TRC-10001242），现将结果报告如下。

1 对象与方法

1.1.1 实验设计

本研究采用实用性随机对照临床试验的研究设计，开展了随机、双盲双模拟、对照的临床研究。运用SAS9.12统计分析软件产生随机方案，并采用中央随机化系统进行受试者随机化和药物指定，将艾滋病相关慢性腹泻患者按照中医药治疗组:对照组2:1的比例随机分为两组。随机号采用不透光信封密封，并由专人管理。对受试者与研究者均实施盲法，实验中如出现严重不良事件，需紧急破盲的应急信封交各医院研究者保存备用，实验数据录入结束后由统计专家及项目负责人做盲态审核，确认数据无误后进行一级揭盲，统计完成后由参研单位代表进二级揭盲。

1.2 对象

本研究纳入的158例艾滋病相关性慢性腹泻患者，来自2009年9月至2011年3月间河南省上蔡县中医院和河南省商丘市第一人民医院传染病分院的门诊和住院患者。所有入组患者均签署了知情同意书。试验组入组106人，脱落1人，脱落率为0.95%；对照组入组52人，脱落0人。

入组患者男性65例，女性92例，平均年龄47岁，经有偿供血途径传播者152例，其他途径传播者5例，患者CD_4^+ T淋巴细胞平均水平为300.0cell/μL，1患者大便次数平均为4.72次/日。

两组患者人口学资料及基线特征均衡有可比性。

1.3 纳入标准

参考《艾滋病诊疗指南》的艾滋病相关慢性腹泻诊断标准、《内科学》对慢性腹泻的定义制定纳入标准：（1）HIV抗体（+）；（2）慢性腹泻次数多于3次/日，时间超过1个月；（3）年龄：18~70岁；（4）近1个月内未接受过影响本试验观察的药物治疗；（5）受试者自愿并签署知情同意书。符合以上所有条件者入选本研究。

1.4 排除标准

（1）应用高效抗逆转录病毒疗法（highly active antiretroviral therapy, HAART）药物（主要指蛋白酶抑制剂）抗病毒药物导致慢性腹泻者；（2）电子肠镜检查为肠道肿瘤和慢性溃疡性结肠炎者；（3）患有精神疾病，包括严重的癔症等；（4）严重心、肝、肾等重要脏器疾病；（5）妊娠或哺乳期妇女，或准备妊娠妇女。以上任一条者排除。

1.5 干预方案

基础治疗：所有病例的基础治疗包括补液，纠正脱水和电解质紊乱，纠正酸中毒等，所有病例均开展了粪便常规检查，开展了粪便菌培养（细菌培养、真菌培养、寄生虫检查），有病原学证据者，加用相应敏感的抗生素治疗。试验组：基础治疗+泻痢康胶囊（2.5g，3次/日）及盐酸洛哌丁胺模拟胶囊（2粒，3次/日）治疗。疗程2周。泻痢康胶囊由河南省奥林特制药厂生产（批号：H42022592），方药保密。盐酸洛哌丁胺模拟胶囊由西安杨森制药厂提供。

对照组：基础治疗+盐酸洛哌丁胺胶囊（2mg，3次/日）及泻痢康模拟胶囊，盐酸洛哌丁胺胶囊由西安杨森制药厂提供（批号：090729071）。疗程2周。泻痢康模拟胶囊由河南省奥林特制药厂提供。

1.6 临床疗效评价

使用腹泻评价量表作为临床疗效评价的主要指标，该量表为患者自身报告近7天的大便形状、大便频率、腹痛程度、大便时疼痛程度等11项指标，对不同指标进行评分并计算总积分，综合评价患者的腹泻严重程度，腹泻量表积分越小，反应患者的腹泻程度越轻，药物的疗效越好。该量表是评价艾滋病相关性腹泻严重程度的较为敏感的实用工具，本次研究主要以入组及疗程结束后两组量表评分的差异评估疗效。

大便总量的变化以大便总量减少≥50%为有效，大便总量减少<50%为无效。

对比腹泻评价量表、大便总量、大便频次等数据治疗前后的变化，进行统计学分析。

1.7 安全性评价

根据不良事件记录及并在治疗前后对肝功能、肾功能、心电图、血细胞分析、尿液分析、大便潜血、病毒学指标（HIV-RNA）等安全性观察指标进行监测。

1.8 统计学方法：

采用SAS9.12软件进行统计分析。凡完成疗程者作为有效病例进行疗效评价，至少服用1次以上药物的所有病例进行安全性分析。两组患者基线情况的均衡性分析采用方差分析或x^2检验；有效性比较采用考虑中心效应的CMH方法；腹泻量表评分变化的比较采用t检验；

大便总量变化采用x^2检验。计量资料采用$x±s$进行描述，计数资料采用频数（构成比）进行描述。

2 结果

2.1 患者腹泻量表积分的比较

两组治疗前腹泻量表评分差异无统计学意义，治疗14天后，在腹泻量表评分方面治疗组好于对照组，差异有统计学意义（P<0.01）。见表1。

2.2 患者24小时大便总量比较

经过7天的治疗，试验组与对照组的24小时大便总量变化差异有统计学意义（P<0.05），见表2。

表1　艾滋病相关慢性腹泻患者治疗前后腹泻量表积分比较

组别	治疗前	治疗第3天	治疗第7天	治疗第14天
试验组（n=105）	12.66±2.50	11.51±2.85	8.38±2.75	5.02±1.58
对照组（n=52）	12.21±3.01	10.79±3.48	8.92±3.53	7.24±3.24
P值	0.3373	0.3226	0.0971	<0.01

表2　艾滋病相关慢性腹泻患者治疗后大便总量的变化

组别	例数	有效 [n (%)]	无效 [n (%)]
治疗第3天			
试验组	105	19 (18%)	86 (82%)
对照组	52	7 (13%)	45 (87%)
治疗第7天			
试验组	105	19 (18%)	86 (82%)
对照组	52	7 (13%)	45 (87%)

2.3　大便次数变化

两组治疗前患者的24小时大便次数相比基线无统计学意义，治疗第7天与第14天试验组与对照组24小时大便次数变化的差异均有统计学意义（P<0.05）。见表3。

表3　艾滋病相关慢性腹泻患者治疗后大便总量的变化（次）

疗程	试验组	对照组	P值
基线	4.72±0.85	4.67±0.76	0.6695
治疗第7天	2.67±1.03	3.13±0.99	0.0029
治疗第14天	1.79±0.77	2.23±0.96	0.0023

2.4　安全性分析

研究期间未观察到严重的毒副作用，试验组仅1例患者出现不良反应，表现为便秘、恶心、呕吐，在停止用药并对症治疗后症状均缓解，两组药物间不良反应发生率比较，差异无统计学意义（P>0.05）。比较两组治疗前及治疗后其他安全性检测指标，差异均无统计学意义（P>0.05）。

3　讨论

艾滋病相关慢性腹泻是引起患者死亡的主要原因之一。艾滋病相关慢性腹泻的严重程度及持续时间与机体的免疫功能及感染的病原体相关。由于艾滋病患者免疫功能受损，免疫应答反应对病原体几乎不发生作用，艾滋病相关慢性腹泻的病程长、复发率高。据调查，艾滋病相关性慢性腹泻有时可以是多病原的，常见多种肠道菌重叠的混合感染，不同国家地区艾滋病相关慢性腹泻的病因也存在着较大差异。有研究发现由于HAART治疗难以达到肠道的黏膜组织，接受HAART治疗后循环CD_4^+ T淋巴细胞数目虽然很快得到提升，肠道中CD_4^+ T淋巴细胞不会很快出现明显的恢复，在接受HAART治疗后，虽然病例大便病原学的阳性检出率明显降低，但慢性腹泻的发生率并未降低。

中国医疗队在坦桑尼亚的艾滋病救治以及国内中药免费治疗的临床实践表明，中医药辨证治疗艾滋病相关慢性腹泻疗效较好，且能够在一定程度上改善患者的免疫状态但开展的大多为小样本临床研究，艾滋病相关慢性腹泻的诊断欠明确，疗效评价标准也较为模糊，难于客观评价中医药治疗艾滋病相关慢性腹泻的疗效。

河南省中医药管理局艾滋病中医专家组首席专家李发枝教授领导的课题组，在近5年来的中医药临床实践中，总结凝练了以温补固涩为治则的泻痢康方药，临床治疗艾滋病相关慢性腹泻效果较为满意。本项前瞻性、双盲、双模拟的随机对照临床试验研究结果显示，治疗前后两组患者的腹泻量表评分及每日大便总量有明显变化，两组组间比较的差异有统计学意义（P<0.05），泻痢康胶囊组优于对照组，且未出现严重的不良反应事件。但本项研究临床设计的观察时间较短，泻痢康胶囊对于艾滋病相关慢性腹泻的复发的疗效以及治疗后对于患者生活质量的影响等，有待于进一步开展深入的分析、研究。

参考文献（略）

（出自环球中医药2011年第4卷3期第197-200页）

半夏泻心汤治疗艾滋病相关腹泻临床观察

郭建设[1]　郭佰涛[2]

1. 商水县谭庄镇卫生院，河南商水 466141
2. 商水县中医院，河南商水 466100

摘要　**目的**：观察半夏泻心汤治疗艾滋病相关腹泻的临床疗效。**方法**：对70例确诊为艾滋病相关腹泻的患者，运用经方半夏泻心汤口服或灌肠治疗。**结果**：14d后腹泻消失者32例，腹泻次数明显减少者29例，腹泻次数无明显变化9例，有效率为87.1%。结论：半夏泻心汤治疗艾滋病相关腹泻具有良好疗效，值得临床上推广应用。

关键词 艾滋病；腹泻；半夏泻心汤；内服；灌肠

艾滋病，即获得性免疫缺陷综合症（acquired immunodeficiency syndrome，AIDS）是由人类免疫缺陷病毒（Human Immunodeficiency Virus，HIV）引起的一种严重的传染性疾病，而腹泻又是其常见的机会性感染之一，艾滋病相关腹泻具有多发性、难治性的特点。笔者自2005年10月至2010年10月运用半夏泻心汤治疗艾滋病相关腹泻70例，取得了良好的疗效，现报告如下。

1 资料与方法

1.1 一般资料

70例患者均经当地疾控中心（CDC）确诊为艾滋病，全部为门诊患者，都伴有腹泻，腹泻持续时间在30 d以上。70例患者中，男43例，女27例；年龄33～40岁6例，41～50岁21例，51～60岁34例，60岁以上9例；年龄33～66岁，平均52.4岁。

1.2 治疗方法

以半夏泻心汤为基本方加减治疗。半夏泻心汤药物组成：法半夏20 g，黄芩10 g，黄连6 g，干姜12 g，党参15 g，大枣6枚，甘草6 g。临证加减：恶心呕吐甚者法半夏改为姜半夏，加姜竹茹、旋覆花、代赭石；腹胀甚者加炒莱菔子、槟榔、广木香、青皮；腹痛加炒白芍、醋延胡索；肛门灼热者加白头翁、马齿苋，黄连改为12 g；大便稀如水样加炒薏苡仁、白术、苍术、茯苓；大便粘滞不爽加槟榔、木香；如患者不能服药时，改为保留灌肠，如患者存在严重脱水时，可给予补液治疗。

1.3 疗效判定标准

依据《中医病症诊断疗效标准》。治愈：大便正常，其他症状消失，临床检验正常；好转：大便次数明显减少，其他症状改善；未愈：症状未见改善。

2 结果

70例患者中，治愈32例，好转29例，未愈9例，有效率为87.1%。

3 典型病例

王某，男，52岁，2006年8月16日初诊，述2月前无明显病因出现大便次数增多，日7～8次，甚者11～12次，质稀如水，伴上腹痛痞满，脐周部隐隐作痛，口干口苦，纳少乏力，曾经抗生素及对证治疗疗效差，体质量由86 kg减至71 kg。来诊时见神志清，精神差，面色萎黄，舌质淡红，苔薄黄略腻，脉数无力，血尿常规未见异常。四诊合参，辨证为胃肠失和，寒热错杂证。处方以半夏泻心汤加减，以调和肠胃。方药组成：法半夏25 g，黄芩10 g，黄连6 g，干姜10 g，党参15 g，焦白术25 g，炒白芍20 g，广木香15 g，炒山药30 g，茯苓20 g，炒扁豆30 g，大枣6枚，甘草10 g，取7剂，每剂水煎取汁400 mL，分2次温服。8月23日，患者复诊，述腹泻次数明显减少，上腹部痞满缓解，食欲改善，纳增，上方法半夏改为20 g，黄芩增至12 g，黄连改为10 g，服法同前。9月1日，患者三诊时，大便次数正常，口干口苦消失，精神改善，体质量增至75 kg，又照原方服10剂后，患者体质量增至80 kg，患者可从事日常劳动。

4 讨论

艾滋病患者由于机体细胞免疫功能被破坏，极易引起各种机会性感染，加之抗病毒药物不良反应，也影响患者机体的消化、吸收功能，而各种感染及肿瘤，如隐孢子虫、巨细胞病毒、鸟分子杆菌及卡波希肉瘤等侵犯肠道，引起腹泻及吸收不良综合征，巨细胞病毒感染引起溃疡性结肠炎，亦可引起腹泻、脓血便等；其中隐孢子虫感染较为常见，表现为慢性持续性腹泻，水样便，且持续性较长时间，易引起患者死亡。目前，西医抗病毒（HARRT）治疗虽能拟制病毒复制，提升CD_4^+计数，进而提高机体免疫功能，控制感染，但由于其较强的不良反应，昂贵的治疗成本，使患者不愿或无力接受其治疗，而中医以其较低的治疗成本，较少的不良反应，良好的治疗效果，深受患者的欢迎，半夏泻心汤加减治疗艾滋病相关腹泻即是有益的临床探索。

半夏泻心汤出自张仲景《伤寒杂病论》，原用于治疗心下痞证，经文述："伤寒五六日，呕而发热，柴胡证具，而以他药下之……但满不痛，心下痞者，半夏泻心汤主之"。《金匮要略·呕吐哕下利脉证治》谓："呕而肠鸣心下痞者，半夏泻心汤主之"。半夏泻心汤方剂中以半夏为君药，取其辛苦性温，既可降气和胃，又可燥湿益脾，可谓兼顾脾胃，中庸和解。

从本方的组成来看，其组方的指导思想可以说是和法的具体运用，而和法的宗旨是调和胃肠寒热，其病机为邪在少阳，误用下法，损伤脾胃之气，使少阳邪热乘机内陷，寒热错杂，干犯于中焦，致脾胃升降失常，气机痞塞，故出现但满不痛的心下痞证，而心下痞是由寒热错杂之邪痞塞于中焦，脾胃失和所致，可见恶心呕吐是胃气不降之证，肠鸣下利乃脾气不升所致，故半夏泻心汤可用来治疗寒热错杂型的慢性腹泻。

从本方的药物组成来看，本方辛开苦降，寒热并用，清补同施，达到健脾散结除痞降逆止泻之功。方中半夏、干姜辛温而升散其寒，黄芩、黄连苦寒而降除其热，配合人参、甘草、大枣，甘温益气补其虚。七味药物相配，辛开苦降，寒热兼施，补气和中，使寒热得解，升降复常，呕利痞诸症得消。

据有关临床实验证明，半夏泻心汤可调节小肠功能紊乱，从而达到止泻作用；而现代药理研究亦证实，黄芩苷等黄芩提取物能拟制HIV逆转录酶的作用；甘草提取物既可缓解平滑肌痉挛，又能拟制 HIV 复制，且具解毒作用，因此本方配伍不仅能调节肠胃以止泻，而且可调节增强机体免疫能力，从而拟制 HIV 的复制[3-5]。

参考文献（略）

（出自中医学报 2011 年第 26 卷 8 期第 899-900 页）

· 皮肤损害 ·

中医疗法治疗 AIDS 合并带状疱疹 36 例

刘静静 陈秀敏 丁红云 郑连雪 田爱玲

河南中医学院第一附属医院艾滋病临床研究中心（450000）

关键词 AZDS；带状疱疹；中医药疗法

HIV/AIDS 对人体的损害主要表现在以免疫系统破坏和功能缺陷为主。在免疫缺陷基础上，可能继发各种机会感染，并累及全身各个组织器官。有研究表明，HIV 感染病人的皮肤病发病率高达 85%~100%。HIV 感染患者免疫功能进行性下降，皮肤疾病不仅顽固难以治愈，且变证丛生[1]。带状疱疹是一种皮肤上出现成簇水疱、呈带状分布、痛如火燎的急性疱疹性皮肤病，主要发生在 HIV 感染病人发展到 AIDS 之前。我院自 2007 年 6 月至 2010 年 6 月分别应用拔罐和拔罐放血治疗 AIDS 合并带状疱疹 68 例，拔罐放血治疗组临床观察效果良好（$P<0.05$），现将结果汇报如下。

1 资料与方法

1.1 一般资料 研究对象为 68 例 AIDS 合并带状疱疹患者，其中男性为 32 例（47.1%）、女性为 36 例（52.9%），年龄在 22~65 岁之间。其中治疗组 36 例，对照组 32 例。治疗组男性 16 例（44.4%）、女性 20 例（55.6%），年龄 26~60 岁，平均（41.6±8.8）岁。其中肝经郁热证 10 例，脾虚湿蕴证 14 例，气滞血瘀证 12 例。病程最短 8d，病程最长 37d；对照组男性 15 例（46.9%）、女性 17 例（53.1%），年龄 26~60 岁，平均（43.4±9.7）岁。其中肝经郁热证 8 例，脾虚湿蕴证 13 例，气滞血瘀证 11 例。病程最短 9d，病程最长 40d；两组性别、年龄、疾病的中医分型、病程比较，差异无统计学意义（$P>0.05$）。

1.2 诊断标准 实验室检查抗 HIV 抗体阳性经确诊试验证实者；CD_4^+ T 淋巴细胞总数少于 $0.2×10^9/L$ 或 $0.2×10^9/L$~$0.5×10^9/L$；CD_4^+/CD_8^+ 比值大于 1[2]。

带状疱疹：以放射性疼痛开始，随后出现覆盖 1~3 个皮区的局限性零散性皮疹，这些斑丘疹先形成小水疱，进而融合成大水疱，病人疼痛加剧。大部分患者的水疱损伤仅限于皮区，最终以结痂及上皮再生而愈合[3]。

1.3 治疗方法

1.3.1 对照组采用拔罐法治疗。10d 为 1 个疗程，轻症 1~2 个疗程，重症 2~3 个疗程。

1.3.2 治疗组采用拔罐法加放血疗法治疗。10d 为 1 个疗程，轻症 1~2 个疗程，重症 2~3 个疗程。两组使用的拔罐方法完全一致。

1.3.2.1 操作前准备评估患者的主要临床表现、拔罐放血部位的皮肤情况、对疼痛的耐受程度、心理状况等。应向患者做好解释工作，消除患者的紧张情绪，解除对针刺的顾虑。根据刺血部位的面积大小选择适当型号玻璃火罐，检查罐口周围是否光滑，有无裂痕。我院在临床使用一次性无菌 7# 针头，进针深度应根据刺血部位肌肉厚薄及血管分布情况正确掌握，切忌刺中大血管。出血量应因人而异，注意保暖，保护隐私。

1.3.2.2 操作过程患处刺血部位皮肤充分暴露，用吉尔碘消毒液擦拭皮肤，左手拇食指绷紧患处周围皮肤，右手持一次性无菌 7# 针头，使用手腕的力量快速点刺局部皮肤，以皮肤红润稍有渗血为佳，用闪火法将火罐迅速扣在刺血部位上不动，等吸附后再放手，一般每次留罐 15min。起罐后，用无菌棉签或消毒纱布擦净血迹，玻璃火罐冲净血迹后浸泡于消毒液中。局部出现发红或红肿未完全消失时，应避免淋浴，以免感染。10d 为 1 个疗程，轻症 1~2 个疗程，重症 2~3 个疗程。

1.3.3 评价方法根据国家中医药管理局发布的《中医病证诊断疗效标准》中的疗效评定标准：治愈：皮疹消退，临床症状消失，无疼痛后遗症；好转：皮疹消退，疼痛明显减轻；未愈：皮疹消退，疼痛无明显减轻[4]。

1.4 统计方法 所有数据均采用 SPSS13.0 软件包进行统计分析。基线资料计数数据用 χ^2 检验分析。计量数据用 t 检验分析。治疗结果用等级资料的秩和检验分析。

2 结果

两组治疗效果比较见表1。

表1 两组治疗效果比较（例）

组别	治愈	好转	未愈	合计
治疗组	13	22	1	36
对照组	5	13	14	32
合计	18	35	15	68

注：Z = 1.686，P = 0.007（P < 0.01）

3 讨论

中医学称此病为"缠腰火丹"、"火带疮"、"甄带疮"、"蛇丹"、"蜘蛛疮"等，认为多由内伤七情，肝经郁火或饮食失节所致肝胆火盛，脾经湿热，并兼感毒邪，以致引动肝火，热毒互结，湿热蕴蒸，侵淫肌肤，郁于少阳、厥阴经脉，形成瘀血而内阻经络，外溢肌肤，导致肌肤营卫壅滞不得疏泄而发病。

拔罐古称"角法"，又名"火罐气"、"吸筒疗法"，是以罐或筒为工具，利用热力排出罐内空气，形成负压，使罐或筒吸附于腧穴部位皮肤上或应拔部位的体表，造成被拔部位的皮肤充血、淤血，产生刺激以调节脏腑功能，而达到防治疾病目的的一种治疗方法轻。刺络疗法古称"络刺"、"赞刺"、"豹文刺"，吊三棱针或粗毫针针刺，令瘀血尽邪出，清除湿热而祛邪止痛。阿是穴又称天应穴、不定穴，是以病痛局部或敏感反应点作为针灸治疗部位的腧穴。《灵枢·经筋》说："以痛为输"，即根据痛的部位来定位。"通则不痛，痛则不通"、"血瘀则掘之"、刺络拔罐放血相结合，则是通过将其瘀阻之毒热，败瘀之血消除，瘀毒去则血脉通，通则不痛，从而达行气活血、清热止痛之目的。研究结果表明刺络拔罐相结合可有效防止病毒扩散，促进疱疹吸收、结痂和调整人体免疫功能的作用，在本病的早期治疗中可以改善血液循环，缓解局部组织炎症反应，促进组织细胞的修复和再生和神经细胞功能恢复，可减缓疱疹后神经痛的发生。

消毒隔离 HIV 职业暴露主要和接触血液有关，临床科室医务人员接触血液情况相当普遍，直接接触病人的血液和体液，以及接触粘膜和不完整的皮肤，都应戴手套、穿隔离衣，脱去手套后立即洗手，必要时进行手消毒。锐器刺伤的皮肤损害是传播 HIV 的最常见方式之一，接触 HIV 感染者污染的针头和其它锐器后，传播 HIV 的危险性很大。医务人员在进行侵袭性诊疗、护理操作过程中，要保证充足的光线。利器盒应放在治疗车上，手能触及的地方，在处理使用过的锐利器械时，应将用过的针头等其它锐利器械应直接放入耐刺、防渗漏的利器盒，以防引起的刺伤。禁止将使用后的一次性针头重新套上针头套。禁止用手直接接触使用后的针头、刀片等锐器。被病人的血液、体液、分泌物污染的医疗用品，应及时做好消毒清洁处理，以防止传染性病原体传播扩散，重复使用的仪器和物品用后应及时进行清洁和适宜的消毒灭菌。

参考文献（略）

（出自中国中医药现代远程教育 2010 年第 8 卷 21 期第 139~140 页）

龙胆泻肝汤合桃红四物汤加减治疗艾滋病带状疱疹33例

吕卫华

（商水县中医院，河南商水 466100）

摘要 目的：观察龙胆泻肝汤合桃红四物汤加减治疗艾滋病带状疱疹的临床疗效。方法：33 例艾滋病带状疱疹患者采用龙胆泻肝汤合桃红四物汤加减治疗，10d 为 1 疗程。结果：治疗 1 疗程后，33 例患者中治愈 26 例，好转 7 例，未愈 0 例，治愈率为 78.8%。结论：龙胆泻肝汤合桃红四物汤加减治疗艾滋病带状疱疹效果显著。

关键词 艾滋病；带状疱疹；龙胆泻肝汤；桃红四物汤

艾滋病是获得性免疫缺陷综合征，由于感染人类免疫缺陷病毒（HIV），使机体细胞免疫功能部分或完全丧失，而继发各种感染、肿瘤、皮肤损害等。笔者 2003 年 10 月 — 2010 年 10 月采用龙胆泻肝汤合桃红四物汤加减治疗艾滋病带状疱疹患者 33 例，取得满意效果，现报道如下。

1 资料与方法

1.1 一般资料 33 例病例均为在我院门诊就诊的患者，其中男 27 例，女 6 例；年龄最小 27 岁，最大 63 岁；艾滋病史最短5a,最长9a。

1.2 诊断标准 ①符合中华人民共和国国家艾滋病诊断标准（2001年修订版）；②符合《皮肤性病学》带状疱疹诊断标准。

1.3 治疗方法 治则：清热利湿、活血化瘀。方用龙胆泻肝汤合桃红四物汤加减：龙胆草15g，黄芩15g，栀子15g，泽泻12g，木通10g，车前子15g，当归10g，生地黄15g，柴胡12g，甘草6g，桃仁10g，红花10g，白芍10g，延胡索15g。日1剂，水煎服，早晚分两次服用，10d为1疗程。

1.4 疗效判定标准 依照国家中医药管理局《中医病证诊断疗效标准》。治愈：皮疹消退，临床体征消失，无疼痛后遗症；好转：皮疹消退>30%，疼痛明显减轻；未愈：皮疹消退不足30%，仍有疼痛。

2 结果

33例患者中，治愈26例，好转7例，未愈0例，治愈率为78.8%。

3 讨论

由于艾滋病病毒主要侵犯辅助T淋巴细胞，导致机体免疫功能部分或完全丧失，从而继发各种感染，临床实践中观察到的带状疱疹就是机会性感染之一。艾滋病患者出现带状疱疹后，主要症状为疱疹、发热、疼痛，尤以疼痛较为突出，所以临床中要立足于解决病人的主要痛苦。

西医认为带状疱疹是由带状疱疹病毒引起的以群集小水泡沿神经走向单侧分布，伴明显神经痛为特征的皮肤病变。其治疗方法以抗病毒、应用糖皮质激素、局部治疗为主，但疗效并不理想，尤其是疼痛症状难以缓解。

中医对带状疱疹有较早的认识[1]，明清两代均有详细论述，被称为"蜘蛛疮""蛇串疮"等，认为其病因病机是肝经郁热和气滞血瘀等，方剂选用龙胆泻肝汤、桃红四物汤等[2]。笔者对艾滋病带状疱疹患者采用龙胆泻肝汤合桃红四物汤加减治疗，方中[3]龙胆草清泻肝胆实火，除下焦湿热；黄芩、栀子助清肝胆之热；泽泻、木通、车前子清利湿热；当归、生地黄养血护阴；柴胡疏肝胆之气，并能引诸药归于肝经；甘草调和诸药。因为此类患者病程日久，血瘀证候明显，故用桃仁、红花、白芍以活血化瘀，共达清热利湿、活血化瘀之功。实为艾滋病带状疱疹患者之良方。

参考文献（略）

（出自河南中医2011年第31卷7期第750页）

壮医药线点灸配合围针及外用药治疗艾滋病合并带状疱疹的临床观察

刘振威[1] 莫金花[2] 庞军[3] 邓鑫[1]

（1. 广西中医药大学附属瑞康医院艾滋病研究中心；2. 广西医科大学第一附属医院肝移植科；3. 广西中医药管理局）

摘要 目的 观察壮医药线点灸配合围针、外用药治疗艾滋病合并带状疱疹（AIDSpatientswithherpeszoster，AHZ）的疗效。方法采用随机对照方法，将60例AHZ患者随机分为试验组和对照组，每组30例。试验组采用壮医药线点灸配合围针及京万红烫伤膏治疗；对照组给予泛昔洛韦片、尼美舒利分散片、维生素B1及利巴韦林软膏进行治疗。疗程均为14天。观察两组患者临床疗效和治疗前后视觉模拟评分（vsualanaloguescale，VAS）、睡眠质量评分（sleepqualityscore，QS）及1年内后遗神经痛发生率。结果试验组愈显率显著高于对照组（86.7% vs 53.3%，$P<0.01$）。两组总有效率比较，差异无统计学意义（96.7% vs 80.0%，$P>0.05$）。试验组治疗后VAS评分、QS积分、疼痛消失时间、皮损修复时间、结痂时间及后遗神经痛发生率均显著低于对照组（$P<0.05$，$P<0.01$）。结论壮医药线点灸配合围针及京万红烫伤膏治疗AHZ患者，具有快速止痛、缩短病程、提高患者睡眠质量的效果。

关键词 壮医药线点灸；外用药；针刺；艾滋病；带状疱疹

艾滋病是人类感染HIV后的一种严重的慢性传染性疾病，临床发现高达90%的HIV感染者可出现皮肤损害，尤以带状疱疹最为多见[1]。带状疱疹是由水痘-带状疱疹病毒（varicella zoster virus，VZV）引起的感染，发病与机体

基金项目：国家科技重大专项课题（No.2012ZX10005010-004）；广西中医药管理局科技专项（No.GZZY13-24、GZKZ-G1105）；广西科技厅科技攻关课题（桂科攻1355005-1-4）

免疫力低下有关。2010—2011 年间,笔者进行了壮医药线点灸配合围针及外用药治疗 60 例 HIV 感染者或艾滋病患者并发带状疱疹的临床观察,现将结果报告如下。

资料与方法

1 诊断标准 艾滋病诊断参照 2011 年中华医学会感染病学分会艾滋病学组制订的《艾滋病诊疗指南》[2];带状疱疹诊断参照国家中医药管理局的《中医病证诊断疗效标准》[3]。

2 纳入及排除标准 纳入标准:(1)根据典型症状、体征而确诊的带状疱疹患者,均为发病 1 周内就诊;(2)年龄 18~65 岁,性别不限;(3)签署知情同意书。排除标准:(1)妊娠期、哺乳期妇女和精神病患者、不能合作者;(2)严重肝肾疾病及既往有基础皮肤病如银屑病、慢性湿疹者;(3)近 1 个月内参加其他临床试验的患者。

3 一般资料 收集 2010—2011 年广西中医药大学附属瑞康医院关爱中心住院和门诊患者 60 例,均经免疫印迹试验确诊 HIV 感染。其中住院患者 36 例,门诊患者 24 例,年龄 22~65 岁,体重 42~70kg,疱疹出现时间为(3.0±1.5)天。60 例患者病变区域疼痛剧烈,触摸时加重,夜间因疼痛难以入睡。采用完全区组随机盲法设计,将研究对象分为 10 人一区组,利用 SPSS13.0 产生随机数字,对各个区组内的患者进行编号分组,确定奇数者为试验组,偶数者为对照组,每组 30 例。试验组男性 17 例,女性 13 例;年龄 24~65 岁,平均年龄(44±21)岁;体重(52±14)kg;其中面部病变 4 例,上肢病变 3 例,胸背部病变 12 例,腰腹部病变 11 例。对照组男性 16 例,女性 14 例;年龄 22~64 岁,平均年龄(46±18)岁;体重(58±12)kg;其中面部病变 2 例,上肢病变 5 例,胸背部病变 14 例,腰腹部病变 9 例。两组性别、年龄、体重、发病部位等比较,差异均无统计学意义($P>0.05$)。

4 治疗方法 两组均以 7 天为 1 个疗程,连续治疗 2 个疗程。

4.1 试验组 采用单纯中医治疗。(1)围刺法:适用于疱疹外围。在疱疹外围,用 30 号 1 寸毫针围绕疱疹区外缘半寸处,与皮肤成 15°角刺向中心,每针相距 2 寸,"蛇头"、"蛇尾"各 3 针,其余部位针数视疱疹范围大小而定,一般可针数针至十余针。得气后留针 20min,每天针刺 1 次。(2)壮医药线点灸[4]:适用于小簇疱疹部位。施术工具:酒精灯、壮医药线(广西民族医药研究所生产,选取直径为 0.7mm 的 2 号药线)。取穴:疱疹边缘处及剧痛处为阿是穴(范围直径 <3cm 取 3 穴;直径 3~5cm 取 6~8 穴;直径 >5cm 取 10~16 穴),配穴为足三里(双侧)、关元。操作方法:医者以右手拇、食二指持药线的一端,并露出线头约 0.5cm,在酒精灯上点燃,抖掉火焰,待其形成珠状火星时,快速将火星点按于所选穴位上,每按火灭即起为 1 壮。一般病变部位取主穴

莲花穴点灸,主穴及配穴每穴点灸 2~3 壮。每天治疗 1 次。术毕用棉签将京万红烫伤膏(天津达仁堂京万红药业有限公司,批号:909016)涂于疱疹处,较大疱疹可用针刺破挤尽疱液后再涂。

4.2 对照组 泛昔洛韦片(浙江海正药业股份有限公司,批号:980301),250mg 口服,每天 3 次;尼美舒利分散片(湖北丝宝药业有限公司,批号:20110701),0.1g 口服,每天 2 次;维生素 B1(上海金宇生物科技遂平制药有限公司,批号:0911141),20mg 口服,每天 3 次;利巴韦林软膏(自制:利巴韦林 3g,盐酸达克罗宁 0.5g,凡士林 15g,液体石蜡 10g,蓖麻油 25g,蒸馏水加至 100mL),局部涂抹,每天 6 次。

5 观察指标及评价方法

5.1 视觉模拟评分(visual analogue scale,VAS) 参照文献[5]方法,分别在治疗前及治疗第 4、8、14 天时以 VAS 测定疼痛强度变化情况。

5.2 睡眠质量评分(sleep quality score,QS) 参照文献[6]方法,分别在治疗前及治疗第 4、8、14 天时以 QS 观察睡眠质量变化情况。

5.3 疼痛消失时间、皮损修复时间、结痂时间治疗结束后 7 天分别记录两组的疼痛消失时间、皮损修复时间及结痂时间。

5.4 1 年内带状疱疹后遗神经痛(postherpetic neuralgia,PHN)发生率疗程结束后继续随访 1 年,观察两组 PHN 发生率。

6 疗效判定标准 参照《中医病证诊断疗效标准》拟定。痊愈:疱疹全部消退,皮损修复、结痂,无疼痛后遗症;显效:皮损修复 ≥80%,疼痛基本消失,偶有发作,无需镇痛药,无新发;有效:皮损修复 ≥30% 但 <80%,疼痛明显减轻;无效:皮损修复 <30%,仍有疼痛或新的疱疹再发。愈显率(%)=(痊愈+显效)/总例数×100%;总有效率(%)=(痊愈+显效+有效)/总例数×100%。

7 统计学方法 应用 SPSS13.0 统计软件包进行统计处理。计数资料采用 χ^2 检验;计量资料以 $\bar{x}±s$ 表示,组间比较采用 t 检验。$P<0.05$ 为差异有统计学意义。

结 果

1 两组患者临床疗效比较(表1) 随访 1 年内,两组均无失访病例。试验组愈显率显著高于对照组($P<0.01$)。两组总有效率比较,差异无统计学意义($P>0.05$)。

表1 两组患者临床疗效比较

组别	例数	痊愈(例)	显效(例)	有效(例)	无效(例)	愈显[例(%)]	总有效[例(%)]
试验	30	18	8	3	1	26(86.7)*	29(96.7)
对照	30	11	5	8	6	16(53.3)	24(80.0)

注:与对照组比较,*$P<0.01$

2 两组患者治疗前后 VAS 及 QS 评分比较（表2）两组治疗前 VAS 及 QS 评分比较，差异均无统计学意义（P>0.05）。与本组治疗前比较，试验组治疗第4、8、14 天 VAS 和 QS 评分以及对照组治疗第8、14 天 VAS 和 QS 评分均降低，差异有统计学意义（P<0.05，P<0.01）。试验组治疗第4、8、14 天 VAS 和 QS 评分均显著低于对照组（P<0.05，P<0.01）。

表 2 两组患者治疗前后 VAS 及 QS 评分比较（分，$\bar{x}\pm s$）

组别	例数	时间	VAS	QS
试验	30	治疗前	7.9±0.4	3.5±0.5
		治疗第4天	4.5±0.8*△	2.2±0.5**△
		治疗第8天	2.6±0.5**△	1.5±0.5**△△
		治疗第14天	1.8±0.5**	0.7±0.3**△
对照	30	治疗前	7.8±0.5	3.4±0.7
		治疗第4天	7.3±1.5	3.1±0.8
		治疗第8天	4.8±1.2*	2.3±0.5**
		治疗第14天	2.9±1.6*	1.3±0.5**

注：与本组治疗前比较，*P<0.05，**P<0.01；与对照组同期比较，△P<0.05，△△P<0.01

3 两组患者疼痛消失时间、皮损修复时间及结痂时间比较（表3）与对照组比较，试验组疼痛消失时间、皮损修复时间及结痂时间均明显缩短，差异有统计学意义（P<0.05）。

4 两组患者 PHN 及复发情况 随访1年后试验组未发生 PHN，对照组有5例（16.7%）发生 PHN，两组比较，差异有统计学意义（P<0.01）。两组均未见带状疱疹复发情况。

表 3 两组患者疼痛消失时间、皮损修复时间及结痂时间比较（d，$\bar{x}\pm s$）

组别	例数	疼痛消失时间	皮损修复时间	结痂时间
试验	30	4.71±0.92*	9.38±1.29*	5.02±0.65*
对照	30	10.58±5.46	14.53±5.45	9.13±4.24

注：与对照组比较，*P<0.05

讨 论

带状疱疹属中医学"缠腰火丹"、"蛇串疮"范畴，其病因病机主要是七情内伤，肝胆郁热，经络阻滞或素喜辛辣厚味，脾经受累，湿热蕴结，复感火热时毒，侵犯肌肤。艾滋病合并的带状疱疹具有发病急、病情进展快、皮损面积大、呈泛发性等特点，治疗重点在于防止疱疹扩散，尽快使皮疹结痂修复，缓解疼痛，预防 PHN 发生[7,8]。

围刺法是《灵枢·官针》相关刺法（如恢刺、齐刺、扬刺、豹文刺等）的继承与发扬，治疗时应根据病灶的大小、深浅来决定针数的多寡、针刺的深浅和方向。当病邪客阻于局部时，围针可阻止邪气的扩散，同时能疏通局部经脉、络脉、孙脉、皮部的气血，散瘀清热，缓解疼痛。

《景岳全书》云："凡大结大滞者，最不易散，必欲散之，非借火力不能速也。"壮医药线点灸疗法是流传于壮族民间的一种医疗方法，将以壮药和中药浸泡过的麻线点燃后，按于穴位皮肤上以达到治疗目的。具有止痛消肿、祛风止痒、祛湿通痹、强壮补益等功效。以壮医药线点灸疗法治疗艾滋病合并带状疱疹（AIDS patients with herpeszoster, AHZ），取热病热治之法，正如陈实功《外科正宗》所云："艾火拔引郁毒，通透疮窍，使内毒有路而外发……"。说明灸能启郁闭，通瘀滞，引热外出，泻热解毒，降低神经兴奋性，提高痛阈，增强镇痛的后效应[4]。现代医学试验研究表明，灸法具有很好的抗炎作用，能提高机体免疫功能[9]。因艾滋病为免疫缺陷性疾病，故在常规点灸局部疱疹的同时，又配合具有提高机体免疫功能的足三里、关元等穴。

带状疱疹的局部病理改变为毛细血管扩张、炎症细胞浸润及水肿。临床表现为局部疼痛和皮肤发红、表皮内水疱。这与浅Ⅱ度烧烫伤不论在病理、生理，还是在临床表现方面都较为相似。京万红烫伤药膏用于治疗带状疱疹可消肿止痛、解毒杀菌、生肌止血，具有止痛、消炎、愈合创面快、抗感染、愈后不留疤痕等特点，可明显缩短病程，缓解症状[10,11]。

本研究结果显示，试验组愈显率显著高于对照组（P<0.01）；试验组治疗后 VAS 评分、QS 评分、疼痛消失时间、皮损修复时间及结痂时间均显著低于对照组（P<0.05，P<0.01）。表明壮医药线点灸疗法配合围针、京万红烫伤膏治疗 AHZ，能迅速有效地减轻患者疼痛程度，改善睡眠质量，缩短病程。因两组治疗方法一为外治，一为内服药物，故无法对受试者及医者实施盲法，仅对结果评测者及数据统计者实施盲法，是本研究的不足之处。

PHN 是一种较剧烈的顽固性疼痛症，为带状疱疹最常见的并发症之一。研究显示，带状疱疹后1个月 PHN 发病率为19.2%，严重影响患者的生活质量[12-14]。本研究结果显示，治疗结束后随访1年，试验组无 PHN 发生，说明本疗法可有效防止 PHN 的发生。

综上所述，壮医药线点灸配合围针及外用京万红烫伤膏治疗 AHZ 止痛迅速，可明显改善睡眠质量，缩短病程，减少 PHN 发生率，具有良好的治疗效果。

参考文献（略）

（出自中国中西医结合杂志2013年第33卷8期第1050-1053页）

中西医治疗AIDS并发带状疱疹后遗神经痛60例临床观察

邱廷山 柳凯

(中国中医科学院广安门医院 北京 100053)

摘要 目的 探讨中医止痛饮治疗艾滋病(AIDS)并发带状疱疹后遗神经痛的疗效。方法 自拟止痛饮治疗30例,对照组30例采用西药口服治疗,进行系统的临床观察和分析。结果 临床应用自制止痛饮治疗AIDS并发带状疱疹后遗神经痛总有效率93.3%,优于对照组的83.3%(P<0.05)。结论 自制止痛饮能有效治疗AIDS并发带状疱疹后遗神经痛。

关键词 艾滋病;带状疱疹后遗神经痛;止痛饮;中医治疗

带状疱疹是感染水痘-带状疱疹病毒所引起的急性皮肤病,带状疱疹为常见病,疱疹消退后常常会在患处遗留神经性疼痛。其后遗神经痛是治疗本病中最为棘手的难题,很多患者尽管带状疱疹已经消退,但其遗留的神经痛经久不愈,疼痛难忍。本文用自制止痛饮治疗AIDS并发带状疱疹后遗神经痛,以地塞米松片、消炎痛片、三七片、维生素B1片为对照治疗,并进行临床观察,总结如下。

1 资料与方法

1.1 一般资料

本组60例患者全部为本院中医治疗艾滋病专家组确诊,具有典型的临床症状和体征的AIDS并发带状疱疹痊愈后遗留神经性疼痛的门诊患者,来我院治疗,随机分为治疗组及对照组各30例:①治疗组男19例,女11例,平均年龄40.6岁。发病时间2d-7d,平均4.7d。疼痛程度:轻度2例,中度21例,重度7例。②对照组男20例,女10例,平均年龄41.5岁。发病时间3d-8d,平均4.6d。疼痛程度:轻4例,中19例,重7例。

1.2 治疗方法

治疗组口服自制止痛饮:太子参30g、龙胆草10g、栀子10g、甘草12g、当归10g、川芎12g、三七粉3g(冲服)、赤芍12g、桃仁10g、红花10g,每天一付,早晚2次,每次煎至100ml口服;对照组,地塞米松片5mg,3次/d,2片/次,5d后逐渐减量,消炎痛片25mg,2次/d,2片/次,三七片,3次/d,3片/次,维生素B1片10mg3次/d,2片/次。两组以10d为1个疗程,服药期间停用其它药物。于用药后第3d、第9d观察疗效。

1.3 疗效判定标准[1]

①治愈:患处神经疼痛症状完全消失,半年后没有复发者。好转:患处神经疼痛症状减轻,间歇时间延长,停药后,又出现发病者。无效:经过3个疗程以上治疗后,神经疼痛症状没有改善者。

2 结果

两组治疗结果比较:治疗组治愈18例,占60%;好转10例,占33.3%;无效2例,占6.7%;总有效率为93.3%。对照组治愈12例,占40%;好转13例,占43.3%;无效5例,占16.7%;总有效率为83.3%。经统计学处理,$\chi^2 = 3.245$,$P < 0.05$,差异有统计学意义。详见表1。两组病例在用药过程中均未出现明显的不良反应。

3 讨论

祖国医学认为,AIDS并发带状疱疹多由于体弱,情志不畅,肝胆火盛,肝经火毒蕴积,或脾胃湿热,复感毒邪所致。后遗神经痛则由于身体虚弱,脏腑功能失调,肝失疏泄,肝气郁结,气滞则血行迟缓,导致血脉瘀阻[2]。言:不通则痛《医学入门》"人皆知百病生于气,而不知血为百病之始。"气能行血,气虚血失推动,艰涩不畅;王清任在《医林改错》中认为"元气即虚,必不能达于血管,血管无气,必停留而瘀。"AIDS患者本身气阴亏虚,又病久不愈,邪气循经入络,气血运行不畅,经脉瘀阻,血脉艰涩不通,著而位瘀。故其疼痛性质为针刺样,持续不缓解,拒按,舌质暗、边尖有瘀点,脉沉涩。本人用止痛饮治疗艾滋病并发带状疱疹后遗神经痛,体现了益气养阴,行气活血,清热除湿,化瘀止痛的原则,疗效确切,值得推广应用。

表1 两组治疗结果比较(%)

组别	n	治愈	好转	无效	总有效率
治疗组	30	60	33.3	6.7	93.3△
对照组	30	40	43.3	16.7	83.3

与对照组比较,△$P < 0.05$

参考文献(略)

(出自中国医疗前沿2012年第7卷18期第16页)

基金项目:广西壮族自治区卫生厅科研课题(Z2011057);广西壮族自治区南宁市科学研究及技术开发项目基金(南科发:201106039c)

痰热清注射液联合中药外洗治疗老年HIV/AIDS并发带状疱疹疗效观察

余丰 梁飞立 邓梅花 宋开星

(广西壮族自治区南宁市横县人民医院)

摘要 **目的** 观察痰热清注射液联合中药外洗治疗老年HIV/AIDS并发带状疱疹的临床疗效。**方法** 将入选的72例患者随机分为两组,各36例。治疗组:痰热清注射液20mL静滴,1次/d,同时予中药外洗,对照组单用阿昔洛韦5~10mg/(kg·d),每隔8h静滴1次,同时局部外涂阿昔洛韦软膏。疗程均为21天。**结果** 治疗组治愈21例,好转10例,未愈5例,疱疹愈合时间(15.03±4.61)天;对照组分别为18例、5例、13例和(20.94±5.10)天。以上差异均有统计学意义(P均<0.05)。但是两组患者的带状疱疹后遗神经痛的发生率差异无统计学意义(P>0.05)。**结论** 痰热清注射液加中药外洗可缩短老年HIV/AIDS并发带状疱疹的痊愈时间,并提高治愈率。

关键词 老年人;获得性免疫缺陷综合症;带状疱疹;痰热清;中药

带状疱疹是HIV感染者/艾滋病患者(HIV/AIDS)常见的皮肤损害,被列为HIV/AIDS的疾病谱之一。本病更加好发于老年人,在艾滋病研究领域,世界卫生组织及国内外学者把50岁及以上年龄组列为老年艾滋病病人[1],本组研究的也是该年龄组。随着年龄增大,带状疱疹发病危险性增加,发病时疼痛剧烈,病程长,易遗留带状疱疹后遗神经痛,严重影响病人的生活质量[2]。笔者采用痰热清注射液加中药外洗用于治疗老年HIV/AIDS带状疱疹36例取得满意疗效,结果报告如下。

1 资料与方法

1.1 一般资料 选择2007年1月-2011年12月收治HIV/AIDS并发带状疱疹患者,并经广西壮族自治区疾病预防控制中心确证实验室确认。带状疱疹的诊断主要依据临床症状和体征:皮损呈群集的粟粒至绿豆大丘疱疹,疱壁紧张,基底色红,常带状排列,单侧分布。皮损严重者可有血疱、糜烂、坏死等改变,皮损出现前常先有皮肤刺痛或烧灼感,可伴有发热、疲乏无力、全身不适,自觉疼痛明显,可有难以忍受的剧痛或疱。带状疱疹后遗神经痛的判定标准:急性带状疱疹导致的皮损治愈后,在原先疱疹部位仍有持续性超过3个月的疼痛。入选标准:①年龄≥50岁,CD_4^+T淋巴细胞计数115~350个/μL;②病程1~5天,平均3.3天;③所有病例均符合痰热清注射液的适应症。排除标准:①严重进展性机会性感染;②合并高血压、糖尿病、肿瘤等疾病;③心肝肾功能不全者。共入选72例,男55例,女17例;年龄50~81岁,平均60.2岁。经性传播途径感染67例,经血液感染2例,不明原因3例。CD_4^+T淋巴细胞计数平均(216.4±111.8)个/μL。皮损分布:颈部8例,胸背部28例,腰腹部32例,臀部下肢2例。将入选的72例患者随机分为两组,各36例。两组患者的性别、年龄、病程、病情、病变范围及CD_4^+T淋巴细胞数均有可比性。

1.2 治疗方法 治疗组:予痰热清注射液(上海凯宝药业股份有限公司研制的成品药,由黄芩、熊胆粉、山羊角、金银花、连翘等组成)20mL加入250mL葡萄糖液中静滴,1次/d,同时予自拟中药局部外洗20~25min(苦参、黄柏、玄胡索、煅牡蛎和五倍子各30g,金银花、土茯苓和生地各20g,蒲公英15g,白矾和泽泻各10g,冰片6g,日煎1剂分早、晚2次水洗),每次煎取约1000~2000mL药液,滤渣,然后加入冰片轻轻搅拌待溶解,用干净小毛巾沾药液轻轻熏洗局部皮损,药液温度以患者能耐受为度,避免过热致烫伤。对照组:予阿昔洛韦注射液5~10mg/(kg·d)加入葡萄糖250mL,每隔8h静滴1次,并局部外涂阿昔洛韦软膏。两组均根据患者的具体情况酌情予双氯芬酸钠肠溶释放胶囊及卡马西平片口服止痛。

1.3 疗效评定标准 痊愈:疼痛及疱疹完全消失;好转:疱疹面积缩小或消失,疼痛减轻;无效:疼痛或疱疹无改善。7d为1个疗程,治疗3个疗程,观察疱疹愈合时间、治愈好转率、带状疱疹后遗神经痛及药物不良反应。

1.4 统计学处理 用SPSS18.0统计软件,均值用$\bar{x}±s$表示,计量资料进行t检验;计数资料进行x^2检验。$P<0.05$为差异有统计学意义。

2 结果

2.1 治疗结果 治疗结束后,60例疱疹结痂、脱落、创面干燥愈合,但15例仍有疼痛。均无严重不良反应。治疗组疱疹愈合时间(15.17±4.47)d,对照组(21.50±5.35)d,差异有统计学意义($t=-5.158$,$P<0.01$)。治疗组治愈21例,好转10例,未愈5例,治愈好转率86.1%(31/36);对照组依次为18例、5例、13例和63.9%(23/36),差异有统计学意义($x^2=4.67$,$P<0.05$)。

2.2 带状疱疹后遗神经痛发生率 治疗组16.7%(6例),

对照组 25.0%（9例），差异无统计学意义（$x^2 = 0.758$，$P > 0.05$）。

3 讨论 带状疱疹是由累及神经和皮肤的水痘-带状疱疹病毒经再感染激活后引起皮肤感染而致病，好发于老年人、肿瘤、使用免疫抑制剂及长期使用糖皮质激素的患者，近年来随着我国 HIV/AIDS 人数的增加而成为临床常见的疾病[3]。带状疱疹在 HIV 抗体阳性者中的感染率高达 32.5%～52%[4]，CD_4^+ 细胞越低的患者越容易发生[5]。单纯利巴韦林治疗 HIV/AIDS 合并带状疱疹患者效果不满意[2]，我国中医辨证施治带状疱疹积累了丰富的经验[6]。中医学认为带状疱疹属于"缠腰火丹"、"火带疮"、"甄带疮"、"蛇丹"、"蜘蛛疮"等范畴[7]，多由风湿毒邪搏于气血，毒邪内阻经络，日久湿热壅滞，加之情志不遂，五志化火，热毒炽盛，加之过食酒、辣之品，使脾失健运，湿浊内停，外溢肌肤则发为疱疹；而久病耗伤气血，气血运行不畅，血瘀湿聚，经络不通，遗留刺痛、灼痛感。本病病位主要在肝胆，与心脾密切相关。

痰热清注射液是由上海凯宝药业股份有限公司研制的成品药，由黄芩、熊胆粉、山羊角、金银花、连翘等遵照君臣佐使配方而成，共奏清热、解毒、化痰、解痉之功效。其中金银花、连翘清宣疏散；黄芩、山羊角、熊胆清解里热；现代药理也证实了本品对许多细菌、病毒有很好的抑制作用。临床上除了用于呼吸道感染属风温肺热、痰热阻肺证外，还被众多学者用于手足口病、腮腺炎、甲流H1N1及水痘-带状疱疹等病毒感染性疾病的救治并获得了较好的疗效[8-10]。外洗方中，苦参、黄柏、泽泻、蒲公英、土茯苓、忍冬藤清热燥湿、泻火解毒；玄胡索有活血行气止痛之功；五倍子、白矾、煅牡蛎收敛力强，减轻渗出；冰片清热消肿；金银花、生地清热凉血，善解血份之热邪。现代研究证实，黄芩具有明显的抗病毒作用。山羊角主要成分为角蛋白的酸水解物，具有显著的清热、镇静和免疫作用。连翘含咖啡酰糖苷类成分连翘酯苷，具有很强的抗病毒活性，体外实验表明，对水痘带状疱疹病毒有抑制作用。熊胆具有解热、抗炎、抗惊厥、镇咳、祛痰、平喘等药理作用。金银花所含绿原酸、异绿原酸对多种病原微生物有抑制作用[11]。苦参有治疗肠炎、菌痢、心律不齐、慢性皮炎、湿疹等作用；苦参还有抑制过敏介质组织释放，使皮肤瘙痒症状减轻或消失[12]。上述诸药相互配伍，切中病机，共奏清热解毒止痛之功效，能较快缓解带状疱疹的症状、促进创面愈合。本研究表明虽然治疗组未用西药抗病毒，但治愈好转率比对照组高（$P < 0.05$），疱疹愈合时间较对照组缩短（$P < 0.01$），说明痰热清注射液联合中药外洗治疗效果好。尽管疱疹后遗神经痛的发生率两组的差异无统计学意义（$P > 0.05$），但治疗组疱疹后遗神经痛的发生率有减少的趋势，另外，本研究病例较少，且观察时间有限，有待扩大样本进一步研究。

参考文献（略）

（出自中国皮肤性病学杂志2013年第37卷4期第369-390页）

艾滋病患者带状疱疹反复发作的机制探讨

郭会军[1] 付涵[2]

1. 河南中医学院第一附属医院，河南郑州 450000
2. 河南中医学院，河南郑州 450008

摘要 目的：探讨艾滋病患者多次复发带状疱疹的机制。方法：结合临床观察，总结分析近年来国内外学者关于艾滋病患者多次复发带状疱疹机制的科研成果。结果：由水痘-带状疱疹病毒（VZV）引起的带状疱疹患者的T淋巴细胞亚群（CD_3^+、CD_4^+、CD_8^+）以及 CD_4^+/CD_8^+ 比值与正常人比较均降低，其中T辅助细胞（CD_4^+）明显下降，T辅助细胞与T抑制细胞的比值（CD_4^+/CD_8^+）明显降低。结论：艾滋病患者易发生带状疱疹与免疫力低下有关。

关键词 艾滋病；人类免疫缺陷病毒；水痘-带状疱疹病毒；病毒特性；T淋巴细胞；免疫分子；基因表达

获得性免疫缺陷综合征（acquired immunodeficiency syndrome，AIDS）简称艾滋病，是由人类免疫缺陷病毒（human immunodeficiency virus，HIV）引起的传染性疾病。带状疱疹是由水痘-带状疱疹病毒（varicella - zoster virus，VZV）引起的以皮损为主要症状的皮肤病，初次或原发感染引起水痘，多见于儿童；再次或复发感染则引起带状疱疹，多见于

基金项目：国家"十一五"重大科技专项（编号：2008ZX10005-003）

成年人；痊愈后可获终生免疫，很少复发。笔者在从事艾滋病临床过程中发现，带状疱疹在艾滋病患者身上反复发生，现从HIV及VZV特性、作用机制等方面进行探讨。

1 VZV特性

VZV属于人类a疱疹病毒组，直径210～250nm，有嗜皮肤和神经的特性[1]，唯一的宿主是人。a疱疹病毒组有复制周期短、细胞间传播迅速及在感觉神经节中引起潜伏感染的特点[2]。VZV表达的糖蛋白能使病毒附着并穿透入宿主细胞，而且通过在受感染细胞的细胞膜上表达，促进病毒在细胞间的传播。病毒包膜上的糖蛋白有7～8种，如gB、gC、gE、gH、gI、gK和gL。VZV gB与病毒的传染性有关；VZV gC和gH是中和抗体的靶目标，与病毒的进入有关，而且gC能连接补体起到免疫调节分子的作用；gE是数量最多的糖蛋白，对病毒感染初期有促进作用[3]。

2 VZV在体内的免疫逃避机制

免疫系统有多种途径来破坏被病毒感染的细胞，但VZV有独特的机制使其逃避免疫监视，从而有足够的时间来复制、传播并引起皮肤损害。国内外的研究发现，常见的病毒免疫逃避机制有：MHC-I限制的抗原表达抑制、MHC-II限制的抗原表达抑制及其他免疫分子表达下调等。

2.1 MHC-I限制的抗原表达抑制

在VZV的初次感染期，MHC-I限制性的CD_8^+T淋巴细胞和MHC-II限制的CD_4^+T对VZV抗原都是敏感的[4]。有学者研究发现，VZV感染明显地减少了成纤维细胞和T淋巴细胞表面MHC-I分子的表达[5-6]。T细胞对受感染细胞的识别在控制初次感染中很重要[7]。研究表明，VZV表达了一种蛋白，具有免疫调节功能，可以抑制细胞表面MHC-I的表达，通过干扰MHC-I分子经过高尔基复合体的转运方式，但并不影响MHC-I分子的生物合成。VZV可以下调MHC-I在成纤维细胞和T淋巴细胞表面的表达，使病毒能逃避CD_8^+T淋巴细胞的免疫监视，在宿主体内持续存在。

2.2 MHC-II限制的抗原表达抑制

在VZV初次感染时获得的MHC-II分子依赖的CD_4^+T淋巴细胞对于机体抵抗病毒至关重要[8]，通过细胞毒性作用于受VZV感染的目标细胞，但是这种作用需要目标细胞表达MHC-II分子。研究发现，VZV感染抑制了干扰素调节因子1的转录因子及MHC-II分子转录活化因子[9]。从而能抑制IFN-γ介导的MHC-II分子表达的作用。这种机制可以短暂的保护病毒免受CD_4^+T淋巴细胞对VZV感染细胞的抗原识别作用，逃避免疫监视。

2.3 其他免疫分子表达下调

抗原呈递、活化淋巴细胞等功能的实现，不仅依赖MHC相关的抗原肽链的识别，还依赖其他免疫分子间的相互作用，实现协同刺激。树突状细胞（DC）是一种有效的抗原呈递细胞，它在刺激T淋巴细胞、启动抗病毒免疫反应中十分重要[10]。VZV增殖性感染使成熟DC表面重要功能性免疫分子的表达选择性下调，包括MHC-I，但并不改变MHC-II表达。因为VZV感染使成熟DC表面MHC-I、CD_{80}、CD_{83}、CD_{86}等免疫分子下调，明显地减弱了其对T淋巴细胞增殖能力的活化和刺激，使VZV逃避机体免疫监视，长期潜伏于人体中。与成熟DC类似，角质形成细胞功能的实现不仅依赖MHC相关抗原肽链的识别，而且依赖其他免疫分子间的相互作用。角质形成细胞中ICAM-1分子和HLA-DR表达的缺乏使它们与具有LFA配基的T淋巴细胞结合力下降，从而使机体免疫逃避监视。

3 研究现状

潜伏的VZV遇到外伤、传染病及其他发热性疾病时，易被再次激活。近年来，不断有学者进行带状疱疹与T细胞亚群相关性的研究，结论基本相同，即带状疱疹患者的T淋巴细胞亚群（CD_3^+、CD_4^+、CD_8^+）以及CD_4^+/CD_8^+比值均低于正常人，其中T辅助细胞（CD_4^+）明显下降，T辅助细胞与T抑制细胞的比值（CD_4^+/CD_8^+）明显降低[11]。本病的产生与患者机体的免疫功能状况，特别是细胞免疫功能密切相关。

3.1 CD_4^+T细胞的作用

CD_4^+T细胞的作用，即TH效应细胞活化巨噬细胞引起炎症反应，从而清除细胞内感染的病原体等抗原性异物。分泌的各种CK中，最重要的是IFN-γ，它为MΦ活化提供必需的信号；活化的TH细胞表面表达的CD_{40}L与MΦ表面CD_{40}相互作用，也对MΦ活化提供信号。TH细胞对MΦ的活化可促使其胞内吞噬小体与溶酶体结合形成吞噬溶酶体，使吞噬溶酶体酸性化，大大增加了各种杀菌酶或蛋白酶的活性。另外，活化的MΦ还产生超氧离子和NO，这些都是强有力的杀菌物质。因此，活化的M具有杀伤细胞内感染病原体、杀伤肿瘤细胞的功能。活化TH细胞分泌的其他CK在免疫应答中也起重要作用。所以，CD_4^+T细胞介导的免疫效应是活化TH细胞与活化MΦ的协调作用，在清除细胞内感染病原体等抗原性异物中起重要作用。

3.2 HIV损伤CD_4^+细胞的机制

AIDS是由HIV感染引起的慢性传染性疾病。HIV感染所致免疫损害的特点是以CD_4^+细胞缺损和功能障碍为中心的严重免疫缺陷。主要表现：①由CD_4^+T细胞数量减少所致的细胞免疫功能低下（由于CD_4^+T细胞减少而CD_8^+T细胞相对增多，导致CD_4^+T细胞/CD_8^+T细胞比例下降甚至倒置）。②免疫调节功能紊乱，包括巨噬细胞的活化，辅助性T细胞对CTL、NK细胞和B细胞的诱导功能均降低，引起体液免疫功能异常和迟发型变态反应（DTH），导致严重的全身条件致病菌感染或卡布济肉瘤。HIV可能通过下列机制导致CD_4^+细胞损伤。

3.2.1 HIV对细胞的直接损伤作用 ①在病毒增殖后期,HIV包膜糖蛋白插入细胞膜或病毒从包膜出芽释放时,导致细胞膜通透性增高而损伤细胞。②病毒复制产生的大量未整合于染色体的DNA,能干扰细胞的正常代谢,导致细胞损伤。③受染细胞表面表达的HIV的gp120可与周围未感染脑细胞表面的CD_4^+分子结合,使其融合成多核巨细胞而致细胞死亡。

3.2.2 病理性免疫反应所致的细胞损伤 ①受染细胞膜上表达的HIV糖蛋白抗原可激活CTL,或糖蛋白抗原与相应抗体结合后,通过活化的CTL或ADCC作用而破坏受染细胞。②细胞膜上的MH-II类分子与HIV的gp120有一同源区,抗gp120的抗体能与这类T细胞表面的MHC-II类分子结合而造成免疫损伤。③HIV能诱导CD_4^+细胞凋亡,可能也是其导致CD_4^+T淋巴细胞数量减少的的机制之一。

4 结论

目前,带状疱疹的研究比较深入广泛,而对于艾滋病并发的带状疱疹研究还很少。还有资料表明疱疹类病毒的感染,可激发HIV的复制,从而加速免疫机能的损害,二者相互影响,形成恶性循环。对于本病的病因研究应从更多方面深入研究,用于指导治疗。笔者认为,对于此类带状疱疹,应在传统治疗带状疱疹药物如阿昔洛韦、激素及局部药物外用的基础上,更应该积极治疗原发病——AIDS,提高机体免疫力。

参考文献（略）

中西医结合治疗艾滋病伴发带状疱疹临床观察

段行武[1]　张润田[1]　王玉光[2]　伦文辉[2]　潘厚儒[1]

(1. 北京中医药大学东直门医院,北京100700; 2. 北京地坛医院,北京100015)

关键词　艾滋病；带状疱疹；肝胆湿热；龙胆泻肝汤；伐昔洛韦；中西医结合疗法

艾滋病是感染人类免疫缺陷病毒（HIV）而引起的病死率极高的慢性传染病,临床上高达90%的HIV感染者可出现皮肤损害,尤以带状疱疹最为多见[1]。笔者以中西医结合治疗艾滋病伴发肝胆湿热型带状疱疹取得了满意疗效,现报道如下。

1 临床资料

1.1 一般资料

病例来源于2008年4月-2010年4月在北京地坛医院皮肤性病科门诊就诊患者,共20例。其中男性14例,女性6例；年龄20～62岁,平均(37.34±12.91)岁；所有患者发病时间均在1周内；皮疹分布颈部1例、胸背部15例、腰腹部3例、臀部下肢1例；CD_4^+计数平均249.90个/μL。

以随机数字表法将20例患者随机分为治疗组和对照组,每组10例,2组基本情况、CD_4^+细胞计数及疼痛积分比较,差异无统计学意义（P>0.05）,具有可比性。

1.2 西医诊断标准

带状疱疹诊断标准依据《临床皮肤病学》[2]拟定：常见损害为在红斑上出现成群丘疹及水疱；损害沿一侧周围神经分布,呈带状排列；可有发热、患部附近淋巴结肿大；神经痛为本病的特征之一；皮疹消退后常遗留神经痛。

1.3 中医辨证标准

带状疱疹肝胆湿热证辨证标准依据《中医外科学》[3]拟定：皮疹焮红,上有数群簇集成串的丘疹和疱壁紧张的水疱,自觉灼热刺痛,伴夜难入寐,口苦口干,溲赤便秘,舌红,苔薄黄或黄腻,脉弦数或弦滑。

1.4 纳入标准

①HIV抗体阳性；②年龄18～65岁；③符合带状疱疹诊断标准,发病时间在1周内；④符合肝胆湿热证辨证标准；⑤无严重心、肾等重要脏器疾病；⑥签署知情同意书。

1.5 排除标准

①患有精神疾病,包括严重的癔症；②对本试验药物过敏或不能耐受者；③妊娠或哺乳期妇女,或准备妊娠妇女；④任何病史,据研究者判断可能干扰试验结果或增加其治疗风险者。

2 方法

2.1 治疗方法

治疗组：给予龙胆泻肝汤加减方免煎颗粒（北京地坛医院药剂科加工生产）,每日1剂,分2次服用。方药组成：龙胆草6g,泽泻15g,生地黄30g,赤芍15g,黄芩12g,川楝子10g,通草10g,栀子10g,金银花20g,柴胡6g,茵陈20g,车前子10g,甘草10g。同时口服伐昔洛韦

基金项目："十一五"国家科技支撑计划（2008ZX10005-003）

片（湖北科益药业股份有限公司生产，批号080203），300mg，2次/d，疗程4周。

对照组：口服伐昔洛韦片（湖北科益药业股份有限公司生产，批号080203），300mg，2次/d，疗程4周。

2.2 观察指标

①观察止疱、结痂、止痛时间；②疗程结束统计疗效。

2.3 疗效标准

参照《临床疾病诊断依据治愈好转标准》[4]拟定。痊愈：皮疹消退，疼痛消失；显效：皮疹消退，疼痛减轻；无效：皮疹部分消退，疼痛未减。

2.4 统计学方法

应用SPSS13.0统计软件进行统计处理，分别采用t检验、χ^2检验、秩和检验等。$P \leq 0.05$表示差异有统计学意义。

3 结果

治疗组10例全部治愈，对照组治愈6例，好转4例，治疗组疗效优于对照组（$x^2 = 4.750$，$P = 0.029$）。2组止疱、结痂、止痛时间见表1。

表1 2组艾滋病伴发带状疱疹患者止疱、结痂、止痛时间比较（$x \pm s$, d）

组别	例数	止疱时间	结痂时间	止痛时间
治疗组	10	4.00 ± 2.40	8.20 ± 3.01	18.80 ± 6.75
对照组	10	7.40 ± 1.50	12.20 ± 2.20	34.80 ± 9.69
t值		-3.791	-3.391	-4.284
P值		0.002	0.004	0.001

4 讨论

中医学认为，带状疱疹多由情志内伤，肝气郁结，久而化火，肝经火毒蕴积发于皮肤所致。本次研究中75%的病例皮疹累及肋间神经，而肋间神经是肝经与胆经循行部位。所用方剂龙胆泻肝汤出于《医方集解》，笔者在其基础上略作加减。方中龙胆草大苦大寒，既能泻肝胆实火，又能利肝经湿热，故为君药；黄芩、栀子、金银花、赤芍苦寒泻火、燥湿清热，用以为臣；茵陈、泽泻、通草、车前子清热利湿，导湿热从水道而去；方中苦燥伤阴之品居多，故用生地黄、当归滋养肝经阴血，祛邪而不伤正；骤用苦寒降泄之品，恐肝胆之气被抑，故又用柴胡、川楝子疏肝胆之气，并作引经之药；甘草和药调中。

本研究结果显示，治疗组在止疱时间、结痂时间及止痛时间都有明显的优势（$P < 0.01$），特别是止痛时间方面，治疗组在疗程内疼痛症状均消失，而对照组在疗程结束后仍有4例患者遗留较长时间的神经痛。此外，本研究入组病例平均CD_4^+细胞计数249.90个/μL，大多数病例未到艾滋病期，临床所见多数HIV感染伴发带状疱疹的患者并无明显正气不足之虚象。艾滋病患者带状疱疹属于急性发病，"急则治其标"，临床不必过于考虑补益。

参考文献（略）

（出自中国中医药信息杂志2011年第18卷10期第79-80页）

龙胆泻肝颗粒、如意金黄膏治疗HIV/AIDS带状疱疹30例临床观察

姜枫[1,2] 孟丽[2] 彭勃[3] 郭会军[2] 王丹妮[2] 张洪新[3] 符林春[1]

(1. 广州中医药大学，广东广州 510405；
2. 河南中医学院第一附属医院，河南郑州 450000；
3. 河南中医学院，河南郑州 450008)

关键词 HIV/AIDS 带状疱疹 龙胆泻肝颗粒 如意金黄膏

近年来我们使用中药龙胆泻肝颗粒、如意金黄膏治疗HIV/AIDS带状疱疹30例，并与西药阿昔洛韦、喷昔洛韦乳膏作对照，观察该方法的疗效，现报告如下。

1 临床资料

1.1 一般资料 60例患者临床诊断均符合中华人民共和国国家艾滋病诊断标准（2001年修版）和中华人民共和国行业标准《中医病证诊断疗效标准》中蛇串疮诊断和辨证标

基金项目：国家十五科技攻关课题（2004BA719A13-04）

准，中医辨证符合肝经郁热证（皮损鲜红，疱壁紧张，灼热刺痛，口苦咽干，烦躁易怒，大便干或小便黄，舌质红，舌苔薄黄或黄厚，脉弦滑数）。采用随机信封法分为治疗组、对照组各30例。治疗组男19例，女11例；平均年龄（41.3±7.1）岁；平均病程（4.4±2.2）d；带状疱疹发生部位，19例在躯干，1例在上肢，3例在下肢，1例在头面，2例在躯干和下肢，2例在下肢和臀部，2例在臀部和会阴。对照组男17例，女13例；平均年龄（45.3±8.7）岁；平均病程（3.4±1.8）d；带状疱疹发生部位，18例在躯干，2例在上肢，4例在下肢，4例在下肢和臀部，1例在躯干、上肢和手，1例在会阴和臀部。

2组病例在性别、年龄、病程等基线上一致，具有均衡性。

1.2 排除标准 年龄18岁以下或65岁以上者；合并严重肝功能衰竭及心血管、肺、肾和造血系统等严重原发性疾病者，精神病患者；原发性免疫缺陷患者，激素、化疗等引起的继发性免疫缺陷患者，血液病患者；妊娠或哺乳期妇女；对本药过敏者；不符合纳入标准，未按规定用药，或资料不全等影响疗效和安全性判断者。

2 治疗方法

2.1 治疗组 服用龙胆泻肝颗粒每次6g，3次/d；外用如意金黄膏，每日2～3次，外敷患处。龙胆泻肝颗粒由四川琦云药业有限公司生产，批准文号：国Z19983154。如意金黄膏由河南中医学院一附院生产，批准文号：豫药试字Z04010398。

2.2 对照组 服用阿昔洛韦，每次0.2g，5次/d；外用喷昔洛韦软膏，每日2～3次，外敷患处。阿昔洛韦由四川珍珠制药有限公司生产，批准文号：国H10983103。喷昔洛韦软膏由重庆华邦股份有限公司生产，批准文号：国H20000189。

2组治疗均以14d为1个疗程，观察1个疗程。

3 疗效观察

3.1 观察指标 观察治疗前后皮损的面积、色泽、疼痛程度等（记录量化表）；实验室检测血尿常规、肝功能（ALT、AST）、肾功能（BUN、Cr）。

3.2 疗效标准 依据国家中医药管理局《中医病证诊断疗效标准》、《中华人民共和国行业标准》制订。治愈：皮疹消退，临床体征消失，无疼痛后遗症；好转：皮疹消退约30%，疼痛明显减轻；未愈：皮疹消退不足30%，仍有疼痛。

3.3 统计学处理 采用SPSS13.0统计软件，$P \leq 0.05$将被认为所检验的差别有统计意义。采用t检验、χ^2检验比较2组均衡性。分类变量采用χ^2检验，对两个以上不同时间点进行测量的数值变量采用重复测量数据的方差分析，等级资料采用秩和检验。

3.4 治疗结果

3.4.1 疗效比较 治疗组治愈24例，好转4例，未愈2例，总有效率93.3%；对照组治愈14例，好转11例，未愈5例，总有效率83.3%。2组总有效率差异有统计学意义（$P<0.05$），治疗组优于对照组。

3.4.2 主要症状及睡眠、注意力情况变化 2组治疗前后和随访时主要症状及睡眠、注意力积分见表1。经统计学处理，治疗组各症状各时间段比较，均$P<0.05$，说明治疗组药物对这些症状疗效显著；除水疱血疱症状外，其他症状组间比较，$P<0.05$，说明针对大部分症状，治疗组疗效优于对照组。

表1 治疗组与对照组主要症状及睡眠、注意力变化比较

症状及影响	组别	例数	治疗第7d	治疗第14d	第21d（随访）	统计量
渗出糜烂	治疗组	30	0.30±0.53	0.07±0.25	0.07±0.36	$F_1=23.809$
	对照组	30	0.73±0.69	0.17±0.46	0.03±0.18	$F_2=5.399$
红斑丘疹	治疗组	30	2.70±0.53	1.47±0.73	0.57±0.73	$F_1=187.433$
	对照组	30	2.60±0.56	2.10±0.80	1.20±0.76	$F_2=14.322$
水疱血疱	治疗组	30	1.57±0.82	0.60±0.81	0.07±0.25	$F_1=117.841$
	对照组	30	1.50±0.78	0.87±0.63	0.10±0.31	$F_2=1.634$
疼痛	治疗组	30	5.47±1.81	2.83±1.95	0.93±1.66	$F_1=183.546$
	对照组	30	5.10±1.75	3.87±2.03	2.33±2.02	$F_2=11.963$
对睡眠的影响	治疗组	30	4.53±2.06	1.73±1.82	0.60±1.49	$F_1=109.110$
	对照组	30	4.10±2.09	3.07±2.22	1.83±1.87	$F_2=10.977$
对注意力的影响	治疗组	30	4.27±2.08	1.63±1.75	0.60±1.49	$F_1=99.748$
	对照组	30	4.10±2.01	3.10±2.20	1.83±1.88	$F_2=8.698$

注：$F_1 = F_{时间}$，$F_2 = F_{时间 \times 组别}$。

3.5 临床安全性分析 患者治疗后血、尿常规和肾功能实验室检查均未见明显异常。个别病例出现肝功能异常,但波动不大,考虑与其原发病及服用抗病毒药物有关。

4 讨论

艾滋病是由 HIV 感染所致,HIV 进入人体后,破坏免疫系统,使免疫功能低下,容易并发各种机会性感染,带状疱疹就是其中的一种。带状疱疹因其皮肤上水疱累累如串珠,多缠腰而发,中医称之为缠腰火丹、蛇串疱、蛇丹,病因病机多由情志内伤,肝气郁结,久而化火,肝经火毒外溢皮肤;或脾失健运,蕴结化热,湿热搏结于皮肤;或气血虚弱,劳累感染毒邪,气血凝滞。龙胆泻肝颗粒中龙胆草为主药,泻肝胆实火,除下焦湿热;黄芩、栀子协助龙胆草以清肝胆湿热;泽泻、木通、车前子协助龙胆草清利湿热,引火邪从小便而去;当归、生地养血护阴;柴胡发散郁火;甘草调和诸药。全方清中寓疏,降中寓升,泻中寓补,符合肝胆生理特点,组方严谨,结构合理。如意金黄膏由大黄、黄柏、姜黄、白芷、胆南星、陈皮、苍术、厚朴、甘草、天花粉等组成,功用清热除湿、散瘀化痰、止痛消肿,用于痈疽疮疡肿毒、丹毒、流注等一切阳证疮疡。通过本研究发现龙胆泻肝颗粒配合如意金黄膏治疗 HIV/AIDS 带状疱疹有较好的疗效,值得临床推广应用。

(出自中国中西医结合杂志 2013 年第 33 卷 8 期第 1050 – 1053 页)

加味四物消风饮为主治疗艾滋病慢性皮疹 30 例

付立功

(汝南县中医院,河南汝南 463300)

摘要 目的:观察四物消风饮为主治疗艾滋病慢性皮疹的临床疗效。方法:将 45 例本院收治的艾滋病慢性皮疹患者按随机数字表法随机分为两组。两组均以拉米夫定片,1 次 0.3g,1d1 次;斯达夫定片,1 次 0.3g,1d2 次;耐韦拉平片,1 次 0.2g,1d2 次,口服。益艾康胶囊,1 次 5 粒,1d3 次,口服。对照组加用赛庚啶片,1 次 2mg,1d3 次;维生素 C 片,1 次 0.3g,1d3 次;扑尔敏片,1 次 4mg,1d2 次,口服。治疗组 30 例加用加味四物消风饮(生地黄、当归、荆芥穗、防风、赤芍、川芎、蝉蜕、白鲜皮、薄荷、独活、柴胡、丹参、黄芪、首乌、大枣),1d1 剂,分 2 次口服。两组均连服 4 周,随访观察 6 个月。结果:治疗组痊愈 23 例,显效 3 例,有效 2 例,无效 2 例,有效率占 93.33%;对照组痊愈 6 例,显效 2 例,有效 3 例,无效 4 例,有效率占 73.33%,两组对比,差别有统计学意义($P < 0.05$)。结论:抗病毒药物加中成药益艾康胶囊联合加味四物消风饮治疗艾滋病慢性皮疹,疗效确切。

关键词 加味四物消风饮/治疗应用;艾滋病/中医药疗法;慢性皮疹/中医药疗法;临床观察

艾滋病慢性皮疹是一种过敏性炎症性皮肤病。属于中医学"湿疮"范畴,相当于西医学的湿疹,多由皮肤真菌及其他病原体感染引起。皮疹呈多种形态,发无定位,瘙痒剧烈,易于湿烂流津,常反复发作。既往遵从采用西药抗过敏药物及中医风湿热邪客于肌肤而除风清热利湿治疗,疗效不甚理想。2011 年 5 月—2012 年 12 月,笔者采用抗病毒药物加益艾康胶囊联合加味四物消风饮治疗艾滋病慢性皮疹 30 例,总结报道如下。

1 一般资料

选择某县艾滋病慢性皮疹患者 45 例,按随机数字表法随机分为治疗组和对照组。治疗组 30 例,男 12 例,女 18 例;年龄最小 32 岁,最大 61 岁;病程最短 14 个月,最长 4a。对照组 15 例,男 6 例,女 9 例;年龄最小 31 岁,最大 58 岁;病程最短 1a,最长 3a8 个月。两组一般资料对比,差别无统计学意义($P > 0.05$),具有可比性。

2 诊断标准

按照《艾滋病诊疗指南》[1]中无症状期(HIV)及艾滋病期(AIDS)的诊断标准,和《临床诊疗指南-皮肤病与性病分册》[4]中的诊断标准,符合《中医病证诊断疗效标准》[2]及《艾滋病常见病症辨证要点》[3]。1 个月内无全身采用皮质类固醇激素和抗组织胺药物,1 周内无外用皮质类固醇激素,同时能遵医嘱按时服药的患者。

3 治疗方法

两组均以拉米夫定片,1 次 0.3g,1d1 次;斯达呋啶片,1 次 0.3g,1d2 次;耐韦拉平片,1 次 0.2g,1d2 次;益艾康胶囊,1 次 5 粒,1d3 次,口服。对照组加用赛庚啶片,1 次 2mg,1d3 次;维生素 C 片,1 次 0.3mg,1d3 次;扑尔敏片,1 次 4mg,1d2 次,口服。治疗组加用加味四物消风饮,药物组成:生地黄 30g,当归 20g,荆芥穗 15g,防风 15g,赤芍 10g,川芎 10g,蝉蜕 10g,白鲜皮 10g,薄荷 10g,独活 7g,柴胡 7g,丹参 20g,黄芪 30g,首乌 20g,大枣 6 枚。1d1 剂,分 2 次口服。

两组均连服 4 周,随访观察 6 个月判定疗效。服药期间清淡饮食，忌食虾蟹及辛辣刺激食物。

4 疗效判定标准

按照《22个专业95个病种中医诊疗方案》[5]的标准。痊愈：皮损完全消退，症状消失，积分值减少≥95%。显效：皮损大部分消退，症状明显减轻，95%＞积分值减少≥70%。有效：皮损部分消退，症状有所改善，70%＞积分值减少≥30%。无效：皮损消退不明显，症状未减轻或反而加重，积分值减少＜30%。

5 统计学方法

采用SPSS13.0统计分析软件处理。计量资料数据以均数（x）±标准差（s）表示，组间比较采用t检验；计数资料采用χ^2检验；等级资料采用Ridit分析。

6 结果

6.1 两组疗效对比

见表1。两组对比，经Ridit分析，u=2.54，P＜0.05，差别有统计学意义。

表1 两组疗效对比

组别	例数	痊愈	显效	有效	无效	有效率/%
治疗组	30	23	3	2	2	93.33
对照组	15	6	2	3	4	73.33

6.2 两组治愈及显效6个月后随访复发率对比

见表2。

表2 两组治愈及显效患者6个月后随访复发率对比

组别	例数	复发数	复发率/%
治疗组	26	6	23.08
对照组	8	5	62.50

7 讨论

艾滋病慢性皮疹是常见机会性感染之一，反复发作，迁延不愈，中西药物治疗疗效不佳，易反复，给患者带来很大痛苦。艾滋病慢性皮疹属中医学"湿疮"范畴，基本病机为五脏气血阴阳亏虚，湿热瘀阻，或感受外邪，侵淫肌肤。脾脏受损，运化失常，则湿浊内生；阴血不足，生风化火；正气亏虚，复兼外感风邪，或复因饮食失节，过食辛辣刺激荤腥动风之物，内外相搏，风湿热邪浸淫肌肤，发为湿疮。故艾滋病慢性皮疹属本虚标实、虚实夹杂、血虚风燥之证。

《医宗金鉴》记载四物消风饮有调荣、滋血、消风之功，方中重用当归、生地黄、大枣，滋阴血，生津凉血，润肤止痒；芥穗、防风、蝉蜕、白鲜皮、柴胡、薄荷轻扬驱风，疏散风邪；独活祛风胜湿；川芎、赤芍活血行瘀，熄风止痒；加用丹参、黄芪、首乌，以增益气固表、养血活血之效。诸药合用，共奏滋阴活血疏风之效。现代医学研究表明：黄芪能促进免疫功能，促进干扰素的产生[6]；活血化瘀药能有效改善机体免疫功能，改善微循环，降低毛细血管通透性，具有良好的抗感染、抗过敏作用[7]。运用加味四物消风饮治疗艾滋病患者慢性皮疹，皮疹消失快，止痒效果好，对治愈及显效患者随访6个月，复发率低，值得临床推广。

参考文献（略）

(出自中医研究2013年第26卷9期第16-18页)

中医药治疗艾滋病皮肤黏膜病变34例

施晓玲　倪晋宝

（云南省普洱市中医医院，云南普洱665000）

摘要 目的：观察中药康爱保生丸、扶正抗毒丸治疗艾滋病皮肤黏膜病变的临床疗效。方法：口服，每次1袋，1天4次。结果：服药半年后对皮疹的有效15例，无效12例，总有效率55%；溃疡：有效16例，无效2例，总有效率88%。结论：康爱保生丸、扶正抗毒丸对治疗艾滋病皮肤黏膜病变有一定的疗效。

关键词 艾滋病；皮肤黏膜病变；中医治疗

艾滋病又称获得性免疫缺陷综合症（Acquired Immune Deficiency Ssndrome，AIDS），是人类免疫缺陷病毒（Human Immunodeficiency Virus，HIV）引起的一种难治性传染病。现代医学认为，艾滋病是由HIV摧毁机体的免疫系统所致。艾滋病的相关综合症以及复杂多样的机会性感染是导致患者生存质量下降，引起死亡的主要原因。而皮肤黏膜病变是艾滋病毒侵袭的重要部位之一，64%的艾滋病患者伴有皮肤黏膜的损害，常见有复发性单纯疱疹性口炎、慢性痤疮、湿疹、脂溢性皮炎、带状疱疹。常见多种感染混合存在，并且病变范围广泛，病情反复发作，时好时坏。西医主要以抗病毒、抗真菌、抗感染、免疫调节治疗为主。

本院自2009年9月开始启动中医药对艾滋病的治疗以来，截止2010年4月初共收治艾滋病患者71例，其中皮肤黏膜病变者34例。均使用云南省中医中药研究院研制的康爱保生丸及扶正抗毒丸治疗，取得了一定的疗效，现报道如下。

1 临床资料

1.1 一般资料 34例均来自本院门诊，年龄19~74岁，平均年龄37.7岁；男12例，女22例；病程2月~11a。

1.2 诊断标准 根据1996年我国制定的HIV感染和AIDS的诊断标准。临床表现为反复口腔黏膜的单个或数个的溃疡，疼痛，全身皮肤皮疹瘙痒，痤疮，严重者影响患者饮食睡眠及生活质量。

2 治疗方法

采用云南省中医中药研究院研制的康爱保生丸及扶正抗毒丸口服，药物组成：康爱保生丸（人参、紫花地丁、黄芩、桑白皮等），扶正抗毒丸（黄芪、黄精、白术、女贞子等），每次1袋，每天4次，3个月为1个疗程。

3 治疗结果

服药2个疗程后，皮疹：有效15例，无效12例，总有效率55%，溃疡：有效16例，无效2例，总有效率88%。

4 典型病例

颜某，男，40岁，工人，于2009年10月初诊。患者诉反复口腔溃疡1年余，少则1~2个，多则4~5个，疼痛严重时影响进食，伴胸闷，纳眠可，二便正常，舌红苔薄黄，脉滑细。患者2008年10月在普洱市疾控中心确诊HIV感染，未抗病毒治疗。入组时血尿便常规均正常，肝肾功能正常，CD_4^+为340个/uL。辨证为气阴两虚，给扶正抗毒丸口服，1月后口腔溃疡消失，半年后未复发，检测CD_4^+升至509个/uL。目前仍服药。

5 体会

艾滋病属于中医疫病范畴，《素问·刺法论》云："五疫之至，皆相染易，无问大小，症状相似"，中医对发病机制的基本认识归结为"邪之所凑，其气必虚"。经研究艾滋病患者免疫功能严重受损，正气虚弱，正不胜邪，毒邪余留，久则化毒从肌肤而出，治疗应以扶正为主，兼以祛邪。方中人参、黄芪、黄精、女贞子等益气养阴扶正，紫花地丁、黄芩等清热解毒祛邪，现代医学研究此类药物有免疫增强及抑制或清除抗原作用，诸药合用改善了患者的症状体征，提高了免疫功能，减少了机会性感染，改善了生活质量。但因开展该项工作的时间较短，检测手段不完善，还需长时间的临床观察、总结，为中医药治疗艾滋病提供更多的临床依据，造福患者。

（出自云南中医中药杂志2011年第32卷10期第49页）

中西医结合治疗艾滋病相关瘙痒性丘疹性皮疹临床观察

张润田[1] 段行武[1] 伦文辉[2] 王玉光[2]

(1. 北京中医药大学附属东直门医院，北京100700；
2. 首都医科大学附属北京地坛医院，北京100015)

摘要 **目的** 观察中西医结合治疗艾滋病相关瘙痒性丘疹性皮疹（HIV-PPE）的临床疗效。**方法** 将66例患者按照2∶1比例随机分为试验组和对照组。试验组分血热生风、血虚风燥、脾虚湿蕴三型辨证，分别给予凉血消风饮、养血润肤汤、除湿胃苓汤加减口服；对照组给予氯雷他定片、维生素C片口服；同时两组均配合外用糠酸莫米松霜。于入组时和治疗第7天、14天、21天、28天记录皮损严重程度积分、皮损面积积分和皮损瘙痒程度积分，并进行统计学分析。**结果** 治疗第7d，两组在皮损严重程度积分改善方面差异无统计学意义（$P>0.05$），但试验组在皮损面积积分和皮损瘙痒程度积分改善方面皆明显优于对照组（$P<0.05$）；治疗第14、21、28天，试验组在3个积分量表的改善方面均明显优于对照组（$P<0.05$）。**结论** 中西医结合治疗具有更好的临床疗效。

关键词 艾滋病相关瘙痒性丘疹性皮疹；中西医结合疗法；治疗

艾滋病相关瘙痒性丘疹性皮疹（pruritic papular eruptionof human immunodeficiency virus，HIV-PPE）是人类免疫缺陷病毒（human immunodeficiency virus，HIV）感染者最常见的皮疹之一，以丘疹、结节为主要皮损，常伴有剧

烈瘙痒，病程慢性，给患者带来极大痛苦，严重影响生活质量[1]。北京地坛医院联合多家医院开展了以中西医结合治疗 HIV-PPE 的多中心、随机对照的临床研究，现介绍如下。

1 资料与方法

1.1 一般资料

1.1.1 病例 病例来源于 2009 年 10 月—2011 年 4 月北京地坛医院、北京佑安医院、广西龙潭医院的门诊、住院患者，入组病例 66 例，均签署知情同意书。

1.1.2 诊断标准 依据《艾滋病诊疗指南》[2]并参考国际 HIV-PPE 的相关文献，经专家论证后拟定：HIV 感染者出现的瘙痒性、散发性、以丘疹或结节为主要疹型的皮疹，持续时间 >1 个月。

1.1.3 辨证标准 依据《中医外科学》第 7 版[3]，经专家论证后拟定：（1）血热生风证。主症：皮疹色红，瘙痒剧烈，遇热更甚。次症：心烦口渴，便秘，尿黄，舌红，苔薄黄，脉弦滑数。（2）血虚风燥证。主症：皮损色淡，干燥、粗糙；或伴有肥厚、苔藓样变。次症：皮损伴抓痕，脱屑，偶发红丘疹。舌质淡，脉细。（3）脾虚湿蕴证。主症：皮损色暗，以结节为主，或有少许渗出。次症：食少乏力，腹胀便溏，小便清长或微黄，舌淡苔白腻，脉濡。以上各型，符合皮肤瘙痒 +1 项主症 +2 项次症即可诊断。

1.1.4 纳入标准 ①确诊的 HIV 感染/爱滋病（AIDS）患者。②符合 HIV-PPE 诊断标准。③年龄：18～65 岁。④受试者自愿并签署知情同意书。

1.1.5 排除标准 ①患有精神疾病，包括严重的癔症等。②对本试验观察的药物过敏或不能耐受者。③妊娠或哺乳期妇女，或准备妊娠妇女。④任何病史，据研究者判断可能干扰试验结果或增加患者治疗风险。

1.2 方法

1.2.1 随机方法 运用 SAS9.12 统计分析软件产生随机方案，并采用中央随机化系统进行受试者随机化和药物指定，将 HIV-PPE 患者按照 2∶1 的比例随机分为试验组和对照组。

1.2.2 治疗方法

1.2.2.1 试验组：在外用糠酸莫米松霜的基础上，给予相应中药免煎颗粒口服，每日 1 剂，分 2 次服用。疗程 4 周。①血热生风证：予凉血消风饮加减（生地、赤芍、牡丹皮、金银花、蝉蜕、防风等 12 味药）。②血虚风燥证：予养血润肤汤加减（当归、生地、赤芍、白芍、何首乌、钩藤等 10 味药）。③脾虚湿蕴证：予除湿胃苓汤加减（苍术、白术、苦参、泽泻、陈皮、半夏等 12 味药）。

1.2.2.2 对照组：在外用糠酸莫米松霜的基础上，给予口服氯雷他定片 10mg/次，1 次/d，维生素 C100mg/次，3 次/d。疗程 4 周。

中药免煎颗粒由三九医药有限公司生产；糠酸莫米松霜由上海先灵葆雅制药有限公司生产；氯雷他定片由上海先灵葆雅制药有限公司生产；维生素 C 片，由北京双鹤药业股份有限公司生产。

1.2.3 观察指标 于入组和第 7d、14d、21d、28 天随访，记录皮损严重程度积分、皮损面积积分、皮损瘙痒程度积分[4]。于入组和第 28 天检验血、尿常规，肝、肾功能。

1.3 统计学方法

应用 SPSS13.0 统计软件进行统计处理，计量资料比较采用秩和检验，计数资料比较采用 x^2 检验，以 $P<0.05$ 示差异有统计学意义。

2 结果

2.1 基线资料

试验组：男 32 例，女 12 例；年龄 22～65 岁，平均（37.30±10.66）岁；HIV 分期，无症状期 1 例，有症状期 5 例，AIDS 期 38 例。对照组：男 16 例，女 6 例；年龄 26～55 岁，平均（38.32±8.80）岁；HIV 分期，无症状期 0 例，有症状期 1 例，AIDS 期 21 例。2 组患者的性别、年龄、HIV 感染期差异均无统计学意义（$P>0.05$）。

入组时 2 组之间皮损严重程度积分、皮损面积积分和皮损瘙痒程度积分差异无统计学意义（$P>0.05$），见表 1。

表 1 2 组入组时皮损严重程度积分、皮损面积积分和皮损瘙痒程度积分（$\bar{x}\pm s$）

组别	例数	皮损严重程度积分	皮损面积积分	皮损瘙痒程度积分
试验组	44	16.80±10.91	6.82±3.57	6.59±3.15
对照组	22	12.45±1.40	5.27±4.07	5.09±3.28
Z		-1.376	-1.901	-1.923
P		0.169	0.057	0.055

2.2 治疗结果 治疗第 7 天，2 组在皮损严重程度评分改善方面差异无统计学意义（$P>0.05$），试验组在皮损面积积分和皮损瘙痒程度积分改善方面皆明显优于对照组（$P<0.05$）；治疗第 14、21、28 天，试验组在 3 个积分量表的改善方面皆明显优于对照组（$P<0.05$）。见表 2～4。

表2 2组各时点皮损严重程度积分变化值比较 M（P25，P75）

随访时点（d）	试验组		对照组		Z	P
	例数	下降分值	例数	下降分值		
7	44	2.16（0.00，3.75）	22	0.68（-1.00，2.00）	-1.836	0.066
14	44	3.98（1.00，6.00）	22	1.32（0.00，3.25）	-1.974	0.048
21	44	6.66（3.00，9.00）	22	3.09（1.50，6.25）	-2.186	0.029
28	44	9.27（3.00，11.75）	25	3.68（2.00，5.25）	-2.126	0.034

注：M：中位数；P：百分位数；表3、4同

表3 2组各时点皮损面积积分变化值比较 M（P25，P75）

随访时点（d）	试验组		对照组		Z	P
	例数	下降分值	例数	下降分值		
7	44	1.32（0.00，2.00）	22	0.14（0.00，0.25）	-3.147	0.002
14	44	1.95（0.00，3.00）	22	0.59（0.00，1.00）	-2.639	0.008
21	44	3.14（2.00，4.75）	22	1.00（0.00，2.00）	-3.950	0.000
28	44	4.05（1.25，6.75）	25	1.05（0.00，2.25）	-3.842	0.000

表4 2组各时点皮损瘙痒程度积分变化值比较 M（P25，P75）

随访时点（d）	试验组		对照组		Z	P
	例数	下降分值	例数	下降分值		
7	44	1.23（0.00，2.00）	22	0.32（0.00，0.25）	-2.521	0.012
14	44	2.64（1.00，4.00）	22	1.45（0.00，2.25）	-2.640	0.008
21	44	3.75（2.00，5.00）	22	2.32（0.75，4.00）	-2.247	0.025
28	44	4.70（2.25，6.00）	25	2.59（0.75，4.00）	-2.866	0.004

2.3 安全性评价　2组患者治疗前后血、尿常规，肝、肾功能检查无明显异常，未见明显不良反应。

3　讨论

HIV-PPE是艾滋病人最常见的皮疹之一，病程慢性，以丘疹、结节为主要表现，伴有严重的瘙痒及损容性伤害，给患者带来极大痛苦。流行病学研究显示本病多发生于热带地区和欠发达国家，发病率有一定的地区差别[5]。皮肤病理主要表现为单纯性痒疹，其次为嗜酸性毛囊炎、结节性痒疹和淋巴细胞性血管炎；其病因尚不明确，节肢动物叮咬、药物过敏、HIV皮肤感染等都被报道过[6-7]，所以HIV-PPE可能是病因不同而临床表现相似的一组疾病。目前本病的治疗较为困难，常规止痒剂治疗效果欠佳，高效抗逆转录病毒治疗可以使皮损得到一定改善[8]。

中医典籍并没有关于HIV-PPE的直接记载，但可见与本病相关的描述，如《医宗金鉴》载："粟疮形如粟粒，其色红，搔之愈痒，久而不瘥，亦能消耗血液，肤如蛇皮。"《诸病源候论》载："马疥者，皮内隐嶙起作根墌，搔之不知痛"。故根据临床表现，本病可归于"粟疮"、"马疥"等范畴。本病多因久病内伤，郁而化热或饮食不节，过食辛辣燥热之品，复风毒客于肌肤，风火相搏而发疹；或风邪燥热之邪久羁，阴血内耗，夺津灼液，血气难荣于外，血虚风燥而致病；或长期服用抗病毒药物，脾胃受损，脾气虚弱，水失运化，湿邪蕴于肌肤而发病。临床可结合患者典型皮损的表现辨证论治，热盛者清热凉血，血虚者养血润肤，湿盛者燥湿利湿，痒甚者辅以祛风止痒，随症加减。

本次研究显示，治疗第7天，2组在皮损严重程度评分改善方面差异无统计学意义（P>0.05），而试验组在皮损面积积分和皮损瘙痒程度积分改善方面明显优于对照组（P<0.05）；从治疗第14天开始，试验组在3个积分量表的改善方面皆明显优于对照组（P<0.05），并显示出随治疗时间延长而皮疹改善更加明显的趋势。以上结果证实中西医结合治疗HIV-PPE明显优于单纯应用西药治疗，能更迅速地改善皮损及瘙痒，且长期疗效更佳，无严重的不良反应。中医药治疗HIV-PPE以皮损辨证为主，标本同治，祛邪与扶正并举，不仅显著改善皮疹及瘙痒，并且能调整机体阴阳平衡，增强抗病能力，有着较大的优势和良好的应用前景。

参考文献（略）

（出自中国中西医结合皮肤性病杂志2012年第11卷2期第122-123页）

凉血消风饮治疗 HIV 相关性痒疹的研究

谢 正[1] 蒋自强[1] 李鹏宇[1] 闫 磊[2] 李政伟[1]

(1. 河南中医学院第一附属医院艾滋病临床研究中心，郑州 450003；
2. 河南中医学院研究生部，郑州 450003)

摘要 目的：观察中药方剂凉血消风饮治疗艾滋病相关瘙痒性丘疹性皮疹（HIV-PPE）的临床疗效，并分析其对患者生存质量的影响。方法：用随机方法将符合纳入标准的 63 个病人分为治疗组（33 例）和对照组（30 例）。治疗组采用糠酸莫米松霜联合凉血消风饮治疗，对照组采用糠酸莫米松霜治疗，疗程 4 周。分别使用 HIV-PPE 临床表现量化表、中医证候观察表、皮肤病生活质量指数（DLQI）和 WHOQOL-HIV 生存质量量表观察 HIV-PPE 病人的临床症状、中医证候和生活质量变化。结果：在改善皮肤临床症状方面：治疗组总有效率为 90.9%，对照组总有效率 76.67%。在改善中医证候方面：治疗组总有效率为 96.97%，对照组总有效率 83.33%。治疗前后两组患者 DLQI 积分变化分别是治疗组（9.35±2.86，7.36±2.93），对照组（8.91±2.22，7.53±2.89）。结论：凉血消风饮对 HIV-PPE（血热生风型）有明确的治疗作用，能明显改善患者的临床症状、体征。

关键词 凉血消风饮；艾滋病相关性痒疹；糠酸莫米松霜

艾滋病相关瘙痒性丘疹性皮疹（HIV-PPE）是在 HIV/AIDS 患者中最常见的炎症性皮肤病之一，可能出现在 HIV 感染的各个阶段[1]，并有可能成为 HIV 感染的首发表现[2]。HIV-PPE 对常规传统治疗疗效欠佳。本研究尝试使用中药对 HIV-PPE 进行治疗，探索 HIV-PPE 治疗的新途径。

1 资料

1.1 研究对象 研究对象为中心 4 个基层医疗点 2010 年 8 月到 2011 年 8 月间符合纳入标准的 HIV 相关性痒疹患者共 63 例，随机非盲法进入治疗组和对照组，其中治疗组 33 例，对照组 30 例。其中男 37 例，女 26 例，中学文化程度 12 例，小学文化程度 27 例，文盲 24 例，平均年龄（47.93±7.91）岁。试验中无脱落病例。该研究由河南中医学院第一附属医院伦理学委员审核通过。

1.2 诊断标准

1.2.1 艾滋病及 HIV-PPE 诊断标准 艾滋病诊断依据 2006 年中华医学会制定的《艾滋病诊疗指南》[3]；HIV-PPE 诊断参考国际 HIV-PPE 的诊断标准（HIV 感染者出现的瘙痒性、散发性、以丘疹或结节为主要疹型的皮疹，持续时间＞1 个月）[4]。1.2.2 中医证候辨证标准 中医辨证标准参考《中医诊断学》[5]，血热生风证（皮肤瘙痒+1 项主症+2 项次症）。主症：皮疹色红，瘙痒剧烈，遇热更甚。次症：心烦口渴，便秘，小便黄，舌红，苔薄黄，脉弦滑数。

1.3 纳入标准 ①确诊的 HIV/AIDS 患者；②符合 HIV-PPE 诊断标准和中医辨证标准；③年龄（18~65）岁；④受试者自愿并签署知情同意书。

1.4 排除标准 ①伴有严重的艾滋病相关机会性感染；②合并有其他皮肤病；③伴有精神疾病。1.5 病例退出标准 试验期间发生严重不良反应或事件不能继续治疗者。

2 方法

2.1 对照组 糠酸莫米松霜［规格：5 g（5mg），上海先灵葆雅公司，批号 H19991418］，适量，涂患处，每日 2 次；疗程 1 个月。

2.2 治疗组 在对照组治疗基础上，给予凉血消风饮颗粒剂（由三九医药股份有限公司）：生地黄 30g，牡丹皮 10g，赤芍 15g，黄芩 10g，金银花 20g，连翘 10g，防风 10g，牛蒡子 10g，苦参 10g，夏枯草 10g，荆芥穗 10g，甘草 5g。每日 1 剂，水冲服，分 2 次服用；疗程 1 个月。

2.3 调查实施 对所有参与研究人员统一培训相关标准和调查表格，并做一致性检验。调查表通过一对一访谈方式完成。

2.4 评价标准

2.4.1 皮肤症状改善情况评价 使用瘙痒性丘疹性皮疹（PPE）临床表现量化表测量 HIV-PPE 的临床表现并计算积分，其中皮损严重程度采用 SCORAD 标准分级（包括红斑，丘疹结节，表皮剥脱，苔藓化）和积分，皮损面积和瘙痒程度采用 EASI 标准分级和积分。以尼莫地平法评价皮肤症状改善情况，治愈：皮损积分减少≥90%；显效：皮损

基金项目：国家"十一五"重大科技专项课题（2008ZX10005-003C）

积分减少≥70%；有效：皮损积分减少≥30%；无效：皮损积分减少＜30%。

2.4.2 中医证候总体评价 参照《中药新药临床研究指导原则》及《11省中医药治疗艾滋病项目临床技术方案（试行）》设计中医证候调查问卷，具体包括皮疹性状和伴发症状，全身生物学症状体征以及舌脉象等，治愈：证候积分减少≥95%；显效：证候积分减少≥70%；有效：证候积分减少≥30%；无效：证候积分减少＜30%。

2.4.3 患者皮肤生活质量指数和生存质量评分 使用国际通用皮肤生活质量指数问卷（DLQI）评定皮肤病相关生活质量，按照DLQI提供计分方法计算总分。采用WHO艾滋病生活质量量表简表（WHOQOL-HIV-BREF）调查病人总体生活质量，计分方法按照WHO提供方法进行。经过培训和一致性检验，由研究者与患者一对一访谈的方式进行测评。

2.4.4 安全性指标 观察血、尿、大便常规及肝肾功能。以医院检验科正常数值范围为判断异常与否标准。

2.5 数据统计 所有数据采用双人双机独立录入，并核查错漏，数据使用SPSS 16.0软件包进行统计，以$P<0.05$为有统计学意义。

3 结果

3.1 皮肤临床症状改善情况评价 按照疗效判定标准对皮肤临床症状改善情况进行评价。两组之间经秩和检验，有统计学意义（$P<0.05$）。见表1。

3.2 中医证候变化情况总体评价 试验结束后，用尼莫地平法判断中医证候变化情况。两组之间经秩和检验，有统计学意义（$P<0.05$）。见表2。

3.3 总体生存质量和皮肤生活质量评价

3.3.1 治疗前后生存质量评价 治疗组治疗前后相比无统计学意义。对照组治疗前后相比无统计学意义。治疗前后两组之间经t检验，无统计学意义。见表3。

表1 两组皮肤临床症状改善情况分析　　　　　　　　　　　　　　　　　　　　　　　　　　% (例)

组别	n	治愈	显效	有效	无效	总有效率
治疗	33	3.03 (1)	36.36 (12)	51.51 (17)	9.09 (3)	40.9 (30)[1)
对照	30	0 (0)	16.67 (5)	60 (18)	23.33 (7)	76.7 (23)

注：与对照组比较[1) $P<0.05$。

表2 两组中医证候变化情况分析　　　　　　　　　　　　　　　　　　　　　　　　　　例 (%)

组别	n	治愈	显效	有效	无效	总有效率
治疗	33	0 (0)	57.58 (19)	39.39 (13)	3.03 (1)	97.0 (32)[1)
对照	30	0 (0)	20.0 (6)	63.33 (19)	16.67 (5)	75.0 (25)

3.3.2 治疗前后皮肤生活质量评价 治疗组治疗前、后皮肤生活质量积分分别为（9.35±2.86），（7.36±2.93），前后相比有显著统计学意义（$P<0.05$）。对照组治疗前后皮肤生活质量积分分别为（8.91±2.22），（7.53±2.89），前后相比有统计学意义（$P<0.05$）。治疗前后两组之间经t检验，无统计学意义。见表4。

表3 治疗前后两组患者生存质量积分变化（$\bar{x}\pm s$）

组别	n	治疗前	治疗后
治疗	33	76.55±6.34	78.50±8.61
对照	30	78.23±5.74	77.87±6.79

表4 治疗前后两组患者皮肤生活质量积分变化（$\bar{x}\pm s$）

组别	n	治疗前	治疗后
治疗	33	9.35±2.86	7.36±2.93
对照	30	8.91±2.22	7.53±2.89

3.4 安全性评价 两组患者试验期间均未发现药物不良反应和毒副作用。对实验前后异常检验指标进行统计，均无统计学差异，见表5。

表5 治疗前后两组患者异常指标比较（治疗前/治疗后）例

组别	n	丙氨酸转氨酶	谷氨酸转氨酶	尿素氮	铬
治疗	33	3/2	2/4	4/6	5/8
P		0.642	0.392	0.492	0.353
对照	30	7/3	10/6	3/2	6/4
P		0.166	0.243	0.640	0.488

4 讨论

PPE类似于中医的粟疮、马疥。《医宗金鉴》卷七十三认为粟疮多因表虚受风、火邪内郁、风火相结、郁阻肌肤而成，症见遍身出疹如粟，色红作痒，搔之成疮。此应为PPE的基本病机。而HIV-PPE（血热生风型）的主要临床表现为皮疹色红，瘙痒剧烈，遇热更甚。瘙痒是HIV-PPE（血热生风型）的核心症状。由于国内学者史成和等（2010）[6]运用清热凉血类中药治疗其他具有相似病机皮肤病的瘙痒，取得较好疗效。因此，解毒凉血和祛风止痒应为HIV-PPE的基本治则。

凉血消风饮宗前人"治风先治血,血行风自灭"之大旨,以凉血养血治之[7]。生地黄为君佐以黄芩、赤芍、丹皮以行养血、活血、凉血,使阴血得复则风燥可化,血分畅和则邪无所稽,血热得清则邪自溃解。此为本方治血之配伍。荆芥可行表引风邪之功效,夏枯草搜风和肝、共奏养血清热、活血祛风祛燥之效。在以往的研究中,国内学者郭建忠等(2010)[8]用具有化痰凉血祛风功效的中药治疗HIV-PPE,有效率达到85%。黄世敬等(2001)[9]、张润田等(2012)[10]利用凉血解毒法治疗本病,也取得较好疗效。现代病理学研究发现凉血消风散能够干扰银屑病患者皮肤角质细胞的增生和分化,起到稳定皮肤细胞结构的作用[11]。本研究以中医辨证理论为指导,选用具清热凉血、祛风止痒的凉血消风饮为治疗HIV-PPE(血热生风型)的方药配合外用药膏取得了比单用外用药膏更好地治疗效果,治疗组比对照组更好地改善皮肤临床症状,并进而提高了皮肤相关生活质量。这种变化的一致性在DLQI量表中得到体现,这与刘江波等(2011)[12]、GhajarzadehM等(2012)[13]的研究一致。由于凉血消风饮是通过辨证施治发挥作用,更好地改善了HIV-PPE病人的中医证候,因此认为凉血消风饮配合外用药膏是一种具有较好安全性和临床疗效的HIV-PPE(血热生风型)治疗方法。

在对HIV-PPE病人的生活质量总体评价中,治疗组和对照组病人总体生活质量都有改善的趋势,但并没有达到显著统计学差异。原因可能在于病人的总体生活质量影响因素复杂,并且研究周期短对生活质量的影响不充分。期望在以后的研究中扩大样本量和形成队列以达到更好的研究。

参考文献(略)

(出自中国实验方剂学杂志2013年第19卷18期第302-305页)

HIV感染者合并重度银屑病辨治偶得

王小莉[1] 张 毅[2]

(1. 成都中医药大学临床医学院,四川成都610000;
2. 四川省中医药科学院,四川成都610041)

摘要 对于艾滋病这一特定人群,六邪是其主要病因,脾虚是其主要病机,在病程的发展阶段可能会伴发其他脏腑的盛衰表现或是合并其他病邪的临床表现,故在"治表"的同时一定要"固本",攻补兼施才能取得良好疗效。

关键词 艾滋病;银屑病;黄连解毒汤;竹叶石膏汤

艾滋病是由人类免疫缺陷病毒(HIV)感染引起的以严重免疫缺陷为主要特征的疾病,临床上以淋巴结肿大、厌食、慢性腹泻、体重减轻、发热、乏力等全身症状起病,逐渐发展至各种机会性感染、继发肿瘤等而死亡。感染者皮肤可发生多种过敏、多种细菌和病毒感染、非感染性皮损和皮肤肿瘤等。本人随师临床实践中,对一例HIV感染者运用中医辨证治疗严重银屑病,取得了良效,现报道如下。

患者,男,24岁,因四肢、躯干、面部泛发红斑、鳞屑伴瘙痒1月,于2012年3月8日来我院门诊就治。自诉1个月前无明显诱因四肢、躯干出现红色针头大小的丘疹,未予重视,20d前逐渐扩大为鲜红色丘疹或斑丘疹,部分融合成片,边界清楚,表面覆盖大量干燥银白色鳞屑,2012年2月于某传染病医院皮肤科门诊就诊(具体治疗不详),病情未缓解,日渐加重,转至我院皮肤科门诊就治。否认家族史,无药物食物过敏史,否认其他疾病。体格检查:T:36.7℃,R:20次/min,P:70次/min,BP:120/80mmHg(1mmHg=0.133kPa);实验室检查:CD_4^+:400cell,病毒载量不明。身材适中,营养中等,专科检查:头面、四肢、躯干见大片红斑,色鲜红,部分融合成片,皮温偏高,大量脱屑,瘙痒剧烈,抓之有点状出血,口腔黏膜及指趾甲未见异常。诊断:寻常型银屑病。舌红绛苔黄,脉弦数有力,为银屑病的进行期,辨证为火毒炽盛证,予黄连解毒汤合竹叶石膏汤加减,方药如下:水牛角30g,黄连10g,漏芦30g,黄芩10g,栀子10g,竹叶10g,石膏30g,明沙参30g,麦冬10g,麻黄10g等煎汤,10剂,每剂煎3次口服;同时配合雷公藤多苷片4片,口服,日3次。因为皮肤损害面积太大,恐皮肤吸收药物,故未给予外用药涂擦。3月19日二诊,见头面、四肢、躯干红斑色变暗,鳞屑较之前减少,皮损面积无扩大也无消退,触之皮温正常,瘙痒减轻,自诉牙龈出血,舌尖红苔黄,脉数,为银屑病的静止期,辨证为血热内蕴证,予凉血解毒,方药如下：黄连10g，生地黄30g，连翘30g，水牛角30g，重楼10g，黄芩10g，五味子5g，漏芦30g，白花蛇舌草30g。7剂，日1剂，分3次口服，未给予外用药涂搽，继续口服雷公藤多苷片4片，日3次。3月26日三诊，见皮损面积缩小，颜色变淡，鳞屑减少，遗留色素沉着斑，偶有瘙痒，为银屑病的退行期，舌尖红，脉数，辨证为热毒未尽，方药如下：连翘30g，竹叶10g，黄连5g，生地黄30g，水牛角30g，重楼10g，黄芩10g，五味子5g，漏芦30g，白花蛇舌草30g。7剂，日1剂，分3次口服，配合雷公藤多苷片口服及饮食疗法。患者门诊服用中药25d皮肤损害基本痊愈，仅仅遗留皮肤色素沉着斑块，转为中药抗病毒治疗。

按：寻常型银屑病是银屑病中绝大多数，皮损可发生于身体各处，对称分布，病程缓慢，易反复发作。大部分患者病情冬重夏轻，少数夏季加重，病程分为三期：①进行期：新皮疹不断出现，原皮疹不断扩大，颜色鲜红，鳞屑较多，可见"同型反应"，同时常见白细胞增高及血沉加快；②静止期：病情稳定，基本无新皮疹出现，色暗红，鳞屑减少；③退行期：皮损缩小，色变淡，仅有色素沉着斑。银屑病在HIV感染者中多见，通常病情更为严重，且HIV感染者免疫力低下，且容易并发其他感染，病情较一般患者严重。

本例患者感染HIV病毒，青年人，病程仅1个月，病情重，发病迅速，体质差等特点，西药治疗无效，根据中医治疗银屑病的原则，采用分期辨证施治：第一阶段银屑病进行期治以清热泻火，凉血解毒为主，重用水牛角、漏芦、石膏、明沙参，加黄连、黄芩、栀子、竹叶、麦冬；第二阶段银屑病静止期，病情稳定，无新发皮损，治以清热凉血滋阴，予黄连、生地黄、水牛角、重楼、黄芩、漏芦、五味子、白花蛇舌草；第三阶段银屑病退行期，皮损缩小，色变淡，鳞屑减少，遗留色素沉着斑，应清热疏风凉血，上方黄连减量，加竹叶清热疏风。同时配合口服雷公藤多苷片4片，口服，日3次治疗。患者25d临床痊愈，疗效显著。随访至5月13日，未复发。继续服用中药控制艾滋病病毒的复制。

本例患者始终是以气营两燔来辨证，从使用药物配伍来看，水牛角、栀子清热凉血解毒；漏芦清热解毒，消肿排脓；重楼清热解毒，消肿止痛，凉肝定惊；黄芩、黄连均具有苦寒，清热燥湿，泻火解毒之功；连翘、白花蛇舌草清热解毒；生地清热凉血，养阴生津；明沙参润肺化痰，养阴和胃，平肝，解毒；竹叶清热除烦，生津利尿；麦冬养阴生津，润肺清心；五味子收敛固涩，益气生津，补肾宁心。水牛角、栀子、漏芦、重楼、黄连、黄芩、连翘、白花蛇舌草、生地黄诸药合用，共奏清气凉营之功。明沙参、竹叶、麦冬、五味子诸药合用顾护阴液。充分改善了患者丘疹、红斑、鳞屑之病理状态，随着热毒消退，银屑病的皮损状态也得以显著改善。

此则病案给我们的启示是：①对于艾滋病这一特定人群，六邪是其主要病因，脾虚是其主要病机，在病程的发展阶段可能会伴发其他脏腑的盛衰表现或是合并其他病邪的临床表现，故在治表的同时一定要固本，攻补兼施才能取得良好疗效。②气血生化同源，气为血之帅，血为气之母，血热内蕴，生风化燥，或是热毒炽盛，气血两燔，或是素体虚弱，气血不足，或是耗伤营血，阴血亏虚，生风化燥而发，熟悉了气血变化，治疗银屑病方能取得良效。③此例可以看出，中药对病毒载量和CD_4^+细胞计数影响不够明显，但中药具有多靶点作用，可调节全身机能，对HIV感染者合并全身疾病有辅助治疗作用，改善生活质量，提高生活水平。

（出自河南中医2013年第33卷1期第60-61页）

中医方法治疗AIDS合并肛瘘患者35例体会

李俊岩[1]　张燚[1]　张秋实[2]　王晶[1]　李明哲[1]　指导：韩龙恩

（1. 辽宁中医药大学附属第三医院中医外科，辽宁 沈阳 110003；
2. 一五七医院肛肠科，辽宁 沈阳 110045）

摘要　运用探查切开挂线疗法辅以口服中药汤剂治疗AIDS合并肛瘘，取得较满意临床效果，现选取全身症状及专科查体相似的35例，将治疗体会报道如下。结论：中医药对AIDS合并肛瘘患者疗效显著；AIDS合并肛瘘患者有别于普通肛瘘患者。

关键词　AIDS合并肛瘘；中医治疗；体会

近年来，由于本地区男男性行为人群中已经存在HIV局部流行[1]，我院收治男性AIDS（Acquired Immune Deficiency Syndrome，AIDS）合并肛门疾病患者明显增多，其中40%为AIDS合并肛瘘。由于其特有的性行为方式及思想顾虑,导致肛瘘失治、误治,给临床治疗带来诸多问题。我院中医外科于 2008 年 3 月起,运用探查切开挂线疗法辅以口服中药汤剂治疗 AIDS 合并肛瘘,迄今共治疗 40 例,疗效满意,现选取全身症状及专科查体相似的 35 例,将治疗体会报道如下。

1 临床资料

1.1 一般资料

男性患者 35 例,均在权威医院确诊为 AIDS,病程 1～6 年,均有浅表淋巴结肿大,符合我国 2006 年《AIDS 诊疗指南》中的 HIV/AIDS 诊断标准[2]。在我院复查 HIV 抗体阳性并诊断为慢性化脓性低位或高位复杂肛瘘,符合中华中医药学会肛肠专业委员会 2004 年通过的《复杂性肛瘘的诊断标准》[3]。年龄 20～43 岁:其中 20～30 岁 21 人,4 人的 CD_4^+ 计数<200 个/mm^3,15 人的 CD_4^+ 指标:200 个/mm^3<CD_4^+ 计数<350 个/mm^3,2 人的 CD_4^+ 计数>350 个/mm^3;31～43 岁 14 人,4 人的 CD_4^+ 计数<200 个/mm^3,9 人的 CD_4^+ 指标:200 个/mm^3<CD_4^+ 计数<350 个/mm^3,1 人的 CD_4^+ 计数>350 个/mm^3。

1.2 辨证

此类患者多属脏腑亏虚,湿热蕴结证。多由于禀赋不耐或长期纵欲,致肝肾亏损,精气不足,疫疠邪毒入侵,直中脏腑[4]。脾胃为后天之本,气血生化之源,疫疠之邪损伤脾胃,致脾胃气血生化失常,出现乏力;中焦运化失职,则见纳呆,食欲减退,腹泻,消瘦等症。脾虚生湿,蕴而化热,酿湿成痰,痰热内生,结于体表,故见痰核;湿热互结,下注大肠肛门,复加局部破损染毒,气机不畅,热盛肉腐,化为脓水,破溃后余毒未尽,蕴结不散,血行不畅,不通则痛;正虚不能鼓邪外出,复因延治、失治、误治致局部邪毒流窜,则见多个疮口流脓,时多时少,质或稀或稠;湿热侵淫则见瘙痒。舌黯红,苔少或伴有齿痕,脉细数。故此类患者大多属于本虚标实之证。

2 治疗方法

2.1 内治

清热解毒利湿,破癥散结,健脾补气活血。方药:双花 50g,连翘 10g,蒲公英 20g,地丁 10g,天花粉 10g,栀子 10g,元参 10g,胆草 10g,川连 10g,知母 10g,川柏 10g,乳香 10g,没药 10g,黄芪 20g,白芷 15g,皂刺 15g,蜈蚣 2 条,僵蚕 10g,全蝎 10g,大黄 10g,朴硝(单包)15g,斑蝥 0.06g,白术 10g,茯苓 10g。每剂煎 400mL,200mL 日 2 次口服。

2.2 外治

行探查切开挂线术、增生组织修整术:先取侧卧位,骶麻满意后改为截石位或折刀位,消毒铺无菌巾,以肛门为中心,于病变皮肤外周开始,沿皮肤凹陷处寻找外瘘口,取细球头探针从外口插入探查,如内口表浅或在齿线以下,予以切开,使切口呈口小底大,逐渐由外周向肛门部寻找其它外口并探查,食指纳肛做导引,探查内口,如瘘道较深或较长,切开距肛门 3cm 以外的瘘道、分支;距肛门 3cm 以内的瘘道,用球头探针从外瘘口探入,从齿线内口穿出,引入橡皮筋,松紧适宜后,对折结扎固定,分析各瘘道之间关系,切除可能影响排便及愈合的多余增生炎性瘢痕组织和水肿皮肤组织,结扎出血点,用双氧水、生理盐水冲洗,油纱条嵌入,棉纱包扎术毕。每日中药生肌玉红膏外敷。

3 疗效分析

3.1 疗效标准

3.1.1 肛瘘疗效标准[5] 治愈:①无内口、外口或其它瘘道分支;②切口愈合,排便功能正常(无失禁、狭窄)。好转:①无内口、外口或其它瘘道分支;②切口未完全愈合。复发:遗漏内口、外口或其它瘘道分支。

3.1.2 AIDS 疗效标准[5]

治愈:目前尚无法治愈。好转:临床症状体征改善,继发感染控制。

3.2 治疗结果

35 例患者术后服用中药煎剂 1 个月,全身状况改善,饮食睡眠改善,腹泻减轻,体重增加。CD_4^+ 计数均大于 300 个/mm^3。肛瘘 33 例痊愈,1 例好转,1 例术后 40 天复发,疗程 15～40 天不等,治愈率 90%。

4 讨论

4.1 局部特征

AIDS 患者由于面临特殊的社会压力,出现并发肛瘘时往往不能及时就医,或因为误诊误治,再加上营养不良,全身虚弱,抗感染能力低下,并发肛周脓肿,导致肛瘘反复发作[6]。本篇报道病例局部表现为:病变皮肤范围广,小则 3cm×3cm,大则 30cm×30cm 大小,皮下组织增生,皮肤增厚、隆起、变硬,色素沉着,上布无规律的凹陷瘘口及沟痕(上述症状与肛周大汗腺炎相似,但后者没有明显的与肛门相通、部位较深的主瘘道,可资鉴别),分泌物极臭,破溃疮面皮烂肉坚无脓,时流血水,肿痛不减,呈逆证表现,易癌变(上述 1 例好转患者因原发瘘口呈岩性溃疡,局部取病理确诊为癌变,一年后死于皮肤癌转移)。全身状况表现为脾恶之象[7]。

4.2 口服中药疗效

全部患者经口服中药汤剂一个月余,全身症状明显改善,体重增加,CD_4^+ 计数均达到 300 个/mm^3 以上,验证了中药对 CD_4^+ 计数<200 个/mm^3 和 200～350 个/mm^3 之间的病人效果较好,长期服用可以稳定病人的免疫功能[8]。本组 AIDS 合并肛瘘的患者以年轻人居多,虽染顽疾,邪盛正虚,但正气尚耐攻伐,治疗上以祛邪为重,扶正为辅。AIDS 合并肛瘘的患者临床表现有三个特点:一是肛门局部病情时轻时重,缠绵难愈,正是湿热为患的表现;二是肛门局部成脓时间长,愈合时间长,浅表淋巴结肿大无明显

疼痛，是阴性疮疡的表现；三是全身症状表现为失眠、乏力、纳差，是心脾两虚的表现，综上所述，确立治法为清热解毒利湿，托里透脓，补气健脾，破癥散结。方用仙方活命饮合透脓散加减，方解如下：大黄、地丁、连翘、蒲公英、双花：清热解毒。川柏、川连、胆草：清下焦湿热。天花粉、白芷、皂刺：解毒消肿排脓。朴硝、栀子：清热利湿消肿止痛。乳香、没药：活血生肌，消肿止痛。知母：滋阴清热。元参：益气生津养血。黄芪：补气托疮。白术、茯苓：补气健脾，利湿安神。蜈蚣、全蝎：攻毒散结，通络止痛。僵蚕：化痰软坚散结。斑蝥：破血逐瘀消癥，攻毒散结。上方蜈蚣、全蝎有毒，要严格按剂量应用。斑蝥有大毒，内服过量可引起恶心、呕吐、腹泻、血尿及肾功能损害[9]，因此在口服汤剂时，每周需要复查尿常规，如出现潜血或蛋白1个加号，需停药1周，再复查尿常规，如结果正常，可以继续口服。服药第1周可能会出现腹泻加重，随着时间延长，腹泻减轻或消失。

4.3 手术风险评估

一般来说，病人 CD_4^+ 计数在350个/mm^3 以上，治疗上可同普通患者；如果 CD_4^+ 计数介于200～350个/mm^3 之间，如无其它并发症，则应适当缩小手术范围；如 CD_4^+ 计数在200个/mm^3 以下，原则上是手术禁忌症。但根据病情需要，有时手术是解除这类病人痛苦的唯一的方法，则应向病人及家属说明手术风险及预后，决定是否手术[10]。本组24例 200个/mm^3 < CD_4^+ 计数 < 350个/mm^3，仅1例因依从性差，换药不规律，40天后病情反复，假性愈合。

4.4 术中、术后注意事项

手术过程中，医生采取合理的防护措施可以有效地避免HIV职业暴露[11]。术者应戴防护眼罩及双层乳胶手套，穿防护手术衣。手术尽量简单实用，操作仔细轻柔，精神集中，动作幅度尽量小。手术过程中探查瘘道应遵循先易后难、由外周向肛门的原则，争取无遗漏，避免"闭门留寇"；有时切除多余增生组织，有利于暴露术野及术后愈合；挂橡皮筋开始应松挂，起引流作用，后期视分泌物及疮面生长情况适当紧线，发挥其缓慢切割力和防黏连的作用；换药观察疮面时，先用棉球吸干冲洗液及分泌物，避免病人排气或橡皮筋反弹将污物溅入眼内；换药时如发现疑似瘘口，予以探查并及时切开；外用中药油膏去腐生肌，加快疮面愈合；加强心理疏导和人文关怀，树立患者战胜疾病的信心。

经以上中医内治、外治方法治疗，患者全身症状的改善，大大促进了肛门局部疮面的愈合时间和质量；局部疮面感染的控制减少了其他并发症的发生，提高了患者的生活质量。8例 CD_4^+ 计数 < 200个/mm^3 患者，除1例好转（癌变）外，其余全部治愈，治疗时间30～40天，较正常病人愈合缓慢；24例 200个/mm^3 < CD_4^+ 计数 < 350个/mm^3，除上述1例复发外，其余全部治愈，治疗时间18～30天；3例 CD_4^+ 计数 > 350个/mm^3 全部治愈，治疗时间15～20天。以上病例提示我们，在青壮年AIDS合并肛瘘患者中，经以上中医方法治疗，术后恢复时间与 CD_4^+ 计数相关，根据临床经验来看，在青壮年AIDS合并肛瘘患者中，如 CD_4^+ 计数 > 300个/mm^3，且无其它并发症，那么肛瘘治愈时间与一般患者相似，治愈率还是相当大的。如 CD_4^+ 计数 < 200个/mm^3，那么肛瘘治愈时间是非艾滋病肛瘘患者的二倍以上。由于目前有关AIDS合并肛瘘的中医治疗文献报道很少，这就需要我们在临床工作中努力探索其规律，不断完善治疗方案。

参考文献（略）

(出自辽宁中医药大学学报2012年第14卷2期第142－144页)

· 咳嗽 ·

清金化痰、补肺益肾、温肺化饮方治疗艾滋病肺部感染164例疗效研究

周桂琴[1] 屈冰[2] 曾玲玲[3] 王玉光[1] 谭行华[4] 岑玉文[4] 孙丽君[5] 蒙志好[6] 陈志海[1]

（1. 首都医科大学附属北京地坛医院；2. 河南省中医药研究院；3. 北京中医药大学；
4. 广州第八医院；5. 首都医科大学附属北京佑安医院；6. 广西壮族自治区）

摘要 **目的** 观察清金化痰、补肺益肾、温肺化饮方治疗痰热壅盛、肺肾两亏、痰湿阻肺型艾滋病肺部感染的疗效。**方法** 采用随机、多中心、平行对照试验方法，对入组患者进行中央随机，分为治疗组及对照组，治疗组为西医加中医辨证治疗，即对痰热壅盛、肺肾两亏、痰湿阻肺证分别给予清金化痰汤、补肺汤合七味都气丸、小青龙汤合二陈汤加减治疗；对照组予西医治疗。2组疗程均为4周，比较2组临床总疗效，及2组3种证型各自中医证候积分减少率。**结果** 治疗组中医证候总有效率为81.82%，对照组78%，2组比较，差异有统计学意义（P<0.05）。治疗组痰湿阻肺型中医证候积分减少率为（69.8±23.6）%，对照组为（50.0±36.6）%，2组比较，差异有统计学意义（P<0.05）。治疗组肺肾两亏型中医证候有效率为85.2%，对照组为70.0%，2组比较，差异有统计学意义（P<0.05）。**结论** 补肺汤合七味都气丸补肺益肾治疗艾滋病合并肺部感染肺肾两亏型、小青龙汤合二陈汤加减温肺化饮治疗艾滋病合并肺部感染痰湿阻肺型，可以明显改善患者的主要症状及证候积分。

关键词 艾滋病并肺部感染；痰热壅盛；痰湿阻肺；肺肾两亏

获得性免疫缺陷综合征（Acquired Immune Deficiency Syndrome，AIDS）患者进入艾滋病期后极易并发细菌、真菌、病毒及寄生虫等各种机会性感染，其中肺部感染是最常见的机会性感染，艾滋病合并肺部感染具有多样性、混合性和难治性特点[1]。近年来中医对于艾滋病机会性感染病因病机已有了一定认识[2]。本试验研究是基于中医对艾滋病和肺部感染病因病机的认识，通过采用扶正与祛邪相结合、辨病与辨证相统一的方法，对艾滋病肺部感染3种主要证型痰热壅盛、肺肾两亏、痰湿阻肺分别运用清金化痰、补肺益肾、温肺化饮方治疗并观察其疗效。现报告如下。

1 临床资料

患者分别来源于首都医科大学附属北京地坛医院、河南省中医药研究院、广州市第八医院、首都医科大学附属北京佑安医院、广西龙潭医院艾滋病住院患者，所有患者均符合艾滋病合并肺部感染诊断标准，并在24h内胸片检查除外肺结核、肺部肿瘤者，且符合痰热壅盛证、肺肾两亏证、痰湿阻肺证辨证标准[3]。

2 治疗方案

受试者入组后，通过中央随机系统进行随机分组，根据系统给出的编号给予受试者相应的治疗。

2.1 基础治疗

根据感染病原微生物类型选择相应抗微生物药物。

2.2 分组治疗

2.2.1 治疗组
基础治疗加中医辨证治疗。痰热壅盛组予清金化痰汤：瓜蒌20g，橘红12g，桔梗10g，麦冬10g，茯苓10g，黄芩10g，浙贝10g，栀子10g，桑白皮20g，甘草3g；肺肾两亏予补肺汤合七味都气丸：生黄芪30g，党参15g，白术15g，茯苓15g，山药15g，山萸肉15g，熟地15g，五味子10g，怀牛膝15g，桑寄生15g；痰湿阻肺予小青龙汤合二陈汤加减：陈皮15g，半夏10g，茯苓15g，白术10g，桂枝6g，干姜6g，细辛3g，五味子10g，炙麻黄3g，葶苈子20g，炙甘草6g。药品均采用同仁堂免

国家科技重大专项艾滋病等重大传染病防治项目（2008ZX10005-003）

煎颗粒，每日1剂，开水冲服，早晚各1次，每次150mL。疗程4周，如果4周内患者病情痊愈，可以再继续服药3天后停药。

2.2.2 对照组：则仅采用肺部感染基础治疗。

2.3 统计学方法

采用SPSS13.0软件进行统计分析，计数资料用X^2检验，计量资料用t检验。

3 疗效观察

3.1 疗效评价标准

参照《中药新药临床研究指导原则》[4]及《11省中医药治疗艾滋病项目临床技术方案（试行）》[5]设计中医证候调查问卷，详录治疗前及治疗至第4周证候资料。证候及疗效判定标准按尼莫地平法评估。主要症状积分按无、轻、中、重分别记0、2、4、6分，次要症状积分按无、轻、中、重分别记0、1、2、3分。

临床痊愈：中医临床症状、体征消失或基本消失，症状积分减少≥95%。显效：中医临床症状、体征明显改善，症状积分减少≥70%。有效：中医临床症状、体征有好转，症状积分减少≥30%。无效：中医临床症状、体征无明显改善，甚或加重，症状积分减少不足30%。

3.2 结果

3.2.1 入组后脱落病例分布：本实验共纳入病例198例，其中164例完成实验，治疗组111例，男85例，女26例，平均年龄（44.32±10.69岁）。对照组53例，男35例，女18例，平均年龄（45.38±10.15）岁。入组时最高体温：治疗组（37.58+2.34）℃，对照组（37.25±0.95）℃。24h痰液计量：治疗组（22.62±30.02）mL，对照组（26.51±36.07）mL。2组患者主要艾滋病相关疾病史、疾病分期、主要用药史、其他疾病史等基线资料经统计分析，差异均无统计学意义（P>0.05），具有较好均衡性。

3.2.2 2组中医证候疗效比较：经4周治疗，中医证候疗效治疗组总有效率高于对照组，2组比较，差异有统计学意义（X^2=9.6127，P=0.0222，P<0.05）。见表1。

表1 2组中医证候疗效比较［例（%）］

组别	例数	治愈	显效	好转	无效
治疗组	111	3 (2.73)	46 (41.82)	41 (37.27)	20 (18.18)
对照组	53	0 (0.00)	10 (20.00)	29 (58.00)	11 (22.00)

3.2.3 2组各证型中医证候积分比较：治疗组痰热壅盛型、肺肾两亏型与对照组相应证型证候积分减少率比较，差异无统计学意义（P>0.05）；而治疗组痰湿阻肺型证候积分减少率与对照组比较，差异有统计学意义（P<0.05）。见表2。

3.2.4 2组各证型中医症候疗效比较：治疗组痰热壅盛证中医证候疗效与对照组比较，差异无统计学意义（P>0.05）；治疗组肺肾两亏证中医证候疗效与对照组比较有效率高，差异有统计学意义（P<0.05）；治疗组痰湿阻肺型与对照组比较差异无统计学意义（P>0.05）。见表3。

表2 2组各证型中医证候积分变化比较（分，$\bar{x}\pm s$）

证型	组别	例数	第0天	第28天	积分减少率（%）	T值	P值
痰热壅盛	治疗组	54	11.41±3.87	3.39±2.84	67.3±28.6	0.643	0.522
	对照组	25	10.48±3.85	3.56±2.48	62.9±27.5		
肺肾两亏	治疗组	27	7.15±3.62	2.15±2.25	67.6±23.1	1.365	0.181
	对照组	10	8.30±3.59	3.70±1.57	51.4±3.03		
痰湿阻肺	治疗组	30	9.77±3.44	2.83±2.10	69.8±23.6	2.282	0.027
	对照组	18	9.06±3.84	4.67±3.73	50.0±36.6		

表3 2组各型中医证候疗效比较［例（%）］

证型	组别	例数	痊愈	显效	有效	无效	有效率	Wilcoxon秩和检验（Z值）	P值
痰热壅盛	治疗组	54	13 (24.1)	14 (25.9)	19 (35.2)	8 (14.8)	85.2%	-0.833	0.405
	对照组	25	5 (20.0)	4 (16.0)	12 (48.0)	4 (16.0)	84.0%		
肺肾两亏	治疗组	27	7 (25.9)	11 (40.7)	5 (18.5)	4 (14.8)	85.2%	-2.401	0.016
	对照组	10	0	2 (20.0)	5 (50.0)	3 (30.0)	70.0%		
痰湿阻肺	治疗组	30	6 (20.0)	9 (30.0)	15 (50.0)	0 (10.0)	100.0%	-1.927	0.054
	对照组	18	3 (16.7)	3 (16.7)	6 (33.3)	6 (33.3)	66.7%		

4 讨论

通过分析文献[5-7]发现，艾滋病合并肺部感染中常出现的三种证型为痰热壅盛证、肺肾两亏证、痰湿阻肺证，其治疗原则分别为宣肺清热化痰、补肺益肾、温肺化饮，本研究分别采用清金化痰汤、七味都气丸合补肺汤、小青龙汤合二陈汤加减方分别辨证论治，结果显示艾滋病合并肺部感染在西医治疗基础上结合中医辨证治疗有一定的应用前景。

具体分析发现应用七味都气丸合补肺汤治疗肺肾两亏型中医证候疗效明显。七味都气丸出自清·杨乘六《医宗己任编》，用于肾阳不足所致的虚咳、气喘、遗精等。方中熟地滋阴补肾，泽泻补肾利水渗湿，山萸肉温补肝肾，牡丹皮性寒清热，山药健脾益肾，茯苓淡渗利湿，五味子补益固涩。实验研究[8]显示七味都气丸可促进D-gal衰老鼠胸腺T细胞增殖，有效改善免疫器官的功能；同时七味都气丸能有效地提高IL-2水平，充分发挥IL-2免疫活性，延缓免疫功能衰退过程。补肺汤源于《云歧子保命集》，治以补肺益肾、清火化痰，以补阴益气为主，方中党参、黄芪补脾益肺，扶正固本，可提高机体免疫力，增强抗病能力；熟地滋补肝肾之阴，紫菀温化痰饮，降气止咳；桑白皮泻肺平喘，利水消肿；五味子敛肺止咳，现代多用于肺纤维化疾病及慢性阻塞性肺疾病治疗，取得良好疗效。宋康等[9]应用补肺汤进行动物实验，研究补肺汤对肺纤维化大鼠血清INF-Y、IL-4表达水平影响，得出以下结论：补肺汤可能通过促进血清中IFN-Y的分泌，抑制IL-4的分泌，从而调节了Th1/Th2细胞因子，对肺纤维化的形成有较好的治疗作用。上述两方合用，诸药均有补益作用，共助补肺健脾益肾之功，能够很好地改善胸闷、气短、咳声低微、身体困重、腰膝酸软等虚证表现，同时能针对艾滋病免疫力低下的病理机制，可提高机体免疫力，从而加快疾病好转。

在减少中医症候积分方面应用小青龙汤合二陈汤加减治疗痰湿阻肺型肺部感染效果优于另两组，现代药理研究发现小青龙汤有平喘、抗过敏作用能缓解支气管痉挛，减少支气管内膜渗出，加快肺部血管内血流速度，所以能在用药后改善患者喘逆症状，这可能是用药4周后患者证候积分减少率较对照组明显的原因。二陈汤方中半夏豁痰燥湿，橘红消痰利气，茯苓降气渗湿，甘草补脾和中。盖补脾则不生湿，燥湿渗湿则不生痰，利气降气则痰消解，可谓体用兼顾，标本两尽之药。小青龙合二陈汤增强标本兼顾作用。

在本研究中应用清金化痰汤治疗艾滋病肺部感染痰热壅盛证疗效与对照组比较无显著差异，考虑可能原因如下：在感染性疾病初期，西医病因多为病原微生物感染，患者临床表现多为高热、咳嗽、咳声重浊等实证，本方药多以祛邪为主，注重清肺止咳化痰等治疗，然而艾滋病肺部感染患者因免疫力低下，出现机会性感染时多为疾病后期，多脏腑气血阴阳亏虚，同时大量应用抗生素将加重正气损害，病机多虚实夹杂，常兼有虚证表现，单纯从实证方面着手不能完全覆盖疾病，应该在扶正的基础上予以祛邪治疗，兼顾肺、脾、肾虚，攻补兼施，从而达到"正足邪自去，邪去正自安"的目的。

综上所述，在艾滋病合并肺部感染中医辨证治疗方面对于肺肾两亏治疗应用补肺汤合七味都气丸能提高疗效，对于痰湿阻肺型应用小青龙汤合二陈汤加减能很好改善其咳喘症状，对于痰热壅盛型仅用清金化痰汤治疗可能有欠缺。提示对于艾滋病合并肺部感染治疗一定要在祛邪治疗同时兼顾补虚，以达标本兼治的目的。

参考文献（略）

（出自北京中医药2011年第30卷9期第646-648页）

定喘汤治疗艾滋病患者咳嗽的临床研究

周超杰[1] 姜枫[2]

1. 新蔡县中医院，河南 新蔡 463500
2. 广西中医药大学附属瑞康医院，广西 南宁 530011

摘要 目的：观察定喘汤加味治疗艾滋患者咳嗽的临床疗效。方法：按随机数字表法将86例患者分为治疗组和对照组。对照组口服急支糖浆治疗；治疗组服用中药汤剂定喘汤加味治疗，两组均7d为1疗程。结果：治疗组有效率为92.9%，对照组有效率为75.0%，两组有效率比较，治疗组疗效明显优于对照组，差异有统计学意义（$P<0.05$）。结论：

基金项目：国家自然科学基金（编号：30901906）；中国博士后科学基金（编号：200804407）

中药汤剂定喘汤加味治疗艾滋患者咳嗽的临床疗效确切。

关键词 定喘汤；艾滋病；咳嗽；急支糖浆

艾滋病（AIDS）全称为人类获得性免疫缺陷综合征，是由于感染了人类免疫缺陷病毒（HIV）而造成的以免疫系统损害和机会性感染为主要特征的一组综合征。呼吸系统感染是 AIDS 患者经常发生的感染之一，常规应用抗生素治疗，易耐药，易迁延，疗效不佳。笔者应用中医经方定喘汤加味辨证治疗 AIDS 患者咳嗽（急性支气管炎），明显减轻了症状，缓解了病情，改善了患者的生存质量，现报道如下。

1 资料与方法

1.1 一般资料

2009 年 2 月至 2010 年 12 月共纳入本院门诊患者 86 例。采用随机数字表按就诊顺序随机分为治疗组和对照组。治疗组 43 例，男 17 例，女 26 例；年龄（49.3±7.8）岁；病程（2.3±1.1）d。对照组 43 例，男 21 例，女 22 例；年龄（46.9±9.2）岁；病程（2.5±1.3）d。两组患者一般资料经统计学处理，差异无统计学意义（P>0.05），具有可比性。

1.2 诊断标准

参照《艾滋病诊疗指南》[1]《中医病证诊断疗效标准》[2]《中药新药临床研究指导原则》[3]及《现代中医内科学》[4]制定。

1.3 病例纳入标准

①经疾病预防控制部门确诊为 AIDS；②多因普通感冒继发病症，遇风寒刺激诱发或加重病情；③患者咽喉奇痒，阵发性干咳，因痒而咳嗽，伴有咽干，少痰或白黏痰，或咽痛，声音嘶哑等症；④脉浮，舌淡红，苔薄白或薄黄；⑤咽喉部体征：咽后壁慢性充血，悬雍垂肥大，咽侧索肥厚肿胀，咽后壁淋巴滤泡增生，扁桃体呈Ⅰ度以上肿大，表面及隐窝口或有分泌物等；⑥血常规正常，胸片或胸透视排除肺部病变。

1.4 病例排除标准

①不符合西医诊断标准者；②不符合中医辨证标准者；③合并肺、肝、肾、血液、内分泌等系统严重疾病者；④哺乳期、妊娠或拟妊娠的妇女。

1.5 治疗方法

治疗组予以定喘汤加味治疗。处方：炙麻黄 12g，炙款冬花 15g，炙紫菀 15g，炙桑白皮 15g，黄芩 12g，半夏 12g，紫苏子 15g，银杏 15g，杏仁 12g，川贝母 12g，前胡 15g，甘草 10g。咳黄痰者加白僵蚕 12g，天竺黄 12g。1 剂·d^{-1}，水煎取 400mL，微温，分早、晚半空腹时服。

对照组口服急支糖浆（由麻黄、前胡、鱼腥草、金荞麦、四季青、紫菀、枳壳、甘草、麦冬等组成，四川太极集团涪陵制药厂生产，每瓶 200mL，批号：009296），每次 10mL，每天 3 次。7d 为 1 疗程。

1.6 疗效判定标准

参照《中医病证诊断疗效标准》[2]中咳嗽的疗效标准制定。①治愈：咳嗽及临床体征均消失，2 周以上未复发者；②显效：咳嗽及临床体征基本消失；③有效：咳嗽及临床体征均有所减轻；④无效：治疗后症状体征无明显变化或加重。

$$有效率 = \frac{治愈+显效+有效}{n} \times 100\%$$

1.7 统计学处理

采用 SPSS19.0 统计学软件，计量资料采用均数±标准差（$\bar{x} \pm s$）表示，计数资料采用率表示。两组计量资料如满足正态分布且方差齐性，组间比较采用非配对独立样本 t 检验，组内比较采用配对 t 检验，等级资料采用非参数检验。P<0.05 为有差异统计学意义。

2 结果

见表 1。

表 1 艾滋病患者两组疗效比较　　例

组别	n	治愈	显效	有效	无效	有效率（/%）
对照组	43	13	10	8	12	72.1
治疗组	43	18	4	17	4	90.7*

注：与对照组比较，*P<0.05

3 讨论

AIDS 患者由于机体免疫功能低下，常常合并各种机会感染，其中肺部感染为最常见的机会性感染，可见于各种细菌、病毒或真菌感染，长期反复使用抗生素治疗往往产生耐药。中医药可以通过培正固本、补脾益肺、补虚泻实、化湿解毒等法改善 AIDS 患者体质，缓解或消除"咳、痰、喘"症状[5]。AIDS 患者为正虚之体，感受风寒邪之后极易从阳化热。因此，合并支气管感染以热证阳证，热与宿痰相结，多表现出痰热闭肺，故在治疗上以清肺化痰，止咳平喘为主。

本课题组在反复收集、遴选和前期临床应用的基础上，选择定喘汤治疗艾滋病咳嗽。定喘汤出自明朝名医张时彻的《摄生众妙方》，证因素体多痰，又感风寒，肺气壅闭，不得宣降，郁而化热所致。治宜宣肺降气，止咳平喘，清热祛痰。定喘汤是主治风寒外束，痰热内蕴的哮喘证。方中麻黄宣肺以定喘，兼解表散寒；桑白皮清肺热而止咳平喘，共为君药。北杏仁、苏子、法半夏降气平喘，化痰止咳，与麻黄合用，一宣一降，以加强宣降平喘之功。白果味甘而性涩，既能化痰浊，又能敛肺平喘，与麻黄一散一收，既可加强平喘之功，又可防麻黄过于耗散之弊，均为臣药。黄芩配桑白皮以清肺热，款冬花合法半夏以除痰止嗽，共为佐药。甘草调和诸药，为使药。诸药合用，共奏宣肺平喘、清热化痰之功。定喘汤治疗 AIDS 患者咳嗽方证相应，收效良好。

参考文献（略）

（出自中医学报 2012 年第 27 卷 7 期第 783－792 页）

痰热清注射液治疗艾滋病肺部感染 32 例

徐立然[1]　程广书[1]　于化贵[2]

（1. 河南省中医药研究院附属医院，河南 郑州 450004；2. 上蔡县齐海乡卫生院，河南 上蔡 463800）

关键词　痰热清注射液/治疗应用艾滋病/中医药疗法肺部感染/中医药方法

艾滋病患者由于免疫功能低下，常常合并各种机会感染，尤其是肺部感染，治疗一般常规使用抗菌素，疗程长，效果亦不甚理想，并且不利于自身机体免疫功能作用的发挥。痰热清注射液是由上海凯宝药业有限公司生产的用于治疗急性支气管炎、急性肺炎的中药注射剂。为观察其对艾滋病人合并肺部感染的疗效，2004－10～2004－12 我们采用痰热清注射液治疗 32 例艾滋病肺部感染患者，疗效满意，现报道如下。

1　临床资料

32 例均是由河南省疾病控制中心确诊的艾滋病发病期患者，正在采用抗病毒疗法治疗，符合肺部感染的诊断标准。其中，男性 20 例，女性 12 例；年龄 31～60 岁，平均 45.9 岁；肺部感染病程 1～28h，平均 14.1h。

入选标准：受试者签署知情同意书，年龄在 18～65 岁，符合艾滋病肺部感染的诊断标准[1]，符合中医痰热壅肺证诊断标准[2]，体温在 37.5℃ 以上，症状、体征积分起点不低于 10 分，病程在 48h 以内。

排除标准：不符和纳入标准者；白细胞总数 $>16\times10^9/L$，中性 >95％，体温 ≥39.1℃；伴结核、疱疹、隐球菌感染；或有其它可能妨碍其入组或影响其生存的严重疾病；肝、肾、造血系统等严重原发性疾病；妊娠或哺乳期妇女，精神病患者，对本药过敏者，或已使用相关药物治疗。

2　治疗方法

痰热清注射液（上海凯宝药业有限公司，批号：国药准字 Z20030054）20mL 加入 5％ 葡萄糖或生理盐水注射液 500mL，静脉滴注，每日 1 次，7d 为 1 个疗程，1 个疗程后观察疗效。

3　观察指标

治疗前后体温、退热时间、症状、舌象、脉象、胸部 X 线、血常规及血培养、痰培养。

4　评分标准

体温 0 分：T≤37℃；2 分：T37.1～37.9℃；4 分：T38～38.5℃；6 分：T≥38.6℃。主要症候：恶风、咳嗽、咯痰、痰色、胸疼、气急、胸闷；按无、轻、中、重分别给予 0 分、2 分、4 分、6 分；口渴、口苦、尿黄、肢体酸痛，有为 1 分，无为 0 分；舌象、脉象：异常为 1 分，正常为 0 分。

5　统计学方法

计数资料用 X^2 检验，计量资料用 t 检验。

6　观察方法

血、痰培养方法：取标本（血或痰）进行培养前处理，肉眼观察给予涂片、染色、镜检。然后进行需氧及厌氧分离培养，再观察菌落给予涂片、染色、镜检。

白细胞计数法：将血液经冰醋酸稀释后，注入计数池，在显微镜（双目，奥林巴斯，日本）下计四角 4 个大方格内的白细胞数。白细胞分类计数方法：把血液制成细胞分布均匀的薄膜涂片，用复合染料染色，在油镜下计数 100 个白细胞按其形态特征进行分类计数，求出各类细胞所占比值（百分比）。

体温观察方法：药后第 0 天分别于药后 1，2，4，8，12，18，24h 各测量 1 次体温，药后第 1，2，3 天于每日上午 8 时、12 时，下午 4 时、8 时，晚 12 时各测量 1 次体温，第 4～7 天，每日上午 8 时，下午 4 时各测量 1 次体温（体温计及体温表交给病人，自己测量记录，观察完毕后交观察医师）。

X 线采用北京万中医疗器械公司生产的型号为 X－B512040/100－TIA，功率：120－12A。感染的面积进行计量统计。

7　疗效评定标准[2]

根据各项观察指标的评分标准，先计算出各项指标治疗前后的分值，然后算出治疗后与治疗前的分数比值。

痊愈：≤0.2；显效：>0.2≤0.5；有效：>0.5≤0.8；无效：>0.8。

8 结果

8.1 总体疗效

痊愈23例，显效6例，有效2例，无效1例，总有效率占96.9%。

8.2 平均退热时间

41.6h。

8.3 治疗前后主要症状、舌脉积分变化

见表1。

表1 治疗前后主要症状、舌脉积分变化（n=32，$\bar{x}\pm s$）

症状	治疗前	治疗后
发热	3.25±1.5	0.25±0.68**
恶风	2.56±1.22	0.31±0.89**
咳嗽	3.44±0.92	1.5±1.01**
咯痰	2.81±1.13	1.5±1.01**
痰色	2.63±1.24	0.38±0.93**
胸痛	0.31±0.74	0.13±0.49**
气急	0.75±1.12	0.13±0.49**
胸闷	2.13±1.24	0.63±1.06**
口渴	0.84±0.37	0.09±0.29**
口苦	0.56±0.51	0.06±0.25**
尿黄	0.59±0.50	0.03±0.17**
肢体酸痛	0.78±0.42	0.03±0.17**
舌象	1.00±0	0.53±0.52**
脉象	1.00±0	0.72±0.47**

注：与治疗前对比，**$P<0.01$。

8.4 治疗前后血、痰培养检测细菌种类变化

见表2。

表2 治疗前后血、痰培养细菌种类变化（次）

菌种	检查次数	
	治疗前	治疗后
金黄色葡萄球菌	5	0
白色念珠菌	4	1
克雷伯菌	1	1
枸橼酸杆菌	2	0
短小芽胞杆菌	1	1
口群链球菌	1	0
非肠球菌	1	0
肠球菌	1	1
不动杆菌	1	0
铜绿假单胞菌	1	0
黄杆菌	1	0
肺炎链球菌	1	0
青霉菌	1	0

8.5 治疗前后胸部X线炎性改变情况

见表3。无、轻、重按-、+、++表示。

表3 治疗前后胸部X线炎性变化情况（例）

程度	治疗前	治疗后
-	0	0
+	24	9
++	8	3

8.6 治疗前后白细胞总数及中性变化情况

见表4。

表4 治疗前后白细胞总数及中性变化情况（$\bar{x}\pm s$）

类别	n	治疗前	治疗后
白细胞总数（10^9/L）	32	11.02±3.15	7.28±2.76**
中性（%）	32	77.84±9.56	68.03±8.47**

注：与治疗前对比，**$P<0.01$。

9 病案举例

患者1，男，49岁。2003-10确诊为艾滋病，服用AZT、ddI、NVP抗病毒治疗至今，有反复上呼吸道感染病史，2h前患者因受凉自感恶风、咳嗽、发热、咯痰、痰色微黄，伴胸闷、口渴，舌质红、苔黄腻、脉细滑。查体：T37.8℃，P76次/min，R18次/min，BP117/78mmHg（1mmHg=0.133kPa），两肺呼吸音粗糙，可闻及少量干、湿叩罗音。血常规：WBC 12.4×10^9/L，N 0.84。

痰培养示：白色念珠菌感染。血培养：未见致病菌生长。胸部X线示：两肺纹理增多，紊乱。中医诊断为咳嗽，辨证属痰热壅肺证，西医诊断为艾滋病并肺部感染。给予痰热清20mL兑入5%葡萄糖液500mL，静脉点滴，每日1次。药后第18小时体温降至正常，24h后未再发热，咳嗽、胸闷、咳痰等明显减轻。继续静点痰热清注射液，药用第7日，复查血常规，WBC 7.4×10^9/L，N 0.62。胸片示心肺未见异常。临床症状消失，痰培养未见致病菌生长，血培养未见细菌生长，临床痊愈。

患者2，男，37岁。2003-10确诊为艾滋病，坚持服用d4T、ddI、NVP抗病毒治疗，9h前患者受凉出现发热、恶风、咳嗽、咯黄痰、伴胸闷、口渴、口苦、尿黄、肢体酸痛等，舌质淡红、苔黄腻、脉弦滑。查体：T38.6℃，P87次，R18次/min，BP110/70mmHg（1mmHg=0.133kPa），两肺呼吸音粗糙，可闻及少量湿叩罗音，血常规：WBC 15.1×10^9/L，N 0.79。胸片示：两肺纹理增粗，紊乱。痰培养示：枸橼酸杆菌生长。血培养无细菌生长。中医诊断：发热，痰热壅肺证。西医诊断：艾滋病并肺部感染。给予痰热清注射液20mL兑入5%葡萄糖500mL静脉点滴，每日1次。24h后体温降至正常，咳嗽、胸闷等症状减轻。继续静点痰热清注射液，每日1次，第7日除微有咳嗽外，余症状消

失,复查血常规:WBC 6.5×10^9/L,N 0.76。胸片:心肺未见明显异常。痰培养:无致病菌生长。血培养:无细菌生长。临床痊愈。

10 讨论

艾滋病患者由于机体免疫功能低下,常常合并各种机会感染,尤其是肺部感染,可见于各种细菌或真菌感染,长期反复使用抗生素治疗往往会产生耐药等不良作用。本组艾滋病肺部感染归属于祖国医学痰热壅肺证。临床主要表现为发热、咳嗽、黄痰、胸闷等,以痰热壅肺证型居多,治疗当以清热解毒化痰为法。痰热清注射液由黄芩、熊胆粉、山羊角、金银花、连翘等组成,方中黄芩清热燥湿、泻火解毒,熊胆粉清肺热、化痰平喘,山羊角清热泻火解毒,金银花、连翘疏散风热、清热解毒,全方共奏清热化痰、解毒。通过本组临床观察,痰热清注射液对艾滋病合并的金黄色葡萄球菌、肺炎链球菌、D群链球菌、枸橼酸杆菌、白色念珠菌、青霉菌等多种细菌、真菌均有较好的抑制作用,能够改善肺部炎性吸收($P<0.01$),降低外周白细胞总数及中性粒细胞($P<0.01$),平均退热时间41.6h,对发热、恶风、咳嗽、咯痰、胸闷、口渴、口苦、尿黄、肢体酸痛等,临床疗效改善显著($P<0.01$),总有效率达96.9%,值得临床推广应用。

参考文献(略)

(出自中医研究2005年第18卷11期第35-37页)

· 抑郁症 ·

丹栀逍遥散配合心理干预治疗艾滋病抑郁症60例临床观察

杨丽琴 邓 鑫 张亚萍

(广西中医药大学附属瑞康医院,广西 南宁530011)

摘要 目的:探讨和研究丹栀逍遥散配合心理干预治疗艾滋病抑郁症患者的临床效果。方法:采用口服丹栀逍遥散治疗30例,并予应用HARRT药物和常规对症治疗的30例进行对照观察,两组疗程均为8周。结果:两组间比较无显著性差异($P>0.05$),但两组治疗后汉密尔顿抑郁量表(HAMD量表)评分均较治疗前改善($P<0.05$),且治疗后的治疗组评分低于对照组($P>0.05$)。结论:治疗艾滋病抑郁症应用丹栀逍遥散配合心理干预有良好的疗效。

关键词 艾滋病;抑郁症;丹栀逍遥散;心理干预;临床观察

随着国家免费抗病毒药物的应用,艾滋病患者的生存期得到了一定改善,但很多患者因在感染HIV病程中常会伴发有一些情绪问题如抑郁、焦虑等,而影响了抗病毒药物的疗效。文章中的研究运用丹栀逍遥散治疗艾滋病抑郁症患者60例,探讨其对艾滋病抑郁症患者汉密尔顿抑郁量表(HAMD)量表的影响。现就将临床研究结果报道如下:

1 临床资料与方法

1.1 一般资料

观察病例为2011年4月至2013年4月在广西中医药大学附属瑞康医院就诊的60例艾滋病抑郁症患者,随机分成试验组和对照组各30例,试验组男19例,女11例;年龄19~60岁,病程12~35天,文化程度:大学以上4例,中

基金项目:广西中医药大学校级普通课题(P2012054);广西高校科技技术研究项目(2013LX059)。

学18例，小学8例。对照组男18例，女12例；年龄18～59岁，病程13～40天，文化程度：大学以上6例，中学15例，小学9例。两组在年龄、性别、病程、文化程度等一般资料方面无统计学意义（P>0.05），具有可比性。

1.2 纳入标准

①艾滋病患者诊断符合2008年中华人民共和国卫生行业标准——WS293-2008，符合下列一项者即可诊断：a) HIV抗体确证试验阳性或血液中分离出HIV毒株；b) 有急性HIV感染综合征或流行病学史，且不同时间的两次HIV核酸检测结果均为阳性。②抑郁症诊断符合中国精神疾病分类方案与诊断标准（CCMD-Ⅱ-R），抑郁症严重程度采用汉密尔顿抑（HAMD）抑郁量表评定[1]。8分以下为无抑郁，8～26分为轻度抑郁，17～24分为重度抑郁，24分以上为重度抑郁。③汉密尔顿抑郁量表（HAMD）-17项[2]>17分；④中医诊断分型标准参照国家中医药管理局《中医病证诊断疗效标准》：肝郁化火、气滞不舒证候标准。[3]⑤年龄在18～65岁，依从性好，能按规定服用药物，病程不超过40天；⑥所有患者均知情同意。

1.3 排除标准

①不配合如实进行（HAMD）抑郁量表评定；②既往有神经症、抑郁症、精神疾病及阳性家族史。③妊娠或哺乳期妇女；④合并有严重心、肝、肾脏疾病患者，结核病患者及有严重的自杀企图及行为；⑤有酗酒史（每日饮酒250ml以上）或药物滥用史。⑥依从性差，不按规定用药而影响疗效者及未满规定观察期而中断治疗。

1.4 治疗方法

两组均用应用HARRT药物和常规对症治疗。

试验组：予丹栀逍遥散，丹栀逍遥散方组成：柴胡15g，当归15g，白芍12g，白术12g，茯苓15g，丹皮12g，山栀12g，甘草6g，每日一剂，水煎500mL，早晚两次分服，同样连续服用4周。另外，同时定期进行多种心理干预手段：①首先加强医患、护患沟通交流，建立良好的医患、医护关系；②专门建立心理访谈办公室，以便更好地保护患者隐私，使其身心获得安全感；③音乐放松疗法。对艾滋病焦虑患者采用恬静优美的乐曲，对其放松，每次半个小时，一天两次；④静心运动法。让患者每天进行慢跑、瑜伽、太极拳等静心运动疗法，每天活动半个小时至1个小时，使患者焦虑不安的心境慢慢转境，从而减轻抑郁；⑤组织成立"互帮互爱小组"鼓励患者自愿加入小组，为患者们提供相互交流不良情绪的环境和平台，"病友"有着相似的背景、经历、体会、社会经济地位等，具有共同的语言，故在HIV/AIDS者间开展"病友"支持和互助教育是行之有效的措施[4]；⑥亲情关爱干预。亲人真正的理解和关心对患者很重要，尤其是艾滋病患者。心理干预手段中，亲情关爱是降低患者焦虑不安抑郁情绪最重要的手段之一。但对艾滋病患者的亲人，要做到真正理解和关心，主动体谅和关心患者，是离不开医务人员对患者亲人的教育。

对照组：只予HARRT药物和常规对症治疗，不使用抗抑郁药物或抗精神病药，连续治疗4周观察疗效。

1.5 疗效评定标准

HAMD-17评分：分别在入组及治疗8周后各评价1次，以HAMD减分率为临床疗效评价标准[5]。减分率≥75%为临床缓解；50%≤减分率<75%为显效；25%≤减分率<50%为有效；减分率<25%为无效。

$$有效率 = \frac{临床缓和解 + 显效 + 有效}{n} \times 100\%$$

$$减分率 = \frac{基线总分 - 治疗后总分}{基线总分} \times 100\%$$

1.6 统计学方法

采用SPSS13.0统计软件进行数据分析，计量资料结果以均数±标准差（$\bar{x} \pm s$）表示，两组间比较采用成组t检验，治疗前后比较采用配对t检验。$P<0.05$为差异有统计学意义。

2 结果

两组治疗前后HAMD-17评分见表1，两组间治疗前评分比较差异无统计学意义（$P>0.05$），但治疗组和对照组治疗前后比较均有统计学意义（$P<0.05$），治疗后对照组的评分低于对照组（$P<0.05$）。

表1 两组艾滋病抑郁症患者治疗前后HAMD-17评分比较（$\bar{x} \pm s$，分）

组别	n	治疗前	治疗后
对照组	30	13.14±2.31	7.14±2.19*
治疗组	30	13.17±2.27	5.29±3.07*△

注：* 与本组治疗前比较，$P<0.05$；△与对照组治疗后比较，$P<0.05$。

3 讨论

抑郁症属于中医"郁证"范畴，主要是因为情志所伤，气机郁滞，脏腑功能失调所致。虽然郁病与肝失疏泄、脾失健运和心失所养三脏均有关，但各有侧重。肝气郁结多与气、血、火相关，而湿、痰主要关系于脾，心则多表现为虚证，如心神失养、心血不足、心阴亏虚等。抑郁症初病在气，久病及血，故气滞血瘀的症候在临床十分多见，抑郁症日久不愈，往往损及脾、肾，造成阳气不振、精神衰退症候。而艾滋病患者由于对治疗的绝望、经济负担、职业发展的影响以及社会的歧视等诸多原因，使得ADIS患者极易在确诊后短短一月余内就产生各种负性心理表现，抑郁症状加重并且具有破坏性[6]。因此，对于ADIS抑郁症初病患者当疏肝解郁、清肝泻火。

丹栀逍遥散出自薛己的《内科摘要》，在《太平惠民和剂局方》所记载的"逍遥散"基础上加牡丹皮、栀子组成的，逍遥散其方和解寓有疏肝解郁养脾气之义，谚语有云：一包逍遥散，一天开到晚。又加入丹皮和栀子即可清肝泻火。现代医学研究也证明，通过对逍遥散和丹栀逍遥散抗抑郁的实验研究，发现均有明显的抗抑郁作用，改善临床症状[7-8]。逍遥散具有稳定病人情绪，改善大多数患者的睡眠质量作用[9]。此外，心理干预也是有效缓解ADIS患者抑郁问题的重要方法和手段，从加强医患、护患关系和建立沟通交流平台方面营造一个温馨安全的外在环境，从音乐、运动以及亲情关爱方面营造一个舒适放松的内在环境，进行多种心理干预手段从而达到减缓恐惧焦虑不安的消极情绪，从而改善免疫力和提高生活质量，增强治疗疾病的信心。

文章中的研究结果初步表明，丹栀逍遥散配合心理干预治疗艾滋病抑郁症具有一定的疗效，并可解决患者担心长期服用抗抑郁西药的毒副作用，以及高额的治疗费用的心理顾虑。

参考文献（略）

（出自大众科技2013年第15卷166期第180-182页）

天王补心丹配合心理疏导治疗艾滋病抑郁症36例观察

邱廷山

（河南省南阳市宛城区中医院，河南南阳 473000）

摘要 目的：观察天王补心丹配合心理疏导治疗艾滋病（AIDS）抑郁症的效果。方法：72例随机分为治疗组36例和对照组36例，对照组用赛洛特治疗，治疗组用天王补心丹配合心理疏导治疗。结果：两组治疗后HAMD评分比较，治疗组疗效优于对照组（$P<0.05$）。结论：天王补心丹配合心理疏导治疗AIDS抑郁症疗效满意，且无明显不良反应。

关键词 AIDS抑郁症；天王补心丹心理疏导；对照治疗观察

我们用天王补心丹配合心理疏导治疗艾滋病（AIDS）抑郁症36例，取得满意疗效，现报道如下。

1 临床资料

共72例，均为我院关爱中心2004年8月-2010年8月治疗的AIDS抑郁症患者，随机分为两组。治疗组36例，男20例，女16例；年龄32-60岁，平均46岁；病程15-30天。对照组36例，男21例，女15例；年龄35-60岁，平均47岁；病程13-30天。两组一般资料比较无统计学意义（$P>0.05$），具有可比性。

纳入标准：①AIDS患者诊断符合《重点传染病的免疫与控制诊断标准》[1]。②抑郁症诊断符合中国精神疾病分类方案与诊断标准（CCMD-II-R），抑郁症严重程度采用（HAMD）抑郁量表评定[2]。8分以下为无抑郁，8-16分为轻度抑郁，17-24分为重度抑郁，24分以上为重度抑郁。③中医诊断分型标准参照国家中医药管理局《中医病证诊断疗效标准》[3]。④年龄在60岁以下，病程不超过30天。

排除标准：①有严重的器质性疾病患者。②既往有神经症、抑郁症、精神疾病及阳性家族史。③合并有严重机会性感染患者。④不配合治疗者。

2 治疗方法

两组均在积极治疗原发病、防治并发症的基础上给予抗抑郁治疗。

对照组用赛洛特20mg每日1次，每晚睡前服用，4周后观察疗效。

治疗组用天王补心丹。柏子仁12g、天冬10g、麦冬10g、生地黄8g、当归身12g、玄参10g、丹参12g、党参20g、桔梗6g、五味子10g、远志12g、茯苓12g，肝气郁结型加陈皮12g、川芎10g、白芍12g，气郁化火型加丹皮12g、栀子10g、夏枯草6g，心脾两虚型加白术15g、黄芪12g，阴虚火旺型加知母12g、黄柏10g、山茱萸12g、龙骨20g、牡蛎20g，每日1剂，水煎至250mL，分2次口服，早晚各1次，4周后观察疗效。另给予心理治疗。①用身体语言，包括目光与面部表情，身体运动与触摸，姿势与外貌，身体间的距离等，以实现人与人之间的沟通交流。②分析情况，寻求识别，转变自我认识。③解释。④直接指导。

3 治疗结果

两组治疗后HAMD评分见表1。

表1 两组治疗前后HAMD评分比较（分，$\bar{x}\pm s$）

组别	n	治疗前	治疗后
治疗组	36	25.3 ± 12.42	14.35 ± 7.89△
对照组	36	24.78 ± 13.05	17.53 ± 6.36

注：与对照组治疗后比较 △P < 0.05。

对照组有4例出现嗜睡，5例出现头痛、头晕。治疗组无明显不良反应。

4 讨论

艾滋病属于中医"疫病"、"虚劳"等范畴。因感受疫病之邪，日久湿热侵袭脏腑，耗气伤阴，脏腑功能失调。抑郁症属中医"郁病"范畴，由情志不舒、气机郁滞所致。肝为将军之官，喜条达而恶抑郁，情志所伤，肝失条达，疏泄失司，气机郁滞，气郁日久，致脏腑功能失调，变生血、痰、热、湿、食诸郁[4]。艾滋病病毒最终会致气血阴阳俱虚、脏腑功能衰竭，故当治疗虚证为主。天王补心丹滋阴补气、养血安神，方中天冬、麦冬、生地黄、玄参滋阴清热，当归、丹参补血和血，党参补气补血，柏子仁、远志、五味子养血安神、化痰定惊，茯苓健脾补气安神，桔梗疏通气机。

心理治疗也是治疗抑郁症的重要方法，首先给患者讲解抗抑郁是常识，使其面对现实，积极生活，多与他人接触，自我控制，回避抑郁情绪。

参考文献（略）

（出自实用中医杂志2011年第2卷2期第86－87页）

柴胡加龙骨牡蛎汤对艾滋病抑郁症患者临床症状及免疫功能的影响

李强　张晓伟　谢正　李真　朱梅雷　顾　刘静静　田爱玲

（河南中医学院第一附属医院艾滋病临床研究中心，河南 郑州 450000）

摘要 目的：研究柴胡加龙骨牡蛎汤对艾滋病抑郁症的症状和免疫功能的影响。方法：采用汉密尔顿抑郁量表17项版本（HRSD17）筛查艾滋病抑郁症病人，柴胡加龙骨牡蛎汤干预治疗，通过中医临床症状量化和白细胞介素－2测定，分别评价临床症状及免疫功能。结果：组间比较治疗组中医临床症状改善明显（P < 0.05）。IL－2测试结果治疗组总体疗效优于对照组。结论：柴胡加龙骨牡蛎汤能改善艾滋病抑郁症病人中医临床症状，同时对免疫功能产生影响，具有一定的抗抑郁作用。

关键词 柴胡加龙骨牡蛎汤；艾滋病；抑郁

随着国家免费抗病毒药物的应用，艾滋病患者的生存期得到了明显的延长，但很多病人因感染HIV在病程中伴发有焦虑、抑郁等情绪问题，影响了抗病毒药物的治疗效果。本研究运用柴胡加龙骨牡蛎汤治疗艾滋病抑郁症，探讨其对艾滋病抑郁症患者临床症状和免疫功能的影响。现将临床研究结果报道如下。

1 临床资料

1.1 艾滋病抑郁症诊断标准 艾滋病诊断依据国家标准《HIV/AIDS的诊断标准和处理原则》制订的诊断标准；抑郁症采用HRSD17（>17分）作为筛查工具，《美国精神疾病诊断与统计手册》（DSM－Ⅳ）作为诊断标准[1]。

1.2 中医辨证标准 参照中华人民共和国国家标准《中医临床诊疗术语－证候部分GB/T16751.2－1997（国家技术监督局发布)》、国家药品监督管理局2002年颁布的《中药新药临床研究指导原则》[2]。中医辨证：郁证（肝气郁结、心脾两虚）主症：性情抑郁，急躁易怒，失眠多梦，心悸气短，食欲不振，周身乏力。次症：两胁胀满，神思痴呆，头晕目眩，腹泻便溏，舌质淡苔薄，脉濡。具备以上主症和次症各2项及以上者，即可做出诊断。

1.3 纳入标准 符合艾滋病抑郁症诊断标准；中医辨证肝气郁结、心脾两虚证候标准；年龄在18－65岁，依从性好，能够按规定服用药物；对本试验知情同意，并签署知情同意书。

1.4 排除标准 合并乙肝或丙肝或其他自身免疫性疾病；有严重心、肝、肾等并发症，或合并有其它严重原发病、精神病患者；依从性差，不按规定用药而影响疗效者及未满规定观察期而中断治疗，未按规定检查或主要指标缺项、资料不全者。

1.5 一般资料 选取河南省某县艾滋病防治重点村作为筛选目标,随机筛选两个村,将艾滋病抑郁症病人整群入组,治疗组22例,给予柴胡加龙骨牡蛎汤,对照组16例,给予常规治疗。两组患者的性别、年龄、病程、文化程度、治疗前的抑郁严重程度等比较无统计学意义（P > 0.05），具有可比性。

2 治疗方法

2.1 问卷调查 问卷由一般情况调查表、HRSD17、中医症状积分评定量表组成。问卷调查前连续3天进行调查员培训。鉴于病人的实际,问卷均采用他评方式。在治疗前后用中医症状积分评定量表进行两次评定。

2.2 药物治疗 （1）治疗组：服用柴胡加龙骨牡蛎汤,每日1剂,早晚分服,同时应用HARRT药物和常规对症治疗。试验药品：柴胡加龙骨牡蛎汤,由人参、柴胡、半夏、甘草、大枣、生龙骨、生牡蛎等药物组成,具有舒肝理气、健脾益气、重镇安神功能,由河南中医学院第一附属医院制剂室提供。

（2）对照组：应用HARRT药物和常规对症治疗。两组患者4周为1个疗程,连续观察2个疗程。

2.3 评价指标 （1）症状积分疗效指标：观察并记录患者临床症状变化,统计治疗前后症状积分。中医症状积分评定参照《中药新药临床研究指导原则》和《国家中医药管理局11省中医药治疗艾滋病项目》。

（2）IL-2测定：治疗前后采集病人4mL空腹全血（治疗前全血分离血清保存于-80℃,与治疗后血清同测）分离血清,采用酶联免疫吸附试验（ELISA,试剂盒由上海吉泰生物工程有限公司提供）测定。严格按说明书操作,最后予全自动酶标仪（Well wash, USA）450nm处读取OD值,根据标准曲线求待测血清中IL-2浓度。

2.4 统计学方法 数据用SPSS13.0统计分析。组间比较采用独立样本t检验,组内配对t检验,分析之前进行正态性检验和方差分析。

3 结果

3.1 中医临床症状积分 见表1。

表1提示,组间比较,性情抑郁、失眠多梦、心悸气短、周身乏力、神思痴呆、头晕目眩、腹泻便溏、中医临床总积分有统计学意义（$P<0.05$）,急躁易怒、食欲不振、两胁胀满无统计学意义（$P>0.05$）。

表1 中医临床症状积分比较结果（$\bar{x} \pm s$）

中医临床症状	治疗组（n=22）		p	对照组（n=16）		P	△P
	治疗前	治疗后		治疗前	治疗后		
性情抑郁	3.85±1.23	2.29±0.73	0.00	3.80±1.48	3.60±1.48	0.68	0.04
急躁易怒	3.43±1.22	2.14±0.95	0.00	4.00±2.11	4.12±1.96	0.87	0.09
失眠多梦	4.43±1.40	2.14±1.23	0.00	3.40±1.90	3.30±1.92	0.88	0.02
心悸气短	3.86±0.95	2.00±1.36	0.00	3.40±1.35	3.60±1.56	0.70	0.04
食欲不振	4.29±0.73	2.43±1.16	0.00	1.80±1.75	1.60±1.58	0.59	0.81
周身乏力	4.43±1.60	3.00±1.30	0.02	4.40±0.84	4.56±0.85	0.60	0.02
两胁胀满	2.00±1.24	0.79±0.43	0.00	1.30±1.25	0.72±0.89	0.14	0.26
神思痴呆	1.86±1.03	1.29±0.73	0.00	3.70±1.64	3.54±1.96	0.84	0.03
头晕目眩	2.86±1.46	2.00±1.80	0.09	1.90±1.50	1.20±1.32	0.11	0.02
腹泻便溏	0.29±0.83	0.00±0.00	0.22	1.40±1.71	0.20±0.42	0.01	0.03
总积分	31.29±3.17	18.07±5.50	0.00	29.87±4.62	26.57±6.87	0.12	0.02

注：P为治疗组和对照组症状积分组内比较,△P为治疗组和对照组症状积分差值组间比较

组内比较,治疗组性情抑郁、急躁易怒、失眠多梦、心悸气短、食欲不振、周身乏力、两胁胀满和中医临床总积分治疗前后比较具有显著的统计学意义（$P<0.01$）,对照组腹泻便溏治疗前后比较有统计学意义（$P<0.05$）。

3.2 免疫功能指标 见表2。

表2 IL-2比较结果（$\bar{x} \pm s$）

	治疗前	治疗后	组间（差值）	P
治疗组	14.47±0.41	15.39±0.99	0.917±1.22	0.015*
对照组	14.69±0.39	14.33±0.32	-0.36±0.58	0.188△
				0.026▲

注：* 表示治疗组自身前后比较；△ 表示对照组自身前后比较；▲表示组间比较。

组间比较显示：IL-2差值的组间比较有统计学意义（$P<0.05$）。组内比较,治疗组自身前后对照显示有统计学意义（$P<0.05$）,对照组无统计学意义（$P=0.188$）。

4 讨论

艾滋病目前已成为一种重大的公共卫生问题和社会问题,其病程进展影响因素较多,目前国际公认的检测艾滋病病情进展的标准是病毒载量、CD_4^+细胞计数。但仅以病毒载量或免疫功能作为病程进展评价指标,不结合患者的

心理和社会等因素进行评价不能客观、全面评价患者的病情变化。因而,从临床症状改善、实验室检测指标和社会因素三方面综合评价已越来越被众多医家所接受。

柴胡加龙骨牡蛎汤出自《伤寒论》,"伤寒八九日,下之,胸满烦惊,小便不利,谵语,一身尽重,不可转侧者,柴胡加龙骨牡蛎汤主之。"其方于和解寓有通阳和表,泻热清里,重镇安神之义,方药合拍,在临床上广泛应用,为治疗神经精神疾病之良方,尤其对于抑郁证疗效肯定[3]。本研究结果初步表明,柴胡加龙骨牡蛎汤治疗艾滋病抑郁症具有一定的疗效。

IL-2主要由T细胞或T细胞系产生,尤其和艾滋病密切相关的CD_4^+细胞,他的主要作用在于可以作为免疫佐剂与其它治疗方法联合提高机体的免疫应答的水平。国内研究发现细胞因子(主要是白介素)的改变与抑郁症的发病存在关联[4]。还有学者发现首发抑郁症患者血浆IL-2、6水平显著高于空白对照组[5]。本研究发现心理干预对艾滋病并发抑郁症病人的IL-2水平产生影响,说明柴胡加龙骨牡蛎汤在改变病人临床症状的同时,对病人的免疫功能产生了影响,具有一定的抗抑郁作用。

参考文献 (略)

(出自辽宁中医杂志2010年第37卷5期第877-878页)

中药治疗HIV/AIDS合并抑郁症的临床观察

谢 正 蒋自强 金艳涛 陈秀敏

(河南市医学院第一附属医院艾滋病临床研究中心)

摘要 目的 研究柴胡加龙骨牡蛎汤对艾滋病并发抑郁症免疫功能和生活质量的影响。方法 采用汉密尔顿抑郁量表(HRSD17)筛查艾滋病抑郁症患者,柴胡加龙骨牡蛎汤干预治疗,用ELISA方法测量白细胞介素-2水平。用HIV/AIDS患者生活质量量表(MOS-HIV)评价生活质量。结果 治疗组治疗前后IL-2和生活质量积分有统计学差异($P<0.05$)。结论 柴胡加龙骨牡蛎汤能改善艾滋病并发抑郁症患者免疫功能、提高生存质量,并且具有一定的抗抑郁作用。

关键词 中药;HIV/AIDS合并抑郁症;柴胡加龙骨牡蛎汤

艾滋病患者的生存期随着免费抗病毒药物的应用得到了明显的延长,但一些患者在长期生存中可能会伴有恐怖、焦虑、抑郁等心理问题,影响了抗病毒药物的疗效。本研究使用柴胡加龙骨牡蛎汤治疗艾滋病并发抑郁症,通过对比探讨该中药对艾滋病并发抑郁症患者免疫系统和生活质量的影响,提高抗病毒治疗的依从性,改善艾滋病并发抑郁症患者的生活质量。

1 资料与方法

1.1 一般资料 随机筛选河南省某县艾滋病高发村两个,将艾滋病并发抑郁症患者整群入组。将患者随机分为治疗组(22例),对照组(20例),分别给予柴胡加龙骨牡蛎汤和抗病毒药物联合治疗以及抗病毒治疗。

1.2 艾滋病抑郁症诊断标准 艾滋病诊断标准依据中华医学会制定《艾滋病诊疗南》(2006年)[1];抑郁症诊断标准依据《美国精神疾病诊断与统计手册》(DSM-4)。

1.3 纳入和排除标准 纳入标准:同时符合艾滋病和抑郁症诊断标准;年龄在19~65岁,能够按规定服用药物;对本试验知情同意,并签署知情同意书。排除标准:合并有其他传染性疾病;有严重心、肝、肾等并发症以及精神疾病患者;依从性差,不按规定用药;检查项目缺失或未完成者。

1.4 问卷调查 治疗前调查问卷由一般情况调查表和HIV/AIDS患者生活质量专用量表(MOS-HIV)组成。在治疗后只用MOS-HIV进行评定。调查前将调查员培训3天并进行一致性检验。由于农村地区患者的实际,问卷采用他评和一对一方式。

1.5 药物治疗

1.5.1 治疗组 同时应用柴胡加龙骨牡蛎汤联合抗病毒药物。柴胡加龙骨牡蛎汤用法:每日一剂,早晚分服。试验药品:由河南中医学院一附院药学部提供柴胡加龙骨牡蛎汤汤剂(生龙骨、生牡蛎、人参、柴胡、半夏、甘草),该药具有镇静安神、舒肝解郁、健脾的功效。

1.5.2 对照组 应用抗病毒药物常规治疗。4周为一疗程,观察一个疗程。

1.6 疗效评定标准

1.6.1 IL-2测定 干预前后分别采集患者4ml全血并分离血清,干预前血清分离后超低温保存,与干预后血清同测,以减少干扰。采用ELISA法测定,操作按ELISA法操作规程进行,试剂盒由上海吉泰生物工程有限公司提供。

1.6.2 生存质量指标评定 采用生存质量量表MOS-HIV中文版进行评价,评分方法按照MOS-HIV量表使用说明。

基金项目:第三轮中国全球基金艾滋病项目(河南省.080417);河南省教育厅自然科学研究计划(2008B3600004)。

1.7 统计学方法 所有数据经单人单机双录入后，用SPSS17.0统计分析。

2 结果

2.1 一般资料 比较两组患者的性别、年龄、病程、学历水平等一般资料和治疗前的抑郁严重程度等比较无统计学意义（$P > 0.05$），具有可比性。

2.2 免疫功能指标 治疗组和对照组组间比较显示：IL-2差值的组间比较有统计学意义（$P > 0.05$）。组内比较，治疗组治疗前后比较显示有统计学意义（$P < 0.05$），对照组无统计学意义（$P = 0.188$）。详见表1。

表1 IL-2比较结果（$\bar{x} \pm s$）

	治疗前	治疗后	组间（差值）	P
治疗组	14.47±0.41	15.39±0.99	0.917±1.22	0.0151[1]
对照组	14.69±0.39	14.33±0.32	-0.36±0.58	0.1882[2]
P				0.0263[3]

注：1表示治疗组治疗前后比较，2表示对照组自身前后比较，3表示组间差值比较

2.3 生活质量指标 组内比较，治疗组躯体功能、疼痛、社会功能、幸福感、疲劳、认知功能、总体健康、健康应激、总体生活质量、健康转型等领域治疗前后比较有明显的统计学意义（$P < 0.01$）。对照组认知功能领域治疗前后比较有统计学意义（$P < 0.05$）。组间比较显示疼痛、社会功能、幸福感、认知功能、一般健康、健康应激、总体生活质量、健康转型等领域治疗前后差值比较有统计学意义（$\triangle P < 0.05$），躯体功能、角色功能、疲劳领域治疗前后差值比较无统计学意义（$\triangle P > 0.05$）。

3 讨论

柴胡加龙骨牡蛎汤源自张仲景所著《伤寒论》"伤寒八九日，胸满烦惊，小便不利，谵语，一身尽重，不可转侧者，柴胡加龙骨牡蛎汤主之"。经历代医家研究和临床应用发现该方剂主要功效在于安神镇静，通阳解表，泻热祛火，现代中医研究结果显示该方剂对于抑郁证、失眠、躯体形式障碍等神经精神疾病有肯定疗效[2]。本研究结果初步表明，柴胡加龙骨牡蛎汤通过辨证论治可改善艾滋病并发抑郁症患者的生活质量，对于治疗艾滋病并发抑郁症有一定的疗效。由淋巴细胞产生的细胞因子（如IL-2），可以作为免疫佐剂与其它免疫因子一起提高机体的免疫应答水平，其作用在于可以增强T细胞杀伤活性。国内师天元等[3]发现抑郁症患者血浆IL-2、IL-6水平高于其他疾病组和正常对照组。另有学者发现细胞因子（主要是IL-2）的改变与首发抑郁症的发病存在联系，而与复发抑郁症患者无关，提示IL-2参与了抑郁症的发病过程，并可能成为首发抑郁症的预测因子。本研究发现，柴胡加龙骨牡蛎汤对艾滋病并发抑郁患者的IL-2水平产生影响，说明柴胡加龙骨牡蛎汤既对患者的情绪产生影响，同时也影响了患者的免疫功能。

参考文献（略）

（出自中国药物经济学2012年6期第172-173页）

· 口腔病损 ·

中药含漱液防治艾滋病口腔病损102例疗效观察

陈振念 何艳英 卫奕荣

横县人民医院中医科（广西南宁 530300）

摘要 目的：观察中药含漱液防治艾滋病口腔病损的疗效。方法：2007年6月至2009年4月诊治的AIDS190例患者，按住院顺序编号，用随机数字表法随机分成两组，实验组102例，用含漱液含漱，对照组88例，用生理盐水含漱液。两组

基金项目：广西卫生科研课题（桂卫科发E2008322）；广西南宁市科学研究开发计划、创新计划资金资助课题（南科发200802126C）

用同一种含漱方法。结果：预防作用：实验组口腔感染的发生率5.45%，对照组17.64%；治疗作用：实验组显效82.98%，有效10.64%，无效6.38%，白色念珠菌7天转阴率87.10%；对照组显效43.24%，有效40.54%，无效16.22%，白色念珠菌7天转阴率29.17%。结论：中药含漱液漱口对艾滋病口腔病损伤治具有较好的功效，两组疗效对比有显著差异（P<0.05），值得临床推广应用。

关键词 艾滋病口腔病损 中药含漱液 防治

艾滋病患者由于免疫功能低下，机会性感染的发生率大为增加，易发生口腔病损[1]。临床上，在抗HIV治疗的同时针对多数与真菌感染有关特点，采用全身应用抗真菌药和口腔清洁抗真菌药液含漱，抗真菌类药物较昂贵、副反应大、口感差、患者依赖性低，而治疗念珠菌感染患者时却是避免长期使用氟康唑[2]。近年来有关耐氟康唑的白色念球菌感染的口腔炎报告日渐增多，其他抗真菌药物也有类似情况，因此抗真菌治疗和抗真菌含漱液的应用必然日渐受到限制。在此情形下，寻找价廉、疗效良好的药物具有重要的意义。自2007年6月份起至2009年4月我们用中药增液汤加味含漱治疗艾滋病口腔病损102例，取得了较好的疗效，现报告如下。

1 资料与方法

1.1 一般资料 AIDS患者共190例，年龄20～55岁，男性158例，女性32例。全部病例均符合1993年美国疾病控制中心发布的HIV/AIDS诊断标准，并经广西疾控中心艾滋病确诊实验室用免疫蛋白印迹法确认。按住院顺序编号，用随机数字法随机分成两组，单数为实验组，双数为对照组，实验组102例，对照组88例，其中口腔病损发生率44.02%（84/190），白色念球菌阳性率28.94%（55/190）。两组临床资料比较经统计学处理，差异无显著性（P>0.05），具有可比性。

1.2 方法 含漱液的制作方法：实验组用含漱液（生地20g，麦冬15g，沙参20g，玄参10g，川黄连5g，苦参15g，加水500ml煎至200ml装入保温瓶发送给患者）每天含漱5次，分别在晨起、睡前、三餐后每次50ml 每次3～5min 含漱时头稍后仰，同时要鼓腮、鼓唇，使药液与口腔各部分充分接触，不能自理的患者，由护士用含漱液进行口腔护理，所有患者均按常规予以抗HIV药物。对照组用生理盐水含漱液，方法同上。2周为1疗程。

1.3 观察指标 入院时由主管医生对患者进行全身检查，由经过专业培训的主管护士进行口腔评估，口腔内病损包括假膜性炎症、溃疡、糜烂、疱疹等，以及病损部位，并取唾液作白色念球菌培养。含漱后每天检查口腔病损表现及有无新发口腔病损情况，每7天取一次唾液作白色念球菌培养。采用法国生物梅里埃公司的ADI鉴定法作口腔念珠菌检查，观察和比较两种方法对艾滋病口腔病损的防治效果和感染口腔念珠菌的影响。

1.4 疗效标准 按1992年WHO艾滋病口腔表征协作中心制定的艾滋病口腔表征的分类和诊断标准[3]，在含漱过程2周内口腔病损消失，自觉症状消失为显效；病损减少、减轻，自觉症状明显好转为有效；病损和自觉症状无改变或加重为无效。

2 结果

2.1 预防作用疗效比较 治疗组55例，口腔病损3例，发生率5.45%；对照组51例，口腔病损9例，发生率17.64%。两组疗效对比P<0.05。

2.2 治疗作用疗效比较 见表1。

表1 两组治疗作用比较

组别	n	显效	有效	无效	总有效率（%）
治疗组	47	39	5	3	93.62
对照组	37	16	15	6	83.78

注：与对照组比较，*P<0.05。

2.3 白色念珠菌7d阴转率比较 治疗组31例，白色念珠菌阴转27例，阴转率87.10%；对照组24例，白色念珠菌阴转7例，阴转率29.17%。两组疗效对比，有显著性差异（P<0.05）。

3 讨论

口腔病变是艾滋病的一种常见的并发症，由于艾滋病患者大多数口腔卫生保健意识，没有良好的保健口腔卫生习惯，如刷牙、漱口等，增加了口腔病损的发生机会。艾滋病口腔病损临床表现与中医"口糜""口疮"之症相似。中医学认为，口为人身之门，心开窍于舌，脾开窍口，肝经络舌本，肾脉布舌下。口腔内连脏腑，外通于口窍，得五脏精气，而行使唇纳、齿咀、舌拌、辨味之功。HIV患者正气不足，五脏精气不能养于口，发为口疮、口糜。口疮有实火虚火之别，实在心肝胃胆，即心火上炎、胆火上逆、胃火上冲；虚在肺脾肾，五脏精气不足，如心阴虚、肺阴虚、脾阴虚、肝阴虚、肾阴虚。阴虚则火旺，阴虚则津液亏少，虚火灼津致口腔窍道失养，发为口疮。脾开窍于口，脾主肌肉，脾虚则运化失常，气血化生不及，血虚阴亏，湿郁化热，湿热郁滞上蒸口肌，发为口糜。中医学认为，该病损虽生于口，实与脏腑经络密切相关。本组观察病例处于气候湿热的南方，临床上以心脾积热型和阴虚火旺型较多见，我们在运用中药增液汤加味含漱防治口腔病损取得了良好的疗效。方中生地、麦冬、沙参养阴清热；玄参甘寒，清热而不伤阴；川连、苦参清心火解热毒，以降虚火，为治疗湿热郁结之要药。据现代药理研究证实[4]，该方中许多单味中药具有增强免疫力及抗炎杀菌、抑制真菌生长的功效。生地主含环烯醚萜、单萜及其苷类，还含胡萝卜苷，含15种氨基酸（其中含丙氨酸含量最高），能镇静、抗炎，对"虚证"有补益作用，能促进红细胞及血色素的恢复，抑制多种皮肤癣菌，具有促进机体淋巴母细胞的转化、增加T淋巴细胞数量的作用，能增强单吞噬细胞的吞噬功能，特别对免疫低下者，作用更明显；麦冬含多种甾体皂苷、β-甾醇、豆甾醇、高异黄酮类化合物，多种氨基酸，各种类的多聚糖，及多种维生素等，能升高外周白细胞，增强单核-吞噬系统吞噬能力，提高免疫功能，增强垂体肾上腺皮质系统作用，提高机体适应性，抑制白色葡萄球菌、枯草杆菌、大肠杆菌、伤寒杆菌，能抗流感病毒和单纯疱疹病毒。沙参主含生物碱，具有免疫抑制和清热、镇痛的作用；玄参含环烯醚萜类化合物，对甲基梓醇等，所含对甲氧基桂皮酸有解热作用，水浸剂能抑制金黄色葡萄球菌、乙型溶血链球菌；抑制须发癣菌、絮状表皮癣菌及星形奴卡菌等真菌；黄连含多种生物碱，有小檗碱、黄连碱等，所含黄连碱及黄连素（小檗碱）能抗病原体如抑杀葡萄球菌、链球菌及多种真菌，并能增强白细胞吞噬功能，所含的阿魏酸能促进单核-吞噬细胞的吞噬功能，黄连素能促进人淋巴细胞转化，抑制应激性胃溃疡的发生；苦参所含苦参碱、总碱具有防止白细胞减低及抗辐射作用，煎剂能抑制大肠、痢疾、结核杆菌，金黄色葡萄球菌及多种皮肤真菌。本研究结果表明，中药含漱液对艾滋病口腔病损的防治具有较好的功效，两组疗效对比有显著的差异（P<0.05），中药含漱治疗艾滋病口腔病损费用低廉，依从性好，无不良反应，疗效确切，值得临床推广应用。

参考文献（略）

（出自四川中医2010年第28卷10期第114-115页）

甘露消毒丹加减治疗HIV感染复发性口疮45例临床观察

杨韵秋

（云南省传染病专科医院/艾滋病关爱中心，云南 昆明 650301）

摘要 目的：观察甘露消毒丹加减治疗HIV感染脾胃湿热型复发性口疮患者的临床疗效。方法：选取经HIV抗体确认检测为阳性患者均进行HAART并符合脾胃湿热型复发性口疮的诊断标准90例，90例患者随机分为2组，治疗组45例给予甘露消毒丹加减内服治疗，对照组45例采用维生素B_2片及复方氯己定漱口液治疗，2组治疗1个疗程后观察疗效。结果：治疗组45例患者中，治愈24例（53.3%），好转16例，未愈5例，总有效率（88.9%）对照组45例患者中，治愈14例（31.1%），好转21例，未愈9例，总有效率77.8%。结论：治疗组优于对照组，具有疗效可靠、适宜推广的优势。

复发性口疮是多种因素综合作用于口腔黏膜引起的溃疡性损害，其病因复杂，而又以免疫功能失调所致最为常见，HIV感染者因免疫功能地下，临床中合并口疮较多见。2011年2月-2012年2月笔者运用甘露消毒丹[1]加减治疗HIV感染脾胃湿热型复发性口疮45例，并与口服维生素B_2、含漱复方氯己定液治疗45例，进行对照观察，取得一定疗效，现报道如下。

1 临床资料

1.1 一般资料 共观察90例，均为本院门诊患者，所有患者均按国家免费艾滋病抗病毒药物治疗政策[2]给予HAART，患者随机分为2组。治疗组45例中男30例，女15例；年龄26~55岁；病程3个月~3a。对照组45例中男30例，女15例；年龄26~55岁；病程3个月~3a，2组患者性别、年龄、病程无显著性差异，具有可比性（P>0.05）。

1.2 诊断标准

1.2.1 HIV感染诊断标准 90例患者均经HIV抗体确认检测为阳性。

1.2.2 西医诊断标准 参照王斌全《眼耳鼻喉口腔科学》[3]。溃疡好发于唇、颊、舌、前庭沟、软腭等处，损害处初期为黏膜充血、水肿、红点，随之形成溃疡，直径多为0.2~3.0cm，灼热疼痛为主要症状，口疮反复发作。

1.2.3 中医诊断及辨证 参照中华人民共和国中医药行业标准《中医病证诊断疗效标准》[4]及《中医诊断学》脾胃湿热证型：口内灼热疼痛、黏膜溃烂、口臭、口中粘腻、肢体困重乏力、舌质红、舌苔黄腻、脉濡数或滑数。

2 治疗方法

2.1 治疗组 滑石18g，茵陈15g，黄芩15g，黄连10g，连翘8g，薄荷7g，白花蛇舌草12g，藿香8g，白豆蔻

12g，石菖蒲10g，薏苡仁15g，杏仁10g。加减：舌部多发者加炒栀子8g，竹叶10g；唇、颊、前庭沟、软腭等处多发者加生石膏15g，防风15g。上药煎汁内服，分早、中、晚3次口服，每次100mL。

2.2 对照组 采用维生素B2片，10mg，口服，3次/日；复方氯己定漱口液，含漱，3次/日。

2.3 疗程 2组治疗1个月为1个疗程，1个疗程后判定疗效。

3 疗效标准与治疗结果

3.1 疗效标准 参照中华人民共和国中医药行业标准《中医病证诊断疗效标准》[4]。治愈：口腔溃疡愈合，局部无不适感，疗程结束后3个月未复发；好转：疗程结束后口疮虽然时有复发，但数量减少，程度减轻；未愈：口腔症状及溃疡无明显变化。

3.2 治疗结果 见表1。

表1 2组临床疗效比较

组别	n	治愈	好转	未愈	痊愈率%	总有效率%
治疗组	45	24	16	5	53.3	88.9
对照组	45	14	21	9	31.1	77.8

4 讨论

复发性口疮是口腔黏膜病中最常见的溃疡性损害，患病率高达20%，本病病因复杂，存在明显的个体差异，多认为与免疫功能低下、病毒感染、胃肠功能紊乱、心理障碍、内分泌紊乱等诱发因素有关[5]，病理为非特异性炎症，上皮局限性坏死与水肿变性，表面被覆纤维素样渗出，结缔组织内有大量淋巴细胞、浆细胞等炎症细胞侵润、毛细血管扩张、内皮细胞肿胀[6]；艾滋病患者作为免疫缺陷群体，其免疫功能低下、病毒感染、心理障碍常同时并存，故HIV感染者的患病率远高于20%。

艾滋病属祖国医学"疫病"范畴，系湿热疫毒之邪为患[7]，热毒湿浊著于中焦则成脾胃湿热证型，口为脾之外窍[8]，脾有病变，则常波及口齿唇舌而发病，脾胃互为表里，足阳明胃经连于舌本络于唇口，胃功能失调，亦致唇口疾病，热毒湿浊壅于脾胃，邪毒循经上炎口齿唇舌，而致肌膜红肿，肉腐肌膜则溃烂凹陷，热灼肌膜，故灼热疼痛[9]，受外来刺激故疼痛更甚，湿性粘滞，热毒湿浊交接故病多缠绵难愈，病程较长或反复发作，口内灼热疼痛、黏膜溃烂、口臭、口中粘腻、肢体困重乏力、舌质红、舌苔黄腻、脉濡数或滑均为脾胃湿热之征[5]。

由于HIV感染患者免疫功能失调，病变复杂，治疗的疗程要延长，或治愈后容易反复，鉴于HIV感染者脾胃湿热型复发性口疮的特点，运用甘露消毒丹加减治疗该病，滑石、茵陈、黄芩渗湿清热，黄连清热燥湿、泻火解毒，连翘、薄荷、白花蛇舌草清热利湿解毒，藿香、白豆蔻、石菖蒲芳香化湿、行气醒脾，薏苡仁利湿健脾，杏仁宣畅气机以助利湿清热，全方共奏利湿化浊、清热解毒之功。临床应用中还可适当延长疗程，使复发性口疮得到根本性的治疗。在临床治疗中与对照组比较具有显著性差异，中药甘露消毒丹加减治疗HIV感染脾胃湿热型复发性口疮是一种疗效可靠，适宜治推广的中医治法。

参考文献（略）

（出自云南中医中药杂志2012年第33卷10期第31-33页）

消糜颗粒治疗HIV/AIDS患者口腔念珠菌病40例疗效观察

姜枫[1,2] 卫淑华[3] 彭勃[4] 郭会军[1] 王丹妮[1] 薛晓玲[5] 符林春[2]

(1. 河南中医学院第一附属医院；2. 广州中医药大学；3. 河南中医学院第三附属医院；4. 河南省科学技术协会；5. 河南省疾病预防控制中心)

摘要 **目的** 观察消糜颗粒治疗HIV/AIDS口腔念珠菌病的疗效。**方法** 40例HIV/AIDS患者使用消糜颗粒治疗并与制霉菌素片治疗作对照，疗程2周，观察治疗前后临床症状、口腔念珠菌涂片镜检、培养结果，并观察服药安全性，停药后2周随访，比较复发率。**结果** 两组治疗后口黏腻、口干、乏力、腹胀、纳呆均有改善，与治疗前比较，差异有统计学意义（$P<0.05$），治疗组在改善口黏腻、口干的疗效优于对照组。治疗组有效率、复发率分别为90.0%（36/40）和11.1%（4/36），对照组为72.5%（29/40）和31.0%（9/29），消糜颗粒对HIV/AIDS口腔念珠菌病的疗效优于制霉菌素片。**结论** 消糜颗粒治疗HIV/AIDS口腔念珠菌病可改善临床症状，提高有效率、降低复发率。

关键词 艾滋病；口腔念珠菌病；消糜颗粒；中医药

2006年3-12月，笔者使用中药消糜颗粒治疗HIV/AIDS口腔念珠菌病40例，并与制霉菌素片治疗作对照观察，现将结果报告如下。

资料与方法

1 诊断标准

1.1 艾滋病和口腔念珠菌病诊断标准 分别采用《艾滋病诊疗指南》[1]和《临床疾病诊断依据治愈好转标准（第2版）》[2]中口腔念珠菌病的诊断标准。

1.2 中医辨证分型标准 参照《现代中医临床诊断学》[3]，属脾虚湿热证（口腔黏膜斑点较少，表面少量白腐物覆盖，患处轻微疼痛，伴倦怠，纳差，腹胀，口臭，泄泻，小便黄；舌质胖，舌苔黄腻，脉濡细）。

2 纳入标准

（1）符合西医诊断HIV/ADS患者；（2）符合口腔念珠菌病的诊断标准，实验室镜检、培养念珠菌为阳性；（3）中医辨证为脾虚湿热证；（4）年龄18-65岁；（5）签署知情同意书。

3 排除标准

（1）艾滋病其他口腔病变；（2）艾滋病其他机会性感染；（3）中医辨证为其他证型者；（4）妊娠或哺乳期妇女；（5）合并严重肝功能衰竭及心血管、肺、肾和造血系统等严重原发性疾病，精神病患者；（6）原发性免疫缺陷患者，激素、化疗等引起的继发性免疫缺陷患者，血液病患者。

4 一般资料

共纳入患者80例，采用随机开放对照试验，采用随机信封法进行分组，治疗组、对照组各40例。入选病例全部为汉族，职业全为农民。病史均由患者本人提供，全部为经血液途径感染。治疗组中，男22例，女18例；年龄（44.6±7.0）岁；对照组中，男24例，女16例；年龄（43.3±7.5）岁。治疗组和对照组HIV感染期和AIDS期分别为10、30例和11、29例；治疗组假膜型23例、口角炎11例、红斑型6例，对照组分别为27、12、1例。经检验两组性别（$x^2=0.205$，$P=0.651$）、年龄（$t=0.861$，$P=0.392$）、病情（$x^2=3.935$，$P=0.140$）等基线资料比较，差异无统计学意义（$P>0.05$）。

5 治疗方法

两组均外用制霉菌素混悬液漱口（由河南中医学院第一附属医院制剂室制备），每次5ml，含5min每日3次。治疗组给予消糜颗粒，三九医药股份有限公司中药配方颗粒，组成：甘草5g（相当于生药15g下同），清半夏1g（6g），黄芩1.5g（10g），党参4g（20g），黄连2g（6g），黄芪2g（20g），薏苡仁2g（10g），紫草1g（10g），合计18.5g相当于生药97g每日1袋，分2次开水冲服。对照组仅口服制霉菌素片（每片50万U，上海医药集团有限公司信谊制药总厂），每次1片，每日3次。1周为1个疗程，连续观察2个疗程。停药后2周，随访1次。在进入本研究前使用抗HV药物的患者，继续服药。

6 观察项目及检测方法

6.1 疗效 观察病变部位变化、临床症状评分变化，评分方法参照《中药新药临床研究指导原则（试行）》（2002年版）[4]相关或相近内容制定，并行口腔唾液涂片、镜检，治疗前、后及随访时各做1次，由本课题组成员现场取样，河南省疾病预防控制中心性病艾滋病研究所实验室检测、培养。疗效标准参照《临床疾病诊断依据治愈好转标准（第2版）》[2]制订。痊愈：口腔病损消失，黏膜恢复正常，症状消失，镜检培养两次阴性；显效：病损面积消退>2/3，症状明显减轻，治疗后镜检培养阴性；好转：病损面积消退1/2-2/3，症状略有减轻；无效：病损面积消退<1/2或无变化，或扩大，症状无变化或加重。

6.2 安全性检测 记录服药后的不适反应。

6.3 随访 停药后2周观察记录复发情况。

7 统计学方法

采用符合方案数据分析（perprotocol population, PP），对所有符合试验方案、且完成分析测定的观察对象及其观察值进行统计分析。采用SPSS13.0统计软件，$P<0.05$为差异有统计学意义。采用t检验、x^2检验比较基线资料和其他基础值指标衡量两组均衡性。分类变量采用x^2检验，对两个以上不同时间点进行测量的数值变量采用重复测量数据的方差分析，等级资料采用秩和检验。

结果

1. 两组治疗前后主要症状积分比较（表1） 两组治疗后口黏腻、口干、乏力、腹胀、纳呆均有改善，与治疗前比较，差异有统计学意义（$P<0.05$），且治疗组在改善口黏腻、口干的疗效优于对照组（$P<0.05$）。

表1 两组治疗前后主要症状积分比较（分，$\bar{x}\pm s$）

组别	例数	时间	口黏腻	口干	乏力	腹胀	纳呆
治疗	40	治疗前	3.75±0.67	4.95±1.28	2.70±1.16	0.65±1.05	1.80±0.88
		治疗1周	2.40±1.13	3.18±1.48	1.95±1.15	0.30±0.72	1.10±1.19
		治疗2周	1.10±1.19*△	1.52±1.50*△	0.80±1.18*	0.20±0.61*	0.50±0.87*

续表

组别	例数	时间	口黏腻	口干	乏力	腹胀	纳呆
对照	40	治疗前	3.45 ± 1.11	4.70 ± 1.60	2.55 ± 1.20	0.55 ± 1.19	2.10 ± 1.56
		治疗1周	2.55 ± 1.20	3.15 ± 1.33	1.95 ± 1.06	0.30 ± 0.72	1135 ± 1123
		治疗2周	1.45 ± 1.24*	2.55 ± 1.86*	0.85 ± 1.19*	0.15 ± 0.53*	0.60 ± 0.93*

注：与本组治疗前比较 * $P<0.05$ 与对照组治疗后比较，△ $P<0.05$

2 两组疗效比较（表2） 两组疗效构成的差异有统计学意义（$Z = -2.709$，$P = 0.007$），可认为消糜颗粒对该地区艾滋病口腔念珠菌病有较好的疗效，其疗效优于制霉菌素片。

表2 两组疗效比较

组别	例数	痊愈	显效	好转	无效	有效率（%）	总有效率（95% CI）
		(例)					
治疗	40	15	16	5	4	90.0	80.7 - 99.3
对照	40	9	8	12	11	72.5	65.4 - 79.6

3 两组治疗后随访比较 两组停药2周后随访，治疗组36例中复发4例，复发率为11.1%；对照组29例中复发9例，复发率为31.0%，两组复发率比较，差异有统计学意义（$x^2 = 3.9853$，$P = 0.046$），可认为消糜颗粒治疗该地区艾滋病口腔念珠菌病对念珠菌的长期抑制效果优于制霉菌素片。

4 不良反应 治疗期间，除个别患者服用制霉菌素片出现消化道不适，服用消糜颗粒出现腹胀、轻微腹泻外，无其他明显不良反应。上述不适继续服药后消失，未作特殊处理。

讨论

口腔念珠菌病的患病率在HIV感染不同阶段高低不一，文献报道为11%-96%。在WHO成人和青少年HIV感染临床分期体系中，本类疾病属于临床2期（口角炎）和3期（持续性口腔念珠（假丝酵母菌）病，称为轻度疾病期和中度疾病期[9]。如不能得到有效控制可能发展成为食管念珠（假丝酵母菌）病，就进入WHO临床4期（严重疾病期），而部分患者反复发生的此种感染往往是致命的，因此，有效治疗口腔念珠菌病，并预防其复发对于HIV/AIDS患者有重要意义。

本课题组根据前期艾滋病临床救治的实践中积累的治疗HIV/AIDS口腔念珠菌病的经验，认为该病发生当属正虚邪实，湿热蕴毒，病在脾胃。据此拟定了扶正祛邪、健脾和胃、清热祛湿、凉血解毒的中药复方消糜颗粒治疗本病。消糜颗粒由甘草泻心汤加味而成。甘草泻心汤是张仲景《金匮要略·百合狐惑阴阳毒》篇中治疗狐惑病的主方。本方重用生甘草为君，清热解毒，益气补中；黄芩、黄连苦寒，泻痞气之热结；清半夏燥湿和胃降逆；大枣助甘草益土，人参补中而益气，土得补则运，以绝湿之根源，湿去则热无所生。诸药合用，共奏辛开苦降、攻补兼备、泻热散寒、解毒祛湿之功。我们在以之化裁治疗HIV/AIDS口腔念珠菌病时针对病机特点加入了扶助正气，凉血解毒的黄芪、薏苡仁、紫草，使脾气得补，则正气来复，脾运得健则湿无所滞，清阳上升而走清窍则口窍得养，浊阴自化，口肌自洁。

参考文献（略）

(出自中国中西医结合杂志2009年第29卷12期第1117-1119页)

甘草泻心汤治疗艾滋病难治性口腔溃疡25例

党中勤

(河南省中医院，郑州 450002)

摘要 **目的**：研究中医治疗艾滋病合并难治性口腔溃疡的有效方药。**方法**：选择艾滋病合并难治性口腔溃疡患者25例，采用甘草泻心汤为主并随症加减治疗。**结果**：25例患者中，口腔溃疡治愈22例，好转3例，全部有效，其中2周治愈

9例，周治愈13例。结论：艾滋病合并难治性口腔溃疡患者采用甘草泻心汤加减治疗疗效显著，具有溃疡愈合快、服用方便、安全可靠等优点。

关键词 艾滋病；难治性口腔溃疡；中药治疗

难治性口腔溃疡是艾滋病患者常见的并发症之常因剧烈的烧灼样疼痛影响进食，严重影响病人的生活质量，且缠绵难愈。目前尚无特效疗法，西药多采用制霉菌素、维生素B_2等药物治疗，疗效欠佳。笔者采用甘草泻心汤治疗本病25例，疗效满意，现总结如下。

1 资料与方法

1.1 一般资料

本组艾滋病合并难治性口腔溃疡患者25例，所有病例均经过省级专家确诊，其中男14例，女11例；年龄最小17岁，最大56岁；艾滋病经血传播12例，性传播2例，母婴传播1例；口腔溃疡病程最短2月，最长4月；口腔单个溃疡6例，多发溃疡19例，所有病例中医辨证均属脾胃虚弱、气血亏虚、湿毒内蕴、虚火上炎。

1.2 治疗方法

根据临床辨证结果，治疗采用健脾和中、益气养血、燥湿解毒、引火归元之法，给予甘草泻心汤加味：生甘草25g，黄连9g，黄芩12g，半夏12g，干姜6g，党参15g，黄芪18g，当归15g，肉桂3g，白及15g。口苦、便秘者去干姜加制大黄9g、栀子10g；疮面周围红肿明显者加蒲公英25g、连翘15g；纳差、腹胀者加枳实12g、生白术18g；便溏或腹泻者加车前子30g（包煎）、芡实25g。2周为1个疗程，连续治疗2个疗程。

1.3 疗效判定

治愈：溃疡面愈合，局部灼痛感消失，饮食、说话正常；好转：溃疡面部分愈合，局部灼痛感减轻，饮食、说话基本正常；溃疡面无改善，局部灼痛无减轻，不能正常饮食、说话。

2 结果

本组25例患者中，溃疡治愈22例，好转3例，全部有效，其中2周治愈9例，4周治愈13例。

3 讨论

口腔溃疡属中医学"口疮"、"口糜"、"口疳"等范畴，是发病率最高的口腔黏膜疾病。难治性口腔溃疡是指经中西药物治疗4周溃疡不愈者，是艾滋病常见的并发症。艾滋病即指获得性免疫缺陷综合症，属中医学"虚劳"、"疫病"范畴，是由于人体正气不足、感受疫毒之邪、耗伤正气，使人体气血阴阳亏虚、五脏虚损，同时兼有疫毒内蕴、痰瘀内阻，为本虚标实、虚实夹杂之证。笔者认为，艾滋病并发难治性口腔溃疡的病因病机，考虑患者气血阴阳亏虚，脾虚不能化湿，日久内蕴成毒，胃虚不能降浊，阴虚而致火旺，湿热疫毒之邪及虚火循经上熏于口，则发生口疮，常伴纳差、乏力、腹胀、便溏等脾虚湿阻症状。《医贯》云："口疮上焦实热，中焦虚寒，下焦虚火，各经传遍所致。"治疗当健脾和中，益气养血，燥湿解毒，引火归元。方中甘草健脾和中解毒，为君药；党参、黄芪、当归益气养血，为臣药；黄芩、黄连、干姜、半夏辛开苦降、燥湿解毒；白及收敛生肌，为佐药；肉桂引火归元且能助阳补虚，为使药。本方寒热并用，攻补兼施，共奏扶正祛邪、标本同治之功，用之于临床均获良效。

4 典型病案

耿某，男，58岁，确诊艾滋病2年，于2009年6月13日初诊。症见形体消瘦，面色无华，不能说话，口腔上颌、颊及舌根部多处溃疡，最大溃疡面直径1.2cm，基底深凹，边缘水肿、微红，灼痛难忍，伸舌、吞咽、说话困难。伴神疲乏力、纳差、腹胀、便溏、舌质淡黯、苔厚腻微黄、脉滑而无力。诊断艾滋病合并难治性口腔溃疡，中医辨证脾胃虚弱、气血亏虚、湿毒内蕴、虚火上炎，治宜健脾和中、益气养血、燥湿解毒、引火归元，方选甘草泻心汤加减。服药2周口腔溃疡面明显缩小，疼痛减轻，能进食半流质饮食，守方再服2周口腔溃疡愈合，能正常饮食，体力大增，体质量增加，面转红润，大便成形，并能从事一般体力劳动，随诊3个月未见复发。

参考文献（略）

（出自中国中医基础医学杂志2013年第19卷5期第584页）

益艾康胶囊合甘草泻心汤治疗艾滋病口腔溃疡临床观察

靳 华[1] 李长坡[1] 张明利[2]

1. 项城市中医院，河南 项城 466200
2. 河南省中医药研究院，河南 郑州 450004

摘要 目的：观察益艾康胶囊合甘草泻心汤治疗艾滋病口腔溃疡的疗效。方法：采用益艾康胶囊配合甘草泻心汤每日1剂，7d为1疗程，治疗艾滋病口腔溃疡60例，并与对照组40例对比。结果：治疗组有效率90%，明显优于对照组的60%（$P<0.05$）。结论：本疗法对艾滋病机会性感染口腔溃疡疗效显著，具有抗耐药、减少感染、促进免疫功能重建作用。

关键词 艾滋病；口腔溃疡；益艾康胶囊；甘草泻心汤；中医药疗法

2006年9月-2009年5月，笔者运用"五省中医药治疗艾滋病项目"中的益艾康胶囊合甘草泻心汤治疗艾滋病口腔溃疡60例，疗效显著，报道如下。

1 资料与方法

1.1 一般资料

100例均为本定点艾滋病救治患者。随机分为两组，治疗组60例，男44例，女16例；年龄31-55岁，平均41.5岁。对照组40例，男28例，女12例；年龄35-50岁，平均42.3岁。两组病程300d-2a。一般资料经统计学处理，无显著性差异（$P>0.05$），具有可比性。

1.2 诊断标准

①根据国家中医药管理局1994年颁布的《中医病症诊断疗效标准》中口腔溃疡的症状与体征，表现为口、舌、齿龈等口腔内出现1个或数个溃疡点，或白色斑块。②符合《五省中医药治疗艾滋病项目临床技术方案》[1]标准；经卫生防疫站确诊的HIV抗体（+）；CD_4^+细胞计数在250-400/mm^3，未进行抗病毒治疗者。

1.3 治疗方法

1.3.1 治疗组 服用益艾康胶囊（人参、黄芪、茯苓、当归、白术、白芍、黄芩等），规格0.5g，每次5粒，日3次。30d会诊1次，根据服药反应及感染情况可调整为汤剂，随症加减，配合甘草泻心汤（甘草20g，制半夏20g，黄芩10g，黄连10g等），日1剂，水煎，早、晚饭后服（女性月经期停服），7d为1个疗程。

1.3.2 对照组 服用抗机会性感染西药：制霉菌素片50mg，口服，日3次；氟康唑片50mg，日3次，含化；维生素B_2 20mg，口服，日3次。7d为1个疗程。

1.4 疗效判定标准

根据国家中医药管理局1994年颁布的《中医病症诊断疗效标准》中对口腔溃疡疗效标准，参照《五省中医药治疗艾滋病项目临床技术方案》制定。有效：溃疡愈合，局部无不适感，CD_4^+细胞计数逐渐上升≥30-50mm^3；显效：溃疡好转，时有复发，但是数量减少，程度减轻，CD_4^+细胞计数无变化，或逐渐上升<30-50mm^3；无效：症状无明显变化，CD_4^+细胞计数下降≥30-50mm^3。

2 结果

治疗组60例中，有效34例，显效20例，无效6例，有效率90%；对照组40例中，有效24例，显效16例，有效率60%。经过统计学处理治疗组疗效明显优于对照组（$P<0.05$）。

3 病案举例

某女，6岁，已婚，2006年11月10日初诊。间断性口腔糜烂4月。刻诊：口腔两侧及咽颊部出现多个糜烂面，大者如绿豆，小者似白点，灼热疼痛，伴口干欲饮、食后欲呕、便干溲黄、舌红、苔白腻，脉细数。患者1996年有卖血史，2005年8月在防疫站检测HIV抗体（+）。查体：体温36.3℃；咽腔发红，双侧扁桃体无肿大，CD_4^+细胞计数249/mm^3，CD_8^+细胞计数463/mm^3；血常规检查及胸X光线片无明显异常。诊断：艾滋病机会感染口腔溃疡（口疮）。中医辨证：感受疫毒，耗伤正气，正虚邪实，湿热蕴

基金项目：国家"十五"科技攻关课题（No.2004BA719A13-04）

结。治则扶正祛邪，清热燥湿。方选益艾康胶囊合甘草泻心汤加味。方药：益艾康胶囊每次5粒，每日3次；甘草20g，法半夏20g，黄芩10g，黄连9g，陈皮10g，日1剂，水煎分早、晚2次饭后口服。11月14日复诊，大便通畅，口腔糜烂减轻；上方去半夏，又3剂告愈。后续服益艾康胶囊，于2007年11月复查CD_4^+细胞计数358/mm^3，CD_8^+细胞计数510/mm^3，至今一般状况好，口腔溃疡很少复发。

4 讨论

艾滋病口腔溃疡是获得性免疫缺陷综合征患者最常见的机会性感染病症，临床上用抗生素和抗真菌药物治疗虽能缓解症状，但易导致菌群失调，使免疫功能进一步下降，更易感染外邪，形成恶性循环[2]。艾滋病患者出现口腔溃疡与自身免疫功能改变有关[3]。临床上约92%的艾滋病感染者发生此病，有1/3随免疫功能的破坏而病情加重，且反复感染[4]。口腔溃疡相当于中医学口疮、口糜范畴。中医认为，其病为感染疫毒，邪毒盛而力猛，耗伤亡竭和抑遏痹阻正气，正气虚弱，气机紊乱以致脏腑经络功能紊乱。虚实错杂，日久邪毒蕴结，郁久化热，熏蒸心脾而致口舌糜烂。虽病变部位在口腔，但与邪毒炽猛、心脾积热、正气虚弱关系密切[5]。正如《外台秘要·口疮方》曰："心脾积热，常患口疮"。法当扶正祛邪以固本，清热燥湿以治标，方选益艾康胶囊合甘草泻心汤。益艾康胶囊旨在补气养血，培补机体正气；甘草泻心汤本是仲景治疗痞症之方[6]，用于此乃解毒祛邪、清心泻脾之意。现代药理研究表明，人参、甘草、茯苓、当归能增加细胞免疫功能；黄芪能增加体液细胞免疫功能、抗菌、抗病毒；白术、白芍药有免疫调节作用、抗溃疡；黄芩、黄连抗炎、抗变态反应、抗病毒。经临床观察，本治疗较抗机会性感染西药更具优越性，既增强机体正气，有利于免疫功能的重建，又防止耐药的发生，减少感染，能促进口腔溃疡的早日愈合，提高疗效，避免复发。

参考文献（略）

(出自中医学报2010年第25卷3期第383－384页)

·中西药合用·

中西医结合治疗370例艾滋病患者疗效的回顾性分析

李艳萍　赵竞　段呈玉　王莉　马克坚　方路

（云南省中医中药研究院，云南昆明650223）

摘要　本文对370例HAART联用中药治疗满36个月的艾滋病患者各阶段疗效进行了回顾性分析，结果显示经HAART联用中药治疗36个月后，可显著改善艾滋病患者的症状、体征、提高生存质量、稳定及提高患者的CD_4^+水平，促进免疫重建。

关键词　艾滋病；中西医结合疗法；疗效：回顾

1 病例资料

370例患者中男242例（占65.40%），女128例（占34.6%）；汉族301例（占81.4%），少数民族69例（占18.6%）；已婚256例（占69.2%），未婚79例（占21.4%），离异23例（占6.2%），丧偶12例（占3.2%）；文化程度，大专以上43例（占11.8%），高中94例（占），初中167例（占46.0%），小学28例（占7.7%），文盲31例（占8.5%），缺失7例；病例可能感染途径分布：输血2例（0.5%），静脉吸毒116（31.5%），性接触161例（42.9%），母婴传播1例（0.3%），不明原因95例（25.3%）。1例患者可有多种可能感染途径：370例患者均为HAART治疗后才联用中药（扶正抗毒及康爱保生系列制剂）进行治疗。笔者主要对其从联用中药开始治疗后各阶段疗效进行回顾性分析。

2 治疗及统计

诊断标准及治疗方案：西医诊断及治疗依据卫生部《艾滋病诊疗指南》。中医辨证、治疗及疗效评价依据《中医药治疗艾滋病临床技术方案（试行）》。统计方法采用配对t检验，检验水平α=0.05。

3 治疗结果

3.1 临床症状体征总积分变化分析 治疗后第6、12、24、36个月，患者总积分均较治疗前显著下降。见表1、表2。

表1 临床症状体征总积分疗效比较 n（%）

时点	n	无效	稳定	有效
0月-6月	222	54 (24.3)	38 (17.1)	130 (58.6)
0月-12月	165	34 (20.6)	19 (11.5)	112 (67.9)
0月-24月	69	9 (13.0)	5 (7.2)	55 (79.7)
0月-36月	23	4 (17.4)	0 (0.0)	19 (82.6)

表2 临床症状体征总积分治疗前后变化（$\bar{x}\pm s$ 分）

时点	n	治疗前	治疗后	t值	P值
0月-6月	222	9.6712±7.90831	4.6171±4.16104	9.890	0.000
0月-12月	165	9.6182±8.04369	3.7030±4.47244	9.988	0.000
0月-24月	69	10.6957±8.36714	2.4928±3.83721	8.624	0.000
0月-36月	23	11.9565±10.38565	1.3478±2.74042	5.635	0.000

3.2 卡洛夫斯基积分变化分析 治疗后第6、12、24、36个月。患者卡洛夫斯基积分均较治疗前显著上升。见表3。

表3 卡洛夫斯基积分治疗前后变化（$\bar{x}\pm s$ 分）

时点	n	治疗前	治疗后	t值	P值
0月-6月	222	88.9865±8.09306	93.2748±5.13097	-8.245	0.000
0月-12月	165	88.5758±8.57830	93.5251±5.35975	-7.315	0.000
0月-24月	69	87.8986±6.55328	95.6522±5.81030	-8.121	0.000
0月-36月	23	86.9565±8.75670	97.8261±4.21741	-6.576	0.000

3.3 体重变化分析 治疗后第6、12、24、36个月，患者体重均较治疗前显著上升。见表4。

表4 体重治疗前后变化（$\bar{x}\pm s$, kg）

时点	n	治疗前	治疗后	t值	P值
0月-6月	222	57.2162±8.65898	58.4932±9.26697	-4.696	0.000
0月-12月	165	56.9848±8.44213	58.2545±9.21684	-3.491	0.001
0月-24月	69	57.8551±8.89527	59.1667±8.77021	-2.439	0.017
0月-36月	23	59.6739±9.60541	61.7174±10.10268	-2.314	0.030

3.4 每月感冒次数变化分析 治疗后第36个月，患者每月感冒次数均较治疗前显著下降：治疗后第6、12、24个月时，无显著变化。见表5。

表5 感冒次数治疗前后变化（$\bar{x}\pm s$）

时点	n	治疗前	治疗后	t值	P值
0月-6月	209	.3206±.65604	.3589±.73408	-.628	.531
0月-12月	150	.2800±.58067	.2667±.59828	.192	.848
0月-24月	62	.3871±.63646	.2097±.65630	1.663	.101
0月-36月	17	.4706±.62426	.0588±.24254	2.384	.030

3.5 CD_4^+ 计数变化分析 治疗后第6、12、24、36个月，患者 CD_4^+ 计数均较治疗前显著上升。见表6、表7。

表6 CD_4^+ 计数总体疗效比较 n（%）

时点	n	无效	稳定	有效
0月-6月	112	14 (12.5)	36 (32.1)	62 (55.4)
0月-12月	93	6 (6.5)	23 (24.7)	64 (68.8)

续表

时点	n	无效	稳定	有效
0月-24月	32	2 (6.3)	4 (12.5)	26 (81.3)
0月-36月	15	2 (13.3)	0 (0.0)	13 (86.7)

表7 CD_4^+ 计数治疗前后总体变化情况（$\bar{x}\pm s$，个/μL）

时点	n	治疗前	治疗后	t值	P值
0月-6月	112	224.3813±133.24249	302.2857±155.16178	-5.621	.000
0月-12月	93	208.7419±127.13532	304.9677±132.01486	-7.246	.000
0月-24月	32	173.5000±117.22490	333.3750±118.54487	-6.555	.000
0月-36月	15	192.0667±111.77622	399.1867±183.39367	-3.250	.006

3.6 病毒载量变化分析 第2、3、4次检测值与第1次均无显著变化。见表8、表9。

表8 病毒载量各时点疗效 n（%）

测量点	n	无效	稳定	有效
第1次-第2次	24	3 (12.5)	19 (79.2)	2 (8.3)

续表

测量点	n	无效	稳定	有效
第1次-第3次	13	2 (15.4)	9 (69.2)	2 (15.4)
第1次-第4次	5	1 (20.0)	3 (60.0)	1 (20.0)

表9 病毒载量各时点变化情况（$\bar{x}\pm s$，log/mL）

测量点	n	治疗前	治疗后	t值	P值
第1次-第2次	24	2.1258±.79303	2.1161±.91851	.062	.951
第1次-第3次	13	2.2633±.96680	2.0712±.78035	.842	.416
第1次-第4次	5	2.1954±.75231	2.1763±1.06727	.082	.939

3.7 单项症状体征变化分析 治疗后24个月与治疗前比较，发热、乏力、气短胸闷、自汗、盗汗、腰疼、皮肤瘙痒。皮疹等症状、体征评分均显著下降，其他症状体征无显著变化。见表10。

表10 单项症状体征治疗前后变化情况（$\bar{x}\pm s$）

症状体征		n	治疗前	治疗后	t值	P值
主要症状	发热	36	.61±1.248	.22±.637	1.869	.070
	咳嗽	37	.81±1.198	.49±1.096	1.527	.136
	乏力	52	1.88±1.338	.96±1.154	4.964	.000
	纳呆	38	.74±1.083	.42±.826	1.781	.083
	腹泻	36	.44±.843	.22±.637	1.276	.210
	呕吐	32	.00±.000	.00±.000	-	-
次要症状	气短胸闷	35	.37±.646	.14±.430	2.758	.009
	自汗	35	.40±.651	.09±.284	2.946	.006
	盗汗	35	.40±.651	.09±.284	2.946	.006
	恶心	33	.24±.502	.06±.242	1.789	.083
	脱发	32	.22±.420	.06±.246	1.973	.057
	头疼	37	.27±.652	.19±.462	.829	.413

续表

症状体征		n	治疗前	治疗后	t 值	P 值
次要症状	胸疼	34	.12±.327	.09±.379	.527	.571
	腹胀	35	.23±.547	.11±.404	1.276	.211
	腹疼	37	.30±.571	.19±.462	.892	.378
	肌肉疼	35	.29±.622	.09±.284	1.871	.070
	关节疼	35	.25±.554	.14±.424	1.000	.324
	腰疼	34	.29±.524	.06±.239	2.766	.099
	皮肤瘙痒	36	.39±.766	.14±.424	2.049	.048
	月经失常（女性）	6	.00±.000	.17±.408	-1.000	.363
主要体征	皮疹	37	1.14±1.917	.38±.893	2.807	.008
	黏膜溃疡	32	.28±1.170	.09±.530	.821	.423
	口糜	33	.36±.994	.09±.522	1.359	.184
	疱疹	32	.47±1.344	.00±.000	1.973	.057
	卡波西肉瘤	32	.00±.000	.00±.000	—	—
	淋巴结肿大	34	.00±.000	.18±.716	-1.436	.160

3.8 安全性分析 除血红蛋白显著上升外，其余各项安全性指标治疗后第 24 个月与治疗前相比无显著变化，见表 11。

表 11 安全性指标治疗前后变化情况（$\bar{x}\pm s$）

指标	n	治疗前	治疗后	t 值	P 值
AST	39	37.9564±22.64522	42.1538±33.60572	-.762	.451
ALT	39	40.3846±25.49665	42.7179±32.89133	-.505	.616
Cr	35	66.5054±19.65389	66.7114±20.70795	-.049	.961
Bun	35	5.9131±10.88360	4.3903±1.34900	.811	.423
WBC	36	5.6572±2.05443	5.7128±1.81478	-.121	.904
Hb	36	135.8611±24.44487	150.9167±20.20378	-3.249	.003
Plat	36	188.5278±86.49508	176.0833±60.91323	1.263	.215

4 分析

4.1 临床症状、体征疗效分析 经对入组时即已开展 HAART 联合中药治疗的 370 例患者治疗后第 6、12、24、36 个月进行分析，中医临床症状、体征总积分均较治疗前显著下降，且随治疗时间增加呈持续下降趋势。治疗后 24 个月与治疗前比较，发热、乏力、气短胸闷、自汗、盗汗、腰疼、皮肤瘙痒、恶心、脱发、腹泻、皮疹、肌肉痛、黏膜溃疡、口糜、疱疹、淋巴结肿大等症状、体征评分均显著下降。

4.2 对卡洛夫斯基积分影响的分析 经对入组时即已开展 HAART 联合中药治疗的 370 例患者治疗后第 6、12、24、36 个月进行分析。患者卡洛夫斯基积分均较治疗前显著上升，且随治疗时间增加呈持续上升趋势。

4.3 对体重影响的分析 经对入组时即已开展 HAART 联合中药治疗的 370 例患者治疗后第 6、12、24、36 个月进行分析，治疗后第 6、12、24、36 个月，患者体重均较治疗前显著上升。

4.4 对感冒影响的分析 经对入组时即已开展 HAART 联合中药治疗的 370 例患者治疗后第 6、12、24、36 个月进行分析，治疗后第 6、12、24 个月时，患者每月感冒次数均呈缓慢下降，治疗后第 36 个月，患者每月感冒次数均较治疗前显著下降。

4.5 对 CD_4^+ 影响的分析 经对入组时即已开展 HAART 联合中药治疗的 370 例患者治疗后第 6、12、24、36 个月进行分析。患者 CD_4^+ 计数均较治疗前显著上升。提示中西医结合治疗可有效促进患者免疫重建。

4.6 对病毒载量影响的分析 因检测的例数较少，对比分析困难。370 例患者中仅有 67 例检测 1 次，有 2 次检测数据的 24 例，3 次检测数据的 13 例，4 次检测数据的仅 5 例。阶段检测结果显示患者治疗 36 月后 HIV-VL 一直稳定。

4.7 临床安全性分析 对患者各项安全性指标治疗后第24个月与治疗前相比。除血红蛋白显著上升外，其余各项安全性指标治疗后第24个月与治疗前相比无显著变化。

5 讨论

艾滋病患者在接受抗病毒治疗过程中，易产生如肝毒性、脂肪代谢异常、皮肤瘙痒等毒副作用。影响到治疗的依从性及疗效，甚至导致治疗失败；部分患者治疗后免疫功能恢复不完全，CD_4^+ T淋巴细胞计数上升不理想、停滞，甚至下降，病情控制不理想；潜在的HIV病毒存储库不能完全清除。抗病毒治疗存在的这些问题，目前单纯依靠西药还不能完全解决。临床实践表明，中医药具有减轻抗病毒治疗的毒副作用；对抗病毒治疗后免疫功能恢复不完全者有促进CD_4^+T淋巴细胞计数升高的作用，能够增强治疗效果。中医药的减毒增效作用，对治疗具有积极的意义，但还需要通过规范化的临床方案设计。开展临床验证与评价研究。优化治疗方案，并推广应用。

（出自云南中医中药杂志2011年第32卷10期第15－17页）

益气健脾汤联合高效抗逆转录病毒疗法治疗艾滋病病毒感染者或艾滋病患者43例临床观察

刘翠娥 李秀惠 吴昊 李群辉 闫俊玲 计云霞

（首都医科大学附属北京佑安医院，北京市丰台区右安门外西头条8号，100069）

摘要 **目的** 观察益气健脾汤联合高效抗逆转录病毒疗法（HAART）对艾滋病病毒（HIV）感染者或艾滋病（AIDS）患者临床疗效指标的影响。**方法** 86例患者随机分为治疗组和对照组各43例，治疗组采用益气健脾汤药联合HAART治疗，对照组单纯HAART治疗。观察两组患者治疗前及治疗后6、12个月的CD_4^+计数、症状体征积分、Karnofsky积分及丙氨酸氨基转移酶（ALT）水平，治疗12个月后判断终点事件发生率。**结果** 治疗组5例（11.63%）发生终点事件，对照组为6例（13.95%），两组比较差异无统计学意义（$P>0.05$），两组治疗后6个月及12个月，症状体征积分降低、Karnofsky积分升高（$P<0.05$）；两组症状体征积分、Karnofsky积分治疗后6个月比较差异有统计学意义（$P<0.05$），治疗组优于对照组。两组治疗后6个月和12个月CD_4^+计数均较疗前升高（$P<0.05$）；两组治疗后6个月和12个月同时间比较差异均无统计学意义（$P>0.05$）。治疗后6个月和12个月治疗组ALT降低、对照组ALT升高，与治疗前比较差异有统计学意义（$P<0.05$）；两组治疗后12个月差异有统计学意义（$P<0.01$）。**结论** 益气健脾汤联合HAART治疗HIV感染者和AIDS患者具有改善症状体征、提高生存质量的作用，在减轻肝损伤方面具有优势。

关键词 益气健脾汤；艾滋病；高效联合抗反转录病毒治疗；终点事件

2009年1月至2010年1月，我们采用益气健脾汤联合高效抗反转录病毒疗法（HAART）治疗艾滋病病毒（HIV）感染者或艾滋病（AIDS）患者，观察其临床疗效，并与单纯HAART进行对照研究，现报道如下。

1 临床资料

1.1 诊断标准

西医诊断标准参照《艾滋病诊疗指南》[1]。中医辨证标准参照《中医药治疗艾滋病临床技术方案（试行）》[2]和《中医诊断学》[3]中气虚/脾虚证标准拟定，症见倦怠乏力，神疲懒言，头晕目眩，面色无华，心悸，自汗，舌质稍淡或正常，脉象虚或正常。

1.2 纳入和排除标准

纳入标准：符合以上诊断及辨证标准者；年龄18～65岁；实施HAART治疗超过3个月；CD_4^+计数大于100个/mm^3；患者自愿签署知情同意书，并能保证接受随访。排除标准：合并严重心脏病、活动性肺结核、肝硬化者；有严重精神病史者；合并其他严重机会性感染者；妊娠及哺乳期妇女。

1.3 一般资料

86例患者均来自首都医科大学附属北京佑安医院皮肤

基金项目：北京市中医药科技项目（JJ2008-016）

科门诊，采用随机数字表法分为治疗组和对照组各43例。治疗组男36例，女7例；年龄19～60岁，平均（33.21±10.98）岁；病程1.0～8.5年，平均（4.02±2.12）年；体重（64.70±7.39）kg；CD_4^+计数平均（259.33±143.78）个/mm³；卡诺夫斯基积分[4]。（89.14±4.86）分；症状和体征积分[2]（7.98±3.78）分。对照组男37例，女6例；年龄20～55岁，平均（32.19±12.20）岁；病程1.5～9.0年，平均（4.27±1.93）年；体重（63.25±8.41）kg；CD_4^+计数（250.26±142.74）个/mm³；卡诺夫斯基积分（87.81±6.16）分；症状和体征积分（7.37±4.52）分。两组患者一般资料比较差异无统计学意义（P>0.05），具有可比性。

2 方法

2.1 治疗方法

治疗组给予益气健脾中药联合HAART[5]，对照组给予单纯HAART。

HAART用药方案：齐多夫定片（AZT，每片200mg，东北制药总厂，批号H20020324）每次200mg，每日2次；或司他夫定（D4T，每片15mg，上海迪赛诺生物医药有限公司，批号H20050839）每次30mg，每日2次；拉米夫定（3TC，每片300mg，葛兰素史克制药有限公司，批号H20090626）每次300mg，每日1次；依非韦伦［EFV，每片600mg，Merck Sharpe Dohme（Australia）Pty. Ltd，批号H20080218］每次600mg，每晚1次。益气健脾汤组成：黄芪30g，党参15g，白术10g，山药15g等，由我院煎药室统一煎制，每剂药物煎制成2袋（真空包装），每袋150ml，每日早、晚各1袋。两组患者疗程均为12个月。

2.2 观察指标和方法

2.2.1 终点事件发生率 终点事件指死亡和严重的机会性感染，如肺孢子菌肺炎、活动性肺结核、肿瘤、中枢神经系统感染等。

2.2.2 临床症状体征积分 参照文献[2]方法。主要症状包括发热、乏力、纳呆、腹泻、呕吐、气短、自汗；次要症状包括盗汗、恶心、脱发、腹痛腹胀、腰痛；主要体征包括皮疹、口腔溃疡、淋巴结肿大。每月访视并详细记录症状体征。

2.2.3 CD_4^+T细胞计数及丙氨酸氨基转移酶（ALT）水平 于治疗前及治疗后6个月、12个月各检测1次。

2.2.4 卡诺夫斯基积分 参照文献[4]方法，用于评价患者生存质量。

2.3 统计学方法

采用SPSS 13.0统计软件进行统计分析。计量资料以均数±标准差（$\bar{x}±s$）表示，采用t检验，计数资料采用秩和检验。

3 结果

3.1 终点事件发生率

治疗组5例发生终点事件，发生率为11.63%；对照组6例发生终点事件，发生率为13.95%，两组比较差异无统计学意义（P>0.05）。

3.2 两组患者治疗前后症状 体征积分、卡诺夫斯基积分、CD_4^+计数和ALT比较

表1 两组患者治疗前后症状体征积分、卡诺夫斯基积分、CD_4^+计数及ALT比较（$\bar{x}±s$）

组别	时间	例数	症状体征积分（分）	卡若夫基积分（分）	CD_4^+计数（个/mm³）	ALT（U/L）
治疗组	治疗前	43	7.98±3.78	89.14±4.86	259.33±143.78	34.09±24.95
	治疗6个月后	43	4.65±3.05*	91.27±4.89*	316.58±129.61*	29.61±14.25*
	治疗12个月后	43	3.16±2.60*	94.07±15.09*	325.72±127.48*	27.02±11.35*
对照组	治疗前	43	7.37±4.52	87.81±6.16	250.26±142.74	30.81±15.52
	治疗6个月后	43	5.58±2.64*△	88.53±4.46*△	299.65±123.41*	33.61±10.02*
	治疗12个月后	43	3.77±2.35*	90.47±14.67*	306.05±110.85*	34.70±10.13*△△

表1示，两组治疗6个月及12个月后，症状体征积分降低、卡诺夫斯基积分升高，与治疗前比较差异有统计学意义（P<0.05）；两组症状体征积分、卡诺夫斯基积分治疗6个月后比较差异有统计学意义（P<0.05），治疗组优于对照组，治疗12个月后两组比较差异无统计学意义（P>0.05）。两组治疗6个月和12个月后CD_4^+计数均较疗前升高（P<0.05）；两组治疗后6个月和12个月后同时间比较差异均无统计学意义（P>0.05）。治疗后6个月和12个月后，治疗组ALT降低，对照组ALT升高，与治疗前比较差异有统计学意义（P<0.05）；两组治疗6个月后比较差异无统计学意义（P>0.05），治疗12个月后差异有统计学意义（P<0.01）。

4 讨论

AIDS是由HIV感染引起的获得性免疫缺陷综合征，中医对AIDS的认识目前尚未统一，但从其证候表现来看，一是正气始虚尚能抗邪，免疫功能正常或轻度低下引起的非特异性症状；二是正气大虚，免疫功能逐渐崩溃而出现的体质虚衰、高度消瘦、咳喘发热、顽固腹泻等脾肺肾虚损

症状，故治疗应以补益为主兼驱邪。脾为后天之本，气血生化之源，主运化升清，脾气虚弱，健运失司，不能升清降浊，气血乏源，统摄无力，故可见临床诸症，故益气健脾是治疗AIDS的基本法则之一。

益气健脾汤主要由黄芪、党参、白术、山药等药物组成。黄芪味甘，性微温，具补气固表、利尿托毒排脓、敛疮生肌之功，可益元气壮脾胃，补诸虚不足；黄芪主要活性成分是黄芪多糖、黄芪皂苷、黄芪黄酮类等化学成分；其中黄芪多糖对免疫系统有多方面的作用，可增加淋巴系统和骨髓中干细胞的数量，促进这些干细胞转化为有活性的免疫细胞，对提高正常小鼠巨噬细胞的吞噬功能、自然杀伤细胞（NK）的活性、促进抗体形成及T细胞等免疫细胞的分化成熟等有显著作用，小量黄芪多糖即有逆转环磷酰胺免疫抑制的作用，具有增强机体免疫的作用；黄芪黄酮可使氢化考的松致免疫功能低下模型鼠的细胞免疫功能恢复至正常水平[6-8]。党参味甘性平，归脾、肺经，主治脾弱食少、肺虚咳喘、便溏等症；党参多糖能明显增强实验动物的细胞免疫，党参水煎液促进Con-A活化小鼠脾淋巴细胞DNA合成；而党参醇提物对正常小鼠免疫增强作用不明显，但对环磷酰胺所致免疫抑制小鼠能增加其淋巴细胞作用，党参多糖成分具有良好的促进机体非特异性免疫及T细胞免疫的作用[9-10]。山药具有益气健脾、补益肺肾等功效，山药多糖可提高外周血T细胞增殖、NK细胞活性，促进淋巴细胞转化，增加血清IgG[11-12]。白术具健脾益气、燥湿利水之功效，常用于脾虚食少、腹胀泄泻等症，Lee等研究发现，白术能刺激Th1型淋巴细胞增殖、产生抗体、调节免疫反应。诸药合用共奏益气健脾扶正之功，增强免疫功能。本研究显示，HAART联合益气健脾汤治疗可明显改善症状体征、提高生存质量，而且在保护肝功能方面也初显优势，治疗6个月时，作用尚不明显，随着治疗时间的延长，降低ALT作用愈加明显。由于本研究样本量有限、观察时间短，研究结果可能有一定局限性，尚需进一步深入研究。

参考文献（略）

（出自中医杂志2013年第54卷19期第1657-1659页）

艾可清胶囊对高效抗病毒逆转录疗法的增效减毒作用

马伯艳[1]　符林春[1]　蔡卫平[2]　陈谐捷[2]　胡英杰[1]　谭行华[2]

(1. 广州中医药大学热带医学研究所，广东广州　510405；
2. 广州市第八人民医院感染科，广东广州　510060)

摘要　目的：通过对7例接受高效抗病毒逆转录疗法（HAART）的人类免疫缺陷病毒/艾滋病（HIV/AIDS）患者加用艾可清胶囊进行治疗的临床观察，考察中药复方制剂艾可清胶囊辅助HAART治疗增效减毒作用。方法：7例HIV/AIDS患者在进行HAART治疗的同时加用中药艾可清胶囊，分别在治疗前、治疗后3个月和治疗后6个月记录症状体征积分（积分1）、症状舌脉积分（积分2）、体重，生存质量（卡洛夫斯基积分，Karnovsky Score），并检测HIVRNA定量、T淋巴细胞亚群、血常规、谷丙转氨酶（ALT）、谷草转氨酶（AST）。结果：治疗6个月后，患者HIV复制得到有效控制；CD_4^+、CD_8^+、CD_4^+/CD_8^+在加用艾可清胶囊后3个月及6个月均较疗前升高，其中CD_4^+细胞计数与CD_4^+/CD_8^+在治疗6个月时与治疗前比较分别为$P<0.01$、$P<0.05$；CD_4^+/CD_8^+疗后6个月与疗后3个月相比$P<0.05$。患者的积分1、积分2明显下降（$P<0.05$）、血常规及肝功能有改善的趋势。结论：艾可清胶囊显示出与实验室研究结果相符的对HAART疗法增效减毒的作用。

关键词　人类免疫缺陷病/艾滋病；临床观察；艾可清；高效抗病毒逆转录疗法；增效减毒

高效抗病毒逆转录疗法（HAART）是目前公认的对人类免疫缺陷病毒/艾滋病（HIV/AIDS）患者最为有效的治疗方案，可有效地抑制患者体内HIV复制，促进免疫重建，减少机会性感染的发生，从而延长患者生存期，降低死亡

基金项目：教育部科学技术研究重点项目（02109）；广东省科技计划资助项目（2003C33904）；广东省中医药管理局助项目（203105）；广州市卫生局科研重点项目资助（2004）；广州中医药大学博士后科技基金资助项目（2005）

率。然而HAART高昂的价格、严重的毒副作用以及耐药等问题仍是无法攻克的难题，因此，中医药以其独特优势成为目前备受关注及研究的热点之一。

自2004年广州第八人民医院艾滋病专科联合广州中医药大学热带医学研究所开展了高效抗病毒逆转录疗法（HAART）辅以中药复方制剂艾可清胶囊（曾用名"抗艾灵"）治疗人类免疫缺陷病毒/艾滋病（HIV/AIDS）的临床工作，取得较好疗效。现将部分临床观察结果报告如下：

1 资料与方法

1.1 一般资料 所有病例来自广州第八人民医院艾滋病专科2004年11月至2005年10月间住院及门诊接受HAART治疗的患者，其中住院3例，门诊8例；所有入选患者均未经其他抗HIV/AIDS中药治疗。最初入选病例11例，其中1例由于自行服用其他药物引起皮疹而脱落，1例由于未按时复诊而脱落，2例均为门诊患者，最终进入统计共9例患者。其中男6例，女3例，男、女比例为2：1。年龄最小24岁，最大40岁，平均34.8岁。体重最轻42Kg，最重78 kg，平均（55.4 ± 12.61）kg。经性（同性或/和异性）感染者5例，占55.6%，经吸毒感染者2例，占22.2%，混合或不明感染者2例，占22.2%。4例次合并病毒性肝炎（乙型或/和丙型），3例次曾有结核分枝杆菌感染，入组时均已完成抗痨治疗。4例患者治疗前血常规（主要监测白细胞计数、淋巴细胞绝对值、血红蛋白及血小板计数）异常，占总人数的44.4%，其中白细胞计数低于正常范围者1人次，淋巴细胞绝对值低于正常范围者2人次，血红蛋白低于正常范围者2人次，血小板计数低于正常范围者1人次。治疗前肝功能（主要检测谷丙转氨酶和谷草转氨酶）检测2人异常，占观察病例的22.2%。9例患者全部完成3个月的治疗（1个疗程），其中7例完成6个月（2个疗程），4例完成9个月（3个疗程），3例服药超过一年，并在继续服用。本文仅对加服艾可清胶囊2个疗程的病例进行初步统计分析。

1.2 诊断标准 西医诊断标准：按1993年美国疾病控制中心（CDC）发布的AIDS诊断标准[1]。中医诊断标准：2004年国家标准的《中医药临床治疗艾滋病技术方案（试行）》中AIDS发病期的相关诊断标准[2]。

1.3 病例纳入标准 符合西医诊断标准与中医辨证标准者；年龄在18-60岁，正在接受HAABT治疗，但未见活动性机会性感染，自愿服用中成药的HIV/AIDS男、女患者；患者入组前3个月内未接受其他抗HIV/AIDS中药治疗；知情同意者。

1.4 排除病例标准 孕妇，哺乳妇女；伴有严重的心、肝、肾功能障碍及其他重要器官障碍者；患有严重神经或精神疾患；活动性机会感染，应该先进行抗机会性感染治疗；近期应用过或治疗期间使用过有可能给本研究造成矛盾结果的药物；不能按规定用药，资料无法判定疗效；卡波济氏肉瘤以外的其他恶性肿瘤。

1.5 脱落病例规定 受试者依从性差的病例；自动中途换药或加用此方案禁止使用的中西药物者；因各种原因不能坚持治疗而中止试验，或因故不能完成全部检验观察项目，影响疗效判断者。

2 方法

2.1 HAART治疗方案 7例患者的治疗方案均为2个核苷类逆转录酶抑制剂联合1个非核苷类逆转录酶抑制剂。

2.2 艾可清治疗 中药复方制剂艾可清胶囊（专利申请中，专利申请号：200610123956.6）由广州中医药大学热带医学研究所提供。所有患者在维持各自HAART治疗基础上加服艾可清胶囊，每次6粒，每日3次。3个月为1个疗程。

2.3 观测指标

2.3.1 实验室检测指标 治疗前、治疗后3个月、6个月分别进行血浆HIV RNA定量检测、外周血T淋巴细胞亚群（CD_4^+，CD_8^+，CD_4^+/CD_8^+）检测、血常规及血生化检测。

2.3.2 中医证候观测指标 参照国家中医管理局2004年颁布的《5省中医药治疗艾滋病项目临床技术方案（试行）》[3]中症状、体征评价标准。将症状得分与体征得分相加的得分（计为积分1）和症状得分与舌脉得分相加的得分（计为积分2）作为中医辨证测定指标。

2.3.3 生存质量及体重 采用卡洛夫斯基积分（Karnovsky Score）评定生存质量[3]。

2.3.4 统计分析 数据以（$x \pm s$）表示，使用SPSS 11.0软件包进行相应显著性检验。

3 治疗结果

7例患者加服艾可清胶囊6个月后各项指标变化情况。见表1~4。

表1 治疗后血浆HIV RNA变化情况

（$x \pm s$, n = 7）（copies/mL）

Table 1 The change of plasma HIV viral load after the treatment（$x \pm s$, n = 7）（copies/mL）

组别	病毒载量
加服艾可清胶囊前	1 215.71 ± 1 779.04
加服3个月	1 383.14 ± 3 291.40
加服6个月	51.00 ± 265

表 2 治疗后 T 淋巴细胞亚群变化情况（x ± s, n = 7）（cells/mL）
Table 2 The changes of CD_4^+, CD_8^+ cell count after the treatment (x ± s, n = 7) (cells/mL)

组别	CD_4^+	CD_8^+	CD_4^+/CD_8^+
加服艾可清胶囊前	145.43 ± 103.84	640.43 ± 833.29	0.24 ± 0.15
加服 3 个月	181.86 ± 87.74	777.14 ± 327.03	0.26 ± 0.16
加服 6 个月	237.86 ± 94.69[1]	833.29 ± 365.33	0.36 ± 0.23[1,3]

注：加服 6 个月与加服前相比较，1) $P < 0.05$，2) $P < 0.01$；加服 6 个月与加服 3 个月相比较，3) $P < 0.05$，4) $P < 0.01$；加服 3 个月与加服前相比较，5) $P < 0.05$；（下同）

表 3 治疗后证候体征积分、卡洛夫斯基积分、体重变化情况（x ± s, n = 7）
Table 3 The changes of scores of symptoms and signs Karnovsky Score and body weight after the treatment (x ± s, n = 7)

组别	积分 1（分）	积分 2（分）	卡洛夫斯基积分	体重（kg）
加服艾可清胶囊前	8.86 ± 7.66	12.86 ± 7.99	84.29 ± 13.94	595.20 ± 13.29
加服 3 个月	3.43 ± 2.37[5]	7.00 ± 2.08[5]	89.29 ± 11.70	60.43 ± 13.48
加服 6 个月	3.29 ± 2.93[1]	4.86 ± 2.27[1,3]	90.00 ± 9.57	61.50 ± 13.84

表 4 治疗后血常规、肝功能变化情况（x ± s, n = 7）
Table 4 The changes of blood test and liver function after the treatment (x ± s, n = 7)

组别	白细胞（×10⁹/L）	淋巴细胞绝对值	血红蛋白（g/L）	血小板（×10⁹/L）	谷草转氨酶（U/L）	谷丙转氨酶（U/L）
加服艾可清胶囊前	5.10 ± 2.10	1.34 ± 0.665	128.61 ± 16.85	208.79 ± 77.34	33.43 ± 17.03	31.57 ± 16.72
加服 3 个月	6.04 ± 1.89	1.32 ± 0.44	120.07 ± 14.19	200.29 ± 60.33	43.29 ± 13.87	48.86 ± 28.22
加服 6 个月	5.60 ± 2.36	1.62 ± 0.58[1,3]	139.00 ± 14.19	210.00 ± 57.39	28.43 ± 7.81[3]	33.29 ± 15.11

上述数据表明：1) 加用艾可清胶囊后，患者的血浆病毒载量下降；CD_4^+、CD_8^+ 细胞计数及 CD_4^+/CD_8^+ 上升，以加用艾可清 6 个月后 CD_4^+ 和 CD_4^+/CD_8^+ 上升更明显 $P < 0.05$；患者的症状、体征得分降低 $P < 0.05$；卡洛夫斯基积分及体重虽然随用药时间的延长有所改善，但无统计学意义；2) 患者的血常规各项指标在加用艾可清胶囊 6 个月后较加用 3 个月有所改善，其中淋巴细胞增加有统计学意义；转氨酶值在加用艾可清 3 个月后有所升高，与其中 2 例合并病毒性肝炎患者肝功变化有关，继续服用艾可清至 6 个月转氨酶恢复正常，其中谷草转氨酶值与加用艾可清 3 个月时比较有差异。

4 讨论

HAART 是目前治疗 HIV/AIDS 最有效的治疗方案，但该疗法除了价格昂贵外，其明显的毒副作用也是不容忽视的问题。严重的可出现持续贫血、外周神经炎、胰腺炎、肝炎、过敏反应、脂代谢紊乱等，这些都将极大影响患者服药的依从性而影响疗效，甚至导致耐药的发生。尤其在我国目前免费艾滋病治疗药物种类有限。可供选择的治疗组合不多的情况下，如何减轻 HARRT 的不良反应、提高依从性尤为重要。

艾可清胶囊是在长期、大量的实验室研究及临床观察的基础上，精选出淫羊藿、虎杖、黄芪、甘草等中药，根据中医理论组成了具有补益气血、滋肾养肝、活血解毒功效的中药复方制剂。相关课题的实验研究结果显示，艾可清胶囊可以明显促进 S_{IV} 猴胸腺、脾等免疫器官结构及功能恢复，对 S_{IV} 猴腹泻、体重下降等症状有明显改善作用（文章待发表）。

本次临床观察的结果显示，艾可清胶囊与 HAART 联合应用，患者 HIV 病毒复制得以控制、免疫功能得以逐渐恢复的同时，患者的症状体征积分及中医证候体征积分的下降。说明艾可清胶囊可以减轻由 HAART 治疗引起的不良反应。

虽然由于联合 HAART 治疗患者因为 HAART 以及相应二级预防药物的应用，使得中药安全性评价存在一定难度，但本次观察所得的结果在一定程度上验证了艾可清胶囊在 SIV 猴的实验中得到的对 HAART 疗法的增效减毒作用。

参考文献（略）

（出自中国实验方剂学杂志 2007 年第 13 卷 8 期第 60 - 63 页）

中医辨证联合HAART疗法治疗HIV/AIDS临床观察

张爱民 谭行华 岑玉文 倪仁芳 陈铿 陈明 王淑梅 谢敏 贾卫东

（广东省广州市第八人民医院中西医结合科，广东广州 510060）

摘要 目的 观察中医辨证联合HAAW疗法治疗艾滋病感染者和患者（HIV/AIDS）的临床疗效。方法 选择符合入选标准的HIV/AIDS患者63例，随机分成3组。中药组20例，采用中医辨证治疗；中西医结合组22例，采用中医辨证联合HAART疗法治疗；西药组21例，单用HAART疗法治疗。记录治疗前后各组患者症状体征积分、卡洛夫斯基积分及CD_4^+细胞计数、HIV-RNA载量，并进行比较。结果 治疗后，中西医结合组、西药组CD_4^+细胞计数、HIV-RNA载量及卡洛夫斯基积分明显好转，与治疗前及中药组治疗后比较差异均有统计学意义（$P<0.05$）；中药组CD_4^+细胞计数、卡洛夫斯基积分治疗后好转，但与治疗前比较差异无统计学意义（$P>0.05$），HIV-RNA载量较前上升。治疗后3组症状、体征较治疗前均有好转，但3组有效率差异无统计学意义（$P>0.05$）。结论 中医辨证联合HAART疗法较单纯中药或单纯HAART疗法能更有效地提高HIV AIDS患者细胞免疫功能，降低HIV-RNA载量，改善患者症状体征，提高生活质量。

关键词 HIV感染；获得性免疫缺陷综合征；抗病毒药；抗逆转录病毒治疗，高效；辨证施治

艾滋病（acquired immunodificiency syndrome，AIDS）又称获得性免疫缺陷综合征，由人类免疫缺陷病毒（HIV）感染引起，是人类医学史上最大规模的流行病，传染性强，病死率高，给整个社会秩序和经济发展带来巨大的负面影响。为进一步探索HIV/AIDS的治疗方法，广东省广州市第八人民医院多年来一直从事中医药的临床治疗研究。本课题对中药组、中西医结合组、西药组3种不同治疗方法治疗HIV/AIDS进行研究，现报告如下。

1 资料与方法
1.1 病例选择
1.1.1 诊断标准 参照2001年修订的国家标准《HIV/AIDS的诊断标准和处理原则》[1]。

1.1.2 研究对象 均为2005-04—2006-09在广东省广州市第八人民医院经广州市疾病预防控制中心（CDC）确诊为HIV感染者及AIDS患者。选择符合诊断标准的患者共63例，随机分成3组。中药组20例，其中男14例，女6例；年龄最小23岁，最大72岁；性传播途径8例，血液（输血）感染2例，静脉吸毒7例，不明原因感染3例；无症状感染期4例。艾滋病期16例。中西医结合组22例。其中男16例，女6例；年龄最小24岁，最大74岁；性传播途径9例，血液（输血）感染3例，静脉吸毒8例，不明原因感染2例；无症状感染期5例，艾滋病期17例。西药组21例，其中男13例，女8例；年龄最小25岁，最大73岁；性传播途径10例，血液（输血）感染2例，静脉吸毒6例，不明原因感染3例；无症状感染期4例，艾滋病期17例。3组一般资料比较差异无统计学意义（$P>0.05$），具有可比性。

1.1.3 中医辨证分型[1] 气血双亏型16例，肝郁气滞火旺型6例，热毒内蕴、痰热壅肺型10例，气阴两虚、肺肾不足13例，气虚血瘀、邪毒壅滞型13例，肝经风火、湿毒蕴结型2例。气郁痰阻、瘀血内停型1例，脾肾亏虚、湿邪阻滞型2例。

1.2 治疗方法 所有患者均给予西药常规对症治疗。
1.2.1 中药组 按照中医辨证分型治疗。

1.2.1.1 气血双亏型 予八珍汤或归脾汤加减：红参30g，白术15g，白茯苓15g，当归15g，白芍药15g，熟地黄15g，炙甘草5g。

1.2.1.2 肝郁气滞火旺型 予柴胡疏肝散加减：陈皮15g，柴胡10g，川芎，香附15g，枳壳15g 白芍药15g，炙甘草5g。

1.2.1.3 热毒内蕴，痰热壅肺型 予清金化痰汤合麻杏石甘汤加减：法半夏15g，杏仁15g，陈皮15g 瓜蒌仁15g，黄芩15g，枳实15g，茯苓15g，炙麻黄8g，生石膏60g，生甘草5g。

1.2.1.4 气阴两虚，肺肾不足型 予生脉散合百合固金汤加减：红参30g，麦门冬15g，五味子15g，熟地黄15g，百合15g，炙甘草5g，生地黄15g，川贝母15g，白芍药15g，玄参15g，桔梗10g。

1.2.1.5 气虚血瘀，邪毒壅滞型 予补中益气汤合血府逐瘀汤加减：黄芪30g，桃仁15g，红花15g，当归15g，生地黄15g，川芎15g，牛膝15g，桔梗10g，枳壳15g，炙

甘草5g，红参30g，陈皮15g，升麻10g，柴胡10g，白术15g。

1.2.1.6 肝经风火，湿毒蕴结型 予龙胆泻肝汤加减：龙胆草15g，黄芩15g，栀子15g，泽泻15g，车前子15g，当归10g，生地黄15g，柴胡15g，生甘草15g，白鲜皮15g，地肤子15g。

1.2.1.7 气郁痰阻，瘀血内停型 予消瘰丸合逍遥散加减：海藻15g，昆布15g，牡蛎30g，玄参15g，法半夏15g，陈皮15g，连翘15g，浙贝母15g，川芎15g，茯苓15g，桔梗10g，当归10g，柴胡10g，白术15g，白芍药15g。

1.2.1.8 脾肾亏虚，湿邪阻滞型 予参苓白术散加减：党参30g，白术15g，茯苓15g，桔梗10g，砂仁10g，白扁豆15g，山药30g，薏苡仁30g，黄连10g。

以上诸方每日1剂，每日2次，水煎服。疗程6个月。

1.2.2 中西医结合组 在中医辨证治疗的基础上加用高效抗逆转录病毒疗法（highly active arti-retroviral therapy，HAART）。即采用2种核苷类似物加1种非核苷类似药口服：齐多呋啶300mg，1日2次口服；拉米呋啶300mg，1日2次口服；奈韦拉平前14日200mg，1日1次口服，14日后改为200mg，1日2次口服；施多宁600mg，1日1次临睡前口服。根据患者病情选择并调整用药。HAART疗法疗程均为终生，临床观察时间从治疗前至开始HAART疗法治疗后6个月止。

1.2.3 西药组 单用HAART疗法。方法同中西医结合组。

1.3 观察指标 观察3组患者治疗前后症状体征、免疫功能、病毒载量、卡洛夫斯基积分的变化：①症状、体征改善：根据自行制定症状体征积分表计分。有效：治疗后中医临床证候总积分较治疗前下降>1/3者；稳定：治疗后中医临床证候总积分较治疗前下降>1/3者。②免疫细胞计数：采用流式细胞仪绝对计数。③病毒载量定量检测：采用定量RT-PCR方法检测血浆中HIV-RNA载量。④治疗前后卡洛夫斯基积分变化情况：按卡洛夫斯基积分表[2]计分。

1.4 统计学方法 计量资料用均数±标准差（$\bar{x}\pm s$）表示，采用t检验；计数资料用x^2检验。

2 结果

2.1 3组疗程完成情况疗程中中药组死亡1例，中西医结合组脱落2例，西药组脱落1例，共有59例完成疗程。

2.2 3组治疗前后症状、体征积分情况见表1。

表1 3组治疗前后症状、体征积分情况例（%）

组别	n	有效	稳定	无效
中药组	19	14（73.7）	0	5（26.3）
中西医结合组	20	16（80.0）	2（10.0）	2（10.0）
西药组	20	13（65.0）	2（10.0）	5（25.0）

与中药组、中西医结合组比较，*$P>0.05$

由表1可见，中西医结合组有效率高于西药组和中药组，但差异无统计学意义（$P>0.05$）。

2.3 3组治疗前后CD_4^+细胞计数变化比较见表2。

表2 3组治疗前后CD_4^+细胞计数变化比较 cells/μL，$\bar{x}\pm s$

组别	n	治疗前	治疗后
中药组	18	255.76±131.43	268.97±156.41*
中西医结合组	20	247.94±143.56	349.35±186.36*△
西药组	19	251.26±27.43	343.68±194.22△☆

与本组治疗前比较，*$P<0.01$；与中药治疗后比较，△$P<0.01$；与中西医结合组治疗后比较，☆$P>0.05$

由表2可见，治疗后3组CD_4^+细胞计数水平均较前上升，与治疗前比较差异有统计学意义（$P<0.01$）。中西医结合组及西药组较中药组上升明显，与中药组比较差异有统计学意义（$P<0.01$）。但中西医结合组与西药组比较差异无统计学意义（$P>0.05$）。

2.4 3组治疗前后HIV-RNA载量变化比较见表3。

表3 3组治疗前后HIV-RNA计数变化比较 拷贝/mL，$\bar{x}\pm s$

组别	n	治疗前	治疗后
中药组	17	2394.61±1843.47	3072.24±2482.68
中西医结合组	19	2403.29±1652.18	501.17±253.76*△
西药组	18	2411.36±1355.65	494.5±247.32*△☆

与本组治疗前比较，*$P<0.01$；与中药组治疗后比较，△$P<0.01$；与中-西医结合组治疗后比较，☆$P>0.05$

由表3可见，治疗后病毒载量中药组无明显下降，中西医结合组和西药组均明显下降，较治疗前、中药组比较差异有统计学意义（$P<0.01$）。但中西医结合组和西药组比较差异无统计学意义（$P>0.05$）。

2.5 3组治疗前后卡洛夫斯基积分情况见表4。

表4 3组治疗前后卡洛夫斯基积分情况。$\bar{x}\pm s$

组别	n	治疗前	治疗后
中药组	19	81.36±17.23	83.43±13.08
中西医结合组	20	81.11±13.04	92.12±11.27*△
西药组	20	82.36±15.61	93.50±16.09*△☆

与本组治疗前比较，*$P<0.01$；与中药组治疗后比较，△$P<0.01$；与中西医结合组治疗后比较，☆$P>0.05$

由表4可见，治疗后卡洛夫斯基积分中药组无明显回升，西药组、中西医结合组均显著回升，与治疗前、中药组比较差异有统计学意义（$P<0.01$），但中西医结合组和西药组比较差异无统计学意义（$P>0.05$）。

3 讨论

HIV感染人体后主要的免疫病理改变为CD_4^+细胞数量

不断减少、CD_4^+细胞免疫功能缺失，包括白细胞介素-2产生的减少和丧失对特异性抗原的反应活化能力。AIDS的患者，其CD_4^+细胞丧失了对所有刺激原的活化反应能力。AIDS治疗原则为杀灭或抑制HIV，抗机会性感染，抗相关肿瘤，增强机体免疫功能。HAART是1-2种逆转录酶抑制剂与1种蛋白酶抑制剂联合应用的简称，俗称"鸡尾酒疗法"，可以大幅降低血浆病毒载量，使HIV相关并发症明显下降，机会性感染发病率明显减低。但是抗病毒治疗后患者长期代谢紊乱，且由于细胞半衰期长（记忆CD^+T细胞）、病毒突变、病毒重组而产生药物耐药，以至感染者体内的HIV病毒不能清除，一旦停药，病毒载量很快大幅攀升。目前我国生产的5种抗HIV化学药物毒副作用大。患者难以坚持服药[3]。

中医中药治疗艾滋病已有近20年历史。中国中医研究院援助坦桑尼亚的专家用中医中药治疗了上万例艾滋病人和感染者，在大量实践中探讨了中医清热解毒、补益气血法、补中益气法、健脾补肾法、活血化瘀法、益气养阴法等治疗艾滋病的效果。中国中医研究院及其他地区的专家对以扶正祛邪治则组成的中药复方中研Ⅰ号、中研Ⅱ号、克艾可、艾灵一号等多种中药复方及180多种中草药进行了研究，证实中药能改善艾滋病患者的症状、体征，促进淋巴结中淋巴细胞的激活与增生，提高机体免疫功能，降低病毒载量[4,5]。吕维柏[6]运用新世纪康保（主要成分含硒海藻多糖和甘草酸）治疗43例艾滋病患者6个月，取得良好疗效。还有黄连粉针剂、艾通（主要成分为黄芪、丹参等）、艾泰定（主要成分为人参、冬虫夏草、甘草、天花粉、柴胡、板蓝根、紫金皮、地消等）、中研1号（主要成分为黄芩、黄芪、冬虫夏草、甘草）等复方制剂对HIV均有不同程度的抑制作用[7-9,4,10]。艾滋病具有发病广、病情重、症状相似、传染性强、易于流行的特点，属中医疫病范畴。正如《素问·刺法论》所说："五疫之至，皆相染易，无问大小，病状相似。"艾滋病的发生，其外因是感染温邪淫毒HIV，损伤机体；内因是正气受损，气血亏虚。其基本病机是温邪淫毒循经、血液乘虚而入，伏于血络，内舍营分，热陷营血，气血失和，脏腑功能失调所致。病属本虚标实。在感染艾滋病病毒的前提下，若摄生不慎、恣情纵欲；或气候骤变，感受外邪；或劳心劳神，损伤脏腑；或毒力太强等诸多因素，均可成为诱因，导致各种机会性感染出现而发病。但若正气足，机体适应性强，可与病毒处于共存状态，延迟发病。可见精气亏虚、元气不足是发病的主要内因；疫毒致元气损伤是其主要病机。病程越长，邪毒越盛，精气亏虚越重。这为确立艾滋病中医扶正培元、解毒逐邪的治疗思路提供了理论依据。扶正祛邪是中医的基本治疗原则。扶正祛邪中药除了具有抗病毒作用外，还能保护机体的免疫功能，维持内环境的稳定。与单一化合物分子相比，更能给机体自我修复提供时间和空间[3]。中西医结合治疗即在用高效抗病毒药物抑制HIV病毒复制的同时，根据患者的证候表现，从中医辨证的角度进行对症治疗。在根据患者症状体征进行辨证治疗时，始终注意扶正祛邪，在解毒逐邪的基础上扶正培元，使中医辨证治疗与抗病毒西药结合，充分发挥中医中药整体调节及西医强效抗病毒治疗的优势[11]。根据上述理论采用3种不同方法治疗HIV/AIDS。实验结果证实：采用中医辨证联合HAART疗法治疗HIV/AIDS临床疗效优于中药组和西药组。即中西医结合治疗比单用中医辨证治疗能更有效地抑制病毒复制，提高CD_4^+细胞水平，提高卡洛夫斯基分值，比单用西药能更好地改善患者的临床症状、体征，从而提高患者的生存质量。

参考文献（略）

（出自河北中医2007年第29卷10期第874-877页）

中西医结合疗法改善艾滋病合并肺部感染患者中医症候的随机对照研究

岑玉文[1] 谭行华[1] 张坚生[1] 周桂琴[2] 万钢[2] 徐立然[3] 屈冰[4] 孙丽君[5] 蒙志好[6] 陈志海[2]

（1. 广州市第八人民医院，广东广州510060；2. 首都医科大学附属北京地坛医院，北京100011；3. 河南中医学院第一附属医院，河南郑州450000；4. 河南省中医药研究院，河南郑州450004；5. 北京佑安医院，北京100069；6. 广西壮族自治区龙潭医院，广西柳州545005）

摘要 目的：为提高疗效，发挥中医药治疗优势，观察比较中西医结合治疗与单纯西医治疗对艾滋病合并肺部感染患者中医症状的影响。方法：采用多中心、分层随机、平行对照的方法，对164例艾滋病合并肺部感染的住院患者分别进行

中西医结合疗法改善艾滋病合并肺部感染患者中医症候的随机对照研究

中西医结合治疗和纯西医治疗。参照《中药新药临床研究指导原则》及《11省中医药治疗艾滋病项目临床技术方案（试行）》设计中医症候调查问卷。比较2组治疗方案对中医症状改善的作用。结果：2组病例治疗前基线资料经一致性分析无统计学意义，治疗第28天，中西医结合治疗组中医症候疗效愈显率和无效率分别为44.55%，55.45%，对照组则分别为20.00%，80.00%，经卡方检验中西医结合治疗组症候治愈率和显效率优于纯西医治疗组（$P<0.05$），运用广义估计方程对不同访视点2组病例中医症状进行重复测量，结果显示对于但热不寒、头痛2种症状的治疗缓解率中西医结合组优于纯西医组（$P=0.022$）。结论：中西医结合疗法在改善艾滋病合并肺部感染患者的临床症状方面优于单纯西医治疗，尤其对于缓解发热（但热不寒）和头痛2个主要症状上具有明显优势。

关键词 艾滋病；肺部感染；中西医结合疗法

肺部机会性感染是艾滋病发病期最常见的合并症，研究表明，在资源匮乏地区发病期艾滋病病人的肺部感染主要由细菌、分支杆菌、真菌、病毒或原虫引起[1]。我国艾滋病患者常常出现肺部混合感染，临床表现不典型，病情复杂，治疗困难，病死率较高，中医药在防治艾滋病合并肺部感染临床中可以发挥较好的治疗作用，显示了较好的疗效[2]。为了评价中西医联合治疗艾滋病肺部感染的疗效，形成中西医诊疗方案，2009年10月-2011年3月，北京地坛医院联合广州市第八人民医院、河南省中医药研究院、佑安医院等多家医院，对中西医结合治疗艾滋病合并肺部感染的有效性进行临床研究。

1 材料

1.1 一般资料

筛选入组病例总数187例，主要来自北京地坛医院、河南中医学院第一附属医院、河南省中医药研究院、广州市第八人民医院、北京佑安医院、广西壮族自治区龙潭医院，剔除不符合研究方案病例34例，符合方案病例164例纳入分析。

1.2 诊断标准

临床诊断符合中华医学会传染病分会2004年制定诊疗标准[3]，艾滋病合并肺部感染患者，并在24h内胸片检查除外肺结核、肺部肿瘤、非感染性肺间质性疾病、肺水肿、肺不张、肺栓塞、肺嗜酸性粒细胞浸润症、肺血管炎等。

1.3 中医证型判断标准

国家中医管理局11省市免费治疗项目制定的中医药辨证分型标准[4]：痰热壅盛，主症为身热，气粗，痰多黄稠；肺肾两亏，主症为喘促，动则为甚；痰湿阻肺，主症为气喘，甚则喘息不能平卧，咯痰量多，舌苔白腻。

2 方法

2.1 随机分组方法

纳入病例随机分为2组，由中国中医科学院中央随机系统分层随机，根据系统给出的编号给予受试者相应的治疗，其中实验组111例，对照组53例。

2.2 治疗方法

2.2.1 实验组 肺部感染西医基础治疗+中医辨证治疗。治疗执行"十一五"中医治疗艾滋病合并肺部感染方案[5]，具体如下，①痰热壅盛，宣肺清热化痰：清金化痰汤。②肺肾两亏：补肺汤合七味都气丸。③痰湿阻肺：小青龙汤、二陈汤加减。

2.2.2 对照组 肺部感染西医基础治疗。

2.2.3 西医基础治疗 根据病原体检测结果分别进行相应病原体的抗感染治疗，在必要时进行对症支持治疗，实验组和治疗组的西医基础治疗方法一致。

2.2.4 疗程 疗程4周，停药后第12周随访1次。

2.3 中医证候疗效评价

参照《中药新药临床研究指导原则》及《11省中医药治疗艾滋病项目临床技术方案（试行）》设计中医证候调查问卷。在试验的入组1，2，3，4，12周6个观测时点分别进行观测。

证候疗效判定标准：临床治愈，证候积分减少≥95%；显效，证候积分减少≥70%；有效，证候积分减少≥30%；无效，证候积分减少<30%。

2.4 统计学方法

由华中科技大学同济医学院公共卫生学院统计专业人员进行，所有统计分析将采用SAS9.13统计分析软件编程计算。

3 结果

3.1 基线资料比较

入组病例基线资料，2组的性别构成比例和年龄分布经一致性分析，组间差异无统计学意义。另外，对入组病例基线的疾病分期（按照美国CDC的疾病分期方法[6]）、生命体征（体温、呼吸、脉搏和血压）和咳痰量进行一致性分析显示组间差异无统计学意义．

表1 基线流行病学和疾病特点的比较（n = 187）
Table1 Epidemiology and clinical characteristic of baseline (n = 187)

因素	项目	实验组（n = 125）	对照组（n = 62）	P
性别	女/n（%）	29（23.20）	21（33.87）	0.1206
	男/n（%）	96（76.80）	41（66.13）	
年龄平均值		44.43（10.53）	44.71（9.95）	0.863
呼吸频率/次/min		20.44（2.51）	21.60（7.91）	0.2649
脉搏/次/min		86.00（13.28）	84.53（13.70）	0.4824
24h 最高体温 H		37.61（2.24）	37.34（0.98）	0.2446
24h 痰液计量/mL		26.51（36.07）	22.62（30.02）	0.4715
疾病分期	1级：A类/n（%）	0（0.00）	0（0.00）	
	B类/n（%）	0（0.00）	2（50.00）	
	C类/n（%）	2（100.00）	2（50.00）	0.2636
	2级：A类/n（%）	0（0.00）	1（4.76）	
	B类/n（%）	5（13.16）	3（14.29）	
	C类/n（%）	33（86.84）	17（80.95）	0.3974
	3级：A类/n（%）	0（0.00）	0（0.00）	
	B类/n（%）	3（3.66）	1（2.70）	
	C类/n（%）	79（96.34）	36（97.30）	0.7897
	缺失/n（%）	122（3）	62（0）	

3.2 艾滋病合并肺部感染各种症状出现频率

本研究的中医证候调查问卷，除舌脉象以外包括了49种中医证状，根据入组时的证状发生频率，最常见前6位症状包括：咳嗽158例（96.95%）、咯痰149例（91.46%）、胸闷117例（71.95%）、气短117例（71.95%）、身体困重101例（62.2%）、食欲不振95例（58.54%）。根据证状可见艾滋病合并肺部感染的病位在肺与营卫，其次在脾胃。

3.3 艾滋病合并肺部感染患者中医证候疗效的不同治疗组组间比较

治疗第28天中医症候疗效以中西医结合治疗组的的愈显率高于纯西医治疗组，X^2检验显示组间差异有统计学意义。

3.4 中西医结合治疗组与纯西医治疗组不同时点主要证状出现频率

为了明确中西医结合治疗对艾滋病合并肺部感染患者各类中医证状的疗效，本研究比较分析了中医证候调查问卷常见中医证状治疗前后的发生频率，发现以下中西医结合治疗疗效较佳的中医证状，见表3。食欲不振、喉中痰鸣、胸痛、恶寒发热和但热不寒这些证状在治疗前的发生率无明显差异，而治疗后的其发生率经分析差异有统计学意义，提示与纯西医组比较，中西医结合组上述中医证状的发生率在治疗后不同时间点不一样。

表2 治疗第28天中医症候疗效评价组间比较
Table2 Efficacy of traditional Chinese medicine symptom after treatment n（%）

组别	n	愈显	无效	缺失
实验	111	49（44.55）	61（55.45）	110（1）
对照	53	10（20.00）	40（80.00）	50（3）

注：考虑中心效应，$CMH - x^2 = 8.1205$，$P = 0.0044$。

表3 中西医结合治疗组与纯西医治疗组不同时点主要证状发生率的比较
Table3 Compare the incidence of traditional Chinese medicine symptoms in different time points

证状	访视时间点（实验组发生率/对照组发生率）				
	第0天	第7天	第14天	第21天	第28天
不寐	36.94/43.4	17.12/30.19	11.71/26.2[1]	11.71/18.87	8.11/15.09
喉中痰鸣	27.93/24.53	19.82/24.53	9.01/24.53[1]	2.70/24.53[1]	3.60/24.53[1]

续表

证状	访视时间点（实验组发生率/对照组发生率）				
	第0天	第7天	第14天	第21天	第28天
胸痛程度	24.32/24.53	11.71/24.53[1)	6.31/24.53[1)	6.31/24.53[1)	2.70/24.53[1)
恶寒发热	26.13/24.53	7.21/24.53[1)	3.60/24.53[1)	2.70/24.53[1)	3.60/24.53[1)
但热不寒	13.51/24.53	4.50/24.53[1)	2.70/24.53[1)	0.90/24.53[1)	4.50/24.53[1)
头痛部位	37.84/24.53	27.93/24.53	23.42/24.53	26.13/24.53	27.03/24.53

注：1) 卡方检验 P<0.05（表4同）。

3.5 中西医结合治疗组与纯西医治疗组不同时点主要症状的多因素分析

为了排除患者的性别、年龄和分中心效应对治疗前后中医症状发生频率变化的影响，运用广义估计方程（GEE）对不同访视点2组病例上述疗效明显的中医症状发生频率进行重复测量分析，见表4。多因素分析的结果显示只有但热不寒和头痛这2种症状发生率的变化在2组之间差异有统计学意义，提示在排除年龄、性别和中心效应以后，中西医结合治疗组对缓解但热不寒和头痛这2种症状有较好的疗效。

4 讨论

4.1 中医对艾滋病合并肺部感染的认识

中晚期艾滋病患者多重病原体感染常见，容易出现重症肺炎，临床表现多见发热、气促和咳嗽[7]。研究发现[8]本病证常发生在病程中晚期，脾肺气虚的基础上感受外邪，从而导致肺失宣降，肺气上逆，病位在肺，涉及脾肾，病邪分内外，性质多为毒、热、湿、痰、瘀。由于患者的禀赋不同，且感受外邪的性质有别，故有不同证型：以邪实为主者，如风邪袭肺、痰热壅肺等，也有虚实相兼者，如脾肺气虚兼风寒袭肺、肺阴亏虚兼痰等，对于久咳久喘，则为肺肾两虚。

4.2 中医药辨证治疗艾滋病肺部感染

中医药治疗以辨证论治为原则，方法包括：清热解毒化痰，适用于无症状期或发病前期患者，健脾补肾，化痰理气，止咳平喘，适用于中晚期艾滋病患者。重症肺炎患者虚证和虚实夹杂证多见，中药宜攻补兼施。

清金化痰方以清肺化痰为法，方中君药为黄芩、栀子、桑白皮清泻肺火，辅以瓜蒌仁、贝母、桔梗清热涤痰，宽胸开结；更以橘红理气化痰，使气顺则痰降，茯苓健脾利湿，湿去则痰自消，麦冬、知母养阴清热，润肺止咳；甘草补土而和中，故全方有化痰止咳，清热润肺之功。徐立然等临床观察发现[9]，以黄芩为君药，清热化痰为法的胆龙咳喘平胶囊对艾滋病合并肺部感染有较好的作用，降低外周白细胞总数及中性粒细胞，平均退热时间52.3h，对咳嗽、咯痰、胸闷、发热、肢体酸痛、尿黄等，临床疗效改善显著，总有效率达91.66%，能够改善肺部炎性吸收。

七味都气丸是补肾纳气的基础方，方中干地黄、山药、山茱萸、茯苓、泽泻、丹皮滋阴化饮，蛤蚧、冬虫夏草补益肺肾，强壮腰膝，纳气归肾，止咳平喘。补肺汤出自《永类铃方》，为元代李仲南所著，方中黄芪甘温，益气补卫固表，正如《本草备要》云："温分肉，实腠理……益元气，温三焦，壮脾胃"；人参，益气健脾，培土生金，并"治肺虚，益肺气"；熟地黄、五味子滋阴益肾，酸涩敛气，四药配伍，以补气补血敛肺气，针对其肺肾气虚的特点，紫菀、桑白皮止咳化痰平喘以清肺，丹参活血化瘀，此方补中有泻，泻中有补，全方共奏补肺健脾益肾之功以固其本，即补肺而充卫气，健脾而燥湿痰，益肾而养根本，活血而祛瘀，常用于治疗慢性肺原性心脏病、支气管哮喘和慢性阻塞性肺疾病等[10-11]。现代药理研究发现补肺汤显著提高血及肺组织中还原型谷胱甘肽、超氧化物歧化酶、谷胱甘肽过氧化物酶的活力，降低丙二醛含量，具有清除自由基及抗脂质过氧化作用[12-13]；还有研究表明，加减补肺汤能抑制IL-8，TNF-α的生成，减轻和控制气道的慢性炎症反应[14-15]；临床研究发现：补肺汤可提高过敏反应的阈值，从而减少哮喘发作[16]，降低$CD4^+/CD8^+$比例，改善细胞免疫功能和肺功能的作用[17]。

表4 广义估计方程（GEE）对不同访视点中医证状的多因素分析
Table4 Multivariate analysis on traditional Chinese medicine symptoms by point generalized estimating equations

症状	变量	参数（标准误）	Z	P
但热不寒	截距	0.433（0.569）	0.761	0.446
	年龄	-0.006（0.012）	-0.529	0.597
	性别：女	（参照）	-	-
	性别：男	-0.152（0.263）	0.562	0.562

续表

症状	变量	参数（标准误）	Z	P
但热不寒	中心：广西	（参照）	—	—
	中心：地坛	0.897（0.356）	2.519	0.012
	中心：河南	-0.082（0.311）	-0.265	0.791
	中心：广东	-0.272（0.341）	-0.8	0.424
	中心：佑安	0.654（0.684）	0.956	0.339
	分组：对照组	（参照）	—	—
	分组：试验组	0.555（0.242）	2.298	0.022[1)]
头痛	截距	0.395（0.541）	0.73	0.465
	年龄	0.003（0.011）	0.234	0.815
	性别：女	—	—	—
	性别：男	-0.026（0.247）	-0.104	0.917
	中心：广西	—	—	—
	中心：地坛	-0.064（0.313）	-0.206	0.837
	中心：河南	-0.994（0.315）	-3.159	0.002
	中心：广东	-0.521（0.333）	-1.564	0.118
	中心：佑安	-0.397（0.438）	-0.906	0.365
	分组：对照组	—	—	—
	分组：试验组	-0.501（0.219）	-2.293	0.022[1)]

二陈汤是治疗痰湿的代表方，小青龙汤则是温肺化饮、表里双解的经典方，两方共奏健脾益气，肃肺化痰之功。小青龙汤的现代药理表明：可能通过抑制哮喘大鼠气管平滑肌细胞分泌内皮素-1，从而达到防治气道结构重建的作用[18]；还可通过调控相应细胞周期调节蛋白的表达，影响气道平滑肌细胞通过 G/S 细胞周期限制点而抑制哮喘气道平滑肌细胞的增殖和气道平滑肌的增厚，减缓气道重构的发展[19]。

4.3 中西医结合疗法改善中医证候的意义

艾滋病合并肺部感染多病情重、病程长、症状多，不仅需要抗生素还应配合减轻炎性发热、促进组织修复等治疗，中医药参与治疗较好地恰合了这些方面的需要。发热、头痛是艾滋病合并肺部感染常见的中毒症状之一，中药干预能明显缓解发热、头痛的症状，改善患者的生活质量，还可能减少过度炎症反应所致的全身炎症反应综合征的发生。根据本组试验选用中药性能分析，中医药治疗艾滋病合并肺部感染的疗效可能是通过改善艾滋病病人细胞免疫功能低下、抗脂质过氧化和减少气道结构重建等机制起到缓解临床症状的作用，与纯西医治疗比较具有明显的优势。但中药缓解发热头痛的作用机制何在，如何确定中药介入的指征和时机，这些问题还有待深入探讨。

参考文献（略）

中西医结合治疗 85 例艾滋病患者临床疗效观察

李秀惠[1] 胡建华[1] 刘翠娥[1] 王月珍[2] 柏国仙[3]

摘要 **目的** 观察中医药改善艾滋病患者血 CD_4^+ 细胞水平变化。**方法** 根据患者的治疗需求将 85 例患者分为中药组、中西药组和西药组三组，比较用药前和用药半年后患者血 CD_4^+ 细胞变化。**结果** CD_4^+ 细胞在中药组治疗前为（203.3±223.8）个$/mm^3$，治疗后为（263.3±261.3）个$/mm^3$；中西药组治疗前为（233.4±180.0）个$/mm^3$，治疗后为（330.4±223.4）个$/mm^3$；西药组治疗前为（116.0±183.3）个$/mm^3$，治疗后（140.1±177.3）个$/mm^3$。**结论** 中药组和中西药组都能明显提高患者 CD_4^+ 细胞水平，与西药组比较，有非常显著性差异。提示中医药或中西医结合治疗艾滋病能有效提高机体 CD_4^+ 细胞的水平。

关键词 艾滋病；中医药治疗；中西医结合治疗；CD_4^+

1 临床资料

2005年5月-2005年10月按照国家疾病控制中心（CDC）的标准确诊的85例HIV感染者，根据治疗需求分为中药组、中西药组和西药组。中药组7例，其中男6例，女1例；年龄8-47岁，平均（29.6±15.3）岁；感染间间4-9年，平均（7.2±1.9）年；有合并症2例；无症状期2例，艾滋病期5例。中西药组56例，其中男26例，女30例；年龄9-69岁，平均（39.4±12.6）岁；感染时间1-10年，平均（6.4±2.5）年；有合并症28例；无症状期0例，艾滋病期56例。西药组22例，其中男2例，女20例；年龄14-51岁，平均（37.3±9.8）岁；感染时间1-12年，平均（7.3±4.5）年；有合并症16例；无症状期2例，艾滋病期20例。

2 治疗及观察方法

2.1 治疗方法

2.1.1 中药组：给予中药汤剂治疗，参考国家中医药管理局制定的中医药治疗AIDS技术方案辨证论治，基本方分为扶正方（药物组成：黄芪15g、白术10g、山药10g、茯苓15g、党参10g等）和祛邪方（药物组成：陈皮6g、砂仁6g、桃仁10g、厚朴10g等），并随证加减治疗。第1-2个月每日1剂，每次150mL每日2次口服。第3-5个月每日1/2剂，每次150ml，每日1次口服；病情特别重者仍每日1剂。

2.1.2 西药组：按照国家免费治疗艾滋病方案给予西药治疗。

2.1.3 中西药组：同时采用上述两组治疗药物及服药方法。

2.2 观察方法

全部患者在治疗前检查T细胞亚群（流式细胞仪）、病毒载量、胸部X线片、肝功能、血常规等。治疗后检查T细胞亚群，每月复诊填写症状、体征积分观察表。

2.3 统计学方法

采用统计软件SPSS13.0进行统计学分析，采用独立样本t检验、X^2中Fisher确切概率法。

3 治疗结果

3.1 两组患者治疗前后症状积分比较

因西药组未做积分统计，故只进行中药组和中西药组比较。从表1可以看出两组治疗后症状积分比较，没有显著性差异（$P>0.05$）。

表1 两组治疗前后症状积分比较（$\bar{x}\pm s$，分）

组别	例数	治疗前	治疗后	P值
中药组	7	18.3±15.8	8.3±7.9	0.425
中西药组	56	13.1±7.9	8.6±6.3	0.904

3.2 两组患者不同年龄段症状积分比较

因西药组未做积分统计，故只进行中药组和中西药组比较。从表2可以看出，17-60岁年龄段与其它两个年龄段治疗后临床症状积分比较，有非常显著性差异（$P<0.01$），说明17-60岁年龄段的治疗效果最好。

表2 两组患者不同年龄段治疗前后症状积分比较（$\bar{x}\pm s$，分）

年龄	例数	治疗前	治疗后	P值
≤16岁	4	26.0±11.9	10.5±6.4	0.679
17-60岁	56	13.3±8.2	8.5±6.4**	0.002
>60岁	3	4.0±4.3	7.0±3.0	0.260

与≤16岁和>60岁两个年龄段比较，**$P<0.01$

3.3 三组患者治疗前后CD_4^+变化比较

从表3可以看出，中药组治疗后CD_4^+水平与其它两组比较，有显著性差异（$P<0.05$）；中西药组治疗后CD_4^+水平与其它两组比较，有非常显著性差异（$P<0.01$）。提示，中西药组疗效优于其它两组。

表3 三组治疗前后CD_4^+检测结果比较（$\bar{x}\pm s$，个/mm³）

组别	治疗前			治疗后			P值
	例数	CD_4^+值	中位数	例数	CD_4^+值	中位数	
中药组	7	203.3±223.8	185.0	7	263.3±261.3*	213.0	0.046
中西药组	56	233.4±180.0	200.0	56	330.4±223.4△△	299.0	0.000
西药组	22	116.0±183.3	35.5	22	140.1±177.3	64.0	0.126

中药组与其他两组比较，*$P<0.05$；中西药组与其它两组比较，△△$P<0.01$

4 讨论

艾滋病是以病毒复制方式进行性破坏机体免疫系统，特别是CD_4^+细胞，致T淋巴细胞进行性减少和免疫缺陷。由于免疫功能逐渐下降，使机体发生机会性感染及多器官病变。艾滋病属于中医"温病"、"虚劳"等范畴，病因为精气亏虚复遭邪毒入侵，病机为脏腑虚损和气血津液失常。

治疗原则为扶正固本、调理虚羸以及清疫败毒。本病治疗重点是抑制 HIV 的复制。但在没有找到对 HIV 有较好抑制作用的中药之前，中医药治疗艾滋病的作用主要定位在提高和保护患者的免疫功能，改善临床症状，治疗机会性感染，提高生存质量，延长生存期方面，使患者带毒生存。我们在临床观察到，气虚血瘀是 HIV 感染者的主要证型，所以组方原则以健脾益肾扶正为主、活血清热去邪为辅，采用辨病与辨证相结合的方法。以中药或中西药结合为治疗手段。经过半年临床实践发现，中西医结合治疗能够有效改善患者临床症状、体征，提高患者 CD_4^+ 水平；由于生活质量提高，增强了患者治病的信心，从而提高了治疗依从性，使得临床总疗效提高。

西药免费治疗比中药开始得早且广泛。本组单纯用中药治疗仅 14 例，资料完整者 7 例，不足以评价中药治疗疗效。

（出自北京中医 2007 年第 26 卷 1 期第 11 - 12 页）

辨证分型论治配合 HAART 高效联合抗病毒方案治疗艾滋病 34 例

靳 娟 郭雅玲 西安市第八医院（西安 710061）

摘要 目的：观察中医辨证分型论治配合西医治疗艾滋病的疗效。方法：采用辨证分型论治配合 HAART 治疗本病 34 例。结果：治疗组治疗后证候、体征积分较对照组明显下降（$P < 0.051$）；两组治疗后的 CD_4^+ 细胞计数均较治疗前有所上升。结论：本方法对本病有扶正固本、增强机体的免疫功能，调整全身的功能状态，提高患者的生存质量的作用。

关键词 获得性免疫缺陷综合症/中医药疗法   八珍汤/治疗应用   柴胡疏肝散/治疗应用   温胆汤/治疗应用

艾滋病又称获得性免疫缺陷综合症，是由人类免疫缺陷病毒（HIV）感染引起的传染性疾病。中医将艾滋病归属于"疫病"、"伏气温病"、"虚劳"等病证范畴。笔者就2010 年以来，应用中医辨证论治配合 HAART 治疗该病患者 68 例，取得了满意的效果，现报道如下。

临床资料 本组 68 例均为本院门诊治疗确诊病例。符合艾滋病的西医诊断要点。中医诊断标准参照 2004 年我国《中医病治疗艾滋病临床技术方案（试行）》[1] 中的相关标准，辨证分型参照 2005 年国家中医药管理局关于《11 省中医药治疗艾滋病项目临床技术培训资料》[2] 的辨证分型。年龄在 22 ~ 60 岁，平均年龄 43.5 岁，其中男 62 例，女 6 例，病程 3 - 5 年，平均 3.7 年。随机分为治疗组 34 例，气血两虚型 15 例，肝郁气滞火旺型 8 例，痰热内扰型 6 例，气阴两虚、肺肾不足型 5 例。对照组 34 例，两组年龄、性别、病情、病程等比较，差异无显著性意义（$P > 0.05$）具有可比性。

治疗方法 对照组用 HAART 一线方案治疗：齐多夫定（AZT）或司他夫定 d4T）+ 拉米夫定（3TC）+ 依非韦仑（EFV）或奈韦拉平（NVP）。治疗组在对照组治疗基础上，加用中医辨证分型论治。并根据患者的临床症状，随证加减。

气血两虚型 临床表现平素体质虚弱，面色苍白，倦怠乏力，食少，畏风寒，易感冒，语声低微，时有自汗，舌质淡，脉虚弱或细弱。治法：气血双补。方药八珍汤或归脾汤加减，黄芪 30g，人参、当归、白术、酸枣仁、远志各 15g，茯苓 12g，茯神 10g。若大便溏薄者，加山药 12g，薏苡仁 10g，砂仁 15g 以健脾益气止泻。

肝郁气滞火旺型 临床表现胸胁胀闷，情绪抑郁，饮食减少，暖气频作，呕逆，每因情志不遂而发，舌苔薄白，脉弦。治法：疏肝理气。方药：柴胡疏肝散加减，方中柴胡、香附、枳壳各 10g，陈皮、白芍各 12g，川芎 15g，炙甘草 9g。若胀痛较甚者加青皮 10g，元胡 8g 以理气止痛；恶心呕吐较重者，加半夏 10g，竹茹 12g 以和胃止呕。

痰热内扰型 临床表现平素饮食不节，或嗜食辛辣肥厚之品，口苦吞酸，呕恶暖气，失眠，头晕目眩，舌苔黄腻。脉滑数。治法：化痰清热，理气和中。方药：温胆汤加减。方中半夏、陈皮、竹茹各 12g，茯苓、枳实各 15g，甘草 9g。

气阴两虚 肺肾不足型 临床表现低热盗汗，骨蒸潮热，心烦少寐，五心烦热，干咳少痰，气短心悸，舌红干红、少苔，脉细数。治法：补肺养阴滋肾养阴。方药：生脉散和百合固金汤加减。方中党参、熟地各 15g，麦冬、芍药各 12g，桔梗 10g，玄参、甘草各 9g。

以上方剂，根据患者的病情加减药量，中药由我院中药房代煎，每天 1 剂。水煎至 300mL。分两次口服。疗程：2 组均 3 个月为 1 个疗程。共治疗 2 个疗程。

统计学方法 运用 SPSS13 软件进行数据处理。

疗效标准 显效：患者症状消失。CD_4^+细胞计数上升。有效：患者症状好转，CD_4^+细胞计数上升。无效：患者症状无明显改善，CD_4^+细胞计数不上升。

治疗结果 两组疗效对比 治疗组显效18例，有效14例，无效2例，总有效率达到94.1%；对照组显效9例，有效18例，无效7例，总有效率79.4%，两组总有效率比较，差异有显著性差异（$P<0.01$），治疗组疗效优于对照组。

两组治疗前后证候、体征积分变化比较 治疗组加用中药治疗6个月后，证候、体征积分明显下降与治疗前比较有显著性差异（$P<0.05$），与对照组治疗后比较有显著性差异（$P<0.05$）。

两组治疗前后CD_4^+细胞计数测定结果比较 两组治疗后的CD_4^+细胞计数均较治疗前有所上升，由于观察时间较短，样本量少。在用统计方法统计后无显著性差异。有待于进一步探讨。

附表 两组治疗前后中医症状积分、CD_4^+细胞计数比较

组别	n	时间	中医症状积分	CD_4^+细胞计数
治疗组	34	治疗前	18.38±1.89	94.85±67.32
		治疗后	4.36±1.84▲△	260.49±94.54▲
对照组	34	治疗前	18.31±1.82	98.32±95.79
		治疗后	10.35±1.93▲	245.19±88.39▲

注：△与对照组治疗后比较 $P<0.05$；▲与本组治疗前比较 $P<0.05$。

讨论 祖国医学认为，艾滋病的发生亦不外乎"正虚"、"邪盛"两端。其外因是感染温邪淫毒。内因是长期生活紊乱，饮食不节，精神失调，导致正气受损，气血亏虚。其病因为外感邪毒与肾精亏损两方面。本病的病机[3]为疫毒之邪肆虐、内侵气血、伤阴耗精，机体脏腑功能受损，产生痰、瘀、湿、毒等病理产物。日久则形成虚实夹杂、本虚标实之证。所以气虚血瘀是其主要病机。2005年国家中医药管理局将艾滋病分为三期12型分型论治。急性感染期分为风热型、风寒型。潜伏期（无症状HIV感染）辨证为气血两亏型；肝郁气滞火旺型、痰热内扰型。发病期（AIDS期）分为热毒内蕴、痰热壅肺、气阴两虚、肺肾不足、气虚血瘀、邪毒壅滞、肝经风火、湿毒蕴结、气郁痰阻、瘀血内停、脾肾亏虚、湿邪阻滞、元气虚衰、肾阴亏涸等证，这一辨证分型标准成为目前临床工作的指导原则。我们在临床工作中，加用中药治疗后，患者的证候、体征积分明显下降（$P<0.05$），CD_4^+细胞计数治疗后均明显上升，与中药中应用补益剂，气血双补，补肺养阴，滋补肾阴以及疏肝解郁，清热化痰驱邪外出，增强机体的免疫功能，调整全身的功能状态，使正邪处于平衡状态，尽量延缓发病时间有关。这也与多年来中医药防治艾滋病的经验总结（缓解症状和体征包括HAART治疗带来的副作用。提高患者免疫力，进而改善患者的依从性和提高生存质量）相一致。

单一的HAART治疗，单一的中药治疗均没有辨证论治配合HAART治疗的效果理想。同时在治疗的过程中，我们也发现治疗效果与病情的严重程度、治疗时机、病人的耐受程度均有很大的关系，这也进一步证明了早诊断、早治疗、辨证论治联合HAART治疗的重要性。总之，采用中西医结合治疗艾滋病值得临床推广。

参考文献（略）

（出自陕西中医2011年第32卷10期第1341-1342页）

中药扶正抗艾胶囊联合西药治疗中老年艾滋病的有效性及安全性

马秀珍

（青海省第四人民医院中西医科，青海西宁 810000）

摘要 目的 探讨中药扶正抗艾胶囊联合西药治疗中老年艾滋病的有效性及安全性。方法 62例中老年艾滋病患者随机分成两组，其中研究组34例行中药扶正抗艾胶囊联合西药治疗，对照组28例单行传统西药，对比两组患者的临床症状、

免疫功能及临床疗效变化。结果 治疗后，研究组临床症状明显减轻且优于对照组（p<0.05），研究组CD_4^+细胞数较对照组恢复明显（p<0.05）；中长期随访发现，研究组临床疗效评分亦优于对照组（p<0.05）。结论 运用中药扶正抗艾胶囊联合西药治疗中老年艾滋病，可有效改善患者的免疫功能及生活质量。

关键词 扶正抗艾胶囊；T细胞；艾滋病；生活质量

中国累计艾滋病病毒感染者约84万，其中病人约8万人。据专家推算，目前我国实际艾滋病病毒感染者已超过100万，并且每年新增感染比例以30%速度递增[1]。西药高效抗逆转录病毒疗法虽有较好的疗效，但药物应用受到许多限制，再加上中老年人免疫力较差，安全性亦影响较大。因此，本研究拟观察中药扶正抗艾胶囊联合西药治疗中老年艾滋病疗效。

1 对象与方法

1.1 对象资料 本院2010年6月至2012年4月收治入院的艾滋病中老年患者62例，其中男34例，女28例，年龄42-71岁，平均（51.8±9.7）岁。随机分为对照组28例，研究组34例，两组性别构成、年龄无明显差别。

1.2 纳入与排除标准 纳入标准：经我院酶联免疫吸附实验（ELISA）和青海省疾病预防控制中心免疫印迹实验（WB）确认艾滋病病毒阳性的患者，性别不限，CD_4^+淋巴细胞计数小于350/ml。排除标准[2]：伴有严重的心、肝、肾功能障碍及其他重要器官障碍者；患有严重神经或精神病疾患；活动性机会性感染，先予抗机会性感染治疗，卡波西肉瘤以外的其他恶性肿瘤；近期应用过或治疗期间使用过有可能与本研究造成矛盾结果的药物。

1.3 治疗方法 对照组28例予以高效抗逆转录病毒疗法即采用两种核苷类似药加一种非核苷类似药口服，拉米夫定300mg，每日1次口服；司他夫定30mg，每日2次口服；奈韦拉平14d 200mg，每日1次口服，14d后改为200mg，每日2次口服或施多宁600mg，每日1次临睡前口服。并治疗机会性感染及调节机体免疫功能等综合治疗方法。研究组34例在西医治疗的基础上，加用中药扶正抗艾胶囊3粒，每日3次，共服用6个月（2个疗程）。患者均签署知情同意书。扶正抗艾胶囊由青海省传染病专科医院中西医结合科协定方，青海省中医院药剂科提供。该处方按课题设计的君、臣、佐、使组成：冬虫夏草、红景天、黄芪、太子参、枸杞子、女贞子、鸡血藤、菟丝子、天花粉、紫花地丁、黄连、虎杖、夏枯草、仙灵脾、甘草等，0.4g/粒，3次/d，3粒/次。

1.4 治疗判断标准 临床症状及疗效：参照国家中医药管理局制定的《5省中医院治疗艾滋病项目临床技术方案（试行）》中的证候、体征分级及评分标准。采用中医症状、体征量化计分法，治疗前2、4、6个月记录一次。CD_4^+T淋巴细胞计数采用美国贝克曼公司生产XL流式细胞仪匹配试剂，法国Jouan公司生产的MR23台式离心机。所有患者治疗前后均行CD_4^+T淋巴细胞计数（分别于治疗后2、4、6个月进行检测记录CD_4^+T淋巴细胞计数的增加值与减少值）[3]。

1.5 统计学方法 采用SPSS13.0软件，均值以$\bar{x}$+s的形式表示，进行x^2检验和方差分析。

2 结果

2.1 两组间临床症状改善情况分析 治疗2个月后，乏力症状两组比较差异有统计学意义（p<0.05），治疗4个月后，发热症状两组比较差异有统计学意义（P<0.05），治疗6个月后，乏力、腹泻、发热、皮疹等两组比较差异均有统计学意义（P<0.05）。见表1。

表1 两组治疗后临床症状改善情况分析（n）

临床症状	时间	研究组（n=34）	对照组（n=28）	x^2值	P值
乏力	服药前	30	26	0.03	0.856
	2个月	8	15	5.94	0.015
	4个月	6	10	2.62	0.106
	6个月	0	6	5.80	0.016
腹泻	服药前	13	9	0.25	0.618
	2个月	5	6	0.13	0.722
	4个月	3	5	0.46	0.499
	6个月	0	5	4.42	0.036
发热	服药前	26	23	0.30	0.585
	2个月	17	20	2.93	0.087
发热	4个月	9	16	6.00	0.014
	6个月	0	4	3.10	0.079
出疹	服药前	15	11		0.701
	2个月	10	10	0.28	0.597
	4个月	4	8	2.78	0.096
	6个月	1	6	3.56	0.059

2.2 两组间CD_4^+T淋巴细胞检测情况分析 CD_4^+T淋巴细胞在治疗前和治疗2个月后比较差异无统计学意义（P>0.05），治疗4、6个月后，两组比较差异有统计学意义（P<0.05）。见表2。

表2 两组 CD_4^+ T 淋巴细胞检测情况（$\bar{x} \pm s$）

时间	研究组（n=34）	对照组（n=28）	t值	P值
服药前	98.88±83.87	102.61±28.24	0.24	0.809
2个月	190.53±103.76	176.82±82.23	0.58	0.564
4个月	315.09±161.03	194.46±79.19	3.84	0.000
6个月	471.97±165.62	265.29±119.62	5.69	0.000
F值	49.96	17.77		
P值	0.000	0.000		

2.3 两组间临床疗效情况分析 中医判断标准显示服药前和治疗2个月差异无统计学意义，治疗4个月和6个月差异有统计学意义，研究组积分随着治疗时间的延长明显低于对照组（p<0.05）。见表3。

表3 中医判断标准两组临床疗效积分比较（$\bar{x} \pm s$）

时间	研究组（n=34）	对照组（n=28）	t值	P值
服药前	17.88±3.68	17.54±3.29	3.87	0.700
2个月	13.71±3.43	15.11±4.43	1.40	0.166
4个月	8.97±3.92	12.82±4.33	3.67	0.001
6个月	2.35±3.41	8.57±3.39	7.16	0.000
F值	115.43	26.80		
P值	0.000	0.0003.87		

3 讨论

抗艾扶正胶囊主要药物组成为：冬虫夏草、黄芪、太子参、枸杞子、女贞子、红景天、鸡血藤、菟丝子、天花粉、紫花地丁、黄连、虎杖、夏枯草、丹参、仙灵脾、甘草等。方中冬虫夏草益肾补肺，其药效特点与优势为[4]：调节阴阳，肺肾双补，补而不峻，温而不火，滋而不腻。现代药理研究证实其化学成分是虫草素和腺苷、氨基酸、微量元素30余种、多种维生素。其药理作用为[5]：对免疫系统有广泛的激活作用，可以激活机体的免疫活性细胞，尤其是T淋巴细胞、淋巴因子及单核细胞吞噬系统；还能增强肝的枯否细胞的吞噬功能及促进脾巨噬细胞的增殖。大量临床实践证实虫草有"益肾"之功，虫草水解虫草水解产物含6种必需的氨基酸，这成为其提高机体免疫功能从而进一步加强单核巨噬细胞的吞噬功能的重要临床药理学基础之一；女贞子、枸杞子补肝，滋肾，润肺；菟丝子补阳益阴，补益肝肾；仙灵脾补肾壮阳；黄芪、太子参益气养阴，健脾；鸡血藤、丹参活血补血；其中鸡血藤是一味沿用千年的活血化瘀中药，古代多篇本草论著中都记载了其"祛瘀血，生新血"的功效，并称之为"血分之圣药"。有研究表明[6]鸡血藤能够明显提高小鼠淋巴因子活化杀伤细胞（LAK）、自然杀细胞（NK）活性，对小鼠T淋巴细胞转化功能和IL-2活性有抑制作用，对正常小鼠脾脏淋巴细胞产生IL-2有轻微的促进作用，对CY免疫抑制模型组的IL-2降低有提高作用，而对硫唑嘌呤免疫超常模型组的IL-2增多呈现抑制作用，因而对异常免疫功能显示出双向调节作用。另有实验研究证实[7]鸡血藤总提取物和其聚酰胺柱层析成分在抗HIV-RT（HIV逆转录酶）活性抑制实验中显示出较强的作用，当浓度为0.4μg/ml时其抑制率为83.12%-94.01%，当浓度为1μg/ml时其抑制率为97.5%-99.86%，当浓度为2μg/ml时可完全抑制HIV-RT的活性。厚果鸡血藤水提物和乙醇提取物除抑制HIV-RT活性外，还可抑制DNA多聚酶和RNA多聚酶。夏枯草、天花粉清热生津，散结，其中天花粉是从中药瓜蒌根部提取的一种蛋白质，药理研究证实此药能够选择性地杀死感染HIV细胞，并制止病毒的繁殖，抑制HIV复制，抑制逆转录酶的活性，阻止从感染的巨噬细胞中释放P24抗原，选择性地杀死感染的HIV巨噬细胞；黄连、虎杖、紫花地丁清热解毒；红景天是青海高原地区的地道药材，具有利肺清热之功，现代药理研究证实红景天中含有35种微量元素，18种氨基酸，维生素A、D、E和抗衰老活性超氧化物，其营养成分齐全且配伍合理，在目前所发现的植物中是罕见的[8]。红景天具有类似人参"扶正固本"的"适应原样"的作用，而且在某些方面还优于人参，没有人参兴奋作用过强的不足[9]。红景天制剂也能增强人体对不利环境的抵抗力，具有抗寒冷、抗疲劳、抗衰老、抗微波辐射等多种生理活性。甘草为方中佐药，能够调和诸药，经日本学者研究证实甘草主要成分是甘草甜素，即甘草酸，其在机体内不仅具有诱导干扰素，增强 NK 细胞活性的功能，还具有抑制 HIV 增殖的作用。以上诸药合用，共奏补益脾肾，养肝润肺，活血行血，益气养阴，清热解毒之功。全方配伍严谨，组方精当，功效全面，标本兼顾，药性平和，不烈不燥，阴阳双补，气血同治，肝、肾、肺、脾俱补，并充分重视强调活血化瘀药的应用，用于治疗艾滋病收到了良好疗效[10]。

参考文献（略）

(出自中国老年学杂志 2013 年第 33 卷第 783 – 784 页)

中医辨证施治与 ART 协同治疗艾滋病的临床研究

唐宁新　黄绍标　刘燕芬　汤　卓　黄金萍

南宁市第四人民医院 530023 广西南宁市长堽路二里 1 号
董少龙　广西中医学院第一附属医院 530023

摘要　目的：采用中医辨证施治与 ART 抗反转录病毒疗法合用治疗艾滋病，探讨其协同作用。方法：ART 患者 64 例，随机分为治疗组和对照组各 32 例，治疗组采用中医辨证施治配合艾滋病治疗，对照组仅用 ART 疗法，1 年为 1 个疗程，治疗 2 年。分别记录两组治疗前后症状体征积分、T 淋巴细胞亚群、安全性指标，治疗组检测 HIV – RNA 载量。结果：治疗组症状、体征治疗后改善，部分症状、体征（乏力、汗出、纳差、肢麻、皮疹）明显改善，优于对照组（$P<0.05$）；两组 CD_4^+T 细胞数与治疗前比较有显著性差异（$P<0.01$），但组间比较无显著性差异（$P>0.05$）；治疗组检测的病毒载量均在检测线以下。结论：中医辨证施治与 ART 合用可以改善艾滋病患者临床症状，同时减少 ART 的某些毒副反应。

关键词　艾滋病；ART；中西医结合疗法；辨证施治

艾滋病（acquired immunodeficiency syndrome，AIDS）即获得性免疫缺陷综合征，目前主要运用抗反转录病毒疗法（ART）对其进行治疗，传统中医药与 ART 协同治疗的临床疗效如何目前尚无定论。笔者对 32 例单用 ART 治疗和 32 例中西医结合治疗的 AIDS 患者进行临床观察，旨在探讨中医辨证施治与 ART 协同治疗艾滋病的临床疗效，现报道如下。

1 资料与方法

1.1 诊断标准　西医诊断标准依照 2005 年中华医学会制定的《艾滋病诊疗指南》执行，中医辨证分型标准参考 2005 年国家中医药管理局制定《中医药治疗艾滋病项目临床技术方案（试行）》(11 省中医药治疗艾滋病项目临床技术培训资料，中国中医研究院艾滋病中医药防治中心，2005，4：4 – 5.），以下简称《方案》。

1.2 病例纳入与排除标准

1.2.1 纳入标准　①年龄 20 – 60 岁。②符合西医艾滋病发病期的诊断标准和中医辨证分型标准。③ $3/mm^3 \leq CD_4^+T$ 淋巴淋巴细胞计数 $<190/mm^3$。④未使用其他中药治疗者。⑤签署知情同意书。

1.2.2 排除标准　①严重肝肾功能不全，或合并心脑血管、肺和造血系统等严重原发性疾病，精神病患者。②原发性免疫缺陷患者，激素、化疗等引起的继发性免疫缺陷患者，血液病患者。③妊娠或哺乳期妇女。④不符合纳入标准而被误纳入者。⑤未按要求坚持用药及无完整原始记录者。⑥服药后未按要求做免疫学检查者。

1.3 一般资料　入选患者均为南宁市第四人民医院 2005 年 4 月 – 2006 年 12 月住院和门诊患者，入组时各种机会性感染均得到有效控制，病情相对稳定，将符合纳入标准的 64 例 AIDS 患者，按随机数字表法分为 2 组。治疗组 32 例，男 29 例，女 3 例；年龄 39.66 ± 9.50 岁；经性传播 30 例，吸毒和输血感染各 1 例；曾合并青霉病 11 例，结核分支杆菌感染 9 例，病毒性肝炎 1 例，隐脑病 1 例，真菌性肺炎和肺孢子菌肺炎各 1 例（无合并症 8 例）；中医辨证分型：热毒内蕴、痰热壅肺 5 例，气阴两虚、肺肾不足 15 例，气虚血瘀、邪毒壅滞 3 例，肝经风火、湿毒蕴结 6 例，脾肾亏虚、湿邪阻滞 3 例。（经治疗，晚期患者病情稳定，无临床症状，按气血两亏证型治疗 30 例）。对照组 32 例，男 23 例，女 9 例；年龄 38.94 ± 10.80 岁；经性传播 25 例，吸毒 3 例，不明原因 4 例；曾有结核分支杆菌感染 9 例，青霉病 9 例，治疗时合并乙肝 1 例（无合并症 13 例）；中医辨证分型：热毒内蕴、痰热壅肺 8 例，气阴两虚、肺肾不足 13 例，气虚血瘀、邪毒壅滞 4 例，肝经风火、湿毒蕴结 1 例，脾肾亏虚、湿邪阻滞 4 例，气血两亏 2 例。两组患者年龄、性别、感染途径、合并疾病等一般资料经统计学处理等差异均无显著性意义（$P>0.05$），具有可比性。

2 治疗方法

2.1 治疗组 采用中西医结合治疗。中医治疗参考《方案》处方加减用药：热毒内蕴、痰热壅肺证治以清热解毒、宣肺化痰，方用清金化痰汤合麻杏石甘汤加减（半夏10g，杏仁10g，陈皮8g，瓜蒌仁12g，黄芩10g，枳壳8g，茯苓10g，麻黄6g，生石膏30g，甘草6g）；气阴两虚、肺肾不足证治以补肾益气、滋肾养阴，方用生脉散合百合固金汤加减（党参25g，麦冬10g，五味子8g，熟地黄15g，百合10g，生地黄15g，浙贝母8g，玄参10g，桔梗9g，甘草5g）；气虚血瘀、邪毒壅滞证治以益气活血、化瘀解毒，方用补中益气汤合血府逐瘀汤加减（黄芪15g，桃仁10g，红花10g，当归8g，川芎8g，熟地黄15g，牛膝9g，枳壳6g，桔梗6g，白术10g，党参20g，柴胡9g，甘草5g）；肝经风火、湿毒蕴结证治以清肝泻火、利湿解毒，方用龙胆泻肝汤加减（龙胆草6g，黄芩8g，山栀子8g，泽泻8g，车前子10g，当归8g，生地黄20g，柴胡9g，白鲜皮15g，甘草5g）；脾肾亏虚、湿邪阻滞证治以和胃健脾、利湿止泻，方用参苓白术加减（党参15g，白术12g，茯苓10g，枳壳6g，砂仁8g，扁豆10g，山药15g，薏苡仁30g，黄连5g）；气血两亏证治以益气补血，方用八珍汤加减（党参20g，白术10g，茯苓10g，当归10g，川芎8g，白芍10g，熟地黄15g，黄芪24g，远志10g，酸枣仁10g，陈皮6g，鸡内金8g，甘草6g）。依照处方配制成中药颗粒制剂（南宁培力药业有限公司生产），每次1袋，每日2次，开水冲服，与ART服药时间间隔1h以上，再加上口服抗HIV组方：司他夫定（D4T）每次30mg或者齐多夫定（AZT）每次300mg，奈韦拉平（NVP）每次200mg，均每日2次；拉米夫定（3C）每次300mg，每日1次。

2.2 对照组 单用抗HIV处方口服

D4T每次30mg，NVP每次200mg，均每日2次；3TC每次300mg，每日1次。

3 疗效观察

3.1 观察指标 观察两组患者治疗前后症状体征变化及T淋巴细胞，血常规（WBC、HB、LY、PLD），肝、肾功能，血乳酸、血清淀粉酶。在治疗后每6个月进行1次检测。在24个月后检测治疗组患者的病毒载量，1年为1个疗程，共2个疗程。

3.2 疗效标准 参照《方案》进行评定，采用定量记分法，各项症状根据严重、一般、轻微、阴性分别记6、4、2、0分，体征记9、6、3、0分。免疫指标评分标准。有效：治疗后CD_4^+淋巴细胞升高≥30%或50/μl（CD_4^+T淋巴细胞计数在正常范围内不管波动范围如何，均算有效；稳定：治疗后CD_4^+T淋巴细胞升高或下降<30%或50/μl，无效：治疗后CD_4^+T淋巴细胞下降≥30%或50/μl。

3.3 统计学方法 统计分析软件采用SPSS13.0软件，计量资料用t检验，重复测量设计的方差分析，等级资料用秩和检验。

3.4 治疗结果 两组治疗前后症状体征变化评分比较见表1，CD_4^+T淋巴细胞计数比较见表2，CD_4^+T淋巴细胞升降幅度比较见表3，血常规变化比较见表4。

表1 两组治疗前后症状体征变化评分比较（分，$\bar{x}\pm s$）

组别	n		乏力	汗出	纳差	肢麻	皮疹
治疗组	32	治疗前	1.500±1.5240	0.310±0.6440	0.690±1.401	0.470±0.567	1.030±2.2360
		治疗后	0.063±0.356[①]	0.031±0.1768[①]	0.063±0.3536[①]	0.031±0.1768[①]	0.094±0.5303[①]
对照组	32	治疗前	1.500±1.6850	0.280±0.5810	0.500±1.136	0.280±0.523	0.560±1.4130
		治疗后	0.870±1.2370	0.250±0.5080	0.438±0.9817	0.250±0.4399	0.469±1.1067

注：与对照组比较，①P<0.05

表2 治疗前后CD_4^+淋巴细胞计数比较 （个/mm³，$\bar{x}\pm s$）

组别	n	0个月	6个月	12个月	18个月	24个月
治疗组	32	56.81±51.76	227.81±163.20[①]	290.03±146.18[①]	375.19±161.33[①]	353.28±124.13[①]
对照组	32	51.66±55.68	176.84±92.460[①]	275.94±118.59[①]	352.63±152.24[①]	332.06±126.36[①]
组间P值		0.703	0.703	0.673	0.567	0.501

注：与治疗前相比，①P<0.05，组间比较，P>0.05，差异无显著性

表3 CD_4^+T 淋巴细胞升降幅度变化情况比较　　　（例，%）

组别	n	时间	有效	稳定	无效
治疗组	32	6个月	30（93.8）	2（6.2）	0
		12个月	17（53.1）	15（46.9）	0
		18个月	16（50.0）	16（50.0）	0
		24个月	15（46.9）	2（6.2）	4（12.5）
对照组	32	6个月	30（93.8）	2（6.2）	0
		12个月	21（65.6）	10（31.3）	1（3.1）
		18个月	16（50.0）	15（46.9）	1（3.1）
		24个月	10（31.2）	18（56.3）	4（12.5）

注：此表为治疗半年后前后对比的数据，结果显示，随着治疗时间的延长，治疗组有效率（46.9%）比对照组（31.2%）高，为无效例数相同，但经两样本比较的秩和检验分析，u=1.0274，P>0.05，无显著性差异

表4 血常规治疗前后变化情况比较　　　（$\bar{x}±s$）

		0个月	6个月	12个月	18个月	24个月
WBC（10^9/L）	治疗组	3.35±2.95	7.15±1.84	7.04±2.43	7.10±1.80	6.65±2.03[①]
	对照组	4.08±1.49	6.73±2.44	6.36±1.87	6.89±2.34	6.65±2.03[①②]
HB（g/L）	治疗组	111.17±23.68	138.81±151.14	140.62±15.11	146.28±18.72	150.56±18.53[①]
	对照组	103.56±23.14	132.81±19.68	134.15±14.77	139.87±16.90	143.15±18.56[①②]
LY（10^9/L）	治疗组	1.53±0.83	2.31±1.07	2.50±1.21	2.87±1.11	2.56±1.11[①]
	对照组	1.24±0.64	1.99±0.83	2.15±0.80	2.51±0.87	2.35±0.76[①②]
PLT（10^9/L）	治疗组	205.67±83.48	207.75±50.26	237.15±5.17	249.12±51.82	227.56±47.05[①]
	对照组	202.25±83.74	225.93±66.68	250.84±65.91	244.28±57.95	228.87±56.26[①②]

注：①治疗前后比较，P<0.05；②治疗组和对照组比，P>0.05

表1显示，治疗组可明显改善患者乏力、汗出纳差、肢麻、皮疹等症状体征，优于对照组，具有统计学差异（P<0.05）。

表4显示，血常规各组治疗前后对照具有显著性意义（P<0.05），但组间比较，无显著性差异（P>0.05）。

3.5 不良反应观察　在治疗过程中，所有患者两年内均未见血淀粉酶超出正常参考值范围，而血乳酸出现有不同程度的升高。治疗组在1年后出现最多，其中更换抗病毒药物3人，后调整中药某些药物和剂量后，第18个月未见血乳酸增高，在24月只有1人升高。而对照组1年后8人血乳酸增高，更换抗病毒药物3人，而在第18、24个月后，分别有5、8人乳酸升高。对照组中有1例出现骨髓抑制，血红蛋白含量降低。

另外，检测治疗组的病毒载量（HIV-RNA载量），均在检测线以下。肝、肾功能指标均在正常范围之内，无明显统计学差异（P>0.05）。

4 讨论与体会

我国自1985年发现首列HIV感染者以来，人数不断上升，目前已进入快速增长期，发展势头迅猛，艾滋病已成为一个严重的公共卫生和社会问题。笔者所在医院收治的AIDS患者都是艾滋病晚期的患者，经临床观察发现，晚期艾滋病并不都是不治之症，而是一种慢性可控性疾病，抗反转录病毒疗法（ART）疗效明显，短时间能使患者体内的HIV病毒达到检测不出的水平，免疫功能得到恢复，机会性感染减少或相当长时间不发生，但随着用药时间的延长，仍可引起多种副反应，如恶心、头痛、失眠、疲倦、皮疹出现等，会使患者感到不适，某些药物会产生比较严重的毒副反应，甚至危及生命，如乳酸酸中毒、严重贫血、胰腺炎等，严重毒副反应的出现除及时更换甚至停用抗病毒药物外别无它法，因此如何减少或避免抗病毒药物的毒副反应，如何应对其耐药性，提高患者服药的依从性是急待解决的问题。从我国国情出发，用传统中医药治疗艾滋病出现了一些可喜的苗头，但是中药与化学药物合用治疗艾滋病是否有利，目前还未有严格的大样本研究做出定论[1]。有报道显示：长期应用大蒜类药物可以减低沙奎那韦（SQV）的血药浓度，贯叶金丝桃等可减低茚地那韦（IDV）的药效；某些中药制剂有延长IDV药物代谢的作用[2]。笔者在国家试点项目医疗救治的过程中，使用十一省技术方案规定的组方联合ART疗法对AIDS患者进行治

疗，经过两年时间的观察结果显示：中医辨证施治能有效地消除或减轻患者的临床症状，提高其生活质量，能减少ART所引起的部分毒副作用，加用中药未发现治疗组患者的CD_4^+淋巴计数比对照组的水平下降，相反有效率比对照组高，也未发现白细胞、血红蛋白、中性粒细胞数减少。而对照组中，1例出现骨髓抑制，血红蛋白降低。调整中药某些药物和剂量后，在第18个月和第24个月的对照点上，治疗组乳酸中毒例数较对照组少。治疗组的病毒载量在检测线以下说明规定的中药组方并未影响抗逆转录病毒治疗药物的疗效，并提示今后可继续联合运用，当然前提条件是中药与抗病毒药物间隔服用。当前中医药治疗AIDS的主要目标是消除或减轻临床症状，减少ART的毒副作用，至于能否减少高乳酸血症发生率，这值得今后深入研究；另一个目标是提高患者的免疫功能，但结果显示，治疗组在免疫功能改善方面有一定的作用，与对照组比较，差异并无明显的统计学意义，这同北京危剑安等[3]用艾灵颗粒与ART联合，得到的细胞免疫功能改善结果不太一致。说明规定的处方用药在改善免疫功能方面尚达不到理想的目标，提示今后在临床上，在辨证与辨病结合的基础上要把握艾滋病的病理变化是一个逐渐致虚的这条主线，在其相对稳定阶段（特指晚期病情控制症状减轻减少，或无临床症状，时间持续数年或更长），应改变治疗法则重新组方，继续把治疗引向深入。

参考文献（略）

（出自广西中医药2010年第33卷4期第5-8页）

康爱保生丸联合HAART治疗对AIDS患者CD_4^+计数变化的临床分析研究

杨绍春　赵竞　段呈玉　王莉　蔡怡　孙俊　方路　马克坚

（云南省中医中药研究院，云南昆明650223）

摘要　目的：观察中药制剂康爱保生丸联合HAART治疗AIDS患者不同疗程时的CD_4^+计数，并探讨中西医结合治疗艾滋病的疗效。方法：用中药制剂康爱保生丸（组成：紫花地丁、黄芩、桑白皮、人参等）联合HAART治疗35例静脉吸毒和49例性接触感染的AIDS患者，比较治疗前后CD_4^+细胞计数变化。结果：AIDS患者CD_4^+细胞计数治疗前后总体变化都是明显、稳定、持续地增高的。结论：中西药结合治疗艾滋病能有效改善患者免疫状态。

关键词　艾滋病；康爱保生丸；中西医结合；CD_4^+T

艾滋病（AIDS）是由人类免疫缺陷病毒感染引起，导致被感染者免疫功能的部分或完全丧失，CD_4^+T淋巴细胞数目减少，继而发生机会性感染、恶性肿瘤等的传染性疾病。CD_4^+功能与数量的下降，是艾滋病导致免疫衰退的主要标志。笔者对运用康爱保生丸联合HAART治疗的35例静脉吸毒和49例性接触感染的AIDS患者的CD_4^+计数变化进行分析，观察中西医结合治疗对其CD_4^+计数的影响，现将结果报道如下。

1 临床资料

1.1 诊断标准　参照卫生部2008年发布《艾滋病和艾滋病病毒感染诊断标准》（WS 293—2008）的HIV/AIDS诊断标准；证候诊断标准参照国家技术监督局1997年颁布的中华人民共和国国家标准《中医临床诊疗术语·证候部分》、《中医诊断学》教材等相关的证候诊断标准。

1.2 纳入标准　（1）符合艾滋病诊断标准；（2）CD_4^+细胞计数小于$350/mm^3$；（3）符合邪毒炽盛，瘀血湿浊壅遏，肝脾肾俱虚中医诊断标准；（4）HAART抗病毒治疗不超过1个月；HAART治疗采用一线方案；（5）年龄18~65岁之间。

1.3 排除标准　（1）年龄>65岁或<18岁；（2）合并严重的心血管系统、呼吸系统、消化系统、血液系统、泌尿系统、神经系统疾病者，重度精神疾病者，严重外伤未痊愈者；（3）怀孕或哺乳期妇女。

2 治疗方法

给予中药固定制剂康爱保生丸［滇药制字（Z）20090004A］（由紫花地丁、黄芩、紫草、旱莲草、桑白皮、人参、甘草等组成）口服，每次1袋，每天4次。3月为1疗程。检测观察每个疗程后对象的CD_4^+细胞计数。统计方法采用配对t检验，检验水平$\alpha=0.05$。

3 CD_4^+ 计数变化分析

3.1 35例静脉吸毒感染的AIDS患者CD_4^+计数变化分析

见表1、图1。

表1 CD_4^+计数治疗前后总体变化情况（$\bar{x} \pm s$）　　个/μL

时点	n	疗前	疗后	t值	P值
0月－3月	35	202.43±115.34	290.09±169.16	－3.156	0.003
0月－6月	25	233.92±174.57	297.88±153.50	－2.403	0.024
0月－9月	18	194.11±134.04	283.11±103.85	－2.867	0.001
0月－12月	21	205.90±140.21	275.38±119.76	－2.218	0.038
0月－15月	12	219.83±131.79	347.17±189.26	－3.859	0.003
0月－18月	14	216.86±134.39	300.93±136.84	－3565	0.003
0月－21月	9	221.89±165.02	385.56±194.60	－2776	0.024
0月－24月	10	234.90±153.63	389.70±166.97	－3153	0.012
0月－27月	4	312.75±173.20	491.50±263.30	－1.785	0.172
0月－30月	4	116.25±94.02	453.25±139.60	－5.416	0.012
0月－33月	4	144.75±108.98	439.75±191.05	－2.230	0.112
0月－36月	4	226.25±213.74	551.75±273.36	－6.059	0.009

3.2 49例性接触感染的AIDS患者CD_4^+计数变化分析

见表2、图2。

表2 CD_4^+计数治疗前后总体变化情况（$\bar{x} \pm s$）　　个/μL

时点	n	疗前	疗后	t值	P值
0月－3月	49	218.33±132.07	298.73±238.84	－2.682	0.010
0月－6月	36	239.89±127.88	335.72±172.47	－4.117	0.000
0月－9月	29	219.14±135.02	315.17±138.53	－4.451	0.000
0月－12月	31	216.81±147.96	309.87±114.34	－3.849	0.000
0月－15月	19	188.32±113.28	337.89±140.86	－4.122	0.000
0月－18月	13	202.23±152.13	369.92±152.55	－3.793	0.003
0月－21月	11	171.36±96.69	369.73±122.87	－6.211	0.000
0月－24月	9	135.67±138.72	356.56±77.32	－3.888	0.005
0月－27月	7	267.57±212.10	422.00±179.37	－1.564	0.169
0月－30月	7	140.86±83.54	418.57±195.98	－3.684	0.010
0月－33月	5	167.40±181.28	453.60±165.49	－2.792	0.049
0月－36月	5	201.40±171.30	424.36±250.02	－1.214	0.292

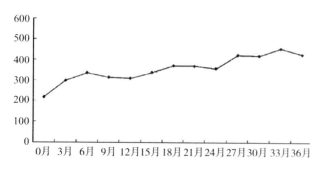

图1 CD_4^+计数治疗前后总体变化趋势图

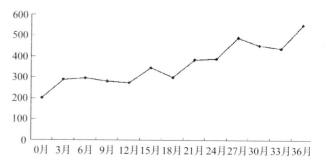

图2 CD_4^+计数治疗前后总体变化趋势图

4 讨论

高效抗逆转录病毒治疗（highly active antiretroviral therapy，HAART）于1995年为美籍华人何大一博士首先提出后，目前已经被广泛运用于临床。HAART是1~2种逆转录酶抑制剂与1种蛋白酶抑制剂联合应用，可以大幅降低血浆病毒载量，使HIV相关并发症明显下降，机会性感染发病率明显减低。不过，艾滋病患者单纯抗病毒治疗后，虽然CD_4^+T淋巴细胞均有不同程度增加，特别是在治疗的头3个月增幅尤为显著。但随着抗病毒治疗时间的延长，CD_4^+T淋巴细胞数的增加趋于平缓[1]。并且抗病毒治疗后患者长期代谢紊乱，且由于细胞半衰期长（记忆CD^+T细胞）、病毒突变、病毒重组而产生药物耐药，以至感染者体内的HIV病毒不能清除，一旦停药，病毒载量很快大幅攀升。目前我国生产的5种抗HIV化学药物毒副作用大，患者难以坚持服药。

从图1、图2静脉吸毒和性接触感染的AIDS患者CD_4^+计数治疗前后总体变化都是明显、稳定、持续地增高的，由此可见康爱保生丸联合HAART治疗对AIDS患者CD_4^+T细胞有明显的升高作用，这也和近年来国内外中医药治疗艾滋病的探索、实验和临床研究的结论息息相关：中医药可以阶段性地增强和稳定机体的免疫功能；减轻抗病毒西药的副作用，增强患者的耐受性；治疗某些机会性感染，改善患者的症状体征；提高患者的生活质量，延长寿命；毒副作用小等。总之，中西医结合治疗艾滋病前景广阔。

参考文献（略）

（出自云南中医中药杂志2012年第33卷10期第25－26页）

黄芪联合HAART治疗艾滋病后CD_4^+T淋巴细胞的变化

丁佩佩　何　纲　谭雅仪　吴兴柳　甄沛林

摘要　目的　观察黄芪联合HAART治疗艾滋病患者CD_4^+T淋巴细胞的变化动态。方法　收集62例艾滋病患者分为黄芪联合HAART治疗组30例和常规HAART治疗组32例，各治疗24周。观察两组患者在治疗前及治疗后第1、3、6个月时外周血中CD_4^+T淋巴细胞的动态变化。结果　经1、3、6个月治疗后两组CD_4^+T淋巴细胞均有不同程度提高与治疗前比较，差异有统计学意义（$P<0.05$）。两组间比较，经3、6个月治疗后黄芪联合HAART治疗CD_4^+T淋巴细胞明显高于常规HAART治疗组，差异有统计学意义（$P<0.05$）。结论　较单纯HARRT治疗而言，黄芪联合HAART治疗能更有效提高CD_4^+T淋巴细胞数量，增强艾滋病患者免疫力。

关键词　艾滋病；黄芪；抗逆转录病毒治疗高效；CD_4^+T淋巴细胞

艾滋病是由人类免疫缺陷病毒（human immunodeficiency virus，HIID)引起的一种病毒性传染病，目前在我国发病率日渐增高。由于HIV感染导致机体CD_4^+T淋巴细胞数量减少与功能降低，继而发生各种机会性感染和肿瘤等，最终可因组织器官衰竭而死亡。临床上常用CD_4^+T淋巴细胞绝对计数来检测HIV疾病进展以及评估HAART治疗进展、临床疗效。高效抗逆转录病毒治疗（鸡尾酒疗法，HAART）方法是至今公认的最有效的干预艾滋病的手段，而中医药黄芪可提高患者免疫力。本研究使用黄芪联合HAART治疗艾滋病，进行了CD_4^+T淋巴细胞的动态变化观察。

1 对象与方法

1.1 病例选择　依据2005年中国《艾滋病诊疗指南》艾滋病诊断标准，且患者达到《艾滋病诊疗指南》需HAART治疗的标准。于2009年4月－2010年12月，已收集门诊及住院的艾滋病患者62例，随机分为黄芪联合HAART治疗组30例和常规HAART治疗组32例。黄芪联合HAART治疗组30例中，男20例，女10例，年龄31－69岁，平均（50.2±13.6）岁。常规HAART治疗组32例中，男24例，女8例；年龄27－70岁，平均（48.8±17.2）岁。两组均为初治患者，排除甲、乙、丙、丁、戊型肝炎、脂肪肝、酒精肝、自身免疫性肝病等肝脏疾患。其年龄及性别特点具有可比性。

1.2 方法　CD_4^+T淋巴细胞计数采用流式细胞仪分析；所有患者均予HAART治疗方案（D4T＋3TC＋NVP）。黄芪联合HAART治疗组在HAART治疗的同时，使用黄芪注射液协同治疗。在住院期间予静脉点滴黄芪注射液40ml/d，出院后则予黄芪50g/d,煎水服用。

1.3 统计学分析 使用SPSS10.0统计软件包,计数资料使用X^2检验,计量资料采用两样本t检验。$P<0.05$有统计学意义。

2 结果

2.1 两组患者治疗前后不同时间CD_4^+T淋巴细胞的变化 两组患者治疗前CD_4^+T淋巴细胞无明显统计学差异($P>0.05$)。两组治疗后1、3、6个月CD_4^+T细胞较治疗前均明显上升,前后对比有统计学意义($P<0.05$)。研究组和对照组间在治疗1个月后比较无统计学意义($P>0.05$),在治疗后3个月和6个月比较均有统计学意义($P<0.05$)。见表1。

表1 两组治疗前后CD_4^+T淋巴细胞测定结果比较($\bar{x}\pm s$)

Tab 1 Comparison of CD_4^+T cell counts in the two groups before and alter treatment ($\bar{x}\pm s$)

组别	例数	治疗前	治疗1月	治疗3月	治疗6月
黄芪联合HAART组	30	180.54±80.30	216.52±84.63	254.55±80.32	270.32±104.58
HAART组	32	186.46±84.71	209.37±94.35	226.73±96.45	242.26±98.65
P值			P>0.05	P<0.05	P<0.05

2.2 两组患者治疗前后不同时间 CD_4^+T淋巴细胞增加绝对值见表2。治疗1、3、6个月时分别与治疗前CD_4^+T淋巴细胞计数增加值的变化,结果显示在治疗1个月后研究组与对照组比较CD_4^+T淋巴细胞增加绝对值无统计学意义($P>0.05$)。治疗3个月、治疗6个月时研究组与对照组CD_4^+T淋巴细胞增加绝对值均有统计学意义($P<0.05$)。

表2 各组治疗后不同时间CD_4^+T淋巴细胞增加值($\triangle CD_4^+$)比较($\bar{x}\pm s$)

Table 2 Comparison of CD_4^+T cell added value at different time points in the two groups after HAART ($\bar{x}\pm s$)

组别	例数	治疗1月	治疗3月	治疗6月
黄芪联合HAART组	30	35.98±34.75	74.01±69.32	89.78±72.57
HAART组	32	22.91±12.92	40.27±58.47	55.80±46.63
P值		P>0.05	P<0.05	P<0.05

3 讨论

HAART疗法是目前公认的抗HIV治疗方案,可以降低病毒载量,重建免疫功能。自从艾滋病传入我国后,我国医学科研工作者在中医药治疗艾滋病方面进行了多方面尝试,发现可以明显改善患者症状,提高患者免疫力,对艾滋病并发症也有防治的效果[1-3]。

2008年加州大学洛杉矶分校科学家的研究取得了突破性进展,从分子生物学水平证实了黄芪确实有阻止CD_4^+、CD_8^+细胞死亡,提高免疫力,治疗艾滋病的作用[4]。研究发现,CD_4^+和CD_8^+细胞可自然产生端粒酶,阻滞端粒的缩短,但时间比较短,在细胞分裂很多次后,端粒酶的基因即被关闭。体外试验中,研究者将自HIV阳性病人收集的CD_4^+和CD_8^+细胞暴露于TAT2中,发现TAT2不但可以延缓细胞端粒的缩短,而且可以增加具有抑制HIV复制作用的蛋白产生。由此可见,中药黄芪的提取物TAT2对免疫细胞基因具有保护作用,从而会增强其抵抗HIV的能力。CD_4^+T淋巴细胞是人体免疫系统的重要组成部分,同时又是HIV攻击的主要靶细胞,其数量是临床分期和病程进展的重要指标。HIVgp120、gp41与CD_4^+T淋巴细胞的CD_4^+分子及CCR5结合,直接感染CD_4^+T淋巴细胞,而且还可通过"旁观者"效应和活化诱导的细胞凋亡机制导致感染和非感染的CD_4^+T淋巴细胞死亡[5]。故观察抗病毒治疗过程中CD_4^+T淋巴细胞数量的动态变化有明显意义。

因此本研究将黄芪与HAART治疗联合使用,观察与常规HAART治疗对比,是否有增强疗效、提高CD_4^+T淋巴细胞水平的可能。结果显示,两组治疗前CD_4^+T淋巴细胞水平无统计学差异,均较正常明显降低,细胞免疫呈明显的损伤状态。两组分别治疗1、3、6个月后,CD_4^+T淋巴细胞水平均较治疗前明显增高,有统计学意义,说明HAART治疗确实可以有效治疗艾滋病,迅速增加患者CD_4^+T淋巴细胞,重建免疫功能。研究组在治疗1个月后CD_4^+T淋巴细胞水平与对照组无明显统计学差异,考虑与中药起效较慢有关。研究组治疗3、6个月后CD_4^+T淋巴细胞水平较对照组更高,有统计学意义,说明黄芪具有增强免疫作用。中药黄芪在艾滋病治疗方面可以起辅助作用,与现在国家免费抗病毒治疗联合使用,能够有效提高患者的免疫力,延缓病情进展。由于本研究观察时间尚短,有关远期治疗效果尚需进一步观察。

参考文献(略)

(出自中国热带医学2011年第22卷11期第1393-1420页)

湘 A1 号、湘 A2 号合并抗病毒治疗艾滋病发病期患者的临床观察

白静峰[5]　王军文[2]

1. 湖南中医药大学，（湖南，长沙 410005）
2. 湖南中医药大学第二附属医院，（湖南，长沙 410005）

摘要　目的：观察湘 A1 号、湘 A2 号颗粒剂合并抗病毒疗法治疗 AIDS 发病期患者常见症状体征的临床疗效以及其临床应用的安全性。方法：采用随机、安慰剂对照和双盲、多中心的研究方法，对 108 例 AIDS 患者进行临床观察。结果：湘 A 号颗粒剂治疗 24 个月后患者的主要症状体征积分均有不同程度的下降，与对照组差异具有统计学意义（$P<0.05$）。三组患者 CD_4^+ 计数均有回升，三组病毒载量均明显减少，与对照组差异有统计学意义（$P>0.05$）。三组患者的安全性指标无明显变化，差异无统计学意义（$P>0.05$）。结论：湘 A1 号、湘 A2 号颗粒剂合并抗病毒疗法治疗艾滋病发病期患者能明显改善其临床症状体征，对患者的免疫功能具有调节作用，不会影响 HAART 疗法对 HIV 病毒复制的抑制，临床应用安全，未见明显不良反应。

湘 A1 号、湘 A2 号颗粒剂是湖南省中医药治疗艾滋病专家组在四百余例艾滋病患者历时三年治疗的临床经验基础上，结合湖南省本省具体情况研制而成，曾用于艾滋病患者和无症状 HIV 感染者的治疗，有着很好的临床疗效。

1 研究方法

1.1 方法与步骤

病历来源于湖南省六家医院，采取多中心、随机、双盲、安慰剂对照的临床试验。试验随机分为 A 组、B 组、C 组 3 组，其中 A 组与 B 组为试验组，C 组为对照组，纳入人数各组均为 36 人，湘 A1 号颗粒剂、湘 A2 号颗粒剂分别与湘 A3 号颗粒剂（安慰剂）按 1：1：1 比例平行对照。

1.2 病例选择

1.2.1 临床诊断标准

按照 2005 年版《艾滋病诊疗指南》确诊为艾滋病。

1.2.2 纳入病例标准

（1）经当地 CDC 确认的 HIV/AIDS 男、女患者，符合 AIDS 诊断标准，年龄 18 - 65 岁；接受抗病毒治疗一年以内；（2）知情同意，并签署知情同意书（3）依从性良好，能够定期按规定的要求服用药物者。

1.2.3 病例排除标准

（1）严重肾功能不全，精神病患者；（2）原发性免疫缺陷病患者；（3）妊娠或哺乳期妇女；（4）对本药过敏者。

1.3 治疗方案

1.3.1 药物组成

（1）湘 A1 号颗粒剂：藿香 10g、茵陈 15g、连翘 10g、石菖蒲 10g、白蔻仁 6g、虎杖 15g、滑石 15g、川木通 6g、薄荷 6g、苡仁 30g、蛇舌草 15g 等；（2）湘 A2 号颗粒剂：柴胡 10g、当归 10g、白芍 15g、薄荷 6g、白术 12g、茯苓 10g、丹皮 10g、栀子 10g、甘草 6g、蛇舌草 15g 等；（3）湘 A3 号颗粒剂（安慰剂）：复合维生素 C100mg。

1.3.2 试验药品的来源及规格

湘 A1 号、A2 号颗粒和安慰剂颗粒由湖南国华制药生产。规格：15 克/包。

1.4 观察的项目与指标

1.4.1 安全性指标

血、尿常规和肝肾功能 ALT（IU）、AST（IU）和 BUN（mmol/L）、Cr（umol/L）检查。心电图、大便常规。安全性评定：I 级：安全，无任何不良反应；II 级：比较安全，不良反应较轻，不需做任何处理，可继续给药；III 级：不良反应较明显，做处理后可继续给药；IV 级：因不良反应中止试验。

1.4.2 疗效性指标

参照国家中医药管理局中医药防治艾滋病工作组织协调小组办公室的《五省中医药治疗艾滋病项目临床技术培训资料》和中国医药科技出版社 2002 年版《中药新药临床研究指导原则》的疗效标准。

1.5 统计分析

软件用 SPSS16.0 进行。重复测量资料采用重复测量资料的方差分析，计量资料采用均值±标准差（$\bar{x} \pm s$）表示，非正态分布时用中位数 M 表示。组间比较计量资料用独立样本 t 检验或方差分析，计数资料进行秩和检验、x^2 检验等。

2 结果

共入选患者108例。其中不明原因失访3例,1例主动停药而脱落,1例意外死亡,2例服药期间死于并发症,1例死于吸毒过量,1例因怀孕终止,1例因双下肢行走困难而寄药,1例因生活不能自理而终止。共完成病例97例,男60例、女37例,平均年龄40.68+9.97岁,平均病程2.96±2.54年。患者一般情况和基本病情各组治疗前比较,差异无统计学意义。

2.1 治疗后临床症状体征疗效比较

治疗后症状总积分结果比较

组别	治疗前后症状总积分 ($\bar{x}\pm s$)	F值	P
A组	3.495±0.656	5.715	0.766
B组	3.244±0.520		
A组	3.495±0.656		0.009
C组	6.088±0.76		
B组	3.244±0.520		0.002
C组	6.088±0.706		

由上表可知,治疗后症状总积分各组间比较,A组与B组相比,P为0.766,P>0.05,A组与B组之间比较差异无统计学意义;A组、C组与B组、C组之间比较,P<0.05,可认为A组、B组治疗艾滋病发病期患者时,其改善患者症状体征的效果优于对照组C组。

2.2 治疗后CD_4^+T细胞疗效比较

由表下可知,治疗后症状总积分各组间比较,A组、B组与A组、C组相比,P<0.05,A组与B组之间比较,A组与C组之间比较,差异统计学意义;B组与C组之间比较,P>0.05,可认为B组与C组比较,B组艾滋病发病期患者CD_4^+T细胞计数回升大于C组。

治疗后CD_4^+T细胞计数结果比较

组别	治疗后CD_4^+T细胞计数 ($\bar{x}\pm s$)	F值	P
A组	157.812±28.162	7.730	0.032
B组	361.375±56.324		
A组	157.812±28.162		0.040
C组	304.000±39.827		
B组	361.375±56.324		0.452
C组	304.000±39.827		

2.3 治疗后患者病毒载量结果比较

治疗后病毒载量结果比较

组别	治疗后病毒载量 ($\bar{x}\pm s$)	F值	P
A组	953.42±4065.251	6.413	0.959
B组	363.76±7790.197		
A组	953.42±4065.251		0.002
C组	411E4±6825.734		
B组	363.76±7790.197		0.003
C组	411E4±6825.734		

由上表可知,治疗后病毒载量各组间比较,A组与B组相比,P为0.959,P>0.05,A组与B组之间比较差异无统计学意义;A组、C组与B组、C组之间比较,P<0.05,可认为A组、B组治疗艾滋病发病期患者时,其降低病毒载量的效果优于对照组C组。

2.4 三组安全性比较

三组血常规异常结果比较

组别	WBC (10^9/L)		LY总数 (10^9/L)		Hb (g/L)		PLT (10^{12}/L)	
	异常	正常	异常	正常	异常	正常	异常	正常
A组(实测29)	8	21	6	23	5	24	6	23
B组(实测27)	7	20	3	24	4	23	7	20
C组(实测21)	8	13	3	18	5	16	7	14
x^2	0.402		0.162		0.182		0.295	
P	0.526		0.688		0669		0.587	

由上表可知,A组、B组、C组各组间P值均大于0.05,可认为各组间血常规检测异常差异无统计学意义。

三组肝肾功能异常结果比较

组别	ALT (IU)		AST (IU)		Cr (umol/L)		BUN (umol/L)	
	异常	正常	异常	正常	异常	正常	异常	正常
A组(实测26)	6	20	7	19	0	26	0	26
B组(实测27)	9	18	9	18	0	27	1	26
C组(实测21)	9	12	8	13	2	19	0	21
x^2	0.204		0.231		0.036		0.225	
P	0.652		0.631		0.849		0.635	

由上表可知，A组、B组、C组各组间P值均大于0.05，可认为各组间肝肾功能检测异常差异无统计学意义。

X线检测异常结果比较

组别	异常	正常	x^2	P
A组（16）	7	9	9.000	0.342
B组（16）	7	9		
C组（16）	11	6		

由上表可知，A组、B组、C组各组P值均大于0.05，可认为各组间X线检测异常差异无统计学意义。

3 结论

本研究拟探讨湘A1号、湘A2号颗粒剂合并抗病毒治疗对艾滋病发病期患者的临床疗效和用药安全性，根据研究结果，提示湘A1号、湘A2号颗粒能明显改善艾滋病发病期患者的临床症状体征；对患者的免疫功能（CD_4^+计数）具有稳定和保护作用；不会影响HAART疗法对HIV病毒复制的抑制；临床应用安全，未见不良反应。

4 讨论

艾滋病又称获得性免疫缺陷综合征，自其上世纪发现首例患者以来，逐年增长，成为严重危害人类健康的一类疾病。目前应用最广，也最有效的方法为高效抗病毒疗法，其虽然能有效降低病毒载量，延长患者生命，但同时也有着极大的副作用[1]，仅仅依靠抗病毒疗法很难实现HIV感染者长期稳定和最终根除病毒及感染细胞的目的。因此，利用祖国医学的优势，寻找符合我国国情的治疗手段是当务之急。

艾滋病属于中医疫病范畴，故其有着疫病的发病特点，遵循疫病的发病规律，其总的病因不外乎外受邪毒之侵而导致正气亏虚[2]，逐渐正不胜邪而发病。湖南省气候多湿多热，故根据湖南省诸多艾滋病专家的多年临床经验，本省艾滋病发病期患者分布以脾虚湿盛证和肝郁气滞证为多，据此而自拟的湘A号颗粒剂，辨证准确，故与抗病毒药合用于治疗艾滋病发病期患者时临床疗效确切。

中医药虽有一定的抗病毒作用，但更擅长免疫调节，且其可降低艾滋病患者抗病毒治疗的副作用，在一定程度上可改善患者抗病毒治疗带来的胃肠道反应、肝脏损伤、周围神经病变及骨髓抑制等毒副作用[3]，故完全可与抗病毒联合应用，取长补短，不失为一种降低抗病毒副作用、提高疗效的有效方法，值得借鉴推广。

湘A号颗粒剂在动物模型试验中能显著上调小鼠的CD_4^+细胞[4]，而此次研究虽也提高了患者的CD_4^+T细胞，但不甚明显，可能是有些患者依从性不好，未及时随诊领药检查而致，需要在以后的研究中进一步明确。

参考文献（略）

（出自中华中医药学会防治艾滋病分会第八次年会论文集第211-215页）

中西医结合治疗艾滋病顽固性呃逆疗效观察

余 丰　梁飞立　邓梅花

（广西横县人民医院，广西横县 530300）

摘要　目的　探讨中西医结合治疗艾滋病顽固性呃逆的疗效。方法　将60例艾滋病呃逆患者随机分为2组，治疗组30例采用中药内服联合西药穴位注射，对照组30例采用甲氧氯普安肌肉注射及维生素B_6口服，观察2组疗效。结果　治疗组治愈17例，好转9例，治愈好转率87%；对照组治愈8例，好转10例，治愈好转率60%。2组治愈好转率比较有显著性差异（$x^2=5.455$，$P<0.05$）。结论　中西医结合治疗艾滋病顽固性呃逆效果好。

关键词　艾滋病；呃逆；中西医结合疗法

呃逆又称膈肌痉挛，是因气逆上冲所引起的症状，患者喉间呃呃连声，声短而频，不能自制。若呃逆持续时间超过24h、常规治疗无效则称之为顽固性呃逆[1]。艾滋病患者常合并多种机会性感染，药物治疗过程中可出现顽固性呃逆。2007年1月-2012年2月本院采用中西医结合方法治疗药物引起的顽固性呃逆艾滋病患者30例，效果满意，现报道如下。

1 临床资料

1.1 一般资料
选择上述时期本院收治的药物引起的顽固性呃逆艾滋病患者60例，艾滋病诊断经广西壮族自治区疾病预防控制中心确证实验室确认。顽固性呃逆的诊断主要依据临床症状和体征。排除饮食不良、麻醉、精神因素及器质性病变等引起呃逆者。男41例，女19例；年龄最小30岁，最大75岁，平均45.2岁；经性感染途径感染25例，血液途径传播35例；CD_4^+ T淋巴细胞计数（156.8±101.4）×$10^6 L^{-1}$；病程1—3d，平均1.5d。将患者随机分为治疗组30例及对照组30例，2组间性别、年龄、病程、CD_4^+ T淋巴细胞计数等具有可比性。

1.2 治疗方法

1.2.1 对照组 给予甲氧氯普安注射液肌肉注射，每次10mg，隔8h1次；维生素B_6片口服，每次20mg，3次/d。

1.2.2 治疗组 取丁香6g、柿蒂5枚、人参10g、吴茱萸10g、生姜3片，先将人参碾碎，热水泡15min后依次加入柿蒂、丁香、吴茱萸、生姜，再煎5min后过滤，液量约100mL，早、晚各服1次；穴位封闭：取双侧合谷、内关、足三里穴，用10mL注射器配5号针头，抽取利多卡因3mL、山莨菪碱30mg、甲氧氯普安20mg混合液共10mL，常规消毒各穴位的皮肤，垂直刺入1.5cm，并用捻转提插手法，得气后，抽吸无回血，每侧合谷、内关穴位注入药液1.5mL，每侧足三里穴位注入药液2mL，拔针后用无菌干棉球按压，2d为1个疗程。

1.3 疗效评定标准

治愈：呃逆症状完全消失，1周内未复发；有效：症状减轻，呃逆次数减少；无效：呃逆次数无减少，症状无明显改善。

1.4 统计学处理

采用SPSS 18.0统计软件包进行统计学分析。计数资料用率表示，采用x^2检验。$P<0.05$为差异有统计学意义。

2 结果

经1个疗程治疗后，治疗组治愈17例，好转9例，未愈4例，治愈好转率87%；对照组治愈8例，好转10例，未愈12例，治愈好转率60%。2组治愈好转率比较有显著性差异（$x^2=5.455$，$P<0.05$）。2组应用过程中均未见不良反应。

3 讨论

呃逆是临床常见病症，症状轻者可不治自愈，但病程长、症状重的顽固性呃逆可持续发作，影响工作和休息，给患者带来极大的痛苦。艾滋病患者免疫力低下，易合并多种机会性感染，治疗常使用激素及多种抗生素，如地塞米松、氢化可的松、青霉素、替硝唑、氨苄西林、林可霉素、泰能、左氧氟沙星等，均可引起顽固性呃逆[2]。

西医学中认为呃逆是由中枢内脏神经调节功能失常、迷走神经兴奋而引起膈肌痉挛所致；中医理论认为呃逆为中焦不和，胃气上逆动膈而成。其病位在膈，病变的关键脏腑在胃，胃居膈下，其气以降为顺，胃与膈有经脉相连属，胃失和降，逆气动膈，上冲喉间，古称"哕"。《景岳全书·呃逆》有"呃逆证……虽其中寒热虚实亦有不同，然致呃之由，总由气逆于上，则直冲于上，无气则无呃，无逆也无呃，此病呃之源，所以必由气也"之说。顽固性呃逆患者多为体虚之人，寒凉之品反复作用于人体，损伤脾胃阳气，正气亏虚，胃失和降而发病[3]。其病机错综复杂，故治疗上应紧紧抓住病机，以补虚和胃降逆止呃为大法。方中选用丁香、吴茱萸、柿蒂下气降逆止呃，三药合用，有寒热兼济之妙，有辛开苦降之能；生姜和胃降逆，人参大补元气而健脾。全方具有益气健脾、和胃降逆、升清降浊之功，以达标本兼治、气机通调、呃逆自除之效。现代药理研究证实：人参能兴奋中枢神经，加快神经冲动的传导，并提高机体的应激性；丁香、柿蒂有明显镇静作用[4]。穴位注射结合了药物药理作用和经络作用的优点，所用药物中山莨菪碱可解除膈肌痉挛，改善脑血液循环；甲氧氯普胺阻滞多巴胺受体而作用于延髓化学感应区，具有强大的中枢镇吐作用，能使胃蠕动亢进，调整胃肠功能；利多卡因是治疗呃逆的要药，同时可缓解注射时的疼痛[5]。内关属八脉交会穴，为心包经和阴维脉脉气相通的穴位，主治胃、心、胸之疾患，通过两经的交通及会合关系，达到两经同调的作用，宽胸利气则呃逆自止；足三里穴是足阳明经之合穴，具有和胃降逆、强壮的功效；合谷穴为大肠经原穴，在穴位注射可引起周围神经反应，改变病变组织的血液供应和营养状态，调整机体功能，从而达到治疗疾病的目的[6]。

本研究表明治疗组治愈好转率比对照组高（$P<0.05$），说明中西医结合治疗艾滋病患者由于药物引起的顽固性呃逆效果满意。但本研究病例较少且观察时间有限，有待扩大样本进一步研究。

参考文献（略）

（出自现代中西医结合杂志2013年第22卷3期第295—296页）

八珍汤加味配合高效抗反转录病毒治疗晚期艾滋病合并贫血临床观察

韦秋玲 韦 麟

(广西都安县人民医院,广西都安 530700)

摘要 目的 观察八珍汤加味配合高效抗反转录病毒(HAART)治疗晚期艾滋病贫血患者的疗效。方法 将83例患者随机分成治疗组48例和对照组35例。2组均给予HAART治疗,治疗组在HAART的基础上加用八珍汤加味治疗。观察2组患者症状、体征、血常规、肝功能、药物不良反应等情况。结果 2组患者症状、体征均得到改善,血红蛋白、白细胞明显上升。治疗组治疗后总有效率为90%,对照组为71%,2组比较有显著性差异($P<0.05$)。2组治疗后血红蛋白水平比较有显著性差异($P<0.05$)。结论 八珍汤加味配合HAART治疗晚期艾滋病并发贫血能快速、有效地纠正患者贫血状况,临床疗效显著。

关键词 八珍汤;艾滋病;高效抗反转录病毒

艾滋病即获得性免疫缺陷综合征(AIDS),是由人免疫缺陷病毒(HIV)感染引起的一种传染病,HIV感染人体后,造成CD_4^+T淋巴细胞进行性减少,损伤机体免疫功能,导致各种机会性感染、恶性肿瘤和消耗,最终发展成为AIDS。AIDS可造成多系统损害,其并发症中贫血的发生十分常见。流行病学研究显示,在病毒载量和CD_4^+细胞计数相同的情况下,有贫血的HIV感染者的病死率远远大于无贫血者,贫血纠正后死亡危险率降低[1],贫血已成为AIDS患者的死亡原因之一,是AIDS患者短期生存的独立危险因素[2]。我院感染科2009年4月-2011年6月应用八珍汤加减配合高效抗反转录病毒(HARRT)治疗晚期艾滋病合并贫血患者48例,取得较好疗效,现报道如下。

1 临床资料

1.1 一般资料 83例均为本院感染科住院的晚期AIDS合并贫血患者。男46例,女37例;年龄23-76岁;轻度贫血53例,中度贫血24例,重度贫血6例。将患者随机分为2组:治疗组48例,男26例,女22例;年龄23-72(48.68 ± 12.29)岁;轻度贫血30例,中度贫血14例,重度贫血4例。合并肺孢子菌肺炎(PCP)8例,肺结核13例,细菌性肺炎4例,肠道感染5例,淋巴结结核2例,青霉菌感染8例,弓形虫脑病1例,口腔真菌感染14例;白细胞减少15例,血小板减少3例。CD_4^+ 4-92(33.31 ± 24.32)个/μL。对照组35例,男20例,女15例;年龄29-76(51.4 ± 12.27)岁;轻度贫血23例,中度10例,重度2例。合并PCP 4例,肺结核10例,细菌性肺炎4例,肠道感染5例,淋巴结结核3例,青霉菌感染3例,脑膜炎2例,口腔真菌感染10例;白细胞减少12例,血小板减少3例。CD_4^+ 4-85(32.25 ± 21.73)个/μL。2组性别、年龄、贫血程度、机会性感染及基线CD_4^+、Hb等理化检查指标差异性均无显著性差异(P均>0.05),2组间均衡性较好,具有可比性。

1.2 诊断依据 ①HIV抗体确认试验确认试验阳性。②CD_4^+T淋巴细胞<100个/μL。③主要症状:头昏、眼花、耳鸣、倦怠乏力、心悸气短、纳差或纳呆、失眠多梦、或嗜睡、或月经过多、或月经过少。④主要体征:颜面苍白、无华、口唇淡红、皮肤干燥发皱或萎缩甚至毛发干燥脱落、舌质淡红、苔白、脉细弱或沉细无力。⑤临床检验:血红蛋白(Hb)<110 g/L。

1.3 治疗方法 2组治疗前先控制机会性感染,病情稳定后再进行治疗。83例患者均给予HAART治疗,均为国家免费治疗药物,治疗方案均为2个核苷类逆转录酶抑制剂联合1个非核苷类逆转录酶抑制剂(2NRTI + 1NNRTI)[3]。治疗组在维持各自HAART基础上加服八珍汤加味治疗,药物组成:黄芪30 g、川芎10 g、党参15 g、白术15 g、白芍15 g、当归25 g、熟地15 g、茯苓15 g、炙甘草6 g,每日1剂,水煎分2次服,每次100 mL。

1.4 观察指标 ①症状和体征,包括神疲乏力、气短懒言、腰膝酸软、面色萎黄、肢体水肿及舌苔、脉搏等。②治疗前后血常规、肝功能。

1.5 疗效判定标准 痊愈:症状、体征消失,Hb达正常值以上;显效:临床症状体征明显好转,Hb比治疗前升高10-20 g/L;有效:临床症状好转,Hb比治疗前升高5-

10 g/L；无效：临床症状、体征无改善，Hb 未见上升或下降。

1.6 统计学处理 计数资料用 x^2 检验，计量资料用 t 检验。$P<0.05$ 为有显著性差异。

2 结果

2.1 2 组疗效比较 治疗组总有效率明显高于对照组（$P<0.01$），见表 1。

表 1 2 组疗效比较 例（%）

组别	n	痊愈	显效	有效	无效	总有效
治疗组	48	10（21）	24（50）	8（17）	5（10）	43（90）①
对照组	35	2（6）	14（40）	9（26）	9（26）	26（71）

注：①与对照组比较，$P<0.05$。

2.2 2 组 Hb 和 WBC 变化情况 见表 1。

表 2 2 组 Hb 及 WBC 变化情况（$\bar{x}\pm s$）

组别	n	时间	Hb（g/L）	WBC/$10^9\cdot L^{-1}$
治疗组	48	治疗前	87.6±14.6	4.08±2.21
		治疗后	105.0±15.5①③	5.01±1.67②
对照组	35	治疗前	90.5±13.7	4.09±1.43
		治疗后	98.5±12.8②	5.14±1.86②

注：①与治疗前比较，$P<0.01$；②与治疗前比较，$P<0.05$；③与对照组比较，$P<0.05$。

2.3 不良反应 见表 3。

表 3 2 组不良反应发生情况比较 例（%）

组别	n	贫血加重	胃肠道反应	肝功能损害
治疗组	48	4（8）①	6（12）	3（6）①
对照组	35	6（17）	4（11）	4（11）

注：①与对照组比较，$P<0.05$。

3 讨论

晚期 AIDS 患者人体处于高病毒载量及重度免疫缺陷的病理状态，尽早地抗病毒治疗，通过抑制病毒达到恢复患者免疫功能是目前公认的唯一疗法。对于晚期病情较重的患者，在开始 HAART 时面临着患者体质虚弱、药物不良反应多、患者依从性差诸多问题。多年的中医药防治 AIDS 经验提示，中药在缓解症状和体征（包括药物不良反应），提高患者免疫力，改善其依从性和提高生存质量有着较较为肯定的作用。

AIDS 属于中医"疫疠"、"温病"、"虚劳"、"癥瘕"等病症范畴。其病机是温邪秽毒循经窍、血液入侵人体，伏于血络，内舍营分，热陷营血，气血阴阳失和、脏腑功能失调[4]。AIDS 晚期多见"虚劳"表现，合并贫血的患者多为气血亏损之证。八珍汤加味方中黄芪、党参与熟地相配，益气养血；白术、茯苓健脾渗湿，助党参益气补脾；当归、白芍养血和营，助熟地滋养心肝；川芎活血行气，使熟地、当归、白芍补而不滞；炙甘草益气和中，调和诸药；诸药合用具有益气补血功效，主治气血两虚证。治疗组 48 例晚期 AIDS 患者在 HAART 基础上使用八珍汤加味治疗 1 个月，总有效率达 90%，与对照组相比有显著性差异。八珍汤中起主要作用的化学成分主要集中在总苷、多糖以及一些有益于人体的微量元素、氨基酸、磷脂、维生素、叶酸等活性成分中。这些活性成分的药理作用包括改善造血功能、改善血液流变性、提高机体免疫能力、抗氧化抗衰老、抗肿瘤等[5]。通过临床观察，加用八珍汤治疗的患者其药物不良反应发生率明显低于对照组，表明八珍汤不但可以快速有效地纠正贫血、缓解症状，还能缓解 HAART 导致的不良反应，有效提高患者生存质量，改善患者依从性。

因患者经济条件限制，本研究应用八珍汤加味治疗时间较短，未能进行免疫功能检测，故不能客观判断患者免疫重建效果。

参考文献（略）

（出自现代中西医结合杂志 2012 年第 21 卷 21 期第 2341－2342 页）

中西医结合治疗艾滋病合并肺结核20例

童凤军

浙江省监狱中心医院 浙江杭州 310016

关键词 艾滋病 肺结核 中医药疗法 HAART治疗 抗痨治疗 CD_4^+T

淋巴细胞结核分枝杆菌感染是我国艾滋病（AIDS）患者最为常见的机会性感染之一，也是我国艾滋病患者死亡的主要原因，二者相互影响，互为因果[1]。笔者收集我院2004年2月-2010年4月确诊的20例艾滋病合并肺结核患者，采用中药联合西药高活性抗逆转录病毒治疗（HAART）及抗痨治疗，获效满意，报告如下。

1 临床资料

1.1 一般资料：确诊的艾滋病合并肺结核患者20例均为住院病例，艾滋病病程为1月-20月。平均9±5月，肺结核病程为5天-90天，平均37±27天。最长的住院时间为18个月，其中男19例，女1例；年龄21-46岁。平均年龄为26±8岁。

1.2 临床表现：患者均有咳嗽、咳痰、发热、消瘦、胸痛、咯血、全身浅表淋巴结肿大的表现。住院期间，艾滋病合并肺结核患者出现带状疱疹13例，皮肤感染14例，慢性腹泻8例，消化道出血3例，间质性肺炎6例，合并格林巴利综合征3例。大便霉菌感染6例。

2 治疗方法

2.1 中药治疗：参照文献[2]，中药治疗以辨证为主，结合辨病分期，早中期以益气养阴、清热化痰为主，方用参苓白术散、百合固金汤加减。晚期肝气郁滞用柴胡疏肝散加减，脾胃虚弱用六君子汤加减，气血两亏用十全大补汤加减，肺肾不足用参脉散合固金汤加减。对机会性感染如带状疱疹用龙胆泻肝汤加减。隐孢子虫感染用真人养脏汤等等。

2.2 HAART治疗及抗痨治疗：由上海迪塞诺生物医药有限公司提供司他夫定胶囊、奈韦拉平片、去羟基苷散片等治疗；肺结核治疗方案采用WHO推荐的结核病化疗方案结合个体化方式进行。

2.3 观察方法：治疗前及治疗后每3个月复查1次CD_4^+T淋巴细胞检测；临床症状和体征：每月各观察记录2次。

2.4 统计学处理：由SPSS17.0软件包完成统计学分析，计量资料采用t检验，$P<0.05$为有显著性差异。

3 治疗结果

3.1 疗效判断：显效：临床症状消失，肿块缩小，体重增加；有效：临床症状好转，肿块缩小，体重增加或稳定；无效：临床症状无变化或加重，肿块不缩小或出现转移病灶。体重减轻。

3.2 治疗结果：CD_4^+T淋巴细胞检测结果表明AIDS合并肺结核患者经治疗后CD_4^+T淋巴细胞数均增加，并与治疗时间呈正相关，见表1。治疗结果：显效8例，有效10例，无效2例，总有效率90%。2例患者CD_4^+T淋巴细胞为8个/μl及10个/μl，虽然给予中西医结合等综合治疗。但因霉菌感染，多脏器衰竭而于治疗12个月内死亡。

表1 艾滋病合并肺结核治疗前、后CD_4^+T淋巴细胞计数。

	例数	CD_4^+T（个/μl）
治疗前	20	88.32±10.21
治疗3个月	20	106.91±18.33*
治疗6个月	20	132.46±9.87*
治疗9个月	20	136.32±14.22*
治疗12个月	18	171.32±11.65*

注：与治疗前比较，*$P<0.05$。

4 讨论

AIDS是由HIV病毒感染引起的一种传染病。HIV病毒以CD_4^+分子为受体，因而。HIV病毒主要感染CD_4^+细胞，导致CD_4^+T淋巴细胞的减少。CD_4^+减少的程度与各种感染呈正比当CD_4^+细胞进行性减少时，患者免疫功能低下。肺结核杆菌便趁虚而入或导致体内非活动结核病灶复燃[3]。2年后其频率约为58%[4]。CD_4^+细胞数与机会性感染的发生关系密切。

艾滋病在中医学中根据其传播途径，属"阴阳易"范畴；从其发病过程和流行情况来看，应属疫病、伏气温病、虚劳[5]等范畴。中医认为艾滋病以肾虚为本，疫毒为标。因正虚邪盛、五脏气血阴阳耗伤，终至元阴元阳损伤，诸脏精气耗竭。结核病在中医学中称之为肺痨。并且认为。肺痨发病，与正气不足最为关键，对传变、转归也起重要作用。艾滋病者，其正气必虚，故易于感受痨虫侵袭而两病并存。中医药治疗艾滋病合并肺痨的独特优势在于强调以人为本，整体调节和辨证论治。本文在对病人进行辨证以后，分别采取益气养阴、清热化痰、疏肝解郁、补益肝肾、补脾益胃等治疗方法，应用扶正祛邪以期达到阴平阳秘、以平为期的治疗目的。经中西医综合疗法，患者取得良好的效果，临床症状好转，CD_4^+数目明显上升，且与治疗的时间呈正相关，提示对艾滋病合并肺结核患者采用中药联合抗病毒、抗痨治疗具有肯定的疗效。因两病并存的病例资料有限，故对中药联合西医治疗艾滋病合并肺结核还有待进一步研究和探讨。

参考文献（略）

（出自浙江中医杂志2010年第45卷12期第907-908页）

益气化瘀利水方对HIV/AIDS合并糖尿病肾病患者血管内皮生长因子及尿蛋白排泄率的影响

张佩江[1] 郭建中[2]

(1. 河南中医学院，郑州450000；2. 河南省中医药研究院附属医院，郑州450004)

摘要 目的：探讨益气化瘀利水复方对HIV/AIDS合并糖尿病肾病患者血管内皮生长因子（VEGF）及尿蛋白排泄率（UAER）的影响。方法：56例HIV/AIDS合并糖尿病肾病患者随机按数字排列法分为治疗组和对照组各28例，两组均进行抗病毒、降糖等西药常规治疗，治疗组给益气化瘀利水复方（当归芍药散合防己黄芪汤），口服，1剂/d，疗程3个月。采用酶联免疫吸附试验（ELISA）检测VEGF水平；放射免疫法检测尿白蛋白，计算UAER。结果：治疗组血清VEGF水平较治疗前明显下降（$P<0.01$），UAER较治疗前明显下降（$P<0.01$），且治疗组优于对照组（$P<0.01$）。结论：益气化瘀利水复方可降低HIV/AIDS合并糖尿病肾病患者血清VECG水平，同时降低UAER，是其保护肾功能的可能作用机制之一。

关键词 益气化瘀利水方；HIV/AIDS并糖尿病肾病；血管内皮生长因子；尿蛋白排泄

随着中国艾滋病（AIDS）流行形势的加重，临床就诊的AIDS病人也越来越多，在HIV/AIDS中合并有糖尿病肾病的患者逐渐增加，在抗病毒，提高免疫功能的同时，要积极治疗糖尿病肾病的发生发展，以降低HIV/AIDS的致残率和死亡率。

糖尿病肾病（diabetic nephropathy，DN）是糖尿病（diabetes mellitus，DM）最常见的并发症和致残致死的主要原因，是糖尿病本身引起的肾脏损害。糖尿病肾病是糖尿病的最常见、最严重的慢性微血管并发症之一[2]。中医无此病名记载，多归于"消渴"、"水肿"等范畴，近年来，逐步发现糖尿病患者肾脏血管增生病变与其糖尿病肾病密切相关。在尿毒症病因谱中，DN仅次于慢性肾炎，列居第2位。DN经恰当处理可以减缓甚至逆转肾脏病变的进展。血管内皮细胞生长因子（VEGF）是内皮细胞的特异性丝裂原，能促进内皮细胞增生、迁移而促进血管形成。VEGF是一个主要的血管生长调节剂，对于保护内皮生存和维持微循环系统有重要作用。在DN患者中血浆VEGF增高，在动物模型中阻断VEGF可以改善DN[4]。降低血浆VEGF水平可加快损伤组织的修复和再生[5]。长期临床实践表明，气虚血瘀贯穿于糖尿病的整个过程中，是DN发病的主要原因，益气化瘀利水方为张仲景《金匮要略》中当归芍药散和防己黄芪汤加减而成，可以显著减轻DN患者的症状体征、降低蛋白尿、改善肾功能。本研究旨在通过观察益气化瘀利水方对尿微量白蛋白及VEGF的影响，以探讨其对HIV/AIDS合并糖尿病肾病的作用机制，为临床及研究提供参考，为中医药临床治疗HIV/AIDS合并糖尿病肾病开辟新的途径。

1 资料与方法

1.1 一般资料 选择2010年3月至2012年5月在河南省尉氏县、上蔡县筛选出的56例HIV/AIDS合并糖尿病肾病患者为研究对象，男31例，女25例；患者按随机数字法分为治疗组和对照组，每组28例，治疗组男15例，女13例，年龄38～76岁，平均（55.1 ± 9.22）岁；病程3～23年，平均（13.00 ± 4.99）年；对照组男16例，女112例，年龄39～76岁，平均（57.5 ± 10.94）岁；病程4～21年，平均（13.85 ± 4.99）年。两组性别、年龄、病情程度、病程等方面比较，无统计学差异，具有可比性。研究前3个月停止使用血管紧素转换酶抑制剂或ARB类药物，所有患者均停止使用肾毒性药物。

1.2 诊断和纳入标准 所有患者均符合卫生部HIV/AIDS诊断标准16，同时均符合1999年WHO制定的糖尿病诊断标准以及糖尿病肾病的诊断标准[J]，早期DN尿白蛋白排泄率（UAER）持续在20～200μg·min^{-1}或30～300mg·24h^{-1}。

1.3 排除标准 伴有急慢性感染性疾病、严重心脑血管病变、肾功能不全、其他系统性疾病以及有严重糖尿病酮症酸中毒和非酮症高渗性昏迷等急性代谢并发症者；2周内使用过肝素、阿司匹林和双嘧达莫（潘生丁）等对血小板功能有影响的药物；1周内使用过利尿药和血管活性药物。

1.4 治疗方法 两组均给予HIV/AIDS常规治疗，即鸡尾酒疗法［齐多夫啶片，上海迪赛诺生物医药有限公司，批号040202，300mg，2次/d；拉米夫啶，葛兰素史克制药（苏州）有限公司生产，300mg，1次/d，依非韦伦片，由默沙东（澳大利亚）有限公司提供，600mg，1次/d］，同时开展糖尿病教育，改变生活方式，控制饮食，给予低盐、低脂、优质蛋白糖尿病饮食，皮下注射胰岛素以控制血糖，剂量依血糖水平而定，血压高者给予硝苯地平缓释片（扬子江药业集团江苏制药股份有限公司，批号H32026198）20mg，1次/d，口服。治疗组在以上治疗基础上给予益气化瘀利水复方治疗，药物组成：当归12g，川芎10g，茯苓20g，白术12g，泽泻15g，黄芪50g，白芍12g，紫苏叶12g，木瓜12g，大腹皮20g。煎汁400mL，1剂/d，分早晚2次饭后温服。连续服用3个月。

1.5 观察指标

1.5.1 尿白蛋白排泄率（UAER）留取清晨7时起止的24h尿液，用二甲苯做为防腐剂，测量24h尿量，混匀后取标本用放射免疫法检测尿白蛋白（尿Alb）。根据尿液容积和尿Alb浓度，计算出UAER。嘱患者在留尿前24h和留尿过程中不进高蛋白饮食，不做剧烈运动，由本院化验室检测。

1.5.2 VEGF 清晨采集患者射前静脉血，采血后1h内1500r·min^{-1}离心15min，血浆在-20℃下保存，4周内完成检测。血浆VEGF浓度采用固相夹心法酶联免疫吸附试验（ELISA）检测，试剂盒由洛阳华美生物工程公司（批号990520）提供。

1.6 统计学方法 采用SPSS 13.0统计软件进行统计分析，采用双侧检验；计量资料以$\bar{x}\pm s$表示，组间比较采用t检验；$P<0.05$为有统计学意义。

2 结果

2.1 两组治疗前后UAER比较 治疗后治疗组UAER得到显著改善（$P<0.01$），两组治疗后比较有显著差异（$P<0.01$），治疗组优于对照组。表明益气化瘀利水复方可明显减少糖尿病肾病患者VAER，具有阻止早期DN进展的作用。见表1。

表1 两组治疗前后UAER比较（$\bar{x}\pm s$，n=28） μg·min^{-1}

组别	治疗前	治疗后
治疗	146.7±30.7	64.5±16.3[1,2]
对照	138.9±45.1	120.6±49.0

注：与同组治疗前比较1) $P<0.01$；与对照组比较2) $P<0.01$（表2同）。

2.2 两组血浆VEGF水平的比较 治疗后治疗组血浆VECG水平显著下降（$P<0.01$），两组治疗后有显著差异（$P<0.01$），提示益气化瘀利水方可延缓糖尿病肾病患者新生血管形成，干预糖尿病微血管病变的病理生理过程。见表2。

表2 两组血浆VEGF水平的比较（$\bar{x}\pm s$，n=28） ng·L^{-1}

组别	治疗前	治疗后
治疗	358.42±23.9	213.29±43.1[1,2]
对照	362.05±25.9	353.95±26.7

3 讨论

近年来，随着DM发病率的迅速增加，DN的发生率亦明显提高，30%~50%的DM患者可发生DN[8]。DN的发病机制较复杂，大量研究支持该病为多因素所致，但最根本原因仍然还是DM引起的肾脏的微循环改变。其血流动力学改变如高滤过、肾小球毛细血管跨膜压升高又是尿白蛋白产生增多的一个因素。

DN的主要病理表现为肾小球毛细血管基底膜增厚，肾小球系膜区细胞外基质积聚引起的微血管病变以及肾小球毛细血管通透性增高，其发生过程中肾小球内皮细胞受损、功能异常（通透性、黏附性、血管再生）非常重要[9]。

在HIV/AIDS的基础上合并糖尿病肾病患者，在临床上属于中医所谓的水肿、消渴、虚劳等范畴，患者长期感染HIV病毒，日久伤正，本病在气虚的基础上，瘀血阻于肾络，水饮内停，气虚贯穿整个糖尿病肾病始终。临床表现多以气虚血瘀水停为主，病机特点为本虚标实，虚实夹杂。

本研究所选中药出自张仲景《金匮要略》中当归芍药散和防己黄芪汤组成，方中重用黄芪具有双向调节血糖作用，补脾胃之元气，使气旺以助血行，祛瘀而不伤正，并可降脂消除尿蛋白提高免疫功能。在基因转录水平促进蛋白质合成，调节脂质代谢，并减轻肾脏TGF~pl的表达，减少免疫复合物沉积，且能通过肾组织单核巨噬细胞的浸润，能减轻肾小管间质损伤，从而对肾功能起到保护作用。赤芍、当归、川芎养血活血、化瘀散结，行血中之气。当归具有降低血黏度、改善微循环、扩张肾血管、改善肾脏血液流变学、抗血栓形成和抗氧自由基作用，从而保护肾功能，延缓DN发展进程。茯苓、白术、泽泻健脾益气、利水渗湿，全方共奏益气健脾、化瘀利水功效。本研究结果表明，在早期DN患者血清VEGF与VAER呈正相关。提示VEGF作为重要的血管活性因子，参与了微血管的病变，其异常的表达可能加重了微血管的渗漏和尿蛋白的漏出从而导致肾的损伤。本研究发现，益气化瘀利水方能明显降低早期DN患者24h VAER及血浆VEGF水平。其功效明显优于对照组。提示益气化瘀利水复方可能通过抑制VEGF这一非血流动力学保护机制，在早期延缓DN的发展。

本研究资料表明，HIV/AIDS糖尿病患者血浆血管内皮生长因子显著升高,给予益气化瘀利水复方治疗后治疗组 VEGF 水平显著下降,从而延迟疾病进展,治疗组指标改善优于对照组,表明益气化瘀利水复方在治疗糖尿病肾病过程中发挥重要作用,具有延缓糖尿病肾病发生发展的作用,中医药在防治糖尿病并发症肾病方面具有显著优势。但相关的基础和临床研究尚较欠缺,有待进一步研究。

参考文献(略)

(出自中国实验方剂学杂志 2013 年第 19 卷 14 期第 314 - 317 页)

·减轻西药毒副作用·

逍遥散加减结合西医常规疗法治疗抗 HIV 药物致肝功能损伤 50 例

邱廷山 李学芝

(河南省南阳市宛城区中医院 河南南阳 473000)

摘要 目的 观察逍遥散加减治疗抗人类免疫缺陷病毒(HIV)药物致肝功能损伤的疗效。方法 将患者随机分为两组,对照组采用常规治疗,治疗组加用逍遥散口服,共治疗 10d。比较两组治疗前后临床疗效、肝功能及胆红素变化。结果 治疗组总有效率高于对照组。治疗组 ALT、AST 及胆红素含量均明显低于对照组。结论 逍遥散加减治疗药物性肝功能损伤具有良好疗效。

关键词 药物性肝功能损伤 逍遥散 人类免疫缺陷病毒

随着抗人类免疫缺陷病毒(HIV)药物的普及应用,近年来,抗 HIV 药物引起的肝功能损伤越来越受到重视。笔者应用逍遥散加减结合西医常规疗法治疗本病,取得较好疗效。现报告如下。

1 资料与方法

1.1 临床资料 选取 2005 年 8 月 - 2010 年 4 月本院关爱中心治疗的抗 HIV 药物致肝功能损伤患者 100 例,根据重点传染病的免疫与控制的诊断标准[1],进行病例选择和分析,所有病例 CD_4^+ 数值均在 100～200 之间,抗病毒方案均为 D4T/3TC/NVP 治疗方案,都有不同程度肝功能损伤,右上腹有压痛或自觉感到隐隐作痛,恶心,饮食减少并伴有发热,乏力,精神不振,皮肤黄染或目黄;彩超检查示肝脏都有不同程度的钙化灶。随机分为两组。治疗组 50 例,男性 27 例,女性 23 例;年龄 20～60 岁;对照组 50 例,男性 26 例,女性 24 例;年龄 20～60 岁。两组病例在性别、年龄、病理、主要诱因、舌象、脉象方面差异无统计学意义($P > 0.05$)。

1.2 治疗方法 对照组予常规治疗:(1)肌苷针、维生素 B_6 针、肝泰乐针静滴;(2)纠正水/电解质紊乱,支持疗法等。治疗组予常规治疗加服逍遥散:当归 15g,白芍 12g,柴胡 10g,茯苓 12g,焦白术 20g,炙甘草 12g,煨姜片 3 片,薄荷 3g。气滞重加陈皮 12g,佛手 10g;湿热重加栀子 10g,牡丹皮 12g;瘀血重加桃仁 12g,红花 10g。加水 500mL,浸泡 2h,煮沸后,文火煎煮 15min,取汁,再兑水 200mL,文火煎煮 15min,取汁。2 次液体相兑,浓缩至 200mL,分 2 袋装。每日 1 剂,分 2 次服,连续给药 10d 为 1 疗程。

1.3 观察项目 观察两组治疗前后症状、体征变化情况,两组治疗前后血生化检验丙氨酸氨基转移酶(ALT)、门冬氨酸氨基转移酶(AST)、胆红素变化情况。

1.4 疗效标准 治愈:症状和体征消失,肝功能恢复正常,彩超检查无异常。显效:症状和体征消失,肝功能降低 >2/3 以上,彩超检查有明显好转。有效:症状和体征大部分消失,肝功能降低<2/3以上,彩超检查无明显改善。无效:症状和体征无明显改善,肝功能不下降或反而升高,彩超检查无改善。

1.5 统计学处理 应用SPSS10.0统计软件。计量资料以 ($\bar{x} \pm s$) 表示,采用t检验。$P < 0.05$为差异有统计学意义。

2 结果

2.1 两组临床疗效比较 见表1。治疗组疗效明显优于对照组($P < 0.05$)。

表1 两组临床疗效比较(n)

组别	n	治愈	显效	有效	无效	总有效(%)
治疗组	50	36	7	6	1	49(98.00)△
对照组	50	28	4	8	10	40(80.00)

与对照组比较,△$P < 0.05$。下同。

2.2 两组治疗前后肝功能及血胆红素比较 见表2。治疗组ALT、AST及血总胆红素含量明显低于对照组($P < 0.05$)。

表2 两组治疗前后肝功能及血胆红素比较($\bar{x} \pm s$)

组别	n	ALT(mmol/L)			AST(mmol/L)			胆红素(μmol/L)		
		治疗前	治疗4d	治疗10d	治疗前	治疗4d	治疗10d	治疗前	治疗4d	治疗10d
治疗组	50	185.45±25.47	100.51±41.12	31.30±30.28*△	214.20±31.47	121.31±40.32	33.21±30.5△	38.15±5.36	25.81±10.34	11.37±5.57△
对照组	50	183.75±30.13	130.46±33.20	66.15±24.36	208.10±51.26	153.40±31.12	78.26±25.36	36.72±4.30	31.26±7.12	20.51±8.32

3 讨论

中医学理论中虽然没有药物性肝功能损伤的概念,但根据其临床上主要表现应归属中医学"黄疸"、"胁痛"、"呃逆"范畴[2]。药物性肝功能损伤的发生,主要原因在于患者正气虚弱,加上时气疫毒、湿热、寒湿之邪侵袭,或情志不畅,或烦劳过度,致肝脾胃功能失调,日久化热,湿热瘀毒熏蒸,气机郁滞。笔者据多年经验结合临床特点,对有抗HIV药物引起的药物性肝功能损伤患者,进行详细辨证,认为肝胆郁滞、肝胃不和是其病机关键,瘀血、湿热毒是其病理产物[3],据此确定治法:疏肝是根本法则,活血利湿清热是关键,健脾扶正治其本。方中以当归、白芍养血敛阴而柔肝,柴胡升阳散郁,茯苓利湿助白术,甘草令心气安宁。引以煨姜,暖胃祛痰、调中解郁,薄荷辛散郁热、搜消肝风、疏肝调中,木达脾升,胆和胃降,是治疗肝功能损伤的有效方剂。

参考文献(略)

(出自中国中医急症2011年第20卷3期第454-455页)

中医药治疗艾滋病抗病毒治疗后肝损伤41例

樊移山 周曾全 李 侠 劳云飞 王 娟 黄 琼 朱家艳

(云南省艾滋病关爱中心 昆明650000)

摘要 目的 探讨中医药治疗艾滋病抗病毒治疗病人肝损伤的疗效。方法 按中医胁痛、黄疸辨治,一疏肝利胆、清热利湿退黄原则,以化肝煎合茵陈蒿汤加减,观察41例患者治疗前后肝功能、临床症状以及抗病毒效果的变化。结果 治疗后症状体征总积分下降60%,丙氨酸氨基转移酶,天冬氨酸氨基转移酶、总胆红素、直接胆红素明显降低($P < 0.01$),CD_4^+和病毒载量变化未有显著性差异($P > 0.05$),显效19例,有效16例,无效6例。结论 此中药方治疗艾滋病抗病毒治疗后引起的肝损伤取得一定疗效,并对抗病毒治疗没有影响。

关键词 艾滋病;抗病毒治疗;肝损伤;中医药治疗

艾滋病是一种严重威胁人类健康的传染病,目前我国开展免费高效联合抗逆转录病毒治疗(HAART),给艾滋病患者带来了曙光和希望,它能持续抑制艾滋病病毒复制,恢复和重建被破坏的人体免疫系统,从而延缓艾滋病进展,延长病人的生存期,使与艾滋病相关的并发症发病率和死亡率下降。但是,由于HAART药物需要终生服用,药物的毒副反应（包括近期、中长期副作用）越来越受到关注，患者出现严重药物毒副反应或者由药物毒副反应导致治疗中断和HIV病毒耐药一起，成为抗病毒治疗失败的最常见原因。其中抗病毒治疗期间药物引起的肝功能损伤发生率较高。据报道，接受HAART治疗的成人艾滋病患者中，14%~20%的患者有肝酶升高，伴随或不伴随肝炎[1]。同时由于一部分艾滋病患者还同时合并HBV或HCV感染，肝脏存在慢性炎症病变基础，肝功能储备较差，更容易出现不同程度的药物性肝炎，严重影响抗病毒治疗的持续应用。目前针对出现药物性肝炎的患者治疗，西药只能一般对症及保肝治疗，效果不甚理想，而中医药治疗此前已经广泛用于各种类型肝炎的临床治疗，积累了较多的有益经验。因此，研究中医药治疗艾滋病抗病毒治疗肝损伤就显得尤为迫切和重要。本文重点报道应用中医药辨证治疗艾滋病抗病毒治疗后引起肝功能异常及总胆红素数升高的肝损伤41例，取得了满意效果，现总结如下。

1 临床资料

1.1 一般资料

本组病例41例，均为我院艾滋病抗病毒门诊于2008年3月-2009年5月期间治疗的1300多例免费抗病毒治疗病人中，发生明显药物毒副反应/肝损伤，进行必要的药物更换后仍然持续有肝损伤的患者，并自愿服用中药治疗并能坚持随访的病人。

肝损伤的判定采用2005年王陇德《艾滋病防治工作手册》中"抗病毒治疗药物的毒副作用和处理"部分对肝损伤的诊断标准[2]。由于病人的特殊性及治疗的需要，未设对照组，41例全部入组治疗组。其中，男27例，女14例；年龄23~52岁，平均38.06岁；接受艾滋病抗病毒治疗时间最短的3个月24例（58.5%），1年以内的12例（29.2%），1年以上的5例（12.2%），41例中合并感染HCV的31例，合并感染HBV的2例，无合并感染其他肝炎病毒的8例。这41例病例在实行HAART前，均按照《国家免费艾滋病抗病毒药物手册》（第2版）[3]入组要求，进行了相应的肝功能检测，肝功能无明显异常，符合HAART入组标准。本组所有患者都是服抗病毒药物后出现了不同程度的肝损伤：其中25例服用过肝利欣、肝力欣和谷拉定等保肝西药而效果不佳，停服转中药保肝治疗；另外16例出现肝损伤后未服用西药，直接服用中药。其中单纯轻中度肝损伤19例，轻中度肝损伤合并黄疸22例。在41例艾滋病抗病毒治疗病人中，采用齐多夫定+拉米夫定+奈韦拉平（AZT/3TC/NVP）方案的31例；采用司他夫定+拉米夫定+依非韦伦（D4T/3TC/EFV）方案的10例。

1.2 临床表现

艾滋病抗病毒治疗后引起药物性肝损伤，41例病例中，肝毒性引起转氨酶升高等一系列肝损伤症状的，主要表现为丙氨酸氨基转移酶（ALT）和天冬氨酸氨基转移酶（AST）轻、中度升高，一般>40U·L^{-1}，在300U·L^{-1}以内，血清总胆红素（TBIL）和直接胆红素（DBIL）升高。表现为厌食、恶心、疲劳、周身乏力、腹胀、右肋胀痛，或伴有眼黄、尿黄等，舌质红、苔黄或黄腻，脉弦或滞缓。属于中医胁痛、黄疸范畴，证属肝郁气滞、肝胆郁热、肝阴受损。

2 治疗与观察方法

治以疏肝利胆，清热利湿，兼以补气养阴保肝为主，自拟肝损Ⅰ号，以化肝煎合茵陈蒿汤加减。

2.1 方剂组成及随证加减

炒柴胡15g，炒黄芩10g，炙川楝6g，炒栀子6g，当归15g，杭芍30g，茵陈20g，生黄芪30g，沙参30g，黄精30g，玉竹20g，乌梅10g，波蔻15g，神曲10g，炒谷芽15g。

随症加减：（1）如果肝功能异常以黄疸指数升高为主的，治以疏肝利胆，清热退黄为主，在上方减沙参、黄精、玉竹、乌梅，茵陈改用30g，川楝改用10g，炒栀子改用10g，加茯苓15g，猪苓15g，泽泻15g，桂枝6g。（2）脾胃虚弱，舌淡苔薄黄或者厚白腻者，减炒黄芩、炙川楝、茵陈、栀子，加枳壳15g，木香10g，茯苓15g。（3）合并丙肝或者乙肝者，加贯众30g，虎杖30g。（4）热重大便难，加大黄10g后下，黄柏10g。

2.2 服药方法与疗程

以上处方，均以汤剂为主，每日1剂，口服4次，每次250mL，连服20天为1个疗程。如果转氨酶或者黄疸指数不下降或者不稳定，应连服2疗程。如果连服2个疗程，转氨酶或者黄疸指教下降，病情稳定后，可改为每2天1剂，每天3次，再服1~2个疗程巩固疗效。如果病人服药后病情好转后又复发，可续服上方。

2.3 观察方法

2.3.1 观察指标：观察患者治疗前后的ALT、AST、TBIL、DBIL、CD$_4^+$细胞计数、病毒载量（VL）的变化；观察患者治疗前后厌食、恶心呕吐、倦怠乏力、神疲懒言、口干口苦、腹胀、胁肋疼痛、身目发黄的变化。

表1 各项症状体征量化总积分在治疗前后的比较（n=41）

症状	治疗前（分）	治疗后（分）	下降率
厌食	181	53	70.71
恶心呕吐	180	53	70.56
倦怠乏力	182	54	70.3
神疲懒言	182	59	67.6
口干口苦	174	35	79.9
腹胀	179	37	79.3
胁肋疼痛	173	44	74.6
身目发黄	121	36	70.2

2.3.2 观察方法：对患者的肝功能 ALT、AST、TBIL、DBIL 治疗前以及治疗3个疗程（即2个月后）分别检测1次；CD_4^+ 和 VL 分别在治疗前和治疗3个月后检测1次；对患者治疗前后的临床症状用中医症状证候积分记录治疗前后变化。症状积分参照《中药新药临床研究指导原则》（2002试行）中"病毒性肝炎常见症状分级量化表"部分进行[4]统计分析。

表2 治疗前后肝功能的变化（$\bar{x} \pm s$）

肝功能指标	治疗前	治疗后	P值
ALT（$U \cdot L^{-1}$）	126.16±75.05	78.22±54	0.006
AST（$U \cdot L^{-1}$）	74.84±38.7	64.9±31.98	0.000
TBIL（$mmol \cdot L^{-1}$）	34.47±15.25	23.87±14.17	0.000
DBIL（$mmol \cdot L^{-1}$）	17.08±10.85	12.17±10.15	0.003

2.3.3 统计方法：采用治疗前后自身对照分析方法，记量资料分析采用 SPSS11.5 统计软件。剂量资料用（S）表示，组内比较采用配对 t 检验，计数资料用 χ^2 检验。

表3 治疗前后 CD_4^+ 细胞计数及 VL 的变化（n=41）

指标	治疗前	治疗后	P值
CD_4^+（拷贝/mm^3）	261.13±173.8	345.54±211.46	0.091
VL（拷贝/mL）	<50：87% >10000：23%	<50：95% >10000：5%	0.386

3 疗效观察

3.1 疗效评定标准

依据治疗前后 ALT、AST、TBIL、DBIL 的变化以及症状改善情况自拟疗效标准。显效：临床症状及体征明显改善，症状积分下降≥70%，ALT、AST 由治疗前的重度或中度在治疗后降至正常，TBIL 和 DBIL 降至正常。有效：临床症状及体征明显改善，症状积分下降≥50%，ALT、AST 由治疗前的重度或中度在治疗后降至中度或轻度，TBIL 和 DBIL 下降至 10mmol/L。无效：症状及体征无改善或加重，ALT、AST、TBIL 和 DBIL 不下降或升高。

3.2 治疗效果

3.2.1 临床总疗效：在治疗组41例中，显效19例，有效16例，无效6例。

3.2.2 症状体征积分变化：治疗前后症状体征总积分减少，毒副作用明显改善。见表1。

3.2.3 治疗前后肝功能的变化：治疗后肝功能具有非常明显的差异。见表2。

3.2.4 CD_4^+ 细胞和病毒载量无明显变化：中药治疗肝损伤后，41例病人全部做了 CD_4^+ 检测，CD_4^+ 没有显著变化；其中31例病人做了病毒载量检测，治疗前病毒载量检测不到水平的有27例，大于1万的有4例，治疗后分别是29例和两例，变化无显著性差异。说明此中药方案对抗病毒治疗的效果没有影响。见表3。

4 讨论

据报道，HAART 病人容易产生肝毒性引起的肝损伤的主要是因为抗病毒治疗药物方案中非核苷类反转录酶抑制剂（NNRTIs）-奈韦拉平（NVP）和依非韦仑（EFV）引起[1]，NVP 具有潜在的肝毒性，EFV 可能使转氨酶升高[3]。发生严重的肝损伤后若不及时治疗，将导致 HAART 治疗失败，严重的致命性肝毒性还会引起感染坏死导致病人死亡[3]，因此积极应用中药治疗因 HAART 引起的肝损伤是一种非常有益的探索。本研究对41例因 HAART 引起药物性肝损伤的艾滋病病人进行了中医的保肝治疗，取得了一定疗效。但由于一直持续 HAART，抗病毒药物的毒性物质在肝脏中不断积累，肝功能的损害还会继续出现，故需每2月一次监测肝功能的变化。当转氨酶又反跳上升，或胆红素有上升时，继续服用中药治疗。对于同时合并 HBV 和 HCV 的患者，可长期服用中药。

艾滋病抗病毒治疗后引起的肝损伤、临床性肝炎，中医无此病名，属于中医胁痛、黄疸范畴，处方用药原则，按照疏肝利胆、清热利湿退黄原则的处方用药。经临床研究，此法有护肝降酶退黄疸之功[5]。本法选择服用抗病毒药后肝功能损伤 1～3 级患者，当治疗疗效不佳，ALT 不降反升，>300U/L 者，应及时转住院治疗。如果实行 HAART 的患者发生严重的毒副反应，引起严重的肝损伤，经中药治疗或其他药物治疗仍然无效，经鉴定确实属于药物毒副反应所引起的严重肝损伤，应按照《国家免费艾滋病抗病毒药物手册》（第2版）[4]进行二线药的更换。

采用中医药治疗艾滋病抗病毒治疗后引起的肝损伤取得一定疗效，但这只是初步探索，如何对处方药物进一步筛选、剂型的进一步改进以及扩大观察的样本量，如何掌握治疗的规律，还需进一步探索，使中医药能够更好地发挥在艾滋病治疗中的作用。

参考文献（略）

（出自北京中医药2010年第29卷7期第547-549页）

中西医结合治疗 HIV/AIDS 药物性肝损害临床观察

邢燕丽 闫炳远

(河南省南阳市宛城区中医院,河南南阳 473000)

摘要 目的:探讨中西医结合治疗 HIV/AIDS 患者药物性肝损害的临床意义。方法:将72例患者随机分为治疗组(36例)和对照组(36例),两组均采用 GSH 作为常规护肝治疗;治疗组同时配合益气活血化瘀中药黄芪注射液和丹参注射与对照组作比较,两组均以4周为1个疗程。结果:治疗后治疗组总有效率、中医症状体征积分及 ALT、AST、TBIL 与对照组比较,均有显著性差异($P<0.05$)。结论:GSH 配合益气活血化瘀中药对 HIV/AIDS 患者药物性肝损害疗效肯定。

关键词 HIV/AIDS;药物性肝损害;中医疗法;临床观察

HIV/AIDS 患者出现药物性肝损害较为常见,常因此而影响到对原发疾病的规范化治疗。临床上,笔者对肝损害程度在2级以下[1],中医辨证属气虚血瘀证者,采用中西医结合的方法进行治疗,取得显著疗效。现报道如下:

1 资料与方法

1.1 一般资料

全部病例于2009年1~3月收集,均为河南省中医药治疗艾滋病科研项目组宛城救治组观察的 HIV/AIDS 患者,随机分为治疗组和对照组。治疗组36例,男22例,女14例,平均年龄(51.48 ± 15.66)岁,平均病程(5.37 ± 1.86)年;对照组36例,男21例,女15例,平均年龄(50.56 ± 14.38)岁,平均病程(5.67 ± 1.09)年。两组在性别、年龄、病程、病情轻重等方面无显著性差异($P>0.05$),具有可比性。

1.2 诊断标准

依据《HIV/AIDS 的诊断标准和处理原则》[2]的诊断标准,并经南阳市疾病控制中心(CDC)确诊为 HIV/AIDS 的患者。具有:①明确的抗病毒或抗机会性感染治疗史;②实验室检查肝功能异常,如丙氨酸氨基转移酶(ACT)、天门冬氨酸氨基转移酶(AST)、总胆红素(TBIL)异常升高,肝损害程度在2级以下[1];③排除病毒性肝炎活动期或其他致肝损害的疾病。中医诊断依据《中药新药临床研究指导原则》[3]拟定气虚血瘀型诊断标准。

1.3 治疗方法

两组均给予谷胱甘肽(GSH,商品名:古拉定)作为常规治疗。古拉定1.8 g加生理盐水250 ml,静脉滴注,1次/d。治疗组同时配合益气活血化瘀中药治疗,选用黄芪注射液20ml(相当于原药材40 g)加5%葡萄糖注射液250 ml,静脉滴注,1次/d;丹参注射液16 g(250 ml/瓶),静脉滴注,1次/d。两组均以4周为1个疗程。

1.4 观察指标

主要观察治疗前后:①中医症状体征积分变化情况,按轻、中、重度计分,无症状0分、轻度1分、中度2分、重度3分;②ALT、AST、TBIL 水平;③血、尿常规,肾功能及心电图变化情况。

1.5 疗效判定

依据《中药新药临床研究指导原则》[3]有关标准拟定。临床痊愈:临床症状体征消失或基本消失,或症状体征总积分减少≥95;显效:临床症状体征明显改善,或症状体征总积分减少≥70;有效:临床症状体征有所好转,或症状体征总积分减少≥30;无效:临床症状体征均无明显改善,或症状体征总积分减少<30。

1.6 统计学方法

计数资料用 χ^2 检验,计量资料采用 t 检验,数据以均数±标准差($\bar{x} \pm s$)表示。

2 结果

2.1 两组临床疗效比较

治疗组36例,显效16例(44.4%),有效18例(50%),无效2例(5.6%),总有效率为94.4%;对照组36例,显效11例(30.6%),有效14例(38.9%),无效11例(30.6%),总有效率为69.4%。两组比较,有显著性差异($P<0.01$),治疗组明显优于对照组。

2.2 两组治疗前后中医症状体征积分改善情况比较

治疗组疗后中医症状体征积分均明显下降,与治疗前比较,有显著性差异($P<0.01$);与对照组比较,有显著性差异($P<0.05$)。见表1。

表1 两组治疗前后中医症状体征积分改善情况比较（$\bar{x} \pm s$，分）

组别	例数	治疗前	治疗后
治疗组	36	11.03±2.10	5.95±1.08
对照组	36	11.91±2.19	8.86±2.13

2.3 两组治疗前后肝功能变化情况比较

两组治疗后ALT、AST、TBIL均较前有所下降，其中治疗组ALT、AST、TBIL及对照组TBIL治疗前后有显著性差异（$P<0.01$）；对照组ALT治疗前后有显著性差异（$P<0.05$）；治疗组ALT、AST、TBIL治疗后与对照组比较，有显著性差异（$P<0.05$）。见表2。

表2 两组治疗前后肝功能变化情况比较（$\bar{x} \pm s$，分）

组别	疗程	ALT（U/L）	AST（U/L）	TBIL（μmol/L）
治疗组	治疗前	165.2±36.5	130.0±45.7	21.5±7.5
	疗后2周	97.5±33.6	87.6±40.3	16.8±6.3
	疗后4周	39.6±4.7	43.8±4.6	10.9±3.6
对照组	治疗前	160.1±26.6	131.3±35.6	21.7±6.8
	疗后2周	123.5±28.4	115.6±33.5	17.1±6.3
	疗后4周	56.6±7.7	56.8±16.4	15.5±6.7

2.4 不良反应

两组均未发现与药物相关的不良反应。血、尿常规，肾功能及心电图均未见异常变化。

3 讨论

HIV/AIDS属难治性疾病，需长期接受规范化抗病毒治疗，肝功能损害十分常见，但由于肝功能受到损害时缺乏早期特异性临床表现，加之HIV/AIDS临床情况错综复杂，肝损害常在肝功能检查后才被发现。现代医学认为，药物性肝损害或由于肝血流量减少而影响药物的转化；或由于血浆蛋白的减少而影响肝脏对药物的代谢，使药物在血浆中的清除降低；或由于肝细胞减少，微粒体系受损，药物清除半衰期延长因素所致等[4]。造成HIV/AIDS患者肝损害除药源性因素外，HIV也可直接感染肝脏中的kapffer细胞和血管内皮细胞，造成肝损害并加速AIDS的病理进程。GSH是广泛存在于细胞内的小分子三肽化合物，肝脏是合成GSH的主要场所，在肝脏内浓度最高，使肝脏重要的过氧化酶，在肝脏的生化代谢中起重要作用，具有抗外源性毒物、氧自由基损伤，调节机体免疫功能，维护细胞蛋白功能和结构，抑制细胞凋亡等作用[5]。对维护HIV/AIDS患者肝功能疗效显著，特别在不停用抗病毒和抗感染治疗的情况下，可有效防止肝损害的进程，促使肝功能恢复。中医学认为，AIDS的病机特点是因虚致病、因虚致瘀，本虚标实、虚实夹杂之证，其中以气虚血瘀为其病理基础。久病正气亏虚，气虚则运血无力，血行不畅而瘀滞，使肝脏失其正常的疏泄功能；在药物等因素的作用下，最终导致肝功能出现不同程度的损害。黄芪对细胞免疫和体液免疫均有促进作用，能增强吞噬系统的功能，促进淋巴细胞转化诱导干扰素生成，对机体免疫功能具有调节作用，可明显上调血管内皮细胞生长因子水平，促进血管内皮及细胞增殖及DNA合成[6]，十分适用于本病的治疗。丹参具有祛瘀生新和活血消肿的作用，通过活血化瘀使肝脏供血和营养得以改善，使肝脏的解毒能力增强，促进肝细胞再生，使其恢复正常功能。结果表明，益气活血化瘀可以缓解HIV/AIDS临床症状，改善肝功能，减少药物的毒副作用，提高患者的依从性，与单用GSH的对照组比较有显著性差异。

参考文献（略）

（出自中国医药导报2010年第7卷7期第68－69页）

长期使用中医药治疗的HIV感染者肝功能情况回顾性研究

孙 俊 贺铮铮 方 路 杨绍春 刘彦丽 马克坚

(云南省中医中药研究院,云南 昆明 650223)

关键词 HIV感染者;肝功能;中医药疗法

AIDS/HIV感染是威胁全人类健康的一种免疫缺陷性疾病,控制和预防AIDS/HIV感染和流行,已成为全球性的重大公共卫生问题[1]。艾滋病的特点是受染机体免疫功能进行性低下,最终发展为全身组织及器官的损伤而致死亡[2]。HIV感染者发生肝脏功能损害并非少见,只是由于其发病过程相对较长,且肝病症状不突出而被忽视。Wnuk[3]对平均年龄为(30.2±8.4)岁的125例HIV感染者(其中52例达到艾滋病标准)进行包括临床、生化、血清学及肝组织学在内的综合研究表明,肝肿大者占49.6%、血清AST升高者为88%,而具备肝病症状者却低至8%以下;36例患者接受了肝脏活组织检查,异常者32例(88%)。本文对26例接受中医药治疗达到18个月的HIV感染者肝功能生化指标进行了测定,其目的是初步探讨长期服用中药与HIV感染者肝脏功能损伤程度间的动态关系,现将结果报告如下。

1 资料与方法

1.1 临床资料 将52例患者随机分为2组。纯中药治疗组:云南省内确诊的HIV感染者,接受中医药治疗达18月以上,并且于服药后第6月、12月、18月按时进行肝功能检测的患者,共计26例,男14例,女12例;汉族21例,其他少数民族5例;其中有吸毒史者13例;平均年龄(34.8±8.26)岁,排除同时接受西药抗病毒治疗的患者。中西药合用组:云南省内确诊的HIV感染者,接受中医药治疗达18月以上,服中药时已经接受西医抗病毒治疗或服中药后6个月内开始抗病毒治疗,并且于服药后第6月、12月、18月按时进行肝功能检测的患者,共计26例,男17例,女9例;汉族24例,其他少数民族2例;其中有吸毒史者8例;平均年龄(35.2±7.34)岁。2组患者一般资料经统计学进处理,无显著性差异(P>0.05),具有可比性。

1.2 方法 采集空腹静脉血并速分离血清,当日分别检测AST,ALT等肝功能项目。仪器测试前按操作规程进行调校(定标)和室内质控物监测;按试剂盒要求设置空白、阴性、阳性对照、酶结合物对照及底物对照。

1.3 统计学方法 计量数据以($\bar{x}±s$)表示,组间比较采用t检验。

2 结果

2.1 2组AST检测结果及统计学分析 见表1~表3。

表1 各时间点2组对AST均值的影响比较($\bar{x}±s$)

	0月	6月	12月	18月
纯中药组	34.4±20.6	49.3±57.3	43.2±27.1	37.9±24.1
中西药合用组	34.9±18.6	47.6±61.0	31.1±26.0	40.6±34.9

2组在相同时间点的AST值比较,均无显著性差异(P>0.05)

表2 2组治疗前后的AST均值自身比较($\bar{x}±s$)

	纯中药组	中西药合用组
0月	34.4±20.6	34.9±18.6
18月	37.9±24.1	40.6±34.9

2组患者AST值与本组治疗前比较,均无显著性差异(P>0.05)

表3 各时间点2组对AST异常率的影响比较 %

	0月	6月	12月	18月
纯中药组	34.6	38.4	46.1	30.7
中西药合用组	30.7	30.7	26.9	34.6

2.2 2组的ALT检测结果及统计学分析 见表4~表6。

基金项目:中医药防治艾滋病、病毒性肝炎等疾病临床科研一体化技术平台体系构建及应用研究(编号:2009ZX10005-019)

表4 各时间点2组对ALT均值的影响比较（$\bar{x} \pm s$）

	0月	6月	12月	18月
纯中药组	37.5±24.4	43.3±48.0	40.3±32.9	36.0±36.3
中西药合用组	40.4±27.9	47.2±57.8	47.0±54.3	38.2±38.0

2组在相同时间点的ALT值比较，均无显著性差异（$P>0.05$）

表5 2组治疗前后的ALT均值自身比较（$\bar{x} \pm s$）

	纯中药组	中西药合用组
0月	37.5±24.4	40.4±27.9
18月	36.0±36.3	38.2±38.0

2组患者ALT值与本组治疗前比较，均无显著性差异（$P>0.05$）

表6 各时间点2组对ALT异常率的影响比较 %

	0月	6月	12月	18月
纯中药组	38.4	38.4	46.1	46.1
中西药合用组	46.1	38.4	30.7	26.9

2.3 2组ALT/AST比值异常率比较 见表7。

表7 各时间点2组ALT/AST比值异常率比较 %

	0月	6月	12月	18月
纯中药组	38.4	26.9	34.6	34.6
中西药合用组	57.6	46.1	61.5	42.3

3 讨论

HIV感染主要通过血液系统、性接触和母婴系统进行传播，主要侵犯CD_4^+T淋巴细胞，并可播散至B淋巴细胞以及来源于外周血/肺/骨髓的单核细胞，主要表现为机会性肺部感染，肠道感染，脑部感染和继发肿瘤，而有关HIV侵犯肝细胞并致肝脏功能受损的报道和机制未见详细论述[4]。

王昌敏等对28例HIV感染的静脉吸毒者、34例HIV阴性的静脉吸毒者及34例健康男性进行肝功能生化指标ALT, AST, m-AST, GGT, ALP, TBA的检测，结果显示HIV感染组和吸毒组与对照组相比，ALT/AST/m-AST分别有统计学显著性差异，HIV感染组与吸毒组间ALT/AST/m-AST无统计学差异（$P>0.05$），进而认为HIV不具有嗜肝性和导致肝细胞严重损伤，并证明静脉吸毒合并HIV感染所致的肝功能损害主要由毒品（海洛因）的毒性作用所引起[5]。

在HIV感染者使用抗逆转录病毒药物时，很多种药物本身或药物相互作用都会对肝脏造成损害，在无合并慢性病毒性肝炎时，使用抗逆转录病毒药物发生肝脏损害的危险为3%～12%。在合并病毒性肝炎患者中，有报告HAART引起的肝毒性作用发生率为69%，其中84%为indinavir引起，nevirapine、ritonavir引起肝损害的严重程度大[6]。尤其是CD_4^+T淋巴细胞在200/ul以下时更常见。

本回顾性研究显示，单纯使用中药治疗，或在抗逆转录病毒治疗的基础上合用中药治疗，患者治疗前后（0月、18月）的AST值、ALT值均无统计学差异。各时间点纯中药治疗组与中西药合用组的组间对比中，患者的AST值、ALT值亦无统计学差异。在ALT/AST比值异常发生率方面，相对于中西药合用组的上下起伏，纯中药治疗的患者则显得较为稳定。在本研究中，中药未表现出明显肝毒性。

考虑到患者中吸毒人员比例较大（纯中药治疗组为50%，中西药合用组为30.7%），而毒品对于患者肝功能有一定影响，且抗逆转录病毒治疗的一线方案中，患者均服用具有肝毒性的奈韦拉平，而在本研究中两组患者AST、ALT治疗前后数值均无统计学差异，其异常比率也较稳定，推测中药或许对于患者AST、ALT有一定的稳定作用，需要进一步研究证明。

参考文献（略）

（出自云南中医中药杂志2011年第32卷7期第20－21页）

中西医结合治疗艾滋病抗病毒治疗后肝损伤疗效观察

熊卫标　伍兰萼

（江西省南昌市中西医结合医院　南昌 330003）

摘要　目的：观察中西医结合治疗艾滋病抗病毒治疗后肝损伤的临床疗效。方法：60例患者随机分为三组，每组20例，分别给予西药（A组）、中药（B组）、中西医结合（C组）治疗，治疗60d后观察三组治疗效果。结果：A组总有效10例（50%）、B组总有效8例（40%）、C组总有效18例（90%），C组疗效显著（P<0.01）。结论：中西医结合治疗艾滋病抗病毒治疗后肝损伤临床疗效好。

关键词　中西医结合疗法；艾滋病；药物性肝损伤；疗效观察

艾滋病是一种严重威胁人类健康的传染病，目前我国开展免费高效联合抗逆转录病毒治疗（HAART），给艾滋病患者带来了曙光和希望，它能持续抑制艾滋病病毒复制，恢复和重建被破坏的人体免疫系统，而延缓艾滋病进展，延长病人的生存期，使与艾滋病相关的并发症发病率和死亡率下降。但是，由于HAART药物需要终生服用，药物的毒副反应（包括近期、中长期副作用）越来越受到关注，患者出现严重药物毒副反应或者由药物毒副反应导致治疗中断和HIV病毒耐药，成为抗病毒治疗失败的最常见原因[1]。其中抗病毒治疗期间药物引起的肝功能损伤发生率较高，据报道，接受HAART治疗的成人艾滋病患者中，14%~20%的患者有肝酶升高。同时由于一部分艾滋病患者还同时合并HBV或HCV感染，肝脏存在慢性炎性病变基础，肝功能储备较差，更容易出现不同程度的药物性肝炎，严重影响抗病毒治疗的持续应用[2]。笔者选择临床常用的三种治疗方式（纯西药、纯中药、中西医结合）进行临床疗效观察，从中找出一种效果显著的治疗方案。现报告如下：

1 资料与方法

1.1 病例选择　入选标准：（1）HIV/AIDS阳性者；（2）执行HAART治疗后引起药物性肝损伤者。排除标准：（1）病毒性肝炎者；（2）高血压患者；（3）心功能衰竭者；（4）肾功能衰竭者；（5）糖尿病者；（6）严重低钾血症者；（7）孕妇；（8）哺乳期妇女；（9）儿童[3]。依据上述标准入选的患者共60例，将其随机分成纯西医治疗（A组）、纯中药治疗（B组）、中西医结合治疗（C组）。三组患者的一般资料见表1。经统计学分析，三组在性别、年龄与病程上无显著性差异（P>0.05），具有可比性。

表1　三组患者一般资料比较（$\bar{x}+s$）例

组别	n	男	女	年龄（岁）	病程（d）
A组	20	11	9	30.2±9.7	40.5±2.5
B组	20	11	9	31.4±8.9	39.5±3.0
C组	20	10	10	31.1±9.0	39.5±3.5

1.2 临床表现　主要表现为丙氨酸氨基转移酶（ALT）和天冬氨酸氨基转移酶（AST）轻、中度升高，一般>40U/L，在300U/L以内，血清总胆红素（TBIL）和直接胆红素（DBIL）升高。表现为厌食、恶心、疲劳、周身乏力、腹胀、右肋胀痛，或伴有眼黄、尿黄等，舌质红、苔黄或黄腻、脉弦或滞缓。

1.3 治疗方法　A组单纯采用西医治疗：予复方甘草酸苷胶囊口服，2粒/次，每天3次。B组单纯采用纯中药水煎剂治疗，治以疏肝利胆、清热利湿，方药组成：黄连温胆汤加减：黄连3g，法半夏10g，陈皮10g，茯苓15g，泽兰10g，枳实6g，淡竹茹15g，茵陈6g，炙甘草3g，浙贝10g，每天1剂，分2次服，7剂为1个疗程，休息1d后再服第2个疗程。C组在A组西药治疗的基础上，再加服中药水煎剂（黄连温胆汤），服法同上。三组均治疗2个月后进行疗效统计。

1.4 疗效评定　痊愈：ALT≤40U/L，AST≤40U/L，ALT/AST≤1，临床症状及体征明显改善；有效：40U/L<ALT≤80U/L，40U/L<AST≤80U/L，ALT/AST>1，临床症状及体征稍改善；无效：ALT>80U/L，AST>80U/L，ALT/AST>1，症状及体征无改善或加重。

2 结果

表2 三组治疗艾滋病抗病毒治疗后肝损伤比较 例（%）

组别	n	痊愈	有效	无效	总有效
A组	20	4（20）	6（30）	10（50）	10（50）*
B组	20	5（25）	3（15）	12（60）	8（40）*
C组	20	12（60）	6（30）	2（10）	18（90）

注：与C组比较，*P<0.01。

3 讨论

据报道，HAART病人容易产生肝毒性的主要原因为抗病毒治疗药物方案中非核苷类反转录酶抑制剂（NNRTIs）奈韦拉平（NVP）和依非韦仑（EFV），NVP具有潜在的肝毒性，EFV可能使转氨酶升高[4]。发生严重的肝损伤后若不及时治疗，将导致HAART治疗失败，严重的致命性肝毒性还会导致病人死亡。因此，积极应用中西医结合治疗因HAART引起的肝损伤是一种非常有益的探索。从本临床观察可以看出，中西医结合治疗艾滋病抗病毒治疗后肝损伤较单纯西药、单纯中药治疗临床疗效好，值得临床推广应用。

参考文献（略）

（出自实用中西医结合临床2011年第11卷5期第59-60页）

水飞蓟宾胶囊治疗抗艾滋病毒药物致肝损害的效果观察

甄月映

（广东省江门市中心医院感染科，广东江门 529030）

摘要 目的 观察水飞蓟宾胶囊对艾滋病患者抗病毒治疗后出现肝损害的疗效。方法 将82例诊断为因高效抗逆转录病毒治疗后出现药物性肝炎的艾滋病初治患者随机分成对照组40例和治疗组42例，对照组予口服葡醛内酯片（每次0.2 g tid）；治疗组在此基础上加用口服水飞蓟宾胶囊（每次70mg tid），疗程2周。结果 治疗后两组患者的丙氨酸氨基转移酶（ALT）、天冬氨酸氨基转移酶（AST）、谷氨酰转肽酶（GGT）均明显下降，治疗组总有效率与对照组相比差异有统计学意义（P<0.05），而且治疗组的ALT、AST、GGT恢复率与对照组相比差异有统计学意义（P<0.05）。结论 水飞蓟宾治疗抗艾滋病病毒药物引起的药物性肝炎疗效显著，且用药安全。

关键词 药物性肝损害；水飞蓟宾；人类免疫缺陷病毒；抗逆转录病毒治疗；高效

截至2011年底，估计我国现有存活人类免疫缺陷病毒感染者和艾滋病（HIV/AIDS）患者78万人，随着高效联合抗逆转录病毒治疗（HAART）的推广，HIV/AIDS患者的寿命及预后得到明显改善，带毒生存时间明显延长，被公认为目前对HIV/AIDS患者最为有效的治疗方案，其机制主要是通过抑制患者体内HIV复制，减少机会性感染的发生，从而延长患者生存期，降低死亡率。但在治疗过程中，有相当一部分患者会发生药物性肝炎，据报道，肝转氨酶升高在接受HAART治疗的成人患者中有14%~20%[1]，常导致艾滋病患者HAART方案的中断或更改，从而影响抗病毒治疗效果和预后。因此，如何能够既不停用抗病毒药物，又能快速解除或减轻HAART过程中的药物性肝炎，是临床医师需要面对的问题。水飞蓟宾胶囊的有效成分来源于菊科药用植物水飞蓟种子的种皮中提取所得的一种黄酮化合物，药理、毒理试验结果表明，其具有明显的保护及稳定肝细胞膜的作用[2]。于是，笔者应用水飞蓟宾对HAART所致的肝功能损害进行治疗，观察其治疗抗艾滋病病毒药物所致肝损害的保肝效果，现报道如下：

1 资料与方法

1.1 一般资料

入选病例均为本科2009年1月~2011年12月门诊及住院的82例初治艾滋病患者，无活动性机会性感染或肿瘤，治疗前对所有患者检查肝、肾功能，心电图，血和尿常规均正常，无药物过敏史，无饮酒、静脉吸毒等嗜好。经HAART（全国推荐标准一线治疗方案：齐多夫定片300mg口服，2次/d；拉米夫定片300mg口服，1次/d；奈韦拉平片0.2 g，2次/d）后引起药物性肝炎，药物性肝炎临床分型参照国际药物性肝损害分型标准[3]，并排除病毒性肝炎（甲、乙、丙、丁、戊型肝炎病毒等）、其他病毒引起的肝功能损害（巨细胞病毒、EB病毒等）、酒精性肝病、自身免疫性肝炎等原因所致的肝损害。出现胆红素升高者不纳入本次观察对象范围。依数字随机表法分为两组：两组患者的性别构成、平均年龄、嗜好、症状及治疗前肝功能情况等基线资料间差异无统计学意义（P均＞0.05），具有可比性（表1）。

表1 两组患者临床资料和治疗前实验室检查结果比较（n）

项目	对照组	治疗组
例数	40	42
性别（男/女）	26/14	28/14
年龄（岁 $\bar{x} \pm s$）	41.4±10.5	40.7±11.6
恶心、呕吐	25	27
纳差	32	33
肝区不适	3	4
腹胀	4	5
乏力	31	34
肝大	7	6
ALT（U/L, $\bar{x} \pm s$）	186.3±75.8	185.5±77.6
AST（U/L, $\bar{x} \pm s$）	161.6±72.3	159.6±70.5

1.2 治疗方法

两组患者均不停用抗艾滋病毒药物。对照组给予口服葡醛内酯片（每次0.2g tid）；治疗组在此基础上加用口服水飞蓟宾胶囊（每次70mg tid，天津天士力制药股份有限公司生产），疗程2周。治疗期间禁酒及高脂饮食。在用药2周后分别对患者进行回访，观察并记录临床症状体征情况，包括使用水飞蓟宾后的不良反应，同时抽血检测两组患者的肝功能［丙氨酸氨基转移酶（ALT）、天冬氨酸氨基转移酶（AST）、谷氨酰转肽酶（GGT）］。

1.3 疗效判定

治疗2周后对两组患者观察指标进行比较。显效：临床症状消失，丙氨酸氨基转移酶（ALT）、天冬氨酸氨基转移酶（AST）恢复正常；有效：临床症状以及体征消失或明显减轻，ALT、AST均较前下降50%；无效：临床症状或体征没有明显改善，ALT、AST水平较治疗前下降低＜50%。总有效率＝显效率＋有效率。

1.4 统计学方法

采用SPSS 13.0软件包对数据进行统计分析，计量资料比较采用t检验，计数资料用χ^2检验，以P＜0.05为差异有统计学意义。

2 结果

2.1 疗效评定

治疗2周后两组治疗有效率比较，见表2。

表2 两组疗效比较 [n(%)]

组别	例数(n)	显效	有效	无效	总有效
治疗组	42	30 (71.4)	10 (23.8)	2 (4.8)	40 (95.2)*
对照组	40	21 (52.5)	10 (25.0)	9 (22.5)	31 (77.5)

注：与对照组比较，*P＜0.05

2.2 治疗2周后两组观察指标的比较

治疗组治疗2周后，ALT、AST、GGT下降比对照组更明显，差异有统计学意义（P＜0.05）。两组患者肝功能指标改善情况见表3。

2.3 不良反应

两组用药期间均未出现明显不良反应，治疗组有1例在服药初期出现嗜睡反应，继续用药后症状消失，无需减量或停药。

表3 两组治疗前后肝功能变化情况（U/L, $\bar{x} \pm s$）

组别	时间	ALT	AST	GGT
治疗组	治疗前	185.5±77.6	159.6±70.5	138.2±70.5
	治疗后	59.7±32.1*	54.4±21.4*	61.2±15.4*
对照组	治疗前	186.3±75.8	161.6±72.3	137.5±71.3
	治疗后	92.7±73.6	87.9±49.3	86.5±80.7

注：与对照组比较，*P＜0.05

3 讨论

对于HIV/AIDS患者的治疗，国内外学者已达成一致共识，HAART是关键，目标是抑制患者体内HIV的复制，以及重建免疫系统。在我国，目前推荐用于成人和青少年艾滋病患者抗病毒治疗的标准一线方案均包含三种抗病毒治疗药物，其中包括两种核苷类逆转录酶抑制剂和一种非核苷类逆转录酶抑制剂。然而，HAART虽然改善了患者的寿命和预后，但它的诸多不良反应却在不断推广与普及中逐渐显现，药物性肝损害就是其中常见的一种，也是艾滋病患者终止治疗的最常见原因之一。Weber R等[4]进行的大规模研究则发现，HAART与肝损害之间存在相关性，并对1246例死亡艾滋病患者进行分析，有14.5%的死亡原因为肝衰竭，死于肝病的患者大部分进行了有效的抗HIV治疗。多种抗逆转录病毒药物能够直接对肝脏产生毒性。核苷类似物相关的肝毒性主要由于该类药物引起的线粒体毒性导致，而非核苷类似物相关的肝毒性有2种类型：无症状转氨酶升高和伴有肝炎的超敏反应。文献报道齐多夫定（AZT）可引起肝功能衰竭[5]，去羟肌苷（ddI）和司他夫定（d4T）也经常与严重的肝损害相关，在非核苷类逆转录酶抑制剂中，奈韦拉平比依非韦伦更容易导致肝毒性，其机制相当复杂，可能系药物在肝脏细胞色素途径代谢，当酶系中存在多态性时会导致肝毒性[6]。而多种抗病毒药物的联合使用，使肝脏不良反应相加，更加重了肝脏的负担。

水飞蓟是菊科水飞蓟属草本植物，水飞蓟素是从水飞蓟种子中提取的一种新型黄酮类化合物，由水飞蓟宾、水飞蓟宁、水飞蓟亭3种同分异构体组成，其中水飞蓟宾含量最高，活性最好[7]。研究表明，它通过抗脂质过氧化反应维持细胞膜的流动性保护肝细胞膜[2]，同时还有清除自由基、抗谷胱甘肽排空等作用，进入肝细胞后通过与雌二醇受体的结合并激活，促进酶及结构蛋白等的合成，并间接促进细胞DNA的合成,有利于肝细胞的修复和再生[8]。可见其药理效应广泛。

本研究通过随机及对照试验,结果显示,水飞蓟宾具有很好的降低抗艾滋病毒药物引起ALT、AST升高的作用,与常规保肝治疗相比,用药2周内多数患者肝功能显著恢复,接近正常水平,在肝功能各项指标好转的同时,患者临床症状及体征也得到了明显的缓解,说明水飞蓟宾具有明显的肝细胞损伤拮抗作用,阻断毒物对肝细胞膜的损伤,抑制毒性产物的生成,从而降低血清转氨酶及转肽酶,达到护肝的目的。在治疗期间没有发现应用水飞蓟宾的明显不良反应,说明其安全性好。因此,对于艾滋病初治病例,HAART后出现总胆红素正常的肝功能异常患者,在不停止HAART的基础上,采用水飞蓟宾护肝治疗药物性肝损害,临床效果显著,且未见不良反应,用药安全,值得临床推广。

参考文献（略）

（出自中国当代医药2013年第20卷15期第63-65页）

中西医结合治疗艾滋病抗病毒治疗后皮疹疗效观察

熊卫标　伍兰萼

（江西省南昌市中西医结合医院　南昌　330003）

摘要　目的：观察中西医结合治疗艾滋病抗病毒治疗后皮疹的临床疗效。方法：42例患者随机分为三组,每组14例,分别给予西药（A组）、中药（B组）、中西医结合（C组）治疗,治疗11 d后观察三组治疗效果。结果：A组总有效7例（50.00%）、B组总有效6例（42.86%）、C组总有效13例（92.86%）。C组疗效显著（$P<0.01$）。结论：中西医结合治疗艾滋病抗病毒治疗后皮疹临床疗效好。

关键词　艾滋病；皮疹；中西医结合疗法；疗效观察

艾滋病病毒（HIV）一旦感染人体就进行高度地复制、快速地清除和更新。此时,感染者体内的CD_4^+ T淋巴细胞也呈现快速消长与更新的对应关系。两者间这种快速消长更替、动态平衡的动力学特点,提示HIV感染的早期阶段就能够对免疫系统造成损伤。在每一个复制周期中,HIV都破坏它的靶细胞,即CD_4^+ T细胞,最终导致人体内巨大的免疫潜能难以为继,发展为获得性免疫缺陷疾病（AIDS）,即艾滋病。上述发现改变了"抗病毒治疗可待到感染后期进行"的原有认识,说明HIV感染者应及早进行强有力的抗病毒治疗。用多种高效抗逆转录病毒药物合并治疗的方案（HAART）能够将HIV载量抑制到检测限以下,并保持数月至数年之久。HIV感染者经HAART治疗后,AIDS住院数下降了60%~80%,死亡率下降了近50%,同时机会感染发生率下降了60%~80%[1]。这些突破性进展,增强了人们防治AIDS的信心。

自从1996年HAART引入艾滋病的治疗以来,艾滋病相关的发病率和死亡率大大下降。但是,每种抗逆转录病毒药物都具有短期或长期的不良反应,而且每个药物、每类药物以及每例患者的不良反应都不尽相同。由于要同时使用多种药物而且需长期使用,因此,HAART的不良反应成为艾滋病治疗中的一个突出问题,严重限制了其在临床中的应用。皮疹是HAART常见的不良反应。据报道,HAART治疗的患者大约有26%会出现轻到中度的斑丘疹,分布于面部、躯干和四肢,伴或不伴有瘙痒,多出现于治疗开始后的6周内,严重皮疹的发生率大约是6.5%[2]。如果处理不当,会影响到患者服药的依从性,从而影响到HAART的疗效。本文采用中西医结合治疗艾滋病抗病毒治疗后引起皮疹42例,取得了满意效果。现总结如下：

1 临床资料

1.1 病例选择入选标准：(1) 2006年7月~2010年5月间在江西省南昌市中西医结合医院自愿接受抗病毒治疗的艾滋病确诊病人,艾滋病诊断符合中华人民共和国卫生部HIV/AIDS的诊断标准[3]；(2) 执行HAART治疗后引起药物性皮疹者；(3) 发生皮疹的病程最短2 d,最长10 d；(4) 均符合人民卫生出版社《皮肤性病学》中皮疹诊断标准；(5) 中医辨证皆为风热蕴表证。排除标准(1) 执行HAART治疗期间服用其他药物者；(2) 过敏体质者；(3) 肝炎患者；(4) 高血压患者；(5) 心功能衰竭患者；(6) 肾功能衰竭患者；（7）糖尿病患者；（8）孕妇；（9）哺乳妇女；（10）儿童。入选患者共42例，随机分成纯西医治疗A组、纯中医治疗B组、中西医结合治疗C组。三组患者的一般资料见表1。经统计学分析，三组在性别、年龄与病程上无显著性差异（P>0.05），具有可比性。

表1 三组患者一般资料比较（$\bar{x}\pm s$）例

组别	n	男	女	年龄（岁）	病程（d）
A组	14	8	6	30.2±9.7	6.5±3.5
B组	14	7	7	31.4±8.9	6.5±3.0
C组	14	8	6	31.1±9.0	6.5±3.5

1.2 临床表现 皮损主要为风团、红斑、丘疹，起病急骤，先发于躯干及头面上肢，作痒，搔起风团，伴有恶寒、发热、头痛，小便黄，舌质淡红或舌尖红，苔薄黄，脉浮数。

1.3 治疗方法 A组：单纯采用西医治疗：全部患者予氯雷他定胶囊口服，每次10mg，每天2次。B组：单纯采用纯中药水煎剂治疗，治以消风清热，凉血解毒。方药组成：消风散加减：荆芥6g、防风6g、蝉蜕6g、苦参5g、金银花10g、竹叶5g、生石膏30g（先煎）、紫草10g、生地10g、丹皮6g、赤芍6g、生甘草5g，每日1剂，水煎2次，混合后分2次早晚饭后1h温服。5剂为1个疗程，休息1d后再服第2个疗程。C组：在A组西药治疗的基础上，再加服中药水煎剂（消风散加减方），用法及疗程同B组。三组均治疗11d后进行疗效统计。

1.4 疗效评定 治愈：皮疹消失，无瘙痒。有效：皮疹消失50%以上，瘙痒明显减轻。无效：皮疹消失不到50%，或无变化，瘙痒无明显减轻。

1.5 结果 见表2。

表2 三组治疗艾滋病抗病毒治疗后皮疹临床疗效比较 例（%）

组别	n	痊愈	有效	无效	总有效
A组	14	3（21.43）*	4（28.57）	7（50.00）*	7（50.00）*
B组	14	4（28.57）*	2（14.28）	8（57.14）*	6（42.86）*
C组	14	10（71.43）	3（21.43）	1（7.14）	13（92.86）

注：与C组比较，*P<0.01。

2 讨论

HAART方案在临床上的应用具有划时代的意义，有效地降低了AIDS的发病率和死亡率，从此人们认为艾滋病不再是不治之症，而是一个慢性疾病。但是，随着时间的推移，人们发现了不少HAART的不良反应。药物不良反应的多发性，严重地降低了患者的生存质量，也带来了沉重的经济负担。如果治疗不当，这些不良反应会影响到患者服药的依从性，从而影响到HAART的疗效。皮疹是HAART方案中常见的不良反应之一，据报道其发生率大约26%。一般病情不重，如不停治症状会加重，停药后症状会慢慢消失，但一旦停药会严重影响HAART的疗效。应用中西医结合治疗因HAART引起的皮疹是一种非常积极有益的探索。从本临床观察可以看出，中西医结合治疗艾滋病抗病毒治疗后皮疹较单纯西药、单纯中药治疗临床疗效好，避免了HAART方案的中止，具有临床借鉴作用。

参考文献（略）

（出自实用中西医结合临床2012年第12卷1期第37-38页）

中药治愈AIDS患者因服奈韦拉平致中度皮疹1例报告

杨应彪 李文艳

（云南省德宏州医疗集团中医医院，云南 芒市 678400）

关键词 中药；AIDS；皮疹

艾滋病（AIDS）患者在服用抗病毒药物奈韦拉平（NVP）治疗的前3个月，常见的毒副反应是皮疹，皮疹程度有轻、中、重度之分，严重的可危及生命。轻、中度皮疹一般不停抗病毒药，而加用抗组胺药，但不一定奏效。笔者用中药治愈1例此类中度皮疹患者，报道如下。

患者，方某，女，30岁，系AIDS患者，2006年1月10日初诊并入组国家艾滋病免费中药治疗。2006年3月16日随访时见患者头面、双手皮疹严重，究其原因，诉2006年1月25日开始接受HIV抗病毒药物治疗，服药1周后出现皮疹，逐渐加重，考虑是NVP所致毒副反应，经服抗组胺药1月余无效。诊见：颜面下至颈部，双手背等可见日光部位呈大块红斑，弥漫性斑丘疹，肿胀，脱屑脱皮，瘙痒，少量分泌物，皮温熏热，属皮疹（2级，中度），目前仍在服NVP；察其舌质红，苔薄白，脉细数，遂拟方清营汤重用银花50g，加赤芍、桔梗、紫花地丁、苦参、地肤子、蛇床子各15g，加荆芥、防风、薄荷、刺蒺藜各10g，取药5剂，每剂2日，每日3次，煎服。十余天后复诊，皮损已见明显好转，诉服1剂药后，红肿明显消散，皮肤紧绷感减轻，疹子明显消退，继服4剂，更见功效；原方去地肤子、蛇床子、苦参、紫花地丁，加黄芪30g，当归15g，甘草10g，银花用量减半，再带5剂，服法同前。并诉3天前，已给停服NVP。十余天后再诊，皮疹基本好转，留下的色素沉着疤痕有待修复，再开调理脾胃中药3剂收功。

皮疹，是非核苷类抗HIV病毒药物NVP作用人体后常见的毒副反应。本例患者，皮疹（2级，中度），病程1月余，未停服NVP的基础上，服抗组胺药无效。中医辨证属热毒拂郁，营血受阻，先拟清营汤加味以清营凉血，解毒化湿，祛风消肿，后治益气活血，扶正祛邪，调和脾胃，证治准确，药到病除。显然中药在治疗HIV抗病毒药物作用于人体产生的毒副反应是有减毒增效优势的。

（出自云南中医中药杂志2011年第32卷10期第90页）

中医药治疗艾滋病HAART所致胃肠道不良反应的临床疗效与安全性评价

王丹[1] 陈梅男[1] 魏诗晴[1] 龙璐[1] 万钢[2] 王玉光[2] 尹平[1]

（1 华中科技大学同济医学院公共卫生学院 湖北武汉，430030；2 北京地坛医院 北京，100015）

摘要 **目的** 评估中医药减少艾滋病患者高效抗逆转录病毒治疗（highly active antiretroviral therapy，HAART）所致胃肠道不良反应的临床疗效及安全性。**方法** 采用随机、多中心、阳性对照的临床试验方法，对符合病例纳入标准的HIV/AIDS患者进行临床治疗观察，试验组患者在常规HAART基础上，采用中医辨证治疗方案，对照组患者在常规HAART基础上，服用吗丁啉片，疗程为4周。**结果** 共纳入HIV/AIDS患者354名，试验结束时，两组在恶心、呕吐、腹胀、腹泻及食欲不振等5种胃肠道不良反应症状的消除情况差异无统计学意义（$P>0.05$）；治疗前后，5种胃肠道不良反应症状的严重程度总体上均有改善，但改善程度的组间差异无统计学意义（$P>0.05$）；治疗结束时，两组检查指标正常转异常的发生率均无统计学差异（$P>0.05$）；两组不良反应发生率分别为1.27%和0.88%，差异无统计学意义。**结论** 中医药能够减少或改善HIV/AIDS患者因HAART导致的胃肠道不良反应，并具有良好的安全性，值得在临床上推广应用。

关键词 中医药治疗；高效抗逆转录病毒治疗；艾滋病；胃肠道不良反应

HIV/AIDS不仅是严重传染病的代名词，更是有史以来对公共卫生的最大挑战。近年来，高效抗逆转录病毒治疗（highly active antiretroviral therapy HAART）的采用极大地降低了艾滋病相关疾病的发病率和死亡率[1]。但HAART需要患者终生服药，且现有抗逆转录病毒药物均有程度不等的不良反应，因而对患者的服药依从性及抗病毒疗效有很大影响。研究发现，不良反应是导致HIV/AIDS患者中止或改变治疗方案的最常见原因，而其中对胃肠道不良反应的不能耐受是导致治疗中止的最主要原因[2-3]。因此探索减少HAART所致胃肠道不良反应的治疗方法，对于提高患者治疗依从性及保证抗病毒治疗效果具有重要意义。本研究采用随机、多中心、阳性对照（西药吗丁啉）试验设计，评价中医药减少HAART所致胃肠道不良反应的疗效及其安全性，为中西医结合治疗HIV/AIDS患者提供一定的循证依据。

1 对象与方法

1.1 研究对象

于2009～2011年，在9家医院入选了符合2006年中华医学会感染病学分会艾滋病学组[4]制订的《艾滋病诊疗指南》的诊断标准的354例18～65岁HIV抗体阳性的HIV/AIDS患者，其中试验组240例，对照组114例。

1.2 研究方法

按试验组与对照组2:1比例，经随机化入组的354例患者中，有4例失访，无疗效及安全性评价数据，不纳入全分析集（FAS）、方案集（PPS）和安全分析数据集（SS）；1例因不良事件中止试验，而无疗效评价数据，不纳入FAS、PPS。FAS中违背了试验方案或脱落、中止试验的患者有5例，不纳入PPS。最终纳入SS分析试验组237例，对照组113；纳入FAS分析试验组237例，对照组112例；纳入PPS分析试验组234例，对照组110例。

【资助项目】国家科技重大专项基金（2008ZX10005-003A）

1.3 试验治疗方案

试验组在常规 HAART 的基础上采用中医辨证治疗；对照组在常规 HAART 的基础上服用吗丁啉片（1 片，3 次/日）。疗程为 4 周。

1.4 评价指标及标准

疗效评价指标主要为：HAART 所致消化道不良反应，如恶心、呕吐、腹泻、腹胀、食欲不振的症状消除率及治疗前后各症状严重程度的改善情况。5 种胃肠道不良反应症状的疗效评价标准见表1。安全性评价指标有不良反应及血尿常规、肝肾功能、电解质及心电图等检测指标的变化。

表 1 患者胃肠道不良反应症状评价标准

症状	0 度	Ⅰ 度	Ⅱ 度	Ⅲ 度
恶心	无恶心	恶心，不影响进食及日常生活	恶心，影响进食及日常生活	因恶心而卧床
呕吐	无呕吐	呕吐 1~2 次/日	呕吐 3~5 次/日	呕吐 >5 次/日
腹泻	无腹泻	轻，2~3 次/日	中，4~5 次/日	重，>5 次/日或伴脱水
腹胀	无腹胀	轻，腹部轻微胀满感，不影响日常活动	中，腹部胀满感明显，可影响日常活动	重，腹部胀满感持续出现，日常活动受限
食欲不振*	食欲增加或对食欲无影响	食欲下降 <30%	食欲下降 >30%，但尚能进食	完全不能进食

注：* 采用视觉类比量表（VAS），以治疗前 1 天食欲为 100%，以后将食欲的增减情况逐日记录在 VAS 的相应线段上

1.5 统计分析

分类资料的组间比较采用 X^2 检验或 Fisher 精确检验，等级资料的组间比较采用 Wilcoxon 秩和检验，组内比采用 Signed Rank S 符号秩检验。疗效评价针对全分析集（FAS）和符合方案集（PPS），安全性评价针对安全分析数据集（SS）。

2 结果

2.1 患者一般情况

试验组和对照组患者在年龄、性别、吸烟史、饮酒史、可能的感染途径、HIV 感染分期、CD_4^+ 分级等基线特征方面均衡可比（均 $P > 0.05$）。

2.2 疗效评价

2.2.1 胃肠道不良反应的症状消除情况 FAS 分析显示，针对 HAART 常见的恶心、呕吐、腹泻、腹胀、食欲不振 5 种胃肠道不良反应症状的消除率，试验组与对照组的差异均无统计学意义（均 $P > 0.05$）。PPS 分析结果类似。见表 2。

2.2.2 胃肠道不良反应症状严重程度的改善情况 治疗结束后的 5 种胃肠道不良反应症状严重程度等级相对于基线的变化，FAS 分析显示，两组治疗前后，5 种胃肠道不良反应症状均明显减轻（均 $P < 0.01$），但试验组和对照组各症状严重程度变化的组间差异均无统计学意义（均 $P > 0.05$）。PPS 分析结果类似。见表 3。

2.3 安全性评价

2.3.1 不良反应 试验组有 1 例患者发生了 3 例次的不良反应，发生频率为 1.27%，表现为恶心、乏力 和肌肉酸痛；对照组发生了 1 例次的不良反应，发生频率为 0.88%，表现为乏力。

表 2 治疗结束时 5 种胃肠道不良反应症状消除情况 n（%）

症状	FAS		
	试验组	对照组	P 值*
恶心	81/186（43.55）	41/90（45.56）	0.8887
呕吐	60/98（61.22）	23/47（48.94）	0.1576
腹泻	68/142（47.89）	35/73（47.95）	0.5784
腹胀	46/74（62.16）	19/31（61.29）	0.9615
食欲不振	82/199（41.21）	39/98（39.80）	0.8324

注：* 为考虑了中心效应

表 3 胃肠道不良反应症状严重程度的改善情况（FAS）

症状	胃肠道不良反应症状严重程度等级变化							P 值
	-3	-2	-1	0	+1	+2	+3	
恶心								0.4325
试验组	0（0.00）	14（5.91）	94（39.66）	122（51.48）	6（2.53）	1（0.42）	0（0.00）	<0.001
对照组	0（0.00）	9（8.04）	47（41.96）	52（46.43）	4（3.57）	0（0.00）	0（0.00）	<0.001
呕吐								0.1360
试验组	0（0.00）	8（3.38）	59（24.89）	166（70.04）	4（1.69）	0（0.00）	0（0.00）	<0.001

续表

症状	胃肠道不良反应症状严重程度等级变化							P值
	-3	-2	-1	0	+1	+2	+3	
对照组	0（0.00）	4（3.57）	20（17.86）	84（75.00）	4（3.57）	0（0.00）	0（0.00）	<0.001
腹泻								0.2799
试验组	0（0.00）	7（2.95）	40（16.88）	184（77.64）	6（2.53）	0（0.00）	0（0.00）	<0.001
对照组	0（0.00）	2（1.79）	17（15.18）	87（77.68）	6（5.36）	0（0.00）	0（0.00）	<0.045
腹胀								0.2798
试验组	1（0.42）	13（5.49）	68（28.69）	134（58.54）	20（8.44）	0（0.00）	1（0.42）	<0.001
对照组	0（0.00）	10（8.93）	32（28.57）	65（58.04）	5（4.46）	0（0.00）	0（0.00）	<0.001
食欲不振								0.5486
试验组	0（0.00）	19（8.02）	101（42.62）	113（47.68）	4（1.69）	0（0.00）	0（0.00）	<0.001
对照组	0（0.00）	6（5.36）	48（42.86）	56（50.00）	2（1.79）	0（0.00）	0（0.00）	<0.001

注："+"表示加重，"-"表示减轻，"0"表示不变。

2.3.2 检查指标的正/异常发生情况 结果显示，两组治疗前后血尿常规、肝肾功能、血电解质及心电图等，由正常转异常的发生率差异均无统计学意义（$P > 0.05$）。见表4。

表4 实验室检查中的正常转异常发生情况（SS）

检查指标	试验组	对照组	P值
血红蛋白（HGB）	8/221（0.04）	4/106（0.04）	1.0000
白细胞（WBC）	10/202（0.05）	7/94（0.07）	0.3902
红细胞（RBC）	16/222（0.07）	11/105（0.10）	0.3160
淋巴细胞（L）	9/223（0.04）	4/105（0.04）	1.0000
血小板（PLT）	8/206（0.04）	4/98（0.04）	1.0000
尿蛋白	3/197（0.02）	1/90（0.01）	1.0000
尿红细胞	7/188（0.04）	0/85（0.00）	0.1029
尿白细胞	2/189（0.01）	3/90（0.03）	0.3326
谷丙转氨酶（ALT）	17/203（0.08）	4/98（0.04）	0.1707
谷草转氨酶（AST）	8/184（0.04）	1/84（0.01）	0.2808
总胆红素（TBIL）	2/224（0.01）	1/110（0.01）	1.0000
尿素（BUN）	6/233（0.03）	3/110（0.03）	1.0000
肌酐（Cr）	2/235（0.01）	1/113（0.01）	1.0000
钾（K）	3/192（0.02）	1/90（0.01）	1.0000
钠（Na）	5/194（0.03）	1/92（0.01）	0.6678
氯（Cl）	3/190（0.02）	2/89（0.02）	0.6555
心电图	3/203（0.01）	3/97（0.03）	0.3924

3 讨论

国内外众多研究发现，在HAART所致的不良反应中胃肠道不良反应最为常见[5]，也是导致HAART停药的主要原因之一。保持良好的服药依从性是HIV/AIDS患者获得最佳治疗效果的根本保证。因此，如何减少或避免HAART所致的胃肠道不良反应，提高患者的服药依从性是治疗HIV/AIDS亟待解决的问题。过去的很多临床试验研究都证明了中医药能提高HIV/AIDS患者免疫功能或减轻相关症状，能显著改善艾滋病患者的腹泻等胃肠道功能障碍[6-7]。

本临床试验结果表明，中医药能够有效减少HIV/AIDS患者因HAART所致的恶心、呕吐、腹泻、腹胀、食欲不振等5种胃肠道不良反应症状，效果与吗丁啉相当；但吗丁啉有潜在的神经系统方面的毒副作用，而中医药罕有这类不良反应[8]。因此，采用中医药减少 HAART 所致胃肠道不良反应具有良好的临床应用价值。

参考文献（略）

（出自中国社会医学杂志 2013 年第 30 卷 4 期第 293-295 页）

小半夏加茯苓汤治疗艾滋病 HAART 疗法致消化道反应 24 例

张明利　徐立然　张世玺　杨辰华

（河南省中医药研究院附属医院，河南 郑州 450004）

摘要　目的：观察健脾和胃、降逆止呕法治疗艾滋病采用高效抗逆转录病毒疗法（HAART）治疗后消化道反应的疗效。方法：采用小半夏加茯苓汤（半夏、茯苓、生姜）治疗本病 24 例，进行治疗前后对照。结果：治疗 2w 后，恶心、呕吐总有效率分别为 91.67% 和 95.00%。纳呆、呕吐、恶心、腹胀治疗后积分与治疗前积分比较有高度显著性差异（$P < 0.01$）。结论：小半夏加茯苓汤对艾滋病采用 HAART 疗法治疗后消化道反应具有健脾和胃、降逆止呕的功效。

关键词　小半夏加茯苓汤　艾滋病 HAART 疗法　消化道反应

2004-09-2005-07，笔者采用小半夏加茯苓汤治疗 24 例艾滋病高效抗逆转录病毒疗法（HAART）所致消化道反应，疗效颇好，现报道如下。

1 一般资料

24 例艾滋病患者均有有偿献血史，其中男 14 例，女 10 例；年龄最大者 39 岁，最小者 28 岁，平均（33.17±3.93）岁。所有病人 HAART 疗法前均无消化道症状。消化道反应在 HAART 疗法后 3~10d 后出现。实验室检查：CD_4^+ 细胞 <50/ul 者 6 例，50~200/ul 者 12 例，201~350/ul 者 6 例；WBC 计数 <4000/mL 者 6 例，Hb<110g/L 者 10 例；ALT>40U/L 者 5 例。

2 诊断标准

艾滋病诊断参照中华人民共和国国家准《（HIW/AIDS 诊断标准和处理原则》（2003 年）。

中医辨证符合呕吐胃失和降型，证见：纳呆、腹胀、恶心、呕吐，舌质淡暗或淡红，苔腻。中医症状积分参照《5 省中医药治疗艾滋病项目临床观察登记表》：症状的"无""轻""中""重"的计分方法是纳呆、呕吐为 0, 2, 4, 6 分；恶心、腹胀为 0, 1, 2, 3 分。

3 治疗方法

HAART 疗法方案为：齐多夫定（AZT）：300mg，2 次/d；去羟肌苷（ddI）：200mg，1 次/d；奈韦拉平（NVP）：200mg，2 次/d。

在 HAART 疗法基础上加服小半夏加茯苓汤。药物组成：净半夏 30g，生姜 15g，茯苓 30g。煎服方法：以水 600mL，中火煎取 200mL，每日 1 剂，每次服 100mL，分早晚 2 次温服。连服 1w 为 1 个疗程，仍呕吐者加服 1w。

4 疗效判定标准

参考国家中医药管理局《中医病证诊断疗效标准》拟定。

痊愈：无恶心，无呕吐。显效：轻度恶心，不影响进食，每日呕吐 1~2 次。有效：中度恶心，影响进食，每日呕吐 3~4 次。无效：重度恶心，需卧床休息，每日呕吐 5 次或 5 次以上。

5 结果

5.1 治疗前后恶心、呕吐的疗效对比

见表 1。治疗 2w 后，恶心、呕吐总有效率分别为 91.67% 和 95.00%。

表 1　治疗前后恶心、呕吐的疗效对比　（例）

症状	n	痊愈	显效	有效	无效	愈显率	总有效率/%
恶心	24	11	7	4	2	75.00%	91.67%
呕吐	20	15	3	1	1	90.00%	95.00%

5.2 治疗前后消化道症状积分对比

见表2。

表2 治疗前后消化道症状积分对比（$\bar{x} \pm s$）

症状	n	治疗前积分	治疗后积分	t	P
纳呆	21	4.50±1.51	1.87±1.69	5.31795	<0.01
呕吐	20	4.71±1.48	1.17±1.33	7.95626	<0.01
恶心	24	2.24±0.73	0.94±0.71	6.25402	<0.01
腹胀	18	2.12±0.68	0.76±0.64	6.17898	<0.01

随访3个月，24例病人无1例退出HAART疗法治疗者。

6 讨论

在艾滋病HAART疗法中，由于药物的细胞毒性，患者常常出现恶心、呕吐、腹胀、食欲不振等消化道反应。西医常用胃复安、吗叮啉治疗，但其止呕效果较差而不持久，停药后症状如故。虽然有新型5-HT$_3$受体阻滞剂上市，但因其价格十分昂贵，目前尚无法普及。

中医认为，艾滋病病机复杂，多为虚实夹杂、寒热互结。若给予HAART疗法，则化学药物毒性易损伤气血津液，造成脾失健运，胃失和降则上逆而恶心、呕吐。

小半夏加茯苓汤源于《金匮要略·痰饮咳嗽病脉证并治》。仲景关于小半夏加茯苓汤证"卒呕吐，心下痞，膈间有水眩悸"的描述，与艾滋病患者在HAART疗法治疗后出现的消化道反应十分相象。本方中半夏、生姜温化寒凝，行水散饮，降逆止呕；茯苓健脾开胃，渗利水湿，导水下行，降浊升清；全方药仅三味，却丝丝入扣，配伍精妙，共奏健脾益气、降逆止呕之效。值得注意的是，本方三味药物临床用量均较平常大，如：净半夏30g，生姜15g，茯苓30g。但未发现任何毒副作用，且疗效颇佳。正如刘渡舟先生所云，小半夏加茯苓汤一般半夏、生姜剂量均应在15g以上，茯苓用30g以上，量少则难以取效[1]。河南中医学院著名教授李发枝老师擅长用半夏治疗各种顽固性呕吐，其用量常在30～60g，辨证准确，可保无虞。方中茯苓虽不直接止呕，但不可缺少，《证类本草》载茯苓"主胸胁逆气，心下结痛，膈中痰水"。

现代药理也证明，制半夏有抑制呕吐中枢和胃液分泌的作用[2]。生姜的挥发油能促进血液循环而发汗，反射性地增加胃液分泌，增加胃蠕动，驱除秽气，并能调整胃肠功能而止吐，为止吐要药，并可制半夏之毒[3]。现代研究认为，茯苓中的茯苓多糖还能增强吞噬细胞功能，提高人体免疫力。

总之，小半夏加茯苓汤在治疗艾滋病患者HAART疗法所致消化道不良反应方面疗效确切，减轻了艾滋病患者采用化学药物治疗的毒副作用，提高了患者的生活质量。

参考文献（略）

（出自中医研究2006年第19卷3期第48-49页）

中西医结合治疗老年艾滋病患者抗病毒后食欲不振的临床研究

余 丰　梁飞立　苏文桂

（广西横县人民医院，广西横县 530300）

摘要 目的 观察中西医结合治疗老年艾滋病患者抗病毒后食欲不振的临床疗效。方法 将60例患者随机分为治疗组与对照组，每组30例，均采用维生素B$_1$、多潘立酮和多酶片治疗。治疗组加服健脾汤联合益胃汤加减。2组均以10d为1个疗程，1个疗程后评价疗效。结果 治疗组与对照组总有效率分别为97%和83%，2组比较有显著性差异（P<0.01）。2组均未见明显不良反应。结论 中西医结合治疗老年艾滋病患者抗病毒后食欲不振疗效满意。

关键词 食欲不振；艾滋病；老年人；中西医结合疗法

我国老龄艾滋病感染者/艾滋病患者（HIV/AIDS）人数逐年上升[1]，大量的患者正在接受抗逆转录病毒治疗（ART）。在艾滋病研究领域，WHO及国内外学者把50岁及以上年龄组列为老年艾滋病患者[2-4]，此类患者在接受抗病毒后常出现食欲不振甚至不欲进食的情况，多伴有腹胀、呕吐、乏力等临床表现。笔者运用中西医结合方法治疗老年艾滋病患者抗病毒后食欲不振取得较好的疗效，现报道如下。

1 临床资料

1.1 一般资料 60例老年患者均为本院传染科住院患者，符合《艾滋病诊疗指南》诊断标准[3]。随机分为2组：治疗组男20例，女10例；年龄57~74（68.11±5.80）岁；经血液传播感染2例，经性传播感染28例。对照组男25例，女5例；年龄52~71（65.32±4.35）岁；经血液传播感染1例，经性传播感染29例。2组年龄、性别、传播途径及病情比较无显著性差异（P均>0.05），具有可比性。

1.2 治疗方法 2组患者均以维生素B_1 100mg 1次/d，多潘立酮10mg 3次/d及多酶片2片3次/d口服。治疗组同时服健脾汤联合益胃汤加减，组方：人参9g、茯苓12g、木香6g、甘草6g、山楂15g、麦芽10g、神曲10g、白术15g、山药15g、肉豆蔻10g、玉竹6g、沙参10g、麦冬15g，呕吐者加莱菔子12g、枇杷叶6g、半夏6g，腹胀痛者加木香6g、陈皮6g、元胡索12g，肢体乏力者加黄芪18g、牛大力15g，心烦失眠者加合欢花12g、夜交藤15g，腹泻者加砂仁10g、莲子10g、石榴皮9g。1剂/d，清水煎至200mL，早晚分2次温服。2组均以10d为1个疗程，1个疗程后评价疗效。

1.3 疗效评定标准 治愈：食欲显著增强，食量增加；好转：食欲好转，食量略有增加；无效：食欲、食量未见改善。

1.4 统计学处理 采用SPSS 17.0统计学软件，计量数据用$\bar{x} \pm s$表示，采用t检验；计数资料比较采用x^2检验，$P<0.05$为有显著性差异，$P<0.01$为有极显著性差异。

2 结果

治疗组总有效率为97%，对照组总有效率83%，2组总有效率比较有显著性差异（$P<0.01$），见表1。所有病例未见明显不良反应。

表1 2组疗效比较 例（%）

组别	n	治愈	有效	无效	总有效
治疗组	30	25（84）	4（13）	1（3）	29（97）①
对照组	30	10（33）	15（50）	5（17）	25（83）

注：①与对照组比较，$P<0.01$。

3 讨论

老年艾滋病患者胃紧张度减弱，胃酸分泌减少，胰腺腺体萎缩，对脂肪蛋白质的消化率降低，肝脏本身也出现萎缩，引起色素沉积或脂肪积存，以上这些生理性变化都直接或间接地使食欲减退[4]。食欲不振又使艾滋病患者对营养物质摄入和吸收减少[5]。吴念宁等[6]报道约44.8%老年艾滋病患者会出现食欲不振[6]，而服用抗逆转录病毒药后出现食欲不振的几率还会有所升高。

艾滋病属于中医"疫病"范畴，病机复杂，多为虚实夹杂。若给予抗病毒治疗，则药物毒性易损伤气血津液，造成脾失健运，胃失和降则上逆而致食欲不振，多伴有消瘦、神疲懒言、倦怠、面色少华、腹部胀满、食后腹胀甚、便溏、泄泻、脉细、苔薄、舌质淡红或有齿痕等临床症状，中医称为"纳呆"病变部位在脾胃。李东垣在《脾胃论》中指出此病因为"脾胃俱旺则食而能肥，脾胃俱虚则不能食而瘦"；《杂病广要》认为是："脾不和则食不化，胃不和则不思食，脾胃不和则不思而且不化"。

健脾汤联合益胃汤加减中人参、茯苓、白术、甘草益气健脾以补脾虚，其中白术、茯苓用量偏重，意在健脾渗湿以止泻；山药、肉豆蔻助其健脾止泻；木香、砂仁、陈皮理气和胃，助运而消痞；生地、麦冬养阴清热，生津润燥；玉竹、沙参养阴生津，以加强生地、麦冬益胃养阴之力；莱菔子、枇杷叶、半夏降逆止呕，焦三仙是开胃消食药，山楂能增加胃中酶类，促进消化，其所含脂肪酶能促进脂肪食积的消化；神曲能通过氧化供能，促进人体对食物蛋白质的消化吸收和利用；麦芽含α、β2种淀粉酶，可使淀粉分解成麦芽糖和糊精。诸药合用，共奏扶正健脾、养阴消食之功。

本研究结果表明，治疗组的患者在采用维生素B_1、多潘立酮及多酶片治疗的同时，加服健脾汤联合益胃汤加减，治疗老年艾滋病患者抗病毒后食欲不振疗效满意，总有效率明显优于对照组，值得临床借鉴使用。

参考文献（略）

（出自现代中西医结合杂志2012年第21卷24期第2673-2674页）

温胆颗粒干预抗逆转录治疗致消化道不良反应的研究

张晓伟 郭会军 姜枫 陈秀敏

(河南中医学院第一附属医院艾滋病临床研究中心,郑州 450000)

摘要 目的:观察温胆颗粒对高效抗逆转录病毒疗法(HAART)致消化道不良反应发病率及临床症状影响情况。方法:100例患者随机分两组,治疗组予温胆颗粒(15g/次,2次/d),对照组予安慰剂(剂量为温胆颗粒的1/20),1月后观察发病率情况,对发生症状者记录症状积分情况。结果:温胆颗粒组消化道不良反应发病率为20.4%,对照组为48%,温胆颗粒组、对照组出现消化道不良反应患者症状总积分组间比较差异有统计学差异($P<0.05$),治疗前后症状总积分组内比较差异有统计学差异($P<0.05$)。结论:温胆颗粒可以降低HAART致消化道不良反应症状的发生。对于发生轻、中度消化道不良反应的患者中药治疗可以明显减轻临床症状。

关键词 高效抗逆转录病毒疗法;消化道不良反应;发病率

高效抗逆转录病毒疗法(highly active antiretroviral therapy,HAART)的广泛使用改变了艾滋病的疾病进程,它可以最大限度抑制艾滋病病毒(HIV)复制,减轻免疫功能损害,降低机会性感染发生,延长病人生存期。HAART药物均存在不同程度的毒副反应,消化道不良反应症状多在服药后2月内出现,其发生率在16%以上,是HAART早期常见的药物不良反应,影响病人的服药依从性,是抗病毒治疗失败的原因之一。中医药治疗艾滋病可以减轻临床症状,改善患者生活质量[1],中医药是艾滋病重要的治疗手段。中药温胆颗粒可以有效减少HAART致消化道不良反应的发生,改善症状。

1 资料和方法

1.1 研究对象 随机选取2010年8月至2011年2月间某艾滋病高发地区准备接受HAART治疗的艾滋病病人100例,其中男51例,女49例,年龄34~64岁,平均(47.02±8.59)岁,所有患者均为艾滋病期患者,均符合HAART治疗要求。

1.2 病例选择

1.2.1 艾滋病诊断标准采用中华人民共和国卫生部发布的《艾滋病诊疗指南》。

1.2.2 HAART致消化道不良反应诊断标准
HAART治疗0~8周内出现脘腹部满闷不适、呕吐、恶心、腹胀、嗳气等消化道症状[2](参考2007年《国家抗病毒治疗手册》)。

1.2.3 纳入标准 ①符合艾滋病诊断标准;②开始HAART治疗1周内,未出现消化道不良反应者;③年龄在18岁以上,65岁以下;④签署知情同意书者。

1.2.4 排除标准 ①年龄在18岁以下,65岁以上者;②存在胃肠道器质性病变,或合并有心、脑、肾、造血系统等原发性疾病,糖尿病,精神病者;③同时参加其他临床试验者。

1.3 方法 入组病人在服用HAART同时,治疗组服用温胆颗粒(药物由旋覆花、陈皮、姜半夏、茯神、党参、炒白术、炒莱菔子、黄连等组成),由深圳三九制药股份有限公司生产。服用方法:每次1袋,15g,2次/d,冲服。对照组服用温胆颗粒安慰剂(其药物剂量为温胆颗粒的1/20,外包装与治疗药物外包装相同),由深圳三九制药股份有限公司生产,服用方法:每次1袋,15 g,2次/d,冲服。

1.4 观察与检测 采用随机、平行对照试验,依随机数字表,将入组病人随机分为治疗组和对照组。疗程4周,分别在治疗进行的第0,1,2,3,4周进行访视。病人入组时记录基线资料,进行安全性指标检测。此后每次访视时记录消化道不良反应发生情况,若发生则观测症状积分指标。对有严重不良反应和治疗后安全性检查中有明显异常数值者应进行随访和对异常项目进行复查。

1.5 疗效评价

1.5.1 消化道不良反应发生率对出现脘腹满闷、呕吐、恶心、腹胀、嗳气等消化道症状者,按照"HAART致消化道不良反应诊断标准"进行诊断。

1.5.2 消化道不良反应症状积分量化标准 参照《中药新药临床研究指导原则》和国家中医药管理局颁《11省艾滋病中医药临床治疗技术方案(试行)》。主症按无、轻、中、重分别给予0,2,4,6分,次症按无、轻、中、重分别给予0,1,2,3分。

1.6 统计学分析 用SPSS 13.0统计软件对数据进行统计

处理，数值变量将采用 $\bar{x}\pm s$ 进行统计描述；分类变量采用频数（率/构成比）进行统计描述。计量资料用 t 检验，计数资料用 x^2 检验。$P\leq0.05$ 为差异有统计意义。

2 结果

2.1 消化道不良反应发生率
见表1。完成研究病人99例，脱落1例，其中治疗组49例，对照组50例。发生消化道不良反应的病人为34例，其中治疗组10，对照组24，消化道不良反应的总发病率为34.3%，其中治疗组20.4%，对照组48%，两组比较差异有统计学意义（P<0.05）。

表1 消化道不良反应发生率比较

组别	不良反应/例	未发生/例	发生率/%
治疗	10	39	20.4[1)]
对照	24	26	48.0
合计	34	65	34.3

注：与对照组比较1) P<0.05。

2.2 症状总积分分层出现频次情况分析
见表2。

对出现消化道不良反应者，按照症状总积分分为轻度（≤4分）、中度（5分~8分）、重度（>8分）三层，结果显示治疗组轻度患者较少，对照组以轻、中度患者为多。

表2 症状总积分分层频次表

症状总积分	治疗组出现频次/人	对照组出现频次/人
≤4分（轻度）	2	11
5~8分（中度）	3	10
>8分（重度）	5	3

2.3 消化道不良反应患者症状积分变化
见表3。

对34例出现消化道不良反应患者进行分析，治疗组、对照组症状总积分组间比较差异有统计学差异（P<0.05），治疗前后症状总积分组内比较差异有统计学差异（P<0.05）。

2.4 同消化道不良反应症状发生情况
见表4。对出现消化道不良反应的患者比较其不同症状的发生情况，胃痞、纳呆症状发生频率最高，各有25人发生，占消化道不良反应症状为73.5%。有21人出现恶心呕吐症状，其发生率占消化道不良反应症状的58.8%。脘腹疼痛症状发生最少，共计13人，占消化道不良反应症状的35.3%。

表3 消化道不良反应者症状积分变化（$\bar{x}\pm s$）

组别	例数	治疗时间			
		1周	2周	3周	4周
治疗	10	8.90±3.67	4.50±2.95	1.90±2.60	0.70±1.64
对照	24	5.67±3.36	4.50±4.15	3.00±3.34	2.17±2.57

注：使用重复测量分析，将1周积分为协变量，组间比较 F=171.272，P<0.05，组内比较 F=3.472，P=0.037。

症状	发生频次/次	出现消化道不良反应总人数/例	发生率/%
胃痞	25	34	73.5
纳呆	25	34	73.5
恶心呕吐	20	34	58.8
脘腹疼痛	12	34	35.3

3 讨论

HAART 药物多数存在不同程度的消化道不良反应，主要表现为上腹胀满、烧灼感、恶心、呕吐、腹痛、腹泻等，消化道不良反应是 HAART 初期常见的毒副反应之一，其出现多在治疗的前2个月内，短期或长期存在[3]，症状严重者可导致停药，影响病人的服药依从性，尤其对农村地区病人，是造成间断服药的原因之一，直接影响 HAART 疗效。消化道不良反应的发生机制为：药物刺激位于小脑蚓后区的化学感受器触发区，使呕吐中枢的各种神经递质释放，神经递质共同作用而引起呕吐；损伤胃肠黏膜，刺激肠道神经递质受体；精神因素等。

中医认为艾滋病期患者其证多属虚实夹杂，其虚为"气虚血亏"，其实多为"痰、瘀"，艾滋病病人服用抗病毒药物在取得治疗效果的同时，药物的某些成分在体内蓄积形成药毒，药毒挟痰挟瘀作用于人体，影响脾胃运化，气机升降失司，故见恶心、呕吐、脘痞、腹痛等。治疗上当以健脾益气、行气化湿、降逆止呕为主。温胆颗粒系由温胆汤加减而来，温胆汤出自唐代孙思邈《千金要方》，具有清热、化痰、开窍、醒神、活血化瘀之功效，名为温胆，实则清胆。本方中姜半夏降逆和胃、燥湿化痰，炒莱菔子行气消痰，使痰随气下，陈皮理气燥湿，茯神健脾渗湿、安神，旋覆花降逆止呕，黄连泻心火，党参、炒白术健脾益气。诸药配伍，共奏化痰降逆、清热燥湿、补气行气之功。本研究显示在 HAART 治疗的同时，给予中药温胆颗粒，可以降低 HAART 致消化道不良反应症状的发生。HAART 致消化道不良反应发生后随时间延长其症状均逐渐减轻，使用中药后，消化道不良反应症状减轻更加明显。HAART 致消化道不良反应症状以胃痞、纳呆最为多见，本研究中上述两症状占消化道不良反应症状的73.5%，其次为恶心呕吐，脘腹疼痛症状发生最少。

在本研究中对出现 HAART 致消化道不良反应的患者，按照症状总积分进行轻、中、重分层后发现，治疗组轻度、中度患者较少，重度患者最多，对照组以轻、中度患者为多，重度患者较少。分析其原因，说明 HAART 致消化道不良反应患者多数症状较轻，严重的消化道不良反应患者少（根据对照组分布情况），而治疗组轻度、中度患者较少，说明中药对改善轻、中度消化道不良反应症状作用明显。

中西医结合治疗极大的改善了艾滋病的治疗局面，使患者临床症状减轻、生存质量提高，机会性感染减少，HAART 致毒副反应减轻[4]。本研究显示中药可以降低

HAART 致消化道不良反应的发生,减轻其临床症状。中医药在艾滋病治疗领域有着广阔的前景,有必要进行深入研究。

参考文献(略)

(出自中国实验方剂学杂志2012年第18卷7期第252-254页)

平胃散对改善艾滋病患者及 HIV 携带者脾胃症状的作用研究

刘翠娥 李秀惠 孙丽君 李群辉 胡建华

(首都医科大学附属北京佑安医院性病艾滋病诊疗中心,北京 100069)

摘要 【目的】观察平胃散对艾滋病(AIDS)患者和人类免疫缺陷病毒(HIV)携带者脾胃症状的改善作用。【方法】将89例患者分为2组,试验组(58例)采用中药平胃散加减治疗,对照组(21例)采用西药法莫替和吗啉口服治疗,4周后判定疗效。【结果】两组总有效率分别为87.93%和71.43%,试验组疗效优于对照组($P<0.05$)。两组症状计分比较,试验组疗效也优于对照组($P<0.05$)。【结论】平胃散加减可以改善AIDS患者和HIV携带者的脾胃症状。

关键词 艾滋病/中药疗法;脾胃病/中药疗法;平胃散/治疗应用

在临床实践中,我们观察到多数人类免疫缺陷病毒(HIV)携带者及艾滋病(AIDS)患者伴有不同程度的脾胃症状,诸如食欲不振、食欲减退、恶心、呕吐、呃逆、腹胀等。国内报道,艾滋病并发症中,消化系统受累者占86.7%[1]。我们采用平胃散加减治疗,包括因高效抗逆转录病毒治疗(HAART)所引起的上述症状,取得了一定疗效,兹报道如下。

1 材料与方法

1.1 诊断标准 (1)艾滋病的诊断根据国家标准《HIV/AIDS 的诊断标准和处理原则》[2]。(2)中医诊断:证属脾虚不运,湿阻中焦。症见恶心、呕吐、腹胀、纳呆、胃脘痛、呃逆、苔腻、脉滑[3-4]。

1.2 竟症状计分标准[4] 纳呆:欲较差,无症状计0分;食量减少1/3计2分;少1/2计4分;终日不思进食,食量减少2/3以上计6分。呕吐:无症状计0分;能忍受,不治可自行好转计2分;食后即吐,难以进食计4分;呕吐剧烈,甚至呕吐黄水计6分。腹胀:无症状计0分;偶尔,无其他原因计1发;时有发生,无其他原因计2分;经常发生,难以忍受计3分。呃逆:无症状计0分;偶尔,可以自止计1分;时有发生,不治可自行好转计2分;经常发生,难以忍受计3分。

1.3 一般资料 研究对象为2005年6月至2005年12月我院门诊病例,按不等随机分组法分为两组。A组(试验组)58例,艾滋病期54例,无症状期4例;男性43例,女性15例;年龄19~65岁,平均37.7岁;病程0.3~11年,平均8.1年。B组(对照组)21例,艾滋病期19例,无症状期2例;男性17例,女性4例;年龄22~62岁,平均35.8岁;病程0.5~9年,平均7.6年。两组一般资料比较,差异均无显著性意义($P<0.05$),具有可比性。

1.4 治疗方法试验组 采用中药平胃散加健脾益气药如黄芪、山药等治疗。呃逆、呕吐者加用半夏、枳壳;腹胀者加用莱菔子,加大厚朴、陈皮用量;纳呆者加豆蔻、砂仁。水煎服,每日1剂。对照组采用口服西药治疗,法莫替丁20mg,2次/d;吗丁啉10mg,3次/d。共观察4周,4周后判定疗效。

1.5 疗效标准 参照中华人民共和国卫生部等标准[4-5]。痊愈:症状消失,症状计分(为各项计分的总和)为0;显效:症状明显改善,症状计分下降超过50%;有效:症状改善,症状计分下降超过30%;无效:症状无变化或加重,症状计分下降少于30%或增加。

1.6 统计方法 应用SPSS 10.0统计软件进行数据的统计分析。

2 治疗结果

2.1 两组疗效比较表1结果显示,试验组疗效优于对照组($P<0.05$)。

2.2 两组症状计分比较表2结果显示,两组均能改善患者的脾胃症状(均$P<0.01$),且试验组在改善症状方面优于对照组($P<0.05$)。

表1 两组疗效比较

组别 Groups	例数 Total	痊愈 Cured	显效 ME	有效 Effective	无效 Ineffective	总有效 Total effective
实验组（A）	58	10（17.24）	27（46.55）	14（24.14）	7（12.07）	51（87.93）①
对照组（B）	21	3（14.29）	8（38.10）	4（19.05）	6（28.57）	15（71.43）

统计方法：秩和检验（Mann – Whitney Test）；①：$P<0.05$，与对照组比较（vs groups B）

表2 两组症状计分比较

组别（groups）	N	治疗前（pre – T）	治疗后（post – T）
实验组（A）	58	8.51±3.46	3.17±2.24①②
对照组（B）	21	8.43±3.91	5.10±2.96①

统计方法：t检验；①：$P<0.01$，与治疗前比较（vs pre – T in the same group）；②：$P<0.05$，与对照组比较（vs group B）

3 讨论

脾胃病变是HIV/AIDS患者常见病变之一，尤其是艾滋病相关综合征期及艾滋病期患者的症状更为突出，如疲倦、乏力、纳呆、腹胀、恶心呕吐等，属中医学"呕吐"、"胃脘痛"、"呃逆"、"痞满"等范畴，临床上以虚实错杂为多见，治当补益消导兼施。遵循此原则，我们采用平胃散加减，达益气健脾、理气燥湿之功。

平胃散出自《太平惠民和剂局方》，方中主药为苍术，苦温辛燥除湿运脾力专，辅以厚朴则燥湿之功益强，配以陈皮辛香行气，协同厚朴顺气降逆为佐，再以甘草为使甘缓和中，发挥其能消能散之功，籍以调整脾运、胃消、肠动的功能，常用于治疗慢性胃炎、慢性肠炎、肠易激综合征等多种疾病。我们采用平胃散加减治疗，方中苍术运脾，加用炒白术补脾，因苍术走而不守，长于燥湿健脾，而白术守而不走，专于健脾燥湿，故对脾虚湿阻之痞满、恶心、呕吐、泄泻等症疗效甚佳；木香、厚朴理气消胀，加党参、黄芪以加强益气健脾之功。有研究表明，平胃散可促进大鼠的胃排空，具有促进大鼠胃运动功能的作用。国内专家先后对上千种中草药进行了抗艾滋病药效的研究，从中已发现近百种具有抑制、拮抗HIV活性的作用，认为这些中草药能够拮抗艾滋病的原因在于它们具有清热解毒、补脾益气等功效，从而可调节、增强人体免疫机能，抑制HIV的生长[17-8]。

祖国医学理论认为，脾胃居于脏腑之中，胃主受纳腐熟饮食水谷，脾主转输运化水谷精微物质，人体脏腑、形体全靠水谷精微的濡养，津液气血阴精亦赖以化生，故脾胃健旺，则生机勃勃，形体壮实，故称脾胃为"后天之本"。《素问》曰："五脏者皆禀气于胃；胃者，五脏之本也。"《内经》谓："有胃气则生，无胃气则死"。说明胃气的盛衰有无关系到人体的生命活动及其存亡。因此，即使正气亏虚，只要脾胃功能健旺，饮食、药物能入，则虚痨之症也易于恢复；如脾胃衰败，饮食、诸药难入，正气不复，邪气更甚，常可导致病情恶化、危及生命。所以，治疗与保护脾胃，是决定病人康复的重要因素。

Misha Cohen[9]认为脾胃是HIV首先侵犯的器官。HIV侵犯脾胃，往往导致脾胃消化运动功能障碍，HIV抗体阳性的无临床症状者，最早发现的征象就是脾胃功能减退；具AIDS相关证候群患者，常表现疲劳、淋巴结肿大、稀便、鹅口疮、自汗、盗汗等症状。我们有理由认为，传统中医药的介入，可以改善HIV感染者及AIDS患者的临床症状，提高其生存质量。

参考文献（略）

（出自广州中医药大学学报2006年第23卷3期第203-205页）

精元康胶囊对艾滋病HAART疗法致骨髓抑制35例的临床观察

刘鸿雁[1]　蒋士卿[1]　裴俊文[2]

（1. 河南中医学院，河南 郑州 450008；
2. 河南中医学院2006级硕士研究生，河南 郑州 450008）

摘要 目的：观察精元康胶囊对艾滋病HAART疗法致骨髓抑制的临床疗效。方法：55例艾滋病HAART疗法所致骨髓抑制患者，随机分为精元康胶囊组（治疗组）35例，利可君组（对照组）20例；观察白细胞计数、证候积分、卡氏积分的变化。结果：两组间骨髓抑制疗效、中医证候疗效及生活质量疗效比较，三项$P<0.01$，说明治疗组在改善骨髓抑制、

中医证候及提高患者生活质量方面优于对照组。结论：精元康胶囊对艾滋病HAART疗法所致骨髓抑制有较好的治疗作用，可显著改善临床症状，减轻痛苦，提高生活质量。

关键词 艾滋病；HAART疗法；精元康胶囊；骨髓抑制

2006年5月~2006年11月，我们运用自制精元康胶囊治疗艾滋病HAART疗法所致骨髓抑制脾肾两虚证患者55例，疗效显著，现报道如下。

1 临床资料

1.1 一般资料

所纳入55例艾滋病HAART疗法所致骨髓抑制患者，均取自河南省艾滋病示范区上蔡县芦岗乡。按随机数字表法分为两组：精元康胶囊组（治疗组）35例，男16例，女19例；年龄33~56岁，平均（44.5±10.55）岁；骨髓抑制程度：I°14例，II°12例，III°9例。利可君组（对照组）20例，男9例，女11例；年龄33~54岁，平均（43.5±9.76）岁；骨髓抑制程度：I°10例，II°7例，III°3例。全部病例用药前常规检查血象、肝功能、肾功能、胸片、肝胆胰腺B超及心电图。经x^2检验（年龄用t检验），两组患者的性别、年龄、骨髓抑制程度等情况基本相同，具有可比性（$P>0.05$）。

1.2 诊断标准

①HIV/AIDS诊断标准依据国家卫生部颁《HIV/AIDS的诊断标准和处理原则》[1]制定。②骨髓抑制诊断标准及脾肾两虚证中医诊断标准依据《中药新药临床研究指导原则》[2]制定。③症状、体征分级量化标准参照《中药新药临床研究指导原则》[2]和国家中医药管理局颁5《5省艾滋病中医药临床治疗技术方案（试行）》[3]。④药物毒副反应的分度标准及生活质量分级量化标准（卡诺夫斯基积分）引自《实用肿瘤内科学》[4]。

2 治疗方法

2.1 治疗组

精元康胶囊（河南中医学院第三附属医院委托河南省中医药研究院制剂室生产，豫药制字Z05010636，批号20060519）每次5粒，日3次，口服；利可君片模拟剂每次2片，日3次，口服。

2.2 对照组

利可君片2片（江苏吉贝尔药业有限公司，批号050801，20mg），日3次，口服；精元康胶囊模拟剂5粒，日3次，口服。

3 疗效观察

3.1 疗效标准

3.1.1 骨髓抑制疗效判定标准[2] 显效：连续2次查白细胞计数及分类均恢复正常（$\geq 4.0\times 10^9/L$），并持续14d以上。有效：白细胞计数较治疗前提高100%，或上升至$3.0\times 10^9/L$以上，且粒细胞计数$>1.5\times 10^9/L$，并多次连续检查，维持14d以上。有效：白细胞计数较治疗前提高100%，或上升至$3.0\times 10^9/L$以上，且粒细胞计数$>1.5\times 10^9/L$，并多次连续检查，维持14d以上。无效：经充分治疗后，白细胞无明显增高。

3.1.2 中医证候疗效判定标准[2] 显效：中医临床症状、体征明显改善，证候积分减少$\geq 70\%$。有效：中医临床症状、体征均有好转，证候积分减少$\geq 30\%$。无效：中医临床症状、体征均无明显改善，甚或加重，证候积分减少不足30%。

3.1.3 生活质量疗效判定标准[2] 显著改善：卡氏积分上升≥ 20分。改善：卡氏积分上升≥ 10分，而<20分。稳定：卡氏积分上升<10分。恶化：卡氏积分不升或下降≥ 10分。

3.2 结果

3.2.1 两组骨髓抑制疗效比较 治疗组35例，显效21例，有效10例，无效4例，有效率为88.57%；对照组20例，显效4例，有效6例，无效10例，有效率为50.00%。经Ridit分析，在$=0.05$水平下，二组疗效有显著性差异，其95%置信区间分别为（0.3118，0.5032）、（0.5998，0.7238），治疗组与对照组无交叉重叠。治疗组疗效明显优于对照组（$P<0.01$）。见表1。

表1 精元康胶囊对两组骨髓抑制疗效比较 例（%）

组别	n	显效	有效	无效	总有效率
治疗组	35	21（60.00）**	10（28.57）*	4（11.43）*	（88.57）**
对照组	20	4（20.00）	6（30.00）	10（50.00）	（50.00）

注：与对照组比较，*$P<0.05$，**$P<0.01$。

3.2.2 中医证候疗效比较 治疗组35例，显效15例，有效16例，无效4例，有效率为88.57%；对照组20例，显效4例，有效5例，无效11例，有效率为45.00%。经Ridit分析，在$=0.05$水平下，二组疗效有显著性差异，其95%置信区间分别为（0.3223，0.5137）、（0.5817，0.7057），观察组与对照组无交叉重叠。说明精元康胶囊对HAART疗法所致骨髓抑制的神疲乏力、纳呆食少、头晕目眩、腹胀腹泻等临床症状改善明显，观察组明显优于对照组（P＜0.01）。见表2。

表2 精元康胶囊对两组中医证候疗效比较 例（%）

组别	n	显效	有效	无效	有效率
观察组	35	15（42.86）**	16（45.71）**	4（11.43）*	（88.57）**
对照组	20	4（20.00）	5（25.00）	11（55.00）	（45.00）

注：与对照组比较，* $P<0.05$，** $P<0.01$。

3.2.3 生活质量疗效比较

按照Karnofsky评分结果：治疗组35例，显效25例，有效7例，无效3例，有效率为91.43%。对照组20例，显效3例，有效5例，无效12例，有效率为40.00%。经Ridit分析，在=0.05水平下，二组疗效有显著性差异，其95%置信区间分别为（0.2838，0.4752）、（0.6489，0.7729），治疗组与对照组无交叉重叠。说明治疗组临床疗效明显优于对照组（$P<0.01$）。见表3。

表3 精元康胶囊对两组生活质量比较 例（%）

组别	n	显效	有效	无效	有效率
治疗组	35	25（71.43）**	7（20.00）*	3（8.57）**	（91.43）**
对照组	20	3（15.00）	5（25.00）	12（60.00）	（40.00）

注：与对照组比较，* $P<0.05$，** $P<0.01$。

4 讨论

艾滋病是一种由HIV病毒感染引起的严重疾病。HAART疗法又叫高效联合抗逆转录病毒疗法，俗称"鸡尾酒疗法"，即将各类抗病毒药物三种以上联合应用。该疗法通过对艾滋病病毒增殖周期的干预，达到抑制病毒复制的目的，通过杀灭病毒、降低病毒载量反映治疗效果。但长期使用会产生严重毒副作用，令病人难以忍受。如近两年，河南省服用HAART药物的患者中，50%的病人出现毒副反应。约有30%的病人经过该疗法治疗后，病毒载量下降，但免疫功能并没有改善，生活质量差，不能坚持正常的劳动和生活。令人遗憾的是，国内外中、西医药界均无人针对防治HAART疗法的毒副作用开展深入研究，更未见其新药问世。大多仍沿用传统方法进行对症处理，效果欠佳。若运用西医针对肿瘤放化疗所致毒副作用的药物进行治疗，价格昂贵，且针对性差，无法推广应用。基于此，我们对艾滋病HAART疗法致骨髓抑制的中医药治疗做一探讨。临床观察发现，自制中药制剂精元康胶囊对艾滋病HAART疗法致骨髓抑制的毒副作用起到了较好的防治作用。

中医认为，骨髓抑制主要是药物损伤人体正气所致。因为人体的抗病能力悉赖正气，正气虚损，药物难以奏效，病体难以康复，而正气的强弱又与脾肾功能密切相关。脾胃为后天之本，气血生化之源；肾为先天之本，生命之根。由于长期使用HAART疗法，故常会出现脾肾虚损证候，脾肾亏虚，更能影响他脏，促使病情恶化。足见滋补脾肾之重要。

精元康胶囊是根据全国名老中医、河南省中医肿瘤学会原会长李修五教授的多年临床经验研制而成，具有益气养血、健脾补肾之功效，用于艾滋病HAART疗法所致骨髓抑制等相关病证。精元康胶囊为当归补血汤、圣愈汤加减化裁而成，方中人参、黄芪大补元气，女贞子养阴补血，怀山药、熟地黄健脾补肾，砂仁理气化湿，淫羊藿温阳滋肾以固其本，当归养血之中且寓活血通络之功。诸药合用，共奏健脾补肾、益气养阴、理气化湿、活血通络之功。现代研究认为，人参、黄芪、当归、女贞子可刺激淋巴细胞增殖，明显提高机体免疫功能；熟地黄、淫羊藿有促进骨髓造血的功能，砂仁可改善消化功能，淫羊藿、人参、黄芪、山药均有抑制HIV病毒复制的作用。

本观察结果表明，精元康胶囊对艾滋病HAART疗法所致骨髓抑制有较好的治疗作用，可显著改善临床症状，减轻痛苦，提高生活质量，效果明显优于西药利可君片，有较大的开发应用价值。由于观察时间较短，未能就其作用机理进行深入探讨，有待进一步研究。

参考文献（略）

（出自河南中医学院学报2007年第22卷131期第4-5页）

益肾健脾生血汤治疗艾滋病合并贫血 35 例疗效观察

李东芳 范建军 马丽琴

(广西南宁市第四人民医院 南宁市 530023)

摘要 目的：观察益肾健脾生血汤治疗艾滋病合并贫血的临床疗效。方法：采用治疗前后配对设计，将 35 例艾滋病合并贫血患者给予中药治疗，10 天为 1 个疗程，6 个疗程后评价疗效。结果：痊愈 9 例，显效 18 例，有效 6 例，无效 2 例，总有效率 94.29%（95% CI = 80.58% ~ 99.26%）。平均治疗天数（44.7 ± 18.0）天。治疗后血红蛋白（104.8 ± 18.0）g/L，Hb 最高上升 66g/L，平均上升（45.6 ± 13.5）g/L（t = 5.4832，P < 0.001），达 77.03%（95% CI = 63.09% ~ 90.97%）。结论：中药治疗艾滋病合并贫血疗效显著。

关键词 艾滋病；贫血；益肾健脾生血汤；中医药疗法

艾滋病（AIDS）是由人免疫缺陷病毒（HIV）感染引起的一种传染病。AIDS 可造成多系统损害，其并发症中贫血的发生十分常见。贫血已成为 AIDS 患者的死亡原因之一，也是 AIDS 患者生存质量下降的一个重要因素。2007 年 3 月至 2010 年 11 月，笔者治疗艾滋病合并贫血的患者 35 例，收到满意效果，报道如下。

1 一般资料

35 例病例均为临汾市传染病医院绿色港湾门诊及住院患者，全部患者均经山西省疾病预防控制中心经免疫印迹法确认 HIV 抗体阳性，符合艾滋病的诊断标准。根据国内诊断贫血的标准[1]：在海平面地区，成年男性血红蛋白（Hb）低于 120g/L，成年女性低于 110 g/L 诊断贫血。其中男 12 例，女 23 例；年龄最小 10 岁，最大 55 岁，平均年龄（35.3 ± 10.9）岁；病程最短 2 月，最长 1 年；贫血程度：血红蛋白在 30 ~ 59g/L 19 例，60 ~ 89g/L 12 例，90 ~ 110g/L 4 例；最低 33g/L，最高 101g/L，平均（59.2 ± 16.1）g/L。其中由于服用齐多夫定引起贫血者 22 例。

2 治疗方法

2.1 病因治疗：针对病因，因服用齐多夫定引起贫血者，首先停用齐多夫定，改用司他夫定。

2.2 中药治疗：予自拟益肾健脾生血汤，基本方药用：紫河车 6g（研末冲服），当归 20g，川芎、熟地、炙甘草、阿胶（烊化）、砂仁、木香、黄芩各 10g，白芍 12g，党参、白术、茯苓、补骨脂、菟丝子各 15g，黄芪、鸡血藤各 30g。纳差加焦三仙各 15g；恶心、呕吐加半夏 9g，竹茹 10g。每日 1 剂，水煎 2 次，早晚 2 次分服。10 天为 1 个疗程，6 个疗程后统计疗效。

3 疗效观察

3.1 疗效标准 治愈：血红蛋白达到正常标准，临床症状消失；显效：血红蛋白量上升 40 g/L 以上，贫血症状基本消失；有效：血红蛋白量上升 15 g/L 以上，临床症状改善；无效：血红蛋白上升≤15g/L，临床症状无改善。

3.2 治疗结果：治愈 9 例，显效 18 例，有效 6 例，无效 2 例，总有效率 94.29%（95% CI = 80.58% ~ 99.26%）。平均治疗天数（44.7 ± 18.0）天。治疗后血红蛋白（104.8 ± 18.0）g/L，Hb 最高上升 66g/L，平均上升（45.6 ± 13.5）g/L（采用配对 t 检验，t = 5.4832，P < 0.001），达 77.03%（95% CI = 63.09% ~ 90.97%）。

4 典型病例

李某某，男，35 岁，农民，2007 年 5 月 16 日初诊。

"发现 HIV 抗体阳性 10 年，头晕、心悸、气促半月。患者 1995 年有多次单采血浆史，1996 年确认 HIV 抗体阳性。2007 年 2 月 21 日因 CD_4^+ 小于 200 个/L 而开始服用齐多夫定 + 拉米夫定 + 奈韦拉平抗病毒治疗，时头晕、头痛，心慌气促、乏力，活动后加重。化验：血红蛋白 61g/L。考虑齐多夫定引起的贫血，给予调整用药方案，改用司他夫定 + 拉米夫定 + 奈韦拉抗病毒治疗，并服叶酸片、维生素 B_{12} 片、驴胶补血颗粒等，症状无明显改善。

5 月 30 日二诊：症见面色苍白，头晕，心悸气促，活动后气促，体倦乏力，不欲饮食，舌淡、苔薄，脉沉细无力。化验：血红蛋白 52 g/L，红细胞 1.9×10^{12}/L，白细胞 1.8×10^9/L，血小板 154×10^9/L。证属脾肾两亏，气血不足。治以健脾益肾，气血双补。药用：紫河车 6g（研末冲服），黄芪、鸡血藤各 30g；当归 20g；川芎、熟地、炙甘草、阿胶（另烊兑入）、砂仁（后下）、木香、黄芩各 10g；白芍 12g；党参、白术、茯苓、补骨脂、菟丝子各 15g。每日 1 剂。水煎 2 次，早晚 2 次空腹分服。嘱其调情志，节饮食，慎起居。10 日随诊 1 次，随症加减。服药 20 日全部症状消失。化验：血红蛋白 86g/L，红细胞 3.2×10^{12}/L，白细胞 2.2×10^9/L，血小板 243×10^9/L。服药 30 日化验：血红蛋白 122 g/L，红细胞 4.5×10^{12}/L，白细胞 4.0×10^9/L，血小板 213×10^9/L。停服中药。随访半年无复发。

5 讨论

艾滋病发病过程中，由于HIV病毒感染影响造血干细胞。机会性感染、药物诱导的骨髓抑制（在使用齐多夫定中最常见，用更昔洛韦、两性霉素B、利巴韦林、增效磺胺甲基异恶唑）及营养不良（维生素B_{12}缺乏、叶酸缺乏以及铁缺乏）等因素影响均会造成患者贫血。实验室检查可见红细胞下降或全血细胞降低。

笔者认为，艾滋病合并贫血是邪毒入侵，正邪相搏，正不胜邪的结果。病程越长，邪毒越盛，精亏气虚越重，伤脾损肾而表现为神疲乏力，少气懒言。面色苍白，头晕眼花，活动加剧，脉虚无力或细弱等脾肾两亏，气血两虚的症状，属中医虚劳范畴。"肾主骨、生髓"，"肾藏精、精生髓化血"，"精血同源"，肾亏则精血化生无源；其次，人体精微的生化皆赖于脾胃之气的健旺，经言"中焦受气取汁，变化而赤是谓血"。因此笔者认为，艾滋病合并贫血的治疗关键在于治脾肾，治以健脾益肾，气血双补。拟方益肾健脾生血汤。方中紫河车为血肉有情之品，有很好的补益强壮作用，能补气、养血、益精。《本草蒙筌》说该药"疗诸虚百损。"《本草再新》认为，紫河车"大补元气"；黄芪有补中益气、治虚弱病症的作用。历代医家认为，黄芪为补气诸药之最，是以有耆之称。《本经逢原》载："黄芪能补五脏诸虚"。《日华子本草》称其："助气壮筋骨，长肉补血"。现代药理研究显示黄芪、白术、茯苓和当归等可增强巨噬细胞吞噬能力，提高机体免疫功能，及对HIV感染的抵抗能力。阿胶有补血、滋阴的作用，现代研究表明能促进红细胞与血红蛋白的增加。八珍汤有气血双补之功，现代药理研究证明当归、熟地对骨髓红系造血祖细胞（CFU-E）生成有刺激作用[2]。鸡血藤性温，归肝肾二经。《本草纲目拾遗》载其"大补气血，与老人妇女更为得益，统治百病；能生血、和血、补血、破血；又能通七孔，走五脏，宣经络。"补骨脂则有主"五劳七伤"，"骨髓伤败"之功；菟丝子，味甘，性平，为补肝、脾、肾三经要药；木香、砂仁有醒脾助运之效，杜滋腻碍胃之弊。黄芩清热解毒有抑制HIV逆转录酶活性的作用[3]。

与西药相比，中医药依从性好，具有增强机体免疫功能、克服耐药性的优势，对HIV感染者使用中药干预治疗能有效改善HIV感染者的临床症状，减轻抗病毒药物的毒副作用以及提高患者生存质量。也是寻找低毒、有效、廉价抗AIDS药物的有效途径，在艾滋病及其并发症的防治方面将有着非常广阔、美好的发展前景。

参考文献（略）

（出自山西中医2011年第27卷2期第14-15页）

八珍汤对艾滋病抗病毒治疗诱发高乳酸血症的作用

唐宁新[1] 欧健[1] 黄绍标[2] 何琦[3] 秦英梅[2] 陈益芹[2] 刘燕芬[2] 李伟新[2] 黄金萍[2]

（广西南宁市第四人民医院 1 中医科，2 感染科，3 信息科，南宁市 530023；E-mail: tnxhyh@163.com）

摘要 目的 观察加味八珍汤对艾滋病抗反转录病毒治疗（ART）诱发高乳酸血症的作用。方法 70例艾滋病ART后出现高乳酸血症患者，采用抽签法随机分为两组，治疗组35例给予ART联合加味八珍汤，对照组35例给予ART并口服碳酸氢钠片，疗程为48个月。每6个月检测血乳酸1次，比较两组患者血乳酸值的变化。结果 治疗乏力、四肢麻木、肌肉疼痛、趾痛临床症状评分明显少于对照组（$P<0.05$）。治疗组血乳酸值小于对照组（$P<0.05$）。结论 加味八珍汤可在一定程度上缓解ART诱发的高乳酸血症。

关键词 艾滋病；高乳酸血症；抗反转录病毒治疗；加味八珍汤；中草药

自从抗反转录病毒治疗（antiretroviral therapy，ART）用于艾滋病治疗以来，艾滋病相关疾病的发病率和病死率已经大大下降。但抗病毒药物可引起许多或轻或重的副反应，有的甚至威胁患者生命。所有ART的药物都会不同程度诱发高乳酸血症，只是严重程度不同。目前核苷类反转录酶抑制剂（nucleoside reverse transcriptase inhibitors，NRTIs）仍然是我国使用的一线药物，它导致的毒副作用较多，如肌肉病变、外周神经性疾病以及血乳酸升高、肝脏脂肪变性等[1]。血乳酸升高进展到乳酸性酸中毒（lactic acidosis，LA）是其中一种少见但可致命的并发症，因此，

▲**基金项目**：广西南宁市重大专项项目（200901014C）

预防和控制高乳酸血症具有重要的临床意义。我院2005年开展中西医结合治疗AIDS以来，发现运用加味八珍汤配合ART治疗，可缓解ART诱发的高乳酸血症，现报告如下。

1 资料与方法

1.1 临床资料 选择2005年4月至2007年4月在我院进行ART后出现高乳酸血症的AIDS患者70例，纳入标准：符合2005年卫生部《艾滋病诊疗指南》中艾滋病晚期（Ⅳ）[2]的诊断标准，病情稳定，无明显症状体征；符合免费ART标准。患者均签署知情同意书，依从性良好。采用抽签法随机分为两组：治疗组35例采用加味八珍汤治疗，其中男31例，女4例，年龄25～60（43.66±9.52）岁；经性传播32例，吸毒2例，输血感染1例。对照组35例加服碳酸氢钠片，其中男30例，女5例，年龄26～59（42.93±10.74）岁；经性传播29例，吸毒3例，不明原因3例。两组患者年龄、性别、感染途径等比较差异无统计学意义（p>0.05），具有可比性。病例排除标准：（1）年龄<18岁或>65岁；（2）妊娠期及哺乳期妇女；（3）急性HIV感染者，精神病患者；（4）合并机会性感染者和肿瘤患者；（5）合并有心、肺、肝、肾、造血系统和内分泌系统严重原发性疾病者；（6）吸毒人员正在接受戒毒治疗或正在吸毒者；（7）依从性不良者。

1.2 方法

1.2.1 治疗组：采用中西医结合治疗。中医按气血两亏证型治疗，参考2005年国家中医药管理局制定的《中医药治疗艾滋病项目临床技术方案（试行）》[3]。气血两亏治以益气补血，方用加味八珍汤（党参、白术、茯苓、当归、川芎、白芍、熟地、黄芪、远志、酸枣仁、甘草）。恶心欲吐加陈皮、鸡内金，四肢麻木、肌肉疼痛、脚底或足趾疼痛加秦艽、桃仁、地龙、独活。处方配制成中药颗粒（南宁培力药业有限公司生产），1袋/次，2次/d，开水冲服，与ART服药时间间隔1h以上，共治疗48个月。ART方案：司坦夫定（D4T）30mg或者齐多夫定（AZT）300mg加奈韦拉平（NVP）200mg，2次/d，加拉米夫定（3TC）300mg，1次/d。

1.2.2 对照组：ART方案与治疗组相同；如患者未出现贫血、肝肾功能异常等严重药物副作用，不必更换方案，一直长期服用。期间根据症状和乳酸值的变化，适当短期服用碳酸氢钠片1.0 g/次，3次/d，连服2周。

1.3 乳酸检测方法 每6个月检测1次血乳酸含量，持续检测48个月。采用德国产的Roche Modular PPE罗氏全自动生化分析仪，试剂为北京利德曼股份有限公司生产的乳酸测定试剂盒，检测方法为酶法。

1.4 疗效观察 观察两组患者治疗前、治疗48个月后临床症状，治疗前及治疗12个月、24个月、36个月、48个月血乳酸含量。正常情况下，静脉血浆乳酸浓度为1.0mmol/L，血浆乳酸浓度达2.0mmol/L时为高乳酸血症，超过5.0mmol/L伴有pH<7.25时即可确诊为LA[4]。临床症状评判标准症状积分参照文献[3]进行评定，采用定量记分法，各项症状根据严重、一般、轻微、阴性分别记6分、4分、2分、0分。

1.5 统计学分析 采用SPSS13.0软件进行统计分，计量资料以$\bar{x}\pm s$表示，分别用独立样本的t检验及秩和检验；重复测量资料采用重复测量资料的方差分析，$P<0.05$为差异有统计学意义。

2 结果

2.1 两组治疗前后临床症状评分的比较 ART诱发的高乳酸血症患者大部分无明显症状，少部分有乏力、恶心、下肢麻木、肌肉疼痛、脚底或足趾疼痛。治疗前两组患者临床症状评分差异无统计学意义（p>0.05）。治疗后两组患者临床症状均有不同程度减轻和消失，治疗组乏力、下肢麻木、肌肉疼痛、趾痛的临床症状评分少于对照组$p<0.05$）。

表1 两组治疗前后症状评分及评分差值的比较较（$\bar{x}\pm s$，分）

组别	n	乏力			下肢麻木			肌肉疼痛			趾痛		
		治疗前	治疗后	差值	治疗前	治疗后	差值	治疗前	治疗后	差值	治疗前	治疗后	差值
治疗组	35	1.67±1.02	0.06±0.34	1.11±0.97	1.18±1.00	0.57±0.34	0.74±0.97	1.08±1.00	0.11±0.47	0.71±1.08	0.75±0.58	0.06±0.34	0.43±0.83
对照组	35	1.71±0.06	1.32±1.03	1.02±0.62	1.20±0.99	0.80±0.99	0.72±0.90	1.12±1.03	0.74±0.98	0.64±0.72	0.80±0.64	0.63±0.94	0.40±0.79
t(z)值		0.305	-0.227	-2.977	0.239	-0.185	-2.947	0.339	-0.419	-1.874	0.240	-0.378	-2.603
P值		0.762	0.00	0.006	0.812	0.00	0.003	0.733	0.001	0.006	0.809	0.00	0.009

注：治疗前后评分差值=治疗前的症状评分-治疗后的症状评分。

2.2 两组血乳酸含量的比较 治疗组血乳酸值小于对照组$F=5.575$，$P=0.021$；$F_{交互}=3.951$，$P=0.009$）；而治疗时间延长血乳酸值无明显变化（$F_{时间}=2.235$，$P=0.085$），上述结果均提示加味八珍汤能够明显缓解ART诱发的高乳酸血症。见表2。

表2 两组不同治疗阶段血乳酸含量的比较（$\bar{x} \pm s$, mmol/L）

组别	n	治疗前	12个月	24个月	36个月	48个月
治疗组	35	1.43±1.03	2.20±1.07	1.48±0.45	1.46±0.41	1.54±0.45
对照组	35	1.06±0.35	1.92±1.32	2.78±0.78	1.53±0.49	2.27±1.06

3 讨论

ART用于艾滋病是公认有效的方法，但其毒副作用较大，目前尚无有效、价廉的药物可替代NRTIs在ART中的地位。医务人员对NRTIs导致线粒体毒性的血乳酸升高诊治经验不多，尤其是LA，此症很少发生，一旦发生则有致命危险，病死率高达57.0%[5]。长期应用NRTIs治疗的患者，轻、中度乳酸血症发生率为10.0%~20.0%[6]。一般发生于ART治疗超过6个月后，但也可突然发病[7]。临床发现，高乳酸血症症状轻，甚至无症状，仅表现为血乳酸水平升高。无症状性高乳酸血症患者行常规乳酸检查，也很难提前检出慢性高乳酸血症[8]。患者有可能发展为LA，并发生猝死。停用NRTIs后，高乳酸血症及其相关症状会消失，但是可能还需要很长时间[9]。

八珍汤是源自《正体类要》[10]的古方，由党参、白术、茯苓、当归、川芎、白芍药、熟地黄、炙甘草八味中药组成，为历代医家推崇的气血双补经典方剂，常用于治疗气血皆虚诸证。艾滋病和抗反转录病毒药物能使人体正气损伤，精血亏损，耗气伤阴，继而脏腑功能失调，气血两亏。即艾滋病和抗反转录病毒药能使人体逐渐致虚，为此长期运用八珍汤来补益气血，是治疗高乳酸血症的有效方法之一。本文结果显示，加味八珍汤不但对ART后引发的高乳酸血症相关症状（如乏力、四肢麻木、肌肉疼痛、趾痛等）有一定的改善作用，而且对艾滋病患者的血乳酸升高也有一定抑制作用，表明它能较好地改善艾滋病患者的临床症状，提高患者的服药依从性及生存质量。

本文结果显示加味八珍汤有降低ART后血乳酸的作用，其机制可能为：（1）中药增强了患者的肝、肾功能，使乳酸在肝、肾经糖异生作用转变为葡萄糖或糖原的能力得到了加强。（2）中药提高了患者的心肺功能，使患者获得更多的氧气，减少了乳酸的生成；由于心功能的提高，心脏的射血能力得到了加强，机体组织的血液供应也相应增加，有氧代谢能力加强，糖的无氧酵解减少，乳酸的生成也减少。可见中西医结合相互协同，可有效地改善或消除微循环障碍和无氧代谢，增加组织供养和氧利用率，减轻乳酸性酸中毒，恢复组织细胞生存所依赖的正常的内环境。诸药合用，消除有害的代谢产物，从而提高机体的有氧代谢能力，减少并发症的发生。综上所述，加味八珍汤对ART后所引起的高乳酸血症有一定的作用，值得进一步大样本深入研究。

参考文献（略）

（出自广西医学2012年第34卷12期第1622-1624页）

八珍汤改善艾滋病高效抗逆转录病毒治疗所致血液毒副反应的临床观察

罗艳[1] 何艳[1] 姚运海[1] 郑煜煌[1] 何明大[2] 曾飈[1]

（1 中南大学湘雅二医院感染科 长沙 410011；2 中南大学湘雅二医院中医科 长沙 410011）

艾滋病（AIDS）是由艾滋病毒（HIV）感染所致的一种获得性免疫缺陷综合征。目前尚无根治办法，只能通过高效抗逆转录病毒治疗（HAART）控制疾病进展，然而HAART需要终生服用，且具有一定的不良反应，尤其在治疗早期，严重影响患者的依从性和生活质量；而中医药在改善这种毒副反应方面具有特殊的优势，患者更容易接受。本研究利用八珍汤加减改善HAART所致血液毒副反应方面做了一些研究，现报道如下。

资料与方法

1 一般资料 62例均为2009年9月-2011年1月在湘雅

基金项目：国家科技重大专项艾滋病和病毒性肝炎等重大传染病防治（No.2008ZX10005-003）；湖南省中医药科研项目（No.2010043）

二医院门诊进行 HAART 治疗的 AIDS/HIV 患者,均经过当地疾病控制中心确诊 HIV 阳性并行 CD_4^+ 细胞计数及 HIVRNA 病毒载量检测,符合 HAART 抗病毒治疗的诊断标准[1]。其中男 40 例,女 22 例,年龄 22～62 岁,平均 (34.5±15.8) 岁;病程 2～11 年,平均 (5.6±4.2) 年。

2 方法

2.1 HAART 治疗方案(药物由国家统一免费提供) 62 例患者中 42 例采用 AZT + 3TC + NVP 方案。即:齐多夫定(AZT,每粒 0.3g,湖北兴银河化工公司生产) 0.3g,每日 2 次;加拉米夫定 (3TC,每粒 0.3g,英国葛兰素史克生产) 0.3g,每日 1 次;加耐韦拉平 (NVP,每粒 0.2g,浙江嘉善诚达药化生产) 0.2g,每日 2 次;11 例采用 AZT + 3TC + EFV 方案。即:AZT 加 3TC 加依非韦伦 (EFV,每粒 0.6g,美国默沙东生产) 0.6g,每日 1 次;9 例采用 3TC + D4T + NVP 方案。即:3TC 加司他夫定 (D4T,每粒 20mg,武汉远城科技生产) 20mg,每日 2 次,加 NVP。

2.2 治疗方法 HAART 治疗过程中发现红细胞(RBC)或血红蛋白(Hb)或粒细胞(WBC)或血小板(PLT)下降至正常值 80% 以下,即予口服中药八珍汤加减(人参 10g 白术 10g 熟地黄 10g 当归 10g 白芍药 10g 穿山甲 10g 川芎 12g 炙甘草 6g 茯苓 20g 阿胶 6g 大枣 5 枚)。并随证加减:面色苍白者加何首乌 10g,麦冬 10g;脾虚纳差者加砂仁 9g,陈皮 12g,炒麦芽 30g;汗出过多者加浮小麦 30g,五味子 15g;心悸失眠甚者加合欢皮 30g,远志 12g。

每日 1 剂分早、晚 2 次服,连服 3 个月。

3 观察项目及检测方法

3.1 治疗前后血液毒性观察 检测 RBC、Hb、WBC、PLT(电阻抗法,试剂和仪器均为希森美康提供)。

3.2 治疗前后肝、肾功能检测 采用酶联免疫吸附法(ELISA),试剂由日本一化提供。

3.3 CD_4^+ 细胞计数 采用流式细胞计数法,仪器为美国 BD 公司产品,试剂来源于美国 Biolegend 公司。

4 统计学方法使用
SSPS 13.0 统计软件,结果以 $\bar{x}\pm s$ 表示,组间比较采用配对 t 检验,$P<0.05$ 为差异有统计学意义。

结果

1 治疗前后 RBC、Hb、WBC 及 PLT 检测结果比较(表1) 本组患者治疗过程中有 37 例次出现不同程度的周围血细胞下降,其中发生 RBC 和 Hb 下降的比例较高,为 32.3% (20/62),WBC 下降 27.4% (17/62),PLT 下降比例相对较低,为 17.7% (11/62),出现的时间主要集中在 HAART 治疗后 6 个月之内。

2 治疗前后肝、肾功能及 CD_4^+ 细胞计数结果比较(表2) 八珍汤治疗对主要的肝、肾功能指标无明显影响 ($P>0.05$),但可升高 CD_4^+ 细胞计数 ($P<0.05$)。

讨论

HIV 病毒除感染 T 淋巴细胞外,还可感染其他单核巨噬细胞,并影响造血干细胞,HAART 抗病毒药物尤其是齐多夫定可诱导骨髓抑制,另外营养缺乏和机会感染等多种因素影响都可能造成患者 RBC 下降或全血细胞降低。本组观察 62 例 HAART 治疗患者,出现 RBC(包括 Hb)下降的比例较高,达 32.3%,PLT 下降相对较少 (17.7%),约高于其他研究报道[2],大多出现在治疗的 6 个月以内。

表1 治疗前后 RBC、Hb、WBC 及 PLT 检测结果比较 ($\bar{x}\pm s$)

时间	RBC ($\times10^{12}$/L)	Hb (g/L)	WBC ($\times10^9$/L)	PLT ($\times10^9$/L)
治疗前	3.08±0.86 (20)	113.42±28.66 (20)	2.85±0.52 (17)	137.30±54.47 (11)
治疗后	3.97±0.81 (20)*	135.21±17.96 (20)**	4.31±1.31 (17)**	197.69±62.36 (11)*
t	-2.590	-4.318	-3.700	-2.403
P	0.017	0.000	0.002	0.027

注:与治疗前比较,*$P<0.05$,**$P<0.01$;( ) 内数据为例数;下表同

表2 治疗前后肝、肾功能及 CD_4^+ 细胞计数比较 ($\bar{x}\pm s$)

时间	ALT (U/L)	AST (U/L)	TB (μmol/L)	Cr (mol/L)	CD_4^+ (个/μL)
治疗前	28.93±9.32 (37)	30.64±10.78 (62)	16.36±5.91 (37)	72.84±21.35 (62)	191.27±65.43 (37)
治疗后	29.46±9.21 (37)	28.60±7.62 (62)	12.04±3.69 (37)	75.69±20.35 (62)	217.18±68.54 (37)*
t	0.085	0.077	1.077	-0.580	-2.2450
P	0.933	0.447	0.327	0.569	0.0386

中医学认为艾滋病合并血细胞减少是邪毒入侵,正邪相搏,正不胜邪的结果。外来之毒,疫之为毒,邪之甚为毒,侵入人体后导致机体的脏腑功能紊乱,气血阴阳失调,造成机体生理或病理产物不能及时清除或排出体外,蕴结体内而化生为毒[3]。八珍汤有气血双补之功,现代药理研究证明当归、熟地对骨髓红系造血祖细胞 (CFU-E) 生成

有刺激作用，黄芪、白术、茯苓和当归等可增强巨噬细胞吞噬能力，提高机体免疫功能，抵抗 HIV 感染的能力。阿胶有补血、滋阴的作用，能促进 RBC 与 Hb 的增加[4]。另外患者出现面色苍白，头晕眼花者随证加用何首乌和麦冬，起到益精壮骨、生精补血之功效；砂仁、陈皮等具有温脾健胃、消食理气的作用，能改善脾虚纳差的临床症状；浮小麦可养阴清热，止汗敛肺；而合欢皮、远志等对心悸失眠者能发挥解郁和血、宁心安神之功效。研究证实，中医药在抗艾滋病毒和免疫重建功能方面均有良好的作用[5]，另外在改善艾滋病 HAART 治疗中的毒副反应方面有其独特的效果和优势[6,7]。本组患者在 HAART 抗病毒治疗过程中出现部分血细胞下降，经过八珍汤加减对症治疗后，不仅临床症状获得明显改善，而且实验室检查结果明显好转，患者的 CD_4^+ 细胞计数亦有明显的改善，除了 HAART 抗病毒作用外，中药亦可能起到恢复免疫功能的辅助作用。同时在治疗过程中未出现明显肝、肾功能损害。说明八珍汤能明显改善艾滋病 HAART 所致血液毒副反应，而且安全，患者容易接受，但其病例数有限，今后有待扩大样本量进一步研究。

参考文献（略）

（出自中国中西医结合杂志 2012 第 32 卷 12 期第 1704 - 1705 页）

中药内服外洗治疗 HAART 所致外周神经损害的临床研究

毛宇湘[1]　田军彪[1]　陈　泽[2]　赵学民[2]　田克友[3]　王学平[3]　马泽禄[2]　牛黎明[1]

（1. 河北省中医院，石家庄　050011；2. 永清县中医院，河北　永清　065600；3. 固安县中医院，河北　固安　065500）

摘要　目的　观察中医药内服外洗对艾滋病（AIDS）抗病毒药所致外周神经损害的临床疗效。方法　对经高效抗反转录病毒治疗（HAART）所致外周神经损害的 AIDS 病人 35 例，给予独活寄生汤加减内服，配合中药自拟艾麻退痹汤煎汤足浴外洗，治疗两个疗程。治疗前后主要观察病人症状体征积分、生活质量、四肢肌力、反射感觉缺失、感觉异常等外周神经损害变化。结果　治疗后病人症状体征积分下降，有效 18 例，稳定 7 例，无效 8 例，总有效率为 77.14%。卡氏积分疗前为（76±6.28）分，疗后为（83±6.53）分，较疗前有提高。外周神经损害症状变化，显效 22 例，有效 9 例，无效 4 例，总有效率为 88.57%。表明治疗能够明显减轻病人症状体征，提高病人的生存质量。结论　中医药内服外洗，对 AIDS 抗病毒药所致外周神经损害有较好的临床疗效，值得进一步观察应用。

关键词　艾滋病；神经损害；内服外洗；中药疗法

随着高效抗反转录病毒治疗（Highly active an - tiretroviral therapy, HAART）的广泛应用，艾滋病（Acquired immune deficiency syndrome, AIDS）病人的病死率和机会性感染等合并症已明显减少，生存期明显延长，但存在易产生耐药性，不良反应较多，抗病毒药价格昂贵的缺陷。目前我国 AIDS 病人应用 HAART 疗法的一线药物中的 DDI、D4T、RTV、3TC 等均易引起外周神经损伤，联合用药不良反应更加严重，影响病人的生活质量和生产活动，干扰 HAART 疗法的顺利进行。为此，于 2007 年 2 月至 2008 年 8 月，在中医药艾滋病关怀救治项目中，应用中药内服与外用相结合的疗法，以独活寄生汤加减口服，配合自拟艾麻退痹汤煎汤足浴外洗，治疗服用 HAART 所致外周神经损害的 35 例 AIDS 病人，取得较好的临床疗效，现报告如下。

1 对象与方法

1.1 对象　35 例 AIDS 病人，均在当地疾病预防控制中心（CDC）经酶联免疫吸附试验（Enzyme - linked immunosorbent assay, ELISA）和蛋白印迹试验（Western blotting, WB）检测艾滋病病毒（Human immunodeficiency virus, HIV）为阳性，诊断符合 2001 年修订的国家诊断标准《HIV/AIDS 的诊断标准和处理原则》[1]，所有病人均为发病期接受 HAART 3 个月以上者；根据《国家免费艾滋病抗病毒药物治疗手册》神经损害分级[2]，均为轻或中度神经损害。

1.2 治疗方法　根据《5 省中医药治疗艾滋病项目临床技

基金项目：艾滋病和病毒性肝炎等重大传染病防治科技重大专项。中医药防治艾滋病疗效评价标准研究。课题编号：2008ZX10005 - 012。

术方案（试行）》[3]的诊断治疗及疗效判定标准，采用中医辨病辨证相结合的方法，以独活寄生汤加减内服，每日1剂，煎药机煎煮，早晚各口服1次。同时配合中药外洗进行治疗，以自拟艾麻退痹汤（桑枝、鸡血藤、透骨草、怀牛膝、当归、木瓜、海风藤、桂枝等中药组成）足浴外洗，每日1剂，水煎泡浴手足，每晚1次，每次30分钟，以水温能耐受为度。3个月为1疗程，共治疗2个疗程。

1.3 观察指标 神经损害主要观察治疗前后病人四肢肌力、反射感觉缺失、感觉异常（四肢手足疼痛、麻木）等的改变。同时观察病人症状体征积分、生活质量Karnofsky评分（卡氏积分）等变化，疗效评价标准：（1）神经损害：参考《中医病证诊断疗效标准》肌痹疗效评定标准[4]，拟定疗效等级分为显效、有效、无效三个等级。显效：临床症状体征基本消失；有效：临床症状减轻，体征改善；无效：临床症状体征无改善或加重。（2）症状与体征：根据《5省中医药治疗艾滋病临床技术方案（试行）》[3]症状体征积分法，疗效等级分为有效、稳定、无效三个等级。有效：临床症状体征改善较明显，总积分下降≥1/3；稳定：临床症状体征改善不明显，总积分下降<1/3；无效：临床症状体征无改善或加重，总积分不下降，或有所增加。

2 结果

35例病人中男性14例。女性21例；平均年龄（46.5±4.3）岁（37～56岁）；平均感染时间（11.9±2.4）年（10－13年）。传播途径：有偿供血21人，输入血制品13人，性传播1人。

神经损害（手足疼痛、麻木）等症状变化，显效22例，有效9例，无效4例，总有效率为88.57%。表明中医药治疗能够明显减轻HAART所致外周神经损伤的临床症状。

病人症状体征总积分变化，有效18例，稳定7例，无效8例，总有效率为77.14%。对乏力、自汗、头痛、纳呆、腹泻、呕吐、发热等症状有明显疗效，能使病人症状体征总积分下降。卡氏积分疗前为（76±6.28）分，疗后为（83±6.53）分，较疗前有提高，表明中医药疗能够提高病人的生存质量。病人在治疗过程中未出现明显的不适表现或不良反应。

3 讨论

在中医药艾滋病关怀救治试点项目中发现，在应用HAART的病人当中，大约30%～40%的病人有不同程度的外周神经损害。主要表现为手足麻木、刺痛或疼痛，严重者末梢感觉消失，轻度肌无力，反射减退甚或消失，严重影响病人的生活质量和生产活动，干扰HAART的顺利进行，甚至使病人被迫放弃HAART。根据中医学理论，作者认为，艾滋病抗病毒药物的外周神经损害，属于中医学之肢节痹证范畴，泛指机体正气不足，卫外不固，邪气乘虚而入，致使气血凝滞，经络痹阻，而引起相关系统疾病的总称。而肢体经络为邪毒所闭塞，导致气血不通，经络痹阻，引起肌肉、关节、筋骨发生麻木、疼痛、酸楚、重着、灼热、屈伸不利，甚或关节肿大变形等临床表现。

根据中医经络学理论，阴经集于足下，而聚于足心，足部是三条阴经的起点，三条阳经的终点，足部六条经脉的井、荥、输、原等穴位均位于足部，在这些经脉上双足部共60多个穴位，这些穴位对各种刺激都非常敏感，穴位又与全身各脏腑器官密切相连。同时足部的毛细血管及末梢神经都非常丰富。中药足浴时，通过刺激这些穴位扩张足部血管，加快血液循环，增强神经敏感程度促使药物离子的进入，使药性能快速地通过经络传导，有效地输布全身；再结合足部反射区的刺激效应，共同调节五脏腑功能，从而起到治疗疾病的作用。结合艾滋病的外邪内侵导致正气渐耗损伤的基本病机，以及AIDS病人服用抗病毒药所致的药毒损伤筋、骨、脉、经络等周围神经损伤机制，确立以补气血、益肝肾、通经络、止痹痛的治疗法则，以独活寄生汤加减口服，配合自拟艾麻退痹汤足浴外洗，经二个疗程治疗，明显改善了周围神经损害的各种症状，提高了病人的生活质量和生产生活能力。突出中医药"简、便、廉、验"的特点，发掘治疗手段，创新治疗方法，探索中西医结合治疗AIDS的最佳方案，值得进一步观察应用。

参考文献（略）

（出自中国艾滋病性病2010年第16卷3期第234－235页）

中医药对艾滋病患者周围神经病变的改善作用

刘翠娥 李秀惠 孙丽君 李群辉 叶军

（首都医科大学附属北京佑安医院，北京100069）

摘要 【目的】观察中医药在治疗艾滋病患者周围神经病变中的疗效。【方法】将59例艾滋病合并周围神经病变患者分为2组，治疗组36例和对照组23例，前者采用中药独活寄生汤加减内服，或联合中药外用（苦参、蛇床子、桃仁、川芎、当归、薄荷）治疗，对照组采用维生素B_1、B_{12}和能量合剂治疗。两组均观察2个月后判断疗效。【结果】治疗组36

例中,显效15例,有效17例,无效4例,总有效率为88.89%;对照组23例中,显效5例,有效7例,无效11例,总有效率为52.17%,两组比较,治疗组疗效优于对照组(P<0.01)。【结论】益气活血、通经活络中药能明显缓解艾滋病患者的周围神经病变。

关键词 艾滋病/中药疗法;周围神经病变/中药疗法;独活寄生汤/治疗应用

艾滋病(AIDS)患者在实施高效抗病毒(HAART)治疗后,部分患者会出现手足麻木、疼痛等不适,严重者可以出现肢体功能障碍,目前尚无确切有效的治疗药物,我们采用中医药治疗本病,取得了较为满意的疗效,兹报道如下。

1 临床资料

1.1 一般资料

研究对象均来源于首都医科大学附属北京佑安医院性病艾滋病中心收治的病人,为艾滋病期间服用抗病毒药物后合并周围神经病变患者,共59例。抗病毒方案如下:去羟肌苷/司他夫定/奈韦拉平(ddI/d4T/NVP)治疗43例,司他夫安/拉米夫定/奈韦拉平(d4T/3TC/NVP)治疗16例,从服药到出现双足麻木的时间为2~18个月,其中有5例出现肢体功能障碍,不能行走,需要专人照顾,生活不能自理,5例患者从出现麻木症状发展为肢体功能障碍的时间为3~16个月。将这59例患者分为2组:治疗组36例,男性21例,女性15例,年龄28~60岁,平均34.8岁,艾滋病合并周围神经病变病程2~18个月,平均6.4个月;对照组23例,男性14例,女性9例,年龄31~57岁,平均36.2岁,病程3.5~16个月,平均7.1个月。2组一般情况比较,差异均无显著性意义,具有可比性($P>0.05$)。

1.2 诊断标准

艾滋病根据国家标准《HIV/AIDS的诊断标准和处理原则》诊断。

周围神经病变参照《实用内科学》[1]、《实用神经学》[2]、《现代神经内科学》[3]。有下列表现之一者可确诊:(1)肢体运动、感觉神经病变表现为蚁行感、麻木、发凉、烧灼样、撕裂样或针刺样疼痛,肌无力等;(2)深浅感觉明显减退,跟腱反射、膝反射明显减退或消失;(3)肌电图显示(正中、腓)神经传导障碍,运动神经传导速度小于45m/s,感觉神经传导速度小于40m/s。

1.3 排除标准

年龄小于18岁或大于70岁,妊娠或有严重心、肝、肾功能不全者;2周内用过中药或维生素类药物者;未按规定坚持用药,或加用其他药物,影响药物疗效评定者。排除慢性酒精中毒、骨质增生、金属中毒引起的周围神经损害。

2 治疗方法

2.1 治疗方法

治疗组采用独活寄生汤加减,方剂组成:独活15g,桑寄生15g,赤芍9g,桃仁9g,当归9g,黄芪20g,山药9g,白术6g。水煎服,每日1剂;或联合外用药物(由苦参15g,蛇床子15g,桃仁15g,川芎15g,当归15g,薄荷9g组成)水煎,用于浸泡手足,每日1次。

对照组用药:维生素B_1,20mg,3次/d,口服;维生素B_{12},0.5mg,肌肉注射,隔天1次;静

两组均观察2个月后判断疗效。

2.2 疗效标准

显效:临床症状基本消失,体征明显恢复,肌电图显示运动和感觉传导速度明显加快或恢复正常;有效:临床症状减轻,体征基本恢复,肌电图显示运动和感觉传导速度好转;无效:临床症状、体征和肌电图无改变或加重。

3 临床疗效

表1结果显示,治疗组疗效优于对照组($P<0.01$)。

轻者用药后2周,周围神经病变即有改善;严重者停用HAART方案,采用中西药物治疗均未见明显好转。部分患者采用维生素类药物治疗无效,停药后采用中药治疗仍可获效。

表1 两组临床疗效比较
Table 1 Comparison of therapeutic effect in the two groups N(p/%)

组别 Groups	合计 Total	显效 ME	有效 Effective	无效 Ineffective	总有效 Total effective
治疗组(A)	36	15(41.67)	17(47.22)	4(11.11)	32(88.89)①
对照组(B)	23	5(21.74)	7(30.43)	11(47.83)	12(52.17)

统计方法:Ridit分析;①:$P<0.01$,与对照组比较(vs group B)

4 讨论

周围神经病是指脊髓及脑干下运动神经元、初级感觉神经元、周围自主神经元的轴突和(或)许旺氏细胞及髓鞘的结构和功能障碍。其中运动、感觉周围神经病是最为常见的临床表现形式,包括感觉障碍、四肢远端麻木、感觉迟钝或感觉减退、缺失、肌无力、肌张力低下、腱反射减退等。

艾滋病患者可以合并周围神经病变，Snider等[4]报道的50例AIDS伴神经系统疾病中有8例发生远端对称性多发性神经病。核苷类逆转录酶抑制剂可通过阻断人类DNA聚合酶，诱导线粒体毒性，从而引发一系列的毒副作用如神经、肌肉症状。已知使用去羟肌苷（ddI）、扎西他滨（ddC）、司他夫定（d4T）均可导致外周神经炎，其发生率分别为1%～12%、17%～31%、15%～21%，用药1个月后产生手脚刺痛及烧灼感，行走时更加明显，其毒性产生的机理尚未完全清楚[5]。

对于周围神经病变，现代医学主要采用维生素B类及能量合剂等药物治疗。但疗效不能令人满意。在祖国医学中，手足麻木、疼痛、冰凉、感觉迟钝、肌肉疼痛等属于痹证范畴，结合艾滋病患者自身的特点，我们认为，其病因病机与下列因素有关：首先，艾滋病属于慢性消耗性疾病，随着疾病的进展，免疫功能逐渐降低，表现为CD_4^+T细胞计数逐渐下降，正气渐被消耗，气血渐亏，腠理不密，卫外不固，邪气痹着，留恋于筋脉、肌骨，荣卫凝涩不通，气血运行不畅，筋脉肌骨失去荣养，故见麻木、疼痛、冰凉之感，甚则不用，功能丧失。其次，加用高效抗病毒药后，虽一定程度上抑制了病毒复制，但机体正气亏虚的状况并无改善，随着药物的使用，部分药物可进一步损害机体的正气（药物副作用便随之呈现出来，尤其是核苷类药物，如ddI、ddC、d4T，其中ddC因其严重的副作用基本被淘汰了）而出现上述麻木疼痛等症状。根据上述病因病机，我们采用补益气血、通经活络的方法，拟用经典方独活寄生汤加减治疗。方中独活、桑寄生通经活络，引领药物达四肢筋骨，赤芍、桃仁、当归补血、活血化瘀，重用黄芪大补脾胃之元气，配以山药、白术益气健脾，使气旺以助津血运行，祛瘀通络而不伤正；联合外用活血通经之剂，引药直达病所。诸药合用，共奏益气活血、通经活络、标本兼顾之功；使津血充盈，气血调和，经络通畅，筋脉肌骨得以荣养，则诸症渐除。随着高效抗病毒药的应用，越来越多的副作用逐渐呈现出来，如何处理这些副作用，是一个不容忽视、亟待解决的问题，祖国医学博大精深，如何利用中医药来减毒增效，是今后一段时间需要我们共同探讨研究的课题。

（致谢：感谢北京佑安医院传染病专家、艾滋病专家徐莲芝教授的指导！）

参考文献（略）

（出自广州中医药大学学报2007年第24卷1期第12－14页）

中药配方颗粒治疗高效抗逆转录病毒疗法致血脂异常的多中心随机对照临床研究

倪量[1]　王融冰[1]　万钢[1]　郭会军[2]　谭行华[3]　孙丽君[4]　郑煜煌[5]　段呈玉[6]　张伟[1]
胡大庆[7]　王文静[8]　赵红心[1]　王玉光[9*]

（1. 首都医科大学附属北京地坛医院，北京市朝阳区京顺东街8号，100015；2. 河南中医学院第一附属医院；
3. 广州市第八人民医院；4. 北京佑安医院；5. 中南大学湘雅二医院；6. 云南省中医中药研究院；
7. 安徽省中医院；8. 北京中医药大学；9. 首都医科大学附属北京中医医院）

摘要　目的　评价中药配方颗粒与血脂康胶囊治疗高效抗逆转录病毒疗法（HAART）致血脂异常的有效性和安全性。方法　采用多中心、随机对照的研究方法将HAART致血脂异常患者随机分为治疗组（115例）和对照组（55例），治疗组中脾虚痰阻证予消脂颗粒，痰浊瘀阻证予二陈汤和桃红四物汤配方颗粒，对照组予血脂康胶囊，两组疗程均12周。于治疗前及治疗后第4周、8周、12周检测患者的总胆固醇（TC）、甘油三酯（TG）、低密度脂蛋白胆固醇（LDL－C）、高密度脂蛋白胆固醇（HDL－C），并进行总体疗效评价。结果　治疗后第12周与对照组比较，治疗组患者TC、LDL－C的变化差异有统计学意义（$P<0.05$）；两组患者治疗12周与治疗HDL－C前差值比较差异有统计学意义（$P<0.05$）；两组临床控制率、显效率差异均有统计学意义　结论　血脂康胶囊和以消脂颗粒及二陈汤和桃红四物汤为组方的中药配方颗粒制剂可以作为防治HAART致血脂异常患者的主要中药制剂之一。

关键词　消脂颗粒；二陈汤；桃红四物汤；血脂康胶囊；HAART；血脂异常

基金项目：艾滋病和病毒性肝炎等重大传染病防治科技重大专项（2008ZX10005－003）

高效抗逆转录病毒疗法（HAART）的出现明显降低了获得性免疫缺陷综合征（AIDS）患者的病死率[1]。但有将近25%的患者因为不能耐受HAART药物的毒副作用而在HAART开始的前8个月内停止用药，最终导致HAART治疗失败[2-3]。在接受HAART治疗的患者中，有近40%会出现血脂异常[4-5]。因而HAART所致血脂异常在AIDS的治疗中受到重视。以往研究表明[6-7]，中医药在血脂异常的防治中有明确的疗效，但尚未见到中医药治疗HAART致血脂异常的研究报道。为此，本课题组开展了多中心、随机、开放、对照的临床试验，现将结果报告如下。

1 临床资料

1.1 诊断标准

西医诊断标准：依据《艾滋病诊疗指南》[8]的诊断标准和《中国成人血脂异常防治指南》[9]确定。

中医辨证标准：参照《中药新药临床研究指导原则》[10]并结合HAART致高脂血症的证候分布规律自拟中医辨证标准。脾虚痰阻证：主症：倦怠乏力，食欲不振；次症：口淡不渴，脘腹胀，肢体沉重，舌淡胖，苔白腻，脉细。辨证标准：2项主症+2项次症。痰浊瘀阻：主症：心悸，胸闷或胸痛；次症：形体异常，口淡不渴，食欲不振，肢体沉重或麻木，舌淡胖或暗红有瘀斑、苔滑腻，脉弦滑。辨证标准：1项主症+2项次症。

1.2 纳入及排除标准

1.2.1 纳入标准 ①抗免疫缺陷病毒（HIV）抗体阳性；②正在接受HAART治疗，HAART治疗前血脂正常或治疗过程中曾有血脂正常，治疗后符合高脂血症诊断标准；③签署知情同意书。

1.2.2 排除标准 ①近1个月内接受过其它降脂治疗者；②对本试验药物过敏或不能耐受者；③合并严重肝功能衰竭及心血管、肺、肾和造血系统等严重原发性疾病者；④精神病患者；⑤研究者判断可能干扰试验结果或增加患者治疗风险者；⑥妊娠或哺乳期妇女；⑦参加其它临床试验者。

1.2.3 脱落标准 ①出现严重药物不良反应或事件不能继续治疗者；②依从性差者；③失访，未按计划完成本研究者。

1.3 一般数据

选择2009年4月至2011年1月首都医科大学附属北京地坛医院、河南省中医学院第一附属医院、广州市第八人民医院、安徽中医学院第一附属医院、北京佑安医院、中南大学湘雅二医院收治的确诊为HAART致血脂异常的患者共180例。按研究医院行分层区组随机化。运用SAS 9.12统计分析软件产生随机方案，并采用中国中医科学院中医临床基础医学研究所的中央随机化系统进行受试者随机化和药物指定。按照治疗组、对照组2:1进行随机设计。治疗组入组122例，脱落7例，脱落率为5.74%；对照组入组58例，脱落3例，脱落率为5.17%，两组脱落率差异无统计学意义（P>0.05）。治疗组115例中男73例，女42例；平均年龄（42.91±9.86）岁。对照组55例中男36例，女19例；平均年龄（44.00±7.95）岁。两组患者一般数据比较差异无统计学意义（P>0.05），具有可比性。

2 方法

2.1 治疗方法

治疗组：脾虚痰阻证予消脂颗粒，组成：黄芪30g，西洋参12g，白术15g，泽泻15g，决明子15g，山楂20g，姜黄15g，丹参10g，郁金12g，（制）半夏9g，陈皮10g，枳实10g，茯苓15g，甘草3g；痰浊瘀阻证予二陈汤和桃红四物汤配方颗粒，组成：（制）半夏10g，陈皮15g，茯苓30g，桃仁10g，红花10g，虎杖20g，郁金15g，当归10g，川芎10g，丹参15g。由三九医药有限公司加工成中药配方颗粒剂，每日1剂，100ml温开水冲服。患者入组后开始服药，每日2次，连续12周。

对照组：给予血脂康胶囊，由北京北大维信生物科技有限公司生产（批号：20080251）。患者入组后开始服药，每粒0.3g，每次2粒，每日2次，连续12周。

研究期间禁止使用其它影响血脂代谢的药物。

2.2 观察指标和方法

疗效性指标：治疗前及治疗后第4、8、12周检测患者的总胆固醇（TC）、甘油三酯（TG）、低密度脂蛋白胆固醇（LDL-C）、高密度脂蛋白胆固醇（HDL-C）、安全性指标：在治疗后第4、8和12周对安全性指针进行观测，包括一般体检项目、血常规、尿常规、大便常规、肝功能、肾功能及治疗期间发生的不良反应。

2.3 疗效标准

参照《中药新药临床研究指导原则》[10]制定：临床控制：临床症状、体征消失或基本消失，证候积分减少≥95%；实验室各项检查恢复正常。显效：临床症状、体征明显改善，证候积分减少≥70%；血脂检测达到以下任一项者：①TC下降≥20%，②TG下降≥40%，③HDL-C上升≥0.26mmol/L，④TCHDL-C/HDL-C下降≥20%。有效：临床症状、体征均有好转，证候积分减少≥30%；血脂检测达到以下任一项者：①TC下降≥10%但<20%；②TG下降≥20%但<40%；③HDL-C上升≥0.104mmol/L但<0.26mmol/L；TC-HDL-C/HDL-C下降≥10%但<20%。无效：临床症状、体征无明显改善，甚或加重，证候积分减少<30%；血脂检测未达到以上标准者。

2.4 统计学方法

采用SAS 9.2统计分析软件进行数据处理。计量资料以均数±标准差（$\bar{x}\pm s$）表示，采用t检验，计数资料采用X^2检验或Fisher精确检验，所有检验采用双侧检验。

3 结果

3.1 两组患者治疗前后TC、TG、LDL-C、HDL-C比较

表1示，与治疗前比较，对照组TC、TG、LDL-C在

治疗后第12周下降，差异有统计学意义（P<0.05或P<0.01）；治疗后比较，对照组第12周TC、LDL-C下降优于治疗组，差异有统计学意义（P<0.05）。与治疗前比较，治疗组TG在治疗后第12周下降，差异有统计学意义（P<0.05）；对照组在治疗后第4、8周TG均低于治疗前，差异有统计学意义（P<0.05）。

表1 两组治疗前后TC、TG、LDL-C水平比较（mmol/L, $\bar{x} \pm s$）

分组	时间	例数	TC	TG	LDL-C
治疗组	治疗前	115	5.62±1.63	5.39±4.89	2.76±1.15
	第4周	115	5.87±1.63	4.92±4.72	2.99±1.40
	第8周	115	5.72±1.59	5.00±4.82	2.81±1.16
	第12周	115	5.18±1.80*	4.53±4.93△	2.66±1.21*
对照组	治疗前	55	5.75±1.96	5.55±5.00	2.64±1.33
	第4周	55	5.59±1.58	4.27±3.96△	2.83±1.32
	第8周	55	5.44±1.57	3.95±2.78△	2.76±1.14
	第12周	55	4.57±1.46△	3.74±3.01△△	2.23±0.93△

注：与本组治疗前比较，△P<0.05，△△P<0.01；与对照组同时间点比较，*P<0.05

表2示，与治疗前相比，两组治疗后HDL-C水平差异无统计学意义（P>0.05）；与对照组比较，治疗组第12周与治疗前HDL-C差值优于对照组，差异有统计学意义（P<0.05）。

3.2 两组患者总体疗效比较

表3示，与对照组比较，治疗后治疗组患者临床控制率、显效率差异均有统计学意义（P<0.05），对照组总体优于治疗组。

表2 两组治疗前后HDL-C比较（mmol/L, $\bar{x} \pm s$）

分组	例数	治疗前	第4周	第8周	第12周	第12周-治疗前
治疗组	115	1.20±0.45	1.30±0.46	1.31±0.43	1.31±0.71	0.12±0.60*
对照组	55	1.28±0.35	1.30±0.39	1.37±0.44	1.22±0.36	-0.06±0.36

注：与对照组比较，*P<0.05

表3 两组患者总体疗效比较 [例（%）]

分组	例数	临床控制	显效	有效	无效	总有效
治疗组	115	7（6.09）	54（46.96）	24（20.87）	30（26.09）	85（73.91）
对照组	55	8（14.55）	31（56.36）	11（20.00）	5（9.09）	50（90.91）

4 讨论

血脂异常是HAART常见的毒副作用之一[11-12]，增加了AIDS患者心肌梗死等其他相关疾病的发病率和死亡率。目前的治疗指南提倡与普通人群一样采取积极防治AIDS患者的血脂异常[13-14]。但是，相关西药的治疗有一定的局限性，治疗存在一定困难[15]。

在接受抗病毒治疗的AIDS患者中，有70%患者由于血脂异常增加了心血管疾病的危险因素[16]，主要表现为严重的高甘油三酯血症、HDL-C异常减少和LDL-C的异常升高，尤其是接受蛋白酶抑制剂（PI）治疗和出现脂肪异常分布的患者，其表现更为突出。血脂异常加上AIDS患者的其他危险因素，如胰岛素抵抗、血管炎症反应等，往往导致患者出现冠状动脉疾病前的血管病变。目前对HAART导致血脂异常的机制还不明确，但多认为是内分泌和代谢的异常等多因素造成身体脂肪的异常分布[17-18]。

中医学认为，血脂为膏脂之属，其代谢有赖于脏腑的气化作用。若膏脂输化失常，清从浊化则浊脂为患。脏腑虚衰，气虚痰瘀为其主要病机之一。脏腑虚弱以脾虚失运、肝之疏泄失调、肾之温煦滋养功能失常为主，使水谷精微精者化为浊，浊可酿痰致瘀，痰瘀阻滞反过来又可致气血津液之气化、输布、转运及利用失常，膏脂积而不化进一步促进痰瘀形成。因此，本病治疗当以健脾益气、活血祛瘀化浊为法。消脂颗粒中黄芪、白术、西洋参具有健脾益气作用，泽泻、半夏、陈皮、枳实、茯苓、郁金具有理气、行气、祛湿化痰之功，加入具有降血脂功效的决明子、山楂、姜黄、丹参，全方共奏健脾益气、理气化痰、降血脂的功用，桃红四物汤合二陈汤中半夏、陈皮、茯苓、郁金具有理气化痰之功，桃仁、红花、当归、川芎、丹参均有活血祛瘀之效，全方共奏活血祛瘀、化痰功效。血脂康是治疗高脂血症有效的药物[7,19-20]，具有降低血脂作用[21-24]。因此，选择血脂康作为对照药进行研究。

本研究结果显示，中药配方颗粒剂和血脂康均能改善HAART所致的血脂异常，但中药配方颗粒疗效稍差于血脂康。血脂康在降低TC、LDL-C方面优于中药配方颗粒，但中药配方颗粒剂在升高患者HDL-C方面优于血脂康。以上结果表明，血脂康和以消脂颗粒及二陈汤和桃红四物汤为组方的中药制剂可以作为防治HAART致血脂异常患者的主要中药制剂之一。

参考文献（略）

（出自中医杂志2012年第53卷15期第1294-1297页）

2种给药方案对高效抗逆转录病毒治疗后血脂异常患者的疗效比较

苏齐鉴[1]* 梁飞立[2] 李益忠[1] 邓鑫[1] 邓梅花[2] 张亚萍[1]

（1. 广西中医药大学附属瑞康医院艾滋病研究中心，南宁530011；2. 横县人民医院感染科，广西横县530300）

摘要 目的：比较绞股蓝总苷片联合山楂精降脂片与阿托伐他汀钙片对高效抗逆转录病毒治疗（HAART）后血脂异常患者的疗效及安全性。方法：将60例HAART后血脂异常患者按2:1的比例随机分为试验组（40例）和对照组（20例）。试验组给予绞股蓝总苷片，每次1片（每片60mg），tid；山楂精降脂片，每次1片（每片60mg）。对照组给予阿托伐他汀钙片，每次1片（每片10mg），qd。2组均连续服药6周。检测服药前后患者血清总胆固醇（TC）、甘油三酯（TG）、低密度脂蛋白胆固醇（LDL-C）、高密度脂蛋白胆固醇（HDL-C）、载脂蛋白A1（ApoA1）和载脂蛋白B（ApoB），比较2组患者各指标治疗前后差值、总有效率和不良反应。结果：治疗后试验组TC下降（0.26±0.59）mmol/L、LDL-C下降（0.13±0.58）mmol/L，对照组TC下降（0.83±0.84）mmol/L、LDL-C下降（0.69±0.94）mmol/L。2组比较差异均有统计学意义（$P<0.05$），而其余指标差值比较差异无统计学意义（$P>0.05$）；试验组总有效率为72.50%，对照组总有效率为100.00%。2组比较差异有统计学意义（$P<0.05$）。试验组未见不良反应发生，对照组不良反应发生率为20.00%，2组比较差异有统计学意义（$P<0.01$）。结论：绞股蓝总苷片联合山楂精降脂片可在一定程度上改善血脂，虽疗效不及阿托伐他汀钙片，但安全性优于阿托伐他汀钙片。

关键词 艾滋病；高效抗逆转录病毒治疗；血脂异常；绞股蓝总苷片；山楂精降脂片；阿托伐他汀钙片

血脂异常是脂肪代谢或运转异常所致的血液中一种或几种脂质浓度异常，其特征为总胆固醇、低密度脂蛋白胆固醇、甘油三酯升高和/或高密度脂蛋白胆固醇降低[1-2]。在接受高效抗逆转录病毒治疗（Highly active antiretroviral therapy，HAART）的艾滋病患者中，血脂异常较为常见。研究表明，HAART是艾滋病患者发生动脉粥样硬化和冠心病等心脑血管疾病的危险因素[3-4]。HAART后血脂异常的机制尚未明了，一般认为可能与抗病毒药的线粒体毒性有关[5]。本研究就绞股蓝总苷片联合山楂精降脂片用于HAART后血脂异常患者进行临床观察，通过与疗效确切的阿托伐他汀钙片对比，了解两药联合应用的临床疗效及安全性。

1 资料与方法

1.1 一般资料

在广西横县人民医院和广西中医药大学附属瑞康医院，选择经HAART后出现血脂异常的艾滋病患者60例。所有患者均经过人类免疫缺陷病毒（Human immunodeficiency virus，HIV）抗体检测确认为阳性，并符合《中国成人血脂异常防治指南》[6]的血脂异常诊断标准。排除标准：合并严重心、肝、肾和内分泌系统疾病；合并机会性感染或机会性肿瘤；年龄<18岁或>75岁；最近3个月参加其他临床试验；未签署知情同意书。将患者按2:1的比例随机分为试验组与对照组。试验组40例，男性27例，女性13例；平均年龄（41.27±11.49）岁；平均体质量（55.33±10.02）kg。对照组20例，男性13例，女性7例；平均年龄（42.30±12.24）岁；平均体质量（56.67±9.83）kg。2组性别构成、年龄、体质量等比较差异无统计学意义（$P>0.05$），具有可比性。

1.2 治疗方法

试验组口服绞股蓝总苷片（亚宝药业集团股份有限公司，每片60mg），每次1片，tid；同时口服山楂精降脂片（福建汇天生物药业有限公司，每片60mg），每次1片，tid。对照组口服阿托伐他汀钙片（北京嘉林药业股份有限公司，每片10mg），每次1片，qd。2组均连续服药6周。

1.3 观察指标与检测方法

用Roche全自动生化仪及试剂盒检测全部研究对象的血清总胆固醇（TC）、甘油三酯（TG）、低密度脂蛋白胆固醇（LDL-C）、高密度脂蛋白胆固醇（HDL-C）、载脂蛋白Al（ApoA1）和载脂蛋白B（ApoB）。对比2组用药前、后各指标及其变化差值。同时，在试验过程中记录患者的不良反应。

1.4 疗效判定标准

疗效判定参考《中药新药临床研究指导原则》中的"中药新药治疗高脂血症的临床研究指导原则"[7]。临床控制：血脂检测4项均恢复正常；显效：血脂检测达到以下任一项者，即TC下降≥20%，TG下降≥40%，HDL-C上升≥0.26mmol/L，TC-HDL-C/HDL-C下降≥20%；有效：血脂检测达到以下任一项者，即TC下降≥10%但<20%，TG下降≥20%但<40%，HDL-C上升≥0.104mmol/L但<0.26mmol/L，TC-HDL-C/HDL-C下降≥10%但<20%；无效：血脂检测未达到以上标准者。总有效率=临床控制率+显效率+有效率。

1.5 统计学方法

用SAS9.0统计学软件进行数据处理。计量资料以$\bar{x}\pm s$表示，采用t检验或Wilcoxon秩和检验；单向有序资料采用CMHX^{2}检验；率的比较采用x^2检验。$P<0.05$为差异有统计学意义。

2 结果

2.1 2组患者血脂水平治疗前后差值的比较

试验组治疗后TC比治疗前下降（0.26±0.59）mmol/L，对照组下降（0.83±0.84）mmol/L，2组患者比较差异有统计学意义（$P<0.05$）；试验组治疗后LDL-C比治疗前下降（0.13±0.58）mmol/L，对照组下降（0.69±0.94）mmol/L，2组患者比较差异有统计学意义（$P<0.05$）；其他指标的前后差值的组间比较差异无统计学意义（$P>0.05$），详见表1。

表1 2组患者血脂水平治疗前后差值的比较（$\bar{x}\pm s$）

Tab1 Comparison of blood lipid level between 2 groups before and after therapy（$\bar{x}\pm s$）

指标	试验组（40例）			对照组（20例）		
	治疗前	治疗后	前后差值	治疗前	治疗后	前后差值
TC，mmol/L	5.27±0.91	5.01±1.03	0.26±0.59*	5.49±1.50	4.66±1.45	0.83±0.84
TG，mmol/L	3.57±1.92	3.15±1.48	0.41±0.70	3.50±1.08	2.71±0.68	0.79±1.05
LDL-C，mmol/L	2.81±1.28	2.68±1.06	0.13±0.58*	2.99±1.26	2.30±0.80	0.69±0.94
HDL-C，mmol/L	1.14±0.35	1.28±0.39	-0.14±0.36	1.34±0.64	1.39±0.80	-005±0.77
ApoA1，g/L	1.22±0.44	1.28±0.25	-0.06±0.33	1.42±0.63	1.45±0.94	-003±0.47
ApoB，g/L	1.02±0.23	0.96±0.20	0.06±0.18	1.06±0.27	0.83±0.16	0.23±0.15

与对照组比较：*$p<0.05$

vs. control group：*$p<0.05$

2.2 2组患者疗效比较

试验组临床控制5例，显效9例，有效15例，无效11例；对照组临床控制3例，显效10例，有效7例，无效0例，经单向有序CMHX^{2}检验，2组患者疗效等级分布的组间差异有统计学意义（$P<0.05$）；试验组总有效率为72.50%，对照组总有效率为100.00%，经连续性校正x^2检验，2组患者总有效率的组间差异有统计学意义（$P<0.05$），详见表2。

表2 2组患者疗效比较 [例（%）]

Tab 2 Comparison of therapeutic efficacies between 2 groups [case（%）]

疗效等级	试验组（40例）	对照组（20例）	x^2	p
临床控制	5（12.50）	3（15.00）	5.40	0.0201
显效	9（22.50）	10（50.00）		
有效	15（37.50）	7（35.00）		
无效	11（27.50）	0（0）		
总有效率，%	72.50	100.00	5.02	0.0250

2.3 2组患者不良反应比较

观察期间试验组未见不良反应发生，对照组出现腹胀2例、恶心1例、头痛1例，不良反应发生率为20.00%（4/20），经连续性校正x^2检验，2组患者组间差异有统计学意义（$P<0.01$），详见表3。

表3 2组患者不良反应比较 [例（%）]
Tab 3 Comparison of adverse drug reaction between2 groups [case（%）]

组别	不良反应		X^2	p
	有	无		
试验组	40	0（0） 40（100.00）	8.57	0.0034
对照组	20	4（20.00） 16（80.00）		

3 讨论

据报道，经HAART 1~2年后的艾滋病患者有25%~60%可能出现脂肪代谢障碍[8-9]，使用蛋白酶抑制剂（PIs）的患者更容易产生脂肪代谢障碍。此外，PIs还可以引起糖耐量下降和胰岛素抵抗[10-11]，进一步促进心脑血管疾病的发生。临床上常用的贝特类和他汀类降脂药可引起肌病和横纹肌溶解症[12]，这些药物与抗病毒药联用会使药物的肝毒性、神经毒性进一步增加，并可引起致死性横纹肌溶解症[13]。在他汀类药物中，阿托伐他汀、氟伐他汀、普伐他汀与抗病毒药物相互作用导致横纹肌溶解症和严重肝、肾功能损害的现象较少见，但其价格比较昂贵。对于这类患者，临床医师常常采用更换HAART方案的办法。

绞股蓝总苷片和山楂精降脂片常用于治疗血脂异常[14-15]，而实际上，这2种中成药单独应用的疗效往往不太理想。为此，本研究考察了这2种中成药联用的疗效。结果表明，中药可改善TC、TG、LDL-C、HDL-C和ApoA1，总有效率为72.50%；阿托伐他汀钙可改善TC、TG、LDL-C、HDL-C和ApoB，总有效率达100.00%。中药对于TC、LDL-C的疗效和总有效率方面均不及阿托伐他汀钙。但在整个观察期间，中药组未见不良反应发生，而阿托伐他汀钙的不良反应发生率达20.00%。

HDL-C是一类异质性的脂蛋白，能将外周组织如血管内胆固醇转运至肝脏进行分解代谢，具有调节血脂及抗动脉粥样硬化的作用[6]。ApoA1是HDL-C的主要蛋白成分，能够促进胆固醇的清除，防止动脉粥样硬化发生[16-17]。本研究发现，中药提高HDL-C和ApoA1的疗效似优于阿托伐他汀钙，但差异无统计学意义。绞股蓝总苷片和山楂精降脂片是否更有利于增强保护性因素，进而降低心脑血管疾病的风险，有待于今后进一步的研究。

参考文献（略）

（出自中国药房2013年第24卷4期第332-334页）

艾脂1号治疗艾滋病HAART后脂肪异常分布临床观察

李秀惠[1] 王芳梅[2] 高艳清[1] 王月珍[2]

（1. 首都医科大学 附属北京佑安医院，北京 100069；2. 呼和浩特市第二医院，内蒙古 呼和浩特 100031）

摘要 目的 观察高效抗反转录病毒治疗（HAART）后，艾脂1号治疗脂肪异常分布的临床疗效。方法 观察5例HAART后脂肪代谢异常的艾滋病病人，服用艾脂1号随访治疗2年，脂肪异常分布、血脂改善情况。结果 治疗后病人脂肪分布异常出现改善时间平均96天（60-150天），改善部位依次为面部、四肢、胸部、腹部。治疗前血甘油三脂平均为6.2048mmol/L，治疗后为3.7478mmol/L，差异有统计学意义（P<0.01）；治疗前胆固醇平均为3.5422mmol/L，治疗后为1.85mmol/L，差异有统计学意义（P<0.01）。CD_4^+T细胞计数治疗前平均为203.8个/μl，治疗后平均为694个/μl，差异无统计学意义（P>0.05）。结论 中药能够有效地干预治疗艾滋病病人HAART所致脂肪异常分布，同时改善其血脂代谢，稳定CD_4^+水平。

关键词 艾滋病；高效抗反转录病毒治疗；脂肪异常分布；艾脂1号

艾滋病病人长期进行抗病毒治疗产生很多不良反应，以往文献报道，在所有接受抗病毒治疗一年以上的病人中，大约50%的病人会出现脂肪异常分布[1]，包括脂肪萎缩和脂肪堆积，病人可出现明显的面部、臀部和四肢脂肪萎缩，腹部、背、颈及乳房出现脂肪异常堆积，腰髋比例（WHR）增加，躯干部位的脂肪更多地集中在脏器周围。蛋白酶抑制剂（Proteaseinhibitor，PI）和核苷类反转录酶抑制剂（Nucleosidereversetranscriptaseinhibitor，NRTI）的司他夫定，引起肢体脂肪减少的效果更明显。这一不良反应不仅给病人在心理上、精神上造成巨大压力，也是增加发生血管并发症的危险因素。目前，针对脂肪异常分布的治疗除了停止服用相关药物外，尚无有效的中西医治疗方法和药物。2007年6月-2009年6月，作者应用艾脂1号治疗5例艾滋病高效抗反转录病毒治疗（Highly active anti-retroviral therapy，HAART）后脂肪重新分布的病人，取得一些疗效，现报告如下。

1 对象与方法

对象全部为2003-2006年确诊的艾滋病住院病人。治疗用药艾脂1号复方制剂，具有健脾补肾、益气养阴、理气活血功效。服用方法：治疗前3个月每日1剂，之后每日半剂或隔日半剂。采集病人治疗前和治疗后2年抗凝全血，检测T细胞亚群 CD_4^+、CD_8^+（流式细胞计数仪），血脂用全自动生化仪，临床症状体征以卡氏总积分来表示。观察脂肪重新分布改善、血脂肪代谢、病毒载量、CD_4^+ T细胞、B超。采用 t 检验统计两样本均数显著性。

2 结果

5例病人均为女性，平均年龄48.2岁，4例经输血途径感染艾滋病，1例经性途径感染。4例合并丙型肝炎病毒感染。5例确诊即给予HAART治疗，4例应用司他夫定、拉米夫定、奈韦拉平，1例应用齐多夫定、拉米夫定、施多宁。服药后脂肪异常分布出现时间最短7个月，最长40个月，平均20.8月。

2.1 综合治疗情况 5例全部在2007年6月加用中药治疗。中药治疗开始时，治疗观察期病毒载量为检测不到水平。5例的情况分别是：

病例1，62岁，性传播，感染确诊时间2003年11月，AIDS确认时间2005年1月。HAART治疗开始时间2005年1月，治疗方案为司他夫定、拉米夫定和奈韦拉平（d4T+3TC+NVP）。服药后于2005年8月出现脂肪代谢异常，体型外观变化表现为面部、四肢脂肪减少，躯干脂肪增多，颈后脂肪堆积样肿块10cm×10cm。2007年6月开始针对性中药治疗，2007年11月脂肪异常好转。

病例2，41岁，血液途径传播，感染确诊时间2004年10月，AIDS确认时间2004年11月。2004年11月开始HAART治疗，方案为d4T+3TC+NVP，其中3TC2008年换为双肽芝（AZT）。服药后2006年6月出现脂肪代谢异常，体型外观变化表现为面部、四肢脂肪减少，颈后脂肪堆积样肿块10cm×10cm。2007年6月开始针对性中药治疗，2007年11月脂肪异常好转，合并症有慢性丙型肝炎和胆囊炎。

病例3，59岁，血液途径传播，感染确诊时间2003年7月，AIDS确认时间2006年7月。2006年7月开始HAART治疗，方案为d4T+3TC+NVP。服药后2007年3月出现脂肪代谢异常，体型外观变化表现为全身脂肪减少，体重下降5公斤。2007年6月开始中药治疗，2007年8月脂肪异常好转，合并症有慢性丙型肝炎。

病例4，37岁，血液途径传播，感染确诊时间2003年5月，AIDS确认时间2004年9月。2004年9月开始HAART治疗，方案为齐多夫定（AZT）+3TC+施多宁（EFV）。服药后2007年3月出现脂肪代谢异常，体型外观变化表现为头面、四肢脂肪减少，躯干脂肪堆积。2007年6月开始中药治疗，2007年10月脂肪异常好转，合并症有慢性丙型肝炎和胰腺炎。

病例5，42岁，血液途径传播，感染确诊时间2003年10月，AIDS确认时间2003年10月。2003年10月开始HAART治疗，方案为d4T（2008年换为齐多夫定）+去羟肌苷（ddI）+NVP，2008将d4T改为AZT。服药后2007年2月出现脂肪代谢异常，体型外观变化表现为头面、四肢脂肪减少，躯干脂肪堆积。2007年6月开始中药治疗，2007年8月脂肪异常好转，合并症有慢性丙型肝炎。

2.2 中医辨证分型 5例病人的主要症状为乏力、腰膝酸软、食欲下降；失眠3例，精神抑郁3例，少气懒言2例，舌质暗淡，苔白，脉沉细。辨证分型为脾肾两虚、气阴两虚兼气滞血瘀。中药治疗前、后，卡氏总积分分别平均为84.2分、90.6分。

2.3 中药治疗前后病人主要体征变化 HAART治疗后，5例病人全部有面部脂肪减少，四肢脂肪萎缩，3例出现腹部、乳房、躯干部位脂肪异常堆积，2例出现颈后脂肪堆积样肿块，大小约10cm×10cm，1例HAART治疗7个月出现面部脂肪减少并伴有体重下降5公斤，腰髋比例（WHR）增加，形成特殊的艾滋病体型。中药治疗后病人脂肪分布异常改善时间最短60天，最长150天，平均96天。主要改善部位依次为面部、四肢、胸部、腹部、腰髋比例。表现为面部、四肢脂肪丰满，胸部、腹部脂肪减少，腰髋比例减小。

2.4 中药治疗后血脂改善情况 病人在出现脂肪分布异常的同时伴有血脂异常，全部病人治疗前甘油三酯、胆固醇等脂肪代谢指标异常，中药治疗后病人血脂有明显改善。治疗前后血甘油三酯、胆固醇的变化差异有统计学意义（$t=7.549$、8.659，$P<0.01$），详见表1。

表1 中药治疗后病人血脂改善情况
Table1 Imrpovement of lipidemia after TCM treatment

病例	胆固醇 TC（mmol/L）		甘油三酯 TG（mmol/L）	
Case	治疗前 Before treatment	治疗后 After treatment	治疗前 Before treatment	治疗后 After treatment
1	6.086	4.248	3.283	2.2
2	6.083	2.832	3.339	1.443
3	6.386	4.431	3.457	2.00
4	6.083	3.896	3.602	1.718
5	6.386	3.332	4.03	2.039

2.5 中药治疗前后病人影像学变化 中药开始治疗前B超显示，5例均有肝脏肿大、脂肪肝表现，病例4合并有胰腺炎。治疗后复检B超报告，病例2、3肝脏肿大基本消失，肝内可见脂肪偏多，病例4报告轻度胰腺炎，病例5出现脾大。结果提示，中药治疗后可以部分改善肝脏影像学病理变化，使脂肪肝、胰腺炎有所减轻。

2.6 中药治疗前后病人 CD_4^+ 变化情况 病人于HAART治疗后 CD_4^+ 上升，差异有统计学意义（t=2.520，P>0.05）。当出现HAART不良反应后，加用中药针对性治疗，2例调整了HAART用药，5例病人中4例 CD_4^+ 进一步平稳提高，1例维持原水平（表2）。表明，更换或不更换原有HAART方案，中药在减轻HAART后脂肪分布异常的同时，可以稳定病人 CD_4^+ 水平。

表2 中药治疗前后病人 CD_4^+（个/ul）变化情况
Table2 Changes of CD_4^+ cell/ul

病例	治疗前（before treatment）		治疗后（after treatment）
case	2006年	2007年	2009年
1	302	656	809
2	145	289	322
3	165	489	645
4	197	352	348
5	210	569	694

3 讨论

感染艾滋病病毒后进入艾滋病期的病人，需要长期应用抗病毒药物。目前我国艾滋病的治疗用药还是PIs、NRTIs和NNRTIs（非核苷类）制剂的联合用药。PIs和司他夫定（核苷类）引起肢体脂肪减少的作用更突出[2]。脂肪异常分布发病机理尚不清楚，内分泌和代谢异常联合影响体脂的分布[3]，内脏和腹部脂肪的增加与血糖耐量增加相关。脂肪异常分布的病人面容如刀削样，心理压力巨大，不仅影响抗反转录病毒治疗的效果，更使病人失去继续治疗的信心。目前，国内外对艾滋病病人抗病毒治疗后出现的脂肪异常分布，无论是西医或中医都缺少有效的治疗方法。

艾滋病相当于中医"虚劳"、"温疫"、"疫病"的范畴，艾滋病期病人病机多是本虚标实，本虚常是气、血、阴、阳不足，脾肾虚损，标实可有痰、瘀、湿、滞等，病位多在脾肾两脏。而中医认为脂肪代谢障碍多因脏腑功能失调、三焦气化不及、脾失健运、肝失疏泄、肾失气化、不能化脂降浊，致使脂膏痰浊阻脉络，沉积于血脉而成，辨证分型常见脾肾两虚，还可见气血瘀阻、湿热壅滞、痰湿痹阻、气阴两虚等证型。艾滋病长期抗病毒治疗出现脂肪异常分布，除与PIs药物有关外，也与胰岛素抵抗、脂代谢紊乱相关，故治则应以健脾补肾、益气养阴、理气活血为法，遣方用药应随证加减。

有资料表明[2]，NRTIs特别是d4T、PIs与脂肪代谢障碍相关，抗反转录病毒治疗一年以上，约50%发生脂肪代谢障碍。本文5例全部应用NRTIs类药物，4例应用d4T，服药后脂肪异常分布出现平均时间在20.8月（7~40月），与文献报告相似。5例全部采用中药艾脂1号治疗，并坚持应用HAART。2年间3例持续应用d4T者和1例应用d4T者，于中药治疗1年时改换为齐多夫定（AZT）。全部病人治疗后面部、四肢脂肪逐渐丰满，脂肪异常分布改善出现时间在60~150天，平均96天。改善部位依次为面部、四肢、胸部、腹部、腰臀比例。治疗2年无复发病例。提示，中药艾脂1号可以改善病人因抗病毒药物不良反应导致脂肪异常分布，在继续应用d4T病人也能使脂肪异常分布状态得到有效控制。

艾滋病病人脂肪异常分布多伴有血脂代谢障碍，甘油三脂、胆固醇等升高，成为发生心血管病的重要危险因素。本文5例病人治疗前全部甘油三脂、胆固醇升高，中药艾脂1号治疗后甘油三脂、胆固醇明显下降，没有发生心血管疾病，显示中药治疗对改善血脂有较好疗效。

艾滋病病人脂肪异常分布的原因之一，是进展性AIDS、CD_4^+ T细胞计数低。既往文献报道[4]，中药可以提高艾滋病病人 CD_4^+ T细胞，改善生活质量。本文的结果也显示：HAART 治疗后病人 CD_4^+ 上升，当出现 HAART 不良反应后加用中药针对性治疗，更换或不更换原有 HAART 方案，中药似可以减轻 HAART 后脂肪分布异常同时，稳定病人 CD_4^+ 水平。

应用中药艾脂 1 号治疗 5 例 HAART 后脂肪异常分布的患者，并随访治疗了 2 年，虽然初步显示出中药治疗的有效性，但由于病例数少，疗程尚短，还有待进一步观察大样本和长期治疗的效果。

参考文献（略）

（出自中国艾滋病性病 2010 年第 16 卷 3 期第 226-228 页）

中药治疗 HAART 相关血脂异常的临床研究

倪量[1] 王融冰[1] 郭会军[3] 谭行华[4] 孙丽君[5] 郑煜煌[6] 段呈玉[2] 胡大庆[7]
王文静[8] 王玉光[9]* 赵红心[1]

(1. 首都医科大学附属北京地坛医院，北京 100015；
2. 云南省中医中药研究院，云南昆明 650000；3. 河南中医学院第一附属医院，河南郑州 136300；
4. 广州市第八人民医院，广东广州 510060；5. 北京佑安医院，北京 100069；
6. 中南大学湘雅二医院，湖南长沙 410011；7. 安徽省中医院，安徽合肥 230031；
8. 北京中医药大学，北京 100018；9. 首都医科大学附属北京中医院，北京 100010)

摘要 目的：评价以消脂颗粒及二陈汤和桃红四物汤为组方的中药制剂与血脂康胶囊治疗 HAART 致血脂异常的有效性和安全性。方法：采用多中心、随机对照的研究方法将 180 例 HAART 致血脂异常患者随机分为治疗组和对照组，观察指标为治疗前及治疗后第 4，8，12 周检测患者的总胆固醇（Tch）、甘油三酯（TG）、低密度脂蛋白（LDL）、高密度脂蛋白（HDL）。结果：在治疗后第 12 周与对照组比较，治疗组患者 Tch，LDL 的变化有明显差异（$P<0.05$），TG 的变化无明显差异，对照组患者 Tch，LDL 下降优于治疗组；治疗组患者 HDL 的升高值有显著差异（$P<0.05$），治疗组患者 HDL 的升高优于对照组。结论：血脂康胶囊和以消脂颗粒及二陈汤和桃红为组方的中药配方颗粒制剂可以作为防治我国 HAART 致血脂异常患者的主要中药制剂之一。

关键词 消脂颗粒；二陈汤；桃红四物汤；血脂康胶囊；HAART 治疗；血脂异常

高效抗逆转录病毒疗法（highly antiretroviral therapy, HAART）的出现明显降低了获得性免疫缺陷综合征（acquiredimmuredeficiencysyndrome, AIDS）疾病的病死率。遗憾的是有将近 25% 的患者因为不能耐受 HAART 药物的毒副作用而在 HAART 开始的前 8 个月内停止用药，最终导致 HAART 治疗失败[2-3]。在接受 HAART 治疗的患者中，有近 40% 会出现血脂异常[4-5]。因而 HAART 所致血脂异常的防治在 AIDS 在治疗中越来越受到重视。

以往研究表明[6-7]，中医药在血脂异常的防治中有明确的疗效。但尚未见到中医药治疗 HAART 致血脂异常的研究报道。为此，本课题组开展了多中心、随机、开放、对照的临床试验，现将结果报告如下。

1 材料

1.1 诊断标准 西医诊断标准：依据 2004 年中华医学会制定的《艾滋病诊疗指南》[8] 的诊断标准和 2006 年高脂血症指南标准[9] 确定艾滋病患者、血脂异常的诊断。

中医辨证标准：参照《中药新药临床研究指导原则》[10] 中"中药新药治疗高脂血症的临床研究指导原则"的相关证候诊断并结合 HAART 致高脂血症的证候分布规律，课题组自行设计以下中医辨证标准。脾虚痰阻证：主症，倦怠乏力，食欲不振；次症，口淡不渴，脘腹胀，肢体沉重，舌淡胖，苔白腻，脉细。辨证标准：2 项主症 +2 项次症。痰浊瘀阻：主症，心悸，胸闷或胸痛；次症，形体异常，口淡不渴，食欲不振，肢体沉重或麻木，舌淡胖或暗红有瘀斑、苔滑腻，脉弦滑。辨证标准：1 项主症 +2 项次症。

1.2 纳入及排除标准 纳入标准：①抗 HIV 抗体阳性；②正在接受 HAART 治疗，HAART 治疗前血脂正常或治疗过程中曾有血脂正常，治疗后符合高脂血症诊断标准；③无严重心、肾等重要脏器疾病；④近 1 个月内未接受过影响本试验观察的药物治疗；⑤签署知情同意书。

排除标准：①近 1 个月内已接受过其他降脂治疗者；②对本试验药物过敏或不能耐受者；③合并严重肝功能衰竭及心血管、肺、肾和造血系统等严重原发性疾病者；

④精神病患者；⑤研究者判断可能干扰试验结果或增加患者治疗风险者；⑥妊娠或哺乳期妇女，或准备妊娠妇女；⑦参加其他临床试验者。

脱落标准：①出现严重药物不良反应或事件不能继续治疗者；②依从性差者；③失访，未按计划完成本研究者。

1.3　一般资料　选择 2009 年 4 月至 2011 年 1 月北京地坛医院、河南省中医学院第一附属医院、广州市第八人民医院、安徽中医学院第一附属医院、北京佑安医院、中南大学湘雅二医院收治的确诊为 HAART 致血脂异常的患者共 180 例。按研究医院行分层区组随机化。运用 SAS9.12 统计分析软件产生随机方案，并采用中国中医科学院中医临床基础医学研究所的中央随机化系统进行受试者随机化和药物指定。按照治疗组：对照组 21 进行随机设计。治疗组入组 122 人，脱落与剔除 7 人，脱落率为 5.74%；对照组入组 58 人，脱落与剔除 3 人，脱落率为 5.17%，2 组脱落率无显著差异。治疗组：男 73 例，女 42 例，共 115 人；平均年龄（42.91 ± 9.86）岁。对照组：男 36 例，女 19 例，共 55；平均年龄（44.00 ± 7.95）岁。2 组患者的血脂情况见表 1。2 组患者在性别，年龄，TG，Tch，LDL，HDL 等方面比较差异无统计学意义，具有可比性，见表 1。

表 1　治疗前患者的血脂情况
Table　Bloodlipidlevelofpatientsbeforetreatment　　　　mmol·L

组别	TG	Tch	LDL	HDL
治疗	5.39 ± 4.89	5.62 ± 1.63	2.76 ± 1.15	1.20 ± 0.45
对照	5.55 ± 5.00	5.75 ± 1.96	2.64 ± 1.33	1.28 ± 0.35

2　方法

2.1　治疗方法　治疗组：脾虚痰阻证予消脂颗粒，组成为黄芪 30g，西洋参 12g，白术 15g，泽泻 15g，决明子 15g，山楂 20g，姜黄 15g，丹参 10g，郁金 12g，（制）半夏 9g，陈皮 10g，枳实 10g，茯苓 15g，甘草 3g；痰浊瘀阻证予二陈汤和桃红四物汤配方颗粒，组成为（制）半夏 10g，陈皮 15g，茯苓 30g，桃仁 10g，红花 10g，虎杖 20g，郁金 15g，当归 10g，川芎 10g，丹参 15g。由三九医药有限公司加工成中药配方颗粒剂，每日 1 剂，加 100mL 温开水冲服。患者入组后开始服药，每日 2 次，连续服药 12 周。

对照组：给予血脂康胶囊（主要成分为红曲），由北京北大维信生物科技有限公司生产（批号 20080251）。患者入组后开始服药，每日 2 次，每次 2 粒，连续服药 12 周。研究期间禁止使用其他影响血脂代谢的药物。

2.2　观察指标和方法　安全性检测：在治疗后第 4，8，12 周对安全性指标进行观测，包括一般体检项目、血常规、尿常规、大便常规、肝功能（ALT，AST）、肾功能（Cr，BUN）及治疗期间发生的不良反应。

疗效性观测：治疗前及治疗后第 4，8，12 周检测患者的总胆固醇（Tch）、甘油三酯（TG）、低密度脂蛋白（LDL）、高密度脂蛋白（HDL）。

2.3　疗效标准参照中药新药高脂血症的临床研究指导原则[8]制定。临床控制：临床症状、体征消失或基本消失，证候积分减少≥95%；实验室各项检测恢复正常。显效：临床症状、体征明显改善，证候积分减少≥70%；血脂检测达到以下任一项者①TC 下降≥20%，②TG 下降≥40%，③HDL-C 上升≥0.26mmol·L^{-1} 和 TC-HDL-C/HDL-C 下降≥20%。有效：临床症状、体征均有好转，证候积分减少≥30%；血脂检测达到以下任一项者：①TC 下降≥10%，但＜20%；②TG 下降≥20%，但＜40%；③HDL-C 上升≥0.104mmol·L-1，但＜0.26mmol·L^{-1} 和 TC-HDL-C/HDL-C 下降≥10%，但＜20%。无效：临床症状、体征无明显改善，甚或加重，证候积分减少＜30%；血脂检测未达到以上标准者。

2.4　统计学方法　采用 SAS9.2 统计分析软件进行数据处理。计量资料采用 t 检验进行分析，计数资料采用检验或 Fisher 精确检验进行分析；所有检验采用双侧检验，P＜0.05 将认为所检验的差别有统计学意义。

3　结果

3.1　患者治疗前后总胆固醇（Tch）、甘油三酯（TG）、低密度脂蛋白（LDL）、高密度脂蛋白（HDL）变化比较与治疗前比较，对照组 Tch 在治疗后第 12 周低于治疗前，差异有统计学意义（P＜0.05）；与对照组治疗后第 12 周比较，治疗组 Tch 变化差异有统计学意义（P＜0.05），对照组患者 Tch 下降优于治疗组。与治疗前比较，治疗组患者 TG 在治疗后第 12 周下降（P＜0.05），对照组在治疗后第 4，8，12 周 TG 均有不同程度下降；与对照组比较，治疗组患者在治疗后第 4，8，12 周时 TG 变化差异无统计学意义。与治疗前比较，治疗组 LDL 无明显变化，对照组在治疗第 12 周后 LDL 明显下降（P＜0.05）；与对照组比较，在治疗后第 12 周治疗组患者 LDL 变化有明显差异（P＜0.05），对照组患者 LDL 的下降优于治疗组，见表 2。与治疗前相比，2 组患者 HDL 无明显变化；与对照组比较，治疗组第 12 周 HDL 的升高值差异有统计学意义（P＜0.05），治疗组 HDL 的升高优于对照组，见表 3。

表2 治疗前后 Tch，TG，LDL 的变化比较
Table 2 Changes of Tch TG LDL before and after the treatment mmol·L⁻¹

组别	时间	n	Tch	TG	LDL
治疗	治疗前	115	5.62±1.63	5.39±4.89	2.76±1.15
	第4周		5.87±1.63	4.92±4.72	2.99±1.40
	第8周		5.72±1.59	5.00±4.82	2.81±1.16
	第12周		5.18±1.80³⁾	4.53±4.93¹⁾	2.66±1.21³⁾
对照	治疗前	55	5.75±1.96	5.55±5.00	2.64±1.33
	第4周		5.59±1.58	4.27±3.96¹⁾	2.83±1.32
	第8周		5.44±1.57	3.95±2.78¹⁾	2.76±1.14
	第12周		4.57±1.46¹⁾	3.74±3.01²⁾	2.23±0.93¹⁾

注：与本组治疗前比较 1) $P<0.05$，2) $P<0.01$；与对照组比较 3) $P<0.05$，4) $P<0.01$（表3~4同）。

表3 治疗前后高密度脂蛋白（HDL）的变化比较
Table 3 Comparison of HDL before and after the treatment mmol·L⁻¹

组别	治疗前	第4周	第8周	第12周	第12周-治疗前
治疗	1.20±0.45	1.30±0.46	1.31±0.43	1.31±0.71	0.12±0.60³⁾
对照	1.28±0.35	1.30±0.39	1.37±0.44	1.22±0.36	-0.06±0.36

3.2 治疗的总体疗效 比较与对照组比较，在治疗后第12周治疗组患者临床控制率、显效率、总有效率均有明显差异，对照组患者疗效优于治疗组，见表4。

表4 患者疗效的比较
Table 4 Comparison of curative patients %

组别	临床控制率	显效率	有效率	无效率	总有效率
试验	6.09³⁾	46.96³⁾	20.87	26.09	73.91⁴⁾
对照	14.55	56.36	20.00	9.09	90.91

4 讨论

血脂异常是 HAART 常见的毒副作用之一[11-12]，增加了艾滋病患者心肌梗塞等其他相关疾病的发病率和死亡率。目前的治疗指南提倡与普通人群一样要积极防治艾滋病患者的血脂异常[13-14]。但是，相关西药的治疗有一定的局限性，治疗存在一定困难[15]。

在接受抗病毒治疗的 HIV 患者中，有 70% 患者由于血脂异常增加了心血管疾病的危险因素[16-17]，主要表现为严重的高甘油三脂血症、高密度脂蛋白异常减少和低密度脂蛋白的异常升高，尤其是接受蛋白酶抑制剂（PI）治疗和出现脂肪异常分布的患者，其表现更为突出。血脂异常加上 HIV 患者的其他危险因素，如胰岛素抵抗、血管炎症反应等，往往导致患者出现冠状动脉疾病前的血管病变。最近的一项研究表明，在 HAART 治疗开始的 7 年中，心肌梗塞的发病率增加了 27%[18]。目前对 HAART 导致血脂异常的机制还不明了，但多认为是内分泌和代谢的异常等多因素造成身体脂肪的异常分布[19-20]。

中医学认为，血脂为膏脂之属，其代谢有赖于脏腑的气化作用。若膏脂输化失常，清从浊化则浊脂为患。脏腑虚衰，气虚痰瘀为其主要病机之一。脏腑虚弱以脾虚失运、肝之疏泄失调、肾之温煦滋养功能失常为主，使水谷精微精者化为浊，浊可酿痰致瘀，痰瘀阻滞反过来又可致气血津液之气化、输布、转运及利用失常，膏脂积而不化进一步促进痰瘀形成。因此本病治疗当以健脾益气、活血祛瘀化浊为法。消脂颗粒中黄芪、白术、西洋参具有健脾益气，泽泻、半夏、陈皮、枳实、茯苓、郁金具有理气、行气、祛湿化痰之功，加入具有降血脂功效的决明子、山楂、姜黄、丹参，全方具有健脾益气、理气化痰、降血脂的功用。桃红四物汤合二陈汤中半夏、陈皮、茯苓、郁金共奏理气化痰之功，桃仁、红花、当归、川芎、丹参均有活血祛瘀之效，全方具有活血祛瘀、化痰功效。血脂康是上市10余年的治疗高脂血症有效的中成药物[7,21-22]，具有降低总胆醇、甘油三酯、低密度脂蛋白和升高高密度脂蛋白作用[23-26]。因此，选择血脂康作为对照药进行研究。

本研究结果显示中药配方颗粒剂和血脂康均能改善HAART所致的血脂异常,这与血脂康治疗血脂异常的研究结果相似[23,25,27-29]。血脂康在降低低密度脂蛋白方面优于中药配方颗粒,但中药配方颗粒剂在升高患者高密度脂蛋白方面优于血脂康。以上结果表明,血脂康和以消脂颗粒及二陈汤和桃红四物汤为组方的中药制剂可以作为防治我国HAART致血脂异常患者的主要中药制剂之一。

参考文献(略)

(出自中国中药杂志2013年第38卷15期第2443-2447页)

中医辨证治疗高效抗反转录病毒疗法后高脂血症50例

李 强[1,2]　郭会军[2]　蒋自强[2]　张晓伟[2]　谢 正[2]

([1]南京中医药大学,南京 210046;[2]河南中医学院第一附属医院,郑州 450000)

摘要 目的:探讨中医辨证治疗高效抗反转录病毒疗法(HAART)后高脂血症的临床疗效。方法:采用实用性随机对照研究的试验方法,对50例HAART治疗后高脂血症的受试者分别给予中医辨证或对照治疗,同时测定血脂、肝肾功能等指标。结果:中医辨证治疗可以显著降低血清总胆固醇(TC)和低密度脂蛋白(LDL-C)水平,对于甘油三酯(TG)的治疗虽然无统计学意义,但是治疗后TG水平也有明显的下降。对照组治疗后TC和TG水平有明显下降,但是高密度脂蛋白(HDL-C)和LDL-C治疗后无变化。结论:中医辨证治疗HAART治疗后高脂血症,可以发挥中药优势,改善脂代谢异常,减小HAART的毒副作用,继而提高HAART的依从性和临床疗效。

关键词 艾滋病;高效抗反转录病毒疗法;高脂血症;中医辨证

艾滋病高效抗反转录病毒疗法(highly active anti-retroviral therapy,HAART)是应用最为广泛有效的方法,在获得疗效的同时,相伴而来的是多种毒副作用的迅速产生,特别是与抗病毒治疗相关的脂肪代谢异常是一个普遍存在而又严重的问题。最新的研究表明,在HAART治疗的第4周,即有病人出现血脂升高。为此笔者针对HAART治疗后高脂血症,以中药辨证治疗进行干预,发挥中医药优势,减小HAART的毒副作用,报告如下。

资料与方法

1. 研究对象 接受HAART艾滋病患者50例,病例采集时间2010年3月,均来自河南省某艾滋病高发地区,其中男22例,女28例,年龄25-63岁,平均46.5岁。所有病例均符合中华人民共和国国家标准《HIV/AIDS诊断标准及处理原则》,HIV抗体阳性(经确认试验证实),正在接受HAART治疗,病程3-15年,平均12年,其中有偿供血感染48例,性接触传播2例。并排除可能引起血脂改变的其他全身性疾病。

2. 血脂异常的判断 按中华医学会《中国成人血脂异常防治指南》(2007年)的标准来判定,即凡符合下列条件之一者为血脂异常:血清总胆固醇(TC)≥6.22mmol/L,甘油三酯(TG)≥2.26mmol/L,高密度脂蛋白(HDL-C)≤1.04mmol/L,低密度脂蛋白(LDL-C)≥4.14mmol/L。

3. 中医辨证标准 对检测指标达到血脂异常标准者,参照国家标准《中医临床诊疗术语》和国家中医药管理局《5省艾滋病中医药临床治疗技术方案(试行)》执行。由主治中医师以上职称人员进行辨证分型。①脾虚痰阻:主症:倦怠乏力,食欲不振。次症:口淡不渴,脘腹胀,肢体沉重,舌淡胖,苔白腻,脉细。诊断标准:2项主症+2项次症。②痰浊瘀阻:主症:心悸,胸闷或胸痛。次症:形体异常;口淡不渴;食欲不振;肢体沉重,或麻木;舌淡胖,或暗红有瘀斑,苔滑腻;脉弦滑。诊断标准:1项主症+2项次症。③其他证型:非脾虚痰阻和痰浊瘀阻的其他证型。

4. 研究方法 采用实用性随机对照研究的试验方法。按照中药治疗组:对照组=2:1比例设计随机。当有受试者入组时,通过中国中医科学院中央随机系统进行受试者随机化和药物指定,根据系统给出的药物编号给予受试者相应的药物。

4.1 试验组中医辨证治疗 ①脾虚痰阻:治以健脾益气化痰,给予消脂颗粒,由黄芪、西洋参、白术、泽泻、决明子、生山楂等药物组成。②痰浊瘀阻:治以化痰泻浊,给予二陈汤和桃红四物汤,由半夏、陈皮、茯苓、桃仁、红花、虎杖、郁金等药物组成。③其他证型:根据辨证结果,采用相应的辨证治疗。

4.2 对照组药物干预 血脂康胶囊，1次2粒，每日2次。中医辨证用药由三九集团提供协定处方颗粒剂，血脂康胶囊由北京北大维信生物科技有限公司提供（批号：20020330）。

4.3 疗程 治疗疗程为12周。

4.4 指标检测 所有受检对象空腹12h，于清晨抽取静脉血2mL，分离血清，统一采用BECKMANX7全自动生化分析仪测定血脂，包括TC、甘油三酯TG、低密度脂蛋白LDL-C和高密度脂蛋白HDL-C。同时进行血尿常规、肝、肾功能及心电图等安全性检测。各项检测治疗前后各1次。

4.5 统计学方法 所有数据采用Excel 2003，SPSS 19.0统计软件进行统计分析。所有统计量经正态性检验。连续性计量资料用 $\bar{x} \pm s$ 表示；定量资料符合正态分布用t检验，不符合正态分布用Wilcoxon秩和检验。假设检验使用双侧检验，给出检验统计量及其对应的P值，以P<0.05为有统计学意义。

结果

1. 治疗前后各项血脂检测指标比较 见表1。由表1可以看出，治疗组TC和LDL-C治疗前后比较具有明显的统计学意义（P<0.01），TG和HDL-C治疗前后比较无统计学意义。对照组TC和TG治疗前后比较有统计学意义（P<0.05），HDL-C和LDL-C治疗前后比较无统计学意义。

表1 治疗前后各项血脂检测指标结果比较（$\bar{x} \pm s$，mmol/L）

组别	例数	时间	TG	TC	HDL-C	LDL-C
对照组	17	治疗前	5.09±3.12	4.44±1.43	1.32±0.55	1.51±0.84
		治疗后	2.79±2.28*	3.47±1.29*	1.37±0.98	1.50±0.66
治疗组	33	治疗前	3.96±3.00	4.80±1.29	1.26±0.85	2.01±0.89
		治疗后	3.07±3.45	3.69±1.25**	1.24±0.76	1.79±0.60*

注：与本组治疗前比较，*P<0.05，**P<0.01。

讨论

与艾滋病抗病毒治疗相关的脂肪代谢异常通常包括脂肪重新分布、高脂血症、胰岛素抵抗等，统称为脂肪代谢障碍综合征[1-2]。HAART治疗后脂肪代谢异常是HAART的远期不良反应，通常在治疗的数月或几年后出现，发生率为20%-80%。脂肪沉积和脂肪萎缩可发生于任何三联抗病毒治疗，但使用含有D4T或蛋白酶抑制剂的治疗方案更容易发生，通常在治疗的数月或几年后出现。对大多数病人来说，在同一类药物中更换不会有很大的改善作用，但少数人可能通过换药改善这种副反应[3]。

目前，在AIDS患者HAART治疗后出现的毒副作用中，脂肪代谢异常已经越来越多的受到关注，著名的抗艾滋病药物不良事件（adverse events of anti-HIV drugs, D: A: D）研究发现，在HIV人群中，除去传统的年龄、性别、家族史、吸烟史等，脂代谢异常是该人群发生心梗的重要因素。这就需要临床工作者提前进行一些药物干预，防止严重并发症的发生。目前调节脂代谢最为有效的药物是他汀类药物，不仅可以降低甘油三酯和胆固醇水平，而且从总体上降低了心脑血管意外发生率，但这类药物与蛋白酶抑制剂之间存在相互作用。

艾滋病中医药研究日益受到各方关注，在证候、病因病机、临床治疗、疗效评价及实验研究方面均取得了可喜成绩[4-5]。中医学认为脂肪代谢异常属本虚标实之证，属痰、浊、瘀范畴，以正虚为本，痰瘀为标，属本虚标实证。素体脾虚或久病伤脾，或饮食不节，过食甘肥，日久伤脾，运化失司，水谷肥甘无以化生气血精微而生痰，痰浊阻于脉道而发高脂血症。徐在品等[6]用动物家兔造模使其形成实验性HLP及脂肪肝，灌饲大黄醇提液，结果证明大黄醇提液具有降低TG、LDL-C水平，升高HDL-C水平作用，保护肝细胞、降低脂肪变性程度，其作用呈量效关系。

本研究通过对50例接受HAART治疗后高脂血症的艾滋病患者进行中医辨证治疗，结果提示中医辨证治疗可以显著降低TC和LDL-C水平，对于TG的治疗虽然无统计学意义，但是治疗后TG水平也有明显的下降。对照组经血脂康胶囊治疗后TC和TG水平有明显下降，但是HDL-C和LDL-C治疗后无变化。我们的研究结果与既往中医药治疗高脂血症的相关研究相一致，因此选择相应的中药对艾滋病HAART后高脂血症进行辨证干预治疗，可以发挥中医药优势，改善脂代谢异常，减小HAART的毒副作用，继而提高HAART的依从性和临床疗效。但是本研究观察时间相对较短，样本量小，而中药起效相对较慢，对长期中药辨证治疗的效果未能进一步观察。今后要通过以下几个方面解决问题：①长期随访调查，观察中药对HAART后高脂血症的影响；②进行多中心、大样本、前瞻性的临床研究，从循证医学的角度来进一步论证其临床疗效；③加强基础性研究，建立符合中医证候特点的动物模型，通过开展动物实验，借助现代医学手段，探讨中药的确切作用机制。

参考文献（略）

· 生存质量 ·

中医药辨证施治对HIV感染者生存质量影响的初步探讨

徐立然[1]　杨小平[2]　郭会军[1]　涂晋文[3]　邓　鑫[4]　刘翠娥[5]
伦文辉[6]　王军文[7]　王江蓉[8]　谭行华[9]　方　路[10]

(1. 河南中医学院第一附属医院，河南 郑州 450000；2. 河南省中医药研究院，河南 郑州 450004；
3. 湖北省中医院，湖北 武汉 430000；4. 广西中医学院附属瑞康医院，广西 南宁 530000；
5. 北京佑安医院，北京 100069；6. 北京地坛医院，北京 100015；7. 湖南中医药大学，湖南 长沙 410208；
8. 上海公共卫生临床中心，上海 201508；9. 广州市第八人民医院，广东 广州 510060；
10. 云南省中医中药研究院，云南 昆明 650000)

摘要　目的：探讨中医药辨证施治对无症状期HIV感染者生存质量影响，为改善HIV感染的生存质量提供临床依据。方法：采用随机、双盲、安慰剂平行对照临床研究方法，选择1200例无症状期HIV感染者作为受试者，随机分为试验组和对照组，比例约2：1。受试者入组后，根据中医辨证结果服用相应药物，试验组给予相应证型中药制剂，对照组给予相应证型中药制剂的模拟剂，每月辨证1次，每次根据辨证结果选用相应药物，使用PRO量表和世界卫生组织艾滋病生存质量测定量表简表（WHOQOL-HIV-BREF）的中文版调查符合无症状期HIV感染者，周期为18个月，根据不同时段，分别计算治疗组和对照组的其生存质量总分及各领域得分，进行统计学分析。结果：由PRO量表可看出，6个月后治疗组的情况呈稳定趋势，与对照组比较有显著的统计学差异（$P<0.05$）；从WHOQOLWIV量表分析可以看出，与治疗前相比，治疗组生存质量变化值显著升高，而对照组生存质量变化值下降，2组间差异有极显著统计学意义（$P<0.05$）。2组组内比较均有显著统计学意义（$P<0.05$）。结论：中医药辨证治疗可以显著提高患者的生存质量，为艾滋病无症状期防治政策的制定和实施提供了依据。

关键词　辨证治疗；无症状期HIV感染者；生存质量；WHOQOL-HIV量表；PRO量表

艾滋病的无症状HIV感染期又称潜伏期。HIV是一种危害性很强的病毒。处于无症状HIV感染期，并非静止期，也非安全期，病毒在持续繁殖，具有强烈的破坏作用。因此，初期感染者大多无临床症状或有轻微症状，随着病情的进展而临床症状有较多地出现。

2009年6月-2010年12月课题在河南等全国10个研究基地开展了1200例病人的生存质量的临床观察。采用随机、双盲、安慰剂平行对照、多中心临床研究方法进行研究；以中医辨证论治为方法，对艾滋病无症状期HIV感染者进行中医药治疗，观察其对无症状期HIV感染者生存质量变化。

1 材料与方法

1.1 诊断标准
西医诊断标准：参照卫生部、中华医学会感染病分会艾滋病学组制订《艾滋病诊疗指南》（2005年）执行。HIV感染者无症状期诊断标准：有流行病学史，HIV抗体阳性；或仅HIV抗体阳性。

中医辨证参考标准：参考中华人民共和国国家标准《中医临床诊疗术语-证候部分》（2002年）、国家中医药管理局《中医药治疗艾滋病临床技术方案（试行）》（2005年）、国家药品食品监督管理局《中药新药临床研究指导原则》（2002年）等证型标准。可以分为无证可辨或气虚证、湿热内蕴证、气阴两虚证、气虚血瘀证、痰瘀互结证等5

个证型。

1.2 病例选择 符合方案入选标准及排除标准和受试者剔除标准。

1.3 研究与评价方法 采用随机、双盲、安慰剂平行对照、多中心临床研究方法进行研究；以中医辨证论治为方法，对艾滋病无症状期HIV感染者进行中医药治疗，观察其对无症状期HIV感染者生存质量变化，评价其有效性和安全性。

治疗组：对于不同感染途径所致的无症状期HIV感染者进行中医药辨证治疗，选择相应证型的中药制剂。①无证可辨或气虚证。药物：益艾康胶囊。服法：每次5粒，每日3次，口服。②气阴两虚证。药物：艾宁颗粒。服法：每次1袋，每日3次，口服。③湿热内蕴证。药物：唐草片。服法：每日3次，每次8片，口服。④气虚血瘀证。药物：艾奇康胶囊。服法：每次4粒，每日3次，口服。⑤痰瘀互结证。药物：金龙胶囊。服法：每次4粒，每日3次，口服。

对照组：对照药为各证型相应的模拟剂。服法：与各证型相应服法相同。观察周期为18个月。

观察指标为《HIV/AIDS生存质量量表》《PRO量表》（WHOQOL–HIV中文版）。

评分方法：针对所有条目池，将每领域各条目的得分相加后平均，遗漏的条目（未调查的条目）不参与分析，即得各领域的得分。

2 结果

2.1 一般资料 根据本研究设计要求，随机设盲1200例，依据诊断标准和纳入标准要求，随机入组1199例。治疗组入组796例、完成622例、脱落171例、剔除3例；对照组入组403例、完成325例、脱落77例、剔除1例。2组之间比较无统计学差异，见表1。

根据2组基线数据比较，治疗前2组病例性别、民族、身高、体重、婚姻、民族等一般资料均衡性良好，病情均具有可比性。经比较均无统计学意义。

2.2 PRO量表和WHOQOL–HIV量表分析 PRO量表结果分析（组内比较及组间比较）见表1。经过18个月临床观察，从患者自评情况，治疗组患者的症状体征积分显著下降，6个月后呈稳定趋势，与对照组比较有显著的统计学差异。

表1 PRO量表结果分析（$\bar{x} \pm s$）

Table 1 Analysis of PRO table ($\bar{x} \pm s$)

访视时点	组别	n	体征积分	组内比较 统计量（t）	P	组间比较 统计量（t）	P
0d	治疗	774	2.16 ± 0.53	—	—	0.396	0.693
	对照	334	2.17 ± 0.53				
第6月（前后3d）	治疗	774	2.13 ± 0.49	3.668	0.000	0.625	0.532
	对照	334	2.11 ± 0.49	2.373	0.018		
第12月（前后3d）	治疗	774	2.15 ± 0.48	3.793	0.000	0.108	0.914
	对照	334	2.12 ± 0.50	3.335	0.001		
第18月（前后3d）	治疗	774	2.16 ± 0.50	3.977	0.000	0.043	0.966
	对照	334	2.10 ± 0.50	3.235	0.001		

生存质量分析（组内比较及组间比较）见表2。经过18个月临床观察后，与治疗前相比，治疗组生存质量变化值显著升高，而对照组生存质量变化值下降，2组间差异有极显著统计学意义（$P < 0.05$）。2组组内比较均有显著统计学意义（$P < 0.05$）。提示中医药可显著提高患者的生存质量。

表2 WHOQOL–HIV量表分析（$\bar{x} \pm s$）

Table 2 Analysis of WHOQOL–HIV table ($\bar{x} \pm s$)

访视时点	组别	n	生存质量变化值	组间比较 统计量（t）	P	组内比较 统计量（t）	P
0d	治疗	769	3.11 ± 0.41	—	—	1.29	0.20
	对照	386	3.08 ± 0.44				
第6月（前后3d）	治疗	769	3.14 ± 0.43	2.70	0.01	0.52	0.61
	对照	386	3.10 ± 0.46	3.39	0.00		

续表

访视时点	组别	n	生存质量变化值	组间比较		组内比较	
				统计量（t）	P	统计量（t）	P
第12月（前后3d）	治疗	769	3.16±0.43	4.40	0.00	0.14	0.055
	对照	386	3.12±0.46	3.43	0.00		
第18月（前后3d）	治疗	769	3.19±0.42	5.36	0.00	0.01	0.037
	对照	386	3.12±0.42	5.19	0.00		

经过18个月治疗观察，治疗组患者随着整体症状和体征的改善，生存质量得到显著提高；而对照组生存质量显著下降，2组间生存质量差异有极显著统计学意义（P<0.01），ITT数据集和PP数据集结果基本一致。研究结果表明中医药在提高患者生存质量方面明显优于对照组。因此，经过研究表明中医药辨证施治在改善患者的生存质量方面有重要作用。

3 讨论

HIV感染无症状期是指人体感染人类免疫缺陷病毒以后，急性期至艾滋病期之间的这个邪正相持、缓慢进展的病程阶段，处于无症状HIV感染期，并非静止期，也非安全期，病毒也在持续繁殖，具有强烈的破坏作用。随着对艾滋病知识了解地增多，对其诊断的改进，治疗方法的更新，可以在一定程度上改善艾滋病患者的生存治疗质量[1]。目前国内外对中医药辨证治疗无症状期HIV感染者的生存质量评价涉及较少，仅在评价HIV感染者和艾滋病患者生存质量时分析不同感染期的影响时提到[2-3]。传统的艾滋病的疗效评价方法中，以症状改善率、有效率是作为判断中医药疗效的重要部分[4-6]，对无症状期艾滋病患者生存质量的分析不够全面。为此，笔者以中医的辨证施治为基础，以量表的客观分析为依据，试图进一步完善中医药辨证治疗的标准化。

本研究最终随机入组1199例，经过18个月的临床调研，从PRO量表和WHOQOL-HIV量表结果分析中可以看出，治疗组与对照组患者在6个月前生存质量无明显差别，症状体征积分都呈现下降趋势，在6个月后治疗组生存治疗变化值逐渐升高，而对照组呈现下降趋势，提示了中医药辨证治疗HIV感染无症状期患者可以明显改善患者的生存质量。中医药辨证施治遵从整体观念和辨证论治原则，具有多靶点、多环节、多途径、疗效显著、副作用小等优势，对HIV感染无症状期患者进行辨证分型，针对性治疗，提高了患者的生活质量。本研究运用PRO量表和WHOQOL-HIV量表对HIV感染无症状期患者进行生存质量的评价，能更准确的反应中医药治疗艾滋病的疗效，体现中医药的特色。通过进行横断面的调查，获得某一时间点治疗前后患者的生存质量情况，了解患者生存质量随着病情进展的变化，为中医药防治艾滋病的临床方案提供了标准化、量化的依据。本研究仅仅是对中医药辨证施治对无症状期HIV感染者生存质量影响的初步探讨，在以后的研究中应当对此期患者生存质量量表进行进一步的研究，为无症状期艾滋病临床研究体系和全国常模的建立奠定基础。

参考文献（略）

（出自中国中药杂志2013年第38卷15期第2480－2483页）

中医药干预对HIV感染者生存质量的影响研究

刘彦丽 赵竞 段呈玉 王莉 李艳萍 杨绍春

（云南省中医中药研究院，云南昆明650223）

摘要 目的：探讨中医药干预对HIV感染者生存质量的影响。方法：采用WHOQOL-HIV量表对157例接受中医药治疗和153例尚未接受任何治疗的HIV感染者进行调查。结果：中医药干预组总的生存质量与健康状况非常显著的优于未接受任何治疗组的感染者，并且中医药干预组在生理领域、心理领域、社会关系领域、环境领域和精神领域5个领域上的得分都显著高于未接受任何治疗组，而在独立性领域不存在显著性差异。结论：中医药干预在提高HIV感染者生存质量方面有显著作用。

关键词 中医药干预；HIV感染者；生存质量

按照世界卫生组织（WHO）的定义，与健康相关的生存质量是指不同文化和价值体系中个体对他们的目标、期望、标准以及所关心的事情有关的生存状况的体验，包含个体的生理健康、心理状态、独立能力、社会关系、个人信仰和与周围的关系[1]。它极大地促进了生物医学模式向生物-心理-社会医学模式的转变，是医学发展史上的一个重要里程碑[2]。

艾滋病是由艾滋病病毒引起的一种病死率极高的慢性传染病，全称为获得性免疫缺陷综合症（AIDS），艾滋病病毒又称为人类免疫缺陷病毒（HIV）。艾滋病的致死性后果及患者在病程中所经受的各种压力，给艾滋病病毒感染者与艾滋病患者的躯体和心理造成了长期不良影响，这对他们的生存质量及治疗效果造成了极大的影响。目前，我国对HIV感染者开展中医药治疗，但覆盖面不广，还有相当一部分HIV感染者没有接受任何治疗，本文应用WHOQOL-HIV量表对157例接受中医药治疗和153例尚未接受任何治疗的HIV感染者进行调查，以探讨中医药干预对HIV感染者生存质量的影响，为进一步改善和提高HIV感染者的生存质量提供依据。

1 研究方法

1.1 研究对象 抽取云南省大理、临沧、红河、文山地区的HIV感染者作为调查对象。纳入标准：符合艾滋病诊断标准，且愿意接受调查的感染者。排除标准：不愿意接受调查的感染者。艾滋病诊断采用卫生部《艾滋病诊疗指南》的标准。共纳入HIV感染者310例。

1.2 研究工具 生存质量的测定采用WHOQOL-HIV量表，该量表是在WHOQOL-100的100个条目上增加艾滋病相关的20个条目及37个重要性条目组成，量表的英文版由世界卫生组织于2002年发布[3]，本调查中的中文版以郑州大学公共卫生学院谢婧、施学忠两位学者翻译和文化调试的中文版为基础，同时参考了《世界卫生组织生存质量测定量表（WHOQOL-100）》中文版[4]（卫生行业标准，编号：WS/T119-1999）和国家中医药管理局《中医药治疗HIV/AIDS疗效评价分期标准及指标体系（修订草案）》[5]中的WHOQOL-HIV生存质量量表。

该量表由120个条目和37个重要性条目组成，包括6个领域（Domain）、29个方面（Facet）以及1个评价一般健康状况和总体生存质量的评分，其中有5个方面是专门针对HIV/AIDS制定的。6个领域是指生理（PHYS）、心理（PSYCH）、独立性（IND）、社会关系（SOCIAL）、环境（ENVIR）和精神/宗教信仰（SRPB）。

1.3 量表的计分 WHOQOL-HIV量表[6-7]中的每个问题分为5个分数点，1分表示低的、消极的感知或体会，5分表示高的、积极的感知或体会，其中负向问题需要被反向编码，这样各个领域和方面的得分均为正向得分，即得分越高，生存质量越好。

其中29个方面的分数是将所有分述问题算出总数后再将结果除以4，计算平均数；6个领域的分数是将每一个分述问题总和后得出平均分再乘以4，所以每个领域分数范围会在4-20之间。若条目漏评或重复评定的，相应方面和领域得分都视为缺失值。

1.4 实施程序 首先由调查医生向自愿参与调查的HIV感染者发放《WHOQOL-HIV》量表，并讲解调查的目的、方法以及注意事项，之后有独立完成量表填写能力的HIV感染者自行完成调查，不能独立完成调查者由经过培训的医生协助完成量表。当量表全部完成后，查漏补缺。

1.5 数据处理 把收集到的所有数据录入到计算机，采用SPSS15.0软件包进行统计分析。在分析数据时，要首先关注各种变量的描述性统计结果，然后是统计处理，进行综合分析。

2 结果

2.1 人口学资料 中医药干预组157例：男112例，女45例；吸毒者87例，性传播者56例，其他14例；小学以下文化程度者9例，小学34例，初中74例，高中35例，大学5例。未接受任何治疗组153例：男89例，女64例；吸毒者103例，性传播者50例；小学以下文化程度者11例，小学32例，初中90例，高中20例。

2.2 中医药干预组与未接受任何治疗组得分表现及t检验结果。见表1。

表1 中医药干预组与未接受任何治疗组得分表现及t检验表

领域及方面	中医药干预组		未接受任何治疗组		t值
	n	$\bar{x} \pm s$	n	$\bar{x} \pm s$	
D1 生理领域	147	12.56 ± 2.17	144	11.79 ± 1.99	3.175**
F1 疼痛与不适	152	3.30 ± 0.71	150	3.04 ± 0.62	3.364**
F2 精力与疲倦	151	2.92 ± 0.46	149	2.91 ± 0.48	0.269
F3 睡眠与休息	154	3.30 ± 0.85	151	3.10 ± 0.78	2.091*
F50 HIV感染者症状	154	2.82 ± 0.87	148	2.71 ± 0.70	3.796***
D2 心理领域	174	12.25 ± 2.13	147	11.32 ± 1.65	4.112***

续表

领域及方面	中医药干预组		未接受任何治疗组		t值
	n	$\bar{x} \pm s$	n	$\bar{x} \pm s$	
F4 积极感受	152	2.65±0.66	152	2.35±0.59	4.147***
F5 思想、学习、记忆和注意力	155	3.00±0.72	151	2.71±0.62	3.742***
F6 自尊	151	2.92±0.79	152	2.49±0.63	5.298***
F7 身材与相貌	151	3.52±0.70	150	3.61±0.60	-1.196
F8 消极感受	152	3.18±0.66	151	3.00±0.59	2.527*
D3 独立性领域	144	13.13±2.22	149	13.07±2.13	0.249
F9 行动能力	152	3.39±0.72	151	3.27±0.64	1.572
F10 日常生活能力	152	3.22±0.61	152	3.16±0.52	2.571*
F11 对药物及医疗手段的依赖性	155	3.16±0.90	150	3.63±0.83	-4.700***
F12 工作能力	151	3.19±0.83	152	3.01±0.72	2.051*
D4 社会关系领域	142	12.08±2.46	137	11.24±1.94	3.134**
F13 个人关系	154	3.24±0.74	147	2.84±0.56	5.266***
F14 社会帮助	156	2.83±0.69	147	2.37±0.61	6.154***
F15 性生活	152	3.01±0.80	145	3.01±0.73	-0.093
F51 社会包容性	152	2.99±0.77	145	2.96±0.70	0.346
D5 环境领域	147	11.45±2.09	135	10.08±1.86	5.807***
F16 社会安全保障	155	2.97±0.64	150	2.63±0.59	4.979***
F17 住房环境	156	2.91±0.72	146	2.52±0.70	4.827***
F18 经济来源	155	2.34±0.82	150	2.02±0.76	3.466**
F19 医疗服务与社会保障	154	2.99±0.76	149	2.26±0.65	9.076***
F20 获取新信息	156	2.68±0.72	151	2.52±0.67	2.065*
F21 休闲与娱乐活动	154	2.83±0.60	151	2.60±0.58	3.369**
F22 环境条件	156	3.16±0.64	151	3.04±0.61	1.580
F23 交通条件	154	3.03±0.74	150	2.72±0.67	3.854***
D6 精神领域	145	11.45±2.35	144	10.44±1.82	4.093***
F24 精神支柱/宗教/个人信仰	152	2.65±0.66	149	2.19±0.60	6.305***
F52 宽恕与责备	152	2.77±0.79	147	2.55±0.69	2.555*
F53 对未来的关切	152	2.79±0.92	151	2.67±0.72	1.247
F54 死亡与临终	151	3.25±0.90	150	3.06±0.79	1.871
总的生存质量与健康状况	153	2.81±0.83	150	2.29±0.64	6.071***

与未接受任何治疗组比较，*P<0.05，**P<0.01，***P<0.001

从表中可以看出，中医药干预组与未接受任何治疗组的HIV感染者在总的生存质量与健康状况上存在非常显著的差异，中医药干预组总的生存质量与健康状况非常显著的优于未接受任何治疗组的感染者，并且在生理领域、心理领域、社会关系领域、环境领域和精神领域5个领域上都存在显著差异，中医药干预组在这5个领域上的得分都显著高于未接受任何治疗组的感染者，而在独立性领域不存在显著差异。说明中医药干预在提高HIV感染者生存质量方面有显著作用。

在29个方面得分上，中医药干预组在F1疼痛与不适、F3睡眠与休息、F50HIV感染者症状、F4积极感受、F5思想、学习、记忆和注意力、F6自尊、F8消极感受、F10日常生活能力、F12工作能力、F13个人关系、F14社会帮助、F16社会安全保障、F17住房环境、F18经济来源、F19医疗服务与社会保障、F20获取新信息、F21休闲与娱乐活动、F23交通条件、F24精神支柱/宗教/个人信仰、F52宽恕与责备20个方面都显著优于未接受任何治疗组；而在F11对药物及医疗手段的依赖性上未接受任何治疗组得分显著高于中医药治疗组;在F2精力与疲倦、F7身材与相貌、F9行动能力、F15性生活、F51社会包容性、F22环境条件、F53对未来的关切、F54死亡与临终8个方面2组HIV感染者不存在显著性差异。

3 讨论

艾滋病给HIV/AIDS患者的生理和心理都造成长期不良影响,以前我国对AIDS患者采用HAART疗法治疗,而HIV感染者无药可用。现在中医药治疗艾滋病项目的开展打破了HIV感染者无药可用的局面,为HIV感染者提供中医药治疗,且取得较好的临床疗效。为HIV感染者提供中医药治疗不仅能改善其症状体征,提高工作能力和日常生活能力,还能使其感受到社会关怀与社会安全、医疗保障,同时在治疗过程中,通过与医生、其他感染者交流,也在开展的相关寓教于乐的活动中,可以获取新的信息与知识,也可以获得社会和个人的帮助,改善个人社会关系,获得心理领域和精神层面的支持,从而提高生存质量。而尚未接受任何治疗的HIV感染者则缺乏相关方面的支持,生存质量状况堪忧。因此,中医药干预的HIV感染者不论在总的生存质量与健康状况,还是在生理领域、心理领域、社会关系领域、环境领域和精神领域5个领域上的得分都显著高于未接受任何治疗组。说明中医药干预在提高HIV感染者生存质量方面发挥了积极作用。

另外,云南省的HIV感染者中吸毒者较多,对药物的依赖性较高,由于本次调查中,未接受任何治疗组中吸毒者较中医药干预组的比例略高,因此未接受任何治疗组的感染者在对药物及医疗手段的依赖性上的得分高于中医药干预组。同时,由于同为HIV感染者的特殊身份以及艾滋病的不可治愈性,使他们对未来、死亡、融入社会程度以及自身精力等方面不存在显著性差异。

目前,对HIV感染者的生存质量状况尚未系统研究,今后应对HIV感染者的生存质量状况以及影响因素进行深入研究,并就治疗与生存质量的关系进行进一步探索,从而从多方面提高HIV感染者的生存质量。

(在本研究调查工作中,得到了红河州中医医院梁杰医生、开远市中医医院赵存仙医生、大理州中医医院杨云松医生、砚山县中医医院沈红林医生、云南省中医中药研究院瞿广城医生的大力支持,在此一并感谢。)

参考文献(略)

(出自云南中医中药杂志2011年第32卷7期第14-17页)

平艾合剂1号方改善AIDS/HIV感染者生存质量的研究

曾琳 马建萍 艾合买提江 马秀兰 张颖 李静茹

新疆维吾尔自治区中医院国家中医临床研究基地艾滋病研究室,新疆乌鲁木齐830000

摘要 目的:观察中药平艾合剂1号方改善艾滋病/人类免疫缺陷病毒(AIDS/HIV)感染者的生存质量、CD_4^+细胞数量变化。方法:选取AIDS/HIV感染者,给予中药平艾合剂1号方治疗1年,通过生存质量评分、症状积分、CD_4^+细胞数量变化进行分析。结果:治疗1年后乏力较治疗前比较明显改善($P<0.01$),发热、呕吐计分与治疗前比较,差异有显著性意义($P<0.05$),治疗前后总计分变化比较,差异有显著性意义($P<0.05$)。治疗后WHO-HIV生存质量量表积分变化,以社会关系、环境积分与治疗前比较,差异均有非常显著性意义($P<0.01$),治疗前后总评分比较,差异有非常显著性意义($P<0.01$)。CD_4^+细胞数量较治疗前明显提高($P<0.05$)。结论:平艾合剂1号方可以改善AIDS/HIV感染者的生存质量,改善中医症状及提高机体免疫力的作用。

关键词 艾滋病;HIV感染;中医疗法;平艾合剂1号方;生存质量量表;中医症状

自1985年中国首次发现艾滋病患者以来,我国艾滋病人数逐年上升,来自于中国疾控中心性病艾滋病预防控制中心数据显示,我国累计报告艾滋病病毒感染者和患者43.4万人,其中死亡8.8万人。截至2011年9月底,新疆累计报告艾滋病病毒感染者35398例,其中艾滋病患者6897例,死亡4777例,全区估计感染者人数已超过6万例。随着艾滋病快速蔓延的态势,艾滋病的防治日益严峻。西医治疗艾滋病/人类免疫缺陷病毒(AIDS/HIV)对肝功能和皮肤副作用大,一旦CD_4^+细胞指标降低后将很难提升;中医药治疗相对便宜,副作用小。普通患者通过治疗基本可恢复劳动能力，延长生存时间，提高健康水平和生活质量。

1 资料与方法

1.1 病例选择 43例观察病例为2010年7－12月在乌鲁木齐各疾病预防控制中心，接受中医药治疗且满1年的患者。男22例，女21例；汉族16例，维吾尔族24例，其他民族3例；吸毒8例，性传播25例，不明原因10例；平均年龄（36.3±7.7）岁。

1.2 西医诊断标准 参照WHO对成人及15岁（含15岁）以上青少年HIV感染临床分期体系标准[1]。

1.3 中医辨证标准 参照《中医药治疗艾滋病临床技术方案（试行）》[2]中医辨证标准。

1.4 纳入标准 ①符合西医诊断标准，以HIV感染后期Ⅰ、Ⅱ期患者为主，CD_4^+ T淋巴细胞计数 > 300/μL，或伴有相关症状；②符合中医辨证标准；③年龄18～65岁。

1.5 排除标准 ①合并严重的心血管、呼吸、内分泌、肾、血液或精神系统疾病；②妊娠或哺乳期妇女；③过敏体质，或对本药过敏者。

1.6 治疗方法 给予中药平艾合剂1号方颗粒剂冲服（组成：太子参、生地黄、麦冬等），每次1袋（10g），每天2次。治疗周期1年。

1.7 CD_4^+ 测定 使用美国BD公司生产的FACS Calibur流式细胞仪进行检测。

1.8 统计学方法 使用SPSS17.0统计软件进行统计分析。采用自身前后对照，采用t检验方法比较治疗前后CD_4^+数量和生存质量评分的改变。

2 结果

2.1 治疗前后中医症状计分比较 见表1。治疗1年后乏力较治疗前明显改善（$P<0.01$），发热、呕吐计分与治疗前比较，差异均有显著性意义（$P<0.05$），治疗前后总计分比较，差异有显著性意义（$P<0.05$）。

2.2 治疗前后WHO－HIV生存质量量表积分比较 见表2。治疗后WHO－HIV生存质量量表积分变化，以社会关系、环境积分与治疗前比较，差异均有非常显著性意义（$P<0.01$）治疗前后总评分比较，差异有非常显著性意义（$P<0.01$），提示平艾合剂1号方能有效的提高AIDS/HIV感染者的生存质量。

2.3 治疗前后 CD_4^+ T细胞数量比较 CD_4^+ T细胞治疗前（140.42±21.67）/mm³，治疗后（178.29±27.51）/mm³，治疗前后比较，差异有显著性意义（$P<0.05$），提示平艾合剂1号方能有效改善AIDS/HIV感染者的免疫功能。

表1 治疗前后中医症状计分变化比较（$\bar{x}±s$）分

症状	治疗前	治疗后	t值	P值
发热	1.18±0.43	0.43±0.07①	2.351	0.024
咳嗽	0.90±0.14	0.70±0.11	0.573	0.570
乏力	1.27±0.19	1.26±0.19②	4.353	0.000
纳呆	0.90±0.14	0.97±0.15	0.255	0.800
腹泻	0.52±0.08	0.75±0.11	-1.431	0.160
呕吐	0.43±0.65	0.75±0.11①	2.351	0.024
气短	0.73±0.11	0.51±0.08	1.431	0.160
自汗	0.80±0.12	0.77±0.12	0.759	0.452
盗汗	0.62±0.09	0.57±0.09	1.775	0.083
恶心	0.57±0.09	0.41±0.06	1.402	0.168
脱发	0.82±0.13	0.48±0.07	1.360	0.181
头痛	0.54±0.08	0.51±0.08	0.942	0.352
胸痛	0.21±0.03	0.21±0.03	0.000	1.000
腹痛	0.26±0.04	0.29±0.05	-0.443	0.660
腹胀	0.58±0.09	0.68±0.10	-0.684	0.498
肌肉痛	0.45±0.07	0.45±0.07	0.000	1.000
关节痛	0.58±0.09	0.54±0.08	1.232	0.225
腰痛	0.63±0.10	0.54±0.08	1.737	0.090
总计分	4.86±0.74	4.98±0.76①	2.597	0.013

与治疗前比较，①$P<0.05$，②$P<0.01$

表2 治疗前后WHO-HIV生存质量量表积分比较 ($\bar{x} \pm s$) 分

项目	治疗前	治疗后	t值	P值
生理方面	3.22±1.10	3.29±1.15	-0.725	0.470
心理方面	3.24±0.94	3.26±0.91	-0.288	0.774
独立程度	3.30±0.87	3.21±0.91	1.110	0.269
社会关系	2.77±1.09	3.08±0.91①	-4.022	0.000
环境	3.12±0.94	3.32±0.77①	-3.661	0.000
精神世界/宗教/个人信仰	2.72±1.18	2.85±1.22	-1.222	0.223
总评分	3.07±1.03	3.19±0.98①	-3.475	0.001

与治疗前比较，①P<0.01

3 讨论

本研究结果显示，接受中药平艾合剂1号方治疗的HIV感染者，能显著改善生存质量；改善临床症状；提高免疫力。

WHO-HIV生存质量量表（WHOQOL-HIV）[3]用以评价HIV感染者及AIDS患者生存状态的一个重要指标，目前作为药物疗效评价的重要工具，在全世界广泛应用。HIV感染者大部分处于无症状期、CD_4^+T细胞数量也未达到抗病毒标准，因而药物疗效的评价成为难题，并且新疆HIV感染者多为吸毒或性传播，文化水平较低，很多人因为疾病心理压力较大、自身变化较敏感，思想负担重，可能因为担心工作、恋爱、婚姻、经济等变得焦虑、恐惧、绝望、羞愧、罪恶等不愉快的情绪。研究结果显示，平艾合剂1号方能够改善AIDS/HIV感染者的生存质量，其机理可能是中药能够改善HIV感染者体虚乏力、发热、呕吐等症状，改善患者的自我感觉、提高情绪及工作能力，改善抑郁状态，且用生存质量评估其治疗效果更加具有客观性，且简、便、廉，更具有可操作性。

艾滋病的发病机制主要是CD_4^+T淋巴细胞在HIV直接和间接作用下，细胞免疫功能受损和大量破坏，导致细胞免疫缺陷。因此，提高HIV感染者体内免疫功能是有效清除病毒、控制病程发展的主要手段。研究发现HAART疗法能有效抑制HIV复制，重建机体免疫系统。但对于尚未达到HAART治疗标准的患者，中医药治疗就显得尤为重要。本研究结果显示平艾合剂1号方能够改善AIDS/HIV感染者的临床症状，提高CD_4^+T淋巴细胞计数，从而推迟抗病毒治疗，使感染者能较好地带毒生存，延缓疾病进程。

总之，对于无症状期的感染者，采用中医药早期干预，因其纯天然，很少毒副作用和抗药性，可以长期使用，并且价格低廉，适应面广，从而达到调整机体功能，达到延长无症状期时间，延缓疾病进程，提高患者生存状态。

参考文献（略）

（出自新中医2012年第44卷8期第60-61页）

湘A2颗粒剂改善AIDS免疫重建患者生活质量的临床观察

王军文

（湖南中医药大学第二附属医院，湖南，长沙410005）

摘要 目的：观察湘A2颗粒剂改善AIDS免疫重建患者生活质量的临床效果和安全性。方法：采用随机、安慰剂对照和双盲的研究方法，对50例中医辨证为肝郁脾虚型AIDS患者进行临床观察。结果：湘A2颗粒剂治疗6个月后主要症状体征积分均有不同程度的下降，两组差异具有统计学意义（P<0.05）。两组患者CD_4^+T计数明显升高，两组病毒载量均明显减少，但两组差异无统计学意义（P>0.05）。两组患者生存质量状况均明显改善，实验组患者生存质量状况的改善较安慰剂组明显，差异有统计学意义（P<0.05）。两组患者的安全性指标无明显变化，差异无统计学意义（P>0.05）。结论：湘A2颗粒剂能明显改善患者症状体征，提高AIDS免疫重建患者的生存质量，对患者的免疫功能（CD_4^+T计数）具有稳定和保护作用，不会影响HAART疗法对HIV病毒复制的抑制，临床应用安全，未见不良反应。

关键词 AIDS；中医治疗；湘A2颗粒剂；免疫重建；临床研究

湘A2颗粒剂系湖南省中药治疗艾滋病专家组在四百余例艾滋病患者历时二年治疗的临床经验基础上研制而成,曾用于艾滋病患者和无症状HIV感染者的治疗,有着很好的临床疗效。

1 研究方法

1.1 方法与步骤

病例均来自湖南省中医药防治艾滋病临床中心。采用双盲、随机对照的试验方法,将纳入病例按顺序采用随机数字表分为两组。湘A2号颗粒剂与安慰剂空白按1:1比例平行对照

1.2 病例选择

1.2.1 西医临床诊断标准

按照2005年版《艾滋病诊疗指南》确诊为艾滋病。

1.2.2 中医诊断标准

肝郁脾虚证:患者焦虑恐惧、胸胁胀闷、失眠多梦、妇女月经不调、少腹肿块,或腹痛腹泻。舌脉:舌苔薄白或黄腻,脉弦或数。

1.2.3 纳入病例标准

(1)经当地CDC确认的HIV/AIDS男、女患者,符合AIDS诊断标准,年龄18-65岁;接受抗病毒治疗一年以内;(2)知情同意,并签署知情同意书;(3)依从性良好,能够定期按规定的要求服用药物者。

1.2.4 病例排除标准

(1)严重肝肾功能不全,精神病患者;(2)原发性免疫缺陷病患者;(3)妊娠或哺乳期妇女;(4)对本药过敏者。

1.3 治疗方案

1.3.1 药物组成

(1)治疗剂湘A2号颗粒:白芍、柴胡、茯苓、白术、扁豆等;(2)安慰剂颗粒:淀粉及添加剂。

1.3.2 试验药品的来源及规格

湘A2号颗粒和安慰剂颗粒由湖南国华制药生产。规格:15克/包。

1.4 观察的项目与指标

1.4.1 安全性指标

血、尿常规和肝肾功能ALT(IU)、ALB(IU)和BUN(mmol/L)、Cr(umol/L)检查。心电图、大便常规。安全性评定:Ⅰ级:安全,无任何不良反应;Ⅱ级:比较安全,不良反应较轻,不需做任何处理,可继续给药;Ⅲ级:不良反应较明显,做处理后可继续给药;Ⅳ级:因不良反应中止试验。

1.4.2 疗效性指标

参照国家中医药管理局中医药防治艾滋病工作组织协调小组办公室的《五省中医药治疗艾滋病项目临床技术培训资料》和中国医药科技出版社2002年版《中药新药临床研究指导原则》的疗效标准。

1.5 统计分析

软件用SPSS16.0进行。计量资料采均值±标准差($\bar{x} \pm s$)表示,非正态分布时用中位数M表示。组间比较计量资料用独立样本t检验或方差分析,计数资料进行秩和检验、x^2检验等。

2 结果与分析

共入选患者50例,其中一例HAART治疗耐药,追问病史以前曾间断服过他人的抗病毒药物;一例因外伤合并感染死亡。共完成病例48例,男35例、女13例,平均年龄36.5±7.8岁,平均病程3.3±1.1年。感染途径为吸毒36例、性传播12例。患者一般情况和基本病情,两组无统计学差异。

2.1 治疗前后临床症状体征疗效分析

表1 两组治疗后症状体征总积分组间对比分析

组别	总积分	t值	P
A组	8.55±3.35	-2.565	0.014
B组	11.73±5.11		

表1显示湘A2颗粒剂治疗6个月后的症状体征总积分与治疗前相比有明显下降。两组治疗前后的变化比较,试验组的症状体征总积分下降大于安慰剂组,差异有统计学意义。

表2 试验组与安慰剂组6个月的症状体征有效率组间比较

组别	n	显效	有效	稳定	无效	有效率%	Z	P
A	(25人)	8	6	8	3	88.0	-2.105	0.035
B	(23人)	2	6	8	7	69.6		

试验组与安慰剂组治疗6个月后的艾滋病症状体征改善有效率组间比较,P<0.05,差异有统计学意义。提示湘A2颗粒剂对免疫重建艾滋病患者的症状体征改善在用药两个疗程后显现。具体见表2。

表3 试验组与安慰剂组6个月后的皮肤相关疾病有效率组间比较

组别	n	显效	有效	稳定	无效	有效率%	Z	P
A	(25人)	8	8	6	3	88.0	-2.505	0.012
B	(23人)	1	7	8	7	69.6		

湘A2颗粒剂治疗后6个月，通过统计皮肤瘙痒、脱发、皮疹、黏膜溃疡、口角糜烂、疱疹的症状和体征的积分变化得出有效例数，试验组与安慰剂组治疗6个月后的皮肤相关疾病改善有效率组间比较，P<0.05，差异有统计学意义。具体见表3。

2.2 治疗前后免疫指标疗效分析

表4 治疗后两组免疫指标组间比较：$CD_4^+ T$（$/mm^3$，$\bar{x} \pm s$）

组别	CD_4^+（$/mm^3$，$\bar{x} \pm s$）治疗后	t	p
A（25人）	319±87	0.686	0.496
B（23人）	302±82		

表5 治疗后两组免疫指标（CD_4^+）有效率组间比较

组别	n	有效	稳定	无效	有效率%	Z	P
A	（25人）	14	5	6	76.0	-1.536	0.125
B	（23人）	7	8	8	65.2		

由表4可知两组治疗后CD_4^+细胞计数都有所回升，且试验组高于安慰剂组。表5显示试验组的有效率（免疫指标CD_4^+）高于安慰剂组，但两组差异无统计学意义。

2.3 治疗前后患者病毒载量分析

表6 治疗前后两组血浆病毒载量（对数值）有效率组间比较

组别	n	有效	稳定	无效	有效率%	Z	P
A	（25人）	19	4	2	92.0	-0.070	0.944
B	（23人）	18	2	3	86.9		

病毒载量检测，在治疗6个月后，试验组有17人血浆病毒载量下降到测不出水平，2人血浆病毒载量对数值下降=1.0log/ml，4人血浆病毒载量对数值降低<0.5/log/ml；2人血浆病毒载量对数值上升=0.5log/ml；治疗前和治疗后6个月对比有效率为92.0%；安慰剂组在治疗6个月后，有16人血浆病毒载量下降到测不出水平，2人血浆病毒载量对数值下降=1.0log/ml，2人血浆病毒载量对数值降低<0.5log/ml；3人血浆病毒载量对数值上升=0.5log/ml；治疗前和治疗后6个月对比有效率为86.9%；见表14。两组差异无统计学意义（P>0.05）。

2.4 治疗前后生存质量状况比较

AIDS患者的生存质量采用《HIV/AIDSQOL-46》（2009试行）量表测定。因为各领域得分分布不符合正态性，用中位数进行统计描述。

表7 治疗前后两组身体状况得分组内比较

组别	身体状况得分（M）		Z	P
	治疗前	治疗后		
A（25人）	55	74	-4.375	0.000
B（23人）	55	68	-4.140	0.000

表8 治疗后两组身体状况得分组间比较

组别	治疗后身体状况得分（M）	Z	P
A（25人）	74	2.329	0.000
B（23人）	68		

表9 治疗前后两组心理状况得分组内比较

组别	心理状况得分（M）		Z	P
	治疗前	治疗后		
A（25人）	30	42	-4.375	0.000
B（23人）	30	36	-4.080	0.000

表10 治疗后两组心理状况得分组间比较

组别	治疗后心理状况得分（M）	Z	P
A（25人）	42	3.184	0.000
B（23人）	36		

表11 治疗前后两组社会生活状况得分组内比较

组别	社会生活状况得分（M）		Z	P
	治疗前	治疗后		
A（25人）	25	35	-4.376	0.000
B（23人）	25	32	-4.006	0.000

表12 治疗后两组社会生活状况得分组间比较

组别	治疗后社会生活状况得分（M）	Z	P
A（25人）	35	1.150	0.124
B（23人）	32		

表13 治疗前后两组一般感觉得分组内比较

组别	一般感觉状况得分（M）		Z	P
	治疗前	治疗后		
A（25人）	21	30	-4.349	0.000
B（23人）	21	26	-3.603	0.000

表14 治疗后两组一般感觉得分组间比较

组别	治疗后一般感觉状况得分（M）	Z	P
A（25人）	30	1.427	0.034
B（23人）	26		

两组在治疗后各领域得分（中位数 M）都明显升高，组内比较差异有统计学意义，在身体状况、心理状况、一般感觉领域实验组得分升高大于安慰剂组，组间比较差异有统计学意义。说明湘A颗粒剂能改善艾滋病免疫重建患者的身体状况、心理状况和一般感觉，提高患者生存质量。具体见表7－表14。

2.5 两组安全性比较

表15 两组安全性评定比较

组别	各级别患者人数			
	Ⅰ级	Ⅱ级	Ⅲ级	Ⅳ级
A组	17	6	2	0
B组	15	6	2	0

Z：-0.199 P：0.842

研究期间，两组均未发生严重不良反应。两组各有两例不良反应较明显，为治疗初期恶心、呕吐等HAART疗法的常见不良反应，做处理后可继续给药。两组安全性评定差异无统计学意义。认为湘A颗粒剂临床应用安全。具体见表15。

2.5.1 实验室指标异常变化情况

表16 两组血常规异常例数比较

	WBC（10^9/L）		LY总数（10^9/L）		Hb（g/L）		PLT（10^{12}/L）	
组别	异常	正常	异常	正常	异常	正常	异常	正常
A组	5	20	8	17	2	23	4	21
B组	5	18	9	14	3	20	5	18
x^2	0.022		0.266		0.327		0.259	
P	0.882		0.606		0.568		0.611	

由表16可知两组血常规异常例数比较，差异无统计学意义。

表17 两组肝肾功能异常例数比较

	ALT（IU）		AST（IU）		Cr（umol/L）		BUN（mmol/L）	
组别	异常	正常	异常	正常	异常	正常	异常	正常
A组	4	21	7	18	3	22	2	23
B组	6	17	8	15	4	19	3	20
x^2	0.487		0.257		0.280		0.327	
P	0.307		0.613		0.597		0.568	

由表17可知两组肝肾功能异常例数比较，差异无统计学意义。

表18 两组尿常规、心电图、X线异常例数比较

	尿常规		大便常规		心电图		X线	
组别	异常	正常	异常	正常	异常	正常	异常	正常
A组	2	23	1	24	4	21	3	22
B组	2	21	2	21	4	19	4	19
x^2	0.008		0.451		0.017		0.280	
P	0.931		0.502		0.897		0.597	

由表18可知两组尿常规、心电图、X线异常例数比较，差异无统计学意义。

3 结论

本研究拟探讨湘A2颗粒剂对艾滋病免疫重建的临床疗效和用药安全性，根据研究结果，提示"湘A2颗粒剂"能明显改善免疫重建患者的症状体征，提高AIDS免疫重建患者的生存质量；对患者的免疫功能（CD_4^+T计数）具有稳定和保护作用；不会影响HAART疗法对HIV病毒复制的抑制；临床应用安全，未见不良反应。

4 讨论

艾滋病据其传播特点和临床表现属中医疫病的范畴。祖国医学认为艾滋病的病因为感受疫病之邪、日久正虚。《素问·刺热论》曰："正气内存，邪不可干；邪之所凑，其气必虚"。中医药治疗的优势在于辨证论治整体调节；准确辨证，抓住病证的本质是提高治疗有效率的关键。现代医学治疗艾滋病的高效抗逆转录病毒疗法，疗效较确切，使淋巴细胞计数升高，病毒载量下降；但有一定的负作用和极严格的依从性要求，很多患者因不能坚持而失败[1]。中医还强调脾为中州之主，后天之本，补虚必实中州，同时敛降肝气，以防土虚木乘。同时针对湖南省多湿多热的气候特点和嗜食辛辣的饮食习惯，再加上艾滋病患者情绪焦虑，肝气不畅，郁而化火伤肝，临床主要以肝郁脾虚证者多见，特研制湘A颗粒剂以舒肝解郁、益气健脾，方便大多数患者的日常药。

当机体免疫功能受损时，机会感染可导致明显的临床感染性疾病，HIV患者皮肤黏膜的损害明显增加，其中许多损害可能是HIV感染最初或最重要的表现，并有多种临床表现[2]。包括感染性皮肤病：生殖器疣、口唇疣、寻常疣、传染性软疣、单纯疱疹、带状疱疹、口腔黏膜白斑、细菌性毛囊炎、痤疮、皮肤癣菌病和甲癣、其他浅部真菌感染、疥疮；炎症性皮肤病：湿疹、皮炎、脂溢性皮炎、玫瑰痤疮、干燥症、瘙痒症、结节性痒疹、嗜酸性毛囊炎、药疹、脂肪代谢不良；皮肤肿瘤：基底细胞癌、侵袭性鳞状细胞癌、原位鳞癌、Kaposi肉瘤、黑素细胞瘤；癌前病变和良性肿瘤：日光角化、脂溢性角化、肛周上皮发育不良等[3]。湘A2颗粒剂治疗后6个月，通过统计皮肤瘙痒、脱发、皮疹、黏膜溃疡、口角糜烂、疱疹的症状和体征的积分变化得出有效例数，比较试验组与安慰剂组治疗6个月后的皮肤相关疾病改善有效率，$P<0.05$，差异有统计学意义。提示湘A2颗料剂能改善艾滋病免疫重建患者的机会感染性皮肤损害和一般皮肤损害。

艾滋病患者生存质量一般较差[4]，两组在治疗后各领域得分都明显升高，组内比较差异有统计学意义。在心理状况、一般感觉领域实验组得分升高大于安慰剂组，组间比较差异有统计学意义。说明湘A2颗粒剂能改善艾滋病免疫重建患者的心理状况和一般感觉，提高患者生存质量。

两组治疗后不良反应组间比较无统计学差异，说明湘A2颗粒剂用于艾滋病患者免疫重建具有良好的安全性。各个安全性指标异常值仅为轻度升高或降低，并未达严重不良反应的标准。

本研究对CD_4^+T淋巴细胞仅检测了数量的变化，未对其功能和免疫激活状态进行研究，这些将是以后我们观察的方向，以求进一步评价湘A2颗粒剂对免疫功能的影响及其作用机制，以及中药对抑制耐药性产生的作用。因观察期短，本研究仅检测了半年HIV病毒载量的数量变化，以后定期随访，以观察远期疗效。本研究仅对湘A2颗粒剂的使用率进行了统计，结果显示有一部分患者会因外出忘记服药，没有因药物原因主动停止服药的病例。HAART疗法对服药依从性要求很高，将来计划进一步统计患者抗病毒药物的服用率，就可以得到湘A2颗粒剂对HAART疗法用药依从性的影响。

本研究中对患者生存质量的调查旨在了解湘A2颗粒剂对患者生存质量的影响。对整个区域内艾滋病患者的生存质量及其影响因素的大样本横断面调查，将是下一步工作的方向之一。

参考文献（略）

中西医结合疗法在改善艾滋病患者生活质量方面的观察与研究

丘纯 蔡凯

（广西贵港市中医院 贵港 537100）

摘要 目的 观察与分析中西医结合疗法在改善患者生活质量方面的效果。方法 选取60例艾滋病患者且将其分为中西医结合治疗组（实验组）和西医治疗组（对照组）、每组30例，同时对两组患者客观指标及生活质量等进行观察与相关数据统计且对其结果进行分析。结果 治疗前后实验组患者CD_4^+、WBC、Hb水平相比▲$P<0.01$，对照组相比▲$P<0.05$；治疗后两组患者以上指标相比♦$P<0.05$；两组患者生活质量各项目相比▲$P<0.05$。结论中西医结合疗法能够明显改善患者

生活质量。

关键词 中西医结合疗法；艾滋病；生活质量；观察

艾滋病作为一种获得性免疫缺陷综合征，其发生是通过性接触、血液传播和母婴垂直传播致使人体免疫缺陷病毒对T淋巴细胞侵犯而损伤了患者机体细胞免疫功能，最终引起诸多机会性感染和肿瘤等严重并发症导致患者生活质量下降、甚至死亡[1]；对于该病的治疗西医尚无特效疗法，而以高效抗逆转录病毒治疗为主（即HAART），但仍无法对其进行彻底根治，所以我们本次试图利用中西医结合疗法对艾滋病患者进行治疗，以期改善其生活质量，现观察与分析如下。

1 资料与方法

1.1 一般资料 于2009年1月至2010年1月在本院选取60例艾滋病患者且所有患者均符合《艾滋病诊断指南》[2]，同时对心、脑、肝、肾等重要器官存在严重疾患者和难以进行交流沟通者以及未按照本次研究规定执行者给予排除；60例艾滋病患者基础显示其中男54例、女6例，年龄25-43岁、平均（39.00±1.00）岁，病程2-8年、平均6.00±1.00）年，其中无症状期患者为18例、艾滋病期患者42例。同时所有患者均签署本次研究知情同意书。

1.2 研究方法 将60例艾滋病患者按照随机数字表法按照1∶1比例分为中西医结合治疗组（实验组）和西医治疗组（对照组）、每组30例，同时将两组患者基础资料进行统计学处理分析后得出两组患者在此方面差异无统计学意义，具有可比性。另外指定专人负责对两组患者治疗方法和治疗效果及其生活质量等相关内容进行观察与数据记录、整理、分析。

1.3 治疗方法 参考《国家免费艾滋病抗病毒药物治疗手册》[3]，两组患者均给予高效抗逆转录病毒西医治疗（即HAART法），而实验组患者则在上述治疗基础上根据患者具体情况且结合中医辨证论治理论给予相应中药治疗，基础方：黄芪20g、党参15g、白术15g、茯苓15g、山药15g、丹参15g、白花蛇舌草15g、紫花地丁15g、天花粉15g、砂仁12g、桃仁12g和厚朴12g；以上中药水煎服、每日一剂、早晚温服，三个月为一疗程，共观察四个疗程。

1.4 生活质量评定标准 生活质量参考Spitzer指数[4]，共计10分，包括患者活动能力、日常生活、健康感受、生活感受、家庭支持，评分越高提示生活质量越高。

1.5 统计学方法 本次观察所得数据均采用SPSS 13.0统计分析软件处理，其中计量资料符合正态分布的采用t检验；不符合正态分布的计量资料采用U检验，$P<0.05$为差异存在统计学意义。

2 结果

2.1 两组患者客观指标对比结果见表1所示。

2.2 两组患者治疗后生活质量对比见表2所示。

表1 两组患者客观指标对比（$\bar{x}\pm s$）

分类	实验组		对照组	
	治疗前	治疗后	治疗前	治疗后
CD^4（个/mm²）	210.8±71.0	298.2±87.0▲▲▲◆	209.8±87.0	231.0±75▲
WBC（10^9/L）	3.40±1.20	5.76±1.00▲▲▲◆	3.35±1.00	4.21±0.80▲
Hb（g/L）	118.0±10.0	149.0±12.0▲▲▲◆	115.0±8.0	129.0±7.0▲

注：治疗前后实验组患者CD^4、WBC、Hb水平相比▲▲▲$p<0.01$，对照组相比▲$P<0.05$；治疗后两组患者以上指标相比◆$P<0.05$；提示中西医结合疗法能够明显提高艾滋病患者免疫功能、对改善其生活质量起到了事半功倍的效果

表2 两组患者治疗后生活质量对比（$\bar{x}\pm s$）

组别	总分	活动能力	生活感受	健康感受	家庭支持	日常生活情况
对照组	5.60±1.98	0.86±0.52	0.98±0.58	0.85±0.57	1.81±0.43	1.17±0.53
实验组	7.16±1.66▲	1.34±0.50▲	1.41±0.46▲	1.18±0.47▲	1.87±0.40▲	1.51±0.47▲

注：两组患者生活质量各项目相比▲$P<0.05$，提示中西医结合疗法能够明显促进患者康复、提高其生活质量

3 讨论

所谓生活质量是指不同文化和价值体系中的个体对与他们的目标、期望、标准和所关心事情的生存状况的体验[5]。而艾滋病患者往往由于机体免疫功能缺陷，常会导致机会性感染和肿瘤多种并发症发生而影响其生活质量，同时加上西医治疗产生的副作用等因素影响，艾滋病患者生活质量明显下降，所以造成患者难以配合治疗等后果。

鉴于此种情况，我们本次利用中西医结合疗法试图改

善患者生活质量使其能够更好配合治疗、延长其生存期。从表1中相关数据可知中西医结合疗法能够明显提升艾滋病患者CD_4^+、WBC、Hb水平且表2中实施中西医结合疗法的患者其生活质量改善明显优于单纯西医治疗（$p<0.05$）。说明中西医结合疗法在改善艾滋病患者生活质量方面是有效及可行的，究其原因是：①中医认为艾滋病属于"瘟毒"范畴，其发生是由于邪毒入侵致使患者精亏气虚，脏腑虚损和气血津液失常、气滞血瘀最终造成患者阴阳衰竭而亡；因此中医对于该病的治疗以扶正固本、益气养血和清热解毒为主，所以本次中药给予黄芪、党参等扶正固本，同时给予茯苓、白术和山药健脾益气等以及给予白花蛇舌草和紫花地丁等达到清热解毒之功效。②西医采取的高效抗病毒疗法效果虽好，但其不良反应较大且患者耐受性差以及出现耐药几率较大，所以该疗法有一定局限性；而中西医结合疗法则能标本兼治、改善患者临床症状、提高患者西医治疗依从性以及达到增效减毒的效果。

总而言之，中西医结合疗法能够明显改善患者生活质量、延长其生存期，是一种行之有效的治疗手段。

参考文献（略）

（出自中国家用医药2011年第6卷31期第123－124页）

HIV/AIDS 生存质量量表（HIV/AIDSQOL－46）

张明利[1]　魏俊央[2]　吴统敏[3]　郭选贤[4]　程延安[4]　屈冰[1]

（1. 河南省中医药研究院，河南郑州450004；　2. 河南省直第二医院，河南郑州450000；
3. 郑州大学，河南郑州450002；　4. 河南中医学院，河南郑州450008）

摘要　目的：发布具有中国文化背景的，有中医特色的HIV/AIDS生存质量量表（HIV/AIDSQOL－46），用来评价HIV感染者和AIDS患者的生存质量状况。方法：采用国际通行的生存质量量表研究方法，并经过效度、信度和反应度检验，形成HIV/AIDS生存质量量表（HIV/AIDSQOL－46）。结果：HIV/AIDS生存质量量表（HIV/AIDSQOL－46）包含身体状态、心理状态、社会状态和一般性感觉等4个维度共计46个题目。结论：HIV/AIDS生存质量量表（HIV/AIDSQOL－46）是以中国文化为背景，有中医特色的，具有较好信度、效度和反应度的艾滋病生存质量量表。

关键词　艾滋病；生存质量；量表；中国文化；中医；HIV/AIDS

本课题组专门成立由中医学、统计学、社会学、心理学、语言学、护理学等多学科专家组成的量表研究核心小组，采用国际通行的生存质量量表研究方法，首先形成条目池；经过多轮专家筛选后形成预量表；再经过多轮现场调查并按照量表统计学的处理形成初步量表；并经过效度、信度和反应度的检验，最终形成以中国文化为背景，有中医特色的，具有较好信度、效度和反应度的HIV/AIDS生存质量量表（HIV/AIDSQOL－46）。本量表具有4个维度共计46个题目，包括身体状态16个题目，心理状态12个题目，社会状态10个题目和一般性感觉8个题目。其中身体状态部分含有中医"十问歌"的经典内容，心理状态部分含有中医七情"喜、怒、忧、思、悲、恐、惊"的内容，社会状态部分含有医疗服务和中医中药的内容。本量表语言通俗易懂，符合汉语表达方式。本量表尊重中华民族的传统文化、伦理道德和风俗习惯。

1. HIV/AIDS 生存质量量表（HIV/AIDSQOL－46）

本量表为问卷式设计，可以自己填写，也可以采取被访问的方式进行回答。本量表分为患者信息和量表正文两个模块。量表正文模块包括身体状态、心理状态、社会状态和一般性感觉等4个维度，共计46个题目。量表的每个问题均有5个选项，请选择一个最能反映您真实情况或实际感受的选项。

例题：

1. 您经常感冒吗？　　　　　　　　　　　　1.□
①总是有　②经常有　③有　④很少有　⑤完全没有
请您根据您最近半个月的情况在最适合的数字处画一个"√"

2. 您觉得幸福吗？　　　　　　　　　　　　2.□
①根本不幸福　②不幸福　③一般　④幸福
⑤非常幸福

基金项目：国家"十五"科技攻关艾滋病专项课题（编号2004BA719A13－07）

生活幸福属于个人感受，人人对幸福的定义都有可能不同，您只需根据您自己对幸福的理解和标准说出自己的感受。以上五个选项，您觉得哪一个最能代表您最近半个月的感受，就在那个数字处画一个"√"

患者信息

您的姓名：_____

您的居住地：____省（自治区、直辖市）____市（地区）____县（市）

您的 HIV 抗体阳性确证时间：____年____月

1. 您的性别：①男　②女　　　　　　□
2. 您的年龄：　　　　岁　　　　　　□
①0－17 岁　②18－44 岁　③45－59 岁　④60－74 岁　⑤75 岁以上
3. 您的民族：①汉族　②少数民族_____族　□
4. 您的婚况：　　　　　　　　　　　□
①未婚　②已婚　③离婚　④丧偶　⑤其他
5. 您的职业：　　　　　　　　　　　□
①市民　②工人　③知识分子　④自由职业　⑤无业　⑥其他
6. 您的文化程度：　　　　　　　　　□
①未上学　②小学　③中学　④大专　⑤本科或以上
7. 您最可能的感染途径：　　　　　　□
①有偿供血　②输血　③静脉吸毒　④性接触　⑤母婴传播　⑥职业暴露　⑦不明
8. 您目前的治疗情况　　　　　　　　□
①抗病毒治疗　②中药治疗　③抗病毒治疗联合中药治疗　④未治疗

A. 身体状态

1. 您经常感冒吗？　　　　　　　　1. □
①总是有　②经常有　③有　④很少有　⑤完全没有
2. 您经常发热吗？　　　　　　　　2. □
①总是有　②经常有　③有　④很少有　⑤完全没有
3. 您经常怕冷吗？　　　　　　　　3. □
①总是有　②经常有　③有　④很少有　⑤完全没有
4. 您经常大量出汗吗？　　　　　　4. □
①总是有　②经常有　③有　④很少有　⑤完全没有
5. 您经常感到乏力吗？　　　　　　5. □
①总是有　②经常有　③有　④很少有　⑤完全没有
6. 您经常失眠吗？　　　　　　　　6. □
①总是有　②经常有　③有　④很少有　⑤完全没有
7. 您的胃口怎么样？　　　　　　　7. □
①非常差　②比较差　③一般　④比较好　⑤非常好
8. 您有口腔溃疡吗？　　　　　　　8. □
①总是有　②经常有　③有　④很少有　⑤完全没有
9. 您经常恶心呕吐吗？　　　　　　9. □
①总是有　②经常有　③有　④很少有　⑤完全没有
10. 您经常腹泻吗？　　　　　　　10. □
①总是有　②经常有　③有　④很少有　⑤完全没有
11. 您经常咳嗽吗？　　　　　　　11. □
①总是有　②经常有　③有　④很少有　⑤完全没有
12. 您经常气喘吗？　　　　　　　12. □
①总是有　②经常有　③有　④很少有　⑤完全没有
13. 您经常出皮疹吗？　　　　　　13. □
①总是有　②经常有　③有　④很少有　⑤完全没有
14. 您经常脱发吗？　　　　　　　14. □
①总是有　②经常有　③有　④很少有　⑤完全没有
15. 您的身体经常出现疼痛吗？　　15. □
①总是有　②经常有　③有　④很少有　⑤完全没有
16. 您对自己的夫妻生活满意吗？　16. □
①非常不满意　②不满意　③一般　④满意　⑤非常满意

B. 心理状态

17. 您经常高高兴兴吗？　　　　　17. □
①完全没有　②不经常　③一般　④经常　⑤几乎总是
18. 您经常容易发火吗？　　　　　18. □
①几乎总在　②经常　③一般　④不经常　⑤完全没有
19. 您经常对很多事情感到担心吗？　19. □
①几乎总是　②经常　③一般　④不经常　⑤完全没有
20. 您经常觉得思虑过度吗？　　　20. □
①几乎总在　②经常　③一般　④不经常　⑤完全没有
21. 您经常感到悲伤吗？　　　　　21. □
①几乎总是　②经常　③一般　④不经常　⑤完全没有
22. 您经常感到恐惧吗？　　　　　22. □
①几乎总是　②经常　③一般　④不经常　⑤完全没有
23. 您经常感到受惊吓吗？　　　　23. □
①几乎总是　②经常　③一般　④不经常　⑤完全没有
24. 您的记忆力怎么样？　　　　　24. □
①明显减退　②减退　③一般　④较好　⑤非常好
25. 您做事情时能够集中注意力吗？　25. □
①完全不能集中　②不能集中　③一般　④能集中　⑤完全能集中
26. 您对一切未知的事物感兴趣吗？　26. □
①完全不感兴趣　②不感兴趣　③一般　④感兴趣　⑤非常感兴趣
27. 您是否感到孤独呢？　　　　　27. □
①非常孤独　②孤独　③一般　④不孤独　⑤一点也不孤独
28. 您在乎别人说您是艾滋病患者吗？　28. □

①非常在乎 ②在乎 ③一般 ④不在乎
⑤一点也不在乎

C. 社会状态

29. 您和家人相处得好吗? 29.□
①一点也不好 ②不好 ③一般 ④好 ⑤非常好
30. 您和别人相处得好吗? 30.□
①一点也不好 ②不好 ③一般 ④好 ⑤非常好
31. 您喜欢帮助别人吗? 31.□
①一点也不喜欢 ②不喜欢 ③一般 ④喜欢
⑤非常喜欢
32. 您能够得到别人的帮助吗? 32.□
①完全不能够 ②不能够 ③一般 ④能够
⑤完全能够
33. 您能够得到别人的尊敬吗? 33.□
①完全不能够 ②不能够 ③一般 ④能够
⑤完全能够
34. 您觉得您的医疗有保障吗? 34.□
①很不方便 ②不方便 ③一般 ④方便 ⑤很方便
35. 您为家里的经济来源担心吗? 35.□
①非常担心 ②担心 ③一般 ④不担心
⑤根本不担心
36. 您对中医中药是否充满了希望? 36.□
①完全没有希望 ②没有希望 ③一般 ④有希望
⑤完全有希望
37. 您对现在的生活满意吗? 37.□
①完全不满意 ②不满意 ③一般 ④满意
⑤非常满意
38. 您对未来的生活充满希望吗? 38.□
①完全没有希望 ②没有希望 ③一般 ④有希望
⑤完全有希望

D. 一般性感觉

39. 您觉得幸福吗? 39.□
①根本不幸福 ②不幸福 ③一般 ④幸福
⑤非常幸福
40. 您的生活有乐趣吗? 40.□
①根本没乐趣 ②没乐趣 ③一般 ④有乐趣
⑤非常有乐趣
41. 您感到绝望吗? 41.□
①非常绝望 ②绝望 ③一般 ④不绝望
⑤完全不绝望
42. 您经常有不好的情绪吗? 42.□
①几乎总有 ②经常有 ③有 ④没有 ⑤完全没有
43. 您能调节自己的情绪吗? 43.□
①完全不能 ②不能 ③一般 ④能 ⑤完全能
44. 您对自己的形象满意吗? 44.□
①根本不满意 ②不满意 ③一般 ④满意
⑤非常满意
45. 您对自己的身体状况满意吗? 45.□
①根本不满意 ②不满意 ③一般 ④满意
⑤非常满意
46. 您对周围的生活环境满意吗? 46.□
①根本不满意 ②不满意 ③一般 ④满意
⑤非常满意

2 使用说明

2.1 量表计分规则

量表中的每个题目均有5个选项供选择,其中第①、②、③、④、⑤项,分别对应1、2、3、4、5分。所以,量表最低分为46分,满分为230分。

2.2 量表得分意义

量表总得分为46–80分,说明生存质量极差;总得分为81–115分,说明生存质量较差;总得分为116–160分,说明生存质量中等;总得分为161–195分,说明生存质量较好;总得分为196–230分,说明生存质量极好。

3 结语

HIV/AIDS生存质量量表(HIV/AIDSQOL–46)的研制共耗时2年,经过4轮现场调查和大量数据计算,任务艰巨繁重。本量表是以中国文化为背景编制的,有很强的中医特色,并具有较好的信度、效度和反应度。

(衷心感谢中华中医药学会防治艾滋病分会、河南省中医管理局、河南省中医中药治疗艾滋病项目办公室的大力协助!衷心感谢河南中医学院徐立然教授、李发枝教授在量表研制过程中给予的无私帮助和耐心指导!衷心感谢中国中医科学院刘保延教授、中山大学公共卫生学院方积乾教授给予的鞭策和鼓励!)

(出自中医学报2010年第25卷149期第599–601页)

世界卫生组织艾滋病患者生存质量量表修订的定性访谈研究

蔡南乔[1]　康婧[2]　徐德林[1]　郝元涛[1]*　何丽云[2]*

(1. 中山大学公共卫生学院,广东省广州市中山二路74号,510080;2. 中国中医科学院中医临床基础医学研究所)

摘要　**目的**　通过定性访谈了解人类免疫缺陷病毒/艾滋病(HIV/AIDS)患者的生存质量特点以及对初步翻译的艾滋病患者生存质量(WHOQOL-HIV)量表的接受情况,为WHOQOL-HIV量表进一步修订提供依据。**方法**　采用半结构化访谈方式,设计访谈提纲,根据提纲对被访者进行一对一访谈,全程录音,访谈结束后将录音转录为文字并采用主题分析法进行归纳总结。**结果**　19名访谈对象中,医护人员9名,HIV/AIDS患者10名。两组访谈对象对HIV/AIDS患者在生理、心理、社会关系、歧视、家庭、治疗、工作和经济等方面与生存质量关系的认识大致相同;在量表的接受性方面,均认为量表语言简单,容易理解,但对量表的反应尺度认识不同。**结论**　采用定性访谈方法可以有效地获取HIV/AIDS患者生存质量特点,为量表修订提供直接依据。

关键词　艾滋病;生存质量;WHOQOL-HIV;定性访谈

人类免疫缺陷病毒/艾滋病(HIV/AIDS)是世界卫生组织重点关注的疾病之一,也是我国传染病防控科技重大专项研究的三大疾病之一。作为一种目前尚不可治愈的慢性传染性疾病,由于高效抗逆转录病毒疗法(HAART)的应用,AIDS患者的寿命得以延长,但药物的毒副作用成为影响患者健康状况的重要因素,因此,对患者生存质量的研究显得更为重要[1-2]。生存质量的研究需要具有较好信度、效度和可接受性的测量量表。在2008年获得WHO授权后,本研究引进世界卫生组织AIDS患者生存质量量表(WHOQOL-HIV),我们根据世界卫生组织规定的流程"正向翻译(2人)-逆向翻译(2人)-核心组讨论-预调查"进行翻译及文化调适。然而在预调查过程中发现,该量表用于文化程度较低的人群或者是农村人群时,不能被很好理解,并经初步考核发现量表多个维度信度较差(Cronbachs α < 0.7),效度也不理想。由于我国的HIV/AIDS患者中较大一部分为低文化程度或生活在农村地区,因此有必要对量表进行进一步的修改和文化调适。本研究的定性访谈旨在了解HIV/AIDS患者对生存质量的感受和理解、以及他们所关注的重点,并以此作为量表修改的依据。

1　对象和方法

1.1　访谈对象

访谈对象分为两组,一组为AIDS科室的临床医护人员,包括医生和护士;另一组为住院或门诊的HIV/AIDS患者。两组均来自2011年3月23-31日广州市第八人民医院。采用立意抽样法,考虑性别、年龄、文化程度、患者疾病分期等因素,遵循"信息饱和"的原则[3],共访谈医护人员9名,HIV/AIDS患者10名。

1.2　方法

采用半结构化个人访谈方式,在广州市第八人民医院进行。①访谈场所:医护人员访谈分别在医生办公室、诊室、护士台进行;患者访谈分别在病房、门诊咨询室、红丝带活动室进行。②访谈过程:首先向受访者介绍课题的背景、访谈的目的和意义,匿名保证;征得受访者同意后对访谈过程进行录音;由经过培训的2名流行病与卫生统计学专业的研究生分别进行访谈工作及后期的录音转录和内容整理。③访谈内容:HIV/AIDS患者的生存质量的情况及其影响因素;对量表的接受情况和评价;对疾病的态度和感受。

1.3　访谈提纲

①患者对生存质量的理解:是否听说过生活质量或者生存质量,如何理解;目前的生存质量如何及有何表现;影响生存质量的因素可能有哪些? ②患者对WHOQOL-HIV量表的接受情况:量表有无遗漏对评价生存质量来说重要的问题;是否能够较容易地理解条目的意思;不同文化程度对这份量表的理解是否不同,长期在农村生活的人对这份量表的理解是否存在问题;能否接受这些条目的内容,是否带来情绪问题;每个问题的答案选项用3点反应尺度(根本不能、能/一般、极能)好还是5点反应尺度(根本不能、很少能、能/一般、比较能、极能)好及理

基金项目:国家"十一五"艾滋病和病毒性肝炎等重大传染病防治项目(2008ZX10005-012)

由；对量表的建议；③患者对疾病的态度及感受：AIDS带来的影响和伤害；患病后对自己的看法（是否有羞愧、自责、无奈等），对于同样患上这个疾病的人的看法。

1.4 访谈结果分析

将访谈录音内容逐句转录为文字材料，采用基于扎根理论的主题框架分析方法[4]，由2名访谈员分别对转录后的文字标注一级主题词和二级主题词并进行编码，如"身体健康最重要，希望服药后能够健康些"标注主题词"生理健康对生存质量的重要性（A001）"、"药物治疗（B013）"。标注编码完成后，再由第3个研究人员对两份材料进行一致性对比并对矛盾之处进行鉴定。最后分析所有主题词编码频数、频率，提取具有共同意义的主题，以对访谈对象类型分组进行比较，并归纳总结。

2 结果

2.1 访谈对象的基本情况

19名访谈对象中，医护人员：医生5名，护士4名；男4名，女5名，年龄：30岁以下2名，30~40岁4名，41~50岁2名，50岁以上1名；职称：正高级1名，副高级3名，中级职称3名，初级职称2名。患者：男5名，女5名；住院及门诊患者各5名；HIV感染者4名，AIDS患者6名；文化程度：文盲3名，小学5名，中学2名；年龄：30~40岁5名，41~50岁3名，50岁以上2名；婚姻状况：未婚3名，离婚1名，丧偶2名，已婚4名。

2.2 HIV/AIDS患者生存质量的主题

通过对转录文字的分析归纳，获得3个共同主题：生理健康对生存质量的重要性、心理和精神层面的压力、社会经济因素的影响。每个共同主题下分别有若干次级主题：病情影响、健康状况、药物治疗、精神压力巨大、情绪和心态调节、宗教信仰寄托、遭受歧视的现状、工作影响的两面性、重视家庭、经济问题、社会关系的维持、社会支持、物质生活的满足情况。

2.3 医护人员访谈结果

2.3.1 HIV/AIDS患者生存质量的情况及影响因素 医护人员主要从生理、心理、社会关系、歧视、家庭、治疗、工作和经济等方面对患者的生存质量进行阐述。受访者认为，HIV/AIDS患者在疾病晚期才会出现明显的生理功能影响，主要是疾病并发症导致的身体不适及活动能力丧失；患者心理上普遍存在较大压力，压力主要来源于疾病的特殊性（传播途径、不可治愈）所致的无法向他人倾诉和无从宣泄，进而影响生理状况；社会支持主要体现在国家政策对患者的关怀上（"四免一关怀"），但整个社会对此类患者的态度并不因此而接纳，歧视普遍存在，以致患者对朋友甚至是亲人都是隐瞒病情；家庭对患者的影响至关重要，有亲人看护关怀的患者通常对治疗的反应良好，反之则治疗效果较差；HIV/AIDS患者的生存质量受HAART治疗的影响很大，治疗能控制病情，但同时带来较明显的毒副作用，特别是由于脂肪重新分布、肤色改变等导致患者的容貌外形变化，此外，严格的定时服药方式对患者正常生活有所干扰；工作能够使患者增强信心，却又因疾病而限制其工作能力，患者不能接受负荷重、工作时间长的岗位；患者的经济负担较重，主要是并发症治疗费用高。

2.3.2 对量表的接受情况和评价 5名医护人员阅读量表后认为题目的难度偏低，较易被患者所理解，但1名受访者认为语言上有翻译的痕迹；名受访者认为问题不够具体，缺乏判断标准，并提出缺乏治疗方面的问题，建议应加强针对性；3名受访者认为应在条目上适当给出例子，以帮助正确理解。

关于条目的反应尺度，有4名受访者认为3点反应尺度好，方便简单，患者易于接受；有4名受访者更倾向于5点反应尺度，认为分类多一点能够找到贴合实际感受的选项；1名受访者认为应根据不同人群选择不同的反应尺度，文化程度高的使用5点，文化程度低的使用3点。

2.3.3 对疾病的态度和感受 受访者认为感染HIV对患者带来的最大问题并非在身体上，而是在心理、家庭、工作及社会交往方面。心理压力大是最为突出的问题。在受访的医生中，为了避免他人的误会或者看法，均没有告诉朋友自己从事AIDS相关工作；而受访的护士中，亲友均知悉自己从事的工作内容，并且表示理解。受访对象身边的大多数亲人朋友（不少是医护人员）对AIDS仍持恐惧态度。

2.4 患者访谈结果

2.4.1 HIV/AIDS患者生存质量的情况及影响因素 受访的HIV/AIDS患者亦从生理、心理、家庭、工作、社会关系、歧视、经济和治疗方面阐述自己生存质量的情况。患者均认为，身体健康是生存质量中最重要的方面，名患者觉得患病后精力比原来差，容易疲劳；心理状况方面，有5名受访者心态良好，对生活有信心，在得知感染后以更积极的态度面对人生，另5名患者觉得活得很痛苦，时刻觉得心理上承受着巨大的压力。患者常通过移情、与病友交流等方式缓解心理压力。6名患者的家属能够给予经济上和精神上的支持；患者对家庭的顾虑为怕传染给家人，怕无法照顾小孩。疾病增加了患者家庭的经济压力，因此患者希望能够有一份工作，但因受自身健康状况限制而难以找到；患者觉得社会不接纳他们，名患者对朋友保密病情，甚至有2名患者对家人保密；有2名患者认为政府的过度宣传使得人人恐惧AIDS，造成社会歧视严重，影响生存质量；患者经济压力较大，主要是医疗费用高，又无经济来源；治疗能够提高患者的生存质量，但是副作用明显，而且需避开旁人定时服药，这点较难做到。

2.4.2 对量表的接受情况和评价 9名受访者认为量表不难，内容容易理解。1名受访者认为应该对条目内容逐条解释。此外，2名受访者认为内容里缺乏关于服药依从性的问题。5名受访者对量表个别条目中的概念尚不能很好理解，例如注意力、面对未来、信息等。

关于反应尺度，2名中学文化程度受访者认为5点反应尺度较好；其余8名受访者均倾向于3点反应尺度，认为简单，易填写，并且也足够反映情况。

访谈中发现，文化程度较低的患者填写量表速度慢，并需要反复阅读，而文化程度较高者则填写顺利。同时，对部分无法自己填写的受访者询问中，用3点反应尺度更能被理解。

2.4.3 对疾病的态度和感受 患者认为疾病使得他们经济压力巨大，同时因为社会歧视使他们承受巨大的心理压力。另外，家庭在受访者中所占地位重要。患者由于感染途径不同，对自己得病的态度也有差异。被动感染者（丈夫传染、血液制品）通常表现出无奈或者绝望，而主动感染者（吸毒、不洁性史）者则有自责的情绪；对病友较友善，觉得他们也是需要帮助的人。

3 讨论

通过对本次定性访谈的分析和总结，可分别从医护人员角度和患者角度了解目前HIV/AIDS患者的生存质量特点及对量表的接受情况。医护人员根据临床接触的患者的情况来描述患者的生存质量特点，在现今生物－心理－社会医学模式下，他们的眼光放得宽，考虑问题全面；而从患者角度来看，对生存质量的理解和讲述是以"感同身受"的方式，提出的观点与自身感受密切相关。因此，两类人群观点的共同之处是评价患者生存质量的重点。

在生存质量和影响因素上，医护人员与患者从各自角度出发概括了生理、心理、社会关系、家庭、工作、治疗等几大方面内容，与之前的多数研究相比较，强调了工作、家庭等社会方面的相关内容[5]，这可能是由于文化及时代特点所致。本次研究中，医护人员特别强调家庭、亲人在患者病程中所起的积极作用；而患者对家庭方面并没有过多要求，只是担心把疾病传染家人，给家人带来经济负担；

患者最在意的是身体健康状况，这与Ho的访谈结果一致[6]。此外，两类访谈对象在疾病的心理负担、工作的影响、社会关系、治疗问题的看法和理解方面大致相同。

过去在量表引进过程中，通常使用"翻译－逆向翻译－专家讨论－预调查"方法进行文化调适[7-8]。本次研究在通用的文化调适基础上，进一步结合个人访谈，使得对量表的修订更适合目标人群的特征。在本次访谈中，对于量表的接受性问题，医护人员提出的条目内容过于笼统等方面的问题在患者实际填写问卷过程中并没有出现，而患者在填写中出现的一些具体问题亦未被医护人员提出。因此对于量表接受性的情况，应以患者的意见为主，对共同提出的问题，则是下一步量表修订的重点。

关于反应尺度的选择，受文化程度的影响较大，文化程度在小学或以下的人群倾向于3点反应尺度，而中学及以上文化程度的人群更希望使用5点反应尺度，这与国外的一些研究结果认为低文化程度的人群更适合采用3点尺度是一致的[9]。然而是否需要考虑在下一步工作中分别针对不同文化程度人群使用不同的反应尺度版本，还有待进一步研究。

在对疾病的态度和感受方面，社会歧视是当中最突出的问题。社会歧视是患者承受巨大心理压力的主要原因，歧视的根源是人们对疾病的认识不足，片面地聚焦在感染途径上以及对疾病的恐惧。社会歧视带来的影响远超过对患者生理上的伤害，同时亦对其整个生存质量、甚至是医护工作者的生存质量带来影响[10-11]。目前国家及民间非政府组织（NGO）已大力推动HIV知识的宣传工作，人们的态度已在逐渐改变，这对消除歧视，改善HIV感染者的生存状况具有重大的意义。

由于条件所限，本研究访谈对象虽然考虑了患者和医护人员多种构成，但总样本量较少，有待进一步研究。

参考文献（略）

（出自中医杂志2012年第53卷10期第839－842页）

世界卫生组织艾滋病生存质量量表中文版介绍及其使用说明

刘为民[1] 何丽云[1] 王健[2] 刘保延[3] Mark van OMMEREN[4] 方积乾[5] 刘颖[2]

（1. 中国中医科学院中医临床基础医学研究所，北京100700；2. 中国中医科学院艾滋病中心，北京100700；3. 中国中医科学院，北京100700；4. 世界卫生组织精神卫生和物质滥用部门，瑞士日内瓦；5. 中山大学公共卫生学院，广东广州510080）

关键词 生存质量量表；艾滋病；世界卫生组织

根据世界卫生组织（WHO）的定义，与健康相关的生存质量是指不同文化和价值体系中个体对他们的目标、期望、标准以及所关心的事情有关的生存情况，包含个体的生理健康、心理状态、独立能力、社会关系、个人信仰和与周围的关系。在中医的诊疗过程中，与生存质量有关的内容变化是疗效判定和疾病转归的重要指标，对生存质量的研究可为中医临床研究规范化起到重要作用。

1 世界卫生组织艾滋病生存质量量表

1.1 概述

WHO艾滋病生存质量量表（WHOQOL-HIV）[1-6]是在WHO生存质量量表的基础上制成的，即艾滋病的生存质量测量表是参考附加了在全球10个研究中心统一使用的WHO生存质量测量表100问后，发展形成的由120条涉及领域广泛的问题所组成的测试量表。这些问题被编入艾滋病患者生存质量测量表后成为最后版本被运用到相关领域试验中。该版本适用于艾滋病人群，这些问题都是生活质量的反应，用来反映个人对于目前所处生存环境中的文化背景和价值体系，还有与之联系的目标、期望、标准和关注等方面因素综合后给予自己的社会定位感知程度。

WHO艾滋病患者评估小组由各个领域的合作调查人和顾问小组协调组成。Shekhar Saxena医生主管该项目，由Rex Billington医生和John Orley医生负责执行开展，项目的技术支持由M. Lotfy女士和K. O'Connell女士负责。这个测量表是由10个中心专家参与逐步发展起来的，分别是：澳大利亚La Trobe大学基础医学院性传播疾病研究中心Michael Bartos先生；印度班格罗尔国家精神病和神经病研究所的Prabha Chandra医生；巴西阿雷格里港南里奥格兰德国家大学精神病和合法药物研究中心的Marcelo Fleck医生；柬埔寨金边卫生部的Leng BunHor医生；印度新德里全印度医科大学联合研究所精神病中心Rachna Bhargava医生；意大利勒布纳斯精神病和行为流行病学咨询服务中心的F. Starace教授；乌克兰国家医学研究院的Svetlana Pkhidenko医生；泰国曼谷公共卫生部门精神健康中心旗下的精神疾病预防技术发展分支机构的Kitikorn Meesapya医生；赞比亚卢萨卡赞比亚大学精神疾病研究中心的Alan Haworth医生；津巴布韦哈拉雷市津巴布韦大学精神病研究中心的Jane Mutambirwa医生。数据的分析由英国巴斯大学心理研究所的S. Skevington教授和日内瓦WHO内部共同进行。该项目的资金由FETZER研究所和联合国艾滋病规划署共同提供。

WHOQOL-HIV涉及6个领域、28个方面、120个问题，有5个是专门针对艾滋病患者的，问题标记为f50-f54，用来和一般的生活质量测量表100题区别开。和生活质量测量表100题一样，每一个艾滋病的方面，其下均含有4个小问题进一步描述相关情况。每个问题的编码格式是"f"，其中"f"代表问题所属的方面，另外再加上4个有关总的生活质量和一般健康感知的问题（用"g"表示），37个重要性问题（用imp表示），"."代表问题的序号。

WHOQOL-HIV中的问题及格式原则上不能改动，本量表中的问题根据回答的格式而分组。填写量表在进行生存质量调查时，假如回答者有足够的能力阅读量表，应由本人填写或者回答，否则，可由访问者帮助阅读或填写。该量表测定的是最近两周的生存质量情况。

1.2 结构

1.2.1 领域1 生理方面：1-疼痛和不适；2-精力和疲倦；3-睡眠和休息；50-艾滋病患者的症状。

1.2.2 领域2 心理方面：4-积极感受；5-思考、学习、记忆和注意力；6-自尊；7-个人形象；8-消极感受。

1.2.3 领域3 独立的程度：9-包括行动能力；10-日常生活能力；11-对药物和治疗的依赖；12-工作能力。

1.2.4 领域4 社会关系：13-个人关系；14-社会支持；15-性生活；51-融入社会程度。

1.2.5 领域5 环境：16-人身安全；17-家居环境；18-经济来源；19-卫生和社会关注：获得性和质量；20-获得新信息和技能的机会；21-参加或者有机会参加娱乐/消遣的活动；22-外界环境（污染/噪音/交通/气候）；23-交通条件。

1.2.6 领域6 精神世界/宗教/个人信仰：24-精神世界/宗教/个人信仰；52-宽容和责备；53-对未来的关注；54-死亡和垂死。

1.3 量表的计分

WHOQOL-HIV量表6个领域里面的得分意味着个体在生理、心理、独立程度、社会关系、环境以及精神世界等方面对生活质量的感知情况。每个小问题都依照Likert模式提出了5个分数点，1分表示低及消极的感知或体会，5分代表高及积极的感知或体会。48个小问题是负面描述的，凡是负面表达的问题都需要被反向编码，以至于所有的评分到最后还是高分代表高的生活质量。

反向编码条目有：f1.1、f1.2、f1.3、f1.4、f2.1、f2.2、f2.3、f2.4、f3.2、f3.4、f7.2、f7.3、f8.1、f8.2、f8.3、f8.4、f9.3、f9.4、f10.2、f10.4、f11.1、f11.2、f11.3、f11.4、f13.1、f15.4、f16.3、f18.2、f18.4、f22.2、f23.2、f23.4、f50.1、f50.2、f50.3、f50.4、f51.4、f51.2、f52.1、f52.2、f52.4、f53.1、f53.2、f53.3、f53.4、f54.1、f54.2、f54.4、f54.3。计分时，反向条目（1分=5分）（2分=4分）（3分=3分）（4分=2分）（5分=1分）。

1.3.1 各方面的分数计算 各方面分数的计算方法是通过加法累计模式进行的。每一个分述问题下的小问题分量都是一样的，所以我们要计算平均数。这样，所有分述问题相对应的小问题都被囊括其中，算出总数后将结果除以4。

疼痛 = （f1.1 + f1.2 + f1.3 + f1.4）/4

精力 ＝（f2.1＋f2.2＋f2.3＋f2.4）/4

睡眠 ＝（f3.1＋f3.2＋f3.3＋f3.4）/4

症状 ＝（f50.1＋f50.2＋f50.3＋f50.4）/4

积极感受 ＝（f4.1＋f4.2＋f4.3＋f4.4）/4

认知 ＝（f5.1＋f5.2＋f5.3＋f5.4）/4

自尊 ＝（f6.1＋f6.2＋f6.3＋f6.4）/4

个人形象 ＝（f7.1＋f7.2＋f7.3＋f7.4）/4

消极感受 ＝（f8.1＋f8.2＋f8.3＋f8.4）/4

行动能力 ＝（f9.1＋f9.2＋f9.3＋f9.4）/4

日常生活能力 ＝（f10.1＋f10.2＋f10.3＋f10.4）/4

对药物依赖 ＝（f11.1＋f11.2＋f11.3＋f11.4）/4

工作能力 ＝（f12.1＋f12.2＋f12.3＋f12.4）/4

个人关系 ＝（f13.1＋f13.2＋f13.3＋f13.4）/4

社会支持 ＝（f14.1＋f14.2＋f14.3＋f14.4）/4

性生活 ＝（f15.1＋f15.2＋f15.3＋f15.4）/4

融入社会程度 ＝（f51.1＋f51.2＋f51.3＋f51.4）/4

人身安全 ＝（f16.1＋f16.2＋f16.3＋f16.4）/4

家居环境 ＝（f17.1＋f17.2＋f17.3＋f17.4）/4

经济来源 ＝（f18.1＋f18.2＋f18.3＋f18.4）/4

卫生健康和社会关注 ＝（f19.1＋f19.2＋f19.3＋f19.4）/4

获得新信息和技能的机会 ＝（f20.1＋f20.2＋f20.3＋f20.4）/4

参与或有机会参与消遣活动 ＝（f21.1＋f21.2＋f21.3＋f21.4）/4

环境条件 ＝（f22.1＋f22.2＋f22.3＋f22.4）/4

交通 ＝（f23.1＋f23.2＋f23.3＋f23.4）/4

精神世界/宗教/个人信仰 ＝（f24.1＋f24.2＋f24.3＋f24.4）/4

宽容和责备 ＝（f52.1＋f52.2＋f52.3＋f52.4）/4

对未来的关注 ＝（f53.1＋f53.2＋f53.3＋f53.4）/4

死亡和垂死 ＝（f54.1＋f54.2＋f54.3＋f54.4）/4

一般情况 ＝（g.1＋g.2＋g.3＋g.4）/4

1.3.2 领域分数计算 领域问题下的每一个分述问题所占分量一样，同一个领域内的分述问题得分根据方程计算出平均分。由于之前计算的消极问题已经使用反向计算法，所以分述问题的分可以直接使用以下的方程式来计算。将每一个分述问题总和后得出平均分再乘以4，所以每个领域分数范围会在4～20之间。

领域1 ＝（疼痛＋精力＋睡眠＋症状）/4×4

领域2 ＝（积极感受＋认知能力＋自尊＋个人形象＋消极感受）/4×4

领域3 ＝（行动能力＋日常生活能力＋对药物依赖＋工作能力）/4×4

领域4 ＝（个人关系＋社会支持＋性生活＋融入社会程度）/4×4

领域5 ＝（人身安全＋家庭环境＋经济来源＋卫生健康和社会关注＋获得新信息和技能的机会＋参与或者有机会参与消遣活动＋环境条件＋交通）/4×4

领域6 ＝（精神世界/宗教/个人信仰＋宽恕和责备＋对未来的关注＋死亡和垂死）/4×4

WHO的SPSS档案管理系统能够自动地检查，重编码数据和计算领域分数。

2 世界卫生组织艾滋病生存质量测量简表

WHOQOL－HIV量表虽然能够代表生活质量的各个方面，但是显得过长，为了更好的应用，WHO发展了WHO艾滋病生存质量测量简表（WHOQOL－HIV－BREF）。该简表包括6大领域的评分。WHO生存质量测量表100题里每一个分述问题下面都有4个小问题，但其简表每一个分述问题下面只有一个小问题。除了这些之外，另外还有两个小问题关于检测一般生活质量：小问题一是询问个人总的生活质量感知程度，小问题二是询问有关个人对于自身身体健康状况的感知程度。所以，最后一共有31道小问题，其中5条问题是专门针对艾滋病患者的。

同生存质量测量表100题，每个小问题也是由5分为标准的Likert模式来评定，部分问题是反向，需要重新编码问题如下：

重新编码：Q3、Q4、Q5、Q8、Q9、Q10、Q31（1分＝5分）（2分＝4分）（3分＝3分）（4分＝2分）（5分＝1分）。

在每个领域里面提及的小问题将得分平均后可以计算领域的分数。然后将这个平均分乘以4为了让这个领域分数可以和生存质量测量表里面的标准分数进行比较，所以最终所有的领域分数都会在4～20分之间。

领域1 ＝（Q3＋Q4＋Q14＋Q21）/4×4

领域2 ＝（Q6＋Q11＋Q15＋Q24＋Q31）/5×4

领域3 ＝（Q5＋Q20＋Q22＋Q23）/4×4

领域4 ＝（Q17＋Q25＋Q26＋Q27）/4×4

领域5 ＝（Q12＋Q13＋Q16＋Q18＋Q19＋Q28＋Q29＋Q30）/8×4

领域6 ＝（Q7＋Q8＋Q9＋Q10）/4×4

3 进展

自WHO艾滋病生存质量量表2002年问世以来，已经在意大利、巴西、克罗地亚、澳大利亚、泰国、印度、乌克兰等多个国家开始使用。本课题组2004年获得了WHO的授权，制定中文版本，并已经得到WHO的认可，目前已经开展了500例艾滋病患者的WHOQOL－HIV信度、效度研究。

参考文献（略）

（出自中国中医药信息杂志2009年第16卷10期第1-3页）

HIV/AIDS患者生存质量若干问题探讨

苏芳静[1]　郭选贤[1]　徐立然[2]　张明利[2]

(1. 河南中医学院艾滋病研究所，河南郑州 450008；　2. 河南省中医药研究院，河南郑州 450004)

摘要　艾滋病生存质量的研究目前已成为国内人士关注的热点问题之一。本文就影响HIV/AIDS患者生存质量的重要因素；社区支持体系的发展，与HIV/AIDS患者的生存质量；艾滋病病人家属的健康教育；HIV/AIDS患者生存质量量表的研究等四个方面进行探讨。

关键词　艾滋病；生存质量；量表

艾滋病（AIDS）是由获得性免疫缺陷病毒（HIV）感染引起的一种传染病。自1981年美国首次报道以来，由于艾滋病的致死性和传播的特殊性，使它成了一个社会性的热门问题。感染HIV患者的免疫系统逐渐遭到破坏，病情逐渐加重，患者的生存质量逐渐下降。

生存质量作为一个综合性指标，包含了个体的生理健康、心理状态、独立能力、社会关系和周围环境的关系[1]。因此它不仅可以用来监测病症本身及治疗手段对病人生理功能各方面的影响，还能评价社会的支持和关爱对病人的社会、环境、心理领域的影响程度。随着艾滋病的防治模式，从过去消极的集中管理治疗，转向社会参与、社会干预与社会支持，表现病人主观感受的生存质量比传统的客观指标如血清、CD_4^+细胞水平、体内病毒量等能更全面地评价艾滋病的治疗效果[1]。目前国际上虽然已有测量HIV/AIDS患者生存质量的量表，但在我国，艾滋病生存质量量表的研制还属空白。将生存质量评价运用到艾滋病的临床研究中的报道也较少，至今还没有HIV/AIDS疾病特异量表应用于我国艾滋病的临床研究。艾滋病生存质量的研究，已成为国内人士比较关注的热点问题之一。我们目前所从事的国家"十五"科技攻关项目"艾滋病治疗效果评价研究"（编号：2004BA719A13-02）已取得阶段性成果，在艾滋病生存质量方面的研究也取得肯定的成绩。下面就研究中所注重的几个问题进行探讨。

1　影响HIV/AIDS患者生存质量的重要因素

据国内外报道，影响HIV/AIDS患者生存质量的重要因素，有以下几个重要因素："出现症状、进行了抗病毒治疗、已经发病、低收入和低基础教育水平等，与差的生存质量及健康状态相关"[2]；经济状况，HIV/AIDS患者的经济状况越差，其生存质量也差；社会支持、病毒载量、CD_4^+细胞等也与生存质量密切相关。项凤梅等研究表明：CD_4^+细胞计数与生存质量的总体健康、躯体机能、精力、体重变化、健康感觉等方面呈正相关[3]；生存地区差异也影响着HIV/AIDS患者的生存质量，王永梅等[4]调查结果显示：通过比较分析两地感染特点的差异及社会、经济因素的影响，制定不同的干预对策、实施干预措施，对进一步控制疾病传播及提高HIV/AIDS患者的生存质量有重要意义。据研究项目"艾滋病治疗效果评价研究"的初步结果显示：进行中医治疗的患者，其生存质量有明显的改善，机体免疫力明显增强。心理问题也是影响HIV/AIDS患者极其重要的因素，据本课题调查研究显示，向上的心理情绪与生存质量成正比；反之，心理承担能力越差，负面情绪越多，生存质量就越差。本课题在调查过程中，也特别注重患者的心理治疗和精神沟通。在第一轮的调查中发现大部分的患者心理上存在着障碍，例如经常性的烦躁、发怒、抑郁、甚至悲伤过度以致于对生活绝望。因此，及时与患者进行心理沟通，排泄其郁闷的情绪，鼓励患者积极面对生活。在最后一轮的生存质量调查问卷中发现，患者的心理和情绪有所改善，生存质量有所提高。其他方面如年龄、性别、人种、发病时间、医疗服务、国家的相关政策等都可影响患者的生存质量。

2　社区支持体系的发展与HIV/AIDS患者的生存质量

社会支持是指为社会弱势群体提供无偿的救助和服务，包括生活上的帮助，也包括心理的调适和精神的鼓励。HIV/AIDS患者作为社会特殊的弱势群体，不仅面临着肉体上的痛苦和生活上的困难，还面临着社会的歧视与隔离，因此他们更需要得到社会的支持和帮助。HIV/AIDS患者的社区支持内容既包括提供基本的物资、经济帮助和医疗服务等，还包括为HIV/AIDS患者提供良好的社会心理环境，鼓励他们树立重返社会的信心。随着艾滋病防治模式的转变，使社区成为世界各国预防和控制艾滋病的重要阵地，HIV/AIDS患者的社区支持网络迅速在世界各国建立。

近年来，许多国家相继建立了社区支持网络，对HIV/AIDS患者提供广泛的社会支持。在英国，社区已成为艾滋病患者社会支持最重要的阵地；美国更是强调以社区为基础为HIV/AIDS患者提供长期关怀；澳大利亚为控制艾滋病所做的工作被国际社会视为成功的典范；艾滋病的重灾区非洲，尤其是乌干达、赞比亚、坦桑尼亚等国家，纷纷建立HIV/AIDS患者的社区支持网络。社区、非政府组织、个人及各种专门机构积极参与社区支持活动，从物质、精神等方面为HIV/AIDS患者提供帮助和支持。我国卫生部于1995年颁发了《关于加强预防和控制艾滋病工作的意见》，开始关注HIV/AIDS患者的生存环境和生存质量问题,维护 HIV/AIDS 患者的权益。但由于历史和现实的原因,我国 HIV/AIDS 患者社区支持网络尚待建立。如何构建适合我国国情的社区支持网络,提高 HIV/AIDS 患者的生存质量显得非常重要、迫切。

从 2004 年开始,河南省委、省政府组织对既往有偿供血人员进行普查检测,覆盖了全省所有的行政村和居委会,这在国内外尚无先例。根据普查的结果,省委、省政府有计划有组织有针对性的不断加大对艾滋病救治救助工作的力度,派出工作队开展了艾滋病防治帮扶工作,取得了明显的成效。对农村患者实行免费抗病毒治疗和免费抗机会性感染治疗,即所谓"两个全免"。这就使 HIV/AIDS 患者得到了有效的救治,从而提高了患者的生存质量。

对帮扶地区和生存质量的对比研究发现,二者有明显差异,帮扶地区的 HIV/AIDS 患者的生存质量明显高于非帮扶地区的生存质量,这些成绩取决于政府的帮扶工作,以及所有为艾滋病患者防治工作正在努力的救助者。

3 艾滋病病人及家属的健康教育与 HIV/AIDS 患者的生存质量

我国目前报告的 HIV/AIDS 患者主要集中在农村和经济落后地区[5]。由于病程过长,又受经济条件的限制,他们大部分时间由家人照顾和护理。对农村艾滋病病人及家属调查的结果表明:HIV/AIDS 患者及家属对艾滋病的护理知识了解的不够。最希望了解预防家庭内艾滋病病毒传播的知识和病人休息、饮食方面的知识。电视广播等媒体的宣传和电话咨询是艾滋病病人家属首选的获得相关知识的方式。同时对获得健康教育途径的选择具有多样性。这就要求我们今后还需要通过多种形式对农村艾滋病病人家属进行全面的健康教育,使家属掌握艾滋病防治、护理知识,减轻病人的痛苦,延长其生命,提高其生存质量[6]。

我们在进行艾滋病有关研究的同时,注意对 HIV/AIDS 患者及家属进行艾滋病相关知识及护理知识的教育,使 HIV/AIDS 患者及家属的相关知识水平得到了很大的提高,调查结果显示:对艾滋病相关知识了解比较详细的患者,其生存质量明显有所改善。同时,HIV/AIDS 患者的家庭和睦、关系融洽、与邻里间的关系和谐,大大增强了战胜疾病的信心,通过运用我们所研制的 HIV/AIDS 患者的生存质量量表进行调查,HIV/AIDS 患者的生存质量得到明显提高。

4 HIV/AIDS 患者生存质量量表的研究

量表是测评生存质量的重要工具。最早的 HIV/AIDS 患者的生存质量量表起源于成本效益评价,在资源分配中常用来作为公共卫生指标[7],但这些量表都是一维的,只能提供一个生存质量总评分,无法了解病人生存质量哪些方面受到的影响最大。而现在认为艾滋病生存质量量表除了具有一般疾病生存质量共性方面外,还应具有艾滋病特异性方面。如 HIV/AIDS 患者的症状、性功能、性行为、自我病情暴露的关注、耻辱感、自我尊重等。在这基础上形成的量表既可以在不同人群间比较,又提高了测量的灵敏度。这类量表的代表是 MOS - HIV 与 WHOQ - HIV。

在我国,对 HIV/AIDS 的治疗研究集中在中医药的突破上,研究表明,中医药对增强患者的机体免疫能力,减少机会性感染和虚弱症状,提高患者的生存质量具有很大的优势[8],但至今仍没有 HIV/AIDS 疾病特异量表应用于我国的艾滋病的临床研究,而国际上的量表难以适应我国的文化背景,因此非常需要研制出能够全面评价艾滋病患者生存质量的量表,这不仅可弥补目前临床疗效判定标准的不足,从多维角度反映患者的生理、心理功能、精神状态、社会关系和经济与环境条件,同时,又比普适性量表更加客观真实地反映患者疾病、证候和治疗满意度等有关内容,更有利于凸显治疗艾滋病的临床疗效优势,而且艾滋病生存质量的研究也可以吸收中医理论中独特的内容,进一步充实和发展生存质量的理论。

目前,我们所承担的国家"十五"科技攻关项目"艾滋病治疗效果评价研究"已经通过上级有关部门的验收,作为这个项目的重要组成部分,我们已经研制出具有中国特色的突出中医特点的并普遍适用于 HIV/AIDS 患者的生存质量量表。我们调查了 800 多例 HIV/AIDS 患者,证明该量表的研制是成功的,是符合量表的有关要求的。目前,该量表已在河南省普遍推广,这是比较适合中国本土文化的 HIV/AIDS 患者的生存质量量表,它对推动艾滋病事业的发展具有一定的意义。

参考文献(略)

(出自河南中医学院学报 2007 年第 22 卷 129 期第 6 - 8 页)

WHOQOL HIV - BREF 量表用于 AIDS 病人的信度和效度评价

陈新林[1] 贾卫东[2] 岑玉文[2] 何丽云[3]

(1. 广州中医药大学基础医学院,广东 广州 510006;2. 广州市第八人民医院,广东 广州 510060;3. 中国中医科学研究院,北京 100700)

摘要 目的 评价 WHOQOLHIV - BREF 量表用于评价经高效抗反转录病毒治疗(HARRT)的艾滋病(AIDS)病人的

信度、效度。方法 2008 年 7 月 – 2009 年 6 月，使用 AIDS 病人生存质量调查表，对 102 例确诊的 AIDS 病人进行调查，内容包括 HIV – BREF 量表、基本人口学资料以及 AIDS 相关症状等；采用相关分析、信度分析、因子分析和方差分析等统计方法考察量表的信度、效度和区分度。结果 HIV – BREF 量表每个领域的分半信度和内部一致性信度系数 > 0.60，重测信度系数 > 0.50。每个条目跟相关领域的相关系数都 > 0.54（有统计学意义），大于该条目与其他领域的相关系数。因子分析提取的 6 个主成分分别代表了各个领域，累计贡献达到 72.46%；其结果与量表的理论结构假设基本一致。HIVBREF 量表能够区分是否吸毒、不同感染阶段病人的生存质量，具有较好的区分度。结论 HIV – BREF 量表有较好的信度、效度和区分度，在临床以及科研中，可用于评价 AIDS 病人的生存质量。

关键词 艾滋病；生存质量；WHOQOL HIV – BREF 量表；信度；效度

艾滋病的全称为获得性免疫缺陷综合征（Acquired immune deficiency syndrome, AIDS），是由人类免疫缺陷病毒（Human immunodeficiency virus, HIV）引起的一种传染病[1]。自 1981 年 AIDS 被首次报道以来，它以惊人的速度席卷了世界各地，我国也在各类高危人群中相继发现 HIV 感染者，全国绝大部分省、市、自治区均有报道，且情况相当严重[2]。目前，AIDS 尚无治愈的方法，HIV 不断破坏病人的免疫系统，使病人发生机会性感染和恶性肿瘤的机会大大增加，加上抗病毒药物的不良反应、社会对 AIDS 病人的认同感低等因素，严重影响了 AIDS 病人的生活以及工作，包括生理、心理、社会关系等方面。在某种程度上可以把 AIDS 当作一种慢性病，因此对其的生存质量研究也变得尤为重要[3]。

目前，国内外已经出现大量的评价量表，一类是普适性量表，如 SF – 36、GQOLI – 74、诺丁汉健康量表；另外一类是专用的 AIDS 病人生存质量评定量表，如 MOS – HIV、WHOQOL – HIV[4,5]、HAT – QOL、MQOI – HIV、HIV – QL31、MVQOLI[6] 等。WHOQOL – HIV 是 WHOQOLHIV 研究小组（包括 6 个国家）在普适性量表 WHOQOL – 100 的基础上研制而成的[4-5]。该量表从 WHOQOL – 100 的 6 个领域 25 个方面提取 100 个条目，加上 HIV 感染者/AIDS 病人特异的 35 个条目形成 7 个领域 30 个方面，共 135 个条目。WHOQOL – HIV 是由不同文化背景国家的专家，基于各国的 HIV 感染者/AIDS 病人研制的，因此适合不同国家使用。WHOQOL – HIV 条目过多，为了方便使用，WHOQOL – HIV 研究小组推出了其简化版 WHOQOLHIV – BREF 量表（简称为 HIV – BREF）。目前国内刚刚引进 HIV – BREF 量表，本文使用该量表测量我国经高效抗反转录病毒治疗（HAART）的 AIDS 病人的生存质量，对其信度、效度和区分度进行评价，结果报告如下。

1 对象与方法

1.1 对象 入选标准：(1) 符合 2005 年中华医学会感染病学分会 AIDS 学组制定的《AIDS 诊疗指南》的艾滋病的诊断标准，并且进行 HAART 的病人；(2) 在广州市第八人民医院就诊病人，年龄 ≥ 18 岁至 ≤ 60 岁；(3) 病人自愿参加本研究，并签署知情同意书。排除标准：患有严重的精神及神经疾病，不符合上述纳入标准的病人。

1.2 量表 HIV – BREF 量表是 WHOQOL – HIV 的简化版，共包括 6 个领域：生理领域（Physical domain, PH）4 个条目，心理领域（Psychological domain, PS）5 个条目，独立领域（Independence domain, IN）4 个条目，社会关系领域（Social domain, SO）4 个条目，环境领域（Environment domain, EN）8 个条目，信仰领域（Spirituality domain, SP）4 个条目。另外还有两个条目：总的生存质量和总的健康状况，一共 31 个条目[1,7]。

1.3 调查内容 调查内容包括 3 个部分：HIVBREF 量表、基本人口学资料和治疗的相关信息。其中基本人口学资料包括性别、年龄、出生日期、文化程度、婚姻状况、HIV 阳性确定时间、吸毒情况、感染途径等等；治疗的相关信息包括抗病毒治疗剂量、AIDS 相关症状、HIV 的血清学检测结果等等。住院期间对病人进行首次调查，隔 2 – 3 天对病人进行第二次 HIV – BREF 量表的调查。

1.4 统计分析方法 全部数据经 EpiData3.1 软件录入，应用 SPSS13.0 进行统计分析。使用相关分析、信度分析、探索性因子分析、t 检验和方差分析等统计方法评价 HIV – BREF 量表的信度、效度和区分度。所有的检验水准为 $\alpha = 0.05$。

2 结果

选择符合纳入标准的 102 例 AIDS 病人，其中男 72 例，女 30 例；平均年龄（38.29 ± 10.92）岁（20 – 76 岁），中位年龄为 37.00 岁；已婚 64 例，未婚 38 例。接受教育时间 ≤ 9 年的共 87 例，> 9 年的 15 例。有吸毒史的 25 人。HAART 治疗 ≤ 6 个月的 45 人，> 6 个月的 57 人。

2.1 信度 以整个量表奇数条目为一组，偶数条目为一组，将其分成 2 个半量表，得出其分半信度为 0.94。每个领域的分半系数均 > 0.60。每个领域的重测信度系数都 > 0.50。内部信度即内部一致性信度，采用克朗巴赫 α 系数（Cronbach's α）进行考察。此系数越大，内部一致性越高，同质性越好。同时要求各领域间相关系数应低于 α 系数。本研究中，整个量表的 α 系数为 0.92，各领域的 α 系数均 > 0.60，各领域间相关系数均小于各个领域的 α 系数（表 1）。

表1 HIV-BREF 各领域分半系数 Cronbach's α 系数及各领域之间的相关系数
Table1 The split-half, test-retest, α coefficient and correlation in domains

领域 Domain	分半系数 Split-half coefficient	重测信度系数 Test-retest coefficient	α 系数 coefficient	领域间相关系数 Correlation between domains				
				生理 PH	心理 PS	独立 IN	社会 SO	环境 EN
PH	0.76	0.53	0.68	–	–	–	–	–
PS	0.66	0.59	0.71	0.53	–	–	–	–
IN	0.62	0.54	0.67	0.53	0.54	–	–	–
SO	0.64	0.55	0.64	0.53	0.63	0.52	–	–
EN	0.83	0.65	0.83	0.55	0.60	0.60	0.57	–
SP	0.76	0.50	0.72	0.44	0.47	0.37	0.52	0.37

2.2 效度 内容效度指的是所选条目是否能够代表所要测量的内容或主题。由表2可见，每个条目与领域总分的相关系数都 >0.54，差异有统计学意义（P<0.001），而且大于该条目跟其他领域的相关系数。

探索性因子分析，得出6个特征值>1，6个主成分（Principal component, PC）可以解释的总变异量为 72.46%。用方差最大正交法旋转后可知，第1主成分与环境领域的条目因子载荷系数（Factor loading coefficient, FLC）较大（>0.60），与其他领域的条目因子载荷较小，说明该主成分主要反映环境领域；第2、3、4、5、6主成分依次反映独立、心理、生理、信仰和社会领域。各因子下包涵的条目与量表设计假设在相当程度上一致，详见表3。

表2 HIV-BREF 各条目与各领域的相关系数
Table 2 The correlation coefficients of the items and domains

条目 Items	条目数 NO. of items	与所属领域的相关系数 The correlation with own domain	与其他领域的相关系数 The correlation with other domain
PH	4	0.58~0.82*	0.11~0.46
PS	5	0.57~0.74*	0.11~0.49
IN	4	0.62~0.78*	0.20~0.45
SO	4	0.54~0.78*	0.24~0.47
EN	8	0.58~0.77*	0.22~0.48
SP	4	0.73~0.89*	0.23~0.45

注：* 表示 P<0.05。Note：* meant P<0.05.

表3 HIV-BREF 提取出来的6个主成分和条目的因子载荷
Table 3 The six principal components and the factor loading coefficients

第1主成分 First PC		第2主成分 Second PC		第3主成分 Third PC		第4主成分 Fourth PC		第5主成分 Fifth PC		第6主成分 Sixth PC	
item	FLC	item	FLC	item	FLC	item	FLC	item	FLC	item	FLC
F16	0.60	F9	0.45	F4	0.80	F1	0.81	F24	0.79	F13	0.49
F17	0.79	F10	0.46	F5	0.42	F2	0.51	F53	0.66	F14	0.53
F18	0.75	F11	0.88	F6	0.55	F3	0.87	F54	0.93	F15	0.69
F19	0.75	F12	0.43	F7	0.64	F50	0.42	F55	0.84	F51	0.77
F20	0.70			F8	-0.66						

注：FLC 表示因子载荷。F1 表示 Hl-BREF 量表第一个条目，依次类推。
Note：PC means principal component, FLC means factor loading coefficient. F1 means the first item of the HIV-BREF scale, and so on.

2.3 区分度 不同性别、不同婚姻状况的 AIDS 病人，在所有领域上的得分均无统计学意义。是否吸毒和不同感染阶段的病人，除了信仰领域，其他领域的得分均有差别。详见表4。

表4 不同人口学资料的AIDS病人各个领域的得分情况（均数±标准差）
Table 4 The scores of each domain among AIDS patients with different demographic backgrounds.

组别 Group	PH	PS	IN	SO	EN	SP
性别 Gender						
男 male	14.1±3.1	13.8±2.4	12.8±2.3	13.4±2.4	13.6±2.3	14.2±3.6
女 female	14.7±2.9	14.1±2.2	12.9±1.7	13.1±2.5	13.7±1.5	13.3±3.7
婚姻 Marriage						
已婚 married	14.2±2.7	13.8±2.3	12.9±2.0	13.3±2.6	13.5±2.2	14.2±3.7
未婚 unmarried	14.3±3.2	14.0±2.4	12.8±2.2	13.4±2.4	13.7±2.1	13.8±3.6
吸毒 Drug-use	*	*	*	*	*	*
有 yes	14.7±2.9	14.3±2.3	13.2±1.9	13.7±2.4	14.0±2.0	14.1±3.5
无 no	12.9±3.0	12.8±2.2	11.8±2.3	12.2±2.2	12.5±2.1	13.6±4.1
感染阶段 Infection stage	*	*	*	*	*	*
无症状 Asymptomatic	15.5±2.3	14.8±1.8	13.0±1.8	14.0±1.9	14.4±1.5	14.7±3.3
有症状 with AIDS related symptoms	11.7±3.5	11.8±3.3	10.7±2.6	10.8±1.9	11.8±2.0	11.5±3.8

注：* 表示 P<0.05   Note：* meant P<0.05

3 讨论

目前，WHOQOL-HIV已经在国内使用。谢婧等使用WHOQOL-HIV了解河南省AIDS（AIDS）病人生存质量现状[8]。施学忠等使用WHOQOL-HIV探讨AIDS相关症状对AIDS病人生存质量的影响[9]。但是WHOQOL-HIV包含135个条目，内容太多，测量时用的时间太长，在一定程度上影响了推广。有必要对其简化版量表HIV-BREF进行验证，证实其是否可信有效，以便于进行大范围的推广。

HIV-BREF量表用于研究AIDS病人的生存质量，总表的分半信度系数为0.94，每个领域的分半信度系数>0.60，表明HIV-BREF量表具有较好的分半信度。每个领域的重测信度系数都大于0.50，HIV-BREF具有较好的重测信度。内部信度较高，大部分领域的内部信度>0.70；除了独立和社会领域的信度稍低（<0.70），原因在于这两个领域包含较少条目（4个条目）。整个量表的内部信度为0.92，说明量表的内部信度好。

研究结果显示，每条目跟相关领域的相关系数都>0.54，均高于该条目与其他维度的相关系数。另外，HIV-BREF量表包含了大量关于AIDS病人症状的条目，比如生理领域的"您在多大程度上为HIV感染所带来的身体不适所困扰？"社会领域的"您感觉在多大程度上能被熟人所接受或认可？"等等。这些条目都是AIDS病人密切关注的，也严重影响AIDS病人的生存质量，说明量表具有较好的内容效度。从结构效度来看，提取的6个主成分代表了量表的6个领域，累计贡献达到72.46%，说明用HIV-BREF量表评价经HAART治疗的AIDS病人，具有良好的结构效度。

吸毒导致AIDS病人出现特有的症状，社会环境的不同，对病人的身体、心理、生活、社会和经济都造成影响，从而影响到病人的生存质量。另外，不同疾病阶段的病人，症状的数量和严重程度的差异，也对病人的生存质量产生了巨大的影响。本研究也表明：AIDS病人中的吸毒人群和非吸毒人群大部分领域（信仰领域除外）的得分都存在差别，不同疾病阶段的病人生存质量也存在差别（信仰领域除外），提示HIV-BREF量表具有较好的区分度。

综上所述，HIV-BREF量表在AIDS病人中运用具有较好的分半信度、重测信度和内部一致性信度；该量表具有较好的内容效度和区分度，其结构效度与量表的设计是符合的，可以在临床以及科研中用于研究AIDS病人的生存质量。下一步可考虑设立HIV感染者的对照组，增加样本量，进行多中心研究，更好地验证HIV-BREF量表在中国的应用。

参考文献（略）

（出自中国艾滋病性病2010年第16卷3期第239-242页）

· 证候临床研究 ·

2237 例 HIV/AIDS 患者中医证候分布及演变规律

王健[1*] 刘颖[1] 何丽云[1] 李洪娟[2] 邹雯[1] 岑玉文[3] 邓鑫[4] 王莉[5] 张国梁[6] 胡建华[7]
谢世平[8] 王江蓉[9] 王晓静[10] 颜迎春[11] 马艳萍[12] 杨小平[13] 李勇[14] 刘水清[15] 李霞[16] 董继鹏[1]

(1. 中国中医科学院中医药防治艾滋病研究中心、临床评价中心，北京市东直门内南小街 16 号，100700；
2. 北京中医药大学；3. 广州市第八人民医院；4. 广西中医学院附属瑞康医院；5. 云南省中医中药研究院；
6. 安徽中医学院第一附属医院；7. 首都医科大学附属北京佑安医院；8. 河南中医学院；9. 上海市公共卫生临床中心；
10. 首都医科大学附属北京地坛医院；11. 沈阳市传染病医院；12. 新疆维吾尔自治区中医医院；
13. 河南省中医中药研究院；14. 中国中医科学院广安门医院；15. 贵阳市第五人民医院；16. 首都医科大学)

摘要 目的 探索艾滋病（AIDS）中医证候及其分布和演变规律。方法 选择我国 AIDS 流行的 10 个主要地区 13 家医疗单位 2297 例患者，采用现场访谈的形式，根据艾滋病四诊信息采集表收集信息进行中医证候学调查。总结不同感染途径患者的中医证候分布情况，并根据不同病期、不同干预手段采用潜变量转移模型分析患者证型的演变规律。结果 AIDs 患者有偿供血者以脾气虚弱脾肾阳虚为主；性传播者以肝郁气滞、脾肾阳虚为主；静脉吸毒者以脾气虚弱、气阴两虚为主。不同病期：人类免疫缺陷病毒（HIV）感染者中，所有证型在 5 个时点向气阴两虚证转移最多；AIDS 患者中，所有证型在 5 个时点向脾肾阳虚证转移最多。不同干预手段：中药治疗的 HIV 感染者中，肝郁气滞、脾气虚弱、气阴两虚向湿热蕴结转移较少，湿热蕴结向肝郁气滞和气阴两虚转移较多；高效抗逆转录病毒治疗（HAART）后的 AIDS 患者各证型分类均以 30% 左右比例向气阴两虚证转移；中西医结合治疗的 AIDS 患者各证型分类均以 30%～40% 比例向气阴两虚证转移，10% 左右比例向脾肾阳虚转移。结论 HIV 感染者以脾气虚弱为主，AIDS 患者以脾肾阳虚为主；证候演变呈气虚→气虚夹湿、阴虚火热→气阴两虚→阳虚过程

关键词 艾滋病；证候；横断面调查；潜变量转移模型

艾滋病（AIDS）中医证候学研究是中医药防治重大传染病领域中"中医药防治艾滋病综合研究"中的一项重要内容。本研究收集我国 ATDS 流行的 10 个主要地区 2297 例大样本数据，以证候研究为切入点设计全面的四诊信息采集表并结合舌脉信息临床分期和传播途径，应用数据挖掘方法，建立潜变量状态转移模型，拟初步揭示 ATDS 证候演变规律，现报告如下。

1 临床资料

1.1 诊断标准

诊断标准参考《艾滋病诊疗指南》[1]制定

1.2 纳入及排除标准

纳入标准：符合以上诊断标准；有明确的感染途径；患者既往无慢性器质性疾病；年龄 18～65 岁。

排除标准：合并有影响调查问卷真实性疾病患者；调查资料不全者；精神病患者；妊娠期患者。

1.3 一般资料

临床调研时间为 2009 年 7 月至 2010 年 12 月，主要选择我国 AIDS 流行的 10 个主要地区（北京市、云南省、河南省、广西壮族自治区、安徽省、广东省、新疆维吾尔自治区、上海市、沈阳市、贵州省）共 13 家单位（首都医科大学附属北京地坛医院首都医科大学附属北京佑安医院、广州市第八人民医院、云南省中医中药研究院、广西中医学院附属瑞康医院、河南中医学院、安徽中医学院第一附属医院、上海市公共卫生临床中心、沈阳市传染病医院、

中国中医科学院广安门医院、河南省中医药研究院、新疆维吾尔自治区中医医院、贵阳市第五人民医院）参与此项工作，共纳入病例2237例。其中男1524例，女709例，缺失5例；平均年龄39.6岁；平均身高169.8cm；平均体重62.5kg；汉族1757例，其他民族470例，缺失10例；感染途径：性传播878，静脉吸毒597例有偿供血652例母婴传播134例，其他6例，缺失40例；人类免疫缺陷病毒（HIV）感染者844例，AIDS患者1279例，缺失114例。

2 方法

2.1 临床调查方法

采用现场访谈的形式，根据ATDS四诊信息采集表[2]收集信息，脉象用ZM-3型脉象仪测定，舌象用道生舌像仪采集。调查员确定为中医或中西医结合本科毕业，临床工作两年以上者；调查员培训标准：选其中50名被调查者重复调查并进行一致性检验，Kappa值达到0.75以上者。中医证候由3名中医师同时诊断，最终由人机结合的方式确定证型。

2.2 统计学方法

采用SAS 9.1统计软件进行分析，运用潜变量转移模型分析证型的演变规律。

3 结果

3.1 AIDS患者主要传播途径中医证型分布情况

表1示，在AIDS患者3个主要传播途径中，有偿供血者以脾气虚弱、脾肾阳虚为主；性传播者以肝郁气滞、脾肾阳虚为主；静脉吸毒者以脾气虚弱、气阴两虚为主。

表1 AIDS患者主要传播途径中医证型分布

有偿供血（652例）		性传播（878例）		静脉吸毒（527）例	
证型	例数	证型	例数	证型	例数
脾气虚弱	274	肝郁气滞	386	脾气虚弱	229
脾肾阳虚	228	脾肾阳虚	374	气阴两虚	228
肝胃不和	179	肝肾阴虚	255	气血两虚	179
肝郁脾虚	154	肺脾气虚	178	气虚血瘀	156
脾虚湿盛	134			湿热蕴结	112

3.2 AIDS患者证型演变规律

3.2.1 不同病期AIDS患者证型演变规律 根据最小数据与模型拟合指标（BTC，数据越小拟合越好）将917例AIDS患者分为7类：肝郁气滞证；肝胃不和证；脾气虚弱证；脾肾阳虚证；肝肾阴虚证；气阴两虚证；湿热蕴结证。5个时间点的转移概率矩阵如下：从第1时点到第2时点，肝郁气滞证向脾肾阳虚证转移的概率为33.57%，肝胃不和证向脾肾阳虚证转移的概率为21.21%。从第2时点到第3时点，肝郁气滞证向脾肾阳虚证转移的概率为38.79%，肝胃不和证向脾肾阳虚证转移的概率为20.00%。从第3时点到第4时点，肝郁气滞证向脾肾阳虚证转移的概率为45.09%。肝胃不和证向脾肾阳虚证转移的概率为18.33%。从第4时点到第5时点，肝郁气滞证向脾肾阳虚证转移的概率为37.50%，肝胃不和证向脾肾阳虚证转移的概率为32.26%。

根据最小BIC将665例HIV感染者分为6类：肝郁气滞证，肝胃不和证；脾气虚弱证；气阴两虚证；脾肾阳虚证；肝肾阴虚证。5个时间点的转移概率矩阵如下：从第1时点到第2时点，肝郁气滞证向气阴两虚证转移的概率为31.60%，肝胃不和证向气阴两虚证转移的概率为20.00%。从第2时点到第3时点，肝郁气滞证向气阴两虚证转移的概率为39.22%，肝胃不和证向气阴两虚证转移的概率为17.39%。从第3时点到第4时点肝郁气滞证向气阴两虚证转移的概率为42.70%，肝胃不和证向气阴两虚证转移的概率为22.03%。从第4时点到第5时点，肝郁气滞证向气阴两虚证转移的概率为45.69%，肝胃不和证向气阴两虚证转移的概率为32.04%。

以上结果提示：①HIV感染者中，所有证型在5个时点向气阴两虚证转移最多；而AIDS患者中，所有证型在5个时点向脾肾阳虚证转移最多。这说明HIV感染者以脾气虚弱证和气阴两虚证为主，AIDS患者以脾肾阳虚证为主。②湿热蕴结证在ATDS患者中单成一类，而HIV感染者中却没有该证型，说明AIDS患者呈虚证→虚实夹杂→虚证的过程。

3.2.2 不同干预手段AIDS患者证型演变规律 根据最小BIC将292例中药治疗的HIV感染者分为4类：肝郁气滞证；湿热蕴结证；脾气虚弱证；气阴两虚证。5个时间点的转移概率矩阵如下：从第1时点到第2时点，肝郁气滞证、脾气虚弱证、气阴两虚证向湿热蕴结证转移的概率分别为5.00%、0、3.00%；湿热蕴结证向肝郁气滞证和气阴两虚证转移的概率分别为37.50%、25.00%。从第2时点到第3时点，肝郁气滞证、脾气虚弱证、气阴两虚证向湿热蕴结证转移的概率分别为7.00%、0、2.00%；湿热蕴结证向肝郁气滞证和气阴两虚证转移的概率分别为36.36%、45.45%。从第3时点到第4时点，肝郁气滞证、脾气虚弱证、气阴两虚证向湿热蕴结证转移的概率分别为2.00%、0、3.00%；湿热蕴结证向肝郁气滞证和气阴两虚证转移的概率分别为45.45%、27.27%。从第4时点到第5时点，肝郁气45.45%、27.27%。从第4时点到第5时点，肝郁气滞证、脾气虚弱证、气阴两虚证向湿热蕴结证转移的概率分别为5.80%、1.90%、2.70%；湿热蕴结证向肝郁气滞证和气阴两虚证转移的概率分别为40.00%、30.00%。结果提示中药治疗的HIV感染者中，肝郁气滞、脾气虚弱、气阴两虚向湿热蕴结转移较少；湿热蕴结向肝郁气滞和气阴两虚转移较多；说明中药对改善患者ATDS本身引起的消化道症状效果较好。

根据最小BIC将663例高效抗逆转录病毒治疗（HAART）后的AIDS患者分为5类：肝郁气滞证；肝胃不

和证；湿热蕴结证；气阴两虚证；脾肾阳虚证。5个时间点的转移概率矩阵：各证型分类均以30%左右的比例向气阴两虚证转移。结果提示HAART后患者中肝胃不和证、湿热蕴结证多见，可能与服用抗病毒药物产生消化道副作用有关。

根据最小BIC将344例中西医结合治疗的AIDS患者分为5类：肝郁气滞证；肝肾阴虚证；脾气虚弱证；气阴两虚证；脾肾阳虚证。5个时间点的转移概率矩阵：各证型分类均以30%～40%的比例向气阴两虚证转移，10%左右的比例向脾肾阳虚转移。结果提示与单用HAART的AIDS患者相比，该组病例中肝胃不和、湿热蕴结证较少，中药对抗病毒药引起的消化道症状有效。

4 讨论

AIDS的证候特点：①病程长，病情复杂，复合证候多。AIDS潜伏期8～10年，临床表现变化多端，持续时间长，中医证型复杂多变，尤以复合证为多。②机会性感染频发，证型变化快。AIDS患者的机会性感染常常是患者就诊的主要原因，《艾滋病诊疗指南》中就有16种指征性机会性感染，有时候会出现复合感染病情变化快。了解各种机会性感染的中医证候特征及其变化规律后进行中医的辨证论治，可以更加清楚地认识疾病的本质，提高临床疗效。③影响因素多，证候差异明显。通过研究发现，不同感染途径、不同病期、不同干预措施的HIV/AIDS患者临床表现差异明显，证候复杂，影响因素多；因此，进行AIDS证候学研究需要大样本、长时间、多分层，才能客观、真实地反映AIDS的不同证候特征。

对云南省180例以吸毒人群为主的AIDS患者进行研究发现，症状以乏力、盗汗、咳嗽、纳差、发热、胸闷等为主；证型以气阴两虚、邪毒炽盛、肝肾不足为主[3]。对有偿采供血患者进行观察发现，症状以乏力、消瘦、腹泻、瘙痒、口糜、易感冒等为主，脾胃虚弱是其基本证候类型[4]。对北京市104例男性性接触（MRM）HIV/AIDS人群进行调查发现，症状以乏力、健忘、性欲减退、腰膝酸软、情绪抑郁、烦躁等为主，病位主要涉及肝、肾[5]。与本次研究结果基本一致。

中医对于AIDS基本病机的认识尚未达成共识。通过本研究发现，在不同病期的患者中病位在肾，病性以气阴两虚、阳虚的占有相当高比例；即使表现为其他病性、病位者，也明显有向肾、气阴两虚和阳虚转移的趋势。有研究表明，冬泳组、平和质、AIDS患者3组督脉热态△T呈递减（$P<0.01$）；神阙穴和命门相对热态差值△T平和质和冬泳组均明显高于AIDS组[6-7]；因此可以认为AIDS与肾气、肾中精气、肾阴肾阳密切相关，病变损及人体的元气，最终导致死亡。

本研究结果提示，AIDS损伤元气的方式可能有三种：一是直接伤元气，损伤肾中精气，这类患者以性传播最多；二是首先犯脾，脾气虚弱表现明显，中间夹湿，最后及肾，这类患者以采供血传播为主；三是首先犯脾，很快演变为肺脾、肝脾、心脾，从不同的通路向肾转移，最终表现元气的虚损。肾虚往往与元气亏虚密切相关，因为肾之命门为元气化生的场所，但五脏之虚皆可致元气亏虚而非独肾虚。总之，不同分期、不同传播途径对患者症状、病性病位以及证型都有影响，但AIDS的基本病机初步认为是外邪（HIV）致病，元气虚损，其证候演变是从气虚→气阴两虚→阳虚的变化过程。

参考文献（略）

（出自中医杂志2012年第53卷11期第948-951页）

1891例静脉吸毒感染HIV/AIDS患者的中医证候分析

梁碧颜[1] 王健[1] 方路[2] 邓鑫[3] 王军文[4]

([1]中国中医科学院中医药防治艾滋病研究中心，北京100700；[2]云南中医中药研究院，昆明650223；[3]广西中医学院附属医院瑞康医院，南宁530011；[4]湖南省中医药大学第二附属医院，长沙410005)

摘要 目的：了解静脉吸毒感染艾滋病患者的症状分布，探讨中医证候特点。方法：选取静脉吸毒感染艾滋病患者1891例，采用因子分析方法提取证候要素。结果：症状体征分布特点：主症以乏力、纳呆为主，次症以气短（胸闷）、盗汗为主，体征以淋巴结肿大为主。因子分析结果得出7个公因子，症状组合提示的证候要素有10个，病位类要素有肺、脾、胃，病性类要素有阴虚、气滞、血瘀、血虚、湿热、热（火）、痰。提示的常见证候有8个，虚证类有肺阴虚、胃阴虚、阴血不足，实证类有气滞血瘀、脾胃不和、湿热蕴结、心火上炎、气滞痰阻。结论：基于因子分析提取的1891例静脉吸毒感染艾滋病患者的常见证候与证候要素，为今后的辨证规范研究提供一定的依据。

关键词 艾滋病；中医证候；静脉吸毒；证候要素；因子分析

证是中医认识疾病的根本所在，是疾病在发生发展过程中某个阶段主要矛盾的反映，是临床治疗的主要依据[1]。文章通过对全国中医药治疗艾滋病（acquired immunodeficiency syndrome, AIDS）试点项目中静脉吸毒感染者的四诊信息进行采集，利用因子分析方法探讨感染艾滋病病毒（human immunodeficiency virus）HIV/AIDS患者中医证候特点，为艾滋病中医证候诊断标准化研究提供一定依据。

资料与方法

1. 诊断标准 临床诊断标准：按照卫生部、中华医学会《艾滋病诊疗指南》[2]标准执行。中医辨证标准：依据国家中医药管理局颁布《中医药治疗艾滋病项目临床技术方案》[3]。

2. 纳入标准 ①经当地疾病预防控制中心确认的HIV/AIDS患者；②符合《中医药治疗艾滋病试点项目临床技术方案》[3]；③知情同意，并签署知情同意书。

3. 症状体征 根据《中医药治疗HIV/AIDS临床登记表》[3]中要求，确立主要症状群有发热、咳嗽、乏力、纳呆、腹泻、呕吐，按0、2、4、6分区分症状轻重程度；次要症状群有气短（胸闷）、自汗、盗汗、恶心、脱发、头疼、胸疼、腹疼、腹胀、肌肉疼、关节疼、腰疼、皮肤瘙痒、月经失常，按0、1、2、3分区分症状轻重程度；主要体征有皮疹、黏膜溃疡、口糜、疱疹、卡波西肉瘤、淋巴结肿大，按0、3、6、9分区分体征轻重程度。

4. 统计学方法 采用SPSS 11.5统计软件对数据进行分析。证候学分析用频数分析、因子分析，以$P<0.05$为差异有统计学意义。

结果

1. 一般资料 1891例静脉吸毒感染HIV/AIDS均为2004年8月至2009年6月中医药治疗艾滋病试点项目省的患者。男1615例（85.40%），女276例（14.60%）；平均年龄（34.14±5.73）岁。病程（从HIV测出时间开始算）：最短时间为1个月，最长时间为201个月，平均病程时间为（23.11±31.16）个月。病程（从可能感染时间开始算）：最短时间为2个月，最长时间为274个月，平均病程时间为（74.01±47.49）个月。分期：艾滋病病人844例（44.63%），HIV感染者1041例（55.05%），急性感染期6例（0.32%）。云南1027例（54.31%），湖南321例（16.98%），四川192例（10.15%），江西191例（10.10%），广西80例（4.23%），广东48例（2.54%），陕西23例（1.22%），北京4例（0.21%），重庆3例（0.16%），河南2例（0.11%）。

2. 证候变量的频数分布 见表1。《技术方案》[3]中列出艾滋病常见症状和体征共26个，分析结果表明月经仅为女性患者特征，男性患者缺失，缺失率超过50%。因此月经失调指标未纳入研究，仅对25个症状、体征进行分析。表1显示，主症以乏力、纳呆为多见，次症以气短（胸闷）、盗汗为多见，体征以淋巴结肿大为多见。

3. 因子分析结果 见表2－表3。KMO（Kaiser-Meyer-Olkin）统计量和Bartlett's球形假设检验结果显示，KMO统计量数值为0.84，球形检验$P<0.01$，表示数据适合做因子分析。公因子提取以特征根值作为标准，特征根值>1的公因子共有7个，其累积贡献率为51.12%。根据最大方差旋转后的数值，取公因子负荷值$\geq \pm 0.5$的绝对值指标，选取7个公因子下的症状。每个公因子下的症状（按公因子载荷数由大到小排序）及可能提示的中医证候要素和证候的初步提取。

表1 1891例患者的症状和体征分布情况比较

项目	症状体征	频数（例）	频率（%）
主要症状	发热	667	35.27
	咳嗽	713	37.70
	乏力	1397	73.88
	纳呆	819	43.31
	腹泻	398	21.05
	呕吐	190	10.05
次要症状	气短（胸闷）	854	45.16
	自汗	655	34.64
	盗汗	798	42.20
	恶心	387	20.47
	脱发	322	17.03
	头疼	519	27.45
	胸疼	390	20.62
	腹疼	317	16.76
	腹胀	365	19.30
	肌肉疼	434	22.95
	关节疼	419	22.16
	腰疼	493	26.07
	皮肤瘙痒	524	27.71
主要体征	皮疹	120	6.35
	黏膜溃疡	120	6.35
	口糜	114	6.03
	疱疹	108	5.71
	卡波西肉瘤	3	0.16
	淋巴结肿大	406	21.47

表2 7个公因子的特征根和贡献率

公因子	特征根	贡献率（%）	累计贡献率（%）
F_1	4.87	19.50	19.50
F_2	1.65	6.61	26.11
F_3	1.48	5.90	32.01
F_4	1.40	5.59	37.60
F_5	1.24	4.96	42.56
F_6	1.10	4.38	46.94
F_7	1.05	4.18	51.12

表3 7个公因子下的症状及可能提示的中医证候、证候要素

公因子	症状	可能提示的证候要素	可能提示的中医证候
F_1	气短胸闷（0.69）、咳嗽（0.63）、乏力（0.60）、发热（0.55）、盗汗（0.54）	肺、阴虚	肺阴虚
F_2	关节疼（0.75）、肌肉疼（0.74）、腰疼（0.68）、头疼（0.57）	气滞、血瘀	气滞血瘀
F_3	腹疼（0.75）、腹胀（0.66）、腹泻（0.64）	脾、胃	脾胃不和
F_4	恶心（0.83）、呕吐（0.81）	脾、胃	脾胃不和
F_5	皮疹（0.85）、皮肤瘙痒（0.83）	血虚、阴虚、湿热	湿热蕴结，阴血不足
F_6	口糜（0.77）、黏膜溃疡（0.75）	胃、心、热（火）、阴虚	胃阴虚，心火上炎
F_7	卡波西肉瘤（0.62）	气滞、痰阻	气滞痰阻

4. 因子分析碎石图 由图1可见，前7个公因子特征值在1.0以上，进一步说明可提取前7个公因子。第1个公因子和第2个公因子之间曲线下降幅度最大，说明第1个公因子的贡献率最大，以后曲线下降趋于平缓。

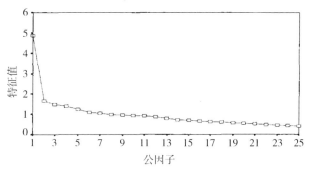

图1 因子分析碎石图

讨论

本研究显示，HIV/AIDS患者以乏力多见，1 397例，发生率达73.88%，与云南王莉等[4]报道的73%几乎完全相同，说明本病邪毒耗伤正气所致。其次为纳呆，提示有脾气虚弱，运化功能低下。次症以气短（胸闷）、盗汗为多见，提示存在气虚、阴虚的表现，与王健等[5]报道的静脉吸毒者以脾气虚弱、气阴两虚为主相符合。

AIDS是一种全身免疫性缺陷疾病，临床表现错综复杂，各指标之间又相互联系，要从众多指标中挑选较少并有代表性的指标来全面、客观地反映AIDS中医证候很有必要。

因子分析是多元统计中的重要内容，其主要目的是实现降维，即用几个少数公因子描述多个可测指标之间的联系，相关性较为密切的指标归为同一类，共同反映评价主体的一个方面[6]。本研究结果表明，因子分析将中医症状体征指标降维，特征值>1.0的因子共计7个，其中第1公因子贡献率为19.50%，说明其对总分的贡献率最大。

近年来，"证候要素"的概念已被广大的中医学者所接受，主要包括病位、病性2类[7]。本研究根据因子分析的结果，结合中医理论进行初步的诠释，提取的证候要素有10个，其中病位类要素有肺、脾、胃，病性类要素有阴虚、气滞、血瘀、血虚、湿热、热（火）、痰。提取的常见证候有8个，虚证类有肺阴虚、阴血不足、胃阴虚，实证类有气滞血瘀、脾胃不和、湿热蕴结、心火上炎、气滞痰阻。

AIDS由HIV感染人体而致，具有很强的传染性和极高的死亡率。已经证实的艾滋病感染途径主要有：性接触传播、血液传播及母婴传播，其中血液传播中静脉吸毒感染者占很大比重。目前有关静脉吸毒感染者中医证候的诊断及疗效评价尚无统一、客观化的标准，文章对临床症状体征分布进行总结，通过证候要素规律的辨识，有利于认识疾病病机与演变规律，为证候规范研究提供依据，对深入探讨AIDS中医证候特点具有重要意义。

致谢：本研究得到了云南、湖南、四川、江西、广西、广东、陕西、北京、重庆、河南等试点项目省、市、自治区工作人员及患者的大力支持，在此表示感谢。

参考文献（略）

（出自中华中医药杂志2013年第28卷9期第2755－2757页）

1266例HIV/AIDS患者中医证候及证型分布规律分析

惠高萌[1]　郑志攀[2]　孟鹏飞[2]　马秀霞[2]　唐引引[1]　宋夕元[1]　黄冠[1]　贺小举[1]　李正[1]　徐立然[2]

(1 河南中医学院，河南 郑州，450008；2 河南中医学院第一附属医院，河南 郑州，450000)

摘要　目的：分析1266例HIV/AIDS患者中医证候及证型分布规律，为全面深入的临床研究奠定基础。方法：对2004年10月~2009年10月期间筛选的1266例HIV/AIDS患者资料进行数据整理、统计分析。结果：HIV/AIDS患者中医证候以虚证人数为多，证型中复合证型气血亏虚证人数为最多，脏腑兼病证候中脾、肾阳虚证人数最多，五脏证候中脾气虚证人数最多，存在气血阴阳亏虚，兼有湿、热、毒、痰、瘀等，病位在脾，涉及肺、肾、肝。结论：HIV/AIDS患者中医证候以虚证为主，存在气血阴阳亏虚，气虚为本；病位在脾，涉及肺、肾、肝，脾为枢机。

关键词　HIV/AIDS；艾滋病；中医证候；证型

2004年10月~2009年10月，按照卫生部、国家中医药管理局要求，我们启动了中医中药治疗艾滋病试点项目，为艾滋病人提供免费中医药临床救治。共收集入选1266例HIV/AIDS患者进行中医临床证候及证型研究，现将有关研究结果分析报告如下。

1 资料与方法

1.1 临床资料

1266例HIV/AIDS患者均来自2004年10月~2009年10月期间参加治疗并纳入国家中医中药治疗艾滋病试点项目的受试者。

1.2 方法

HIV/AIDS临床诊断标准按照中华医学会艾滋病学组《艾滋病诊疗指南》2004标准执行。中医辨证标准参考中华人民共和国国家标准《中医临床诊疗术语》(2002)、国家中医药管理局《中医药治疗艾滋病临床技术方案(试行)》、《中药新药临床研究指导原则》(2003年)、以及河南省中医管理局《艾滋病常见病症辨证治疗要点》及《中医诊断学》七版教材等相关的证候诊断标准。入组患者均在已经统一培训的医师询问和指导下填写临床调查表，提取(0、24、48、60个月)不同时间点的资料，用Excel建立数据库。将中医证候及证型分布进行频数统计，并计算其所占百分率。

2 结果

2.1 一般情况分析

男女病例数量比例为0.93:1；年龄分布23~64岁，以31~40岁青壮年最多为581例，占45.9%；感染途径多为血液传播，其中有偿献血933例为最多，占73.7%，其次为输血感染178例(14.0%)、性传播83例(6.6%)、吸毒感染56例(4.4%)、母婴传播16例(1.3%)；患者职业以农民为主756例，占59.7%，工人187例(14.8%)，农民工128例(10.1%)，学生96例(7.6%)，知识分子79例(6.2%)，自由职业及其它20例(1.6%)；病人文化程度较低，高中及以上有378例，占28.8%。

2.2 HIV/AIDS患者0月证候证型频次统计结果

见表1、表2。

表1　HIV/AIDS患者0月证候频次统计结果

证候	频数	百分比(%)
虚证	702	55.5
实证	229	18.1
虚实夹杂证	158	12.5
无证可辨	177	14
合计	1266	100

由表1可见：1266例HIV/AIDS患者0月证候以虚证最多，有702例，占55.5%。

表2 HIV/AIDS患者0月证型频次统计结果（n=1266）

证型	例数	百分比（%）	证型	例数	百分比（%）
气血两亏	254	20.06	脾阳虚证	2	0.16
脾肾阳虚	210	16.59	气血两虚，湿热内蕴证	2	0.16
气阴两虚	178	14.06	阴虚火旺证	2	0.16
气虚血瘀	129	10.19	肝阴虚证	1	0.08
痰热内扰型	55	4.34	肝阳上亢证	1	0.08
肝经风火	55	4.34	肝郁气滞证	1	0.08
热毒内蕴	52	4.11	心脾气血两虚证	1	0.08
脾气虚证	33	2.61	气血阴阳亏虚证	1	0.08
肝郁气滞火旺型	28	2.21	气血两虚，痰湿内阻证	1	0.08
气郁痰阻	20	1.58	气滞血瘀证	1	0.08
脾虚湿阻证	15	1.18	血虚风燥证	1	0.08
元气虚衰	11	0.87	脾虚气陷证	0	0.00
湿热蕴脾证	8	0.63	肺阴虚证	0	0.00
肝胆湿热证	6	0.47	肺肾气虚证	0	0.00
肝郁脾虚证	6	0.47	气血两虚，痰瘀阻滞证	0	0.00
气虚外感风寒证	5	0.39	胃阴虚证	0	0.00
脾肺气虚证	4	0.32	膀胱湿热证	0	0.00
肝肾阴虚证	3	0.24	肠道湿热证	0	0.00
肝胃不和证	3	0.24	无证可辨	177	13.98

由表2可见：1266例HIV/AIDS患者共出现37种证型，0月以气血两亏证最多，占20.60%，其次为脾肾阳虚证（16.59%），气阴两虚证（14.06%），无证可辨（13.98%），气虚血瘀证（10.19%）均＞5%，痰热内扰证、肝经风火证、热毒内蕴证、脾气虚证、肝郁气滞火旺证、气郁痰阻证、脾虚湿阻证均＞1%。

2.3 HIV/AIDS患者24个月证候证型频次统计结果

见表3、表4。

表3 HIV/AIDS患者24个月证候频次统计结果

证候	频数	百分比（%）
虚证	934	73.8
实证	102	8
虚实夹杂证	158	12.5
无证可辨	72	5.7
合计	1266	100

由表3可见：第24个月证候以虚证最多，有934例，占73.8%。

表4 HIV/AIDS患者24个月证型频次统计结果（n=1266）

证型	例数	百分比（%）	证型	例数	百分比（%）
气血两亏	298	23.54	肝肾阴虚证	7	0.55
气血阴阳亏虚证	167	13.19	心脾气血两虚证	5	0.39
脾气虚证	149	11.77	阴虚火旺证	5	0.39
脾肾阳虚	145	11.45	肝胆湿热证	4	0.32
气阴两虚	129	10.19	气血两虚，痰瘀阻滞证	4	0.32
气虚血瘀	69	5.45	气郁痰阻	3	0.24
痰热内扰型	40	3.16	肺阴虚证	3	0.24
脾虚湿阻证	28	2.21	肺肾气虚证	3	0.24
元气虚衰	16	1.26	肝阳上亢证	2	0.16
气血两虚，痰湿内阻证	16	1.26	肝阴虚证	1	0.08

续表

证型	例数	百分比（%）	证型	例数	百分比（%）
气虚外感风寒证	15	1.18	肝胃不和证	1	0.08
肝经风火	13	1.03	脾虚气陷证	1	0.08
湿热蕴脾证	13	1.03	胃阴虚证	1	0.08
血虚风燥证	13	1.03	肠道湿热证	1	0.08
热毒内蕴	10	0.79	脾阳虚证	0	0.00
脾肺气虚证	9	0.71	气血两虚，湿热内蕴证	0	0.00
肝郁脾虚证	8	0.63	气滞血瘀证	0	0.00
肝郁气滞证	8	0.63	膀胱湿热证	0	0.00
肝郁气滞火旺型	7	0.55	无证可辨	72	5.69

由表4可见：第24个月证型以气血两亏证最多，占23.54%，其次为气血阴阳亏虚证（13.19%），脾气虚证（11.77%），脾肾阳虚证（11.45%），气阴两虚证（10.19%），无证可辨（5.69%），气虚血瘀证（5.45%）均>5%，痰热内扰证、脾虚湿阻证、元气虚衰证、气血两虚痰湿内阻证、气虚外感风寒证、肝经风火证、湿热蕴脾证、血虚风燥证均>1%。

2.4 HIV/AIDS 患者 48 个月证候证型频次统计结果
见表 5、表 6。

表 5 HIV/AIDS 患者 48 个月证候频次统计结果

证候	频数	百分比（%）
虚证	1025	81
实证	93	7.3
虚实夹杂证	88	7
无证可辨	60	4.7
合计	1266	100

由表 5 可见：第 48 个月证候以虚证最多，有 1025 例，占 81.0%。

表 6 HIV/AIDS 患者 48 个月证型频次统计结果（n=1266）

证型	例数	百分比（%）	证型	例数	百分比（%）
气血两亏	366	28.91	湿热蕴脾证	7	0.55
气血阴阳亏虚证	276	21.80	阴虚火旺证	6	0.47
脾气虚证	115	9.08	肝胆湿热证	4	0.32
气阴两虚	104	8.21	肝郁气滞证	4	0.32
脾肾阳虚	89	7.03	肺阴虚证	3	0.24
气虚血瘀	31	2.45	血虚风燥证	3	0.24
痰热内扰型	30	2.37	热毒内蕴	2	0.16
肝肾阴虚证	28	2.21	脾虚气陷证	2	0.16
脾肺气虚证	19	1.50	气郁痰阻	1	0.08
气虚外感风寒证	16	1.26	脾阳虚证	1	0.08
肝胃不和证	15	1.18	肺肾气虚证	1	0.08
肝经风火	13	1.03	胃阴虚证	1	0.08
肝郁脾虚证	13	1.03	膀胱湿热证	1	0.08
心脾气血两虚证	11	0.87	肝阴虚证	0	0.00
脾虚湿阻证	10	0.79	气血两虚，湿热内蕴证	0	0.00
元气虚衰	9	0.71	气血两虚，痰瘀阻滞证	0	0.00
肝阳上亢证	9	0.71	气滞血瘀证	0	0.00
气血两虚，痰湿内阻证	9	0.71	肠道湿热证	0	0.00
肝郁气滞火旺型	7	0.55	无证可辨	60	4.74

由表 6 可见：第 48 个月证型以气血两亏证最多，占 28.91%，其次为气血阴阳亏虚证 21.80%，脾气虚证（9.08%），气阴两虚证（8.21%），脾肾阳虚证（7.03%）均 >5%，无证可辨、气虚血瘀证、痰热内扰证、肝肾阴虚证、脾肺气虚证、气虚外感风寒证、肝胃不和证、肝经风火证、肝郁脾虚证均 >1%。

2.5 HIV/AIDS 患者 60 个月证候证型频次统计结果

见表 7、表 8。

表 7 HIV/AIDS 患者 60 个月证候频次统计结果

证候	频数	百分比（%）
虚证	985	77.8
实证	96	7.6
虚实夹杂证	103	8.1
无证可辨	82	6.5
合计	1266	100

由表 7 可见：第 60 个月证候以虚证最多，有 985 例，占 77.8%。

表 8 HIV/AIDS 患者 60 个月证型频次统计结果（n = 1266）

证型	例数	百分比（%）	证型	例数	百分比（%）
气血两亏	399	31.52	肝胆湿热证	6	0.47
气血阴阳亏虚证	251	19.83	阴虚火旺证	6	0.47
脾气虚证	106	8.37	热毒内蕴	5	0.39
脾肾阳虚	96	7.58	肝郁气滞证	4	0.32
气阴两虚	70	5.53	肺阴虚证	4	0.32
痰热内扰型	31	2.45	气血两虚，痰湿内阻证	4	0.32
气虚血瘀	29	2.29	气血两虚，湿热内蕴证	3	0.24
气虚外感风寒证	29	2.29	膀胱湿热证	3	0.24
肝肾阴虚证	20	1.58	肝阴虚证	2	0.16
肝郁脾虚证	18	1.42	胃阴虚证	2	0.16
心脾气血两虚证	16	1.26	血虚风燥证	2	0.16
肝经风火	13	1.03	脾虚气陷证	1	0.08
脾肺气虚证	12	0.95	气滞血瘀证	1	0.08
脾虚湿阻证	12	0.95	气郁痰阻	0	0.00
湿热蕴脾证	11	0.87	脾阳虚证	0	0.00
肝胃不和证	8	0.63	肺肾气虚证	0	0.00
肝郁气滞火旺型	7	0.55	气血两虚，痰瘀阻滞证	0	0.00
肝阳上亢证	7	0.55	肠道湿热证	0	0.00
元气虚衰	6	0.47	无证可辨	82	6.48

由表 8 可见：第 60 个月证型以气血两亏证最多，占 31.51%，其次为气血阴阳亏虚证（19.83%）、脾气虚证（8.37%）、脾肾阳虚证（7.58%）、无证可辨（6.48%）、气阴两虚证（5.53%）均 >5%，痰热内扰证、气虚血瘀证、气虚外感风寒证、肝肾阴虚证、肝郁脾虚证、心脾气血亏虚证、肝经风火证均 >1%。

3 讨论

本次研究 HIV/AIDS 患者共出现 37 种证型，不同时间点常见证型存在差异，但 0、24、48、60 个月均以气血两亏证为最多，其次为脾气虚证、脾肾阳虚证、气阴两虚证；按气血津液辨证不同时间点以气血亏虚证、气阴两虚证、气虚血瘀证、痰热内扰证为最多；按脏腑辨证脏腑兼病证候以脾肾阳虚证为最多，五脏证候以脾气虚证为最多；24、48、60 个月发生率在前三位的均以气血两亏证、气血阴阳亏虚证、脾气虚证为最多。不同时间点 HIV/AIDS 患者常见证候均以虚证为多，气血亏虚证可能贯穿本病的始终，五脏证候以脾气虚证为最多，脏腑兼病证候以脾肾阳虚证为最多。可见本病以复合证型为主，虚证居多，存在气血阴阳亏虚，兼有湿、热、毒、痰、瘀等，病位在脾，涉及肺、肾、肝。在艾滋病病变过程中虚的病机占有重要的地位。气血是构成人体的基本物质，维持生命机体的脏腑、经络、四肢百骸的基本功能，代表人体的正气，是机体内部平衡的基本因素。气血异常导致正气虚衰，为疾病的发生提供了内在根据，随之衍生一系列病理变化。同时疾病过程的基本病理反应过程也离不开气血失调。脾为升降之枢，气血之源。"疫毒"侵袭脾脏，中气亏虚，气虚不能斡旋枢机，导致升降失调，清气不升，浊气不降，脾失健运，水湿不化，湿浊内生，留于中焦，凝聚为痰，痰浊蕴久生热，热灼阴液，炼津为痰，湿阻气机，壅滞为痰，气血运行不畅为瘀。艾滋病患者病久不愈，脾虚、湿浊、痰饮、瘀血互结变证蜂起。本研究与张国梁[1]、胡建华[2]等研究基本相符皆以气血亏虚证最多，五脏证候与谢世平[3]、黄剑雄[4]等报道基本一致均以脾气虚证最多。

综上可知，HIV/AIDS 患者中医证候以虚证为主，存在气血阴阳亏虚，气虚为本；病位在脾，涉及肺、肾、肝，脾为枢机。本次研究初步探讨了 HIV/AIDS 患者中医证候及证型分布规律，为进一步中医药治疗艾滋病提供了临床依据，奠定了基础。

参考文献（略）

（出自中医临床研究 2013 年第 5 卷 20 期第 1 - 4 页）

708 例艾滋病住院患者中医证治分析

姜枫[1] 李真[1*] 关华[2] 郭会军[1] 郭长河[2] 蒋自强[1] 刘战国[2] 陈秀敏[1]
雷烜[1] 朱梅[1] 刘静静[1] 田爱玲[1]

（1. 河南中医学院第一附属医院艾滋病临床研究中心，河南省郑州市人民路 19 号，450000；2. 河南省上蔡县中医院）

摘要 **目的** 基于 4 年的住院艾滋病患者病历资料，分析该类患者的中医证治特点。**方法** 收集 2004～2008 年的住院艾滋病患者病历，建立病历基本信息提取表，内容包括人口学信息、诊断治疗和中医证治等信息，采用 SPSS 13.0 统计软件进行统计分析。**结果** 纳入 708 例住院艾滋病患者，主要机会性感染中呼吸系统占 39.9%、消化系统占 33.0%、神经系统占 7.1%；中医辨证中虚证占 50.0%、实证占 28.3%、虚实夹杂占 21.7%；使用较多的方剂有参苓白术散、四神丸、生脉散等；使用频次最高的中药依次为甘草、参类、茯苓等。全部使用中西医联合的治疗方法，治疗好转率 50.8%。**结论** 住院艾滋病患者机会性感染多样，中医证候以虚证为主，中西医联合治疗疗效需待提高。

关键词 艾滋病；住院患者；中医证候；虚证；临床疗效

艾滋病（acquired immune deficiency syndrome，AIDS）即获得性免疫缺陷综合征，是由人类免疫缺陷病毒引起的传染病。既往由于艾滋病患者群体的特殊性，对其中医证治的研究多是以门诊病例为主，缺乏以住院患者为基础的研究，本研究以病历分析为基础，进行回顾性研究，以探究该类患者的中医证治特点。

1 资料及方法

1.1 一般资料

从 2004 年 5 月～2008 年 4 月，河南中医学院第一附属医院艾滋病临床研究中心先后收治艾滋病住院患者 708 例。现将基本资料、证治情况整理、分析如下。

708 例患者全部为农村患者，感染途径以有偿献血为主。按入院日期统计，2004 年收治 57 例，2005 年收治 129 例，2006 年收治 252 例，2007 年收治 226 例，2008 年截至 4 月 23 日收治 44 例。男性 354 例，女性 354 例。年龄 6～68 岁，平均（43.4±11.1）岁；住院时间 2～213d，平均住院（30.3±30.2）d。

1.2 诊断标准及中医辨证标准

诊断标准：采用《艾滋病诊疗指南》[1]。需结合流行病学史（包括不安全性生活史、静脉注射毒品史、输入未经抗 HIV 抗体检测的血液或血液制品、HIV 抗体阳性者所生子女或职业暴露史等）、临床表现和实验室检查等进行综合分析，慎重作出诊断。所有住院病例均为经过当地疾控部门确诊的艾滋病例。

中医辨证标准：采用国家中医药管理局颁布《中医药治疗艾滋病项目临床技术方案》[2]和《中医诊断学》[3]中相关辨证标准。

1.3 研究方法

收集的全部住院艾滋病病历，建立病历基本信息提取表，内容包括患者姓名、性别、年龄、家庭住址、入院日期、出院日期、住院天数、入院诊断（艾滋病及其机会性感染、合并症）、出院诊断、中医证型、治疗方法（分中药、西药、中西药)、治疗效果(痊愈、好转、未愈、死亡)、中医方药(已经标注的方剂名称、药物及剂量)等,对每份病历进行信息提取,再经质检员抽样检验、复核后录至Excel文件,进行信息提取、统计分析。采用SPSS 13.0统计软件,进行频数分布等描述性统计。

2 结果

2.1 主要机会性感染按系统分布情况

主要机会性感染各系统分布情况见表1,有机会性感染的患者506例,占71.5%。现将各系统并发症主要情况介绍如下:呼吸系统并发症202例中含感染130例、耶氏肺孢子菌肺炎(PCP)25例、肺结核19例、结核性胸膜炎7例、慢性支气管炎5例、胸腔积液3例、急性支气管炎2例等。消化系统并发症167例中含肝硬化腹水29例,胃炎23例,胆囊炎13例,泄泻4例,药物性肝炎4例等。脑部神经系统36例中含巨细胞病毒(CMV)感染8例,中枢神经系统感染7例等。皮肤黏膜16例中阴囊湿疹2例,过敏性皮炎2例,淋巴结炎2例,皮疹2例,单纯性疱疹2例,带状疱疹(后遗症)2例,疱疹1例,药物过敏性皮炎1例,药物过敏1例,多发性脓疱疮1例。泌尿系统9例中慢性肾小球肾炎2例,输尿管结石、肾结石各1例,便血1例,肾盂肾炎1例,肛瘘1例,尿毒症1例,右肾积水1例。其他,贫血8例,内伤发热5例,发热4例,心悸3例,虚劳3例,心律失常2例,糖尿病2例,冠心病2例,血虚证1例,痰饮1例,咯血1例,颌窦炎1例,心肌缺血1例,心包积液1例,破伤风1例,感冒1例,高血压病1例,左骶髂关节炎1例等。

表1 主要机会性感染分布

系统	呼吸系统	消化系统	脑部神经系统	皮肤黏膜	泌尿系统	其他
例数	202	167	36	16	9	92
百分比(%)	39.9	33.0	7.1	3.2	1.8	18.2

2.2 主要中医证候分布

使用中药汤剂辨证治疗534例,虚证267例,占50.0%;实证151例,占28.3%;虚实夹杂116例,占21.7%。各证候中主要证型分布见表2,频次较少的证候未列入表中。

表2 主要中医证候分布

证候分类	证候	频次	百分比(%)
虚证(267例)	正气亏虚(不足)	73	27.3
	气血不足(两亏)	69	25.8
	脾(肾、胃)虚(气阴阳)	39	14.6
	肺(脾、肾)气(阴)虚	35	13.1
	气阴不足	12	4.5
	肾(阴、阳)虚	7	2.6
实证(151例)	肝胆湿热(夹瘀)	29	19.2
	湿热(蕴脾、中阻)	28	18.5
	痰热(夹瘀)	27	17.9
	痰湿(瘀、浊)	20	13.2
	热毒内蕴	10	6.6
虚实夹杂证(116例)	脾虚湿(瘀、热)盛	29	25.0
	正气亏虚瘀毒(痰毒、湿热)内停	15	12.9
	气血亏虚瘀毒(湿热、痰湿)内停	12	10.3

2.3 治疗方药

全部使用中西医联合的治疗方法。按首次病程记录的中药处方进行统计,合计方剂535次;使用较多的方剂(含化裁)有参苓白术散、四神丸、生脉散、六味地黄汤、补中益气汤、香砂六君子汤、秦艽鳖甲汤、半夏泻心汤、小柴胡汤、二陈汤、止嗽散、千金苇茎汤、茵陈蒿汤、五苓散、达原饮等。方剂中使用频次最高的为甘草373次,其次是参类307次(含人参83次、党参154次、红参5次、太子参65次)。使用频次前20位的药物及其频次见表3,按功能分类治疗药物以补虚药、祛湿药、活血药、理气药为主。

表3 使用频次前20位中药

中药名	使用次数	百分比（%）	中药名	使用次数	百分比（%）
甘草	373	69.7	枳壳	136	25.4
参类	307	57.4	丹参	131	24.5
茯苓	298	55.7	白芍	130	24.3
陈皮	240	44.9	厚朴	106	19.8
黄芪	237	44.3	山药	103	19.3
柴胡	235	43.9	木香	98	18.3
黄芩	225	42.1	薏苡仁	92	17.2
半夏	194	36.3	黄连	91	17.0
当归	184	34.4	牡丹皮	81	15.1
砂仁	147	27.5	泽泻	77	14.4

2.4 治疗效果

依据病历统计，708例患者全部采用中西药并用的治疗方法，治疗好转360例，未愈327例，死亡21例。治疗好转率50.8%。

3 讨论

本研究以累计4年的住院病历为基础，统计分析了该批病例的证治特点。从中可以看出，中原地区以有偿献血途径感染的艾滋病住院病例以农村中年人群为主。住院患者在病种上涉及多系统、多脏器，病种多种多样，机会性感染出现最高的是呼吸系统，部分机会性感染是艾滋病特有的，也有许多是非艾滋病机会性感染的病种，可能与艾滋病患者的免疫力下降、对疾病的抵抗力不足有关。艾滋病患者平均住院时间较长，尽管使用了中西医结合的治疗方法，但总体治疗好转率仅有50.8%，说明艾滋病仍是一种难治性疾病，其治疗方法仍然需要探索、提高。在中医证候上，以虚证为主，虚实夹杂，在脏腑病位上主要涉及脾、肺、肾，在病邪性质上以气、血、阴、阳虚损和湿、热、瘀、痰、毒等为主，这种复杂的证候特点也可能是治疗效果不理想的原因之一。

参考文献（略）

（出自中医杂志2011年第52卷2期第118－120页）

485例HIV/AIDS患者基于专家判读的证型特征研究

刘 颖 邹 雯 咸庆飞 董继鹏 王 健*

（中国中医科学院 中医药防治艾滋病研究中心，北京 100700）

摘要 该文选择我国艾滋病流行的10个主要地区的485例患者，采用专家判读的方式，探索不同感染途径、不同病期不同干预手段患者的中医证候分布情况，探索艾滋病中医证候及其分布和演变规律结果显示，经性传播感染者最多见脾肾阳虚证和肝郁气滞证，经采供血途径传播的感染者最多见脾肾阳虚证、脾虚湿盛证。脾肾阳虚在艾滋病期出现较高，肝郁脾虚证出现在经性传播和单用HAART患者中较多。初步总结出艾滋病以脾肾阳虚、肝郁脾虚、气阴两虚、肝肾阴虚、脾气虚弱、湿热蕴结等为主要证型。

关键词 艾滋病；证型；专家判读

艾滋病是一种新发现的传染病，古代文献中没有关于艾滋病的记载，对于艾滋病的证候特征和演变规律还没有大规模的临床资料支持，所以建立艾滋病中医证候标准是亟待解决的问题之一[1]。国家科技重大专项专门设立"艾滋病中医证候学研究"课题，运用中医学、临床流行病学、统计学的方法，在我国艾滋病流行的主要地区，选择不同地域不同感染途径、不同病期、不同干预措施的HIV/ATDS患者，进行中医证候学调查，建立证候数据库，重视共性与个性相结合，探索发现艾滋病中医学常见证候及其分布规律，为制定具有可计量性、可重复性及简便易行的规范化诊断标准奠定基础[2]。

1 材料

从10个地区（北京市、云南省、河南省、广西壮族自治区、安徽省、广东省、新疆维吾尔自治区、上海市、沈阳市、贵州省）2237例中采用随机分层的方式抽取患者500例，最后纳入有效病例485例，男337例，女148例；平均年龄39.85岁；身高166.18 cm；体重60.53 kg；文化程度：小学以下170例，中学或中专225例，大专85例，研究生以上4例。婚姻：未婚121例，已婚286例，离异47例，丧偶28例。感染途径：性传播214例，静脉吸毒94例，采供血136例，其他38例。民族：汉族416例，其他68例。分别来自北京佑安医院和地坛医院、上海公共卫生临床中心、广东省广州市第八人民医院、广西中医药大学附属瑞康医院、云南省中医中药研究院、沈阳市第六人民医院、新疆自治区中医院、贵阳市第五人民医院、河南中医学院、安徽中医学院第一附属医院等10个分中心。

2 方法

分别请10个从事中医药治疗艾滋病临床工作5年以上的专家进行证型判断，以中医基础理论中的八纲辨证和脏腑辨证为主要辨证方法。

2.1 诊断标准 2004年卫生部发布的《艾滋病诊疗指南》[1]诊断标准。

2.2 纳入标准 符合2004年卫生部发布的《艾滋病诊疗指南》诊断标准；有明确的感染途径；患者既往无慢性器质性疾病；年龄在18~65岁。

2.3 排除标准 合并精神病、影响调查问卷真实性、调查资料不全以及妊娠期患者。

3 结果

3.1 证型规范 证型规范经专家辨证，整理后，共有脾肾阳虚、肝郁脾虚等86种证型。为了便于制定判断标准对相关证型进行了合并如下：脾肾亏虚、脾肾气虚、脾肾两虚、脾肾不足、脾肾阳虚合并为脾肾阳虚；脾虚湿胜、脾虚水肿、脾虚湿阻、脾虚夹湿、脾虚湿困、脾虚湿盛、气虚夹湿、气虚湿阻合并为脾虚湿盛；肝肾亏虚、肝肾不足、肝肾阴虚合并为肝肾阴虚；脾气亏虚、脾气虚合并为脾气虚弱；气阴两亏、气阴两虚合并为气阴两虚；肺卫不固、肺卫气虚、肺虚不固、卫虚不固合并为肺卫不固；肺脾气虚、肺脾两虚、肺虚脾弱合并为脾肺气虚；心肾不足、心肾两虚、心肾阴虚合并为心肾两虚；肝火犯胃、肝胃不和、胃气上逆合并为肝胃不和；肝热脾虚、肝脾不和、肝郁脾虚合并为肝郁脾虚；肝经湿热、肝经湿热下注、肝胆湿热合并为肝胆湿热；肝郁气滞、肝气郁结合并为肝郁气滞；脾胃湿热、湿热蕴结、湿热蕴脾、湿热蕴络合并为湿热蕴结；胃火炽盛、胃火亢盛、胃热合并为胃热炽盛；胃热伤津、胃阴不足、胃热阴虚合并为胃阴不足；肝经风火修改为肝火炽盛。证型合并后，最终确定16个证型。

3.2 常见证型的信息分析 脾肾阳虚证通过频次统计结合证状贡献度主要证状表现为夜尿次数、腰膝酸痛、畏寒、腹泻、纳呆、发稿齿摇、口淡、心悸、耳聋、耳鸣、头晕、自汗、便秘、淋巴结肿大、舌淡胖，苔白滑腻，或见齿痕、脉弱。见表1。

表1 脾肾阳虚证病例信息（n = 67）
Table 1 Case information of spleen deficiency syndrome（n = 67）

因素	项目	例数	百分比
性别	男	37	55.2
	女	30	44.8
传播途径	性传播	17	25.4
	静脉吸毒	7	10.4
	采供血	36	53.7
分期	无症状期	12	17.9
	艾滋病期	55	82.1
CD_4^+/个/μL	>500	6	8.9
	351~500	7	10.4
	201~350	9	13.4
	100~200	18	26.9
	<100	18	26.9
治疗	西药	35	52.2
	中药	3	4.5
	中西药	18	26.9
	其他	11	16.4

肝郁脾虚证通过频次统计结合证状贡献度主要证状表现为情绪抑郁、胁肋胀痛、烦躁、腹泻、失眠、腹胀、肠鸣、纳呆、浮肿、头晕、头痛、咽干口燥、口苦、目眩、喘促、消瘦、自汗、语声低微、身目俱黄、舌淡青，苔白或腻、脉沉弦。见表2。

气阴两虚证通过频次统计结合证状贡献度主要证状表现为神疲、乏力、自汗、盗汗、腰膝酸痛、消瘦、五心烦热、感冒、失眠、发稿齿摇、语声低微、咽干口燥、夜尿次数、头晕、健忘、耳鸣、饥不欲食，舌瘦或有裂纹，苔白或见花剥、脉弱。见表3。

表2 肝郁脾虚证病例信息（n=43）
Table 2 Case information of liver stagnation and spleen defi-ciency syndrome（n=43）

因素	项目	例数	百分比
性别	男	33	76.7
	女	10	23.3
传播途径	性传播	22	51.2
	静脉吸毒	9	20.9
	采供血	8	18.6
	其他	4	9.3
分期	无症状期	17	40
	艾滋病期	26	60
CD_4^+/个/μL	>500	9	20.9
	351~500	9	20.9
	201~350	14	32.6
	100~200	6	14
	<100	2	4.7
治疗	西药	20	46.5
	中药	4	9.3
	中西药	4	9.3
	其他	15	34.9

表3 气阴两虚证病例信息（n=35）
Table 3 Case information of Qi ang Yin deficiency（n=35）

因素	项目	例数	百分比
性别	男	23	65.7
	女	12	34.3
传播途径	性传播	15	42.9
	静脉吸毒	9	25.7
	采供血	9	25.7
	其他	2	5.7
分期	无症状期	12	34.3
	艾滋病期	23	65.7
CD_4^+/个/μL	>500	5	14.2
	351~500	10	28.6
	201~350	7	20
	100~200	7	20
	<100	3	8.6
治疗	西药	10	28.6
	中药	6	17.1
	中西药	6	17.1
	其他	13	37.2

肝肾阴虚证通过频次统计结合证状贡献度主要证状表现为腰膝酸痛、消瘦、健忘、夜尿次数、耳鸣、盗汗、五心烦热、咽干口燥、失眠、咳嗽、性欲减退、烦躁、发稿齿摇、发热、情绪抑郁、头晕、心悸、舌色绛、舌瘦或有裂纹、苔花剥、脉细数，见表4。

表4 肝肾阴虚证病例信息（n=34）
Table 4 Case information of liver and kidney Yin deficiency syndrome（n=34）

因素	项目	例数	百分比
性别	男	24	70.6
	女	10	29.4
传播途径	性传播	14	41.2
	静脉吸毒	7	20.6
	采供血	9	26.5
	其他	4	11.7
分期	无症状期	12	35.3
	艾滋病期	22	64.7
CD_4^+/个/μL	>500	3	8.8
	351~500	8	23.5
	201~350	6	17.6
	100~200	13	38.2
	<100	2	5.8
治疗	西药	16	47.1
	中药	2	5.9
	中西药	3	8.8
	其他	13	38.2

脾气虚弱证通过频次统计结合证状贡献度主要证状表现为乏力、神疲、健忘、纳呆、腹胀、头晕、畏寒、失眠、口淡、自汗、腹泻、浮肿、暖气、语声低微、消瘦、心悸、肠鸣、舌淡、苔白、或见齿痕、脉弱、见表5。

表5 脾气虚弱证病例信息（n=33）
Table 5 Case information of spleen Qi deficiency syndrome（n=33）

因素	项目	例数	百分比
性别	男	24	72.7
	女	9	27.3
传播途径	性传播	15	45.5
	静脉吸毒	8	24.2
	采供血	7	21.2
	其他	3	9.1
分期	无症状期	17	51.5
	艾滋病期	14	42.4
CD_4^+/个/μL	>500	9	27.3
	351~500	7	21.2

续表

因素	项目	例数	百分比
	201～350	2	24.2
	100～200	4	12.1
	<100	5	15.2
治疗	西药	11	33.3
	中药	5	15.2
	中西药	3	9.1
	其他	14	42.4

湿热蕴结证通过频次统计结合证状贡献度主要证状表现为身目俱黄、疱疹、湿疹、腹泻、发热、头重、恶心、腹胀、口腔溃疡、口腻、口臭、脂溢性皮炎、胃脘灼热、嗳气、胁肋胀痛、头痛、舌红、苔黄或腻、脉脉滑数。见表6。

表6 湿热蕴结证病例信息（n=33）
Table 6 Case information of dampness and heat stagnation syn-drome（n=33）

因素	项目	例数	百分比
性别	男	22	66.7
	女	10	30.3
传播途径	性传播	18	54.5
	静脉吸毒	6	18.2
	采供血	3	9.1
	其他	6	18.2
分期	无症状期	15	45.5
	艾滋病期	18	54.5
CD_4^+/个/μL	>500	6	18.2
	351～500	6	18.2
	201～350	9	27.3
	100～200	8	24.2
	<100	4	12.1
治疗	西药	15	45.5
	中药	7	21.2
	中西药	2	6.1
	其他	9	27.2

4 结论与讨论

脾肾阳虚在 CD_4^+ 计数在 100～350 的病人最容易出现脾肾阳虚证，艾滋病期病人比无症状期的感染者更容易出现，这与艾滋病的病情进展过程以及人体正气盛衰和邪气发展的过程是相符的。肝郁脾虚证在 CD_4^+ 淋巴细胞计数在 201～350 的感染者较容易出现，单用抗病毒药物治疗的感染者更容易出现。气阴两虚证在 CD_4^+ 计数在 351～500 的感染者出现机率最大，多见于未经治疗的感染者中。肝肾阴虚证主要见于性传播感染者。其次是经采供血传播的感染者。当 CD_4^+ 计数在 100～200 出现，特别是艾滋病期患者多见服用抗病毒治疗的感染者容易出现肝肾阴虚证。脾气虚弱证当 CD_4^+ 计数在 500 以上的感染者最多见本证，无症状期的感染者多见此证，未治疗的感染者更容易出现脾气虚弱证。湿热蕴结证男性感染者多见，性传播感染者多见。CD_4^+ 计数在 100～350 的感染者易出现此证。艾滋病期较无症状期的感染者多见此证。服用抗病毒治疗的感染者多见此证。

本次研究以专家辨证为主要研究手段，通过真实人脑思维过程实现症状到证候的转化，更贴近临床实际，符合中医特点；与采用人机结合的方法 2 237 例大样本数据认为有偿供血者以脾气虚弱、脾肾阳虚为主；性传播者以肝郁气滞、脾肾阳虚为主；静脉吸毒者以脾气虚弱、气阴两虚为主[3]与结果基本一致。

在这 485 例抽样的感染者中，男性感染者中最多见肝郁脾虚证、肝肾阴虚证、女性感染者最多见气阴两虚证和气血两虚证。经性传播途径的感染者最多见脾肾阳虚证和肝郁气滞证，有研究对北京市 104 例男性性接触（MSM）HIV/AIDS 人群进行调查发现，证状以乏力、健忘、性欲减退、腰膝酸软、情绪抑郁、烦躁等为主，病位主要涉及肝、肾[4]，与本次研究结果基本一致。经静脉吸毒途径的感染者最多见气阴两虚证和脾气虚弱证、经采供血途径传播的感染者最多见脾肾阳虚证、脾虚湿盛证。脾肾阳虚在艾滋病期出现较高，肝郁脾虚证出现在经性传播和单用 HAART 患者中较多，提示心理因素在艾滋病的中医证候中的重要影响和地位。这和社会群体对艾滋病的认知和感染者本身的压力密切相关。

CD_4^+ 计数大于 500 的感染者最多见肝郁脾虚证和脾气虚弱证。CD_4^+ 计数在 351～500 的感染者最多见气血两虚证和气阴两虚证。CD_4^+ 计数在 201～350 的感染者最多见肝郁气滞、肝郁脾虚证和肝肾阴虚证。CD_4^+ 计数在 100～200 的感染者最多见脾肾阳虚证、气阴两虚证。CD_4^+ 计数小于 100 的感染者最多见脾肾阳虚证、脾气虚弱证和湿热蕴结证。无症状期的感染者最多见肝郁脾虚证、脾气虚弱证和湿热蕴结证。艾滋病期的感染者最多见脾肾阳虚证和气阴两虚证。西药治疗的感染者最多见肝郁脾虚证和肝肾阴虚证。中西药治疗的感染者气脾阳虚证和气阴两虚证。

参考文献（略）

346例艾滋病相关性痒疹患者的证候研究

张彦敏[1,2] 李峰[1] 王玉光[3] 倪量[4]

(1 北京中医药大学中医诊为系 北京 100029；2 山西中医学院 太原 030024；
3 首都医科大学附属北京中医医院 北京 100010；4 首都医科大学附属北京地坛医院 北京 100015)

摘要 目的 研究艾滋病相关性痒疹的证候规律，为其分类及规范化诊断提供参考依据。方法 多中心、前瞻性收集346例艾滋病相关性痒疹患者，分析不同性别、年龄、感染途径、CD水平与中医证型之间的关系，从宏观和微观两方面探讨艾滋病相关性痒疹的证候规律。结果 各中医证型患者性别、年龄、CD水平比较，差异无统计学意义。感染途径在不同中医证型的分布差异有统计学意义：血液感染的患者多见脾虚湿蕴证，性接触感染者多见血热生风证，静脉吸毒感染者多见血虚风燥证。结论 艾滋病中医证型有血热生风证、血虚风燥证、脾虚湿蕴证，不同感染途径在各证型的分布方面有差异。

关键词 艾滋病；相关性痒疹；证候

艾滋病相关性痒疹是艾滋病相关瘙痒性丘疹性皮疹(pruritic papular eruption,PPE)的简称,是艾滋病患者最常见的炎症性皮肤病之一。其伴随的皮肤损害复杂多样,但以结节性痒疹较常见,艾滋病相关性痒疹主要见于有色人种,发病率为20.6% ~24.0%[1,2]。马来西亚华人艾滋病患者中其发病率为29.7%[3]。胡建华等[4]报道,100例艾滋病感染者及患者中,皮肤瘙痒40例(40%)。Res－neck JS等[5]报道,PPE的发病率在12%~46%。赵晓梅等[6]在坦桑尼亚对311例艾滋病患者研究提示,皮肤黏膜病变常见有皮疹伴瘙痒的发生率为54%。

PPE类似于中医学"粟疮、马疥"[7],中医药治疗PPE的相关文献少,目前检索到国内外有关PPE的中医药研究文献共13篇,临床研究少,且为小样本疗效判断缺乏量化标准,临床上尚未对此进行大规模的流行病调查和中医证候的研究,也缺乏大样本的临床试验。近年来,使用单纯西药用于艾滋病抗机会性感染和抗病毒治疗时出现诸多毒副反应,严重影响疗效。用中医药治疗PPE证明,中药能提高和增强机体的免疫功能,阻断病情的继续发展,对改善患者症状,减轻患者的痛苦,提高生活质量起到积极的作用[6,8]。本研究对来自北京地坛医院等8家医院经临床确诊的346例PPE患者进行了中医证候调查,并对其证候规律进行了初步分析研究。

资料与方法

1 诊断标准 依据2005年中华医学会制定的《艾滋病诊疗指南》[9]的诊断标准以及国际PPE的诊断标准：HTV感染者出现的瘙痒性、散发性、以丘疹或结节为主疹型的皮疹,持续时间>1个月。

2 证候诊断标准 在文献研究的基础上,参照《中医临床诊疗术语证候部分》[10]《中医病证诊断疗效标准》[11]、《中药新药临床研究指导原则（试行）》[12]及《中医药治疗艾滋病项目临床技术方案（试行）》[13],并咨询有关专家及对广东、广西、河南、湖北1676例艾滋病患者进行证候调查,结合临床实践,制定针对本病的中医辨证论治方案,以血热生风、血虚风燥、脾虚湿蕴为主要证候。证候诊断标准为：（1）血热生风证。主症：皮疹色红；瘙痒剧烈,遇热更甚；次症：心烦口渴；便秘；小便黄；舌红,苔薄黄；脉弦滑数（2）血虚风燥证。主症：皮损色淡；皮肤干燥粗糙；局部皮肤肥厚、苔藓样变；次症：皮损伴抓痕、脱屑、红丘疹；舌质淡；脉细。（3）脾虚湿蕴证。主症：皮损色暗,以结节为主；皮损有渗出；次症：食少、乏力；腹胀便溏；小便清长或微黄；舌淡苔白腻；脉濡。以上各证具皮肤瘙痒加1项主症加2项次症即可作出诊断。

3 纳入和排除标准 纳入标准：（1）确诊的艾滋病患者；（2）符合国际PPE诊断标准；（3）年龄18~65岁。（4）受试者自愿并签署知情同意书。排除标准：（1）患有精神疾病,包括严重的癔症等；（2）对本试验观察的药物过敏或不能耐受者；（3）妊娠或哺乳期妇女,或准备妊娠妇女；（4）任何病史,据研究者判断可能干扰试验结果或增加患者治疗风险者。

4 病例来源 2009年4月-2011年1月来自北京地坛医院、河南省中医学院第一附属医院、云南省中医中药研究所、广州市第八人民医院、北京佑安医院、湖北省中医院、深圳市第三人民医院、广西瑞康医院共8家医院,经临床确诊为艾滋病PPE,共346例。

5 研究方法 本研究在文献研究和专家咨询的基础上,参考相关标准和文献,自行编制《艾滋病相关性痒疹中医证候调查表》对入组的患者,由1~2名中医专业或有中医知识背景的临床主治医师以访谈的形式,按调查表内容进行及时临床信息收集,对患者分别进行辨证。

6 质量控制及样本量估算 采用统一诊断标准和统一中医证候调查表,并对参与临床调查的临床医生进行系统培训,完成一致性检验；样本量估算采用优劣性的临床试验样本量计算方法,假设预计病例退出率为10%,中医治疗组有效率为70%,对照组有效率为35%。n = (Uα +

Uβ) 2×2P×(1-P)/δ²。

7 数据资料的处理及统计分析 所有数据采用双人双机录入方法，建立数据库，导入 SPSS 17.0 版统计软件进行数据的统计分析。计数资料采用 χ² 检验，等级资料采用非参数秩和检验。

结果

1 流行病学调查情况 346 例艾滋病相关性瘙疹患者中，男 197 例，女 149 例，男女比例为 1.32∶1。年龄 18~59 岁，绝大多数（228 例）在 30~50 岁之间。346 例患者中学历普遍偏低，其中未上学 47 例，小学 97 例，中学 157 例，大专 32 例，本科 10 例，研究生或以上 3 例；中学及中学以下学历者占总例数的 87.0%。感染途径：血液感染 122 例，性接触感染 146 例，静脉吸毒感染 60 例，其他感染（包括母婴传播、职业暴露、咬伤或划伤等经伤口感染以及不详等）18 例。$CD_4^+ \geq 500$ 个/mm³ 者 11 例，CD_4^+ 200~499 个/mm³ 者 116 例，$CD_4^+ < 200$ 个/mm³ 者 203 例，未查 16 例。

2 证候调查结果

2.1 证候分布

2.1.1 证型分布 346 艾滋病相关性瘙疹患者中，血热生风证 168 例，血虚风燥 100 例，脾虚湿蕴证 76 例，血瘀证 2 例。

2.1.2 皮肤症状分布 皮肤瘙痒 326 例占 94.2%，丘疹 323 例占 93.4%，抓痕 258 例占 74.6%，色素改变 237 例占 68.5%，结节 221 例占 63.9%，皮损密集 190 例占 54.9%，皮损位于上肢 179 例占 51.7%。

2.1.3 伴随症状及体征分布 疲乏 221 例占 63.9%，咽干 150 例占 43.4%，不寐 148 例占 42.8%，形体异常（包括消瘦和肥胖）141 例占 40.8%，腰膝无力 114 例占 32.9%，心中烦闷 112 例占 32.4%，食欲不振 111 例占 32.1%，头晕 108 例占 31.2%。

2.1.4 舌象分布 舌色：淡红舌 183 例占 52.9%，淡白舌 97 例占 28.0%，红舌 65 例占 18.8%。舌质：痿软舌 148 例占 42.8%，荣润舌 101 例占 29.2%，齿痕舌 81 例占 23.4%。苔色：白苔 195 例占 56.4%，黄苔 157 例占 45.4%。苔质：薄苔 190 例占 54.9%，厚苔 121 例占 35.0%，腻苔 88 例占 25.4%。

2.1.5 脉象分布 出现频率较高的有数脉（146 例占 42.2%）、弦脉（115 例占 33.2%）和细脉（106 例占 30.6%）。

2.2 证型与各因素之间的关系 由于其他证型只有 2 例，故不纳入分析，只对血热生风、血虚风燥和脾虚湿蕴 3 种证型进行分析。

2.2.1 证候与性别 不同性别在各证型分布比较差异无统计学意义（χ² = 3.2229，P = 0.1996）。

2.2.2 证候与年龄 年龄为等级资料，采用非参数秩和检验（Kruskal-Wallis Test），结果显示：不同年龄证型分布差异无统计学意义（χ² = 2.5903，P = 0.8582）。

2.2.3 中医证型与 CD_4^+ 关系（表1） CD_4^+ 为等级资料，采用非参数秩和检验（Kruskal-Wallis Test），结果显示，不同 CD_4^+ 水平的中医证型分布差异无统计学意义（χ² = 8.034，P = 0.0903）。

表1 艾滋病相关性瘙疹患者中医证型与 CD_4^+ 分布关系（例）

中医证型	实测例数	CD_4^+		
		<200 个/mm³	200~499 个/mm³	≥1500 个/mm³
血虚风燥	96	57	37	2
脾虚湿蕴	75	49	20	6
合计	328	202	115	11

注：血热生风证 11 例、血虚风燥证 4 例、脾虚湿蕴证 1 例未测

2.2.4 中医证型与感染途径（表2） 由于其他感染途径的病例数较少（18 例），分布在各种中医证型中，其数值较小，故不纳入分析，只对血液感染、性接触感染和静脉吸毒感染 3 种主要的感染途径进行分析。χ² 检验的结果显示，不同感染途径在各证型分布方面差异有统计学意义（χ² = 10.0034，P = 0.0404）。血液感染者其构成比多见脾虚湿蕴证，性接触感染者多见血热生风证，静脉吸毒感染者多见血虚风燥证。

表2 艾滋病相关性瘙疹患者中医证型与感染途径的分布关系 [例（%）]

中医证型	例数	血液感染	性接触感染	静脉吸毒感染
血热生风	166	50（34.9）	82（49.4）	26（15.7）
血虚风燥	91	30（33.0）	37（40.7）	24（26.4）
脾虚湿蕴	69	34（49.3）	25（36.2）	10（14.5）
合计	326	122（37.4）	144（44.2）	60（18.4）

讨论

本研究显示：346例艾滋病相关性痒疹患者中男性多于女性，原因与艾滋病的传播途径以及高危人群的行为方式有关；患者以青壮年为主，可能与艾滋病进入国内的时间有关；患者学历普遍偏低，与本次研究的患者近1/3来自于河南因有偿采供血感染的多为农民有关，患者对艾滋病认识不足，不能采取安全有效的保护行为；患者可能的感染途径主要是血液感染和性传播感染，今后仍需加强对血液制品的监管，加强对高危人群的防艾宣传。

346例艾滋病相关性痒疹患者的主要证型有血热生风证血虚风燥证和脾虚湿蕴证与文献[8]报道中瘙痒性皮肤病的常见证型相一致。患者常见的皮肤症状有皮肤瘙痒、丘疹、抓痕、色素改变、结节、皮损密集、皮损位于上肢；常见的伴随症状主要有疲乏、咽干、不寐、形体异常（包括消瘦和肥胖）、腰膝无力、心中烦闷、食欲不振、头晕。其皮损与非艾滋病患者的结节性痒疹相似，与文献报道一致[14]。皮疹是艾滋病常见的并发症状，多由感受六淫外邪所致，且以风邪多见。皮肤病瘙痒为湿毒内蕴、风邪、风热、湿毒聚结于皮肤所致，属血热、气血两虚，血虚则肌肤失养，化燥生风，气血虚则风邪易袭，皮肤失养而干燥则瘙痒，热偏盛则肌肤潮红，湿盛则局部渗出糜烂，此症多为血虚风燥，夹杂湿热。湿性黏腻，缠绵不愈，日久则导致脾失健运，形成脾虚湿蕴证。患者舌色出现频率较高的有淡红舌、淡白舌和红舌；舌质出现频率较高的有痿软舌、荣润舌和齿痕舌；苔色出现频率较高的有白苔和黄苔；苔质出现频率较高的有薄苔厚苔和腻苔；脉象出现频率较高的有数脉、弦脉和细脉。根据症状、舌象和脉象分布规律分析其病机，提示本病以实证和虚中夹实为主。证型分布与性别、年龄CD_4^+水平之间差异无统计学意义；中医证型分布与感染途径之间差异有统计学意义，血液感染者多见脾虚湿蕴证，性接触感染者多见血热生风，静脉吸毒感染者多见血虚风燥证。血液感染与静脉吸毒感染者证型为虚中夹实证，性接触感染者证型属实证，可能因血液感染与静脉吸毒感染者病程较久有关。

参考文献 （略）

（出自中国中西医结合杂志2012年第32卷6期第759-762页）

311例艾滋病相关慢性腹泻的中医证候特点研究

倪量[1] 万钢[1] 王融冰[1] 杨小平[2] 高辉[3] 谭行华[4] 王翠芳[5] 王玉光[1] 李峰[5]

摘要 目的 研究艾滋病相关慢性腹泻的中医临床表现特点和证候要素，并探讨证候的特点。方法 多中心、前瞻性收集311例确诊为艾滋病相关慢性腹泻的患者，采用描述性统计和探索性因子分析的方法研究其中医证候的规律和特点。结果 常见的中医临床表现有：疲乏（229例，73.63%）、肠鸣（229例，68.81%）、便溏（194例，62.38%）、薄苔（201例，64.63%）、淡红舌（166例，53.38%）、腻苔、细脉（126例，40.51%）、沉脉（64例，20.58%）、滑脉。提取了17个公因子，常见的病位证候要素为脾、胃、肝、胆及大肠，病性证候要素有气虚、阳虚、气滞、湿浊和热邪。结论 艾滋病相关慢性腹泻的证候表现涉及多个脏腑，病性属于虚实夹杂。

关键词 艾滋病；慢性腹泻；证候；因子分析

艾滋病相关的慢性腹泻（每日腹泻3次以上，持续时间超过1个月）是获得性免疫缺陷综合征（Ac-quired Immure Deficiency Syndrome，AIDS）患者主要的指征性疾病和常见的机会性感染之一，即使在发达国家也有30%~60%的艾滋病患者出现腹泻[1]。目前，在国内外中医药治疗艾滋病相关性疾病和机会性感染的报道中，有关慢性腹泻治疗的文章较少，其辨证分型更是缺乏客观、规范的标准，给临床中医辨证治疗和研究带来很大的限制。本文旨在研究艾滋病相关腹泻的中医临床表现特点以及相关的证候要素。

1 临床资料

1.1 一般资料

2009年4月-2011年1月在全国6家医院收治的确诊为艾滋病相关腹泻的患者311例，其中男180例，女131例。年龄（42.64±10.36）岁。病程：（44.27±11.81）天。

国家十一五科技重大专项"艾滋病机会性感染及减少HAART毒副作用的中医药治疗方案/方法研究"（2008ZX10005-003）

1.2 诊断标准

依据 2004 年中华医学会制定的《艾滋病诊疗指南》的诊断标准：有流行病学史、实验室检查 HIV 抗体阳性；腹泻次数多于 3 次/日，持续时间 >1 个月。

1.3 纳入和排除标准

纳入标准：（1）所有入选病例应符合上述诊断标准。（2）年龄在 18~70 岁之间。（3）受调查者自愿接受临床调查并签署知情同意书。排除标准：（1）应用 HAART 药物（主要指蛋白酶抑制剂）抗病毒药物导致慢性腹泻者。（2）电子肠镜检查为肠道肿瘤和慢性溃疡性结肠炎者。（3）患有精神疾病，包括严重的癔症等。

2 研究方法

2.1 临床中医信息的采集方法

本研究在文献研究和专家咨询的基础上，参考相关标准和文献[2-3]编制《艾滋病相关腹泻中医临床信息采集表》。对入组的患者，由 1~2 名中医专业或有中医知识背景的临床主治医师以访谈形式进行即时临床信息采集。

2.2 数据录入

建立基于网络的病例信息数据库，由各研究中心进行双份录入并经过校验无误后锁定数据库，导出数据进行分析。

2.3 统计学方法

用 SAS 9.13 进行频数、频率的描述性统计分析。提取出现率大于 10% 的中医症状、体征信息进行探索性因子分析。

3 结果

3.1 艾滋病相关慢性腹泻常见中医症状及体征的分布情况

艾滋病相关慢性腹泻常见的中医症状是疲乏（229 例，73.63%）、肠鸣（229 例，68.81%）、便溏（194 例，62.38%）、腹胀（188 例，60.45%）、肢体困重（184 例，59.61%）、腹痛（172 例，55.31%）、消瘦（160 例，51.45%）、纳呆（159 例，51.13%），见表 1。

表 1 艾滋病相关慢性腹泻常见中医症状、体征的出现频次及频率（n=311）

中医症状及体征	出现频次（例）	出现率（%）
疲乏	229	73.63
肠鸣	214	68.81
便溏	194	62.38
腹胀	188	60.45
肢体困重	184	59.16
腹痛	172	55.31
消瘦	160	51.45
纳呆	159	51.13
头晕	110	35.37
口苦	106	34.08
腰痛	99	31.83
心悸	90	28.94
腰酸	88	28.30
水样便	86	27.65
里急后重	85	27.33
腰膝无力	84	27.01
肛门下坠感	83	26.69
恶心	82	26.37
口渴多饮	74	23.79
气短	62	19.94
手足不温	55	17.68
排便不爽	52	16.72
嗳气	52	16.72
胸闷	51	16.40
面色淡白	50	16.08
面色萎黄	48	15.43
肛门灼热	46	14.79
小便黄赤	45	14.47
胃脘痛	44	14.15
吞酸	43	13.83
大便泻下急迫	41	13.18
呕吐	39	12.54
呃逆	35	11.25
口渴少饮	35	11.25
大便溏结不调	32	10.29
黏液便	30	10.05%

3.2 艾滋病相关慢性腹泻常见舌像的分布情况

艾滋病相关慢性腹泻常见舌像有薄苔（201 例，64.63%）、淡红舌（166 例，53.38%）、腻苔（99 例，31.83%）、黄苔（84 例，27.01%）、红舌（75 例，24.12%）等，见表 2。

表 2 艾滋病相关慢性腹泻常见舌像的出现频次及频率（n=311）

舌像	出现频次（例）	出现率（%）
薄苔	201	64.63
淡红舌	166	53.38
腻苔	99	31.83
黄苔	84	27.01

续表

舌像	出现频次（例）	出现率（%）
红舌	75	24.12
淡白舌	68	21.86
齿痕舌	66	21.22
厚苔	64	20.58
胖大舌	38	12.22

3.3 艾滋病相关慢性腹泻常见脉象的分布情况

艾滋病相关慢性腹泻常见脉象有细脉（126例，40.51%）、沉脉（64例，20.58%）、滑脉（63例，20.26%）、缓脉（56例，18.01%）、濡脉（54例，17.36%）等，详细见表3。

表3 艾滋病相关慢性腹泻常见脉象的出现频次及频率（n=311）

脉象	出现频次（例）	出现率（%）
细脉	126	40.51
沉脉	64	20.58
滑脉	63	20.26
缓脉	56	18.01
濡脉	54	17.36
数脉	37	11.90
弦脉	33	10.61

3.4 艾滋病相关慢性腹泻常见中医临床信息的因子分析

提取出现率在10%以上的52项中医临床信息作为分析变量进行探索性因子分析，具体的变量是：疲乏（X1），肠鸣（X2），薄苔（X3），便溏（X4），腹胀（x5），肢体困重（X6），腹痛（X7），淡红舌（X8），消瘦（X9），纳呆（X100），细脉（X11），头晕（X12），口苦（X13），腰痛（X14），腻苔（X15），心悸（X16），腰酸（X17），水样便（X18），里急后重（X19），腰膝无力（X20），黄苔（X21），肛门下坠感（X22），恶心（X23），红舌（X24），口渴多饮（X25），淡白舌（X26），齿痕舌（X27），厚苔（X28），沉脉（X29），滑脉（X30），气短（X31），缓脉（X32），手足不温（X33），濡脉（X34），排便不爽（X35），嗳气（X36），胸闷（X37），面色淡白（X38），面色萎黄（X39），肛门灼热（X40），小便黄赤（X41），胃脘痛（X42），吞酸（X43），大便泻下急迫（X44），呕吐（X45），胖大舌（X46），数脉（X47），呃逆（X48），口渴少饮（X49），弦脉（X50），大便溏结不调（X51），黏液便（X52）。

经过检验，KMO统计量为0.725，Bertlett球形检验卡方值为6606.835（P<0.001），提示源数据适合做因子分析。前17个公因子对52项指标的全部信息的累积贡献率为72.88%，详细见表4。进行最大方差旋转后提取的17个公因子所包含的中医临床信息如下：

第1公因子：腰酸（X17），腰痛（X14），腰膝无力（X20），气短（X31），心悸（X16），胸闷（X37），头晕（X12），手足不温（X33），胃脘痛（X42），呕吐（X45）；提示证候要素包括心、肾、胃、阳虚。

第2公因子：口苦（X13），黄苔（X21），红舌（X24），肛门灼热（X40），濡脉（X34），腹冷痛（X7）；提示证候要素包括：肝、胆、湿热、脾、寒湿。

第3公因子：消瘦（X9），纳呆（X10），面色萎黄（X39），沉脉（X29）；提示证候要素包括：脾、虚。

第4公因子：嗳气（X36），呃逆（X48），吞酸（X43），呕吐（X45），恶心（X23）；提示证候要素包括：肝、胃、热。

第5公因子：黏液便（X52），排便不爽（X35），腻苔（X15），面色淡白（X38），细脉（X11）；提示证候要素包括：大肠、湿热、血虚。

第6公因子：小便黄赤（X41），数脉（X47），水样便（X18）；提示证候要素包括：大肠、热。

第7公因子：疲乏（X1），肢体困重（X6），纳呆（X10），恶心（X23），头晕（X12）；提示证候要素包括：脾、胃、湿浊。

第8公因子：腹冷痛（X7），恶心（X23），缓脉（X32）；提示证候要素包括：脾、胃、阳虚。

第9公因子：淡白舌（X26），齿痕舌（X27），腻苔（X15）；提示证候要素包括：阳虚、寒湿。

第10公因子：疲乏（X1），面色萎黄（X39），胖大舌（X46）；提示证候要素包括：脾、气虚。

第11公因子：口苦（X13），小便黄赤（X41），弦脉（X50）；提示证候要素包括：肝、胆、火旺。

第12公因子：手足不温（X33），齿痕舌（X27），缓脉（X32）；提示证候要素包括：脾、气虚、阳虚。

第13公因子：里急后重（X19），肠鸣（X2），腹痛（X7），沉脉（X29），弦脉（X50）；提示证候要素包括：大肠、气滞。

第14公因子：口渴多饮（X25），口苦（X13），弦脉（X50）；提示证候要素包括：肝、胆、热。

第15公因子：胖大舌（X46），腻苔（X15），濡脉（X34），疲乏（X1），便溏（X4）；提示证候要素包括：脾、气虚、湿浊。

第16公因子：大便溏结不调（X51），腹胀（X5），沉脉（X29），弦脉（X50）；提示证候要素包括：肝、脾、气滞、气虚。

第17公因子：口渴多饮（X25），滑脉（X30），数脉（X47），红舌（X24）；提示证候要素包括：热。见表4。

表4 艾滋病相关慢性腹泻证候因子分析的各公因子特征根佰及贡献率

公因子	特征根	贡献率
1	8.066592	14.94%
2	4.155171	22.63%
3	3.189741	28.54%
4	2.2892	32.78%
5	2.125123	36.71%
6	1.935614	40.30%
7	1.722382	43.49%
8	1.683347	46.61%
9	1.487971	49.36%
10	1.396071	51.95%
11	1.314941	54.38%
12	1.238087	56.67%
13	1.20109	58.90%
14	1.126129	60.98%
15	1.114134	64.05%
16	1.064311	69.02%
17	1.007554	72.88%

4 讨论

慢性腹泻是艾滋病患者主要的指征性疾病和常见的机会性感染之一，发生率在40%~75%[4]，成为困扰艾滋病临床防治的难题。以往的研究[5-7]表明，中医药对于艾滋病相关腹泻的治疗具有一定的临床疗效。证候是中医药临床辨治的基础，但以往有关本病的研究多是小样本临床治疗的观察性研究，缺乏大样本、系统的中医证候特点的研究，缺乏客观、规范的辨证标准，给临床中医辨证治疗和研究带来很大的限制。因此，本文旨在对311例艾滋病相关性腹泻患者中医证候特点进行初步的探索性研究。

研究显示艾滋病相关慢性腹泻最常见的中医症状是疲乏，这与以往的艾滋病中医证候研究[8]相似，其他常见中医症状有肠鸣、便溏、腹胀、肢体困重、腹痛、消瘦、纳呆，提示本病可能以脾虚、湿浊的证候为主。研究显示艾滋病相关腹泻患者最常见舌像有薄苔、淡红舌、腻苔，提示本病病理性舌象的表现不明显，仅有部分表现为腻苔，这可能是本病舌象表现的特征之一。常见脉象有细脉、沉脉提示本病以里证、虚证为主。

近年来的研究[9]提出，证候具有"内实外虚""动态时空""多维界面""高维高阶"等特点，可采用"降维升阶"的方法对证候进行研究。因子分析从分析多变量观察数据的相关关系入手，找到支配这种相关关系的少数几个相关独立的潜在公因子，寻找隐含在多变量数据中无法直接观察到的公因子[10]，有利于发现疾病调查人群中各类证候的症状、体征的组合及变化规律[11]，应用于证候分析可以达到"降维升阶"的目的。

证候要素的研究是近几年证候研究的一种思路[12]。证候要素是组成证候的最小单元，是构成证候的主要元素。可分为病位类证候要素和病性类证候要素，能简明扼要地反映疾病的特征，在临床的实际运用中，便于医生灵活地组合成符合病人实际情况的证候诊断[13]。研究表明采用因子分析的方法可以提取艾滋病相关慢性腹泻的证候要素，探索其证候的特点，指导中医临床辨治。结果显示，本病常见的病位要素为脾、胃、肝、胆及大肠，病性要素有气虚、阳虚、气滞、湿浊和热邪，提示本病可能的证候有脾虚湿浊、脾胃阳虚、肝郁脾虚、肝胆湿热、胃肠气滞、肠道湿热。目前的多数研究认为本病脾虚湿盛[14]是关键，病位在肠，涉及到肺、肾[15]，本研究的结果与之相似，但研究表明本病还涉及肝、胆的病位要素，且未出现与肾相关的证候要素。可能与本研究纳入人群有一定的局限性有关，需要进一步进行更大样本的临床研究。

综上所述，艾滋病相关慢性腹泻的证候表现涉及多个脏腑，病性属于虚实夹杂。

参考文献（略）

（出自北京中医药2011年第30卷5期第323-326页）

281例艾滋病患者采用高效抗反转录病毒疗法后血脂变化与中医证型临床分析

李 强[1,2] 郭会军[2] 蒋自强[2] 张晓伟[2] 谢 正[2]

（1 南京中医药大学，南京 210046；2 河南中医学院第一附属医院，郑州 450000）

摘要 目的：探讨艾滋病患者HAART后血脂变化与中医证型的关系。方法：对281例艾滋病接受HAART患者，采用BECKMAN全自动生化分析仪测定血清总胆固醇（TC）、甘油三酯（TGs）、低密度脂蛋白胆固醇（LDL-C）和高密度脂蛋

281例艾滋病患者采用高效抗反转录病毒疗法后血脂变化与中医证型临床分析

白胆固醇（HDL-C）指标。同时对检测指标达到血脂异常标准者进行中医辨证分型。结果：使用蛋白酶抑制剂血脂异常发病率明显高于其他药物在各自组合方案中血脂异常发病率。在接受HAART艾滋病患者中血脂变化以TGs升高多见（82%），中医辨证分型以脾虚痰阻或痰浊瘀阻为主（78%）。结论：对艾滋病患者除进行HAART常规治疗外，相关血脂变化也应重视，中医辨证治疗应以健脾祛痰为主，兼以化瘀降浊。

关键词 艾滋病；高效抗反转录病毒疗法；血脂障碍；中医证型

艾滋病目前已经成为世界上危害人类健康的最为严重的疾病之一。目前高效抗反转录病毒疗法（highly active anti-retroviral therapy, HAART）是应用最为广泛有效的治疗方法，可以使HIV感染者体内的病毒载量得以最大限度地控制，患者免疫系统获得重建，机会感染发生率下降，生存期明显延长。但是，HAART在获得疗效的同时，相伴而来的是多种毒副作用的迅速产生。有研究表明，在HAART治疗的第4周，即有病人出现脂肪代谢异常。为探讨艾滋病患者HAART后与脂代谢之间的关系，笔者对281例接受HAART艾滋病患者的血脂水平进行检测，报告如下。

对象与方法

1. 研究对象 接受HAART艾滋病患者281例，均来自2010年3月河南省某艾滋病高发地区，其中男179例，女102例，年龄25-63岁，平均46岁。所有病例均符合中华人民共和国国家标准《HIV/AIDS诊断标准及处理原则》，HIV抗体阳性（经确认试验证实），正在接受HAAR治疗，病程3-15年，平均12年，其中有偿供血感染278例，性接触传播3例。并排除可能引起血脂改变的其他全身性疾病。

2. 研究方法 所有受检对象空腹12h，于清晨抽取静脉血2mL，分离血清，统一采用BECKMANX7全自动生化分析仪测定血清总胆固醇（total cholesterol, TC）、甘油三酯（triglycerides, TGs）、低密度脂蛋白胆固醇（low-density lipoprotein cholesterol, LDL-C）和高密度脂蛋白胆固醇（high-density lipoprotein cholesterol, HDL-C）。

3. 血脂异常的判断 按中华医学会《中国成人血脂异常防治指南》（2007年）的标准来判定，即凡符合下列条件之一者为血脂异常：TC $\geq$ 6.22 mmol/L，TGs $\geq$ 2.26 mmol/L，HDL-C $\leq$ 1.04 mmol/L，LDL-C $\geq$ 4.14 mmol/L。

4. 中医辨证标准 对检测指标达到血脂异常标准者，参照国家标准《中医临床诊疗术语》和国家中医药管理局《5省艾滋病中医药临床治疗技术方案（试行）》执行。由主治中医师以上职称人员进行辨证分型。①脾虚痰阻：主症：倦怠乏力；食欲不振。次症：口淡不渴；脘腹胀；肢体沉重；舌淡胖，苔白腻；脉细。诊断标准：2项主症+2项次症。②痰浊瘀阻：主症：心悸；胸闷或胸痛。次症：形体异常；口淡不渴；食欲不振；肢体沉重，或麻木；舌淡胖，或暗红有瘀斑；苔滑腻；脉弦滑。诊断标准：1项主症+2项次症。③其他证型：非脾虚痰阻和痰浊瘀阻的其他证型。

结果

1. 血脂异常在不同药物组合方案中的分布情况 见表1。由表1可以看出，核苷和核苷酸类反转录酶抑制剂中D4T（司他夫定）、AZT（齐多夫定）、DDI（去羟基苷）在各自药物组合方案中血脂异常发病率分别为17.4%、10.3%、12.4%；非核苷类反转录酶抑制剂中NVP（奈维拉平）在所属药物组合方案中血脂异常发病率为13%；蛋白酶抑制剂LPV/r（克立芝）在所属药物组合方案中血脂异常发病率高达42.9%。结果提示，蛋白酶抑制剂LPV/r（克立芝）血脂异常发病率显著高于其他药物在各自组合方案中血脂异常发病率。

2. 血脂各项指标测定异常与中医辨证分型分布情况 见表2。在所有接受HAART艾滋病患者281例中，检测到血脂异常50例，以TC升高为主9例，占18%，以TGs升高为主41例，占82%。由主治中医师以上职称进行辨证分型结果提示，脾虚痰阻或痰浊瘀阻证型39例，占78%，其他证型11例，占22%。提示在接受HAART艾滋病患者中血脂异常以TGs升高多见，中医辨证分型以脾虚痰阻或痰浊瘀阻为主。

表1 血脂异常在不同药物组合方案中的分布（例）

药物	血脂异常	所有患者	发病率（%）
D4T（司他夫定）	27	155	17.4
AZT（齐多夫定）	12	117	10.3
DDI（去羟基苷）	11	89	12.4
NVP（奈维拉平）	30	231	13.0
LPV/r（克立芝）	3	7	42.9

表2 血脂各项指标测定异常与中医辨证分型分布情况（例）

证型	TC	TGs	合计	比率（%）
脾虚痰阻或痰浊瘀阻	6	33	39	78
其他证型	3	8	11	22
合计	9	41	50	100

讨论

艾滋病HAART疗法是应用最为广泛有效的方法，在获得疗效的同时，相伴而来的是多种毒副作用的迅速产生，特别是与抗病毒治疗相关的脂肪代谢异常是一个普遍存在而又严重的问题，其中包括是脂肪重新分布、高脂血症、胰岛素抵抗等，统称为脂肪代谢障碍综合征[1-2]。既往研究发现，HIV 感染者存在血脂异常，表现为 TGs、LDL-C、HDL-C 降低，随着 HAART 的进行，HDL-C 恢复到正常水平，而 TGs、LDL-C 回到基线水平后继续升高，维持在较高水平。

HAART 后脂肪代谢异常包括脂肪沉积和脂肪萎缩。这是 HAART 的远期不良反应，通常在治疗的数月或几年后出现，发生率为 20%-80%。脂肪沉积和脂肪萎缩可发生于任何三联抗病毒治疗，但使用含有 D4T 或蛋白酶抑制剂的治疗方案更容易发生，通常在治疗的数月或几年后出现。对于大多数病人来说，在同一类药物中更换不会有很大的改善作用，但少数人可能通过换药改善这种副反应。脂肪沉积多见于应用包含蛋白酶抑制剂的抗病毒治疗的患者，脂肪萎缩主要见于应用核苷和核苷酸类反转录酶抑制剂，特别是 D4T 的患者[3]。在众多抗病毒药物中，蛋白酶抑制剂是重要的一员，能延长患者的生命，但其产生的一些副作用，包括血脂异常、脂肪异常分布、胰岛素抵抗等，使冠心病的危险性也显著增加，目前针对作用机制的研究正在不断深入。

目前，在 AIDS 患者 HAART 治疗后出现的毒副作用中，脂肪代谢异常已经越来越多的受到关注，脂肪代谢异常的出现，使患者暴露于心血管并发症的概率在不断增加。TG 的升高则是缺血性心脏病的独立危险因素[4-5]。著名的 D：A：D（Adverse Events of Anti-HIV Drugs）研究[6]发现，在 HIV 人群中，除去传统的年龄、性别、家族史、吸烟史等，脂代谢异常是该人群发生心梗的重要因素。这就需要临床工作者提前进行一些药物干预，防止严重并发症的发生。目前调节脂代谢最为有效的药物是他汀类药物，不仅可以降低甘油三酯和胆固醇水平，而且从总体上降低了心脑血管意外的发生率，但这类药物与蛋白酶抑制剂之间存在相互作用。

艾滋病中医药研究日益受到各方关注，在证候、病因病机、临床治疗、疗效评价及实验研究方面均取得了可喜成绩[7-9]，但是针对 HAART 后血脂异常研究较少。中医学认为脂肪代谢异常属本虚标实之证，属痰、浊、瘀范畴，以正虚为本，痰瘀为标，属本虚标实证。素体脾虚或久病伤脾，或饮食不节，过食甘肥，日久伤脾，运化失司，水谷肥甘无以化生气血精微而生痰，痰浊阻于脉道而发高脂血症。徐在品等[10]用动物家兔造模使其形成实验性高脂血症及脂肪肝，灌饲大黄醇提液。结果证明大黄醇提液具有降低 TG、LDL-C 水平，升高 HDL-C 水平作用，保护肝细胞、降低脂肪变性程度，其作用呈量效关系。关章顺等[11]用荷叶水提物制作的胶囊治疗高脂血症 31 例，结果显示 TC、TGs、LDL-C 水平明显下降，HDL-C 明显升高，与治疗前比较有显著差异。因此，中药在降脂方面有着较为深厚的临床基础，疗效确切，毒副作用小。

本研究通过对 281 例接受 HAART 艾滋病患者血脂变化的临床分析，结果提示蛋白酶抑制剂血脂异常发病率显著高于其他药物在各自组合方案中血脂异常发病率，与既往相关研究相印证。同时通过临床辨证，明确 HAART 后的血脂异常的患者以脾虚痰阻或痰浊瘀阻为主。因此，针对 HAART 后的血脂异常，辨证治疗应以健脾祛痰为主，兼以化瘀降浊，选择相应的中药进行干预，发挥中医药优势，改善艾滋病患者的脂代谢，减小 HAART 的毒副作用，提高 HAART 的依从性和临床疗效，进而减少心血管疾病终点事件，提高艾滋病患者这一特殊人群的生活质量。

参考文献（略）

（出自中华中医药杂志 2011 年第 26 卷 10 期第 2248-2250 页）

276 例 HIV/AIDS 淋巴细胞亚群与中医证型的相关性研究

王春芳[1,2]　徐立然[1]　符林春[2]

(1. 河南中医学院第一附属医院艾滋病临床研究中心，河南郑州 450000；
2. 广州中医药大学热带医学研究所，广东广州 510405)

摘要　目的：探讨 HIV/AIDS 淋巴细胞亚群与中医证型的关系。方法：选择 HIV/AIDS 患者 276 例作为观察组，健康者 11 例作为对照组，进行淋巴细胞亚群（CD_3^+、CD_4^+、CD_8^+、CD_{14}^+、CD_{19}^+、CD_{56}^+ T 淋巴细胞亚群）检测并对 HIV/AIDS 患者进行中医辨证分型。结果：观察组各证型与对照组比较，除痰湿内蕴型外，其余各证型 CD_3^+、CD_4^+ T 细胞水平均明显下降（$P<0.05$）。观察组各证型之间比较，CD_3^+ T 细胞水平气血亏虚兼痰湿型最低，与气血亏虚兼血瘀型、气血亏虚型比较，差异均有显著性意义（$P<0.05$）；CD_4^+ T 细胞水平痰湿内蕴型最低，与气血亏虚型、气血亏虚兼血瘀型比较，差异均有显著

276例HIV/AIDS淋巴细胞亚群与中医证型的相关性研究

性意义（P<0.05）；痰湿内蕴型 CD_{14}^+T、CD_{19}^+T 细胞水平较低，CD_{56}^+T 细胞水平较高，与其它各证型及对照组比较，差异均有显著性意义（P<0.05）。结论：HIV/AIDS淋巴细胞亚群与中医证型有一定的关系，可为进一步研究HIV/AIDS中医证型及病机演变规律提供参考。

关键词 获得性免疫缺陷综合征；人类免疫缺陷病毒；淋巴细胞亚群；中医证型；相关性

艾滋病，全称获得性免疫缺陷综合征（Acquired Immune Deficiency Syndrome，AIDS），是由人类免疫缺陷病毒（hu-man immunodeficiency virus，HIV）感染引起的传染病。本研究拟探索HIV/AIDS淋巴细胞亚群与中医证型的关系，为进一步研究HIV/AIDS中医病机演变提供依据。

1 临床资料

1.1 一般资料 病例取自河南驻马店确山县和开封尉氏县的农村地区。选择HIV/AIDS患者276例为观察组，所有HIV感染者在2004年河南省有偿献血人群艾滋病普查中被确诊，感染途径均为1990～1995年之间的有偿献血感染。另取健康者11例为对照组。2组一般资料经统计学处理，差异无显著性意义（P>0.05），具有可比性。

1.2 纳入标准 符合HIV/AIDS诊断标准（采用2005年中华人民共和国卫生部颁布的《艾滋病诊疗指南》[1]标准）及中医辨证分型标准参照1997年中华人民共和国国家标准《中医临床诊疗术语证候部分》[2]），并结合前期对HIV/AIDS患者的临床调查，拟定中医证候辨证标准；年龄18～60岁；有艾滋病流行病史及临床表现，HIV抗体确认试验阳性［均经河南省疾病预防控制中心（CDC）进行免疫印迹确认试验（WB）HIV抗体阳性者］；CD_4^+T淋巴细胞计数为≤400/μL（美国BD公司的流式细胞检测仪）；症状体征积分≥8分；签署知情同意书。

1.3 排除标准 急性感染期的患者；患有严重的精神及神经疾病；合并有其它严重原发性疾病［严重脑血管疾病；心电图严重异常；谷丙转氨酶（ALT）>正常1.5倍，肌酸磷酸激酶（CK）>正常；白细胞计数（WBC）≤3×10^9/L等］；有严重的机会性感染和机会性肿瘤者。

2 观察指标与统计学方法

2.1 观察指标 2组均于清晨8时空腹取静脉血8mL，其中4mL按1：1加入1个有乙二胺四乙酸二钾（EDTA-K）抗凝剂的真空采血管、轻摇，在（20±5）℃下保存，备用。收集样品在4h以内入实验室检测，由郑州大学医学院血液病研究所用流式细胞仪进行 CD_3^+T、CD_4^+T、CD_8^+T、CD_{14}^+T、CD_{19}^+T、CD_{56}^+T 检测。

2.2 统计学方法 采用SPSS13.0进行数据的统计分析。计量资料以（$\bar{x}±s$）描述，不同证型之间两两比较采用t检验。

3 研究结果

3.1 观察组 不同中医辨证分型比例比较气血亏虚型103例，占37.3%；脾肾阳虚型25例，占9.1%；气血亏虚兼痰湿型28例，占10.1%；气血亏虚兼血瘀型50例，占18.1%；痰湿内蕴型48例，占17.4%；阴虚火旺型22例，占8.0%。其中气血亏虚型最多，提示在CD_4^+T淋巴细胞计数≤400/μL的HIV感染者及艾滋病患者中气血亏虚型占主要部分，其次为气血亏虚兼血瘀型，阴虚火旺型最少。

3.2 观察组 各证型及其与对照组T细胞亚群分布比较 见表1。观察组各证型与对照组比较，除痰湿内蕴型在CD_3^+T细胞水平方面没有表现显著性下降，其余各证型CD_3^+、CD_4^+T细胞水平均明显下降（P<0.05）；HIV/AIDS各证型之间、各证型与对照组之间，CD_8^+T细胞水平虽略有升高，但差异均无显著性意义（P>0.05）。276例HIV/AIDS不同证型比较，CD_3^+T细胞水平在气血亏虚兼痰湿型最低，与气血亏虚兼血瘀型、气血亏虚型比较，差异均有显著性意义（P<0.05）。CD_4^+T细胞水平在痰湿内蕴型最低，与气血亏虚型、气血亏虚兼血瘀型比较，差异均有显著性意义（P<0.05）。

表1 观察组各证型及其与对照组T细胞亚群分布比较（$\bar{x}±s$）/μL

组别	分型	n	CD_3^+T	CD_4^+T	CD_8^+T
对照组		11	1507.18±438.92	900.82±251.66	597.55±221.53
观察组	气血亏虚型	103	1082.83±406.86④	272.53±135.27④	800.71±357.15
	脾肾两虚型	25	935.96±410.56④	277.43±122.78④	676.39±367.19
	气血亏虚兼痰湿型	28	885.19±448.20①②④	244.82±142.19	724.00±377.92
	气血亏虚兼血瘀型	50	1127.76±463.01④	305.04±166.48④	802.02±391.67
	痰湿内蕴型	48	1115.04±650.55	224.25±126.68①②④	911.06±563.63
	阴虚火旺型	22	1047.45±470.41④	261.09±124.34④	791.68±380.02

与气血亏虚兼血瘀型比较，①P<0.05；与气血亏虚型比较，②P<0.05；与气血亏虚兼痰湿型比较，③P<0.05；与对照组比较，④P<0.05

表2 观察组各证型及其与对照组 CD_{14}^+T、CD_{19}^+T、CD_{56}^+T 细胞分布比较（$\bar{x}\pm s$）/μL

组别	分型	n	CD_{14}^+T	CD_{19}^+T	CD_{56}^+T
对照组		11	1.14 ± 1.05	12.74 ± 4.44	16.33 ± 8.81
观察组	气血亏虚型	103	2.70 ± 3.16	9.98 ± 5.12①	19.90 ± 13.91②
	脾肾两虚型	25	1.80 ± 1.29	11.52 ± 5.98①	14.52 ± 11.03
	气血亏虚兼痰湿型	28	3.05 ± 3.26①	10.32 ± 5.31①	11.17 ± 7.37①
	气血亏虚兼血瘀型	50	3.96 ± 5.06①	9.61 ± 5.13	14.96 ± 11.75①
	痰湿内蕴型	48	1.81 ± 1.80	7.80 ± 3.50③	24.21 ± 22.39
	阴虚火旺型	22	2.18 ± 1.59	11.33 ± 6.54	15.52 ± 11.66

与痰湿内蕴型比较，①$P<0.05$；与气血亏虚兼痰湿型比较，②$P<0.05$；与对照组比较，③$P<0.05$

3.3 观察组各证型及其与对照组 CD_{14}^+T、CD_{19}^+T、CD_{56}^+T 细胞分布比较 见表2。观察组与对照组比较，除痰湿内蕴型 CD_{19}^+T 细胞水平明显低于对照组（$P<0.05$），观察组其他证型上述3种免疫细胞数量与对照组比较，差异均无显著性意义（$P>0.05$）。CD_{14}^+T 细胞水平痰湿内蕴型显著低于气血亏虚兼痰湿型及气血亏虚兼血瘀型（$P<0.05$）；CD_{19}^+T 细胞水平痰湿内蕴型显著低于气血亏虚型、脾肾两虚型及气血亏虚兼痰湿型（$P<0.05$）。CD_{56}^+T 细胞水平气血亏虚型及痰湿内蕴型较高，前者高于气血亏虚兼痰湿型（$P<0.05$），后者高于气血亏虚兼痰湿型及气血亏虚兼血瘀型（$P<0.05$）。

4 讨论

人类T淋巴细胞具有识别特异性抗原的能力，对体内的体液及细胞免疫反应类型及强度都有较重要的调节作用。T淋巴细胞免疫功能状况是决定HIV感染病情发展的最重要因素，同时，其他淋巴细胞群，诸如NK细胞等，在HIV感染中可能也起到一定的作用[3~4]。人体感染艾滋病病毒后，随着疾病的进展，各项免疫指标均有明显变化，而中医证候学也认为，同一种疾病在不同的发展阶段，会有不同的表现，即证型的转换。因此，笔者应用流式细胞术检测外周血淋巴细胞亚群的表面标志，以了解不同证型HIV感染者T细胞亚群及B细胞、NK细胞、单核细胞的变化，试图探讨HIV/ADS淋巴细胞亚群与中医证型之间的关系。

本研究显示，HIV/ADS患者较正常人免疫功能整体低下，而痰湿内蕴型 CD_4^+T 细胞水平作为各组中最低组，CD_3^+T 细胞水平与其他型比较，没有表现显著下降，可能与其 CD_4^+T 细胞水平明显减少的同时 CD_8^+T 细胞被激活，数量增加有关。CD_3^+T 细胞水平气血亏虚兼痰湿型最低，CD_4^+T 细胞水平痰湿内蕴型最低，提示HIV/AIDS虚证（气血亏虚型）或虚实夹杂证（气血亏虚兼血瘀型）免疫损害较轻，可能为疾病较早出现的证候，以邪实为主的痰湿内蕴型及气血亏虚兼痰湿型患者机体免疫功能下降更为显著，可能为疾病进一步发展表现出来的证型。本研究中，观察组痰湿内蕴型 CD_{19}^+T 细胞水平较对照组下降，较虚证（气血亏虚型、脾肾两虚型）或虚实夹杂证（气血亏虚兼痰湿型、气血亏虚兼血瘀型）CD_{14}^+T、CD_{19}^+T、CD_{56}^+T 细胞水平有差异，反映了痰湿内蕴型与虚证、虚实夹杂证免疫功能的区别。

参考文献（略）

（出自新中医2012年第44卷8期第62-64页）

188例HIV感染者/AIDS患者中医体质分析

白玉燕 谭行华 岑玉文 许飞龙 赵令斋 陈淑云 张复春

（广州医学院附属广州市第八人民医院，广东广州 510060）

摘要 目的：分析人类免疫缺陷病毒（HIV）感染者/艾滋病（AIDS）患者的中医体质特征。**方法**：对188例HIV感染/AIDS患者进行流行病学调查，以同一时期收集的55例慢性乙型肝炎患者作为对照，对HIV感染者/AIDS患者的体质特征进行分析。**结果**：HIV/AIDS组平和质30例（15.96%），偏颇体质中的单一体质74例（39.36%），混合体质84例（44.68%），与肝炎组（平和质31例，占56.36%，偏颇体质中的单一体质12例，占21.82%，混合体质12例，占21.82%）比较，HIV/AIDS组偏颇体质居多（$P<0.01$）；HIV/AIDS组158例偏颇体质中，气虚质114例（72.15%），与HIV/AIDS组其它偏颇体质比较，气虚质居多（$P<0.01$）。HIV/AIDS组艾滋病期患者86例，其中平和质14例（16.28%），

偏颇体质中的单一体质38例（44.19%），混合体质34例（39.53%）；与无症状期患者（共102例，其中平和质16例，占15.69%，偏颇体质中的单一体质36例，占35.29%，混合体质50例，占49.02%）比较，构成无统计学差异（P>0.05）。HIV/AIDS组艾滋病期与无症状期患者偏颇体质分别比较，无症状期患者气郁质多于艾滋病期患者（P<0.05）。结论：气虚质是HIV感染者/AIDS患者最常见的中医体质类型，偏颇体质较多是HIV感染者/AIDS患者的中医体质特征之一。

关键词 艾滋病；人类免疫缺陷病毒；中医体质；《中医体质量表》

艾滋病（AIDS）是由人类免疫缺陷病毒（HIV）感染引起，以进行性破坏人体免疫功能，最终导致机会性感染和恶性肿瘤发生为特征的慢性传染病。高效抗逆转录病毒治疗（HAART，俗称"鸡尾酒疗法"）的耐药问题及多重的不良反应是艾滋病治疗的难题，临床实践表明中医药在艾滋病治疗中发挥了独特的优势。中医学认识到体质的偏颇是疾病发生的内因，它决定个体对不同病因的易感性及其发病后病理变化的倾向性[1]，并影响着临床治疗的效果。而HIV无症状期和艾滋病期无合并症的患者往往无证可辨，为指导艾滋病的中医药治疗，本研究将调查并分析HIV感染者/AIDS患者的中医体质特征。

1 临床资料

1.1 一般资料 HIV/AIDS组为本院2009年10月～2011年7月门诊部、住院部的188例HIV感染者/AIDS患者，男128例，女60例；平均年龄（36.1±8.8）岁；诊断分期：艾滋病期86例，无症状期102例；近半年内发生机会性感染者104例，未发生机会性感染者84例。肝炎组为本院肝病科同期收治的55例乙型肝炎患者，男38例，女性17例；平均年龄（36.8±13.6）岁；慢性乙型肝炎35例，乙型肝炎肝硬化18例，乙型肝炎重型肝炎2例。2组性别、年龄等经统计学处理，差异均无显著性意义（P>0.05），具有可比性。

1.2 诊断标准 HIV感染者/AIDS患者，诊断和分期符合中华医学会感染病学分会艾滋病学组制订的《艾滋病诊疗指南》[2]。慢性乙型肝炎诊断符合2005年版的《慢性乙型肝炎防治指南》[3]中的标准。

1.3 纳入标准 符合诊断标准；年龄15～75岁；机会性感染受到控制，准备开始HAART治疗的患者；精神智力正常；自愿参加本研究。

1.4 排除标准 智力下降或神志异常不能对答者；孕妇、哺乳期妇女；严重感染未控制者。

2 方法

2.1 调查内容参照北京中医药大学的《中医体质量表》，以现场调查的方式，在经过培训的调查员协助下，由调查者采用自填法，或者由调查员逐条询问填写，对调查者近1年来的体质状况做出评价。

2.2 统计学方法所有的原始数据采用双录入法，用Excel软件建立数据库。以SPSS16.0统计软件进行统计分析。计数资料组间比较用 χ^2 检验。计量资料以 $\bar{x} \pm s$ 表示，若为正态性、方差齐用t检验，方差不齐以 t' 检验，检验水准：$\alpha = 0.05$。

3 结果

3.1 HIV/AIDS组及肝炎组体质构成见表1。HIV/AIDS组、肝炎组分别收集有效问卷188份、55份，有效率为100%。HIV/AIDS组中，混合体质居多，与肝炎组比较，差异无显著性意义（P>0.05）。HIV/AIDS组偏颇体质明显多于平和质（即188例患者分为偏颇体质158例、平和质30例），与肝炎组构成比经 χ^2 检验，$\chi^2 = 36.95$，差异有非常显著性意义（P<0.01），即较肝炎组，HIV/AIDS组偏颇体质居多。

表1 HIV/AIDS组及肝炎组体质构成例（%）

组别	n	平和质	单一体质	混合体质
HIV/AIDS组	188	30（15.96）	74（39.36）	84（44.68）
肝炎组	55	31（56.36）	12（21.82）	12（21.82）

3.2 HIV/AIDS组及肝炎组偏颇体质分布见表2。HIV/AIDS组158例偏颇体质患者中，气虚质比例最大，有114例（72.15%）。肝炎组24例偏颇体质患者中气虚质13例（54.17%）。以此类推，同类体质分别比较，2组间痰湿质、湿热质构成比比较，差异均有非常显著性意义（P<0.01）。HIV/AIDS组气虚质的构成比与其它偏颇体质比较，差异均有非常显著性意义（P<0.01）。

表2 HIV/AIDS组及肝炎组偏颇体质分布例（%）

体质类型	HIV/AIDS组	肝炎组
气虚质	114（72.15）	13（54.17）
阳虚质	43（27.22）②	3（12.50）
血瘀质	41（25.95）②	10（41.67）
痰湿质	43（27.22）①②	13（54.17）
阴虚质	39（24.68）②	10（41.67）
湿热质	32（20.25）①②	12（50.00）

续表

体质类型	HIV/AIDS组	肝炎组
特禀质	26（16.46）②	4（16.67）
气郁质	49（31.01）②	8（33.33）

与肝炎组同体质类型比较，①P<0.01；与本组气虚质比较，②P<0.01

3.3 艾滋病期与无症状期患者体质构成见表3。HIV/AIDS组艾滋病期与无症状期患者体质构成无统计学差异（P>0.05）。

表3 艾滋病期与无症状期患者体质构成例（%）

HIV/AIDS组分期	n	平和质	单一体质	混合体质
艾滋病期	86	14（16.28）	38（44.19）	34（39.53）
无症状期	102	16（15.69）	36（35.29）	50（49.02）

3.4 艾滋病期与无症状期患者偏颇体质分布见表4。72例艾滋病期偏颇体质患者中，气虚质有48例（66.67%），86例无症状期偏颇体质患者中，气虚质有66例（76.74%），以此类推。同类偏颇体质分别比较，气郁质在艾滋病期的构成比与无症状期比较，差异有显著性意义（P<0.05）。

表4 艾滋病期与无症状期患者偏颇体质分布例（%）

体质类型	艾滋病期	无症状期
气虚质	48（66.67）	66（76.74）
阳虚质	22（30.56）	21（24.42）
血瘀质	21（29.17）	20（23.26）
痰湿质	19（26.39）	24（27.91）
阴虚质	14（19.44）	25（29.07）
湿热质	13（18.06）	19（22.09）
特禀质	12（16.67）	14（16.28）
气郁质	16（22.22）①	33（38.37）

与无症状期同体质类型比较，①P<0.05

4 讨论

体质是指人体生命过程中，在先天禀赋和后天获得的基础上形成的形体结构、生理功能和心理状态方面综合的、相对稳定的固有特质，是人类在生长和发育过程中所形成的与自然、社会环境相适应的人体个性特征。

中医体质类型是对个体在未病状态下所表现的阴阳气血津液偏颇状态的描述，中医证候类型是对人体疾病状态下脏腑、气血、阴阳盛衰情况及病因、病位等方面的概括，证候常随体质而转移，体质是决定证候类型演变的重要因素[1]。王健等[4]调查8946例艾滋病患者发现，艾滋病患者以虚证居多，虚证贯彻疾病始终。张国梁等[5]调查473例HIV感染者/AIDS患者，总结其证候类型特征是"以虚为本"，但主要表现以气阴两虚为主。张苗苗等[6]调查177例HIV感染者发现，HIV感染者/AIDS患者以气阴两虚肺肾不足证型最多，其次为气虚血瘀邪毒壅滞证型。本研究结果显示，气虚质在HIV/AIDS组所占比例最大，可见，气虚质为HIV感染者/AIDS患者最常见的体质，与既往艾滋病证候研究结果一致。

章虚谷《医门棒喝·六气阴阳论》曰："邪之阴阳，随人身之阴阳而变也。"《医宗金鉴·订正伤寒论注》曰："六气之邪，感人虽同，人受之而生病各异者，何也？盖以人之形有厚薄，气有盛衰，脏有寒热，所受之邪，每从其人之脏气而化，故生病各异也，是以或从虚化，或从实化，或从寒化。"即六气之邪伤人，随体质阴阳强弱变化而为病，体质具相对稳定性，病机随体质而变化[1]。本研究中，与HIV/AIDS组偏颇体质比较，肝炎组湿热质及痰湿质多于HIV/AIDS组。这与中医学认识的慢乙肝属湿热疫毒内侵，久则夹瘀夹痰的病机相符[7]。气虚质为HIV感染者/AIDS患者最常见的体质，由此推断，气虚为艾滋病最基本的病机之一。这与艾军等[8]认为虚是贯穿艾滋病全过程的基本病机相符合，是HIV长期感染导致患者免疫功能慢性消耗，引起体质发生变化的结果。

本研究结果显示，与肝炎组对比，HIV/AIDS组中偏颇体质居多。其可能与艾滋病疫毒性质较烈，耗伤正气，病变致多系统、多脏腑的损伤或功能减退的复杂病机有关。HIV/AIDS组中无症状期患者与艾滋病期患者的偏颇体质构成相比，无症状期患者气郁体质偏多，这与既往的证候研究结果相符[9]，可能与患者所处环境的社会心理学特征有关。

王琦[1]认为体质的相对稳定性和动态可变性决定了体质的可调性，及早采取针对性的措施，纠正或改善由于阴阳气血偏盛偏衰所导致的体质偏颇，以减少偏颇体质对疾病的影响，可以预防疾病、延缓发病、改善病情。掌握HIV感染者/AIDS患者的体质特征，把辨病、辨证、辨体质三者有机结合，有助于理解生命系统以及艾滋病病机的复杂性，指导HIV/AIDS的中医药治疗。（致谢：感谢北京中医药大学王琦教授为本研究提供《中医体质量表》！）

参考文献（略）

（出自新中医2012年第44卷6期第66-68页）

180例HAART致高脂血症的中医证候特点研究

倪量[1]　段呈玉[2]　万钢[1]　郭会军[3]　谭行华[4]　孙丽君[5]　郑煜煌[6]　胡大庆[7]

王文静[8]　王玉光[1]　赵红心[1]

(1. 北京地坛医院感染病诊疗中心首都医科大学附属北京地坛医院，北京100000；
2. 云南省中医中药研究院，云南昆明650223；3. 河南中医学院第一附属医院，河南郑州450000；
4. 广州市第八人民医院广东广州510000；5. 北京佑安医院，北京100000；
6. 中南大学湘雅二医院，湖南长沙410000；7. 安徽省中医医院，安徽合肥230000；
8. 北京中医药大学，北京100000)

摘要　**目的**：研究HAART致高脂血症的中医临床表现特点和证候要素，探讨证候的特点。**方法**：多中心、前瞻性收集180例确诊的HAART致高脂血症患者，采用描述性统计和探索性因子分析的方法研究其中医证候的规律和特点。**结果**：常见的中医症状是疲乏（139例，77.22%）、肢体困重（103例，57.22%）、纳呆（103例，57.22%）、白苔（126例，70.00%）、淡白舌（78例，43.33%）、齿痕舌（68例，37.78%）、滑脉（93例，51.67%）、细脉（92例，51.11%）。提取了9个公因子，常见的病位证候要素为脾、肾、心，病性证候要素有气虚、阳虚、血虚、痰浊。**结论**：研究HAART致高脂血症证候表现与原发性高脂血症不同，病位常见于脾、肾、心，病性多为痰浊或湿浊。

关键词　HAART；高脂血症；中医证候

高效抗逆转录病毒疗法（highly active antiretroviral therapy，HAART）的运用明显降低了获得性免疫缺陷综合征（Acquired ImmureDeficiency Syndrome，AIDS）疾病的病死率[1]。遗憾的是有将近25%的患者因为不能耐受药物毒副作用而在HAART开始的前8个月内停止用药，最终导致HAART治疗失败[2-3]。高脂血症是HAART常见的毒副作用之一，在接受HAART治疗的患者中，有近40%会出现高脂血症[4-5]。因而HAART所致高脂血症在防治AIDS中越来越受到重视。

目前，尚未见到有关中医药治疗HAART致高脂血症的报道，其辨证分型更是缺乏客观、规范的标准，给临床中医对于该病的辨证治疗和研究带来很大的限制。本文旨在研究HAART致高脂血症的中医临床表现特点以及相关的证候要素。

1 资料与方法

1.1 一般资料　2009年4月~2011年1月在北京地坛医院、河南省中医学院第一附属医院、广州市第八人民医院、安徽中医学院第一附属医院、北京佑安医院、中南大学湘雅二医院收治的确诊为HAART致高脂血症的患者180例，其中男116例，女64例；平均年龄（43.23±9.27）岁；汉族174例，其他少数民族6例；感染途径：血液传播67例，性传播89例，不详24例。

1.2 诊断标准　病例诊断标准：依据"中华医学会"制定的《艾滋病诊疗指南》[6]和"中国成人血脂异常防治指南制定联合委员会"制定的《中国成人血脂异常防治指南》[7]中的相关诊断标准确定艾滋病患者高脂血症的诊断。

1.3 纳入和排除标准　纳入标准：(1)患者HIV抗体阳性；(2)正在接受HAART治疗，HAART治疗前血脂正常或治疗过程中曾有血脂正常，治疗后符合高脂血症诊断标准；(3)年龄：18岁~65岁；(4)受调查者自愿接受临床调查并签署知情同意书。排除标准：(1)近1个月内已接受过其他降脂治疗；(2)妊娠或哺乳期妇女，或准备妊娠妇女；(3)患有精神疾病，包括严重的癔症等。

1.4 研究方法

1.4.1 临床中医信息的采集方法　本研究在文献研究和专家咨询的基础上，参考相关标准和文献[8-9]编制"艾滋病相关腹泻中医临床信息采集表"。对入组的患者，由1~2名中医专业或有中医背景知识的临床主治医师以访谈形式进行即时的临床信息采集。

1.4.2 数据录入　建立基于网络的病例信息数据库，由各研究中心进行双份录入并经过校验无误后锁定数据库，导出数据进行分析。

1.4.3 证候要素的判定　由2位具有高级职称的中医临床专家，参照《中医诊断学》[10]，对可能包括的中医证候要素进行统一判定。

1.5 统计方法　采用SAS 9.2进行频数、频率的描述性统计分析。提取出现率大于10%的中医症状、体征信息进行探索性因子分析。

2 结果

2.1 HAART致高脂血症患者常见中医症状的分布情况

HAART致高脂血症患者常见的中医症状是疲乏（139例，77.22%）、肢体困重（103例，57.22%）、纳呆（103例，57.22%）、腰膝无力（85例，47.22%）、健忘（84例，46.67%）、腹胀（82例，45.56%）、不寐（75例，41.67%）等，详见表1。

表1 HAART致高脂血症患者常见中医症状的出现频次及频率

中医症状及体征	出现频次/例	出现率/%
疲乏	139	77.22
肢体困重	103	57.22
纳呆	103	57.22
腰膝无力	85	47.22
健忘	84	46.67
腹胀	82	45.56
不寐	75	41.67
头晕	68	37.78
心悸	64	35.56
腰酸	61	33.89
胸闷	59	32.78
头重	56	31.11
口淡	56	31.11
面色萎黄	43	23.89
胃脘痞	41	22.78
恶心	40	22.22
气短	36	20.00
消瘦	35	19.44
口苦	28	15.56
腹泻	27	15.00
盗汗	25	13.89
咯白痰	24	13.33
胸痛	23	12.78
手足不温	22	12.22
便溏	22	12.22
小便黄赤	22	12.22
口渴多饮	21	11.67
肥胖	20	11.11
耳鸣	19	10.56
自汗	19	10.56

2.2 HAART致高脂血症患者常见舌像的分布情况

HAART致高脂血症患者常见舌像有：白苔（126例，70.00%）、淡白舌（78例，43.33%）、齿痕舌（68例，37.78%）、腻苔（68例，37.78%）等，详见表2。

表2 HAART致高脂血症患者常见舌像的频次及频率

舌像	出现频次/例	出现率/%
白苔	126	70.00
淡白舌	78	43.33
齿痕舌	68	37.78
腻苔	68	37.78
淡红舌	52	28.89
荣润舌	49	27.22
胖大舌	42	23.33
厚苔	42	23.33
黄苔	36	20.00
红舌	31	17.22
裂纹舌	22	12.22

2.3 HAART致高脂血症患者常见脉象的分布情况

HAART致高脂血症患者常见脉象有：滑脉（93例，51.67%）、细脉（92例，51.11%）、沉脉（54例，30.00%）、弱脉（27例，15.00%）、数脉（21例，11.67%），见表3。

表3 HAART致高脂血症患者常见脉象的频次及频率

脉象	出现频次/例	出现率/%
滑脉	93	51.67
细脉	92	51.11
沉脉	54	30.00
弱脉	27	15.00
数脉	21	11.67

3.4 HAART致高脂血症常见中医临床信息的因子分析

提取出现率在10%以上的46项中医临床信息作为分析变量进行探索性因子分析，具体的变量是：疲乏（X1），白苔（X2），肢体困重（Z3），纳呆（X4），滑脉（X5），细脉（X6），腰膝无力（X7），健忘（X8），腹胀（X9），淡白舌（X10），不寐（X11），头晕（X12），齿痕舌（X13），腻苔（X14），心悸（X15），腰酸（X16），胸闷（X17），头重（X18），口淡（X19），沉脉（X20），淡红舌（X21），荣润舌（X22），面色萎黄（X23），胖大舌（X24），厚苔（X25），胃脘痞（X26），恶心（X27），气短（X28），黄苔（X29），消瘦（X30），红舌（X31），口苦（X32），腹泻（x33），弱脉（X34），盗汗（X35），咯白痰（X36），胸痛（X37），手足不温（X38），便溏（X39），小便黄赤（X40），裂纹舌（X41），口渴多饮（X42），数脉（X43），肥胖（X44），耳鸣（X45），自汗（X46）。

经过检验，KMO 统计量为 0.594，Bertlett 球形检验卡方值为 2771.866（P < 0.001），提示源数据适合做因子分析。前 9 个公因子对 46 项指标的全部信息的累积贡献率为 71.21%，详细见表 4。进行最大方差旋转后提取的 9 个公因子所包含的中医临床信息为：第 1 公因子：疲乏（X1），头晕（X12），健忘（X8），头重（X18），不寐（X11），气短（X28），白汗（X46）；提示证候要素包括心、脾，气虚、血虚。

第 2 公因子：便溏（X39），齿痕舌（X13），气短（X28），盗汗（X35），细脉（X6）；提示证候要素包括脾，气虚、阴虚。

第 3 公因子：心悸（X15），胸闷（X17），气短（X28），胸痛（X37），手足不温（X38）；提示证候要素包括心，气虚、阳虚。

第 4 公因子：胃脘痞（X26），腹胀（X9），手足不温（X38），沉脉（X20），面色萎黄（X23）；提示证候要素包括脾、胃，气虚、阳虚。

第 5 公因子：纳呆（X4），细脉（X6），恶心（X27），淡白舌（X10），肢体困重（X3）；提示证候要素包括脾，气虚、湿浊。

第 6 公因子：腰膝无力（X7），腰酸（X16），肢体困重（X3）；提示证候要素包括肾，湿浊。

第 7 公因子：胖大舌（X24），腻苔（X14），胸痛（X37），头重（X18），咯白痰（X36）；提示证候要素包括心、痰浊。

第 8 公因子：黄赤，口渴多饮，恶心；提示证候要素包括热。

第 9 公因子：疲乏，厚苔，胖大舌；提示证候要素包括气虚、痰湿。见表 4。

表 4　HAART 致高脂血症证候因子分析的各公因子特征根值及贡献率

公因子	特征根	贡献率
1	4.2713	0.0949
2	4.0918	0.2522
3	2.9840	0.344
4	2.0759	0.4287
5	2.0556	0.4986
6	1.9790	0.5609
7	1.8321	0.6141
8	1.6042	0.6636
9	1.5420	0.7121

3　讨论

HAART 的运用极大降低了 AIDS 的病死率，但由于患者不能耐受明显的药物毒副作用，经常停止服药，从而导致 HAART 治疗的失败。高脂血症是 HAART 治疗常见的毒副作用之一[11]，增加了艾滋病患者心肌梗死等其他相关疾病的发病率和死亡率，目前的治疗指南提倡，与普通人群一样要积极防治艾滋病患者的高脂血症[12-14]。但是，相关西药的治疗有一定的局限性，治疗存在一定困难[15]。目前尚未见到中医药防治 HAART 致高脂血症的相关报道，但以往的研究[16-17]表明中医药在治疗高脂血症有一定疗效。因此，中医药对于 HAART 致高脂血症的临床治疗研究也日益得到重视。证候是中医药临床辨治的基础，但目前尚缺乏对 HAART 致高脂血症的证候规律研究，给临床中医辨证治疗和研究带来很大的限制。因此，本文旨在对 180 例 HAART 致高脂血症患者中医证候特点进行初步的探索性研究。

研究结果显示，HAART 致高脂血症患者最常见的中医症状依次为疲乏、肢体困重、纳呆、腰膝无力、健忘、腹胀等，而普通高脂血症患者的常见中医症状常表现为眩晕头痛、肥胖肢麻、胸闷心悸、疲乏无力等[18-19]，两者的中医症状表现有各自不同的特点。本病常见舌像表现为白苔、淡白舌、齿痕舌等，这也与普通高脂血症舌象以瘀斑舌表现最为常见[18]的特点不一致。常见脉象有滑脉、细脉等，提示本病可能与气血不足、湿浊有关。

现在的研究[20]认为证候具有"内实外虚""动态时空""多维界面""高维高阶"等特点，可采用"降维升阶"的方法对证候进行研究。应用因子分析方法可以找到支配这种相关关系的少数几个相关独立的潜在公因子，寻找隐含在多变量数据中无法直接观察到的公因子[21]，有利于发现疾病调查人群中各类证候的症状、体征的组合及变化规律[22]，应用于证候分析可以达到"降维升阶"的目的。

证候要素的研究是近年来证候研究的一种思路[23]。证候要素是组成证候的最小单元，是构成证候的主要元素。可分为病位类证候要素和病性类证候要素，能简明扼要地反映疾病的特征，在临床的实际运用中，便于医生灵活地组合成符合患者实际情况的证候诊断[24]。研究表明采用因子分析的方法可以提取 HAART 致高脂血症的证候要素，探索其证候的特点，指导中医临床辨治。结果显示本病常见的病位要素为脾、肾、心，病性要素主要是气虚、阳虚、血虚和痰浊、湿浊，提示本病可能常见的证候有脾虚痰浊、心脾两虚、脾肾阳虚等。以往的多数研究[25-27]认为普通高脂血症主要与脾、肾相关，可涉及心、肝，病理因素主要有痰浊、血瘀，本研究结果提示 HAART 致高脂血症患者的中医病位仍然以脾、肾为主，但病性证候要素主要表现为痰浊或湿浊，血瘀表现少见，这可能是本病特有的证候特点之一。提示中医在辨治本病时需更加注意痰浊的治疗。

参考文献（略）

新疆地区142例HIV/AIDS患者的中医证候调查

沙莎[1] 董继鹏[2] 刘颖[2] 马建萍[3] 李洪娟[1#]

(1 北京中医药大学基础医学院 北京 100029；2 中国中医科学院中医药防治艾滋病研究中心；3 新疆维吾尔族自治区中医医院)

摘要 目的 调查新疆地区人类免疫缺陷病毒感染者/获得性免疫缺陷综合征（HIV/AIDS）患者的舌脉症状、证候要素及中医证候分布情况。方法 对142例HIV/AIDS患者的感染途径、舌象、脉象、病位、病性、证候分型进行统计。并对性接触和静脉吸毒2种不同感染途径患者主要证候分型分布进行比较。结果 142例中感染途径为性接触者占42.25%，为静脉吸毒者占42.25%。舌质颜色统计中舌淡红出现率最高，占47.88%，其次是舌红占24.65%。舌形态统计中裂纹舌最多占20.42%，胖大舌占16.90%。苔质苔色统计中薄白苔最多，占33.10%，黄腻苔占21.83%。脉象统计中细脉最多，占35.92%，沉脉占30.28%，数脉占25.35%。病位证候要素统计中肾脏的出现率最高占30.99%，其次肝占26.76%。病性证候要素统计中阴虚占44.37%，气虚占42.96%。证候分型统计中肝肾阴虚证候出现频率最高，占28.17%，肝胃不和占16.18%，脾胃湿热占8.45%，肝郁脾虚占4.93%，肺肾两虚占7.04%。性接触和静脉吸毒2种不同感染途径感染者在主要的中医证候分型上无差异性。结论 新疆地区HIV/AIDS患者证候涉及肾肝脾胃肺多个脏腑，以气虚和阴虚最多，证候多表现为肝肾阴虚、肝胃不和、脾胃湿热、肺肾两虚、肝郁脾虚。

关键词 新疆地区；人类免疫缺陷病毒感染者/获得性免疫缺陷综合征患者；中医；证候

1 临床资料

1.1 一般资料

2010年8月24-26日．由新疆乌鲁木齐市沙河区疾控中心在确诊人类免疫缺陷病毒感染者/获得性免疫缺陷综合征（HIV/AIDS）患者的资料库中，按照地址随机抽取150份资料，电话通知患者来中心接受调查。共完成142份资料采集。142例中性别年龄填写不全者2例。男性81例，平均年龄（38.86±7.38）岁；女性59例，平均年龄（35.59±9.40）岁。年龄最大71岁，最小5岁，140例平均年龄（37.49±8.41）岁。其中30-50岁者113例，占79.58%。按感染途径统计，性接触者60例，静脉吸毒者60例，采供血者2例，母婴传播者2例，其他11例，填写不全者7例。所有病例均已确诊，近5年确诊者126例，占88.73%；5年前确诊者12例，占8.45%。其中高效抗反转录病毒疗法（HARRT）治疗者51例，占35.92%；中药治疗者7例，占4.93%；中西医结合治疗者1例，占0.70%；未治疗者74例，占52.11%；9例治疗情况填写不全。因为新疆为少数民族地区，以维吾尔族居多，被调查者中除2例信息填写不全，维吾尔族最多94例，占66.20%；其次汉族31例，占21.83%；回族13例，占9.15%；俄罗斯族和哈萨克族各1例，各占0.70%。

1.2 诊断标准

西医诊断标准参照2005年卫生部发布的"艾滋病诊疗指南"[1]中HIV/AIDS的诊断标准制定。中医证候辨证标准按照《证素辨证学》[2]中症状权重积分方法．按照病位病性分值高低顺序组合。最终获得证候结论。（由相关软件完成）

1.3 纳入标准

①符合西医诊断标准。②知情同意，并签署知情同意书。

2 方法

2.1 研究方法

填写中国中医科学院中医药防治艾滋病研究中心研制的"艾滋病中医证候学研究四诊信息采集表"。该表根据HIV/AIDS患者常见临床表现以及中医诊断学四诊常见症状制定，预实验表明信度和效度良好。病例采集后由专业人员采用双录入校验的方法录入数据库，最后进行舌象、脉象、症状、病位、病性、证候出现率统计。并对通过性接触和静脉吸毒2种不同感染途径感染者的主要中医证候分型进行比较。

由课题小组人员对填表人员进行填表培训，保证填表人员对表上所有症状的理解和症状程度判断的一致性．保证所询问问题患者能正确理解和回答。填表人员为课题组成员和新疆中医学院的研究生。

2.2 统计方法

将采集信息进行数字化处理．并录入到重大专项中医证候学研究数据库．使用SPSS 13.0软件进行频率统计，计数资料用X^2检验。

3 结果

2.1 感染途径

艾滋病的感染途径主要通过性接触、血液和母婴传播。142例中有7例感染途径信息缺失。感染途径为性接触者60例，占42.25%；静脉吸毒者60例，占42.25%；采供血者2例，占1.41%；母婴传播者2例，占1.41%；其他11例，占7.75%。见表1。

表1 感染途径出现率统计（n=142）

感染途径	例	%
性接触	60	42.25
静脉吸毒	60	42.25
采供血	2	1.41
母婴传播	2	1.41
其他	11	7.75

2.2 舌象

2.2.1 舌质颜色

舌质颜色统计中舌淡红者68例，占47.88%；舌红者35例，占24.65%；舌绛者13例，占9.15%；舌淡白者12例，占8.45%；舌紫暗者12例，占8.45%；舌青者2例，占1.42%。表现为热象（包括舌红、舌绛）者共48例，表现为虚象（淡白舌）者12例，表现为血瘀（包括舌青、舌紫暗）者共14例。见表2。

表2 舌质颜色出现率统计（n=142）

舌质颜色	例	%
舌淡红	68	47.88
舌红	35	24.65
舌绛	13	9.15
舌淡白	12	8.45
舌紫暗	12	8.45
舌青	2	1.42

2.2.2 舌形态

142例中仅有80例患者在舌形态上出现变化，其余62例患者均未出现变化。舌形态统计中，裂纹舌29例，占20.42%；胖大舌24例，占16.90%；瘦薄舌15例，占10.56%；齿痕舌10例，占7.04%；瘀斑舌2例，占1.41%。见表3。

表3 舌形态出现率统计（n=142）

舌形态	例	%
裂纹舌	29	20.42
胖大舌	24	16.90
瘦薄舌	15	10.56
齿痕舌	10	7.04
瘀斑舌	2	1.41

2.2.3 苔质和苔色

舌苔颜色统计中有12例信息缺失。薄白苔47例，占33.10%；花剥苔11例，占7.75%；白腻苔24例，占16.90%；白薄腻苔5例，占3.52%；白厚腻苔10例，占7.04%；薄黄苔7例，占4.93%；黄腻苔31例，占21.83%；黄厚腻苔18例，占12.68%。见表4。

表4 苔质和苔色出现率统计（n=142）

苔质和苔色	例	%
薄白苔	47	33.10
花剥苔	11	7.75
白腻苔	24	16.90
白薄腻苔	5	3.52
白厚腻苔	10	7.04
薄黄苔	7	4.93
黄腻苔	31	21.83
黄厚腻苔	18	12.68

2.3 脉象

本次调查脉象基本为复合脉，有些患者出现两手脉不一致。所以本次统计是将复合脉分解后进行统计，142例中细脉51例，占35.92%，所占比例最高；沉脉43例，占30.28%；数脉、弦脉均为36例，各占25.35%；滑脉32例，占22.54%；浮脉15例，占10.56%。其余缓脉、微脉、迟脉、虚脉、紧脉、洪脉频率均小于10%。见表5。

表5 脉象出现率统计（n=142）

脉象	例	%
细脉	51	35.92
沉脉	43	30.28
弦脉	36	25.35
数脉	36	25.35
滑脉	32	22.54
浮脉	15	10.56
缓脉	6	4.23
微脉	3	2.11
迟脉	2	1.41
虚脉	2	1.41
紧脉	2	1.41
洪脉	1	0.7

2.4 病位证候要素

病位证候要素均统计第1病位的出现率，142例中，除7例HIV无症状期的患者无法用脏腑辨证外，肾脏的出现率最高，共44例，占30.99%。见表6。

表6 病位证候要素出现率统计（n=142）

脏腑	例	%
肾	44	30.99
肝	38	26.76
脾	21	14.79
胃	18	12.68
肺	7	4.93
大肠	4	2.82
胞宫	3	2.11
心	0	0

2.5 病性证候要素

病性证候要素均统计第1病性的出现率，气虚和阴虚的出现率最高。阴虚63例，占44.37%；气虚61例，占42.96%；火热7例，占4.93%；阳虚5例，占3.52%；湿4例，占2.82%；气滞的出现率最低，为2例，占1.41%。见表7。

表7 病性证候要素出现率统计（n=142）

病性	例	%
气虚	61	42.96
阴虚	63	44.37
火热	7	4.93
阳虚	5	3.52
湿	4	2.82
气滞	2	1.41

2.6 证候类型

笔者参考了目前国内外中医界关于艾滋病辨证论治的相关文献及有关专家的经验[3-6]，在中医辨证方面，一般以脏腑辨证为主，其他辨证方法为辅。此次调查主要应用脏腑辨证。被调查者多数有2种以上的证候同时存在，病情相当复杂。

此次调查总结共出现的证候达19种，依次为肝肾阴虚、肝胃不和、脾胃湿热、肺肾两虚、肝郁脾虚、脾肾阳虚、肝阴虚、胃火亢盛、肾阴亏虚、肺脾气虚、肝郁火旺、脾虚湿盛、胃阴亏虚、肺气亏虚、肝气郁结、肝胆湿热、脾气亏虚、肾阳亏虚、肾阴阳两虚。

证候类型均统计第1辨证的出现率，142例患者中，除了7例HIV无症状期的患者无法用脏腑进行辨证外，在其余135例辨证中选了前5个出现率最高的进行统计。肝肾阴虚出现率最高40例，占28.17%；肝胃不和23例，占16.20%；脾胃湿热12例，占8.45%；肺肾两虚10例，占7.04%；肝郁脾虚出现率最低7例，占4.93%。见表8。

表8 证候类型出现率统计（n=142）

症候	例	%
肝肾阴虚	40	28.17
肝胃不和	23	16.20
脾胃湿热	12	8.45
肺肾两虚	10	7.04
肝郁脾虚	7	4.93

2.7 性接触和静脉吸毒2种不同感染途径患者证候分布比较

将通过性接触和静脉吸毒2种不同感染途径感染的患者分为2组，每组各60例，对2组主要证候分布进行比较。肝肾阴虚证型中性接触感染者14例，占23.33%，静脉吸毒感染者21例，占35.00%，2组比较差异无统计学意义（$P>0.05$）。肝胃不和证型中性接触感染者12例，占20.00%，静脉吸毒感染者8例，占13.33%，2组比较差异无统计学意义（$P>0.05$）。脾胃湿热证型中性接触感染者6例，占10.00%，静脉吸毒感染者4例，占6.67%，2组比较差异无统计学意义（$P>0.05$）。肺肾两虚证型中性接触感染者2例，占3.33%，静脉吸毒感染者7例，占11.67%，2组比较差异无统计学意义（$P>0.05$）。肝郁脾虚证型中性接触感染者4例，占6.67%，静脉吸毒感染者2例，占3.33%，2组比较差异无统计学意义（$P>0.05$）。说明新疆地区通过性接触和静脉吸毒感染的2类人群在肝肾阴虚、肝胃不和、脾胃湿热、肺肾两虚、肝郁脾虚分型出现率上无差异性。

3 讨论

此次调查发现，新疆地区舌质颜色中舌淡红占47.88%，舌红占24.65%；舌质形态中裂纹舌占20.42%，胖大舌占16.90%；苔质苔色中薄白苔占33.10%，黄腻苔占21.83%。脉象中细脉占35.92%，沉脉占30.28%，数脉占25.35%，病位证候要素中肾脏的出现率最高占30.99%，肝占26.76%。病性证候要素中阴虚占44.37%，气虚占42.96%。据临床症状推断证候涉及肾肝脾胃肺多个脏腑，病性改变以气虚和阴虚最多。证候出现较高者依次为肝肾阴虚、肝胃不和、脾胃湿热、肺肾两虚、肝郁脾虚。

本次调查结果，与以往HIV/AIDS患者证候调查结果略有差异。李洪娟等[3]对河南地区158例因卖血感染HIV的人群进行中医症状和证候分析，发现其中医证型以虚证为主，其中脾虚证最多见，脏腑主要累及肝肾心。胡建华等[4]对北京佑安医院100例艾滋病患者进行中医辨证分型研究，结果显示气血两虚24例、气阴两虚25例、气虚血瘀17例、肝郁气滞10例、湿热内蕴8例等。丘红等[5]对河南省274例HIV/AIDS患者进行中医证候流行病学调查，总结出现的证候达29种，发生率较高的依次为肺脾气虚、风热蕴络、湿热内蕴、肝肾阴虚、气阴两虚等。王莉等[6]

对云南地区静脉吸毒和性传播感染 HIV 人群进行比较研究，结果 2 组人群有 15 个症状有显著性差异，气阴两虚证检出率最高。河南地区和北京佑安医院的 HIV/AIDS 患者的感染途径主要是采供血和性接触，而新疆地区的 HIV/AIDS 患者的感染途径主要是静脉吸毒和性接触，这与云南地区患者感染途径相似，虽然地域环境、饮食习惯和个人体质不同，但新疆地区和云南地区患者气虚和阴虚出现率都是很高的，这对不同地区、不同感染途径的艾滋病中医证候学研究很有意义。

参考文献（略）

（出自北京中医药大学学报 2011 年第 18 卷 3 期第 14－17 页）

广东 135 例艾滋病病毒携带者、艾滋病患者症候群与病位的相关研究

杨振华[1]　符林春[1]　岑玉文[2]　张清仲[1]　王　健[3]

（1 广州中医药大学热带医学研究所 510405；2 广州市第八人民医院；3 中国中医科学院艾滋病中医药防治中心）

摘要　目的　探讨广东艾滋病病毒携带者、艾滋病患者（HIV/AIDS）在中医临床症状、体征以及病位（脏腑定位）上的分布规律。方法　对 2009 年 9 月至 2010 年 5 月之间广州市第八人民医院门诊部的 HIV/AIDS 病人，进行中医症候资料的调查、采集与分析。结果　HIV/AIDS 患者症候群：以情绪抑郁、健忘、烦躁、乏力、咽干口燥、腰膝酸痛、失眠、性欲减退为主，出现率均在 40% 以上；舌象：舌苔以白腻、薄黄为主；舌质以红舌、齿痕舌、瘀斑舌多见；脉象：多表现为复合脉，以含有弦脉特征的最多，其次为滑脉、数脉、细脉等；病位：全身、心系、肝系、肾系症状的出现率较高，且不同性别、不同年龄段的脏腑病位有一定的差异性，女性患者在肝系的出现率明显较男性高，40 岁以上患者肾系的出现率高于 40 岁以下者，差异具有统计学意义（$P<0.05$）。结论　病位以肝、心脑、肾等多见，HIV/AIDS 患者的性别年龄对病位有一定影响，提示临床辨证治疗时应将其纳入思考。

关键词　艾滋病病毒携带者；艾滋病患者；症状；中医病位

艾滋病（acquired immune deftciency syndrome，AIDS）是因为机体感染人类免疫缺陷病毒（human immunodeficiency virus，HIV）导致全身免疫系统毁灭性打击所出现的获得性免疫缺陷综合征艾滋病不但给社会带来了沉重的经济负担，而且成为社会公共卫生一个重大挑战广东省在全国各省中属于艾滋病高发省份，对该地区艾滋病病毒携带者艾滋病患者进行中医症候群与中医病位研究有助于阐明艾滋病中医病机变化，对开展中医药防治艾滋病起到重要作用 本研究项目依托国家科技重大专项资助，对该地区艾滋病病毒携带者艾滋病患者进行中医症候群中医病位开展研究，现将结果报道如下。

1 资料与方法

1.1 一般资料

病例患者均来自广州市第八人民医院门诊部，共 135 例。其中男 80 例（占 59.26%），女 55 例（占 40.74%）；年龄 20～66 岁，平均（37.91±9.75）岁；26 例未婚（占 19.26%），104 例已婚（占 77.04%），2 例离异（占 1.48%），3 例丧偶（占 2.22%）；感染途径：性传播 108 例（占 80%），静脉吸毒 16 例（占 11.86%），采供血 2 例（占 1.48%），其他不明途径 9 例（占 6.67%）；临床分期：无症状 HIV 感染期 21 例（占 15.56%），艾滋病期（AIDS）114 例（占 84.44%）；已接受药物治疗的［包括中医干预或西医抗逆转录病毒治疗（HAART）］98 例（占 72.59%），未治疗的 37 例（占 27.41%）。

1.2 诊断标准

艾滋病诊断参照 1993 年美国疾病控制中心（CDC）发布的 AIDS 诊断标准[1]。中医证候辨证参照王忆勤主编的教材《中医辨证学》及《中医诊断学》

1.3 纳入标准与排除标准

纳入标准：（1）符合中西医诊断标准；（2）神志清楚，能配合调查的患者；（3）年龄在 18～70 岁之间。

排除标准：（1）不符合中西医诊断标准；（2）原发性免疫缺陷患者、激素化疗等引起的继发性免疫缺陷患者；（3）血液病、其他原因引起的中枢神经系统疾病患者；（4）临床资料不齐全，依从性差者。

1.4 研究内容与方法

本研究为横断面调查研究，以中医理论为指导，综合国内外关于 HIV/AIDS 患者的相关研究和报道，参考有关专家的经验[2]，编制"艾滋病中医证候研究调查表"，包括：（1）一般资料：性别、年龄、民族、婚姻状况、文化程度、体重、身高、个人史、职业、感染途径、并发症、临床分期、西医诊断、治疗情况等；（2）中医四诊信息

（舌象脉象由副主任以上职称中医师判断），涵盖了 HIV/AIDS 患者可能出现的症状和体征，并对每一个症状进行程度分级；（3）中医辨证。由于本研究受调查者症状较多，病情错综复杂，表现为单一证候的患者较少见，大多数为复合证候（证型）甚至多种不同的证候（证型）同时存在为了便于统计，本文主要对采集到的四诊信息进行症候群以及病位的分析。根据中医脏腑辨证理论体系，将患者症状和体征辨为以下几大系统：全身、心系、肺系、脾胃系、肝系、肾系、其他（皮肤筋膜）。

1.5 统计学处理

分析用 SPSS 17.0 统计软件，计数资料采用频数表示，分析数据分布特征，选择组间频数比较采用卡方检验。P<0.05 为差异有统计学意义。

2 结果

2.1 HIV/AIDS 中医症候群分布情况

135 例 HIV/AIDS 患者中，最常出现的症候为情绪抑郁健忘，两者均超过半数，其次为烦躁、乏力、咽干口燥、腰膝酸痛、失眠、性欲减退，出现率均超过 40%；再次为神疲、口苦、头晕、口渴、口淡、心悸、消瘦、自汗，出现率超过 20%。在本研究中课题组发现临床症候出现的几率在性别这一因素方面差异显著，整体表现出女性患者各症候出现率普遍较男性患者高。特别是腰膝酸痛、性欲减退、头晕、纳呆等症状，差异具有统计学意义（P<0.05），其余均无统计学意义。同时也发现临床症候出现的几率在不同年龄段上差异显著，整体表现出年龄在 40 岁以后艾滋病患者的临床症状出现的几率高于年龄在 40 岁以前患者，其中性欲减退、口苦、自汗、皮肤瘙痒等临床症状差异较明显，具有统计学意义（P<0.05）。结果见表 1。

2.2 HIV/AIDS 中医舌象分布情况

135 例 HIV/AIDS 患者中，舌象表现基本正常约占 1/3，其它患者均有不同的舌象变化。而正常薄白苔舌苔比较少见，患者舌苔以白腻苔、薄黄苔为主；异常舌质以红舌、齿痕舌、瘀斑舌等多见。课题组研究后认为艾滋病患者整体舌象分布与健康人差异显著。结果见表 2。

表 1 HIV/AIDS 中医症候群分布情况

症候	总例数 (n=135)	性别			年龄段		
		男 (n=80) [例(%)]	女 (n=55) [例(%)]	P	≤40 (n=92) [例(%)]	>40 (n=43) [例(%)]	P
情绪抑郁	74	43 (53.75)	31 (56.36)	>0.5	50 (54.34)	24 (55.81)	>0.5
健忘	68	37 (46.25)	31 (56.36)	<0.25	44 (47.82)	24 (55.81)	<0.4
腰膝酸痛	56	25 (31.25)	31 (56.36)	<0.005	36 (39.13)	20 (46.51)	<0.5
性欲减退	54	38 (47.50)	16 (29.09)	<0.05	31 (33.70)	23 (53.49)	<0.05
口苦	48	25 (31.25)	23 (41.81)	<0.25	27 (29.34)	21 (48.83)	<0.05
头晕	47	20 (25.00)	27 (49.09)	<0.005	33 (35.86)	14 (32.55)	>0.5
自汗	32	17 (21.25)	15 (27.27)	<0.5	16 (17.39)	16 (37.20)	<0.025
皮肤瘙痒	28	20 (25.00)	8 (14.55)	<0.15	11 (11.95)	17 (39.53)	<0.001
纳呆	23	9 (11.25)	14 (25.45)	<0.05	14 (15.21)	9 (20.93)	<0.5

表 2 HIV/AIDS 舌象频次统计结果 [例(%)]

舌质	频次	舌苔	频次
淡红舌	46 (34.07)	薄白苔	24 (17.78)
淡白舌	12 (8.89)	薄黄苔	47 (34.81)
红舌	54 (40.00)	白腻苔	48 (35.56)
暗舌	23 (17.04)	黄腻苔	16 (11.85)
胖大舌	25 (18.52)	少苔	10 (7.41)
齿痕舌	43 (31.85)	花剥苔	2 (1.48)
瘀斑舌	29 (21.48)	腐垢苔	0 (0.00)

2.3 HIV/AIDS 中医脉象分布情况

135 例 HIV/AIDS 患者中脉象大部分表现为复合脉象，其中含有弦脉特征的最为多见，其次为滑脉、数脉、细脉、课题组对脉象进行八纲辨证分类后显示主要为热证、里证。结果见表 3。

表 3 HIV/AIDS 中医脉象分布结果

脉象	例数	比率(%)	脉象	例数	比率(%)
复合脉象	82	60.74	实脉	7	5.18
弦脉	69	51.11	虚脉	6	4.44
滑脉	59	43.70	浮脉	5	3.70
数脉	32	23.70	迟脉	5	3.70
细脉	31	22.96	弱脉	4	2.96
沉脉	11	8.15			

2.4 HIV/AIDS 中医脏腑病位分布情况

综合 135 例 HIV/AIDS 患者 HIV/AIDS 中医症候群分布情况、中医舌象分布情况、中医脉象分布情况分析后发现病变脏腑病位分布心脑系、肝胆系、肾膀胱系症状的出现率较高，而肺系及其他脏腑症状的出现率较低。结果见表 4。

表 4 HIV/AIDS 患者脏腑病位分布

脏腑定位	例数	比率（%）
全身	108	80.00
心系	114	84.44
肺系	53	39.26
脾胃系	107	79.26
肝系	111	82.00
肾系	110	81.48
其他	46	34.07

2.5 性别因素对 HIV/AIDS 患者脏腑病位的影响

对 HIV/AIDS 中医脏腑病位分布情况进一步分析，对不同性别患者的脏腑病位分析表明：女性患者在肝胆系的出现率明显较男性高，而在"其他"症状、体征的出现率则较男性低，差异具有统计学意义（P<0.05），而其余脏腑病位出现率的差异并无统计学意义。结果见表 5。

表 5 性别对 HIV/AIDS 患者脏腑病位的影响

脏腑定位	男（n=80）		女（n=55）		P
	例数	比率（%）	例数	比率（%）	
全身	64	80.00	44	80.00	>0.5
心系	67	83.75	47	85.45	>0.5
肺系	35	43.75	18	32.73	<0.25
脾胃系	61	76.25	46	83.64	<0.4
肝系	60	75.00	51	92.73	<0.05
肾系	64	80.00	46	83.64	<0.1
其他	34	42.50	12	21.82	<0.025

2.6 年龄因素对 HIV/AIDS 患者脏腑病位的影响

对 HIV/AIDS 中医脏腑病位分布情况进一步分析，对不同性别患者的脏腑病位分析表明：>40 岁组的 HIV/AIDS 患者病位在肾膀胱系及"其他"系的出现率明显高于≤40 岁组患者，差异具有统计学意义（P<0.05）；剩余脏腑病位出现率的差异无统计学意义。见表 6。

表 6 HIV/AIDS 患者不同年龄段的脏腑病位分布

脏腑定位	≤40 岁（n=92）		>40 岁（n=43）		P
	例数	比率（%）	例数	比率（%）	
全身	73	79.35	35	81.40	>0.5
心系	78	84.78	36	83.72	>0.5
肺系	37	40.22	16	37.21	>0.5
脾胃系	74	80.43	33	76.74	>0.5
肝系	75	81.52	36	83.72	>0.5
肾系	70	76.09	40	93.02	<0.025
其他	25	27.17	21	48.84	<0.025

3 讨论

不同的病机导致不同的症状，目前中医艾滋病病机尚未达成一致共识。研究结果显示不同地域的艾滋病患者所表现出的中医症候群与病位并不完全相同[3]。这提示了不同地域的艾滋病患者中医病机变化也可能不同，不同地域的艾滋病患者中医病机具有区域特征。

本研究中患者常见症候群以情绪抑郁、健忘、烦躁、乏力、咽干口燥、腰膝酸痛、失眠、性欲减退等为主，与岑玉文等[4]关于本地区无症状期患者证候的研究结果相一致。症候群中医症候复杂多样，病情虚实夹杂，提示了本地区的中医病机为正虚邪侵，脏腑受累，津血耗伤，痰瘀停聚，阴阳失调，虚实错杂。而研究中发现患者舌象以湿热、脾虚痰湿等典型舌象为主，如红舌、白腻苔、薄黄苔、齿痕舌、胖大舌等，考虑主要有两个原因：一、岭南地理环境对人体发病的影响。本地属热带和亚热带季风气候，长年气候炎热，环境潮湿，所谓"一岁之间，暑热过半"，是故"人多中湿"（何梦瑶《医碥》）；二是患者感染 HTV 邪毒之气后，挟之"五志过极"之气，两气相合郁而化火，从而多火多热。该结果与张清仲等[5]关于广东 HIV/AIDS 患者舌象分析研究较为一致。本研究的患者脉象多表现为复合脉，以含有弦脉特征的最多，其次为滑脉数脉细脉等，从另一角度印证了上述对本地区 HIV/AIDS 患者中医病机的分析。

对研究结果进行性别、年龄的分层分析结果表明：不同性别、不同年龄段的 HIV/AIDS 患者临床症候的脏腑定位亦表现出一定的差异性。女性患者在肝系的出现率明显较男性高，这与叶天士《临证指南医案》谓之"女子以肝为先天"不谋而合。《内经》认为，男子为阳，女子为阴，而男子多用气，女子多用血，女子具有经带胎产乳等生理特点，是故"女子之病，多由伤血"（清·沈金鳌《妇科玉尺》）。阴血伤，则肝性失柔，肝失疏泄，阴不敛阳，是故女性更易出现肝郁气滞、化火等一系列症候。40 岁以上的患者与 40 岁以下患者相比，其肾系的出现率明显更高。《素问》云"年四十而阴气自半"，"五八，肾气衰，发堕齿槁"。肾气日衰，脏腑失养失用，是故肾膀胱系病变蜂起。提示对于女性患者应注意补益阴血，而对于年过四十的患者则需注意肾脏的调养。

辨证论治是中医的精髓，而中医的病机又是辨证论治的基础。不同地域、不同个体在同一种疾病的不同过程中所表现的病机并不一致,本研究对在本地区的艾滋病患者的症状进行调查,比较分析其脏腑病位分布特征及规律,认清病变的本质,这对艾滋病的中医药治疗极其重要。

参考文献（略）

（出自环球中医药2012年第5卷5期第325-328页）

对120例艾滋病患者中医证候及其影响因素的分析

张万方[1,2]　梁伟雄[1]　陈诣捷[3]　贾卫东[3]　岑玉文[3]

（1. 广州中医药大学，广东广州510405；2. 广州市荔湾区疾病预防控制中心，广东广州510176
3. 广州市第八人民医院，广东广州510060）

摘要　目的：探讨艾滋病患者中医证候分布规律及其与影响因素的关系。方法：采用《艾滋病中医证候调查表》对120例艾滋病患者进行调查分析，并检测CD_4^+ T淋巴细胞。结果：肝经风火、湿毒蕴结型占30.0%，脾肾亏虚、湿邪阻滞型占20.8%，气郁痰阻、瘀血内停型占20.0%，气阴两虚、肺肾不足型占15.0%，热毒蕴结、痰热壅肺型占8.3%，此5型共占94.1%。5个中医证型在不同性别、消瘦程度方面，差异均有显著性意义（$P<0.05$）；在不同年龄分段、感染途径方面，差异均有非常显著性意义（$P<0.01$）。不同中医证型的AIDS患者CD_4^+计数（分组），差异均有非常显著性意义（$P<0.01$）。气阴两虚、肺肾不足型，气郁痰阻、瘀血内停型及脾肾亏虚、湿邪阻滞型患者以$CD_4^+<100/mm^3$多见；热毒蕴结、痰热壅肺型与肝经风火、湿毒蕴结型患者以$CD_4^+\geq100/mm^3$多见。$CD_4^+<100/mm^3$的患者，症状总积分、全身状况积分、心脑系积分、肺系积分、脾胃系积分均高于$CD_4^+\geq100/mm^3$的患者，差异有显著性或非常显著性意义（$P<0.05$，$P<0.01$）。结论：艾滋病患者以热症居多，又分为实热证、虚热证，其次以虚实夹杂证为主。中医辨证分型与性别、感染途径、消瘦、年龄段及CD_4^+计数密切相关，CD_4^+ T淋巴细胞可以作为判断中医证型的客观指标之一。

关键词　艾滋病；中医证型；影响因素

辨证论治是中医治疗的基本原则，而证候的确定，能够不同程度地揭示病性、病位、病因、病机，为治疗提供依据并指明方向，是中医认识疾病的根本所在，而艾滋病（AIDS）的中医学基础理论及临床证治研究尚处于初级阶段。笔者采用2009年由中国中医科学院中医药防治艾滋病研究中心研制的对各症状进行了量化分级的《艾滋病中医证候调查表》，对120例AIDS患者的中医证候分布及其影响因素进行了调查分析，结果报道如下。

1 资料与方法

1.1 诊断标准　参照2005年中华医学会发布的《艾滋病诊疗指南》；AIDS患者HIV-1抗体阳性由各地的疾病预防控制中心艾滋病确认实验室用免疫印迹法确认。

1.2 中医辨证分型标准　参照2004年国家中医药管理局发布的《中医药治疗艾滋病临床技术方案（试行）》对AIDS患者（发病期）进行辨证分型。分为7型：①热毒蕴结、痰热壅肺型；②气阴两虚、肺肾不足型；③气虚血瘀、邪毒壅滞型；④肝经风火、湿毒蕴结型；⑤气郁痰阻、瘀血内停型；⑥脾肾亏虚、湿邪阻滞型；⑦元气衰竭、肾阴亏涸型。

1.3 纳入标准　符合诊断标准；有明确的感染途径；患者既往无慢性器质性病变；年龄18~80岁；智力正常；愿意接受调查。

1.4 排除标准　合并有精神病及其他影响问卷调查真实性的患者；妊娠期或者准备妊娠妇女；调查资料不全者。

1.5 一般资料　120例为2009年9月~2010年2月于广州市第八人民医院感染一科（艾滋病区）住院的AIDS患者。年龄22~70岁，体重33~84kg，CD_4^+计数为0~733/mm^3。由于年龄、体重及CD_4^+计数经检验为偏态分布，故以百分位数来表示其分布。第50百分位：年龄为38岁、CD_4^+计数为50/mm^3、体重为50kg。$CD_4^+\geq100/mm^3$的患者有45例，$CD_4^+<100/mm^3$的患者有75例。被调查者中男性患者居多，占61.7%；文化程度中学或中专学历者占65.0%；无业者占61.7%；已婚者占78.3%；配偶未检测HIV者占49.2%，检测阳性者占32.5%；感染途径以性传播为主，占66.7%。

1.6 调查方法与内容　《艾滋病中医证候调查表》为问答式调查表，各条目均采用疑问语句。条目选项设为4级，为0~3四个数字，分别代表：0：无或偶有；1：少部分时间是这种情况；2：经常是这种情况；3：几乎所有时间是这种情况。条目选择哪个数字，则此条目计分为该数字。分数越高代表其症状出现得越多，且症状发生的程度越严重。调查表包括如下内容：一般信息；临床信息（主要症状）；全身状况；心脑系症状；肺系症状；脾胃系症状；肝胆系症状；肾膀胱系症状；其它情况（淋巴结肿大、皮损、口腔溃疡等）；舌质、舌苔、脉象、辨证印象、累及系统、并发症、CD_4^+计数等。问卷调查采用"一对一"面谈的调查方式；舌象、脉象由一名中西医结合硕士、临床工作8年的主治医师及一名中医本科毕业、临床工作5年的主治医师共同进行观察；中医证候由3名中医师同时诊断。

1.7 CD_4^+T淋巴细胞的检测运用流式细胞技术和单克隆抗体CD分子技术对AIDS患者进行CD_4^+细胞的的免疫功能检测。所有数据由广州市第八人民医院实验室检测得到。取绝对数，用"个/μL"或"个/mm³"表示。

1.8 统计学方法应用epidata3.0软件建立数据库，采用双人双录入数据，采用SPSS13.0统计软件分析数据。计量资料采用t检验和方差分析；计数资料采用x^2检验、校正χ^2检验（或确切概率法）；等级资料采用非参数秩和检验。

2 研究结果

2.1 120例AIDS患者中医辨证分型情况 120例AIDS患者中，以第1型（热毒蕴结、痰热壅肺型）、第2型（气阴两虚、肺肾不足型）、第4型（肝经风火、湿毒蕴结型）、第5型（气郁痰阻、瘀血内停型）、第6型（脾肾亏虚、湿邪阻滞型）为主，分别占8.3%、15.0%、30.0%、20.0%、20.8%，共占94.1%。其中第3型（气虚血瘀、邪毒壅滞型）有5例，第7型（元气虚衰、肾阴亏涸型）有2例，例数较少，仅占5.9%，因此以下统计分析均未计算在内。

2.2 中医证型与各影响因素的关系见表1。5个中医证型在不同性别、消瘦程度方面，差异均有显著性意义（$P<0.05$）；在不同年龄分段、感染途径方面，差异均有非常显著性意义（$P<0.01$）。男性在热毒蕴结、痰热壅肺型及肝经风火、湿毒蕴结型所占比例较高；而女性在气郁痰阻、瘀血内停型所占比例较高。≤29岁患者多见热毒蕴结、痰热壅肺型；30～39岁患者多见肝经风火、湿毒蕴结型；≥40岁患者证型较复杂，多见气阴两虚、肺肾不足型及脾肾亏虚、湿邪阻滞型。静脉吸毒感染的患者多表现为肝经风火、湿毒蕴结型；性接触感染的患者多表现为其它4型。体重下降<10%者多见热毒蕴结、痰热壅肺型，肝经风火、湿毒蕴结型及气郁痰阻、瘀血内停型；而体重下降≥10%者多见气阴两虚、肺肾不足型及脾肾亏虚、湿邪阻滞型。由于此次调查的患者中，通过采供血途径而感染HIV病毒致艾滋病者仅有10例，此10例分布于5个主要证型中，其数值均小于5，若纳入统计分析，则影响结果的可信度，故不纳入分析，只对静脉吸毒与性接触的病例进行分析。

表1 中医证型与各影响因素的关系例（%）

项目		热毒蕴结、痰热壅肺	气阴两虚、肺肾不足	肝经风火、湿毒蕴结	脾肾亏虚、湿邪阻滞	气郁痰阻、瘀血内停
性别	男	8（80.0）	9（50.0）	26（72.2）	15（60.0）	9（37.5）
	女	2（20.0）	9（50.0）	10（27.8）	10（40.0）	15（62.5）
年龄分段	29岁	4（40.0）	1（5.6）	10（27.8）	4（16.0）	6（25.0）
	30～39岁	2（20.0）	5（27.8）	21（58.3）	8（32.0）	8（33.3）
	40岁	4（40.0）	12（66.7）	5（13.9）	13（52.0）	10（41.7）
可能感染途径	静脉吸毒	2（20.0）	4（25.0）	16（50.0）	7（29.2）	1（5.0）
	性接触	8（80.0）	12（75.0）	16（50.0）	17（70.8）	19（95.0）
消瘦	体重下降<10%	6（60.0）	7（38.9）	25（69.4）	8（32.0）	17（70.8）
	体重下降10%	4（40.0）	11（61.1）	11（30.6）	17（68.0）	7（29.2）

2.3 CD_4^+计数（分组）与各中医证型的关系见表2。不同中医证型患者的CD_4^+计数（分组），差异均有非常显著性意义（$P<0.01$）。气阴两虚、肺肾不足型，气郁痰阻、瘀血内停型及脾肾亏虚、湿邪阻滞型患者以$CD_4^+<100/mm^3$多见；热毒蕴结、痰热壅肺型与肝经风火、湿毒蕴结型患者以$CD_4^+≥100/mm^3$多见。

2.4 CD_4^+计数（分组）与症状总积分、各系统积分之间的关系见表3。$CD_4^+<100/mm^3$的患者，症状总积分、全身状况积分、心脑系积分、肺系积分、脾胃系积分均高于$CD_4^+≥100/mm^3$的患者，差异有显著性或非常显著性意义（$P<0.05$，$P<0.01$）。

表2 CD_4^+ 计数（分组）与各中医证型的关系 例（%）

中医证型	CD_4^+ 100/mm³	CD_4^+ <100/mm³	合计（例）
热毒蕴结、痰热壅肺型	10（100）①	0	10
气阴两虚、肺肾不足型	0①	18（100）	18
肝经风火、湿毒蕴结型	33（91.7）①	3（8.3）	36
气郁痰阻、瘀血内停型	0	24（100）	24
脾肾亏虚、湿邪阻滞型	2（8.0）①	23（92.0）	25
合计	45（39.8）	68（60.2）	113

与同证型 CD_4^+ <100/mm³ 比较，① P<0.01

3 讨论

AIDS 属精气耗伤，肾不藏精，邪毒乘虚而入伏于募原，发为温邪热毒之病机，故以热证居多。本病病变主要涉及肺脾肾三脏，说明本病自邪毒侵入人体后，经潜伏期，内伏之毒自内外发，或发于肺，或发于脾，导致肺脾虚弱，进而影响肝肾，这样的传变规律也符合 AIDS 的一般演变规律。疫毒之邪肆虐，内侵气血，伤阴耗精，可产生痰、瘀、湿、毒等病理产物，日久则形成虚实夹杂、本虚标实之证。

表3 CD_4^+ 计数（分组）与症状总积分各系统积分之间的关系（$\bar{x} \pm s$）分

项目	CD_4^+ 100/mm³	CD_4^+ <100/mm³
症状总积分	31.13±10.07	36.79±9.90
全身状况积分	8.73±3.67	10.32±2.77
心脑系积分	4.47±2.16	5.51±3.04
肺系积分	2.73±1.76	3.47±2.24
脾胃系积分	4.27±3.47	5.85±3.40
肝胆系积分	3.80±2.09	3.84±2.11
肾膀胱系积分	3.93±1.18	4.35±1.63
其他积分	3.20±1.74	3.45±2.97

与同项目 CD_4^+ <100/mm³ 比较，① P<0.05，② P<0.01

本次调查结果提示，AIDS 患者以男性青壮年居多，感染人群已从吸毒人群为主转为普通人群为主，性传播已成为 AIDS 传播的主要途径。

本次调查发现在 AIDS 患者中，已婚者以及配偶检测阳性者的比例较高，夫妻一方因非婚性行为或静脉吸毒感染，再传染给配偶。这说明家庭中保护及被保护的意识均较弱。说明 AIDS 的健康教育和宣传需加强广度和深度，提高全民的防病知识水平。同时要加强病例的告知和随访，感染者的告知和咨询随访是预防二代传播的最有效方法。

本研究观察到性别、感染途径、消瘦、年龄段对中医证型均有一定的影响。肝经风火、湿毒蕴结型男性占72.2%，这与男性的生理特点有关，邪毒入侵，壮年男子阳气旺盛，邪毒易化火，成为火热实证。气郁痰阻、瘀血内停型女性占62.5%，这与女性多思善虑，易致肝气郁结有关。消瘦程度是反应 AIDS 患者病情变化的重要指标。本研究发现，消瘦程度较轻者以火热实证居多，消瘦程度严重者以虚实夹杂证为主。可以认为，消瘦程度可作为判断 AIDS 患者中医证型的一个重要客观指标[1]。

以 CD_4^+ T 淋巴细胞数量减少与功能受损为特征的免疫缺陷，是感染 HIV 后机体主要的免疫病理改变之一。临床上也多以 CD_4^+ T 淋巴细胞数量来判断疾病的不同阶段。本研究发现，CD_4^+ <100/mm³ 时，以虚实夹杂或虚证（气阴两虚、肺肾不足型，气郁痰阻、瘀血内停型及脾肾亏虚、湿邪阻滞型）为主，CD_4^+ <100/mm³ 患者的症状总积分、全身状况积分、心脑系积分、肺系积分、脾胃系积分均偏高，这与其多见证型亦相符合。因此认为，CD_4^+ T 淋巴细胞与中医证型密切相关，其可以作为判断中医证型的客观指标之一。

目前，AIDS 证候的研究缺乏证候量化指标，无统一的证候分类，加上研究工作延续性不够，对其证候分类特征和演变规律未能深入研究，以致尚未形成 AIDS 中医辨证论治的完整体系。因此，在中医学整体观念和辨证论治的指导下，应用现代流行病学、循证医学的方法和现代生物学检测技术，充分考虑地域、感染途径、病程、并发症、实验室指标等因素，科学严格的设计，开展 AIDS 中医证候特点和演变规律的深入研究，是非常迫切，并具有现实意义的[2]。

参考文献（略）

（出自新中医 2010 年第 42 卷 9 期第 57－60 页）

119例艾滋病带状疱疹患者的中医证候研究

张彦敏[1,2] 李峰[1] 王融冰[3] 王玉光[3] 倪量[3] 张伟[3]

(1. 北京中医药大学中医诊断系，北京100029；2. 山西中医学院中内教研室，山西太原030024；
3. 首都医科大学附属北京地坛医院中西医结合中心，北京100015)

摘要 目的：研究艾滋病带状疱疹的中医证候规律，为其分类及规范化诊治提供参考依据。方法：多中心、前瞻性收集119例艾滋病带状疱疹患者，分析不同性别、不同年龄、不同感染途径、不同CD_4^+水平与证候类型之间的关系，从宏观和微观两方面探讨艾滋病带状疱疹的中医证候规律。结果：艾滋病带状疱疹发病在不同年龄、性别、感染途径、CD_4^+水平、证候类型间比较无显著差异。结论：带状疱疹可以发生在HIV感染的任何阶段，主要证型有肝经郁热证和脾虚湿蕴证。其发病主要由疫毒引起，CD_4^+越低发病率越高，症状越重。

关键词 艾滋病；带状疱疹；证候

带状疱疹（Herpes Zoster，HZ）是由疱疹病毒V组中的水痘-带状疱疹病毒（varieella-zoster virus，VZV）引起的感染性皮肤病。HZ有可能是HIV感染者的首发症状，也有报道认为带状疱疹可以发生在HIV感染的任何阶段，与CD_4^+细胞数量无关，但CD_4^+细胞计数低者临床表现复杂。HZ可为HIV感染者的首发临床表现。

HIV感染者患带状疱疹的风险是普通人群的15～25倍，带状疱疹在HIV抗体阳性者中的感染率高达32.5%～52%[1]，HZ是HIV最主要的皮损表现之一，占26%。HIV感染者并发的HZ绝大多数表现为一般常见的HZ，但疾病可反复发作，累及范围较广，可以涉及几个皮神经区，亦可形成疣状增生、溃疡性损害，而后遗神经痛更常见，如不及时治疗，疱疹性脑膜炎的发病率会很高。因此应对这类患者给予关注，我们对来自北京地坛医院等经临床确诊的119例带状疱疹患者进行了中医证候调查，并对其证候规律进行了初步分析研究。

1 资料与方法

1.1 病例来源

2009年4月-2011年1月间从北京地坛医院、河南省中医学院第一附属医院、云南省中医中药研究所、北京佑安医院、湖北省中医院、安徽中医学院第一附属医院收集的，经临床确诊为艾滋病病毒感染合并带状疱疹的患者共119例。

1.2 诊断标准

依据2004年中华医学会制定的《艾滋病诊疗指南》[2]的诊断标准以及带状疱疹的诊断标准（《口腔、皮肤科疾病诊断标准》第2版）选择艾滋病病毒感染合并带状疱疹的患者作为研究对象。

1.3 证候诊断标准

在文献研究的基础上，参照《中医临床诊疗术语证候部分》[3]（国家标准GB/T 16751.2-1997）、《中医病证诊断疗效标准》[4]（行业标准ZY/T001.1～001.9-94）、《中药新药临床研究指导原则》[5]及《中医药治疗艾滋病项目临床技术方案（试行）》[6]，并咨询有关专家及对广东、广西、河南、湖北1676例艾滋病患者进行证候调查，结合临床，制定肝经郁热、脾虚湿蕴两个证候分型。证候分型诊断标准为：（1）肝经郁热证（皮损疼痛+2项主症+2项次症）：主症：皮损斑色鲜红；疱壁紧张；灼热刺痛。次症：口苦咽干；烦躁易怒；大便干或小便黄；舌红，苔黄；脉弦滑数。（2）脾虚湿蕴证（皮损疼痛+2项主症+2项次症）：主症：皮损颜色不红或淡红；疱壁松弛；隐痛或窜痛。次症：口黏不渴；食少腹胀；大便时溏；舌淡胖，苔白或白腻；脉沉缓或滑。

1.4 纳入和排除标准

病例纳入标准：①病人HIV抗体阳性；②符合带状疱疹诊断标准，发病在1周之内；③年龄：18～65岁；④无严重心、肾等重要脏器疾病；⑤受试者自愿并签署知情同意书。病例排除标准：①患有精神疾病，包括严重的癔症等。②对本试验观察的药物过敏或不能耐受者。③妊娠或哺乳期妇女，或准备妊娠妇女。④任何病史，据研究者判断可能干扰试验结果或增加患者治疗风险。

1.5 研究方法与数据处理

参考相关标准和文献，编制《艾滋病带状疱疹中医证候调查表》。对入组的患者，由经过培训的2名中医主治医师收集临床信息并诊断分型。

1.6 数据资料的处理及统计分析

采用SPSS 17.0版统计软件进行数据的统计分析。计数资料采用卡方检验，等级资料采用非参数秩和检验。

2 结果

2.1 人口自然信息调查情况

男88例，女31例，男女比例为2.84:1。年龄最低22

岁,最高 65 岁,年龄集中在 30~50 岁(占总人数的 65.5%)。CD_4^+ 水平:$CD_4^+ \geq 500$ cells/μL 的有 5 例,占 4.20%;CD_4^+ 在 200~499 cells/μL 之间的有 44 例,占 36.97%;$CD_4^+ < 200$ cells/μL 的有 66 例,占 55.46%;未查 4 例,占 3.36%。

119 例艾滋病带状疱疹患者中学历普遍偏低,其中,未上学、小学、中学占总人数的 77.3%,未上学 5 例,小学 24 例,中学 63 例,大专 18 例,本科 9 例,研究生或以上无。

感染途径调查:主要是血液、性接触和静脉吸毒(其中,血液感染 14 例,性接触感染 70 例,静脉吸毒感染 28 例,其它感染 7 例),其它的感染途径包括职业暴露、咬伤或划伤经伤口感染以及不详等。

2.2 证候调查结果

2.2.1 证候分布 见表 1。

2.2.2 皮肤症状分布 见表 2。

如表 2 所示,119 例艾滋病带状疱疹患者常见的皮肤症状(即出现频率大于 50% 的症状)有皮损密集、皮损疼痛、水疱、皮损位于躯干、水疱疱壁紧张、疱液澄清、皮损颜色鲜红和红斑。

表 1 119 例艾滋病带状疱疹患者的证型分布

证候名称	例数	频率(%)
肝经郁热证	84	70.6
脾虚湿蕴证	32	26.9
其他	3	2.5

表 2 119 例艾滋病带状疱疹患者的主要皮肤症状分布

序号	症状	频次	频率(%)
1	皮损密集	119	100
2	皮损疼痛	110	92.4
3	水疱	109	91.6
4	皮损部位为躯干	87	73.1
5	水疱疱壁紧张	86	72.3
6	疱液澄清	86	72.3
7	皮损颜色鲜红	68	57.1
8	红斑	67	56.3
9	丘疹	51	42.9
10	皮肤瘙痒	50	42.0

2.2.3 症状、体征分布 见表 3。

表 3 119 例艾滋病带状疱疹患者的主要伴随症状、体征分布

序号	症状名称	频次	频率(%)
1	疲乏	75	63.0
2	形体异常	50	42.0
3	咽干	46	38.7
4	食欲不振	45	37.8
5	不寐	38	31.9
6	口渴	38	31.9
7	腰膝无力	38	31.9
8	胁痛	37	31.1
9	腰酸	33	27.7
10	口苦	32	26.9

如表 3 所示,119 例艾滋病带状疱疹患者常见的伴随症状(即出现频率大于 30% 的症状)主要有疲乏形体异常、咽干、食欲不振、不寐、口渴、腰膝无力、胁痛。

2.2.4 舌象分布

艾滋病带状疱疹患者舌色出现频率较高的有淡红舌、红舌和淡白舌。舌质出现频率较高的有痿软舌、荣润舌和齿痕舌。苔色出现频率较高的有白苔和黄苔。苔质出现频率较高的有薄苔、厚苔和腻苔,如表 4 所示。

2.2.5 脉象分布 艾滋病带状疱疹患者脉象出现频率较高的有弦脉、数脉和滑脉,如表 5 所示。

表 4 119 例艾滋病带状疱疹患者的舌象分布

观察	项目	频次	频率(%)	观察	项目	频次	频率(%)
舌色	淡红舌	59	49.6	舌质	痿软舌	34	28.6
	红舌	37	31.1		荣润舌	33	27.7
	淡白舌	15	12.6		齿痕舌	33	27.7
苔色	白苔	68	57.1	苔质	薄苔	52	43.7
	黄苔	51	42.9		厚苔	48	40.3
					腻苔	24	20.2

表5 119例艾滋病带状疱疹患者的脉象分布

序号	脉象	频次	频率（%）
1	弦	54	45.4
2	数	46	38.7
3	滑	33	27.7
4	沉	18	15.1
5	细	10	8.4
6	实	9	7.6
7	浮	7	5.9

2.3 证型与各因素之间的关系

由于其他证型只有3例，分布在不同的组别中，其数值均小于5，若纳入统计分析，则影响统计的可信度，故不纳入分析，只对肝经郁热和脾虚湿蕴3种证型进行分析。

2.3.1 证候与性别 卡方检验的结果显示，不同性别在各证型分布方面差别无统计意义（$P>0.05$），见表6。

表6 不同性别各证型分布情况

性别	证型		合计
	肝经郁热	脾虚湿蕴	
男	63	22	85
女	21	10	31
合计	85	31	116
	$X^2=0.462$	$P=0.497$	

2.3.2 证候与年龄 卡方检验的结果显示，不同年龄的证型分布方面差别无显著差异（$P>0.05$），见表7。

表7 不同年龄证型分布情况

年龄（岁）	证型		合计
	肝经郁热	脾虚湿蕴	
18~29	15	4	19
30~39	35	13	48
40~49	21	8	29
50~65	13	7	20
合计	84	32	116
	$X^2=0.962$	$P=0.810$	

2.3.3 证候与CD_4^+ 卡方检验的结果显示，不同CD_4^+水平的证型分布方面差别无显著差异（$P>0.05$），见表8。

表8 不同CD_4^+水平证型分布情况

CD_4^+（cells/μL）	证型		合计
	肝经郁热	脾虚湿蕴	
未查	1	1	2
<200	47	18	65
200~499	31	13	44
≥500	5	0	5
合计	84	32	116
	$x^2=2.452$	$P=0.480$	

2.3.4 证候与感染途径 由于其它感染途径的病例数较少（3例），分布在各种证型中，其数值较小，若纳入统计分析，则影响统计的可信度，故不纳入分析，只对血液、静脉吸毒和性接触这3种主要的感染途径进行分析，见表9。

卡方检验的结果显示，不同感染途径在各证型分布方面差别无统计学意义（$P>0.05$）。

表9 不同感染途径证型分布情况

感染途径	证型		合计
	肝经郁热	脾虚湿蕴	
血液传播	9	5	14
性传播	47	21	68
吸毒	22	6	28
合计	78	32	110
	$X^2=1.248$	$P=0.557$	

3 讨论

带状疱疹属中医"缠腰火丹""蛇串疮""蜘蛛疮""缠腰龙"等[7]，国外临床研究证实口服伐昔洛韦治疗HIV/AIDS合并HZ效果满意；较重的、需要住院观察的患者静脉输注阿昔洛韦疗效更好。虽然抗病毒治疗对带状疱疹治疗是有效的，但是治疗时出现诸多不良反应，严重影响疗效、艾灸、外用药物及口服中药可以明显改善患者的神经痛，减少新疱生成，缩短病程。

本研究显示：（1）119例艾滋病带状疱疹患者中男性多于女性。（2）人群中以30~50岁发病率较高，占65.5%。（3）患者学历普遍偏低，未上学、小学、中学占总人数的77.3%。（4）患者可能的感染途径主要是血液传播、性传播和吸毒感染。

本研究同时显示：（1）119例艾滋病带状疱疹患者的主要证型有肝经郁热证和脾虚湿蕴证。患者常见的皮肤症状有皮损密集、皮损疼痛、水疱、皮损位于躯干、水疱疱壁紧张、疱液澄清、皮损颜色鲜红和红斑；常见的伴随症状主要有疲乏、形体异常、咽干、食欲不振、不寐、口渴、腰膝无力、胁痛。带状疱疹是艾滋病常见的并发症状，属皮肤病范畴，其病因多与外感时毒、情志不遂、饮食失调、疲劳过度、素体亏虚有关。多由风湿毒邪搏于血气，毒邪内伏，阻于经络，日久湿热壅滞，加之情志不遂，五志化火，热毒炽盛，发为疱疹；邪毒久羁，损伤脾胃，或过食醇酒厚味，脾失健运，湿浊停滞，外发肌肤，则为疱疹；久病耗伤气血，气血运行不畅，血瘀湿聚，经络不通，遗留刺痛灼痛感。该病病位主要在肝胆，与心、脾密切相关。(2)患者舌色出现频率较高的淡红舌、红舌和淡白舌；舌质出现频率较高的有痿软舌、荣润舌和齿痕舌；苔色出现频率较高的有白苔和黄苔；苔质出现频率较高的有薄苔、厚苔和腻苔；脉象出现频率较高的有数脉、弦脉和细脉。根据舌象和脉象分布规律分析其病机，提示本病以实证和虚中夹实为主。(3)证型分布与性别、年龄、CD_4^+水平之间无显著性差异，提示本病证候主要由机体感受不同疫毒感染后所产生的不同病机所致，与性别、年龄、CD_4^+、感染途径等无直接关系；3种途径感染的患者都以肝经郁热证为多见，可能与患者常被社会所歧视，心理压力大，进而肝气郁滞，郁而化热，所以多表现为肝经郁热证。病程久者则病邪由表入里，病性多表现为虚实夹杂，从而出现脾虚湿蕴之证。(4)统计结果虽显示证型与CD_4^+水平之间无显著性差异，然临床所见CD_4^+水平越低，发病率越高，症状越重，因CD_4^+可反映人体的免疫功能，邪之所凑其气必虚，正气越虚邪气越重，既有毒邪留恋又有正虚，因此导致肝经郁热及脾虚湿蕴之证。同时辨证分型方面尚存在不足之处，因辨证分型是相对的，不可能决对准确。性别、年龄方面未表现出明显差异与本课题收集病例以成年为主、病例收集的地区艾滋病发病人群以男性为主有关。

参考文献（略）

（出自辽宁中医杂志2013年第40卷1期第49－52页）

贵阳地区119例艾滋病患者临床表现分析

董继鹏[1]　刘水清[2]　王健[1]　刘颖[1]　邹雯[1]　沙莎[3]

（1. 中国中医科学院，北京 100700；2. 贵阳市第五人民医院，贵州贵阳 550004；3 北京中医药大学，北京 100029）

摘要　目的：调研贵阳地区艾滋病感染者和艾滋病人出现的常见中医症状和证候方法：采用临床流行病学调研方法，被调查者按照统一标准填写"艾滋病中医四诊信息采集表"，了解不同症状出现的频率、轻重，采用"艾滋病中医辨证系统"软件进行证素辨证，统计各证素发生频率、轻重，并对结论进行分析。结果：病位证素以肾73.1%、脾68.9%、肝68.1%、胃57.9%为主，病性证素以气虚89.1%、阴虚88.2%、湿71.4%、阳虚60.5%为主。结论：贵阳地区HIV/AIDS患者临床常见证型以虚证为主，夹杂湿、火热等实邪，脏腑主要累及肝肾脾胃。

关键词　艾滋病；中医证候；证素

2010年7月26日－8月1日，"艾滋病中医证候学研究"课题组在贵阳市第五人民医院对该地区121例艾滋病患者进行了中医相关临床信息的采集，包括病人一般信息，临床症状，舌象脉象，CD_4^+细胞计数，并发症及治疗情况等，除去2例临床资料缺失者，现将此119例患者临床资料着重从中医症状和证候方面做一总结分析。

1 资料与方法

1.1 一般资料　119例患者均来自贵阳市及周边地区，均经当地疾病预防与控制中心蛋白印迹实验确认为HIV病毒感染。119例感染者平均确诊时间为0.5－10（2.5±2.1）a；其中，男80例，年龄21－56（41.7±12.3）岁；女39例，年龄31－45（37.2±9.0）岁；传播途径以性接触为主，为56.3%，静脉吸毒为6.72%，采供血感染为5.05%，其他为31.93%。单纯HAART治疗者106例，治疗时间9月－8a（15.33±14.36）月，中西医结合治疗者4例，未治疗者9例。

1.2 方法　采用问卷调查方式对119例艾滋病患者进行现场调查。被调查患者均填写"艾滋病中医证候学研究"四诊信息采集表，该表根据HIV/AIDS患者常见临床表现以及中医诊断学四诊常见症状制定，预实验表明信度效度良好[1]（克朗巴赫系数在0.85以上，KMO和球形检验显示$p<0.01$）。由3名专业的临床调查员负责问诊并完成调查表填写，调查员预先进行培训，统一填写标准。

证素[2]诊断结论根据中国中医科学院中医药艾滋病防治中心开发的"艾滋病中医辨证系统"软件得出 该软件根据朱文锋《证素辨证学》相关原理进行编程，较人工判读具有规范性、客观性的优点。

1.3 统计学方法　数据回收后由录入员录入"艾滋病中医辨证系统"软件，得出证素结论，提取具有诊断意义的证素（证素权值≥[20]），统计其频次及权值积分。

2 结果

2.1 全身状况 见表1。

表1 119例患者全身症状频次及程度统计结果

	乏力	神疲	自汗	消瘦	盗汗	畏寒	五心烦热	语声低微	发热
频次	83	75	53	38	34	34	29	14	10
百分比%	69.7	63.0	44.5	31.9	28.6	28.6	24.4	11.8	8.4
例均分	1.34	1.52	1.70	1.66	1.56	1.29	1.48	1.07	1.80

注：①每一症状分值为0，1，2，3；0代表无此症状，分值越高表示症状程度越重；②某一症状出现的频次代表该症状的普遍性；③例均分为积分与例数的比值，1≤例均分≤3，其值越高代表该症状程度越重。

由表1可见，虽然在119例患者中只有10例发热的病人，但其例均分却是最高的，说明程度最重。

2.2 心脑系症状 见表2。
2.3 肺系症状 见表3。
2.4 脾胃系症状 见表4。
2.5 肝胆系症状 见表5。
2.6 肾膀胱系症状 见表6。
2.7 舌质 见表7。
2.8 舌苔 见表8。
2.9 脉象 见表9。
2.10 病位证素 见表10。
2.11 病性证素 见表11。

表2 119例患者心脑系症状频次及程度统计结果

	健忘	气促	头晕	心悸	失眠	头痛	头重	目眩
频次	64	61	58	51	50	37	26	25
百分比%	53.8	51.3	48.7	42.9	42.0	31.1	21.8	21.0
例均分	1.44	1.30	1.28	1.53	1.14	1.24	1.23	1.20

表3 119例患者肺系症状频次及程度统计结果

	有痰	痰量		痰色		痰质				咳嗽	喘促	感冒	咳声低弱	干咳无痰
		多	少	白	黄	泡沫	粘稠	清稀	血痰					
频次	36	5	31	23	13	4	23	8	1	27	25	19	15	5
百分比%	30.3	4.2	26.1	19.3	10.9	3.4	19.3	6.7	0.8	22.7	21.0	15.9	12.6	4.2
例均分	1.00	1.00	1.00	1.00	1.00	1.00	1.00	1.00	1.00	1.07	1.20	1.37	1.20	1.00

表4 119例患者脾胃系症状频次及程度统计结果

	口淡	口干	纳呆	口渴		恶心	腹胀	齿衄	口臭	胃脘灼热	便秘	牙龈肿痛	消谷善饥	肠鸣
				喜饮	少饮									
频次	53	53	50	46	6	43	35	34	29	29	20	19	13	12
百分比%	44.5	44.5	42.0	38.7	5.0	36.1	29.4	28.6	24.4	24.4	16.8	15.9	10.9	10.0
例均分	1.43	1.30	1.80	1.00	1.00	1.37	1.11	1.15	1.38	1.34	1.60	1.32	1.62	1.50

表5 119例患者肝胆系症状频次及程度统计结果

	烦躁	情绪抑郁	口苦	耳鸣	胁肋胀痛	身目俱黄
频次	67	58	49	31	22	3
百分比%	56.3	48.7	41.2	26.1	18.5	2.5
例均分	1.40	1.38	1.37	1.23	1.32	1.33

表6 119例患者肾膀胱系症状频次及程度统计结果

	腰膝酸软	夜尿	性欲减退	耳聋	小便短黄	小便清长	早泄	发槁齿摇	遗精	尿急尿痛	癃闭	浮肿
频次	61	58	49	17	17	11	10	9	4	2	1	1
百分比%	51.3	48.7	41.2	14.3	14.3	9.2	8.4	7.6	3.4	1.7	0.8	0.8
例均分	1.38	1.21	1.53	1.24	1.00	1.00	1.00	1.33	1.00	1.00	1.00	1.00

表7 119例患者舌质频次及比例统计结果

	淡红舌	赤舌	裂纹	胖大舌	齿印	瘦薄舌	光滑舌	绛舌	淡白舌	紫暗舌
频次	71	33	31	29	25	15	7	6	5	4
百分比%	59.7	27.7	26.1	24.4	21.0	12.6	5.9	5.0	4.2	3.3

表8 119例患者舌苔频次及比例统计结果

	苔腻	苔白	苔薄	苔厚	苔黄	苔干燥	苔腐垢
频次	68	65	61	46	44	11	3
百分比%	57.1	54.6	51.3	38.7	36.9	9.2	2.5

表9 119例患者脉象频次及比例统计结果

	细脉	弦脉	数脉	沉脉	弱脉	滑脉	浮脉	缓脉	濡脉	微脉	虚脉	芤脉
频次	45	37	31	30	26	24	11	10	4	2	2	2
百分比%	37.8	31.1	26.1	25.2	21.8	20.2	9.2	8.4	3.4	1.7	1.7	1.7

表10 119例患者病位证素统计结果

	肾	脾	肝	胃	肺	心神（脑）	胞宫	表	半表半里	小肠	大肠
频次	87	82	81	69	47	29	9	7	6	4	4
百分比%	73.1	68.9	68.1	57.9	39.5	24.4	23.1	5.9	5.0	3.4	3.4
权值均分	47.2	42.5	46.0	46.8	35.1	27.6	31.7	28.1	26.2	33.0	25.5

表11 119例患者病性证素统计结果

	气虚	阴虚	湿	阳虚	火热	血虚	痰	气滞	清亏	阳亢	不固	燥
频次	106	105	85	72	49	43	36	32	3	3	2	1
百分比%	89.1	88.2	71.4	60.5	41.2	36.1	30.3	26.9	2.5	2.5	1.7	0.8
权值均分	63.4	58.3	43.2	46.9	45.2	42.9	41.3	44.9	37.7	23.7	23.5	23.0

3 结论

3.1 症状分析

根据统计结果，该批病人的常见症状为：乏力69.7%、神疲63%、烦躁56.3%、健忘53.8%、腰膝酸软51.3%、气短51.3%、情绪抑郁48.7%、头晕48.7%、夜尿48.7%、口淡44.5%、口干44.5%、纳呆42%等，其中程度最重的症状为纳呆，例均分达到1.8，最轻的为夜尿，例均分为1.21；舌象方面：淡红舌59.7%、红舌27.7%、裂纹舌26.1%、胖大舌24.4%、腻苔57.1%、白苔54.6%、薄苔51.3%；脉象方面：细脉37.8%、弦脉31.1%、数脉26.1%、沉脉25.2%。

3.2 证素分析

"证素"为证的要素，指辨证所要辨别的病位和性质，中医辨证的思维过程，是依据临床症候，辨别出病位病性证素，然后由证素组合成证名的过程[2]。证素的诊断标准一般以[20]作为通用阈值，即各症状对该证素贡献度之和达到或超过[20]时，即可诊断为该证素根据"艾滋病中医辨证系统"所得结论，这批患者主要病位证素为脾、胃、肝、肾四脏腑，其中肾73.1%、脾

68.9%、肝68.1%、胃57.9%，且4个证素的权值均分均大于30，属于较重的三级证素。病性证素主要为：气虚89.1%、阴虚88.2%、湿71.4%、阳虚60.5%，且最小证素权值均分为41.3，诊断意义明显。

4 讨论

此次研究所得证素结论与临床症状间较为符合。如气虚证检出率最高，故病人中气短、乏力、神疲、头晕症状也最为普遍；其次是阴虚证，临床以消瘦、盗汗、腰膝酸软、健忘、耳聋、口干口渴喜饮、小便短黄、裂纹舌、脉细数的检出率较高；湿证同口淡、纳呆、恶心、腰膝酸痛、腻苔、齿印舌的检出率较高一致；阳虚证同夜尿、性欲减退、畏寒、自汗、神疲乏力、舌淡胖、沉脉的检出率高符合等。

该研究得出的证素结论可能有以下几方面原因。一是艾滋病是一种慢性传染性疾病，久病伤气、伤阳，当正气损耗到一定程度后便发生各种机会性感染和肿瘤，这批患者绝大多数已处于艾滋病期，故临床以脾肾虚损，阴阳两虚的证候为主；二是这批患者以性传播感染为主，而这其中又以同性性传播最为普遍，这类人群的特点是活动隐蔽，性活动频繁，不为社会主流思想所接纳，心理压力往往较大，故容易出现"肝"证的一些症状，如情绪抑郁、暴躁、失眠等，而频繁的性活动又可直接导致肾伤，血伤，气伤；另外，气候因素也可能对这批患者的证候特点有一定的影响，例如，贵阳地区有"天无三日晴，地无三里平"的民间谚语，即是说这一地区湿气较重，可能与这批患者"湿证"检出率较高有关。

本研究所得证素结论与以往类似研究比较分析，我们发现有异同。杨凤珍等[3]对河南72例早中期HIV/AIDS人群进行中医证候及免疫相关性研究，发现气虚证与阴虚证成分的检出率均在60%以上，说明该阶段已出现疫毒之邪损伤元气元精的病机，实证以热毒浊瘀为主。李洪娟等[4]对158例因卖血感染HTV的人群进行中医症状和证候分析，发现其中医证型以虚证为主，其中脾虚证最多见，脏腑主要累及肝脾心。王莉等[5]对静脉吸毒和性传播感染HTV人群进行比较研究，结果2组人群有15个症状有显著性差异，气阴两虚证检出率最高。刘颖[1]研究结论认为：男男同性感染HTV人群，临床以乏力、健忘、烦躁、性欲减退、情绪抑郁、腰膝酸痛症状为主，病位主要涉及肝、脾、肾，肺系症状相对较少；情志异常表现比较明显，如烦躁、情绪抑郁等。与本研究结论较为符合。以上报道与本次研究有一致性，说明艾滋病有其自身的发生发展及中医演变规律可循，其差异性与该病的感染方式、感染时间、地域和个人体质等密切相关。因此，全国范围内大规模的中医临床调查，摸清不同人群、不同感染途径、不同疾病分期、不同地域、不同人种的中医证候特征，对于提高中医药防治艾滋病的科学性和临床疗效意义重大。

参考文献（略）

（出自河南中医2011年第31卷5期第489－491页）

107例艾滋病相关性痒疹中医证候特点分析

郭会军　闫磊

（河南中医学院第一附属医院艾滋病临床研究中心，郑州450000）

摘要 目的：对艾滋病相关性痒疹（HIV－PPE）患者的症状体征、舌苔脉象进行聚类分析，探讨HIV－PPE的中医证候特点。方法：采用临床流行病学的原则和方法，设计《艾滋病相关性痒疹中医证候记录表》，制定相关操作规程，进行问卷调查。结果：通过对22项中医四诊信息进行指标聚类，可归纳为气阴两虚、气血亏虚＋湿热、气虚＋痰湿、血虚＋湿热4类。结论：HIV－PPE患者证候特点以气血亏虚为本，痰湿或湿热蕴结为标。

关键词 艾滋病；痒疹；证候；聚类分析

艾滋病相关性痒疹（HIV - pruritic papular eruption，HIV－PPE），是HIV/AIDS患者中最常见的炎症性皮肤病之一。其发病率因地理区域而异，高艳青等[1]对河南、山西2164例经血液传播HIV/AIDS患者的皮肤表现进行调查研究，结果表明，结节性痒疹发病率为53.2%。患者皮肤常发生剧烈的瘙痒、泛发皮疹。多数因过度的搔抓可出现表皮剥脱性丘疹、炎症性色素沉着和瘢痕性结节，给患者造成了极大的痛苦，严重影响HIV/AIDS患者的生活质量。为探讨HIV－PPE的中医证候特点，本研究采用临床流行病学的原则和方法，应用系统聚类分析的方法对样本病例进行分析研究，以期为临床救治提供参考。

对象与方法

1. 资料来源 本研究依托国家"十一五"科技重大专项"艾滋病机会性感染和减少HAART毒副作用中医药治疗方案/方法研究",病例来自2010年9月在河南省中医药治疗艾滋病试点项目县收集的符合HIV-PPE诊断标准的107例患者。

2 研究标准

2.1 诊断标准 ①依据2011年中华医学会制定的《艾滋病诊疗指南》[2]的诊断标准以及国际艾滋病相关性痒疹的诊断标准:HIV感染者出现的瘙痒性、散发性、以丘疹或结节为主要疹型的皮疹,持续时间＞1个月。②中医证候诊断标准:参照《中医证候鉴别诊断学》[3]制定。

2.2 纳入标准 ①确诊的HIV/AIDS患者;②慢性、瘙痒性、以丘疹或结节为主要疹型的皮疹,持续时间＞1个月;③年龄:18岁-65岁;④受试者自愿并签署知情同意书。

2.3 排除标准 ①患有精神疾病,包括严重的癔症等;②对本研究观察的药物过敏或不能耐受者;③妊娠或哺乳期妇女,或准备妊娠的妇女;④任何病史,据研究者判断可能干扰研究结果或增加患者治疗风险。

3. 调查方法 采用问卷调查的方式,设计制定《艾滋病相关性痒疹中医证候记录表》,调查表包括症状体征、舌象脉象等能够反映中医证候特点的内容。制定相关操作规程,所有符合纳入标准的患者均由经过培训的调查员根据患者回答情况,填写调查表。

4. 统计学方法 统计学处理采用SPSS18.0统计软件进行数据分析。对症状体征出现频率＞30、舌脉象出现频率＞20%的进行描述性统计分析,从中选取22项变量进行聚类分析,计量资料采用s进行描述性分析。

结果

1. 一般资料共收集病例107例,年龄在32-64岁之间,平均(47.93±7.91)岁。其中男性38例,占35.5%;女性69例,占64.5%。

2. HIV-PPE患者皮损变化情况见表1。HIV-PPE患者皮损变化以丘疹、抓痕、色素改变、结节为主,出现频率均占80%以上。

表1 107例HIV-PPE患者皮损变化情况

皮损变化	例(%)	皮损变化	例(%)
丘疹	105(98.1)	皮色异常	52(48.6)
抓痕	101(94.4)	水疱鳞屑	51(47.7)
色素改变	99(92.5)	水疱渗出	43(40.2)
结节	88(82.2)	红斑	44(41.1)

3. HIV-PPE患者症状体征情况见表2。除瘙痒外HIV-PPE患者其伴发症状体征出现频率占50%以上的依次为:疲乏、口味异常、面色异常、神志异常、咽干。

表2 107例HIV-PPE患者症状体征情况

症状体征	例(%)	症状体征	例(%)
疲乏	81(75.7)	不寐	51(47.7)
口味异常	80(74.8)	头晕	46(43.0)
面色异常	61(57)	心中烦闷	43(40.2)
神志异常	57(53.3)	腰膝无力	36(33.6)
咽干	54(50.5)	气短	35(32.7)
食欲不振	52(48.6)	胸闷	34(31.8)

4. HIV-PPE患者舌脉情况见表3。HIV-PPE患者舌质多淡白,苔白厚,脉象以弦和细为主。

表3 107例HIV-PPE患者舌脉情况

舌苔脉象	例(%)	舌苔脉象	例(%)
淡白舌	43(40.2)	腻苔	51(47.7)
淡红舌	42(39.3)	白苔	46(43.0)
萎软舌	32(29.9)	黄苔	43(40.2)
神志异常	23(21.5)	脉象弦	36(33.6)
厚苔	56(52.3)	脉象细	35(32.7)
薄苔	44(48.6)	脉象浮	34(31.8)

5. 聚类分析

5.1 变量选择 HIV-PPE患者症状体征较多,结合临床为更好地描述其中医证候特点,待临床资料收集完毕后,将原始变量例子进行0、1变换处理,使不同的变量具有相同的量纲,根据涉及的变量建立SPSS18.0数据库文件,先进行频率统计,观察所得数据的集中趋势,从中挑选症状体征出现频率＞30、舌脉象出现频率＞20%、同时专家认为对HIV-PPE辨证意义较大的变量,最终确定22项症状体征。

5.2 聚类结果见图1。 将22项症状体征进行聚类分析,使用平均联接(组间)的树状图重新调整距离聚类合并,通过系统聚类,根据变量性质结合临床救治实际,聚为4类:第一类属于气阴两虚:气短、胸闷、头晕、不寐、咽干、心中烦闷、腰膝无力、脉象弦;第二类属于气血亏虚+湿热:皮肤水疱鳞屑、脉浮细、舌态萎软、苔黄厚腻;第三类属于气虚+痰湿:食欲不振、疲乏、皮肤结节;第四类属于血虚+湿热:皮肤水疱渗出、红斑、舌质淡、苔白。

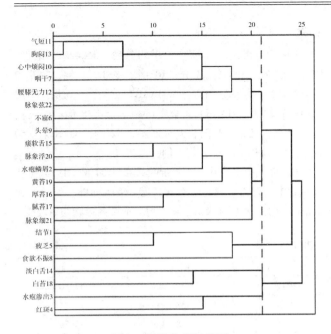

图1 聚类分析树状图

讨论

HIV-PPE 的临床表现类似中医学的"粟疮",李林[4]认为本病初起由于火热内郁、热伏营血、血热外壅、复受风邪所致,其发病较快,若久病不愈,内郁火热,消耗营血,血虚生风化燥,肌肤失养可致皮疹干燥坚实。随着病情发展,皮损的变化,又与古医文献中记载的"马疥"相似。如《诸病源候论·疥候》记载:"马疥者,皮肉隐嶙,起作根蔗,搔之不知痛"。赵炳南等[5]认为本病的发生,主要是体内蕴湿,兼感外邪风毒,或昆虫叮咬,毒汁内侵,湿邪风毒凝聚,经络阻隔,气血凝滞,形成结节而作痒。

本研究结果提示,HIV-PPE 患者平均年龄为(47.93±7.91)岁,根据临床救治经验,此类患者多为中年人,且感受毒邪日久,机体正气亏虚。因毒邪长期侵袭,气血两亏,正不胜邪,或又复感外界湿、热之邪,故发为本病。通过系统聚类 HIV-PPE 患者临床证候表现,可分为气阴两虚、气血亏虚+湿热、气虚+痰湿、血虚+湿热 4 类。说明 HIV-PPE 患者证候表现虚实错杂,证候之间联系较为紧密。气血亏虚为本,痰湿或湿热蕴结为标,为本病的主要证候特点,这也与张启平等[6]运用中医药治疗本病的认识基本一致。聚类分析依据于各个指标之间的相关系数,结果体现了指标变量之间的相关程度,各指标之间的相关系数越大,说明彼此同时出现的几率越高。同时出现的一组症状或体征,在中医理论的范畴内则可能代表着证候的典型表现。中医药治疗艾滋病的关键是辨证论治,证候分布及演变规律则是辨证施治的前提和基础。临床上运用中医药辨证治疗痒疹已取得了较好疗效[7-9]。对 HIV-PPE 四诊资料指标聚类有助于我们进一步了解 HIV-PPE 的证候构成及特征,对于指导临床救治具有重要意义。

参考文献(略)

(出自中华中医药杂志 2012 年第 27 卷 12 期第 3032-3034 页)

104 例男男性接触 HIV/AIDS 患者症状特征分析

刘颖 王健

(中国中医科学院中医药防治艾滋病研究中心,北京 100700)

摘要 目的:探讨男男性接触(MSM)HIV 感染者和艾滋病病人的症状分布特征,为更好地进行中医辨证论治提供临床依据。方法:通过自拟的艾滋病中医四诊信息采集表,对北京地区 104 例患者进行现场调查,从不同病期、不同 CD_4^+ 细胞计数、不同感染途径等方面采用 SPSS 软件进行分析。结果:主要表现为体能、情绪、心理方面的变化,出现最多的症状是乏力、健忘、烦躁、性欲减退、情绪抑郁、腰膝酸软;与中医的肝、脾、肾密切相关。结论:HIV/AIDS 患者的临床表现与感染途径具有一定的相关性。

关键词 艾滋病;男男性接触者;症状

我国艾滋病传播途径正在发生转变,从过去的有偿供血为主变为以性传播为主,男男性接触者(men who have sex with men,MSM)HIV 感染率已由 2005 年的 0.4% 上升到 2010 年的 4.9%,最高的地区甚至达到 15%[1],因此,重视 MSM 感染者的研究是减少感染率的重要环节。辨证论治是中医的特色,"症"是辨证的基础和依据,是联系"病"和"证"的纽带,在辨证论治过程中发挥重要作用。中医药注重整体调节,改善机体的功能状态,其作用靶点不在于 HIV 病毒,而在于患病的人本身,所以要重视患者本人的主观感受[2]。因此,从"症"入手探讨男男性接触

HIV/AIDS 患者的临床表现，为中医的辨证论治提供临床依据，是非常必要的。

资料与方法

病例来源：北京地坛医院 2009 年 11 月至 2010 年 3 月的门诊随访患者。纳入标准：符合 2004 年卫生部发布的《艾滋病诊疗指南》诊断标准；均为男男性接触感染；年龄在 18-65 岁之间。排除标准：合并有精神病及其他影响问卷调查真实性的患者。调查内容：填写艾滋病四诊信息采集表；数据库建立及统计方法：将四诊信息采集表审核无误后录入数据库，采用 SPSS 13.0 统计软件进行数据分析。

结果

104 例患者进入本研究，平均年龄：36.4 岁，未婚：53 例，已婚：38 例，离异：10 例，丧偶：1 例，其他 2 例；高效抗逆转录病毒疗法（HAART）治疗：26 例；中医药治疗：29 例；HAART 联合中医药治疗：38 例；尚未治疗：10 例，其他：1 例。无症状期：54 例，AIDS 期：50 例。大学本科以上学历者 76 例，占 73.08%。

1. 104 例患者症状分布情况见表 1。104 例 HIV 男男性接触者中以乏力、健忘、性欲减退、情绪抑郁、腰膝酸软等症状为主，主要涉及肝、脾、肾；而肺系症状相对较少。

表 1 104 例患者症状分布情况

症状名称	例数	百分比（%）	症状名称	例数	百分比（%）
乏力	66	63.46	神疲	39	37.50
健忘	55	52.88	头晕	38	36.54
烦躁	54	51.92	夜尿增多	38	36.54
性欲减退	52	50.00	咳痰	37	35.58
情绪抑郁	46	44.23	口苦	37	35.58
腰膝酸软	46	44.23	口腔溃疡	37	35.58
头面浮肿	43	41.35	口臭	35	33.65
咽干口燥	42	40.38	自汗	34	32.69
失眠	41	39.42	头痛	33	31.73
心悸	40	38.46	小便短黄	33	31.73

2. 不同病期症状分布情况见表 2。不同分期病人症状表现存在一定差异，艾滋病期症状出现率较高。

表 2 不同病期症状分布情况

无症状期（54）			艾滋病期（50）		
症状名称	例数	百分比（%）	症状名称	例数	百分比（%）
乏力	40	74.1	乏力	40	80.0
性欲减退	35	64.8	健忘	24	48.0
健忘	30	55.6	烦躁	31	62.0
腰膝酸软	24	44.4	情绪抑郁	27	54.0
咽干口燥	22	40.7	夜尿增多	27	54.0
情绪抑郁	22	40.7	腰膝酸软	26	52.0
口苦	22	40.7	齿衄	24	48.0
口腔溃疡	21	38.9	咽干口燥	22	44.0

3. 不同 CD_4^+T 细胞计数症状分布情况见表 3。由表 3 所示：乏力是最主要的症状之一，根据不同 CD_4^+T 计数水平分层，患者的症状表现也存在一定的差异。

表 3 不同 CD_4^+ 细胞计数症状分布情况（例）

>500/mm³	(19)	351-500/mm³	(16)	201-350/mm³	(38)	≤200/mm³	(7)
性欲减退	13	乏力	12	乏力	30	乏力	7
乏力	10	烦躁	12	烦躁	25	口臭	6
健忘	10	健忘	11	健忘	23	情绪抑郁	5

续表

>500/mm³	(19)	351-500/mm³	(16)	201-350/mm³	(38)	≤200/mm³	(7)
腰膝酸软	10	小便短黄	10	性欲减退	21	腰膝酸软	5
自汗	10	腰膝酸软	9	情绪抑郁	20	头面浮肿	5
咽干口燥	9	性欲减退	9	失眠	19	盗汗	5
小便短黄	8	心悸	9	齿衄	17	健忘	4
齿衄	8	口苦	9	头面浮肿	17	头痛	4

讨论

通过本研究初步显示，北京地区 MSM 艾滋病感染者中乏力是出现最多的症状，而易感冒、低热、咳嗽、腹泻等艾滋病的常见症状却出现不多，反而与心志、情志相关的症状明显；并且与临床分期和免疫功能具有一定的相关性，现讨论如下。

1. 北京地区 MSM 人群症状特点分析 该组人群乏力均排在第1位，初步可以判断乏力为艾滋病最容易出现的症状之一，病位在脾，逐渐累及其它脏腑。北京地区 MSM 人群以男男性接触人群知识水平，社会地位相对较高，卫生条件，营养状况相对较好，所以感冒、咳嗽、腹泻等常见症状出现不多；但他们的心理压力较大，所以易出现烦躁、情绪抑郁、失眠等相关症状。

2. 不同病期症状分布特点分析 无症状期患者以咽干口燥、乏力、性欲减退、健忘、腰膝酸软等症状为主，出现频率≥50%的症状有3个。AIDS 患者以乏力、健忘、烦躁、情绪抑郁、夜尿增多、腰膝酸软等症状为主，出现频率≥50%的症状有6个。与无症状期相比，检出率≥50%的症状增多，如夜尿增多、腰膝酸软等，提示病情由浅入深，随着病情的加重，症状增多。

3. 不同 CD_4^+T 细胞计数症状分布特点分析 CD_4^+T >500/mm³ 的患者以性欲减退、乏力、健忘、腰膝酸软、自汗等症状出现较多，总体来看，这部分病人症状出现较少，病情稳定；CD_4^+T 351-500/mm³ 的患者以乏力、烦躁、健忘、小便短黄等症状出现较多，这部分病人症状较多，没有西药干预，是中医药干预的最佳时期；CD_4^+T 201-350/mm³ 的患者以乏力、烦躁、健忘、性欲减退、情绪抑郁等症状出现较多，病人多数已经开始服用西药，病情得到控制；CD_4^+T ≤200/mm³ 的患者以乏力、口臭、情绪抑郁、腰膝酸软、头面浮肿等症状出现较多，病位及肾，病情较重。

4. 不同感染途径艾滋病症状特点分析 我国不同地区的患者感染途径不同，临床表现各不相同。云南的患者以吸毒人群为主，在对180例患者的报道中，认为以乏力、盗汗、咳嗽、纳差、发热、胸闷等症状为主；以气阴两虚、邪毒炽盛、肝肾不足常见证型为主[3]。有学者观察统计，发现乏力、消瘦、腹泻、瘙痒、口糜、易感冒等脾胃虚弱的症候是患者常见症状，脾胃虚弱是基本证候类型[4]。本研究以 MSM 人群为主，进行现场调查结果显示乏力、健忘、性欲减退、情绪抑郁、腰膝酸软等症状为主，主要涉及肝、脾、肾等脏腑，肺系症状相对较少；但是情志异常表现比较明显，烦躁、情绪抑郁，分析原因：由于 MSM 人群是性活动频繁，肾精过度消耗，以致肝肾表现明显，体能不足；这个人群普遍文化程度比较高，有一定的社会地位，从而导致思想负担重，心理问题比较多。总之，不同感染途径的艾滋病患者的临床症状表现不同，因此，不论是进行证候学研究还是症状的研究，不同感染途径是最主要的分层依据之一。

参考文献（略）

(出自中华中医药杂志2011年第26卷3期第455-457页)

75例艾滋病咳嗽患者中医临床证候特点研究

郭会军　李鹏宇

(河南中医学院第一附属医院，郑州450000)

摘要 目的：本研究通过对河南广东艾滋病咳嗽患者的症状、体征、舌象、脉象等致病规律及特点进行研究，审证求因，探讨艾滋病咳嗽的中医临床证候特点，为中医药在预防和治疗艾滋病患者相关性咳嗽方面提供参考。方法：本研究采用现场问卷调查的方式，设计制定《咳嗽临床调查表》，制定相关操作规程，所有符合纳入标准的患者均由经过培训的调查员根据患者回答情况，认真如实填写调查表。结果：河南广东两地艾滋病咳嗽患者属体虚而外感风寒、风热或湿热，痰湿、气虚或痰热内扰，导致肺阴虚、燥邪盛、痰瘀阻；比较而言，河南以痰湿或痰热常见，广东多属燥热或阴虚而咳嗽。结论：正气亏虚是艾滋病咳嗽的主要证候特点，痰湿瘀浊和风寒火热乃属其重要病理因素。

关键词 艾滋病；咳嗽；中医临床证候

艾滋病（AIDS）是由人体感染人类免疫缺陷病毒（HIV）所引发的一种传染病。咳嗽是艾滋病患者常见的临床表现之一，发病率极高。国家科技部"十五"科技攻关项目分课题"艾滋病中医证候流行病学调查"，结果显示在艾滋病常见症状中，咳嗽的出现率为42%，居第2位[1]。咳嗽作为艾滋病患者肺部感染的主要症状，严重影响了艾滋病患者的生活质量。艾滋病患者的咳嗽既具备普通咳嗽的特征，又受到HIV损伤人体免疫系统功能的影响，其证型复杂，临床很难准确把握艾滋病咳嗽的中医临床证候特点。本研究拟通过流行病学现况调查，对艾滋病咳嗽患者的症状、体征、舌象、脉象等致病规律及特点进行研究，审证求因，探讨艾滋病咳嗽的中医临床证候特点，为中医药在预防和治疗艾滋病患者相关性咳嗽方面提供参考。

资料与方法

1. 一般资料 本研究调查的艾滋病咳嗽病例由河南、广东两地艾滋病临床救治定点单位于2009年5月收集。患者年龄在18－65岁之间，其中河南55例，男35例，女20例；广东20例，男12例，女8例。

2. 入选标准 艾滋病诊断标准采用中华人民共和国卫生部发布的《艾滋病诊疗指南》（卫医发〔2005〕19号）中相关标准。艾滋病咳嗽诊断标准需具备在确诊为艾滋病患者的前提，参照国家中医药管理局于1995年1月1日起颁布实施的《中医证诊断疗效标准》中咳嗽的诊断依据和证候分类。

3. 调查方法 调查采用问卷调查的方式，设计制定《咳嗽临床调查表》，调查表包括目前症状体征、舌象、脉象等内容。制定相关操作规程，所有符合纳入标准的患者均由经过培训的调查员根据患者回答情况，填写调查表。

4. 统计学方法 研究采用EpiData3.0建立数据库，数据录入采用双人双机独立录入，比较其差别及时发现和更正错误，确保数据无误。统计学处理采用SPSS13.0统计软件进行数据分析，两组间比较采用卡方检验，不符合卡方检验时采用Fisher精确概率法，$P<0.05$ 为差异有统计学意义。

结果

1. 两地咳嗽类型比较 咳嗽类型河南以咳嗽时作常见，有22例占40.0%；广东以咳嗽时作为主，有9例占45.0%。两地比较，早晨咳甚河南高于广东，且差异有统计学意义。见表1。

表1 两地咳嗽类型比较

咳嗽类型	河南（n=55）		广东（n=20）		X^2	P
	例	百分比（%）	例数	百分比（%）		
咳嗽时作	22	40.0	9	45.0	0.151	0.697
早晨咳甚	21	38.2	2	10.0	5.478	0.019
夜卧咳剧	12	21.8	4	20.0	0.029	0.865
咳声嘶哑	8	14.5	6	30.0	—	0.179

2. 两地咳痰类型比较 咳痰类型河南以痰白而粘为主，有29例占52.7%；广东以痰少为主，有8例占40.0%，痰白而粘5例占25.0%。两地比较，痰白而粘河南高于广东，且差异有统计学意义。见表2。

表2 两地咳痰类型比较

咳痰类型	河南（n=55）		广东（n=20）		X^2	P
	例	百分比（%）	例数	百分比（%）		
痰白而粘	29	52.7	5	25.0	4.550	0.033
痰少	21	38.2	8	40.0	0.020	0.886
痰多	21	38.2	4	20.0	2.182	0.140
痰黄而粘	9	16.4	2	10.0	—	0.717
痰白而稀薄	5	9.1	4	20.0	—	0.236

3. 两地其他症状和体征比较 其他症状和体征河南以身体困重和肢体倦怠常见,各有42例,均占76.4%,健忘39例,占70.9%,咽干35例,占63.6%,其余依次为腰膝酸软、失眠多梦、视瞻昏渺、气短、发脱、恶风寒等;广东以神疲为主有19例,占95.0%,身体困重、肢体倦怠、面色少华和唇甲色淡各有18例,均占90.0%,情绪低沉14例,占70.0%,其余依次为恶风寒、气短、消瘦、易患感冒、食少纳呆等。两地比较,健忘、视瞻昏渺、发脱、神疲、唇甲色淡、情绪低沉、夜尿增多、面色少华、肢体麻木、牙齿松动、咽痛、侧头痛、潮热、大汗、寒热往来差异有统计学意义。见表3。

表3 两地其他症状和体征比较

症状和体征	河南（n=55）		广东（n=55）		X^2	P值
	例数	%	例数	%		
身体困重	42	76.4	18	90.0	—	0.327
肢体倦怠	42	76.4	18	90.0	—	0.327
健忘	39	70.9	6	30.0	10.227	0.001
咽干	35	63.6	8	40.0	3.350	0.067
腰膝酸软	34	61.8	8	40.0	2.834	0.092
失眠多梦	34	61.8	9	45.0	1.696	0.193
视瞻昏渺	32	58.2	4	20.0	8.566	0.003
气短	31	56.4	13	65.0	0.451	0.502
发脱	31	56.4	5	25.0	5.780	0.016
恶风寒	30	54.5	13	65.0	0.655	0.418
畏寒肢冷	28	50.9	10	50.0	0.005	0.944
神疲	27	49.1	19	95.0	13.035	0.001
消瘦	26	47.3	13	65.0	1.847	0.174
易患感冒	25	45.5	12	60.0	1.241	0.265
喘息	25	45.5	7	35.0	0.655	0.418
心悸	24	43.6	7	35.0	0.451	0.502
唇甲色淡	24	43.6	18	90.0	12.795	0.001
情绪低沉	24	43.6	14	70.0	4.078	0.043
夜尿增多	24	43.6	0	0	12.834	0.001
胸闷	23	41.8	10	50.0	0.398	0.528
面色少华	23	41.8	18	90.0	13.739	0.001
皮肤瘙痒	23	41.8	9	45.0	0.061	0.805
肢体麻木	23	41.8	1	5.0	9.137	0.003
食少纳呆	22	40.0	12	60.0	2.367	0.124
胃脘疼痛	22	40.0	6	30.0	0.627	0.428
牙齿松动	22	40.0	1	5.0	8.450	0.004
耳鸣	22	40.0	6	30.0	0.627	0.428
恶心	21	38.2	7	35.0	0.063	0.801
头晕	20	36.4	9	45.0	0.461	0.497
盗汗	17	30.9	9	45.0	1.286	0.257
咽痛	16	29.1	1	5.0	—	0.031
渴喜热饮	16	29.1	10	50.0	2.831	0.092
口苦	16	29.1	5	25.0	0.122	0.727

续表

症状和体征	河南 ($n=55$) 例数	%	广东 ($n=55$) 例数	%	X^2	P值
侧头痛	15	27.3	0	0	—	0.008
口中乏味	14	25.5	6	30.0	0.155	0.694
头痛昏蒙	13	23.6	2	10.0	—	0.327
咽部异物感	12	21.8	2	10.0	—	0.328
痞满	10	18.2	3	15.0	—	1.000
自汗	9	16.4	4	20.0	—	0.737
鼻衄	9	16.4	1	5.0	—	0.272
口大渴喜冷饮	8	14.5	5	25.0	—	0.314
口渴不欲饮	8	14.5	0	0	—	0.100
低热	7	12.7	4	20.0	—	0.470
口渴饮水不多	6	10.9	0	0	—	0.184
呕吐	6	10.9	6	30.0	—	0.072
便秘	6	10.9	1	5.0	—	0.667
泄泻	6	10.9	1	5.0	—	0.667
潮热	0	0	6	30.0	—	0.001
大汗	0	0	6	30.0	—	0.001
寒热往来	0	0	3	15.0	—	0.017

4. 两地舌质舌形比较 舌质舌形河南以淡红舌为主有30例,占54.5%;广东淡红舌10例,占50.0%。两地比较,瘦薄舌广东高于河南,且差异有统计学意义。见表4。

表4 两地舌质舌形比较

舌质舌形	河南 ($n=55$) 例	百分比(%)	广东 ($n=20$) 例数	百分比(%)	X^2	P值
淡红舌	30	54.5	10	50.0	0.122	0.727
红舌	19	34.5	6	30.0	0.136	0.712
齿痕舌	10	18.2	2	10.0	—	0.497
胖大舌	9	16.4	3	15.0	—	1.000
裂纹舌	5	9.1	0	0	—	0.316
淡白舌	4	7.3	4	20.0	—	0.198
瘦薄舌	0	0	3	15.0	—	0.017

5. 两地苔质苔色比较 苔质苔色河南以白苔常见有38例,占69.1%;广东以白苔为主有14例,占70.0%,厚苔10例,占50.0%。两地比较,差异无统计学意义。见表5。

表5 两地苔质苔色比较

苔质苔色	河南 ($n=55$) 例	百分比(%)	广东 ($n=20$) 例数	百分比(%)	X^2	P值
白苔	38	69.1	14	70.0	0.006	0.940
腻苔	25	45.5	9	45.0	0.001	0.972
厚苔	23	41.8	10	50.0	0.398	0.528

续表

苔质苔色	河南（n=55）		广东（n=20）		X²	P值
	例	百分比（%）	例数	百分比（%）		
薄苔	21	38.2	5	25.0	1.125	0.289
黄苔	16	29.1	6	30.0	0.006	0.939
滑苔	3	5.5	2	10.0	-	0.605

6. 两地脉象比较 脉象河南以细脉常见，有26例占47.3%；广东以细、数为主各有8例，分别占40.0%。两地比较，广东数脉高于河南，且差异有统计学意义。见表6。

表6 两地脉象比较

脉象	河南（n=55）		广东（n=20）		X²	P值
	例	百分比（%）	例数	百分比（%）		
细	26	47.3	8	40.0	0.313	0.576
沉	19	34.5	7	35.0	0.001	0.971
弦	17	30.9	3	15.0	1.898	0.168
浮	8	14.5	1	5.0	-	0.430
数	6	10.9	8	40.0	-	0.008
滑	6	10.9	6	30.0	-	0.072

讨论

中医把咳嗽分为外感、内伤两类，外感咳嗽的病因病机特点以六淫外邪侵袭，伤及肺系，肺失宣降，气机上逆而引发为主。内伤咳嗽的病因病机特点总以脏腑功能失调，内邪干肺为主。外感和内伤咳嗽常相互影响，外感咳嗽久治不愈，肺气受损，转为内伤咳嗽；内伤咳嗽病程漫长，肺脾肾俱损，机体更易感受外邪，使咳嗽加剧而难愈。

艾滋病作为一种新发的致死性传染病，临床医家以艾滋病的发病机制和临床特征为前提，结合咳嗽的病因病机特点，对艾滋病相关咳嗽的临床证候加以阐述。赵晓梅[2]认为艾滋病外感咳嗽多属新咳实邪为主，伴有寒热燥等实证；内伤咳嗽多以虚证为主，伴有乏力、气短等里虚证。薛柳华等[3]提出艾滋病侵犯脏腑以肺、脾、肾为主，以气阴两虚为本，以痰浊、瘀血、热毒为标。李发枝等[4]认为咳喘是艾滋病的常见病症，其病机多是在脾肺气虚的基础上感受外邪，从而导致肺失宣肃，肺气上逆。史军等[5]在分析艾滋病特点特征和传统伏气温病学说的基础上，提出艾滋病属伏疫的观点，并以"疠、郁、瘀、虚"概括艾滋病的病因病机。孙利民等[6]认为艾滋病的发生乃因病毒之邪乘虚而入，伏于血络，内舍于营，其初发症状类似于外感温热，而后长期处于稳定状态，日久逐渐正不胜邪。出现咳嗽、身热、盗汗等症，则因毒邪壅肺而致。虽然目前对艾滋病相关咳嗽的临床证候特点尚未形成统一的认识，但多数医家从内伤角度对其加以论述，认为HIV病毒致肺脾肾受损，正气亏虚是艾滋病咳嗽的主要证候特点，痰湿瘀浊乃属其重要病理因素。

本研究结果表明：咳嗽类型两地比较，早晨咳甚河南高于广东，且差异有统计学意义。提示河南和广东艾滋病咳嗽患者均属体虚而外感风寒或风热常见，比较而言，河南因痰湿或痰热而咳嗽较广东常见。

咳痰类型两地比较，痰白而粘河南高于广东，且差异有统计学意义。提示河南和广东艾滋病咳嗽患者都见痰湿，比较而言，河南较广东常见，广东多属燥热或阴虚而咳嗽。

其他症状和体征两地比较，健忘、视瞻昏渺、发脱、神疲、唇甲色淡、情绪低沉、夜尿增多、面色少华、肢体麻木、牙齿松动、咽痛、侧头痛、潮热、大汗、寒热往来差异有统计学意义。提示河南和广东艾滋病咳嗽患者兼证繁多，五脏气血阴阳均可受累，痰瘀湿浊并见。

舌质舌形两地比较，瘦薄舌广东高于河南，且差异有统计学意义。苔质苔色两地比较，差异无统计学意义。提示河南和广东艾滋病咳嗽患者均以气虚、湿热、痰热、痰湿为主，比较可见，阴虚致咳广东较河南常见。脉象两地比较，数脉广东高于河南，且差异有统计学意义。提示河南和广东艾滋病咳嗽患者均见肺阴虚、燥邪盛、痰瘀阻，但广东较河南而言，以燥热常见。

由以上河南广东艾滋病咳嗽患者症状比较分析可见，两地艾滋病咳嗽患者属体虚而外感风寒、风热或湿热，痰湿、气虚或痰热内扰，导致肺阴虚、燥邪盛、痰瘀阻；比较而言，河南以痰湿或痰热常见，广东多属燥热或阴虚而咳嗽。

河南艾滋病咳嗽患者证型复杂，兼证繁多，由于免疫力低下复感风寒或风热，痰湿或痰热，燥热或阴虚，风火或虚寒，致使肺失宣降，肺气上逆而咳嗽，久咳致喘，迁延难愈，终使五脏气血阴阳俱损；广东艾滋病咳嗽患者因免疫功能受损，外邪极易袭肺致咳，多为外感风寒或风热，燥热或痰湿，气血虚，寒湿盛，肺肾阴虚、心肝火旺，病变累及五脏。

总上可知，由于HIV病毒破坏人体的免疫系统，艾滋病病程漫长，变证丛生，其咳嗽多有内伤在先，外邪侵袭而引发。艾滋病咳嗽的病位主要在肺，与肝脾肾关系密切，久咳可使心脏气血亏虚，终致五脏气血阴阳俱损。正气亏虚是艾滋病咳嗽的主要证候特点，痰湿瘀浊和风寒火热乃属其重要病理因素。

参考文献（略）

（出自中华中医药杂志2011年第26卷1期第186－189页）

The Association between Yang - Deficient Constitution and Clinical Outcome of Highly Active Antiretroviral Therapy on People Living with HIV

Yuwen Cen,[1] Ross Ka–kit Leung,[2] Fuchun Zhang,[1] Weidong Jia,[1] Jiansheng Zhang,[1] Xinghua Tan,[1] and Feilong Xu[1]

[1] *Department of Infectious Diseases, Guangzhou 8th People's Hospital, 627 Dongfeng Dong Road, Guangzhou 510060, China*

[2] *Stanley Ho Centre for Emerging Infectious Diseases, The Chinese University of Hong Kong, Hong Kong*

Correspondence should be addressed to Ross Ka–kit Leung; ross@cuhk.edu.hk and Xinghua Tan; miltonwong@126.com

Received 5 October 2013; Revised 11 December 2013; Accepted 11 December 2013

Academic Editor: Youn Chul Kim

Copyright @ 2013 Yuwen Cen et al. This is an open access article distributed under the Creative Commons Attribution License, which permits unrestricted use, distribution, and reproduction in any medium, provided the original work is properly cited.

Objective. To determine the association between Yang – Deficient Constitution and the clinical outcomes of HIV/AIDS patients who have initiated highly active antiretroviral therapy (HAART). Method. A total of 197 antiretroviral – naive adults who initiated HAART between 2009 and 2011 were recruited. The participants were asked to complete a questionnaire twice to assess their Yang – Deficient Constitution status before HAART. During the study, signs and symptoms and CD4 or CD8 T cell counts were recorded. Routine blood and biochemical tests were conducted. For the patients who were found to have infections, pathologic examination was performed. Statistical test of association of clinical attributes and demographic factors with Yang – Deficient Constitution was conducted. Result. Good test – retest reliability was observed for Yang – Deficient Constitution scoring. The median Yang – Deficient Constitution score of 142 eligible participants was 25. Female (score = 32.14, $P < 0.05$), hepatotoxicity (32.14, $P < 0.1$), nephrotoxicity (37.50, $P < 0.1$), total number of adverse events ($P < 0.1$), and mortality (39.29, $P < 0.05$) were associated with Yang – Deficient Consitution, while annual changes or nadir values of CD4 or CD8 T lymphocytes, and newly acquired infections after starting HAART were not. Mortality was also associated with total number of adverse events ($P < 0.05$), hepatotoxicity ($P < 0.05$), and nephrotoxicity ($P < 0.05$). Conclusion. Yang – Deficient Constitution score has a potential to be developed as a predictor for early HIV – related mortality and side effects. The interrelation and underlying mechanisms should be further investigated for evidence – based design of a more appropriate treatment strategy.

1. Introduction

After China's National Free Antiretroviral Treatment Program has been initiated since 2002, the rate of receiving antiretroviral therapy cases among the eligible HIV infection reached 84% nowadays. Although the mortality rate has decreased to 50% (.. = 17740) for the 34,157 new infections of HIV, according to the 2012 report by the National Health and Family Planning Commission of the People's Republic of China, AIDS is still the top death - causing disease. Many of the newly admitted cases of HIV infections are indeed in the end stage of AIDS. Poor immunological response and adverse events are also common during initial highly active antiretroviral therapy (HAART). These partially account for early death in the first year of HAART [1].

Individual differences are known to have important impact on the progression of diseases. In particular, differences in the composition of genome account for many of the variations observed and more evidence is emerging that much of the wisdom of traditional medicine can in fact be explained at genomics level (Joshi et al. [2] and the references therein). Recently, HLA class II polymorphisms were found associated with the physiologic characteristics defined by Traditional Chinese Medicine (TCM) [3]. In TCM, constitution is believed to be a distinct characteristic of an individual [4]. Constitution has been used to guide disease prevention, health care, and medical practice [5]. Yang - Deficient Constitution is one of the major constitutions, which is characterized by chills, cold limbs, and also spontaneous sweating; Evidence - Based Complementary and Alternative Medicine loose tools and/or profuse clear urine; and lassitude. Recently, the molecular mechanisms of Yang - Deficient Constitution [6] have been studied, bridging the gap between conventional wisdom and knowledge gained from modern scientific advance. Different types of constitution may be related to specific lifestyle or diet habits [7] and manifest corresponding psychological characteristics of personality [8]. People of balanced constitution have better quality of life than those of imbalanced constitution [9]. Moreover, imbalanced constitution seemed to have strong correlation with chronic diseases such as obesity [10] and hypertension [11].

Table 1: The measuring scale for Yang - Deficient Consitution of Traditional Chinese Medicine.

Experience/condition in the past year	Never	Sometimes	Often	Usually	Always
(1) Do you feel cold at your limbs?	1	2	3	4	5
(2) Are you sensitive to cold at stomach, back, waist, or laps?	1	2	3	4	5
(3) Are you usually sensitive to cold weather and dress more than others?	1	2	3	4	5
(4) Are you more sensitive to cold air (such as outside of winter, air - conditioning, or electric fan)?	1	2	3	4	5
(5) Do you have flu - or cold - like symptoms more frequently or easily than others?	1	2	3	4	5
(6) Do you feel uncomfortable or worried for cold water or foods?	1	2	3	4	5
(7) Do you have pulpy bowel after having cold water or foods?	1	2	3	4	5

Since the last few years before the initiation of this study, we have been observing that HIV - infected patients of Yang - Deficient constitution are more likely to die in spite of receiving HAART. Yang deficiency Syndrome indeed appeared in many emergency and serious diseases, including the late stage of AIDS. Processed aconite root (a Chinese medicine) was shown to prevent cold - stress - induced hypothermia and immunosuppression in mice [12]. Higenamine and its enantiomer, the active ingredients of aconite root, reduced iNOS expression and NO production, suppressed inflammatory reactions, and increased survival rates in LPS - treated mice [13, 14]. Herbal composite formulae injection with aconite being the active ingredient was proved to protect the important organs during emergency and serious diseases [15 - 17]. We also found that aconite appears to alleviate the symptoms complained by our patients. We hypothesize that Yang - Deficient Constitution is associated with the prognosis of AIDS. To systematically investigate whether there is any association between Yang - Deficient Constitution and complications incurred from HIV infection and design evidence based treatment, we conducted a prospective observational study for evaluating the association between Yang - Deficient Constitution and clinical outcomes.

2. Method

2.1 Study Population and Design. Treatment - naive HIV - 1 infected patients aged 18 years or older at the Guangzhou 8th People's Hospital between January 1, 2010, and May 1, 2012, who joined the National Free Antiretroviral Treatment Program with a combination of at least three drugs, including NRTIs, PIs, and NNRTIs, were enrolled. Subjects were excluded if they were pregnant or unable to understand or finish the questionnaire due to linguistic or mental problems. All subjects received a full explanation of the study and provided written informed consent. The study was approved by ethics committees of Guangzhou 8th People's Hospital. The recruited patients were asked to complete the constitution questionnaire before the initiation of HAART. They were then scheduled follow-up visits once every 3 months. This study period was one year and the dropouts were also excluded.

Table 2: Routine blood and biochemical tests conducted and their normal range.

Index	Normal range	Unit
Leukocyte	4 - 10	10E9/L
Neutrophils	2 - 7.5	10E9/L
Hemoglobin	120 - 160	g/L
Platelet	100 - 300	10E9/L
Seralbumin	35 - 55	g/L
Alkaline phosphatase	40 - 150	U/L
Total bilirubin	5.1 - 22.2	μmol/L
Aspartate transaminase	5 - 40	U/L
Glutamic - oxaloacetic transaminase	5 - 40	U/L
Glucose	3.9 - 6.1	mmol/L
Cholesterol	3.1 - 6.0	mmol/L
Low density lipoprotein cholesterol	0 - 3.36	mmol/L
Triglyceride	0.79 - 1.70	mmol/L
Sarcosine kinase	26 - 174	U/L
Creatinine	44 - 133	μmol/L
Pancreatic amylase	22 - 210	U/L
Lactate	0.6 - 2.2	mmol/L

We adopted the definitions published by Centers for Disease Control and Prevention revision of the AIDS in 1993 case definition (1993 Revised Classification System for HIV Infection and Expanded Surveillance Case Definition for AIDS Among Adolescents and Adults, http://www.cdc.gov/mmwr/preview/mmwrhtml/00018179.htm). People without an AIDS defining disease but with a CD4 cell count below 200 cells/L were classified as having AIDS.

We adopted the Standards of Classification and Determination of Constitution of Chinese Medicine issued by the China Association of Traditional Chinese Medicine in 2009, which includes the Classification and Determination of Yang-Deficient Constitution Scale (see Table 1). The original standardized questionnaire had been published in 2006 [18], which was then evaluated and proved to be effective in assessment on the constitution of healthy people and patients [19, 20]. Table 1 shows the English version translated by our group. Evidence-Based Complementary and Alternative Medicine During the interview, the interviewees were given a Chinese version to complete. The patients were also requested to complete this questionnaire again after the first interview to assess the reliability of their response. Raw sum scores were calculated for the constitution, and then the sum scores were converted to a conversion score on a 0-to-100 scale.

Table 3: Absolute differences between the raw scores over the two time points.

(a)

Absolute raw score difference	Frequency						
	Q1	Q2	Q3	Q4	Q5	Q6	Q7
0	115	105	118	100	107	116	107
1	32	38	20	37	39	27	38
2	9	15	14	17	10	11	11
3	2		6	2	2	3	2
4	2			1			

(b)

Total absolute raw score difference	Frequency
0	61
1	11
2	14
3	11
4	12
5	15
6	12
0	61
7	7
8	6
9	1
10	2
11	3
13	2
16	1

2.2. *Sociodemographics, Drug Regimen, and Clinical Outcome Measures.* We investigated gender, age, Yang-Deficient Constitution score, survival, HIV disease staging according to the definition by CDC, Highly Active AntiretroviralTherapy Medicine (3TC, AZT, D4T, EFV, NVP, KALETRA, and TDF), CD4 and CD8 count at baseline and 3, 6, 9, and 12 months after HAART, infections acquired before and after HAART (hepatitis B, hepatitis C, pulmonary tuberculosis, extrapulmonary tuberculosis, pneumonia, superficial fungal infections, visceral fungal infections, intestinal infections, encephalitis and meningitis, and sexually transmitted disease), immune reconstitution inflammatory syndrome, the number of days after HAART initiation for an infection to occur, adverse events including fatigue, allergy, alopecia, gastrointestinal reaction, mouth epithelium ulcer and pharyngitis, cerebral symptom, arthralgia, diabetes, hematologic toxicity, hepatotoxicity, abnormal lipid metabolism, pancreatitis, nephrotoxicity, sensory nerve dysfunction, and hyperlactacidemia, and total number of adverse events. Theroutine blood and biochemical tests conducted and their normal range are shown in Table 2. Attributes that had fewer than 10% of unique values relative to the number of samples and the ratio of the frequency of the most common value to the frequency of the second most common value larger than (95 : 5) were regarded as lowvariance attributes and discarded unless otherwise specified.

2.3. *Data Management and Analysis.* Reliability of duplicate tests was evaluated. To assure quality, patients were requested to complete the same questionnaire twice in two visits (separated by one week) and the absolute differences of the scores between the two visits were calculated. Local outlier factor (LOF), an algorithmfor identifying density-based local outliers [21], was used to filter the unreliable data. Data errors and problems were identified and sent to clinical doctors for review. The remaining subjects then had CD4 and CD8 count and other relevant clinical information recorded. Sixteen clusters were used to classify the patterns in CD4 and CD8 reconstitution to represent increase or decrease for the transition between 0, 3, 6, 9, and 12months after the initiation of HAART. Statistical analyses and self-organizing map were done by R (version 2.15.2).

3. Result We

recruited 197 HIV/AIDS patients but only 158 of whom completed the questionnaire twice. There was no difference between test-retest scores for two-third of the cases and about 90% with 1 or fewer (Q1: 147, Q2: 143, Q3: 138, Q4: 137, Q5: 146, Q6: 143, and Q7: 145) absolute score difference (Table 3). Nine of these subjects having total absolute score difference larger Evidence-Based Complementary and Alternative Medicine than 8 (9, 10, 11, 13, and 16) were outliners, defined by local outlier factor. These individuals were thus excluded from further investigation.

Table 4: Characteristics of 142HIV patients.

Category	Frequency/median
Gender	
Male	96
Female	46
Age	35
Yang-Deficient Constitution score	25
HIV disease staging	
A	57
B	16
C	69
Mortality	5
CD4 count	
Baseline	113
3 months after HAART	202
6 months after HAART	206
9 months after HAART	229
12 months after HAART	269
CD8 count	
Baseline	678.5
3 months after HAART	837
6 months after HAART	836
9 months after HAART	861
12 months after HAART	934
Highly active antiretroviral therapy	
3TC	142
AZT	45
D4T	95
EFV	71
NVP	62
KALETRA	7
TDF	1
Infection status before starting HAART	
Presence of infection before starting HAART	50
Hepatitis B	16
Hepatitis C	19
Pulmonary tuberculosis	30
Extrapulmonary tuberculosis	12

续表

Category	Frequency/median
Pneumonia	42
Superficial fungal infections	37
Visceral fungal infections	31
Intestinal infections	10
Encephalitis and meningitis	5
Sexually transmitted disease	2
Newly acquired infection after HAART	
Presence of newly acquired infection after HAART	29
Pulmonary tuberculosis	1
Extrapulmonary tuberculosis	6
Pneumonia	7
Superficial fungal infections	2
Visceral fungal infections	6
Intestinal infections	8
Encephalitis and meningitis	2
Other infections	5
Immune reconstitution inflammatory syndrome (IRIS)	9
Adverse events	
Fatigue	18
Allergy	50
Alopecia	1
Gastrointestinal reaction	44
Mouth epithelium ulcer and pharyngitis	7
Cerebral symptom	26
Arthralgia	3
Diabetes	1
Hematologic toxicity	48
Hepatotoxicity	49

续表

Category	Frequency/median
Abnormal lipid metabolism	26
Pancreatitis	0
Nephrotoxicity	11
Sensory nerve dysfunction	17
Hyperlactacidemia	18
Total number of side effects	24
Number of days an infection occurred after HAART initiation	80

The other 149 patients were assigned scores by taking average of two visits, along with 39 patients that only completed once. As a result, there were 188 HIV/AIDS subjects at the beginning. Some of them dropped out during followups and finally there were 142 HIV positive individuals for in-depth analysis, with 57 (40%), 16 (11%), and 69 (49%) of whom were classified as types A, B, and C, respectively, according to CDC 1993 Revised Classification System (1993 Revised Classification System for HIV Infection and Expanded Surveillance Case Definition for AIDS Among Adolescents and Adults). The details of demographical information are summarized in Table 4.

HAART drugs 3TC, KALETRA, TDF, encephalitis and meningitis, previous diagnosis of sexually transmitted disease, newly acquired hepatitis B, hepatitis C, pulmonary and extrapulmonary TB, pneumonia, superficial and visceral fungal infections, alopecia, mouth epithelium ulcer and pharyngitis, arthralgia, diabetes, and pancreatitis were excluded for Evidence-Based Complementary and Alternative Medicine further analyses due to their low variance. Other attributes that were not significantly associated ($P > 0.1$) with Yang deficiency were also excluded.

Table 5: (a) Univariate analysis of Yang deficiency in HIV patients. (b) Logistic regression analysis of risk factors for mortality.

(a)

Variable	Category	Number/IQR	Correlation coefficient	Yang deficiency median score	P value*
Gender	Male	96	N/A	22.32	<0.05
	Female	46		32.14	
Hepatotoxicity	Yes	49	N/A	32.14	<0.1
	No	93		25.00	
Nephrotoxicity	Yes	11	N/A	37.50	<0.1
	No	131		25.00	

续表

Variable	Category	Number/IQR	Correlation coefficient	Yang deficiency median score	P value*
HIV disease staging	A	57	N/A	23.21	<0.05
	B	16		34.82	
	C	69		25.00	
Mortality	Yes	137	N/A	39.29	<0.05
	No	5		25.00	
Age	N/A	29 – 41	– 0.028	ND	0.74
CD4	Annual change	77 – 217	– 0.028	ND	0.75
	Nadir value	19 – 194	– 0.053	ND	0.53
CD8	Annual change	– 138 – 510	– 0.028	ND	0.74
	Nadir value	334 – 737	– 0.13	ND	0.12
Total number of adverse events	N/A	1 – 5	0.16	ND	<0.1

* Wilcoxon rank sum test with continuity correction, Spearman's rank correlation, and Kruskal – Wallis rank sum test were performed where appropriate.

(b)

Variable		Alive	Dead	P	OR	OR 95% CI
Previous pneumonia	No	99	1	<0.05	10.42	1.48, 207.38
	Yes	38	4			
Intestinal infections	No	131	3	<0.05	14.55	1.69, 106.00
	Yes	6	2			
IRIS	No	130	3	<0.05	12.38	1.46, 87.72
	Yes	7	2			
Total number of newly acquired infections after HAART	N/A	N/A	N/A	<0.05	1.63	1.20, 2.41
Hepatotoxicity	No	92	1	<0.05	8.18	1.17, 162.48
	Yes	45	4			
Nephrotoxicity	No	129	2	<0.05	24.19	3.55, 205.36
	Yes	8	3			
Total number of adverse events	N/A	N/A	N/A	<0.05	7.85	1.35, 149.63

Compared to males females showed significantly more serious Yang deficiency (Table 5 (a)), but age was not correlated with Yang deficiency. Yang deficiency was also associated with hepatotoxicity, nephrotoxicity, and the total number of side effects. Yang deficiency was neither associated with annual change nor Nadir value of CD4 or CD8 count. We also performed profile analysis for CD4 + and CD8 + T cell reconstitution by self – organizing map (Figure 1). Association was neither identified in CD4 (Kruskal – Wallis rank sum test $P = 0.54$) nor CD8 (Kruskal – Wallis rank sum test $P = 0.34$) reconstitution pattern (all the 16 clusters) with Yang deficiency. Yang deficiency was associated with both HIV disease staging and mortality.

There were 5 deaths in this study, due to pneumonia, infectious diarrhea, extrapulmonary tuberculosis, meningitis, encephalitis, and multiple organ dysfunction syndrome. The mortality rate was 3.5% (95% CI: 1.4% – 8.6%). Indeed, the total number of newly acquired infections after starting HAART, previous pneumonia, intestinal infections, and IRIS and total number of the adverse events, particularly syndromes of hepatotoxicity and nephrotoxicity, were associated with mortality (Table 5 (b)).

4. Discussion

Since the introduction of HAART in 2002 AIDS mortality (with and without receiving HAART) has begun to decrease from 39.2 to 14.2 per 100 person-years in 2009 in China [22]. In this study, the mortality rate during the first 12 months 6 Evidence-Based Complementary and Alternative Medicine after HAART initiation was 3.5 deaths per 100 person-years, similar to the national statistics of 4.9 [1]. The causes of death in our patientswere all AIDS-related diseases, similar to those reported in low- and middle-income countries [23].

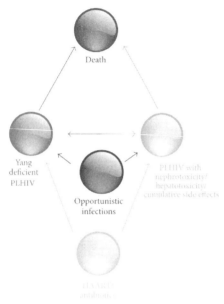

FIGURE 2: A hypothesis derived from the key findings about Yang-Deficient Constitution and clinical outcomes of AIDS patients. PLHIV: people living with HIV; HAART: highly active antiretroviral therapy.

In resource-limited settings, prioritization allows better allocation of resources for diagnostic tests and appropriate and timely health services. AIDS patients with low CD4+ cell counts incur higher expenditures in the first year of antiretroviral treatment, due to high incidence of adverse drug events and opportunistic infections. Annual costs of AIDS patients with opportunistic infections were 10 times higher than those of HIV infection alone [24], hardly adequately covered by public funding. Moreover, over half of the HIV-infected individuals live in the rural areas of China, according to the 2011 estimates for the HIV/AIDS epidemic in China by National Center for AIDS/STD Control and Prevention, China CDC. Public funding accounts for over 90% of all HIV/AIDS expenditures in the rural areas [25]. In rural settings, where trained personnel, facilities, and budget are all limiting, a self-report questionnaire is a possible option. Public health practitioners collect information usually by various ways and examine patients by signs and symptoms for diagnosis in order to design appropriate course of treatment and medications. More than 80% of respondents successfully completed the questionnaire twice in this study. Biomarkers have been extensively investigated as predictors for HIV clinical disease progression (AIDS or death) over the last two decades [26]. Nevertheless, due to equipment and technical limitations, the use of these biomarkers was no more efficient than CD4 cell count. Nevertheless, baseline CD4 cell count was a necessary Evidence-Based Complementary and Alternative Medicine 7 but not sufficient condition for mortality. Poor CD4 cell reconstitution also did not definitely lead to death (Figure 1; two left topmost patterns). In this context, convenient and noninvasive, questionnaire-derivedYang-DeficientConstitution score has the potential to be developed as an independent or accessory predictor for disease progression or clinical outcomes. Larger-scale validation studies can be conducted to test its applicability.

Constitution is largely inborn and Yang deficiency is one of themanifestations. Independent of age, female patients had higher Yang-Deficient Constitution score, which alludes to possible genetic effects. Our result of the associationof female with Yang-Deficient Consitution was consistent with the Yin-Yang theory in TCM, which says male is characterized by Yang while female Yin. With regard to age, according to YellowEmperor'sCanon of Traditional ChineseMedicine, Yangqi changes along with age, but not in a monotonic manner. Most of the people recruited in our study were between 20 and 55 years old, change of Yang-qi during this age groupmay followa bell-shaped pattern, thus Yang-DeficientConsitution was proved tohaveno linear correlationwithage in this study. Whether the correlation between Yang-Deficient Constitution and gender was due to sex hormonal level needs further elucidation [27, 28]. Malnutrition is also a factor to be considered. Through a series of statistical tests, we have identified that Yang-Deficient Constitution was not associated with infection acquired after starting HAART, low baseline CD4 count, or CD4 cell reconstitution. However, Yang-Deficient Constitution was associated with death. It should be noted that, however, death was also associated with infections acquired after starting HAART. Since Yang-Deficient Constitution did not appear to predispose the patient to infections, they are likely to be independent risk factors leading to mortality. In our study, although HIV disease stage B patients were relatively Yang deficient in general, HIV disease staging was not the sufficient condition for mortality. Other concurrent conditions might have to satisfy, which ultimately lead to death.

Hepatotoxicity and nephrotoxicity might be the indirect causes of death of the AIDS patients, which are generally caused by overlapping anti-infection treatment during opportunistic infections. Liver injury can be resulted from antiretroviral treatment [29], including nonnucleoside reverse transcriptase inhibitors, which has been widely used by China's National Free Antiretroviral Treatment Program. Antituberculosis drug administration is another common cause of hepatotoxicity. TB is common co-infection with HIV in China [30] and a national campaign has already been implemented since 2010 for the prevention and control of tuberculosis and HIV coinfection. Counter attempts such as administration of anti-TB drugs are, however, hampered by hepatotoxicity induced during drug delivery [31]. In our study, Yang-Deficient Constitution appeared to increase the risk of antiretroviral or anti-TB drug induced hepatotoxicity. Nephropathy is another common complication of HIVinfected individuals. It is also associated with cardiovascular disease andmortality [32]. During theART-era, HIV [32] and long-term HAART exposure [33] could bemixed causes for nephropathy. In our study, antiretroviral agents did not seem to be the reasons of nephrotoxicity, because indinavir, atazanavir, and tenofovir disoproxil fumarate (TDF), which have well-established associations with direct nephrotoxicity supported by numerous, consistent case reports and large cohort studies [33], were not used. However, the anti-infection antibiotics such as foscarnet sodium and amphotericin B may be the causes during cytomegaloviral or fungal infection.

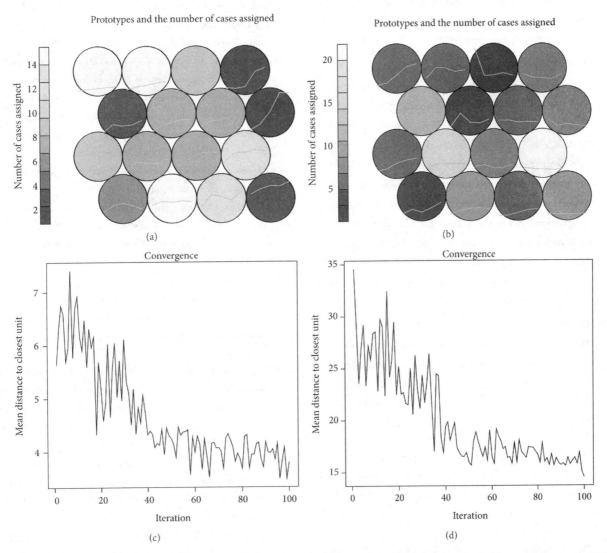

FIGURE 1: Change of CD4 and CD8 count over a one-year period during receiving HAART. ((a), (b)) units for the scale prototypic CD4 (a) and CD8 (b) change and the number of cases assigned. ((c), (d)) Convergence was attained at about the 50th iteration for both CD4 and CD8 profile analyses.

To the best of our knowledge, this is the first report on the correlation between Yang-Deficient Constitution and hepatotoxicity and nephrotoxicity. Mitochondrial toxicity, commonly observed in HAART, might be responsible for hepatotoxicity and nephrotoxicity [34]. Mitochondrial dynamics indeed plays a key role in energy conversion and metabolism, cell life and death, and disease [35], and various aspects of metabolism, including lipid, amino acid, and energy metabolism, were imbalanced or weakened in Yang deficiency syndrome patients [36]. WhetherYang-DeficientConsitution is susceptible tomitochondrial toxicity isworth further investigation. A schematic diagram is shown in Figure 2 to summarize the key finding in this study. Females are prone toYang deficiency. HIV-infected patients (or people living with HIV, PLHIV) with a Yang-Deficient Consitution, when administered HAART or antibiotics to control HIV replication and treat infections, may more easily lead to multiple side effects including nephrotoxicity and hepatotoxicity. When they also succumb to opportunistic infections, they may eventually lead to death. It is not known whether HAART/antibiotics or 8 Evidence-Based Complementary and Alternative Medicine opportunistic infections aggravate PLHIV inflicted by toxic side effects and in turn lead to death.

Acknowledgments

This study was supported by Natural Science Foundation of China (reference no.: 81072729) and Natural Science Foundation of Guangdong Province in China (reference no.: 9451006002003886). The authors thank the support from the Stanley Ho Centre for Emerging Infectious Diseases, The Chinese University of Hong Kong; and Professor Qi Wang and Dr. Jing Guan for providing the Standardized Questionnaire of Constitution in ChineseMedicine freely. The authors are also grateful to Professor Qi Wang and Dr. Shilin Yao for explaining the experimental details of identification of constitutions in Chinese medicine. The authors appreciate Ms. Lu Wang and Dr. Hongmei Yang for preliminary data management as well.

References

[1] F. Zhang, Z. Dou, Y. Ma et al., "Five-year outcomes of the China National Free Antiretroviral Treatment Program," Annals of Internal Medicine, vol. 151, no. 4, pp. 241-251, 2009.

[2] K. Joshi, Y. Ghodke, and P. Shintre, "Traditional medicine and genomics," Journal of Ayurveda and Integrative Medicine, vol. 1, no. 1, pp. 26-32, 2010.

[3] S. Chen, F. Lv, J. Gao et al., "HLAclass II polymorphisms associated with the physiologic characteristics defined by traditional Chinese medicine: linking modern genetics with an ancient medicine," Journal of Alternative and ComplementaryMedicine, vol. 13, no. 2, pp. 231-239, 2007.

[4] Q. Wang, "Classification and diagnosis basis of nine basic constitutions in Chinese medicine," Journal of Beijing University of Traditional Chinese Medicine, vol. 28, no. 4, pp. 1-8, 2005.

[5] J. Wang, Y. Li, C. Ni, H. Zhang, L. Li, andQ. Wang, "Cognition research and constitutional classification in chinese medicine," American Journal of Chinese Medicine, vol. 39, no. 4, pp. 651-660, 2011.

[6] Q. Wang and S. Yao, "Molecular basis for cold-intolerant yangdefi-cient constitution of traditional chinese medicine," American Journal ofChineseMedicine, vol. 36, no. 5, pp. 827-834, 2008.

[7] Y. Wu, Y. Zhu, N. Wu, J. Di, and Y. Wang, "The relationshio between diet habits and constitution type in the general population 8448 adults cases fromnine provinces ormunicipalities of China," Chinese Journal ofHealthManagement, vol. 6, pp. 64-67, 2012.

[8] F. Tang, Y. Zhu, and N. Wu, "Study on the college students' psychological characteristics of personality of the nine constitutions in traditional Chinese medicine," Chinese Journal of Behavioral Medical Science, vol. 21, pp. 63-65, 2012.

[9] Y.-B. Zhu, Q. Wang, K.-F. Chen, Y.-E. Wu, W.-L. Hong, and L. Liu, "Stratified analysis of the relationship between traditional Chinese medicine constitutional types and health status in the general population based on data of 8 448 cases," Journal of Chinese Integrative Medicine, vol. 9, no. 4, pp. 382-389, 2011.

[10] Y.-B. Zhu, Q. Wang, C.-Y. Wu et al., "Logistic regression analysis on relationships between traditional Chinese medicine constitutional types and overweight or obesity," Journal of Chinese Integrative Medicine, vol. 8, no. 11, pp. 1023-1028, 2010.

[11] Y.-B. Zhu, Q. Wang, Q.-W. Deng, J. Cai, X.-H. Song, and X. Yan, "Relationships between constitutional types of traditional Chinese medicine and hypertension," Journal of Chinese Integrative Medicine, vol. 8, no. 1, pp. 40-45, 2010.

[12] T. Makino, K. Kato, and H. Mizukami, "Processed aconite root prevents cold-stress-induced hypothermia and immunosuppression in mice," Biological and Pharmaceutical Bulletin, vol. 32, no. 10, pp. 1741-1748, 2009.

[13] J. E. Park, Y. J. Kang, M. K. Park et al., "Enantiomers of higenamine inhibit LPS-induced iNOS in a macrophage cell line and improve the survival of mice with experimental endotoxemia," International Immunopharmacology, vol. 6, no. 2, pp. 226-233, 2006.

[14] Y. J. Kang, Y. S. Lee, G. W. Lee et al., "Inhibition of activation of nuclear factor ..B is responsible for inhibition of inducible nitric oxide synthase expression by higenamine, an active component of aconite root," Journal of Pharmacology and Experimental Therapeutics, vol. 291, no. 1, pp. 314-320, 1999.

[15] S. Zheng, H.-J. Wu, S.-P. Yu et al., "Shenfu injection () suppresses inflammation by targeting haptoglobin and pentraxin 3 in rats with chronic ischemic heart failure," Chinese Journal of Integrative Medicine, 2013.

[16] X. Hou, C. Li, W. Gu, Z. Guo, W. Yin, and D. Zhang, "Effect of Shenfu on inflammatory cytokine release and brain edema after prolonged cardiac arrest in the swine," The American Journal of Emergency Medicine, vol. 31, pp. 1159-1164, 2013.

[17] T. Chen, M. Cheng, Z. Yuan, S. Zhou, and Z. Yu, "Protective role of Shenfu on ischemia-reperfusion injury of rat liver grafts," Transplantation Proceedings, vol. 44, no. 4, pp. 978-981, 2012.

[18] Q. Wang, Y.-B. Zhu, H.-S. Xue, and S. Li, "Primary compi-

ling of Constitution in Chinese Medicine Questionnaire," Chinese Journal of Clinical Rehabilitation, vol. 10, no. 3, pp. 12 – 14, 2006.
[19] Y. – B. Zhu, Q. Wang, H. – S. Xue, and Q. Orikasa, "Preliminary assessment on performance of Constitution in Chinese Medicine Questionnaire," Chinese Journal of Clinical Rehabilitation, vol. 10, no. 3, pp. 15 – 17, 2006.
[20] Y. Zhu, Q. Wang, and H. Orikasa, "Evaluation on reliability and validity of the constitution in Chinese medicine," Chinese Journal of Behavioral Medical Science, vol. 16, pp. 651 – 655, 2007.
[21] M. M. Breuniq, H. – P. Kriegel, R. T. Ng, and J. Sander, "LOF: identifying density – based local outliers," in Proceeding of the ACM SIGMOD International Conference on Management of Data, vol. 29, pp. 93 – 104, Dallas, Tex, USA, 2000.
[22] F. Zhang, Z. Dou, Y. Ma et al., "Effect of earlier initiation of antiretroviral treatment and increased treatment coverage on HIV – relatedmortality in China: a national observational cohort study," The Lancet Infectious Diseases, vol. 11, no. 7, pp. 516 – 524, 2011.
[23] A. Gupta, G. Nadkarni, W. – T. Yang et al., "Early mortality in adults initiating antiretroviral therapy (ART) in low – and middle – income countries (LMIC): a systematic review and meta – analysis," PLoS ONE, vol. 6, no. 12, Article IDe28691, 2011.
[24] F. Zhou, G. F. Kominski, H. – Z. Qian et al., "Expenditures for the care of HIV – infected patients in rural areas in China's antiretroviral therapy programs," BMC Medicine, vol. 9, article 6, 2011.
[25] D. Shan, J. Sun, A. Yakusik et al., "Total HIV/AIDS expenditures in Dehong Prefecture, Yunnan province in 2010: the first systematic evaluation of both health and non – health related HIV/AIDS expenditures in China," PLoS ONE, vol. 8, Article ID e68006, 2013.
[26] J. D. Neaton, J. Neuhaus, and S. Emery, "Soluble biomarkers and morbidity and mortality among people infected with HIV: Evidence – Based Complementary and Alternative Medicine 9 summary of published reports from 1997 to 2010," Current Opinion in HIV and AIDS, vol. 5, no. 6, pp. 480 – 490, 2010.
[27] X. Tang and S. Li, "Studies on insulin resistance, sexual hormone and ..2 – microglobulin levels in essential hypertension patients with spleen and kidney yang deficiency," Journal of Guangzhou University of TraditionalChineseMedicine, vol. 25, no. 3, pp. 193 – 195, 2008.
[28] T. Rampp, L. Tan, L. Zhang et al., "Menopause in German and Chinese women—an analysis of symptoms, TCM – diagnosis and hormone status," Chinese Journal of Integrative Medicine, vol. 14, no. 3, pp. 194 – 196, 2008.
[29] M. Jones and M. N'u. nez, "Liver toxicity of antiretroviral drugs," Seminars in Liver Disease, vol. 32, pp. 167 – 176, 2012.
[30] L. Gao, F. Zhou, X. Li, and Q. Jin, "HIV/TB co – infection in mainland China: a meta – analysis," PLoS ONE, vol. 5, no. 5, Article ID e10736, 2010.
[31] W. W. Yew and C. C. Leung, "Antituberculosis drugs and hepatotoxicity," Respirology, vol. 11, no. 6, pp. 699 – 707, 2006.
[32] M. M. Estrella, D. M. Fine, and M. G. Atta, "Recent developments in HIV – related kidney disease," HIV Therapy, vol. 4, no. 5, pp. 589 – 603, 2010.
[33] R. D. Cooper and M. Tonelli, "Renal disease associated with antiretroviral therapy in the treatment of HIV," Nephron—Clinical Practice, vol. 118, no. 3, pp. c262 – c268, 2011.
[34] T. N. Kakuda, "Pharmacology of nucleoside and nucleotide reverse transcriptase inhibitor – inducedmitochondrial toxicity," Clinical Therapeutics, vol. 22, no. 6, pp. 685 – 708, 2000.
[35] L. Scorrano, "Keeping mitochondria in shape: a matter of life and death," European Journal of Clinical Investigation, vol. 43, pp. 886 – 893, 2013.
[36] X. Huang, Q. Chen, G. Yang et al., "Metabolic profiling study of yang deficiency syndrome in hepatocellular carcinoma by h1 NMRand pattern recognition," Evidence – Based Complementary and Alternative Medicine, vol. 2012, Article ID 843048, 6 pages, 2012.

广东地区 HIV/AIDS 患者中医证型分布规律的初步研究

岑玉文[1] 符林春[1] 谭行华[2] 张苗苗[1] 马伯艳[1]

(1. 广州中医药大学，广州 广东 510405；2 广州市第八人民医院，广州 广东 510060)

摘要 目的：探讨广东地区 HIV/AIDS 患者的中医证型分布规律及其与疾病进展的关系。方法：对 2003 年 1 月 – 2007 年 12 月广州市第八人民医院门诊及住院病人进行流行病学和四诊信息进行调查与分析。结果：广东地区艾滋病患者总体证

中医药治疗艾滋病研究进展

型以气阴两虚肺肾不足最多见,无症状期以肝郁气滞火旺型为多,发病期则多见气阴两虚肺肾不足;基本证型以热证居多,无症状期以热证多见,发病期则为虚证和虚实夹杂证增多;女性以气血双亏型和肝郁气滞火旺型居多,男性以热毒内蕴痰热壅肺和肝经风火湿毒蕴结居多;虚证和虚实夹杂证患者的体重中位数比较小,热证和瘀血证患者的体重中位数比较大。分析 CD_4^+T 淋巴细胞计数与证型的关系发现:CD_4^+T 在 $0-200cell/\mu L$ 之间的病人以气阴两虚肺肾不足、脾肾亏虚湿邪阻滞为主;CD_4^+T 在 $200-350cell/\mu L$ 之间的病人以肝郁气滞火旺和气血双亏为多;CD_4^+T 在 $350cell/\mu L$ 以上的两组病人均以肝郁气滞火旺为最常见的证型;气血双亏、肝郁气滞火旺、痰热内扰和气郁痰阻瘀血内停型患者的 CD_4^+T 淋巴细胞水平比较高,而热毒内蕴痰热蕴肺、气阴两虚肺肾不足和脾肾亏虚湿邪阻滞这3类证型的患者 CD_4^+T 淋巴细胞水平比较低,基本证型中热证和瘀血证的中位 CD_4^+T 计数比较高,而虚实夹杂型的 CD_4^+T 计数水平最低。结论:艾滋病患者以热证居多,无症状期以热证为主,发病期则虚证和虚实夹杂证增加,中医辨证证型与 CD_4^+T 淋巴细胞计数、性别和体重密切相关。

关键词 艾滋病;证型;CD_4^+;体重

艾滋病(AIDS)是一种慢性的严重的致死率高的传染病,目前我国已进入HIV感染者的快速增长期和艾滋病的疾病高发期。国家中医药管理局从2004年开始在全国5个重点省实行中医药免费治疗与关怀项目至今已经历了3年,本院给予免费中医药治疗的艾滋病患者达到200多例,以下将对2004年11月-2007年5月来本院就诊的223例艾滋病患者的流行病学资料和四诊信息进行总结、分析。

1 资料及方法

1.1 一般资料

223例艾滋病患者均为2003年1月-2007年5月期间来本院就诊的门诊和住院病人,其中男144例(占64.6%),女79例(占35.4%),年龄最小18岁,最大74岁,平均年龄为36.8岁;传播途径:输血或血制品感染19例(占8.5%),静脉吸毒感染45例(占20.2%),性接触感染104例(占46.4%),吸毒和性接触混合者14例(占6.3%),不明原因41例(占18.4%);病程阶段:无症状期63例(占28.3%),艾滋病期159例(占71.3%),无急性感染期患者;病程:小于3个月的有108例(占48.4%),病程3个月~1年的有70例(占31.4%),1~5年的有39例(占17.5%),5年以上的有6例(占2.7%)。

1.2 诊断方法

艾滋病诊断符合1993年美国疾病控制中心(CDC)发布的AIDS的诊断标准[1]。HIV-1抗体阳性由各地的疾病控制中心艾滋病确证实验室用免疫印迹法确证。

中医证型诊断按5省中医药治疗艾滋病项目临床技术方案,将艾滋病的病程分为3期,共12个证型。四诊信息及辨证分型由2名主治医师或以上职称的医师确认,保证辨证的准确性、可靠性。

6种基本证型则根据各种证型归纳而成,具体方法如下:(1)表证:风寒型和风热型;(2)热证:肝郁气滞火旺型、痰热内扰型、热毒内蕴痰热蕴肺型、肝经风火湿毒蕴结;(3)瘀证:气郁痰阻瘀血内停;(4)虚证:气血双亏、气阴两虚肺肾不足;(5)虚实夹杂:气虚血瘀邪毒壅滞、脾肾亏虚湿邪阻滞、元气虚衰肾阴亏涸。

1.3 检验方法

由本院研究所进行,外周血 CD_4^+T 淋巴细胞的检测采用美国BD公司提供的试剂和流式细胞仪检测。

1.4 统计学方法

对使用独立样本t检验和方差分析方法对数据资料进行统计分析,使用SPSS13.0软件。

2 结果

2.1 中医证型分布规律

总体证型分布。从表1可见:HIV/AIDS病人最多见的证型分别为气阴两虚肺肾不足型,占18.8%,其次为气血双亏、肝郁气滞火旺型、气虚血瘀邪毒壅滞和脾肾亏虚湿邪阻滞。

表1 HIV/AIDS患者证型分布

证型	n	百分比(%)
风热型	2	0.9
风寒型	0	0.0
气血双亏	26	11.7
肝郁气滞火旺型	26	11.7
痰热内扰型	14	6.3
热毒内蕴痰热壅肺	17	7.6
气阴两虚肺肾不足	42	18.8
气虚血瘀邪毒壅滞	26	11.7
肝经风火湿毒蕴结	23	103
气郁痰阻瘀血内停	13	5.8
脾肾亏虚湿邪阻滞	25	11.2
元气虚衰肾阴亏涸	3	1.3
其他	6	2.7
合计	223	100.00

将12种证型再归纳为5种基本证型,表证包括风热和风寒;热证包括肝郁气滞火旺,痰热内扰,热毒内蕴痰热壅肺,肝经风火湿毒蕴结;瘀血证包括气郁痰阻瘀血内停;虚证包括气血双亏,气阴两虚肺肾不足和元气虚衰肾阴亏

涸；虚实夹杂证包括气虚血瘀邪毒壅滞和脾肾亏虚湿邪阻滞，其他类型病例未计算在内，总体基本证型分布见表2。

表2 HIV/AIDS患者基本证型分布

证型分组	N	百分比（%）
风证	2	0.92
热证	80	36.87
瘀血证	13	5.99
虚证	71	32.72
虚实夹杂	51	23.5
合计	217	100.00

由表2可见：本研究观察的HIV/AIDS患者以热证多见，其次为虚证，再次为虚实夹杂证。另由于风热型、风寒型、元气虚衰肾阴亏涸和其他证型病例数较少，其比例低于3%，因此以下统计分析均未计算在内。

2.2 不同疾病阶段的中医证型分布规律

分析HIV/AIDS患者不同疾病阶段与证型的关系见表3，提示无症状期患者以肝郁气滞火旺型和气血双亏为多，而发病期则多见气阴两虚肺肾不足、气虚血瘀邪毒壅滞和脾肾亏虚湿邪阻滞，经卡方检验提示两期病人的证型分布差别有统计学意义。

表3 HIV/AIDS患者不同疾病阶段的证型分布（%）

证型	疾病阶段		
	无症状期	发病期	合计
气血双亏	13 (22.4)	13 (8.4)	26
肝郁气滞火旺型	19 (32.8)	7 (4.5)	26
痰热内扰型	7 (12.1)	7 (4.5)	14
热毒内蕴痰热壅肺	0 (0.00)	17 (11.0)	17
气阴两虚肺肾不足	7 (12.1)	35 (22.7)	42
气虚血瘀邪毒壅滞	2 (3.4)	24 (15.6)	26
肝经风火湿毒蕴结	4 (6.9)	19 (12.3)	23
气郁痰阻瘀血内停	2 (3.4)	11 (7.1)	13
脾肾亏虚湿邪阻滞	4 (6.9)	21 (13.6)	25
合计	58 (100.0)	154 (100.0)	212
	$x^2 = 52216$	$P < 0.001$	

表4 HIV/AIDS患者不同疾病阶段的证型分布（%）

		无症状期	发病期	合计
证型分组	热证	31 (52.5)	49 (320)	80
	瘀血证	2 (3.3)	11 (72)	13
	虚证	20 (33.9)	48 (314)	68
	虚实夹杂	6 (10.2)	45 (294)	51
合计		59 (100.0)	153 (1000)	212
		$x^2 = 12.390$	$P = 0.006$	

由表4可见：不同病程阶段基本证型分布有所不同，其差异有统计学意义。其中无症状期以热证居多，病例超过半数，虚实夹杂证病例较少；而发病期则是热证、虚证和虚实夹杂证各占将近1/3。

3 中医证型的影响因素分析

证型与性别的关系。

表5 HIV/AIDS患者证型与性别的关系（%）

证型	性别		
	男	女	合计
气血双亏	9 (6.6)	17 (22.4)	26
肝郁气滞火旺型	12 (8.8)	14 (18.4)	26
痰热内扰型	10 (7.4)	4 (5.3)	14
热毒内蕴痰热壅肺	15 (11.0)	2 (2.6)	17
气阴两虚肺肾不足	29 (21.3)	13 (17.1)	42
气虚血瘀邪毒壅滞	15 (11.0)	11 (14.5)	26
肝经风火湿毒蕴结	20 (14.7)	3 (3.9)	23
气郁痰阻瘀血内停	8 (5.9)	5 (6.6)	13
脾肾亏虚湿邪阻滞	18 (13.2)	7 (9.2)	25
合计	136 (100.0)	76 (100.0)	212
	$x^2 = 24.95$	$P = 0.002$	

由表5可见：各个证型的男女分布差别有统计学意义，气血双亏型和肝郁气滞火旺型以女性居多，热毒内蕴痰热壅肺和肝经风火湿毒蕴结则以男性居多，其他证型男女差别不大。

2.4 基本证型与体重的关系分析

表6 HIV/AIDS患者基本证型的体重分布（kg）

基本证型	体重	
	中位数	四分位数间距
热证	57.00	13.00
瘀血证	55.00	12.00
虚证	50.00	10.00
虚实结合	51.25	11.50
合计	52.75	11.90
	$F = 6.301$	

由表6可知：不同基本证型的体重之间差别有统计学意义。其中，大部分证型的体重中位数在53.7左右，而虚证和虚实夹杂证患者的体重中位数比较小，只有50.00和51.25，相反，热证和瘀血证患者的体重中位数比较大，达到57.00和55.00。

2.5 证型和CD_4^+T淋巴细胞分组的关系分析

表7 HIV/AIDS患者不同CD_4^+T淋巴细胞分组和证型的关系

证型	CD_4^+T淋巴细胞分组（cell/μL）				合计
	0-200	200-350	350-500	>500	
气血双亏	12（9.2）	9（16.1）	2（15.4）	3（23.1）	26
肝郁气滞火旺型	5（3.8）	14（25.0）	3（23.1）	4（30.8）	26
痰热内扰型	3（2.3）	8（14.3）	2（15.4）	1（7.7）	14
热毒内蕴痰热壅肺	17（13.1）	0（0.0）	0（0.0）	0（0.0）	17
气阴两虚肺肾不足	31（23.8）	8（14.3）	1（7.7）	2（15.5）	42
气虚血瘀邪毒壅滞	18（13.8）	5（8.9）	2（15.4）	1（7.7）	26
肝经风火湿毒蕴结	17（13.1）	5（8.9）	1（7.7）	0（0.0）	23
气郁痰阻瘀血内停	7（5.4）	4（7.1）	0（0.0）	2（15.4）	13
脾肾亏虚湿邪阻滞	20（15.4）	3（5.4）	2（15.4）	0（0.0）	25
合计	130（100.0）	56（100.0）	13（100.0）	13（100.0）	212
	P<0.001				

由表7可见：不同CD_4^+T计数分组的病人的证型分布有差异，其中CD_4^+T淋巴细胞计数在0~200之间的病人以气阴两虚肺肾不足、脾肾亏虚湿邪阻滞为主，CD_4^+T淋巴细胞计数在200~350之间的病人以肝郁气滞火旺和气血双亏为多，CD_4^+T淋巴细胞计数在350以上的两组病人均以肝郁气滞火旺为最常见的证型。

2.6 证型和CD_4^+T淋巴细胞计数的关系

表8 HIV/AIDS患者不同证型患者CD_4^+T淋巴细胞计数分布（cell/μL）

	证型	中位数	四分位数间距
CD_4^+T淋巴细胞	气血双亏	241.00	252.00
	肝郁气滞火旺型	277.50	210.75
	痰热内扰型	289.00	154.50
	热毒内蕴痰热壅肺	24.00	54.50
	气阴两虚肺肾不足	50.00	239.00
	气虚血瘀邪毒壅滞	101.50	219.50
	肝经风火湿毒蕴结	101.50	157.50
	气郁痰阻瘀血内停	193.00	318.00
	脾肾亏虚湿邪阻滞	30.50	148.75
合计		P<0.001	

由表8可见：不同证型的CD_4^+T淋巴细胞的平均水平差别有统计学意义，其中气血双亏、肝郁气滞火旺、痰热内扰和气郁痰阻瘀血内停型患者的CD_4^+T淋巴细胞水平比较高，其中位CD_4^+T淋巴细胞水平分别为241、277.5、289.5和193，而热毒内蕴痰热蕴肺、气阴两虚肺肾不足和脾肾亏虚湿邪阻滞这3类证型的患者CD_4^+T淋巴细胞水平比较低，其中位数分别为24.50和30.5其他的证型集中在100左右。

表9 HIV/AIDS患者不同基本证型患者CD_4^+T淋巴细胞计数分布

基本证型	CD_4^+	
	中位数	四分位数间距
热证	177.00	241.00
瘀血证	193.00	318.00
虚证	112.50	258.25
虚实结合	56.50	165.50
合计	121.00	255.00
	P=0.018	

由表9可见：不同基本证型之间的CD_4^+T计数差别有统计学意义，热证和瘀血证的中位CD_4^+T计数比较高，而虚实夹杂型的中位CD_4^+T计数水平最低。

2.7 证型与年龄的关系

不同证型之间的年龄分布基本一致，中位年龄大概是35岁左右，各种证型之间的年龄分布差异无统计学意义。

2.8 证型与病程的关系

各个不同证型患者的病程之间差别没有统计学意义，可以认为不同病程对中医证型鉴别无意义。

2.9 证型与感染途径的关系

各种证型中患者的感染途径差别没有统计学意义，提示暂未发现感染途径对中医证型有影响，可能与本研究病例数较少有关。

3 讨论

近年来，中医对艾滋病的证候研究一直处于摸索阶段，临床医生根据自己的经验，归纳总结出了一些常见的艾滋病证候类型，多数学者认为应辨病分期与辨证相结合。本研究根据5省中医药治疗艾滋病项目临床技术方案，将艾滋病的病程分为3期，共12个证型，观察表明艾滋病患者基本以热证居多，符合大多数学者的共识：本病病因为感染疫毒之邪，疫毒通过清窍或皮肤侵入，伏于血络，内舍于营，累及脏腑而发病，其病机为正虚邪侵，脏腑受累，津血耗伤，痰瘀停聚，阴阳失调，虚实错杂。12种证型中以气阴两虚肺肾不足为多，可能与岭南地区地卑土薄，土薄则阳气易泄，人居其地，腠理汗出，长期耗气伤阴有关。艾滋病无症状期以肝郁气滞火旺型和气血双亏为为主，以热证居多，随病程进展出现痰瘀停聚，病情逐渐复杂化，发展为阴阳失调，虚实夹杂，发病期则表现各异，热证、虚证及虚实夹杂证各占1/3病情由纯实证或纯虚证向虚实夹杂证变化。其中CD_4^+T淋巴细胞是HIV病毒侵袭人体的主要靶细胞，其计数是艾滋病患者病情进展的重要的免疫学指标，在无症状期，CD_4^+T淋巴细胞平均每年减少$30\sim50/mm^3$，发病期，各种机会性感染发生的可能性与CD_4^+T淋巴细胞计数密切相关。因此不同证型患者的CD_4^+T淋巴细胞计数有差异，如气血双亏、肝郁气滞火旺、痰热内扰和气郁痰阻瘀血内停型患者的CD_4^+T淋巴细胞计数高于$200/mm^3$，而热毒内蕴痰热蕴肺、气阴两虚肺肾不足和脾肾亏虚湿邪阻滞这三类证型的患者CD_4^+T淋巴细胞计数低于$50/mm^3$，按基本证型来看，瘀证和热证的CD_4^+T淋巴细胞计数较高，在$150/mm^3$以上，虚实夹杂证的CD_4^+T淋巴细胞计数偏低，在$50/mm^3$左右。

另外不同性别在相同致病因素的作用下其疾病证候也不完全相同，本研究观察到性别对证型有一定的影响，男性以火热证为多，女性则以气血双亏型和肝郁气滞火旺型居多，这与男女的生理特点有关。按阴阳理论：男为阳，女为阴，男子以气为本，女子以血为用，女性具有经、带、胎、产、乳等生理特点，都是以阴血为物质基础，因此容易出现气血亏虚，同时女性情感丰富，多愁善感，又常见肝气郁结，郁久化，消灼阴精，所以女性阴血常常不足，体质阴虚为多见[4]。

体重减轻是艾滋病患者发病期和发病前期最常见的症状之一，体重是反应患者病情变化的重要指标，本研究发现虚证和虚实夹杂证患者的体重中位数比较小，相反，热证和瘀血证患者的体重中位数比较大，提示体重轻患者多见虚证和虚实夹杂证，反之，纯实证患者居多，因此体重可作为艾滋病患者证型变化的重要的客观指标之一。

艾滋病的证候研究是一项长期的工作，摸索HIV感染者和艾滋病每一阶段的证候及传变规律有着重要的实际意义，需要在临床实践中以病为纲，辨病和辨证相结合，认真总结规律，上升到理论高度，反过来又指导进一步的临床实践，提高临床疗效。辨证论治是中医的精髓，但因其难以掌握，又是阻碍中医现代化的难点所在，艾滋病临床表现复杂多变，非一证或几证能够概括，其辨证方法需进一步地规范化和标准化。有人采用流行病学临床调研方式了解其临床症状和证候的发生率，用高级统计学的方法揭示其规律，本研究对在本地区的艾滋病患者的症状进行调查，比较其证型发生、演变规律，提示相应的临床研究依据，为进一步进行证型规范化标准化的研究奠定了基础。

参考文献（略）

（出自中华中医药学刊2008年第26卷5期第958－961页）

2009年上海市人类免疫缺陷病毒感染者/艾滋病患者中医证候调查

王江蓉* 孙建军 陈军 沈银忠 郑毓芳 刘莉 张仁芳 卢洪洲

（上海市公共卫生临床中心感染一科，上海市金山区漕廊公路2901号，201508）

摘要 **目的** 调研上海市人类免疫缺陷病毒（HIV）感染者/艾滋病（AIDS）患者的中医证候，为中西医结合诊疗艾滋病提供参考。**方法** 收集HIV感染者/AIDS患者共计398例，填写症状体征调查表，并进行中医辨证，将患者分成气虚证、气虚兼挟阴虚证、气虚兼挟湿热证、气虚兼挟痰瘀证、气虚兼挟血瘀证和无证可辨6种证候。**结果** HIV感染者110例，AIDS患者288例，两组患者平均年龄差异有统计学意义（$P<0.05$）；HIV感染者气虚兼挟湿热证以及无证可辨者比例

均显著高于AIDS患者（P<0.05）；而AIDS患者属气虚兼挟阴虚证、气虚兼挟血瘀证者显著高于HIV感染者（P<0.05）。结论 HIV感染者以气虚兼挟湿热证为主，AIDS患者以气虚兼挟阴虚证和气虚兼挟血瘀证为多见。

关键词 人类免疫缺陷病毒；艾滋病；中医证候；上海市

近年来上海市人类免疫缺陷病毒（HIV）感染者呈上升趋势，自1987年上海发现首例感染者，1996年报告第一例艾滋病（AIDS）患者以来，HIV感染者逐年增加。现将上海市公共卫生临床中心2009年收治的HIV/AIDS患者中医证候调查情况总结如下，旨在为开展中西医结合治疗该病提供参考。

1 资料及方法

1.1 研究对象

收集2009年1—12月在上海市公共卫生临床中心门诊和住院的HIV感染者/AIDS患者398例。所有病例均符合我国2006年制定的HIV/AIDS诊断标准[1]。HIV感染诊断标准：HIV抗体确诊试验阳性或血液中分离出HIV病毒，或有流行病学史，且不同时间的2次HIV核酸检测结果为阳性；AIDS的诊断标准：HIV感染和CD_4^+细胞$<200\times10^6/L$（$200/mm^3$）或至少1种AIDS指征性疾病。

1.2 资料收集方法

采用问卷调查方法，按照统一标准对患者进行详细询问，填写症状体征调查表（调查表是综合国家重大传染病防治专项课题中药对无症状HIV感染者早期干预研究和中医证候学研究的调查表）。内容包括年龄、性别、感染途径、主要症状、体征等。

1.3 辨证方法

根据临床症状及体征将患者分为6个证型：气虚证、气虚兼挟阴虚证、气虚兼挟湿热证、气虚兼挟痰瘀证、气虚兼挟血瘀证和无证可辨。辨证标准参考《中医临床诊疗术语·证候部分》[2]、《中医药治疗艾滋病临床技术方案（试行）》[3]以及《艾滋病常见病症辨治疗要点》[4]等证型标准，制定为：①气虚证：倦怠乏力、神疲懒言、头晕目眩、面色无华、心悸、自汗，舌质淡或正常，脉象或虚或正常。②兼挟阴虚证：潮热盗汗、五心烦热、午后颧红，舌红少苔，脉细数。③兼挟湿热证：脘腹胀满、身体困重、便溏不爽、身热不扬，舌质红苔黄腻，脉濡数。④兼挟血瘀证：疼痛如刺、痛处不移、面色黯黑、肌肤甲错，舌质淡紫，或有瘀斑，脉涩。⑤兼挟痰瘀证：胁肋胀（或）刺痛、肢体麻木、脘腹痞闷，舌暗苔腻，脉弦滑。⑥无证可辨：临床上无明显的临床症状和中医证候表现。

1.4 统计学方法

采用SPSS 13.0统计软件进行数据分析。计数资料采用Pearson卡方检验。

2 结果

2.1 HIV感染者/AIDS患者一般情况

398例中HIV感染者110例，年龄19~73岁，平均年龄30岁；男101例，女9例；通过性接触感染（包括不明途径）101例，静脉吸毒3例，输血感染6例。AIDS患者288例，年龄19~84岁，平均年龄42岁；男253例，女35例；通过性接触感染（包括不明途径）256例，静脉吸毒13例，输血感染19例。两组患者在性别、感染途径方面差异无统计学意义（P>0.05），具有可比性。但在平均年龄上差异有统计学意义（P<0.05）。这也符合HIV感染后平均5~8年进入AIDS期的规律。

2.2 HIV感染者/AIDS患者证候分布情况

表1示，HIV感染者气虚兼挟湿热证以及无证可辨者比例均显著高于AIDS患者（P<0.05）。而AIDS患者属气虚兼挟阴虚证、气虚兼挟血瘀证者显著高于HIV感染者（P<0.05）。两组患者在气虚证和气虚兼挟痰瘀证中分布差异无统计学意义（P>0.05）。

表1 HIV感染者/AIDS患者中医证型分布 [例（%）]

证候	HIV感染者（110）例	AIDS患者（288）例	P值
气虚兼挟阴虚证	10（9.0%）	70（24.3%）	0.000
气虚证	1（0.9%）	1（0.3%）	0.477
气虚兼挟湿热证	51（46.4%）	65（22.6%）	0.000
气虚兼挟血瘀证	18（16.4%）	89（30.9%）	0.003
气虚兼挟痰瘀证	20（18.2%）	63（21.9%）	0.417
无证可辨	10（9.0%）	0	0.000

3 讨论

AIDS是HIV感染引起的一种严重传染病，目前现代医学将其分为急性感染期、无症状期、AIDS期。因急性感染期患者很难确诊，症状轻微，故临床上就诊的患者多数是无症状期和AIDS期的患者。李芹等[5]通过对168例HIV感染者/AIDS患者证候进行研究，发现气阴两虚为主要证型。但从病毒感染到AIDS期，气血逐渐被耗损，气血亏虚及湿、痰、瘀做为病理产物和致病因素间接影响患者的预后。因此不同感染阶段其常见证型可能不一样，故本研究将不同感染阶段的患者分为HIV感染者和AIDS患者。本次研究过程中，所有入组患者均进行详细的一对一医患沟通，患者辨证至少由2名中医学专业的研究生或者工作多年的临床医师共同辨证，得出一致结论。在和患者询问后按照课题设计的表格进行填写，并有专人核对信息的准确性。

本研究显示，HIV感染者气虚兼挟湿热以及无证可辨者显著高于AIDS患者。蒋心悦[6]认为病毒感染之起病类于湿热之邪侵袭机体，损伤机体津液，造成阴虚生内热而发展至疾病中晚期。李发枝等[7]指出，HIV 病毒之发病特点较中医学所记载之外邪性质有所不同，此种病邪起病多损伤脾脏，脾为后天之本，气血化生之源，脾脏受损可致运化失常，一方面食物中的水谷精微不能吸收输布，进而气血生化无源，渐致五脏气血阴阳俱虚。另一方面，脾主运化水谷，脾失健运可致水湿内停，湿邪内生。由此可见，患者感染 HIV 后而尚未进展至 AIDS 时，患者或处于机体与病邪交争之际，临床湿热证候明显；或者患者病在脾胃，临床症状不显而无证可辨，因而此期 HIV 感染者无证可辨或者气虚兼挟湿热者明显多于 AIDS 患者。而随着病情的进一步发展，湿热内生而灼伤阴液，致使患者出现气虚兼挟阴虚之临床表现；或者脾失健运终致五脏气血虚衰，临床出现痰饮瘀血等病理产物而诱生新病。此外，黄剑雄等[8]指出，根据久病致瘀的中医理论，在 AIDS 阶段，气虚血瘀表现多较明显。因而在 AIDS 患者中间，出现气虚兼挟阴虚或者气虚兼挟血瘀者显著多于 HIV 感染者。综上所述，HIV 感染者以及 AIDS 患者之间，常见的中医证型分布存在差异，临床中西医结合诊疗中应注意不同感染阶段，其证候特点不同，以期能够对证用药，提高临床疗效。

本研究亦存在一些不足，如入组患者多来自江浙以及上海本地人口，尚待多中心、大样本的数据证实支持。

参考文献（略）

（出自中医杂志2011年第52卷13期第1122-1124页）

新疆 HIV 及 AIDS 患者中医体质类型的初步研究

李静茹　马建萍　马秀兰　张　颖　艾合买提　曾　琳

（新疆·国家中医临床研究基地艾滋病研究室，新疆乌鲁木齐 830000）

摘要　目的：探讨新疆地区 HIV/AIDS 患者中医体质类型特点。方法：对80例 HIV 感染者采用中医体质问卷进行中医体质调查，并对其进行体质分型。结果：平和质4例，占总病例数的5%，病理体质者76例，占总病例数的95%。病理体质患者中，气虚质出现频率最高，其他依次为阴虚质、阳虚质、气郁质、血瘀质、痰湿质和湿热质。结论：兼杂体质是 HIV/AIDS 患者的病理体质特点，常见体质类型为气虚质、阴虚质和阳虚质。

关键词　HIV/AIDS；中医体质；体质类型

艾滋病全称为获得性免疫缺陷综合征（AIDS），由感染人免疫缺陷病毒（HIV）而引起，导致被感染者免疫功能的部分或完全丧失，继而发生多系统、多器官、多病原体的复合机会性感染）和肿瘤等，传播速度快、死亡率高。很多 HIV/AIDS 患者很长一段时间处于无症状期，无临床症状，为中医的辨证论治造成一定的困难。由于体质决定着个体对某种致病因子的易感性及其所产生的病变类型的倾向性，因此我们对这部分患者进行了中医体质类型的研究。

1 资料与方法

1.1 研究对象　调查对象来源于新疆乌鲁木齐市疾控中心的 HIV/AIDS 患者。

1.2 诊断标准　采用中华人民共和国国家艾滋病诊断标准（2001年修订版）。

1.3 纳入标准　①符合西医诊断标准的 HIV/AIDS 患者（均经新疆维吾尔自治区疾病控制中心进行免疫印迹确认试验（WB）HIV 抗体阳性者）；②年龄在18-65岁之间；③能配合调查的患者。

1.4 排除标准　①不符合以上诊断标准和纳入标准者；②神志不清、痴呆，各种精神病患者及家属不愿意合作者；③原发性免疫缺陷，激素化疗等引起继发性免疫缺陷，血液病，其他原因引起的中枢神经系统疾病；④非感染艾滋病所患的脏器严重疾病。

1.5 体质分类标准　采用体质问卷调查表，对入选的患者参照王琦的体质九分法，分为9种体质类型：即平和质、气虚质、阳虚质、阴虚质、瘀血质、痰湿质、湿热质、气郁质和特禀质。体质分类的判定方法参见中华中医药学会《中医体质分类与判定》标准[1]。

1.6 研究方法　将病例资料统一录入计算机，并进行核对检查，用 SPSS17.0 进行数据管理和分析。

1.7 质量控制　严格执行所设计的临床调查方案，减少选择性偏倚和测量性偏倚，并固定调查人员，由中医师专人按照调查问卷进行中医体质问卷调查，将调查表汇总后，由一名固定副主任医师负责患者的舌苔及脉象的调查，最后经由这名医师和调查者一起汇总每名病人的各种体质得分，根据判定结果和转化分并结合中医理论进行综合取舍，最后得出每个人的主要中医体质类型，保证了研究结果的准确可靠。

2 结果及分析

2.1 体质特征分布情况 自然人群横断面现状调查表明，9种体质在人群中的分布存在一定的差异性，兼夹体质在人群中占有一定的比例[2]。本研究发现，80例HIV感染者中，单一体质15例，占总病例数的18.75%，男12例，女3例；汉族2例，维吾尔族13例，回族0例。兼杂体质患者65例，占总病例数的81.25%，男45例，女20例；汉族8例，维吾尔族44例，回族3例。见表1。

表1 80例HIV及AIDS患者体质特征分布情况

体质类型	例数	百分比（%）
单一体质	15	18.75
兼杂体质	65	81.25

2.2 主要体质类型分布情况 《中医体质分类与判定》标准[1]在运用中，体现出良好的实用性和可操作性，且有较好的准确性。但在研究过程中发现，多数HIV感染患者不是简单的某一个体质类型，根据问卷式调查出来的结果，大部分有2-3种体质类型甚至更多，或者是一种体质，同时有2-3种体质倾向，多数情况是可以根据分数高低来进行取舍，本课题研究中，患者的主要体质类型判定以判定结果为"是"且转化分最高者为标准[1]，结果发现，80例HIV及AIDS患者中，平和质4例，占总病例数的5%；病理体质者76例，占总病例数的95%。病理体质患者中，气虚质出现频率最高，其他依次为阴虚质、阳虚质、气郁质、血瘀质、痰湿质、湿热质、平和质和特禀质（表2）。

表2 体质类型分布情况

体质类型	频次	比例（%）
平和质	30	8.50
气虚质	85	24.08
阳虚质	35	9.92
阴虚质	53	15.01
痰湿质	12	3.40
湿热质	43	12.18
血瘀质	53	15.01
气郁质	42	11.90
特禀质	0	0

表3 体质特征分布情况

体质类型	例数	百分比（%）
单一体质	15	18.75
2种体质	21	26.25
3种体质	10	1.25
4种体质	20	25.00
5种体质	9	11.25
6种体质	5	6.25

2.3 体质特征分布情况 80例患者中，单一体质15例，占总病例数的18.75%，男性12例，女性3例，平均年龄（40.87±8.67）岁。其中气虚质10例，平和质2例，阳虚质1例，痰湿质1例。兼杂体质患者65例，占总病例数的81.25%；男性35例，女性20例，平均年龄（36.02±7.63）岁。其中兼有2种体质者21例，兼有3种体质者10例，兼有4种体质者20例，兼有5种体质者9例，兼有6种体质者5例（表3）。

3 讨论

中医学认为，人体的体质是由先天禀赋与后天因素共同形成，并且人体的体质因素往往决定了个体对某种致病因素的易感性[3]。体质的强弱对艾滋病的发生发展变化过程有着重要的影响。在HIV感染人体后，机体处于正气与HIV病毒不断斗争的过程中，在此过程中，体质的强弱随着疾病的进展处在不断发展变化中，由于患者所处的地区不同，其体质类型也存在一定的差异，故临床表现也不尽相同，新疆地区HIV/AIDS患者中医证型以气阴两虚型居多，辨体质论治也是中医药防治艾滋病很重要的一个方面，应重视对无症状感染期的早期干预，通过对艾滋病无症状期的干预，取得了肯定的疗效[4,5]。

本课题80例HIV及AIDS患者按王琦[6]体质九分法进行分类研究，发现HIV感染者常见体质为气虚质、阴虚质和阳虚质等，并多为兼加体质，从体质角度证明了HIV感染者是多因素复杂性疾病。HIV是一种湿热型邪气，容易伤及机体的气阴，因此HIV/AIDS患者中晚期以气阴两虚多见，这与本研究结果及我们目前正在进行的HIV中医症候调查的研究相符。研究结果表明气郁质在HIV感染者中也占有一定的比例，该人群往往表现出情绪抑郁及思虑过度，这与研究结果相符。

总之，通过研究探索新疆地区HIV/AIDS患者的体质类型，从体质的角度来探讨艾滋病的发生发展变化规律，充分利用中医体质理论优势，在研究体质与疾病内在联系，寻找相关疾病的发病原因的基础上，阐发体质的可调性以及有效防治措施的作用机制，从而为中医药防治艾滋病提供新的研究线索及方法。

参考文献（略）

（出自中国民族民间医药2012年第16-17页）

HIV/AIDS 患者外周血 T 淋巴细胞亚群与中医证候的相关性分析

岑玉文[1] 刘 颖[2] 贾卫东[1] 陈谐捷[1] 张坚生[1] 陈美君[1] 张复春[1] 王 健[2*]

(1. 广州市第八人民医院，广东省广州市东风东路 627 号，510060；2. 中国中医科学院中医药防治艾滋病研究中心)

摘要 目的 探讨人类免疫缺病毒/艾滋病（HIV/AIDS）患者外周血 T 淋巴细胞亚群与中医证候的相关性。方法 采用艾滋病中医四诊信息采集表对 133 例 HIV/AIDS 患者进行临床调查与 12 个月的随访，使用人机结合的方法对四诊信息进行辨证分型，并同时监测 T 淋巴细胞亚群 CD_4^+T、CD_8^+T 计数，分析 T 淋巴细胞亚群各项指标与中医证候的相关性。结果 HIV/AIDS 患者入组时出现频率居前 4 位的中医证型为肝郁气滞、气阴两虚、脾气虚弱、肝胃不和；随访 12 个月后出现频率居前 4 位的中医证型为肝郁气滞、气阴两虚、脾气虚弱、脾肾阳虚。其中入组时肝胃不和证患者的 CD_4^+T、CD_8^+T 计数均高于脾气虚弱证和气阴两虚证患者（$P<0.05$ 或 $P<0.01$），肝郁气滞证患者 CD_8^+ 计数高于脾气虚弱证患者（$P<0.01$）；随访 12 个月后 CD_4^+T、CD_8^+T 计数在 HIV/AIDS 不同证型的患者之间比较差异无统计学意义（$P>0.05$）。入组时和高效抗逆转录病毒（HAART）治疗 12 个月后 HIV/AIDS 不同基本证型患者 CD_4^+T 淋巴细胞免疫重建差异均无统计学意义（$P>0.05$）；初始 CD_8^+ 计数分层与 HAART 治疗 12 个月后的免疫学应答情况的关联系数 $r=0.384$，具有统计学意义（$P<0.001$）。结论 AIDS 患者外周血 T 淋巴细胞亚群 CD_4^+T、CD_8^+T 计数与中医证型密切相关。

关键词 艾滋病；T 淋巴细胞亚群；中医证候

艾滋病（AIDS）是由感染人类免疫缺陷病毒（HIV）引起的免疫缺陷综合征，是目前病死率最高的传染病之一。近年来 AIDS 的检出率与发病率逐年增加，对人民的健康和社会稳定造成重大影响。中医认识到本病的病因 HIV 病毒属于温疫毒邪，可损耗元气，即所谓"壮火食气"，其病理机制主要有：①在正邪抗争过程中，疫毒对元气的消耗性损耗；②热盛伤阴，进而阴伤及气；③热邪逼迫，汗出过多，可致气随汗泄；④病变过程中，呕吐泻痢、血热妄行皆可导致阴液外脱、气无所附，甚至阴竭阳脱[1]。但 HIV 病毒这种"伏气温疫"是如何损伤人体元气的，目前研究多数仍停留在理论的认识上，缺乏科学数据的支持。本研究通过对 HIV 无症状期和机会性感染受到控制的 AIDS 患者的观察，探讨 AIDS 患者外周血 T 淋巴细胞亚群与中医证候的相关性。

1 临床资料

1.1 纳入标准

符合《艾滋病诊疗指南》[2]诊断标准；有各级疾病控制中心出具的明确的 HIV（+）诊断；年龄 18~65 岁；既往无慢性器质性疾病，机会性感染得到控制者。

1.2 排除标准

合并有精神病及其他影响问卷调查真实性的患者；妊娠期妇女；调查资料不全者。

1.3 一般资料

共入组符合以上标准的 HIV/AIDS 患者 133 例，均来自 2009 年 9 月 15 日至 2010 年 12 月 31 日广州市第八人民医院门诊与住院患者。其中男 77 例，女 56 例；年龄 20~65 岁，平均年龄 37.9 岁；感染途径：性接触传播 106 例，静脉注射吸毒 16 例，采供血 4 例，途径不明 7 例；无症状 HIV 感染者 31 例，AIDS 期 102 例；治疗措施：正在进行高效抗逆转录病毒治疗（HAART）者 73 例，准备开始 HAART 治疗 36 例，长期单独使用中药复方治疗者 21 例，未开始 HAART 或中药治疗者 3 例。

2 方法

2.1 临床调查

采用中国中医科学院研制的《艾滋病中医四诊信息采集表》[3]进行临床调查；调查员 5 名，均为中医或中西医结合本科毕业，临床工作 2 年以上者。

2.2 检测指标及方法

采用 BD 公司 FACSCalibur 流式细胞仪进行 T 淋巴细胞亚群 CD_4^+T、CD_8^+T 计数，分别于入组前、入组后 6 个月、入组后 12 个月检查 1 次，共完成 3 次检测。

2.3 中医证候的判定

以人机结合的方法对四诊信息进行辨证，首先根据专家辨证赋予权重，形成规则，然后以计算机按照制定的规则对所有患者的四诊信息进行判读,确定主要的12种中医证候,中医基本证型分为虚证、虚实夹杂证和实证,其中虚证包括:脾气虚弱、气阴两虚、气血两虚、肺脾气虚、脾肾阳虚、肝肾阴虚;虚实夹杂证包括:肝郁脾虚、脾虚湿盛、气虚血瘀;实证包括肝胃不和、肝郁气滞和湿热蕴结。

2.4 统计学方法

全部数据使用SPSS 17.0软件分析。采用频数、频率分布对患者的一般人口学资料及中医证型进行描述;对不满足正态分布的指标采用中位数(四分位数间距)进行描述。不同证型患者的T淋巴细胞亚群分布水平的比较采用多组/两组独立样本秩和检验;不同初始CD_8^+T计数与CD_4^+T淋巴细胞免疫重建的相关性评价采用列联表的关系性分析进行。

3 结果

133例患者因转诊、失访、病情加重或死亡而脱落26例,107例完成12个月随访。其中入组时完成T淋巴细胞检测128例,随访12个月完成T淋巴细胞检测99例,随访12个月完成四诊信息调查者92例,四诊信息调查与T淋巴细胞检测资料完整者84例,资料不完整原因包括:病情变化或者转诊导致失访、拒绝调查、随访点与检测点错位。

3.1 HIV/AIDS患者中医证型分布情况

表1示,133例HIV/AIDS患者入组时出现频率居前5位的中医证型分别为:肝郁气滞、气阴两虚、脾气虚弱、肝胃不和和脾肾阳虚,涉及气虚的证型(包括气阴两虚、脾气虚弱、肺脾气虚、气血两虚、脾虚湿盛、气虚血瘀和肝郁脾虚)最多,入组时为63例(47%),随访12个月后为48例(52%),而中医基本证型以虚证和实证居多。随访12个月后出现频率居前5位的中医证型分别为:肝郁气滞、气阴两虚、脾气虚弱、脾肾阳虚和脾虚湿盛,而中医基本证型仍以虚证和实证居多,但虚实夹杂证比例上升,实证比例下降。

表1 HIV/AIDS患者中医证型分布情况

证型	入组时(133例)		随访12个月时(92例)	
	例数	频率(%)	例数	频率(%)
虚证	67	50.4	49	53.22
气阴两虚	26	19.5	15	16.3
脾气虚弱	25	18.8	14	15.2
脾肾阳虚	11	8.3	13	14.1
肺脾气虚	1	0.8	1	1.1
肝肾阴虚	2	1.5	4	4.3
气血两虚	2	1.5	2	2.2
实证	57	42.8	27	29.3

续表

证型	入组时(133例)		随访12个月时(92例)	
	例数	频率(%)	例数	频率(%)
肝郁气滞	34	25.6	24	26.1
肝胃不和	17	12.8	2	2.2
湿热蕴结	6	4.5	1	1.1
虚实夹杂	9	6.8	16	17.5
脾虚湿盛	6	4.5	12	13.0
气虚血瘀	2	1.5	2	2.2
肝郁脾虚	1	0.8	2	2.2

3.2 入组时HIV/AIDS不同基本证型患者T淋巴细胞亚群比较

表2示,入组时HIV/AIDS不同基本证型患者之间的CD_8^+T计数差异有统计学意义($P<0.05$),CD_8^+T计数实证高于虚证患者;而CD_4^+T计数及CD_4^+T/CD_8^+T值在HIV/AIDS不同基本证型患者之间的差异无统计学意义($P>0.05$)。随访12个月时不同基本证型患者之间的CD_4^+T和CD_8^+T计数和CD_4^+T/CD_8^+T值比较差异均无统计学意义($P>0.05$)。

3.3 入组时HIV/AIDS不同证型患者T淋巴细胞亚群比较

选取入组时出现频率最高的前4种证候进行比较,表3示,入组时CD_4^+T和CD_8^+T计数在HIV/AIDS不同证候患者间存在差异,其中肝胃不和证者的CD_4^+T、CD_8^+T计数均高于脾气虚弱证和气阴两虚证患者($P<0.05$或$P<0.01$);肝郁气滞证者CD_8^+T计数高于脾气虚弱证型患者($P<0.01$);CD_4^+T/CD_8^+T值在不同证型间比较差异无统计学意义($P>0.05$)。

3.4 随访12个月时HIV/AIDS不同证型患者T淋巴细胞亚群比较

选取随访12个月时出现频率最高的前4种证候进行比较,表4示,CD_4^+T、CD_8^+T计数和CD_4^+T/CD_8^+T值在HIV/AIDS不同证候患者之间比较差异无统计学意义($P>0.05$)。

3.5 HIV/AIDS患者中医基本证型与HAART后CD_4^+T淋巴细胞免疫重建的关系

为了探讨中医证型和T淋巴细胞对HAART后免疫重建疗效的相关性,把研究期间进行HAART治疗且治疗前后T淋巴细胞资料完整的88例患者纳入分析,将HAART治疗12个月后CD_4^+T淋巴细胞较入组时的升高值以$50/\mu l$为界分为两层:$\geq 50/\mu l$和$<50/\mu l$,采用列联表的关系性分析方法,分别对入组时、HAART 12个月后的证型及入组时的CD_8^+T淋巴细胞计数水平和CD_4^+T淋巴细胞前后变化的相关性进行分析,其中治疗12个月后中医四诊信息完整资料77例。

表2 HIV/AIDS不同基本证型患者T淋巴细胞亚群比较[中位数（四分位数间距）]

基本证型	时间	例数	CD_4^+T（个/μl）	CD_8^+T（个/μl）	CD_4^+/CD_8^+
虚证	入组时	66	227.50（57.50~383.00）	794.50（505.00~99.50）*	0.27（0.13~0.46）
	随访12个月时	49	281.00（204.50~406.00）	678.00（528.50~959.50）	0.40（0.30~0.57）
实证	入组时	54	305.00（172.75~483.50）	1098.50（650.25~1463.25）	0.28（0.15~0.40）
	随访12个月时	25	305.00（199.50~409.50）	837.00（547.00~1161.00）	0.34（0.20~0.64）
虚实夹杂证	入组时	8	349.50（182.25~439.75）	750.50（613.75~1007.25）	0.35（0.29~0.51）
	随访12个月时	10	272.00（204.00~284.00）	679.00（465.00~995.00）	0.44（0.26~0.53）

注：与实证同时间点同指标比较，*$P<0.05$

表3 入组时HIV/AIDS不同证型患者T淋巴细胞亚群比较[中位数（四分位数间距）]

证型	例数	CD_4^+T（个/μl）	CD_8^+T（个/μl）	CD_4^+/CD_8^+
肝胃不和	17	443.00（217.00~540.50）	1301.00（758.00~1590.50）	0.30（0.15~0.49）
肝郁气滞	33	284.00（140.00~345.50）	958.00（644.50~1391.00）	0.27（0.18~0.40）
脾气虚弱	25	206.00（55.00~411.50）*	613.00（347.00~881.00）**△	0.34（0.17~0.50）
气阴两虚	26	206.50（42.25~383.00）*	857.50（662.75~1131.75）**	0.19（0.09~0.38）

注：与肝胃不和证比较，*$P<0.05$，**$P<0.01$；与肝郁气滞证比较，△$P<0.01$

表4 随访12个月时HIV/AIDS不同证型患者T淋巴细胞亚群比较[中位数（四分位数间距）]

证型	例数	CD_4^+T（个/μl）	CD_8^+T（个/μl）	CD_4^+/CD_8^+
肝郁气滞	22	282.50（202.25~402.00）	766.50（549.00~1138.50）	0.34（0.18~0.67）
脾气虚弱	13	406.00（260.50~464.50）	678.00（480.00~978.50）	0.57（0.44~0.72）
脾肾阳虚	12	279.00（190.25~397.25）	729.00（592.00~1012.00）	0.39（0.28~0.54）
气阴两虚	15	262.00（144.00~375.00）	639.00（501.00~939.00）	0.31（0.29~0.57）

表5示，HIV/AIDS患者不同中医基本证型在入组时和HAART治疗12个月后的免疫学应答率比较差异均无统计学意义（$P>0.05$），提示HIV/AIDS不同基本证型患者在HAART后CD_4^+T淋巴细胞免疫重建无差异。

表5 HIV/AIDS患者不同中医基本证型免疫学应答情况比较[例（%）]

基本证型	时间	例数	$CD_4^+≥50/μl$	$CD_4^+<50/μl$
虚证	入组时	44	17（38.6）	27（61.4）
	HAART 12个月后	45	12（26.7）	33（73.3）
实证	入组时	40	12（30.0）	28（70.0）
	HAART 12个月后	22	12（54.5）	10（45.5）
虚实夹杂证	入组时	4	2（50.0）	2（50.0）
	HAART 12个月后	10	3（30.0）	7（70.0）

3.6 HIV/AIDS患者初始CD_8^+T计数与HAART后CD_4^+T淋巴细胞免疫重建的关系

将患者入组时的CD_8^+T计数按其正常值范围分为3层：低于常值、正常值内、高于常值，表6示，患者入组时CD_8^+T计数偏低或正常值病例中，CD_4^+T上升50/μl以上患者比例（100%，50.0%）明显高于CD_8^+T计数偏高组病例（15.0%），CD_8^+T计数高于正常值者CD_4^+T上升不足50/μl患者比例（85.0%）明显高于CD_8^+T计数处于正常值或低于正常值者（50.0%，0）。初始CD_8^+T计数分层与治疗12个月后的免疫学应答情况的关联系数$r=0.384$，具有统计学意义（P<0.001）。

表6 HIV/AIDS患者不同初始CD_8^+T计数
免疫学应答情况比较［例（%）］

CD_8^+T分层	例数	$CD_4^+T \geq 50/\mu l$	$CD_4^+T < 50/\mu l$
低于常值	2	2（100）	0（0）
正常值内	46	23（50.0）	23（50.0）
高于常值	40	6（15.0）	34（85.0）

4 讨论

AIDS是由HIV病毒所引起的免疫功能缺陷综合征，病理表现为免疫细胞衰竭、功能低下，各种病原体的多重感染以及机体免疫清除不力所导致的一系列异常、紊乱的免疫反应。国内中医界普遍认为HIV/AIDS患者以虚证为主，其中气虚最为常见[4-8]，本研究发现虚证多于其他证型，而合并气虚患者约占一半，比例较其他单一证型为多。《难经·八难》中指出命门元气又称"守邪之神"，是人体防御功能的集合和根本；各脏腑经络营卫气血的卫外防御功能，无不是命门元气功能的表达。本研究入组的病例主要为无症状感染者、机会性感染受到控制的患者和已经开始HAART治疗的患者，基本可以排除机会性感染疾病对中医证型的影响，因此可以认为AIDS患者的免疫细胞的损伤和功能低下临床主要表现为气虚证。在治疗12个月后基本证型发生的频率改变，实证有减少的趋势，而虚实夹杂证有增加的趋势，提示中医病机有复杂化的倾向。

T淋巴细胞亚群是评价HIV/AIDS细胞免疫功能的重要指标。CD_4^+计数是疾病分期的诊断标准之一，也是抗病毒药物疗效判定的金标准之一，中医界认为CD_4^+T计数水平是判断HIV/AIDS正气强弱与受损程度的重要指标[6]，既往研究已经发现不同CD_4^+T计数水平患者的中医证型分布规律不同[9-11]，但CD_8^+T淋巴细胞与中医证型的关系的文献报道较少。

在HIV感染者中CD_8^+T普遍升高，其对控制HIV-1感染者的病毒血症有重要的作用[12]，HIV特异性CD_8^+T通过细胞毒T淋巴细胞和非细胞毒T淋巴细胞两种途径介导抗HIV病毒的免疫反应，这两种途径在HAART过程中对病毒学应答有重大的影响[13-14]，但CD_8^+T对HIV病毒复制的临床意义尚未完全清楚[15]。本研究发现，CD_8^+T计数与中医证型密切相关，入组时实证患者CD_8^+T计数高于虚证患者，而HAART前CD_8^+T计数偏高与抗病毒治疗后CD_4^+T淋巴细胞的免疫重建不良有关，但由于病例数不足等因素，本研究未发现实证与免疫重建不良相关。AIDS患者在HAART治疗前的生理和病理状态，即中医证候，可能对HAART的疗效有重要影响，其机制有待进一步研究。

参考文献（略）

（出自中医杂志2012年第53卷12期第1020-1024页）

3种不同中医证型艾滋病患者外周血$CD_4^+CD_{25}^+$调节性T细胞的表达

陈晓蓉[1] 杨宗国[1] 沈芳[1] 王江蓉[1] 卢洪洲[1] 杨悦娅[2]

（[1]上海市（复旦大学附属）公共卫生临床中心，上海201508；[2]上海市中医文献馆，上海200032）

摘要 目的：观察不同中医证型艾滋病患者$CD_4^+CD_{25}^+$调节性T细胞（以下简称$CD_4^+CD_{25}^+T$细胞）的表达水平，探讨不同证型艾滋病免疫负调节能力。方法：根据艾滋病患者的症状、体征、舌象、脉象，按照中医辨证论治思路，分为肺肾不足、气虚血瘀、脾肾亏虚3种证型，设正常对照组30名，收集病例97例，观察不同证型艾滋病患者及正常对照组外周血$CD_4^+CD_{25}^+T$细胞的表达水平。结果：正常对照组、脾肾亏虚、肺肾不足、气虚血瘀各组患者$CD_4^+CD_{25}^+T$细胞的表达水平有统计学差异（P<0.001），脾肾亏虚型$CD_4^+CD_{25}^+T$细胞的表达水平最高，依次分别为肺肾不足型、气虚血瘀型。结论：不同证型艾滋病患者从病变初期的脾肾亏虚组，中期肺肾不足组，到疾病后期气虚血瘀组，$CD_4^+CD_{25}^+T$细胞的表达水平逐渐降低。

关键词 HIV/AIDS；$CD_4^+CD_{25}^+$调节性T细胞；中医证型

免疫功能的逐渐降低其至丧失是艾滋病（acquired immune deficiencysyndrome，AIDS）发生发展过程中的典型特征，一方面人类免疫缺陷病毒（human immunodeficiency virus，HIV）侵染机体，导致机体细胞免疫功能减退；另一方面，机体自身的免疫调节也发挥着重要作用。其中，$CD_4^+CD_{25}^+T$细胞表达水平的差异，导致不同证型艾滋病患者免疫系统功能的差异。笔者收治不同证型艾滋病患者97例，并设正常对照组30例，分别检测各证型艾滋病患者及正常对照组 $CD_4^+CD_{25}^+$ T 细胞的表达水平，比较各组之间 $CD_4^+CD_{25}^+$ T 细胞的表达差异性，以求探讨不同证型艾滋病与 $CD_4^+CD_{25}^+$ T 细胞表达水平的相关性。

资料与方法

1 一般资料 所有艾滋病患者均来自2006年6月至2009年5月间上海市（复旦大学附属）公共卫生临床中心中医科门诊收治病例，签署知情同意书。初诊时根据患者症状、体征、舌、脉象，按照中医辨证分型，分为脾肾亏虚、肺肾不足、气虚血瘀3组，共收集病例97例，其中脾肾亏虚型33例，肺肾亏虚型33例，气虚血瘀型31例。脾肾亏虚组最小年龄19岁，最大年龄60岁，平均年龄（39.52±11.37）岁；肺肾不足组最小年龄19岁，最大年龄60岁，平均年龄（37.30±11.33）岁；气虚血瘀组最小年龄19岁，最大年龄58岁，平均年龄（37.16±11.52）岁。3组患者均正在接受高效抗逆转录病毒疗法（highly active antiretroviral therapy, HAART）治疗。正常对照组30名，最小年龄18岁，最大年龄60岁。平均年龄（38.26±10.56）岁。见表1。

2 观察方法 收集不同证型艾滋病患者97例，按照中医辨证分型的方法，分为脾肾亏虚组、肺肾不足组、气虚血瘀组，并观察3组患者 $CD_4^+CD_{25}^+$ T 细胞的表达水平，比较3组病例组与正常对照组之间 $CD_4^+CD_{25}^+$ T 细胞表达差异性，进一步探讨不同证型艾滋病与 $CD_4^+CD_{25}^+$ T 细胞表达的相关性。

3 $CD_4^+CD_{25}^+$ T 细胞测定 清晨取患者空腹静脉血5mL，乙二胺四乙酸（EDTA）抗凝；试剂均使用 BD 公司生产的 $CD_4^+CD_{25}^+$ T 细胞 APC 试剂；采用荧光标记单克隆抗体，对外周血的淋巴细胞进行荧光染色，通过 BD 公司流式细胞仪 FACSCalibur 计数。

4 统计学方法 应用统计软件 SPSS 18.0 进行处理。所有数据均以 $\bar{x}±s$ 表示，各组之间 $CD_4^+CD_{25}^+$ T 细胞的比较采用单因素方差分析；各组间两两比较采用 LSD 检验方法。以 $P<0.05$ 为差异有统计学意义。

结果

1. 各组患者之间 $CD_4^+CD_{25}^+$ T 细胞平均表达水平从高到低依次为：正常对照组、脾肾亏虚组、肺肾不足组、气虚血瘀组。见表1。

表1 各组患者一般情况的比较及各组 $CD_4^+CD_{25}^+$ T 细胞平均表达水平（$\bar{x}±s$）

组别	例数	年龄（岁）	性别（男/女）	$CD_4^+CD_{25}^+$ T 细胞
正常对照表	30	38.26±10.56	25/5	9.36±2.95
脾肾亏虚组	33	39.52±11.37	27/6	7.85±1.24*
肺肾不足组	33	37.30±11.33	30/3	4.64±0.84*△
气虚血瘀组	31	37.16±11.52	29/2	1.87±0.80*△▲

注：与正常对照组比较，*$P<0.01$；与脾肾亏虚组比较 △$P<0.01$；与肺肾不足组比较，▲$P<0.01$。

讨论

HIV/AIDS 患者外周血中 $CD_4^+CD_{25}^+$ T 细胞的表达与 HIV-RNA 病毒载量呈正相关，$CD_4^+CD_{25}^+$ T 细胞能抑制 HIV/AIDS 患者特异性细胞免疫反应，促使 HIV 病毒复制，与形成 HIV 持续慢性感染有关[1]。研究认为[2-3]，HIV 感染者外周血中 $CD_4^+CD_{25}^+$ T 细胞的表达频率高于正常对照组，而 AIDS 患者外周血中 $CD_4^+CD_{25}^+$ T 细胞的表达频率低于正常对照组，提示 HIV 感染者在向 AIDS 发展过程中，$CD_4^+CD_{25}^+$ T 细胞的数量逐渐降低，引起 HIV/AIDS 患者细胞免疫功能紊乱。高表达 $CD_4^+CD_{25}^+$ T 细胞特异性标记物 FoxP3 的 HIV 患者体内病毒数量明显少于 FoxP3 低表达患者，CD_4^+ T 细胞数量则明显高于后者。因此，$CD_4^+CD_{25}^+$ T 细胞能够抑制机体过度的免疫激活作用[4]。随着疾病的进展，病毒载量不断增加，$CD_4^+CD_{25}^+$ T 细胞功能逐渐降低，其抑制功能的减弱导致了机体过度的免疫激活，加剧了细胞免疫功能的进一步减退[5]。另外，$CD_4^+CD_{25}^+$ T 细胞表达 HIV 共受体 CCR5，对 HIV 具有高度易感性。Nixon D F 等[6]用 HIV 病毒同时感染 $CD_4^+CD_{25}^+$ T 细胞与记忆性 T 细胞，结果发现 $CD_4^+CD_{25}^+$ T 细胞的感染率是记忆性 T 细胞的2倍。HIV 在 $CD_4^+CD_{25}^+$ T 细胞内大量复制并产生新的具有感染力的病毒，引起细胞毒效应，最终导致 $CD_4^+CD_{25}^+$ T 细胞的大量死亡。因此，AIDS 晚期 $CD_4^+CD_{25}^+$ T 细胞几乎缺失，导致 T 细胞活化激活凋亡，机体免疫功能低下，出现各种感染、肿瘤等并发症，严重影响 HIV/AIDS 患者的治疗及预后。

本研究显示，HIV/AIDS 患者外周血中 $CD_4^+CD_{25}^+$ T 细胞的表达水平明显低于健康正常人，与相关研究结果一致[7]。在 HIV/AIDS 患者疾病进展过程中，不同证型艾滋病患者 $CD_4^+CD_{25}^+$ T 细胞的表达水平有统计学意义，其中脾肾亏虚组艾滋病 HIV/AIDS 患者外周血 $CD_4^+CD_{25}^+$ T 细胞的表达水平最高，而疾病进展到气虚血瘀型时 $CD_4^+CD_{25}^+$ T 细胞的表达水平最低。中医理论认为，肾为先天之本，脾乃后天之本。先天元气不足则易致湿热疫毒之邪侵袭机体，直伤后天之本[8]。彭勃等[9]认为艾滋病是一种新发疫病,疫毒侵袭人体后直接损伤并渐进性地消耗人体元气,导致多脏腑之气亏损,继发痰饮、瘀血等病理产物,虚实交错,互为因果,变证丛生。因此脾肾亏虚是疫毒致病的基础,同时也是疫毒致病的结果。另外,中医学认为"久病多瘀",温病学家叶天士亦有"其初在气,其久入络入血"的论断,《临证指南医案》多次指出"百日久恙,血络必伤",艾滋病从初始感染到终末期是一个持续慢性过程,病程较长,久治不愈,必定成瘀,有调查研究认为[8],气虚贯穿艾滋病发病过程的始终。因此艾滋病患者后期以气虚血瘀证多见。

从以上研究结果及 $CD_4^+CD_{25}^+T$ 细胞的差异性表达水平来看,可以认为现代医学中艾滋病患者从初始感染到终末期的发展过程,与中医学中艾滋病证型的发展过程基本吻合。笔者认为,HIV 感染初期 $CD_4^+CD_{25}^+T$ 细胞的高表达,到 AIDS 后期 $CD_4^+CD_{25}^+T$ 细胞的耗竭,与脾肾亏虚型 $CD_4^+CD_{25}^+T$ 细胞的高表达,及气虚血瘀型 $CD_4^+CD_{25}^+T$ 细胞的低水平表达有一定的相关性。艾滋病的中医证候发展过程呈现出从脾肾亏虚到气虚血瘀的特征。

参考文献(略)

(出自中华中医药杂志 2011 年第 26 卷 3 期第 573 - 575 页)

艾滋病并肺部感染中医证型分布规律探讨

徐立然 王东旭 屈 冰 马秀霞 孟鹏飞

摘要 **目的** 探讨艾滋病并肺部感染中医证型的分布和辨证规律。**方法** 从不同发病时间、病情程度及年龄三方面来探讨 196 例艾滋病并肺部感染患者中医证型分布的规律。**结果** 痰热壅肺证占 44.9%,且在三个方面的各个阶段都占有较高的比率;痰湿阻肺证占 27.0%,随年龄增长其比率趋于增大,随病情的轻重其比率而趋于降低;肺肾两亏证 26.5%,随年龄的增长和病情程度增重,其比率都趋于增高。**结论** 通过研究探讨发现,痰热壅肺证、痰湿阻肺证和肺肾两亏证是艾滋病并肺部感染的三个基本证型"虚"、"热"、"痰"是艾滋病并肺部感染的重要病理因素,为其中医药的诊疗提供理论依据和临床指导。

关键词 艾滋病;肺部感染;中医证型

艾滋病即获得性免疫缺陷综合征(acquired immunodeficiency syndrome, AIDS),是感染人类免疫缺陷病毒 human immunodeficiency virus, HIV)引起的传染性疾病。人类感染 HIV 病毒后可导致其体液免疫和细胞免疫功能进行性下降,致使机会性感染发生,而肺部条件致病原感染往往是艾滋病的首发症状[1],并且感染不易控制,反复发作,是艾滋病患者的重要死因[2]。近年来,为进一步研究艾滋病肺部感染的临床特点,探讨其中医证型分布规律,笔者自 2009 年 8 月至 2011 年 3 月对 196 例艾滋病并肺部感染住院病人的中医基本证型从不同年龄、病情程度及发病时间三方面进行回顾性研究,探讨其中医证侯的演变规律,为中医药治疗艾滋病并肺部感染提供依据,进而形成相应中医辨证论治体系。

1 对象与方法

1.1 对象

艾滋病并肺部感染 CVIDS - related Pulmonary Infection)患者分别来自首都医科大学附属北京地坛医院、河南省中医药研究院、广州市第八人民医院、首都医科大学附属佑安医院、广西龙潭医院的住院病人。其中男性为 143 人,女性为 53 人,男女之比为 2.7:1。年龄最大 65 岁,最小 20 岁,平均年龄为 44.8 ± 10.3)岁;年龄在 38 - 47 岁患病率最高,占 33.7%,其次为 48 - 57 岁,占 24.5%。疾病分期中,CD_4^+ > 500 cells/μl,占 3.1%;CD_4^+ 为 200 - 499cells/μl,占 34.2%;CD_4^+ <200cells/μl,占 62.8%。用药史中,40 人(占 20.4%)就诊前一个月应用过抗生素(主要为头孢类、喹诺酮类及磺胺类等);7 人占 3.6%)应用过抗真菌药物,其他 11 人(占 5.6%)应用过止咳、化痰及退热药物。

1.2 诊断标准

诊断标准参考《艾滋病诊疗指南》中艾滋病合并肺部感染[3]、《实用内科学》对肺部感染的定义制定纳入标准[4]:(1)艾滋病新近出现的咳嗽、咳痰,或原有呼吸道疾病症状加重,并出现脓性痰;伴或不伴胸痛;(2)发热;(3)肺实变体征和或)湿啰音;(4)白细胞计数 > 10 × 10^9/L 或 <4 × 10^9/L,伴或不伴核左移;(5)胸部 X 线检查显示片状、斑片状浸润性阴影或间质性改变,伴或不伴胸腔积液。以上 1 - 4 项中任何一款加第 5 项并除外肺结核、肺部肿瘤、非感染性肺间质性疾病、肺水肿、肺不张、肺栓塞、肺嗜酸性粒细胞浸润症、肺血管炎等,可建立临床诊断。

1.3 纳入标准

凡是病人 HIV 抗体阳性；符合肺部感染诊断；具有咳嗽、咯痰、发热、胸闷、气短等症状；年龄：18－65岁；24小时内胸片检查不考虑肺结核者，均可纳入。

1.4 排除标准

并发肺结核、肺部肿瘤、非感染性肺间质性疾病、肺水肿、肺不张、肺栓塞、肺嗜酸性粒细胞浸润症、肺血管炎；患有精神疾病，包括严重的癔症等；妊娠或哺乳期妇女，或准备妊娠妇女；最近3个月参加过其他临床试验；任何病史，据研究者判断可能干扰试验结果或增加患者治疗风险。

1.5 中医证型标准

（1）痰热壅盛[5]

主症：身热，气粗，痰多黄稠或痰白粘稠难咯。

次症：口干口苦，烦躁不安，大便秘结，小便短赤，舌红苔黄腻，脉滑数。

咳嗽＋2项主症＋2项次症

（2）肺肾两亏[5]

主症：咳声低微，低热盗汗，痰少、咯痰不爽，喘促，动则为甚。

次症：五心烦热，腰膝酸软，舌淡苔白，脉细弱。

咳嗽＋1项主症＋2项次症

（3）痰湿阻肺

主症：咳声重浊，气喘、甚则喘息不能平卧，痰多色白，舌苔白腻。

次症：面色苍白，形寒肢冷，头晕目眩，脉濡缓或滑。

咳嗽＋2项主症＋2项次症

（4）其他：依据中医临床症候及舌、脉，辨证为肺肾阴虚型[5]或脾肾阳虚型[5]等。

1.6 各因素分析方法

1.6.1 年龄 将年龄分为四个年龄段，20－30岁、31－40岁、41－50岁、51－65岁，根据不同年龄段分析各证型分布规律。

1.6.2 发病时间 根据患者主诉情况，收集患者发病时间，将其分为1周内、1－2周、2－3周、3－4周、4周至2个月、2个月以上6个病情阶段，根据不同患病时间分析各证型的分布规律。

1.6.3 症状积分评价 病人入组时，参照《中药新药临床研究指导原则》及《11省中医药治疗艾滋病项目临床技术方案试行)》设计中医证候调查问卷。通过症状量化积分算出每个患者的总积分，根据其总积分将病情分为轻、中、重三个层次轻度总分≤12分；中度总分13≤总分≤24分；重度总分≥25分)，根据不同病情程度分析各证型的分布规律，见表1。

2 结果

2.1 主要症状及舌、脉的频度分析

在196例艾滋病并肺部感染患者中，症状以咳嗽为主占97.4%，性质以顿咳和咳声重浊为主；咯痰占91.3%，痰色以白色为主，咯痰性状以粘稠不易咯为主，发热以恶寒发热为主占27%；其次以胸闷、气短、气喘、身体困重、食欲不振为主；舌体颜色以红舌、淡红舌为主，舌体形质以荣润舌为主，舌苔苔质以腻苔和薄苔为主，苔色以白苔和黄苔为主；脉象以滑脉和数脉为主。见表2。

表1 症状积分表

症状	积分
主要症状（1，2，4，6积分法）	
发热	0分：无；2分：轻，经常发热，可不药自愈；4分：中，时常发热需服药才可好转；6分：重，反复发作，药后难愈
咳嗽	0分：无；2分：轻，偶发，2－3次/日；4分：中，时常出现，4－10次/日；6分：重，频发，＞10次/日
咯痰	0分：无；2分：轻，咯痰量＜20 ml/日；4分：中，咯痰量20－100 ml/日；6分：重，咯痰量＞100 ml/日
次要症状（0，1，2，3积分法）	
胸闷	0分：无；1分：轻，微感胸中满闷，偶发；2分：中，频发胸中满闷；3分：重，持续胸中满闷，呼吸不畅
胸痛	0分：无；1分：轻，微痛，偶发，不影响呼吸；2分：中，疼痛明显，频发，可影响呼吸；3分：重，疼痛剧烈，持续发作，呼吸受限
气短	0分：无；1分：轻，偶感呼吸急促，日常活动无影响；2分：中，频发呼吸急促，影响日常活动；3分：重，持续呼吸急促，日常活动明显受限
气喘	0分：无；1分：轻，偶发呼吸喘促，日常活动无影响；2分：中，频发呼吸喘促，影响日常活动，无张口抬肩；3分：重，持续呼吸喘促，日常活动明显受限，伴张口抬肩
汗出异常	0分：无；1分：轻，量少，或衣襟微湿润；2分：中，量中，或衣襟湿润；3分：重，量多，或衣襟微湿透
喉中痰鸣	0分：无；1分：轻，偶见，痰鸣声小；2分：中，频发，痰鸣声明显；3分：重，持续，旁人可闻及痰鸣声

续表

症状	积分
口渴	0分：无；1分：口渴不欲饮；2分：口渴少饮；3分：口渴多饮
食欲不振	0分：无；1分：轻，食欲欠佳，每日进食常量的2/3；2分：中，食欲不振，每日进食常量的1/2；3分：重，无食欲，每日进食常量的1/3
身体困重	0分：无；1分：轻，偶感，不影响日常活动；2分：中，频感，可影响日常活动；3分：重，持续出现，明显影响日常活动
腰膝无力	0分：无；1分：轻，腰膝微感软弱无力，不影响日常活动；2分：中，腰膝明显感软弱无力，可影响日常活动；3分：重，腰膝软弱无力，日常活动受限

表2 艾滋病患者中医主要症状、舌象、脉象频度数

症状	例数	频度（%）	症状	例数	频度（%）	症状	例数	频度（%）
咳嗽-无	5	2.6	喉中痰鸣	57	29.1	苍老舌	8	4.1
咳嗽-轻	69	35.2	胸闷	136	69.4	娇嫩舌	6	3.1
咳嗽-中	79	40.3	气短	142	72.4	胖大舌	15	7.7
咳嗽-重	43	21.9	气喘	113	57.7	瘦薄舌	7	3.6
干咳	36	18.4	发热	89	45.4	齿痕舌	36	18.4
顿咳	70	35.7	汗出异常	65	33.2	薄苔	70	35.7
咳声重浊	55	28.1	自汗	17	8.7	厚苔	8	42.3
咳声低微	14	7.1	盗汗	38	19.4	腻苔	71	36.2
咯痰-无	17	8.6	身体困重	120	61.2	腐苔	6	3.1
咯痰-轻	98	50	口渴	89	45.4	白苔	112	57.1
咯痰-中	76	38.8	食欲不振	117	59.7	黄苔	80	40.8
咯痰-重	5	2.6	腰膝无力	83	42.3	沉脉	16	8.2
白痰	101	51.5	腰痛	53	27	数脉	50	25.5
黄痰	32	16.3	淡白舌	46	23.5	虚脉	16	8.2
黄白相兼	43	21.9	淡红舌	57	29.1	细脉	57	29.1
痰中带血	3	1.5	红舌	60	30.6	滑脉	89	45.4
稀薄易咯	33	16.8	绛舌	21	10.7	弦脉	29	14.8
泡沫痰	22	11.2	瘀斑舌	10	5.1	缓脉	3	1.5
滑而易咯	26	13.3	荣润舌	114	58.2	濡脉	27	13.8
粘稠不易咯	95	48.5	枯晦舌	4	2	弱脉	23	11.7

2.2 各个证型频度分析

在196例病人中，痰热壅肺证为88例，占44.9%；痰湿阻肺证53例，占27.0%；肺肾两亏证52例，占26.5%；肺脾两虚证2例，占1.0%；风热袭肺证1例，占0.5%。见图1。

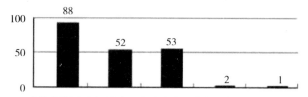

图1 艾滋病患者中医基本证型分布频率

2.3 不同年龄段中各个证型频度分析

在四个年龄段中，以41-50岁和51-65岁两个年龄段比率最高，各年龄段中，仍以痰热壅肺证比率最高，其次依次为痰湿阻肺证、肺肾两亏证、肺脾两虚证、风热袭肺证最少。痰热壅肺证和肺肾两亏又以41-50岁和51-65岁两各年龄段比率最高；痰湿阻肺证以51-65岁、41-50岁及31-40岁三个年龄段比率高。见表3。

2.4 不同病情程度中各个证型频度分析

依据症状积分将196例病人病情分为轻、中、重三种病情程度，其中，中度和轻度的患者比率较高。在所有196例患者中，辨证为痰热壅肺证的患者较多，其症状积分多为中度和轻度，二者分别占27.0%和16 3%，所占比率则

随病情的增重而呈减小趋势;而肺肾两亏证所占比率则随病情的增重而呈增大趋势;痰湿阻肺证所占比率则随病情的增重而呈减小趋势。见表4。

2.5 不同发病时间中各证型频度分析

根据病人从发病到前来就诊的时间,我们将发病时间分为6个阶段。在6个不同的发病时间中,发病时间1周内发病人数最多,占28.1%,其它依次为4周至2个月、1-2周、2-3周、2个月以上和3-4周;在各阶段中,痰热壅盛证占较高比率,其中4周至2个月占该阶段55.1%,其它依次为1周内、1-2周、2-3周、2个月,3-4周最少;肺肾两亏证以3-4周所占比率最高,且在前四个阶段呈增长趋势;痰湿阻肺证以2个月以上所占比率最高,在后四个阶段呈增长趋势。见表5。

表3 艾滋病患者不同年龄段各个证型频度表 [例(%)]

年龄	总数	痰热壅肺证	肺肾两亏证	痰湿阻肺证	肺脾两虚证	风热袭肺证
20-30岁	17(8.7)	6(3.1)	4(2.0)	6(3.1)	0	1(0.5)
31-40岁	52(26.5)	22(11.2)	12(6.1)	18(9.2)	0	0
41-50岁	64(32.7)	31(15.8)	14(7.1)	18(9.2)	1(0.5)	0
51-65岁	63(32.1)	29(14.8)	14(7.1)	19(9.7)	1(0.5)	0

表4 不同病情程度各证型频度表 [例(%)]

程度	总数	痰热壅肺证	肺肾两亏证	痰湿阻肺证	肺脾两虚证	风热袭肺证
轻	67(34.2)	32(16.3)	14(7.1)	20(10.2)	1(0.5)	0
中	121(61.7)	53(27.0)	35(17.9)	31(15.8)	1(0.5)	1(0.5)
重	8(4.1)	3(1.5)	3(1.5)	2(1.0)	0	0

表5 不同发病时间各个证型频度表 [例(%)]

程度	总数	痰热壅肺证	肺肾两亏证	痰湿阻肺证	肺脾两虚证	风热袭肺证
1周内	55(28.1)	29(14.8)	11(5.6)	15(7.7)	0	0
1-2周	36(18.4)	14(7.1)	9(4.6)	12(6.1)	1(0.5)	0
2-3周	24(12.2)	9(4.6)	10(5.1)	4(2.0)	0	1(0.5)
3-4周	11(5.6)	3(1.5)	6(3.1)	2(1.0)	0	0
4周至2个月	49(25.0)	27(13.8)	10(5.1)	12(6.1)	0	0
2个月以上	21(10.7)	6(3.1)	6(3.1)	8(4.1)	1(0.5)	0

3 讨论

由于近年来对艾滋病并肺部感染的中医证型分布规律研究较少,我们通过对196例艾滋病并肺部感染的住院病人,从年龄、病情及发病时间三方面进行回顾性分析,从中探讨出了一些规律和特点。

根据艾滋病合并肺部感染的证候和症状特点,认为其病因病机有其特殊性。近代有些医家通过对大量的艾滋病临床证治研究认为[6],艾滋病"疫毒"首先损伤脾脏,脾失运化,气血乏源,渐而导致心、肝、肺、肾虚损;另一方面脾失健运,则湿邪内生。故脾虚湿停、五脏气血阴阳俱损是贯穿艾滋病全过程的基本病机[7]。肺部感染属中医"风温肺热病"或"咳嗽"、"痰饮"等范畴,究其病因多为感受风热毒邪、肺气郁闭两个方面;而艾滋病并肺部感染则是以正气内虚为主导,以免疫功能低下为先驱。本次研究中,以痰热壅盛证、痰湿阻肺证和肺肾两亏证三证型最多见,更突出了"虚'、"热'、"痰"是艾滋病并肺部感染的重要病理因素。

艾滋病并肺部感染患者由于脏腑气血虚损,体质虚弱的特殊体质,感受外邪后,易致变证,故临床表证较少;外邪入里化热,炼液为痰,痰热郁阻于肺则见痰热壅肺证,又因风温肺热病中外邪多以"热"为主,且四时皆有,故痰热壅肺证在各方面分析中都占有较高比率;疫毒侵犯脾脏,脾失健运,水液不化,聚湿生痰而留于肺,复感风寒湿邪,则见痰湿阻肺证,其出现的频度、病情的轻重和发病时间有关;若正气不复,余邪留恋,可致病情迁延难愈。《景岳全书》云"肺为气之主,肾为气之根",肺气久虚而连及于肾,则见肺肾两亏证,其出现频度与患者年龄和病情程度密切相关。

参考文献 (略)

(出自环球中医药2012年第5卷2期第91-95页)

艾滋病内伤发热中医证型与 CD_4^+T 细胞计数分层的相关性研究

郭会军[1] 陈莉华[2]

(1 河南中医学院第一附属医院艾滋病临床研究中心，郑州 450000；2 河南中医学院，郑州 450008)

摘要 目的：通过对78例艾滋病内伤发热患者中医辨证分型并与 CD_4^+T 细胞计数分层相对照研究，探讨艾滋病内伤发热与 CD_4^+T 细胞的关系。方法：将艾滋病内伤发热患者中医辨证分型且与 CD_4^+T 细胞分层比较，采用SPSS 16.0 软件进行数据分析。结果：通过 CD_4^+T 细胞分层比较，脾肾阳虚在3组中所占比例均最大，且 CD_4^+T 细胞 < 200 个/μL 组和 CD_4^+T 细胞在 200-350 个/μL 之间的两组，4个证型分布差异具有统计学意义。结论：艾滋病期内伤发热的患者多蕴含脾肾阳虚的征象，艾滋病的临床中医药治疗中，对患者进行补脾益肾的中医药治疗尤为重要。

关键词 艾滋病；内伤发热；CD_4^+T 细胞；相关性研究

发热是艾滋病常见并发症状之一。笔者在对河南地区艾滋病的中医药临床治疗中，总结78例艾滋病内伤发热病例，四诊合参可分为4个中医证型，即脾肺气虚、湿热内蕴、痰湿内蕴和脾肾阳虚。根据 CD_4^+T 淋巴细胞计数的不同又分为3组，即 CD_4^+ 为 > 350 个/μL 组；200-350 个/μL 组；< 200 个/μL 组，试图发现艾滋病（HIV/AIDS）内伤发热患者的证型与 CD_4^+T 细胞计数分层的关系。

资料与方法

1. 一般资料 所有病例均来自河南某地区，2010年4月至2010年8月就诊的内伤发热病例，均经河南省疾控中心确诊为HIV/AIDS病例，内伤发热病人78例，其中男性49例，女性29例，年龄最小39岁，最大的62岁。

2. 研究方法 78例病例内伤发热病人经四诊合参可分为脾肺气虚、湿热内蕴、痰湿内蕴和脾肾阳虚。根据 CD_4^+T 淋巴细胞计数的不同分为3组，即 CD_4^+T 为 > 350 个/μL 组；200-350 个/μL 组；< 200 个/μL 组，分析 CD_4^+T 计数分层与艾滋病内伤发热中医证型的相关性。

3. 统计学方法 采用统计软件SPSS16.0软件进行数据分析，x^2 检验，$p < 0.05$ 为差异有统计学意义。

结果

3组发热证型分布比较见表1。通过统计发现，在 $CD_4^+T < 200$ 个/μL 的分组中，患者56例，其中脾肾阳虚为23例，占41.1%；脾肺气虚18例，占32.1%；痰湿内蕴10例，占17.9%；湿热内蕴5例，占8.9%，4个证型分布差异有统计学意义（$p < 0.01$）。

CD_4^+T 在 200-350 个/μL 之间的分组中，患者13例，其中脾肾阳虚为7例，占53.8%；脾肺气虚3例，占23.1%；痰湿内蕴3例，占23.1%。$CD_4^+T > 350$ 个/μL 组中，患者9例，其中脾肾阳虚为5例，占55.6%；脾肺气虚2例，占22.2%；痰湿内蕴1例，占11.1%；湿热内蕴1例，占11.1%。虽 $p > 0.05$，可能与样本量过小有关。

表1 3组发热证型分布比较 [例（%）]

CD_4^+T（个/μL）	例数	湿热内蕴	痰湿内蕴	脾肾阳虚	脾肺气虚	x^2值	P值
<200	56	5 (8.9)	10 (17.9)	23 (41.1)	18 (32.1)	18.476	0.000
200-350	13	0 (0)	3 (23.1)	7 (53.8)	3 (23.1)	10.154	0.017
>350	9	1 (11.1)	1 (11.1)	5 (55.6)	2 (22.2)	6.370	0.095

讨论

外周血 CD_4^+T 淋巴细胞是机体免疫状态的最好体现，临床上 $CD_4^+T < 200$ 个/μL 是疾病进展到艾滋病期的标志，易发生各种机会性感染。有学者认为 CD_4^+ 细胞计数可作为检测HIV感染者出现机会性感染的重要参数。亦有学者认为 CD_4^+ 细胞计数是一个预示病情进展的最好标志，其细胞数的高低将直接反映艾滋病患者目前的病情状况，能为临

床治疗和判断预后提供可靠的依据。

本研究显示 $CD_4^+T \geq 200$ 个$/\mu L$ 的 HIV/AIDS 内伤发热病人，证型虽无统计学意义，但临床常见脾肾阳虚、脾肺气虚、痰湿内蕴证型。$CD_4^+T < 200$ 个$/\mu L$ 的 HIV/AIDS 内伤发热病人，脾肾阳虚、脾肺气虚、痰湿内蕴、湿热内蕴证型临床常见，且脾肾阳虚型与其他证型比较，差异具有统计学意义，揭示艾滋病期内伤发热的病人多蕴含脾肾阳虚的征象。

中医学认为，肾为先天之本，脾胃为后天之本。HIV侵入人体后，侵犯人体的免疫系统，首先伤脾肺，脾气虚弱，日久伤肾，最终发展为脾肾阳虚，临床上可见耳鸣、腰膝酸软、牙齿松动、畏寒肢冷、皮肤瘙痒等症状。因此在艾滋病的临床中医药治疗中，对病人进行补脾益肾的中医药的治疗尤为重要。

参考文献（略）

（出自中华中医药杂志2011年第26卷12期第2995－2996页）

艾滋病相关慢性腹泻的中医证候特点研究

倪量[1]　王融冰[1]　杨小平[2]　高辉[3]　谭行华[4]　王翠芳[5]　李峰[5*]

（1. 首都医科大学附属北京地坛医院，北京100015；2. 河南省中医药研究院，河南郑州450004；
3. 新疆维吾尔自治区传染病医院，新疆乌鲁木齐830013；4. 广州市第八人民医院，广东广州510060；
5. 北京中医药大学，北京100018）

摘要　目的：研究艾滋病相关慢性腹泻的中医临床表现特点和证候要素，探讨证候的特点。方法：多中心、前瞻性收集311例确诊的艾滋病相关慢性腹泻患者，采用描述性统计和探索性因子分析的方法研究其中医证候的规律和特点。结果：常见的中医临床表现有：疲乏（229例，73.63%）、肠鸣（229例，68.81%）、便溏（194例，62.38%）、薄苔（201例，64.63%）、淡红舌（166例，53.38%）、腻苔、细脉（126例，40.51%）、沉脉（64例，20.58%）、滑脉。提取了17个公因子，常见的病位证候要素为脾、胃、肝、胆及大肠，病性证候要素有气虚、阳虚、气滞、湿浊和热邪。结论：艾滋病相关慢性腹泻的证候表现涉及多个脏腑，病性属于虚实夹杂。

关键词　艾滋病；慢性腹泻；证候；因子分析

艾滋病相关的慢性腹泻（每日腹泻3次以上，持续时间超过1个月）是获得性免疫缺陷综合征（acquired immure deficiency syndrome，AIDS）患者主要的指征性疾病和常见的机会性感染之一，即使在发达国家也有30%～60%的AIDS患者出现腹泻[1]。目前，在国内外中医药治疗艾滋病相关性疾病和机会性感染的报道中，有关慢性腹泻治疗的文章较少，其辨证分型更是缺乏客观、规范的标准，给临床中医辨证治疗和研究带来很大的限制。本文旨在研究AIDS相关腹泻的中医临床表现特点以及相关的证候要素。

1　材料与方法

1.1　一般资料　2009年4月至2011年1月在全国6家医院收治的确诊为AIDS相关腹泻的患者311例，其中男性180例，女性131例。年龄（42.64±10.36）岁。

1.2　诊断标准　依据2004年中华医学会制定的《艾滋病诊疗指南》的诊断标准：有流行病学史、实验室检查HIV抗体阳性；腹泻次数多于3次/d，持续时间>1个月。

1.3　纳入和排除标准　纳入标准　所有入选病例应符合上述诊断标准；年龄在18～70岁；受调查者自愿接受临床调查并签署知情同意书。排除标准：应用HAART药物（主要指蛋白酶抑制剂）抗病毒药物导致慢性腹泻者；电子肠镜检查为肠道肿瘤和慢性溃疡性结肠炎者；患有精神疾病，包括严重的癔症等。

1.4　临床中医信息的采集方法　本研究在文献研究和专家咨询的基础上，参考相关标准和文献编制"艾滋病相关腹泻中医临床信息采集表"[2-3]。对入组的患者，由1～2名中医专业或有中医背景知识的临床主治医师以访谈形式进行即时的临床信息采集。

[基金项目]　国家"艾滋病机会性感染及减少HAART毒副作用的中医药治疗方案/方法研究"科技重大专项（2008ZX10005－003）

数据录入：建立基于网络的病例信息数据库，由各研究中心进行双份录入并经过校验无误后锁定数据库，导出数据进行分析。

1.5 统计方法 用SAS 9.13进行频数、频率的描述性统计分析。提取出现率大于10%的中医证状、体征信息进行探索性因子分析。

2 结果

2.1 艾滋病相关慢性腹泻常见中医证状及体征的分布情况 艾滋病相关慢性腹泻常见的中医证状是疲乏、肠鸣、便溏、腹胀、肢体困重、腹痛、消瘦、纳呆，见表1。

2.2 艾滋病相关慢性腹泻常见舌像的分布情况 艾滋病相关慢性腹泻常见舌像有薄苔、淡红舌、腻苔、黄苔、红舌等，见表2。

表1 艾滋病相关慢性腹泻常见中医证状、体征的出现频次及频率

中医证状及体征	频次	出现率/%	中医证状及体征	频次	出现率/%
疲乏	229	73.63	口渴多饮	74	23.79
肠鸣	214	68.81	气短	62	19.94
便溏	194	62.38	手足不温	55	17.68
腹胀	188	60.45	排便不爽	52	16.72
肢体困重	184	59.16	嗳气	52	16.72
腹痛	172	55.31	胸闷	51	16.40
消瘦	160	51.45	面色淡白	50	16.08
纳呆	159	51.13	面色萎黄	48	15.43
头晕	110	35.37	肛门灼热	46	14.79
口苦	106	34.08	小便黄赤	45	14.47
腰痛	99	31.83	胃脘痛	44	14.15
心悸	90	28.94	吞酸	43	13.83
腰酸	88	28.30	大便泻下急迫	41	13.18
水样便	86	27.65	呕吐	39	12.54
里急后重	85	27.33	呃逆	35	11.25
腰膝无力	84	27.01	口渴少饮	35	11.25
肛门下坠感	83	26.69	大便溏结不调	32	10.29
恶心	82	26.37	黏液便	30	10.05

表2 艾滋病相关慢性腹泻常见舌像的出现频次及频率

舌像	频次	出现率/%	舌像	频次	出现率/%
薄苔	201	64.63	淡白舌	68	21.86
淡红舌	166	53.38	齿痕舌	66	21.22
腻苔	99	31.83	厚苔	64	20.58
黄苔	84	27.01	胖大舌	38	12.22
红舌	75	24.12			

2.3 艾滋病相关慢性腹泻常见脉象的分布情况 艾滋病相关慢性腹泻常见脉象有细脉、沉脉、滑脉、缓脉、濡脉等，见表3。

表3 艾滋病相关慢性腹泻常见脉象的出现频次及频率

脉象	频次	出现率/%	脉象	频次	出现率/%
细脉	126	40.51	濡脉	54	17.36
沉脉	64	20.58	数脉	37	11.90
滑脉	63	20.26	弦脉	33	10.61
缓脉	56	18.01			

2.4 艾滋病相关慢性腹泻常见中医临床信息的因子分析 提取出现率在10%以上的52项中医临床信息作为分析变量进行探索性因子分析，具体的变量是：疲乏，肠鸣，薄苔，便溏，腹胀，肢体困重，腹痛，淡红舌，消瘦，纳呆，细脉，头晕，口苦，腰痛，腻苔，心悸，腰酸，水样便，里急后重，腰膝无力，黄苔，肛门下坠感，恶心，红舌，口渴多饮，淡白舌，齿痕舌，厚苔，沉脉，滑脉，气短，缓脉，手足不温，濡脉，排便不爽，嗳气，胸闷，面色淡白，面色萎黄，肛门灼热，小便黄赤，胃脘痛，吞酸，大便泻下急迫，呕吐，胖大舌，数脉，呃逆，口渴少饮，弦脉，大便溏结不调，黏液便。

经过检验，KMO统计量为0.725，Bertlett球形检验卡方值为6 606.835（$P<0.001$），提示源数据适合做因子分析。前17个公因子对52项指标的全部信息的累积贡献率为72.88%，见表4。

表4 艾滋病相关慢性腹泻证候因子分析的各公因子特征根值及贡献率

公因子	特征根	贡献率/%	公因子	特征根	贡献率/%
1	8.066 592	14.94	10	1.396 071	51.95
2	4.155 171	22.63	11	1.314 941	54.38
3	3.189 741	28.54	12	1.238 087	56.67
4	2.289 2	32.78	13	1.201 09	58.90
5	2.125 123	36.71	14	1.126 129	60.98
6	1.935 614	40.30	15	1.114 134	64.05
7	1.722 382	43.49	16	1.064 311	69.02
8	1.683 347	46.61	17	1.007 554	72.88
9	1.487 971	49.36			

进行最大方差旋转后提取的17个公因子所包含的中医临床信息如下。第1公因子：腰酸，腰痛，腰膝无力，气短，心悸，胸闷，头晕，手足不温，胃脘痛，呕吐；提示证候要素包括心、肾、胃、阳虚。第2公因子口苦，黄苔，红舌，肛门灼热，濡脉，腹冷痛；提示证候要素包括肝、胆、湿热、脾、寒湿。第3公因子消瘦，纳呆，面色萎黄，沉脉；提示证候要素包括脾、虚。第4公因子嗳气，呃逆，

吞酸，呕吐，恶心；提示证候要素包括肝、胃、热。第5公因子黏液便，排便不爽，腻苔，面色淡白，细脉；提示证候要素包括大肠、湿热、血虚。第6公因子小便黄赤，数脉，水样便；提示证候要素包括大肠、热。第7公因子疲乏，肢体困重，纳呆，恶心，头晕；提示证候要素包括脾、胃、湿浊。第8公因子腹冷痛，恶心，缓脉；提示证候要素包括脾、胃、阳虚。第9公因子淡白舌，齿痕舌，腻苔；提示证候要素包括阳虚、寒湿。第10公因子疲乏，面色萎黄，胖大舌；提示证候要素包括脾、气虚。第11公因子口苦，小便黄赤，弦脉；提示证候要素包括肝、胆、火旺。第12公因子手足不温，齿痕舌，缓脉；提示证候要素包括脾、气虚、阳虚。第13公因子里急后重，肠鸣，腹痛，沉脉，弦脉；提示证候要素包括大肠、气滞。第13公因子口渴多饮，口苦，弦脉；提示证候要素包括肝、胆、热。第15公因子：胖大舌，腻苔，濡脉，疲乏，便溏；提示证候要素包括脾、气虚、湿浊。第16公因子大便溏结不调，腹胀，沉脉，弦脉；提示证候要素包括肝、脾、气滞、气虚。第17公因子口渴多饮，滑脉，数脉，红舌；提示证候要素包括热。

3 讨论

慢性腹泻是 AIDS 患者主要的指征性疾病和常见的机会性感染之一，发生率为 40% ~ 75%[4]，成为困扰艾滋病临床防治的难题。以往的研究［5-7］表明中医药对于艾滋病相关腹泻的治疗具有一定的临床疗效。证候是中医药临床辨治的基础，但以往有关本病的研究多是小样本临床治疗的观察性研究，缺乏大样本、系统的中医证候特点的研究，缺乏客观、规范的辩证标准，给临床中医辨证治疗和研究带来很大的限制。因此，本文旨在对311例艾滋病相关性腹泻患者中医证候特点进行初步的探索性研究。

研究显示艾滋病相关慢性腹泻最常见的中医证状是疲乏，这与以往的艾滋病中医证候研究[8]相似，其他常见中医证状有肠鸣、便溏、腹胀、肢体困重、腹痛、消瘦、纳呆，提示本病可能与脾虚、湿浊的证候为主。研究显示艾滋病相关腹泻患者最常见舌像有薄苔、淡红舌、腻苔，提示本病病理性舌象的表现不明显，仅有部分表现为腻苔，这可能是本病舌象表现的特征之一。常见脉象有细脉、沉脉提示本病以里证、虚证为主。

近年来的研究[9]提出证候具有"内实外虚"、"动态时空"、"多维界面"、"高维高阶"等特点，可采用"降维升阶"的方法对证候进行研究。因子分析从分析多变量观察数据的相关关系入手，找到支配这种相关关系的少数几个相关独立的潜在公因子，寻找隐含在多变量数据中无法直接观察到的公因子[10]，有利于发现疾病调查人群中各类证候的证状、体征的组合及变化规律[11]，应用于证候分析可以达到"降维升阶"的目的。

证候要素的研究是近几年证候研究的一种思路[12]。证候要素是组成证候的最小单元，是构成证候的主要元素。可分为病位类证候要素和病性类证候要素，能简明扼要地反映疾病的特征，在临床的实际运用中，便于医生灵活地组合成符合病人实际情况的证候诊断[13]。研究表明采用因子分析的方法可以提取艾滋病相关慢性腹泻的证候要素，探索其证候的特点，指导中医临床辨治。结果显示本病常见的病位要素为脾、胃、肝、胆及大肠，病性要素有气虚、阳虚、气滞、湿浊和热邪，提示本病可能的证候有脾虚湿浊、脾胃阳虚、肝郁脾虚、肝胆湿热、胃肠气滞、肠道湿热。目前的多数研究认为本病脾虚湿盛[14]是关键，病位在肠，涉及到肺、肾[15]，本研究的结果与之有相似，但研究表明本病还涉及肝、胆的病位要素，且未出现与肾相关的证候要素。可能与本研究纳入人群有一定的局限性有关，需要进一步进行更大样本的临床研究。综上所述，艾滋病相关慢性腹泻的证候表现涉及多个脏腑，病性属于虚实夹杂。

参考文献（略）

高效抗逆转录病毒疗法对艾滋病患者虚证证型分布的影响

任周新[1,2]　谢世平[1,2]　*许前磊[2]　郭晓辉[2]　左　刚[2]　任聪颖[2]

（1. 河南省病毒性疾病中医药防治重点实验室，河南省郑州市人民路19号，450000；2. 河南中医学院艾滋病研究所）

摘要　目的　探讨接受高效抗逆转录病毒疗法（HAART）药物干预后艾滋病（AIDS）患者中医虚证证型的分布。方法　对243例接受HAART药物干预的AIDS患者进行了问卷调查，收集患者的一般资料和四诊信息，对中医虚证证候分布进行

基金项目：国家"十一五"科技重大专项资助项目（2008ZX10005-001）

了描述性分析,筛选出频次出现较高的虚证证候,检测患者外周血 CD_3^+、CD_4^+、CD_8^+T 淋巴细胞计数和 CD_4^+/CD_8^+ 比值。结果 AIDS 患者虚证出现最多有 124 例占 51.0%,主要为脾肺气虚证(23 例),肺气虚弱证(17 例),脾气亏虚证(8 例);肺气亏虚患者的 CD_3^+、CD_4^+、CD_8^+ 细胞计数以及 CD_4^+/CD_8^+ 比值均最高,CD_3^+、CD_4^+ 计数与脾气亏虚和脾肺气虚患者差异有统计学意义($p<0.05$)。肺气亏虚患者的病程最短,脾气亏虚和脾肺气虚患者的病程较长,3 者间差异无统计学意义($p>0.05$)。结论接受 HAART 治疗的 AIDS 患者虚证具有复杂的特点,涉及脏腑主要为脾肺两脏,脾肺气虚为最常见的虚证证型,肺气虚弱证患者疾病程度较轻。

关键词 艾滋病;虚证;肺气虚;脾气虚;高效抗逆转录病毒疗法

前期我们对部分地区人类免疫缺陷病毒感染者/艾滋病(HIV/AIDS)患者进行了证型的流行病学调查,发现了一定的证型分布规律[1]。随着国家 AIDS 防控体系的建立与完善,AIDS 高发区多数患者享受到了一定的抗病毒药物的免费治疗。2009 年 11 - 12 月我们以 243 例接受高效抗逆转录病毒疗法(HAART)治疗的 AIDS 患者作为研究对象,探讨患者中医虚证证型的分布,通过多种指标的进一步分析和比较研究,旨在提高对 HAART 治疗的 AIDS 患者虚证的认识。

1 资料与方法

1.1 西医诊断标准

采用卫生部 2008 年颁布的《艾滋病和艾滋病病毒感染诊断标准》[2],即 HIV 感染和至少一种成人 AIDS 指征性疾病;或有 HIV 感染,同时 CD_4^+ T 淋巴细胞数 <200/mm³,上述 2 条满足任何 1 条者即诊断为 AIDS。

1.2 中医辨证标准

参考我们前期研制的 HIV/AIDS 中医证候辨证标准[3],及 1997 年国家技术监督局发布的《中医临床诊疗术语》[4]。

1.3 纳入标准

符合上述诊断标准;有明确的感染途径;患者既往无慢性器质性疾病;年龄 18 ~ 65 岁;患者知情同意;接受 HAART 药物治疗,治疗方案为齐多夫定(东北制药总厂,批号:081106)300mg、拉米夫定片(葛兰素史克制药有限公司,批号:080902)150mg、奈韦拉平片(上海迪赛诺生物有限公司,批号:090301)200mg,口服,每日 2 次。疗程均达到或超过 6 个月。

1.4 排除标准

合并有精神病者;影响问卷调查真实性的患者;妊娠期妇女;调查资料不全者。

1.5 调查内容

一般信息:包括姓名、性别、出生年月、民族、接受调查时间、婚姻、体重、身高、现居住地、HIV 确诊时间、感染途径、现病史、既往史等。临床信息:包括主诉、全身状况、心脑系症状、肺系症状、脾胃系症状、肝胆系症状、肾膀胱系症状、其他、舌象、脉象。辨证印象:病性、病位、综合辨证。西医诊断:累及系统、并发症、CD_4^+ T 淋巴细胞计数、临床分期。

1.6 调查方法

1.6.1 调查成员培训
调查工作开始前,调查组成员进行相关工作培训,了解课题,掌握安全性操作方法。

1.6.2 问卷调查与血样采集
采用专家问卷调查与实验室检查相结合方式,应用"十一五国家重大专项艾滋病中医证候学研究"设计的《艾滋病临床诊断调查表》问卷,获取研究对象的人口学特征和中医四诊信息,由 AIDS 专家进行辨证。现场抽取静脉血样,送实验室检测。

1.7 实验室检查

1.7.1 主要试剂及仪器
FACS Calibur 流式细胞仪;Multitest TM $CD_3^+/CD_8^+/CD_{45}^+/CD_4^+$ 荧光素标记单克隆抗体试剂及 Tru Count 试管(产品编号:340491);BDTru Count(tm) Control 微球(产品编号:340335);FACS 溶血素(10X);CaliBRITE3 荧光微球(产品编号:340486)和 CaliBRITE APC 荧光微球(产品编号:340487),均为美国 BD 公司产品。

1.7.2 免疫荧光染色
采集患者外周静脉血 2ml,EDTA - K3 抗凝,采集后样本在 6h 内进行染色。在 Tru Count 试管中加入 20μl Multitest TM$CD_3^+/CD_8^+/CD_{45}^+/CD_4^+$ 四色试剂和 50μl 全血,充分混匀。室温避光放置 15min。加入 450μl FACS 溶血液(1X),充分混匀,室温避光放置。向另外 3 个 Tru Count 绝对计数管中分别加入 50μl Tru Count Control 微球(低/中/高)作为绝对计数质控。

1.7.3 流式细胞分析
运行 FASComp 软件,检测 CaliBRITE3 荧光微球和 CaliBRITE APC 荧光微球,校准仪器,设置溶血/免洗试验的获取条件。接着运行 Multi SET 软件,计数 Tru Count Control 微球高、中、低 3 种质控物,质控检查合格。最后,检测各样品管(获取 10 000 个白细胞,淋巴细胞数均大于 2 000 个),自动分析结果,报告 CD_3^+、CD_4^+、CD_8^+ T 淋巴细胞计数以及 CD_4^+/CD_8^+ T 淋巴细胞比值。

1.8 统计学方法

应用 SPSS 13.0 软件进行统计学处理。计数资料以频数、百分率表示,计量资料以($x±s$)表示,单因素方差分析比较多个虚证组的差异性,组间均值的比较采用 SNK 法。

2 结果

2.1 一般资料

本研究共调查了 AIDS 患者 243 例,其中男 102 例,女

141例，年龄27～65岁，平均年龄（48.8±6.2）岁；均为汉族；感染途径以采供血为主占92.3%，性传播占6.5%，其他占1.2%。

2.2 虚实辨证

首先对患者进行虚实辨证，结果发现患者虚证出现最多，有124例占51.0%，其次是虚实夹杂证70例占28.8%，实证出现较少，有39例占16.0%；另有10例患者难以辨证。

2.3 AIDS患者虚证常见症状分布

124例虚证患者症状出现最多的是乏力90例（72.6%），其次为健忘88例（71.0%）、气促82例（66.1%）、喘促81例（65.3%）、畏寒78例（62.9%）、咽干口燥76例（61.3%）、心悸76例（61.3%）、口苦70例（56.4%）、烦躁69例（55.6%）、腰膝酸软64例（51.6%）、耳鸣64例（51.6%）、口淡64例（51.6%）、头晕60例（48.4%）、神疲52例（41.9%）、消瘦50例（40.3%）、头痛48例（38.7%）、发槁齿摇48例（38.7%）、失眠47例（37.9%）等。

2.4 AIDS患者虚证常见舌象分布

舌象中舌色出现频率最高的是淡红69例（55.6%），其次为红36例（29.0%）、淡白7例（5.6%）、绛4例（3.2%）、紫暗2例（1.6%）等；常见的舌形为正常30例（30.9%），其他依次为瘦薄25例（20.2%）、胖大19例（15.3%）、光滑11例（8.9%）、齿痕8例（6.4%）等；常见的舌态为正常118例（95.8%），其他为僵硬3例（2.4%）、颤动2例（1.6%）、痿软1例（0.8%）。常见的苔色为白101例（79.6%），其他为黄20例（16.1%）、黑2例（1.6%）和灰1例（0.8%）；常见的苔质为薄苔50例（42.5%），其他为腻13例（10.5%）、薄润11例（8.9%）、厚9例（7.2%）、厚腻7例（5.6%）、燥7例（5.6%）、润泽5（4.0%）、薄而少津3例（2.4%）等。

2.5 AIDS患者虚证常见脉象分布

脉象中以沉细脉出现频次最多18例（14.5%），其次为沉15例（12.1%）、细15例（12.1%）、弱12例（9.7%）、沉弱8例（6.4%）、细弱7例（5.6%）、沉细濡4例（3.2%）、滑3例（2.4%）、数3例（2.4%）和弦2例（1.6%）等。

表1 频次≥3例的AIDS虚证患者一般资料

证型	例数	年龄（年）	性别	体重（kg）
		平均值（最小值，最大值）	男/女	平均值（最小值，最大值）
肺气虚弱	17	49.0（29，54）	7/10	62.0（48，80）
脾气亏虚	8	52.2（40，69）	3/5	53.8（42，70）
脾肺气虚	23	48.0（39，58）	11/12	59.6（46，75）
脾肾阳虚	3	52.4（41，58）	1/2	56.3（52，60）
肝血亏虚	3	53.0（50，59）	1/2	64.7（55，80）
肾气亏虚	3	49.0（42，54）	1/2	65.2（55，78）
肾精亏虚	3	43.2（39，47）	2/1	68.3（60，85）
心脾两虚	3	51.6（41，55）	0/3	61.0（55，70）

2.6 AIDS患者虚证证型分布

综合患者临床证候、舌象、脉象特征，对虚证患者进行脏腑辨证，发现出现频率不小于8例的证型有3种，为脾肺气虚、肺气虚弱、脾气亏虚证；出现3次的证型有脾肾阳虚、肝血亏虚等5种证型，见表1。另外，出现频次在1～2例的证型有18种。

2.7 3种常见虚证

证型AIDS患者CD_3^+、CD_4^+、CD_8^+计数以及CD_4^+/CD_8^+比值比较

表2示，肺气虚弱患者的病程最短，脾气亏虚和脾肺气虚患者的病程较长，3者间差异无统计学意义（$p>0.05$）。肺气虚弱患者的CD_3^+、CD_4^+、CD_8^+细胞数量以及CD_4^+/CD_8^+比值均最高，CD_3^+、CD_4^+计数与脾气亏虚和脾肺气虚患者差异有统计学意义（$p<0.05$）。

3 讨论

AIDS的病理过程是漫长和复杂的，证候表现也是多种多样的。目前，多数学者认为AIDS患者临床表现以虚证为主[5-7]，常见的证型有脾气虚、脾肾两虚、脾肺气虚等[8]。发生率较高的虚证证型依次为脾肺气虚、肝肾阴虚、肺卫不固、脾胃气虚等；主要涉及脾肺两脏，以脾肺气虚为多[1]。伴随AIDS高发区多数患者接受了抗病毒药物的治疗。本研究选择接受HAART药物治疗的AIDS虚证患者为研究对象，发现出现频率较多的证型依次为：脾肺气虚证23例，肺气虚弱证17例，脾气亏虚证8例；脾肾阳虚、肝血亏虚等5个证型各3例；其他18个证型各1～2例。提示接受HAART药物治疗的AIDS虚证患者群具有证型复杂的特点。与既往的调查[1]比较，尽管某些证型出现的频率发生了一定的变化，如肺气亏虚出现频率增多而肝肾阴虚出现的频率减少。但两项研究具有较多的一致性，表现为均发现AIDS虚证具有复杂的特点，涉及脏腑主要为脾肺两脏，脾肺气虚为最常见的虚证证型。提示HAART治疗措施

对AIDS患者虚证证型分布可能没有显著的影响。

表2 3种AIDS虚证证型患者病程、CD_3^+、CD_4^+、CD_8^+计数以及CD_4^+/CD_8^+比值比较（$\bar{x} \pm s$）

证型	例数	病程（月）	CD_3^+（$/mm^3$）	CD_4^+（$/mm^3$）	CD_8^+（$/mm^3$）	CD_4^+/CD_8^+
肺气虚弱	17	67.0 ± 39.8	1767.9 ± 642.5	440.5 ± 214.2	1258.5 ± 698.5	0.44 ± 0.28
脾气亏虚	8	88.5 ± 47.9	1229.8 ± 488.5*	226.6 ± 197.8*	896.4 ± 329.8	0.29 ± 0.21
脾肺气虚	23	80.9 ± 42.2	1249.6 ± 593.8*	282.0 ± 228.7*	895.5 ± 526.6	0.38 ± 0.33

注：与肺气虚弱比较，*P < 0.05

现代医学认为，免疫功能的逐渐丧失是AIDS的典型特征。AIDS不同中医证型在免疫功能之间的差异性，一直受到中医学者关注。当前，HAART应用逐渐普遍，但有关接受HAART药物治疗的AIDS虚证患者不同证型免疫学的研究资料尚不多见。CD_4^+ T淋巴细胞计数是预测AIDS进展的可靠指标，可独立预测临床过程和生存期，是衡量AIDS患者疾病轻重程度的重要指标。本研究发现，接受HAART治疗的肺气虚弱证患者全血中CD_3^+和CD_4^+ T淋巴细胞数量显著高于脾气亏虚证或脾肺气虚证患者（p < 0.01），患者疾病程度较轻。提示接受HAART治疗的AIDS患者中医证型表现不同，与细胞免疫功能存在密切关系的不同亚群的T淋巴细胞的数量存在一定的差异性。考虑到本次研究样本数量较少，调查地域范围较小，患者的感染途径基本相同（以采供血为主），研究发现的肺气虚弱证患者CD_4^+ T淋巴细胞数量高于脾气亏虚证或脾肺气虚证患者，这是特殊群体的表现，还是具有普遍性的表现，有必要对AIDS患者进行更多样本量及不同地域的调查和研究。

参考文献（略）

（出自中医杂志2011年第52卷23期第2009 - 2012页）

艾滋病服用抗病毒药治疗并发痒疹的中医症状体征特点分析

陈秀敏 谢 正 金艳涛 郭会军 刘志斌 李 真

（河南中医学院第一附属医院艾滋病临床研究中心，郑州 450000）

摘要 目的：了解艾滋病服用抗病毒药治疗并发痒疹的中医症状体征，探索症状体征的临床特点。方法：通过病例回顾性方法，以国家"十一五"重大专项课题病例资料为来源，进行艾滋病服ARV治疗并发痒疹的中医四诊信息统计分析。结果：本研究共纳入105例病例分析，发现中医证候为血热生风证（43.0%），血虚风燥证（24.3%），脾虚湿蕴证（30.8%）。痒疹相关症状出现较多（>50%）的为丘疹、抓痕、色素改变、结节、皮肤颜色异常和水泡鳞屑。其它症状中出现较多（>50%）的为疲乏、口味异常、面色异常、神志异常、不寐、咽干，舌象出现较多（>40%）的为淡红舌、白苔、厚苔、黄苔、腻苔，最多脉象为弦脉（28.6%）。中医四诊信息在3种证型中分布稍有差别。结论：艾滋病服ARV治疗并发痒疹的中医四诊信息具有一定规律，但需进一步开展临床研究加以明确。

关键词 艾滋病；痒疹；证候；舌象；脉象；抗病毒

艾滋病是由人免疫缺陷病毒（HIV）感染引起的一种传染病，HIV感染人体后，造成CD_4^+ T淋巴细胞进行性减少，损伤机体免疫功能，导致各种机会性感染、恶性肿瘤等，造成多系统损害。自高效抗反转录病毒（HAART）治疗艾滋病后，大大降低了艾滋病的发病率和死亡率。但是每种抗病毒药物都具有短期或长期的不良反应，而且每种药物、每类药物以及每例患者的不良反应都不尽相同[1]。

艾滋病相关性痒疹是HAART治疗艾滋病常见的毒副作用之一[2]，是艾滋病（AIDS）患者生存质量下降的一个重要因素[3]。为了从中医角度认识本病症的临床特点，本文通过对国家"十一五"科技重大专项计划课题病例资料进行总结，统计分析服用HAART的艾滋病并发痒疹患者中医症状体征特点，现将有关结果报告如下。

艾滋病服用抗病毒药治疗并发痒疹的中医症状体征特点分析

资料与方法

1. 资料来源 资料来源于国家"十一五"科技重大专项计划课题观察病例,为2010年1月至2010年12月期间某地观察治疗的全部病例资料。

2. 研究方法

2.1 数据收集 纳入统计分析的病例必须同时符合如下标准:正服用ARV治疗的艾滋病患者;患者出现的瘙痒性、散发性、以丘疹或结节为主要疹型的皮疹,持续时间>1个月;患者年龄在18-65岁;有辨证分型;中医证候采集观察表数据基本完整,缺项少于20%者;知情同意书保存齐全者。

2.2 数据采集内容 依照课题病例观察表,设计新的数据采集表,采集如下资料。①基本信息:性别、年龄、民族、婚姻状况、文化程度、职业。②采集的症状及体征:皮肤颜色、皮损颜色、皮损部位、丘疹、结节、红斑、色素改变、风团、水泡、水泡鳞屑、水疱渗出、糜烂、溃疡、抓痕、苔藓化、皮损灼热感、皮肤瘙痒、汗出异常、特殊汗出、疲乏、不寐、神志异常、头晕、头痛、面色异常、口味异常、咽干、胸闷、气短、心中烦闷、胁痛、食欲不振、腹胀、腰酸、腰膝无力、便秘、大便性状、小便性状。③舌象与脉象:如实采集舌象(舌色、舌形、舌态、舌苔、苔色)与脉象(沉、迟、细、弱、代、结等)记录。

2.3 证候诊断 参照《中医临床诊疗术语》[4]与《中医药学名词》[5]制定。①血热生风证。主症:皮疹色红,瘙痒剧烈,遇热更甚;次症:心烦口渴,便秘,小便黄,舌红,苔薄黄,脉弦滑数。②血虚风燥证。主症:皮损色淡,皮肤干燥、粗糙,皮肤肥厚、苔藓样变;次症:皮损伴抓痕、脱屑,红丘疹,舌质淡,脉细。③脾虚湿蕴证。主症:皮损色暗,以结节为主,皮损有渗出;次症:食少,乏力,腹胀便溏,小便清长或微黄,舌淡苔白腻,脉濡。诊断标准:皮肤瘙痒+1项主症+2项次症

3. 质量控制 采用统一的信息资料采集表,数据进行双人采集,使用Epidata 3.02建立数据库,并进行数据一致性检验后锁定数据库。

4. 统计学方法 对出现频率超过10%的症状体征及舌象脉象进行统计分析。使用SPSS 19.0软件统计数据,并输出结果。$P<0.05$认为差异有统计学意义。

结果

1. 一般资料统计 本研究纳入病例105例,男38例,女67例。年龄最小32岁,最大64岁,平均(47.88±7.97)岁。文化程度小学及以下文化程度者82例(78.1%),初中及以上文化程度者23例(21.9%)。婚姻状况未婚1例(1.0%),已婚者80例(76.2%),离异/丧偶者24例(22.9%)。被调查对象均为农民。感染HIV途径有偿献血感染HIV者103例(98.1%),性传播感染HIV者2例(1.9%)。患者中有54例配偶感染,16例不详。所有患者均正接受HAART疗法。中医证候分布以血热生风证居多,共46例,占43.8%;血虚风燥证26例,占24.8%,脾虚湿蕴证33例,占31.4%。

2. 三种证型患者痒疹相关症状比较 见表1。

表1 105例患者痒疹相关症状比较

症状	合计		血热生风证(46例)		血虚风燥证(26例)		脾虚湿蕴证(33例)		x^2	P值
	频数	频率(%)	频数	频率(%)	频数	频率(%)	频数	频率(%)		
丘疹	103	98.1	45	97.8	25	96.2	33	100	1.692	0.429
抓痕	99	94.3	44	95.7	23	88.5	32	97.0	2.238	0.327
色素改变	97	92.4	43	93.5	22	84.6	32	97.0	4.196	0.123
结节	86	81.9	39	84.8	21	80.8	26	78.8	0.496	0.780
皮肤颜色异常	54	51.4	19	41.3	14	53.8	21	63.6	3.917	0.141
水泡鳞屑	51	48.6	18	39.1	17	65.4	16	48.5	4.584	0.101
水疱渗出	42	40.0	22	47.8	3	11.5	17	51.5	14.887	0.001
红斑	42	40.0	22	47.8	8	30.8	12	36.4	2.279	0.320
风团	31	29.5	20	43.5	3	11.5	8	24.2	8.789	0.012
皮肤灼热感	30	28.6	15	32.6	3	11.5	12	36.4	5.045	0.080
水泡	27	25.7	12	26.1	4	15.4	11	33.3	2.459	0.293

表2 105例患者其它症状比较

症状	合计		血热生风证（46例）		血虚风燥证（26例）		脾虚湿蕴证（33例）		x^2	P值
	频数	频率（%）	频数	频率（%）	频数	频率（%）	频数	频率（%）		
疲乏	80	76.2	30	65.2	20	76.9	30	90.9	7.002	0.030
口味异常	78	74.3	32	69.6	17	65.4	29	87.9	4.807	0.090
面色异常	60	57.1	23	50.0	14	53.8	23	69.7	3.197	0.202
神志异常	56	53.3	22	47.8	16	61.5	18	54.5	1.283	0.526
咽干	54	51.4	25	54.3	7	26.9	22	66.7	9.475	0.009
不寐	51	48.6	23	50.0	11	44.0	17	51.5	1.154	0.561
食欲不振	50	47.6	17	40.0	11	42.3	22	66.7	7.191	0.027
头晕	45	42.9	14	30.4	10	38.5	21	63.6	8.922	0.012
心中烦闷	42	40.0	15	32.6	7	26.9	20	60.6	8.738	0.013
气短	35	33.3	12	26.1	5	19.2	18	54.5	10.096	0.006
腰膝无力	35	33.3	15	32.6	7	26.9	13	39.4	1.037	0.595
胸闷	34	32.4	14	30.4	4	15.4	16	48.5	7.418	0.024
汗出异常	33	31.4	20	43.5	8	30.8	5	15.2	7.978	0.019
大便异常	31	29.5	12	26.1	6	23.1	13	39.4	2.326	0.313
腰酸	29	27.6	13	28.3	5	19.2	11	33.3	1.464	0.481
小便异常	27	25.7	15	32.6	5	19.2	7	21.2	2.067	0.356
头痛	22	21.0	9	19.6	1	3.8	12	36.4	9.379	0.009
腹胀	18	17.1	9	19.6	1	3.8	8	24.2	4.597	0.100
特殊汗出	15	14.3	8	17.4	3	11.5	4	12.1	0.649	0.723
便秘	11	10.5	8	17.4	2	7.7	1	3.0	4.511	0.105

表3 105例患者舌象脉象比较

	症状	合计		血热生风证（46例）		血虚风燥证（26例）		脾虚湿蕴证（33例）		x^2	P值
		频数	频率（%）	频数	频率（%）	频数	频率（%）	频数	频率（%）		
舌象	淡红舌	42	40.0	24	52.2	6	23.1	12	36.4	6.125	0.047
	淡白舌	41	39.0	14	30.4	14	53.8	13	39.4	3.828	0.148
	痿软舌	32	30.5	10	21.7	9	34.6	13	39.4	3.106	0.212
	荣润舌	23	21.9	6	13.0	9	34.6	8	24.2	4.672	0.097
	红舌	12	11.4	4	8.7	4	15.4	4	12.1	0.757	0.685
	齿痕舌	11	10.5	4	8.7	0	0.0	7	21.2	9.152	0.010
	白苔	57	54.3	23	50.0	12	46.2	22	66.7	3.072	0.215
	厚苔	56	53.3	22	47.8	13	50.0	21	63.6	2.084	0.353
	黄苔	45	42.9	23	50.0	12	46.2	10	30.3	3.197	0.202
	薄苔	42	40.0	22	47.8	10	38.5	10	30.3	2.492	0.288
	腻苔	33	31.4	11	23.9	8	30.8	14	42.4	3.062	0.216
脉象	弦脉	30	28.6	21	45.7	2	7.7	7	21.2	13.006	0.001
	浮脉	23	21.9	9	19.6	9	34.6	3	9.1	5.731	0.057
	细脉	23	21.9	3	6.5	14	53.8	6	18.2	22.137	0.001
	濡脉	17	16.2	0	0.0	0	0.0	17	51.5	47.256	0.001
	弱脉	12	11.4	4	8.7	3	11.5	5	15.2	0.792	0.673

丘疹、抓痕、色素改变、结节、皮肤颜色异常出现频率较高（>50%）。水泡渗出在血热生风证组和脾虚湿蕴证组中出现频率高于血虚风燥证组，风团在血热生风组出现频率高于其余两组，差异有统计学意义（p<0.05）。其余症状在3组分布稍有差异，但差异无统计学意义。

3. 三种证型患者其它症状比较 见表2。所有患者中出现频率超过10%的症状依次是疲乏、口味异常、面色异常、神志异常、咽干、不寐、食欲不振、头晕、心中烦闷、气短、腰膝无力、胸闷、汗出异常、大便异常、腰酸、小便异常、头痛、腹胀、特殊汗出、便秘。其中疲乏、口味异常、面色异常、神志异常、咽干、不寐在3种证型中出现频率均较高。疲乏和口味异常在脾虚湿蕴证组中出现频率高于其余两组，咽干在血热生风证和脾虚湿蕴证组出现的频率高于血虚风燥组（p<0.05）。食欲不振、头晕、心中烦闷、气短和胸闷在脾虚湿蕴证组显著高于其余两组（p<0.05）。

4. 三种证型患者常见舌象脉象比较 见表3。舌象主要有淡红舌、淡白舌、痿软舌、荣润舌、红舌、齿痕舌、白苔、厚苔、黄苔、薄苔和腻苔。其中淡红舌在血热生风组出现频率较其它两组高，齿痕舌在脾虚湿蕴组出现较其它两组高，且差异有统计学意义（p<0.05）。脉象主要有弦、浮、细、濡、弱5种。其中弦脉在血热生风证组出现频率较高，细脉在血虚风燥证组出现频率较高，濡脉在脾虚湿蕴证组出现较高，差异有统计学意义（p<0.05）。

讨论

艾滋病相关性痒疹，是HIV/AIDS患者中最常见的炎症性皮肤病之一，患者皮肤常发生剧烈的瘙痒、泛发皮疹。多数因过度的搔抓可出现表皮剥脱性丘疹、炎症性色素沉着和瘢痕性结节。在HAART疗法中常出现皮疹、瘙痒症状的药物为奈韦拉平[6]。出现这些药物毒副作用的原因多样而复杂，但主要机制可能与这些药物抑制宿主细胞DNA聚合酶活性有关，因为DNA聚合酶也像HIV-1反转录酶一样使用dNTP为合成底物[7]。艾滋病患者在接受HAART疗法的过程中，皮肤瘙痒较多见且严重，大大降低了患者的生存质量，必须加以重视。

本文对105例艾滋病服ARV的并发痒疹的患者的中医临床信息的分析结果显示，证型分别为血热生风证46例，血虚风燥证26例，脾虚湿蕴证33例。出现频率较高的症状为丘疹、抓痕、色素改变、结节、皮肤颜色异常、水泡鳞屑、疲乏、口味异常、面色异常、神志异常、咽干、不寐。舌脉象出现较多的为淡红舌（40.0%）、淡白舌（39.0%）、白苔（54.3%）和厚苔（53.3%）。艾滋病患者随着HIV感染时间增长机体免疫力低下，脾气亏虚，运化功能失司，滋生痰湿，日久化热。内有痰热之患，体质虚弱，易感风邪，或感寒入里化热，或情志内伤，郁而化火，使体内阳热过盛，引起血热血燥而生风。痰湿聚结肌肤，阻滞经络，气血凝滞，而成结节。故本病以气血亏虚为本，风湿热三邪蕴结为标，临床常表现为血热生风、血虚风燥、脾虚湿蕴3种证型。

总之，本研究使用病例回顾性分析，初步探讨艾滋病服ARV治疗并发痒疹患者的中医症状特点，为辨证施治提供基础。此类病症的中医四诊信息及证候特点进一步确定，仍需采用临床流行病学的研究方法深入研究。

参考文献（略）

（出自中华中医药杂志2012年第27卷7期第1773-1776页）

艾滋病合并肺部感染治疗过程中证型演变规律探讨

屈 冰[1]　周桂琴[2]　徐立然[3]*　王东旭[4]　庞志勇[1]　谭行华[5]　岑玉文[5]　孙丽君[6]
蒙志好[7]　蓝 珂[7]　张世玺[8]　郭长河[9]　刘占国[9]　何瑞丽[9]　翟靖琦[9]

（1. 河南省中医药研究院，郑州市城北路7号，450004；2. 首都医科大学附属北京地坛医院；
3. 河南中医学院第一附属医院；4. 河南中医学院；5. 广州市第八医院；6. 首都医科大学附属北京佑安医院；
7. 广西壮族自治区龙潭医院；8. 河南省商丘市第一人民医院分院；9. 河南省上蔡县中医院）

摘要 目的 观察艾滋病（AIDS）合并肺部感染患者的证候学特点，探讨药物治疗（中西医或西医）对证型的影响。方法 观察164例AIDS合并肺部感染患者治疗前后证型的变化，总结AIDS并肺部感染证型变化特点。结果 AIDS合并肺部感染患者治疗后较治疗前痰热壅肺证减少15.3%，痰湿阻肺证减少8.6%，肺肾两亏证增加7.3%，气血亏虚增加2.4%，气阴两虚证增加0.6%，与AIDS合并肺部感染无关证型增加14.0%。结论 AIDS并肺部感染证型有虚有实、虚实夹杂，疾病前期为实多虚少，疾病后期为虚多实少。

关键词 艾滋病；肺部感染；中医证型

艾滋病（AIDS）患者由于T淋巴细胞受损，容易继发机会性感染。在所有AIDS机会性感染中，呼吸系统是其侵犯的主要场所，HIV/AIDS患者80%有肺部病变，其中90%是感染性疾病[1]，而肺部感染约占机会性感染的50%～69.6%[1-3]，同时AIDS合并的肺部感染具有多样性、混合性、播散性和难治性。为进一步研究AIDS合并肺部感染的临床特点，探讨在药物治疗的基础上中医证候的演变规律，我们在北京市、河南省、广东省、广西壮族自治区的住院患者中开展了此项研究。为中医药治疗AIDS合并肺部感染提供依据，进而形成相应中医辨证论治体系。

1 资料

164例AIDS患者来自2008年9月至2011年3月北京地坛医院、河南省中医药研究院、广州市第八医院、北京佑安医院、广西壮族自治区龙潭医院。

1.1 纳入标准

AIDS合并肺部感染诊断标准：①AIDS患者新近出现的咳嗽、咯痰，或原有呼吸道疾病症状加重，并出现脓性痰；伴或不伴胸痛。②发热。③肺实变体征和（或）湿啰音。④白细胞（WBC）$>10\times10^9$/L或$<4\times10^9$/L，伴或不伴核左移。⑤胸部X线检查显示片状、斑片状浸润性阴影或间质性改变，伴或不伴胸腔积液。以上1～4项中任何1项加第5项可建立临床诊断。

凡是患者HIV抗体阳性；符合肺部感染诊断；具有咳嗽、咯痰、发热、胸闷、气短等症状；年龄18～65岁；24小时内X线胸片检查不考虑肺结核者，均可纳入。

1.2 排除标准

并发肺结核、肺部肿瘤、非感染性肺间质性疾病、肺水肿、肺不张、肺栓塞、肺嗜酸性粒细胞浸润症、肺血管炎；患有精神疾病，包括严重的癔症等；对本试验观察的药物过敏或不能耐受者；妊娠或哺乳期妇女，或准备妊娠妇女；最近3个月参加过其他临床试验；据研究者判断可能干扰试验结果或增加患者治疗风险的任何病史。

1.3 脱落标准

所有签署知情同意书并筛选合格进入试验的受试者，均有权随时退出临床试验，无论何时何因退出，只要未完成临床试验全过程观察，均为脱落病例。

1.4 人口学特征与基线资料

男性患者比率（73.2%）明显大于女性患者比率（26.8%）；平均年龄为（44.6±10.5）岁，年龄在38～47岁发病率最高，占34.3%，其次为48～57岁，占24.7%；文化程度以小学（24.4%）、初中（31.1%）为主。疾病分期中，$CD_4^+\geqslant500$cells/μl患者占3.7%；CD_4^+为200～499cells/μl患者占32.3%；$CD_4^+<200$cells/μl患者占64.0%。身高、体重、呼吸、脉搏、血压等基本情况见表1。

2 方法

2.1 研究方法

将AIDS合并病肺部感染患者作为研究对象，参照《中医临床诊疗术语证候部分》（国家标准GB/T16751.2-1997）、2005年《11省中医药治疗AIDS项目临床技术方案（试行）》、《中医病证诊断疗效标准》（行业标准ZY/T001.1～001.9-94）进行中医证型诊断，同时设计中医证候调查问卷。整个临床试验严格按照《药物临床试验质量管理规范（GCP）》进行。在中医临床医师的指导下填表完成。

表1 AIDS合并肺部感染患者基本情况

项目	均数	标准差	中位数	最大值	最小值
身高（cm）	166.8	6.9	168.0	180	150
体重（kg）	58.0	9.4	59.5	85.0	39.0
呼吸（次/min）	20.7	5.2	20.0	80.0	16.0
脉搏（次/min）	84.8	13.3	82.0	124.0	20.0
收缩压（mmHg）	118.4	16.0	115.0	160.0	87.0
舒张压（mmHg）	76.7	13.2	75.0	140.0	50.0
24h最高体温（℃）	37.3	0.9	37.0	39.8	35.3
24h痰液计量（ml）	25.7	28.2	20.0	180	0

注：基线定义为治疗前3天至治疗当天，试验中未观测的项目，以之前最后1次测量结果作为基线。

2.2 中医证型判断标准

①痰热壅盛：主症：身热；气粗；痰多黄稠或痰白黏稠难咯。次症：口干口苦；烦躁不安；大便秘结；小便短赤；舌红苔黄腻；脉滑数。咳嗽+2项主症+2项次症。②肺肾两亏：主症：咯痰、喘促，动则为甚。次症：自汗；五心烦热；腰膝酸软；舌淡苔白；脉细弱。咳嗽+主症+2项次症。③痰湿阻肺：主症：气喘，甚则喘息不能平卧；咯痰量多；舌苔白腻。次症：面色苍白；形寒肢冷；头晕

目眩；脉濡缓或滑。咳嗽+2项主症+2项次症。④其他：依据中医临床证候及舌、脉辨证为肺肾阴虚型或脾肾阳虚型等。

2.3 治疗方法

当受试者入组时，通过中央随机系统进行随机化和药物指定，根据系统给出的药物编号给予受试者相应的药物。中医药根据证型给予相应的药物，抗生素根据临床和实验室诊断给予相应的药物。

2.4 统计学方法

统计分析采用SPSS 13.0软件包进行，所有统计检验均采用频度统计描述。

3 结果

3.1 不同中医证型在治疗前后出现的频度变化

164例患者入组时中医辨证为痰热壅肺证78例，占47.6%；肺肾两亏证37例，占22.6%；痰湿阻肺证47例，占28.7%；肺脾两虚证1例，占0.6%；风热袭肺证1例，占0.6%。治疗第7天，痰热壅肺证76例，占46.3%；肺肾两亏证40例，占24.4%；痰湿阻肺证45例，占27.4%；肺脾两虚证1例，占0.6%；风热袭肺证1例，占0.6%；其他证型或无证可辨者1例，占0.6%。治疗第14天痰热壅肺证69例，占42.1%；肺肾两亏证44例，占26.8%；痰湿阻肺证40例，占24.4%；肺脾两虚证1例，占0.6%；气阴两虚证1例，占0.6%；与此病无关证型9例，占5.5%。治疗第21天痰热壅肺证61例，占37.2%；肺肾两亏证47例，占28.7%；痰湿阻肺证36例，占22.0%；肺脾两虚证1例，占0.6%；气阴两虚证1例，占0.6%；气血亏虚1例，占0.6%；其他证型或无证可辨者17例，占10.4%。治疗第28天痰热壅肺证53例，占32.3%；肺肾两亏证49例，占30.0%；痰湿阻肺证33例，占20.1%；肺脾两虚证1例，占0.6%；气阴两虚证1例，占0.6%；气血亏虚4例，占2.4%；其他证型或无证可辨者23例，占14.0%。

3.2 不同症状在AIDS合并肺部感染中出现的频度变化

在治疗前，咳嗽（97.6%）、咯痰（92.1%，其中白痰占52.4%，黄痰17.7%，黄白相兼20.1%）、胸闷（68.9%）、气短（72.0%）、气喘（56.7%）、身体困重（61.6%）、食欲不振（58.5%）、口渴（58.5%）等出现频率最高。经过治疗后，各症状均明显减少，但咳嗽（51.8%）、咯痰（40.2%，其中白痰28.7%）、身体困重（28.0%）、食欲不振（25.0%）、腰膝无力（20.1%）等仍占有较大比率，见表2。

表2 AIDS合并肺部感染主要症状在各个访视点频度变化 [例（%）]

症状	0d	7d	14d	21d	28d
咳嗽	160（97.6）	140（85.4）	116（70.7）	91（5.5）	85（51.8）
咯痰	151（92.1）	116（70.7）	110（67.1）	71（43.3）	66（40.2）
白痰	86（52.4）	78（47.6）	80（48.8）	57（34.8）	47（28.7）
黄痰	29（17.7）	18（11.0）	7（4.3）	2（1.2）	2（1.2）
黄白相兼	34（20.7）	17（10.4）	18（11.0）	12（7.3）	14（8.5）
喉中痰鸣	49（29.9）	31（18.9）	11（6.7）	8（4.9）	9（5.5）
胸闷	113（68.9）	66（40.2）	28（17.1）	29（17.7）	19（11.6）
气短	118（72.0）	66（40.2）	33（20.1）	27（16.5）	18（11.0）
气喘	93（56.7）	46（28.0）	22（13.4）	19（11.6）	10（6.1）
心悸	65（39.6）	24（14.6）	10（6.1）	13（7.9）	8（4.9）
身体困重	101（61.6）	82（50.0）	60（36.6）	52（31.7）	46（28.0）
口渴	96（58.5）	53（32.3）	38（23.2）	30（18.3）	26（15.9）
食欲不振	96（58.5）	72（43.9）	49（29.9）	45（27.4）	41（25.0）
汗出异常	48（29.3）	28（17.1）	22（13.4）	19（11.6）	13（7.9）
自汗	12（7.3）	25（15.2）	5（3.0）	5（3.0）	3（1.8）
盗汗	35（21.3）	18（11.0）	17（10.4）	11（6.7）	9（5.5）
腰膝无力	70（42.7）	54（32.9）	41（25.0）	38（23.2）	33（20.1）
腰痛	41（25.0）	22（13.4）	15（9.1）	13（7.9）	12（7.3）
恶寒发热	46（28.0）	9（5.5）	4（2.4）	5（3.0）	3（1.8）

3.3 各种症状在不同证型中出现的频度变化

痰热壅盛证治疗前以咳嗽（100%）、咯痰（91.0%，其中白痰30.8%，黄痰30.8%，黄白相兼29.4%）、胸闷（70.5%）、气短（74.4%），气喘（57.7%）、身体困重（60.3%）、食欲不振（56.4%）等症状为主；经治疗后，上述症状明显减少，第28天时症状表现为咳嗽（52.2%）、咯痰（54.8%，其中白痰35.8%，黄痰1.9%，黄白相兼15.1%）、身体困重（24.5%）、食欲不振（28.3%）、口渴（22.6%）、腰痛（22.6%），见表3。

表3 痰热壅盛证各访视点主要症状频度变化 [例（%）]

症状	0d（78例）	7d（76例）	14d（69例）	21d（61例）	28d（53例）
咳嗽	78（100.0）	70（92.1）	59（85.5）	45（73.8）	33（52.2）
咯痰	71（91.0）	56（73.7）	55（79.7）	32（52.5）	29（54.8）
白痰	24（30.8）	16（21.1）	34（49.3）	19（31.1）	19（35.8）
黄痰	24（30.8）	17（22.4）	6（8.7）	2（3.3）	1（1.9）
黄白相兼	23（29.5）	14（18.4）	15（21.7）	11（18.0）	8（15.1）
喉中痰鸣	26（33.3）	19（25.0）	7（10.1）	2（3.2）	1（1.9）
胸闷	55（70.5）	33（43.4）	13（18.8）	8（13.1）	7（13.2）
气短	58（74.4）	28（36.8）	13（18.8）	7（11.4）	7（13.2）
气喘	45（57.7）	17（22.3）	7（10.1）	6（9.8）	4（7.5）
心悸	35（44.9）	10（13.1）	3（4.3）	3（4.9）	2（3.8）
身体困重	47（60.3）	42（55.3）	26（37.7）	20（32.8）	13（24.5）
口渴	31（39.7）	27（35.5）	16（23.2）	10（16.4）	12（22.6）
食欲不振	44（56.4）	31（40.8）	30（43.5）	21（34.4）	15（28.3）
汗出异常	21（26.9）	18（23.7）	10（14.5）	9（14.8）	4（7.6）
自汗	1（1.3）	2（2.6）	1（1.4）	0	1（1.9）
盗汗	10（12.8）	10（13.2）	7（10.1）	4（6.6）	3（5.7）
腰膝无力	26（33.4）	15（19.8）	8（11.5）	11（18.0）	9（17.0）
腰痛	21（26.9）	13（17.1）	6（8.6）	3（4.9）	12（22.6）
恶寒发热	21（26.9）	6（7.9）	1（1.4）	3（4.9）	2（3.8）

痰湿阻肺证在治疗前以咳嗽（91.5%）、咯痰（95.7%，其中白痰74.5%，黄白相兼17.0%）、胸闷（59.6%）、气短（63.8%）、气喘（55.3%）、身体困重（61.7%）、食欲不振（48.9%）为主要表现。治疗第28天，则以咳嗽（63.6%）、咯痰（45.5%，其中白痰39.4%）、身体困重（33.3%）、食欲不振（30.3%）、胸闷（24.2%）为主要表现，见表4。

肺肾两亏证在治疗前以咳嗽（97.3%）、咯痰（占86.5%，其中白痰占（67.6%）、胸闷（78.4%）、气短（73.0%）、食欲不振（75.7%）、腰膝无力（62.2%）、气喘（51.4%）、汗出异常（48.6%）等症状出现频度较高，经过28天治疗后，肺肾两亏证呈增长趋势，但主要症状的表现程度则明显减轻，以身体困重（36.8%）、咳嗽（38.8%）、咯痰（28.6%）、腰膝无力（24.5%）、食欲不振（22.4%）为主，见表5。

表4 痰湿阻肺证各访视点主要症状频度变化 [例（%）]

症状	0d（47例）	7d（45例）	14d（40例）	21d（36例）	28d（33例）
咳嗽	43（91.5）	38（84.4）	28（70）	22（61.2）	21（63.6）
咯痰	45（95.7）	36（80.0）	28（70）	19（52.8）	15（45.5）
白痰	35（74.5）	32（71.1）	27（67.5）	17（47.2）	13（39.4）
黄白相兼	8（17.0）	1（2.2）	1（2.5）	1（2.8）	2（6.1）

续表

症状	0d (47例)	7d (45例)	14d (40例)	21d (36例)	28d (33例)
喉中痰鸣	9 (19.1)	6 (13.3)	3 (7.5)	1 (2.8)	2 (6.1)
胸闷	28 (59.6)	17 (37.7)	4 (10.0)	5 (13.9)	8 (24.2)
气短	30 (63.8)	1 (37.8)	5 (12.5)	3 (8.3)	4 (12.1)
气喘	26 (55.3)	15 (33.3)	5 (12.5)	4 (11.1)	3 (9.1)
心悸	15 (32)	8 (17.8)	0	1 (2.8)	1 (3.0)
身体困重	29 (61.7)	20 (44.5)	16 (40)	11 (30.6)	11 (33.3)
口渴	20 (42.6)	16 (35.6)	12 (30)	9 (25.0)	5 (15.2)
食欲不振	23 (48.9)	19 (42.2)	15 (37.5)	13 (36.1)	10 (30.3)
汗出异常	18 (38.3)	5 (11.1)	4 (10.0)	3 (8.3)	5 (15.2)
自汗	5 (10.6)	2 (4.4)	0	0	0
盗汗	13 (27.7)	6 (13.3)	5 (12.5)	2 (5.6)	4 (12.1)
腰膝无力	20 (42.6)	19 (42.2)	10 (25.0)	7 (19.5)	7 (21.2)
腰痛	12 (25.5)	13 (28.9)	8 (20.0)	5 (13.9)	2 (6.1)
恶寒发热	7 (14.9)	2 (4.4)	1 (2.5)	1 (2.8)	1 (3.0)

表5 肺肾两亏证各访视点主要症状频度变化 [例(%)]

症状	0d (37例)	7d (40例)	14d (44例)	21d (47例)	28d (49例)
咳嗽	36 (97.3)	30 (75.0)	26 (59.1)	17 (36.2)	19 (38.8)
咯痰	32 (86.5)	22 (55.0)	19 (43.2)	16 (34.0)	14 (28.6)
白痰	25 (67.6)	19 (47.5)	17 (38.6)	16 (34.0)	8 (16.3)
黄痰	3 (8.1)	1 (2.5)	0	0	1 (2.0)
黄白相兼	2 (5.4)	2 (5.0)	2 (4.5)	0	4 (8.2)
喉中痰鸣	13 (35.1)	6 (15.0)	1 (2.3)	1 (2.1)	4 (8.1)
胸闷	29 (78.4)	15 (37.5)	11 (25.0)	15 (31.9)	3 (6.1)
气短	27 (73.0)	19 (47.5)	14 (31.8)	12 (25.5)	5 (10.2)
气喘	19 (51.4)	11 (30.0)	10 (22.7)	9 (19.1)	3 (6.1)
心悸	13 (35.1)	6 (15.0)	7 (15.9)	8 (17.0)	4 (8.2)
身体困重	24 (64.9)	19 (47.5)	16 (36.4)	18 (38.3)	18 (36.8)
口渴	17 (45.9)	11 (27.5)	9 (20.5)	10 (21.3)	7 (14.3)
食欲不振	18 (75.7)	21 (52.5)	11 (25.0)	9 (19.1)	11 (22.4)
汗出异常	18 (48.6)	4 (10.0)	7 (15.9)	6 (12.7)	2 (4.0)
自汗	6 (16.2)	2 (5.0)	3 (6.8)	3 (6.4)	1 (2.0)
盗汗	12 (32.4)	2 (5.0)	5 (11.4)	4 (8.5)	2 (4.1)
腰膝无力	23 (62.2)	19 (47.5)	21 (47.7)	19 (40.4)	12 (24.5)
腰痛	8 (21.6)	6 (15.0)	5 (11.4)	7 (14.9)	5 (10.2)
恶寒发热	16 (43.2)	1 (2.5)	1 (2.3)	1 (2.1)	0

4 讨论

AIDS患者因其免疫功能缺陷易发生各种机会性感染。这种机会性感染易反复发作，患者最终因感染不能控制引起死亡，尤其是合并肺部感染是其死亡的主要疾病之一[4]。近年来的研究证实，中医药在治疗AIDS合并肺部感染取得了一定的成效[5-7]。但是尚需建立系统的辨证施治体系和方案，因此，对其中医证候规律的探讨更为迫切。

本研究对164例AIDS合并肺部感染的患者中医辨证和症状的观察，发现其临床表现符合中医"风温肺热病"、"咳嗽"等疾病。初期的主要证型为"痰热壅肺"和"痰湿阻肺"，与非AIDS的肺炎不同点在于，AIDS合并肺部感染很少有表证，而大多都有一些虚证的存在；在治疗结束时则虚证更为多见。

在治疗过程中，我们注意到临床症状的改善直接影响到证型的变化。因此，随着治疗效果的出现，各证型主要症状的出现频率明显减少，其中以咳嗽为例，肺肾两亏证的咳嗽症状改善最明显，痰热壅肺证次之，痰湿阻肺证又次之。随着症状的改善，其证型也随之有所变化，部分证型明显减少，例如痰热壅肺证减少25例（15.3%）；痰湿阻肺证减少14例（8.6%）；而肺肾两亏证增加12例（7.3%）；其他证型或无证可辨增加23例（14.0%）。说明随着治疗使病情好转，实证数量逐渐减少，虚证数量逐渐增多，无证可辨的数量亦逐渐增多。

我们认为，证型的变化可能与AIDS的病因病机有关。有研究认为，AIDS合并肺部感染是由于AIDS"疫毒"首先侵犯脾脏[8]，导致气血虚衰，脏腑受损。肺虚则吐纳不利、宣降失司；脾虚则痰浊内生、壅阻于肺；肾虚则失于温煦、气失摄纳。复感外邪之时，更有痰浊、湿热、瘀血等壅滞气道，从而出现咳嗽、咯痰、胸闷、气喘等症状，为本虚标实之征。由此看出，"虚"是AIDS合并肺部感染的一个重要病机，"实"亦非大实盛候之实。所以从证型表现可以证实疾病始终贯穿虚实夹杂的情况，病本为虚，病标为实。

从观察过程可以看出，"痰"是AIDS并肺部感染中最明显的一个症状，也是导致发病和复发的最重要病理因素。我们认为，当先从辨病入手，根据疾病的特点和特征，寻找疾病证候和证型规律，按照"辨病与辨证相结合"的思路进行探索，也是我们探讨AIDS合并肺部感染证型变化的关键。通过本次研究发现，AIDS合并肺部感染证型有虚有实、虚实夹杂，疾病前期为实多虚少，疾病后期为虚多实少，为中医药治疗和评价AIDS合并肺部感染提供了理论依据和临床数据。

参考文献（略）

（出自中医杂志2012年第53卷8期第681-685页）

服用抗反转录病毒药物治疗艾滋病合并贫血患者的中医症状体征特点研究

陈秀敏[1]　刘志斌[2]　丁红云[1]　郭会军[1]　蒋自强[1]

（1 河南中医学院第一附属医院　河南郑州市 450000；2 河南中医学院　河南郑州市）

摘要　目的　了解服用抗反转录病毒药物治疗艾滋病（AIDS）合并贫血患者的中医症状体征特点，研究其症状体征分布规律。方法通过病例回顾的方法，以国家"十一五"重大专项某课题病例资料为来源，对服用抗反转录病毒药物的AIDS合并贫血患者的中医四诊信息进行统计分析。结果共纳入121例病例，其中气血两虚证（A组）80例、脾肾阳虚证（B组）41例。A组中频率较高的症状有头晕与心悸，B组频率较高的症状有腰酸、腰膝无力、腰痛；体征中面色萎黄在A组出现频率较高，颜面浮肿、手足不温在B组频率较高，组间差异有统计学意义（$p<0.05$）；淡红舌、痿软舌、黄苔、厚苔在A组频率较高，淡白舌、白苔、薄苔、齿痕舌在B组频率较高，组间差异无统计学意义（$p>0.05$）。细脉、弱脉在A组出现频率较高，沉脉、迟脉在B组出现频率较高，组间差异有统计学意义（$p<0.05$）。结论服用抗反转录病毒药物治疗AIDS合并贫血的患者中气血两虚证较脾肾阳虚证常见，中医四诊信息具有一定规律，需进一步开展临床研究加以明确。

关键词　艾滋病；中医诊断；证候；舌象；脉象

贫血已成为艾滋病（AIDS）患者的死亡原因之一，是AIDS患者短期生存的独立危险因素[1]，是AIDS患者生存质量下降的一个重要因素[2]。为了从中医角度认识本病症的临床特点，本研究通过对国家"十一五"重大专项某课题病例资料进行总结，统计分析服用抗反转录病毒药物的AIDS合并贫血患者的中医症状体征特点和规律，现将有关结果报道如下。

1 资料与方法

1.1 一般资料　资料来源于国家"十一五"重大专项某课题观察病例，为2010年1-12月某地观察治疗的病例资料。

1.2 研究方法

1.2.1 数据收集纳入统计分析的病例必须同时符合如下标准：正服用抗反转录病毒药物治疗的AIDS患者；全血

细胞自动分析检测血红蛋白男性低于120g/L、女性低于110g/L者；中医证候采集观察表数据基本完整，缺项少于20%者；知情同意书保存齐全者。

1.2.2 数据采集内容 以课题病例观察表为基础，设计新的数据采集表，采集如下资料。(1) 基本信息：性别、民族、年龄、婚姻状况、文化程度、职业。(2) 症状及体征：面色异常（萎黄、苍白、青紫、潮红、晦暗）、疲乏、头晕、心悸、汗出异常、焦虑、健忘、多梦、头痛、脱发、目涩、口渴、耳鸣、咽干、胸闷、气短、胁痛、食欲不振、腹胀、腰酸、腰膝无力、腰痛、形体类型、腹泻、四肢肿胀、手足不温、大小便异常、生殖系统状况（女性月经、带下异常，男性阳痿、早泄、遗精）。(3) 舌象与脉象：采集舌象（舌色、舌形、舌态、舌苔、苔色）与脉象（沉、迟、细、弱、代、结等）记录。

1.3 证候分组诊断 参照《中医临床诊疗术语》[3]与《中医药学名词》[4]制定。(1) 气血两虚（A组）主症：面色㿠白或萎黄；神疲乏力。次症：头晕目眩；少气懒言；自汗；易患感冒；心悸失眠；唇甲色淡；月经量少、色淡，经期延长或闭经；舌质淡；脉细弱。(2) 脾肾阳虚（B组）主症：面色㿠白；腰膝酸软。次症：面浮，或肢肿；形寒肢冷；腹部冷痛；神疲乏力；小便清长，或夜尿多；男子阳痿遗精，早泄，不育；妇女带下清稀；舌质淡，舌体胖边有齿痕，苔白，或滑，脉沉迟而弱。诊断标准：2项主症+2项次症可确诊。

1.4 质量控制 采用统一的信息资料采集表，数据进行双人采集，使用Epidate3.02建立数据库，进行数据一致性检验后锁定数据库。

1.5 统计学方法 对出现频率超过10%的症状体征及舌象脉象进行统计分析。采用SPSS19.0统计软件进行描述性统计分析，率的比较采用x^2检验。以$P<0.05$为差异有统计学意义。

2 结果

2.1 一般资料 本次收集病例121例，男53例，女68例。年龄最大65岁，最小31岁，平均(46.22±7.53)岁，其中：<40岁占20.7%（25例），40~50岁占50.4%（61例），>50岁占28.9（35例）。文化程度以小学及以下者居多，占62.0%（75例），初中及以上文化程度者占36.4%（44例），数据缺失占1.6%（2例）。婚姻状况中已婚者占77.7%（94例），离异/丧偶者占19.8%（24例），3例（2.5%）信息缺失。被调查对象职业主要是农民，占94.2%（114例），其他职业占5.8%（7例）。感染HIV途径中，有偿献血感染HIV者106例，输血感染HIV者3例，性传播感染HIV者8例，2例感染途径不详，2例资料缺失。患者中有54例合并配偶感染，54例无配偶感染，13例不详。所有患者均直接接受抗反转录药物治疗。中医证候分布以A组居多，共80例，占66.1%；B组41例，占33.9%。

2.2 两组患者常见症状比较 所有患者中出现频率超过10%的症状依次是疲乏、健忘、多梦、腰酸、头晕、咽干、心悸、气短、胸闷、腰膝无力、食欲不振、腰痛、耳鸣、目涩、自汗、大便异常、头痛、焦虑、胁痛、腹胀和小便异常。在A组中出现频率明显高于B组的症状有头晕、心悸，在B组出现频率明显高于A组的症状有腰酸、腰膝无力、腰痛，差异均有统计学意义（P<0.05）；其他症状在两组中出现频率有一定差异，但差异无统计学意义（P>0.05）。具体见表1。

表1 两组患者症状比较结果
Table 1 Comparison of TCM symptoms between two groups

项目	合计 频数	合计 频率(%)	A组 频数	A组 频率(%)	B组 频数	B组 频率(%)	x^2值	P值
疲乏	120	99.2	79	98.8	41	100.0	0.517	0.472
头晕	63	52.1	47	58.8	16	39.0	4.226	0.040
心悸	60	49.6	45	56.3	15	36.6	4.193	0.041
自汗	38	31.4	29	36.3	9	22.0	2.573	0.109
焦虑	27	22.3	19	23.8	8	19.5	0.281	0.596
健忘	79	65.3	53	66.3	26	63.4	0.096	0.756
多梦	75	62.0	54	67.5	21	51.2	3.049	081
头痛	28	23.1	18	22.5	10	24.4	0.054	0.815
目涩	44	36.4	31	38.8	13	31.7	0.581	0.446
耳鸣	45	37.2	26	32.5	19	46.3	2.223	0.136
咽干	46	38.0	35	43.8	11	26.8	3.294	0.070

续表

项目	合计		A组		B组		x^2值	P值
	频数	频率（%）	频数	频率（%）	频数	频率（%）		
胸闷	57	47.1	39	48.8	18	43.9	0.256	0.613
气短	58	47.9	40	50.0	18	43.9	0.404	0.525
胁痛	22	18.2	11	13.8	11	26.8	3.117	0.077
食欲不振	55	45.5	41	51.3	14	34.1	3.198	0.074
腹胀	22	18.2	14	17.5	8	19.5	0.074	0.786
腰酸	73	60.3	40	50.0	33	80.5	10.528	0.001
腰膝无力	57	47.1	26	32.5	31	75.6	20.219	0.001
腰痛	46	38.0	20	25.0	26	63.4	16.976	0.001
大便异常	32	26.4	19	23.8	13	31.7	0.882	0.348
小便异常	21	17.4	13	16.3	8	19.5	0.201	0.654

注：A组＝气血两虚组，B组＝脾肾阳虚组

2.3 两组患者常见体征比较 121例病例中，出现频率超过10%的体征包括面色萎黄、脱发、颜面浮肿和手足不温。其中：面色萎黄在A组出现频率比B组高，颜面浮肿、手足不温在B组出现频率高于A组，差异均有统计学意义（P＜0.05）；脱发在两组出现频率存在差异，但差异无统计学意义（P＞0.05）。具体见表2。

表2 两组患者体征比较

Table 2 Comparison of the signs between two groups

项目	合计		A组		B组		x^2值	P值
	频数	频率（%）	频数	频率（%）	频数	频率（%）		
面色萎黄	53	43.8	48	60.0	5	12.2	25.166	0.001
形体消瘦	12	9.9	7	8.8	5	12.2	0.360	0.548
脱发	71	58.7	46	57.5	25	61.0	0.135	0.713
颜面浮肿	13	10.7	3	3.7	10	24.4	12.043	0.001
手足不温	39	32.2	11	13.8	28	68.3	36.919	0.001

2.4 两组患者常见舌象及脉象比较 舌象主要有淡白舌、淡红舌、齿痕舌、痿软舌、薄苔、厚苔、白苔、黄苔。其中：淡红舌、痿软舌、黄苔、厚苔在A组出现频率较B组高，淡白舌、白苔、薄苔、齿痕舌在B组出现频率高于A组，但差异无统计学意义（P＞0.05）。脉象主要有沉、迟、细、弱四种。其中细、弱脉象在A组出现频率较高，沉、迟脉象在B组出现频率较高，两组之间的差异有统计学意义（P＜0.05）。具体见表3。

表3 两组患者舌象脉象比较

Table 3 Comparison of the tongue and pulse presentations between two groups

项目	合计		A组		B组		x^2值	P值
	频数	频率（%）	频数	频率（%）	频数	频率（%）		
舌象								
淡白舌	61	50.4	36	45.0	25	61.0	2.768	0.096
淡红舌	47	38.8	34	42.5	13	31.7	1.329	0.249
齿痕舌	52	43.0	30	37.5	22	53.7	2.888	0.089
痿软舌	20	16.5	14	17.5	6	14.6	0.161	0.688
薄苔	96	79.3	63	78.8	33	80.5	0.050	0.823
厚苔	18	14.9	12	15.0	6	14.6	0.003	0.957

续表

项目	合计		A组		B组		x^2值	P值
	频数	频率（%）	频数	频率（%）	频数	频率（%）		
白苔	93	76.9	61	76.3	32	78.0	0.049	0.824
黄苔	26	21.5	19	23.8	7	17.1	0.716	0.397
脉象								
沉	52	43.0	16	20.0	36	87.8	50.584	0.001
迟	15	12.4	3	3.8	12	29.3	16.254	0.001
细	95	78.5	71	88.8	24	58.5	14.668	0.001
弱	80	66.1	59	73.8	21	51.2	6.142	0.013

3 讨论

AIDS是由人类免疫缺陷病毒（HIV）感染引起的一种传染病，HIV感染人体后，造成CD_4^+T细胞进行性减少，损伤机体免疫功能，导致各种机会性感染、恶性肿瘤，造成多系统损害，其并发症中贫血的发生十分常见。贫血是HIV/AIDS患者疾病进展和死亡的独立危险因素，可因机会性感染、肿瘤、营养不良、失血和药物等原因导致[5]。

研究表明，中医药对AIDS防治有一定作用[6]。中医药治疗AIDS的关键是辨证论治。证候分布及演变规律则是辨证施治的前提和基础，AIDS的证候学具有一定特点和规律[7-9]，但AIDS合并贫血的证候特点至今未见相关报道。

本研究表明，AIDS合并贫血患者的中医症状分布有一定特点，其中出现频率较高的症状有疲乏、健忘、多梦、腰酸、头晕、咽干、心悸、气短、胸闷、腰膝无力、食欲不振、腰痛、耳鸣等，涉及脏腑心、脾和肾为主。不同证候中症状发生的频次有一定差别，气血两虚证组中频率较高的症状有头晕、心悸、食欲不振，脾肾阳虚证组中出现频率较高的症状有腰酸、腰膝无力、腰痛等；体征中面色萎黄在气血两虚证组出现频率较高，颜面浮肿、手足不温在脾肾阳虚证组中出现频率较高；形体消瘦、脱发在两组中出现频率相当。淡红舌、痿软舌、黄苔、厚苔在气血两虚证组频率较高，淡白舌、白苔、薄苔、齿痕舌在脾肾阳虚证组中出现频率较高。细、弱脉在气血两虚证组出现频率较高，沉、迟脉在脾肾阳虚证组中出现频率较高。

总之，本研究为回顾性分析，仅为服用抗反转录病毒药物治疗的AIDS合并贫血患者中医临床信息的初步统计分析，此类病症的中医四诊信息及证候特点仍需采用临床流行病学的研究方法进行深入研究。

参考文献（略）

（出自中国全科医学2012年第15卷6期第1888-1890页）

艾滋病高效抗逆转录病毒疗法相关高脂血症中医证候分布特点研究

娄彦梅[1]　王玉光[2]　李　峰[3]　王文静[3]　王文川[3]　王翠芳[3]

（1. 北京小汤山医院，北京102211；2. 北京地坛医院，北京100011；3. 北京中医药大学基础医学院，北京100029）

摘要　**目的**　探讨艾滋病高效抗逆转录病毒疗法（HAART）相关高脂血症中医证候分布特点，为中医药治疗提供依据。**方法**　对60例确诊的艾滋病HAART相关高脂血症患者的一般情况、症状、体征分布进行统计分析，使用因子分析的方法进行中医证候分布特点的研究。**结果**　艾滋病HAART相关高脂血症人群年龄最大65岁，最小29岁。症状中疲乏占76.67%（46/60），体征以胖大舌、齿痕舌为主；证候分布以虚证的肾虚证为主，占16.67%（13/60），其次为脾虚痰阻和肝肾阴虚证，各占11.67%（7/60）。**结论**　艾滋病HAART相关高脂血症属本虚标实之证，肾气亏虚，肝、脾、肾运化功能失常，是引起HAART相关高脂血症的重要病机，尤其是HAART治疗疗程较长的患者，与肾虚的程度明显相关，因此治疗更应加强健脾益肾、益气养心、活血化痰的治疗。

关键词　艾滋病；高效抗逆转录病毒疗法；高脂血症；中医证候；因子分析

艾滋病高效抗逆转录病毒疗法（HAART）相关高脂血症随着HAART治疗时间的延长，发生率逐年增加，越来越受到关注。研究发现，HAART相关高脂血症的发生会显著增加冠心病发生的危险性，而西药降脂药的应用对患者的依从性及对HAART治疗的影响使其治疗更为困难，中医药对艾滋病HAART相关高脂血症治疗的参与成为治疗的新前景[1]。

本研究以北京地坛医院60例确诊的艾滋病HAART相关高脂血症患者的临床资料为依据，运用因子分析的统计方法，探讨了艾滋病HAART相关高脂血症患者的中医证候分布特点，以期为艾滋病HAART治疗后引发的高脂血症的辨证规律及中医药治疗的研究奠定基础。

1 临床资料

1.1 一般资料

本研究已确诊的60例艾滋病HAART相关高脂血症患者病例来源于2010年3月-2011年5月间北京地坛医院的门诊和住院患者。其中男性42例，女性18例；年龄最大65岁，最小29岁，平均（44.22±7.72）岁。

1.2 诊断标准

高脂血症诊断以2007年中华医学会心血管病学分会和卫生部心血管病防治研究中心血脂异常防治委员会共同制订的《中国成人血脂异常防治指南》[2]为标准。中医证候诊断依据《中药新药临床研究指导原则（试行）》[3]及《中医临床诊疗术语证候部分》（GB/T16751.2-1997）[4]、《中医虚证诊疗手册》[5]、《中医证候辨治规范》[6]等关于证候诊断标准的描述，形成辨证标准方案。

1.3 纳入标准

①经确诊感染艾滋病并符合2007年血脂异常诊断标准的高脂血症患者。②年龄在18~79岁之间，无严重心、脑血管等重大病史及精神病史。③正在接受HAART治疗，HAART治疗前血脂正常。④患者知情同意、自愿参加。签署知情同意书。

1.4 排除标准

①妊娠或哺乳期妇女，过敏体质者。②近1个月内已接受过其他降脂治疗。③合并严重肝、心血管、肺、肾和造血系统等严重原发性疾病，精神病患者。

2 研究方法

2.1 调查方法

通过查阅国内外有关艾滋病HAART相关高脂血症的中西医研究文献及临床报道，参考相关专家的研究经验，由2名高年资住院医师职称以上人员根据《艾滋病HAART相关高脂血症临床中医证候病例调查表》客观填写现场调查表。中医证候部分包含了艾滋病HAART相关高脂血症患者可能出现及较常出现的症状和体征。对60例随机抽取的明确诊断为艾滋病HAART相关的高脂血症患者进行一般资料及中医证候调查。

2.2 统计学方法

运用SAS9.1.3统计分析软件进行统计和分析。临床资料的分布用频数表达；计数资料采用卡方检验，$P<0.05$认为差异有统计学意义。采用因子分析法归纳出中医证候。

3 结果

3.1 年龄、性别分布

艾滋病HAART相关高脂血症患者男女比例为2.33∶1，年龄最大65岁，最小29岁，平均（44.22±7.72）岁。年龄分布以40~50岁年龄组所占比例最大（46.67%）；其次为50~60岁年龄组，占25%。经检验，性别与年龄二者差异无统计学意义。见表1。

表1 艾滋病HAART相关高脂血症患者年龄与性别的构成情况（例）

年龄（岁）	女性	男性	合计
>20~30	1	1	2
>30~40	2	12	14
>40~50	9	19	28
>50~60	6	9	15
>60~70	0	1	1
>70~79	0	0	0
合计	18	42	60

3.2 症状、体征分布

本组患者的症状、体征出现频率在40%以上的有10项，按频率由高到低依次为：疲乏（76.67%）、形体异常（76.67%）、口苦（50%）、腰酸（45%）、健忘（43.33%）、口渴（43.33%）、心中烦闷（42.37%）、面色苍白（41.67%）、腰膝无力（41.67%）、四肢麻木（41.67%）。舌体颜色出现频率最高的为淡红舌（43.33%），其次是红舌（33.33%）与淡白舌（20.00%）。舌体形质出现频率最高的为齿痕舌（43.33%），其次为胖大舌（44.00%）。舌苔以薄苔（45.00%）、厚苔（43.33%）出现频率较高。脉象中以细脉（56.67%）、沉脉（48.33%）、弦脉（43.33%）为主。

3.3 中医证候分布特点

将51个艾滋病HAART相关高脂血症患者常见四诊信息用计算机默认的特征根值进行因子分析运算，初始因子提取方法为主成分分析法，初始估计指标的公共度为1，相关矩阵的特征值的和为51，平均为1。根据51个变量中每个变量对每个公因子贡献的大小（所支配的指标），参考中医证候诊断标准，根据上述12个公因子所包含的症状，结合临床最终确定12个公因子（F）。各公因子分布见表2。因子分析结果显示，艾滋病HAART相关高脂血症患者群中肾虚证所占比例最大（16.67%），其次为脾虚痰阻和肝肾阴虚证（各占11.67%）。

表 2 60 例艾滋病 HAART 相关高脂血症患者中医证候公因子分布

公因子	证候	例数	百分比（%）
F1	肾虚证	10	16.67
F2	脾虚痰阻证	7	11.67
F3	肝郁气滞证	5	8.33
F4	阳虚证	4	6.67
F5	肝郁脾虚证	2	3.33
F6	肾阳虚证	4	6.67
F7	肝肾阴虚证	7	11.67
F8	脾肾阳虚证	4	6.67
F9	阴虚证	2	3.33
F10	痰浊瘀阻证	3	5.00
F11	气阴两虚证	6	10.00
F12	肝郁化火证	6	10.00
合计		60	100.00

4 讨论

本次调查中，艾滋病 HAART 相关高脂血症患者年龄平均（44.22±7.72）岁。年龄分布以 40～49 岁年龄组所占比例最大（46.67%），经统计分析显示性别与年龄二者差异无统计学意义。艾滋病 HAART 相关高脂血症患者发病年龄较原发性高脂血症患者要早，这与艾滋病患者使用 HAART 治疗后导致的脂代谢异常，使其发病年龄提前有关[7]。HAART 疗法的不良反应多在 HAART 治疗后 12～18 个月发生，约 50% 患者出现脂肪代谢障碍。故临床对于采用 HAART 疗法的艾滋病患者应多监测血脂变化，以做到早发现、早期干预治疗，并可及早防治心血管并发症的发生。

从研究结果可以看出，76.67% 艾滋病 HAART 相关高脂血症患者都存在疲乏的症状，而体征中胖大舌、齿痕舌者占了相当大的比例，可以推测，此患者群存在脾虚这一关键病机，提示治疗中要重视补益脾胃的方法。从脉象看，艾滋病 HAART 相关高脂血症组以细脉（56.67%）、沉脉（48.33%）、弦脉（43.33%）为主，从另一方面也显示了高脂血症本虚标实的特征，及肝、脾、肾三脏功能失调，痰浊瘀血停滞脉道的主要病机。

因子分析显示，艾滋病 HAART 相关高脂血症患者群中肾虚证所占比例最大，其次为脾虚痰阻和肝肾阴虚证。其证候分布涉及肝、脾、肾三脏，更偏重于肾虚证为主。结合文献研究及临床研究结果显示，艾滋病 HAART 相关高脂血症的病机大多属于本虚标实，虚实夹杂之证，病毒之邪（HIV）侵入人体之后首先伤及脾脏，继而随着病情的进展进一步累及肾脏，肾阳虚衰，气化失司，水湿上泛为痰；肾阴亏虚，阴虚火旺，炼液为痰。可见肾阴肾阳虚损均能导致机体水湿、津液代谢障碍，水谷精微不能散精于肝、上归于肺，滞留于血脉，而发生高脂血症。随着艾滋病疾病进展，多脏腑功能失调，正气逐渐衰弱，尤其肺、脾、肾三脏虚损贯穿始终，在脾肾亏虚的基础上，HAART 疗法的运用更加重了各脏腑的虚损，使肾气更加亏虚，进而使脾失健运更甚，脾虚气弱，失其"游溢精气"和"散精"的功能，使气血生化紊乱，膏脂转运、输布也发生障碍，从而滞留营中，形成高脂血症。故艾滋病患者肾气亏虚，肝、脾、肾的运化功能失常，是引起 HAART 相关高脂血症的重要病机。本研究结果显示，艾滋病 HAART 相关高脂血症患者的肾虚证较为明显，其次为脾虚痰阻和肝肾阴虚证，说明其在肺脾肾等诸脏虚损的基础上痰瘀互结更为严重。因此，治疗应重在健脾益肾、益气养心、活血化痰。也间接说明艾滋病 HAART 相关高脂血症由于免疫功能低下的原始疾病存在而以虚证为主，提示在临床治疗中要更加偏重于补虚扶正、补气益气以提高治疗疗效。

参考文献（略）

高效抗逆转录病毒治疗艾滋病致血液毒性反应中医证候分析

刘志斌 陈秀敏 金艳涛 郭会军 蒋自强

（河南中医学院第一附属医院艾滋病研究中心 郑州 450000）

摘要 目的 了解高效抗逆转录病毒治疗（highly active antiretroviral therapy，HAART）艾滋病致血液毒性反应的主要证候特点及差异。方法 采用横断面调查的方法，收集 HAART 治疗后出现血液毒性反应的 216 例患者四诊信息，归纳证候学特点并分析其差异。结果 216 例中主要中医证候为气血两虚证（142 例，占 65.7%）和脾肾阳虚证（74 例，占 34.3%）；气血两虚证中医症状积分明显低于脾肾阳虚证（$p<0.05$）；气血两虚证组 CD_4^+ T 细胞计数高于脾肾阳虚证组（$p>0.05$），两证患者血清病毒载量比较，差异无统计学意义（$p>0.05$）。气血两虚证组患者生活质量较脾肾阳虚证者高，但差异无统计学意义（$p>0.05$）。结论 HAART 致血液毒性反应的主要证候有气血两虚证和脾肾阳虚证，气血两虚证病情相对较轻，不同证候患者生活质量、CD_4^+ T 细胞及病毒载量差别不明显。

关键词 艾滋病；高效抗逆转录病毒疗法；血液毒性反应；中医证候；横断面调查；

高效抗逆转录病毒疗法（highly active antiretroviral therapy，HAART）可引起多种毒副反应，其中血液毒性是主要的毒副反应之一本研究采用横断面调查的方法，在河南省某3个艾滋病高发区医疗机构筛选纳入接受 HAART 治疗后出现血液毒性反应的所有患者，总结其证候特点，现报告如下

资料与方法

1 纳入与排除标准

纳入标准：（1）正接受 HAART 治疗；（2）HAART 期间出现血液毒性作用，符合 WHO 抗癌药急性及亚急性毒性分级标准级者[1]；（3）签署知情同意书。

排除标准：（1）根据 WHO 抗癌药物分级标准血液毒性作用级以上需要换药者；（2）患有严重心肝肾疾患，精神疾病，包括严重的癫症等；（3）妊娠或哺乳期妇女，或准备妊娠妇女；（4）血液病以及据研究者判断可能干扰试验结果或增加患者治疗风险的任何病史患者；（5）正接受中药治疗。

2 一般资料

2010 年 12 月在河南省 3 个艾滋病高发区，横断面整群纳入患者 216 例，男性 95 例，女性 121 例，平均年龄（46.3±7.5）岁；感染途径主要为有偿献血感染 187 例（86.6%）输血途径感染 12 例（5.6%）和其他途径感染 17 例（7.8%）；主要病症有白细胞减少 85 例（39.4%）血红蛋白减少 48 例（22.2%）血小板减少 9 例（4.2%）粒细胞减少 11 例（5.1%）和两种以上血细胞减少 63 例（29.2%）。

3 调查方法及内容

3.1 调查方法 使用统一病例观察表进行现场问卷调查，由调查员提问及解释并填写问卷，采取面对面单独访谈的形式进行调查。

3.2 调查内容

3.2.1 一般信息 包括性别 民族年龄 婚姻状况 文化程度及职业等

3.2.2 中医证候分型 证候分型参照中医临床诊疗术语[2]与中医药学名词[3]，由高级职称中医临床工作人员依据资料辨证诊断具体辨证分型及积分赋值方法如下。

气血两虚证 主症：面色㿠白或萎黄；疲乏。次症：头晕目眩；少气懒言；自汗；易患感冒；心悸失眠；唇甲色淡；月经量少 色淡，经期延长或闭经；舌质淡；脉细弱。

脾肾阳虚证 主症：面色白；腰膝酸软。次症：面浮，或肢肿；形寒肢冷；腹部冷痛；神疲乏力；小便清长，或夜尿多；男子阳萎遗精，早泄不育；妇女带下清稀；舌质淡，舌体胖边有齿痕，苔白，或滑，脉沉迟而弱。

诊断标准：2 项主症加 2 项次症

中医证候评价，按主症与次症不同的项目进行评分，其中主症程度分级为"无、轻、中、重"，分别赋值为"0、2、4、6"，不分级"无、有"分别赋值"0、2"；次症程度分无、轻、中、重"则分别赋值为"0、1、2、3"，不分级"无、有"则赋值为"0、1"中医症状积分越高，说明病情越重。

3.2.3 生活质量测评 采用 WHO 生活质量测定量表（WHOQOL – HIV BREF）中文版，该量表有 31 个条目，涵盖生理 心理 独立程度 社会关系 环境与精神支柱及个人信仰等 6 个领域及 2 个独立分析的问题条目，具体条目及评分标准见参考文献[4-6]

4 实验室检查

CD_4^+ T 细胞计数和病毒载量检测 CD_4^+ T 细胞检测：仪器使用 BD 公司的 FACS Cali – bur Flow Cytometry，试剂采用 BD 公司的 TriTEST Three – Color Reagent，检测分析软件使用 Multi SET 软件，参照仪器及试剂操作规程操作，在河南中医学院第一附属医院检测；病毒载量检测由北京地坛医院课题总责任单位统一检测。

5 统计学方法

使用 Epidate 3.02 建立数据库，采用 SPSS19.0 进行统计分析采用 t 检验 x^2 检验和方差分析进行数据分析 $p < 0.05$ 为差异有统计学意义。

结 果

1 主要证候分布

216 例中气血两虚证 142 例（65.7%），脾肾阳虚证 74 例（34.3%）提示本病主要证候是中医气血两虚证和脾肾阳虚证，气血两虚证多于脾肾阳虚证。

2 不同证候

中医症状积分 CD_4^+ T 细胞计数及病毒载量比较（表1）气血两虚证组中医症状积分明显低于脾肾阳虚证组（$p < 0.05$），气血两虚证组 CD_4^+ T 细胞计数高于脾肾阳虚证组，但差异无统计学意义（$p > 0.05$）两组血清病毒载量检测结果比较，差异无统计学意义（$p > 0.05$）

表1 不同证候中医症状积分 CD_4^+ T 细胞计数及病毒载量比较（$\bar{x} \pm s$）

组别	中医症状积分（分）	CD_4^+ T 细胞计数（个/mm³）	病毒载量（logcp/mL）
气血两虚证	24.98 ± 9.03（142）	220.91 ± 162.33（138）	2.53 ± 1.15（74）
脾肾阳虚证	29.68 ± 9.51（74）*	200.58 ± 165.75（69）	2.55 ± 1.22（55）

注：与气血两虚证组比较，*$p < 0.05$；括号内为检测例数

3 气血两虚证与脾肾阳虚证患者不同 CD_4^+T 细胞计数分段中医症状积分比较（表2）在不同 CD_4^+T 细胞计数分段的2个中医证候分布频数及症状积分比较差异无统计学意义（$p>0.05$）同一证候 CD_4^+T 细胞分层伴随计数下降，患者数量有增加趋势，但差异无统计学意义（$p<0.05$）。

4 不同证候患者生活质量比较（表3）不同证候患者生活质量在生理领域心理领域独立性领域社会关系领域环境领域和精神支柱个人信仰领域6个领域及生活质量总积分比较差异无统计学意义（$p>0.05$），但气血两虚证组各领域积分（除精神支柱个人信仰领域外）和总积分稍高于脾肾阳虚证组。

表2 气血两虚证与脾肾阳虚证患者不同 CD_4^+T 细胞计数分段中医症状积分比较（分，$\bar{x}\pm s$）

组别	中医症状积分			F	P
	<200	200~350	>350（个/mm³）		
气血两虚证	24.70±8.46（77）	25.18±9.92（39）	25.23±9.89（22）	0.050	0.951
脾肾阳虚证	29.02±1067（44）	31.40±8.11（15）	29.00±8.84（10）	0.337	0.715

注：括号内为检测例数

表3 不同证候患者生活质量各领域得分比较（分，$\bar{x}\pm s$）

组别	例数	生理领域	心理领域	独立性领域	社会关系领域	环境领域	精神支柱个人信仰领域	总积分
气血两虚证	142	12.79±1.66	12.44±1.81	11.69±1.70	12.73±1.74	12.34±1.43	10.91±1.59	11.70±12.20
脾肾阳虚证	74	12.46±1.44	12.25±1.48	11.51±1.57	12.55±1.52	12.27±1.37	11.31±1.71	11.43±2.03

讨论

HAART治疗能明显减少艾滋病相关的发病率和病死率，是控制和治疗艾滋病最重要的手段[7]，但不同药物导致的胃肠道反应骨髓抑制胰腺炎肝损害皮疹肝脏脂肪变性高乳酸血症高血糖脂肪分布不均高血脂出血和骨质疏松症等毒副作用影响患者服药依从性，导致耐药率增加和疗效降低，成为HAART面临严重挑战之一伴随着临床需求的增加和中医药针对HAART药物毒性反应的干预研究的深入，中医药干预HAART药物的毒副反应取得了一定成绩，中药效果正逐步显现，并成为艾滋病中医药研究的又一个热点领域。

既往的研究中，中医药干预HAART毒副反应主要集中在临床探索阶段和初步的实验研究，为了更好体现中医辨证论治特点和正确的对疗效进行客观评价，有必要对HAART药物毒副反应的中医证候进行系统规范研究，明确中医证候的分布演变规律实质及影响因素。

目前，国内外尚无HAART药物致血液毒性反应的诊断标准本研究在咨询专家基础上，尝试引入WHO抗癌药急性及亚急性毒性分级标准作为血液毒性反应的诊断及分级标准的主要组成部分，并在临床进行了初步应用我们应用该标准分析了216例HAART药物致血液毒性反应患者中医证候特点HAART致血液毒性反应的主要证候有气血两虚证和脾肾阳虚证，气血两虚证多于脾肾阳虚证，提示临床以气血两虚证最多；其中气血两虚组症状积分明显低于脾肾阳虚组（$p<0.05$），提示气血两虚证临床病情相对轻于脾肾阳虚证组两组患者 CD_4^+T 细胞计数及血清病毒载量比较差异无统计学意义；在不同 CD_4^+T 细胞计数分段的中医证候分布频数及症状积分比较，差异无统计学意义，同一证候分层伴随 CD_4^+T 细胞计数下降患者占比均有增加趋势，而症状积分变化不明显；气血两虚证组患者生活质量积分稍高于脾肾阳虚证组，但差异无统计学意义。

中医证候是中医学的重要组成部分，是中医认识疾病的一种思维方法，证候是辨证论治的基础，能有效地指导临床实践值得欣喜的是，艾滋病证候研究在十五规划以来得到了广泛关注和基金的大力支持，培养了多支技术队伍，发表多篇论文，取得了一定的成绩[8]，但是针对艾滋病患者主要病症的，特别是HAART药物毒性反应的研究较少，相对滞后本文只是对HAART药物致血液毒性反应中医证候特点的初步尝试分析，旨在希望能够引起同仁广泛关注和得到深入研究。

（致谢：本文病毒载量指标的测试为北京地坛医院完成，在此向有关人员深表谢意）

参考文献（略）

（出自中国中西医结合杂志2012年第32卷8期第751-753页）

· 针灸疗法 ·

艾灸治未病在艾滋病无症状感染期的运用

刘振威[1]　庞　军[2]　梁　健[1]　邓　鑫[1]　苏齐鉴[1]　张亚萍[1]　吴卫群[1]　黄丽欢[1]　马丽萍[1]

（1 广西中医学院附属瑞康医院　南宁 530011；2 广西壮族自治区中医药管理局　南宁 530021）

摘要　艾滋病传染性强，死亡率高，目前尚无根治方法，严重危害社会及经济的发展。其自然病程大部分处于无症状期，如何延长无症状期，延缓病情发展，延长患者的寿命，是医学界的一个重大课题。艾灸疗法安全有效、操作简便、成本低廉，有其独特优势，在中医"治未病"思想的指导下，对 HIV 感染者进行艾灸早期干预，可以疏通经络、调整脏腑功能，还可稳定或提高机体免疫力，改善临床症状与体征，减少机会性感染及肿瘤的发生，从而达到降低患者发病率及死亡率，提高生存质量的目的。

关键词　艾滋病；无症状期；治未病；穴位保健灸

1　艾滋病概念及其无症状期的情况

艾滋病全称为获得性免疫缺陷综合征（AIDS），是人体感染了人类免疫缺陷病毒（HIV）所导致的一种以全身免疫系统严重损害为特征的严重慢性传染性疾病，在疾病进展中，免疫功能进行性下降，最终导致各种机会性感染及恶性肿瘤的发生。艾滋病自 1981 年被首次发现后迅速在全球范围内传播，此病传染性强、病死率高，目前尚无彻底治愈的方法。从 HIV 感染到 AIDS 发病，平均需 6～10 年[1～4]，其中大部分时间处于无症状期。如何在无症状期控制病情、延缓发病一直是各国学者的研究热点。

2　中医对无症状期的认识

中医理论认为，艾滋病的发病机制包括两个方面：一为外因，即为感受伏邪疫毒（HIV），损伤机体元气[5]。二为内因，即正气，机体感染疫毒后是否发病，主要取决于正气的盛衰。无症状期，感染者的正气未虚，邪气（HIV）还处于潜伏状态下，等待时机，一旦机体正气虚损时，就会乘机发难引起各种证候的出现。中医学认为疾病的发生关系到正气和邪气两方面的因素，正气不足是疾病发生的内在根据，邪气侵袭是疾病发生的重要条件，所以预防疾病的发生也必须从正邪两方面着手：一是扶助正气，提高机体的抗邪能力；二是防止病邪的侵袭。由于正气是发病的主导因素，因此，预防疾病的关键是扶助正气。当然在艾滋病无症状感染期预防艾滋病发病也要从扶助、顾护正气为主。

3　治未病思想及其在艾滋病无症状期的应用

"治未病"是中医防治疾病的最高原则，首见于《内经》之《素问·四气调神论》篇曰："是故圣人不治已病治未病，不治已乱治未乱，……"由此可见，两千多年前我国就形成了以预防为主的正确防病保健观点，认为医疗是在不得已的情况下采取的被动措施。即使是不得已而治疗时也要早治，不要等到病重再治。所以《内经》说："善治者治皮毛，其次治肌肤，……治五脏者半死半生也。"《内经》中"治未病"思想包括两层含义：一是未病先防，预防疾病的发生；二是既病防变，强调早期诊断和早期治疗，及时控制疾病的发展演变。两种含义可概括为"疾病的预防和控制"。对于艾滋病这一目前仍属于难治的致死性传染性疾病而言，预防尤为重要，对于 HIV 感染者，主要是防止其过早发病。目前，控制 HIV 最好的方法是高效抗反转

基金项目：国家科技重大专项课题资助（编号：2009ZX10005-019，2008ZX10005-002）

录病毒治疗（HAART），考虑到抗病毒药物的耐药性问题，不宜过早使用。中医外治法有其他疗法无可比拟的优势：安全有效、操作简便、成本低廉。在中医"治未病"思想指导下，对HIV感染者进行艾灸早期干预，可以疏通经络、调整脏腑功能，还可稳定或提高机体免疫力，改善临床症状与体征，减少机会性感染及肿瘤的发生，从而达到降低患者发病率及死亡率，提高生存质量的目的。

4 穴位保健灸在艾滋病预防中的应用

4.1 穴位保健灸的历史及作用 保健灸是指在无病或疾病发生之前预先应用灸法以激发经气、扶助正气、提高机体抗病能力、预防疾病、保健延年的一种外治方法，是中医"治未病"的重要内容之一，又称为"逆灸"。《内经》最早记载了灸法防病的思想和方法，有"阴阳皆虚，火自当之"之说。在《灵枢·经脉》中指出："灸则强食生肉"，可见灸法可以增强食欲，进而增强体质，提高机体的抗病能力。晋唐时期针灸保健防病得到了较大发展，特别是艾灸广泛地用于预防，对后世产生了深远的影响。晋·范汪《范东阳杂药方》强调在传染病流行的季节或地区，及时给予保健灸，如预防霍乱用灸法可使人"终无死忧"，可谓是传染病预防的最早记载。宋·窦材在《扁鹊心书·住世之法》中也有"人于无病时，常灸关元、气海、命门、中脘……虽未得长生，亦可保百余年寿矣。"的论述。足见古代医家对艾灸防病强身的重视及应用。

4.2 保健灸调节免疫功能的机制 《本草纲目》谓："艾叶苦辛，生温，熟热，纯阳之性。能回垂绝之阳，通十二经，走三阴，理气血，逐寒湿，……以之灸火，能透诸经而除百病"。现代医学研究证明，艾灸可以调整脏腑功能，促进新陈代谢，改变血液成分，增加白细胞、红细胞，增强白细胞的吞噬能力，提高机体免疫力，因此引起人们的重视。李雷勇等[6]研究认为隔药饼灸关元、足三里、神阙，可明显提高健康人的红细胞、白细胞数及红细胞表面CD58分子的阳性百分率；樊翠红等[7]运用中医辨证论治结合艾灸治疗艾滋病患者，明显改善了患者的临床症状及提高了CD_4^+水平；王慧[8]以清艾条温和灸预防传染性非典型肺炎，取得较好疗效。程金莲[9]用"王氏夹脊穴"逆针灸治疗脑卒中偏瘫痉挛状态，也有较好疗效。艾灸在治疗免疫相关疾病中，具有抗感染、抗自身免疫病、抗过敏反应、抗衰老等作用，主要通过调节体内失衡的免疫功能，以扶正固本，增强机体非特异性和特异性免疫功能的作用，从而达到防病治病的功效[10]。研究表明足三里、关元、神阙等穴可促进或增强机体的各种特异性和非特异性免疫功能，提高血清中的IgA、IgG、IgM、CD_4^+、白介素-2（IL-2）等免疫细胞的水平[11-14]。

4.3 穴位保健灸常用穴位及施灸方法 (1) 取穴：①足三里。足三里穴是足阳明胃经的合穴，它具有调理脾胃，补中益气，调和气血，通经活络，扶正祛邪之功能。在此穴施灸还能预防中风，祛病延年，古人把三里又称长寿之灸。操作方法是将艾条点燃后，靠近足三里穴位熏烤，艾条距穴位约3 cm，如局部有温热舒适感觉，就固定不动，每次灸5~10 min，以灸至局部稍有红晕为度，隔日施灸1次，每月灸10次，连续施灸半年以上。②关元。小肠募穴，是足三阴、足阳明、任脉之会。有温肾固精，补气回阳，通调冲任，理气和血之功效。为老年保健灸的要穴。此法孕妇不宜采用。其主治泌尿、生殖器疾病，如遗精、阳痿，此外对神经衰弱、精力减退、瘦弱等也有疗效。操作方法同足三里保健灸。③神阙。是胎儿从母体获得营养的门户，又名脐中，属任脉。该穴有回阳救逆，培元固本，益气固脱之功。在此穴施灸可益气延年，一向受到古今中外养生家的重视。主治各种脱证，虚寒厥逆之证。临床上又分神阙隔姜灸，神阙隔盐灸。神阙隔姜灸是取0.2~0.4 cm厚的鲜姜一块，用针穿刺数孔，盖于脐上，然后置小艾炷或中艾炷于姜片上点燃施灸。每次3~5壮，隔日1次，每月灸10次。每次以灸至局部温热舒适，灸处稍有红晕为度。神阙隔盐灸是取干净食盐适量，研细填满脐窝，上置小艾炷或中艾炷施灸。所灸壮数、时间及感觉与神阙隔姜灸相同，两法亦可配合使用。谨防烫伤。④膏肓。即膏肓俞穴，在背部，属足太阳膀胱经，是主治各种虚劳及慢性病的要穴。《千金要方》曾指出："此灸讫后，令人阳气康盛。"《针灸问对》也载有民间谚语云："若要安，膏肓、三里不要干。"久病不愈，身体呈现羸弱状态时，最适宜取膏肓穴施灸，可以起到扶阳固卫，滋阴安营，调和全身气血的作用，从而使身体恢复强壮。操作方法同足三里保健灸。⑤气海。又称丹田，属任脉，肓之原穴。《针灸资生经》说："……以为元气之海，则气海者，盖人之元气所生也。"常灸此穴有培补元气，益肾固精之作用。为保健灸要穴。操作方法同足三里保健灸。⑥大椎。又名百劳。督脉为阳脉之海，该穴为督脉与手足三阳经之会，有总督诸阳的作用，能振奋一身之阳气，鼓动、调节全身之气血，对机体有强壮补虚培元作用，主治五劳虚损，七伤乏力，骨蒸潮热等虚劳疾患。临床上常用的有大椎温和灸，其具体操作同足三里温和灸。⑦命门。督脉总督一身之阳，本穴位于两肾俞之间，为生命之重要门户，故名命门。该穴具有温肾壮阳，培元固本，补肾益精，健脑益智之功，主治命门火衰，形寒肢冷，神疲乏力，健忘痴呆，阳萎早泄诸症。具体操作同足三里温和灸。

5 思考与展望

众所周知，是药三分毒，有利必有弊，大量的事实表明，药物导致的医源性疾病越来越多，故中医自古就有"用药如用兵，不得已而为之"之说。有鉴于此，人们开始寻找更理想的方法，重新重视传统的不药治病之术，如针灸、推拿、传统功法练习、饮食疗法等，穴位保健灸就是其中一种，在中医"治未病"思想的指导下，运用穴位保健灸，可以疏通经络、调和脏腑功能、扶正祛邪，使"正气存内，邪不可干"，达到调节感染者免疫功能，改善临床症状与体征，降低患者发病率及死亡率，提高生存质量的目的。本疗法对艾滋病的治疗虽不能充当主导性的干预手段，但作为一种辅助性或替代性的治疗手段是非常必要的，以其简、便、验、廉的特点，具有不可估量的优势。

参考文献（略）

（出自中国临床新医学 2011 年第 4 卷 2 期第 180 - 182 页）

中药配合艾灸治疗 HIV/AIDS 的临床研究

毛宇湘[1]　李宝印[2]　路聚更[2]　田军彪[1]　王宏全[2]　樊翠红[2]　牛黎明[1]

（1. 河北省中医院，河北石家庄 050011；2. 沙河市中医院，河北沙河 054100）

摘要　目的：观察中医辨证论治配合艾灸对 HIV/AIDS 患者免疫功能的影响－方法：对经 CDC 确认的 HIV/AIDS 患者 20 例，辨证给予口服中药汤剂，同时配合艾灸治疗，疗程 24 个月，观察患者 CD_4^+T 淋巴细胞计数的变化。结果：疗前患者 CD_4^+T 淋巴细胞计数为（408.65 ± 162.54）mm^{-3}，治疗后 12 个月、24 个月分别为（462.10 ± 220.07）mm^{-3}（$p \geq 0.05$）和（522.85 ± 260.50）mm^{-3}（$p < 0.05$），CD_4^+T 淋巴细胞计数有所增加，疗后 24 个月时 CD_4^+ 计数显著增加。结论：中医辨证论治配合艾灸对 HIV/AIDS 患者的免疫功能有一定稳定和恢复作用，应进一步深入研究

关键词　艾滋病毒感染者；艾滋病患者；辨证论治；艾灸疗法；中医药疗法

自 1985 年中国首次报告艾滋病（AIDS）患者以来，至 1998 年，全国 31 个省自治区直辖市均已报告了艾滋病疫情，艾滋病疫情传播迅速[1-2]。目前，艾滋病患者数量庞大，严重影响了人民的身心健康和日常生活，但尚无根治艾滋病的方法。高效抗逆转录病毒疗法（HAART）对艾滋病病毒有抑制作用，但存在易产生耐药性不良反应较多价格昂贵的缺陷。2008 年 3 月至 2011 年 3 月，在国家中医药管理局中医药治疗艾滋病试点项目中，笔者应用中医辨证论治汤剂口服配合艾灸疗法对艾滋病毒感染者及艾滋病患者（HIV/AIDS）26 例进行 24 个月的干预，取得较好的临床疗效，现就治疗前后 CD_4^+T 淋巴细胞计数资料完整的 20 例患者临床结果报道如下。

1 资料与方法

1.1 病例纳入及排除标准

本组入选 HIV/AIDS 20 例，均在当地 CDC 经 EHSA 和 WB 检测确诊：①CD_4^+T 淋巴细胞计数为 81mm^{-3} ≤ CD_4^+ < 576 mm^{-3}，治疗前卡氏积分为 >60 分；②无严重肝肾功能损害及其他恶性疾病；③知情同意，依从性良好，保证完成疗程者。排除：①不符合纳入标准者；②妊娠期或哺乳期妇女；③正在接受抗病毒药物治疗，或治疗后停药不足 1 个月者；④不按要求治疗，未及时随访者

1.2 一般资料

诊断符合 2001 年修订的国家诊断标准《HIV/AIDS 的诊断标准和处理原则》，其中男 6 例，女 14 例；年龄 11 ~ 54（35.6 ± 4.6）岁；感染时间 8 ~ 13（11.6 ± 2.4）a；CD_4^+T 81 ~ 576（408.65 ± 162.54）mm^{-3}，卡氏积分（76.00 ± 6.42）分；感染期 15 例，发病期 5 例；血液传播 16 例，母婴传播 3 例，性传播 1 例；气血两亏型 9 例，气阴两虚型 4 例，气虚血瘀、邪毒壅滞型 2 例，肝经风火型 1 例，脾肾亏虚型 4 例。

1.3 治疗方法

气血两亏型，治以补气养血，方用归脾汤加减；气虚血瘀邪毒壅滞型，治以益气活血化瘀解毒，方用补中益气汤合血府逐瘀汤加减；气阴两虚型，治以益气养阴，方用生脉饮合百合固金汤加减；肝经风火型，治以清肝泻火化浊解毒，方用龙胆泻肝汤加减；肺肾亏虚型，治以健脾益肾化浊解毒，方用参苓白术散加减[3]。治疗用药时，由两名主治医师职称以上医师共同辨证处方煎药机煎煮，每日 1 剂，每日 2 次，每次 180 mL 温服。6 个月为 1 疗程，共治疗 4 疗程。艾灸疗法：应用自制艾灸条，选用艾叶、白芷、丁香、樟脑等中药按比例组方，将艾叶捣绒，其他药粉碎为末，混匀，宣纸包装，加工成 1.5 cm × 20.0 cm 之艾灸条供患者使用，具有辛香走窜开表透里芳香辟秽、温通强壮的功能，称为艾灸施灸方法：擦净施灸部位双侧足三里穴皮肤，相距穴位皮肤 2 ~ 3cm，用艾条施灸，采用温和灸法，以局部温热能耐受为度，避免灼伤，每日 1 次，每次

基金项目：国家"十一五"计划课题（编号：2008ZX10005 -012）；河北省卫生厅科研课题（编号：0506）

20 min，每灸 30 d，停用 10 d，3 个月为 1 疗程，共治疗 8 疗程。

1.4 疗效判定标准

有效：临床症状体征改善明显，总积分下降≥1/3；稳定：临床症状体征改善不明显，总积分下降，1/3；无效；临床症状体征无改善或加重者。

$$\text{有效率} = \frac{\text{有效} + \text{稳定}}{n} \times 100\%$$

1.5 统计学方法

采用 SPSS 11.0 统计软件包进行统计分析，计量资料用 t 检验，用均数 ± 标准差（$\bar{x} \pm s$）表示。$p < 0.05$ 为差异有统计学意义。

2 结果

2.1 CD_4^+ T 淋巴细胞变化

见表1。

表1 中药配合艾灸治疗前后 CD_4^+ 变化 （$\bar{x} \pm s$，mm^{-3}）

n	治疗时间（t/月）	治疗前	治疗后	P
20	12	408.65 ± 162.54	462.10 ± 220.07	≥0.05
20	24	408.65 ± 162.54	522.85 ± 260.50	<0.05

由表1可看出，患者 CD_4^+ T 淋巴细胞计数有增加趋势，治疗前为（408.65 ± 162.54）mm^{-3}，治疗12个月后为（462.10 ± 220.07）mm^{-3}，与治疗前比较，差异有统计学意义（$p \geq 0.05$）；治疗24个月后为（522.85 ± 260.50）mm^{-3}，与治疗前比较，差异有统计学意义（$p < 0.05$），表明中医辨证论治配合艾灸具有稳定和恢复患者免疫功能的作用，并随疗程延长而疗效增加，呈正相关。

2.2 症状体征总积分及卡氏积分变化

见表2。

表2 中药配合艾灸治疗后症状体征总积分变化

n	治疗时间（t/月）	有效	稳定	无效	有效率（/%）
20	12	12	5	3	85.0
20	24	14	4	2	90.0

从表2可看出，治疗能使患者症状体征总积分下降，疗后12个月、24个月的有效率为 85.0%、90.0%，并随治疗时间延长而疗效增高对乏力自汗头痛纳呆腹泻呕吐发热等症状有明显疗效，能使患者症状体征明显改善，感冒次数明显减少。

卡氏积分疗前为（76.00 ± 6.42）分，疗后12个月18个月分别为（84.00 ± 6.46）分、（90.00 ± 5.74）分，较疗前有所提高，表明能够提高患者的生存质量，随治疗时间增加而疗效增加治疗过程中未发现不良反应。

3 讨论

目前，艾滋病为世界上难以治愈的传染性疾病，各国都加紧研究攻关，以期取得突破一目前，全世界约有 4 000 万人感染 HIV，我国现有 HIV 感染者 70~80 万人，其中艾滋病病人 8.5 万人，全国艾滋病发展呈上升趋势，HTV 感染者人数呈 20%~30% 的速度快速增长，且流行范围广地区差异大，3种传播途径共存艾滋病的发病率与死亡率呈上升趋势，疫情由高危人群向一般人群扩散，成为我国当前重大公共卫生问题和社会问题，所以，研究切实可行适合于我国国情的防治方法是当务之急根据中医理论，多数中医学者认为艾滋病属中医学温病虚劳疫病等范畴，病因病机为疫毒之邪侵入机体，邪伏营血，损气伤阴，毒邪肆虐日久，耗伤脏腑元气阴精，属于本虚标实证[4-6]。依据艾滋病的发病特点，从患者发病过程看，多数患者在较长时间内，表现为五脏气血阴阳虚损，尤其是脾气亏虚为主要病机的证候。因此，培土固元健脾益肾法则当贯穿于艾滋病治疗用药的全过程。

灸法是中医治疗虚寒虚损性疾病的重要方法灸法具有温经散寒扶阳固脱消瘀散结防病保健的作用[8]。结合艾滋病由外邪内侵导致正气渐耗损伤的基本病机，笔者确立以中医辨证论治为基本治疗法则，以口服中药汤药，以最大限度突出个体化治疗，配合特色的艾灸疗法，内服外灸，内外结合，治疗 HIV/AIDS，经过 24 个月的干预，取得了较好的临床疗效，稳定和恢复了患者的免疫功能，明显改善了患者的各种临床症状，提高患者的生活质量和生活能力，且延长疗程可以增加疗效。

从近 20a 的研究看，中医药在防治艾滋病方面有其优势和特长，能较好地改善艾滋病患者的临床症状和体征，保护和提高患者免疫功能，改善患者的生存质量，延长生命，使患者带病毒生存同时中草药不良反应少，不易耐药，价格相对低廉，适合于艾滋病患者早期和长期治疗[9]。所以，突出中医药"简、便、廉、验"的特点，发掘特色治疗手段，创新治疗方法，探索中医治疗 HIV/AIDS 的最佳方案，积极开展具有中国特色的中医药治疗艾滋病研究具有重要意义。

参考文献（略）

(出自中医学报 2012 年第 27 卷 1 期第 1-3 页)

艾灸结合中医药辨证论治对艾滋病中 CD_4 的影响

王庆雷[1] 路聚更[1] 李中堂[1] 陈书秀[1] 樊翠红[1] 王红全[1] 路宽[2]

(1. 沙河市中医院，河北 沙河 054100；2. 承德医学院中西医临床学院，河北 承德 067000)

摘要 目的：观察艾灸在中医药辨证论治对艾滋病 CD_4 的影响。方法：纳入 20 例艾滋病患者，予中医辨证施治和艾灸治疗，比较患者临床症状和结合 CD_4 的变化。结果：截止 2010 年 2 月，20 例原入组患者经连续治疗，临床症状和 CD_4 数值基本稳定，部分患者还有不同程度改善 CD_4 数值治疗前后比较，3 例下降，17 例升高。结论：艾灸对患者体力饮食出汗以及精神睡眠等症状改善明显，免疫指标（CD_4^+ 值）与未使用艾灸疗法者比较多数有明显增长。

关键词 艾灸；艾滋病；中医药；辨证论治

中医药治疗艾滋病（HIV/AIDS）已经列入国家重大传染病防治项目，中医药界正在广泛参与、联合攻关，自从应用艾灸[1]治疗艾滋病取得初步效果以来，笔者在省中医院毛宇湘等专家指导下，不断完善施治方法，对 20 例应用灸疗的患者又进行了 2 年时间的治疗观察，疗效肯定，尤其对患者精神体力睡眠症状改善明显，患者的免疫功能基本稳定，现报告如下。

1 资料与方法

1.1 一般资料 本组 20 例患者仍为中医药治疗艾滋病项目内的原入组患者，其中男 7 例，女 13 例；年龄 13 - 56 岁，平均 37 岁；传播途径：血液传播 16 例，性传播，例，母婴传播，例；病史 10 - 17 年，平均 14 年；20 例中无症状期患者 9 例，发病期患者 11 例；入组时中医药辨证论治 3 期 12 型分布情况：气血两亏型 12 例（其中 5 例伴肾阴不足），气阴两虚型 3 例，气虚血瘀型 2 例，脾肾亏虚型 2 例。

1.2 治疗方法

1.2.1 辨证论治 证候无明显变化者，继用原法和方药[1]，如气血两亏型用八珍汤或人参归脾汤加减；气阴两虚型用生脉散合百合固金汤加减；气虚血瘀型用补中益气汤合血府逐瘀汤加减；脾肾亏虚型用参苓白术散加减临证加减：若伴肾阴不足，加服六味地黄丸或地黄 15g，山茱萸 10g，杜仲 10g，龟板胶 15g 等；偏于肾精不足则加菟丝子 15g，女贞子 12g，枸杞子 15g，鹿角胶 10g 等；伴阳虚加肉桂 10g，仙茅 12g，淫羊藿 15g，补骨脂 15g 等。

1.2.2 艾灸疗法 于双侧足三里穴施灸的基础上，加用神阙穴，仍以艾叶白芷丁香樟脑等组方，制成之艾条供患者使用用法：擦净施灸部位，坚持灸疗，每周最少 1 - 2 次，有条件者则可每日施灸，时间每次 30min，以局部温热能耐受为度，避免灼伤。

2 结 果

截止 2010 年 2 月，20 例原入组患者经连续治疗，临床症状和 CD_4^+ 数值基本稳定，部分患者还有不同程度改善。CD_4^+ 数值治疗前后比较，3 例下降，17 例升高。其中，2007 年至 2008 年中有 9 个月未使用艾灸而未使用艾灸前（除去 2 例未测者）18 例患者中，下降者 12 例，无变化 2 例，升高者仅 6 例。与未使用艾灸疗法前比较，使用艾灸疗法者 CD_4^+ 数值有明显增长。

2.1 治疗后临床症状改善情况结果 见表 1

表 1 临床症状改善情况结果（改善例数/治疗前例数）

症状	改善率（%）
乏力	70（14/20）
纳呆	80（16/20）
多汗	50（4/8）
失眠	66.7（10/15）
抑郁	75（12/16）

2.2 未使用艾灸法前 9 个月 CD_4^+ 值变化情况 除去未检测 2 例，18 例患者中，无变化 2 例，升高者 6 例，CD_4^+ 值平均升高 40；下降者 12 例，CD_4^+ 值平均降低 94.4。（见表 2）

表 2 未加用艾灸前 9 个月 CD_4^+ 值变化情况比较

编号	2007 年 6 月 CD_4 值	2008 年 3 月 CD_4 值	升降值（±）
1	★	222	
2	282	175	-107
3	555	356	-199
4	566	460	-106
5	553	576	+23
6	232	196	-36
7	407	324	-83
8	331	385	+54
9	559	554	-5
10	★	713	
11	479	490	+11
12	459	425	-34
13	311	274	-37

续表

编号	2007年6月CD₄值	2008年3月CD₄值	升降值（±）
14	317	317	0
15	643	439	-204
16	453	453	0
17	416	488	+72
18	584	374	-210
19	91	81	-10
20	482	381	-101

注：★示未检测

2.3 加用艾灸治疗后 CD_4 数值变化情况比较 见表3。

表3 加用艾灸治疗前后20个月 CD_4 值变化情况比较

编号	2008年3月CD₄值	2009年11月CD₄值	升降值
1	222	293	+71
2	175	200	+25
3	356	483	+127
4	460	523	+63
5	576	279	-297
6	196	453	+257
7	324	324	0
8	385	434	+49
9	554	582	+28
10	713	330	-383
11	490	450	-30
12	425	542	+117
13	274	296	+22
14	317	261	-56
15	439	496	+57
16	453	383	-70
17	488	477	-11
18	374	431	+57
19	81	204	+123
20	381	431	+50

从上表中看，CD_4^+ 数值治疗前后比较：1例无变化，6例下降，总值847，平均下降141.2；13例升高，总值1046，平均升高80.5。稳定和好转率达70%。

3 讨 论

灸法可以激发人体正气，增强机体抗病能力[2]，灸法本身偏重于补。而历代医家多认为足三里穴具有保健和强壮作用[3]。如唐代著名医家、养生家、长寿之星孙思邈提出："若要安，三里常不干"。该穴是足阳明胃经之合穴，为强壮要穴现代实验研究认为，足三里穴有抗衰老作用[3]。而神阙穴也为保健要穴，如明代著名医家张景岳在其所著《类经图翼》中就提出该穴"不惟愈疾，也且延年"。现代研究，隔盐灸神阙穴能提高免疫功能，改善中老年人因机体功能低下状态而导致免疫功能下降现象选取足三里、神阙穴作为艾灸施治部位，具有易学易用，经济方便，实用适宜之特色。而艾滋病病毒主要侵袭人体免疫系统，减弱破坏人体免疫力，最终使艾滋病患者丧失抵抗力艾灸本身具有扶正补益作用，足三里、神阙穴有双向调节功能，既养生又治病，适合于艾滋病患者应用。

从本次临床治疗的病例中，以及表1、表2观察发现，坚持艾灸，患者主观感觉及试验室检查指标均达到预期目的，若配合神阙穴灸疗，效果更佳一般认为艾滋病患者 CD_4 值每年下降50，用药20个月比较，仅2例大于此值，显示出艾灸在中医药辨证论治艾滋病中的良好应用前景。艾滋病具有湿浊秽毒的性质，病毒长期潜伏于人体之中，不断损耗人体正气，终致五脏气血阴阳虚损，尤其是脾气亏虚为主要病机的证候特点，故常见乏力纳呆腹泻等症状[4]因此培土固元，健脾益肾法则为艾滋病治疗用药的基本法则而选足三里、神阙二穴施灸正合此理，且选取方便，施灸容易，特别适合艾滋病患者居家治疗。

根据以上思路，配制艾条开展艾灸，通过足三里、神阙穴部位施灸，经患者使用20个月观察总结，从临床表现看，患者体力饮食出汗以及精神睡眠等症状有明显改善，CD_4 数值多数稳定或有不同程度改善，反映出多数患者免疫功能稳定并有恢复重建趋势，值得进一步观察探讨。

参考文献（略）

（出自中医药导报2012年第18卷6期第57-58页）

针灸疗法在缓解艾滋病相关症状中的应用

杨晓忱[1]　卢　峻[2]　汤艳莉[1]　吴欣芳[1]　李　勇[1]

（1. 中国中医科学院广安门医院，北京 100053；2. 北京中医药大学，北京 100029）

摘要 艾滋病是严重威胁人类健康的全球公共卫生问题。高效抗逆转录病毒治疗（HAART）可有效减少艾滋病致死率，但对患者的症状、生存质量改善方面仍具有一定局限性。该文基于国内外针灸治疗艾滋病相关文献，认为针灸治疗艾

[基金项目] 国家"艾滋病和病毒性肝炎等重大传染病防治"科技重大专项（2008ZX10005-004）

中医药治疗艾滋病研究进展

滋病具有明显的中医特色，对艾滋病常见临床症状咳嗽腹泻带状疱疹具有一定的缓解作用。从临床角度深入探讨针灸治疗艾滋病相关症状诊疗方案、有效性及安全性评价，对建立以针灸为辅助核心的艾滋病综合治疗体系具有一定参考意义。

关键词 艾滋病；针灸；综述

自1991年美国疾病控制中心确认首例艾滋病患者以来[1]，艾滋病已在全世界范围内迅速蔓延。目前我国正面临艾滋病发病和死亡的高峰期，虽然AIDS免疫重建治疗（如HAART等）可使受损的免疫功能恢复正常或接近正常水平，由于疗效局限毒副作用价格昂贵等原因，限制了其广泛应用—关于补充与替代医学抗AIDS药物和方法的研究逐渐受到重视。第4届在佛罗伦萨召开的国际AIDS大会上，首次提出中医药是攻克AIDS的关键[2]。针灸作为中医学研究的重点，其防治AIDS的研究也取得了一定进展。

1 研究概况

艾滋病全称为获得性免疫缺陷综合征（acquired immune deficiency syndrome，AIDS），该病由感染人免疫缺陷病毒（human immunodeficiency virus，HIV）而引起，导致被感染者免疫功能的部分或完全丧失，CD_4^+细胞数量减少功能降低，继而发生多系统多器官多病原体的复合感染（机会性感染）和肿瘤等，已成为严重威胁人类健康的公共卫生问题。

艾滋病属于中医学"疫病""伏气瘟病""虚劳""五劳损伤"等范畴本病既不是单一的"疫毒瘟病"，也非单纯虚证，而是一种正邪相争、虚实错杂的本虚标实证。针灸治疗是通过整体调节，调畅气血、平衡阴阳从而达到防病治病的目的。唐代名医孙思邈的《千金要方》中就有记载"凡人吴蜀地游官，体上常须三两处灸之，勿令疮暂差，则瘴疠温疟毒气，不能著人也，故吴蜀多行灸法"明确指出艾灸可预防时疫传染病。针灸疗法具有非特异性免疫调节功能，可提高淋巴细胞转化率、升高淋巴细胞、提高免疫球蛋白和抗体效价等针灸可激发人体自身的正气，从阴引阳，从阳引阴，通过整体调节，调动自身之气抵御毒邪的侵袭。

现代医学的抗逆转录病毒高效联合疗法（HAART）治疗艾滋病疗效肯定。与此同时，西药的耐药性使其疗效受到影响，其毒副作用降低了病人的依从性[3]。面对药物滥用、耐药性、治疗过度等，中医的非药物疗法如：拔罐疗法、按摩疗法、艾灸疗法、耳穴疗法、穴位敷贴疗法等，彰显出一定的优势。针灸作为祖国传统医学中的一个重要组成部分，在艾滋病的治疗中发挥着独特的作用。目前认为针灸疗法可以有效的控制和缓解病情，对提高和稳定HIV/AIDS患者的免疫功能，改善其症状体征具有一定的效果。

2 临床治疗

2.1 针灸治疗艾滋病咳嗽 咳嗽是艾滋病患者的常见症状之一，临床上以干咳咳痰呼吸困难为主要表现。感染HIV后约37%的病人可出现此症状。艾滋病咳嗽的发病机制较为复杂，概括起来主要是HIV选择性地侵犯和破坏CD_4^+T细胞和表达CD_4^+分子的细胞，导致机体细胞免疫缺陷，继发肺部反复机会性感染其病理机制包括分支杆菌感染、真菌感染、细菌感染、病毒感染、原虫感染和肿瘤等等。其病程多反复发作，迁延不愈，导致病情恶化，甚至死亡。

从病因病机来看，艾滋病咳嗽不外外感和内伤两端，其与普通咳嗽最大区别在于，艾滋病本身属消耗性疾病，常见机体气血津液的严重损伤，因此咳嗽以内伤多见，亦可见虚实夹杂者病变脏腑涉及在肺脾肾等多个脏腑，病程较长且反复发作、迁延不愈。急性期病变多在肺，随着毒邪的日益侵袭，正气日渐损伤，从而向脾肾传变，使病变加深而致疾病恶化。故有以邪实为主者，如风邪袭肺风寒袭肺痰热壅肺外寒里热外、寒内饮等；也有虚实相兼者，如脾肺气虚兼风寒袭肺肺阴亏虚兼痰热壅肺，外寒内饮兼肾气亏虚等；对于久咳久喘，尤其是动则喘甚者，则为肺肾气虚或肺肾阴虚[4]。治疗上应扶正驱邪，攻补兼施。有学者[5]通过对以咳嗽为主的282例HIV/AIDS病例资料进行回顾性研究，通过因子分析归纳其内在的证候特点和规律共得出10个特征值大于1的主成分因子，其对总方差的累积贡献率为63.139%，反应出艾滋病咳嗽以虚为主，元气亏虚，同时受外感六淫之风、湿、热邪的侵扰的病因特点。另有研究[6]采用现场问卷调查的方式对41例艾滋病与非艾滋病咳嗽患者中医证候特点进行分析，同样指出正气亏虚是艾滋病咳嗽的主要证候特点和前提，痰湿痰热瘀浊虚寒或虚火内生乃属其重要病理因素。

M D Smith等早在1982 - 1987年间，研究针灸对200余例AIDS及ARC（艾滋病相关综合征）患者治疗作用，结果显示针灸治疗后患者情绪稳定呼吸改善气短减轻鼻腔引流通畅、盗汗及腹泻减轻淋巴结肿大缩小，各种神经症状如四肢麻木乏力和疼痛均得到缓解。同年，芝加哥学者提出AIDS保健计划：运用针刺配合指压推拿治疗各种症状的AIDS患者84例，16例肺孢子虫肺炎患者接受6个多月的定期治疗，多数患者感到疲劳、气短、排痰等症状有较大的和较长时间的缓解，普遍体重增加[7]。巴西从事艾滋病研究的学者[8]通过大量动物模型实验及亚临床试验也证实了针刺尤其是灸法对提高机体免疫功能有极大的帮助。通常多选用足三里、合谷、大椎、关元、气海、命门、百会、血海、膈俞、外关、曲池、神阙等穴，或针或灸，或针灸兼施

2.2 针灸治疗艾滋病腹泻 腹泻也是艾滋病患者一大常见

的临床症状,其以排便次数增多,粪便稀溏,甚至泻出如水样为主要症状特点。研究表明[9],约有30%~80%的艾滋病患者可出现腹泻症状,特别是发展中国家和热带地区的艾滋病患者腹泻发生率可高达90%。急性或慢性腹泻,并逐渐出现体重减轻,营养不良和恶液质,是引起HIV/AIDS病人死亡的主要原因之一。艾滋病相关性腹泻与普通的腹泻最大区别在于其以脏腑功能失调为主,病变涉及肝脾肾等多个脏腑,病情复杂,而且长期反复发作,迁延不愈。

针灸治疗艾滋病腹泻上,根据辨证分型而选取不同穴位有学者[10]以神阙、天枢、足三里、关元为主穴治疗艾滋病腹泻60例,脾肺气虚型配肺俞、大肠俞;脾胃虚弱型配脾俞、胃俞、中脘;脾肾阳虚型配肾俞、命门。采用艾条温和灸,以患者局部有温热感而无灼痛为宜。一般每穴灸5~10min,至皮肤潮红为度。若大便水谷不化或水样便5~10次/d,隔姜灸神阙穴。大便中有黏液者,隔盐灸神阙穴。每天1次,7d为1疗程。有效率为93%。根据艾滋病腹泻具有脾肾亏虚的特点,乌干达学者[11]采用针刺结合艾灸治疗23例HIV/AIDS病人,选用培元养精的关元穴、肾俞穴、命门穴;益气养胃的中脘穴、胃俞穴,佐以艾灸以获温散寒邪、温通经络、活血祛瘀、回阳固脱的功效,可明显改善病人的食欲不振、乏力、体重减轻、腹泻等症状。另有研究[12]同样证实,采用单纯艾灸穴位的方法治疗艾滋病相关性腹泻的病人,疗效可靠,并具有缓解症状。安全无副作用操作简单费用低廉等特点。另有学者[13]总结出艾灸治疗腹泻基本穴位:关元、神阙、足三里、天枢。选用艾灸灸法。治疗30例艾滋病腹泻病人,结果表明29例临床治愈,1例无效,痊愈病例随访60d未见复发。另有研究[14]选取符合我国CDC1993修订的AIDS-C3期诊断标准的AIDS腹泻病人50例,按常规治疗给予抗病原、输液、补充水电解质、纠正酸碱平衡紊乱,加用艾条灸疗法,主穴选神阙、关元、双侧足三里,给予温和灸,为便于观察疗效,2组病人均不加用收敛止泻药成分,结果表明有效率达92%。

西医对艾滋病腹泻的治疗尚无特效方案,而且疗效不佳。中医药虽然已经取得了一定的疗效,但仍不能完全治愈,究其原因,可能与中医病因病机没有认识完全有关,而是仍然按照中医泄泻的辨证思路去治疗。正如知名艾滋病专家指出[15]:解决艾滋病人的腹泻,治疗不能一般化,要结合艾滋病机会性感染(如隐孢子虫感染等)考虑,阐明艾滋病腹泻所特有的中医病因病机,以更好的指导临床。

2.3 针灸治疗艾滋病带状疱疹 带状疱疹是艾滋病常见的皮肤症状之一,在艾滋病患者中发病率可达到10%。艾滋病带状疱疹具有发病急、进展快、病程长、皮损面积大、分布范围广等特点,疱疹愈后常遗留有神经痛,疼痛剧烈难忍,常持续达数年之久。由于艾滋病带状疱疹患者发病前往往有轻度发热、周身不适、食欲不振等前驱症状,皮损常沿单侧皮神经分布,好发于腰腹、面、颈、胸背部,故治疗上应标本兼治,从整体入手,配合局部围刺加强止痛效果。

临床上艾滋病带状疱疹的治疗,常根据辨证分型而选取不同穴位。有学者[16]用针灸治疗40例艾滋病带状疱疹患者,将其分为热毒炽盛型、湿热蕴结型、气滞血瘀型,分别施以针刺治疗,局部用艾条施灸,结果显示总有效率为95%,从症状消失时间看,针灸组最短为9d最长为25d。另有学者[17]采用针灸治疗43例艾滋病带状疱疹患者,主要辨证为本虚标实,湿热内蕴。穴取外关,阳陵泉,风池,三阴交,合谷,曲池,大椎,肾俞,足三里,其中外关,阳陵泉,风池用泻法,其余用补法,均留针30min,局部施以艾灸,隔日1次,10次1个疗程,经过1~3个疗程,结果4例痊愈,12例显效,21例有效,6例无效,总有效率86%。

带状疱疹后遗神经痛是艾滋病带状疱疹治疗中的难点之一。研究表明,针灸介入还对缓解艾滋病带状疱疹后遗神经痛有独特疗效,在艾滋病带状疱疹的综合治疗中担任重要角色。研究发现针灸加臂丛神经封闭疗法,对艾滋病带状疱疹后遗神经痛患者疼痛改善具有显著疗效,其效果比单纯的针灸或封闭疗法效果更好[18]。

3 问题与展望

中国已成为亚洲第二大艾滋病感染国,自1985年我国发现自例艾滋病病人以来,我国累计报告艾滋病病毒感染者和病人共43.4万人,其中死亡8.8万人。每位艾滋病患者每年的治疗费用大约需20万~30万,为个人及国家带来巨大的经济负担。因此在治疗艾滋病时,应选用符合国情的治疗方案。中医治疗方法多种多样,针灸是其中主要治疗手段之一,并且医疗成本较低。因此及早确立中医治疗艾滋病方案,无论是对患者的病情复原程度、病程的缩短程度,或是对社会的医疗成本而言,具有重要意义。经过20年的临床探索,国内外相关研究已初步证明了运用针灸疗法治AIDS可显著改善AIDS及ARC患者临床症状。在治疗方案上,穴位选择主要依据经络学说、特定穴理论及随证取穴,以针刺补法和间接灸法为主。

纵观国内外针灸治疗AIDS文献资料,以临床报道为多,鲜有机理的研究。临床资料多以小样本为主,临床研究虽设有对照组,但大多未遵循盲法、随机性,并且均未对随机步骤进行描述,缺乏统一标准。其疗效观察多是局限于综合疗法与单一疗法的对比,未能体现针刺与其他疗法结合治疗的优越性此外,要建立一个以针灸为主的治疗体系,除了重视加强针灸与现代医学结合外,尤其应加强针刺在治疗中发挥作用的机制研究,探索出疗效确切可行性强的针灸方法,为临床实践提供可靠的依据。目前的针灸治疗可以阶段性地增强和稳定机体的免疫功能,治疗某些机会性感染,改善患者的症状体征,提高病人的生活质量、延长寿命。但是如何来具体评估这些指标,以及如何在发挥中医的优势的前提下,更客观的评价疗效以及疗效的科学性可重复性,则需要进一步探讨。未来针灸治疗艾滋病的研究应在理论的指导下,按照循证医学的要求,采用大样本、多中心的临床调查研究,并与专家经验、文献调查等方法总结相结合,充分利用现代医学的客观指标和计量手段,有效整合患者症状体征理化检查等综合信息,进而制定更加科学规范、客观实用的辨证选穴分型和诊断标准,提高针灸治疗艾滋病的科学性和规律性,从而取得更加深入的研究成果已被国内外同行所认可。

参考文献(略)

(出自中国中药杂志2013年第38卷15期第2534-2536页)

化脓灸治疗早期无症状 HIV 感染者20例

Twenty cases of HIV infectors without symptoms at early stage treated by purulent moxibustion

LIU Zhen-wei(刘振威)[1]　DENG Xin(邓鑫)[1]　MO Jin-hua(莫金花)[1]　PANG Jun(庞军)[2]

(1. Ruikang Hospital Affiliated to Guangxi University of CM, Nanning 530011, China;
2. Administration of TCM of Guangxi Province
1. 广西中医药大学附属瑞康医院,南宁530011,中国;2. 广西中医药管理局)

ARTICLE INFO	ABSTRACT
Corresponding author: PANG Jun (1965 -), male, chief physician. Research field: studies on AIDS prevented and treated with integrated traditional Chinese and western medicine therapy. E-mail: pangjun1965@163.com * Supported by National Science and Technology Major Project: 2012 ZX 10005010 -004; Administration of Traditional Chinese Medicine of Guangxi Province Scientific Special Fund: GZPT 1223, GZKZ-G 1105; Guangxi Province Department of Science and Technology Tackling Key Subject: GKG 1014001 - 12, 11107009 - 1 - 3, 10124001 B - 12 Accepted on August 15, 2012	Objective To observe the clinical effect of purulent moxibustion on HIV infectors without symptoms at early stage. Methods Purulent moxibustion on Zúsāl (足三里 ST 36), Xuánzhōng (悬钟 GB 39) and Guānyuán (关元 CV 4) was used in these twenty cases of HIV infectors, and the course of treatment was half a year. Score of clinical symptoms and signs, Karnovsky score, CD_4^+ cell count and QOL score were observed before and after treatment. Results The score of clinical symptoms and signs, Karnovsky score, CD_4^+ cell count and QOL score of these patients were all improved obviously after moxibustion ($p < 0.05$, $p < 0.01$). Conclusion Purulent moxibustion can relieve the clinical symtoms, improve or stabilize the level of CD_4^+ cell, and improve the QOL of patients with HIV. **Key words:** HIV infection; purulent moxibustion; acupuncture effects

At the HIV infection stage without symptoms, the clinical symptoms are not obvious, but the healthy qi has been insufficient and the infection of pathogenic qi (HIV) is latent. According to the principle of "pathogenic qi cannot invade the body if anti-pathogenic qi remains strong", if the healthy qi can be improved first, the onset of AIDS could be delayed, the clinical symptoms could be relieved, and the quality of life could also be improved. The author treated 20 cases of HIV infectors with purulent moxibustion, and the report is as follows.

CLINICAL DATA

General data

All the twenty cases were outpatients in the Care Department of Ruikang Hospital Affiliated to Guangxi University of CM from 2009 t0 2011. All of them were diagnosed as HIV infection through immunoblot assay. Eight males and 12 females, the average age was 32 years old (from 20 to 71), the average disease course was 3.6 years (from 1 month t0 5.5 years). The average level of CD_4^+ was (386.50 + 35.86)/μL, and main symptoms included fatigue, diarrhea, pruritus, etc.

Diagnostic criteria

The criteria was m accordance with the Guideline of Diagnosis and Treatment t for AIDS11 established by CMA in 2011.

METHODS

Therapeutic methods

Acupoint selection: Zúsānlǐ (足三里 ST36), Xuánzhōng (悬钟 GB39) and Guānyuán (关元 CV4).

Manufacture method of local anesthesia tincture used in purulent moxibustion: Chuanwu (川乌 Radix Aconiti) 30g, Huajiao (花椒 Pericarpium Zanthoxyli) 30g, Xixin (细辛 Herba Asari) 30g and Chanchu (蟾蜍 Toad) 1.8 g were put int0 200 mL of 75% ethanol for 24 h, and the brown supernatant was taken for next step.

Manipulation: in lateral position, the local anesthesia tincture was put on the skin of operational points with cotton swab, and moxibustion was applied after 3 min. ST 36 was the first point to be selected. Garlic or aloe juice was put on the local skin, and then mugwort floss was made into moxa cone in the size of wheat berry or soybean and the cone was put on local skin directly. Moxa cone was ignited using joss stick, and kept far away from wind using doctor's hands when it burned slowly. The patient was asked not to move when he or she felt hot or painful. At the same time, doctor made the patient count from 1 to 9 together with himself slowly, and the patient would feel the pain disappearing gradually. If there was a redial wrinkle on the skin of point after burning out these moxa cones and removing their ashes, the operation was successful. The operations were repeated again if the wrinkle was not obvious. The wrinkle was covered with round rubberized fabric and pressed for 30 s tightly by thumb. The same operation was given on GB 39 in the same side, points in the other side and CV4 at last in supine position. Patient could move freely after all the operations. The treatment frequency was once every two months, one course included three times and the observation period was one year.

Precaution: patients shouldn't eat beans, fish, chicken, mushroom or other food stimulating yang to promote the formation of moxa - scar and body's expelling - toxin reaction. It was unnecessary to deal with the fluid diffusing from the moxa - scar. The rubberized fabric was attached again if it dropped from local skin in 15 days, while let it go if it dropped after 15 days. If the local part was sensitive after suppuration, doctor could evacuate pus in the method of subcutaneous acupuncture using filiform needles instead of drug (excluding the condition that suppuration was inflammatory caused by scratching). A few weeks later, little scars formed after incrustation and decrustation.

Observation indices

(1) Clinical symptom score

According to the Clinical Registration Form on HIV/AIDS Treated with TCM, main symptoms included fever, cough, fatigue, poor appetite, diarrhea and vomiting, and 0, 2, 4, 6 scores were given respectively according to their degrees. Secondary symptoms included short breath, spontaneous sweating, night sweating, nausea, alopecia, headache, abdominal pain, myalgia, pruritus, etc., and 0, 1, 2, 3 scores were given respectively according to their degrees. Main signs included rash, mucosal ulcer, kaposi sarcoma and lymphadenectasis, 0, 2, 4, 6 scores were given respectively according to their degrees. Scores were evaluated before and l year after treatment.

(2) Karnovsky score[2]

Scoring criteria of Karnovsky: 100: the life was normal; 90: the life was nearly normal with slight symptoms; 80: the life was difficult with some symptoms; 70: the patient could take care of himself but other activities were difficult; 60: most of the patient's activities needed other person's help; 50: lots of help and frequent care were necessary; 40: disability and special care and help were necessary; 30: severe disability, hospitalization without the danger of death immediately; 20: disease was critical and supportive therapy was necessary; 10: the patient was dying and the lethal process was very quick; 0: death. Scores were evaluated before and l year after treatment.

(3) Laboratory indices

T cell subsets: CD_3^+, CD_4^+ and CD_8^+ cell counts in peripheral blood were detected using American FACS Calibur flow cytometry (BD Company). These indices were detected before, half a year and 1 year after treatment.

(4) Quality of life

WHO QOL[3-4] was used in this study. This scale includes 26 items and is composed by problems in 4 fields and 2 0pening problems. Every item is evaluated from grade 1 to grade 5. Analysis indices are scores in 4 fields which are physiological field, psychological field, social relations field and environmental field. High score means good quality of life. The scores were evaluated before and l year after treatment.

Criteria for therapeutic effects

(1) Criteria of clinical symptom score

The therapeutic effect can be divided into 3 degrees according to clinical symptom integral score. Effective cases: clinical symptoms and signs relieved obviously, total integral score decreased ≥1/3. Stable cases: the change of clinical symptoms and signs was not obvious, total integral score decreased < 1/3. Failed cases: clinical symptoms and signs were not relieved or even got worse, total integral score was not decreased or even increased.

(2) Criteria of immune function

These criteria were established referring to the Clinical Technique for AIDS Treated with TCM in 11 Provinces[2] promulgated by State Administration of TCM of PRC. Effective cases: the increase of CD_4^+ was no less than 30% or the number of CD_4^+ was more than 50/11L after treatment. Stable cases: the level of CD_4^+ was not changed. The increase or decrease of CD_4^+ was less than 30% or the number of CD_4^+ was no less than 50/11L after treatment. Failed cases: the decrease of CD_4^+ was no less than 30% or the number of CD_4^+ was less than 50/μL.

RESULTS

Change of clinical symptoms score before and after treatment

The total scores of clinical symptom before and after treatment were 9.05 ± 1.99 and 6.85 ± 1.82 respectively, and the difference was statistically significant ($P < 0.01$). It showed that patients' clinical symptoms relieved obviously after treatment. There were 7 effective cases (35.0%), 8 stable cases (40.0%), 5 failed cases (25.0%) according to the criteria of clinical symptom score, and the stable rate was 75.0%.

Change of Karnovsky score before and after treatment

The Karnovsky score before and after treatment were 78.35 ± 5.57 and 92.42 ± 5.42 respectively, and the difference was statistically significant ($p < 0.01$) It showed that the Karnovsky score was improved obviously after treatment.

Change of CD_4^+ before and after treatment

The number of CD_4^+ before treatment was (386.50 ± 35.86) /μL, half a year after treatment was (416.32 ± 38.47) /μL, and the difference was statistically significant ($P < 0.05$). The number of CD_4^+ 1 year after treatment was (428.49 ± 59.27) /μL, and the difference between it and that before treatment was statistically significant ($P < 0.01$). It showed that CD_4^+ increased obviously after treatment. There were 4 effective cases (20.0%), 15 stable cases (75.0%), 1 failed cases (5.0%), and the stable rate was 95.0%.

Change of QOL score before and after treatment

Scores in physiological field, psychological field and total score were all increased obviously than those before treatment (all $p < 0.01$). Scores m social relation field and environment field were also increased obviously (both $P < 0.05$). It showed that patients' QOL were improved obviously after treatment (Table 1).

TYPICAL CASE

HIV infector, male, driver. He came for the first visit on May 16, 2010. His HIV was found positive in 2006 when he visited for rash. Then he was confirmed as HIV infector through confirmatory test and the CD_4^+ cell count was 428/μL. Clinical symptoms appeared from August 2009 such as poor appetite, dyspepsia, shortness of vigor, spontaneous sweating, getting cold easily (average once a month) and impotence. He had taken some health protection drugs, but effect was not obvious. His tongue was pale and the pulse was deep and weak. The diagnosis was deficiency syndrome. The treatment principle was nourishing spleen qi and warming kidney yang. Moxa-stick moxibustion was given at Zhōngwǎn (中脘 CV 12), Píshū (脾俞 BL 20) and Sānyīnjiāo (三阴交 SP 6) to invigorate spleen to replenish qi and make qi and blood harmony. The same moxibustion was used at Guānyuán (关元 CV 4) and Shènshū (肾俞 BL 23) to warm kidney, preserve kidney essence, invigorate qi and revive yang. Acupuncture was used at Hégǔ (合谷 LI 4) and Fùliū (复溜 KI 7) to regulate nutritive qi and defensive qi to stop sweating, and purulent moxibustion was used at Zúsānlǐ (足三里 ST 36) and Xuánzhōng (悬钟 GB 39) to improve the antiviral ability of body. In the first three days, the frequency of moxa-stick moxibustion and acupuncture was once a day, and then the frequency was once every three days. The treatment course was 3 months. The frequency of purulent moxibustion was once every 2 months and 3 times was given together. The patient's appetite got better obviously, vigor was enough, spontaneous sweating stopped, but impotence hadn't been improved after one month of treatment. Impotence got better after the second purulent moxibustion and sexual life was normal. Moxa-stick moxibustion at ST 36, GB 39, CV 4 and Shénquè (神阙 CV 8) had been used until June 2011, common cold or diarrhea didn't happen again. The CD_4^+ cell count was 605/μL.

Table 1 Comparison of QOL score of HIV infector without symptom at early stage before and after treatment ($\bar{x} \pm s$)

Time	Cases	Physiological field	Physiological field	Social relation field	Environment field	Total score
Before treatment	20	13.56 ± 2.49	13.46 ± 2.49	15.28 ± 2.25	12.47 ± 2.06	58.75 ± 11.35
After treatment	20	$22.70 \pm 2.36^{2)}$	$20.57 \pm 2.58^{2)}$	$16.79 \pm 2.16^{1)}$	$14.28 \pm 2.37^{1)}$	$75.86 \pm 9.84^{2)}$

Notes: compared with that before treatment, [1] $p < 0.05$, [2] $p < 0.01$.

EXPERIENCE

The time from infection of HIV to onset of AIDS is 6 – 10 years in average[5], and most of this time is at the stage without symptoms. So how to control the disease and delay its onset at the stage without symptoms is always the research focus for scholars.

The therapy that moxibustion cones in size of soybean or jujube stone are put on skin of points directly with suppuration after scald in local tissue is called purulent moxibustion. This therapy can improve body constitute and immunity so it has the effect of treatment and health care. It is said in Zhenjiu Zishengjing 《针灸资生经》 Nourishing Life with Acupuncture and Moxibustion) that the disease is easy to be cured if there is suppuration in moxibustion, while it's hard to recover if there isn't suppuration. It shows that suppuration (moxibustion scar) is common requirement in ancient moxibustion and the formation of moxibustion scar is the key to get effect in ancient doctors' view. Ge[6] holds that purulent moxibustion belongs to immunotherapy. It irritates body's immune function through bacterial infection to get similar effect of immunotherapy, so it is a nonspecific immune therapy and the forerunner of it. After clinical studies, some other researchers[7-8] hold that purulent moxibustion can reduce attack frequency of common cold through improving humoral immune parameters and the level of T lymphocyte subsets of susceptible population. The result of this clinical study showed that the clinical symptom score, Karnovsky score, CD_4^+ cell counts and quality of life were all improved obviously after treatment.

Most patients are afraid of the suppuration in the course of moxibustion that limits its wide application in clinic. Purulent moxibustion is suitable for asthma, chronic gastrointestinal diseases, weak constitute, dysplasia, chronic tracheitis, pulmonary tuberculosis, impotence, emission, premature ejaculation, etc. It can also be used to treat some chronic or intractable diseases such as cancer, hepatitis B, AIDS and so on. Different from common sore or traumatic inflammation, suppuration of moxibustion is usually aseptic, and it usually cures in 30 days in nature without treatment. There isn't clinical report about its adverse reaction. If the pus gets more, the ulcer gets worse, the color of pus changes from light white to yellowish green with odor or with pain and bleeding, that means secondary infection and surgical method is necessary. There may be some misgiving for doctors to treat HIV infectors with purulent moxibustion, but anxiety is unnecessary as long as there is conventional protection.

REFERENCES

From World Journal of Acupuncture – Moxibusfion 2013. Nol. 23, NO. 1, 61 – 64.

艾灸调节 HIV/AIDS 患者免疫功能的探讨

陈滢宇

(广州中医药大学热带医学研究所,广州 510405)

摘要 现代研究发现,艾灸的治疗作用是通过双向调节机体的免疫功能实现的,既能使紊乱的免疫功能向正常状态调整,也能使机体的抗病能力增强。这就促使我们思考是否艾灸对于艾滋病这类免疫缺陷性疾病有着提高免疫功能的作用。通过总结近10年的临床研究,笔者认为艾灸对 HIV/AIDS 患者免疫功能有调节作用,可减轻和消除患者临床症状,不仅能提高 T 淋巴细胞和 CD_4^+ 细胞计数,还可促进非 CD_4^+ 细胞的非特异性,增强机体抗病能力,提高免疫力。

关键词 获得性免疫缺陷综合征;艾灸疗法;免疫调节

艾滋病(AIDS)由人类免疫缺陷病毒(HIV)感染引起。HIV 是一种逆转录酶病毒,侵入人体后主要攻击 CD_4^+ 细胞,导致广泛性淋巴组织器官受损、T 淋巴细胞锐减、形态学改变,造成人体免疫功能缺陷,从而引起各种感染。

迄今为止,因 HIV 特殊的传播途径、感染后病毒的潜伏特征,尚无成功的预防性疫苗。抗逆转录病毒治疗(HAART 疗法)是目前可有效控制艾滋病的治疗方法,虽然抗艾滋病药能使病毒载量大幅度下降,但不能完全消灭;停药后反弹、药物的副作用及容易产生耐药性。从目前研究来看,尽管中药在体外筛选中发现有抗 HIV 的作用,但作用强度较弱,无法达到西药抗病毒的效果。因此,中医治疗当以扶正为主,重点放在免疫重建上。

宋·窦材在《扁鹊心书·住世之法》中就有"保命之法,灼艾第一"之说。传统中医灸法具有行气活血、温经通络、消肿散结、强壮保健的作用。艾灸可调整机体各系统脏器的机能，增强特异性和非特异性免疫功能，从而提高机体整体免疫能力。

1 艾灸调节免疫功能的实验研究

1.1 艾叶实验研究

《本草》记载"艾叶苦辛，生温，熟热，纯阳之性，能回垂绝之阳，通十二经，走三阴，理气血，逐寒湿，暖子宫……以之灸火，能透诸经而除百病。"艾叶为菊科多年生草本植物艾（Artemisi aargyi Levl. etVant.）的叶，以湖北蕲州产者为佳，称蕲艾，具有辟秽化浊、温经透达的性能，作用于机体的特定穴位，可以发挥经络的调整功能，振奋人体正气。艾叶的药用功能来源于其中所含化学物质，其化学成分主要有挥发油、黄酮、桉叶烷、三萜类及微量化学元素等。药理研究发现，艾叶有抗菌杀螨、抗真菌、抗病毒、平喘镇咳、祛痰、抗过敏、止血和抗凝血、增强免疫功能、护肝利胆、解热镇静、抑制心脏收缩及降压等作用。

艾叶所具有的增强免疫作用，为实现艾灸调节免疫系统提供了物质基础。如黄菁等[1]发现，蕲艾挥发油对有丝分裂原PHA诱导的小鼠脾淋巴细胞有明显促进增殖作用，提示其可以增强细胞免疫功能。蒋涵[2]采用小鼠脾淋巴细胞转化实验得出结论，蕲艾挥发油能促进小鼠脾淋巴细胞增殖，可增强NK细胞活性，并具有明显的免疫调节作用。

1.2 艾灸免疫调节作用

艾灸在治疗免疫相关的疾病过程中，具有调整、消炎、镇痛、免疫、修复五大功能，这主要是通过调节体内失衡的免疫功能实现的。从免疫机制角度来看，艾灸对免疫细胞、免疫分子及免疫器官均起调节作用。艾灸治疗艾滋病常使用T淋巴细胞、CD_4^+细胞计数、CD_8^+细胞计数、CD_4^+/CD_8^+等作为临床研究的检测指标。

T淋巴细胞是衡量细胞免疫功能强弱的重要指标，CD_4^+淋巴细胞被公认为是HIV感染后评价其疾病进展的最好指标。裴建等[3]研究发现，艾灸对荷瘤小鼠免疫功能低下或受抑状态可起到正向免疫调节作用，使小鼠T淋巴细胞转化率、NK细胞、LAK细胞活性、IL-2产生水平较荷瘤对照组明显增高。陈云飞等[4]观察了正常小鼠经过艾炷直接灸大椎穴后，艾灸血清能持续升高CD_3^+、CD_8^+阳性细胞，促进细胞亚群朝CD_8^+的方向发展，使CD_4^+/CD_8^+出现倒置，促进杀伤细胞生长，增强细胞免疫。

2 艾灸治疗艾滋病的临床研究

从艾灸与免疫功能的内在联系得出，艾灸调节艾滋病患者免疫功能可能也是通过艾灸疗法多环节、多靶点的整合调节作用，调节脏腑经络，平衡阴阳，稳定机体内环境起到免疫调节作用。

临床研究以艾灸治疗艾滋病腹泻为多，主穴均选取关元、神阙、双侧足三里，艾灸组有效率明显高于对照组，表明艾灸起扶正祛邪、强壮补阳的作用，对改善腹泻症状，提高艾滋病患者的机体免疫力有较好的效果。郭燕等[5]观察艾灸疗法治疗艾滋病腹泻的疗效，艾灸治疗组60例，对照组30例，采用口服黄连素片加糖盐水补液治疗，结果治疗组临床有效率为93%，对照组临床有效率为80%（$P<0.01$）。周立华等[6]运用艾条灸法治疗艾滋病腹泻，30例中29例临床痊愈，1例无效。王金定等[7]治疗艾滋病并腹泻患者，治疗组、对照组各50例，2组均按常规给予抗病原治疗，输液、补充水电解质和纠正酸碱平衡紊乱，治疗组加用艾条灸疗法。结果治疗组患者一般在疗程开始24h后即感觉好转，腹痛减轻，便次每日减少2次以上，而对照组患者多半在48h以后有所好转。治疗组有效率92%，对照组62% $p<0.05$）。

中医辨证论治并采用艾灸治疗艾滋病，研究表明艾灸可明显改善患者症状体征，提高淋巴细胞计数及CD_4^+细胞计数等。樊翠红等[8]用中医辨证论治结合艾灸双侧足三里穴治疗HIV/AIDS 20例患者，治疗12个月后临床症状乏力改善率70.0%，纳呆80.0%，多汗50.0%，寐差66.7%，精神萎靡75.0%，临床症状均有明显改善。治疗前CD_4^+为$394.32±136.31$，治疗后CD_4^+为$435.58±185.11$，治疗前后CD_4^+比较差异有统计学意义（$P<0.05$）。王江蓉等[9]将脾肾阳虚型艾滋病患者66例分为观察组和对照组各33例。对照组采用西药HAART疗法，观察组在HAART基础上加灸天枢、神阙、中脘、关元4穴。治疗3个月后，观察组症状体征改善有效率为90.9%，优于对照组的66.7%（$P<0.05$）。实验表明，灸法可提高HAART治疗艾滋病的疗效，对提高总淋巴细胞计数有一定的作用，但2组患者的CD_4^+细胞计数均有增加，组间差异无显著性意义。

研究发现，观察艾灸前后临床症状有显著改善，但CD_4^+细胞计数变化不明显，可能与观察时间较短有关。如彭勃等[10]采用艾灸对$CD_4^+<200$个/mm³的22例艾滋病患者治疗90d后，个人积分改善比有效率90.91%，CD_4^+细胞计数治疗前为$129.23±48.58$，治疗后为$128.34±48.47$，无统计学意义（$P>0.05$）。周立华等[11]对艾滋病患者临床表现与CD_4^+细胞水平不完全呈正相关的现象，以及艾灸强壮三穴作用机制的现代免疫学研究结果进行分析，认为艾灸强壮三穴是从多个途径增强或改善机体免疫功能，艾滋病免疫功能的重建不全由CD_4^+细胞决定，非CD_4^+细胞对免疫功能也具有补偿作用。通过艾灸强壮三穴取得的显著疗效，有可能是促进了非CD_4^+细胞的非特异性作用和树突状细胞、巨噬细胞的抗原呈递作用。

3 讨论

传统中医针对患者整体辨证论治，针对免疫功能的增强，恢复自身调节系统，防止发病，阻断病情进一步发展，解除患者的主观痛苦，提高生存质量，延缓病人寿命，这是中医的强项和优势，应当扬长避短。艾灸治疗艾滋病及其并发症,主要通过对免疫功能的调节来实现,能有效减轻和消除临床症状,提高 T 淋巴细胞和 CD_4^+ 细胞计数,增强机体抗病能力,纠正脏腑器官系统酌功能失调,改善患者的生存质量。

艾灸疗法与药物及其他治疗相比较具有无毒副作用、无创、操作简便、价格低廉等特点,所以发挥艾灸治艾优势、"以艾治艾"前景广阔。

参考文献（略）

灸法防治艾滋病相关性腹泻探讨

邓 鑫 梁 健 英健民 张亚萍* 李 璇 蓝青强

（广西中医药大学附属瑞康医院 530011；南宁市华东路 10 号；
柳州市中医院 545001；广西中医药大学附属瑞康医院 530011）

关键词 灸法；艾滋病；腹泻；防治

艾滋病是人体感染人类免疫缺陷病毒（HIV）而致的一种获得性免疫功能缺陷综合征,具有很强的传染性和极高的死亡率,是一种恶性传染病,其防治是一项艰巨的任务。腹泻是艾滋病发展过程中常见的一种临床症状,主要是由于机体脾气虚弱,肺脾肾等脏腑功能失调,不能正常运化水湿而致。中医药在艾滋病相关症状防治方面收到了一定的效果,积累了一定的临床经验。灸法是中医学治疗疾病的一种独特方法,操作简便,毒副作用小,具有温经散寒,温通经络,升阳举陷,增强机体免疫功能等作用,深入探讨灸法在艾滋病相关性腹泻防治中的作用,对中医药防治艾滋病具有一定的指导意义。下面就灸法防治艾滋病相关性腹泻的理论做一简单探讨。

1 艾滋病相关性腹泻的病因病机

艾滋病是由 HIV 感染引起的一种获得性免疫功能缺陷综合征。HIV 入侵人体主要伤及机体的免疫系统,以免疫功能的下降或缺失为主要特征。在艾滋病期,由于患者免疫功能极度低下,造成各种机会性感染或恶性肿瘤的出现而死亡。腹泻是艾滋病发展过程中一种常见的临床症状,引起腹泻的原因主要是由于免疫功能的下降,造成机体感染各种机会性肠道致病菌而致,亦可见于艾滋病患者在抗病毒治疗中药物的毒副作用。

艾滋病相关性腹泻在中医学中归属到"泄泻"的范畴。泄泻的发生与脾虚和湿盛关系密切,与肺、肾等脏腑功能亦有很大的关系。HIV 入侵人体后,在人体内不断复制,又不断被机体清除,机体在同 HIV 作斗争的过程中,元气不断耗伤,造成肺脾肾等脏腑功能失调,水液代谢功能失司,水湿下聚肠道,导致泄泻的发生。患者多表现出腹泻便溏、胸闷食少、泄下清稀,迁延不愈,病程可长达数月或数年,后期多见体重严重下降,营养不良,形体羸瘦。在艾滋病晚期,患者多因机体精血耗尽,元气衰竭而死亡。现代一些艾滋病研究者也认为[1],艾滋病相关性腹泻的病理关键在于脾虚,由于脾胃受损,运化失常,致湿浊内生为患。同时,随着 HARRT 疗法的推广,大多数艾滋病患者服用抗病毒药物进行治疗,腹泻是其主要的不良反应之一,因此说,药毒也是引起腹泻的一个重要原因。

2 灸法在疾病防治中的作用

灸法是以艾叶等可燃材料或其他热源在腧穴或病变部位进行烧灼、温烤,以起到温通经络、调和气血、扶正祛邪作用的医疗保健方法,是针灸疗法的重要组成部分,也是中医学治疗疾病的一种独特方法。灸法最常用的材料是艾条或艾炷,多用于治疗虚寒性疾病。灸法主要有以下几个方面的作用。

2.1 调节免疫功能,预防疾病进展 灸法具有良好的预防保健作用,运用灸法灸治机体一定的穴位,可以激发和调节脏腑经络之气,调节经脉气血的运行,发挥调和气血、调理阴阳之功,能起到补偏救弊的作用,从而调节机体的免疫功能。同时,灸法可以激活皮肤中某些神经末梢酶类参与机体的免疫调节,对疾病的治疗也具有良好的作用。另外,灸法有温阳补虚之功,运用灸人体的一些穴位,如足三里、中脘、关元、气海,可使人胃气充盛,精血充足,元气旺盛,可增强机体抗病能力,达到"正气存内,邪不可干"的效果。

2.2 温经散寒,行气通络 灸法有温经散寒之功,使机体气血运行通畅。气血在经络中周流不息,循序运行,若寒邪侵袭,导致机体或局部气血凝滞,经络受阻,可出现一系列的病变。因此,用灸法作用某些穴位,可以起到调和气血,疏通经络,平衡机能的作用。

2.3 扶阳固脱,升阳举陷 阳气是人体一切生命活动的根本，若脾肾阳气虚弱，致阴寒内盛，则会产生一系列的病变，或表现为寒、为厥，或为元气虚陷，脉微欲脱。《伤寒论》说："少阴病吐利，手足逆冷……脉不至者，灸少阴七壮。""下利，手足厥冷，烦躁，灸厥阴，无脉者，灸之。"说明凡出现呕吐、下利、手足厥冷，脉弱等阳气虚脱的重危患者，艾灸关元、神阙等穴，可以起到扶阳固脱、回阳救逆之功。另外，对于脾气虚弱、清阳下陷等原因导致的脱肛、久泄久痢等，亦可用灸法治疗。

3 灸法在艾滋病相关性腹泻防治中的意义

3.1 灸法常用穴位 根据艾滋病相关性腹泻以肺脾肾脏腑功能失调为主的病机，在灸治穴位的选择上，也以调节肺脾肾功能的穴位为主，常见的有关元、神阙、足三里等穴，同时，也要根据患者的具体证候来进行临床配穴，这样才能达到更好的治疗目的。关元有温肾固精、补气回阳、通调冲任、理气和血之功效。神阙有温补元阳、健运脾胃、复苏固脱之效。足三里有补益脾胃、调和气血、扶正培元、祛邪防病之功效。唐英等[2]认为，关元、神阙、足三里是经穴中的强壮穴，艾灸关元、神阙、足三里能够扶正固本、提高机体免疫力，具有强壮保健、防病治病的作用。对于艾滋病相关性腹泻以脾气虚表现为主者，在 CD_4^+ T 细胞受损免疫缺陷时，用艾灸关元、神阙、足三里等穴，能取得显著疗效。

3.2 提高患者免疫功能

艾灸治疗艾滋病相关性腹泻主要作用机理在于通过整体调整艾滋病患者机体的免疫系统，调节患者的脾胃功能来达到治疗目的。艾灸具有散寒通络，活血逐瘀，回阳固脱，消瘀散结以及防病保健的功效。运用灸法可调整脏腑功能，促进人体新陈代谢，提高机体的免疫功能，从而达到防病治病的目的。在穴位选择上以关元、神阙、足三里等为主。关元穴有补肾壮阳、培补元气、通调冲任的功效，又为小肠经募穴，可治腹部及小肠的病变；神阙穴有升阳举陷、回阳固脱、止泻之功效，温灸可调整全身气血及脏腑功能；足三里为足阳明胃经合穴、下合穴，可调理脾胃肠，理气化湿，补益气血，还可提高机体免疫力，对免疫球蛋白中的 IgG 和 IgA 有一定影响，能提高补体 C3 水平而控制发病。艾灸以上穴位具有补益机体正气，增强机体功能，提高机体免疫功能之效。三穴合用，可健脾益气，理肠止泻，以扶正固其本，止泻治其标，达到提高机体免疫力，改善体质，改善腹泻症状的目的。

3.3 改善患者腹泻症状，延缓疾病发展 灸法具有良好的温经散寒，行气通络，回阳固脱，升阳举陷之功，因此对于艾滋病患者腹泻临床症状的改善也有一定的作用，尤其对于脾肾阳虚的患者，效果甚佳。郭燕等[3]运用艾灸对艾滋病相关性腹泻进行观察，结果发现，采用艾灸疗法可起到温中散寒，健脾止泻，回阳救逆，益气固脱，提高体液及细胞免疫功能的作用，有扶正固本之功。在穴位的选择上以神阙、天枢、足三里为主，认为以上穴位是治疗腹泻的要穴，艾灸关元、足三里可提高人体免疫功能，调动机体自身的力量，抵御病邪的侵袭。研究表明，艾灸后T淋巴细胞数明显升高，免疫功能明显增强，起到调整阴阳平衡的作用。中脘、天枢分别是胃、大肠的募穴，配合背部的俞穴，俞募相配可调整脏腑功能，健运脾胃，提高AIDS患者的免疫力，使AIDS患者腹泻的症状和体征得到缓解。另外，在运用灸法的时候，可以适当运用一些健脾燥湿、温通经络的药物，如苍术、防风、透骨草、五灵脂、没药、乳香、夜明砂、木通、白芷置于温灸器中，来对患者特定穴位给予中药温灸，通过改善局部微循环使局部血流增加而利于药物的渗透，从而发挥药物和穴位的双重作用，达到治疗的目的。

4 小结

艾滋病相关性腹泻是艾滋病发展过程中出现的一种常见临床症状，也是艾滋病常见的机会性感染之一。从中医学的角度说，腹泻的发生主要与肺脾肾等脏腑的功能失调，水液代谢失常密切相关。艾灸具有良好的温通经络，祛湿散寒，回阳固脱，升阳举陷之功。对于腹泻日久，损及脾肾，造成脾肾虚寒，久泄不愈，或脾虚清阳下陷而致的久泄脱肛等，运用艾灸治疗具有很好的疗效。在艾灸穴位的选择上，一般来说以关元、神阙、足三里、气海、三阴交等穴位为主，艾灸以上穴位具有健脾益肾，激发机体阳气之功，对于提高艾滋病患者免疫功能，改善患者腹泻的症状，提高生存质量，延缓疾病的发展等方面都有一定的积极意义。同时，在艾灸的运用上，也可以根据患者的具体临床症状，采用中药温灸、隔姜灸、隔盐灸、隔附子饼灸或者与中药汤剂相配伍等多种方法综合运用来进行治疗，以期更好地提高疗效。

参考文献（略）

(出自广西中医药2013年第36卷2期第38－39页)

艾灸配合中药敷脐治疗艾滋病患者纳呆临床观察

吴涛[1] 杜磊[1] 刘战国[2] 柳凯[3] 丁红云[1] 李强[1] 刘静静[1] 杨峰[1] 张敏[1]

(1. 河南中医学院第一附属医院,河南郑州 450000;2. 上蔡县中医院,河南上蔡 463800;
3. 南阳市宛城区中医院,河南南阳 473000)

摘要 目的:探讨艾灸配合中药敷脐治疗艾滋病患者纳呆的临床疗效。方法:选择经过3d常规治疗纳呆无改善的艾滋病患者58例,温和灸神阙、足三里(双侧),每次30 min,每天1次;自拟中药散剂敷脐,每次6h,每天2次。先艾灸后敷脐。7d为1个疗程,休息3d继续下个疗程,治疗1~3个疗程。观察患者食欲和食量的变化情况。结果:食欲增加48例,有效率为82.76%,食量增加50例,有效率为86.21%,食欲和食量均增加46例,有效率为79.31%。结论:艾灸配合中药敷脐对艾滋病患者纳呆有良好治疗作用。

关键词 艾滋病;纳呆;艾灸;中药敷脐;神阙;足三里

艾滋病,即获得性免疫缺陷综合征(AIDS),是由人类免疫缺陷病毒(HIV)引起的慢性传染病。艾滋病患者胃肠道病变的发生率一般为50%~70%[1],纳呆(又称食欲减退或纳少)是艾滋病患者胃肠道病变的常见症状。采用艾灸配合中药散剂敷脐治疗艾滋病患者纳呆疗效满意,现报道如下。

1 资料与方法

1.1 一般资料

选择河南中医学院第一附属医院艾滋病临床研究中心感染性疾病二病区和南阳市宛城区中医院关爱中心2012年3月至2012年5月收治的有纳呆症状的艾滋病患者,入院后经3d常规治疗纳呆无改善者58例。患者均经蛋白印迹法确证抗HIV阳性,其中男28例,女30例;年龄17~64(50.55±11.04)岁;出现纳呆时间10~428d。

1.2 治疗方法

艾灸腧穴:神阙、足三里(双侧)。灸疗方法:选用艾条温和灸。艾条点燃后距穴位皮肤约3 cm,以局部有温热感而无灼痛为宜,时间为30 min,每天1次。敷脐药物组成:肉桂等。敷脐方法:将各种中药粉碎并研成细末,每次取用药粉5g,少量黄酒调成糊状敷脐,用保鲜膜及纱布遮盖固定,每次6h,每天2次。先艾灸后敷脐。7d为1个疗程,休息3d继续下个疗程,治疗1~3个疗程。如果局部皮肤出现过敏现象则停药并清洁皮肤,待正常后继续治疗。

1.3 疗效判定标准

疗效判定根据食欲和食量的改变两方面进行判定。食欲是指进食的要求和对进食的欣快感觉,食量是指实际的进食量[2]。食欲变化按3级判定:0级为未增加,1级为稍微增加,2级为明显增加;食量变化按4级评价:0级为未增加,1级为稍微增加但未达到治疗前的1倍,级为达到治疗前的1倍以上但未达到2倍,级为达到治疗前的2倍以上。疗效判定标准以提高0级为无效,提高1级以上为有效。

2 结果

所有患者疗程2~46d,1~7d 26例,8~14d 20例,15~21d 8例,22d 2例,46d 2例;食欲变化0级者10例(17.24%),1级者40例(68.97%),2级者8例(13.79%),有效48例(82.76%);食量改变0级者8例(13.79%),1级者36例(62.07%),2级者12例(20.69%),3级者2例(3.45%),有效50例(86.21%);食欲和食量均有效46例(79.31%);两者均无效6例(10.34%);食欲增加48例中起效时间为1~7d,第1天有效者16例,第2天有效者12例,第3天有效者4例;食量增加50例中有效时间为1~7d,第1天有效者16例,第2天有效者10例,第3天有效者6例;治疗中出现脐周皮肤过敏,发红疼痛或破溃者8例,第8天2例,第10天2例,第13天2例,第46天2例。

3 讨论

《素问·平人气象论》曰:"人以水谷为本"《素问·玉机真脏论》曰:"五脏者皆禀气于胃,胃者五脏之本也。"人以胃气为本,胃气的有无直接关系到疾病的轻重和预后,艾滋病亦是如此。因此,改善艾滋病患者纳呆十分重要。中医学认为,胃主受纳、腐熟水谷,脾主运化水谷精微,两者为后天之本,气血生化之源。临床诊治艾滋病的过程中,发现多数患者以正气亏虚尤其是脾虚为主要病理变化,

---

基金项目:国家十二五科技重大专项(编号:2012ZX10005010-001)

故选取艾灸足三里和神阙配合肉桂等药物敷脐的方法进行治疗。取穴方面,足三里穴为足阳明胃经之合穴,即土经之土穴,土化生万物,土旺制水,故有健脾胃、助运化、祛湿邪的功效。《四总穴歌》亦有"肚腹三里留"的说法。神阙穴位临中焦,下为肠腑所在,又为任脉要穴。任脉为"阴脉之海"与"阳脉之海"的督脉相贯通。冲、任会于脐下之阴交穴,而冲脉为"十二经之海"。冲、任、督三脉,皆起于小腹内,下出于会阴部,相互交通而循行路线不同,故称源而三岐"。另有足阳明胃经挟脐两旁,足少阴肾经与冲脉挟脐上行,足太阴经筋结于脐,手少阴经筋系于脐。因此,神阙穴有健脾和胃之功,又有通达百脉,调整五脏六腑之功。其次,药物方面,肉桂辛、甘、热。归脾、肾、心、肝经。具有补火助阳,散寒止痛,温经通脉的作用。肾阳强,脾阳亦旺,从而促进脾气运化,使气血生化有源。现代药理认为,肉桂含挥发油,称桂皮油或肉桂油。其对胃黏膜有缓和刺激的作用,并通过刺激嗅觉反射性地促进胃机能,能促进肠运动,使消化道分泌增加、增强消化机能、排除消化道积气、缓解胃肠痉挛性疼痛[3]。黄酒性温,味甘苦辛,能活血通络,穿透力强,有助于药物经皮肤渗透于体内,用之调制诸药又助于药物中有效成分的溶出,从而提高疗效。疗法方面:①艾叶的药性作用《神衣本草经》记载:"艾叶苦辛,生温,熟热,纯阳之性,能回垂绝之阳,通十二经,走三阴,理气血,逐寒湿,暖子宫……以之灸火,能透诸经而除百病。"艾的药性可通过体表腧穴渗透到体内起治疗作用,又可通过呼吸进入机体,有扶正祛邪、通经活络、醒脑安神之功[4]。②灸疗的热效应。研究表明,灸疗的温热效应具有增强机体非特异性和特异性免疫功能的作用,从而达到防病治病的功效[5]。③中药散剂敷脐,能最先调整脾胃功能,又能发挥腧穴和药物的双重治疗作用。

参考文献(略)

(出自中医学报2013年第28卷179期第467-468页)

·其他疗法·

敷脐疗法在艾滋病治疗应用中的体会

张　敏　陈秀敏　郑连雪　刘静静

(河南中医学院第一附属医院艾研中心 450000)

摘要　目的　探讨敷脐疗法在艾滋病治疗中的效果。方法　选取40例艾滋病合并纳差患者,在中医药辨证论治基础上,施以敷脐疗法,作用于神阙穴。结果　患者经过两个疗程治疗后疗效增加,总有效率达到42.5%。结论　中医药辨证论治辅以敷脐疗法治疗艾滋病,部分患者临床症状得到改善,值得进一步观察探讨。

艾滋病是由人类免疫缺陷病毒侵犯辅助性T淋巴细胞,造成细胞免疫功能缺损,以性传播和血液传播感染为主,以明显的后天获得性免疫缺陷如各种细菌,病毒,真菌,原虫感染和恶性肿瘤为主要临床表现。艾滋病发病期会合并出现各种临床症状,其中纳差是艾滋病常见的临床症状之一。我科收治40例病人,符合纳差诊断标准[1]。

1 资料与方法

1.1 一般资料：2012年2月-7月收治艾滋病合并纳差患者40例,其中男性21例,女性19例,病程为5-30天。

1.2 方法：

1.2.1 敷脐疗法：将中药磨粉给予黄酒少许活成糊状,置于病人神阙穴,纱布覆盖,胶布固定。每日两次,每6小时更换一次,一周为一疗程,两个疗程之间间隔3天。

1.2.2 综合治疗：患者在敷脐疗法的基础上,根据症状采取对症治疗,发热者给予退热治疗,腹泻者给予止泻治疗,咳嗽者给予止咳治疗;给药途径包括静脉,口服,中药外治疗法等。

1.2.3 评价指标：显效：食欲明显增加，进食量是治疗前1倍以上；有效：食欲稍增加，进食量是治疗前1倍以下；无效：食欲和进食量均无增加。

2 护理要点

2.1 治疗前：评估患者局部皮肤情况，皮肤是否完整，有无溃烂或破损，询问有无酒精或胶布过敏史。向患者做好解释，取得其配合。

2.2 治疗中：询问患者有无疼痛，瘙痒等不适。

2.3 治疗后：向患者讲解注意事项，请勿剧烈活动，局部出现红、肿、痒等不适时，应立即通知护士。6小时之后可以弃去，用温毛巾擦洗残留药物，保持局部皮肤清洁干燥。

3 结果（表1）

表1 治疗效果观察表

疗程	病人总数	显效	有效	无效	总有效率
1疗程	40	5	4	31	22.5%
2疗程	40	10	7	24	42.5%

4 讨论

患者经过两个疗程治疗后疗效增加，总有效率达到42.5%。由于个体差异，其中3例患者在治疗第1疗程中效果显著，食欲增加，进食量是治疗前的2倍之多。

此疗法作用于神阙穴，它是任脉的一个重要腧穴，任脉与督脉相表里，内连十一经脉、五脏六腑、四肢百骸，有转枢上下、调治百病的作用。此疗法又以脐部经络分布和解剖特点为基础，利用药物的刺激性作用于脐部，使得辨证所得药物更易穿透和进入人体内部，或者通过经络有效的传递药物到达所需的脏腑组织，使得局部药物浓度增高；或者利用药物有效地刺激神经传导和体液改变；或者沿着血循环和淋巴循环进入全身各处，达到治疗疾病的目的。

中医认为艾滋病的病因为邪毒外侵和正气亏损；病机为正虚邪盛，纳差应属气虚，脾虚的表现范畴，选用祛湿化浊，健脾和胃的中药，配合敷脐疗法，从而改变人体的气血阴阳，调节人体的机能，达到恢复身体健康之目的。敷脐疗法是一种操作简便、易于接受、无痛无创的中医外治法，同时降低护士职业暴露危险性，值得在临床工作中推广使用。

参考文献（略）

（出自2013年河南省外科现代护理理论与循证实践新进展学习班——外科护理分会场论文集2013年）

中药敷神阙穴治疗艾滋病腹泻临床观察

范中营

沈丘县北郊乡卫生院，河南沈丘 466300

摘要 目的：探讨中药敷神阙穴治疗艾滋病腹泻的疗效。方法：将中药碾成细末，用米醋调和成稠糊状，将药糊平敷在神阙穴上，用热水袋或电熨斗加热，每天治疗1h。结果：痊愈16例，显效3例，无效2例。有效率90.5%。结论：此方法简便易行，费用低廉，无痛苦，无不良反应。

关键词 艾滋病；免疫力下降；腹泻；神阙穴；中药外敷

艾滋病（AIDS）腹泻主要是由于患者的免疫力下降而引起。机体感染艾滋病病毒（HIV）后，机体的免疫系统被破坏，造成患者免疫功能下降，外界及机体内病毒或细菌乘虚侵袭或泛滥，从而引发一些机体病变，其中腹泻就是艾滋病患者消化道病变的主要表现。临床表现为腹泻便溏，或有腹痛，腹胀纳差，消瘦，甚则出现水样便，大便每日3－5次，严重时可达10次以上。病情迁延不愈，或间歇发作，达数月或数年。日久出现体质量下降，甚则形成恶液质以致死亡。笔者从2004年至今，用中药敷神阙穴治疗艾滋病腹泻21例，疗效较好，现报道如下。

1 资料与方法

1.1 一般资料

本组21例均为艾滋病患者，均符合艾滋病临床诊断标准。其中男9例,女12例;年龄28-58岁;CD_4^+淋巴细胞计数$\geq 200\times 10^6/L$者10例,$<200\times 10^6/L$者11例;腹泻症状迁延≥ 1 a者15例,<1 a者6例。21例患者均为西医治疗7d以上而无明显疗效的情况下自愿接受本法治疗。由于条件所限,所有患者均未进行病毒载量测定。

1.2 治疗方法

药物组成:人参20g,白术15g,扁豆10g,茯苓10g,木香10g,砂仁10g,陈皮15g,吴茱萸10g,肉桂5g,丁香5g,黄连10g,补骨脂10g,白芍15g,防风10g。上述药物共碾为细末,用米醋调和成稠糊状,每晚取一小汤匙,用清水洗净脐窝后,把药糊平敷脐上,取多层纱布覆盖其上,用电熨斗或热水袋加热,温度以患者能忍受为宜。每天1次,每次不少于1h,7d为1疗程,间隔1d可进行下一疗程。同时让患者每晚搓揉足三里、关元两穴。每穴搓揉10min。治疗期间禁食生冷、荤腥、油腻、辛辣食物。

1.3 疗效判定标准

①痊愈:一日或一日以上大便一次,大便成形,1 a后随访未复发。②显效:大便次数较治疗前明显减少,大便成形,1 a后随访有1-2次复发,但症状较治疗前减轻。③无效:治疗后大便次数稍有减少,便质稍有改变或无任何变化。

2 结果

治疗3疗程后,痊愈16例,显效3例,无效2例。有效率90.5%。

3 典型病例

于某,女,46岁。2008年10月就诊。2003年9月检测HIV阳性,同年确诊为AIDS。服用抗病毒药物依从性较差。2007年5月出现间歇性腹泻,曾服多种抗生素及止泻药物,疗效甚微。30d前出现大便溏泻,5-7次/d,间杂不消化食物,偶有腹痛,肢膝无力,睡眠差,低热,恶心,不思饮食,面色无华,舌质淡红,苔白,脉细弱。体质量从70kg降至50kg。CD_4^+淋巴细胞计数$156/mm^3$。在本院采用抗生素及支持疗法治疗14d,无明显疗效。随接受本法治疗。1疗程后大便次数减至2-3次/d,大便基本成形,体温正常,全身较治疗前有力,饮食增加。2疗程后临床症状消失。巩固治疗1疗程,1 a后随访未复发。

4 讨论

艾滋病腹泻属中医的"泄泻"范畴,中医认为,本病由脾胃虚弱而引起,与肝、肾两脏关系密切。脾虚失运,水谷不化精微,混浊内生,谷反为滞,混杂而下,并走大肠而为泄泻。艾滋病患者长期受病毒侵袭,日久脏腑虚衰,调摄失宜,或饮食不节,以至脾失健运,大肠传导失司,引起泄泻。日久耗气伤阴,造成机体气机紊乱,命门火衰,阳气不足,脾失温煦,运化失常而成泄泻。长期的病痛折磨,造成患者情志失调,肝气郁结,横逆乘脾,运化失司而成泄泻。西医输液只能补充电解质,而对长期腹泻造成的气机紊乱却无能为力。

中药敷神阙穴,能通元阳,复苏固脱,调和脾胃,益气养阴,具有良好的养生保健作用,对消化不良、腹泻均有防治作用。现代实验研究也证明,温灸神阙穴有提高机体的免疫功能、调节脏腑功能紊乱、延缓衰老的作用[1]。

方中人参、白术健脾益气,扁豆、茯苓健脾利湿,木香、砂仁、陈皮调中理气,吴茱萸、丁香、肉桂散寒止泻,黄连清肠化湿,补骨脂扶助肾阳,白芍柔肝止痛,防风泻肝而去风。因而能健脾、温肾、疏肝而止泻。同时,人参、白术、茯苓、吴茱萸、肉桂、补骨脂还能增强机体的免疫功能[2]。

此方法简便易行,无痛苦,无不良反应,治疗费用低,疗效确切,易被患者接受。

参考文献(略)

(出自中医学报2011年第26卷10期第1162-1163页)

· 专家治验 ·

当代名老中医治疗艾滋病的辨证论治经验统计分析

王大伟 金晓阳 罗翌

(广东省中医院,广东 广州 510120)

摘要 目的 整理并分析期刊文献及著作中关于当代名老中医运用中医药治疗艾滋病的内容,总结中医药治疗艾滋病的方法和规律。方法 将纳入的14篇文献及4本著作(共计18篇)中涉及各当代名中医辨证治疗艾滋病的内容进行统计分析。结果期刊文献及著作共涉及11种证型,其中气不足、脾虚不化两种证型出现频次最高;对症治疗涉及8种常见症状,其中消瘦、纳差、乏力、腹泻症状出现频次最高。结论 根据当代名老中医对艾滋病辨证论治总结的统计,本病以正虚为本,外感邪气内伏为标,病理变化涉及气血津液,病位波及五脏六腑。临床表现复杂多样,辨证治疗变化多端,然总的治疗法则为补虚扶正,祛邪外出。

关键词 当代名老中医;艾滋病;辨证论治;症状

艾滋病,即由人类免疫缺陷病毒(human immunodeficiency virus,HIV)感染而引起的免疫功能低下,继发多病原、多系统、慢性消耗性、全身性病变的传染病。我国历代并无此病名记载,当代名老中医承担起了中医药治疗艾滋病的探索与发展的重任,为发掘探讨当代名老中医运用中医药治疗艾滋病的规律,对当代名老中医治疗艾滋病的辨证、对症治疗经验进行统计分析,现报告如下。

1 资料与方法

总体方案:运用文献计量学、内容分析的方法,系统地搜集、整理并分析当代名老中医运用中医药治疗艾滋病的期刊文献及著作。

1.1 检索期刊文献及著作

1.1.1 对象与范围 期刊文献从维普资讯-中文科技期刊数据库1989-2011年(生物医药信息版)进行检索。名中医相关著作从Worldcat图书馆目录进行检索。

1.1.2 检索策略与检索过程记录 从国家中医药管理局公布的全国老中医药专家学术经验继承工作指导老师中,确定与本专业相关名医共15人。

期刊文献检索截止时间2011年3月20日。检索范围:全部期刊。检索时间:1989-2011年。检索条件:任意字段="艾滋病中医"。检索结果:检中31篇,选中与名医治疗艾滋病经验相关文献14篇,获取全文14篇[1-14]。名中医相关著作截止时间2011年3月20日。检索条件:(图书)任意字段="名老中医姓名"。检索结果:检中1937本,选中与名中医治疗艾滋病经验相关的著作4本,从各图书馆、书店进行相关著作的查阅,获取相关著作4本,最后选中与名中医治疗艾滋病的经验相关的著作4本[15-18],从4本著作中共获取相关的文章4篇。

1.2 资料信息采集

1.2.1 资料版权信息 期刊文献采集标题、摘要、作者、出处等信息。著作采集书名、作者、出版社及出版时间等信息。

1.2.2 中医辨证分型的内容分析 期刊文献及著作均采集各名中医关于中医辨证治疗艾滋病采用具体辨证分型。

2 结果

2.1 证型分析 由于获取的期刊文献及著作涉及艾滋病的

基金项目:国家科技重大专项课题"重大传染病中医药应急救治能力建设"(项目编号:2008ZX10005-013)

辨证分型甚多，为了便于进行统计分析，在对原文献中各个名医对艾滋病的辨证分型进行整理归类中，尽量同类相附。重点分析每篇文章的主要证型或主要治法，其兼证和辅助治法不作为重点分析。最后将艾滋病的中医辨证治疗分为12个证型（详见表1）。

表1 各个期刊文献及著作中名老中医治疗艾滋病的辨证分型统计

编号	证型名称	频数	频率
1	肺气不宣	5	71.4%
2	肺阴亏虚	3	42.8%
3	肺气不足	4	57.1%
4	心气亏虚	3	42.8%
5	中气不足	7	100%
6	中焦湿热	5	71.4%
7	脾虚不化	7	100%
8	肝肾阴虚	5	71.4%
9	脾肾阳虚	6	85.7%
10	痰湿内盛	5	71.4%
11	邪毒阻络	6	85.7%
12	营血内燔	6	85.7%
总计		7	

通过表1我们发现所归纳的12个证型中，出现频率最高的为中气不足和脾虚不化两个证型，出现频率都为100%，出现频率最低的证型是心气亏虚和肺阴亏虚，二者出现频率均为42.8%，而其他证型则出现的频率几乎相当。

2.2 症状分析 在对当代名老中医治疗艾滋病相关文献及专著进行整理的时候，我们发现大多数名老中医在辨证的时候是根据患者出现的症状进行辨证治疗，或者在辨证的时候另外地特别强调症状的治疗。因此我们参照艾滋病症状研究的相关文献对当代名老中医对艾滋病治疗中对症状的总结做了频数的统计（详见表2）。

表2 各个期刊及著作中名老中医对艾滋病的症状总结统计

编号	症状名称	频数	频率
1	发热	7	100%
2	咳嗽	5	71.4%
3	咳痰	1	10.0%
4	乏力	7	100%
5	消瘦	7	100%
6	纳差	7	100%
7	腹泻	7	100%
8	出汗	3	42.8%
总计		7	

由于艾滋病症状繁多，诊断特异性较差，我们对名老中医治疗艾滋病总结的常见症状进行统计分析发现发热、乏力、消瘦、纳差、腹泻等以全身非特异性症状和消化道症状为主要表现，这与现有的艾滋病症状分析研究相符合。

3 结论

当代名老中医治疗艾滋病辨证分型中常见证型主要为中气不足和脾虚不化，其次是脾肾阳虚、痰湿内盛、邪毒阻络、营血内燔、中焦湿热等证。临床症状方面，最常见的是发热、乏力、消瘦等全身症状和纳差、腹泻等消化道症状。

4 讨论

艾滋病致病纷繁复杂病位可及上中下三焦五脏六腑，病性寒热虚实皆见，致使临床症状纷繁复杂，且此病乃新近传入我国的疾病，古代文献并无先关病名记载，因此临床辨证多根据患者出现的不适症状辨证治疗，这样临床就缺乏统一的辨证分型及辨证标准，辨证分型较为繁杂，且我们对当代名老中医治疗艾滋病搜集到的资料甚少，实际我们只搜集到七位名老中医防治艾滋病的经验资料，对这仅有的七位名老中医的经验资料进行统计分析其结果的可信度相对要低，但我们通过挖掘当代名老中医防治艾滋病的共同点，为我们以后对临床防治艾滋病的研究找到一个方向。

参考文献（略）

（出自临床医学工程2011年第18卷8期第1316－1317页）

导师张震研究员经验方扶正抗毒胶囊治疗 HIV 感染者的临床观察

王 莉 指导：张震

（云南省中医中药研究院，云南昆明 650223）

摘要 目的：观察导师张震研究员经验方扶正抗毒胶囊治疗艾滋病无症状感染期的临床疗效。方法：采用自身前后对照的临床观察方法。62 例艾滋病患者服用扶正抗毒胶囊每次 6 粒，每天 4 次；6 个月为 1 个疗程。观察治疗前后中医症状、体征、卡洛夫斯基积分、免疫学指标变化。结果：62 例患者治疗后症状、体征、卡洛夫斯基积分、免疫学指标与治疗前比较，有效 38 例，稳定 10 例，无效 14 例，总有效率为 77.42%；CD_4^+ 细胞计数治疗前平均（281.94±154.13）/mm^3，治疗后平均（330.91±158.99）/mm^3，治疗后 CD_4^+ 细胞升高。结论：扶正抗毒胶囊可增强艾滋病无症状感染期患者的机体免疫功能和改善其症状、体征。

关键词 艾滋病；扶正抗毒胶囊；临床观察

艾滋病即人类免疫缺陷病毒（human immunodeficiency virus，HIV）感染人体所引起的获得性免疫缺陷综合征（AIDS），以免疫系统损害和机会性感染为主要特征。

导师张震研究员从事中医医疗、教学和科研工作 50 余年，临床经验丰富，学术造诣精深，强调理论与实践并重。笔者随师应诊，深感导师重视辨证论治，见解独到，收效显著。笔者在辨证论治的基础上，应用导师的经验方扶正抗毒胶囊治疗 62 例证属气阴两虚，脾肾不足的 HIV 感染者，现报道如下。

1 临床资料

1.1 一般资料 62 例患者均来源于云南省中医药治疗艾滋病试点项目门诊病例，疗程为 6 个月。其中男 38 例，女 24 例，男性与女性之比为 1.58：1；年龄最小 18 岁，最大 56 岁，平均年龄（35.35±8.45）岁。

1.2 诊断标准

1.2.1 艾滋病诊断标准 参照中华人民共和国卫生部 2008 年制定的《艾滋病和艾滋病病毒感染诊断标准及处理原则》中华人民共和国卫生行业标准。

1.2.2 证候诊断标准 参照国家技术监督局 1997 年颁布的中华人民共和国国家标准《中医临床诊疗术语·证候部分》、《中医诊断学》教材等相关的证候诊断标准。证属气阴两虚，脾肾不足型。

1.2.3 纳入标准 （1）符合 HIV 感染者的诊断标准；（2）符合气阴两虚，脾肾不足证中医诊断标准；（3）年龄 18～65 岁之间。

1.2.4 排除标准 （1）不符合 HIV 感染者的诊断标准；（2）年龄 >65 岁或 <18 岁；（3）合并严重的心血管系统、呼吸系统、消化系统、血液系统、泌尿系统、神经系统疾病者，重度精神疾病者，严重外伤未痊愈者；（4）妊娠或哺乳期妇女。

2 治疗方法

2.1 治疗方法 给予中药固定制剂扶正抗毒胶囊（由人参、白术、黄芪、黄精、女贞子、甘草等组成）口服，每次 6 粒，每天 4 次。

2.2 疗程 6 个月为 1 个疗程。

2.3 观察指标 按照国家中医药管理局中医药治疗艾滋病试点项目《11 省中医药治疗艾滋病项目临床技术方案（试行）》的要求，确定观察指标为：症状、体征、CD_4^+ 淋巴细胞计数、肝肾功和血常规。

2.4 观察方法 采用自身前后对照的临床观察方法，编制号码，建立感染者个人专门档案，按规定时间对感染者进行检查检验，指定医生记录服药、用药前后症状、体征及各项指标变化情况。

3 疗效标准与治疗结果

3.1 疗效标准 参照国家中医药管理局中医药治疗艾滋病试点项目《11 省中医药治疗艾滋病项目临床技术方案（试行）》。

3.1.1 中医临床疗效判定标准 有效：治疗后中医临床症状、体征总积分较治疗前下降大于 1/3 者；稳定：治疗后中医临床症状、体征总积分较治疗前下降小于 1/3 者；无效：治疗后中医临床症状、体征总积分较治疗前无变化或者增加者。

3.1.2 CD_4^+ T 细胞计数疗效判定标准 有效：CD_4^+ 逐渐上升，治疗后 CD_4^+ 升高 ≥30% 或 50/mm^3；稳定：CD_4^+ 无变化或逐渐上升，治疗后 CD_4^+ 升高或下降 <30% 或 50/mm^3；无效：CD_4^+ 下降 ≥30% 或 50/mm^3。

3.1.3 卡洛夫斯基积分判定标准 有效：卡洛夫斯基积分增高 ≥10 分；稳定：卡洛夫斯基积分增高或减少 <10 分；无效：卡洛夫斯基积分减少 ≥10 分。

3.2 治疗结果

3.2.1 治疗前后临床疗效比较 治疗患者 62 例，有效 38 例，占 61.3%，稳定 10 例，占 16.1%，无效 14 例，占

22.6%，总有效 48 例，总有效率为 77.42%。治疗前后临床症状、体征总积分比较，见表 1。

治疗前后临床症状、体征总积分比较差异显著，有统计学意义（P<0.01），说明扶正抗毒胶囊对改善艾滋病潜伏期患者临床症状、体征有显著疗效。

表 1 治疗前后临床症状、体征总积分比较（$\bar{x} \pm s$）

治疗前	治疗后
12.5±8.39	6.73±6.06*

与治疗前比较，*p<0.01

3.2.2 治疗前后 CD_4^+ 细胞计数检测比较 见表 2。

表 2 治疗前后 CD_4^+ 变化情况比较（n/mm³）

	n（%）	治疗前（$\bar{x} \pm s$）	治疗后（$\bar{x} \pm s$）
有效	17（51.5）	216.94±126.76	388.41±169.01*
稳定	5（15.2）	241.8±129.86	265.2±118.22*
无效	11（33.3）	400.64±141.69	271.91±134.14*
合计	33（100）	281.94±154.13	330.91±158.99

与治疗前比较，*P<0.01

从表 2 可以看出，应用中医药治疗后对 T 细胞亚群有较好的改善作用，特别是提高 CD_4^+ 水平值，尽管提高幅度尚不非常显著，但确有一定的临床意义。

3.2.3 治疗前后单项症状疗效比较 见表 3、表 4。

表 3 治疗前后单项症状积分疗效比较

症状	治疗前例数	治疗后例数	治疗后消失例数	有效率（%）	治疗前（$\bar{x} \pm s$）	治疗后（$\bar{x} \pm s$）
咳嗽	26	16	10	38.46	0.97±1.24	0.58±1.05*
乏力	41	28	13	31.70	1.81±1.57	1.00±1.19**
纳呆	20	13	7	35	0.77±1.22	0.52±1.08
腹泻	9	3	6	66.67	0.32±0.83	0.13±0.61
呕吐	5	2	3	60	0.19±0.70	0.10±0.56
气短	21	14	7	33.33	0.45±0.76	0.32±0.67
自汗	22	16	6	27.27	0.64±0.99	0.32±0.59**
盗汗	26	15	11	42.31	0.58±0.80	0.34±0.65*
恶心	12	6	6	50	0.23±0.49	0.10±0.30*
脱发	14	8	6	42.86	0.24±0.47	0.18±0.5
头痛	27	15	12	44.44	0.52±0.67	0.27±0.52**
胸痛	10	3	7	70	0.16±0.37	0.06±0.31
腹胀	8	4	4	50	0.16±0.49	0.08±0.33
腹痛	12	7	5	41.67	0.24±0.53	0.13±0.38*
肌肉痛	17	15	2	11.76	0.32±0.57	0.26±0.48
关节痛	18	15	3	16.67	0.50±0.77	0.00±0.00
腰痛	19	17	2	10.53	0.39±0.66	0.29±0.49
皮肤瘙痒	25	21	4	16	0.55±0.78	0.45±0.72
月经失调	11	8	3	27.27	0.29±0.69	0.18±0.50

与治疗前比较，*p<0.05，**p<0.01

表4 治疗前后单项体征积分疗效比较

主要体征	治疗前例数	治疗后例数	治疗后消失例数	有效率（%）	治疗前（$\bar{x}\pm s$）	治疗后（$\bar{x}\pm s$）
皮疹	14	11	3	21.43	0.92±1.85	0.53±1.16
粘膜溃疡	4	5	−1	−25	0.29±1.18	0.24±0.82
口糜	4	0	4	100	0.19±0.74	0.00±0.00*
疱疹	10	0	10	100	0.58±1.42	0.00±0.00**
卡波西肉瘤	0	0	0	0	0.00±0.00	0.00±0.00
淋巴结肿大	10	5	5	50	0.63±1.55	0.27±1.01*
其它	0	0	0	0	0.00±0.00	0.00±0.00

与治疗前比较，*p<0.05，**p<0.01

从表3可知，应用中医药治疗后对病情程度有一定改善作用，其中对乏力、自汗、头痛的改善情况较为明显；对咳嗽、盗汗、恶心、腹痛、胸痛亦有明显的改善；其余纳呆、腹胀、自汗、肌肉痛、皮肤瘙痒、月经失调、气短、脱发、关节痛、腰痛均有一定程度的改善，但其改善不甚显著，治疗前后比较无显著性差异（p>0.05）。

从表4可知，治疗前和治疗后单项体征疗效比较，疱疹改善明显，差异有统计学意义（p<0.01）；口糜、淋巴结肿大亦有明显的改善；其余皮疹、卡波西肉瘤、粘膜溃疡差异均无统计学意义（p>0.05）。

3.2.4 治疗前后卡洛夫斯基积分变化比较 见表5。

表5 治疗前后卡洛夫斯基积分变化比较（$\bar{x}\pm s$）

治疗前	治疗后	t值
86.05±7.53	92.90±6.37*	6.656

与治疗前比较，*P<0.01

治疗前积分平均为（86.05±7.53）分，治疗后积分平均为（92.90±6.37）分，治疗前后积分比较有显著差异（P<0.01）。提示扶正抗毒胶囊能改善患者生存质量。

3.2.5 治疗前后血常规和肝、肾功能变化比较 见表6。

表6 治疗前后血常规和肝、肾功能变化比较

项目	单位	n	治疗前（$\bar{x}\pm s$）	治疗后（$\bar{x}\pm s$）
白细胞	×10^9/L	33	5.29±1.72	1.94±1.63
淋巴细胞	10^9/L	32	1.73±0.88	1.77±0.69
血红蛋白	g/L	33	138.67±26.04	145.94±15.87*
血小板	×10^9/L	33	152.61±87.32	115.73±6.43**
ALT	U/L	32	35.41±20.77	41.47±29.53
BUN	mmol/L	29	4.13±1.16	4.64±1.18*
Cr	μmol/L	31	74.72±29.26	77.51±36.07
AST	U/L	30	34.36±16.41	44.71±28.61*

与治疗前比较，*p<0.05，**p<0.01

患者治疗前后血常规、肾功能指标波动均在正常值范围内（见表6）。肝功能的2项指标中，ALT治疗前后在正常值范围内波动，AST治疗后较治疗前升高显著，考虑受试患者中，合并乙肝者4例，合并丙肝者3例，同时有部分受试者为吸毒者，生活无规律，对其肝功能影响较大。

4 结论

艾滋病是一个多器官受损的慢性传染性疾病，在其整个发展过程中，由于免疫功能逐渐下降，使机体发生机会性感染及多器官病变，给治疗工作带来较大困难。祖国医学认为艾滋病属中医"虚劳"、"疫病"的范畴，为本虚标实，而中医治病求本，《内经》曰：虚则补之，扶正培元。

导师张震认为中医学属于复杂学科，中医临床辨证复杂多样，有时会遇到无证可辨的境地，临证时要善于寻找机体的"关键或切入点"，从复杂的四诊信息中提取核心的信息，对于临床辨证论治很有意义。扶正抗毒胶囊是导师张老亲自到红河、昆明等地调查本省HIV/AIDS患者发病特点，结合自己临床经验而拟定的处方，经现代工艺提取制成胶囊制剂，具有益气养阴、滋肾健脾、清热解毒功效。经过半年临床疗效观察，扶正抗毒胶囊能升高患者的CD_4^+细胞计数，改善临床症状，达到提高生活质量、延长生命的治疗目的，增强了患者治病的信心，从而提高了治疗依从性，使得临床总疗效提高。本项临床观察和数据整理得到同事段呈玉、李艳萍、赵竞、方路、马克坚的支持，在此表示衷心感谢。

（出自云南中医中药杂志2010年第31卷7期第1－3页）

李振华脾胃学术思想诊治艾滋病临证体会

张晓伟

（河南中医学院第一附属医院艾滋病临床研究中心，郑州 450000）

摘要 国医大师李振华教授提出内伤杂病"脾易虚，胃易滞，肝易郁"的脾胃学术思想，在临床工作中运用该学术思想诊治艾滋病患者取得良好疗效。

关键词 李振华；艾滋病；脾胃学术思想

艾滋病（Acquired Immunodeficiency Syndrome, AIDS）即获得性免疫缺陷综合征，为感染人类免疫缺陷病毒（Human Immunodeficiency Virus, HIV）而致的以全身免疫系统进行性损害为特征的感染性疾病。中医认为，本病[1,2]为感受疫毒之邪，邪毒内侵，耗气伤阴，机体脏腑功能受损，痰、湿、瘀、毒等病理产物纠结缠绵之虚实夹杂、本虚标实证。国医大师李振华教授悬壶桑梓60余载，长于温热病及内科杂病的治疗，尤擅脾胃疾患，屡起沉疴顽疾。在长期的临床实践中，李振华提出内伤杂病"脾易虚，胃易滞，肝易郁"[3]的病机特点，治疗强调"健脾、和胃、疏肝"三法，临证根据病人不同病证灵活辨证施药，疗效颇佳，现将其脾胃学术思想在艾滋病诊治过程中的运用体会总结如下。

1 四诊合参，详辨病机

李振华认为，"脾本虚证，无实证，胃多实证"。脾胃共居中焦，脾主升清，胃主降浊。长期久病，脾胃运化失司，中气渐伤，形成脾虚证。人体感染艾滋病毒后，病毒潜伏期较长，一般6～8年后进入艾滋病期，在此期间艾滋病病毒客于中焦（肠道淋巴结为艾滋病病毒在体内长期藏匿之处），使脾胃不能腐熟水谷，水谷不能化生精微，精微不能转输全身，气机升降失司、津血运行障碍，久病不已必损中气，则致脾气亏虚。加之服用抗病毒药物更加损伤脾胃运化功能，故艾滋病病人常可见脾虚症状，如神疲乏力、脘腹胀满、纳呆、便溏、舌质淡、脉细等[4]。又因此期病人免疫功能损伤严重，多易罹患各种机会性感染，病变过程中多兼有它证，临证时应注意四诊合参，详辨其病位、虚实。李振华再三强调辨证的过程就是运用"象"思维的过程，所谓"象"就是病人的四诊信息，根据"象"进行思辨，最终确定"证"，用药才能精准，有的放矢。艾滋病病人脾气虚者多伴劳累后诸症加重或不能从事体力劳动（此症对于判断艾滋病气虚证有特征性意义）、面色无华、舌质淡、脉弱或缓；兼阳虚者多脘腹隐痛、喜温喜按、大便稀溏、口淡不渴、舌质胖淡或有齿痕、苔白滑、脉沉迟；兼湿热者见头昏身困、脘腹痞闷、口中黏腻不适、皮肤瘙痒抓破后有渗液、舌苔黏腻、脉濡；兼血瘀者见刺痛不移、入夜尤甚、舌质紫暗、舌下脉络迂曲、脉细涩；兼痰湿者见腹胀满、舌体胖、齿痕明显、苔厚腻多津、脉濡。

胃为六腑之一，主受纳、腐熟水谷，以通为用。若脾气虚，不能为胃行其津液，则胃气不降，浊气壅塞，故胃多实证。艾滋病病人久病脾气亏虚，运化无力，若病人饮食失节，食滞胃脘；或情志抑郁，肝失疏泄，横逆犯胃；或气滞、湿阻、痰浊、瘀血等病理产物客于中焦，留滞胃脘，阻滞气机，胃失和降，形成胃之实证，见纳呆、腹胀、恶心、呕吐、舌苔厚腻、脉弦涩等。对于艾滋病病人无论其症如何"胃滞"，总以中焦脾虚为病理基础，即使存在"实证"也是在中气亏虚的基础上形成的虚实夹杂证，对此在临床辨证时尤应注意。

"治脾胃必须紧密联系肝脏"，李振华强调脾胃病的治疗应注意从肝调治。人体正常的消化功能是通过"脾升胃降"来实现的。"脾升胃降"是全身气机的组成部分，肝主疏泄能保持全身气机通畅调达，肝之疏泄是脾胃升降正常

#基金项目：国家科技重大专项（2009ZX10005－015）；国家中医药管理局中医药重点学科建设项目（国中医药发〔2009〕30号）；国家中医药管理局2010年全国名老中医药专家传承工作室建设项目（国中医药人教发〔2010〕59号）

的重要条件。肝脏通过促进脾胃气机升降及促进胆汁生成排泄来影响消化功能。艾滋病病人"肝胃同病"者甚多,肝属木,主升发,喜条达而恶抑郁,具有"升、动、散"的生理特点,精神、情志等因素最易影响肝脏。由于对疾病的恐惧和社会歧视等,艾滋病病人多有焦虑、烦躁、自卑、抑郁等情绪,精神压力巨大,情志抑郁,气机不畅,肝气郁结,肝失疏泄,脾无肝不能升清,胃无肝不能降浊,症见胃脘胀痛或连及胸胁少腹、善太息、易怒、情绪急躁、纳呆、腹胀、脉弦等,其症状具有多因情绪变化而加重的重要特征。

2 谨守病机,灵活施药

李振华认为,脾失健运、升清无力主要是因为脾气虚,甚者脾阳虚[3]。《素问·藏气法时论》所云:"脾欲缓,急食甘以缓之……甘补之。"甘之味入脾经,可以益气健脾、补养中焦。对于以脾胃气虚为主的病证,常以味甘性温之品如人参、党参、黄芪、白术、山药、大枣等助阳补气;脾胃虚寒者,以辛温之品补其脾阳助其运化,用药如肉桂、干姜、制附子、吴茱萸、高良姜、蜀椒等,健脾无不在助脾气运脾阳。湿邪最易困脾,湿为阴邪,易伤阳气,针对"脾虚是气虚,甚者阳虚"这一病机,在治疗脾虚的过程中"治湿"就显得尤为重要"利湿即所以健脾"。治湿之法常用的有淡渗利湿、芳香化湿、苦温燥湿、温化寒湿等,其以脾虚湿盛者,常以薏苡仁、茯苓、猪苓、泽泻等渗湿利水之品,使水湿下渗,脾复健运;对于湿浊为患者,可与砂仁、白蔻仁、佛手、藿香、佩兰等芳香化湿使浊湿得化,脾气自健。脾为阴土,喜燥恶湿《素问·至真要大论》曰:"湿淫于内,治以苦热,以苦燥之"。又云:"脾苦湿,急食苦以燥之",对湿邪困脾以湿为重者当以温药和之,如苍术、白蔻、砂仁之品;若湿热蕴结于内者,则应注意苦寒燥湿之黄连、黄芩、茵陈、栀子等不可过用,宜中病即止,以免太过而伤及脾气脾阳,则病必不除。

艾滋病"脾易虚,胃易滞",针对其中焦虚实夹杂证,治疗上当脾胃同治,根据病机有所侧重,对以脾虚为主症兼胃中积滞者,当以健脾益气为主,并少量伍用行气理气之品,如木香、砂仁、陈皮、枳壳等,补运结合,以补为主,调畅中焦气机,即李老所言变"守补"为"通补"[5]。对以胃腑积滞为主症者,在强调消积导滞的同时应时时注意固护中气,防其攻伐太过而更伤已虚之中气,否则病必加重,缠绵不愈,用药关键在于掌握消补之分寸。李振华指出,凡脾胃虚实夹杂之病证均宜脾胃兼顾,临证消补适当,随证化裁,治脾以升为主,调胃以降为要,可得桴鼓之效。此外,在治疗中焦脾胃时应注意对肝脏的调治,使肝气条达,通而不滞,散而不郁,临证常以香附、郁金、枳壳、木香、西茴、乌药、薄荷等疏肝理气之品酌情伍用,可助脾胃气机升降,防止补益药壅塞中焦,使补中寓行,正气渐复。

3 临证应用举隅

陈某,女,48岁,AIDS患者。患者2月前无明显诱因出现低热,体温波动在38℃上下,以午后及傍晚为重,伴咳嗽少痰、乏力、纳差、皮肤瘙痒、舌质淡嫩,有齿痕,苔薄黄,脉细滑。1990年因甲状腺瘤行手术切除,术中有输血史,无夜游史。入院后排除结核杆菌、肺孢子菌、支原体、衣原体等艾滋病常见机会性感染,西药以对症支持治疗为主,中医辨为气虚湿阻证,治以健脾益气、化湿祛浊,方以补中益气汤加减:黄芪20g,茯苓20g,炒白术、陈皮、半夏、防风、杏仁、桂枝、白芍、当归各10g,佩兰15g,甘草6g。服药5剂,体温最高37.8℃,乏力、纳差症状减轻,感皮肤瘙痒、腹胀。考虑湿邪为患,仍遵上方之意,去杏仁、防风、桂枝、白芍,加太子参、藿香、厚朴各15g,枳壳12g,蝉蜕6g,苦参20g,以太子参增强健脾益气之力,藿香祛湿化浊,厚朴、枳壳行气,蝉蜕散风止痒,服药5剂后,患者体温正常,皮肤瘙痒减轻。由于其CD_4^+T淋巴细胞仅13/mm³,住院期间行抗逆转录病毒治疗,中药仍以健脾、益气、化湿、理气为主。患者住院治疗1个月,诸症好转出院。

患者中年女性,感受疫毒之邪10余年,内伏之邪客于中焦,阻止气机"清气不生,浊气不降",脾胃运化失司,气血化生乏源,正气渐亏,正虚无力推动,形成痰湿、瘀血、湿热等,因虚致实;脾不能为胃行其津液,水湿内停,聚湿生热,酿湿为痰,湿、热、痰、瘀又可影响气血生成,进一步导致本虚,因实致虚。故中医认为,艾滋病疾病进程是元气渐耗直至亏竭的过程。因中气不足,虚火内生而致发热,其症以午后及傍晚为甚,劳累后加剧,其乏力、纳差,舌质淡,脉细亦为气虚之明证。与外感发热相比气虚发热起病多缓,发热多无高热、大热,无论病情轻重,涉及脏腑多寡及是否具有兼夹证候,治疗过程中必须紧紧把握住气虚或阳虚的疾病本质。本方中以黄芪、白术、茯苓、太子参等益气健脾正是契合患者脾气虚这一疾病本质;艾滋病疾病过程中由于元气的逐渐耗竭,其证以虚证或虚实夹杂[6]为多,患者多易受风感冒,故对本例患者配防风取玉屏风"益气固表"之意;李振华强调治疗脾虚应注意祛湿,因脾虚易生湿,湿浊易困脾,本例患者给予藿香、佩兰、陈皮、半夏,化湿、燥湿并用,湿祛则邪无所依,使中虚易于培补;因中焦脾胃为人体气机升降出入之枢纽,给予厚朴、枳壳在健脾益气的同时行气和胃,条畅气机。

艾滋病期病人免疫功能损伤,易发生各种机会性感染,临床症状繁多,有效的西药治疗以明确的诊断为基础,受诊断技术水平的限制,临床上针对明确病因的治疗很困难,而经验用药、对症支持治疗现象则极为常见。中医药的介入为艾滋病治疗提供了新的领域,李振华教授提出的"脾易虚,胃易滞,肝易郁"学术思想不仅在脾胃病防治领域应用广泛,它也非常契合艾滋病病机,以此为基础结合临床具体辨证进行施治是治疗艾滋病的有效方法"脾易虚,胃易滞,肝易郁"学术思想在艾滋病防治领域有待进行深入的应用及研究。

参考文献（略）

(出自中国中医基础学杂志 2012 年第 18 卷 10 期第 1100 - 1101 页)

李发枝教授运用御寒汤治疗艾滋病气虚外感证经验

孟鹏飞

(河南中医学院第一附属医院,河南郑州 450000)

摘要 李发枝教授为国家中医药管理局中医药防治艾滋病专家组成员、河南省中医药治疗艾滋病项目专家组组长。自 2004 年以来,他长期深入艾滋病临床一线,对艾滋病相关病症的治疗有着十分丰富的经验。李发枝教授根据艾滋病的病因病机特点,从"脾为枢机,脾、肺、肾三脏亏虚"的基础病机辨证分析,注重健脾益气、补肺固卫,运用御寒汤加减治疗艾滋病气虚风寒证的感冒、头痛、咳嗽等,临床疗效满意。

关键词 艾滋病/中医药疗法；御寒汤/治疗应用；李发枝；中医师；气虚外感/中医药疗法

李发枝教授为国家中医药管理局中医药防治艾滋病专家组成员、河南省中医药治疗艾滋病项目专家组组长。自 2004 年以来,他长期深入艾滋病临床一线,对艾滋病相关病症的治疗有着十分丰富的经验。御寒汤是李发枝教授在艾滋病门诊的常用方,李师运用此方加减化裁,广泛治疗艾滋病引起的反复感冒、头痛、咳嗽、乏力等病症,疗效颇佳。笔者有幸随师侍诊,收获良多。现将李教授运用御寒汤治疗艾滋病气虚风寒证的经验介绍如下,以飨读者。

1 气虚外感证的病机

气虚外感证是指素体气虚,卫表不固,感受外邪,以恶寒发热、自汗、头痛鼻塞、语声低怯、气短倦怠、脉浮无力等为临床常见症[1]。其证与脾、肺关系密切,脾为后天之本、气血生化之源,脾虚无以养五脏,表现在肺气虚,卫气亏虚,卫表不固,易感外邪而见恶寒发热、自汗、头痛鼻塞等症；宗气生成不足,而见语声低怯、气短倦怠等症。HIV/AIDS 患者由于感染艾滋病"疫毒"首先损伤脾脏,脾脏受损,运化功能失常。一方面水谷精微不能吸收输布,气血化生无源,渐致心、肝、肺肾受损,终致五脏气血阴阳俱虚；另一方面,脾不健运,则湿邪内生,故脾气亏损兼有湿邪。此为艾滋病的基础病机,尤其表现在"脾为枢机,脾、肺、肾 3 脏亏虚"[2-3]。因此,HIV/AIDS 患者在脾肺气虚的病机上易感受外邪,而见气虚外感证。临床治疗应从上述病机特点出发,注重方证辨证。"风为百病之长""寒邪最易伤人"故艾滋病患者中感受风寒之邪者尤为多见。御寒汤正与此卫气亏虚之外感风寒证方证相合。

2 御寒汤药物组方分析

御寒汤出自《兰室秘藏·卷上》,由黄连、黄柏、羌活、炙甘草、佛耳草、款冬花、白芷、防风、升麻、人参、陈皮、苍术、黄芪组成,主治寒气风邪、伤于皮毛、令鼻壅塞、咳嗽上喘。后世医家对此方论述不多。《医学入门》曾分析此方曰:"黄连、黄柏降火；羌活、黄芪、人参补肺；甘草、款冬花、佛耳草消痰；白芷、防风、升麻、苍术通寒气之壅塞。"李教授从艾滋病的基本病机出发,去原方中佛耳草,以黄芪 60g、党参 15g、苍术 15g、羌活 10g、白芷 10g、防风 10g、升麻 10g、黄芩或黄柏 10g、黄连 3g、款冬花 12g、陈皮 10g、甘草 10g 为基础方进行加减,治疗反复感冒、头痛、咳嗽等属卫气亏虚、外风寒证者。方中重用黄芪,取其甘温纯阳可"补诸虚不足、益元气、壮脾胃"之意,与党参、甘草配伍又可除燥热、肌热,正如李东垣所言"黄芪既补三焦,实卫气……又黄芪与人参、甘草三味,为除燥热、肌热之圣药。脾胃一虚,肺气先绝,必用黄芪温分肉、益皮毛、实腠理,不令汗出,以益元气而补三焦"；党参、苍术助黄芪健脾益气燥湿；黄连、黄柏或黄芩燥湿健脾并有防外邪入里化热之效；羌活、白芷、防风、

基金项目： 国家中医药管理局——中医药治疗艾滋病试点项目（河南 2004-001）；国家中医药管理局中医药重点学科建设项目（国中医药发 [2009] 30 号）。

升麻散上焦寒气之壅塞；款冬花温润肺气，止咳化痰；陈皮理气燥湿健脾；甘草调和诸药。全方共奏健脾益气、补肺固卫、祛风散寒之效。若风寒较重者，加麻黄以宣肺散寒；伴发热者，加柴胡以增强解肌除热之效；咳黄痰或流黄涕者，加鱼腥草、冬瓜仁以清肺化痰。

3 病案举例

案1 患者，男，54岁，2012年2月7日初诊。主诉：反复感冒3a，加重2个月。患者2004年确诊HIV抗体阳性，同年开始服用抗病毒药物治疗。近来年CD_4计数逐渐下降，近期查CD_4计数<100μL，平素易患感冒，每月2-3次。近2个月来加重，每月4-5次。现症：发热，神疲乏力，晨起打喷嚏，鼻塞，流清涕，遇风寒则加重，时伴咳嗽、头痛，舌质红，苔白腻，脉浮紧，重按无力。西医诊断：上呼吸道感染。中医诊断：感冒，证属气虚外感风寒。治则：益气祛风散寒。处方：黄芪60g，党参15g，苍术15g，羌活10g，白芷10g，防风10g，升麻10g，黄芩10g，黄连3g，款冬花12g，陈皮10g，甘草10g，麻黄10g。7剂。每日1剂，水煎服。2月14日二诊，患者发热已愈，仍咳嗽流清涕。守上方，继服7剂。3月6日三诊，患者诉服药后至今未感冒，前症皆愈，乏力减轻，但2d前因汗出当风再次感冒。现症：发热37.5℃，头痛恶风，鼻塞流清涕，咳吐黄白痰，舌质红，苔白腻、稍黄，脉浮滑。在前方基础上加柴胡20g，鱼腥草30g，冬瓜仁30g，加黄芩至15g。7剂。服药后，患者无发热，诸症均减轻。嘱患者再服7剂，并加服益艾康胶囊。后随访得知，患者感冒已愈，少有发作，体力增强，嘱其坚持服用益艾康胶囊。

案2 患者，女，48岁，2012年3月13日初诊。主诉：反复咳嗽2a，受凉加重1周。患者7a前开始服用HAART药物，近期查CD_4^+计数<100个μL，反复咳嗽2a，1周前受凉后加重。现症：遇风咳嗽加重，伴喘，咳黄白痰，无发热，无鼻塞流涕，平素汗出恶风，舌正红，苔白腻，脉浮虚。西医诊断：慢性支气管炎。中医诊断：咳嗽，属卫气亏虚、风寒袭肺。治则：益气固卫，祛风散寒。采用御寒汤加减治疗。处方：羌活10g，白芷10g，防风10g，升麻10g，黄芪50g，苍术15g，黄芩10g，黄连3g，党参15g，陈皮10g，款冬花12g，冬瓜仁30g，甘草10g。7剂。每日1剂，水煎服。服药后，患者咳嗽大减，偶有咳嗽，无痰、仍汗出恶风。上方去冬瓜仁，加黄芪至60g。再服7剂，诸症痊愈。

案3 患者，男，41岁，2012年4月10日初诊。主诉：感冒后头痛1周。患者1周前因天气变化受凉感冒，时发热头痛，鼻塞，流清涕，于当地诊所治疗（具体不详）后感冒痊愈，无鼻塞流涕，但仍有头痛。现症：头痛，遇风寒加重，易汗出，舌质稍淡，苔薄白，脉浮、沉取无力。西医诊断：头痛。中医诊断：头痛，属气虚风寒。治则：益气祛风散寒。处方：羌活10g，白芷10g，防风10g，升麻10g，黄芪60g，苍术15g，黄芩10g，黄连3g，党参15g，陈皮6g，款冬花12g，甘草10g。7剂。每日1剂，水煎服。服药后，患者头痛消失，恶风减轻。嘱患者继续服用益艾康胶囊。

4 小结

以上病例虽属中医学感冒、咳嗽、头痛之不同病症，然3者的病因病机基本相同，即艾滋病疫毒损伤脾脏，导致脾气亏损，脾不健运，在上则土不生金、肺气不足、卫外不固，中则津液代谢障碍、生湿蕴热，下则后天不足以养先天、元气虚耗。3者辨证，均属气虚风寒证。李教授运用御寒汤治疗艾滋病气虚风寒证，方证对应，随症加减，每获良效。

参考文献（略）

（出自中医研究2013年第26卷9期第34-35页）

李发枝教授治疗艾滋病肺系病证验案探析

张明利[1] 韩莉[2]

（1. 河南省中医药研究院，河南郑州450004；2. 暨南大学附属第一医院，广东广州510630）

关键词 医案；艾滋病；肺系病；李发枝

李发枝教授系国家中医药管理局中医药防治艾滋病专家组成员、河南省中医药治疗艾滋病项目专家组组长。国家中医药防治艾滋病项目实施5年来，李师深入临床一线，审证求因，治病求本，对本病见解独特，遂将其平时治疗

[基金项目] 国家"十一五"科技重大专项"艾滋病机会性感染和减少HAART毒副作用的中医药治疗方案/方法研究"（编号：2008ZX10005-003）

疑难杂病经验移治艾滋病,每获良效。现介绍跟师下乡会诊艾滋病合并肺系难治病症3则,以飨读者。

1 艾滋病合并反复感冒案

杨某,男,30岁。该患者因不能耐受一直未服用抗病毒药物,CD_4细胞很低,为$38/\mu L$,已服用中药制剂益艾康胶囊1年。患者体重60kg,可以参加一般体力劳动。2007年9月19日初诊。上腹时痛,食少,平时容易反复感冒,每月3-4次,舌质红、苔白厚腻。辨证属湿热蕴脾,以半夏泻心汤加味治疗。处方:半夏30g,党参15g,白豆蔻、藿香、炙甘草各12g,黄芩、干姜各10g,黄连3g。5剂,每天1剂,水煎分2次温服。

10月2日二诊:腹痛已愈,仍诉反复感冒,每天早晨上工时打喷嚏、流鼻涕、咳嗽、头痛,容易疲乏。舌质红、苔白腻。辨证属气虚内蕴湿热,外感风寒,以御寒汤加减治疗。处方:黄芪60g,党参、苍术、甘草各15g,款冬花12g,防风、升麻、黄芩、陈皮各10g,羌活、白芷各6g,黄连3g。7剂,如法煎服。

10月30日三诊:感冒愈,且连续多日未复发。现因胸闷、腹胀,食欲较差,大便有下坠感来诊。望其舌质红、苔黄厚腻。继以二诊方加白豆蔻10g,7剂,如法煎服。

此后,患者停服中药汤剂,仍坚持服用益艾康胶囊,几乎很少感冒,即便偶有1次感冒发作,服中药三五剂即能缓解,体力和劳动能力大为增强。

按:本例治疗值得思考。该病例特点有三:①患者因不能耐受而一直未服用抗病毒药物,CD_4细胞仅$38/\mu L$。②患者入组中医药救治项目,已服用益艾康胶囊1年。③患者平时经常感冒。益艾康胶囊具有益气养血、燥湿祛风、解毒通络之功,能增强机体抵抗力、提高免疫功能;河南省中医药救治项目内的绝大多数患者,服益艾康胶囊后均能增强体力,减少感冒次数。本例服益艾康胶囊后虽无其它机会性感染,但因CD_4细胞极低,感冒仍频繁。中医辨证认为,患者正气已虚,但表证一直存在,故必须解表。单用益艾康胶囊解表之力稍嫌不足,需加服汤药,经用益气解表兼清湿热之法辨证施治而获全功。停服中药汤剂后,仍坚持服用益艾康胶囊巩固疗效。本案提示:在无法服用抗病毒药物的患者群中,采取"中成药固定剂型(常服)加中药汤剂(辨证施治)"的治疗模式应在现阶段艾滋病中医药防治体系中占有重要地位。

李师认为本证或因病久病重,或因发汗过多,或因寒凉冰伏,其病机演变至此,总属脾肺气虚,表卫不固,湿热内蕴。李师认为抗生素、大输液属苦寒之品,有凉遏冰伏之弊,久必生湿;热郁于卫,不去宣泄,反以苦寒之药将热邪逼困于里,久之与湿相合,湿热内生;肺脾气虚,表卫门户大开,则见汗出恶风,遇风寒则症重又复发。李师审证求因,认为病人脉虽浮虚,但其舌不淡,且舌质常红,上有薄苔便是明证。治之之法,方选李杲之御寒汤。

《兰室秘藏·卷上·眼耳鼻门》曰:"御寒汤治寒气风邪伤于皮毛,令鼻壅塞,咳嗽上喘之证。"原书虽未明言病机,李师衍其方意,移而治此,药证合拍,恰如其分。

2 艾滋病合并肺孢子虫肺炎案

何某,男,34岁。该患者于2007年10月13日因艾滋病合并肺孢子虫肺炎在郑州市某医院住院,治疗方案:复方新诺明,每次3片,每天3次,连续服用21天;强的松片:每次40mg,每天2次,服用7天;继以40mg,每天1次,服用7天;继以20mg,每天1次,服用7天后停服。现已出院。11月6日初诊:已经停服强的松,仍服复方新诺明,每次3片,每天3次。诉:稍活动后即气短、咳嗽、喘息,痔疮下血,不发热,失眠,自觉心里热。化验:白细胞计数$2.4\times10^9/L$,红细胞计数$2.21\times10^{12}/L$,血红蛋白60g/L。拟益气清热止血法之黄芪赤风汤治疗,处方:黄芪60g,青蒿30g,赤芍、地榆炭各20g,防风、升麻各10g,荆芥炭6g。6剂,每天1剂,水煎分2次温服。

11月13日二诊:余症均瘥,唯气短、咳嗽、喘息不减。拟益气清热、宣肺祛湿法之御寒汤加味治疗,处方:黄芪60g,冬瓜仁、柴胡各30g,苍术、党参、甘草各15g,款冬花12g,防风、升麻、黄芩、陈皮各10g,羌活、白芷各6g,黄连3g。7剂,如法煎服。

12月4日三诊:上方加减又服用2周,现气短、喘息已减轻,上楼已不觉喘,但活动量加大后仍喘,咯吐黄黏痰。拟清肺祛浊法之千金苇茎汤加味治疗,处方:芦根、冬瓜仁、薏苡仁、鱼腥草、柴胡各30g,射干20g,桑白皮15g,紫苏叶、桔梗、浙贝母、款冬花、半夏、前胡各12g,黄芩、桃仁、甘草各10g。7剂,如法煎服。此后,以三诊处方加减服用,病情逐渐好转,至2008年1月29日停服中药。随访至今,一切正常。

按:艾滋病合并肺孢子虫肺炎是艾滋病患者的主要死因之一。高效抗逆转录病毒疗法(HAART)应用后,本病发生率大大降低。磺胺类药物和激素为本病的常规治疗药物。临床上轻、中度患者容易治愈,重度患者常常混合多种微生物感染,死亡率极高。中医药参与艾滋病合并肺孢子虫肺炎的治疗具有重要意义。李师临证辨治,不管西医诊断如何,中医治疗全凭乎证,有何证就用何药。初诊患者气短、痔疮下血,李师以黄芪赤风汤加减,此方出自《医林改错》,正对气虚下陷证,并加青蒿30g。有研究表明,青蒿素有抗卡氏肺孢子虫的作用。李师临证思路宽阔,信手拈来,以求增效。二诊,呼吸症状不减,取《兰室秘藏》的御寒汤加味效好。御寒汤原治气虚湿热之外感,李师极为常用,此次治疗本病尚为头遭,可见病机在中医辨治中才是最重要的。三诊,上症减轻,又出现黄痰等,李师临证立法又易为清热化痰消痈,以千金苇茎汤加味治疗,病又向愈。本案治验说明,对于疑难病的治疗不可因循守旧,也不可抱着"效不更方"的古训不敢创新,此案层层叠叠、柳暗花明，处处考虑的就是一个"证"字，终得良效。

3 艾滋病并发肺结核案

李某，男，33岁。CD₄细胞485/μL。因低热6月，在当地疾控中心确诊为肺结核，已抗痨治疗3月，但体温始终不能降至正常。为进一步治疗，2007年10月9日遂来就诊。低热，干咳，偶闻咳嗽两三声，体力尚可，食少，右颈部淋巴结肿大如枣，测体温37.8℃。治以清肺散结，健脾通络法，处方：生牡蛎、夏枯草各30g，丹参、白及、桑白皮各20g，甘草15g，百部、紫苏叶、茯苓、柴胡、款冬花、浙贝母各12g，黄芩、陈皮、砂仁各10g。7剂，每天1剂，水煎分2次温服。

10月16日二诊：仍低热，伴脘部不适、时有恶心、腹部发胀。治以清肺散结，健脾通络，兼以益气。处方：黄芪40g，丹参、夏枯草、生牡蛎、柴胡各30g，白及20g，半夏、桑白皮各15g，百部、浙贝母、款冬花各12g，党参、紫苏叶、甘草各10g。7剂，如法煎服。

10月23日三诊：右颈部淋巴结肿大，体温37.5℃，无盗汗，结核菌素试验转阴。治以清肺散结，益气滋阴。处方：黄芪40g，夏枯草、生牡蛎、柴胡各30g，丹参、白及各20g，百部、黄芩、紫苏叶、浙贝母、款冬花、玄参各12g，半夏、桑白皮各15g，甘草10g。7剂，如法煎服。

10月30日四诊：体温37.2℃，症状有减轻，舌质淡红、苔稍厚。处方：黄芪60g，夏枯草、生牡蛎、柴胡各30g，丹参、白及各20g，半夏、桑白皮各15g，百部、黄芩、紫苏叶、浙贝母、款冬花、玄参各12g，甘草10g。7剂，如法煎服。

11月7日五诊：淋巴结较前减小，基本消失，胸前有红肿块状，仍低热，测体温37.1℃~37.4℃。拟祛湿解表，益气清热法治疗，处方：黄芪60g，柴胡40g，苍术、党参、甘草各15g，黄芩、款冬花各12g，羌活、白芷、防风、升麻、陈皮各10g，黄连3g。7剂，如法煎服。

11月20日六诊：淋巴结肿大已消失，胸前有红肿块状，仍低热。继予解毒散结，同清肝肺法治疗，处方：黄芪40g，夏枯草、金银花、连翘、柴胡、生牡蛎各30g，丹参20g，百部、浙贝母、玄参、赤芍、牡丹皮各12g，黄芩、甘草各10g。7剂，如法煎服。

11月27日七诊：已不发热，胸部有红肿块状。效不更方，继服上方7剂。

12月4日八诊：未发热，胸部红肿减轻。上方剂量略调整，改金银花40g，玄参20g，赤芍15g，黄芩10g。7剂。

12月18日九诊：未发热，仍服抗痨药。拟解毒散结，益气通络法。处方：金银花、黄芪各40g，夏枯草、连翘各30g，丹参、白及各20g，赤芍、甘草各15g，百部、浙贝母、当归、僵蚕、炒牛蒡子各12g，黄芩10g，白芷6g。7剂。

2008年1月22日十诊：近来病情稳定，已经2个月未发热，偶有咳嗽。拟九诊处方加生牡蛎、冬瓜仁各30g，桔梗12g。7剂善后。

按：李师认为重症肺结核常合并感染，肺为娇脏，纤芥不容，由于反复受邪，纠结不解，多为虚中夹邪、夹实，而且正虚邪实，邪盛正衰，非单纯扶正所能奏效。这类病人其实"在体是虚，在病属实"，大凡虚而夹邪、夹实者，当先治其实，后理其虚。在扶正不能达邪时，祛邪方能扶正，不可执一不化，重要的是辨证两者兼顾。其次，重症肺结核常咳呛气逆，痰液稠浊，胸满痞闷，这是由于痰浊潴留，肺络瘀阻而使肺气壅塞。通常所用的养阴肃肺及培土生金等治疗方法，常扶正有余而祛邪不足，邪不去而正不能安，久之则正气愈耗，措手愈难。如运用开肺达邪，使正稍安，然后循因调摄，才能毕其全功。治疗慢性病应知其常而通其变，不可墨守拘泥。

（出自新中医2011年第43卷1期第163-164页）

李发枝治疗艾滋病带状疱疹及其后遗神经痛的配伍精要

李丹妮 李 真 徐立然 郭会军*

（河南中医学院第一附属医院艾滋病临床研究中心，河南郑州450000）

摘要 目的：分析李发枝教授治疗艾滋病带状疱疹及其后遗神经痛的用药规律，为中医药治疗艾滋病带状疱疹及其后遗神经痛提供相应的用药参考依据。方法：利用复杂网络分析方法，研究河南尉氏县在2007年10月–2011年7月期间接

[基金项目] 国家自然科学基金青年基金项目（81102575）；国家"艾滋病和病毒性肝炎等重大传染病防治"科技重大专项（2012ZX10005010-001-002）；国家中医药管理局中医药行业科研专项（HY12079675）

受李发枝教授治疗过的艾滋病带状疱疹及其后遗神经痛患者,将全部病例录入结构化临床诊疗信息采集系统,转化为可分析的数据,利用复杂网络分析算法和复杂网络分析系统进行中药配伍规律研究。结果:运用多维检索查询分析得出,本次研究中治疗艾滋病带状疱疹及其后遗神经痛的核心药物为黄芩、甘草、红花、车前子、全瓜蒌、当归、龙胆草;核心处方为龙胆泻肝汤加减和瓜蒌红花甘草汤加减。结论:李发枝教授治疗艾滋病带状疱疹及其后遗神经痛以清热利湿活血为要。

关键词 带状疱疹;中药;复杂网络分析

李发枝教授,国家第4批名老中医,国家中医临床研究基地重点病种(艾滋病)首席专家,国家中医药防治艾滋病专家组成员,河南省中医药治疗艾滋病专家组组长。自2004年始,每周二下午定时在河南省尉氏县中医院对艾滋病人进行义诊,常年如一日,每次都有大量的病人就诊,疗效甚好。为继承和发扬其诊疗经验,本研究通过对临床信息数据化处理后,进行复杂网络模型分析,对李发枝教授治疗艾滋病带状疱疹及其后遗神经痛的核心方药进行数据挖掘,解析其治疗思路,揭示隐藏在其中的规律。

1 材料与方法

1.1 病例纳入标准 艾滋病临床诊断标准:按照卫生部、中华医学会《艾滋病诊疗指南》[1]标准执行。艾滋病带状疱疹及其后遗神经痛诊断标准:①符合艾滋病临床诊断标准;②符合中华人民共和国中医药行业标准《中医病证诊断疗效标准》(ZY/T001.1-94)中带状疱疹及其后遗神经痛的诊断依据,并以带状疱疹及其后遗神经痛作为主症。

1.2 病例资料 选择在2007年10月–2011年7月期间在李发枝教授尉氏县中医院义诊门诊接受治疗的艾滋病带状疱疹及其后遗神经痛患者,符合上述诊断标准,全部患者共9人,包括多次复诊,共37例次,其中4例次首诊是正在发生的带状疱疹,其余33次均为带状疱疹后遗神经痛。

1.3 研究方法 病例资料收集方法:初诊、复诊病例格式经过专门科研设计,保留病历原始信息。收集资料基本齐全,9例共37例次的数据均纳入本次研究中。

数据库说明:本研究使用的数据库隶属于"名老中医临床信息采集系统"的数据库,该系统由北京市科技计划重大项目课题的"基于信息挖掘技术的名老中医临床诊疗经验研究"课题组建立。

1.4 资料处理数据采集 确定研究的主要内容为分析李发枝教授治疗艾滋病带状疱疹及其后遗神经痛的用药规律,为中医药治疗艾滋病带状疱疹及其后遗神经痛提供相应的用药参考依据。以上述研究目的为目标,采集了病例的文本信息[2],对文本信息结构化处[3]并录入,形成可分析的结构化数据,数据录入严格按照标准操作规程进行[4-5]。

建立规范数据库:数据前期整理及规范录入完成后,进行数据汇总,形成数据库。对各类数据进行进一步的规范,以利于数据挖掘。

复杂网络分析:本研究运用中医临床复杂网络分析系统常使用的Eclipse RCP技术。复杂网络分析方法是复杂科学研究的热点之一,在社会、生物学、商业、通信和计算机网络等领域广泛应用[6]。根据节点度的分布情况,可以将复杂网络分为指数网络和无尺度网络2个大类。把具有幂律分布的网络称为无尺度网络(scale-free network)。这是基于关联规则的一种数理分析模型与方法,反映了复杂网络在一定驱动力的影响下动态的自组织过程宏观规律,据研究显示,中医理论指导下的复方配伍过程具有无尺度复杂网络现象,复杂网络分析为中医药理论如复方配伍、药物相互作用等的研究提供依据,通过对名老中医的基本处方配伍经验或是某一病症的药物配伍经验进行复杂网络分析,进而发现核心药物配伍特点及药对信息,由此能够总结名老中医某方面的学术思想[4]。

2 结果

2.1 治疗艾滋病带状疱疹及其后遗神经痛核心药物及配伍规律 全部患者共9人,包括多次复诊,共37例次,其中4例次首诊是正在发生的带状疱疹,其余33次均为带状疱疹后遗神经痛,临床治疗均有效。运用多维检索查询分析[7]得出,李发枝教授治疗艾滋病带状疱疹及其后遗神经痛的高频药物,见表1。在37例次中,使用黄芩33次、甘草31次、红花25次、车前子24次、全瓜蒌23次、当归22次、龙胆草22次等。说明李发枝教授治疗艾滋病带状疱疹及其后遗神经痛的核心药物主要为清热燥湿之黄芩,活血化瘀之红花,清热解毒、利尿渗湿之车前子,清肺化痰之全瓜蒌,养血活血之当归,清泄肝胆经湿热之龙胆草。

表1 李发枝教授治疗艾滋病带状疱疹及其后遗神经痛常用药物统计

Table 1 Professor Li Fazhi in the treatment of herpes zoster and post herpetic neuralgia AIDS drugs commonly used in statistics.

药名	频次	药名	频次
黄芩	31	当归	22
甘草	33	龙胆草	22
红花	25	泽泻	20
全瓜蒌	25	柴胡	20
车前子	24	赤芍	17

基于复杂网络图分析方法,根据处方中药物的使用频次及该药与其他药物配伍的频度,可以分析出李发枝教授治疗艾滋病带状疱疹及其后遗神经痛的常用药物即核心处方。李发枝教授治疗艾滋病带状疱疹的常用药物网络见图1。结合网络图能直观看出常用药物和使用较多药物。基于

复杂网络图分析方法的可视化的处方配伍网络见图2，可以直观地看出黄芩、甘草、红花、车前子、全瓜蒌、当归、龙胆草处于处方配伍网络的核心节点。每一味药物与周围药物的边表示配伍关系。药物节点之间的连接边的权重即药物配伍次数在一定程度上表现了药物之间同时配伍应用的强度。与该网络相对应的药物配伍频度信息见表2，黄芩－甘草配伍频度最高，其次为红花－甘草，再其次为黄芩－红花、全瓜蒌－红花、黄芩－全瓜蒌、全瓜蒌－甘草。方剂疗效的基础不是单味中药功效的相加，而是中药之间的配伍作用[8]，药对是为达到某种疗效而组合使用的，是中医临床用药的经验总结，明确药对之理论，掌握在组方中的应用规律，更好的去应用药物的配伍理论，为中医药的治疗提高疗效。结合两部分信息，可提炼出李发枝教授治疗艾滋病带状疱疹及其后遗神经痛的处方特点为以清热、活血药物为核心药物，利于总结经验及指导临床应用。

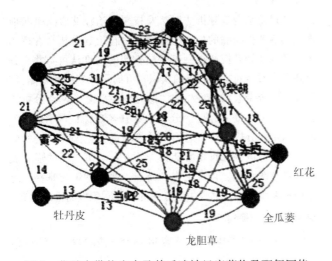

图1 艾滋病带状疱疹及其后遗神经痛药物及配伍网络

Fig. 1 AIDS herpes zoster and post herpetic neuralgia drugs and compatibility of network diagram

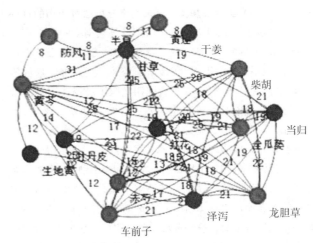

图2 艾滋病带状疱疹及其后遗神经痛核心药物及配伍网络

Fig. 2 AIDS herpes zoster and post herpetic neuralgia core drugs and compatibility of network diagram

表2 李发枝教授治疗艾滋病带状疱疹及其后遗神经痛常用药物配伍情况

Table 2 Professor Li Fazhi in the treatment of AIDS drugs commonly used herpes zoster and post herpetic neuralgia compatibility

药物配伍	频度	药物配伍	频度	药物配伍	频度
黄芩－甘草	31	红花－甘草	25	黄芩－红花	25
全瓜蒌－红花	25	黄芩－全瓜蒌	25	全瓜蒌－甘草	25
黄芩－车前子	24	车前子－甘草	22	龙胆草－当归	22
龙胆草－黄芩	22	黄芩－当归	22	红花－车前子	21
全瓜蒌－车前子	21	龙胆草－泽泻	20	柴胡－黄芩	20
车前子－当归	20	柴胡－车前子	20	龙胆草－车前子	20

2.2 李发枝教授治疗艾滋病带状疱疹及其后遗神经痛辨证特点及症状加减用药特点 复杂网络分析法对药物的进一步分析显示出相对独立的方药组团，复杂网络图2可示龙胆泻肝汤和瓜蒌红花甘草汤加减的方药组团。图2可示在龙胆泻肝汤基础上加入全瓜蒌、红花。这与李发枝教授治疗本病时若出现原疱疹处及其周围皮肤剧痛，而表现为余热（湿）未尽，络脉瘀阻证之后遗神经痛相一致。这一配伍特点反映了李发枝教授治疗艾滋病带状疱疹及其后遗神经痛的辨证及治疗思路。

3 讨论

3.1 治疗艾滋病带状疱疹及其后遗神经痛核心药物及其基本病机的认识 本次研究揭示出李发枝教授治疗艾滋病带状疱疹及其后遗神经痛常用药物为清热燥湿之黄芩，活血化瘀之红花，清热解毒、利尿渗湿之车前子，清肺化痰之全瓜蒌，养血活血之当归，清泄肝胆经湿热之龙胆草。可提炼出李发枝教授治疗艾滋病带状疱疹及其后遗神经痛的处方特点为以清热利湿及活血药物为核心药物。李发枝教授认为,艾滋病患者的基本病机以气血阴阳亏虚之正虚为主,但当出现带状疱疹时,则以邪实为主,乃肝胆湿热,外溢肌肤所致。因此,清泻肝胆湿热为其治疗大法,常选用龙胆泻肝汤加减;对于该病遗留之神经痛,李发枝教授认为乃肝胆湿热未尽,瘀阻皮肉之络,肺主皮毛,其治疗当清泻肝胆余热,兼清肺活血通络,故用龙胆泻肝汤加孙一奎《赤水玄珠》治疗胸痛之瓜蒌红花甘草汤,疗效颇佳。可见,从复杂网络分析得出的用药经验体现了李发枝教授对本病基本病机的认识。

3.2 核心处方组合及加减 复杂网络分析法对药物的进一步分析显示出相对独立的方药组团,复杂网络图图2可示龙胆泻肝汤加减和瓜蒌红花甘草汤加减。这一配伍特点反映了李发枝教授治疗艾滋病带状疱疹及其后遗神经痛的辨证及治疗思路。若肝胆湿热重则用龙胆泻肝汤清泻肝胆湿热。若疱疹消退后,疼痛仍不止,影响睡眠及日常生活,舌质暗红,脉弦者,则加具有清肺化痰,活血通络之瓜蒌红花甘草汤。龙胆泻肝汤出自《医方集解》,其由龙胆草、黄芩、泽泻、当归、生地黄、车前子、等10味药组成,龙胆草因善泻肝胆之实火,并能清泄下焦之湿热而为君,柴胡、黄芩苦寒泻火,车前子、泽泻清利湿热且从小便而解,均为臣药;肝藏血,肝经有热则易伤阴血,故佐以生地黄、当归养血活血;甘草调和诸药为使,诸药同用,共奏泻肝胆实火,清肝经湿热之效。据报道,龙胆泻肝汤能激活不同类型的免疫细胞,如促进T细胞释放巨噬细胞活化因子,加强巨噬细胞的吞噬功能,或激活巨噬细胞释放淋巴激活因子,刺激淋巴细胞转化,调剂抗体产生,可以增强和调整机体的免疫功能。瓜蒌红花甘草汤出自《赤水玄珠》,全瓜蒌性味甘寒,润燥而不滞气机,清热而不伤阴,可疏理宣通气机、润肝缓急止痛,红花活血止痛,燥润互用,以增强全瓜蒌活血止痛之功。两方共用共奏清热解毒、活血止痛之效。

通过复杂网络分析法对李发枝教授治疗艾滋病带状疱疹及其后遗神经痛的处方配伍结构进行上述分析,发现的核心药物及处方规律得到李发枝教授的高度认可,并充分反映了李教授对本病病机的认识,可揭示专家的治疗路径,且基本符合专家的辨证思路,这充分说明复杂网络分析法在对名老中医处方经验的分析中具有客观性、科学性。因此,运用此分析法对名老中医的经验进行挖掘有广泛的应用前景,且该方法将核心药物、处方及配伍以图的形式表现,具有图示化、直观化[9]的特点,便于理解与掌握,对全面、客观地继承名老中医专家的经验有积极的推动意义。

参考文献 (略)

(出自中国中药杂志2013年第38卷15期第2497－2500页)

李发枝治疗艾滋病皮肤瘙痒的配伍精要

王丹妮 李 真 徐立然 郭会军*

(河南中医学院第一附属医院艾滋病临床研究中心,河南郑州450000)

摘要 目的:分析李发枝教授治疗艾滋病皮肤瘙痒的用药规律,为中医药治疗艾滋病皮肤瘙痒提供相应的用药参考依据。方法:利用复杂网络分析方法,研究河南尉氏县在2007年10月—2011年7月期间接受李发枝教授治疗过的艾滋病皮肤瘙痒患者,分析艾滋病皮肤瘙痒的病因病机、名老中医辨证论治及用药规律。结果:运用多维检索查分析得出,该次研究中治疗艾滋病皮肤瘙痒的核心药物为防风、蝉蜕、柴胡等祛风解表药物,甘草等有解毒功效药物,黄芩、地肤子等清热利湿药物;核心处方为荆防败毒散加减。结论:李发枝教授治疗艾滋病皮肤瘙痒以祛风解表除湿止痒为治则。

关键词 艾滋病皮肤瘙痒;中药;复杂网络分析

李发枝教授,国家第四批名老中医,国家中医临床研究基地重点病种(艾滋病)首席专家,国家中医药防治艾滋病专家组成员,河南省中医药治疗艾滋病专家组组长。从事中医临床、教学50余年,其一生循仲景而博采众长,善用经方治疗疑难杂症。自2002年始李发枝教授在河南新蔡、上蔡、尉氏等县从事中医药防治艾滋病的临床工作,把经方运用于艾滋病救治中,疗效显著。现将李发枝教授治疗艾滋病皮肤瘙痒的经验,用复杂网络分析探讨如下。

1 材料与方法

1.1 病例纳入标准 艾滋病临床诊断标准:按照卫生部、中华医学会《艾滋病诊疗指南》[1]标准执行。艾滋病皮肤瘙痒诊断标准:①符合艾滋病临床诊断标准;②符合中华人民共和国中医药行业标准《中医病证诊断疗效标准》(ZY/T001.1-94)中皮肤瘙痒的诊断依据,并以皮肤瘙痒作为主症。

1.2 病例资料 选择在2007年10月—2011年7月期间在李发枝教授尉氏县中医院义诊门诊接受治疗的艾滋病皮肤瘙痒患者，符合上述诊断标准，全部患者共96人，包括多次复诊，共306例次。

1.3 研究方法 病例资料收集方法：初诊、复诊病例格式经过专门科研设计，保留病历原始信息。收集资料基本齐全，96例共306例次的数据均纳入本次研究中。

数据库说明：本研究使用的数据库隶属于"名老中医临床信息采集系统"的数据库，该系统由北京市科技计划重大项目课题的"基于信息挖掘技术的名老中医临床诊疗经验研究"课题组建立。

1.4 资料处理 数据采集：确定研究的主要内容为分析李发枝教授治疗艾滋病皮肤瘙痒的用药规律，为中医药治疗艾滋病皮肤瘙痒提供相应的用药参考依据。以上述研究目的为目标，采集了病例的文本信息[2]，对文本信息结构化处理[3]并录入，形成可分析的结构化数据，数据录入严格按照标准操作规程进行[4-5]。

建立规范数据库：数据前期整理及规范录入完成后，进行数据汇总，形成数据库。对各类数据进行进一步的规范，以利于数据挖掘。

复杂网络分析：本研究运用中医临床复杂网络分析系统常使用的 Eclipse RCP 技术。复杂网络分析方法是复杂科学研究的热点之一，在社会、生物学、商业、通信和计算机网络等领域广泛应用[6]。根据节点度的分布情况，可以将复杂网络分为指数网络和无尺度网络两大类，把具有幂律分布的网络称为无尺度网络（scale-free network）。这是基于关联规则的一种数理分析模型与方法，反映了复杂网络在一定驱动力的影响下动态的自组织过程宏观规律，据研究显示，中医理论指导下的复方配伍过程具有无尺度复杂网络现象，复杂网络分析为中医药理论如复方配伍、药物相互作用等的研究提供依据，通过对名老中医的基本处方配伍经验或是某一病症的药物配伍经验进行复杂网络分析，进而发现核心药物配伍特点及药对信息，由此能够总结名老中医某方面的学术思想[4]。

2 结果

2.1 治疗艾滋病皮肤瘙痒核心药物及配伍规律 全部患者共96人，包括多次复诊，共306例次，临床治疗均有效。运用多维检索查询分析[7]得出，李发枝教授治疗艾滋病皮肤瘙痒的高频药物，见表1。在306例次中，使用防风234次、甘草222次、黄芩142次、蝉蜕130次、地肤子115次、柴胡110次、丹参108次、荆芥102次、炒牛蒡子92次。说明李发枝教授治疗艾滋病皮肤瘙痒的核心药物主要为防风、蝉蜕、柴胡等祛风解表药物，甘草等有解毒功效药物，黄芩、地肤子等清热利湿药物。

表1 李发枝教授治疗艾滋病皮肤瘙痒常用药物统计

Table 1 Professor Li Fazhi in the treatment of skin itching AIDS drugs commonly used in statistics

药名	频次	药名	频次
防风	234	黄连	83
甘草	222	羌活	79
黄芩	142	土茯苓	77
蝉蜕	130	黄芪	73
地肤子	115	当归	65
柴胡	110	川芎	57
丹参	108	干姜	56
荆芥	102	前胡	54
炒牛蒡子	92	赤芍	53
半夏	83	独活	52

基于复杂网络图分析方法，根据处方中药物的使用频次及该药与其他药物配伍的频度，可以分析出李发枝教授治疗艾滋病皮肤瘙痒的常用药物即核心处方。并且结合网络图及节点大小能直观看出常用药物和使用较多药物。基于复杂网络图分析方法的可视化的处方配伍网络见图1，可以直观地看出防风、蝉蜕、柴胡、甘草、黄芩、地肤子等处于处方配伍网络的核心节点。每一味药物与周围药物的边表示配伍关系。药物节点之间的连接边的权重即药物配伍次数在一定程度上表现了药物之间同时配伍应用的强度。与该网络相对应的药物配伍频度信息见表2，防风-甘草配伍频度最高，其次为防风-蝉蜕，再其次为黄芩-甘草、防风-地肤子、丹参-防风、丹参-蝉蜕、荆芥-防风等。方剂疗效的基础不是单味中药功效的相加，而是中药之间的配伍作用[8]，药对是为达到某种疗效而组合使用的，是

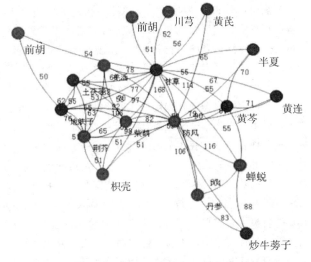

图1 艾滋病皮肤瘙痒核心药物及配伍网络图

Fig.1 AIDS pruritus core drugs and compatibility of network diagram

中医临床用药的经验总结，明确药对之理论，掌握在组方中的应用规律，更好的去应用药物的配伍理论，为中医药的治疗提高疗效。结合两部分信息，可提炼出李发枝教授治疗艾滋病皮肤瘙痒的处方特点为以防风、蝉蜕、柴胡等祛风解表药物，甘草等有解毒功效药物，黄芩、地肤子等清热利湿药物为核心药物。

表 2　李发枝教授治疗艾滋病皮肤瘙痒常用药物配伍情况
Table 2　Professor Li Fazhi in the treatment of AIDS drugs commonly used in skin pruritus compatibility

药物配伍	频次	药物配伍	频次	药物配伍	频次
防风-甘草	168	防风-蝉蜕	116	黄芩-甘草	114
防风-地肤子	106	丹参-防风	106	丹参-蝉蜕	104
荆芥-防风	98	柴胡-甘草	97	荆芥-甘草	92
防风-黄芩	90	蝉蜕-炒牛蒡子	88	地肤子-甘草	88
防风-炒牛蒡子	87	丹参-炒牛蒡子	83	防风-柴胡	82
蝉蜕-甘草	79	羌活-甘草	78	防风-羌活	77
防风-土茯苓	70	黄芩-甘草	67	土茯苓-甘草	66
荆芥-柴胡	65	半夏-甘草	65	柴胡-地肤子	63
地肤子-土茯苓	62	防风-黄连	61	丹参-甘草	59

2.2　李发枝教授治疗艾滋病皮肤瘙痒辨证特点及症状加减用药特点　复杂网络分析法对药物的进一步分析显示出相对独立的方药组团，复杂网络图 1 可看出为荆防败毒散加减的方药组团。图 1 可示在荆防败毒散基础上加入丹参、炒牛蒡子、土茯苓、地肤子。这与李发枝教授治疗本病时若血热加入丹参等凉血活血祛瘀药物；若风热较重加入炒牛蒡子等疏散风热透泄热毒之品；若湿热较重加入土茯苓、地肤子等解毒和除湿热之品高度呼应。这一配伍特点反映了李发枝教授治疗艾滋病皮肤瘙痒时的辨证及治疗思路。

3　讨论

3.1　治疗艾滋病皮肤瘙痒核心药物及其基本病机的认识

艾滋病病程较长，变证丛生，全球艾滋病患者基本都出现皮肤瘙痒症状[9]，在我国 HIV 相关皮肤瘙痒也常见[10]，大部分的艾滋病患者皮肤瘙痒剧烈，抓破后局部血痕累累，遭受歧视且生存质量低下，给患者带来了极大的痛苦[11]。李发枝教授认为艾滋病"疫毒"首先损伤脾脏。脾为后天之本，气血生化之源，脾脏受损，运化功能失常，一方面水谷精微不能吸收输布，气血化生无源，渐而导致心、肝、肺、肾受损，终至五脏气血阴阳俱损；另一方面脾运化不健，则湿邪内生。故脾气亏虚伴有内湿，进而导致五脏气血阴阳俱损是贯穿艾滋病全过程的基本病机。皮肤瘙痒是艾滋病的常见病症，也是导致病人最感痛苦的病症之一。其症的病机多是在脾肺气虚的基础上外感风寒湿热之邪，或内湿与外感风寒湿热之邪相合致病。本次研究揭示出李发枝教授治疗艾滋病皮肤瘙痒常用药物为防风、蝉蜕、柴胡等祛风解表药物，甘草等能补肺脾气虚且有解毒功效药物，黄芩、地肤子等清热利湿药物。提示艾滋病皮肤瘙痒以风邪袭表，兼有湿邪为病机关键，在治疗本病时，祛风解表除湿为第一要素。可见，从复杂网络分析得出的用药经验体现了李发枝教授对本病基本病机的认识。

3.2　核心处方组合及加减　复杂网络分析法对药物的进一步分析显示出荆防败毒散加减的方药组团。图 1 可示若血热加入丹参等凉血活血祛瘀药物；若风热较重加入炒牛蒡子等疏散风热透泄热毒之品；若湿热较重加入土茯苓、地肤子等解毒和除湿热之品。这一配伍特点反映了李发枝教授治疗艾滋病皮肤瘙痒时的辨证及治疗思路。

荆防败毒散为《医宗金鉴》中治疗疮疡初起之方，其功能为疏风解表，除湿消疮。从其组成看，荆防败毒散去掉了人参败毒散中益气之人参，发散外邪之生姜、薄荷，加祛风解表，透疹消疮之荆芥及祛风解表，胜湿止痛之防风。益气功能仍在，解表祛寒，散风除湿功能尚存，且增强了解表之功。许多皮肤病，尤其艾滋病皮肤瘙痒，其因多为内湿与外感风寒湿相合致病，取荆防败毒散解表散寒，散风祛湿，解毒消疮之功，疗效显著。

3.3　核心药物功效的现代药理研究　本次研究揭示出防风、蝉蜕、柴胡、甘草、黄芩、地肤子等为李发枝教授治疗艾滋病皮肤瘙痒的核心药物。现代药理研究表明，防风及其多糖具有解热、抗炎、镇痛、免疫调节等药理方面的作用[12]，防风的有效部位有明显的降低血浆黏度、延长凝血酶原时间和抗血小板聚集作用[13]，在中医解释为活血化瘀作用[14]。蝉蜕具有抗炎、镇痛、镇静、解热、抗过敏等作用[15]。柴胡具有镇静、止痛、降温、抗炎抗菌、保肝利胆、降血压、抗病毒、抗肿瘤等药理活性，调节免疫系统活性的作用[16]，甘草及其活性成分能提高吞噬细胞的吞噬功能、调节淋巴细胞数量、抑制 IgE 抗体形成、抗炎症介质及前炎性细胞因子，具有抗炎、抗变态反应的药理活性[17]，黄芩主要化学成分及提取物有解热、抗炎、抗菌、抗病毒、抗肿瘤等药理作用，其次黄芩主要化学成分还有清除自由基、免疫调节等作用[18]。地肤子具有消炎、抗过敏、抗瘙痒等药理作用[19]。综合核心药物的现代药理研究发现核心药物的作用主要表现在抗炎、抗过敏、镇静、镇痛、解热、抗瘙痒、调控免疫功能，其作用在中医解释为祛风解表除湿止痒，进一步验证了李发枝教授治疗本病时以祛风解表除湿止痒为要。

通过复杂网络分析法对李发枝教授治疗艾滋病皮肤瘙痒的处方配伍结构进行上述分析，发现的核心药物及处方规律得到李发枝教授的高度认可，并充分反映了李教授对本病病机的认识，可揭示专家的治疗路径，且符合专家的辨证思路，这充分说明复杂网络分析法在对名老中医处方经验的分析中具有客观性、科学性。因此，运用此分析法对名老中医的经验进行挖掘有广泛的应用前景，且该方法将核心药物、处方及配伍以图的形式表现，具有图示化、直观化[20]的特点，便于理解与掌握，对全面、客观地继承名老中医专家的经验有积极的推动意义。

参考文献（略）

（出自中国中药杂志2013年第38卷15期第3493－2496页）

李发枝运用谷精草合剂治疗艾滋病头痛经验

郭会军　闫磊　蒋自强

（河南中医学院第一附属医院艾滋病临床研究中心，河南郑州市人民路19号，450000）

摘要　介绍了李发枝运用谷精草合剂治疗艾滋病（AIDS）头痛的经验。首先分析了AIDS的病因病机，认为AIDS头痛应从风、热两方面进行辨证治疗。其次介绍了谷精草合剂的组成、功用、适应症并附2个医案予以分析。最后总结凡AIDS患者表现以头面部症状为主，辨证属于风、火、热者均可使用谷精草合剂加减治疗。

关键词　艾滋病；谷精草合剂；名医经验；李发枝

李发枝（1948－），男，河南中医学院教授，河南省中医药防治艾滋病（AIDS）专家组组长，全国第四批老中医药专家学术经验继承工作指导老师。河南省专业技术学科带头人。从事中医临床、科研工作，擅长运用中医辨证施治方法治疗AIDS等。发表论文22篇，出版专著5部，获河南省科技进步奖2项，河南省卫生厅科技进步奖6项。

李发枝教授自2002年始即从事中医药防治艾滋病（AIDS）的临床工作，积累了丰富的临床经验。现将李李师运用谷精草合剂治疗AIDS头痛的经验简述如下。

1 对AIDS的认识

中医学对AIDS的病因、病机及病名目前尚无统一认识。李老师通过对河南地区AIDS患者（大部分为有偿供血感染者）多年的临床治疗观察，认为其病因应属中医学"疫毒"范畴，正如《素问·刺法论》所云："五疫之至，皆相染易，无问大小，病状相似"。但AIDS疫毒与传统意义上的疫毒在传播途径、病因性质等方面又迥然不同。传统意义上的疫毒乃天地之气的异常变化所产生，其性质不外风、寒、暑、湿、燥、火，传播途径由口鼻而侵入人体。而AIDS疫毒是通过血液、性接触或母婴传播侵入人体，以损伤人体正气为主的特殊疫毒。

AIDS疫毒首先损伤脾脏，脾为后天之本，气血生化之源，脾脏受损，运化失常，一方面水谷精微不能吸收输布，气血化生无源，渐致心、肝、肺、肾受损，终至五脏气血阴阳俱虚。另一方面，脾运不健，则湿邪内生，故脾虚蕴湿贯穿艾滋病始终。同时五脏气血阴阳的虚衰会引起卫外功能的不固，六淫之邪易趁势内侵。而五脏功能的不足则会产生相应的内生之邪损害机体。总之，AIDS的病机变化多端、错综复杂，需综合分析。

2 AIDS头痛病因病机

"头为诸阳之会，清阳之府"，五脏精华之血，六腑清阳之气，皆上注于头。若六淫之邪外袭，阴阳气血失调，AIDS"疫毒"上注，均可导致头痛[1]。如《类证治裁·头痛》云："头为天象，诸阳会焉，若六淫外侵，精华内痹，郁于空窍，清阳不运，其痛乃作。"AIDS头痛发病急骤，痛在高巅，具有风的特点，与肝风关系密切。风为阳邪，其性轻扬，善行而数变，风气通于肝，主升主动，风热相搏，入于络脉而头痛发作。李老师认为，AIDS头痛病机复杂，其发作时则多以邪实为主，或虚实夹杂。临证从风、热两方面进行辨证论治均能取得较好疗效。如《临证指南医案》曰："头为诸阳之会，与厥阴肝脉会于巅，……故头痛证，皆由清阳上升，风火乘上所致"。

3 谷精草合剂治疗 AIDS 头痛经验

谷精草合剂[2]乃陕西名老中医韩天佑治疗鼻渊病的经验方，李老师根据个人体会及临床经验将其运用于治疗 AIDS 相关头痛病证每每获效。李老师根据 AIDS 头痛的病证特点，治以疏散风热、清肝泻火为法，凡 AIDS 患者表现为头胀痛，遇热加重，或伴鼻塞流黄涕，或伴发热，舌质红、苔薄黄，脉浮或浮数。辨证属风热上壅所致者，均可用本方加减进行治疗。

谷精草合剂由谷精草15g、木贼12g、青葙子12g、辛夷12g、僵蚕12g、蝉蜕12g、黄芩15g、桑叶15g、菊花15g、桔梗10g、白芍10g、蔓荆子12g、金银花30g、羌活10g、防风10g、冬瓜仁30g、生石膏30g、甘草10g组成。方中谷精草、蔓荆子除肝经之风；木贼、蝉蜕、青葙子清肝经之火；桑叶、菊花清肝肺之热并治头痛眩晕；黄芩、金银花清热解毒；生石膏、冬瓜仁、桔梗清肺化痰；僵蚕、羌活、防风祛风止痛；白芍补血敛肝；辛夷宣通鼻窍；甘草调和诸药。本方诸药合用疏散风热、清肝泻火，能够减轻 AIDS 头痛患者的痛苦，从而提高临床疗效。

4 病案举隅

例1：患者，男，49岁。艾滋病病毒（HIV）可能感染时期为1992年，HIV 抗体阳性确认日期为2004年，2010年10月2日初诊。主诉头痛2天。患者因薄衣外出后，觉头痛，两侧痛甚，以胀痛为主。同时发热，体温38℃。伴见头晕、咽痛、鼻塞、乏力酸困、不咳嗽、纳可、二便可、眠可。舌质红、苔薄黄，脉浮数。诊断为头痛（风热上壅证）。处方：谷精草30g，木贼12g，青葙子12g，僵蚕10g，蝉蜕10g，羌活10g，白芷10g，防风10g，菊花15g，桑叶15g，川芎20g，葛根20g，辛夷12g，柴胡20g，甘草10g。服药3剂，头痛明显减轻，体温恢复正常，又服4剂后头痛头晕、鼻塞、咽痛消失，诸症痊愈。

按：本病属中医"头痛"范畴，患者中年男性，感受毒邪日久，机体正气亏虚。因毒邪长期侵袭，气血两亏，正不胜邪，又因感风热之邪，风热上饶清阳而头痛头晕，内侵咽喉而咽痛，邪热交争则发热，肺窍不利而鼻塞，故选用谷精草合剂加减，以疏散风热，清肝泻火止痛。

例2：患者，男，42岁。HIV 可能感染时期2000年，HIV 抗体阳性确认日期为2004年，2009年12月15日初诊。主诉为鼻流浊涕，鼻塞头痛1个月余。患者1个月前因感冒出现喷嚏，鼻流清涕，咳嗽，未及时治疗致鼻流黄色浊涕，质黏量多，鼻塞，头痛，嗅觉减退，张口呼吸，鼻窦区叩击痛。舌质红、苔黄，脉数。诊断为鼻渊（肝经风热证）。处方：谷精草15g，木贼12g，青葙子12g，僵蚕12g，蝉蜕12g，黄芩15g，桑叶15g，菊花15g，桔梗10g，白芍10g，蔓荆子12g，羌活10g，辛夷12g，金银花12g，甘草10g。服药4剂鼻塞减轻，黄涕减少，嗅觉恢复，略闻香臭，又服6剂后黄涕甚少，头痛消失，鼻窦区压痛大减，继服7剂症愈。

按：本病属中医"鼻渊"范畴，多由外感引起，其病机为风火上郁清窍，胆移热于脑，风热入脑，则眩头痛[2]，如《医碥·伤风寒》云："盖鼻渊属风热入脑，热气涌涕伤鼻"。本方治疗鼻渊根据肝胆相表里，并以胆移热于脑为鼻渊之说为依据。故根据辨证选用谷精草合剂加减，本方具有清肝泻火，疏散风热之功，用于治疗鼻渊疗效满意。李老师多用本方治疗 AIDS 伴发额窦炎、上颌窦炎、筛窦炎等。

参考文献（略）

（出自中医杂志2013年第54卷12期第1002－1003页）

李发枝运用加味甘草泻心汤治疗艾滋病真菌性感染验案2则

孟鹏飞 蒋自强*

（河南中医学院第一附属医院，郑州市人民路19号，450000）

摘要 介绍李发枝运用加味甘草泻心汤治疗艾滋病真菌性感染病例2例，辨证属脾虚湿热上蒸，治宜健脾燥湿清热。

关键词 艾滋病；真菌感染；甘草泻心汤；名医经验；李发枝

基金项目：国家中医药管理局中医药重点学科建设项目（国中医药发〔2009〕30号）；
郑州市科技创新团队建设项目（10CXTD140）

李发枝(1948-),男,河南中医学院教授,河南省中医药防治艾滋病专家组组长,第四批全国老中医药专家继承工作指导老师。河南省专业技术学科带头人。从事中医的临床、科研工作,擅长运用中医辨证施治方法治疗艾滋病等。发表论文22篇,出版专著5部,获河南省科技进步奖2项,河南省卫生厅科技进步奖6项。

甘草泻心汤源自张仲景《伤寒杂病论》,为治疗虚痞利与狐惑病之主方,其方寒热并用,补泻兼施,辛开苦降,是治疗中焦寒热错杂及湿热蕴阻中焦的经典方。李发枝教授运用该方,从方证对应的角度出发,紧扣其病机及主症特点,认为凡病机与该方证相同,或主症与该方证类似者均可应用,故广泛应用于治疗消化系统疾病、皮肤病、妇科疾病、免疫结缔组织病等多系统病症。现录其运用加味甘草泻心汤治疗艾滋病(AIDS)真菌感染验案2则。

1 真菌性食管炎、胃炎

患者,女,50岁,人类免疫缺陷病毒(HIV)抗体阳性,2002年开始服用高效抗逆转录病毒治疗(HAART)药物,近期CD_4^+结果为130个/μl。2012年9月11日初诊症见:胃脘嘈杂不适,打嗝,胸骨后及胃脘部有灼热,吞咽不适,咽后壁及咽侧壁可见少量白色菌斑点,舌质红、苔白厚腻,脉沉弦。临床诊断为上消化道真菌感染,属脾虚湿热,治宜健脾燥湿清热。方用甘草泻心汤加味,处方:甘草30g,黄芩12g,黄连3g,干姜12g,党参15g,白术30g。2012年9月18日二诊:病情明显改善,嘈杂、打嗝、灼热感减轻,吞咽不适感消失,查体咽部白色菌斑点减少,继服7剂。嘱患者忌服辛辣、肥腻、甘甜寒凉之品。后患者因他病再次就诊,自述上述症状未再复发。

2 真菌性发热

患者,男,48岁,患者HIV抗体阳性,2011年6月服用HAART治疗,因贫血、肢体麻木等副作用,2周前更换为二线HAART治疗,最近查CD_4^+计数为18个/μl。2012年10月23日初诊症见:持续发热4个月,体温37.5~38.5℃之间,伴恶寒,关节酸痛,口中灼痛,咽干,纳差,胃脘部胀满不适,便溏,每日1~2次,无吞咽困难或疼痛,无胸骨后疼痛,发热时自服安乃近而汗出热降,继之仍发热,3周前在当地乡卫生院输液治疗,具体用药不详,病情无好转,遂来就诊。查体:口腔上颚满布凝乳状白色假膜并延及咽部,边缘清楚色红,舌质淡、苔白厚,脉沉弦。诊断:真菌感染性发热,证属脾虚湿热上蒸,治宜:健脾燥湿清热。予甘草泻心汤加味,处方:法半夏30g,黄芩10g,黄连3g,干姜12g,党参15g,白术30g,柴胡30g,甘草30g。水煎服,每日1剂,连服7天。并嘱患者停用输液治疗及其他抗菌、退热药物。2012年10月30日二诊:服药后,前5天仍有发热,但体温稍降(37.5℃左右),近2天未再发热,大便仍溏,每日1~2次,口腔上颚白色菌斑较前明显减少。原方继服7剂,每日1剂,嘱患者忌食辛辣、肥腻、甘甜寒凉之品。2012年11月6日三诊:仍偶有发热,纳呆,大便可,口腔上颚真菌斑点较前进一步减少,悬雍垂附近零星可见,嘱原方继服7剂。2012年11月13日四诊:近来未再发热,纳食改善,大便可,口腔及咽部未见真菌斑点,嘱患者继服7天巩固疗效。2012年11月20日,患者就诊述未再发热,前症皆愈。

按:真菌感染是HIV/AIDS患者常见的机会性感染之一,由于HIV感染所致的CD_4^+淋巴细胞缺乏使HIV/AIDS患者的细胞免疫功能低下,对真菌的抵抗力降低或丧失。关于HIV/AIDS患者的真菌感染流行病学情况,唐秀文[1]报道广西1464例AIDS患者真菌病原学检测结果显示前五位病原是白色念珠菌775例(52.93%)、马尔尼菲青霉菌327(22.34%)、伊氏肺孢子菌277例(18.92%)新生隐球菌60例(4.10%)、热带念珠菌10例(0.68%),白色念珠菌感染仍是真菌感染的主要病原。曾常红等[2]对71例HIV/AIDS患者进行真菌流行病学研究,检出真菌38例,感染率为53.5%,其研究显示,HIV/AIDS患者真菌感染主要累及与外界相通的腔口部位,感染真菌仍主要为白念珠菌,经血感染HIV者更容易合并真菌感染;真菌感染与CD_4^+T细胞关系密切,CD_4^+T越低真菌感染率越高。

对于HIV/AIDS患者合并真菌感染,李老师认为,其病机为脾虚湿热,以湿为主。脾虚则生湿,湿蕴则化热,湿与热合,或蕴阻中焦,或上蒸,或下注而出现脘痞腹胀、纳差、发热、口腔黏膜出现凝乳状白色伪膜或斑点、腹泻等症状。治疗应以健脾燥湿清热为主,用甘草泻心汤加白术为基础方,伴发热者加柴胡,伴头痛者加羌活,伴烧心者加吴茱萸。方中甘草、法半夏、白术用量独大,均为30g,取其健脾燥湿,清热解毒之功效。

参考文献(略)

(出自中医杂志2013年第54卷16期第1363-1364页)

基 础 篇

·证 候·

艾滋病阴虚内热证的生物学相关性研究

胡振杰 杨晓娜

(河南中医学院艾滋病研究所,河南郑州 450008)

摘要 目的:探讨运用生物学理论研究艾滋病(AIDS)阴虚内热证的实质。方法:通过文献的整理归纳总结分析,探讨AIDS阴虚内热证的生物学相关性。结果:AIDS阴虚内热证有明显的生物学相关性。结论:中医证候的生物学相关性研究能够为中医药现代化标准化研究提供科学依据。

关键词 艾滋病;阴虚内热证;生物学研究

艾滋病(即获得性免疫缺陷综合征,acquired immune deficiency syndrome,AIDS)是20世纪80年代出现的新发病,是由于感染免疫缺陷病毒(HIV)而引起的一种慢性致死性传染病。AIDS是目前世界上感染率上升最快的传染病之一,已成为严重威胁人类健康的重大传染病之一,造成了人类生命与社会经济的巨大损失,是需要高度重视的重大公共卫生问题和社会问题,防治形势严峻。

1 艾滋病阴虚内热证的中医证候学观察

发热是艾滋病进程中主要的临床表现之一,也是艾滋病患者发病的主要早期表现。在整个病程中可以反复发作,表现为长期低热中度发热及高热,严重影响患者的生活质量。杨凤珍等[1]通过对72例有偿供血感染HIV/AIDS的患者进行中医证候的观察分析,发现72例患者中全部都具有热证表现,其中阴虚证检基金项目:国家重大科技专项(编号:2009ZX10005-019)出率62.5%。黄剑雄等[2]系统检索国内相关的数据库(电子资料库),包括有论文全文的CNKI《中国学术期刊全文数据库》和VIP《中文科技期刊数据库全文版》,发现气阴两虚证出现的频次最高。随着疾病的进展人体的元气逐渐损伤,五脏阴津耗伤,易引起阴虚发热 特别是在艾滋病期,阴虚内热证占发热的较大比重[3]。

2 艾滋病阴虚内热证的生物学相关性研究

证候是中医对疾病某一阶段的特定病理、生理过程的认识,是中医理论中的基本概念,也是辨证论治体系的基础。由于证候之间的界限模糊,辨证体系又有交叉,使得不同证候的概念互相交错,证候的诊断标准难以统一。且证候的诊断标准主要基于望、闻、问、切得到的四诊资料,从资料获得的手段上来看,其中也掺杂了医者过多的主观因素。因此,应用现代生物掌的方法研究中医证候已成为中医证候学研究的重要手段[4]。严惠芳[5]等园采用临床流行病学调查的方法,对阴虚证五心烦热进行研究,发现阴虚证的本质是细胞因子网络紊乱,其发病机理是由于机体在各种致病因素的作用下,引起机体IL-6、TNF-α等炎症细胞因子的基因表达水平增强、生物活性相对升高,从而导致细胞因子网络紊乱的结果。杨凤珍等[1]通过对72例有偿供血感染HIV/AIDS的患者进行中医证候的观察分析发现,气阴损伤与CD_4^+T下降水平呈较高的相关性。杨彩霞等[6]通过检测61例HIV感染者和56例AIDS患者外

基金项目:国家重大科技专项(编号:2009ZX10005-019)

周静脉血中的抗体、T淋巴细胞亚群的结果发现，不同病期的HIV感染者T淋巴细胞亚群指标明显不同，并认为该指标检测可以为HIV感染者的临床分期、预后判断和治疗提供依据。王晓雪等[7]采用回顾性总结分析的方法，对320例经血感染的HIV/AIDS患者资料进行分析后发现，中医证型分布有一定的规律，CD_4^+T淋巴细胞计数与中医辨证证型密切相关。可见，中医证候有明显的生物学相关性。

3 意义与展望

中医药治疗发热性疾病历史悠久，古今验案及退热方剂甚多，并能以整体观念和辨证论治为突破口，针对不同的发热患者进行个体化治疗，可以起到很好的治疗效果。但是，中医学往往通过治疗前后的症状变化来评价其疗效，缺少实验证实，其理论的严密性可证性有待进一步创新和提高。在科学技术飞速发展的现代世界，中医疗效的判断不能仅满足于整体症状和体征层次上的改善，必须结合微观指标的变化，才能得出令人信服的结果，提高中医疗效的客观显示度。重视对症状的半定量化和量化的研究，以实验室指标为依据，客观地反映疾病的情况[8]。这是国内外学术交流科研工作中药新药研发与研制的需要，也是临床诊疗的需要。对中医证候的生物学相关性研究能够为中医药现代化标准化提供科学依据。中西医学分属两个不同的医学体系，但其目的相同，彼此互补。用西医常用的现代科学方法对艾滋病中医证候进行进一步的研究，能够补充、完善中医、中西医结合治疗HIV/AIDS的临床资料及研究材料，充分发挥中医辨证论治的特色和优势，提高中医中西医结合治疗艾滋病的临床治疗效果，完善中医学辨证论治体系，整体提高中医药防治重大传染病的能力与水平。

参考文献（略）

（出自中医学报2011年第26卷9期第1025 – 1026页）

基于核磁共振技术的代谢组学应用于艾滋病中医证候的研究述评

温冠晓　谢世平

（河南中医学院，河南 郑州450008）

摘要　目的：探讨核磁共振代谢组学研究技术运用到艾滋病中医证候学研究的思路。方法：搜索近年来关于核磁共振代谢组学研究的相关文献，查找有关艾滋病的中医传统证候研究文献，并进行整理、分析、归纳。结果：随着核磁共振技术的不断成熟，现已被广泛应用于中医药等多个领域。结论：核磁共振技术的代谢组学研究为艾滋病中医证候的现代化提供有力的技术平台，为阐明艾滋病中医证候实质，构建艾滋病中医辨证论治理论体系提供了更深层次的科学依据。

关键词　艾滋病；核磁共振技术；代谢组学；差异性代谢物；获得性免疫缺陷病毒；中医证候研究

随着核磁共振技术（NMR）的广泛应用，代谢组学的发展日益成熟，代谢组学具有整体性、即时性、动态性的特点，可以在整体水平上反映出机体在某些刺激因素作用下代谢产物的差异。这与中医证候"证"的本质相关，故基于NMR的代谢组学为证候研究的现代化提供了技术平台。

1 艾滋病中医证候的研究现状

中医古代文献对艾滋病并无记载，但根据其症状、传播途径、流行方式、发病特点及预后转归等可归属"瘟疫""虚劳""癥瘕""积聚""阴阳易"等范畴。该病是一个多脏腑、多系统损伤的疾病，病情变化复杂无常，病程缠绵难愈。

赵晓梅[1]对坦桑尼亚的获得性免疫缺陷病毒感染者及艾滋病患者（HIV/AIDS）490例进行证候分析，阴虚内热津液受损的患者占53%；气血不足阳虚寒盛或水湿不化患者占47%。赵淑珍[2]按中医证候学辨证原则，将艾滋病分为气阴两虚、脾胃虚弱、肝肾阴虚、肺肾阴虚、热毒炽盛、

基金项目　国家"十一五"科技重大专项项目（编号：2009ZX10005 – 021）

寒凝血瘀等证型，并提出相应的治法方药。李国勤[3]认为，艾滋病是由获得性免疫缺陷病毒（HIV）感染所致。临床证型分为：①热毒炽盛、痰蒙清窍型；②脾肾两虚型；③心气阴两虚型；④肺脾两虚型；⑤肺气阴两虚型。

近几年各地进行了大量的临床流行病调查，对河南省274例HIV/AIDS患者进行中医证候流行病学调查，归纳、总结其出现的证候高达29种证型，其发生率由高到低依次为脾肺气虚、风热蕴络、湿热内蕴、肝肾阴虚、气阴两虚等[4]。以1303例艾滋病患者临床四诊资料为基础，采用结构方程模型（SEM）对艾滋病证候进行量化分析得出结论为艾滋病的临床常见证型为肺脾气虚、气阴两虚、湿热内蕴、湿热蕴毒、痰热蕴肺和邪结皮肤6种证型[5]。

艾滋病的中医证候缺乏统一的标准，存在着诸如此类的问题：如证候概念的广泛而不确切；专业术语的划分不清晰不严格；证候称谓繁杂而内容交错，带有一定的主观随意性[6]。

2 基于NMR的代谢组学的研究现状

基于NMR的代谢组学研究方法，是近几年发展起来的一种新的组学技术，通过研究生物体液（如血液、尿液、组织提取液等）的核磁共振谱，提供生物体内大部分小分子代谢的丰富信息。高分辨核磁共振（high-resolution NMR）灵敏度高，信号分散，图谱更容易解析。可检测的核素有多种，如^1H、^{13}C、^{15}N、^{19}F、^{23}Na、^{31}P和^{39}K等。但大多数物质都含有质子，因此最常用^1H NMR。而^{13}C、^{15}N可用来跟踪标记相关代谢物，配合二维的$^1H-^1H$ COSY谱，可以简化图谱并提供大量有用的信息[7-8]。蒋宁等[9]运用NMR进行快速老化模型小鼠体液代谢组学研究，结果表明快速老化模型小鼠的快速老化亚系及同龄抗快速老化亚系在体液中代谢物有明显差异，差异主要在于肌苷、乳酸、葡萄糖、胆碱、磷脂酰胆碱以及多种氨基酸含量的差别。Brindle等[10]对36例严重心血管疾病患者和30例心血管动脉硬化患者的血清和血浆应用^1HNMR技术进行研究，并做了代谢组学分析，结合PCA及相似分类法（SIMCA）、偏最小二乘法判别分析（PLS-DA）、基于正交信号校正和偏最小二乘法分析（OSC-PLS）等模式识别技术实现了对心血管疾病及其严重程度的判别。谢丽云等[11]关于糖尿病溃疡组织代谢学分析结果表明，代谢组学技术可以很好地将糖尿病组和对照组的溃疡组织在代谢模式上区分开，研究发现引起代谢模式变化的特征性代谢物提示了糖尿病溃疡的病理分子学机制。

3 代谢组学在中医药领域的研究现状

代谢组学研究的是机体在受到某种因素刺激作用下内源性最终代谢产物的变化，是从分子水平反映人体的整体代谢状况，与中医的整体观念相符合。"证"是对疾病发生、发展过程中某一阶段的病理性概括，是对生物体内一组具有内在联系能够反映疾病某一阶段病因、病位、病性、病机的概括性总结，是机体对某一致病因素作出反应的一种功能状态。"证候"很可能是人体各种调节系统被"扰动"后导致的一种特异性变化的状态。而这一被扰动的网络可通过生物体的内源性代谢物的改变而反映出来，并且可能是以相关代谢物集成的形式出现[12]，这种整体性和动态性的理论特点及多种前沿技术的综合运用可以为中医证候复杂系统的研究提供极为恰当的手段。李建新等[13]以生物核磁共振技术结合模式识别技术和主要成分分析法研究雷公藤甲素口服给药对大鼠尿液内源性代谢产物的影响，分析结果表明，给药组与对照组的代谢谱有明显差异。基于^1H NMR技术的代谢组学研究有望用于药物毒理研究快速鉴定。李英帅[15]基于^1H NMR技术的关于阴虚阳虚体质理论的代谢组学研究结果表明，在阴虚、阳虚人群中其血液、尿液的代谢物存在差异，并初步得到了不同体质的潜在标识物。华何与等[15]研究冠心病心绞痛3种血瘀证的血浆代谢组学，各组间血浆^1H NMR代谢谱的分析结果能明显区分健康人与冠心病心绞痛血瘀证患者，两组间代谢物有明显差异。结果表明，本实验研究得出相关证候下的代谢物图谱分析，并得出不同证候下代谢物图谱存在差异的结论。

4 展望

HIV/AIDS的蔓延为全球重大公共卫生问题和社会问题，近年来中医药防治艾滋病显示出一定的潜力和良好前景。整体观念和辨证论治是中医学的两大特色。辨证论治是中医学治疗的独特方法，辨证是施治的前提和基础，证候是其理论核心部分，艾滋病中医证候学研究是中医药防治艾滋病研究最为基础和重要的部分。

NMR在生命科学领域研究方面发挥着越来越重要的作用。NMR技术的不断发展与成熟，拓宽了其应用范围。蛋白质、核酸、多肽等大分子生物结构及其与小分子的相互作用的研究，为代谢组学研究提供了技术支持。代谢组学具有整体性动态性，可以在整体水平上反映出机体在某些刺激因素作用下代谢产物的差异。这与中医证的本质相关，故基于NMR的代谢组学研究为艾滋病中医证候的现代化提供有力的技术平台，为构建艾滋病中医辨证论治理论体系提供了更深层次的科学依据。

参考文献

[1] 赵晓梅.490例HIV感染者的流行病学及证候学分析[J].中国中医基础医学杂志，1995，1（4）：38.

[2] 赵淑珍.艾滋病中医证治探讨[J].浙江中医杂志，1989，24（10）：435-436.

[3] 李国勤.艾滋病中医辨治体会[J].江苏中医，1994，15（2）：5-6.

[4] 邱红，谢世平，郭选贤.HIV/AIDS患者274例中医证候流行病学分布[J].郑州大学学报：医学版，2007，42（2）：363-364.

[5] 谢世平,陈建设,许前磊,等.HIV/AIDS证候分型及量化诊断的结构方程模型分析[J].中国中医基础医学杂志,2010,16(7):891-893.
[6] 徐进秀.中医证候规范化研究的思路与设想[J].中国中医基础医学杂志,2005,11(4):263-264.
[7] 陈文学,邓凤,岳勇.核磁共振技术在生物组织中的应用[J].波谱学杂志,2004,21(1):127.
[8] 孙学惠,郭涛,刘涛,等.药物检测新技术在药代动力学中的应用[J].中国药房,2002,13(9):566-567.
[9] 蒋宁,周文霞,张永祥,等.基于核磁共振技术的快速老化模型小鼠体液代谢组学研究[C].大连:全国抗衰老与老年痴呆学术会议论文集,2008.
[10] Brindle J T, Antti H, Holmes E, et al. Rapid and non-invasive diagnosis of the presence and severity of coronary heart disease using ^{1}H NMR-based metabonomics[J]. Nat Med, 2002, 8(12):1439-1444.
[11] 谢丽云,宋才勇,娄依依,等.基于^{1}H NMR代谢组学方法的糖尿病溃疡组织代谢特征和病理机制分析[J].化学学报,2011,69(19):2265-2271.
[12] 贾伟,蒋健,刘平,等.代谢组学在中医药复杂理论体系研究中的应用[J].中国中药杂志,2006,31(8):621-624.
[13] 李建新,华嘉,何翠翠.中药毒性的代谢组学研究:雷公藤甲素的肾脏毒性[J].亚太传统医药,2007,3(7):41-45.
[14] 李英帅.阳虚阴虚体质理论及代谢组学比较研究[D].北京:北京中医药大学,2009.
[15] 华何与,贾钰华,张红栓,等.冠心病心绞痛三种血瘀证的血浆代谢组学研究[J].热带医学杂志,2010,10(3):20-22.

(出自中医学报2012年第27卷6期第651-652页)

基于液质联用技术艾滋病病毒携带者、艾滋病患者脾肺气虚证者尿液的代谢组学研究

谢世平 马素娜 刘伟 陈玉龙 崔永霞 许前磊 张宁 王娟 温冠晓

(河南中医学院艾滋病研究所 郑州 450000)

摘要 目的 探讨艾滋病病毒携带者、艾滋病患者(HIV/AIDS)脾肺气虚证者尿液的代谢组学特征。方法 采用采用液质联用技术结合主成分分析方法分析、比较12例HIV/AIDS脾肺气虚证者和8例健康对照者的尿液代谢产物代谢谱的差异。结果 与健康对照组相比较,HIV/AIDS脾肺气虚证者尿液相关代谢产物发生了显著的变化,两组的数据在得分图中实现了准确的分类。结论 运用液质联用技术结合PCA模式识别分析的代谢组学研究方法可以将HIV/AIDS脾肺气虚证者的尿液代谢轮廓与健康对照组进行良好的区分,可以为HIV/AIDS脾肺气虚证的诊断提供一定的客观依据。

关键词 艾滋病;液质联用;主成分分析;中医证候;代谢组学

代谢组学是继基因组学、蛋白组学之后发展起来的一门新组学,已广泛应用于医学领域,它通过运用现代仪器检测分析手段,定性或定量研究观察生物样本中所有可检测的代谢产物的综合表现,探讨生物体对外源性物质以及遗传变异的应答等所引起的病理生理变化反应,将这些变化反应与代谢信息中的生物学相关事件联系起来,以检测活细胞中的化学变化及其生物学意义[1]。由于其具有与中医学整体观、即时性相一致的特点,将成为生命科学研究者研究中医"证"本质的有力工具[2]。通过运用代谢组学的研究方法,寻找艾滋病患者尿液中的特异代谢产物,为中医药在诊断和防治艾滋病进展中的作用提供先进的技术支持。

1 对象与方法

1.1 对象

共纳入研究对象20例,均为汉族,农民。其中疾病观察组12例均为来源于河南省某地区的艾滋病病毒携带者、艾滋病患者(HIV/AIDS)脾肺气虚证者。健康对照组8例,均为当地健康人。疾病观察组:男6例(50%)、女6例(50%);年龄31-40岁1例(8.3%)、41-50岁6例(50%)、51-60岁5例(41.7%);已婚9例(75%)、离异1例(8.3%)、丧偶2例(16.7%)。健康对照组:男4例(50%)、女4例(50%);20-30岁1例(12.5%)、31-40岁1例(12.5%)、41-50岁3例(37.5%)、51-

60岁3例（87.5%）；已婚7例（87.5%）、未婚1例（12.5%）。经统计学分析两组对象一般资料差异无显著性。

1.2 诊断标准

西医诊断标准采用国家卫生部2005年推荐《艾滋病诊疗指南》诊断标准：有流行病学史、实验室检查HIV抗体阳性。

中医辨证标准：以课题组前期对HIV/AIDS患者大样本中医证候学的临床调查的研究成果为基础［国家自然科学基金项（90409004）：艾滋病中医证候分布规律及证候标准建立与验证］，拟定艾滋病中医常见基本证候辨证标准中脾肺气虚证的诊断标准。中医证候脾肺气虚证相关的症状和体征：动则气喘、易感冒、咳痰清稀、咳声低微、自汗、神疲乏力、恶风寒、心慌心悸、胸闷、泄泻、便溏、舌体胖大、舌质淡或淡白、舌苔薄白、脉象虚或细弱等。

1.3 纳入标准

疾病观察组的纳入标准：（1）HIV确认试验阳性；（2）符合《HIV/AIDS常见中医证候诊断量表》中脾肺气虚证诊断标准，中医辨证须经两名副主任中医师以上职称医生诊断一致；（3）年龄在18～60岁；（4）签署知情同意书。

健康对照组的纳入标准：（1）HIV抗体阴性；（2）身体健康无脏器严重疾病或慢性病急性发作者；（3）无神志不清、痴呆、各种精神病患者；（4）非妊娠或哺乳期妇女；（5）年龄在18～60岁之间；（6）能配合调查并签署知情同意书。

1.4 排除标准

（1）不符合以上纳入标准者；（2）非因感染艾滋病所患的脏器严重疾病，原发性免疫缺陷，激素化疗等引起的继发性免疫缺陷，血液病，其它原因引起的中枢神经系统疾病。

1.5 仪器及试剂

主要仪器设备：LCQ Advantage MAX电喷雾离子阱液质联用仪（美国赛默飞世尔科技公司）；色谱柱（Agilent Zorbax C18）（150×2.1mm，3.1μm）；高速冷冻离心机（Jouan MR23i）（法国Jouan公司）；低温冰箱（MDF5411）（日本三洋株式会社）；超纯水器（MiⅡ-QSyntheSiS））美国MiIIPore公司）；KQ-500DE型数控超声波清洗器（昆山市超声仪器有限公司）。

主要试剂：乙腈（色谱纯级，购自Merck公司）；甲酸（HPLC/SPECTRO级，购自Tedia公司）；甲醇色谱纯级，购自Merck公司）；高纯氦气（纯度＞99.99%）；高纯氮气（纯度＞99.99%）。

1.6 尿液样品的预处理

用EP管收集正常对照组、脾肺气虚证组和湿热内蕴证组研究对象的晨尿2ml，移取1ml尿液，4000转/分高速离心10分钟，取上清液。精密移取上清液300μl，置1.5ml离心管中，加入600μl甲醇，用混匀器混匀约10分钟，然后高速离心10分钟，14000转/分，4℃控温，取上清液800μl，用0.45μm滤膜过滤，即得供试品溶液，低温冰箱保存。

1.7 液相色谱 质谱条件

（1）液相色谱条件：色谱柱为Agilent Zorbax C18（150×2.1mm，3.1μm）；流动相：0.2%冰醋酸水甲醇梯度洗脱（见表1）；流速：0.2ml/min；进样盘温度：4℃；进样量：20μl；柱温：30℃；色谱图采集时间不少于60分钟。（2）质谱条件：扫描方式：一级全扫描；鞘气流速：4000kpa；辅助气流速：1000kpa；喷雾电压：4kV；毛细管电压：-4V；毛细管温度：300℃，质荷比范围：80～1000，采用负离子扫描模式。

1.8 液质联用分析方法学考察

（1）空白溶剂考察：取供试品制备所用甲醇-水（2:1），按照梯度洗脱条件进样，考察空白溶剂产生的干扰，对数据进行分析时，扣除空白溶剂的干扰；（2）精密度试验考察：取供试品溶液（如正常对照组10号样本），重复进样6次，以总离子流图中各色谱峰的保留时间和峰面积为指标，考察仪器的精密度，多次测量样本相对标准偏差RSD% ＜3%；（3）重复性试验考察：取同一患者的尿液，分别制样6份，行色谱分析，以总离子流图中各色谱峰的保留时间和峰面积为指标，考察方法的重复性，RSD% ＜3%；（4）稳定性试验考察：取供试品溶液（如健康对照组10号样本），分别于0、1、2、4、8、12小时稳定电压行色谱分析，以总离子流图中各色谱峰的保留时间和峰面积为指标，考察样品稳定性，RSD% ＜3%。

表1 液相色谱法冰醋酸水-甲醇洗脱梯度表

时间（min）	0.2%冰醋酸水（%）	甲醇（%）
0.00	60.00	40.00
3.00	60.00	40.00
10.00	20.00	80.00
25.00	10.00	90.00
60.00	10.00	90.00
60.00	10.00	90.00

1.9 数据分析

（1）经质谱分析仪器自带软件导出原始数据（质荷比对应的峰强度）Excel文件，对数据进行筛选，筛选原则为：每个证型中相同质荷比（数据上下浮动在±1的定义为同一类物质）。（2）对所筛选出的差异结果通过SPSS 13.0软件进行t检验分析，$p < 0.05$有统计学意义。根据p值各组间相同质荷比均数（同一质荷比对应的不同分组中所有样本峰强度的均数）的比值（以1.5倍原则）进行筛选，筛选出差异物质，通过比较两组间相应代谢产物的峰值明确其变化的趋势（增多或减少）。（3）对其中有显著差异的数据采用PCA模式识别分析。

2 结果

2.1 方法学考察

空白溶剂考察结果显示试剂无干扰；精密度考察、重复性和稳定性考察结果表明仪器精密度良好、方法的重复性和稳定性良好。

2.2 指纹图谱（见图1~2）

2.3 t 检验分析

从图3可以看出在HIV/AIDS脾肺气虚证组中质荷比分别为794、618、339、502、118、384的6种物质与正常组相比峰强度均减小，且相差大于1.5倍。质荷比为412、413、368、229、286、287、325、327、529、299、210、347、311、329、331、303、345、523、505、295、300、213、521、507、293、365的26种物质在HIV/AIDS脾肺气虚证组峰强度明显的高于健康对照组，相差远大于1.5倍。两组物质经t检验均 $p<0.05$，差异有明显性。其中质荷比为412、505、794、118、329、331的6种物质，在两组中峰度均较高且两组差异明显。可能为两组间的特异性物质。

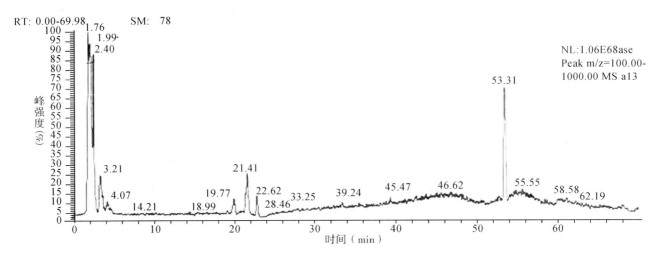

图1 健康对照组尿液的代谢图谱

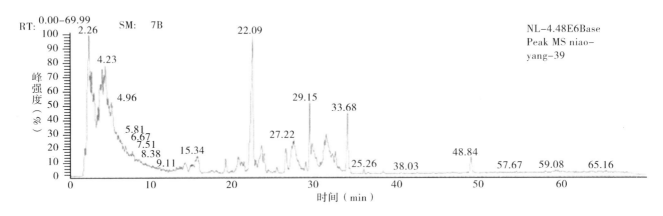

图2 HIV/AIDS脾肺气虚证者尿液图谱

2.4 PCA分析结果

数据用正交信号校正（Orthogonal Signal Correction, OSC）后进行偏最小二乘模式识别（Partial Least Squares - discriminant analysis, PLS - DA）分析。从变量散点图（plot）中可发现显著差异的变量，即为"生物标志物"。

从图4中可以看出：健康对照组（■所示）和HIV/AIDS脾肺气虚证组（◆所示）两组间能明显的区分开，两组之间存在显著的差异。

从图5中可以看出在分子量为352、388、618、562、502、159、560、384、794、109、101、118、117、125、339的离子物与其他离子相距较远，可以认为是艾滋病病人脾肺气虚证组相对于健康对照组的潜在标志物。

从图6中可以看到：第一主成分：$R2Y=0.59$，$Q2=0.51$；第二主成分：$R2Y=0.86$，$Q2=0.75$，这说明：第一主成分代表了整体信息的程度为59%左右，预测率为51%左右；第二主成分可以代表整体样本信息的程度为27%左右，预测率为24%左右。前两个主成分对整体样本信息的覆盖程度为80%，整体预测率为75%。这可以认为是一个很理想的模型，它对大部分的数据（主成分）都能进行解释，且预测率较高，预测能力强，结果意义可信。

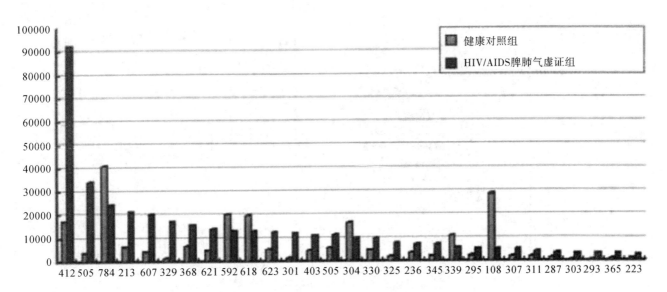

图3　健康对照组与HIV/AIDS脾肺气虚证组差异物柱状图

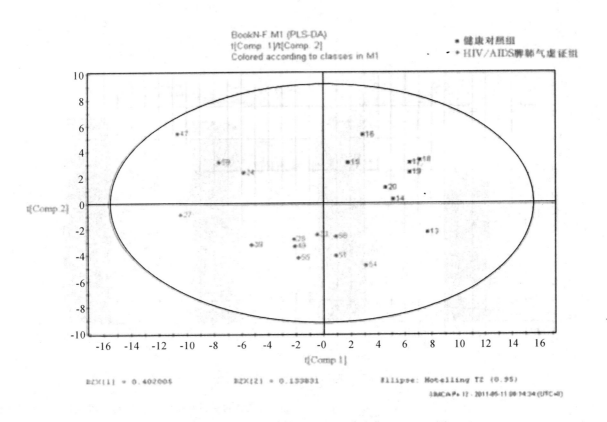

图4　健康对照组与HIV/AIDS脾肺气虚组PLS-DA图

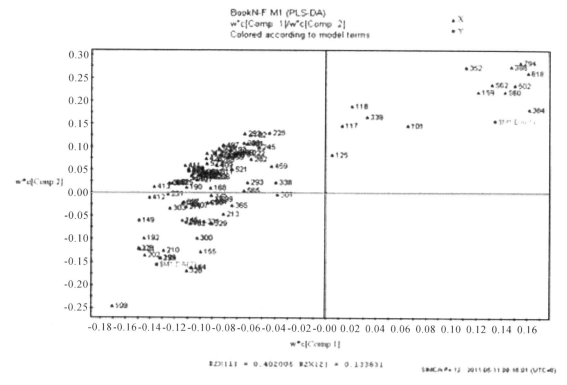

图5 健康对照组与脾肺气虚组 PLOT 图

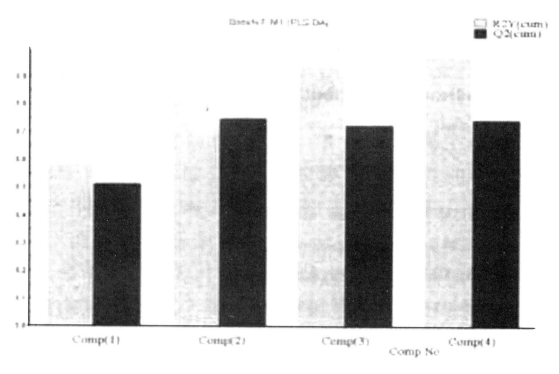

图6 健康对照组与脾肺气虚证组模型图

3 讨论

中医药认识疾病的方法、理论均缺乏合适的现代科学表达体系，目前仍是一种不能与现代医学相兼容，相通的"语言"。要进一步实现中医药的现代化和国际化，其根本在于用现代科学语言阐释中医独特的理论体系。代谢组学通过获取体内动态变化的综合信息了解人体可能受影响的部位和环节，这与传统中医学"思外揣内"的诊治方法具有内在的同一性，代谢组学是一种较全面的系统的研究技术，在方法学上具有融整体、动态、综合、分析于一体的特点，采用代谢组学这种现代医学承认的尖端技术可以克服中医传统方法的局限，成为适合现代中医药研究的重要技术手段，成为沟通中医和现代医学的桥梁。而且无论是中医的"证"还是代谢组学，研究的都是致病因素作用于人体后机体某一阶段反映的病理性变化的综合情况，二者皆从机体整体变化的角度进行评价分析，共同体现了即时性、整体性的特点。中医"证"是辨证论治的起点和核心，应用代谢组学技术可以分析中医证候的特异性代谢产物或标志物，进而促进中医证候的客观化和证本质的研究，为中医证候诊断的量化、客观化和标准化提供方法和依据[3]。

本研究运用液质联用技术与主成分分析方法相结合来研究HIV/AIDS脾肺气虚证患者与健康对照研究对象的尿液代谢轮廓的差异，结果显示该方法能够将两组间的尿液代谢轮廓进行良好的区分（PLS-DA图），HIV/AIDS脾肺气虚证患者组相对与健康对照组存在着显著的差异物质或物质群（PLOT图）。基于液质联用技术结合PCA模式识别的代谢组学的研究方法是一种可以用于研究机体复杂病理生理变化的先进的技术方法，或许可以成为揭示中医证候本质研究的强有力的工具。

本次研究通过探索HIV/AIDS脾肺气虚证的代谢物质的差异，尝试为中医药在诊断和防治艾滋病进展中的作用研究提供崭新的思路，尝试为中医证本质研究，更为临床多种疾病的诊断和防治提供新的思路和方法。

参考文献（略）

（出自环球中医药2011年第4卷6期第429-433页）

脾气虚型HIV/AIDS患者淋巴细胞线粒体功能状态在常温和热应激条件下的改变情况

孙萌[1] 刘颖[2] 王克林[1] 徐淑玲[1] 孙刚[1] 王笑红[1] 翟志光[1] 杨凤珍[2] 王健[2△]

(1. 中国中医科学院中医基础理论研究所，北京100700；
2. 中国中医科学院艾滋病防治研究中心，北京100700)

摘要 研究比较脾气虚证人类获得性免疫缺陷病毒患者（HIV/AIDS患者）与健康人群淋巴细胞在37℃和40℃条件（模拟热应激）下，淋巴细胞线粒体膜电位差异，结果显示脾气虚证HIV/AIDS患者淋巴细胞线粒体膜电位明显下降，特别是在热应激条件下（40℃孵育1h），反映了其机体在发热情况下能量代谢功能的下降，另一方面揭示了HIV/AIDS患者脾气虚病机的部分细胞免疫学基础，为中医药防治HIV/AIDS提供理论支持和依据。

关键词 人类获得性免疫缺陷病毒患者；脾气虚；淋巴细胞；线粒体膜电位

近来大量研究表明，HIV病毒、炎性细胞因子以及高效抗病毒治疗药物等都会对HIV/AIDS患者免疫细胞线粒体功能产生不良影响。线粒体有"细胞的动力站"之称，这与中医脾为"气血生化之源"、"后天之本"有着密切联系。刘友章等认为，脾主运化更重要的是指食物在线粒体内的生物氧化过程，故其功能正常与否与细胞线粒体功能的完整有极密切的关系[1]。王健认为HIV/AIDS患者的中医证候以复合证为主，其中脾气虚证最多见[2]。

因此，本研究比较脾气虚证HIV/AIDS患者与健康人群淋巴细胞在37℃和40℃条件（模拟热应激）下，淋巴细胞线粒体膜电位（代表ATP合成能力，间接反应细胞能量代谢）差异，探讨HIV/AIDS患者脾气虚损病机的部分细胞免疫学基础，为中医药防治艾滋病提供理论支持和依据。

1 对象与方法

1.1 被试资料

健康人群来自中国中医科学院研究生院学生志愿者，阳性被试人群来自北京市地坛医院跟踪随访的北京市HIV/AIDS患者，经蛋白印记试验确认为HIV抗体阳性。HIV/AIDS患者分类按照美国疾病预防控制中心修订的HIV感染分类与CD_4^+T淋巴细胞计数分期方法。

基金项目：国家自然科学基金青年基金项目（81102724）-脾气虚HIV/AIDS患者与淋巴细胞受体多样性以及免疫激活的相关研究

注：* 代表健康人群和脾气虚HIV/AIDS患者线粒体膜电位正常淋巴细胞百分比有明显差异（$P \leq 0.05$）

1.2 调研方法

采用预先制定的"HIV/AIDS 患者临床症状调查表"对患者进行详细询问。脾气虚证候诊断标准参照国家技术监督局1997年颁布的中华人民共和国国家标准《中医临床诊疗术语·证候部分》及《中医虚证辨证参考标准》、《艾滋病中药新药临床研究指导原则草案·内部参考》、《中医诊断学》等相关证候诊断标准,按照主证次证及相应的选择条件进行统一辨证。筛选后确定健康被试者10名和脾气虚证 HIV/AIDS 患者30名,其中 HIV/AIDS 患者20名,AIDS 患者10名。

1.3 CD_4^+T 淋巴细胞计数和淋巴细胞线粒体膜电位检测

观察给药后患者 CD_4^+T 淋巴细胞的绝对计数和淋巴细胞线粒体膜电位检测。清晨采静脉血外周血2ml,将每人份全血按1ml分为2管,分别在37℃、40℃温度孵育1h,然后运用JC-1荧光染色法,在流式细胞仪上检测淋巴细胞早期凋亡信号细胞内线粒体膜电位[1]。

1.4 统计学方法

组间比较用独立样本 t 检验,相关分析为 Pearson 积差相关,$p \leq 0.05$ 为可接受的显著性水平。

2 结果

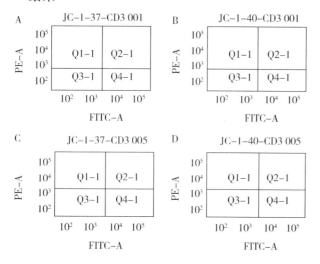

图1 常温(37℃孵育1h)及高热(40℃孵育1h)条件下健康人群和脾气虚 HIV/AIDS 患者淋巴细胞线粒体膜电位检测

注:流式细胞仪检测图中 Q2-1 区黑色点代表线粒体膜电位正常淋巴细胞群。A:37℃条件下健康人淋巴细胞线粒体膜电位检测图;B:40℃条件下健康人淋巴细胞线粒体膜电位检测图;C:37℃条件下 HIV/AIDS 患者淋巴细胞线粒体膜电位检测图;D:40℃条件下 HIV/AIDS 患者淋巴细胞线粒体膜电位检测图

图1显示,在37℃和40℃条件(模拟发热)下,本研究采用线粒体膜电位正常淋巴细胞占总淋巴细胞的百分比(流式细胞仪检测图中 Q2-1 区黑色点代表线粒体膜电位正常淋巴细胞群),反映个体淋巴细胞线粒体氧化磷酸化状态(代表ATP合成能力,间接反应细胞代谢和肌肉乏力指标),结果发现健康对照人群和脾气虚证型 HIV/AIDS 患者感染者人群之间差异有统计学意义。图2显示,37℃条件下健康人群(n=10)线粒体膜电位正常淋巴细胞平均占总淋巴细胞的92.1±6.5%,40℃条件下健康人群(n=10)线粒体膜电位正常淋巴细胞平均占总淋巴细胞的95.8±4.5%。而常温37℃条件下气虚证型 HIV/AIDS 患者(n=30)线粒体膜电位正常淋巴细胞平均占总淋巴细胞的57.5±26.9%,40℃条件下气虚证型 HIV/AIDS 患者(n=30)线粒体膜电位正常淋巴细胞平均占总淋巴细胞的46.8±31.3%。脾气虚证型 HIV/AIDS 患者淋巴细胞线粒体氧化磷酸化状态比较健康对照组人群明显降低,在一定程度上说明免疫淋巴细胞能量代谢功能的下降是其气虚证型的本质所在。

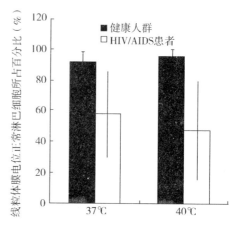

图2 常温(37℃孵育1h)及高热(40℃孵育1h)不同温度条件下健康人群和脾气虚 HIV/AIDS 患者线粒体膜电位正常淋巴细胞百分比示意图

注:*代表健康人群和脾气虚 HIV/AIDS 患者线粒体膜电位正常淋巴细胞百分比有明显差异($p \leq 0.05$)

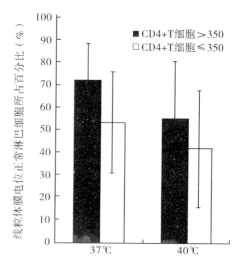

图3 不同水平 CD_4^+T 淋巴细胞数 HIV/AIDS 患者线粒体膜电位正常淋巴细胞百分比示意图

图 3 显示,以 CD_4^+T 淋巴细胞数是否小于每毫升全血 350 个为分组标准,将脾气虚证 HIV/AIDS 患者分为 2 组进行比较,尽管 2 组感染者之间的 CD_4^+T 淋巴细胞数差异有统计学意义,但 2 组淋巴细胞中线粒体膜电位正常百分比差异无统计学意义。通过 Pearson 积差相关分析显示,脾气虚证 HIV/AIDS 患者 CD_4^+T 淋巴细胞数与线粒体膜电位正常淋巴细胞百分比之间呈正相关,但差异无统计学意义($p \geq 0.05$)。

3 讨论

从现代应激理论解释慢性消耗性疾病导致人体元气虚损的状态,其显著特征就是对生活中不可预知的应激适应能力的下降,如表现淋巴细胞凋亡易感性增高,在热应激以及氧化应激过程中生存能力下降而大量凋亡等[3]。本研究显示,健康人群淋巴细胞在 40℃孵育条件下线粒体膜电位有上升趋势,说明在发热情况下健康人淋巴细胞的能量代谢上升,为应激提供能量储备;而 HIV/AIDS 患者淋巴细胞在 40℃孵育条件下,线粒体功能有下降趋势,这也反映了患者在热应激条件下淋巴细胞能量代谢的下降,不足以应对发热情况下免疫激活的能量储备。另据文献报道,HIV/AIDS 患者临床上出现频次最高的症状为发热约占 80%,其次为乏力约占 74%。脾气虚证 HIV/AIDS 患者在临床上最明显的症状之一就是乏力。本研究的结果发现,与健康人群比较脾气虚证 HIV/AIDS 患者淋巴细胞线粒体膜电位明显下降,特别是在体外模拟热应激条件下(40℃孵育 1h),反映了其机体在发热情况下能量代谢功能的下降,印证了脾气虚 HIV/AIDS 患者临床上出现的发热乏力等症状。

本研究还比较了不同水平 CD_4^+T 淋巴细胞数 HIV/AIDS 患者线粒体膜电位情况,发现脾气虚证 HIV/AIDS 患者 CD_4^+T 淋巴细胞数与其淋巴细胞线粒体膜电位之间有一定的相关性,但相关性不显著。这与国外报道 HIV/AIDS 患者 CD_4^+T 淋巴细胞的减少程度与淋巴细胞线粒体膜电位的降低呈显著性正相关有所不同。因为本研究只是在一个时间点横断面采集被试人群的资料和数据,还需要进行长期纵向跟踪研究才能得到更加全面的数据。

当前,改善 HIV/AIDS 患者免疫系统重建的研究工作已逐渐引起重视,但临床上评价中医药治疗 HIV/AIDS 疗效及其免疫系统功能的指标仍主要依据 CD_4^+T 淋巴细胞计数和病毒载量,这存在很大的局限性,是亟待研究解决的问题之一。因为 CD_4^+T 淋巴细胞计数仅代表 CD_4^+T 淋巴细胞的数量,不能完全反映免疫系统的功能,更不能反映免疫细胞能量代谢水平;另一方面,病毒载量测定适用于评价 HIV 感染晚期 HAART 疗法的疗效,并不适合评价中医药治疗 HIV/AIDS 感染者的疗效[4]。目前现代医学对 HIV/AIDS 患者的治疗思路首先是针对病原体 HIV 病毒(如 HAART 疗法可以抑制 HIV 病毒的复制),然而 HAART 疗法尽管能明显降低血浆病毒载量,但难以清除匿伏在细胞中的病毒,且对于无症状 HIV 感染者长期进行 HAART 疗法会直接损害其细胞线粒体功能,出现能量代谢紊乱等副作用。特别是最近几年研究表明,HIV 病毒直接对 CD_4^+T 细胞的杀伤导致机体 CD_4^+T 细胞的下降,进而诱发 AIDS 的致病原理还有待商榷。HIV/AIDS 患者免疫激活程度比血浆中病毒载量能够更好地预测疾病的发展进程。而传统中医学十分重视调节机体免疫功能,增强机体抵抗疾病的能力。研究发现,不少中医药能够改善免疫细胞的能量代谢以及双向调节机体的免疫功能[5]。因此本研究提出 HIV/AIDS 患者脾气虚病机,同时揭示其脾气虚病机的部分细胞免疫学基础,为中医药防治 HIV/AIDS 提供理论支持和依据,从而更好地指导中医临床,提高辨证论治疗效。

参考文献(略)

(出自中国中医基础医学杂志 2013 年第 19 卷 7 期第 777 - 784 页)

Toll 样受体及其通路是中医药干预艾滋病免疫重建的可能作用靶点

汤艳莉 王阶

Toll 样受体(Toll like receptor,TLR)是广泛存在于昆虫、脊椎动物、植物中序列高度保守而古老的家族,与果蝇 Toll 蛋白同源的人类 Toll 样蛋白基因及其编码的 TLR 于 1997 年被首次发现[1]。TLR 作为一种重要的模式识别受体(parttern recognition receptors,PRRs),参与病原相关分子模式(pathogen associated molecular patterns,PAMPs),更准确地说是微生物相关分子模式(microorganism - associated molecular patterns,MAMPs)的识别,构成机体免疫的第一道防线,在对抗外来病原微生物的天然免疫应答中发挥中心作用。它也可通过引起细胞因子的释放,上调共刺激分子的表达，为适应性免疫的启动提供活化信号[2]。随着研究的不断深入，发现TLR在促进免疫细胞膜表面表达相关免疫分子，促进免疫细胞的成熟和功能化，抗病毒感染，调节免疫应答以及其家族间的协同作用影响免疫应答等方面起到重要作用。TLR及其信号转导机制的研究对于阐明艾滋病导致免疫缺陷的部分机制，以及从中医药角度寻找免疫调节治疗新途径具有重要意义。

1 Toll样受体及其信号转导通路

1.1 TLR的结构及分类 TLR属I型跨膜糖蛋白，由胞外区、跨膜区和胞质区组成。其胞外段富含亮氨酸重复区（LRR），胞内区存在一段序列保守区，该序列与白介素1（interleukin 1，IL-1）受体的胞内区的保守序列有高度同源性，被称为Toll/IL-1R（TIR）区域，与其信号转导密切相关。TLR的胞外段识别PAMPs，包括各种细菌细胞壁成分（如脂多糖、多肽糖、胞壁酸）、鞭毛蛋白、细菌DNA和病毒的双链DNA等。TLR胞内段的TIR区通过髓样分化因子88（MyD88）-IL-1受体相关蛋白激酶（IRAK）-TNF受体相关因子6（TRAF-6）、含TIR结构域的衔接蛋白（Toll/IL-1 receptor domain-containing adaptor inducing IFN-β，TRIF）-TANK结合激酶1（TANK binding kinase1，TBK1）-干扰素调节因子3（interferon regulatory factor 3，IRF3）等激活下游丝裂原激活蛋白激酶（mitogen-activated protein kinase，MAPK）、核因子-κB（nuclear factor-κ-gene binding，NF-κB）、干扰素刺激调节成分（interferon-stimulated regulatory element，ISRE）等信号途径，传递活化信号，诱导TNF-α、IL-1β、IL-6和-β干扰素等细胞因子及趋化因子的表达。不同的TLR的活化可使免疫细胞产生不同类型的细胞因子，影响Th1、Th2型免疫反应的产生。

在所发现的11种主要的人类TLR中，TLR1，TLR2，TLR4，TLR5，TLR6，TLR10表达于细胞膜表面，而TLR7，TLR8，TLR9表达于胞内，TLR3表达部位与细胞类型有关；TLR3、TLR7、TLR9主要识别病毒核酸成分[3]，TLR2、TLR4主要识别病毒的蛋白成分，TLR2的配体较广泛，包括肽聚糖、脂蛋白、脂多肽、阿糖苷聚糖脂、酵母多糖等，TLR4的配体主要是细菌内毒素中的类脂A和脂壁酸[4]。它们与炎症及免疫调节关系密切，在机体通过免疫应答抗病毒感染中发挥重要作用。研究也发现TLR4与细菌性疾病、内毒素血症、慢性炎症、自身免疫病、肿瘤和动脉硬化有关。

1.2 TLR信号转导途径 不同的TLR分子可通过跟不同的接头蛋白作用，有选择地激活特异的信号转导途径，最终导致多种基因的表达，产生TLR介导的多种生物学效应，TLR信号转导途径的特异性揭示了机体对病原体识别后的分子基础，作为先天性免疫应答的始动因素和获得性免疫应答的调节因素，TLR成为联系二者不可缺少的一环。以研究较多的TLR4为例，TLR4被激动以后，可通过以下两条胞内信号转导途径作用于炎症基因和干扰素诱导基因的转录：（1）MyD88依赖途径，也是主要途径，即TLR4被激动后，其胞内部分募集接头蛋白MyD88→激活TRAF-6→激活IKK→激活NF-κB→启动炎症细胞因子相关基因的转录→产生和分泌TNF-α等。此途径以包括MyD88、IRAK1和IRAK4在内复合物的形成为起始，以NF-κB和MAPK的早期相活化为特征。TLR-5、TLR-7和TLR-9直接同MyD88作用，而TLR-2和TLR-4则需要Mal和MyD88的共同作用。（2）MyD88非依赖途径，即TLR4被激动后，其胞内部分依次募集接头蛋白TRAM和TRIF→激活TRAF-6，RIP1或TBK1→分别激活NF-κB或IRF-3→启动NF-κB相关的后期基因或干扰素诱导基因的转录，产生和分泌白细胞介素或干扰素等。TLR-3和TLR-4均可由TRIF进行MyD88非依赖途径的信号转导，诱导IFN-β和IFN诱导基因的表达并伴随NF-κB晚期活化，其中TLR-4通过TRAM同TRIF相连，而TLR-3则直接通过TRIF进行信号转导。

2 TLR信号通路与艾滋病发病机制研究

2.1 TLR与HIV感染及识别 艾滋病是由人类免疫缺陷病毒感染引起的严重免疫缺陷性疾病。已发现TLR在抗病毒免疫的发生过程中扮演重要角色。由于细菌或病毒DNA中含有一些具有免疫活性的短核苷酸序列，其特征结构是非甲基化胞嘧啶鸟嘌呤二核苷酸（CpG），人类免疫系统通过识别特征性的CpG-DNA结构来识别病原微生物，从而产生针对抗原的保护性免疫反应。研究表明，哺乳动物细胞依赖TLR9区分自身和病原体DNA，即识别微生物的CpG DNA，诱导或影响天然免疫反应的发生[5]。此结论已通过使用CpG DNA体外刺激TLR9基因敲除的小鼠，细胞表面的MHCⅡ类分子表达不能上调，外周血巨噬细胞也不能分泌TNF-α、IL-6和IL-12等细胞因子的实验所证实。

2004年Schlaepfer等[6]报告，CpG寡脱氧核苷酸（ODNs）能抑制取自活体的人淋巴组织内HIV-1的复制，是有力的免疫激活剂，还可诱导若干Th1类免疫调节因子的生成，并证实通过TLR9所介导。故现用CpG ODN作为疫苗佐剂以增强体液和细胞免疫应答。CpG作用于TLR9的信号转导主要通过MyD88依赖的信号通路，首先CpG DNA经内吞进入细胞，与TLR9结合并招募MyD88，MyD88又致IRAK1磷酸化并解离，与另一衔接蛋白TRAF-6作用，此时一方面通过激活MAP3激酶，进一步释放活化NF-κB，另一方面通过激活Jun和Fod，形成AP-1转录因子[7]。NF-κB和AF-1均为诱导免疫应答基因表达的必需因子，可诱导多种与免疫有关的细胞因子如IL-12、IFN-γ等分泌，募集并激活天然免疫细胞并杀伤病原微生物。此外，Sundstrum等[8]对原始肥大细胞的研究发现，HIV-1潜伏感染肥大细胞时，HIV-1 的复制也是通过 TLR9 介导的信号途径来诱导。另一方面，DC 细胞在连接天然免疫和获得性免疫方面起关键作用，通过 DC 细胞内 TLR9 介导，可诱导 DC 细胞成熟，表达高水平的 MHC 和共刺激分子 CD_{80}^+ 和 CD_{86}^+[9]，把病原体抗原呈递给初始 T 细胞，进一步启动特异性免疫应答。2005 年底，Beignon 等[10]研究了 HIV-1 激活类浆树突状细胞（pDCs）的另一信号通路，研究发现 HIV-1 RNA 经内涵体酸化后，可与 TLR7 相互作用而激活 pDCs 细胞，进一步诱导免疫反应及抗病毒效应。

此外，包膜糖蛋白作为 TLR 识别对象，是除核酸以外的一类很重要的识别形式，TLR 对它的识别可以在病毒入侵宿主早期使机体产生免疫效应，这是 TLR-2、TLR-4 的主要参与方式。HIV mRNA 早期复制主要依赖细胞因子如 NF-κB，而 HIV 长末端重复系列（LTR）可通过介导 NF-κB 促进病毒复制。Equils 等[11]通过对转基因鼠的研究发现，TLR9 与 TLR2 共刺激可导致 HIV-LTR 转录激活，使细胞内 HIV-1 抗原分泌增加，HIV 复制加快，同时伴随着 Th1 细胞因子 IFN-γ 和 TNF-α 释放增加。可见 TLR9 介导的途径是参与 HIV 免疫识别的主要途径，但 TLRs 家族在介导 HIV 免疫识别中的机制是多分支多方位的，还需不断深入研究。

2.2 TLR 与艾滋病病情及干预 树突细胞（DC）是免疫系统的一部分，在识别并呈递入侵的病毒或细菌并启动免疫反应清除病菌方面起着关键作用。DC 也是 TLR 的主要分布细胞，物种间 DC 能否被艾滋病病毒激活取决于 TLR 信号的物种间差异。在研究不同物种对艾滋病的易感性时[12]，研究者发现当 SIV 入侵时白眉猴的 DC 产生很少量的 I 型干扰素和 TNF-α，使得 SIV 感染的初期和慢性阶段免疫系统不致被过度激活，而易患艾滋病的人类的 DC 则容易被 HIV 激活，由于宿主的免疫反应不能有效清除艾滋病病毒，于是导致机体免疫系统持续被激活，这种长期免疫激活状态被认为是艾滋病发病的主要驱动力，也被认为是 CD_4^+ 细胞不断耗竭的原因之一。同时亦存在一种观点[13]，即保存 DC 功能对维持抗 HIV-1 免疫反应十分重要，活动性感染中 DC 数量会减少，但原因尚不清楚，可能是它们移入淋巴结或由于过度活化而死亡，或者骨髓中 DC 前体由于病毒感染而抑制，因此不能在血液中恢复。

最近 Scagnolari 等[14]发现抗病毒治疗失败的慢性 HIV-1 感染患者，较治疗有效者及正常对照受试者的 TLR3、4 和 9 表达下降，伴随 TLR7 的表达上升。此外，研究者还发现与低病毒载量患者比较，病毒 RNA 表达量高的患者 TLR3、7 和 9 水平较低，提示 TLR 表达的改变很可能是决定 HIV-1 感染临床预后的重要决定因素之一。国内周立平等[15,16]也对 HIV/AIDS 患者外周血单核细胞上 TLR4 的表达水平进行了研究，认为中国 HIV/AIDS 患者外周血单核细胞 TLR4 表达上调，与患者体内 HIV 复制存在一定的相关性，且与疾病进展密切相关。

3 中医药调节免疫与 TLR 信号通路的研究

3.1 中医药增强免疫活性与上调 TLR 及通路信号分子表达 中医药对于感染性疾病的治疗，有着数千年的应用经验和确切的临床疗效。近年来，通过从细胞、分子、基因等不同水平对其机理进行了大量探索，证明许多中药具有扶正（调节机体免疫功能）和祛邪（直接抑制或杀伤病原微生物）的整体效应。中医药能够辅助机体增强自身免疫力，此过程很可能是通过调节 TLR 及通路信号分子表达而实现。

能够上调 TLR 及通路信号分子表达的中药组分很多属于多糖类和肽类，如猪苓多糖、香菇多糖、云芝糖肽、人参糖肽、灵芝糖肽等。研究发现猪苓多糖能够协同卡介苗启动非特异性免疫反应，其机制和激活途径可能是通过 TLR4 与 CD_{14}^+ 一起将胞外信号转导至胞内，从而使 NF-κB 迅速从胞浆移位到胞核，调节相应靶基因的表达所致[17]。对香菇多糖（肿瘤化疗辅助药）的研究发现其在初期能够激活 TLR4、TLR9 的表达，进一步促进 TNF-α 的表达，从而达到抑制肿瘤生长活性的效应[18]。另外，体外分离、培养健康成人外周血单个核细胞，以云芝糖肽加以干预，应用 Toll 样蛋白受体信号转导基因芯片检测云芝糖肽对此信号传导通路中相关基因的影响，经筛选发现上调≥2 倍的基因有 22 个，占 18.8%（如 γ-干扰素、干扰素-γ-诱导蛋白-10 等），下调≥2 倍的基因有 23 项，占 19.7%（如 Toll 作用蛋白、共刺激分子 CD_{86}^+ 等），为进一步探讨云芝糖肽的免疫调节作用机制提供了依据[19]。发表于国外的文献则主要集中在黄芪和灵芝的有效成分研究上，发现 TLR4 是其作用的一个靶标[20,21]。另外还有试验表明桔梗根多糖可通过 TLR4 激活巨噬细胞[22]；刺五加多糖通过 TLR 激活 B 细胞和巨噬细胞[23]；红花多糖通过 TLR4 激活转录因子 NF-κB 诱导巨噬细胞合成细胞因子[24]。

除了对中药有效组分进行上述分子机制的研究外，也有研究直接观察中药复方对 TLR 及通路信号分子表达的影响，但由于复方成分的复杂性使得研究结果的不确定性大大增加，此类研究数量明显偏少。有研究者发现具益气养阴、清热解毒功效的复苏饮（人工牛黄、西洋参、黄芪、生大黄、生石膏、麦冬、丹参、赤芍、猴枣）可明显上调外周血单核细胞 TLR4、TLR2 的 mRNA 表达，增强机体抗感染能力、降低严重脓毒症患者的病死率[25]。

3.2 中医药抑制免疫激活与下调 TLR 及通路信号分子表达 通常清热解毒药以及部分解表药都有一定下调和抑制的作用。被研究的药物成分有大黄素、黄芩苷、桂枝挥发油等，复方有参苏饮、黄连解毒汤、桂枝汤等。现已发现黄芪甲苷和大黄素可抑制干扰素-γ（IFN-γ）诱导的 TLR4 mRNA 表达，大黄素能显著降低 IFN-γ + 脂多糖（LPS）所诱导的 HT-29 细胞 IL-8 的产生，故推测大黄素抗炎细胞分子机制可能与此有关[26]。黄芩苷则对肺炎衣原体所刺激的 TLR2 高表达具有抑制作用[27]。以 LPS 致大鼠急性肺炎模型研究发现桂枝挥发油抗炎的药效学作用可能与抑制 TLR2、TLR4 和 MYD88 mRNA 表达，继而抑制其下游信号通路有关[28]。

对中药经典名方的一系列药理研究也证实了清热解毒药及部分解表药具有 TLR 拮抗剂样作用，且能对 TLR 信号转导的不同通路上的分子进行阻断。如中药复方参苏饮含药血清对聚肌胞（POLYI：C）刺激的 TLR3 及其下游通路的 MyD88 和 TRAM 有抑制作用，对 LPS 刺激的 TLR4 的病理性升高无抑制作用，但对 TLR4 下游通路 TRAM 和 TRIF mRNA 的表达有明显的抑制作用。以上综合作用引起炎症因子 TNF-α 和 IFN-β 的降低，提示参苏饮清热解毒的药效学作用可能与抑制 TLR3、MyD88、TRAM 和 TRIF 等细胞因子的表达有关[29]。黄连解毒汤则能抑制 LPS 诱导的 TLR4 mRNA 和 TLR4 蛋白的高表达，对 POLYI：C 诱导的 TLR3 受体高表达无明显影响，提示黄连解毒汤能阻断 TLR4 的生物合成，作用类似于 TLR4 的拮抗剂。研究还发现黄连解毒汤含药血清对 TLR4 的两条胞内信号转导通路都有抑制作用，而以对 MyD88 非依赖性通路的抑制作用为强；黄连解毒汤也可直接作用于接头蛋白 TRAM 和 TRIF，影响 TLR3 信号转录的 MyD88 非依赖性途径，抑制 IFN-β 的过度分泌[30]。桂枝汤不能影响 LPS 诱导的 TLR4 mRNA 和 TLR4 蛋白的高表达，但对 PolyI：C 诱导的 TLR3 受体高表达有明显的抑制作用，提示它能阻断 TLR3 的生物合成，阻断 TLR3 胞内信号转导的 MyD88 依赖和非依赖两条途径，抑制相关基因表达产物 TNF-α、IFN-β 过度分泌，具有 TLR3 拮抗剂样作用。桂枝汤也可直接作用于接头蛋白 MyD88、TRAM 和 TRIF，影响 TLR4 信号转导的 MyD88 依赖和非依赖性途径，抑制 TNF-α、IFN-β 的过度分泌[31]。

目前，艾滋病的治疗面临着瓶颈式的困扰，除了能够控制病毒载量、部分恢复免疫重建的 HAART 疗法外，有效的疫苗尚未开发成功，而 HAART 疗法对免疫功能的调节毕竟有其局限性。TLR 在病毒感染的机制研究、病毒性疾病的治疗，以及免疫重建等领域具有重大的意义，也是中医药干预免疫重建的可能作用途径和靶点。进一步研究和了解 TLR 在机体抗艾滋病毒感染中的作用，可为中医抗病毒药物和调节免疫药物的研发提供新的、重要的理论依据，为临床艾滋病的治疗提供新的方法和途径。

参考文献（略）

(出自中国中西医结合杂志 2010 年第 30 卷 6 期第 665 - 668 页)

健脾益气固肾法治疗艾滋病腹泻与 MAVS 相关功能的研究

张奉学　谢慧珺

(广州中医药大学热带医学研究所　广东广州 510407)

摘要　艾滋病表现最严重的是由 HIV 导致的免疫抑制，腹泻是艾滋病中晚期最常见的症状，中医药特别是健脾益气法治疗艾滋病腹泻具有显著的效果。调节线粒体抗病毒信号蛋白（mitochondrial antiviral singaling protein, MAVS）可能是健脾益气固肾法治疗艾滋病腹泻的重要机制。

关键词　艾滋病，腹泻，健脾益气固肾法，线粒体抗病毒信号

国家卫生部于 2009 年 12 月 1 日发布了联合国艾滋病规划署和世界卫生组织联合对中国 2009 年艾滋病疫情的评估结果，结果显示，截至 2009 年年底，估计中国目前存活艾滋病病毒感染者和病人约 74 万人，其中，艾滋病病人为 10.5 万人，估计 2009 年新发艾滋病病毒感染者 4.8 万人。

艾滋病表现最严重的是由 HIV 导致的免疫抑制，腹泻是艾滋病中晚期最常见的症状。事实上，在发达国家，30 - 60% 的 AIDS 患者有腹泻症状，发展中国家则高达 90%，根据世界卫生组织的分类，腹泻体重减轻综合征与相关 HIV-1 血清测试阳性是艾滋病的界定标准，而且，这种腹泻抗生素治疗无效。临床研究表明，中医药特别是健脾益气法治疗艾滋病腹泻具有显著的效果。我们的动物实验结果也表明，以实验感染猴免疫缺陷病毒（simian immuno-defficiacy virus, SIV）导致的猴艾滋病发病后约 90% 动物出现腹泻症状，参苓白术散加味为代表的健脾益气对 SIV 导致的猴艾滋病腹泻具有良好的治疗作用（未发表资料）。中医认为，艾滋病主要累及肺、脾、肾三脏，因脾肾为先后天之本，故病变又以脾肾为根本；从转归和预后看，脾肾的盛衰极大程度上影响到艾滋病的转归和预后；从五脏阴

健脾益气固肾法治疗艾滋病腹泻与MAVS相关功能的研究

阳气血损伤的侧重点分析，脾肾的亏虚则以阳虚为主。且《景岳全书》有言："五脏之伤，穷必及肾……"。我们认为，先天免疫在中医理论中可归为先天之本"肾"范畴，而艾滋病腹泻属于中医"脾"范畴。临床研究表明，艾滋病腹泻则主要属于虚证，脾虚者应健脾益气，肾虚者应温肾固涩。因此，中医药立法选方治疗艾滋病相关性腹泻，以健脾益气固肾为切入点主要基于如下三个理由：首先，脾气健旺、促进机体免疫功能的改善，则不易受外邪侵袭，即如仲景所云："四季脾旺不受邪"；其次，脾运得健，有利于小肠吸收功能的恢复、肠道菌群平衡的调整和维持；第三，肾本得固，则命门之火生生不息，有利于机体快速痊愈及预防复发。健脾益气代表方参苓白术散源于《太平惠民和剂局方》，其"中和不热，久服养气育神，醒脾悦色，顺正辟邪"，是治疗脾虚泄泻之经典名方。现代药理研究证实，本方具有如下几个方面的作用：第一，可增加肠管对水和氯化物的吸收；第二，对肠管收缩活动具有双向调节作用，其抑制作用占优势；第三，保护消化道黏膜；第四，扶植厌氧菌和抑制需氧菌，尤其是通过扶植健康因子双歧杆菌、强烈抑制主要耐药性菌株肠球菌等，达成菌群调整；第五，方中四君子汤和薏苡仁、山药可提高机体免疫功能；陈皮、砂仁促进消化液的分泌，消除消化管内积气。我们既往的研究证实，补肾壮阳药淫羊藿的主要成分淫羊藿苷体外对SIV复制有一定抑制作用，SIVmac251感染导致的细胞凋亡是cAMP-PKA信号转导通路激活的结果，而短时间淫羊藿苷处理SIVmac251感染的CEMx174细胞可以暂时减缓SIVmac251诱导的细胞凋亡过程。然而，中医药特别是健脾益气固肾法治疗艾滋病腹泻的机制研究基本是空白。

现代医学研究表明，机体的先天和适应性免疫可以对HIV穿过粘膜感染人体提供一定程度的保护。它通过特殊的模式识别受体（Pattern-recognition receptors，PRRs）感知病原体关联的分子模式（pathogen-associated molecular patterns，PAMPs）来识别入侵的病原体。PRRs按照来源可以分为分泌型、胞吞型和信号传导型。宿主的PRRs在感知病原体的PAMPs后，迅速激活一系列信号传导通路，启动宿主的防御反应，引起炎症和对感染的抵抗。目前对激活宿主先天免疫抵抗病毒感染的研究主要针对两个信号通路：一个是利用Toll样受体（TLR）家族成员检测以内吞作用进入细胞的病毒；另一个抗病毒途径则是以RNA解旋酶视黄酸诱导基因Ⅰ（RIG-Ⅰ）作为胞内病毒双链RNA的受体。视黄酸诱导基因Ⅰ（RIG-Ⅰ）是近年发现的细胞内病毒双链RNA（dsRNA）（单链RNA复制的中间体）的受体。RIG-Ⅰ是DExD/Hbox RNA解旋酶蛋白家族的成员之一。RIG-Ⅰ解旋酶结构域能结合合成的dsRNA［poy（Ⅰ：C）］和病毒dsRNA。除C'端解旋酶结构域外，N'端还含有2个串联的半胱天冬酶募集结构域（CARDs）。含2个CARDs的RIG IN'端的过度表达，在缺乏病毒刺激时就足以活化NF?B和IFR3。而全长的RIG-Ⅰ仅在dsRNA存在时被活化。因此，dsRNA结合至RIG-Ⅰ的RNA解旋酶结构域可能诱导N'端CARDs结构域的构象变化，以募集下游信号转导蛋白。研究发现作用于下游RIG-Ⅰ的CARD主域包含蛋白是由四个相互不依赖的基团构成，分别称为线粒体抗病毒信号转导蛋白（MAVS），干扰素启动刺激因子1（IPS-1），病毒诱导信号转导适配因子（VISA）和CARD适配诱导干扰素β（CARDIF），这些蛋白现在统一命名为线粒体抗病毒信号蛋白（mitochondrial antiviral singaling protein，MAVS）。

MAVS在抗病毒信号转导中具有重要作用，近年更成为一个研究热点［18-33］。MAVS在抗病毒信号转导中要作用主要集中在如下几个方面：首先，MAVS的过度表达导致IRF-3和NF-?B的活化，从而产生Ⅰ型IFN；其次，MAVS的表达被RNAi沉默后，可以废除由病毒和RIGⅠ过度表达引起的IFN诱导；第三，在MAVS表达缺乏时，与IRF-3、NF-?B活化有关的激酶不能被激活；第四，MAVS的过度表达可防止VSV引起的细胞病变，而MAVS的RNAi使细胞对病毒更易感。更多的证据显示MAVS在RIG-Ⅰ上游以及1KK和TBK1下游的作用。除了N'端的CARD主域，MAVS还包含了一个富含脯氨酸（PRO）区及一个C'端疏水跨膜（TM）的地区。缺失分析表明，CARD及TM主域对MAVS的功能来说至关重要。与RIG-Ⅰ CARD主域不同，过度表达的MAVS CARD主域不能充分诱导IFN-β。当MAVS的TM主域被线粒体膜Bcl-2或Bcl-xL靶点蛋白取代，则MAVS的功能可完全恢复，表明对MAVS的活性来说，线粒体的定位比TM主域的序列更为重要。这一结论进一步支持如果MAVS错位在其他细胞器膜如内质网膜等，就会大大削弱其诱导IFNs的能力。MAVS具有上述作用的原因是它是连接RIG-Ⅰ与IKK和TBK1的一个重要的转接分子。

目前对MAVS的研究多集中在慢性丙型肝炎、流感病毒、淋巴细胞性脉络丛脑膜炎病毒、鼠脑脊髓炎病毒、科萨奇B病毒、新大陆沙粒病毒，对艾滋病病毒尤其是艾滋病腹泻还鲜有研究，可以此作为我们研究的切入点，进行合理科学的实验，探究健脾益气固肾法治疗艾滋病腹泻与MAVS功能相关性，以期早日揭示其机理。

参考文献（略）

（出自中华中医药学会防治艾滋病分会第八次年会论文集，第70-73页）

· 动物模型 ·

建立中医药艾滋病筛选动物模型的设想与思路

左 刚　任周新　任聪颖

（河南中医学院　河南郑州 450008）

摘要　艾滋病是由人免疫缺陷病毒（HIV）引起的，以全身免疫系统严重损害为特征的传染性疾病。中医药能够改善艾滋病患者的临床症状、提高生活质量。建立适合中医药筛选抗艾滋病的动物模型十分重要，该模型应该能够和艾滋病的病因、病理变化相似；满足中医临床的症状模拟，评价指标特异性强、客观；模型应能够被药物反证、成本低廉、便于操作、易于推广。该模型的建立将有利于揭示艾滋病"证"的实质，验证并探讨中医中药的疗效和机理，促进中医药防治艾滋病的理论研究。

关键词　中医药；艾滋病；动物模型；设想

艾滋病是由人免疫缺陷病毒（HIV）引起的，以全身免疫系统严重损害为特征的传染性疾病。病毒和宿主在细胞、分子水平上相互作用、相互影响，构成复杂的网络联系，导致多变的临床表现。实践证明，中医药能够改善艾滋病患者的临床症状、提高生活质量[1]。其原理可能在于中医药通过多环节、多靶点的调节，从多个途径介入，通过影响病-宿主网络，改变疾病的病理状态或推迟疾病的进程，在临床治疗中更强调对患者生活质量和生存期的改善，与西医药着重于抑制病毒有着较大的区别，因此，作为基础研究评价标准的动物模型应该有别于西医药研究所采纳的动物模型。然而，目前尚未建立适合中医药筛选抗艾滋病的动物模型，给中医药的筛选工作带来了困难。因此，制作和发展该类动物模型是重要的，现就如何建立该种模型，笔者提出一些看法和思路。

一、模型的基本要求

该模型应能够和艾滋病的病因、病理变化相似；满足中医临床的症状模拟，评价指标特异性强、客观；模型应能够被药物反证。概括而言，应符合中医动物模型的基本要求[3]。另外，该模型应该价格便宜、操作简单、操作步骤和环节精炼，实验结果的重复性好，适合大多数中医院校、科研院所的经济能力和技术水平，便于普遍应用。

二、病因的选择

中医认为，外感疫毒是艾滋病的主要和直接致病因素[3]。艾滋病的疫毒十分明确，主要分为 HIV-1 和 HIV-2 两种亚型，在病毒分类学上属逆转录病毒科慢病毒属，有高度的宿主专一性。目前已知除人类以外，只有长臂猿和黑猩猩对于 HIV 敏感，但长臂猿和黑猩猩感染 HIV 后无法发展为艾滋病[4]。因此现代艾滋病体内模型多使用替代病毒和 HIV 逆转录病毒的基因或基因产物作为致病因素。替代病毒选择逆转录病毒科慢病毒属中与 HIV 亲缘关系接近者，其攻击靶细胞及损伤细胞的方式、病毒的复制等应尽可能与 HIV 一致或相似，常见的替代病毒包括：鼠白血病病毒（Murine leukemia virus, Mu LV）、猴免疫缺陷病毒（simian immunodeficiency virus, SIV）、SIV/HIV-1 杂合病毒（RT-SHIV）等逆转录病毒。常见的 HIV 基因或基因产物包括：HIV-1 前病毒全基因序列、亚基因片段或 Reporter 基因（连接在 HIV-1 长重复末端）等，主要用于转基因动物模型。尽管已经建立的转基因鼠模型可以表达 HIV 基因，

基金项目：2006 年国家重点基础研究发展计划（973 计划）艾滋病中医病因病机研究（No 2006CB504802）；河南省教育厅自然科学研究资助计划 HIV/ADS 患者 T 细胞亚群与中医证候相关性研究（No2008A 360026）；"十一五"国家科技重大专项艾滋病和病毒性肝炎等重大传染病防治，HIV/ADS 中医基本证候系统生物学研究（No2009ZX10005-021）

但是鼠细胞不能合成 HIV 病毒，也不出现艾滋病的特征，不能模拟病毒、宿主的免疫功能、细胞周围环境等复杂的网络联系，不能体现中医药"整体治疗"的特点，因此，不适宜中医药的研究。MuLV、SIV、RT-SHIV 等逆转录病毒攻击相应动物，复制的模型，由于病理表现与临床有相当的一致性，可考虑用于中医药的研究。

当前，无论中医、西医，均认为外来的疫毒（西医称为病毒）是艾滋病的病因，这就为中医选择 HIV 或类似的病毒，模拟病因、复制中医动物模型，扫清了理论上的障碍。选择引起证候表现、病理变化与中医临床相似的疫毒，是成功制作适合中医药艾滋病动物模型的第一步。

三、病理变化的近似性

艾滋病具有特异的病理变化过程，笔者认为，艾滋病中医动物模型应该能够模拟整个或部分临床的病理变化过程，这是衡量模型是否成功的重要指标之一。

艾滋病患者的病理变化具有以下特点：1. 长期的带毒状态。HIV 能长期隐存于 CD_4^+T 淋巴细胞、巨噬细胞等靶细胞内而不被消灭。2. 免疫机能持续低下。HIV 感染人体后，血液中出现抗 HIV 抗体，CD_4^+T 细胞数量和功能逐渐降低，CD_4^+T 细胞/CD_8^+T 细胞比值降低，CD_8^+ TCTL 细胞功能降低，染毒细胞不容易被清除，机体的免疫系统发生进行性衰退。免疫功能的改变还表现在 Th1 细胞和 Th2 细胞的平衡失调。在无症状阶段，Th1 细胞占优势，大量分泌 IL-2 刺激 CD_4^+T 细胞增殖，到艾滋病期，Th2 细胞占优势，分泌 IL-4 和 IL-10，抑制了 Th1 细胞的功能。3. 存在机会性感染或诱发肿瘤。免疫功能的持续低下，导致机会性感染或恶性肿瘤，并成为艾滋病患者死亡的主要原因。目前，已经发现某些动物模型的表现与患者病理变化相似。

1985 年，分离到猴免疫缺陷病毒（SIV），随后又分离到数个 SIV 病毒株，由于 SIV 与 HIV-1 有较大的相似性，SIV 的细胞受体为 CD_4^+，并可使猴子致病，目前，对 SIV 的研究多集中在 SIV mac（病毒株来源恒河猴）和 SIV sm（病毒株来源白眉猴）上，因为这两个病毒株能在多种猕猴属动物身上引发致死性免疫缺陷综合征，同时伴有 CD_4^+T 淋巴细胞下降，继发机会性感染，这些都与人类艾滋病类似[5]，但猴不容易获得、价格昂贵，所以应用较少。另一类动物模型为鼠艾滋病病毒模型。由 Mu LV 诱导，根据来源的不同，Mu LV 又有 LP-BM 5、Friend、Moloney 等。其共同点是：将它接种于敏感鼠后，可以导致脾和淋巴结增大，免疫抑制和机会性感染等病理变化和症状，与人类的艾滋病患者有较强的一致性。鼠被感染以后，出现一些类似临床患者的症状，诸如血液中抗病毒抗体、低水平感染性病毒的出现；免疫抑制；脾脏的辅助性、抑制性和细胞毒性细胞功能障碍等。这些特点说明，鼠艾滋病病毒模型基本满足了与人类艾滋病病理变化一致的要求。令人欣喜的是，该模型中也伴随 CD_4^+T 细胞数量和功能的逐渐降低，CD_4^+T 细胞的作用也与人类相似。Heidi[6] 等的实验显示，CD_4^+T 细胞被清除的小鼠感染后 28 d 至 45 d 死于极为严重的脾脏肿大，而所有对照组的小鼠都存活并超过 45 d，50% 以上的小鼠存活超过 65 d 或更长的时间。Michihiro[7] 的结果显示，在体外，CD_4^+T 细胞显示出两种独立的抗病毒机制，CD_4^+T 细胞可以溶解被感染的目标细胞，并且通过产生 IFN-γ 而控制病毒的复制。小鼠价格低廉、遗传背景清楚，兼以良好的病因和临床模拟的近似性，因此广泛应用于艾滋病的药效学研究。

四、证候的模拟

中医药艾滋病动物模型必须始终以中医理论为指导，体现中医特色。中医的证候是中医药理论和临床的基础，因此，动物模型应该符合中医的证和病机变化。目前，中医艾滋病证候的研究已进行了多年，形成了多种学说，基本认为艾滋病的证候以复合证、虚实夹杂为特点，具有复杂的病机，体现了多样性的特点。

河南省艾滋病研究所通过 1000 多例 HIV/AIDS 患者的流行病学调查发现，出现频率最多的虚证依次为：脾气虚弱证、脾肺气虚证、气阴两虚证、气血亏虚证、肝肾阴虚证以及肺卫不固证。出现频率最多的实证依次为：湿热内蕴证、湿热蕴毒证、邪结皮肤证、肝气郁滞证、风寒侵袭证和痰热蕴肺证。在病机上认为，艾滋病系湿热疫毒之邪为患，疫毒为直接致病因素，毒邪性质以湿为主，湿毒是其发生发展及独特演变规律的病理基础，艾滋病毒邪直伤元气为其主要病机特点，临床表现为本虚标实、寒热错杂之候；病位以脾肾为主[3]。方路等认为患者的证候分布多见虚实夹杂证，证候出现的频率依次为：气阴两虚证、邪毒内蕴证、邪毒炽热证、肝肾俱虚证和肝肾不足证，以气阴两虚证为主，涉及肝脾肾三脏[8]。李洪娟等则认为脾虚证最为多见，其次是肝虚证、气虚证、阳虚证、湿热内蕴证、心虚证、肝郁气滞证等，常见证型以虚证为主，累及脏腑主要为脾肝心[9]。笔者分析认为，不同感染途径，不同地域患者的临床表现以及中医证候间存在明显的区别，有着不同的特征和规律，但也有共同之处，如多认为脾虚证是常见的病证。

艾滋病疫毒与其他疫毒的不同点在于其对机体元气的损害贯穿其始终，五脏的虚损持续存在。正气不足，导致对内生之毒清除不利，出现肿瘤等病变；卫外的乏力，造成各种机会感染乘虚而入。由于患者所处地域、气候、工作和生活环境的差异，导致其生活周围的微生物环境存在较大的差异，同时，机体正气的虚损，增强了其他外感六淫、疫毒的致病能力，相应增加了它们的致病力和机会，不同外感六淫、疫毒的入侵，是造成艾滋病出现不同的证候表现和病机变化的重要原因，另外，也应该注意到，不同体质对证候和病机变化的影响。

五、制作中医药艾滋病动物模型的可能途径

1. 从现有的艾滋病动物模型中筛选：从以上分析中，我们看到，SIV 及 SIV/HIV-1 杂合病毒感染恒河猴模型、鼠艾滋病病毒模型能够满足模拟艾滋病病因、病理变化的条件，是否符合中医证候的条件，尚未发现相关报道。笔者认为，从造模到死亡，动物会出现一系列的症状表现，很可能在某一阶段或整个阶段与人类的艾滋病的证候相似。不同病毒间致病的差异性，也可能形成不同的症状表现，这些为筛选工作提供了更多的选择。鉴于猴模型经济成本高，一般中医院校、科研院所难以负担，以及猴的遗传背景不清晰、试验操作复杂等导致实验结果的重复性较差，所以猴模型不宜选为筛选模型。小鼠成本低廉、遗传背景清楚、个体间差异小，鼠艾滋病病毒模型操作简单，影响因素少，试验结果易于重复，兼以良好的临床病因和病理模拟，可选择用于中医药艾滋病动物模型的研究。

2. 复合因素的应用，复制更为逼真的模型：符合自然致病原则是中医动物模型造型的重要依据[2]。艾滋病复杂的临床症状表现，说明除了 HIV 病毒之外，其他的因素也参与了证候的形成。利用当前成熟的技术，在动物身上复制能够和临床证候更为相似的动物模型，能够更好地模拟临床表现，提供与临床"证"相似的模型，丰富艾滋病的中医动物模型库，切中中医动物模型中"辨证"的要求。由于临床上艾滋病的发生、发展过程中，症状、证型存在随时空变化而改变的性质，提示某种因素复制的艾滋病动物模型在不同的时期，其所表现的证可能是不同的，这种证的变化尽量拟合临床证的变化是我们追求的目标。也应看到，由于动物与人类在性状、基因等方面的差异性，动物模型与人类证原型之间不可能完全相同。

除了客观的症状指标外，应选择科学、准确的、量化的指标衡量证候，并应注意这些指标应该有较强的特异性。如艾滋病动物脾虚模型，就应该选择唾液淀粉酶活性、小肠木糖吸收试验等指标。药物反证（以下简称反证），又称以药测证也是衡量模型是否成功的有效手段。当建立稳定的动物模型后，再用该模型相对应的基本方药进行观察治疗，如果治疗能改善或消除模型的症状和检测指标，则佐证了此模型成立，否则，不成立。由于造模是试验性工作，对模型的可靠性把握不大，中医的症状诊断应用于动物又受到很大限制，所以治疗的反证成为衡量模型是否成功的一个必要的、普遍的标准。为保证反证的权威性，药物的选择应尽量取经典方和基础方。如脾虚证动物模型可用四君子汤、补中益气汤等健脾理气方药反证；肾阳虚证动物模型可用右归丸、金匮肾气丸等温补肾阳方药反证。

综上所述，中医药治疗强调以人为本，整体调节，不仅针对病毒而且针对艾滋病病人。这就要求适合于中医药艾滋病动物模型必须满足模拟人（动物）-疫毒至少两个客体的模型方式。在满足模拟艾滋病病因、病理的基础上，应能体现中医证的特色，满足中医学的发病学原理，模型的症状、客观指标和药物反证比较一致，与中医理论较为吻合。该模型的建立将有利于揭示艾滋病"证"的实质，验证并探讨中医中药的疗效和机理，促进中医药防治艾滋病的理论研究。

参考文献（略）

(出自世界中西医结合杂志 2010 年第 5 卷 2 期第 164-166 页)

灵长类动物模型在中医药防治艾滋病研究中的应用

陈剑涛　李茂清　符林春

(广州中医药大学热带医学研究所，广州 510405)

摘要 动物模型是药物研发和疫苗评价的重要平台，对于抗艾滋病药物和疫苗研究也是不可或缺的。在中医药抗艾病研究中，动物模型发挥着重要的作用。但是目前所用动物模型主要为常用的猴免疫缺陷病毒（SIV）感染的猴模型，由于缺少中医特色，对于评价中医药的疗效尚有不足之处。文章简要介绍了灵长类动物艾滋病（AIDS）模型在中医药防治艾滋病研究领域的应用情况，并对目前存在的问题和未来努力的方向进行了探讨。

关键词 艾滋病；动物模型；中药；灵长类动物

目前艾滋病在全球广泛流行，据美国政府 2011 年最新数据表明，全球共有 3340 万名艾滋病病毒（Human immunodeficiency virus, HIV）携带者，自从 1981 年首例艾滋病（Acquired immunodeficiency syndrome, AIDS）病人被发现以

基金项目：国家科技重大专项（编号：2008ZX10005-005，2009ZX90103-414）

来,已有 2500 万人死于艾滋病。1989 年,何大一博士首次提出高效抗反转录病毒疗法(Highly active anti-retrovial therapy,HAART),大大减少了病人的死亡率。但是由于不能彻底清除病毒而需终身服药,而引发的不良反应和耐药性问题,以及对部分病人效果欠佳,因此该疗法在应用过程中不断受到挑战。中药以其多靶点、免疫调节、不良反应低等特点,在艾滋病防治中的作用越来越受到重视。

1 应用灵长类动物模型进行抗艾滋病中药研究的必要性

动物模型在抗 HIV 西药的研究中发挥了极其重要的作用,著名的例子有灵长类动物模型在反转录酶抑制剂替诺福韦研发中的应用。在进入临床实验以前,早期的研究报告就已经显示,替诺福韦在不同种类的猕猴 AIDS 模型中,均表现出前所未有的预防和治疗作用[1-2]。而随后的进一步研究也证实,这些动物实验数据很好地预测了替诺福韦对人 AIDS 的治疗作用。类似的例子都证明了应用动物模型在抗艾滋病药物研发中的可行性。

目前中药治疗艾滋病的主要机制有调节机体免疫功能,抑制 HIV,减轻临床症状等。近年来,国内外学者通过大量的筛选和严格的科学论证,发现中药复方在治疗艾滋病方面有较大潜力,被认为是寻找抗艾滋病新药的一条切实可行的途径[3]。相较于作用机制单纯、作用靶点明确的抗病毒西药而言,中药复方的药理作用更为复杂,不仅包括对 HIV 生命周期的抑制,还涉及宿主免疫功能的调节,以及其他可能存在但尚未阐明的机制。中药药理作用的复杂性决定了中药体外药效和体内药效的差异较大,单纯的体外实验不能满足中药药效评价的需要,体内实验因此成为必不可少的环节。因为医学伦理和医疗法规方面的考虑,临床实验的开展受到很大限制,大多数临床观察只是自身前后对照,极少采用随机、盲法和对照[4]。动物实验既能满足体内药效观察的需要,又不存在临床实验的诸多限制,在抗艾滋病中药研究中有其不可替代的作用。

AIDS 动物模型的研究是伴随抗病毒药物的评价和疫苗的研发而逐渐趋向成熟的。对于医学研究来说,最理想的 AIDS 动物模型是能够完全模拟 HIV 的复制和传播,HIV 感染人体的病理机制,人体对 HIV 的免疫应答以及 HIV 对治疗药物的反应。但是到目前为止,理想状态的 AIDS 动物模型并不存在,研究者仍在努力寻找更为适合的动物模型。

20 世纪 80 年代以来,曾用于 AIDS 动物模型造模的反转录病毒主要有[5-9]:脱髓鞘性脑白质炎病毒(MVV)、山羊关节炎脑炎病毒(CAEV)、马传染性贫血病毒(EIAV)、牛免疫缺陷病毒(BIV)、禽类白细胞增生病毒(ALV)、网状内皮组织增生病毒(RFV)、莫洛尼(氏)小鼠肉瘤病毒(MO-MSV)、弗里德小鼠白血病病毒(F-MULV)、猫白血病病毒(FeLV)、猫免疫缺陷病毒(FIV)、猴免疫缺陷病毒(SIV)和 D 型猴反转录病毒(SRV)。然而随后的研究发现,家畜中的反转录病毒只感染单核/巨噬细胞而不感染 CD_4^+ T 淋巴细胞,因而不发生免疫抑制,这与 HIV 感染的免疫病理机制相去甚远[10]。啮齿类动物 AIDS 模型的代表性也有争议:首先,它们不能重现 HIV 感染的免疫病理过程;其次,啮齿类动物的生理特点(包括生殖道特点和药代动力学特点)与人类差异较大;再次,造模仍存在诸多技术上的挑战[11]。而猫科动物 AIDS 模型同样受到质疑,有研究发现,FIV 的感染并不依赖 CD_4^+ 受体,因此既感染 CD_4^+ T 细胞,又感染 CD_8^+ T 细胞,况且造模周期较长,不利于药效观察[12]。由于上述种种原因,大部分动物模型已很少使用。

灵长类动物与人类在生物学分类上是最接近的,在免疫学和生理学上与人类相似度最高,包括药物代谢、胎盘形成、胎儿和幼儿的发育等等。虽然仍存在如获取困难、价格昂贵和伦理学等方面的问题,但灵长类动物模型依然是目前使用最广泛的 AIDS 模型,并被联合国世界卫生组织(WHO)推荐为 AIDS 动物模型的"金标准"。

2 AIDS 灵长类动物模型的种类

猩猩能够感染 HIV-1,但是很少发病,由于获取困难、价格较高等原因,目前很少使用[13-14]。可以被 HIV-1 感染的动物还有豚尾猴,但是 HIV-1 在豚尾猴体内不能持续复制,故也不能做为 AIDS 动物模型[15]。HIV-2 可以感染狒狒和某些猕猴品种,但是不同病毒亚群的致病效果相差过大,无法保证动物模型的稳定性,加之 HIV-2 不是主要的人 AIDS 致病病毒,目前已不使用。

猴免疫缺陷病毒(SIV)是猴 AIDS 的致病病毒,其天然宿主是非洲绿猴和白眉猴。但是天然宿主对 SIV 感染有超强的耐受性,可以维持高血浆病毒载量而不发展为 AIDS[16-17]。与之相反,一些非天然宿主感染 SIV 后却可以发展为类似人 AIDS 的疾病,比如猕猴。为模拟人 AIDS 发病规律,目前普遍采用异种感染,使用最广泛的 SIV 感染模型是 SIV-mac 感染的恒河猴[18]。

在我国,卢耀增等[19]用 SIV-mac 感染 14 只恒河猴和 3 只食蟹猴后进行症状、体征、病毒学、免疫学观察,符合 WHO 全球艾滋病规划专家小组对猕猴 AIDS 模型的要求,成功建立了猴 AIDS 模型。吴小闲等[20]用 SIV-mac251 感染 17 只恒河猴后进行进症状、体征、病毒学、免疫学观察,其表现类似人艾滋病感染者的慢性感染过程,成功建立了猴慢性 AIDS 模型。Ming-hua Li 等[21]用 SIV-mac239 静脉感染 2 只中国恒河猴,通过免疫学和病毒学观察,成功建立了 SIV-mac239 感染恒河猴模型。

SIV 与 HIV 虽然有一定的相似性,但是氨基酸序列的差异仍然存在[22-24]。这种差异影响了动物模型的代表性,例如非核苷类反转录酶抑制剂(NNRTI)只对 HIV-1 有效,而对 SIV 没有抑制作用,从而无法在 SIV 感染的动物模型上得到治疗效果[25]。SHIV 是 SIV 和 HIV 的嵌合病毒[26],

其以 SIV-mac 基因为基本框架，插入 HIV-1 的 tat、rev、vpu 和 env 基因，基本上保持了 SIV 的生物学特性，又具有 HIV 的部分抗原，是非人灵长类 AIDS 动物模型的发展趋势。在我国，王卫等[27]用 SHIV KB9 成功感染 3 只中国恒河猴，为进一步建立 SHIV/SAIDS 模型奠定了良好的实验基础。

3 AIDS 灵长类动物模型在抗艾滋病中药研究中的应用

AIDS 灵长类动物模型已经在抗艾滋病中药的研究中得到了广泛应用。卢耀增等[28]观察了中药Ⅰ号治疗 AIDS 模型猴的疗效。中药Ⅰ号治疗了 2 只 SIV-mac 感染恒河猴，给药 6 周，治疗组病毒血症在感染后 4 周消失，对照组病毒血症持续至 14 周；治疗组淋巴结滤泡数量较多，淋巴组织修复较好，对照组淋巴结滤泡数量较少，并有滤泡耗竭现象。中药Ⅰ号治疗模型猴 2 只，给药 8 周，治疗和不治疗的猴病毒学检查无差异；治疗猴的淋巴结结构和滤泡有明显修复现象，对照猴淋巴滤泡大量减少，出现滤泡耗竭和纤维化现象，并死亡一只。

关崇芬等[29]观察了中研Ⅰ号方对 AIDS 猴模型的治疗作用。中研Ⅰ号治疗 SIV-mac 感染恒河猴 6 只，给药 4 个月，同时设立 AZT 阳性对照组及感染不治疗组进行对比观察，结果证明，中研Ⅰ号方能降低病毒滴度，能抑制 SIV 及反转录酶活性，并且能提高 CD_4^+ 细胞数目及 CD_4^+/CD_8^+ 比值，促进 T、B 淋巴细胞增殖，有诱生干扰素的产生等免疫调节功能。特别是病理形态学检查发现，中研Ⅰ号方能使淋巴结中细胞激活，促进淋巴细胞增生，促进淋巴细胞核的修复。实验组结果均优于 AZT 治疗对照组。

李平等[30]观察了中研Ⅱ号对 AIDS 猴模型的治疗作用。中研Ⅱ号治疗 4 只 SIVmac251 感染恒河猴，同时设立 AZT 对照组和阴性对照组，连续给药 8 周，停药后继续观察 4 周。感染 2 周后，中研Ⅱ号组腹泻和继发感染症状轻于 AZT 组和阴性对照组。感染后中研Ⅱ号和 AZT 组的大部分动物血浆病毒下降速度快于阴性对照组，而且这一影响持续到停药后 2 周。感染 4 周时，中研Ⅱ号组 2 只猴的血浆 p27 抗原水平较 2 周时明显降低，与 AZT 组动物相近，而阴性对照组血浆 p27 抗原水平下降不明显。中研Ⅱ号组动物相应抗体出现时间早，滴度高，CD_4^+ 细胞百分率恢复快，优于 AZT 组和阴性对照组。

李平等[31-32]观察了中研Ⅱ号方对 AIDS 猴模型的免疫调节作用。以中研Ⅱ号治疗 SIVmac 感染恒河猴，感染早期的免疫细胞活化被明显抑制，而晚期处于抑制状态的细胞对 ConA 刺激的增殖反应得到部分恢复，特别是细胞分泌 IL-2 的水平已接近感染前。表明中研Ⅱ号对 SIVmac 感染猴淋巴细胞功能起到双相调节作用，可能是其治疗艾滋病的药理基础。

徐淑玲等[33-34]观察了中研Ⅰ号方和中研Ⅱ号方对 SIV-mac 感染恒河猴免疫功能的影响。中研Ⅱ号方治疗 4 只 SIV-mac 感染恒河猴，连续给药 8 周，停药后继续观察 4 周。中研Ⅱ号组动物整体状况优于 AZT 组和阴性对照组。经测定，中研Ⅱ号组在 4 周时 β2-MG 呈现下降，8 周时基本是稳定状态，停药后 4 周 β2-MG 恢复至感染前水平。表明中研Ⅱ号对细胞有一定的保护作用，且治疗组 β2-MG 下降速度快于 AZT 组，但无统计学意义。用药 4 周后中研Ⅱ号组 CD_4^+ T 细胞上升明显，且停药 4 周仍能维持稳定状态，效果优于 AZT 组。中研Ⅰ号方治疗 6 只 SIVmac 感染恒河猴，连续给药 16 周后，中研Ⅰ号方组 T 细胞增殖能力回升，与感染 4 周相比差异有统计学意义（$p<0.05$）。中研Ⅰ号方组经 16 周治疗后，B 细胞增殖分化有明显回升（$p<0.05$），AZT 组动物感染 4 周 B 细胞同样下降，低于感染前（$p<0.05$），经治疗 16 周后 B 细胞有上升趋势，但无统计学意义。观察表明中研Ⅰ号、Ⅱ号复方均能提高感染恒河猴免疫功能，并对恒河猴免疫细胞有保护作用。

张永祥等[35]通过血清新喋呤水平，观察中研Ⅱ号方对 SIV 感染恒河猴免疫功能的影响。中研Ⅱ号治疗 3 只恒河猴，连续给药 8 周，观察 4 周，中研Ⅱ号组动物较其他组整体状况好。治疗 4 周，中研Ⅱ号组和 AZT 组新喋呤水平下降非常明显，而对照组仍在一个相对较高的水平；第 8 周到第 12 周，中研Ⅱ号组和 AZT 组仍处于低水平状态，而对照组开始呈现上升趋势。实验证明中研Ⅱ号方对 SIV 感染恒河猴免疫功能具有保护作用。

徐淑玲等[36]观察了扶正祛邪中药复方对 SIV 感染恒河猴的治疗作用。艾克冲剂治疗 6 只恒河猴，感染后 2 周给药，给药 2 个月，共观察 18 周。感染 4 周时艾克组 CD_4^+ 细胞百分数下降达 10.7%，CD_8^+ 细胞变化不明显，CD_4^+/CD_8^+ 比值倒置。观察治疗后 16 周（即感染 18 周）时，艾克组 CD_4^+ 细胞数及 CD_4^+/CD_8^+ 比值均有回升，直到实验结束，而 AZT 组和不治疗组呈现下降趋势。艾克治疗组 T 细胞对 ConA 诱导分化增殖反应能力在感染 18 周（即用药 16 周）时与感染 4 周时相比有明显回升（$p<0.05$），B 细胞增殖分化能力在用药后与感染 4 周相比明显上升（$p<0.05$），可以看出艾克冲剂能够提高、改善 SIV 感染恒河猴的免疫功能。

郭卫中等[37]观察了中药复方艾达康对 SIVmac 慢性感染猴的治疗作用。中药复方艾达康治疗感染猴 4 只，给药 56 天，治疗后体重呈上升趋势，血浆病毒载量略现下降，但与对照组比较差异均无统计学意义。治疗组治疗后血常规未见异常，病理检查见淋巴滤泡增生、生发中心扩大和免疫母细胞增生。CD_4^+、CD_8^+ 细胞水平升高，与模型组比较差异有统计学意义（$p<0.05$）。实验表明，中药复方艾达康对 SIV 慢性感染猴具有一定的免疫恢复和重建作用，但抗病毒作用不明显。

4 AIDS 灵长类动物模型存在的问题及展望

灵长类动物模型已经在中药抗艾滋病研究中发挥重要作用，但目前仍有一些亟待解决的问题。SIV 与 HIV-1、HIV-2 的基因相似度只有 60% 和 85%，仍然存在较大的差异,用于药效评价仍存在不足。SHIV 的基因相似度高于 SIV,但 SHIV 感染灵长类动物的病情进展仍有别于 HIV 感染的人体。不同种属的灵长类动物感染不同基因型的病毒后,其免疫反应、病毒载量、临床症状及发病情况都存在较大差异[38]。为了更好的评价抗艾滋病中药的治疗作用,必须建立一个感染特性稳定的动物模型体系。

中医有着与西医不同的独特的指导理论,要建立客观、科学地评价中药疗效的动物模型,必须充分考虑到中医理论的特点。辨证论治是中医最大的特色,自从中医介入艾滋病治疗以来,我国研究人员从未停止过辨证论治艾滋病的尝试[39-43]。目前普遍认为,在现代医学对艾滋病分期的基础上,再结合中医辨证分型论治,将更好地发挥中医治疗艾滋病的优势。为此,具有中医证候特色的 AIDS 动物模型将成为未来建立动物模型的新挑战。为使 AIDS 中医证候动物模型具有更好的代表性,有必要充分分析人 AIDS 中医证候的分布规律,中医证型与西医分期的关系,以及中医证型在疾病过程中的演变规律。

中医历来重视疾病的预防,从"治未病"、"未病先防,既病防变"的思想来指导艾滋病的治疗,已被大量实验研究证明有效[44]。对动物模型进行少量反复攻毒以模拟人类感染高危状态的研究进展[45],有可能为中医"治未病"的研究提供合适的动物模型。

5 结语

艾滋病已成为 21 世纪威胁人类健康的大敌,至今尚不能被彻底治愈。寻找中医药防治艾滋病的新方法具有重要的医学意义和社会意义,而 AIDS 动物模型在中医药领域的应用,将为中医药研究提供更好的平台。目前还没有一种 AIDS 动物模型能完全满足中医药研究的需求,因此不断探索具有中医特色的 AIDS 动物模型,是今后的一项重要工作

参考文献（略）

（出自中国艾滋病性病 2012 年第 18 卷 3 期第 203 - 206 页）

猴艾滋病模型 CD28 家族 mRNA 动态变化及中药干预作用

何金洋[1]　符林春[1]　何浩岚[2]　周红艳[1]　张苗苗[1]

(广州中医药大学热带医学研究所　广东广州 510405；2 广州市第八人民医院　广东广州 510060)

摘要　目的　观察猴艾滋病毒（SIV）感染猴模型外周血 CD28 家族免疫共刺激分子 mRNA 动态变化及中药复方艾可清的干预作用。方法　SIVmac251 感染 12 只恒河猴,分别于感染前、感染后 8 周每周、给药前（SIV 感染第 10 周）、给药后每 4 周时间点采集外周静脉血,分离 PBMC,以定量 PCR 检测 CD28、ICOS、PD - 1、CTLA - 4 及 HLA - DRmRNA。结果　所观察的 4 种免疫共刺激分子及免疫活化标志物 HLA - DR mRNA 量出现了不同程的升高,其中 HLA - DRmRNA 高峰出现在 SIV 感染后第 2 周,而 4 种免疫共刺激分子 mRNA 峰值均出现在 SIV 感染第 5 周之后。艾可清使 ICOS、CD28、PD - 1 及 HLA - DRmRNA 量出现不同程度的降低,而对 CTLA - 4mRNA 量无显著影响。结论　SIV 感染猴外周血 PBMC 负性和正性 CD28 家族免疫共刺激分子 mRNA 均出现不同程度的升高；艾可清可能通过同时降低正性及负性免疫共刺激分子 mRNA 表达而减轻艾滋病免疫活化。

关键词　CD28；免疫共刺激分子；mRNA；

免疫共刺激分子在 T 细胞的活化中发挥着重要作用[1],其表达水平与艾滋病疾病进展紧密相关[2]。之前实验检测这些免疫共刺激分子在体外细胞培养中的 mRNA 量[3,4],结果显示,随着 SIVmRNA 升高,除 BTLA 外,其它基因 mRNA 均显著升高,至观察结束时（216h）达到最高,此时大量细胞已经破碎,正常细胞数量减少,而其它基因则均是在 168h 时其 mRNA 达到最高值,在 216h 时有所回落。结果显示了在体外这些免疫共刺激分子的表达量与 SIV 感染紧密相关。为此进行猴艾滋病实验,观察 SIV 感染猴外周血单核细胞（PBMC）免疫共刺激分子及免疫活化标志 HLA - DRmRNA 动态表达变化,分析中药复方对这些免疫共刺激分子 mRNA 表达的影响。

1 材料与方法

1.1 材料

1.1.1 试验动物　恒河猴 12 只,雄性,体重 35 - 7.0Kg,4 - 8 岁,外观健康,经体检无浅表淋巴结肿大,经血清学检测 SIV、SRV 和 STLV - I 抗体阴性,结核菌素阴性,痢疾

基金项目：国家自然科学基金项目（No. 81001490 和 No. 81173252）

菌阴性，动物由广东灵长类实验动物中心提供。饲养于高要市康达实验动物中心获GLP认证的灵长类动物实验室，每日喂食标准猴饲料，自由饮用蒸馏水。

1.1.2 病毒株和药物 病毒株SIVmac251（美国Aaron Diamond艾滋病研究中心Marx博士馈赠）；艾可清药物组成：艾可清由虎杖10g、黄芪30g、毛冬青10g、炙甘草6g、淫羊藿15g、骨碎补15g、黄芩10g、丹参30g、当归10g、紫草30g共10味中药组成；各中药均提取其主要成分，给药时以蒸馏水溶解为适当浓度。

1.2 方法

1.2.1 试验用病毒株感染 5MD100（5个100%猴感染剂量）1ml静脉注射，共感染12只猴。

1.2.3 标本采集、分组及剂量 自SIV感染前及感染第8周内每周采集外周静脉血标本，于第10周开始给药，并于给药前1d、给药第4周、给药第8周（停药）、停药第4周、停药第8周时分别采集外周静脉血标本。所采集标本分离血浆，并分离PBMC，将每份PBMC加入0.5ml Trizol，然后立即冻存于-70℃。于给药前将12只恒河猴随机分为3组，每组4只，分别为模型对照组（生理盐水，5ml/kg^{-1}·d^{-1}）、艾可清高剂量组（艾可清0.4455g/kg^{-1}·d^{-1}）、艾可清低剂量组（艾可清0.1485g/kg^{-1}·d^{-1}）。

1.2.4 PBMC分离及保存 所检测的外周血PBMC免疫共刺激分子包括：CTLA-4、PD-1、ICOS、CD28；并同时检测免疫活化标志物HLA-DR作为比对。自感染前1d开始，每周采集外周静脉血1次，每次每只猴采集5ml，共采8周；SIV感染第10周时开始给药，于给药前1d，给药第4、8周（停药），停药第4、8周的时间点分别采血。每次采集静脉血后，取3ml血进行外周血单核细胞分离；单核细胞分离液为天津灏洋公司产品（货号：LTS1077），分离完毕后立即加入Trizol每管0.5ml冻存于-80℃冰箱中待检测。

1.2.5 免疫共刺激分子mRNA的定量PCR检测 采用TaqMan法荧光定量PCR检测，用ABI7300型定量PCR仪进行检测。定量PCR采用25ul体系，引物及探针浓度均为250nM，扩增条件为：95℃变性1min；然后95℃，15sec；60℃，1min，40个循环。然后用机器自带软件进行定量分析。定量PCR引物探针如表1。用分析所得免疫共刺激分子CTLA-4、PD-1、ICOS、CD28及免疫活化标志物HLA-DRmRNA量处以内参GAPDHmRNA量，得到其比值作为各免疫共刺激分子及HLA-DRmRNA的相对量。

表1 定量PCR检测免疫共刺激分子的引物探针序列
Table1 The primer and probe sequences of immune co-stimulatory molecular mRNA for quantitative PCR testing

基因名（gene name）	探针和引物序列（sequences of primer and probe）	扩增大小（product size）
CTLA-4	探针：FAM-ACCGTGCCCAGATTCTGACTTCCTCCTC-TAMRA 上游引物：GAACCCAGATTATGTAATTGATCCAG； 下游引物：GAGGGCTTCTTTTCTTTAGCATTTTG	150bp
PD-1	探针：FAM-CATAGTCCACAGAGAACACAGGCACGGC-TAMRA 上游引物：GCACAAGGGACCATAGAAGCC； 下游引物：CTTCTC TCGCCACTGGAAATCC	114bp
ICOS	探针：FAM-CTGAC1TGGACAACCTGCTGGC1TTGC-TAMRA 上游引物：TlTGAATCTAGTATGGTGTrCTGTnTC； 下游引物：TGGCTACCGTGAAGGCTCTC	133bp
CD28	探针：FAM-AGCCAGGACTCCACCAACCACCACC-TAMRA 上游引物：ACAATGAGAAGAGCAATGGAACC； 下游引物：AGGCCACTGTTACTAGCAAGC	150bp
HLA-DR	探针：FAM-CCAACGATGATGCCCACCAGACCCAC-TAMRA 上游引物：TATGATGCACCAAGCCCTCTC； 下游引物：GCACAC CAGTGATGATGAAGAC	114bp
GAPDH	探针：FAM-TCCGACTTCAACAGCGACACCCACTCTT-TAMRA 上游引物：ACTGAGCACCAGGTGGTCTC； 下游引物：TGTAGCC AAATTCGTTGTCATACC	133bp

1.2.6 统计学分析 以单因素方差分析和相关分析，$P < 0.05$ 检验水平。

2 结果

2.1 外周血PBMC免疫共刺激分子mRNA表达动态变化

SIV 感染后免疫共刺激分子 CTLA-4、PD-1、ICOS、CD28 的 mRNA 量出现了不同程的升高，其峰值均出现在 SIV 感染第 5 周之后，而免疫活化标志 HLA-DRmRNA 的高峰则出现在 SIV 感染第 2 周时。见图 1。

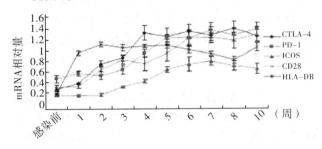

图 1 SIV 感不同时间染猴 PBMC 免疫共刺激分子 mRNA 变化

Figure 1 The dynamric changes of immunc co-stimulatory molccular mRNA levels in PBMC of SIV infected monkeys

2.2 中药对外周血 PBMC 免疫共刺激分子 CD28mRNA 表达的影响

模型组、低剂量组 CD28mRNA 在给药及停药后的所有时间点均有所波动，但与给药前比较，差异无统计学意义（模型组 CD28mRNA 在给药 4、8 周，停药 4、8 周与给药前 1d 比较，t 分别为：0.8236、0.3846、0.0433、0.6345，p 均>0.05；艾可清低剂量组 CD28mRNA 在给药 4、8 周，停药 4、8 周与给药前 1d 比较，t 分别为：1.0013、0.5745、1.5379、0.7123，p 均>0.05）；而艾可清高剂量组给药 4 周时与给药前 1b 比较，差异无统计学意义（t=1.67，p>0.05）；艾可清高剂量组给药第 8 周时与给药前 1d 比较，差异有统计学意义（t=5.9548，p<0.01），而艾可清高剂量组停药 4、8 周时与给药前比较，差异无统计学意义（t 分别为：0.7242、0.4549，p 均>0.05）。这表明艾可清高剂量组在给药期间可使猴艾滋病模型 PBMC 表达 CD28mRNA 显著下降，而停药后则有回复升高的状态，见表 2。

表 2 艾可清对猴艾滋病模型 PBMC 表达免疫共刺激分子 mRNA 的影响

Table 2 The effects of AiKeQing to the immune co-stimulatory molecular mRNA levels in PBMC of SIV infected monkeys

组别（groups）	时期（time point）	CD28mRNA	ICOSmRNA	PD-1mRNA	CTLA-4mRNA	HLA-DRmRNA
模型组 Model griup	给药前 1d 1day before drug administration	0.97±0.2	1.07±0.13	1.21±0.12	0.89±0.07	1.06±0.12
	给药 4 周 4 weeks post drug administration	1.05±0.0	0.98±0.08	1.07±0.15	0.92±0.12	1.02±0.10
	给药 8 周 8 weeks post drug administration	1.02±0.3	1.16±0.15	1.15±0.14	0.93±0.10	1.01±0.07
	停药 4 周 4weeks drug cessation	0.98±0.0	0.99±0.13	1.06±0.12	1.02±0.14	1.03±0.16
	停药 8 周 8weeks drug cessation	1.04±0.3	1.11±0.11	1.05±0.16	0.95±0.16	0.95±0.07
艾可清高剂量组 AiKe Qing high dosage group	给药前 1d 1day before drug administration	1.06±0.5	1.13±0.12	1.11±0.11	0.98±0.06	1.03±0.10
	给药 4 周 4weeks post drug administration	0.86±0.4	0.77±0.10**	0.97±0.08*	0.91±0.11	0.82±0.08**
	给药 8 周 8weeks post drug administration	0.42±0.0**	0.55±0.11**	0.65±0.13**	1.06±0.12	0.52±0.10**
	停药 4 周 4weeks drug cessation	0.97±0.6	0.67±0.11**	1.13±0.11	0.93±0.07	0.79±0.12**
	停药 8 周 8weeks drug cessation	1.12±0.5	0.78±0.10**	0.99±0.07	1.02±0.12	1.02±0.06
艾可清低剂量组 AiKe Qing Low dosage group	给药前 1d day before drug administration	1.08±0.4	1.29±0.20	1.02±0.14	0.91±0.11	0.98±0.07
	给药 4 周 4weeks post drug administration	1.21±0.7	1.02±0.10**	0.98±0.14	0.87±0.11	0.85±0.12
	给药 8 周 8weeks post drug administration	1.14±0.2	0.73±0.06**	0.82±0.07**	0.96±0.14	0.82±0.11
	停药 4 周 4weeks drug cessation	1.26±0.4	0.66±0.12**	1.08±0.12	0.84±0.11	1.03±0.13
	停药 8 周 8weeks drug cessation	1.17±0.5	0.89±0.11**	0.98±0.16	0.93±0.16	0.95±0.13

与给药前 1 天比较，料户劝力。*p<0.05

Compared with1 day before drug administration：**p<0.01；*p<0.05

2.3 中药对外周血 PBMC 免疫共刺激分子 ICOSmRNA 表达的影响

模型组 ICOSmRNA 在给药后及停药后的所有时间点内与给药前比较，差异无统计学意义（t 分别为：1.1633、0.7683、0.8162、0.3731；p 均>0.05）。艾可清高剂量组在给药后第 4 周、第 8 周与给药前比较，差异有统计学意义（t 分别为：6.2229、5.8618，p 均<0.01），而停药后第 4 周时开始回升，第 8 周时继续回升，但与给药前 1d 比较

仍显著为低（t 分别为：4.7785、5.7487，p 均 <0.01）；低剂量组在给药后第 4 周、第 8 周与给药前比较，差异有统计学意义（t 分别为：3.2678、6.9924，p 均 <0.01），在停药第 4 周仍有所下降，但停药第 8 周时则上升，但与给药前比较均明显为低（t 分别为：4.6888、6.1014，p 均 < 0.01），见表 2。

2.4 中药对外周血 PBMC 免疫共刺激分子 PD - ImRNA 表达的影响

模型组 PD - ImRNA 在给药后及停药后的所有时间点与给药前比较，差异无统计学意义（t 分别为：1.2674，0.5637，1.5475，1.4150；p 均 >0.05）。艾可清高剂量组在给药后第 4 周、第 8 周与给药前比较均显著下降（t 分别为：2.8085，7.1132，p <0.05，p <0.01），停药后第 8 周时艾可清高剂量组开始回升，第 8 周时又有所下降，但与给药前 1d 比较，差异无统计学意义（t 值分别为：0.1793，1.8517，p 均 >0.05）。艾可清低剂量组在给药第 4 周时与给药前 1d 比较虽有所下降，但差异无统计学意义（t = 0.4244，p >0.05），给药第 8 周时继续下降，与给药前比较有显著性差异（t = 3.2869，p <0.01），停药后第 4、8 周时有所回升，与给药前比较，差异无统计学意义（t 分别为：0.6209，0.4367，p 均 >0.05），见表 2。

2.5 中药对外周血 PBMC 免疫共刺激分子 CTLA - 4mRNA 表达的影响

模型组 PBMC 表达 CTLA - 4mRNA 的量在观察的各时间点与给药前比较，差异无统计学意义（在给药 4、8 周，停药 4、8 周与给药前 1d 比较 t 分别为：0.3627、0.5102、1.3067、0.5402，p 均 >0.05）；艾可清高剂量组给药 4 周、8 周，停药 4、8 周与给药前 1d 比较均，差异无统计学意义（t 分别为：0.8850、0.9781、0.7009、0.4796，p > 0.05）；艾可清低剂量组 PBMC 表达 CTLA - 4mRNA 的量在观察的各时间点与给药前比较，差异无统计学意义（t 分别为：0.3410、0.5134、0.6330、0.1591，p 均 >0.05），见表 2。

2.6 中药对外周血 PBMC 免疫共刺激分子 HLA - DRmRNA 表达的影响

模型组 HLA - DRmRNA 在给药后所有时间点与给药前比较，差异无统计学意义（在给药 4、8 周，停药 4、8 周与给药前 1d 比较 t 值分别为：0.4088、0.6123、0.2384、1.3085，p 均 >0.05）；艾可清高剂量组给药 4 周、8 周时均呈降趋势，与给药前 1d 比较，差异有统计学意义（给药 4 周、8 周与给药前 1d 比较 t 值分别为：4.3640、6.2661，p 均 <0.01），停药 4 周时有所回升，但与给药前比较仍显著为低（t = 3.9730，p <0.01），停药 8 周时则继续上升，与给药前比较，差异无统计学意义（t = 0.1552，p > 0.05）；艾可清低剂量组在观察的所有时间点内有所波动，但与给药前比较，差异无统计学意义（在给药 4、8 周，停药 4、8 周与给药前 1d 比较 t 分别为：1.4331、1.8322、0.5703、0.3116，p 均 >0.05），见表 2。

3 讨论

T 细胞的活化需要 2 个不同的信号，第一信号来自 TCR 与抗原肽 - MHC 复合物相互作用，第二信号则来自 APC 上的 B7 家族分子与其在 T 细胞上的配体 CD28 家族分子相结合产生的共刺激信号。CD28 家族中加强免疫的受体为 CD28 和可诱导协同刺激分子 ICOS，免疫抑制受体为 CTLA - 4、PD - 1 和 BTLA。现在普遍认为在 T 细胞的活化调节中，CTLA - 4 起主导作用，而 PD - 1 和 BTLA 起精细调节作用[5]。

我们之前的体外实验显示了 BTLAmRNA 在 SIV 感染 CEM174 细胞后并未见明显变化[3]，因此本研究主要观察 CD28 家族中的 CTLA - 4、PD - 1、CD28、ICOSmRNA 的变化。

本实验结果显示，SIV 感染后免疫共刺激分子 CTLA - 4、PD - 1、ICOS、CD28 及 HLA - DR 的 mRNA 量均出现了不同程的升高，且 CD28 家族这 4 个免疫共刺激分子的峰值均出现在 SIV 感染第 5 周之后。而 CD_4^+ T 细胞和 CD_8^+ T 细胞计数、病毒载量的峰值均出现在 SIV 感染第 2 周时[6,7]，至第 5 周之后已达低点，这说明 CD28 家族免疫共刺激分子 mRNA 表达升高的时间点与病毒载量及淋巴细胞亚群变化的时间点并不一致。这也反映了，在 SIV 感染后与免疫激活相关的 CD28 家族免疫共刺激分子的表达是逐渐升高达到峰值的。

中药治疗艾滋病日益受到重视，在改善 HIV 感染者免疫、抑制 HIV 复制及改善生存质量方面，中药均有作用[8,9]，但各种中药治疗的疗效侧重点有不同。艾可清对 HIV 感染者具有多方面的作用，艾可清胶囊可提高患者免疫功能，减轻症状体征，提高生存质量[10,11]；且艾可清与高效逆转录抗病毒疗法联用具有减毒增效作用[12]。本研究显示，艾可清可以明显降低外周血 PBMC 中 CD28 家族免疫共刺激分子中的 CD28 和 ICOS 及 PD - ImRNA 表达，且也可使 HLA - DRmRNA 明显下降，而对 CTLA - 4 的作用则不明显。CD28、ICOS 都是促进免疫活化作用，而 PD - 1 则是负性免疫调控因子，说明艾可清很可能是通过同时下调正性和副性免疫调控因子而达到降低免疫活化程度的效果。

近年来，艾滋病的中医治疗研究日益受到重视，使得中药治疗艾滋病的研发也越来越多，且各有特色。其中部分中药具有改善 HIV 感染者免疫的作用[13]。部分中药在治疗艾滋病并发症方面效果明显[14]。还有部分中药显示出可以减少 HAART 毒副作用的效果[12-15]。总体来看，中药治疗 AIDS 的效果都是温和的，凡是有效果的中药，大都在改善 HIV 感染者症状、提高生存质量方面效果明显，但其作用机理并未明确。本研究初步显示了艾可清可能是通过减轻免疫活化程度，降低升高了的免疫共刺激分子表达而起效的。

参考文献（略）

（出自中国热带医学 2012 年第 12 卷 5 期第 519 - 523 页）

艾可清对猴艾滋病模型的治疗作用

何金洋[1] 符林春[1] 沈强[2] 刘亚敏[2] 张苗苗[1] 周红艳[1] 周映云[1] 郭卫中[1]

(1. 广州中医药大学热带医学研究所，广东广州 510405；2. 广州中医药大学温病学教研室，广东广州 510405)

摘要 【目的】应用猴艾滋病模型评价艾可清治疗艾滋病的效果。【方法】以猴免疫缺陷病毒 SIVmac239 感染 12 只恒河猴，复制猴艾滋病模型后分为 3 组：SIV 对照组，艾可清高、低剂量组（剂量分别为 445.5、148.5 mg·kg^{-1}·d^{-1}），感染 10 周后开始给药。给药 8 周后停药观察 8 周。每 4 周采集外周静脉血，进行外周血 CD_4^+、CD_8^+ 淋巴细胞计数检测，分离血浆进行外周血 SIV 病毒载量检测。每 8 周行浅表淋巴结活检，进行苏木素-伊红（HE）染色，光镜下分析浅表淋巴结病理表现。【结果】艾可清高剂量组对猴艾滋病模型外周血 CD_4^+ T 细胞具有一定升高作用，但停药后会下降；艾可清高剂量组血浆病毒载量均数在治疗第 4、第 8 周时分别下降 0.188 06 log 和 0.806 60 log，艾可清低剂量组治疗 8 周时则下降 0.8142 log；艾可清高、低剂量组均使浅表淋巴结病变保持稳定。【结论】艾可清对猴艾滋病模型外周血 CD_4^+ T 淋巴细胞计数有一定的升高作用，对病毒载量有一定的抑制作用，使浅表淋巴结病理变化保持稳定。

关键词 猴艾滋病/中药疗法；艾可清/药理学；病毒载量/血液；猴艾滋病/免疫学；淋巴结/病理学；疾病模型，动物；恒河猴

中药治疗艾滋病日益受到重视，在改善 HIV 感染者免疫、抑制艾滋病病毒（HIV）复制及改善生存质量方面均有一定的作用[1-3]。但各种中药治疗的疗效侧重点有不同。艾可清是以治疗艾滋病为主要疗效的中药复方，多年的临床观察结果显示：艾可清对 HIV 感染者具有多方面的作用[4]。艾可清胶囊可提高患者免疫功能，减轻症状体征，提高生存质量[5-6]，且艾可清与高效逆转录抗病毒疗法（HAART）联用具有减毒增效作用[7-8]。本研究观察了艾可清对猴艾滋病模型的影响，现报告如下。

1 材料和方法

1.1 实验动物及饲养

恒河猴 12 只，雄性，体质量 3.5~7.0 kg，4~8 岁，外观健康，经体检无浅表淋巴结肿大，经血清学检测猴免疫缺陷病毒（SIV）、猴逆转录 D 型病毒（SRV）和猴 T 淋巴细胞 I 型病毒（STLV-I）抗体阴性，结核菌素阴性，痢疾菌阴性，由广东灵长类实验动物中心提供，饲养于广东省高要市康达实验动物中心获 CLP 认证的灵长类动物实验室，每日喂食标准猴饲料，自由饮用蒸馏水。

1.2 试剂与仪器

SIV RNA 抽提采用自制一管式体液病毒核酸抽提试剂[9]；逆转录酶、RNA 酶抑制剂、探针法荧光定量 PCR 试剂盒均购自立陶宛 Fermentas 公司；外周血淋巴细胞亚群检测用荧光标记单克隆抗体 CD_3^+-别藻蓝蛋白（APC）、CD_4^+-异硫氰酸荧光素（FITC）、CD_8^+-藻红蛋白（PE）购自美国 BD 公司；荧光定量 PCR 检测采用美国生物系统公司 ABI7300 型荧光定量 PCR 仪；外周血淋巴细胞亚群检测采用美国 BD 公司的 FACS Caliber 型流式细胞仪。

1.3 病毒株及感染方法

SIVmac239 由美国 Aaron Diamond 艾滋病研究中心 Marx 博士馈赠，5MID100（5 个 100% 猴感染剂量）1 mL 静脉注射，共感染 12 只猴。

1.4 中药制备及分组给药

艾可清由虎杖 10 g、黄芪 30 g、毛冬青 10 g、炙甘草 6 g、淫羊藿 15 g、骨碎补 15 g、黄芩 10 g、丹参 30 g、当归 10 g、紫草 30 g 共 10 味中药组成，提取各中药主要成分，给药时以蒸馏水溶解为适当浓度。

将 12 只猴分为 3 组，分别为 SIV 对照组、艾可清（中药）高剂量组、艾可清（中药）低剂量组。SIV 对照组灌胃生理盐水 5 mL·kg^{-1}·d^{-1}，中药高剂量组给药剂量为 445.5 mg·kg^{-1}·d^{-1}，中药低剂量组给药剂量为 148.5 mg·kg^{-1}·d^{-1}。于 SIV 感染第 71 天时开始每天灌胃给药，共给药 8 周。

1.5 外周血淋巴细胞亚群检测

取猴外周静脉血 100 μL 进行荧光抗体标记，操作步骤按说明书进行：标记完毕后立刻采用流式细胞分析仪测定

基金项目：十一五国家科技重大专项（编号：2008ZX10005-005），国家自然科学基金项目（编号：81001490）

CD_4^+、CD_8^+T淋巴细胞比例，并结合血常规淋巴细胞计数计算CD_4^+、CD_8^+T淋巴细胞绝对值。检测时间点为给药前1 d、给药4周、给药8周（停药）、停药4周、停药8周时。

1.6 血浆病毒载量检测方法

病毒载量检测于给药前1 d、药4周、给药8周、停药4周、停药8周的时间点分别采集血浆进行检测。采用荧光定量PCR检测方法。核酸抽提100 μL血浆，加入含有300 μL 一管式病毒核酸抽提试剂的离心管中，上下颠倒混匀数次，然后以13 000 r/min常温下离心15 min，倾去上清，再13 000 r/min常温下离心1 min，吸干净管底剩余液体，加入体积分数50%异丙醇，4℃离心5 min，倾去上清液，再13 000 r/min常温下离心1 min，吸干管底液体，然后加入逆转录液体8 μL进行逆转录，逆转录液体组成为5倍逆转录Buffer 1.6 μL，逆转录引物0.4 μL（25 μmol/L），三磷酸脱氧核糖核苷（dNTP）0.8 μL（10 mmol/L），RNAse inhibitor 0.2 μL，焦碳酸二乙酯（DEPC）水4.6 μL，逆转录酶0.4 μL。42℃水浴1 h，然后进行定量PCR。定量PCR探针序列为：FAM - TGCGTAACACCCGAACCAG-GAATCTCAGC - TAMRA，引物序列为：上游引物CTTG-GACTGA - CATTTAGCGTAGC；下游引物GCCACAT - GCTTTCATTTAAGTACG。反应体系为：上下游引物各0.25 μL（25 μmol/L），探针0.2 μL（25 μmol/L），水9.8 μL，定量PCR master Mix 12.5 μL；荧光定量PCR反应条件为：95℃、10 min预变性，然后以95℃、15 s、60℃、1 min进行45个循环，采用定量PCR仪自带软件分析定量。

1.7 周围淋巴结采集及病理检测

分别于给药前1 d、给药8周、停药8周时采集周围淋巴结标本。固定于福尔马林中。石蜡包埋，切面5 μm，然后行苏木素—伊红（HE）染色，光镜下观察拍照。按照卢耀增[10]描述的猴艾滋病模型淋巴结病理变化规律分析猴艾滋病模型淋巴结病理转归。

1.8 统计方法

对于淋巴细胞亚群检测数据采用方差分析方法，用SPSS 10.0统计软件包进行统计分析，同时分析各猴及各组均数的变化趋势；对于病毒载量检测数据则主要通过分析各猴的变化趋势及各组均数变化趋势。

2 结果

2.1 实验期间各组猴一般情况

SIV感染后各猴的一般情况尚好，精神好，毛色光泽，食欲一般，在实验方案设定的观察时间内，治疗过程中SIV对照组的290号猴一直有间歇腹泻并予以抗生素治疗，出现体质量逐渐下降，食欲、精神等一般，其他各动物体质量变化差异无显著性意义。治疗前和治疗后淋巴结大小的变化均属于感染SIV后的正常反应，组间比较无显著性差异。

2.2 各组血液学检查结果

治疗前SIV对照组有1例（299号猴）白细胞较低（低于4 000/μL）。在给药组治疗期间有所波动。另1例（290号猴）在给药8周时白细胞较给药前及给药4周时明显升高；可能是由于该猴一直存在腹部感染现象，其余猴均无明显异常。治疗前和治疗后4、8、12、16周各猴的血常规检查中红细胞、血红蛋白、血小板等多项指标均无异常。

2.3 各组CD_4^+，CD_8^+T淋巴细胞计数

表1结果显示：SIV对照组在检测的各个时间点，CD_4^+细胞数量波动较大，主要是由于其中的290号猴在给药第8周时升高明显所致（290号猴一直有腹泻，腹部感染明显，白细胞计数升高导致CD_4^+细胞计数升高）；艾可清高剂量组在给药4周后，外周血CD_4^+T细胞（即T淋巴细胞，下同）计数较给药前升高，给药8周与给药前比较仍维持升高，但较给药4周时有所降低，停药后4周即开始下降，停药8周后继续下降；艾可清高剂量组在停药4周时与SIV对照组比较显著升高（$p<0.05$）。艾可清低剂量组外周血CD_4^+T细胞计数在开始给药后各时间点与给药前比较均下降。结果表明：艾可清高剂量对猴艾滋病模型外周血CD_4^+T细胞有一定升高作用，但停药后会下降；艾可清低剂量对CD_4^+T细胞计数未见明显升高作用。各组在给药期间CD_8^+T细胞数量均有波动，但基本维持稳定。

表1 各组不同时间点外周血CD_4^+T细胞计数比较

Table1 Comparison of peripheral CD_4^+ T cells count in various groups at different time points（$\bar{x} \pm s$）n

组别	N	给药前1d	给药4周	给药8周	停药4周	停药8周
SIV对照组	4	612±508	530±419	814±490	361±243	277±121
中药高剂量组	4	742±209	940±287	904±392	729±152①	476±223
中药低剂量组	4	493±87	488±93	464±155	329±60	239±66

统计方法：方差分析；$p<0.05$，与SIV对照组比较

2.4 各组SIV病毒载量检测结果

实验初期为了证实动物感染上了SIVmac239，在感染后14 d时，采血以定量PCR方法检测各动物感染病毒情况，证明所有猴均成功感染病毒。以后的血浆病毒载量检测采用定量PCR检测双份标本，取2次检测结果的平均值进行分析统计。

表2结果显示：SIV对照组虽然各猴血浆病毒载量在各个观察点有所波动，但血浆病毒载量均数在治疗后各时间点均较治疗前高。

艾可清高剂量组血浆病毒载量均数在治疗4、8周分别下降0.188 06 log和0.806 60 log；具体分析每头猴的病毒载量，在给药4周时有2只猴病毒载量稍微高于给药前，另外2只猴则低于给药前，至给药8周时4只猴病毒载量均低于给药前。在停药4周时则有3只猴病毒载量高于给药前，1只低于给药前，停药8周有2只猴病毒载量低于给药前，另外2只高于给药前。因此认为艾可清高剂量组具有一定程度降低病毒载量的作用，但停药后有一定程度的反弹。

艾可清低剂量组病毒载量治疗4周下降0.034 77 log，无显著性意义；至治疗8周时则下降0.814 2 log，具有显著性意义；停药后4、8周与停药前比较则分别下降0.273 46 log和0.356 95 log，无显著性意义。具体分析每只猴的病毒载量，在给药4周时有2只猴病毒载量稍微高于给药前，另外2只则低于给药前，至给药8周时3只猴病毒载量均低于给药前，1只猴稍微高于给药前。停药4周时仍为3只猴病毒载量均低于给药前，1只猴稍微高于给药前，停药8周时则2只血浆病毒载量高于给药前，2只低于给药前。因此认为，艾可清低剂量对猴艾滋病模型血浆病毒载量有一定的降低作用。

表2　各组不同时间点病毒载量比较
Table 2 Comparison of viral load in various groups before medication and after medication at different time points

组别	N	治疗前	给药4周	给药8周	停药4周	停药8周
SIV对照组	4	4.504349	4.843405 0.339056↑	4.755114 0.250764↑	4.824906 0.320557↑	5.349293 0.844944↑
中药高剂量组	4	4.26588	4.077823 0.18806↓	3.459278 0.80660↓	4.370258 0.104378↑	4.01625 0.24963↓
中药低剂量组	4	4.963697	4.92893 0.03477↓	4.1495 0.8142↓	4.690239 0.27346↓	4.606744 0.35695↓

2.5　各组病理学检测结果

图1（见彩图页第669页）结果显示：服艾可清治疗时，中药低剂量组4只猴中2只猴子"转坏"，另外2只"转好"；同期的SIV对照组，分别为1只"转坏"，另外1只"持平"，2只"转好"；而中药高剂量组有1只猴的淋巴结"转坏"，另外3只变化不大，为"持平"。停药后继续观察SIV对照组的猴淋巴结结构，3只均朝退变、耗竭方向发展；中药低剂量组中2只猴子"转坏"，另外2只"转好"；中药高剂量组4只猴子2只"转好"，1只"持平"，1只"转坏"。治疗前后淋巴结结构变化的总体评价：SIV对照组4只猴中除1只变化不大，为"持平"外，其余3只均逐渐"转坏"；中药低剂量组的猴淋巴结结构逐渐"转好"，"转坏"各半，而且停药后能继续维持稳定；中药高剂量组猴淋巴结结构"转好"、"转坏"各半，停药后继续保持稳定。

3　讨论

艾滋病主要特点是CD_4^+T淋巴细胞计数随着病变程度加重而减少，而CD_8^+T淋巴细胞是针对艾滋病病毒（human immunodeficiency virus，HIV）的杀伤细胞，在HIV感染之后其在外周血中的计数也受到显著影响，且猴艾滋病模型的病理改变与人基本一致，因此一般都会以外周血淋巴细胞亚群作为基本的检测指标。HIV主要侵犯免疫系统，浅表淋巴结病理改变随着免疫系统的破坏程度而加重是HIV感染者及猴艾滋病模型的显著特点，所以在猴艾滋病模型实验中浅表淋巴结病理改变是猴艾滋病模型感染免疫组织病理的一个重要而敏感的指标[10]，因此本研究选择了外周血淋巴细胞亚群及浅表淋巴结组织病理改变作为观察猴免疫系统改变的指标。

国家2006年颁布的《抗HIV非临床药效学研究技术指导原则》中规定，抗HIV药物在评价时每组用4－6只猴，再加上猴的各项指标个体差异大，所以导致了在猴艾滋病实验统计分析中主要以个体分析及指标变化趋势分析为主，这是猴艾滋病相关实验的特殊性。

近年来，艾滋病的中医治疗研究日益受到国家重视，部分中药具有改善HIV感染者免疫的作用[2,11-12]，部分中药在治疗艾滋病并发症方面效果明显[13-14]，还有部分中药显示出可以减少HAART毒副作用的效果[7,15]，但总体来看，中药治疗AIDS以上方面的效果都是温和的。而凡是有效果的中药，大都在改善HIV感染者症状、提高生存质量方面效果明显[16-19]。可见中药与西医疗法在疗效的侧重点上明显不同，需要制定与西医疗法不同的评价标准，并探讨中药改善HIV感染者症状的具体机制，才能将中医药治疗AIDS的研究不断深入下去。

猴艾滋病模型是目前公认的并被广泛应用的艾滋病动物模型[20-21]，该模型已被大量应用于药效评价、疫苗研究等诸多AIDS研究领域[22-23],对该模型的病理规律也已经有较为详细的研究[24-25,10]。通过该模型对艾可清抗AIDS效果进行评价,得出的结果应该是比较客观的。

本研究结果显示:艾可清高剂量组在给药期间的不同时间点,CD_4^+T淋巴细胞计数较给药前明显上升,但停药后时间点呈下降趋势;说明艾可清对猴艾滋病模型外周血CD_4^+T淋巴细胞下降具有一定的改善作用。

在外周血SIV病毒载量方面,艾可清高、低剂量组均在给药8周时使SIV病毒载量明显下降;而在停药后各时间点则均有所回升。这说明艾可清高、低剂量组均对病毒载量有一定的降低作用.

在外周浅表淋巴结病理检测方面,艾可清高剂量组的淋巴结病理结构在给药期间"好转"和"转坏"各半,在停药后保持稳定。

目前所观察到的中药治疗AIDS的疗效虽然有自己的特色,但还不能达到能全面与西药匹敌的程度。从中医药理论及治疗体系上看,中医治疗AIDS的疗效应还有较大的提升空间。要明显提高中药的治疗效果,主要着力点应该是更加准确地认识HIV感染的病因病机,筛选出对HIV感染者确切有效的中药治疗药物。

参考文献(略)

(出自广州中医药大学学报2011年第28卷6期第613-617页)

参附注射液对晚期猴艾滋病模型的影响

李茂清 符林春* 胡英杰 张苗苗 胡董仁 董伯振 周红燕 何金洋 徐 勤

(广州中医药大学热带医学研究所,广东省广州市白云区机场路12号,510405)

摘要 目的 观察参附注射液对晚期猴艾滋病(AIDS)模型的疗效及对临床预后的影响。方法 将10只恒河猴随机分为对照组和治疗组各5只,经静脉注射SIVmac239病毒株感染建立猴艾滋病模型,当猴AIDS模型进入艾滋病晚期时,对照组予常规西医对症治疗,治疗组在西医对症治疗基础上静脉推注参附注射液,20ml/次,每日1次,20天为1个疗程.每疗程间停药3天,连续治疗至猴死亡。观察两组存活时间、体重变化、精神状况、临床症状评分、组织病理学改变并检测T淋巴细胞亚群(CD_4^+%、CD_4^+/CD_8^+)、病毒载量。结果 两组治疗后死亡率、CD_4^+%、CD_4^+/CD_8^+比较差异无统计学意义($p>0.05$),治疗组生存时间较对照组显著延长($p<0.05$);治疗组病毒载量较对照组下降明显($p<0.05$);两组治疗中摄食情况、精神活动情况、总评分比较差异有统计学意义($p<0.01$)。结论 参附注射液对晚期猴AIDS模型在延长生存时间、减轻临床症状、延缓病情恶化速度、改善部分血液学指标方面疗效确切。

关键词 艾滋病;晚期;参附注射液;恒河猴;CD_4^+细胞

艾滋病(AIDS)病毒主要侵犯机体免疫系统,在疾病后期由于整个免疫系统遭到毁灭性打击后对各种感染性疾病失去抵抗力,出现各种机会性感染和恶性肿瘤。目前尚无药物能完全清除人体内人体免疫缺陷病毒(HIV),西医在本病后期治疗以对症处理为主,但临床效果往往不理想。恒河猴AIDS模型因发病机理、过程、临床症状与人AIDS相近,同时基因序列和血液生化等指标与人高度相似,故广泛用于抗AIDS药物疗效评价,是目前研究AIDS比较理想的动物模型[1-4]。课题组通过建立中国恒河猴AIDS模型,在中医理论指导下利用参附注射液治疗后期猴AIDS,对晚期AIDS以大补元气为主要治则进行深入的基础研究探索。

1 材料与方法

1.1 动物与病毒株

健康中国恒河猴10只,雄性,体重4.0~7.5kg,年龄3~6岁,外观正常。无浅表淋巴结肿大,结核菌素阴性和胸部X线片正常,痢疾杆菌阴性,血清学猴AIDS病毒(SIV)、猴逆转录D病型毒(SRV)、猴B病毒(BV)、猴T淋巴细胞工型病毒(STLV-I)抗体阴性,实验动物合格证号:NO0049270。动物实验设施检验编号:NOC2009022,广东省实验动物中心动物伦理委员会批准编号(109004-IACUC)。

病毒株为SIVmac239,由广州中医药大学热带医学研究

基金项目:"十一五"国家科技重大专项资助项目(2008ZXl0005-005,2009ZX09103-414)

所提供。

1.2 晚期猴AIDS造模方法[5]

由中国恒河猴接种SIVmac239病毒株创建。病毒滴度为5.0×10^5 $TCID_{50}$/ml。恒河猴以氯胺酮7mg/kg麻醉后以5MID100（5个100/猴感染剂量）1ml静脉注射接种。感染后2周，以血浆病毒分离阳性证实病毒感染动物为模型。10只健康恒河猴一次性接种成功创建AIDS模型，采用随机数字表法分为治疗组和对照组各5只。模型创建成功后按照健康恒河猴常规管理方式管理动物，直到自然进入晚期猴AIDS状态时启动治疗。

1.3 临床症状评分标准

根据本课题组预实验的结果并结合实际情况，运用等级症状资料积分法拟定临床症状评分标准（将症状按照发生的频率、程度及临床表现的特点，根据临床症状的无、轻、中、重4种程度赋予不同分值）。记录每天的摄食情况（分别记录食量、食欲、进食速度3项，每项按病情从无~重分别赋分0、2、4、6分）；排便情况（分别记录大便性状、腹泻面积、腹泻次数3项，每项按病情从无~重分别赋分0、2、4、6分）；精神活动情况（分别记录活动度、刺激反应、精神状况3项，每项按病情从无~重分别赋分0、3、6、9分）。摄食情况、排便情况、精神活动情况共包含9个项目，总分值为63分。同时记录每周体重变化情况和特殊病情。本标准适用于晚期猴AIDS判定及本实验用药后疗效评价。

猴AIDS模型晚期症状复杂多样，主要以体重下降、腹泻、脱水、毛发脱落、蜷缩怕冷、水肿、多系统组织机会性感染为主。根据本课题组预实验的结果并结合实际情况拟定同时符合以下3项标准为进入晚期：①猴AIDS临床症状评分系统积分≥21分，并且精神活动情况项总积分9分，症状维持超过4天；②体重在最近1周内下降>100%，并且呈持续下降趋势；③伴有以下任何1项或以上：出现典型的蜷缩怕冷迹象，青料摄食量<60%，具恶液质临床症状特征。

1.4 治疗方法

模型创建成功后进入猴AIDS晚期个体时间不同，一般在感染后1~3年内进入猴AIDS晚期。对照组主要以对症处理为主。①腹泻：采用思密达[博福益普生（天津）制药有限公司，批号20090108、20100307]每只1~2包，每包3g，每日1~2次，连续灌胃3天；并联合盐酸左氧氟沙星胶囊（广东逸舒制药有限公司，批号20090105、20100715）每只1~2粒，每粒0.2g，每日1~2次，连续灌胃3天。如便中带血则考虑加用云南白药（云南白药集团股份有限公司，批号20090210、20100616）每只0.25~0.5g，每日1~2次，连续灌胃3天。症状明显好转或消失3天后停药。②呼吸道感染：首选头孢拉定胶囊（广东邦民制药厂有限公司，批号090210、100602）每只1~2粒，每粒0.25g，连续治疗，根据症状调整剂量。如症状无法控制则可考虑加用其他抗生素。症状明显好转或消失3天后停药。③营养不良：轻度以改善食物供给为基础，给予易消化、高能量食品为主。中度增加牛奶灌胃，补充部分维生素及微量元素。重度除采用上述措施外，增加静脉补液如辅酶A（华北制药股份有限公司，批号200906100）每只50U，每日1次；肌苷（湖北天药药业股份有限公司，批号20090312、20100703）每只0.1g，每日1次。

治疗组在对照组给药的基础上，给予参附注射液（雅安三九药业有限公司生产，10ml/支，批号090403、101102）。静脉推注给药，20ml/次，每日1次，20天为1个疗程。每疗程间停药3天。本实验中治疗组采用连续疗程给药，直到病猴死亡为止。

1.5 观察指标与方法

一般情况：每天监测动物生存情况、临床症状指标变化情况、体重指标变化情况。FACS Caliber型流式细胞仪检测T淋巴细胞亚群：治疗后每隔7天监测，同时根据实验进程中临床症状表现增加检测时间点；外周血淋巴细胞亚群检测用荧光标记单克隆抗体CD_3-别藻蓝蛋白（APC）、CD_4-异硫氰酸荧光素（FITC）、CD_8-藻红蛋白（PE），购自美国BD公司。

荧光定量PCR检测血浆病毒载量：SIV RNA抽提采用一管式体液病毒核酸抽提试剂；逆转录酶、RNA酶抑制剂、探针法荧光定量PCR试剂盒均购自立陶宛Fermentas公司。

病理组织切片检查：恒河猴一般在死亡3h内进行病理解剖。详细检查各大系统脏器的大体情况并分析直接死因。保留淋巴结、脾脏组织标本，HE染色，光镜下200/400倍观察病理切片。

1.6 统计学方法

采用SPSS 17.0统计软件进行数据处理，正态分布计量资料用均数±标准差（$\bar{x} \pm s$）表示，比较两组群体之间的连续变量用独立样本t检验，同组前后比较用配对t检验，计数资料检验用卡方检验，生存分析采用Kaplan-Meier法。校验水准$\alpha = 0.05$。

2 结果

2.1 两组存活率比较

两组全部因病情恶化死亡，死亡原因为AIDS晚期脏器功能衰竭合并机会性感染。治疗7天时对照组1只恒河猴死亡，治疗14天时对照组死亡3只，治疗组死亡1只；治疗21天时对照组已经全部死亡，治疗组剩余3只存活，最长存活至56天，两组死亡率均为100%。

2.2 两组生存时间比较

图1示，治疗组个体最长存活时间为56天，平均中位生存时间为28天，对照组个体最长存活时间为20天，平均中位生存时间为14天。中位生存时间比较，两组差异有统计学意义（$p < 0.05$）。

2.3 两组治疗前、治疗中、死亡前（死亡当天）临床症状评分比较

表 1 示，两组治疗前和死亡前摄食情况、排便情况、精神活动情况、总评分差异无统计学意义（p>0.05）。两组治疗中摄食情况、精神活动情况、总评分比较差异有统计学意义（p<0.01）。

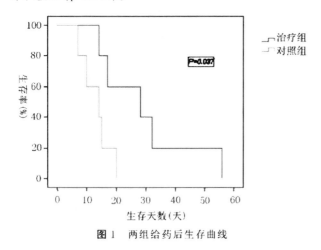

图 1 两组给药后生存曲线

2.4 两组治疗前、死亡前体重比较

表 2 示，两组治疗前体重比较差异无统计学意义，死亡前两组体重均较治疗前明显下降（p<0.01），但治疗组比对照组体重下降更加显著（p<0.01）。

2.5 两组治疗前、治疗中、死亡前 T 淋巴细胞亚群、病毒载量比较

表 3 示，两组治疗前 $CD_4^+\%$、CD_4^+/CD_8^+、病毒载量比较差异无统计学意义（p>0.05）。两组死亡前 $CD_4^+\%$ 较治疗前明显下降（p<0.01）；治疗组死亡前 CD_4^+/CD_8^+ 与治疗前比较虽然下降但无统计学意义（p>0.05），而对照组死亡前 CD_4^+/CD_8^+ 与治疗前比较下降且差异有统计学意义（p<0.05）；治疗组死亡前病毒载量对数与治疗前比较下降（p<0.01）；治疗组病毒载量对数治疗前与死亡前差值大于对照组（p<0.05）。两组治疗中、死亡前 $CD_4^+\%$、CD_4^+/CD_8^+，死亡前病毒载量对数差异均无统计学意义（p>0.05）。

2.6 两组病理组织切片比较

治疗组和对照组死亡时的淋巴结病理变化相似，多为结构破坏，淋巴滤泡消失，部分区域可见纤维化。治疗组和对照组死亡时的脾脏脾小体变小，生发中心消失，并可见淀粉样物质沉着。

表 1 两组猴艾滋病模型治疗前、治疗中、死亡前临床症状评分比较（分，$\bar{x}\pm s$）

组别	时间	例数	摄食情况	排便情况	精神活动情况	总评分
治疗组	治疗前	5	5.20±1.10	8.00±2.45	9.00±0.00	22.20±1.79
	治疗中	5	5.60±0.89*	8.40±2.19	10.80±1.64*	24.8±2.78*
	死亡前	5	15.60±1.67	14.80±2.68	22.20±1.64	52.60±2.51
对照组	治疗前	5	5.60±0.89	7.20±2.68	9.60±1.34	22.40±1.95
	治疗中	5	9.20±1.79	8.80±2.68	16.80±2.68	34.80±2.86
	死亡前	5	12.80±2.28	16.00±1.41	22.80+1.64	51.60±2.07

注：与对照组同时间比较，*P<0.01

表 2 两组猴艾滋病模型治疗前、死亡前体重比较（$\bar{x}\pm s$）

组别	例数	治疗前体重（kg）	死亡前体重（kg）	体重差值（kg）	体重下降百分比（%）
治疗组	5	5.02±0.40	3.22±0.22△*	1.80±0.24*	35.80±2.80*
对照组	5	5.00±0.33	3.84±0.34△	1.16±0.11	23.30±2.60

注：与本组治疗前比较，△P<0.01；与对照组比较，*P<0.01

表 3 两组猴艾滋病模型治疗前、治疗中、死亡前 T 淋巴细胞亚群、病毒载量比较（$\bar{x}\pm s$）

组别	时间	例数	CD_4^+（%）	CD_4^+/CD_8^+	病毒载量对数（Log）
治疗组	治疗前	5	23.82±5.00	0.72±0.22	6.45±0.30
	治疗中	5	20.50±495	0.65±0.12	—
	死亡前	5	1415±1.24*	*0.55±0.05	5.95±0.36**
对照组	治疗前	5	24.45±9.20	0.84±0.27	6.10±0.39
	治疗中	5	16.88±3.79	0.69±0.17	—
	死亡前	5	1440±3.29*	*0.58±0.07*	6.06±0.47

注：与本组治疗前比较，*P<0.05，**P<0.01

3 讨论

经过近30年的实验研究和临床分析[6-11]，AIDS晚期多以全身脏腑功能衰竭、精神疲倦、形体消瘦等为临床表现，其核心为久病不愈，脏腑功能低下，耗伤正气，无力抗邪。虽然本病晚期或兼杂外邪侵扰，但其本质均可归根于正气耗竭，无力抗邪，治疗上当以补气固脱、回阳救逆为主。参附注射液出自《济生方》中的参附汤。其中红参性甘、微苦、温，归脾、肺、心经，具大补元气，复脉固脱，益气摄血功效。附子性辛、甘、热，有毒，归心、肾、脾经，具回阳救逆，助阳补火，散寒止痛功效。经现代工艺提取制成注射液后药效更强，作用发挥更快。现代药理学研究认为参附注射液主要有效成分为人参皂苷和乌头碱类生物碱及去甲基乌药碱，人参皂苷可提供能量基质，增加底物水平磷酸化，保护肌细胞线粒体，具胞内Ca^{2+}拮抗剂作用等，去甲基乌药碱可清除氧自由基、提高机体免疫功能，促进吞噬细胞功能，提高补体含量，提高淋巴细胞转化率作用等[12]。主要用于阳气暴脱的厥脱症（感染性、失血性、失液性休克等）；也可用于阳虚（气虚）所致的惊悸、怔忡、喘咳、胃疼、泄泻、痹症等。参附注射液因其疗效显著，故临床上运用广泛，涉及病种多样，适应证多具有"虚"、"脱"特征[13-16]。

AIDS的治疗疗效血液学评价指标主要为CD_4^+细胞多少及病毒载量水平高低，高水平的CD_4^+细胞能减少机会性感染的发生，而病毒载量水平反映了病毒在体内复制的活跃程度。由于目前尚无药物能完全清除体内AIDS病毒，使得本病病因持续存在，患者病情持续进展恶化，表现出CD_4^+细胞持续下降、病毒载量整体升高、临床症状加重等。因此，在无特效抗病毒、增强免疫的中西药物问世前，在AIDS晚期治疗中只能以延缓病情进展速度、改善临床症状、延长生存时间为主。中医药治疗疾病已经有几千年的历史。由于药物来源丰富、疗效明确、不易产生耐药性、毒副作用较少较轻、费用相对低廉等特点使得中医药在疾病防治方面起着重大作用。本研究以补气固脱、回阳救逆之参附注射液治疗AIDS晚期，实验结果表明：①在猴AIDS晚期治疗中，加用中药参附注射液并不能减少整体死亡率，提示在AIDS后期阶段开始介入中医治疗以降低死亡率的效果并不理想，中医治疗AIDS应该提早介入[17-18]。②在运用参附注射液治疗后，可以延缓病情的进展，使生存时间得以延长，实验中两组治疗后生存时间比较差异有统计学意义（$p<0.05$），提示了AIDS晚期加入中医治疗能在一定程度上减缓病情恶化，延长生存时间。③治疗中两组症状评分分值大于治疗前，表示治疗过程中病情依然是持续恶化。治疗后两组临床症状积分继续上升，但治疗过程中治疗组症状评分中摄食情况、精神活动情况、临床症状总评分低于对照组（$p<0.01$），说明在治疗过程中参附注射液在延缓病情进展方面要优于对照组，可在一定程度上改善AIDS的临床症状，为其他治疗手段和措施争取时间。④治疗组在治疗前和死亡时病毒载量对数差值与对照组比较差异显著，提示参附注射液对AIDS晚期病毒复制有一定的抑制作用，其机制可能是通过免疫调节抑制病毒细胞内复制、对受感染细胞保护作用而实现。⑤本实验给药设计为一次性静脉推注，每疗程持续给药时间长达20天，未发现药物的明显毒副作用，提示该药物剂量对AIDS猴是安全的。⑥两组在治疗中$CD_4^+\%$、CD_4^+/CD_8^+比值差异虽然无统计学意义，但治疗组$CD_4^+\%$较对照组高，CD_4^+/CD_8^+同时间下降幅度较对照组少。提示参附注射液能减轻病毒对淋巴细胞亚群细胞损害程度。

综上所述，在猴AIDS后期运用较大剂量参附注射液可以延长生存时间，减轻和缓解临床症状，延缓病情恶化的速度，改善部分血液学指标状况，为其他治疗手段和措施争取时间，值得进一步研究。

参考文献（略）

(出自中医杂志2012年第53卷12期第1046-1050页)

中医药治疗艾滋病的鼠白血病模型研究进展

张玲霞　郭永洁

（上海中医药大学温病教研室，上海 2012031）

摘要　艾滋病的研究离不开动物模型的研究，近年来，小鼠白血病病毒模型在艾滋病的研究方面取得了一些进展。用小鼠白血病病毒模型评价中医药对于艾滋病的治疗作用有着积极的意义。本文就几种常用于评价中医药治疗作用的小鼠白血病模型作一综述。

关键词　艾滋病；中医药；鼠白血病病毒；小鼠模型

艾滋病，即获得性免疫缺陷性综合征（Acquired Immune Deficiency Syndrome, AIDS），是由 HIV 感染引起的一类病毒性传染病。自美国 1981 年首次报道以来，近几年发展势头迅猛，严重威胁着人类的身体健康和生存，必须严格加以控制。

相较于西药副作用明显，易产生耐药性，停药后出现明显反跳现象，而且价格非常昂贵的特点，中医药在治疗艾滋病方面有着其独特的优势：①药源丰富，价格低廉，适合绝大多数患者。②不易产生耐药，毒副作用少。③临床疗效确实。④有效保护和改善免疫功能，延长寿命，使患者长期带毒生存。⑤中医的辨证论治可应付艾滋病复杂多变的临床特点，且较西药更为积极。⑦可用来配合西药治疗以减毒增效，增加患者依从性，促进免疫重建。

对单味中药的体外实验证实近百种中药具有抗 HIV 的作用，但中医药具有整体和辨证论治的特点，丰富多彩的复方是中医药的鲜明特色，因此体内实验特别是动物实验对中医药治疗艾滋病的研究具有重要意义，这也就使得对于合适的艾滋病动物模型的需求越来越迫切。由于某些大动物的来源不易，在实际工作中使用不方便，费用较高等原因，小鼠作为感染性疾病研究的动物模型越来越受到各国学者的重视，而鼠白血病病毒模型作为艾滋病模型的一种更是发挥着重要的作用。

鼠白血病病毒（Murine leukemia virus, MuLV）属于逆转录病毒科，将它接种于敏感鼠可导致脾和淋巴结增大，免疫抑制和机会性感染等症状。有人将它称为鼠艾滋病[1]（Murine Acquired Immunodeficiency Syndrome, MAIDS）。该模型重复性好，危险程度低，近年来已经被广泛应用于发展和评价 AIDS 的治疗药物以及免疫调节剂。目前用于研究艾滋病的鼠白血病模型主要有。

1 LP-BM5 鼠白血病病毒模型

LP-BM5 病毒可以使敏感鼠（C57BL/6、C57BL/10 和 I/st 小鼠）产生高丙球蛋白血症，淋巴腺病，严重免疫缺陷，宿主的易感性增强，B 细胞淋巴瘤。病毒感染后小鼠 4-10 个月死亡[2-3]。在感染前或感染同时用 AZT 进行治疗能有效地控制免疫缺陷。感染一周后，AZT 只具有部分保护作用。对于感染两周后的鼠，AZT 只能抑制鼠血清的逆转录酶活性，而对鼠的免疫抑制状态没有改善作用。该模型主要应用于抗逆转录病毒药物的研究或抗 HIV 药物的筛选[4]。蒋岩[5]用 C57BL/6 小鼠腹腔接种 LP-BM5 MuLV，4 周后小鼠出现明显的脾肿大和免疫缺陷，且症状的严重程度与接种的剂量呈正相关，用该模型证实虎杖水提液对于小鼠艾滋病具有实验性治疗作用，且病毒接种前和接种同时给药效果较好。陈春英[6]应用 LP-BM5 病毒感染 C57BL/6J 小鼠后，小鼠出现脾肿大、淋巴结肿大、颈部、腹腔、胸腔有明显实体瘤生长，并首次发现感染后出现 GSH-Px 活力下降、脂质过氧化产物升高等与 HIV 感染病人症状一致的表现，得出作为抗氧化剂的微量元素硒和多糖类对 HIV 感染的患者可能有一定治疗作用的结论。王玲[7]用该病毒建立鼠艾滋病模型，并证实鹿肠道病毒 ECCO-18 株对鼠艾滋病有治疗作用。

2 Friend 鼠白血病病毒（FLV）模型

FLV 感染 BALB/c 小鼠后可出现一些类似 HIV-感染人的症状，诸如出现抗病毒抗体，持续性低水平感染性病毒，免疫抑制，脾脏的辅助性、抑制性和细胞毒性 T 细胞功能障碍，CD_4^+/CD_8^+ 比值和 PHA 应答下降等[8]。对 FLV 敏感小鼠有 DBA/2、DBA/1、BALB/c 小鼠，615 小鼠和昆明种小鼠对该病毒抵抗[9]。冯淑怡[10]用该模型评价艾奇康胶囊的抗病毒作用，艾奇康胶囊可明显提高小鼠 CD_4^+、CD_8^+ 细胞的降低。杨子峰[11]用该模型评价白藜芦醇的抗鼠艾滋病作用，显示白藜芦醇 20mg/kg 口服可抑制 FLV 引起的脾肿大，且对免疫细胞具有很好的上调作用。徐培平[12]用该模型证实白藜芦醇和 AZT、3Tc 的联合用药有较好的抗病毒效果。沈燕[13]用该模型评价复方星火炭胶囊（紫花地丁、黄芪、甘草、天花粉、柴胡等）的治疗作用，结果显示高剂量的复方星火炭胶囊能抑制模型小鼠的脾肿大，改善病毒引起的外周血白细胞、红细胞异常升高和淋巴细胞异常降低等血象指标。冯鹰[14]用该模型评价毛冬青提取物 MDQ 的作用，结果显示毛冬青具有治疗 FLV 所致的小鼠脾肿大的作用。

3 L6565 鼠白血病病毒模型

小鼠 L6565 白血病病毒是上海医科大学病理生理学教研室从 L6565 小鼠白血病模型中分离出来的 C 型病毒颗粒。L6565 病毒悬液感染新生昆明种乳鼠后 3-5 周后，脾脏和淋巴结呈现早期白血病病理改变；10-12 周发现淋巴细胞白血病，表现出耸毛、活动减少、腹膨胀等症状，脾脏和淋巴结肿大，8 周以后在脾脏、淋巴结和胸腺中均检测到 L6565M uLV 的 RNA[15]。国内有学者[16]用 L6565 病毒株建立小鼠艾滋病模型，用 L6565 感染昆明种乳鼠，结果显示小鼠的血浆病毒载量较高，CD_4^+ 细胞百分率、CD_4^+/CD_8^+ 比值、红细胞和骨髓有核细胞数以及胸腺系数均降低，而白细胞数和脾脏系数升高。小鼠脾脏、肝脏、淋巴结明显肿大，肿瘤发生，免疫功能降低，这些与艾滋病的临床症状相似。并用该模型对药物进行评价，如当归多糖硫酸酯[17]，免疫力素（齐多夫定/拉米夫定）[18]。

4 SRS 鼠白血病病毒模型

SRS 病毒即上海网状细胞肉瘤（Shanghai reticulum sarcoma, SRS）病毒，上世纪 70 年代曾认为是网状细胞肉瘤，后免疫学方法证明为非 T 非 B 淋巴干细胞。SRS 瘤无细胞提取液可诱发昆明种或 SW-1 系小鼠产生淋巴细胞白血病、粒细胞白血病和胸腺瘤，是一种致白血病逆转录病毒[19]。程立[20]研究表明用 SRS-82 病毒株注射昆明种新生乳鼠，小鼠出现全身淋巴结普遍肿大，脾脏、胸腺肿大，外周血白细胞增多。高尚先[21]采用小鼠白血病病毒 SRS8 感染小鼠模型，研究无细胞短状杆菌制剂（NCPP）体内抗逆转录病毒鼠白血病病毒作用，初步评价其抗 HIV 的作用。

此外，还有较多其他不同种类的鼠白血病病毒模型的感染小鼠报道，陶佩珍[22]用 RVB－3 病毒建立 Balb/C 小鼠感染模型，出现脾肿大、红细胞和血红素下降、白细胞上升等表现，并证实 AZT 和黄芩提取品（SBT）均有明显的抗病毒效果。Kim J. Haskenkrug[23]用 FV 病毒（缺陷逆转录病毒 SFFV 与 FLV 的复合体）感染小鼠建立模型，并证实 CD_4^+ T 细胞在控制逆转录病毒的复制的传播过程中起着重要的作用。

小鼠白血病病毒模型容易建立、重复性好、安全、试验周期短、价格便宜、不需要特殊实验室。但值得注意的是 MuLV 只携带反转录病毒所具有的 gag、pol、env 等共同基因，没有 HIV-1 所特有的调节基因（4），所以只能用于评价那些作用于反转录病毒共同基因的药物。

参考文献（略）

（出自云南中医中药杂志 2010 年第 31 卷 7 期第 73－74 页）

·药物（筛选机理、药效）·

中药复方祛毒增宁胶囊抗艾滋病毒体外药效学的研究

李泽琳[1,2*]　　曾越[1]　　苏立山[2]　　张小梅[3]　　邵一鸣[3]　　曾欣[1]　　WOLF Hans[4]　　曾毅[3*]

（1. 北京世纪康医药科技开发有限公司，北京 100021；2. 北卡罗莱纳州立大学，NC 276957130，美国；
3. 中国疾病预防控制中心病毒病预防控制所，北京 100052；4. 累根斯堡大学，巴伐利亚州，累根斯堡 93053，德国）

摘要　本研究以现代医学为基础，结合中医辨症的原则，特别是经过体外抗病毒实验的筛选，选择既具有抗病毒作用。可增强机体免疫功能又符合中医辨症原则，以黄芩等 4 味中药组成复方，经过正交设计，优选提取溶剂和工艺，制成胶囊，暂定名为祛毒增宁胶囊（ZL－1）。体外药效学研究表明，祛毒增宁胶囊可有效抑制病毒在 MT4、HeLa 和 PBMC 中的复制，IC_{50} 分别为 105.2、70.7 及 77.4 $\mu g \cdot mL^{-1}$。祛毒增宁胶囊中主要成分 JH 与齐多夫定（AZT）不同剂量配伍，表现出明显的增效作用，同时，对蛋白酶抑制剂抗性株也有明显的抑制作用，在 0.12 $mg \cdot mL^{-1}$ 质量浓度下抑制率为 100%。此制剂已完成临床前研究，并获批准进入临床观察阶段。

关键词　艾滋病；HIV-1；抗 HIV-1 药物；中药复方；体外药效学

艾滋病防治目前主要依靠于抗 HIV-1 药物治疗，但由于 HIV-1 高变异而导致的耐药性问题，严重制约了传统抗 HIV-1 药物的应用[1]。因此，亟待发展针对新靶标，具有新作用机制的抗 HIV-1 药物，以解决目前 HIV-1 多重和交叉耐药的问题。

复方制剂是中医研究的特点和优势，其优点是适应整体观，适合于辩证论治，适于个体化治疗，特别是能比较好地从大量临床医疗经验中获得信息。中医药在防治艾滋病方面有独特的作用和优势，近年来我国研发、生产防治艾滋病中药进展迅速，拥有一批科研成果，形成一定的基

基金项目：美国 Fogarty 基金；国家高技术研究发展计划（863 计划）资助项目（2004AA2Z3292）。

础和经验，在攻破疑难病症上显示了中药不容忽视的独特作用。中药药源丰富、价格低廉、毒副作用少。它不仅能改善免疫功能，还可有效抑制HIV-1。

在本研究中，作者以现代医学为基础，结合中医辨症的原则，特别是经过体外抗病毒实验的筛选，选择既具有抗病毒作用，可增强机体免疫功能又符合中医辨症原则，以黄芩等4味中药组成复方，经过正交设计，优选提取溶剂和工艺，精制成胶囊，暂定名为祛毒增宁胶囊（ZL-1）。体外药效学研究表明，祛毒增宁胶囊可以有效抑制病毒的复制，在联合治疗中表现出明显的增效作用，同时，对病毒耐药株也有明显的抑制作用。此制剂已完成临床前研究，并获批准进入临床观察阶段。

材料与方法

细胞株MT4，H_9，HeLa-CD_4^+-LTR-β-gal，PBMC，293T等细胞株均由NIH艾滋病病毒研究试剂项目（NIH HIV research reagent program）提供。

病毒株HIV-1 NL4-3毒株来源同上。8mut为HIV蛋白酶抑制剂的抗性株病毒，在HIV蛋白酶中含有L10I、G48V、I54V、L63P、A71V、V82I、I84V和L90M 8个突变位点，与亲本病毒NL4-3相比，SQV、RTV和IDV的IC_{50}分别提高1 400倍、350倍和500倍（由Ronald Swanstrom惠赠）。

受试药物及其配制 祛毒增宁胶囊（批号：ZL-000415，0.45 g/粒）。实验药物用水溶解后，分管，每管1mg（生药量计）以冷冻离心浓缩干燥，存于-20℃备用。实验时以无血清的RPMI 1640配制成$1mg \cdot mL^{-1}$再稀释至所需各浓度。祛毒增宁胶囊主要成分JH、齐多夫定（azidothymidine，AZT）分别用水溶解，用无血清的RPMI 1640配制成所需各浓度。

MT4细胞实验 实验在96孔培养板中进行，于各孔加入不同浓度药液100μL，每个浓度药液至少设2个复孔。取新鲜培养的MT4细胞，定量细胞加入定量HIV-1病毒（MOI=0.5），37℃培养2h后离心，弃去上清液，去除游离的病毒，加培养基到10 mL。于含有药液的96孔板中，每孔加入等量感染HIV-1的细胞悬液，并设细胞对照、病毒对照及AZT对照，37℃培养。第3天换药，继续培养至第6天，各孔取上清样品待测，采用HIV-1 p24抗原检测试剂盒（瑞典Biomerieux公司），按其要求做标准曲线，测定p24抗原量（$pg \cdot mL^{-1}$）[1-3]。

$$抑制率 = \frac{病毒对照孔p24抗原量 - 药物组p24抗原量}{病毒对照p24抗原量} \times 100\%$$

同时收集细胞，提取蛋白，用AIDS病人血清（含HIV多抗）及HIV单抗，分别以蛋白印迹法测定HIV-1抗原。另提取DNA，经PCR扩增，观察病毒是否存在。

HeLa-CD_4^+-LTR-β-gal细胞实验（MAGI test）HIV-1 NL4株为单一生活周期报告病毒（single lifecycle reporter virus）[4-8]，由重组HIV-1质粒转染细胞表达而得。24孔板接种HeLa-CD_4^-LTR-β-gal细胞$0.4 \times 10^5/0.25$ mL/孔，37℃培养24 h，然后吸去各孔上清液，加不同浓度药液100μL。每100μL药液含定量HIV-1，空白对照孔加入培养基（Mock），CO_2培养箱37℃培养2h后，各孔再加入相同药液或培养基200 μL，CO_2培养箱37℃培养48h，按下列方法检测。各孔吸去上清加入固定液（1mL），再以K_4[Fe(CN)$_6$]·3H_2O，K_3[Fe(CN)$_6$]及X-gal染色，感染细胞被染成蓝色，用Elaspot扫描计数蓝色细胞数目，先计算抑制率，再计算IC_{50}。

PBMC细胞实验 PBMC细胞经PHA刺激，配成细胞数$5 \times 10^6/mL$。所用培养基应加入IL-2（1 000倍IL-2，按每毫升培养基中加入1μL），37℃过夜。祛毒增宁胶囊质量浓度为$0.4 mg \cdot mL^{-1}$，24孔板中每孔细胞0.5 mL。在药液或培养基中，加入HIV-1 NL4-3病毒，病毒量为每孔加入$4 \times 10^4 u$，转入12孔板，再加入相同药液或培养基1.5 mL，使总量为2mL，37℃培养，每3~4天取上清液100μL/孔，-80℃保存。采用同位素液闪仪测定RT（逆转录酶）量，药物组与病毒对照组比较计算抑制率[9]。

结果

1 祛毒增宁胶囊的细胞水平抗HIV-1活性

为了明确祛毒增宁胶囊的抗HIV-1的活性，采用了多种抗HIV-1体外药效评价方法进行研究，其中包括MT4细胞法、MAGI测试以及针对PBMC的活性评价。

在MT4细胞分析中，祛毒增宁胶囊IC_{50}为$105.2 \mu g \cdot mL^{-1}$（表1）。当使用$125 \mu g \cdot mL^{-1}$药物作用6天后，细胞提取蛋白，以病人抗血清和单抗，用蛋白印迹法测定细胞内HIV-1蛋白的表达，结果均为阴性（结果未显示）。另以细胞提取DNA，经PCR扩增后，测序，结果DNA阴性（结果未显示）。表明细胞中病毒完全被抑制。结果表明祛毒增宁胶囊有显著抑制HIV-1复制的作用。

利用单一生活周期报告病毒模型感染HeLa-CD_4^-LTR-β-gal细胞，分析了祛毒增宁胶囊的抗病毒活性。如表2所示，祛毒增宁胶囊可以明显降低感染细胞数目，计算其IC_{50}为$70.7 \mu g \cdot mL^{-1}$。

Table 1 Effect of Chinese herbal Qu Du Zeng Ning (ZL-1) upon the replication of HIV-1 in MT4 cells

Drug/$\mu g \cdot mL^{-1}$	p24/$pgg \cdot mL^{-1}$	Inhibition/%
188	0	100
150	7.75	96.8
120	86.15	64.4
96.1	219.01	9.5
0	242	0

Table 2 Anti-HIV effect of ZL-1 on single-round infectivity assay

Drug/$\mu g \cdot mL^{-1}$	Positivecell count (Mean)	Inhibition/%
600	0	100
150	1	98.8
38	60.5	26.2
9	123	0
0	82	0

PBMC 是 HIV-1 天然的靶细胞,测定药物对病毒在 PBMC 中的影响将更为准确地反映其抗病毒活性。结果表明,祛毒增宁胶囊在 PBMC 细胞体外实验中对 HIV-1 均具有较明显的抑制作用(表3)。IC_{50} 为 77.4 $\mu g \cdot mL^{-1}$ (6天)。

2 祛毒增宁胶囊对抗药株病毒的作用

耐药性是目前抗 HIV-1 药物治疗最为主要的问题。祛毒增宁胶囊是否可以抑制 HIV 耐药株的复制,对其在临床上的实际应用效果是十分关键的。为了进一步探讨祛毒增宁胶囊抗耐药株的活性,选择了蛋白酶抑制剂的抗性病毒株 8mut 作为测试毒株,采用 MAGI 方法,研究祛毒增宁对 8mut 复制的抑制活性。结果表明,祛毒增宁胶囊的主要成分 JH 对蛋白酶抑制剂抗性株有明显的抑制作用(表4)。说明祛毒增宁胶囊在体外实验中对蛋白酶抑制剂的抗性病毒株 8mut 具有较明显的抗病毒活性。

Table 3 Anti-HIV effect of ZL-1 on PBMC

Drug/$\mu g \cdot mL^{-1}$	Day6		Day9	
	RT activity	Inhibition/%	RT activity	Inhibition/%
400	0	100	0	100
100	1047.4	68.6	7326.8	59.7
25	5177.8	0	12570.3	30.9
0	3488.05	0	18321.4	0

Table 4 Antiviral activity of JH against PI-resistant HIV-1

Dose of virus	JH/$mg \cdot mL^{-1}$	Inhibition/%
286u $\cdot mL^{-1}$	0.12	100
456u $\cdot mL^{-1}$	0.12	100

JH: The chief component of Qu Du Zeng Ning

3 联合用药的研究

联合用药是临床上 AIDS 药物治疗的主要方法,以提高药物的疗效,降低耐药性的形成。为了研究祛毒增宁胶囊是否可以与目前的抗病毒药物配伍使用,观察了其主要成分 JH 与 AZT 有无协同作用[4,8]。实验采用 MAGI 方法。AZT 从 1 $\mu mol \cdot L^{-1}$ 至 3.9 $nmol \cdot L^{-1}$,设 5 个 AZT 剂量(1000、250、62.5、15.6 及 3.9 $nmol \cdot L^{-1}$),同时 JH 从 400 $\mu mol \cdot L^{-1}$ 至 1.56 $\mu mol \cdot L^{-1}$,设 5 个 JH 剂量(分别为 400、100、25、6.25 及 1.56 $\mu g \cdot mL^{-1}$)。以 AZT 与 JH 各 1/2 量相加为一个样品。AZT 5 个剂量组分别与 JH 1~5 个剂量组合,故为 25 个浓度组合,每个组合的抑制率见表5。随后各药物组合抑制率与 AZT IC_{50} 进行比较,考察在联合用药的情况下,抗病毒活性作用的增减。结果表明,AZT 与 JH 有明显协同作用,最高剂量组可使 AZT 用量减少约 8 倍(表6)。

Table 5 Anti-HIV effect of JH in combination with zidovudine (AZT)

Drug	Inhibition/%				
	AZT5	AZT4	AZT3	AZT2	AZT1
JH1 64.7	64.7	64	87.2	89.7	92.9
JH2 41.3	41.3	61.6	72.1	78.5	95.26
JH3 42.9	42.9	50.7	68.4	89.9	95.26
JH4 24.6	24.6	16.5	36.9	81.5	95.8
JH5 17.7	17.7	25.1	25.9	74.5	95.3

AZT1 - AZT5: 1000, 250, 62.5, 15.6, 3.9 $nmol \cdot L^{-1}$ AZT.
JH1 - JH5: 400, 100, 25, 6.25, 1.56 $\mu g \cdot mL^{-1}$ JH

Table 6 The synergy effect of JH and AZT on the inhibition of HIV-1 replication

DRUG	$IC_{50}/nmolL^{-1}$	Synergy index
AZT	46	1.0
AZT-JH_1	5.8	7.9
AZT-JH_2	10	4.6
AZT-JH_3	16.7	2.7
AZT-JH_4	33.5	1.4
AZT-JH_5	40.6	1.1

讨论

本工作研究了祛毒增宁胶囊体外抗艾滋病毒作用。实验采用 3 种细胞株分别感染 HIV 病毒,观察其对病毒复制的抑制作用,IC_{50} 分别为 105.2、70.7 和 77.4 $\mu g \cdot mL^{-1}$。与上述抗病毒活性结果相吻合,该药物可以明显抑制细胞内病毒蛋白表达和 DNA 复制。祛毒增宁胶囊中主要成分 JH 与 AZT 不同剂量配伍,表现出明显的增效作用,表明在将来的临床使用中可以与目前的抗病毒药物联合应用,降低药物的用量,减轻这些药物的毒副作用。同时,对蛋白酶抑制剂抗性株 8mut 也有明显的抑制作用,在 0.12 $mg \cdot mL^{-1}$ 质量浓度下抑制率为 100%,进一步说明该药物在治疗由耐药性 HIV 所导致的 AIDS 中可以发挥作用。

致谢:德国累根斯堡大学微生物与卫生研究所的支持。

References(略)

中药中研Ⅱ号与HARRT疗法协同治疗HIV/AIDS对外周血CD_4^+T细胞、IL-2/IL-4和IFN-γ的影响

张永祥[1]　薛　欣[1]　徐淑玲[1]　刘　颖[2]　王　健[2]

(1. 中国中医科学院基础所，北京 100700；2. 中国中医科学院艾滋病防治中心，北京 100700)

关键词　中研Ⅱ号；HARRT；CD_4^+T细胞；细胞因子

高效抗逆转录病毒疗法（Highactive antiretroviral therapy HARRT）可有效地杀灭血中的HIV。但是也存在不能彻底消灭HIV、长期使用抗病毒药物的副作用以及产生耐药病毒株的问题。同时并不能重建遭受病毒破坏的免疫系统恢复正常的免疫功能。故一旦停药或药物作用减弱，机体不能够对HIV产生有效的特异性免疫应答，病人的状况和预后依然不佳。所以，仅依靠HARRT疗法很难实现HIV感染者病情的长期稳定。近年来，关于艾滋病免疫干预疗法（Immuno-bared therapeutic intervention）正逐渐受到人们的重视，为治疗HIV/AIDS提供了新的思路和途径。因此，希望在HARRT疗法支持的基础上，发挥中医药的免疫调节作用。并在现有的诊疗水平上进一步提高疗效，实现HIV/AIDS患者病情的长期稳定。中药中研Ⅱ号经多年的实验研究与临床观察，在促进病人免疫功能恢复、延缓病程发展、稳定病情和改善症状和体征上具有明显的作用。

本文报告的内容是依据免疫干预疗法的理念，将HARRT疗法与中研Ⅱ号联合治疗HIV/AIDS，观察对CD_4^+T细胞数量和细胞因子水平的影响。

1　材料与方法

1.1　观察对象

河南省驻马店地区确山县农村人口，因有偿成分献血感染HIV者。观察病例93人，男性47人，女性46人，年龄范围为33岁~51岁，平均年龄42岁。

1.2　观察方法

采用随机、对照、双盲的研究方法，运用中国中医科学院临床评价中心的中央随机语音系统将患者随机分入对照组（即HARRT疗法组）和治疗组（即中研Ⅱ号+HARRT疗法组）。对照组病例46人，男18人，女28人；治疗组47人，男19人，女28人。2组病人疗前病程分期、CD_4^+与CD_8^+细胞数量、病毒载量、临床症状、体征总积分比较没有显著性差异（均为$P>0.05$），随机化入组的2组病人的基础资料具有良好可比性。另外，中医药治疗HIV/AIDS临床经验初步认为年龄对药物疗效影响不大。观察时间11个月（2006年1月至12月）。观察期间每月进行1次随诊，记录症状和体征情况。在0、3、6、11月时进行CD_4^+T细胞数和细胞因子水平的检测。

1.3　药物

1.3.1　中研Ⅱ号　上海三湘生物科技有限公司提供（该药已获得临床观察批件，批准文号2005L01872），1d 3次给药，1次1袋，5g/袋。

1.3.2　HARRT联合用药组合　采用去羟基苷（DDI）、司他夫定（D4T）和奈韦拉平（NVT）三合一鸡尾酒疗法，按常规给药。

1.4　试剂

1.4.1　CD_4^+5-FITC/CD_4^+-RD 1/CD_8^+-ECD/CD_3-PC5单克隆荧光抗体，美国Beckman Coulter公司生产。

1.4.2　人IL-2、IFN-γ和IL-4酶标记检测盒，美国Beckman Coulter公司生产。

1.5　仪器

1.5.1　Coulter EPI CS XL型流式细胞仪，美国Beckman Coulter公司生产。

1.5.2　酶标检测仪LP-400型，法国巴斯德研究所生产。

1.6　样品与检测

取病人静脉血，K_3 EDTA抗凝，6h内用流式细胞仪进行CD_4^+T细胞数检测。分离的血浆-80℃冻存，集中用酶标检测法进行细胞因子检测。

1.7　结果分析

由中国中医科学院临床评价中心完成，通过SPSS软件对检测结果做统计学分析。

2　结果

表1显示，至疗程结束时，2组CD_4^+T细胞数均比疗前

基金项目：国家科技部"十五"科技攻关艾滋病专项课题（2004BA719A09-01）

下降，对照组下降 156.51 个/mm³，治疗组下降 87.65 个/mm³，2 组下降数值之间比较 p<0.05。

表 1　CD_4^+ T 细胞检测结果（$\bar{x} \pm s$，个/mm³）

时间	对照组	治疗组
治疗前	379.41±236.62	359.19±184.82
服药 3 个月	373.89±234.52	361.73±196.19
服药 6 个月	287.76±231.82	294.78±176.79
服药 11 个月	248.02±155.01	277.00±165.89

表 2 显示，至观察时间结束，对照组和治疗组 IL-2 水平与疗前比较都有一定的升高，但差异在统计学上没有显著性（p<0.05）。

表 2　IL-2 检测结果（$\bar{x} \pm s$，pg/ml）

时间	对照组	治疗组
治疗前	1.60±3.46	1.78±4.47
服药 3 个月	1.76±3.32	1.58±2.49
服药 6 个月	0.22±0.72	1.10±2.67
服药 11 个月	2.51±3.97	2.57±4.47

表 3 显示，至观察时间结束，对照组 IL-4 水平与疗前比较上升非常明显（p<0.01），治疗组 IL-4 水平比疗前略有下降。

表 3　IL-4 检测结果（$\bar{x} \pm s$，pg/ml）

时间	对照组	治疗组
治疗前	3.56±7.24	4.35±7.98
服药 3 个月	2.13±4.80	3.58±9.69
服药 6 个月	5.85±7.84	6.17±4.93
服药 11 个月	6.94±1.58	3.47±9.81

表 4　IFN-γ 检测结果（$\bar{x} \pm s$，IU/ml）

时间	对照组	治疗组
治疗前	0.98±3.96	0.23±0.42
服药 3 个月	0.07±0.25	0.09±0.25
服药 6 个月	0.17±0.28	0.11±0.19
服药 11 个月	0.13±0.27	0.24±0.47

表 4 显示，至观察时间结束，与疗前比较对照组 IFN-γ 水平下降非常明显（p<0.01），治疗组 IFN-γ 水平维持稳定。

3　讨论

在正常人体内每立方毫米血液内约有 800～1200 个 CD_4^+ T 细胞，它们在对病毒等抗原产生免疫应答、杀伤和清除致病因子有非常重要的作用。而 HIV 侵染和破坏的主要目标即是 CD_4^+ T 细胞，感染 HIV 后，CD_4^+ T 细胞的数量呈逐年下降趋势。当 CD_4^+ T 细胞数量低于 500 个/mm³ 时，易发生机会性感染。低于 200 个/mm³ 时，将进入病情更为恶化的 AIDS 期。所以，CD_4^+ T 细胞数量是 HIV 感染者免疫系统损害状况最明确的指标。因此，研发能使 HIV/AIDS 患者 CD_4^+ T 细胞数回升或者下降减慢，能延缓患者的病程进展，改善临床症状和体征的药物和治疗方案，具有重要的实用价值。本文报告的观察结果显示，至观察时间结束时，2 组病例 CD_4^+ T 细胞数均呈下降态势，但治疗组下降速度明显低于对照组。因此从对 CD_4^+ T 细胞作用看，治疗组的疗效要好于对照组。病人 CD_4^+ T 细胞下降速度得到了一定的抑制，对稳定和改善其免疫功能状况是有益的。

IL-2 和 IFN-γ 主要是由活化的 Th1、Tc1 和 NK 细胞产生的，它们对 T 淋巴细胞的活化、增殖、分化和成熟为免疫效应细胞有重要辅助作用。IL-4 是由 Th2 和 Tc2 细胞分泌的因子组成，它们在 B 细胞的增殖、分化和成熟为抗体分泌的细胞起重要作用。与 CD_4^+ T 细胞一样，细胞因子水平的高低、消长变化也是反映 HIV 感染者免疫功能状态及病程的指标之一。有研究表明，HIV 感染向 AIDS 发展过程中伴有 IL-2、IFN-γ 产生的下降和 IL-4、IL-10 分泌水平的升高。并根据这两类不同功能作用的细胞因子水平的变化现象，提出了"Ⅰ型应答"与"Ⅱ型应答"的学说。"Ⅰ型应答"指伴随有正常或升高水平Ⅰ型细胞因子：IL-2、IL-12 和 INF-γ 的强细胞免疫反应。"Ⅱ型应答"指伴随有 B 细胞活化和Ⅱ型细胞因子：IL-4、IL-5、IL-6、IL-10 和/或 IL-13 升高，减弱的或不能检出的细胞免疫反应。Ⅰ型→Ⅱ型的转变模式并不是固定不变的，而是依据一定条件在Ⅰ型和Ⅱ型分泌模式之间变动。如果免疫系统处于Ⅰ型细胞因子占优势状态，则表现为对机体有保护作用，或向 AIDS 进展缓慢，甚至长期不进展。若处于Ⅱ型细胞因子占优势状态，则易于或快速向 AIDS 进展。因此，在 HIV 感染的无症状期是以 IL-2、IFN-γ 的分泌为主，而在出现临床症状的 AIDS 期则以 IL-4、IL-10 分泌为主。11 个月的疗程结束，与疗前比较对照组 IL-2 水平略有升高，而 IL-4 水平的升高和 IFN-γ 水平的下降都非常明显。这意味着该组病人的免疫功能状况是在向不利于病人的"Ⅱ型应答"转变。而治疗组病人 IL-2、IFN-γ 都略有升高，IL-4 略有下降。这也显示该组病人的免疫功能状况处于较为平稳或有所改善的状态。

从两组病人的临床情况表现也一定程度上印证了两组病人疗后的免疫功能状况。两组病人临床症状与体征的积分与疗前比较均有下降，但治疗组下降明显。疗前对照组积分（11.74±7.80）低于治疗组（12.23±7.08），疗后对照组（5.61±5.49）却高于治疗组（5.15±4.54），治疗组下降分值大于对照组。疗后治疗组纳呆、腹泻、恶心呕吐积分下降的病例多于对照组，两组间比较差异显著（p<

0.05)。另神疲乏力、少气懒言及皮疹积分下降的病例亦多于对照组。结果显示，治疗组患者临床症状、体征的改善优于对照组。

上述 CD_4^+ T 细胞数、淋巴因子检测结果及与临床情况的关系表明，在 HARRT 的基础上实施中药的免疫干预，确能促进对 HIV/AIDS 患者有利的免疫学指标的稳定和提高，并与病人的临床状况基本吻合。这种尝试为中西医结合治疗 HIV/AIDS 提供了新的思路和手段，这方面研究和探索的深入很有必要。

（出自中国中医基础医学杂志 2009 年第 15 卷 1 期第 54 – 55 页）

中药复方对 CD_4^+ T 淋巴细胞增殖促进作用

张 辉 李玉虎 程国强 缪珠雷 侯庆萍
（上海中医药大学病原生物学教研室 上海 201203）

关键词 CD_4^+ T 淋巴细胞；中药复方；免疫磁珠分选

近年来，中医药在艾滋病研究方面取得了一定成果，筛选了上百种具有抗人类免疫缺陷病毒（HIV）的中药。中医药对艾滋病的治疗研究重点多放在增强机体免疫力上，病毒抑制剂及促 CD_4^+ T 淋巴细胞增殖制剂相配伍，组成中药复方，对艾滋病可起到良好的综合治疗作用。目前认为，外周血 CD_4^+ T 淋巴细胞水平是体现机体免疫状态的重要指标，CD_4^+ T 淋巴细胞是监测 HIV 感染后疾病进展、预测生存时间的主要指标。本研究利用免疫磁珠分选方法将 CD_4^+ T 淋巴细胞从 SD 大鼠全血中分离出来，体外培养，探讨中药复方对 CD_4^+ T 淋巴细胞的增殖作用，以期为筛选抗 HIV 药物提供实验依据。

材料与方法 （1）试剂：大鼠 IgG 细胞分选试剂盒（美国 Invitrogen 公司）；CD_4^+ 抗体（美国 ABR 公司）；RPMI 1640 培养液（上海钰森生物技术有限公司）；胎牛血清（新西兰 Intemegocios SA 公司）；四甲基偶氮噻唑蓝（MTT）试剂（美国 Signa 公司）。中药复方（转移因子含量 0.05 g/10mL、中药生药含量 5 g/10mL）（本实验室制备）。（2）仪器：CO_2 培养箱（英国 Biotech 公司）；生物安全柜（法国 ESCO 公司）；5804R 离心机（德国 EPPENDOR 公司）；普通显微镜（日本 Olympus 公司）。（3）实验动物：雄性 SD 大鼠，体重（180 ± 10）g 清洁级（中科院上海实验动物中心，许可证：scxk（沪）2007 – 0005）。（4）CD_4^+ T 淋巴细胞分选：使用前用磷酸盐缓冲液清洗全血、冲洗磁珠；加入抗体包被磁珠；加入适量血液旋转分离，最大限度释放细胞。离心后得到的 CD_4^+ T 淋巴细胞团用少量 RPMI 1640 培养液（含 10% 血清）吹打散，计数细胞并调节细胞浓度至 (1×10^6) 个/mL，取 180μL/孔移入 96 孔板，于 CO_2 培养箱中培养（37℃、5% CO_2、饱和湿度）。（5）试验分组：设阴性对照组、阳性对照组、转移因子（TF）组，中药复方低、中、高剂量组。细胞预培养 24h，阴性对照组加入 1640 培养液 20μL，阳性对照组加入植物凝集和白介素 – 2 各 20μL 转移因子组加入 TF20μL，中药复方低、中、高剂量组分别加入中药复方 5，10 和 20μL，培养 72 h 加入 MTT 试剂 20μL。继续培养 4h 弃上清，加入二甲基亚砜 150μL，震荡 30 min 酶标仪 490 nm 波长检测各孔吸光度（A）值。（6）统计分析：采用 SPSS 15.0 统计软件进行单因素方差分析。

结果 中药复方对 T 淋巴细胞增殖作用（表1）。表1 可见，与阴性对照组比较，中药复方高、中、低剂量组均明显地促进 CD_4^+ T 淋巴细胞的增殖（$p < 0.01$）。3 个药物组促进淋巴细胞增殖的强弱顺序依次为中药复方高剂量组 > 中剂量组 > 低剂量组，表明中药复方对 CD_4^+ T 淋巴细胞的增殖作用具有剂量依赖关系，且中药复方对 CD_4^+ T 淋巴细胞的增殖作用强于植物凝集素和白介素 – 2。TF 组与阴性对照组比较差异无统计学意义（$p > 0.05$），表明单独给予转移因子不能使 CD_4^+ T 淋巴细胞增殖。

表1 实验各组吸光度（A）值比较（$\bar{x} \pm s$, n = 10）

组别	A 值
阴性对照组	0 015 ± 0.002
阳性对照组	0 035 ± 0.001

基金项目：上海市教委重点学科项目（J50301）

续表

组别	A 值
转移因子组	0.020 ± 0.004
中药复方低剂量	0.048 ± 0.005[a]
中剂量	0.055 ± 0.005[a]
高剂量	0.071 ± 0.005[b]

注：与阴性对照组比较，aP < 0.01；与中剂量、低剂量组比较，bP < 0.05。

讨论 免疫磁珠是20世纪80年代初由 Ugelstad J 等[1]制备的一种与抗体相连的磁化聚苯乙烯微粒。具有简便易行、分离纯度高、保留细胞活性等优点，广泛应用于细胞分离，细胞检测，以及生物大分子的纯化等多方面[2]。由于抗病毒治疗艾滋病副作用很大[3]，从机体本身的免疫功能角度考虑，开发新的抗 HIV 药物备受关注。本研究中药复方由紫花地丁、野菊花、枸杞、甘草和转移因子组成。紫花地丁、野菊花、枸杞具有清热解毒，益气养阴之功效；转移因子有提高调节机体免疫功能；甘草调和药性，增加药效。结果显示，实验中药复方高、中、低剂量组均明显促进 CD_4^+T 淋巴细胞的增殖，并呈剂量效应关系。中药复方促进 CD_4^+T 淋巴细胞的增殖机制不是中药与转移因子各自作用简单相加，而具有相互协同作用。

参考文献（略）

（出自中国公共卫生2010年第26卷4期第469页）

中药复方凉茶提取物体外抗 HIV 活性研究

刘武青[1,3] 李磊珂[2,4] 王睿睿[1] 杨柳萌[1] 彭 涛[2,4] 郑永唐[1]*

(1. 中国科学院昆明动物研究所/云南省动物模型与人类疾病机理重点实验室，云南昆明650223；2. 中国科学院广州生物医药与健康研究院，广东广州510663；3. 中国科学院研究生院，北京100039；4. 中国科学技术大学生命科学学院，安徽合肥230027)

摘要 目的：筛选和评价中药复方凉茶提取物体外对 HIV 的抑制活性，并初步探讨其作用机制。方法：通过观察病毒致细胞病变和 HIV-1 p24 抗原表达抑制性实验，采用多株 HIV 病毒株（实验株、临床分离株、耐药株）对中药复方凉茶水提醇沉物体外抗 HIV 活性进行评价；通过融合阻断实验、HIV-r 慢性感染细胞病毒复制抑制实验和重组 HIV-1 RT 酶活性抑制实验，初步探讨其抑制 HIV 复制作用机理。结果：中药复方凉茶提取物对不同 HIV-1 病毒株均有很好的抑制作用，其 EC_{50} 值介于 12.74 ~ 116.87 μg/mL 对 HIV-2 毒株也有一定的抑制活性。中药复方凉茶提取物显示出低细胞毒性，对不同来源的细胞系的 CC_{50} 值介于 564.79 ~ 1699.22 μg/mL，中药复方凉茶提取物能显著抑制重组 HIV-1 RT 酶活性，在提取物浓度 5.3 Ug/mL 时的抑制率 >50%，对正常细胞与慢性感染细胞融合也有一定的抑制作用，EC_{50} 为 101.94 μg/mL。结论：中药复方凉茶提取物体外具有较好的抑制 HIV-1 复制活性，其作用机制可能是抑制 HIV-1 逆转录酶活性和病毒进入细胞。

关键词 凉茶；艾滋病；抗 HIV；火炭母；棉茵陈；木棉花

艾滋病，即获得性免疫缺陷综合症（acquired immune deficiency syndrgme，AIDS），其病原体为人免疫缺陷病母（human immunodeficiency virus，HIV），HIV 主要感染靶细胞是 CD_4^+T 细胞和巨噬细胞。HIV 感染将导致机体免疫细胞数量衰竭和功能衰退，增加各种机会性感染或恶性肿瘤发生，从而最终导致感染者死亡。我国艾滋病正呈加速流行趋势，HIV/ADS 正在向普通人群传播，疫情已波及全国各省、市、自治区。若不采取有效的预防治疗手段，众多艾滋病患者所带来的医疗、经济以及社会问题将制约我国小康社会的建设。包括我国在内的世界各国学者一直都在不遗余力地探索 HIV/ADS 的防治方法，但迄今仍无疗效理想的疫苗问世。美国 FDA 已批准30多种抗 HIV 药物用于

基金项目：国家重点基础研究发展计划（973）（2009CB522306）；国家科技重大专项"十一五"计划（2008ZX10005-005，2008ZX10001-015，2009ZX09501-029）；中国科学院知识创新工程重要方向（KSCX1-YW-R-24）；云南省科技计划（2007BC006）

临床治疗。目前临床采用的高效抗逆转录病毒疗法（HAART）能显著降低体内的病毒量和延长了患者生命。但HAART不能彻底清除患者体内的HIV，毒副作用明显、费用昂贵及易产生耐药性等缺点成为抗病毒治疗失败和发展中国家患者不能获得有效治疗的主要原因[1]。不断地研发新的抗HIV药物，尤其是作用于新靶点和新化学结构的高效低毒药物是艾滋病研究的热点领域之一。我国至今没有一种具有自主知识产权的抗HIV药物获准上市，研制具有自主知识产权的抗HIV药物将对我国科技、经济和社会发展具有重要意义。

凉茶是一类历史悠久，具有清热解毒、止渴等功效的饮料总称。岭南群众根据当地特殊的暑湿气候环境，在长期保健防病的过程中，为了除湿去热，在中医理论指导下，以中草药为基础，将多味具有清热解毒、除湿功效的中草药煎水形成了各种凉茶草药煎剂，以消除体内的湿热邪气。凉茶组方具有多样性[2-4]，有研究表明凉茶具有抗菌消炎、利尿、提高免疫功能和保护肝损伤的作用[2,5]，而且无明显急性和长期毒性反应，亦未观察到致突变作用[3,4]。中医学认为艾滋病是由于感染了湿热疫毒之邪而致病。本实验采用体外抗HIV药物筛选研究方法，初步研究了由火炭母、棉茵陈和木棉花配伍组成的中药复方凉茶提取物的抗HIV活性及作用机理，结果表明中药复方凉茶提取物体外具有较好的抗HIV活性，为拓展凉茶的功效和其开发研究提供了实验依据和积累资料。笔者未见有关中药复方凉茶及配方中火炭母、棉茵陈和木棉花的提取物或化学成分抗HIV活性研究方面的国内外文献报道。

1 材料与仪器

1.1 细胞与病毒

人外周血单个核细胞（peripheral blood mononuclear cell要，PBMC）自健康献血员（云南昆明血液中心）白细胞浓缩液中分离。细胞系C8166、H9、Juikat MT-4、K562和HIV-1实验株HIV-1 IIIB、HIV-1RF均由英国Medical Research Council（MRC），ADS Reagent Project惠赠。HIV-2$_{CBL-20}$、HIV-2$_{ROD}$和HIV-1$_{A17}$（非核苷类逆转录酶抑制剂耐药株，突变位点：K103N，Y181C）由美国NH A DS Research and Reference Reagent Progran惠赠。临床分离株HIV-1$_{KM018}$、HIV-1$_{TC-1}$和HIV-1$_{TC-2}$由本实验室分别自云南省HIV/ADS患者体内分离培养[6]。按常规方法培养制备HIV病毒[7]。按Reed & Muench方法计算使50%培养细胞感染的病毒量（50% Tissue culture infection dose-TCID$_{50}$）。本研究所有涉及HIV的实验均按照国际和国家有关生物安全操作规程，在生物安全三级（BSL-3）实验室中进行。

1.2 中药复方凉茶及提取物

中药复方凉茶由火炭母、棉茵陈和木棉花配伍组成。药材均购自广州药材市场。经鉴定，火炭母为蓼科植物火炭母（Polygonum chinense L.）干燥全草，棉茵陈为菊科植物茵陈蒿（Arten isia capillaris Thunb）干燥幼苗，木棉花是木棉科植物木棉［Gossampinus malabarica（DC.）M err］干燥花朵。标本存放于中国科学院广州生物医药与健康研究院，批号20070710。中药复方凉茶提取物制备如下：火炭母10 g、棉茵陈6.6g、木棉花6.6 g加蒸馏水1000 mL，水煎煮30min；水提物冷却后，加无水乙醇至7观的终浓度，沉淀24 h以上，双层滤纸过滤2次，除渣；旋转蒸发仪去除乙醇和多余水分，剩余约30mL浓缩液，冷冻干燥制成提取物干粉。实验时提取物溶于RPMI-1640培养基中，0.22μm滤膜过滤除菌，-20℃保存。

1.3 试剂

膦甲酸钠（Phosphonoform ate，PFA）、齐多夫定（3-Azido-3，deoxythynl idinq AZT）、SDS（So-diumdodecyl sulfate）、MTT［3（4，5-dmethylthi-azo］-2-yl)-2，5-dphenyl tetrazolium brcmide]、DMF（N，N-D methyl famainine）、Triton X-100、RPM I-1640、Polybrena、PHA-P和抗IgG Fc抗体均自Siona公司；恩夫韦肽（Enfiivirt-klq T20）由天津市扶素生物技术有限公司惠赠；HIV-1体外重组RT酶检测试剂盒购自Roche公司；人淋巴细胞分离液购自天津灏洋生物公司；辣根过氧化物酶（HRP）标记的羊抗人抗体购自鼎国生物工程公司；IL-2（白细胞介素-2）购自上海华新生物高技术有限公司；抗HIV p24单隆抗体和免抗HIV-l p24多隆抗体由本实验室制备[8]。AZT和PFA为HIV逆转录酶抑制剂，T20是HIV融合抑制剂，为本实验研究中抗HIV阳性对照药物。

1.4 主要仪器

酶标仪ELX-800（BIO-TEK）；微量移液器（Gilson）；倒置显微镜Eclipse TS100（Ni-kon）；二级生物安全柜Frana Class II、CO$_2$细胞培养箱均为Themo公司产品。

2 方法

2.1 中药复方凉茶提取物对T淋巴细胞系的细胞毒性

采用MTT比色法检测中药复方凉茶提取物对人细胞系C8166、H9、Juikat K562细胞系和HIV-1 IIIB慢性感染H9细胞的细胞（H9$_{/HIV-1 IIIB}$）的毒性作用。在96孔细胞培养板上，将适量的细胞悬液与不同浓度的待测提取物各100μL溶液混合，每个稀释度设3个复孔，同时设置不含药物的对照孔，置于37℃、5% CO$_2$培养箱中培养3 d用MTT比色法检测中药复方凉茶提取物对各种细胞系细胞存活率的影响。ELx800酶标仪测定D（λ）595nm/630 nm值，根据实验结果计算得到CC$_{50}$（50% cytotoxic concentration）[9]。

2.2 中药复方凉茶提取物对PBMC的细胞毒性

将4×10^6/mL的PHA-P刺激转化的PBMC接种到含有不同浓度中药复方凉茶提取物的%孔细胞培养板上，每个稀释度3个复孔，同时设置不含药物的对照和AZT阳性药物对照。置于37℃、5% CO$_2$培养。第4天每孔补加100μL含有 IL-2 的新鲜完全细胞培养基，继续培养 3 d 后用 MTT 法测定细胞活性，计算得到 CC_{50} 值。

2.3 中药复方凉茶提取物对 HIV-1$_{IIIB}$ 感染

MT-4 细胞的保护实验按 Mahmood 所述方法进行[10]。96 孔细胞培养板，8×10^5/mL MT-4 细胞悬液 50 μL 与 100 μL 不同浓度中药复方凉茶提取物溶液混合，每个稀释度设置 4 个复孔，每个稀释度中的 2 孔分别滴加培养基和 HIV-1IIIB 上清各 50 UL（MOI 值为 0.3）。同时设置不含待测物的 HIV-IIIB 感染阳性孔、细胞对照孔以及阳性药物对照孔。置 37 ℃、5% CO_2 培养箱中培养，第 3 天每孔补加相应浓度的药液 100 μL 后继续培养，第 6 天用 MTT 方法以 ELx800 酶标仪测定 D（λ）595/630 nm 值。计算提取物对细胞产生毒性的 CC_{50} 值和对 HIV-1$_{IIIB}$ 感染细胞的保护 EC_{50} 值，并计算治疗指数（TI = CC_{50}/IC_{50}）。

2.4 提取物对 HIV-1 和 HIV-2 实验株的抑制作用

将适量的细胞悬液 50 μL 接种到 100 μL 含有不同稀释浓度中药复方凉茶提取物的 96 孔细胞培养板上，再加入 50 μL 的 HIV-1 或 HIV-2 稀释上清。每个浓度设 3 个复孔，同时设置不含药物的 HIV 感染细胞的阳性对照孔和 AZT 阳性药物对照孔。37 ℃、5% CO_2 培养 3 d 倒置显微镜下（100×）计数合胞体的数目，计算得到 EC_{50} 值[11]。

2.5 中药复方凉茶提取物对 HIV-1 临床分离株

在 PBMC 中复制的抑制作用 离心收集 PHA-P 和 IL-2 共刺激转化 72 h PBMC；用含有 IL-2（50 U/mL）的 RPM1-1640 重悬细胞。调细胞浓度为 4×10^6/mL 吸取所需细胞量的 20% 与 HIV-1 临床分离株 37 ℃孵育，并加入终浓度为 8 μg/mL 的 Polybrene 感染过夜后，PBS 缓冲液离心洗涤 3 次去除游离病毒后，再加入剩下的 80% 的细胞。在 96 孔细胞培养板上，滴加 100 μL/孔 PBMC 细胞悬液至 100 μL 含有不同稀释浓度的待测提取物中。置 37 ℃、5% CO_2 培养箱中培养。第 4 天每孔补加 100 μL 含有相应浓度提取物和 IL-2 的新鲜细胞培养基，第 7 天取培养上清，0.5% Triton-X-100 裂解灭活。采用捕捉 HIV-1 p24 抗原 ELISA 方法检测提取物对 HIV-1 复制的抑制作用。计算出药物对和 HIV-1$_{TC-2}$ 在 PBMC 中复制表达 p24 抗原的抑制率和 EC_{50}[6,12]。

2.6 中药复方凉茶提取物对 HIV-1 耐药株在 C8166 细胞中复制的抑制作用

HIV-1 耐药病毒株和 C8166 细胞在 37 ℃，5% CO_2 培养箱内共孵育 2 h。PBS 缓冲液离心洗涤 3 次去除游离的病毒，重悬后调细胞浓度至 4×10^4/mL。在 96 孔细胞培养板上，将 100 μL HIV-1 耐药株感染细胞悬液（4×10^4/well）与 100 μL 不同稀释浓度的提取物混合，置 37 ℃，5% CO_2 培养箱培养 4 d。收集细胞培养上清。0.5% Triton X-100 室温裂解灭活病毒，采用捕获 p24 抗原 ELISA 方法检测提取物对 HIV-1 复制的抑制作用。

2.7 中药复方凉茶提取物对感染细胞与未感染细胞融合的阻断作用

在 100 μL 不同浓度的提取物中加入 50 μL HIV-1$_{IIIB}$ 慢性感染 H9 细胞（2×10^5/mL）和 50 μL C8166 细胞（6×10^5/mL），5% CO_2、37 ℃共培养 4~6 h，显微镜下计合胞体形成的数量，并计算出提取物对感染和未感染细胞融合的抑制率。

2.8 中药复方凉茶提取物对 HIV-1 慢性感染 H9 细胞中病毒复制的抑制作用

取对数生长期的 HIV-1 慢性感染 H9 细胞（H9$_{/HIV-1IIIB}$），用 PBS 离心洗涤后，RPMI-1640 培养基重悬慢性感染 H9 细胞。计数后将 4×10^5 个/mL 的 100 μL 细胞接种到 100 μL 含有不同稀释浓度提取物的 96 孔板上，每个梯度设 3 个复孔。同时设置不含药物的正常细胞对照和 IDV 阳性药物对照。37 ℃、5% CO_2 培养 3 d。离心收集培养上清，0.5% Triton X-100 灭活裂解病毒。采用捕捉 HIV-1 p24 抗原 ELISA 方法检测提取物对 HIV-1 复制的抑制作用。

2.9 中药复方凉茶提取物对重组 HIV-1 RT 活性的抑制作用

提取物对 HIV-1 重组逆转录酶 RT 活性检测采用 Roche 公司的 Reverse Transcriptase Assay colormetric 试剂盒，检测步骤按照 ELISA RT 检测试剂盒（Roche）说明书进行。取出反应条，每孔加 20 μL RT 和 20 μL 稀释好的样品，20 μL 反应混合液（46 mmol/L Tris-HCl，266 mmol/L KCl，27.5 mmol/L $MgCL_2$，9.2 mmol/L DTT，10 μmol/L dUTP/dTTP，template/primerhybird），置于预先用 Streptadidin 包被的 MTP（Microtiter plate）中，同时设阳性药物 PFA 对照孔，不含 RT 酶的空白对照孔及阳性反应孔。混合后 37 ℃反应 1 h。洗板液洗 3 次，加入抗-地高辛-过氧化物酶（anti-DIG-POD），每孔 200 μL（200 mU/mL），37 ℃温育 1 h。洗板液洗涤后，加入 200 μL ABTS 底物反应液，37 ℃下反应 15~30 min，Bio-Tek Elx800 酶标仪检测 D（λ）值（405 nm/490 nm），计算抑制率[13]。

3 结果

3.1 中药复方凉茶提取物体外对不同细胞系的毒性

笔者检测了中药复方凉茶提取物对多种不同来源细胞系的毒性作用，包括人 T 淋巴细胞系 C8166、MT-4、Jurkat、H9 和 PBMC 的毒性作用。结果表明，中药复方凉茶提取物对所检测细胞均呈现低细胞毒性（CC_{50} > 500 μg/mL）（表 1）。

表1 中药复方凉茶提取物的细胞毒性

药物	CC$_{50}$（μg/mL）						
	C8166	MT-4	PBMC	H9	H9/HIV	Juikat	K562
提取物	1024.78	564.79	993.05	1481.21	990.25	1699.22	690.44
AZT	>3000	-	145.63	1179.81	-	998.16	149.86

3.2 中药复方凉茶提取物体外对HIV复制的抑制活性

为了初步评价中药复方凉茶提取物抗HIV活性，首先笔者用MTT方法测定了其对HIV-1感染MT-4细胞的保护作用。HIV-1$_{IIIB}$感染MT-4细胞后，6~8天会导致MT-4细胞裂解而死亡。中药复方凉茶提取物对MT-4细胞的毒性较小，并且对HIV-1$_{IIIB}$感染MT-4细胞有一定的保护作用，能有效地减少感染后MT-4细胞死亡。中药复方凉茶提取物对HIV-1$_{IIIB}$感染MT-4细胞的保护作用的CC$_{50}$和EC$_{50}$值分别为564.79μg/mL和97.93μg/ml，TI值为5.77（图1A）。阳性对照药AZT的CC$_{50}$>200ng/mL，EC$_{50}$为4.04ng/mL（图1B）。随后通过观察病毒感染致细胞病变及ELISA方法检测HIV-1 p24抗原表达水平，分析中药复方凉茶提取物对多种不同HIV病毒株在靶细胞中复制的抑制情况。从表2可见，中药复方凉茶提取物能显著抑制HIV-1实验株的复制，其抑制HIV-1$_{IIIB}$和HIV-1$_{RF}$诱导C8166细胞形成合胞体活性的EC$_{50}$值分别为12.74μg/mL和40.45μg/ml，TI值分别为80.4和25.3。笔者还检测了中药复方凉茶提取物对3株临床病毒株HIV-1$_{KM018}$、HIV-1$_{TC-2}$的抑制活性。结果表明，中药复方凉茶提取物对HIV-1临床株在PBMC中p24表达有很好的抑制作用（表2），其抑制复制的EC$_{50}$和TI值分别为95.05μg/mL和10.45，对HIV-1TC-1的EC$_{50}$和TI值分别为116.87μg/mL和8.50，对HIV-1TC-2的EC$_{50}$和TI值分别为12.91μg/mL和76.92。同时，中药复方凉茶提取物对耐NNRTI毒株HIV-1$_{A17}$也有效好的抑制作用，其抑制HIV-1$_{A17}$在C8166中p24抗原产生的EC$_{50}$为51.51μg/mL TI值19.90。中药复方凉茶提取物对HIV-2$_{CBL-20}$和HIV-2ROD感染C8166后合胞体的形成也有一定的抑制活性，EC$_{50}$分别为61.43μg/mL和145.88μg/mL。

3.3 中药复方凉茶提取物抗HIV活性作用机制初步研究

中药复方凉茶提取物对HIV-1$_{IIIB}$慢性感染H9细胞（H9/HIV-1$_{IIIB}$）与未感染C8166细胞的融合阻断作用及对H9/HIV-1$_{IIIB}$中HIV复制的抑制实验结果显示：中药复方凉茶提取物对H9/HIV-1$_{IIIB}$与未感染C8166细胞的融合阻断作用EC$_{50}$为101.94μg/mL 阳性对照药物T-20为5.68 ng/mL（图2A）；中药复方凉茶提取物对H9/HIV-1$_{IIIB}$细胞中的HIV-1复制无抑制作用，EC$_{50}$为820.00μg/mL，而阳性对照药物IDV为1.78ng/mL（图2B）。由此可以推断，中药复方凉茶提取物对抑制HIV复制的作用阶段可能在整合基因组之前，对病毒进入细胞有一定的阻断作用。笔者检测了中药复方凉茶提取物对重组HIV-1逆转录酶体外活性的抑制作用。结果表明，中药复方凉茶提取物能显著抑制逆转录酶活性（表3），提示抑制逆转录酶可能是中药复方凉茶提取物抗HIV-1作用的主要机制。

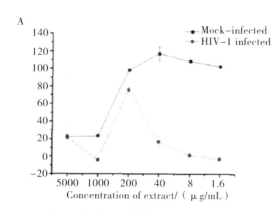 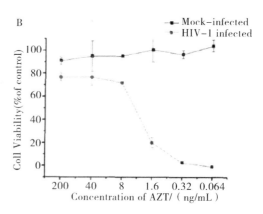

图1 中药复方凉茶提取物（A）和AZT（B）对HIV-1$_{IIIB}$感染MT-4细胞的保护实验

中药复方凉茶提取物体外抗 HIV 活性研究

表2 中药复方凉茶提取物体外对 HIV 的抑制作用

病毒	病毒株	细胞	测定方法	提取物 EC_{50}/($\mu g/mL$)	AZT EC_{50}/($\mu g/mL$)	IDV EC_{50}/($\mu g/mL$)
HIV-1 实验株	HIV-1$_{IIIB}$	C8166	Syncytia	12.74	3.30	-
	HIV-1$_{RF}$	C8166	Syncytia	40.45	-	43.25
HIV-1 临床分离株	HIV-1$_{KM018}$	PBMC	p24	95.05	69.23	-
	HIV-1$_{TC-1}$	PBMC	P24	116.87	-	0.28
	HIV-1$_{TC-2}$	PBMC	P24	12.91	11.09	-
HIV-1 耐药株	HIV-1$_{A17}$	C8166	Syncytia	51.51	-	97.87
HIV-2 实验株	HIV-2$_{CBL-20}$	C8166	Syncytia	61.43	9.22	-
	HIV-2$_{ROD}$	C8166	Syncytia	145.88	-	8.79

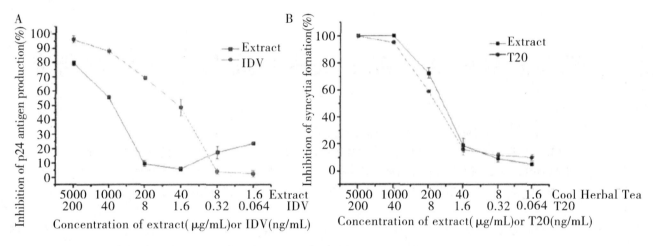

图2 中药复方凉茶提取物对 H9/HIV-1$_{IIIB}$ 与正常 C8166 细胞融合的阻断作用（A）及对 H9/HIV-1$_{IIIB}$ 细胞中病毒复制的抑制作用（B）

4 讨论

中药复方凉茶组方源于岭南地区的凉茶（火炭母、棉茵陈、木棉花）经水提醇沉后获其提取物，经过初步筛选，发现提取物对多种不同来源细胞系的毒性低，CC_{50} 值都在 500 $\mu g/mL$ 以上。在此基础上，笔者深入地研究其抗 HIV 活性特点及其作用机制，观察提取物是否对不同的 HF 病毒株均具有稳定的抑制活性。首先笔者选用人 PBMC 以及人 T 淋巴细胞系 H9、C8166 和 MT-4 为 HIV 宿主细胞，通过观察合胞体形成、感染细胞死亡、HIV-1 P24 抗原表达水平变化等作为评定病毒复制的指标，分析中药复方凉茶提取物对不同的感染方式在不同靶细胞内的 HIV 复制的抑制情况。结果表明，中药复方凉茶提取物对 HIV-1$_{IIIB}$ 感染的 MT-4 细胞有保护作用，也能显著地抑制 HIV-1 实验株 HIV-1$_{IIIB}$ 和 HIV-1$_{RF}$ 的复制。笔者还研究了提取物对从艾滋病患者体内分离的临床病毒株 HIV-1$_{KM018}$、HIV-1$_{TC-1}$ 和 HIV-1$_{TC-2}$ 的抑制作用。与 HIV 实验株不同，临床株没有经过长期体外培养，比较接近患者体内病毒的复制特性。结果显示中药复方凉茶提取物对 HIV-1 临床株也有很好的抑制作用。此外，中药复方凉茶提取物还能显著地抑制耐药株 HIV-1$_{A17}$（逆转录酶 K103N 和 Y181C 位点突变）。

表3 中药复方凉茶提取物对 HIV-1 逆转汞酚体外抑制活性

药物	浓度/($\mu g/mL$)	$D(\lambda)$ 值	抑制率/%
阴性对照	-	1.045	-
提取物	3333.33	0.062	94.11
	666.67	0.049	95.31
	133.33	0.060	94.26
	26.67	0.237	77.32
	5.33	0.402	61.53

续表

药物	浓度/(μg/mL)	D(λ)值	抑制率/%
PFA	100.00	0.121	88.42
	20.00	0.025	97.56
	4.00	0.023	97.51
	0.80	0.113	89.19
	0.16	0.123	88.23

本论文初步研究了中药复方凉茶提取物抗HIV活性作用机制。中药复方凉茶提取物对HIV-1慢性感染细胞（H9/HIV-1$_{IIIB}$）与未感染C8166细胞间融合抑制作用的EC_{50}为101.94μg/ml，说明其对抑制病毒侵入宿主细胞有一定的抑制作用。但对HIV-1$_{IIIB}$慢性感染H9细胞中的病毒复制无抑制作用（EC_{50}为820.0μg/mL），由此可以推断提取物作用于HIV-1整合至DNA之前的靶点和步骤。逆转录酶（RT）的作用是使HIV mRNA逆转录成HF前病毒DNA，然后再整合到宿主细胞染色体，这是HIV-1复制周期中的一个必需步骤。通过检测提取物对逆转录酶体外活性抑制作用发现：提取物对HIV-1 RT有抑制作用，在5.3μg/mL浓度时，其对RT酶活性的抑制率大于60%。

本实验旨在探讨中药复方凉茶其中配方之一（火炭母、棉茵陈、木棉花）的药用价值，拓展其功能，研究结果表明中药复方凉茶提取物体外具有较好的抑制HIV-1复制活性，其作用机制可能是抑制HIV-1逆转录酶活性和病毒进入细胞。中药复方凉茶提取物抑制HIV活性的确切成分和机制有待于进一步深入研究。

参考文献（略）

（出自中药材2010年第33卷9期第1433-1438页）

中药有效部位复方奇士乐体外抗HIV-1活性研究

杨柳萌[1] 王睿睿[1] 张高红[1] 张兴杰[1,3] 陈纪军[2] 郑永唐[1]

（1. 中国科学院和云南省动物模型与人类疾病机理重点实验室，中国科学院昆明动物研究所，云南昆明 650223；2. 中国科学院昆明植物研究所植物化学与西部植物资源可持续利用国家重点实验室，云南昆明 650204；3. 中国科学院研究生院，北京 100049）

摘要 目的 评价有效部位复方奇士乐（QSL）的体外抗HIV-1药效学。方法 通过合胞体抑制、HIV-1感染细胞保护、HIV-1 p24抗原测定等方法检测急性感染中QSL对HIV-1实验株、临床分离株、耐药株的抑制作用和对慢性感染细胞中病毒复制的影响；通过ELISA方法和荧光法分别检测了QSL体外抑制HIV-1逆转录酶和蛋白酶活性作用。结果 有效部位复方制剂QSL能有效地抑制HIV-1$_{IIIB}$诱导淋巴细胞病变、保护HIV-1$_{IIIB}$感染MT-4细胞死亡、阻断HIV-1$_{IIIB}$慢性感染H9细胞与C8166细胞间融合的作用。QSL对HIV-1实验株HIV-1$_{IIIB}$、临床分离株HIV-1$_{KM018}$、耐药株HIV-1$_{74V}$的病毒复制也有较好的抑制作用。QSL抑制HIV活性的作用机制可能为多靶点，主要是抑制HIV逆转录酶、蛋白酶和病毒进入细胞。结论 QSL是具有较好体外抗HIV-1活性的中药有效部位复方。

关键词 中药；有效部分；复方；奇士乐；艾滋病；HIV-1；抗HIV-1

获得性免疫缺陷综合征（AIDS），又称为艾滋病，是由人类免疫缺陷病毒（HIV）引起的一种致死传染性疾病。由FDA批准临床使用的多种抗HIV药物配伍组成的高效抗逆转录病毒疗法（HAART，即"鸡尾酒疗法"）治疗AIDS，延长了HIV感染者寿命，提高了患者生活质量，但存在治疗价格贵、毒副作用大、服药繁琐、不能清除体内病毒和易产生耐药病毒株等不足。因此需要不断地创制出新的高效、低毒、价廉的抗HIV药物和寻找抗HIV作用的新靶点。这些抗HIV药物作用靶点均为HIV逆转录酶、蛋白水解酶、整合酶、病毒进入等。我国至今没有一种具有自主知识产权的抗HIV药物获准上市，目前我国仿制生产的少数几种国外专利过期抗HIV药物仅可组成极少几套HAART疗法，而且药物毒性较大。研发具有自主知识产权、有效价廉的抗HIV药物，将对我国科技、经济和社会

基金项目：国家重点基础研究发展计划（973计划）资助项目（No 2009CB522306）；国家科技重大专项"十一五"计划（No 2009ZX09501-029，2008ZX10005-005，2009ZX09103-414）；中国科学院知识创新工程重要方向资助课题（No KSCX2-YW-R-185）

发展具有特别重要的意义。

从传统中药和天然资源中寻找新的抗HIV药物或先导化合物的研究，是国内外新药研制中非常活跃的领域，也应是我国近期创制新药的一条捷径和制高点。研究人员开展了大量中医药治疗艾滋病的基础和临床研究。临床实验表明中药在稳定和提高免疫功能、消除和缓解症状、改善生活质量方面具有较好的效果，但对于降低病毒载量的作用有限。中药具有起效慢，作用平而持久，毒副作用较小，价格便宜，适合国情，依从性好，能够长期服用等特点。目前已经筛选发现近百种中药具有抗HIV活性成分，它们作用于HIV不同的靶点[1-6]。

传统中药和药用植物来源的天然化合物具有结构多样性、毒性较低等特点，因而在防治艾滋病方面有着独特的优势和巨大的潜力。我们曾对一些传统中药的有效部位或成分进行了抗HIV活性筛选和研究，在前期研究工作基础上试图开展抗HIV有效部位复方制剂的研发。奇士乐（QSL）是由娑罗子、姜黄、灯盏花、甘草、黄芪和人参6味中药有效部位复合而成的中药有效部位复方制剂。姜辉等[7-9]曾研究发现QSL对佐剂性关节炎大鼠紊乱的免疫功能具有调节作用，对免疫性肝损伤小鼠也具有保护作用。本文对QSL体外抗HIV-1实验株、临床分离株、耐药株的活性及作用机制进行了初步研究。

1 材料与方法

1.1 药物 QSL由中国科学院昆明植物研究所植物化学与西部植物资源可持续利用国家重点实验室提供，批号为：20050406。样品溶解于DMSO中，分装于4℃避光保存。齐多夫定（AZT，3'-Azido-3'-de-oxythymidine）购自Sigma公司，恩夫韦肽（Enfuvir-tide，T-20）为Roche公司产品。化合物溶解于完全培养基中，0.22μm过滤除菌，分装后-20℃保存。

1.2 试剂 SDS（sodium dodecyl sulfate，十二烷基硫酸纳）、MTT（3,（4,5-dimethylthiazol-2-yl,噻唑蓝）-2,5-diphenyl tetrazolium bromide）、DMF（N,N'-dimethyl formamine, N, N-二甲基甲酰胺）、Triton X-100、PHA-P、牛血清白蛋白、抗IgG Fc抗体均购自Sigma公司；RPMI 1640和新生小牛血清为Gibco公司产品；抗HIV-1p24单克隆抗体和兔抗HIV-1p24多克隆抗体由本实验室制备[10]。辣根过氧化物酶（HRP）标记的羊抗兔IgG抗体购自华美生物工程公司。IL-2（白细胞介素-2）购自上海华新生物高技术有限公司。

1.3 细胞与病毒 人T淋巴细胞系H9细胞、C8166细胞、MT-4细胞和HIV-1$_{IIIB}$/H9细胞均由英国MRC, AIDS Reagent Project惠赠，以上细胞均为悬浮细胞。人外周血单个核细胞（peripheral blood mononuclear cells, PBMC）自健康献血员浓缩白细胞中分离。细胞按常规方法进行复苏和传代，使所用细胞处于对数生长期。HIV-1实验株HIV-1$_{IIIB}$和HIV-1耐药株HIV-1$_{74v}$（抗ddI和ddC株）由英国MRC, AIDS Reagent Project惠赠。HIV-1临床分离株HIV-1$_{km018}$由本实验室自云南省昆明市HIV/AIDS患者体内分离培养[11]。HIV-1病毒培养和滴定按常规方法进行。病毒小量分装于冻存管，-70℃保存。本研究所有涉及HIV操作的实验按照国际和国家有关生物安全操作规程进行。

2 方法

2.1 细胞毒性

2.1.1 药物对人T淋巴细胞系和H9/HIV-1$_{IIIB}$慢性感染细胞的细胞毒性 按文献MTT法检测药物对细胞的毒性[12]。将4×10^5个细胞悬液接种到含有5倍稀释化合物的96孔细胞培养板上，每个稀释度3个重复孔，同时设置不含药物的对照和阳性药物对照。培养3d后，用MTT法以ELx800酶标仪测定OD$_{595/630\,nm}$值，计算CC$_{50}$值（50% cytotoxic concentration），即对50%的细胞产生毒性时的化合物浓度。

2.1.2 药物对PBMC的细胞毒性 将5.5×10^6个PHA-P刺激转化的PBMC接种到含有5倍稀释药物的96孔细胞培养板上培养，d4每孔补加100μl含有IL-2的新鲜完全细胞培养基，继续培养3d后用MTT法测定细胞活性[12]，计算CC$_{50}$值。

2.2 体外抗HIV-1活性

2.2.1 药物对实验株HIV-1$_{IIIB}$致细胞病变（CPE）的抑制实验 将$8 \times 10^8 \cdot L^{-1}$ C8166细胞50μl/孔接种到含有100μl/孔倍比稀释药物的96孔细胞培养板上，然后加入50μl的HIV-1$_{IIIB}$稀释上清，1300 TCID$_{50}$/孔。设3个重复孔。同时设置不含药物的正常细胞对照和AZT阳性药物对照。37℃，5%CO$_2$培养3 d，倒置显微镜下（100×）计数合胞体的形成，计算抑制率和EC$_{50}$。CPE抑制率/% =（1－实验孔合胞体数/对照孔合胞体数）×100%。EC$_{50}$（50% effective concentration）为抑制合胞体形成50%时的药物浓度[13]。

2.2.2 药物对实验株HIV-1$_{IIIB}$急性感染C8166细胞中病毒复制的抑制实验 将$8 \times 10^8 \cdot L^{-1}$ C8166细胞50μl/孔接种到含有100μl/孔倍比稀释药物的96孔板上，然后加入50μl的HIV-1稀释上清，1 300 TCID$_{50}$/孔，设置3个重复孔。同时设置不含药物的对照孔和AZT阳性药物对照。培养3d后离心收集培养上清，TritonX-100灭活。p24抗原ELISA方法检测药物对HIV-1复制的抑制作用[14]，计算抗原表达抑制率和EC$_{50}$。HIV-1 p24抗原表达的抑制率/% =（1－实验孔OD值/对照孔OD值）×100%

2.2.3 药物对实验株HIV-1$_{IIIB}$感染MT-4细胞死亡的保护实验 HIV-1$_{IIIB}$的感染复数（MOI）为0.3。37℃，5%CO$_2$培养，6 d后用MTT法测定MT-4细胞的存活率。用ELx800酶标仪测定A$_{595/630nm}$值。计算药物对细胞生长的抑制率、对HIV-1$_{IIIB}$感染细胞的保护率和治疗指数（therapeutic index, TI)[15]。药物对 HIV-1 感染细胞的保护率/% = (实验孔 OD 值 - HIV 感染细胞对照孔 OD 值) / (正常细胞对照孔 OD 值 - HIV 感染细胞对照孔 OD 值) × 100%。TI = CC_{50}/EC_{50}。

2.2.4 药物对慢性感染 $H9/HIV-1_{IIIB}$ 细胞中 HIV-1 复制的抑制实验 按文献所述方法进行[15]。将待测药物在96孔微量培养板上用完全培养基进行倍比稀释,每个稀释度设3孔,每孔 100μl。同时设置不含药物的对照孔和 AZT 阳性对照药物。每孔滴加 $4 × 10^8 · L^{-1}$ 慢性感染细胞 HIV-1_{IIIB}/H9 细胞 100μl。培养 4 d 后离心收集上清并 Triton X - 100 灭活。ELISA 方法测定 HIV-1 p24 抗原水平。

2.2.5 药物对临床分离株 HIV-1_{km018} 急性感染 PBMC 中病毒复制的抑制实验 按文献所述方法进行[11]。HIV-1_{km018} 感染复数为 0.07。培养 d 4 每孔补加 100μl 含 IL-2 新鲜完全细胞培养基,d7 离心收集上清,TritonX - 100 裂解灭活。ELISA 方法测定 HIV-1 p24 抗原水平。计算出药物对 HIV-1_{km018} 在 PBMC 中复制表达 p24 抗原的抑制率和 EC_{50},即抑制 50% HIV-1 p24 抗原表达的药物浓度。

2.2.6 药物对 HIV-1 耐药株 HIV-1_{74v} 在 C8166 细胞中复制的抑制实验 用 HIV-1 耐药株 HIV-1_{74v} 贮存液感染 C8166 细胞(MOI = 0.16)。离心洗涤去除游离 HIV 病毒后,以完全培养基调细胞浓度至 $3 × 10^8 · L^{-1}$。在 96 孔细胞培养板上,将 100μl HIV-1_{74v} 感染细胞悬液($3 × 10^4$ 个)与 100μl 不同稀释浓度的药物混合。培养 4 d 后收集上清,Triton X - 100 裂解病毒,ELISA 方法测定 HIV-1 p24 抗原水平。计算出药物对 HIV-1_{74v} 在 C8166 细胞中复制表达 p24 抗原的抑制率和 EC_{50},即抑制 50% HIV-1 p24 抗原表达的药物浓度[11]。

2.2.7 药物对 HIV-1 慢性感染细胞与正常细胞间融合的阻断实验 在 96 孔细胞培养板上,将待测药物倍比稀释,每孔 100μl。同时设置不含药物的阳性对照孔和 T20 阳性药物对照。每孔滴加 50 μl $6 × 10^8 · L^{-1}$ C8166 细胞和 50 μl $2 × 10^8 · L^{-1}$ 的 HIV-1 慢性感染 $H9/HIV-1_{IIIB}$ 细胞。37℃,5% CO_2 培养 24 h,在显微镜下计数合胞体数并计算 EC_{50}[14]。

2.3 药物对 HIV-1 酶的体外抑制活性

2.3.1 药物对 HIV-1 重组逆转录酶活性的抑制实验 Reverse Transcriptase Assay, non - radioactive 试剂盒购自 Roche 公司。每孔加入 HIV-1 RT、稀释药物和反应混合液各 20 μl,混匀后 37℃ 反应 2 h。设置不含化合物的阳性对照孔及空白对照孔,阳性对照化合物为 PFA。洗液洗涤后每孔加入偶联抗 - 地高辛 - 过氧化物酶 (anti - DIG - POD) 200μl, 37℃ 反应 1 h。洗涤后每孔加 200μl ABTS 底物反应液,37℃ 室温反应,ELx800 酶标仪测定 $A_{405/490nm}$ 值[15]。

2.3.2 药物对 HIV-1 蛋白酶活性的抑制实验 利用荧光共振能量传递 (fluorescence resonance energy transfer, FRET) 原理,在合成的蛋白酶底物两端分别偶联荧光发光基团和淬灭基团,通过检测底物被切割后产生荧光的强度来检测蛋白酶切割反应的情况[16]。实验使用 Enzolyte^{TM} HIV-1 蛋白酶试剂盒 (ANASPEC): 在 96 孔板上,每孔分别加入蛋白酶溶液、待测药物及对照药物,充分混匀,30℃ 温育 15 min。然后加入底物工作液,混匀 30s。在荧光酶标仪上读取荧光值,0、30、60、45、90 min 各读取 1 次,计算抑制率 (%) [17]。

3 结果

3.1 QSL 的细胞毒性作用
MTT 方法测定 QSL 对 C8166、MT - 4、HIV-1_{IIIB}/H9 等 4 种细胞的体外毒性作用。结果表明,QSL 对 C8166、MT - 4、PBMC 和 HIV-1_{IIIB}/H9 的体外细胞毒性作用 CC_{50} 分别为 165.96、105.87、122.10 和 92.66 mg · L^{-1} (Fig 1)。

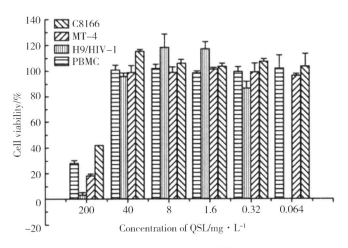

Fig 1 Cytotoxicities of QSL

3.2 QSL 的体外抗 HIV-1 活性研究

3.2.1 QSL 抗 HIV-1 实验株 HIV-1_{IIIB} 的活性作用 QSL 对 HIV-1_{IIIB} 诱导 C8166 细胞形成合胞体有较好的抑制作用,其 EC_{50} 为 3.55 mg · L^{-1},TI 值为 44.65 (Fig 2A); QSL 对 HIV-1_{IIIB} 急性感染 C8166 细胞抑制 HIV-1 p24 抗原表达水平的 EC_{50} 为 80.32 mg · L^{-1},TI 值为 2.07 (Fig 2B); QSL 对正常 MT - 4 细胞的毒性作用的 CC_{50} 为 103.07 mg · L^{-1},对感染细胞的保护率的 EC_{50} 为 18.77 mg · L^{-1},TI 值为 5.49,可见 QSL 对体外感染 MT - 4 有一定的保护作用 (Fig 2C)。QSL 对 HIV-1_{IIIB} 慢性感染 H9 细胞 p24 抗原表达的抑制作用 EC_{50} 大于 200 mg · L^{-1} (Fig 2D),表明 QSL 作用于病毒复制周期的早期。

阳性对照药物 AZT 抑制 HIV-1_{IIIB} 诱导 C8166 细胞形成合胞体和 HIV-1_{IIIB} 急性感染 C8166 细胞抑制 HIV-1 p24 抗原表达水平的 EC_{50} 则分别为 0.0034 mg · L^{-1} 和 0.041 mg · L^{-1},TI 值分别为 363 617 和 29 324; AZT 对 HIV-1_{IIIB} 感染 MT - 4 细胞保护率的 EC_{50} 为 0.0005 mg · L^{-1},TI 值大于 2 000; AZT 对 HIV-1_{IIIB} 慢性感染 H9 细胞 p24 抗原表达的抑制作用的 EC_{50} > 200 mg · L^{-1}。

3.2.2 QSL 抗 HIV-1 临床分离株 HIV-1$_{km018}$ 的活性作用

QSL 对临床分离株 HIV-1$_{KM018}$ 急性感染 C8166 细胞 p24 抗原表达抑制作用的 EC$_{50}$ 为 7.21 mg·L^{-1}，TI 值为 10.24。阳性对照药物 AZT 的 EC$_{50}$ 则为 0.072 mg·L^{-1}，TI 值为 7 203。QSL 对 HIV-1 临床分离株感染细胞的复制有较好的抑制作用（Fig 3）。

3.2.3 QSL 对耐药株 HIV-1$_{74V}$ 急性感染 C8166 细胞中病毒复制的抑制作用

QSL 对耐药株 HIV-1$_{74V}$ 感染 C8166 细胞的 p24 抗原表达抑制作用的 EC$_{50}$ 为 70.50 mg·L^{-1}，TI 值为 2.35（Fig 4），表明 QSL 对 HIV-1 耐药株感染细胞的病毒复制仍有一定抑制作用。阳性对照药物的 EC$_{50}$ 为 1.16 mg·L^{-1}，敏感性降低了 24.4 倍。

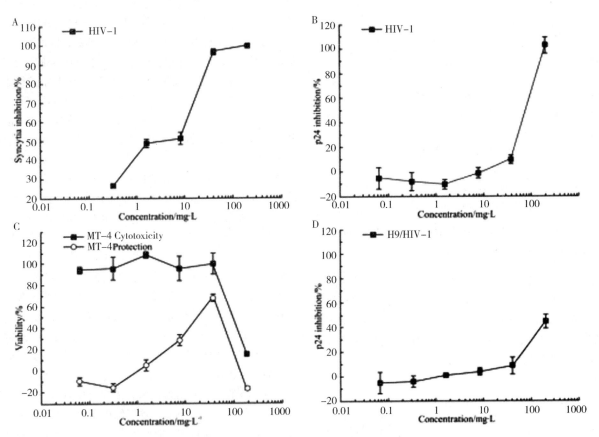

Fig 2 Anti-HIV-1$_{IIIB}$ activities of QSL in vitro

A. Inhibition of HIV-1 induced syncytium formation; B. Inhibition of HIV-1 p24 antigen in acute infection; C. Protection of HIV-1 induced MT-4 cells lytic effects; D. Inhibition of HIV-1 p24 antigen in chronically infected H9 cells.

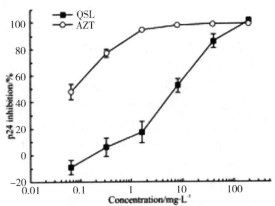

Fig 3 Inhibition of QSL on the clinical strain HIV-1$_{KM018}$ replication in PBMCs

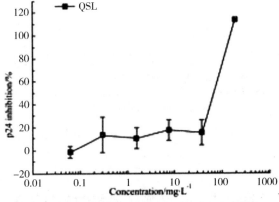

Fig 4 Inhibition of QSL on the drug resistant strain HIV-1$_{74V}$ replication in C8166 cells

3.3 QSL 抗 HIV-1 作用机制研究

3.3.1 QSL 对 HIV-1 慢性感染细胞与正常细胞间融合的阻断作用 QSL 阻断 HIV-1 慢性感染细胞与正常 T 淋巴细胞 C8166 融合的 EC_{50} 为 14.86 mg·L^{-1},表明 QSL 对病毒进入细胞有较好的阻断作用;阳性对照药物 T-20 的 EC_{50} 为 0.045 mg·L^{-1}(Fig 5)。

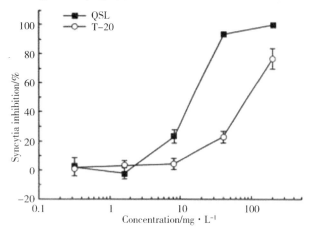

Fig 5　Inhibition of QSL on fusion between normal c8166 cells and HIV-1 chronically infected H9 cells

Fig5　Inhibition of QSL on fusion between normal c8166 cell and HIV-1$_{IIIB}$ chronically infected H9 cells

3.3.2 QSL 对重组 HIV-1 逆转录酶和蛋白酶的抑制作用 QSL 对重组 HIV-1 逆转录酶抑制作用的 EC_{50} 为 171.13 mg·L^{-1}(Fig 6)。QSL 在 200 mg·L^{-1} 时对重组 HIV-1 蛋白酶活性的抑制率为 (68.25 ± 8.42)%,表明 QSL 在高浓度下对 HIV-1 逆转录酶和蛋白酶有一定的抑制作用。

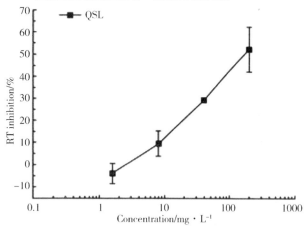

Fig 6　Inhibition of QSL on recombinant HIV-1 reverse transcriptase activity

Fig 6　Inhibition of QSL on recombinant HIV-1 reverse transcriptase activity

4 讨论

中药在稳定和提高免疫功能、消除和缓解症状改善生活质量方面具有较好的效果,而且具有作用平和持久,毒副作用较小,价格便宜,依从性好,能够长期服用等特点。传统中药和药用植物在防治艾滋病方面有着独特的优势和潜力。传统中药和药用植物来源的天然化合物具有结构多样性,筛选发现许多中药和天然生物资源的植物、动物、真菌和微生物等含有抗 HIV 活性组分或化合物,它们作用于 HIV 不同的靶点,在细胞水平也显示出抗 HIV 活性[1,6]。我国在上世纪 80 年代中期即开展了中药治疗艾滋病的研究和临床实践应用。至今有复方 SH、艾宁颗粒、复方三黄散、克艾特、爱可扶正片、乾坤宁、喘可治、艾可清等 10 多种中药复方获得国家食品药品监督管理局(SFDA)临床研究批件,其中有多个中药完成了临床研究,取得了一定的效果。但仅有唐草片获得新药证书用于艾滋病的临床治疗。

我们曾对一些传统中药的有效部位或成分进行了抗 HIV 活性筛选和研究[6],其中前人和我们均有研究报道婆罗子、姜黄、灯盏花、甘草、黄芪中有抗 HIV 化合物[11,13]。我们试图开展抗 HIV 有效部位复方制剂的研发,首先我们对婆罗子、姜黄、灯盏花、甘草、黄芪和人参的有效部位进行了体外抗 HIV-1 活性筛选,发现这 6 味中药的有效部位均有不同程度的体外抗 HIV-1 活性,婆罗子、姜黄、灯盏花、甘草、黄芪和人参也有一定的抗 HIV-1$_{IIIB}$ 活性(EC_{50} 分别为 51.54、5.36、15.38、62.05、31.77 和 189.35 mg·L^{-1}),作用靶点分别为 HIV-1 蛋白酶、整合酶、逆转录酶、病毒进入等。甘草、黄芪和人参还有免疫调节作用。我们将婆罗子、姜黄、灯盏花、甘草、黄芪和人参等 6 味中药有效部位配伍成有效部位复方制剂 QSL。

本文研究了 QSL 体外对 HIV-1 实验株、临床分离株、耐药株的抑制活性,同时也对其作用机制进行了初步研究。结果显示,QSL 能有效抑制 HIV-1$_{IIIB}$ 诱导淋巴细胞病变,其抑制合胞体形成的 EC_{50} 为 3.55,治疗指数为 46.8。与这 6 味中药中的任一味的单独有效部位相比较,QSL 的细胞毒性有所降低、抗 HIV-1$_{IIIB}$ 活性提高,TI 值提高了 9~40 倍左右,表明这些有效部位联合配伍有协同或叠加作用。有效部位复方制剂应该可达到增效减毒的目的,是研发抗 HIV 中药的一条可行途径。QSL 还能保护 HIV-1$_{IIIB}$ 感染 MT-4 细胞的死亡作用,对 HIV-1 实验株 HIV-1$_{IIIB}$、临床分离株 HIV-1$_{km018}$、耐药株 HIV-1$_{74v}$ 的病毒复制也有较好的抑制作用。初步机制研究显示,QSL 能阻断 HIV-1$_{IIIB}$ 慢性感染 H9 细胞与 C8166 细胞间融合的作用,在高浓度下能体外抑制 HIV-1 重组逆转录酶和蛋白酶活性。结果表明:QSL 对 HIV-1 实验株、临床分离株、耐药株均有一定作用,作用机制为多靶点,可能主要是抑制 HIV 逆转录酶、蛋白酶和病毒进入细胞,是具有较好体外抗 HIV-1 活性的中药有效部位复方制剂。

参考文献(略)

(出自中国药理通报 2011 年第 27 卷 4 期第 566-571 页)

抗艾滋病中成药唐草片抗氧化性的研究

殷建华 吴 剑 杨克宗 杨莉娅* 邵宝平

(上海百岁行药业有限公司,上海201700)

摘要 目的:研究唐草片对羟自由基的清除作用。方法:采用分光光度法考察唐草片对Fenton反应产生的羟基自由基的清除作用,并采用维生素C作为阳性对照。利用大孔树脂对其中的抗氧化成分进行初步分离。结果:唐草片具有较好的羟自由基清除作用,且呈剂量依赖性,发现其中所含的总黄酮类成分作用较强。结论:唐草片具有一定的抗氧化性。

关键词 中成药;唐草片;艾滋病;抗氧化;羟自由基

艾滋病是由HIV引起的免疫缺陷病,是当前人类生命健康面临的最大的危险之一。虽有高效抗病毒疗法,即HAART疗法运用于临床,但仍存在耐药性、副作用等种种不足。近年来,中医药以辨证施治为精髓,在治疗艾滋病方面,逐渐体现出自身的一些优势:阶段性地增强和稳定机体的免疫能力,抑制或杀灭病毒,治疗某些机会性感染,改善患者的症状体征,提高患者的生活质量,延长寿命等[1]。

中成药"唐草片"是首个获得国家食品药品监督管理局正式批准用于治疗艾滋病的中成药,具有清热解毒,活血益气的功能,临床结果显示唐草片有显著提高CD_4^+T细胞计数的作用,同时改善艾滋病患者的临床症状,使患者体重增加,显示出提高免疫功能,抑制艾滋病病毒复制等作用。本文拟通过唐草片抗氧化性的研究,来佐证唐草片改善艾滋病患者的临床症状、提高免疫、抑制病毒的物质基础和作用机理。

1 试剂与仪器

Lambda 25紫外可见分光光度仪(PE);HHS电热恒温水浴锅(上海博讯实业有限公司医疗设备厂);XW-80A旋涡混合器(上海精科实业有限公司)。

硫酸亚铁,过氧化氢(30%),邻二氮菲,磷酸二氢钾,氯化铝,维生素C,均为分析纯;D101大孔树脂(上海树脂厂);芦丁对照品(中国药品生物制品检定所);唐草片(上海百岁行药业有限公司)。

2 方法

2.1 总黄酮含量的测定[3]

2.1.1 标准溶液制备及标准曲线测定 准确称取干燥至恒重的芦丁对照品0.1g,用体积分数为50%的乙醇溶解,定容到100mL容量瓶中,得到质量浓度为$1mg \cdot mL^{-1}$的芦丁对照品溶液,取此溶液各0、0.10、0.15、0.20、0.25、0.30mL置10mL容量瓶中,加水至5mL,加1%氯化铝至刻度线,摇匀,静置10min后420nm下测吸光度。

2.1.2 样品含量的测定 准确称取待测样品适量,以10%乙醇溶解并定容至100mL。精密量取待测溶液1mL,按2.1.1中方法测定,计算待测样品中总黄酮的含量。

2.2 清除羟自由基水平的测定[4]

本实验基于Fenton反应设计。

羟自由基产生:$H_2O_2 + Fe^{2+} = OH \cdot + OH^- + Fe^{3+}$,$Fe^{2+}$与邻二氮菲生成红色络合物。加入抗氧化剂后,减弱了$OH \cdot$对$Fe^{2+}$/邻二氮菲的氧化作用,引起吸光度升高,计算吸光度变化值△A,据此判断样品的抗氧化性。

2.2.1 清除率测定方法与计算 测定方法:取$7.5mmol \cdot L^{-1}$邻二氮菲溶液1mL于25mL比色管中,依次加入$0.2mmol \cdot mL^{-1}$的磷酸盐(pH=7.4)缓冲溶液5mL和蒸馏水10mL,充分混匀后,加$7.5mmol \cdot L^{-1}$硫酸亚铁溶液1mL,混匀,加一定量的H_2O_2(此为损耗管),以水定容,混匀。37℃下水浴60min,于510nm处测吸光度(A_b)。

同上,将H_2O_2以蒸馏水代替,测吸光度(此为空白管)(A_0)。取样品适量,精密称量,以10%乙醇溶解并定容;精密量取样品溶液适量,按同样方法510nm下(此为样品管)测吸光度(A_s)。

对羟自由基清除率的计算公式:

$$S = (A_s - A_b) / (A_0 - A_b) \times 100\%$$

2.2.2 维生素C的抗氧化性 取25mL比色管若干,在样品管中分别加入不同体积的维生素C溶液。再向损耗管与样品管中加入一定量的H_2O_2,用水定容至25mL摇匀后,按2.2.1节中所述方法测定并计算清除率。

2.2.3 不同浓度的唐草片溶液对清除率的影响 取25mL比色管若干,在样品管中分别加入不同体积的样品溶液。再向损耗管与样品管中加入一定量的H_2O_2,用水定容至25mL摇匀后,按2.2.1节中所述方法测定并计算清除率。

2.2.4 不同批次的唐草片抗氧化性 取25mL比色管若干,

在样品管中分别加入不同批次唐草片的样品溶液。再向损耗管与样品管中加入一定量的 H_2O_2，用水定容至 25ml 摇匀后，按 2.2.1 节中所述方法测定并计算清除率。

2.2.5 唐草片不同部位抗氧化性　精密称取唐草片浸膏粉 10g，加水适量，超声 30min，离心，取上清液上大孔树脂柱。分别以水、10%乙醇、30%乙醇、50%乙醇、70%依次洗脱。收集洗脱液，浓缩干燥。按 2.2.1 中所述方法测定并计算清除率，并按 2.1.2 中所述方法测定总黄酮的含量。

3 结果与讨论

3.1 不同浓度的抗氧化剂的清除率

见图 1。

由图 1 可知，随着唐草片和维生素 C 浓度的增加，其对羟基自由基的清除作用越强，且 $0.2\sim0.25\text{g}\cdot\text{L}^{-1}$ 的唐草片其清除作用相当于 $0.1\text{g}\cdot\text{L}^{-1}$ 的维生素 C，表明唐草片有较强的清除羟自由基的能力。

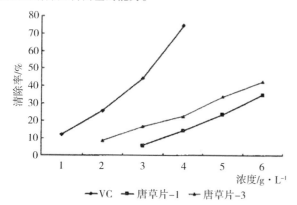

图 1 不同浓度的抗氧化剂对清除率的影响

3.2 不同批次唐草片对羟自由基的清除作用

$0.2\text{g}\cdot\text{L}^{-1}$ 浓度下，测定 071102、071103、071104、080501、080502、090601、090602 批唐草片的对羟自由基的清除率，结果见表 1。

表 1 不同批次唐草片对羟自由基的清除率/%

批号	OH·清除率
071102	21.5
071103	21.8
071104	19.5
080501	19.5
080502	19.8
090601	23.8
090602	23.0

从表 1 中可以看出，在 $0.2\text{g}\cdot\text{L}^{-1}$ 浓度下，各批次唐草片均表现出对羟自由基的清除作用。各批次清除率 RSD = 8.1%，表明不同时间生产的唐草片抗氧化作用较为稳定。

3.3 唐草片不同洗脱部位对羟自由基的清除作用

结果见表 2。

表 2 唐草片不同洗脱部位对羟自由基的清除率

不同洗脱部位	总黄酮含量/%	样品浓度/$\text{g}\cdot\text{L}^{-1}$	OH·清除率/%
水	1.92	0.2	7.3
10%乙醇	4.78	0.2	18.8
30%乙醇	8.70	0.08	19.5
50%乙醇	13.1	0.08	45.2
70%乙醇	13.1	0.08	23.1

从表 2 中可以看出，不同部位总黄酮含量不尽相同，其中 50%、70%乙醇洗脱部位含量较高。随着黄酮含量的增加，对羟基自由基的清除作用也很快增强。可以认为，唐草片中所含的黄酮类是其发挥抗氧化作用的重要成分。

3.4 讨论

有研究表明，HIV 感染者和艾滋病人体内普遍存在氧化应激，血清中谷胱甘肽、维生素 C、维生素 E、β胡萝卜素等抗氧化物水平下降，丙二醛等过氧化产物水平上升[5-6]。氧化应激可激活核转录因子 NF-kB，从而加剧了 HIV 病毒的复制水平[7-8]，损伤免疫系统，推进了病情的进展。考虑到活性氧导致的氧化应激与艾滋病之间的关联，已经有了多个抗氧化剂用于艾滋病治疗的临床研究。

羟自由基是重要的活性氧之一，可与构成细胞的组分进行反应，且反应速度极高，是造成人体脂质过氧化的元凶。本文通过羟自由基清除实验考察了唐草片抗氧化作用，结果表明，唐草片对羟自由基具有相当强的清除作用，且清除作用较为稳定。唐草片含有丰富的黄酮类以及其他未知结构类型的活性成分，具有抗氧化、清除自由基的作用，唐草片能抑制病毒复制、恢复肌体功能、修复损伤细胞、改善患者症状、防御患者的机会性感染等初步确定与其抗氧化作用紧密相关。

鉴于其他类别的活性氧对 HIV 及 HIV 感染者的作用，在随后的工作我们继续考察唐草片对脂质过氧化及 O_2^- 等作用。

参考文献（略）

（出自中国现代中药 2009 年第 11 卷 12 期第 38-61 页）

喘可治抑制灭活 HIV-1 颗粒诱导入 CD_4^+ T 细胞凋亡机制研究

黄秀艳[1] 曾耀英[1] 许铮弟[2]

(1 暨南大学组织移植与免疫实验中心 广州 510632；2 广州万正药业有限公司 广州 510663)

摘要 **目的** 通过深入研究 HIVp 对 CD_4^+ T 细胞凋亡的影响，以探讨 HIV 病中 CD_4^+ T 细胞丢失的可能机制以及喘可治(CKZ)对 CD_4^+ T 细胞凋亡的调控作用。**方法** AT-2 灭活 HIV-1ⅢB 型病毒颗粒，ELISA 法检测 p24 抗原的含量；然后将 HIVp 加入到 PBMCs 中，使 p24 抗原终浓度为 $1\ ng\cdot mL^{-1}$；在相应的组中加入喘可治，使其终浓度为 $40\mu L\cdot mL^{-1}$ (v/v)。48 h 后，运用荧光标记的 An-nexin V 染色技术结合流式细胞术评价 CD_4^+ T 细胞的凋亡率；运用免疫荧光抗体染色技术结合流式细胞术检测 CD_4^+ T 细胞 CD_{95}^+ 和 DR5 的表达；运用胞内免疫荧光抗体染色技术和分子探针染色技术结合流式细胞术检测 CD_4^+ T 细胞 Apo2.7 和线粒体内膜膜电势($\triangle\Psi m$)的水平。**结果** 与对照组相比，HIVp 可以引起明显的 CD_4^+ T 细胞凋亡($p<0.01$)，而喘可治能够有效抑制 HIVp 引发的 CD_4^+ T 细胞凋亡($p<0.01$)。**结论** HIVp 通过外源性凋亡途径和内源性凋亡途径删除 CD_4^+ T 细胞，从而导致免疫缺陷；喘可治能够保护 CD_4^+ T 细胞而有望开发成为艾滋病治疗的辅助药物。

关键词 喘可治；HIV-1 颗粒；凋亡

艾滋病 (acquired immunodeficiency syndromes, AIDS) 又称为获得性免疫缺陷综合征，是由人类免疫缺陷病毒 (human immunodeficiency virus, HIV) 感染引起的。HIV 病是指从 HIV 感染到 AIDS 发病的整个病程。世界卫生组织 2007 年 11 月公布的资料显示，AIDS 的流行形势十分严峻，AIDS 的预防和治疗不仅成为重大的科学挑战，而且发展为严厉的社会问题。

普遍性免疫过度活化、HIV-1 复制、CD_4^+ T 细胞丢失和免疫缺陷是 HIV 病的主要病理特征，它们关系密切，互为因果。其中，关于 CD_4^+ T 细胞丢失的机制，存在两个主流性学说：第一个学说是 CD_4^+ T 细胞丢失的"直接论"，即 HIV-1 的细胞致病性 (cytopathogenicity)，包括 HIV-1 介导细胞融合而导致的细胞凋亡和 HIV-1 蛋白诱导的细胞凋亡；第二个学说是 CD_4^+ T 细胞丢失的"间接论"，即 HIV-1 的免疫致病性 (immunopathogenicity)，包括活化诱导的细胞凋亡和"旁观者效应"导致的细胞凋亡。尽管人们已经对 CD_4^+ T 细胞丢失的细胞学机制作了大量的研究，但是其分子机制还不是很清楚。我们试图以灭活 HIV-1ⅢB 颗粒体外诱导入外周血单个核细胞 (PBMCs) 来源的 CD_4^+ T 细胞凋亡为模型，探讨其分子机制。

目前，高效抗逆转录病毒治疗 (Highly active anti-retroviral therapy, HAART) 已经在相当大程度上降低了 HIV 病的发病率和病死率，它是以病毒基因组编码的逆转录酶和蛋白酶等为靶分子的药物的联合使用；遗憾的是，越来越多长期接受 HAART 治疗的患者出现了明显的副作用，这些副作用包括线粒体毒性、脂肪代谢障碍、神经损伤、糖尿病、骨质疏松等，长期用药过程中 HIV 很快产生了抗药性，甚至出现对多种药物的抵抗性，多药物抵抗的 HIV 株的播散成为新发感染患者治疗上的一个大问题，因为新发感染患者是艾滋病流行的重要驱动者。我们发现以巴戟天和淫羊藿提取物为组合的喘可治联合 HAART 的艾滋病治疗临床实验表明，喘可治能够有效降低 HAART 的毒副作用和增加患者外周血 CD_4^+ T 细胞绝对数量(数据待发表)，因此很有可能发展成为艾滋病治疗的辅助用药。但是其作用机理尚待研究。运用 HIVp 体外诱导 CD_4^+ T 细胞凋亡模型，探讨喘可治对凋亡的影响。

材料和方法

一、实验材料

1. 成年人外周血的来源和采集：成年人肝素抗凝静脉血取自健康自愿者（年龄在 25~30 岁，8 例）。

2. 细胞系：H9/HIV-1ⅢB 细胞系由南方医科大学免疫教研室惠赠；C8166 细胞系由中国科学院昆明动物研究所分子免疫室惠赠。

3. 主要试剂和仪器：喘可治注射液由广州健心药业有限公司（现更名为广州万正药业有限公司）惠赠（生产批号：20080902）；CD_3^+-FITC（生产批号：555339）、CD_4^+-APC（生产批号：555349）、CD_{95}^+-PE（生产批号：555674）和 Annexin V-FITC（生产批号：556570）为美国 BD 公司产品，DR5-PE（生产批号：12-9908）为美国 eBioscience 公司产品，Apo2.7-PE（生产批号：IM2088）为法国 Immunotech 公司产品；L-glutamine（生产批号：

G3126)、β-二琉基乙醇（β-2ME，生产批号：M6250）、AT-2（生产批号：143049）为美国 Sigma 公司产品；Di-OC$_6$(3)（生产批号：D273）为美国 Molecular Probes 公司产品；RPMI 1640 培养液（生产批号：11875-119）和胎牛血清（FCS，生产批号：16000044）为美国 GIBC0 公司产品。FACSCalibur 型流式细胞仪购自美国 BD 公司。

二、实验方法

1. AT-2 灭活 HIVp 的制备：（1）H9/HIV-1IIIB 细胞系和 C8166 细胞系的培养；（2）HIV-1 III B 病毒液的制备和灭活。

2. HIVp 诱导 CD_4^+ T 细胞凋亡：（1）PBMCs 的分离：Ficoll 密度梯度离心法分离 PBMCs。分离后，用 RPMI 1640 完全培养基（含 10%（v/v）FCS，2 mM L-glutamine，100 U·mL^{-1} Penicillin，100 μg·mL^{-1} Streptomycin 和 50μMβ-2ME）重悬，计数，调整细胞密度为 3×10^9/L。（2）实验分组：将调整好浓度的细胞悬液接种于 96 孔培养板，分别设置对照组（Control），HIVp 组（p24 抗原终浓度为 1 ng·mL^{-1}）和 HIVp+喘可治（CKZ）组（40μL^{-1}），每组设置 3 个复孔，定容每孔 200μL。置于 37℃、5% CO$_2$ 条件下培养。（3）CD_4^+ T 细胞 Annexin V 结合率的检测：48 h 后，收集培养细胞于流式管中，PBS 离心（25℃，5 min）洗涤 2 次，弃上清，重悬于 80 μL 的 Binding Buffer 中，加入 Annexin V-FITC 和 CD_4^+-APC 各 10 μL，混匀，避光染色 25 min；然后加入 320μL Binding Buffer，并加入 5μL PI，混匀，5 min 后，上机检测。（4）CD_4^+ T 细胞 CD_{95} 和 DR5 表达水平的检测：48 h 后，收集培养细胞于流式管中，洗涤后重悬于 50 μL 的 PBS 中，进行三色免疫荧光抗体标记，加入 CD_3^+-FITC，CD_4^+-APC 和 CD_{95}-PE 或者 DR5-PE 单克隆抗体各 1μg，混匀，避光染色 25 min，PBS 离心洗涤 1 次，弃上清，重悬于 300 μL 的 PBS 中，上机检测。（5）CD_4^+ T 细胞 Apo2.7 表达水平的检测：48 h 后，收集培养细胞于流式管中，洗涤后重悬于 50μL 的 PBS 中，进行表面分子标记，加入 CD_3^+-PerCP 和 CD_4^+-APC 单克隆抗体各 1μg，混匀，4℃避光染色 25 min，PBS 离心洗涤 1 次，弃上清；边振荡边加入 300 μL 4% 多聚甲醛，4℃避光固定 20 min，PBS 离心洗涤 2 次，弃上清；加入 1 mL 通透液重悬细胞，4℃孵育 20 min；2 mL 通透液离心洗涤 1 次，弃上清；50μL 通透液重悬，加入 20 μL Apo2.7-PE，混匀，室温避光作用 30 min；2 mL 通透液离心洗涤 1 次，弃上清，重悬于 300 μL PBSF 中，上机检测。（6）CD_4^+ T 细胞线粒体膜电势的检测：48 h 后，收集培养细胞于流式管中，洗涤后重悬于 50μL 的 PBS 中，加入 CD_3^+-PerCP 和 CD_4^+-APC 单克隆抗体各 1μg，混匀，4℃避光染色 25 min，PBS 离心洗涤 1 次，弃上清；475μL PBS 重悬细胞，加入 25 μL DiOC$_6$(3) 工作液，混匀，使 Di-OC$_6$(3) 的终浓度为 20 nM，37℃水浴避光轻柔振荡 15 min，上机检测。（7）流式细胞术采集数据：全部数据经 FACSCalihur 型流式细胞仪和 CELLQuest 软件获取。每管样品检测 CD_4^+ T 细胞 10 000 个，获得的数据用 CELLQuest 软件分析。

三、统计学处理

获得的结果用均数±标准差（$\bar{x} \pm s$）表示，n 为样本量。统计作图软件用 Microsoft Excel。统计方法用 one-way t test，以 $p < 0.05$ 为差异有统计学意义。

结 果

1. AT-2 灭活 HIV-1 IIIB 病毒液中 p24 抗原含量：制备的 AT-2 灭活 HIV-1IIIB 病毒液稀释 500 倍后，用 ELISA 法检测其 p24 抗原量为 160 pg·mL^{-1}，那么病毒原液中 p24 抗原量为 80 ng·mL^{-1}。

2. 喘可治抑制 HIVp 引发的 CD_4^+ T 细胞凋亡：细胞在凋亡开始时，原先位于细胞膜内层表面的一种称为磷脂酰丝氨酸（phosphatidylserine，PS）的膜磷脂转位到细胞膜的外层表面，这一过程称作 PS 外化。Annexin V 检测细胞凋亡正是基于以上发现而设计的。因为 PS 一旦出现于细胞膜外层表面就很容易与 Annexin V 结合而被标记，Annexin V 对 PS 具有很高的亲和性。48 h 后，对照组 CD_4^+ T 细胞 Annexin V 的结合率为 (6.08±1.3)%，HIVp 组为 (35.12±4.4)%，HIVp+CKZ 组为 (20.3±1.9)%。结果见图 1。

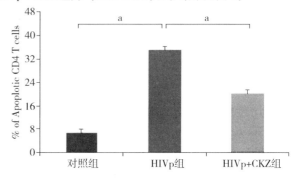

图 1 流式细胞术分析不同组中 CD_4^+ T 细胞 Annexin V 的结合率

(n=8, $^a p < 0.01$)

3. 喘可治抑制 HIVp 激活的外源性细胞凋亡途径：目前结构和功能已经比较清楚地参与启动外源性细胞凋亡途径的成员有 Fas (CD_{95}^+)-FasL (CD_{95}^+L)，TNFR1-TNF，DR5-TRAIL 等。他们同属于肿瘤坏死因子受体（tumor necrosis factor receptor，TNFR）超家族[5-6]。我们发现，HIVp 可以上调人 CD_4^+ T 细胞 CD_{95} 和 DR5 的表达，而喘可治抑制两者的表达。结果见图 2。

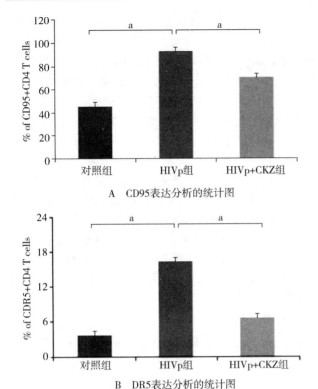
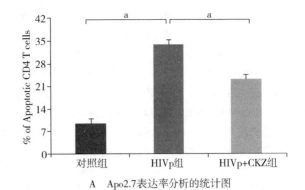
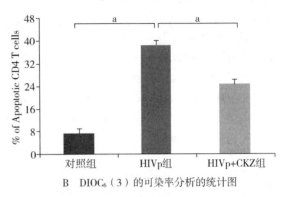

图2 流式细胞术分析不同组中 CD_4^+ T 细胞 CD_{95}^+ 和 DR5 的表达

($n=8$, $^aP<0.01$)

图3 流式细胞术分析不同组中 $CM4^+$ T 细胞 Apo2.7 的表达率和 $DIOC_6$ (3) 的可染率

($n=8$, $^aP<0.01$)

4. 喘可治抑制 HIVp 激活的内源性细胞凋亡途径：参与启动内源性细胞凋亡途径的成员有 Bax、氧化物、钙离子过载和神经酰胺等，它们所介导的凋亡刺激均可引起线粒体膜电势的改变，从而导致细胞色素 C 的释放和线粒体膜蛋白的暴露[7]。本文中我们利用电位敏感染料 $DiOC_6$ (3) 来评价线粒体膜电势变化以及用 APo2.7 来检测线粒体膜蛋白暴露。我们发现：HIVp 可以引起 CD_4^+ T 细胞线粒体膜电势下降，也可以导致 CD_4^+ T 细胞线粒体膜蛋白暴露，而喘可治显著抑制了 HIVp 激活的内源性凋亡途径，部分保护了 CD_4^+ T 细胞。结果见图3。

讨 论

近年来，在 AIDS 的发病学研究方面有了突破性进展，产生了一些与传统概念相悖的理论。最有影响力的新概念包括肠道病灶论、急性期灾难论和免疫活化危害论。在这些新理论的指导下，产生了相应新治疗策略，它们依次为：肠道靶向治疗策略、早期治疗策略和抑制免疫活化保存重建能力策略。正因为在 HIV 病中，病毒劫持了宿主细胞两台生死攸关的生物学机器，一台是细胞增殖机器，另一台是细胞死亡机器，以服务于 HIV 自身的生存。劫持细胞的增殖机器用于病毒的复制；劫持细胞的死亡机器用于病毒的逃逸[8-9]。因此，除了上述治疗策略的调整外，还有两点是不可忽视的，那就是抗细胞活化和抗细胞凋亡。

细胞凋亡，又称程序性细胞死亡，是一种有别于坏死的细胞死亡形式。细胞凋亡通过两条途径：外源性细胞凋亡途径和内源性细胞凋亡途径。前者是由 TNFR 超家族及其相应配体启动的；后者是由胞内传感器把凋亡信号传递给线粒体，再由 Bcl-2 等相关蛋白介导的。

尽管细胞凋亡是一种生理性死亡，是机体的保护机制，但有时它也显示其破坏性的一面。细胞凋亡失调会导致各种疾病。其中 AIDS 的最大病理特征就是 CD_4^+ T 细胞进行性丢失，而导致 CD_4^+ T 细胞丢失的最主要原因就是凋亡。然而，导致 CD_4^+ T 细胞凋亡的确切机理尚不清楚。尽管人们已经对 CD_4^+ T 细胞丢失的细胞学机制作了大量的研究，也得出 CD_4^+ T 细胞删除的"直接论"和"间接论"假说[8-9]。

在以往的研究中我们发现：HIVp 能够引起人 CD_4^+ T 细胞活化，并且能够促进人全血细胞分泌多种 Th1/Th2 细胞因子，如 IFN-γ 和 TNF-α 等[4]。既然 HIVp 能够诱导 CD_4^+ T 细胞活化，刺激全血产生"细胞因子风暴"，那么我们推测，在 HIV 病中，"活化诱导细胞凋亡"和"旁观者效应"将造成一部分 CD_4^+ T 细胞的丢失。由于 HIVp 可以刺激全血分泌大量的 TNF-α，那么在"细胞因子风暴"触发的细胞凋亡中，TNFR/TNF-α 的相互作用很可能是介导凋亡的分子机制之一。另外，在"活化诱导细胞凋亡"中，CD_{95}^+ 和 DR5 的上调，使得 CD_{95}^+-CD_{95}L 和 DR5-TRAIL 的相互作用成为了介导凋亡的分子机制之二；而线粒体膜电势（$\triangle\Psi m$）的下降以及线粒体膜蛋白的暴露自然成为了介导凋亡的分子机制之三。

已有的临床实验发现[10]，喘可治与HAART联合应用能明显提高患者的CD_4^+T细胞的绝对数，明显增加患者对HAART毒副作用的耐受性，但是其作用机理尚不清楚。体外的实验研究表明[11]，喘可治刺激静止的T细胞分泌多种细胞因子，而抑制活化的T细胞分泌这些细胞因子，因此具有双向调节作用；喘可治本身可以抑制胸腺细胞的自发凋亡和地塞米松诱导的凋亡[12]。通过以上发现，我们得到这样的推论：喘可治很可能通过直接抑制HIVp引发的"过度免疫活化"而间接降低了"活化诱导细胞凋亡"；另外，喘可治也有可能直接抑制了细胞凋亡的信号通路。因为淫羊藿提取物中的淫羊藿苷就具有抗细胞凋亡的作用[13]。本文的结果初步证实了后者，因为喘可治确实可以抑制外源性细胞凋亡途径和内源性细胞凋亡途径，从而部分的保护了HIVp引起的CD_4^+T细胞凋亡，也部分解释了艾滋病治疗的临床实验结果。

众所周知，成熟的HIV病毒含有自身编码的蛋白和宿主来源的蛋白[14]。这些蛋白具有不同的生物学效应，可以影响淋巴细胞的活化和凋亡等。在以往的还原性研究中，人们运用单一蛋白进行研究，发现多种HIV自身编码蛋白和宿主来源蛋白引起CD_4^+T细胞活化和凋亡；在现在的整合性研究中，我们运用完整颗粒进行研究，发现HIVp可以导致CD_4^+T细胞过度活化和凋亡。因此，我们提出了"HIV颗粒超分子集成假说"，即：在HIV病中，CD_4^+T细胞的活化和凋亡是HIV自身编码蛋白和宿主来源蛋白综合作用的结果。从逻辑来看，完美的整合依赖于彻底的还原，因此，用单一蛋白进行的还原性研究是探讨每个蛋白分别对T细胞行为的影响必须的，但是，它所反映出来的并不是体内真正所发生的；用完整颗粒进行的整合性研究是解读所有蛋白同时对T细胞行为的影响必然的，因为，它才反映了体内真实情况，尽管我们所进行的整合性研究只进行到某种程度上而已，但与以往的还原性研究相比，已经向前迈出了一大步。

参考文献（略）

（出自世界中西医结合杂志2011年第6卷6期第482－486页）

红景天甙对HIV感染者外周血CD_4^+T细胞凋亡的影响

朱云鸿　姚文虎　魏洪霞

（东南大学附属南京第二医院感染科南京210003）

摘要　目的：观察红景天甙对HIV感染者外周血CD_4^+T细胞内Ca_2+浓度、细胞凋亡率、细胞线粒体膜电位的改变，探讨其对HIV感染者外周血CD_4^+T细胞凋亡的影响。方法：应用免疫磁珠分离外周血CD_4^+T细胞，流式细胞术检测细胞内Ca_2+浓度，线粒体膜电位，细胞凋亡率。结果：红景天甙作用的HIV感染者外周血CD_4^+T细胞凋亡百分率明显低于对照组，降低细胞内Ca_2+浓度，提高线粒体膜电位，与对照组相比均有显著差异（$p<0.05$）结论：红景天甙可抑制HIV感染者外周血CD_4^+T细胞凋亡的发生，可能与其稳定线粒体膜电位，抑制细胞内钙超载作用相关。

关键词　HIV；CD_4^+T细胞；红景天甙；凋亡

国内外研究发现HIV感染可能增加了CD_4^+T细胞的凋亡率[1,2]。这种变化提示CD_4^+T细胞凋亡可能参与HIV感染的致病性和AIDS的发病机制。体外研究发现HIV感染者CD_4^+T细胞凋亡率较正常对照明显升高[3]，感染早期血中病毒滴度很高，而后在CTL细胞和抗HIV抗体共同作用下维持在一个稳定的低水平，并在2－10年内保持平衡，HIV蛋白、激活诱导的细胞死亡（AICD）、细胞因子生成紊乱打破了这种平衡，CD_4^+T细胞进行性凋亡，淋巴细胞破坏增加后，为了维持T细胞的稳态，机体大量初始细胞被激活，一方面可转化为记忆T细胞，另一方面其大量活化又促进了AICD的产生，最终导致CD_4^+T细胞被耗竭。可见积极抗病毒治疗，阻止免疫细胞的凋亡对AIDS患者免疫重建有重要作用[4]。

红景天（Rhodiola）具有多种药理作用，发挥其作用的主要有效成份是其中的苯基烷类化合物如红景天苷（Salidroside）及其苷元酪醇、酪萨维等。蔡嵘等研究证明，红景天苷及其衍生物具有体外清除羟自由基和超氧阴离子自由基的能力[5]。有稳定线粒体膜电位、清除氧自由基等多重抗凋亡作用，本实验研究红景天苷体外环境下对HIV感染者CD_4^+T细胞凋亡保护作用及可能的作用机制。

材料与方法

A. 实验对象，随机选取未抗逆转录病毒治疗的CD_4^+T细胞300－400个/μl的HIV感染者20例。

B. 分离CD_4^+T细胞。采集肝素抗凝外周血20ml，淋巴细胞分离液（上海索莱宝生物科技有限公司产品）分离单个核细胞、用免疫磁珠法（上海源叶生物科技有限公司）分离CD_4^+T细胞；含10%胎牛血清的1640培养液（Gibco公司产品）培养，处理组加入红景天苷（终浓度3μmol/L，购自中国药品生物制品检定所），对照组加等量生理盐水。

C. 凋亡率检测：Ann×in－V 分析 使用FITC标记的Annexin－V和PI双染法检测细胞凋亡，根据晶美生物工程有限公司提供的说明书进行操作。即取2万个细胞，经4℃PBS漂洗两次，弃上清，加入250μl Annexin V－FITC结合液重悬细胞。取100μl移入流式细胞仪专用试管，加入5μl AnnexinV－FITC、10μl 碘化丙啶染色液轻轻混匀。室温（20－25℃）避光孵育15分钟。加入400μlPBS轻轻混匀，用流式细胞仪进行分析。

D. 胞内游离钙的测定

Fluo－3 AM（碧云天生物生物技术研究所产品）是一种可以穿透细胞膜的荧光染料。Fluo－3AM进入细胞后可以被细胞内的酯酶剪切形成Fluo－3，从而被滞留在细胞内。Fluo－3可以和钙离子结合，结合钙离子后可以产生较强的荧光，以荧光强度表示钙离子浓度。收集细胞，1 000r/min，离心5 min，弃上清，用新鲜培养基，加入Fluo－3 AM（终浓度为5μmol/L，）的培养液重悬细胞，37℃温育60 min，PBS洗细胞3次，留细胞悬液1 mL，在流式细胞仪上分析。（激发波长为488nm，发射波长为526nm和620nm）。

E. 线粒体跨膜电位（$\Delta\Psi m$）检测

JC－1（碧云天生物生物技术研究所产品）在线粒体膜电位较高时聚集在线粒体的基质中，形成聚合物，可以产生红色荧光；在线粒体膜电位较低时，JC－1不能聚集在线粒体的基质中，此时JC－1为单体，可以产生绿色荧光。用红绿荧光的相对比例来衡量线粒体去极化的比例。取5万细胞，重悬于0.5ml细胞培养液中，加入0.5ml JC－1染色工作液，颠倒数次混匀。细胞培养箱中37℃孵育20分钟。600g 4℃离心3－4分钟，沉淀细胞，弃上清，用冰浴的JC－1染色缓冲液洗涤2次，再用0.4ml JC－1染色缓冲液重悬后，用流式细胞仪分析。（JC－1单体、聚合物激发波长分别为：510nm，580nm 发射波长为：530nm，590nm）

F. 结果处理：实验结果以SPSS11.0软件分析实验结果。胞内钙离子浓度比较用方差分析，其余组间用Wilcoxon W秩和检验，$p<0.05$为差异有统计学意义。

结果

HIV感染者外周血CD_4^+T细胞培养24小时后，红景天苷组的细胞凋亡率（8.03±0.65%）显著低于对照组（11.16±1.24%），反应线粒体膜电位崩溃的绿色荧光细胞比率（10.25±0.97%）低于对照组11.62±2.03%，培养12小时后红景天苷组反应胞内钙离子浓度的Fluo－3荧光强度（87.14±23.0）低于对照组（103.57±21.49）。（表1）

表1 红景天苷处理后细胞凋亡率、线粒体膜电位、胞内钙浓度改变

	凋亡率（%）	JC－1绿色荧光细胞（%）	Fluo－3荧光强度
对照组	11.16±1.24	14.62±2.03	103.57±21.49
处理组	8.03±0.65	10.25±0.97	87.14±23.05

讨论

HIV感染可通过多种直接或间接的病理机制使CD_4^+T淋巴细胞数量进行性减少，减少的原因主要包括HIV直接杀伤细胞，HIV诱导CD_4^+T淋巴细胞凋亡，补体介导的细胞毒效应及抗体依赖性细胞介导的细胞毒作用（ADCC）。研究表明，HIVgp120等抗原组份可与CD_4^+受体结合，激活钙通道，使胞内Ca离子浓度增高，从而影响胞内正常信号传导，导致CD_4^+T细胞凋亡[6]。有学者认为这是HIV感染导致CD_{4+}T淋巴细胞数目减少的主要原因[7,8]本次研究发现3μmol/L红景天苷HIV感染者外周血CD_4^+T细胞共培养24小时后胞内钙浓度较对照低，同时凋亡率下降。国内学者研究力竭运动对大鼠淋巴细胞凋亡还发现红景天大、小剂量组大鼠脾细胞、胸腺细胞及血淋巴细胞内Ca2+浓度与力竭运动组相比有升高趋势，然而，细胞内Ca2+浓度的升高并未导致细胞凋亡率增加，相反红景天大、小剂量组大鼠脾细胞凋亡率及平均凋亡率均明显低于力竭运动组，胸腺细胞凋亡率亦有此趋势。对于淋巴细胞而言，Ca2+不仅可以参与细胞凋亡的调节，其浓度升高还是淋巴细胞激活和增殖早期呈现的一个重要现象。推测红景天有提高介导细胞发生凋亡的细胞内Ca2+浓度的阈值的作用，从而淋巴细胞进入活化增殖阶段，导致凋亡的淋巴细胞所占的比例下降[9]。

线粒体是细胞能量代谢的中心，细胞凋亡过程中含BH3结构域的Bcl22家族成员Bid、Bad、Bim、Harikari、Noxa等在接受到胞内的死亡信号后激活。这些含BH3结构域的 Bcl-2 家族成员与另（Bax 亚家族成员 Bax，Bak 等，主要松散的结合在线粒体外膜面或存在于胞浆）作用，导致后者的寡聚并插入线粒体膜，引起线粒体膜通透性改变，跨膜电位丢失，释放细胞色素 C（Cytc）和其他蛋白[10]，而 Cytc 的释放是线粒体凋亡路径的主要步骤。

Jacotot[11] 等证明，HIV vpr 蛋白主要通过线粒体途径诱导细胞凋亡。本实验中发现红景天苷抑制了线粒体膜电位的崩溃，减少凋亡发生率。庞鹤等研究缺血缺氧神经细胞发现红景天苷能够明显提高细胞线粒体活性，稳定线粒体膜电位（MMP），改善缺氧/缺糖损伤所致的线粒体氧化磷酸化功能障碍，调节细胞能量代谢的作用，从而抑制神经细胞凋亡的发生[12]。

综上所述红景天苷能抑制 HIV 感染者外周血 CD_4^+ T 细胞的凋亡发生率，可能通过抑制钙内流和线粒体膜电位崩溃实现。

参考文献（略）

（出自中国中医药学会防治艾滋病分会第八次年会论文集，2011 年）

鱼腥草对 HIV 假病毒作用的初步研究

李文胜[1]　石秀兰[2]　李　敏[3]　赵国强[3]

（1. 郑州大学第一附属医院检验科　河南郑州 450052；2. 郑州市儿童医院检验科　河南郑州 450053；
3. 郑州大学基础医学院　微生物与免疫教研室　河南郑州 450001）

摘要　目的：观察鱼腥草体外对 HIV 假病毒的作用。方法：鱼腥草给予大鼠灌胃，采血制备含药血清；HIV 假病毒载体 pNL4-3 Luc R⁻E⁻ 和质粒 phRL-SV40 瞬时转染 HEK293T 细胞；含药血清刺激各组细胞，培养 24 h 后观察荧光素酶活性及检测 P24 蛋白含量。结果：实验组的荧光素酶值和 P24 蛋白含量均低于对照组，差异有统计学意义（$p<0.01$）。结论：鱼腥草对 HIV 假病毒复制具有一定的抑制作用，推测其具有潜在的抗艾滋功效。

关键词　鱼腥草；HIV 假病毒；荧光素酶活性；P24 蛋白；HEK293T 细胞

艾滋病（Acquired Immunedeficiency Syndrome，AIDS），即获得性免疫缺陷综合症，是感染人免疫缺陷病毒（HIV）所引起的一种恶性传染病。该病毒破坏辅助性 T 淋巴细胞，导致患者免疫功能部分或全部丧失，容易发生感染和生成恶性肿瘤，最后死亡。常规抗艾药由于面临毒副作用大、价格昂贵以及容易产生耐药性等问题，长期用药面临挑战[1]。因此，寻找毒副作用小、价格低廉，且能够长期使用的药物成为当前研究的热点。近年的研究表明，鱼腥草具有较强的抗病毒、抗衰老、抗癌的功效[2]。本研究通过观察鱼腥草对瞬时转染假病毒 pNL4-3 Luc R⁻E⁻ 的 HEK293T 细胞荧光素酶活性的作用，判断鱼腥草体外对病毒复制是否存在抑制作用。并通过进一步的 ELISA 实验加以验证，通过检测 HIV-1 蛋白的含量，推测药物可能的体外抗艾滋活性，为今后进一步的科研研究提供实验依据。

1　材料与方法

1.1　材料

人胚肾细胞 HEK293T 细胞株购自中科院上海细胞生物学研究所细胞库；Dual-Luciferase 双萤光素酶报告基因检测系统购自 Promega 公司；细胞转染试剂 FuGENE 6 Transfection Reagent 购自 Roche 公司；HIV 抗原检测试剂盒购自美国 ZeptoMetrix 公司；鱼腥草购自郑州大学第一附属医院；假病毒载体 pNL4-3.luc.R-E- 由美国 NIH 职慧军博士惠赠。

1.2　方法

1.2.1　制备含药血清：按照鱼腥草的成人临床常用量，换算出 Wistar 大鼠对应的 10 倍等效剂量，所得鱼腥草浸出液含生药浓度为 4.2 g/dl。药物采用煎煮的方式提取有效成分，将煎液合并过滤后浓缩至所需浓度，-20℃冻存。成年 Wistar 大鼠 20 只，体重（200±20）g，随机分为 2 组，每组 10 只。每日给予鱼腥草煎剂（4 ml/只）灌胃，连续

基金项目：河南省医学科技攻关基金资助项目（2008002002）。

灌胃7 d，对照组则采用等量的0.9%氯化钠溶液灌胃。第8天16～17时采血，静置2 h后离心分离含药血清。经56℃，30 min灭活血清中的补体，用0.22μm滤膜过滤除菌，同一组血清混合，-80℃冻存。

1.2.2 瞬时转染HEK293T细胞：人胚肾细胞株HEK293T细胞常规复苏，采用含10%胎牛血清的DMEM高糖培养液，置于37℃，CO_2体积分数为5%的培养箱内培养，贴壁细胞达60%～70%汇合度时，开始进行转染。按照Roche公司的FuGENE 6Transfection Reaget试剂说明进行转染，取假病毒pNL4-3 Luc R^-E^- 2μg，内参粒phRL-SV40 0.2μg，FuGENE 6 Transfection Reagent 6μl。溶于4 ml无血清及双抗的培养基中，混匀，室温孵育20 min。将此转染试剂-DNA复合物逐滴加入细胞培养瓶中。转染6 h后，用0.25%的胰酶消化细胞，以每孔10^5个细胞数接种于96孔细胞培养板中，常规培养。

1.2.3 细胞分组与含药血清刺激细胞：将瞬时转染pNL4-3 Luc R^-E^-质粒的293T细胞以每孔10^5个细胞数接种于96孔细胞培养板中，并分为3组。正常老鼠血清处理的HEK293T细胞设为对照组，实验组则加入含药血清处理，同时加入未经任何处理的细胞作为空白组。细胞铺板时加入含药血清1次，37℃，5% CO_2培养箱培养，12 h后更换培养液，并加入等量的含药血清，同样条件培养16 h后进行荧光素酶活性检测。每组设5个复孔，取其萤光值的平均值作为评价药物作用效果的依据。

1.2.4 双萤光素酶报告基因表达活性检测：离心收集细胞，并加入1×PBS洗涤2次，按照E1980 Dual Luciferases检测试剂盒说明书进行操作，每孔各加入100μl 1×PLB裂解细胞，15 min后加入100μl LARII，检测萤火虫荧光素酶活性，检测完毕，再加入100μl Stop&Glo^R Reagent，检测海参荧光素酶活性。以二者的比值表示相对荧光素酶值（RUL），即该孔细胞的荧光素酶活性。每孔重复测量3次，取均值。

1.2.5 HIV-1P24蛋白含量检测：含药血清处理细胞24 h后，收集96孔板的细胞，并反复冻融裂解细胞，离心收集上清液进行ELISA反应，依照HIV-1 P24 antigen ELISA试剂盒的说明书操作。将上清液加入到包被P24特异单抗的包被板上，37℃反应120 min，洗涤3次；加入一抗，孵育60 min，洗涤3次；加入辣根过氧化物酶标记的二抗，温育30 min后终止反应。于450 nm主波长下检测吸光度值，并参照标准曲线确定P24抗原含量。

1.2.6 统计处理：实验数据均以x±s表示，采用SPSS 13.0统计软件，多组比较进行单因素方差分析，以$P<0.05$为差异有统计学意义。

2 结果

2.1 细胞荧光素酶检测结果 假病毒载体pNL4-3 Luc R^-E^-和内参质粒phRL-SV40经瞬时转染进入HEK293T细胞，二者所携带的荧光素酶基因分别进行表达。前者表达萤火虫荧光素酶基因，后者表达海肾荧光素酶基因，两种酶分别作用于不同的底物，二者荧光素酶值的比值作为细胞的相对荧光素酶值（RUL）。鱼腥草含药血清作用于瞬时转染细胞24 h后，进行荧光素酶活性检测，检测结果见表1。

由表1可知，实验组的RUL较对照组低，且与对照组相比，差异显著（$p<0.01$），表明鱼腥草能够显著降低瞬时转染HEK293T细胞的荧光素酶活性，有体外抑制HIV-1假病毒复制的作用。由此推测鱼腥草具有潜在的抑制病毒复制的作用。

表1 荧光素酶活性检测结果

组别	n	相对荧光素酶值	P
对照组	15	1.3575±0.10558	
空白组	15	1.3885±0.09232	0.314
实验组	15	0.5165±0.04826	<0.001

注：与对照组比较。

2.2 P24蛋白检测结果 假病毒载体pNL4-3 Luc R^-E^-转染入HEK293T细胞后，即按照自身的特性开始进行复制，包括逆转录、整合、翻译过程。P24蛋白构成HIV核壳的内膜，属于衣壳蛋白。体外实验可通过检测培养细胞上清液中的P24抗原水平来判断病毒的复制水平。蛋白检测结果见表2，实验组的P24蛋白浓度均明显低于对照组，与之相比，差异显著（$p<0.01$），表明鱼腥草可减少P24抗原产生量，具有一定的抗HIV活性的作用。

表2 P24蛋白检测结果

组别	n	P24蛋白含量	P
对照组	15	2.2673±0.15924	
空白组	15	2.0770±0.17099	
实验组	15	0.7340±0.05862	<0.001

注：与对照组比较。

3 讨论

鱼腥草属三白草科蕺菜属草本植物，性辛，味微寒，具有清热解毒、消痈排脓、利尿淋之功效。现代药理研究证明鱼腥草具有抗病原微生物、抗炎解热、利尿、调节免疫、抗过敏、抗肿瘤等作用。在抗病毒方面，体外研究表明鲜鱼腥草的水蒸馏物对单纯疱疹病毒、流感病毒、人体免疫缺陷病毒有直接抑制活性的作用，且无细胞毒性[3]；鱼腥草挥发油对甲型流感病毒、乙型流感病毒、流感性腮腺炎病毒均有抑制作用[4]。具有广阔的应用前景[5]。

药物血清药理学方法（Medicine serum pharmacology，MSP）是指将单味药物或复方经口给动物灌服一定时间后，采集动物血液，分离血清，将此含药血清进行体外实验的一种实验方法[6]。采用药物血清药理学替代药物粗提物进行体外实验,不但能够直接反映药物和其代谢产物的药理作用,而且此过程更为接近药物在体内代谢的真实过程,可用于观察药物的疗效以及阐明药物的作用机制。

本研究中采用的假病毒载体 pNL4 – 3. luc. R¯E¯,敲除了 env 基因,导致其编码囊膜蛋白的基因缺失,因此只能单次感染细胞并在感染的细胞内进行单轮复制,是一种新型、安全的实验工具。瞬时转染 HEK293T 细胞后,按照自身的特性开始进行逆转录、整合和翻译过程。在这一过程中,假病毒载体携带的萤火虫荧光素酶基因也能进行表达,其表达的活性反映 HIV 在细胞内复制的水平。同时,内参质粒 phRL – SV40 的加入,可以表达另外一种荧光素酶——海肾荧光素酶,此酶与萤火虫荧光素酶作用的底物没有同源性,二者之间无交叉反应,可以消除实验中不同测试之间所固有的变化,使实验结果更可信[7]。

本研究将假病毒技术,药物血清药理学以及双荧光素酶报告系统相结合,探讨鱼腥草在抑制 HIV 病毒复制方面的作用。荧光素酶检测结果证实,鱼腥草能够有效降低 HEK293T 细胞的荧光素酶活性,推测其可能具有抑制病毒复制的作用。继而 ELISA 检测 HIVP24 蛋白含量对上述结果加以验证,ELISA 结果表明,实验组的 P24 蛋白含量明显低于对照组,且与对照组相比,差异有统计学意义($p < 0.01$),表明鱼腥草能够降低 P24 蛋白表达,推测其可能对 HIV-1 的复制具有潜在抑制作用。鱼腥草作为一种潜在抑制 HIV 复制的天然药物,未来在 HIV 感染/AIDS 的临床治疗方面可能有一定的应用前景。

参考文献(略)

(出自河南医学研究 2011 年第 20 卷 4 期第 395 – 397 页)

中医药对 HIV-1 基因调控蛋白的干预作用研究初探

李艳萍　宋娜丽　赵　竞　温　敏　马克坚[**]

(云南省中医中药研究院,昆明 650223)

摘要　近年来发现 HIV-1 病毒基因调控蛋白功能和特性与 HIV 病毒复制、感染、细胞毒性等密切相关,相关基础研究及临床观察均显示中医药治疗艾滋病有较好疗效。我们推测中医药治疗艾滋病的作用机制可能与对 HIV 病毒基因中某些调控蛋白基因的干预作用有关。本文通过对 39 例无症状 HIV 感染者的 HIV-1 基因调控蛋白相对表达量的横断面检测分析,观察比较空白组与治疗组、治疗短期组与治疗长期组之间 HIV 感染者体内 HIV-1 病毒基因调控蛋白 tat, rev, nef, vpr, vpu, Vif 相对表达量的差异情况,分析中医药治疗艾滋病与其干预 HIV-1 病毒基因调控蛋白变化情况是否有相关性,为阐明中医药体内抑制或稳定 HIV-1 病毒的作用机制提供一些临床基础及理论依据。

关键词　艾滋病;中医药;HIV-1;基因调控蛋白

艾滋病(acquired immuno deficiency syndrome, AIDS)由感染人免疫缺陷病毒(human immunodeficiency virus, HIV)而引起,导致被感染者免疫功能的部分或完全丧失,CD_4^+ 细胞数量减少,功能降低,继而发生多系统、多器官、多病原体的复合感染(机会性感染)和肿瘤等,临床表现形式多种多样。作为一种新发的传染病,目前艾滋病还不能治愈,随着中医药治疗艾滋病研究的不断深入,临床上也发现中医药不仅在改善症状体征及提高免疫功能方面有明显作用,在抗病毒方面中医药虽然不能使体内的 HIV – RNA 降低到检测下限的水平,但能使 HIV 病毒保持低水平复制阶段,延迟 HIV 感染者进入 AIDS 期。说明中医药虽然不能急剧地杀灭 HIV 病毒,但远期疗效可能对 HIV 病毒的感染、复制及细胞毒性具有一定的干预作用,在体内形成一种病毒与自身免疫的平衡状态,患者可以长期带毒生存。

体外实验及临床治疗的研究结果为中医药治疗艾滋病提供了一些基础和依据,那么,中医药是通过怎样的作用机制干预体内 HIV 病毒呢?是否与对 HIV 病毒基因中某些调控蛋白基因的干预作用有关呢?为探索中医药是否对 HIV-1 病毒 tat, rev, nef, vpr, vpu, vif 的蛋白表达有所影响,我们随机抽取 HIV/AIDS 患者 39 例进行了 HIV-1 基因调控蛋白相对表达量的横断面检测分析。

资助项目:云南省科技计划社会事业专项"中西医药结合治疗艾滋病关键技术研究及示范"项目编号:2009CA022

1 临床资料

1.1 一般资料

39 例患者均为我院艾滋病临床研究室收治的背景资料详实，依从性较好 HIV 感染者，其中男性 30 例；女性 9 例。经性接触感染者 27 例，静脉吸毒感染者 8 例，不明原因感染者 4 例。平均年龄 34.53 岁，平均自述病程 6.44 年。治疗时间最短者 0 个月，最长者 27 个月，平均治疗时间 6.74 个月。39 例患者中 9 例从未参与过任何治疗的患者（空白组）；30 例患者接受纯中医药治疗 -21 例治疗时间小于 12 个月（短期治疗组）；9 例治疗时间大于 12 个月（长期治疗组）。

1.2 诊断标准

《艾滋病和艾滋病病毒感染诊断标准》（中华人民共和国卫生行业标准 WS 293－2008）。

1.3 治疗方法

接受纯中医治疗的患者根据中医辨证给予口服扶正抗毒丸或康爱保生丸，一次 3g，一日 4 次，或一次 6g，一日 2 次。

1.3.1 HIV-1 基因蛋白 tat, rev, nef, vpr, vpu, vif 相对量检测方法。

1.3.2 采集血样：无菌采取静脉血 5 ml，EDTA 抗凝，-20℃贮存。

1.3.3 提取全血总 RNA：取 200 微升全血，QIAGEN 公司 QIAamp RNA Blood Mini Kit，按操作说明提取总 HIV-RNA，做反转录 PCR 得到 cDNA。

1.3.4 设计引物：在数据库中找到相关基因 tat, rev, nef, vpr, vpu, vif 所对应的序列，设计相关引物，见表 1。

1.3.5 目的片段提取纯化：用引物及提取的 cDNA 做常规 PCR 得到 tat, rev, nef, vpr, vpu, vif 目的片段并且胶纯化（目的是为了得到较纯的片段）。

1.3.6 基因蛋白表达量测定：主要采用贝克曼 GeXP 毛细管电泳测定程序测定，对通用引物 5 端进行荧光标记，扩增产物在高分辨率毛细管中电泳分离，采用激光激发荧光采集数据，电泳结果通过软件自动统计分析并转换计算出基因相对表达量，用 copies/ml 表示，为方便统计分析，进行对数换算用 log copies/ml 表示。

表 1 相关引物序列

引物	序列（5to3）
vpu－F	AGGTGACACTATAGAATAAGCAGAAGA-CAGTGGMAATGAG
vpr－F	AGGTGACACTATAGAATAGCTGTYAGA-CAYTTTCCTAG
Tat－F	AGGTGACACTATAGAATATCAATAACGCT-GACGGTACA
Rev－F	AGGTGACACTATAGAATATGGTATAGTG-CAACAGCA
Nef－F	AGGTGACACTATAGAATAAGGTACCYTA-AGACCAATG
Vif－F	AGGTGACACTATAGAATATGGCAGGTGTGATTGTG
vpu－R	GTACGACTCACTATAGGGACATA-ATAKACTGTKACCCAC
Vpr－R	GTACGACTCACTATAGGGAAATGCCTAT-TCTGCTATG
Tat－Rev－R	GTACGACTCACTATAGGGATTGATCYTT-TAGGTATCTTT
Nef－R	GTACGACTCACTATAGGGATGGYCCTGGT-GTGTAGTT
Vif－R	GTACGACTCACTATAGGGATGGAGACTCC-MTGRCCCA

1.3.7 数据分析方法：将空白组与治疗组，治疗短期组与治疗长期组的基因蛋白表达量（log copies/ml）进行组间比较，采用单样本 T 检验进行统计分析。

2 结果

组间比较显示，空白组与治疗组 Rev、Tat 及 Vpr 表达量有所差异（$p<0.05$）；治疗短期组与治疗长期组 Tat 表达量有差异（$p<0.05$），见表 2，表 3。

表 2 空白组与治疗组各项结果比较（log copies/ml）（$\bar{x} \pm s$）

基因蛋白组/治疗组	N	空白组	治疗组
Rev	9/30	3.8－1 ± 0.50	3.30 ± 0.66*
Vpu	9/30	2.85 ± 0.45	2.92 ± 0.48
Tat	9/30	3.49 ± 0.58	3.03 ± 0.31*
Nef	9/30	2.96 ± 0.72	3.11 ± 0.38
Vif	9/30	2.95 ± 0.71	2.65 ± 0.53
Vpr	9/30	3.69 ± 0.64	3.25 ± 0.45*

* $P<0.05$

表 3 短期组与长期组各项结果比较（log copies/ml）（$\bar{x} \pm s$）

基因蛋白长期组/短期组	N	长期组	短期组
Rev	21/9	3.32 ± 0.66	3.16 ± 0.65
Vpu	21/9	3.00 ± 0.52	2.91 ± 0.31
Tat	21/9	3.08 ± 0.35	2.87 ± 0.17*
Nef	21/9	3.12 ± 0.36	3.02 ± 0.42
Vif	21/9	2.64 ± 0.51	2.68 ± 0.58
Vpr	21/9	3.27 ± 0.42	3.16 ± 0.51

3 讨论

目前大部分中医药治疗艾滋病临床基础研究均是从

"扶正"方面探讨中医药治疗艾滋病的作用机制,即中医药主要对HIV感染密切相关的免疫细胞数量及功能的干预作用,如 CD_4^+,淋巴细胞亚群,树突状细胞,NK细胞,白细胞等。中医药治疗艾滋病的疗效评价指标也主要围绕免疫细胞的数量及功能。而从"祛邪"——即抑制HIV的角度探索中医药治疗艾滋病作用机制的研究也大多局限在体外实验。基于HIV病毒的特殊性——基因高变异性及DNA整合性,抗HIV活性的体外筛选研究虽然能初步显示药物抑制活性,但实验室培养株与临床分离株有一定差异,还无法客观解释药物在人体内对HIV病毒的作用机制。另一方面,建立HIV感染的动物模型已经有一定研究进展,但存在研究成本高,技术方法不够成熟等问题,通过动物模型研究抗HIV作用机制目前较难实现。

对HIV病毒基因特性的研究发现,作为导致AIDS的根本原因——人免疫缺陷病毒HIV,是一种RNA病毒,它的基因组由约9200个碱基组成,除含有大多数逆转录病毒都有的结构蛋白基因外,还含有编码病毒的tat,rev,nef调控蛋白基因及vpr,vpu,vif辅助蛋白基因。这些调控蛋白基因编码产生几种调节蛋白在HIV的感染、复制及细胞毒性方面均有重要作用:tat蛋白与高水平的病毒复制密切相关,当体内病毒复制能力低下时,借助tat基因的调控HIV很快能达到一个高水平的复制状态。近来的研究发现,Tat蛋白具有多样而复杂的生物学活性,在HIV感染所引起的免疫抑制、神经系统损伤及Kaposi肉瘤形成等过程中发挥重要作用,因此抑制tat蛋白表达可能是抑制HIV复制及细胞毒性的途径之一。Rev蛋白是gag和env RNAs的加工和翻译过程中需要的蛋白质,其通过的RRE的反式调节,提高核内的输出和含有RRE的mRNAs的利用,从而加速核胞质中病毒动态循环式复制。Nef蛋白能负调节 CD_4^+ 分子的细胞表面表达水平,降低 CD_4^+ 分子活性,已经发现HIV感染中的长期不进展者与nef基因缺失有很大关系;含有pxxp增强子的nef因子还能促进HIV生长,增强病毒的感染力,维持高病毒含量,在病毒复制中起重要作用。Vpr蛋白位于感染的细胞核酸内,它与病毒进入感染的细胞核,阻止受染细胞生长,细胞基因间转录和细胞损伤有关,有研究显示vpr可能参与HIV-1复制的激活及潜伏状态的控制,因为胞外添加vpr蛋白能增加胞内HIV的复制并激活病毒的潜伏态。Vpu蛋白基因编码病毒蛋白能促使进入细胞的HIV与 CD_4 分子受体分离脱落,促使已感染HIV-1的胞膜与HIV分离;从而加速病毒的复制和宿主染色体的整合,vpu还参与env基因的变异;vif蛋白是HIV-1病毒毒粒在细胞间有效传播必需的,因为有证据表明无vif基因原病毒产生的子代病毒颗粒与vif+原病毒释放的病毒颗粒感染性要降低99%。这些编码蛋白的功能和特性为我们弄清HIV感染宿主细胞,破坏宿主免疫功能,逃避免疫攻击,与病情进展的相关性等方面奠定了基础,为研究各种物质抗艾滋病病毒的可能性及作用机制提供了理论依据。[1]

根据Rev、Tat及Vpr三种蛋白的功能和特性,该三种蛋白表达的下调对HIV的复制,细胞毒性会产生一定的抑制作用。初步研究显示,中医药可能对tat,rev,nef,vpr,vpu,vif具有一定的影响作用,中医药体内抗HIV的作用机制是否与干预HIV病毒tat,rev,nef,vpr,vpu,vif的蛋白表达量有关亟待进一步研究。

参考文献(略)

(出自中药药理与临床2011年第27卷6期第99-601页)

抗艾滋病中药复方ZYSH对茚地那韦的代谢性增效作用

毛玉昌[1,2]　孙易[2]　俞桂新[1,3]　胡卓汉[1,2]

(1 上海中医药大学中药研究所,上海201203;2 瑞德肝脏疾病研究(上海)有限公司,上海201203;3 上海中药标准化研究中心,上海201203)

摘要　目的:本文研究抗艾滋病中药复方ZYSH对人肝微粒体CYP3A4的活性抑制和对茚地那韦体外代谢的增效作用,及其对茚地那韦在SD大鼠体内暴露量的增加。方法:中药复方ZYSH总浸膏用磷酸缓冲液(PBS)稀释后与混合人肝微粒

[基金项目]　国家"重大新药创制"科技重大专项(2008ZX10005-005)

抗艾滋病中药复方 ZYSH 对茚地那韦的代谢性增效作用

体预孵育 15 min，加入探针底物睾酮和辅酶 β-NADPH 孵育 30 min，用 LC-MS/MS 定量检测 6β-羟基睾酮的生成，计算 ZYSH 对 CYP3A4 的抑制率（IC_{50}）。5mg·mL^{-1} 和 10mg·mL^{-1} 的 ZYSH 在与人肝微粒体共同孵育 15 min 后加入茚地那韦和 β-NADPH 分别孵育 0，15，30，60，90 和 120 min，检测复方对茚地那韦体外代谢的影响。SD 大鼠体内灌胃给予 ZYSH 7 d，再经灌胃给予茚地那韦，检测茚地那韦的血药浓度，观察复方 ZYSH 对茚地那韦的体内暴露的影响。结果：复方 ZYSH 能明显抑制 CYP3A4 的活性，IC_{50} 为 3.21mg·mL^{-1}。5mg·mL^{-1} 和 10mg·mL^{-1} 的 ZYSH 在体外能明显抑制茚地那韦的代谢，其 $t_{1/2}$ 由 47.5 min 变为 184 和 1 404 min，微粒体对茚地那韦的固有清除率由对照组的 36.6mL·min^{-1}·kg^{-1} 分别改变为 9.4 和 1.2mL·min^{-1}·kg^{-1}。灌胃给予 ZYSH 7 d 后茚地那韦在 SD 大鼠体内 AUC 明显增加，为对照组的 2.1 倍。结论：复方 ZYSH 能够抑制人肝微粒体 CYP3A4 的活性，通过代谢性相互作用减缓茚地那韦的体外代谢，增加大鼠体内暴露量。

关键词 艾滋病；中药复方；茚地那韦；CYP3A4；代谢性相互作用的增效

艾滋病（acquirid immune deficiency syndrome，AIDS）是威胁人类生命健康最严重的疾病之一。目前，世界卫生组织推荐的方案是两种 HIV 逆转录酶抑制剂与一种蛋白酶抑制剂或非核苷类逆转录酶抑制剂复合疗法。常用的联合用药方式是采用的"三药鸡尾酒"疗法（triple-drugs cocktail），即采用"2 种反转录酶抑制剂 +1 种蛋白酶抑制剂，如 AZT+3TC+indinavir 或 AZT+ddI+ritonavir 等[1]。其中，蛋白酶抑制剂扮演了重要角色。HIV 蛋白酶抑制剂在艾滋病"鸡尾酒"疗法中发挥着重要作用，但大多数 HIV 蛋白酶抑制剂被肝药酶所代谢，如茚地那韦在血浆中的治疗浓度为 50 nmol·L^{-1}，但由于其在肝脏中的强烈首过代谢（first pass metabolism）效应；为达到有效抗 HIV 病毒的血浆浓度，茚地那韦的口服剂量需每次 800mg，tid，总剂量高达 2.4g·d^{-1}（成年人）[2-4]。而且，HIV 蛋白酶抑制剂的合成路线复杂且成本高[5]。因此，HIV 蛋白酶抑制剂使用剂量的安全性和治疗成本对医务人员和患者都是很大的挑战。

中药复方与化学药的联合使用是广泛采用的临床实践，合理的联合用药不仅可以提高疗效，而且有助于减少药物的用量和不良反应。中草药及其有效成分诱导或抑制药物代谢酶而导致的药物相互作用构成了中药复方的整体药效及安全性的重要基础，并越来越多地引起了人们的关注[6-8]。中药制剂与化学药物合用能提高后者在体内的血药浓度，降低清除率和延长半衰期，达到提高药效、减少不良反应的目的。本文采用体外生物系统（人肝微粒体）和 LC-MS/MS 方法，研究了复方 ZYSH 对肝药酶 CYP3A4 的抑制活性及其在体外和体内对茚地那韦代谢的增效作用。实验结果有助于在治疗 HIV 的中药制剂中筛选增效剂，以缓解 HIV 蛋白酶抑制剂在肝脏中的代谢，以改善后者的生物利用度，创新抗艾滋病中药和化学药代谢性相互作用方面的新疗法。

材料与方法

1 主要试剂及仪器

茚地那韦由上海迪赛诺化学制药有限公司提供；ZYSH 由黄芪、人参、当归、柴胡、甘草等药材组成；总浸膏由上海市中药标准化中心根据其标准操作规范制备。CYP3A4 的探针底物睾酮（Fluka 86500）；代谢产物 6β-羟基睾酮（BD gentlest 451656）和特异抑制剂酮康唑（Sigma K1003）；CYP450 药物代谢酶的还原型辅酶 II（β-NADPH，Sigma N1630）；甲醇为色谱纯（美国 Merck 公司）；柳胺酚（上海金易精细化工）；Agilent 1100（安捷伦科技有限公司）液相色谱系统；API4000-ESI 源三重四级杆检测器（美国应用生物系统有限公司），操作软件为 Analyst 1.5；飞鸽台式高速离心机（TGL-16GB，上海安亭离心机厂）和电子天平（Mettler TOLEDO）均购于相应的商家企业；18.2 MΩ 超纯水由 Milli-Q 纯水仪制备。

2 体外生物系统

混合人肝微粒体：在知情同意和相关捐献法规的条件下无病原（艾滋病、甲型肝炎、乙型肝炎和丙型肝炎）的肝组织，根据超速离心制备，并根据美国 FDA 的指导原则特征化 CYP450 亚酶活性，包括 CYP1A2，CYP2A6，CYP2C9，CYP2C19，CYP2E1，CYP2D6 和 CYP3A4，适合体外药物相互作用研究。

3 复方 ZYSH 对 CYP3A4 活性抑制的体外培养

中药复方 ZYSH 总浸膏 3 g，加入 3 mL 纯化水至完全溶解，储备液的浓度为 1g·mL^{-1}。实验时用磷酸缓冲液（PBS）稀释，制成不同浓度的工作液，反应时体系内的 ZYSH 终浓度为 333，100，33.3，10，3.33 和 0.33mg·mL^{-1}。酮康唑作为阳性对照，反应终浓度为 10 μmol·L^{-1}。

用 PBS 缓冲液将人肝微粒体的蛋白质浓度稀释至 0.9mg·mL^{-1}。睾酮用甲醇配制成 40 mmol·L^{-1} 的储备液，用 PBS 缓冲液稀释至 300 μmol·L^{-1} 工作液待用。β-NADPH 用 PBS 配制为 6 mmol·L^{-1}。将 50μL 微粒体溶液与 50 μL 中药工作液混合，于 37℃ 预孵育 15 min，然后加入 CYP3A4 的探针底物睾酮工作液 25μL 再加入 25μL 辅酶 β-NADPH 溶液，于 37℃ 共同孵育 30 min。阳性对照组用酮康唑代替中药溶液。反应体系中酮康唑的终浓度为 10μmol·L^{-1}。阴性对照组以测试中药的溶媒（含相同百分含量有机溶剂的 PBS 缓冲液）替代中药溶液，进行上述孵育。反应结束后加入 0.75 mL 预冷的含内标（柳氨酚，160 ng·mL^{-1}）的甲醇终止反应，4000 r·min^{-1} 离心 10 min。取上清液于高效液相质谱分析仪上检测 6β-羟基睾酮的生成。

4 复方 ZYSH 对茚地那韦代谢性增效的体外研究

用超纯水配制 5 mmol·L^{-1} 的茚地那韦的储备液。用 PBS 配制 β-NADPH 为 3 mmol·L^{-1}。用 PBS 稀释中药复方 ZYSH 储备液、人肝微粒体和茚地那韦储备液，反应时体系内的 ZYSH 终浓度为 5 和 10 mg·mL^{-1}，微粒体蛋白质浓度稀释为 1.5 mg·mL^{-1}，茚地那韦浓度稀释为 3.75 μmol·L^{-1} 工作液，待用。将 50 μL 微粒体溶液和 50 μL 中药工作液（终浓度分别为 5 和 10 mg·mL^{-1}）混合，于 37℃ 预孵育 15 min，然后加入茚地那韦工作液 25 μL，再加入 25 μL 辅酶 β-NADPH 溶液，于 37℃ 分别孵育 0，15，30，60 和 120 min。在各反应终点样本中加入 0.75 mL 预冷的含内标（柳氨酚，160 ng·mL^{-1}）的甲醇终止反应，4 000 r·min^{-1} 离心 10 min。取上清于高效液相质谱分析仪上检测茚地那韦母体的剩余量。

实验设置阴性对照组和非酶稳定性对照组。阴性对照组用 PBS 代替中药溶液，以判断不加中药时茚地那韦的代谢情况。孵育方法同上所述。为检测茚地那韦在孵育体系中的稳定性，用 PBS 替代阴性对照组中的辅酶 β-NADPH，检测 0 和 120 min 两个时间点。

计算各时间点茚地那韦浓度相与零时间点浓度的百分比，将该百分比与各个孵育时间进行非线性回归分析。

5 复方 ZYSH 在 SD 大鼠体内对茚地那韦代谢增效的体内研究

5.1 中药溶液和茚地那韦溶液的配制

用生理盐水将复方 ZYSH 总浸膏储备液配制成 400 mg·mL^{-1} 的溶液，中药剂量为 5 g·kg^{-1}，每天灌胃一次。茚地那韦原料药用生理盐水配制成 20 mg·mL^{-1} 的溶液，灌胃给药，剂量为 20 mg·kg^{-1}。

5.2 试验方案

成年雄性 SD 大鼠 6 只，体重约 200 g，由上海西普尔-必凯公司提供。在 SPF 级动物房中饲养。根据体重随机分成 2 组，实验组与对照组各 3 只。对照组灌胃给予生理盐水，给药组灌胃给予 ZYSH 溶液，剂量为 5 g·kg^{-1}。给药期间大鼠正常饮食，每天测定动物体重，观察动物活动状态。连续给药 7 d。d 7 给药 2 h 后，对照组与给药组大鼠均经灌胃给予茚地那韦，并于 0，0.25，0.5，1，1.5，2 和 4 h 通过眼球静脉丛采集血样。血样在 3 500 r·min^{-1} 离心 10 min 后，收集血浆，血浆样本于 -20℃ 保存或进行样本准备。样本准备同标准曲线及质控样本制备过程。

5.3 Indinavir 检测的方法学

采用 LC-MS/MS 法测定茚地那韦在体外孵育体系和血浆中的浓度。LC-MS/MS 系统包括 Agilent 1100（Agilent Technologies Inc. USA）液相和 LEAP CTC 自动进样器。API4000 三重四级杆，离子源为 Turbo V 源（Applied Biosystems Inc. Canada）。色谱柱为：Dikma，Dia-monsil C$_{18}$（2），（50 mm ×2.1 mm，5 μm）数据采集采用 Analyst 1.5.1。LC-MS/MS 仪器和参数为：柱温为 20℃，流动相 A：0.1% 甲酸水相；流动相 B：0.1% 甲酸乙腈，洗脱时间 3.5 min，流动相 A 在 0，0.01，1.5，1.51 和 3.5 min 时的比例分别为 80%，2%，2%，80% 和 80%；流速为 0.4 mL·min^{-1}；进样量为 5 μL。质谱参数：ESI 正离子模式下茚地那韦的质荷比 Q1 和 Q3 分别为 614.6 和 421.1，内标柳胺酚分别为 230.2 和 121.1。PBS 缓冲系统特异性良好，茚地那韦浓度在 10 ~ 4 000 nmol·L^{-1} 范围内线性良好，定量下限（LLOQ）为 10 nmol·L^{-1}。血浆中的线性范围为 5 ~ 10 000 ng·mL^{-1}，在上述条件下，该样品的最低检测限浓度为 1 ng·mL^{-1}。各采用 5 份标准质控样品，以确保日内精密度及日间精密度均在 ±10% 以内。

6 数据处理

6.1 体外数据处理

通过测定 6β-羟基睾酮的生成确定 CYP3A4 亚酶的相对活性，由下式计算不同浓度中药提取物的相对酶活性：CYP3A4 相对活性/% = 样本峰面积比/阴性对照组峰面积比 ×100。用 GraphPad Prism 4.0 软件将酶相对活性与中药浓度的 Log 值作图，并以下公式计算 IC$_{50}$ 值：Y = Bottom + (Top - Bottom) / (1 + 10^((LogEC$_{50}$ - X) * HillSlope))。半衰期（t$_{1/2}$）由软件 Graph Prism version 4.0（GraphPad Software，San Diego CA）计算得到，半衰期与肝固有清除率在计算茚地那韦的体外固有清除率时采用公式：Cl$_{int}$ = (0.693/t$_{1/2}$) * Scaling Factors/Cp[9-11]。其中，Scaling Factors 表示人体外固有清除率的换算系数，为 1 254.2 mL·kg^{-1}；Cp 为样本孵育时微粒体蛋白浓度。

6.2 大鼠体内数据处理

低于定量下限（LOQ = 5 ng·mL^{-1}）的浓度归零计算。采用 GraphPad Prism 4.0 的非房室分析处理药代动力学数据。Indinavir 的药代动力学参数用 GraphPad Prism 4.0 通过标准非房室模型的方法计算，主要的血浆药代动力学参数包括：药时曲线下面积（AUC$_{0-t}$）和最大血药浓度（C$_{max}$）。

结 果

1 复方 ZYSH 总浸膏对人肝微粒体 CYP3A4 的体外抑制

数据显示复方 ZYSH 总浸膏对人肝微粒体 CYP3A4 有抑制作用，IC$_{50}$ 为 3.21 mg·mL^{-1}（见表 1 和图 1）。在浓度为 33.3，100 和 333 mg·mL^{-1} 的复方 ZYSH 作用下，药物对 CYP3A4 的抑制过强而检测不到产物的生成。

阳性对照（positive control，PC）：CYP3A4 的选择性抑

制剂酮康唑（10 μmol·L⁻¹）对 CYP3A4 活性抑制达到 98.2%，提示测试系统可用于本研究（见表1）。

表1 复方 ZYSH 对人肝微粒体 CYP3A4 活性抑制的的体外研究

供试品浓度/mg·mL⁻¹	CYP3A4	相对活性/%	NC	均值	标准差
333	NA	NA	NA	NA	NA
100	NA	NA	NA	NA	NA
33.3	NA	NA	NA	NA	NA
10	11.6	13.1	12.9	12.6	0.817
3.33	46.3	50.5	49.3	48.7	2.17
0.33	100	94.1	96.8	97.1	3.09
PC	1.80	2.01	1.94	1.92	0.108
NC	100	103	96.8	100	3.09
IC$_{50}$			3.21		
95%置信区间			3.00 – 3.44		

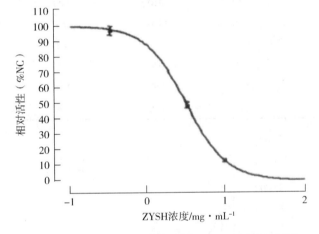

图1 复方 ZYSH 对人肝微粒体 CYP3A4 活性抑制的体外研究

2 复方 ZYSH 对茚地那韦代谢增效的体外研究

茚地那韦在反应体系中稳定。在与人肝微粒体中孵育 120 min 后母体剩余 9.6%，代谢了 90.4%。与中药复方 ZYSH 5mg·mL⁻¹ 组共同孵育后，茚地那韦母体的剩余量为 83.7%，而 10mg·mL⁻¹ 组剩余量则为 98.3%（见表2和图2），说明 ZYSH 能明显抑制茚地那韦的代谢。随着 ZYSH 浓度的升高茚地那韦的半衰期逐渐延长，与对照组 47.5 min 相比，5 和 10mg·mL⁻¹ 半衰期延长到 184 和 1 404 min，对茚地那韦的固有清除率由对照组的 36.6 mL·min⁻¹·kg⁻¹，分别改变为 9.4 和 1.2 mL·min⁻¹·kg⁻¹。

表2 复方 ZYSH 对茚地那韦代谢增效的体外研究

孵育时间/min	剩余量（%零点）/mg·mL⁻¹					
	10		0		5	
	均值	SD	均值	SD	均值	SD
0.00	100.0	3.6	100.0	0.8	100.0	6.0
15.00	88.8	1.8	102.3	2.8	107.7	2.8
30.00	74.3	3.2	99.1	4.6	107.7	3.7
60.00	45.2	2.6	88.5	3.4	100.8	0.5
120.00	9.6	1.2	83.7	4.1	98.3	0.9

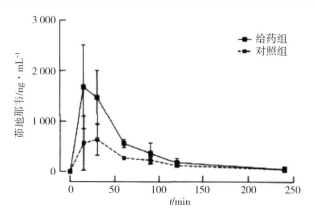

图2 复方ZYSH对茚地那韦代谢增效的体外研究

3 复方ZYSH在SD大鼠体内对茚地那韦代谢增效的体内研究

给药和采样期间，对照组和给药组大鼠没有异常。对照组与给药组的血药浓度见表3。药代动力学参数中AUC平均值分别为49 237和102 327 μg·L^{-1}·h^{-1}，给药组为对照组的2.1倍，C_{max}的平均值分别为895与1 683 μg·L^{-1}，给药组为对照组的1.9倍（见表3，4和5以及图3）。结果显示中药复方ZYSH能够在大鼠体内通过代谢性相互作用提高血浆C_{max}，增加AUC，提高茚地那韦的生物利用度。

表3 SD大鼠灌胃给予茚地那韦（ig, 20mg·kg^{-1}）后的血浆浓度 ng·mL^{-1}

时间点/h	对照组			给药组		
	1ll	112	113	211	212	213
0	0	0	0	0	0	0
0.25	622	0	1070	2610	1410	1020
0.5	425	992	494	2030	1420	963
1	267	274	275	637	476	567
1.5	176	304	216	293	199	602
2	131	145	74.5	88.3	170	268
4	15.4	66.51	46.2	13.7	26.9	116

表4 对照组SD大鼠灌胃给予茚地那韦后的药代动力学参数

动物编号	AUC$_{0-1}$/μg·L^{-1}·h^{-1}	C_{max}/μg·L^{-1}
111	42932	622
112	54525	992
113	50255	1070
均值	49237	895
SD	5863	239

表5 给药组SD大鼠灌胃给予茚地那韦后的药代动力学参数

动物编号	AUC$_{0-1}$/μg·L^{-1}·h^{-1}	C_{max}/μg·L^{-1}
211	120170	2610
212	87714	1420
213	99098	1020
均值	102327	1683
SD	16467	827

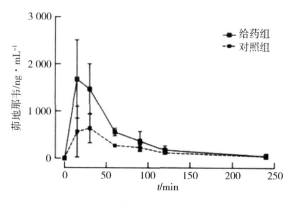

图3 SD大鼠灌胃给予ZYSH对茚地那韦代谢增效的体内研究

讨 论

药物（包括中药）在人体内主要通过肝脏药物代谢酶（肝药酶）代谢，细胞色素P450同工酶（cytochrome P450, CYP450）参与约75%临床药物的代谢，其中CYP3A4亚酶约代谢50%的药物，是引起药物相互作用较为重要的酶[12-13]。茚地那韦是CYP3A4的特异性底物[14]，体外方法研究证实ZYSH可通过抑制CY3A4酶活增效茚地那韦的代谢。茚地那韦体内药代动力学研究较为清楚：空腹状态时，茚地那韦被快速吸收，在0.8 h达到血药浓度峰值

(T_{max}) = (n=11)。由于半衰期短（1.8 h, n=10），在多次每 8 h 用药 800mg 后，血浆浓度只有轻度升高（12%）。每 6 h 给药 600mg，连续给药 70 周后，血浆的药代动力学没有变化，生物利用度低（40% - 60%）。为了研究 ZYSH 在大鼠体的增效效果，在 4h 内采集血样。结果证实 ZYSH 能够增加茚地那韦的血药浓度，增加体内暴露量，这就提示 ZYSH 有可能在临床上增加茚地那韦的生物利用度。体外研究表明，茚地那韦在人、SD 大鼠、比格犬、食蟹猴肝微粒体孵育后的清除率分别为 36.6, 224, 260 和 571 mL·min^{-1}·kg^{-1}，提示 3 只实验动物肝微粒体代谢茚地那韦的酶活率相近。根据美国 FDA 药物相互作用研究的指导原则，拟进一步开展临床研究，评价 ZYSH 对茚地那韦的代谢性相互作用。

高效抗病毒药的不良反应是一个不容忽视、亟待解决的问题。根据《艾滋病诊疗指南》2011 版[15]的描述，茚地那韦在有效抗 HIV 的同时，对某些患者可能有不良作用，如肾结石、血友病患者出血倾向的恶化、腹泻、恶心、呕吐、甲外翻、甲沟炎、脱发、溶血性贫血、高胆红素血症、高脂血症、糖耐量异常、脂肪重新分布等蛋白酶抑制剂（protease inhibitor，PI）类药物共同的不良反应。

这些不良反应直接影响患者的依从性。艾滋病"鸡尾酒"疗法中有高达 60% 的患者由于依从性、毒性、药物抵抗等原因导致抗病毒治疗的失败[16]。据报道，除不良反应小、依从性强外，中药能降低化学药引起的不良反应[17]。临床用于艾滋病治疗的中药可通过代谢性相互作用机制避免或降低 HIV 蛋白酶抑制剂茚地那韦的肝脏代谢，改善后者的生物利用度，有利于患者在维持疗效的同时减少茚地那韦的给药量，而化学药给药量的降低，也减少了潜在不良反应的可能性。同时，中药还能改善患者体质，改善生活质量，增加长期给药的依从性，减少治疗费用。

中药的标准化制备、体外药物相互作用机制研究、非临床动物体内验证及进一步的临床试验的有机组合，为创新中西药代谢性相互作用的增效机制建立了技术平台，可进一步筛选能增效抗艾滋病化学药的中药增效剂，创新治疗艾滋病的"鸡尾酒"新疗法和新策略。

参考文献（略）

(出自中国新药杂志 2012 年第 21 卷 24 期第 2875 - 2880 页)

唐草片对 HIV 感染者中依非韦伦药代动力学无显著影响

陈军[1]　张丽军[1]　姚亚敏[1]　王江蓉[1]　刘莉[1]　王珍燕[1]　齐唐凯[1]　孙富艳[1]　李莉[1]　卢洪洲[1,2]

(1. 上海市公共卫生临床中心，上海，201508；2. 复旦大学附属华山医院，上海，200040)

摘要 **目的** 探讨唐草片是否影响艾滋病病毒（Human immunodeficiency virus，HIV）感染者中依非韦伦的药代动力学。**方法** 在单纯用高效抗反转录病毒治疗之前，以及联合服用唐草片之后两周采血，采集服用依非韦伦后 0、0.5、1、2、3、4、5、6、8、12、16 及 24 小时的标本，检测依非韦伦血浆浓度，并采用 DAS 软件计算药代动力学参数。**结果** 11 例合格的 HIV 感染者服用唐草片前依非韦伦的曲线下面积（Area under the curve，AUC）为 40.6mg/Lh，C_{max} 为 4.2mg/L，T_{max} 为 4.36h，t1/2z 为 18.3h；同时服用唐草片后，依非韦伦的 AUC 为 40.7mg/Lh，C_{max} 为 4.1mg/L，T_{max} 为 4.46h，t1/2z 为 16.4h。两组之间各参数均无显著差异。**结论** 唐草片对 HIV 感染者中依非韦伦的药代动力学无影响。

关键词 唐草片；艾滋病；依非韦伦；药代动力学；相互作用

艾滋病正在严重威胁着人类的健康。高效抗反转录病毒治疗（Highly active antiretroviral therapy，HAART）是目前治疗艾滋病病毒（Human immunodeficiency virus，HIV）感染的主要手段。然而，部分病人在治疗后虽然病毒复制

基金项目：国"十二五"科技重大专项（2012ZX10001 - 003）；国家自然科学基金面上项目（81071153）

Supported by: the National 12th Five - year Plan Major Scientific and Technical Projects (2012ZX10001 - 003) and the General Prgram of National Natural Science Foundation of China (81071153)

得到抑制，但是 CD_4^+ 细胞增长缓慢，免疫学治疗效果不明显。同时，有部分病人即使在治疗以后，临床症状如长期腹泻等不能得到很好的改善。唐草片（上海百岁行药业有限公司）是目前我国唯一一种经批准用于治疗艾滋病的中成药，组成药物包括老鹳草、香薷、诃子、金银花、甘草、黄芪、糯稻根等。III 期临床研究显示，唐草片可提高病人 CD_4^+ 细胞计数，同时改善艾滋病病人临床症状，使病人体重增加，CD_4^+/CD_8^+ 比值升高，并有可能延缓 HIV 复制。因此，目前临床上有病人同时服用 HAART 药物及唐草片。然而，两者之间是否存在相互作用还不明确。若两者之间存在相互作用，特别是唐草片若影响 HAART 药物代谢，则将对临床治疗产生重要影响。依非韦伦是一种非核苷类反转录酶抑制剂，是我国用于治疗 HIV 感染的一线药物。因此，本研究旨在明确 HIV 感染者同时服用唐草片是否会对依非韦伦的药代动力学产生影响，因而具有重要意义。

1 对象与方法

1.1 对象 上海市公共卫生临床中心接受抗反转录病毒治疗的 11 例病人，经过上海市公共卫生临床中心伦理委员会研究，符合伦理要求。

入选标准：（1）确诊 HIV 感染；（2）年龄 18～60 岁；（3）自愿签署《受试者知情同意书》，并能保证接受随访；（4）已接受含依非韦伦的高效抗反转录病毒治疗达 2 周以上。

排除标准：（1）孕妇或哺乳期妇女；（2）合并有严重的重要脏器疾病未经控制或精神病；（3）合并机会性感染、肿瘤；（4）肝肾功能异常；（5）酗酒或滥用药物不能保证药物依从性；（6）同时服用可能影响本研究结果的药物；（7）经研究者判定受试者缺乏依从性或存在潜在失访因素者。

1.2 方法 病人入组前查肝肾功能、血常规、CD_4^+ 细胞计数等。入组当天（0 天）禁食后，于依非韦伦服药前及其后 0.5、1、2、3、4、5、6、8、12、16 及 24 小时采集 2mL EDTA 抗凝全血。从入组第二天（1 天）开始服用唐草片，每次 8 片，每 8 小时一次，于抗病毒药物服用后 1 小时服用。入组 2 周后（15 天），病人再次禁食后，于依非韦伦服药前及其后 0.5、1、2、3、4、5、6、8、12、16 及 24 小时采集 2mL EDTA 抗凝全血。

全血标本在采集后 2 小时内离心并收集血浆，存于 -80℃ 冰箱待检。血浆依非韦伦浓度通过质谱串联高效液相色谱法检测[1]。样品用蛋白沉淀法提取，即移取血浆 176μL，置于 2mL 离心管中，精密加入内标液（替米沙坦 20μg/L）4μL 和有机溶剂（50 mmol/L 醋酸铵：乙腈 = 1：6）1.6mL。室温振荡 5 分钟后再 4℃ 12 000r/min 离心 10 分钟，吸取上清液，在 37℃ 下氮气吹干。样品加入 0.3% 甲酸 100μL 充分溶解后，再次在 4℃ 12 000r/min 离心 10 分钟，之后吸取上清，进样分析。检测采用质谱串联高效液相色谱法，色谱柱为 Eclipse XDB - C18（4.6mm × 150mm，5μm），流动相为（甲醇 + 0.3% 甲酸）：（水 + 0.3% 甲酸）= 80：20，流量为 0.5mL/分，用质谱多反应监测方法检测。

药物浓度和时间数据采用 DAS 2.1.1 软件分析，通过统计矩法分析获得药代动力学参数。

2 结果

11 例病人平均年龄（47 ± 10.4）岁，其中男性占 81.8%。72.7% 的志愿者服用齐多夫定和拉米夫定联合依非韦伦治疗方案，18.2% 病人采用司他夫定和拉米夫定联合依非韦伦治疗，另有 9.1% 病人服用去羟基苷联合拉米夫定和依非韦伦治疗。身体质量指数（BMI）为（22.2 ± 2.1）。

服用唐草片前，90.9%（10/11）的病人存在临床症状；服用唐草片后，3 例病人症状消失。唐草片并不能显著缓解 HAART 病人的临床症状（$p > 0.05$）。

与单用 HAART 相比，同时服用唐草片组的 AUC、$t_{1/2z}$、T_{max} 和 C_{max} 未见明显变化，见表 1，图 1。

表 1 HAART 和 HAART 联合唐草片时病人 EFV 药代动力学参数比较
Table 1 Pharmacokinetic parameters of EFV in patients under HAART with and without TangHerb.

动力学参数 Pharmacokinetic parameters	HAART	HAART + 唐草片 TangHerb	P 值 P value
AUC (mg/L * h)	40.6 ± 14.9	40.7 ± 13.8	0.99
$t_{1/2z}$ (h)	18.3 ± 13.8	16.4 ± 8.6	0.71
T_{max} (h)	4.36 ± 1.80	4.46 ± 2.58	0.92
C_{max} (mg/L)	4.2 ± 1.5	4.1 ± 1.2	0.87

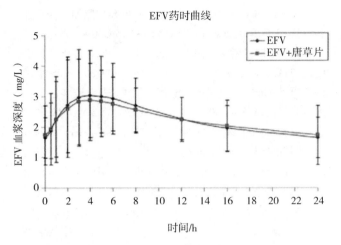

图 1 HAART 和 HAART 联合唐草片时病人 EFV 药时曲线（n = 11）

Fig 1 Mean plasma concentration – time curve of EFV in patients under HAART with and without TangHerb. (n = 11)

3 讨论

本研究发现，联用依非韦伦与唐草片，限定两者服药时间间隔 1 小时以上时，唐草片并不影响依非韦伦的血药浓度。尽管多数医生或者病人认为中成药是安全的，因而也可以与 HAART 联合应用以治疗 HIV 感染，但是尚缺乏临床数据支持，本研究为此提供了临床依据。

有研究显示，某些中药或者植物中的成分可能含有 CYP3A4 的诱导剂或者抑制剂，如丹参和骆驼蓬等均含有 CYP3A4 的抑制剂[2-3]。而 CYP3A4 是 HAART 药物中非核苷类反转录酶抑制剂以及蛋白酶抑制剂类药物代谢的主要酶类之一[4-7]。已有报道，贯叶连翘的提取物以及银杏均能影响依非韦伦的血浆浓度，而前者也能影响奈韦拉平的血浆浓度[8-9]。因而，中药或者某些植物可能会影响这两类药物的血药浓度，而目前这两类药物是发展中国家（包括我国）最常用的治疗药物。本研究中，唐草片的使用并不影响 HAART 药物中依非韦伦的血药浓度。因而可以将这两种药物联合应用。值得注意的是，本研究中的病人均在服用 HAART 药物 1 小时以后才开始服用唐草片。如两者一起服用是否会对 HAART 药物有影响则不甚明确。因而建议临床使用时，唐草片在服用 HAART 药物 1 小时以后再服用。

此外，本研究中未见唐草片对病人临床症状有明显改善作用。其可能原因包括：（1）临床纳入例数少，由于本研究主要研究药代动力学改变，因而仅观察了 11 例病人；（2）药物应用时间短，唐草片仅服用了 2 周，其长期效果不甚明确。

总之，本研究发现，在间隔 1 小时以后服用唐草片，不影响 HIV 感染者对依非韦伦的药代动力学。

参考文献（略）

（出自中国艾滋病性病 2012 年第 18 卷 10 期第 645-647 页）

中医干预对艾滋病免疫重建不全患者 TCRVβ 基因 CDR3 区克隆片断的影响

王阶[1*] 汤艳莉[1] 李勇[1] 刘咏梅[1] 曾毅[2]

(1. 中国中医科学院广安门医院，北京 100053；2. 中国疾病预防控制中心病毒病预防控制所，北京 102206)

摘要 目的：探讨中医干预对艾滋病免疫重建不全患者 TCRVβ 基因 CDR3 区克隆片断的影响。方法：以 15 例 HIV 抗体阴性健康献血员做对照，采集 37 例艾滋病免疫重建不全患者治疗前后的外周血 PBMC，采用人类 TCRVβ 基因 CDR3 多样性定量检测试剂盒检测，基因扫描作图并计算 Vβ 印家族中每个家族不同大小 CDR3 区片段的分布。结果：对比正常人，患者一些 Vβ 内出现了明显的 CDR3 区的单寡克隆扩增情况，治疗后各家族单寡克隆情况有不同程度的改善和恢复。其中 9, 11, 21, 22 4 个家族的 D 值 2 组治疗后均比治疗前下降，治疗组下降幅度较对照组在 21, 22 2 个家族更为显著（$P < 0.05$）。治疗组显著降低第 18 家族 D 值，而对照组则显著增加（$p < 0.05$）。结论：中药复方对于 TCRVβ 各家族单寡克隆情况有不同程度的改善和恢复，提示中医药可能促进 T 细胞部分受体基因重排，丰富受体库，帮助机体免疫细胞有效识别病毒，减少 T 细胞凋亡。

关键词 艾滋病；免疫重建不全；TCRVβ；免疫 2 号方

[基金项目] 国家"艾滋病和病毒性肝炎等重大传染病防治"科技重大专项（2008ZX10005-004）

TCRVβ基因是免疫研究的一个热点,通过分析TCRVβ的基因谱系和CDR3长度和序列,可以精确地分析不同TCRVβ亚家族T细胞的基因表达和克隆性,是目前分析T细胞克隆性最为敏感的方法[1]。该方法能够很好地对HIV/AIDS患者外周血T细胞TCRVβ亚家族的表达和克隆性进行分析,从而深入了解机体的免疫功能和对HIV相关抗原的特异性免疫反应情况。近年来有研究证实中药免疫2号方联合HAART能够有效提高患者免疫功能,促进免疫重建,本研究对TCRVβ基因亚家族多样性的改变进行检测,初步探索该疗法对机体免疫调节的作用机制。

1 材料

1.1 临床资料

37例艾滋病免疫重建不全患者均来源于广西柳州龙潭医院,均为HIV抗体阳性,经Western Blot确认试验证实,经HAART治疗12个月以上,病毒载量控制良好,CD_4^+ T细胞计数上升不足100个/μL的患者。另选取性别、年龄相匹配的15例HIV抗体阴性健康献血员为对照组,来源于广安门医院体检中心。

1.2 药物

37例患者随机分为2组,一组按照前期服药方案继续给予国家标准HAART治疗方案,即AZT(d4T)+3TC+NVP(EFV),并联合使用中药免疫2号方(四川新绿药业有限公司生产并提供),6.2 g/次,早、晚餐前0.5 h冲服。30 d/周期,连续治疗6个周期。

1.3 主要仪器和试剂

生物安全柜(Class II,美国NuAire公司),台式高速离心机1-5K(德国Sigma公司),涡旋振荡器(IKA-MS1/MS2,IKA公司),可调移液器(Eppendorf公司),FACS Calibur流式细胞仪及MultiTEST软件自动分析数据(美国BD公司),定量PCR仪(ABI 7500 FAST),3700测序仪(ABI)。TCR Express Human T Cell Receptor Vβ Repertoire CDR3 Diversity Determination and Quantitative Analysis Kit(美国BioMed Immunotech公司),人淋巴细胞分离液(国产,天津川页),TRizol试剂(Invotrigen),RNA抽提试剂盒(Qiagen),RNA逆转录试剂盒(Invotrigen);Taq Polymerase(Invotrigen),RNA酶抑制剂(epicen-tre),RNeasy MinElute纯化试剂盒(Qiagen)。

2 方法

2.1 样本采集及外周血单个核细胞(PBMC)分离

抽取受试者5 mL外周血,EDTA抗凝,无菌条件下Ficoll液常规方法分离PBMC,每管加入0.5 mL Trizol试剂,充分抽打、混匀,置于-80℃以下保存。运输样品时严格控制运输的冷冻状态,防止样品冻融。

2.2 提取细胞总RNA

用Qiagen公司的RNA抽提试剂盒提取细胞总RNA,依试剂盒说明操作。取3μL跑胶鉴定。

2.3 RNA逆转录

用Invtrigen公司的RNA逆转录试剂盒将RNA反转录为cDNA,依试剂盒说明操作。

2.4 巢式PCR扩增TCRVβ基因

2轮PCR按照如下程序进行:Plate I PCR扩增条件:95℃3 min,95℃30 s,55℃30 s,72℃,45 s,35个循环,72℃5 min,4℃。Plate II PCR扩增条件:95℃3 min,95℃30 s,55℃30 s,72℃30 s,25个循环,72℃5 min,4℃。对第2轮PCR结果进行跑胶鉴定。

2.5 基因扫描

根据条带的亮度取1μL的第2轮PCR产物进行扫板,每个样本各扫24个反应孔,利用Gene Mapper软件对扫描结果进行数据分析。

2.6 统计分析

CDR3区的多态性分析,针对正常样本,扫描后得到22个Vβ家族(无功能的10,19未在检测范围内)中每个家族不同大小CDR3区片段的分布(曲线下的面积)情况。其中用概率$P_i = A_i / (\Sigma A_i)$来表示家族中每个片段的概率。为定量表述CDR3的变化,以正常人22个Vβ家族中每个家族CDR3区片段的平均分布建立标准。同样,扫描后得到艾滋病患者22个Vβ家族中每个家族不同大小CDR3区片段的分布(曲线下的面积)情况。每个艾滋病患者的CDR3变化与正常人22个Vβ家族中每个家族CDR3区片段的平均分布进行比较。利用试剂盒提供的定量分析软件计算相应的距离D(distance)值。应用SPSS 13.0和CDR3 QAssay Human Version 1.0(BioMed Immunotech)软件进行统计分析及作图;各组间差异比较用t检验或非参数检验进行比较。$p < 0.05$为差异具有统计学意义。

3 结果

3.1 正常对照组与免疫重建不全患者治疗前后TCR Vβ基因家族CDR3氨基酸长度分布的比较

免疫重建不全的艾滋病患者其TCR Vβ基因多样性的改变也表现在CDR3的氨基酸长度上(图1~5)。相对于正常人T淋巴细胞各Vβ家族的高斯分布,免疫重建不全患者在不同家族会有不同CDR3长度片段的扩增。本实验选取正常人样本及患者治疗前后的几份样本,分别做了Vβ家族、CDR3区氨基酸长度及标准差倍数的三维图,图中可以直观的看出两者CDR3分布差异情况,相对于正常人(图1),患者一些邓内出现了明显的CDR3区的单寡克隆扩增情况(图2,4)。经过治疗后各家族单寡克隆情况有不同程度的改善和恢复(图3,5)。联合中药组恢复更为广泛。

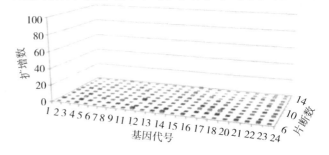

图1 健康对照者CDR3区的单寡克隆扩增情况

Fig. 1 Single or oligoclonal amplification of VβCDR3 region the normal group

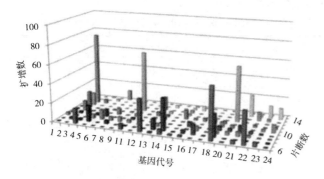

图2 24号患者（免疫2号方+HAART）疗前CDR3区的单寡克隆扩增情况

Fig. 2 Single or oligoclonal amplification of VβCDR3 region in patients No. 24 (Immune. 2 + HAART) before treatment

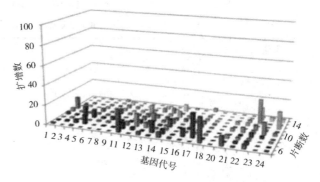

图3 24号患者（免疫2号方+HAART）疗后CDR3区的单寡克隆扩增情况

ig. 3 Single or oligoclonal amplification of VβCDR3 region in patients No. 24 (Immune. 2 + HAART) after treatment

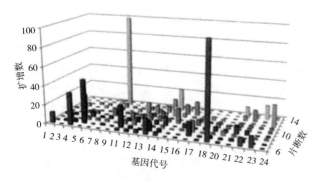

图4 37号患者（安慰剂+HAART）疗前CDR3区的单寡克隆扩增情况

Fig. 4 Single or oligoclonal amplification of VβCDR3 region in patients No. 37 (Placebo + HAART) before treatment

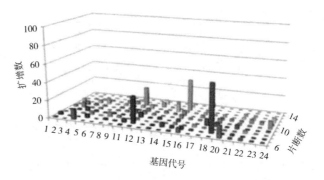

图5 37号患者（安慰剂+HAART）疗后CDR3区的单寡克隆扩增情况

Fig. 5 Single or oligoclonal amplification of VβCDR3 region in patients No. 37 (Placebo + HAART) after treatment

3.2 不同干预组治疗前后TCRV0 22个基因家族分析比较

9，11，21，22 4个家族的D值2组治疗后均比治疗前下降，治疗组下降幅度较对照组在21，22 2个家族更为显著（$P<0.05$）。治疗组显著降低第18家族D，而对照组则显著增加（$P<0.05$）。2组疗后比较无显著差异（表1）。

4 讨论

机体免疫功能的发挥不仅依靠免疫细胞的数量，更依赖于TCR的抗原识别功能。AIDS病程中进行性的CD_4^+T细胞丢失及CD_8^+T细胞强大的免疫应答反应会影响不同T细胞受体的可利用谱系，由抗原持续刺激而克隆性增生的CD_4^+和CD_8^+

表1 外周血 TCRVβ 家族改变比较（x±s）

Table 1　Comparison of the changes of TCRV/3 family in peripheral blood（x±s）

Vβ家族	时间	治疗组（n=18）	对照组（n=19）	统计量	P
1	疗前	76.07±36.25	92.56±21.23	-1.570	0.125
	疗后6月	102.43±35.03[2)]	85.70±27.21	1.616	0.116
2	疗前	88.02±40.36	88.97±46.11	-0.067	0.947
	疗后6月	96.92±47.35	96.54±42.48	0.026	0.980
3	疗前	84.46±32.21	78.90±31.99	0.527	0.602
	疗后6月	78.61±19.20	82.21±36.14	-0.381	0.706
4	疗前	73.41±25.21	84.40±27.70	-1.262	0.215
	疗后6月	80.39±37.66	73.32±16.65[2)]	0.732	0.472
5	疗前	89.50±32.69	84.43±41.55	0.413	0.682
	疗后6月	81.46±27.63	87.80±30.73	-0.660	0.514
6	疗前	73.42±34.34	88.50±40.80	-1.218	0.231
	疗后6月	80.58±40.99	77.03±30.30	0.299	0.767
7	疗前	78.14±20.94	76.93±21.02	0.175	0.862
	疗后6月	92.57±32.52	80.80±19.49	1.326	0.196
8	疗前	80.37±33.12	74.83±29.53	0.535	0.596
	疗后6月	88.32±41.10	76.58±29.48	0.993	0.328
9	疗前	72.12±40.75	73.58±36.96	-0.115	0.910
	疗后6月	68.78±41.59	66.93±34.99	0.146	0.885
11	疗前	79.04±32.23	81.64±27.69	-0.263	0.794
	疗后6月	75.19±30.51	76.61±38.25	-0.125	0.901
12	疗前	84.91±30.54	81.32±38.49	0.316	0.754
	疗后6月	81.96±20.69	83.18±35.01	-0.130	0.897
13	疗前	73.25±21.59	80.83±38.45	-0.744	0.463
	疗后6月	84.47±23.65	70.82±40.01	1.271	0.214
14	疗前	76.42±44.69	67.04±30.80	0.739	0.465
	疗后6月	70.65±30.37	73.95±40.21	-0.283	0.779
15	疗前	83.44±33.36	75.46±34.94	0.711	0.82
	疗后6月	73.52±25.85	84.88±43.32	-0.974	0.338
16	疗前	66.93±21.86[1)]	85.60±29.748	-2.183	0.036
	疗后6月	69.76±32.19	79.25±29.59	-0.933	0.357
17	疗前	82.80±43.44	81.20±26.88	0.134	0.894
	疗后6月	90.12±44.51	70.00±47.42	1.331	0.192
18	疗前	107.38±47.52	85.68±46.25	1.406	0.169
	疗后6月	99.76±41.46[2)]	110.86±43.93[2)]	-0.790	0.435
20	疗前	75.09±37.01	78.15±46.00	-0.223	0.825
	疗后6月	89.36±26.16	76.08±32.24	1.379	0.177

中医干预对艾滋病免疫重建不全患者TCRVβ基因CDR3区克隆片断的影响

续表

Vβ家族	时间	治疗组（n=18）	对照组（n=19）	统计量	P
21	疗前	76.45±30.95	82.75±49.69	-0.466	0.644
	疗后6月	67.53±31.86[2)	68.66±30.13	-0.111	0.913
22	疗前	94.76±41.32	88.43±34.54	0.505	0.617
	疗后6月	82.12±27.13[2)	80.24±33.48	0.188	0.852
23	疗前	73.23±25.99	75.68±29.716	-0.267	0.791
	疗后6月	74.90±22.71	88.07±34.43	-1.380	0.177
24	疗前	99.28±41.07	83.76±28.78	1.324	0.195
	疗后6月	91.10±40.89	87.99±37.65	0.240	0.812

注：与对照组比较[1)] $P<0.05$；与本组治疗前比较[2)] $P<0.05$。

T细胞最终导致TCRVβ链可变区谱系的偏移及T细胞克隆性的变化[2-3]。

研究表明，HIV感染与偏移的TCR家族谱系相关[4]。CD_4^+细胞的克隆扩增也许在HIV感染的病理改变中起重要作用，由于寡克隆扩增导致的许多特异T细胞群的缺失或减少可能增加了其他机会性感染的易感性[5]。本实验选取正常人样本及患者治疗前后的几份样本，分别做了Vβ家族CDR3区氨基酸长度及标准差倍数的三维图，发现AIDS患者体内一些Vβ出现了明显的CDR3区的单寡克隆扩增情况，而在药物治疗后单寡克隆扩增现象有所改善，联合中药组恢复更为广泛。提示这种治疗将对减少患者并发症的发生有益。

对于药物治疗对TCR家族的影响，虽然有研究认为抗病毒治疗或IL-42治疗诱导的CD_4^+T细胞数量的增加对被破坏的TCR家族的改变影响甚微，认为HIV-1感染介导的CD_4^+T细胞死亡导致的纯真CD_4^+细胞下降及CD_4^+T细胞TCR家族破坏可能不能马上被抗病毒或免疫治疗所纠正[6]。但还是有研究表明抗HIV病毒治疗对TCRVβ谱的稳定快速建立有重要作用，治疗可以使病毒载量得以控制，使胸腺输出增加，并在治疗2月后使$CD45RA^+CD_4^+$T细胞的TCR多样性得以正常恢复。然而HIV在对纯真、中枢记忆及效应记忆CD_4^+T细胞TCR多样性的影响与对CD_8^+细胞的影响不同[7]。既然HAART疗法的效应尚存争议，再来看免疫疗法的疗效。研究者分析了CD_8^+T细胞亚群的TCRVβ家族谱系，这些细胞是对一名正在接受HAART治疗的HIV-1感染患者施以经改良后的安卡拉病毒疫苗扩增出来的。疫苗诱导HIV-1特异的CD_8^+T细胞再次扩增，并且这些细胞带有广谱的TCRVβ谱系，在一些个体持续时间至少1年。相反，同一批供血者中在接受疫苗后病毒特异性CD_8^+T细胞亚群未能发生扩增者以及未接受疫苗的对照组中TCRVβ成寡克隆。同时，研究者观察到能够识别疫苗诱导的HIV4抗原表位的CD_8^+T细胞增殖能力增强，并且体外实验证明能够抑制HIV-1复制。因此认为经稀释的病毒载体疫苗能够调节适应性CD_8^+T细胞对HIV4的反应，并且提高其抗病毒功能[8]。中药联合HAART治疗，有助于偏移的TCR谱系的恢复，较单纯HAART治疗效果好，笔者研究发现经治疗后TCRVβ各家族单寡克隆情况有不同程度的改善和恢复，其中第9，11，21，22 4个家族的D值2组治疗后均比治疗前下降，治疗组下降幅度较对照组在21，22 2个家族更为显著（$p<0.05$）。治疗组显著降低第18家族D，而对照组则显著增加（$p<0.05$）。提示中医药可能促进T细胞部分受体基因重排，丰富受体库，帮助机体免疫细胞有效识别病毒，减少T细胞凋亡。

参考文献（略）

扶正排毒片对无症状人类免疫缺陷病毒感染者血浆甘露糖结合凝集素的影响

姜枫[1,2] 彭勃[3] 郭会军[2] 李青雅[4] 任伟宏[2]

(1. 广州中医药大学，广东 广州 510405；2. 河南中医学院附属第一医院，河南 郑州 450000；3 河南省科学技术协会，河南 郑州 450008；4. 河南中医学院，河南 郑州 450008)

摘要 目的 观察扶正排毒片对无症状人类免疫缺陷病毒（HIV）感染者血浆甘露糖结合凝集素（MBL）水平的影响，探讨其可能作用机制。方法 检测服用扶正排毒片的无症状HIV感染者服药前、服药后3个月，6个月的血浆MBL水平，并检测健康体检者的血浆MBL作为健康对照，比较服用扶正排毒片前后血浆MBL的变化，并与健康体检者做对照。结果 服用扶正排毒片的无症状HIV感染者血浆MBL在入选、治疗3个月、治疗6个月无显著性差异，与健康体检者比较也无显著性差异。结论 扶正排毒片对无症状HIV感染者血浆MBL无明显影响，无症状HIV感染者的血浆MBL水平与健康体检者无明显差异，扶正排毒片的作用机制有待进一步研究。

关键词 无症状HIV感染者；MBL；中医药；扶正排毒片

课题组检测无症状HIV感染者服用扶正排毒片后血浆甘露糖结合凝集素的变化，观察该药对其的可能影响。现报道如下。

1 病例选择

1.1 诊断标准

1.1.1 西医诊断标准依照《艾滋病诊疗指南》[1]中无症状HIV感染者标准执行。

1.1.2 中医诊断标准无症状HIV感染者没有特异性症状和证候，故符合西医无症状HIV感染期的诊断标准即可。

1.2 病例选择与退出

1.2.1 病例纳入标准 ①年龄18～65岁；②符合西医无症状HIV感染期的诊断标准；③$200/mm^3 \leq CD_4^+$细胞计数$<600/mm^3$；④未使用抗病毒药物及其它中药治疗者；⑤签署知情同意书。

1.2.2 病例排除标准 ①严重肝肾功能不全，或合并心脑血管、肺和造血系统等严重原发性疾病，精神病患者；②原发性免疫缺陷患者，激素、化疗等引起的继发性免疫缺陷患者，血液病患者；③妊娠或哺乳期妇女；④对本药过敏者；⑤不符合纳入标准，未按规定用药，或资料不全等影响效果和安全性评价者。

1.2.3 病例退出与脱落标准 ①有严重不良反应，不能继续观察者；②观察中病情变化，必须改变治疗者；③违背研究方案或服用同类药物者；⑤要求退出、违约或失访病人。

2 研究方案设计

2.1 试验设计
设计方案类型：采用开放式自身前后对照试验。同时检测检测健康体检者血浆MBL作为健康对照。

2.2 病例数量及来源
全部病例按整群抽样的方法，选取H省K市W县（区）的HIV/AIDS较多的一个乡，从该乡参加扶正排毒片的病人中选取符合要求的病例进入本研究。

2.3 试验药物名称及服用方法
扶正排毒片，河南奥林特药厂生产，1.37 g/片，5片/次（0 37g×5＝1.85 g），3次/d温开水送服。

2.4 疗程
3个月为1个疗程，使用两个疗程。

3 材料与方法

3.1 实验器材

MBL Oligamer ELISA试剂盒，丹麦ANTIBODYSHOP公司，购于深圳晶美公司。Batch MO－0610CE，MO－0509CE；生物安全柜，美国热电；单道微量移液器，法国GILSON；ARCS－50小型振荡器，天津奥特塞恩斯仪器有限公司；伯乐Model 1575全自动洗板机；伯乐680型酶标仪；Milli－Q Centuiy超纯水系统。

3.2 实验步骤 严格按照试剂盒操作步骤进行。

3.3 结果分析 使用CurveExpert L 3软件，输入8个标准品的OZ）值，建立标准曲线，然后输入各检测样本的值，由软件计算输出各样品浓度。软件由深圳晶美上海分公司

基金项目：国家"十五"科技攻关课题（No 2004BA719A13－04）

惠赠。

4 结果

共有20例无症状HIV感染者完成临床观察。有30名健康体检者的血浆标本纳入本研究,标本全部来自河南中医学院第一附属医院,从该院检验科调阅当天体检病人检验结果,满足各项指标正常的标本30份,置于-84℃冷藏备检。20名无症状HIV感染者血浆标本按每管50μl分装冻存于河南中医学院艾滋病研究所实验中心标本库。两组在性别构成、年龄上基线一致(年龄t=1.839,p=0.075 性别t=0.486,p=0.486),具有可比性。

4.1 治疗组治疗后血浆MBL变化 结果见表1。

表1 治疗组治疗前后MBL变化($\bar{x}\pm s$)

时间	MBL/ng·mL^{-1}	统计量	p值
入选	17.62±13.59	-	
治疗后-3个月	16.77±13.73*	t=0.197	0.845
治疗后6个月	22.07±18.23*	t=-0.875	0.387

* 与入选时相比

表1说明治疗组治疗前后血浆MBL无显着性差异,即没有发现扶正排毒片对血浆MBL的明显影响。

4.2 扶正排毒片治疗后不同时间点血浆MBL水平与健康体检对照组的比较见表2。

由表2可以看出,治疗组在入选、治疗3个月、治疗6个月与对照组无显着性差异,提示在现有技术条件和样本量及观察周期内,治疗组和对照组在治疗前后血浆MBL水平没有统计学意义上的差异。说明MBL在无症状HIV感染者中的水平与健康体检者没有差异。

表2 治疗前后MBL变化及其与对照组比较($\bar{x}\pm s$)

组别	MBL/ng·mL^{-1}	统计量	P值
对照	24.99±23.26	-	
入选	17.62±13.59	t=-1.095	0.286
治疗后3个月	16.77±13.73	t=-1.219	0.236
治疗后6个月	22.07±18.23	t=-0.402	0.691

5 讨论

甘露糖结合凝集素(MBL)是补体系统的固有成分,是血清中的一种由肝脏合成的C型凝集素,是钙依赖性糖结合蛋白。MBL可识别和结合病原微生物表面的甘露糖、岩藻糖(fucose)和N-乙酰葡糖胺(N-acetyl-glucosamine,GlcNAc)等糖结构。MBL首先与病原微生物的糖类配体结合随后构象发生变化,激活与之相关联的MBL相关的丝氨酸蛋白激酶(MBL associated serine protean MASP),两种MASP(MASP1、MASP2)具有与活化的C1s类似的生物学活性,其中MASP2可水解C4和C2分子,MASP1则可直接切割C3继而形成C3转化酶,然后补体顺序激活,这是补体激活的MBL途径(MBL pathway),在机体的固有性免疫防御中发挥重要作用[2]。Ezekow itztffu等[3]报道MBL与艾滋病相关。

MBL在艾滋病中的作用基础是MBL能与HIVgp120蛋白上高表达的甘露糖基结合,并使其唾液酸化,调节二者结合,葡萄糖基化酶抑制剂和神经氨酸酶可促进MBL与gp120的结合。HIVgp120上高表达的甘露糖基是MBL与HIV作用的关键[4]。MBL在艾滋病中的作用环节可能涉及4个方面:补体活化[5]、调理作用[6]、中和作用[7]和封闭DC-SIGN[8]。关于MBL与艾滋病的相关性研究,主要集中在两方面:艾滋病对MBL水平的影响;MBL水平与艾滋病的进程的相关性。但目前的研究结论不一致。对于艾滋病中的MBL变化,也有待探索。Heggelund等[9]发现在进展期艾滋病,MBL水平是升高的。经过HAART治疗后,MBL水平升高。并且不很快消退。显示在艾滋病中,MBL水平会升高,这可能与HIV感染本身相关,也可能与机会性感染有关。

扶正排毒片是经河南省食品药品监督管理局批准生产的院内制剂(医疗机构制剂临床研究批件号:L2006Z002),由黄芪、西洋参、甘草、连翘等药组成,具有益气健脾、养阴解毒的功效,适合气阴两虚型无症状HIV感染者的治疗。前期在国家十五科技攻关项目(项目编号:2004BA719A13)的研究应用发现该药干预HIV感染者可以改善临床症状、提高其免疫功能,对部分病例还具有降低HIVVL的作用[10,11]。并被列入国家863创新药物研发项目(项目编号:2006AA2Z3382)。但对该药的作用机理尚未开展深入研究。

本研究结果示,在现有技术条件和样本量及观察周期内,扶正排毒片治疗前后血浆MBL水平没有差异,MBL在无症状HIV感染者中的水平与健康体检者没有差异。推测其可能的原因是患者处于无症状HIV感染期时,因为没有机会性感染等外来因素干扰免疫系统,MBL没有激活,也说明MBL在艾滋病中的作用需要进一步深入研究。

参考文献(略)

· 舌 像 ·

1323例HIV/AIDS患者舌苔分析

程五中[1]　谢世平[2#]　刘爱华[2]　郭选贤[2]　谢忠礼[2]

(1 北京中医药大学 北京 10029　2 河南中医学院　3 河南省中医院)

关键词　目的 应用临床流行病学方法研究艾滋病中医舌苔的特征，探讨艾滋病的病因病机。**方法**　运用多阶段分层整群随机抽样方法，对1323例人类免疫缺陷病毒/获得性免疫缺陷综合征（HW/AIDS）患者和778例对照组的舌苔进行采集和分析。**结果**　HIV/AIDS病例组黄苔36.4%和黄白相兼苔12.8%，苔质方面病例组腻苔45.4%、厚苔40.2%、霉苔0.9%、积粉苔1.3%，病例组舌中根部出现舌苔的频率高于对照组（$P < 0.05$）。**结论**　提示艾滋病病邪具有湿浊！热毒性质。

关键词　艾滋病；舌苔；苔色；苔质

舌苔能辨邪气的浅深与性质、正邪消长，并能较客观、真实地反映患者内在的病理变化。对人类免疫缺陷病毒/获得性免疫缺陷综合征（HIV/AIDS）患者的舌苔特点及出现频率进行分析，将有助于阐明艾滋病的病邪性质、邪气传变、气血津液的盛衰以及邪正相争过程的病机转化，判断疾病进退预后，提高辨证论治的水平，为临床诊治提供舌诊依据。自2005年9月~2006年6月期间，我们对1323例HIV/AIDS患者和对照组778例进行了舌象采集与分析，现将结果报告如下。

1　基本资料

1323例HIV/AIDS患者全部来自某省四相邻地区。其中男630例，女693例，男女比例为1:1.1。已婚占8.0%。文化程度较低，小学及小学以下占68.4%。地区分布以乡村为主，占7.6%。职业以农民为主，占96.0%。传染途径以有偿供血为主，共有1243人，占94.0%。有不安全性行为的174例，占13.2%。静脉吸毒者11例，占0.8%。多数患者不同程度上用过抗病毒药物。对照组共778例，男女比例为1:1.1。已婚占90.9%。文化程度较低，小学及小学以下占68.2%。地区分布乡村占80.3%。职业农民占94.9%。经统计学分析，2组人群在性别、婚姻、文化程度、地域等方面P值均大于0.05，组间具有可比性。

2　调查对象和方法

采用国家卫生部2005年推荐《艾滋病诊疗指南》诊断标准，运用多阶段分层整群随机抽样方法，抽取HIV/AIDS患者为研究对象，对抽中的行政村和居委会的全部HIV/AIDS患者进行舌象采集和分析。对照组全部来自HIV/AIDS患者同居住地区的非HIV/AIDS感染者。

2.1　病例纳入标准

符合以上诊断标准的HIV/AIDS患者（均经省疾病预防控制中心进行免疫印迹确认试验HIV抗体阳性者）；年龄大于18岁，小于60岁；能配合调查的患者。

2.2　病例排除标准

不符合以上诊断标准、纳入标准者及不愿意合作者。

2.3　对照组纳入标准

同地区的HIV抗体阴性，且无明显其他严重疾病的人群；年龄大于18岁，小于60岁；愿意配合调查者。

2.4　对照组排除标准

患有脏器严重疾病或慢性病急性发作者及不愿意合作者。

2.5　舌象的采集与分析

选用富士fineRx810型数码相机。在上午9:00~11:00，下午2:30~4:30拍摄。选择光线充足的室外为拍摄地点。选取正位为拍摄体位。舌象的分析判断由2名从事艾滋病临床治疗专家或中医诊断专业的副主任医师或副教授以上职称人员共同判定，并结果一致。中医舌象判定标准参照《中医药学名词》[1]《新编中医诊法图谱》[2]。

2.6　统计方法

数据利用SPSS13.0数据包进行统计，率比较采用χ^2检验。$P < 0.05$为有统计学意义。

3 结果

3.1 调查对象舌苔颜色特点

HIV/AIDS组舌苔改变以白苔、黄苔和黄白相兼为多见，与对照组相比白苔出现频率减少，黄苔和黄白相间苔增多，提示艾滋病病邪致病多兼有热性。结果见表1。

表1 调查对象舌苔颜色分析

组别	例数	苔白		苔黄		苔黄白相兼		苔灰		黑苔	
		例	%	例	%	例	%	例	%	例	%
HIV/AIDS组	1323	682	51.5	482	36.4	169	12.8	5	0.4	6	0.5
对照组	778	551	65.7	201	25.8	68	8.7	2	0.5	0	0
χ^2		39.868		25.074		7.965		0.216		3.538	
P		0.001		0.001		0.005		0.642		0.060	

3.2 调查对象舌苔苔质特点

HIV/AIDS组舌苔改变以腻、厚苔为主，分别为45.4%和40.2%。HIV/AIDS组出现了17例积粉和12例霉苔，对照组没有出现。提示艾滋病病邪致病兼有湿浊的特性。结果见表2。

3.3 调查对象舌苔分布部位特点

HIV/AIDS组舌苔布满全舌者占75.4%，中根部约为9.6%，与对照组相比中根部舌苔出现比例增多，提示艾滋病病邪致病病位有偏于中下焦的趋势。结果见表3。

表2 调查对象苔质分析

组别	例数	薄		腻		厚		霉		滑润		花剥		干糙		积粉	
		例	%	例	%	例	%	例	%	例	%	例	%	例	%	例	%
HIV/AIDS组	1323	626	47.3	601	45.4	529	40.2	12	0.9	96	7.3	64	4.8	41	3.1	17	1.3
对照组	778	535	68.8	225	28.9	164	21.1	0	0	67	8.6	11	1.4	15	1.9	0	0
χ^2		91.166		55.950		79.212		7.092		1.258		16.681		2.581		10.079	
P		0.001		0.001		0.001		0.008		0.262		0.001		0.108		0.002	

表3 调查对象舌苔部位分析

组别	例数	全		中部		中根部		偏		其他	
		例	%	例	%	例	%	例	%	例	%
HIV/AIDS组	1323	998	75.4	128	9.7	127	9.6	38	2.9	32	8.0
对照组	778	661	84.9	58	7.5	45	5.8	6	0.8	8	1.0
χ^2		26.767		2.992		9.488		10.548		5.072	
P		0.001		0.084		0.002		0.001		0.024	

4 讨论

艾滋病系感染HIV病毒所致，具有很强的传染性。根据《素问·刺法论篇》"五疫之至，皆相染易，无问大小，病状相似"的论述及吴又可《瘟疫论》"瘟疫之为病，非风、非寒、非暑、非湿，乃天地间别有一种异气所感"的理论，中医界提出HIV/AIDS应属于中医温病中的瘟疫、伏气瘟疫。艾滋病的病程较长，邪气伤正，病情复杂，临床多表现为五脏气血阴阳虚损，尤其是脾气虚损和脾肺虚损，又与内伤杂病中的慢性虚损性疾病之虚劳颇为相似。因此本病既有邪毒（疫毒）侵袭的外感病的特征，又有伤及正气累及多个脏腑的内伤杂病的特征，有其独特的病因病机和演变规律[3]。

艾滋病的整个病程都处在正邪抗争的动态变化中，急性HIV感染期病邪侵入人体后，正邪相搏，表现为邪犯卫表，卫气失和。此阶段较短，正暂能胜邪。也有部分患者不经过卫表阶段。潜伏期正邪相争进人相持阶段，随着病程进展，正气日耗，气血渐虚，脏腑虚弱，阴阳失调。发病期（即AIDS期）邪气更盛，正气虚衰，正不胜邪，各种病邪乘虚而人，终至脏腑功能衰竭，阴阳离决而死亡。所以，虚劳和外感疫毒是病机的关键[4]。

舌诊作为中医诊法中独特而重要的诊断方法，能较客观和真实地反映艾滋病的病邪性质、病机转化、正邪消长，进而为中医辨证治疗提供重要依据。

本观察结果显示：HIV/AIDS病例组白苔为51.1%，对照组为65.6%，黄苔、黄白相兼苔病例组为36.4%和12.8%，对照组为25.8%和8.7%，从2组舌苔颜色变化比较来看，病例组的白苔减少，黄苔和黄白相兼苔增多，表明了艾滋病的病因疫毒病邪具有热毒性质，且"毒"性渐盛。杨氏通过HIV/AIDS患者舌象观察，发现黄苔、腻浊苔、厚苔、少苔/花剥苔的检出率与同年龄段的阴性对照组有显著性差异,亦显示艾滋病的病机特点邪实以热毒、秽浊痰湿、血瘀为主;正虚以气阴两伤、精气损耗为主,并已呈现出命门三焦元气进行性损伤的趋势[5-6]。因为大多数患者都不同程度服用过抗病毒药物,可能会对本实验的结果有干扰,我们将进一步详细探讨。

从苔质来看,HIV/AIDS病例组腻苔、厚苔出现的频率显著高于对照组,提示艾滋病病邪具有湿性浊邪的特点。因此湿浊之性是艾滋病病因的又一显著特征。病例组霉苔、积粉苔出现频率的显著升高,且对照组没有出现,反映湿浊之邪逐渐转盛,秽浊之气上泛于舌。提示艾滋病病邪致病既有热毒性质,又具湿性秽浊特点,毒湿交结,热秽混杂的复杂特点[8]所以舌苔中黄苔、腻苔、厚苔、尤其是霉苔、积粉苔出现频率显著增多可作为HIV/AIDS患者的特征性改变。李氏通过临床观察发现艾滋病病邪属于温热毒邪的性质,感染者体内以邪热亢盛为常见证候;腐腻苔多见也说明艾滋病病邪具有湿浊的特性[8]。舌苔位置中根部出现频率,病例组高于对照组,提示艾滋病病邪致病病位常涉及中下焦。

综合来看本病多呈现虚实寒热错杂之证,邪实有湿、痰、热、毒;正虚多为气、血、津、液、精亏虚。

参考文献(略)

(出自北京中医药大学学报2009年11月第32卷11期第790-792页)

云南省996例HIV/AIDS患者舌象分析

郭毅曼[1]　张 超[1]　李顺英[2]　杨 梅[1]　陈文慧[1]　何梅光[1]　樊延平[1]　周 青[1*]

(1. 云南中医学院内科教研室,云南省昆明市呈贡新城雨花路1076号,650500；2. 昆明医学院)

摘要　**目的**　观察云南省996例人类免疫缺陷病毒/艾滋病(HIV/AIDS)患者舌象分布特点,探讨AIDS中医证候规律。**方法**　选取云南省9个州、市996例HIV/AIDS患者舌象资料,从舌色、舌形、苔色、苔质进行观察,并分析其与地区、性别、HIV/AIDS分组及生活习惯的关系。**结果**　HIV/AIDS患者红舌、紫舌、瘀斑舌、裂纹舌、胖大舌、齿痕舌、腻苔、润苔和剥苔所占比例较高($p<0.05$);女性的淡红舌、薄苔、白苔、裂纹舌和瘀斑舌比例高于男性($p<0.05$);吸烟者黄苔所占比例高($p<0.05$),酗酒者绛舌、裂纹舌、剥苔所占比例较高($p<0.05$);HIV组的淡白舌、淡红舌、绛舌、润苔所占比例较高($p<0.05$)。**结论**　AIDS具有正虚、湿浊、瘀血、邪热、表里相兼为病的特点,由于性别、地域和生活习惯的不同,舌象的分布也存在差异。

关键词　获得性免疫缺陷综合征；舌象；中医证候；淋巴细胞计数

艾滋病(acquired immune deficiency syndrome, AIDS)是由人类免疫缺陷病毒(human immunodeficiency virus, HIV)所致的以机体免疫系统损害和机会性感染为主的一组综合征[1],其病情复杂,感染率、发病率和死亡率均高,是世界性疑难疾病。中医药在减轻抗病毒药物副作用、提高AIDS患者生存质量等方面效果显著。舌象能真实反映病性、病势,是中医辨证论治的主要依据[2-3],AIDS发展过程中,舌象常随证候变化而不同,因此本研究通过分析HIV/AIDS患者的舌象特点探讨AIDS的中医证候规律。

1 资料

996例HIV/AIDS患者舌象资料来源于"十五"国家科技攻关项目《云南省艾滋病综合防治研究》子课题"艾滋病中医发病学特点及中医证候数据库建立"的数据库,其中男700例,女296例,分别采集于2005年3月至2006年12月云南省德宏傣族景颇族自治州、普洱市、红河哈尼彝族自治州、保山市、西双版纳傣族自治州、大理白族自治州、玉溪市、临沧市、昆明市9个州、市,其中595例HIV/AIDS患者测量过CD_4^+T淋巴细胞计数,其中,男385例,女210例。所有病例均符合2005年卫生部《艾滋病诊疗指南》中HIV/AIDS诊断标准[1],血清初筛实验和蛋白印迹法确认均阳性。

2 方法

2.1 研究方法

舌象采用富士Fine Pix S9500相机在室外充足自然光线下或室内有充足光源处拍摄,由云南中医学院、云南省中医医院从事AIDS和中医诊断学专业的3位副主任医师以上人员共同判定,且结果一致,舌象判定标准参照《中医舌诊图谱》[4]。从舌色、舌形、苔色、苔质4部分总体分析,其次从地区、性别、HIV/AIDS分组及生活习惯4个方面分析,最后将其中595例与AIDS的无症状期、早期、中期、

基金项目:"十五"国家科技攻关计划资助项目(2004BA719A14-6)

中晚期相对应分为5组（CD_4^+T淋巴细胞计数：>400/mm^3、>300/mm^3但≤400/mm^3、>200/mm^3但≤300/mm^3、>100/mm^3但≤200/mm^3、CD_4^+T≤100/mm^3）进行分析。

2.2 统计学方法

采用SPSS 13.0统计软件进行数据分析，采用X^2检验。

3 结果

3.1 舌象的分布

3.1.1 舌色 淡红舌385例占38.7%，淡白舌160例占16.1%，红舌394例占39.5%，绛舌24例占2.4%，紫舌33例占3.3%。

3.1.2 舌形 老舌16例占1.6%，嫩舌25例占2.5%，胖大舌102例占10.2%，瘦薄舌102例占10.2%，裂纹舌298例占29.8%，齿痕舌120例占12.0%，瘀斑舌132例占13.3%，正常舌形201例占20.4%。

3.1.3 苔色 黄苔281例占28.2%，白苔626例占62.9%，灰黑苔13例占1.3%，黄白苔76例占7.6%。

3.1.4 苔质 薄苔526例占52.8%，厚苔126例占12.7%，润苔243例占24.4%，燥苔58例占5.8%，腻苔414例占41.6%，剥苔160例占16.1%。

3.2 舌象与地区分布

3.2.1 舌色 在9个州、市中，西双版纳傣族自治州淡红舌30例占85.7%，普洱市淡红舌31例占77.5%，两地淡红舌所占比例均明显主于其他州、市（$p<0.05$）；红河哈尼族彝族自治州淡白舌20例占23.8%，德宏傣族景颇自治州淡白舌80例占21.3%，两地淡白舌所占比例均明显高于其他州、市（$p<0.05$）；昆明市紫舌7例占8.2%，所占比例明显高于其他州、市（$p<0.05$）。

3.2.2 苔色 在9个州、市中，昆明市黄苔32例占40.5%，临沧市黄苔23例占35.9%，两地黄苔所占比例均高于其他州、市（$p<0.05$）；普洱市白苔27例占69.2%，西双版纳傣族自治州白苔28例占82.4%，两地白苔所占比例均明显高于其他州、市（$p<0.05$）；保山市灰黑苔3例占3.1%，明显市于其他州、市（$p<0.05$）；德宏傣族景颇族自治州黄白苔53例占14.7%，明显高于其他州、市（$p<0.05$）。

3.2.3 舌形 在9个州、市中，西又版纳傣族自治州胖大舌6例占37.5%，保山市胖大舌19例占32.8%，临沧市胖大舌12例占30.0%，3地胖大舌所占比例明显高于其他州、市（$p<0.05$）；德宏傣族景颇族自治州裂纹舌159例占62.6%，保山市裂纹舌36例占62.1%，两地裂纹舌所占比例明显市其他州、市（$p<0.05$）；普洱市瘀斑舌7例占41.2%，昆明市瘀斑舌15例占38.5%，大理白族自治州瘀斑舌15例占36.6%，3地瘀斑舌所占比例明显高于其他州、市（$p<0.05$）。

3.2.4 苔质 在9个州、市中，德宏傣族景颇族自治州薄苔223例占62.3%，红河哈尼彝族自治州薄苔54例占65.9%，西双版纳傣族自治州薄苔21例占65.6%，3地薄苔所占比例明显高于其他州、市（$p<0.05$）；普洱市厚苔10例占29.4%，临沧市厚苔15例占25%，两地厚苔比例明显高于其他州、市（$p<0.05$）；德宏傣族景颇族自治州润苔152例占42.5%，红河哈尼彝族自治州润苔20例占24.4%，两地润苔比例明显高于其他州、市（$p<0.05$）；保山市燥苔13例占14.0%，大理白族自治州燥苔10例占12.5%，临沧市燥苔6例占10.1%，3地燥苔比例明显高于其他州、市（$p<0.05$）；临沧市腻苔45例占75.0%，昆明市腻苔44例占55.0%，保山市腻苔54例占58.1%，3地腻苔比例明显高于其他州、市（$p<0.05$）。

3.3 舌象与性别

女性淡红舌145例占49.0%，男性淡红舌240例占34.4%；男性淡白舌114例占16.3%，红舌298例占42.7%；男性淡红舌、淡白舌、红舌比例高于女性（$p<0.05$）；男性黄苔209例占30.8%、灰黑苔11例占1.6%，黄白苔64例占9.4%，男性黄苔、灰黑苔黄白苔比例均高于女性（$p<0.05$）；女性白苔200例占69.9%，女性薄苔177例占64.4%，女性白苔、薄苔比例均高于男性；男性厚苔100例占15.1%，润苔186例占28.1%，腻苔313例占47%，男性厚苔、润苔、腻苔均高于女性（$p<0.05$）。

3.4 舌象与生活习惯

在996例AIDS患者中，吸烟者黄苔101例占32.4%，明显高于其他患者（$P<0.05$）；喝酒者白苔15例占71.4%，明显高于其他患者（$p<0.05$）；既吸烟又喝酒者黄白苔34例占13.5%，明显高于其他患者（$p<0.05$）；不吸烟也不喝酒者白苔254例占66.7%，明显高于其他患者（$p<0.05$）；既吸烟又喝酒者润苔87例占35.5%，明显高于其他患者（$p<0.05$）。

3.5 舌象与HIV/AIDS分组

HIV组淡红舌295例占40.6%，淡白舌123例占16.9%，绛舌19例占2.6%，淡红舌、淡白舌、绛舌所占比例高于AIDS组（$p<0.05$）；AIDS组红舌117例占43.8%，紫舌18例占6.7%，红舌、紫舌所占比例高于HIV组（$p<0.05$）。

3.6 舌象与CD_4^+T淋巴细胞计数

在595例做过CD_4^+T淋巴细胞计数测定的AIDS患者中，舌色对比项目内，CD_4^+T淋巴细胞计数≤100/mm^3时紫舌8例占9.5%；CD_4^+T淋巴细胞计数为>100/mm^3但≤200/mm^3时，红舌52例占41.6%；计数为>200/mm^3但≤300/mm^3时，淡白舌27例占21.3%；计数为>300/mm^3但≤400/mm^3时，绛舌5例占4%；计数>400/mm^3时，淡红舌60例占45.8%，均明显高于其他舌色（$p<0.05$）。

4 讨论

中医学根据HIV/AIDS患者的个体差异进行辨证治疗，

在提高患者生活质量、降低死亡率方面有良好的效果。本研究选取云南省9个州、市，取得1007例病例资料，其中完整资料996例，对于研究云南省乃至国内的AIDS都有重大意义。在996例患者舌象资料中，总体舌象研究结果显示：红舌、裂纹舌、瘀斑舌、黄苔、腻苔的比例相对较高，提示HIV/AIDS患者存在脏腑热盛、阴血亏虚、瘀血阻滞、毒邪炽盛、湿热内蕴的病理特点，这与其他学者的观点相符[5]。

在分项研究中：性别方面，女性淡红舌、薄苔、白苔、裂纹舌和瘀斑舌比例高于男性（$p < 0.05$），反映女性因经历经带胎产的生理变化，较男性更易气血亏虚或血运不畅。地区方面：德宏傣族景颇族自治州红舌、裂纹舌、黄白苔、润苔所占比例较高（$p < 0.05$），呈现气血不足、湿热兼夹的病机特点，与其地处多雨区、居民喜食酸有关；保山市裂纹舌、灰黑苔所占比例较高（$p < 0.05$），呈现正虚、胃热炽盛的病机特点，与其降水分布不均，居民喜食油、辣、香、咸有关；普洱市瘀斑舌（包括青紫色和紫黑色斑点）、腻苔所占比例较高（$p < 0.05$），呈现热邪内炽、津液不足、瘀血的病机特点，与其年降雨量较少，居民喜食酸辣有关；西双版纳傣族自治州白苔、胖大舌所占比例较高（$p < 0.05$），呈现脾虚水湿泛溢的病机特点，与其终年湿润多雨，居民喜食酸辣有关；昆明市黄苔、紫舌所占比例较高（$p < 0.05$），呈现热盛伤津的病机特点，与其全年温差小，居民喜食香辣有关。生活习惯方面：吸烟者黄苔所占比例高（$p < 0.05$），可能是长期吸烟导致体内蕴热所致；酗酒者绛舌、裂纹舌、剥苔所占较高（$p < 0.05$），提示酒毒助热，耗伤阴津；烟酒同嗜者红舌、黄白苔所占比例较高（$p < 0.05$），呈现出热邪内盛的病机特点；既不吸烟又不喝酒者薄苔所占比例较高（$p < 0.05$），表明其胃气未伤、病情相对轻浅。分期方面：HIV组淡白舌、淡红舌、绛舌、润苔所占比例较高（$p < 0.05$），表明AIDS无症状期有病邪相对轻浅、正气尚存、津液未伤的病机特点；AIDS组红舌、紫舌、腻苔所占比例较高（$p < 0.05$），表明AIDS期以热、湿、瘀互结，虚实夹杂的病机特点。CD_4^+T淋巴细胞计数测定值比较方面：CD_4^+T淋巴细胞计数$\leq 100/mm^3$时，紫舌、腻苔所占比例较高（$p < 0.05$），提示晚期AIDS具有毒邪炽盛，瘀血和湿浊内阻的病机特点；CD_4^+T淋巴细胞计数$>100/mm^3$但$\leq 200/mm^3$时，瘀斑舌、红舌所占比例较高（$p < 0.05$），反映出中晚期AIDS具有热邪内盛，气血壅滞的病机特点；CD_4^+T淋巴细胞计数$>300/mm^3$但$\leq 400/mm^3$时淡白舌所占比例较高（$p < 0.05$），反映出早期AIDS患者多有气血亏虚的病机特点；CD_4^+T淋巴细胞计数$>400/mm^3$时，淡红舌所占比例较高，腻苔所占比例最低（$p < 0.05$），这可能与无症状期AIDS病邪相对轻浅，正气抗邪的能力尚可有关。

总之，通过对996例HIV/AIDS患者的舌象分析，发现AIDS患者多以正气（气血、阴津）亏虚为主，又常与湿浊、瘀血、邪热等邪气相兼为病。由于性别、地域和生活习惯的不同，舌象的分布也存在差异。舌象随CD_4^+T淋巴细胞计数的高低而变化，这可能有助于临床判断病情变化。

参考文献（略）

（出自中医杂志，2012年第53卷10期第864－885页）

558例HIV/AIDS患者舌象分析及其与$CD^{4+}T$淋巴细胞计数关系探讨

邹雯 王健

(中国中医科学院艾滋病中医药防治研究中心 北京 100700)

摘要 通过对558例HIV/AIDS患者舌象（包括舌色、舌形、舌态、苔色、苔质、舌苔位置等）的横断面研究及其与CD_4^+T淋巴细胞计数关系的初步探讨，以期阐明艾滋病病邪的性质、病机特点、经有偿供血感染HIV/AIDS患者的常见舌象、抗病毒化学药物对舌象的影响以及舌象与不同阶段的CD_4^+T淋巴细胞计数的关系，为艾滋病的中医辨证治疗、判断转归预后及治疗时机的把握提供参考。

关键词 HIV/AIDS；舌象；CD_4^+T细胞计数

基金项目：国家科技部/十五〇科技攻关艾滋病专项课题（编号：2004BA719A09－01）
The Chinese Medicine Institute Center for Preventive AIDS, China Academy of Chinese Medical Sciences, Peking, China, 100700

舌象能客观的反映出人体气血的盛衰、疾病性质的寒热、病邪的深浅、病性的转归,能反映出机体的生理及病理变化。通过对 HIV/AIDS 患者舌象(包括舌色、舌形、舌态、苔色、苔质、舌苔位置等)的研究及其与 CD_4^+T 淋巴细胞计数关系的分析,以期阐明艾滋病病邪的性质、病机特点,经有偿供血感染 HIV/AIDS 患者的常见舌象,抗病毒化学药对舌象的影响以及舌象与不同阶段 CD_4^+T 淋巴细胞计数的关系,为艾滋病的中医辨证治疗、判断转归预后及治疗时机的把握提供参考。2005 年 12 月到 2006 年 10 月期间,我们对河南省某些农村地区的 558 例 HIV/AIDS 患者的舌象进行研究,现将其结果报告如下。

1 材料与方法

1.1 病例选择

558 例 HIV/AIDS 患者全部来自河南省驻马店和南阳的农村地区,均经河南省疾病预防控制中心(CDC)进行免疫印迹确认试验(WB)HIV 抗体阳性。其中男性 242 例,女性 316 例,男女之比为 1:1.31;年龄最大 62 岁,最小 18 岁,平均(38.54±9.95)岁;已婚 546 例;文化程度为小学或小学以下者 513 例;感染途径为有偿采供血;全部患者中 359 例已服用抗逆转录病毒药物至少半年(以下简称已服组),199 例未服用过任何治疗艾滋病的药物(以下简称未服组)。778 例同地区 HIV 抗体阴性且无明显严重疾病的人群(以下简称阴性组)的舌象资料来源于文献资料。

1.2 纳入标准与排除标准

1.2.1 病例纳入标准 符合 2005 年卫生部《艾滋病诊疗指南》诊断标准的 HIV/AIDS 患者(经河南省疾病预防控制中心(CDC)进行免疫印迹确认试验(WB)HIV 抗体阳性);年龄≥18 岁,<65 岁;神志清楚,配合调查者。

1.2.2 病例排除标准 不符合以上诊断标准和纳入标准者;原发性免疫缺陷,激素化疗等引起的继发性免疫缺陷患者;合并非艾滋病引起的其他疾病者(如糖尿病、高血压、冠心病等)。

1.3 舌象的采集与分析

采用佳能 600 万象素数码相机,上午 9 点 - 12 点室外自然光线下拍摄,被拍摄者取正位,舌头自然伸展。舌象的分析判断由三位从事中医艾滋病研究和中医诊断专业的主治医师共同认定,尽量排除饮食、药物及主观因素的影响。舌象判定标准参照《新编中医诊法图谱》[1]。舌象检出资料包括舌色、舌形、舌态、苔色、苔质、舌苔位置等的检出情况。

1.4 分析方法

将已服组、未服组舌象检出资料进行相互比较,并分别与 778 例 HIV 阴性组的舌象检出资料进行对比研究。

199 例未服组患者按 CD_4^+T 淋巴细胞计数 $\leq 100/mm^3$、$100\sim 200/mm^3$、$200\sim 350/mm^3$、$\geq 350/mm^3$ 分为四组(简称 A、B、C、D 组),分别对各组的舌象检出资料进行分析。

1.5 统计分析

用 SPSS13.0 软件进行 X^2 检验。

2 结果

2.1 舌象分布结果

2.1.1 舌色分布特点

2.1.1.1 未服组舌色分布特点 未服组 199 例 HIV/AIDS 患者中,舌红 67 例占 33.7%,舌暗 47 例占 23.6%,舌绛 12 例占 6.0%,舌淡红 64 例占 32.1%,舌淡 4 例占 2.0%,舌瘀斑 34 例占 17.1%。与 HIV 抗体阴性组的舌色检出资料[2]相比,未服组舌红、舌暗、舌绛、舌瘀斑检出率极显著高于阴性组($p<0.001$),阴性组舌淡红、舌淡检出率极显著高于未服组($p<0.001$)。

2.1.1.2 已服组舌色分布特点 已服组 359 例患者中,舌红 154 例占 42.9%,舌暗 58 例占 16.2%,舌绛 16 例占 4.5%,舌淡红 132 例占 36.8%,舌淡 21 例占 5.8%,舌瘀斑 37 例占 10.3%。与阴性组的舌色检出资料[2]相比,已服组舌红、舌绛、舌瘀斑检出率极显著高于阴性组($p<0.001$),阴性组舌淡红、舌淡检出率显著高于已服组($p<0.01$)。与未服组检出情况比较,未服组舌暗、舌瘀斑检出率高于已服组($p<0.05$),已服组舌红、舌淡检出率高于未服组($p<0.05$),其余未见显著异。

2.1.2 舌形分布特点

2.1.2.1 未服组舌形分布特点 未服组 199 例患者中,舌胖大 34 例占 17.1%,舌齿痕 26 例占 13.1%,舌瘦薄 6 例占 3.0%,舌裂纹 61 例占 30.7%,镜面舌 23 例占 11.6%,芒刺舌 24 例占 12.1%。与阴性组的舌形检出资料[2]相比,未服组裂纹舌、镜面舌检出率极显著高于阴性组($p<0.001$),齿痕舌检出率高于阴性组($p<0.05$)。阴性组瘦薄舌检出率高于未服组($p<0.05$)。其余未见显著差异。

2.1.2.2 已服组舌形分布特点 已服组 359 例患者中,胖大舌 74 例占 20.6%,齿痕舌 42 例占 11.7%,瘦薄舌 14 例占 3.9%,裂纹舌 32 例占 8.9%,镜面舌 22 例占 6.1%,芒刺舌 41 例占 11.4%。与阴性组的舌形检出资料[2]相比,已服组胖大舌、裂纹舌、镜面舌检出率均显著高于阴性组($p<0.01$)。与未服组检出情况比较,未服组裂纹舌检出率极显著高于已服组($p<0.001$)。

2.1.3 舌态分布特点

未服组舌态分布特点 未服组 199 例患者中,舌萎软 1 例,舌强硬 0 例,舌歪斜 2 例,舌颤动 2 例,舌短缩 2 例。

2.1.3.2 已服组舌态分布特点 已服组 359 例患者中,舌萎软 2 例,舌强硬 0 例,舌歪斜 3 例,舌颤动 3 例,舌短缩 1 例。

2.1.4 舌苔苔色分布特点

2.1.4.1 未服组苔色分布特点 未服组 199 例中苔白

113例占56.8%，苔黄33例占16.6%，苔黄白相兼18例占9.0%，苔灰1例占0.5%，苔黑1例占0.5%。与阴性组的苔色检出资料[2]相比，未服组苔黄检出率显著高于阴性组（p<0.01）。

2.1.4.2 已服组苔色分布特点 已服组359例患者中，苔白178例占49.6%，苔黄119例占33.1%，苔黄白52例占14.5%，苔灰1例占0.3%，苔黑2例占0.6%。与阴性组的苔色检出资料[2]相比，已服组苔黄、苔黄白检出率显著高于阴性组（p<0.01），苔白检出率极显著高于阴性组（p<0.001）。与未服组苔色检出情况相比，已服组苔黄检出率极显著高于未服组（p<0.001）。

2.1.5 苔质分布特点

2.1.5.1 未服组苔质分布特点 未服组199例患者中，薄苔108例占54.3%，腻苔44例占22.1%，厚苔21例占10.6%，润滑苔12例占6.0%，剥苔22例占11.1%，燥/糙苔6例占3.0%，苔少或无35例占17.6%。与阴性组苔质检出资料[2]相比，未服组厚苔检出率显著高于阴性组（p<0.01），剥苔检出率极显著高于阴性组（p<0.001）。阴性组薄苔检出率极显著高于未服组（p<0.001）。

2.1.5.2 已服组苔质分布特点 已服组359例患者中，薄苔163例占45.4%，腻苔161例占44.8%，厚苔126例占35.1%，润滑苔26例占7.2%，剥苔42例占11.7%，燥/糙苔17例占4.7%，苔少或无28例占7.8%。与阴性组苔质检出资料[2]相比，已服组燥/糙苔检出率显著高于阴性组（p<0.01），腻苔、厚苔、剥苔检出率显著高于阴性组（p<0.001）。与未服组检出情况相比，已服组腻苔、厚苔检出率极显著高于未服组（p<0.001）。

2.1.6 舌苔位置分布特点

2.1.6.1 未服组舌苔位置分布特点 未服组199例患者中，全舌苔均匀分布123例占61.8%，舌苔集中在中根部18例占9.0%，舌苔偏于一侧4例占2.0%。与阴性组舌苔位置分布检出资料[2]相比，阴性组舌苔均匀分布检出率极显著高于未服组（p<0.001）。

2.1.6.2 已服组舌苔位置分布特点 已服组359例患者中，全舌均匀分布182例占50.7%，舌苔集中在中根部109例占30.4%，舌苔偏于一侧8例占2.2%。与阴性组舌苔位置分布的检出资料[2]相比，已服组中根部舌苔检出率极显著高于阴性组（p<0.001），阴性组舌苔均匀分布检出率极显著高于已服组（p<0.001）。与未服组舌苔位置分布检出情况相比，已服组中根部舌苔检出率极显著高于未服组（p<0.001）。

2.1.7 HIV/AIDS患者舌象与HIV阴性患者比较 综合以上结果，HIV/AIDS组患者舌红（37.6%）、腻苔（34.9%）、厚苔（25%）、舌位置中根部（21.6%）、胖大舌（18.4%）、裂纹舌（15.8%）、瘀斑舌（12.1%）、齿痕舌（11.6%）、剥苔（10.9%）、镜面舌（7.7%）、舌绛（4.8%）、燥苔（3.9%）的检出率显著高于HIV阴性组人群舌红（20.7%）、腻苔（28.9%）、厚苔（21.0%）、舌苔位置中根部（5.8%）、胖大舌（13.0%）、裂纹舌（2.7%）、瘀斑舌（0.4%）、齿痕舌（8.2%）、剥苔（1.4%）、镜面舌（0.3%）、舌绛（1.0%）、燥苔（1.93%）的检出率（p<0.05）。

2.2 患者CD_4^+T细胞计数与舌象检出情况归纳

考虑到抗病毒西药对CD_4^+T细胞计数的影响，故此处仅分析未服药组199例舌象与CD_4^+T细胞计数分级之间的关系。199例患者中A组CD_4^+T细胞计数<100/mm³ 23例，B组100~200/mm³ 42例，C组200~350/mm³ 61例，D组≥350/mm³ 73例。

2.2.1 CD_4^+T细胞计数与舌色检出情况 检出情况经X^2分析得出：A组患者舌暗、舌瘀斑的检出率极显著高于CD_4^+T细胞计数≥200/mm³的患者（p<0.01）。B组患者舌暗检出率极显著高于D组患者（p<0.01）。A组患者舌瘀斑的检出率显著高于B组患者（p<0.05）。见表1。

表1 CD_4^+T细胞计数与舌色检出情况   例

组别	CD_4^+计数	n	舌红	舌暗	舌绛	舌淡红	舌淡	舌瘀斑
A	<100/mm³	23	6	13	0	1	0	12
B	100~200/mm³	42	13	14	4	7	2	11
C	200~350/mm³	61	22	13	5	19	2	8
D	>350/mm³	73	26	7	3	37	0	3

2.2.2 CD_4^+T细胞计数与舌形检出情况 检出情况经X^2分析得出：B组的患者舌齿痕检出率显著高于D组患者（p<0.05）。A组患者裂纹舌的检出率极显著高于CD_4^+T细胞计数≥100/mm³（p<0.01）。B组患者裂纹舌检出率显著高于D组患者（p<0.05）。见表2。

表2 CD_4^+T细胞计数与舌形检出情况　　　　　　　　　　　　　　　　例

组别	CD_4^+计数	n	舌胖大	舌齿痕	舌瘦薄	舌裂纹
A	$<100/mm^3$	23	1	0	1	16
B	$100\sim200/mm^3$	42	5	10	4	15
C	$200\sim350/mm^3$	61	15	10	1	19
D	$>350/mm^3$	73	6	6	3	11

2.2.3 CD_4^+T细胞计数与苔色检出情况 检出情况经 X^2 分析得出：B组患者苔白检出率极显著高于D组患者（$p<0.01$）。见表3。

表3 CD_4^+T细胞计数与苔色检出情况　　　　　　　　　　　　　　　　例

组别	CD_4^+计数	n	苔白	苔黄	苔黄白	苔灰	苔黑
A	$<100/mm^3$	23	1	0	2	0	0
B	$100\sim200/mm^3$	42	21	4	4	1	0
C	$200\sim350/mm^3$	61	36	14	9	0	1
D	$>350/mm^3$	73	55	15	3	0	0

2.2.4 CD_4^+T细胞计数与苔质检出情况 检出情况经 X^2 分析得出：CD_4^+T细胞计数 $\geq100/mm^3$ 的患者薄苔检出率极显著高于A组患者（$p<0.01$）。C组患者腻苔检出率极显著高于A组和D组患者（$p<0.01$），显著高于B组患者（$p<0.05$）。C组患者厚苔检出率显著高于B组和D组的患者（$p<0.05$）。B组患者剥苔的检出率极显著高于其他组别的患者（$p<0.01$）。A组患者苔少或无的检出率极显著高于其他组别的患者（$p<0.01$）。见表4。

表4 CD_4^+T细胞计数与苔质检出情况　　　　　　　　　　　　　　　　例

组别	CD_4^+计数	n	薄	腻	厚	润滑	剥燥/糙	苔少或无
A	$<100/mm^3$	23	1	1	2	0	1	19
B	$100\sim200/mm^3$	42	16	8	2	5	12	15
C	$200\sim350/mm^3$	61	35	25	12	3	5	1
D	$>350/mm^3$	73	57	11	8	4	2	0

2.2.5 CD_4^+T细胞计数与舌苔分布位置检出情况 检出情况经 X^2 分析得出：CD_4^+T细胞计数四个组别舌苔均匀分布检出率差异显著（$p<0.01$），其中D组患者检出率最高。舌苔中根部分布检出率以C组的检出率最高，但与其他组别无显著差异（$p>0.05$）。见表5。

表5 CD_4^+T细胞计数与舌苔分布位置检出情况　　　　　　　　　　　　　　　　例

组别	CD_4^+计数	n	全舌均匀分布	中根部	偏
A	$<100/mm^3$	23	2	0	0
B	$100\sim200/mm^3$	42	15	8	2
C	$200\sim350/mm^3$	61	43	10	2
D	$\geq350/mm^3$	73	63	5	0

3 讨论

艾滋病是20世纪80年代新发现的一种死亡率极高的传染病，现代医学认为其发病机制主要是HIV进入人体后，影响了机体的免疫系统，特别是细胞免疫，使其功能下降和细胞数量减少，导致细胞免疫缺陷。由于免疫系统受损，可以出现各种机会性感染和肿瘤。CD_4^+T淋巴细胞是HIV感染最主要的靶细胞，HIV感染人体后，出现 CD_4^+T淋巴细胞进行性减少，CD_4^+/CD_8^+T细胞比值倒置现象，细胞免疫功能受损。CD_4^+T淋巴细胞计数是机体免疫状态的最好体现，具有了解病程进展、确定疾病分期和治疗时机、判断治疗效果和HIV感染者临床合并症的重要临床意义[3]。

在以往的中医理论和实践中，没有艾滋病的记载和先例可循。由于艾滋病从感染到发病到进展各期之时间较长，病程阶段复杂，机会性感染的病原体多样，病理损害的广泛性以致证候特点纷繁多变，给中医病机分析造成一定困难。舌象是中医辨"证"施治的重要依据之一。《临证验舌法》曰："内外杂证，亦无一不成其形，著其色于舌。"舌诊作为中医诊法中独特而重要的方法，能较客观真实地反映艾滋病的病邪性质和病机特点。因此从舌诊切入进行本病的研究是非常有意义的。另一方面，辨证施治是中医临床的灵魂，但艾滋病晚期发病的特殊性和复杂性要求辨证与辨病统一，这里的"证"可能来源于艾滋病毒本身，或机会性感染，或化学药物的毒性，而免疫缺损状态又是联系各证的看不见的主线，若不考虑CD_4^+T淋巴细胞计数，传统的"六经辨证"、"卫气营血辨证"可能疗效平平。如王树认为"一旦CD_4^+细胞提升到一定高度，同样的证与方，效果就大不一样"[4]。因此CD_4^+T淋巴细胞计数也可视为四诊的延伸，辨证施治的重要依据。

本观察结果显示：经有偿供血感染的HIV/AIDS组患者舌红、舌绛、燥苔检出率显著高于同地区阴性组人群（$p<0.01$），表明本病病邪具有热（温）邪性质；热邪伤津（精）耗液，甚则真阴竭绝，故可见HIV/AIDS组裂纹、镜面舌、剥苔检出率显著高于同地区阴性组人群（$p<0.01$），舌质淡而裂纹为血虚之候，舌质红绛而裂为热盛津伤，辨证时须苔、色、形、质合参，不可割裂来看；HIV/AIDS组胖大齿痕舌、腻苔、瘀斑舌检出率显著高于阴性组人群（$p<0.01$），表明脾气虚、脾阳不足或被阴邪所抑，湿浊、痰饮、瘀血相兼为病；HIV/AIDS组厚苔检出率显著高于阴性组人群（$p<0.01$），少苔、无苔或剥苔的检出率也高达22.8%，曹炳章《辨舌指南》中指出："苔垢薄者，形气不足；苔垢厚者，病气有余。"可见本病虚实夹杂的病机特点；舌苔位置中根部检出率显著高于阴性组人群（$p<0.01$），表明本病病位以在里为主。

本观察将HIV/AIDS患者分为已接受抗病毒药治疗半年以上的已服组359例和从未接受过任何艾滋病治疗药物的未服组199例，分析结果显示：未服组裂纹舌、腻苔、厚苔、舌苔位置中根部检出率显著高于已服组（$p<0.001$），提示脾失健运，胃失和降，胃气蒸腾秽浊湿邪上达，乃"秽浊盘踞中宫"之候。艾滋病患者感受疫毒之邪，"邪之所凑，其气必虚"，正气既已虚，再给予HAART疗法，化学药物的毒性对本已损伤的脾胃功能无异于雪上加霜，脾虚胃弱故出现纳呆、腹胀、恶心、呕吐等消化道不良反应。

本观察将未服用任何HIV治疗药物的199例患者按CD_4^+T淋巴细胞计数$\leq 100/mm^3$、$100\sim 200/mm^3$、$200\sim 350/mm^3$、$\geq 350/mm^3$分为四组，大致与艾滋病晚、中晚、中、早期相对应。观察结果显示：CD_4^+T淋巴细胞计数$100\sim 200/mm^3$的患者暗舌、齿痕、裂纹、白苔的检出率显著高于CD_4^+细胞计数$\geq 350/mm^3$的患者（$p<0.05$），而剥苔的检出率显著高于其他组别的患者（$p<0.01$），结合临床实践可能说明CD_4^+T淋巴细胞计数稍低于200的患者具有"肺脾气虚，气阴两虚"的病机特点，此时的暗舌并不一定是实证所引起的血瘀，可能因气虚无力推动血液运行所致，即"气虚血瘀"，结合以"四肢沉困无力，倦怠嗜卧"为主症的表现，临床用补中益气汤方加养血活血药，可以取效。CD_4^+T淋巴细胞计数$\leq 100/mm^3$的艾滋病晚期患者舌暗、瘀斑、苔少或无的检出率显著高于其他组别的患者（$p<0.01$），具有明显的统计学意义。此时的舌暗绝大部分非暗红而是暗淡，提示患者可能具有"脾肾亏虚，命门火衰"的病机特点，临证时宜温补脾肾为主进行治疗。

总之，558例HIV/AIDS患者舌象分析，结果提示：艾滋病病邪属于热（温）邪性质，具有湿浊、痰饮、瘀血相兼为病虚实夹杂的病机特点，其中以脾气虚弱，脾阳不足的特点尤为突出。抗HIV化学药物的毒性和寒凉之性对脾胃功能有所影响。随着病情的进展，CD_4^+T淋巴细胞计数$100/mm^3$以下的患者舌淡暗、瘀斑、苔少或无的检出率明显增加。而CD_4^+T淋巴细胞计数$200/mm^3$左右可能是病人转归预后状况好坏的分水岭，$200/mm^3$以上的患者经中医药治疗疗效更为显著，故临床应把握好治疗时机，找准切入点，最大限度地发挥中医药治疗的优势。

观察中还发现由艾滋病相关机会性感染引起的"鹅口疮"、"毛状白斑病"等特异性舌象改变，其中医舌诊属性有待研究。另外，舌象与中医证候、辨证治疗、以及不同感染途径、免疫和病毒指标等的相关性也有待于今后扩大样本量进一步深入研究。

参考文献（略）

（出自河南中医学院学报2008年第25卷1期第7-11页）

中药治疗艾滋病舌象分析110例

马纯政[1] 杨合功[2] 董少群[2] 宋金锋[2] 娄玉花[2] 卜连针[2]

(1 河南省中医院,河南 郑州 450002;2 尉氏县中医院,河南 尉氏 475500)

关键词 艾滋病/中医药疗法 舌象/分析

2006-10—2008-10,笔者对某县2个乡镇110例艾滋病患者进行中药、中药加抗病毒药物治疗,并进行舌象分析,总结报道如下。

1 一般资料

本次观察病例共112例,中途死亡2例,有效病例110例。其中男56例,女54例;最大63岁,最小27岁;所选病例CD_4^+T细胞数在0~200个/μL之间,均为艾滋病期。感染途径:不正规采血109例,夫妻间传播1例。

2 中医舌诊诊断标准

参照《中医诊断学》[1]制定。淡白舌主虚证、寒证、气血两虚,淡白并舌体胖大主阳虚寒证,红舌主虚热或实热,青或青紫舌主寒凝阳郁或瘀血,绛舌主阴虚火旺或血瘀,舌淡红主病情稳定,无苔主气虚或气阴两虚,黄苔主热盛,白厚或厚浮厚腻苔主脾虚肾虚。

3 治疗前舌象情况

见表1

表1 治疗前舌象情况   例

舌象	舌质					舌苔			
	红	淡红	淡白淡胖	青或青紫	绛舌	无苔	薄白苔	白厚或厚浮厚腻	黄
例数	7	18	63	17	5	7	29	72	2

4 治疗方法

中药治疗83例,中药加抗病毒治疗27例。中药采用益艾康胶囊(由河南奥林特药厂生产,河南省中医管理局监制)治疗,每次5粒,每日3次,口服。抗病毒治疗按照河南省疾病控制中心统一制定方案执行。患者出现感冒、感染、纳食减少、腹泻等症状时,给予中药汤剂及其他药物对症处理。

5 结果

见表2

表2 治疗后舌象情况   例

舌象	舌质					舌苔			
	红	淡红	淡白淡胖	青或青紫	绛舌	无苔	薄白苔	白厚或厚浮厚腻	黄
例数	11	64	22	8	5	2	76	29	4

6 讨论

艾滋病属于中医学"瘟毒"、"虚劳"范畴。《素问遗篇·刺法论》记载:"五疫之至,皆相染易,无问大小,病状相似……其病者,挨户挨村,若徭役然,故名四疫,且又互相传染也。"艾滋病虽与"瘟疫"相似,但它对人体脏腑有极大的破坏力,非一般病毒可比。疫毒之邪侵袭人体,会导致一系列的病理变化,一段时间之后,使人体产生虚劳的表现,如进行性消瘦、乏力、纳少、腹泻、盗汗等症状。刘河间在《虚损论》中曰:"虚损之疾寒热,因虚而感也。感寒则损阳,阳虚则阴盛,损自上而下,治之宜以辛甘淡,过于胃则不可治也;感热则损阴,阴虚则阳盛,故损自下而上，治之宜以苦酸咸，过于脾不可治也。"此即外感邪气致使脏腑虚损的病因病机及治疗大法。虚劳的病因起于内伤劳损，艾滋病的发生发展规律正在于此。

笔者认为，艾滋病病毒在体内存留过程中，逐渐损伤人体的先天之本和后天之本，整个过程相当漫长。当脾气虚、脾胃功能失常时，可出现身体消瘦、纳呆食少、舌淡（或淡白无华）、苔白厚等症状，继之出现其他并发症。脾失健运，升清降浊功能失常，水谷精微不能正常运化，则气血生化乏源，并致水湿中阻，化生湿热毒邪；胃不能正常受纳和腐熟水谷，导致水谷精微不能正常生成，影响气血的生化。当肾阳（气）虚弱，不能温煦脾阳时，可出现泻泄、腹痛、更加消瘦、舌淡白、苔白厚浮腻等顽固不解之症状。

舌象能协助中医辨证，帮助判定患者的病情轻重及预后。如淡白舌乃由于阳气不足，生化阴血的功能减弱，推动血液运行的力量亦弱，致使血液不能充分运行于舌质中，主虚证、寒证及气血两亏。《辨舌指南·绪言》引用徐灵胎的话说："舌为心之外候，苔乃胃之明征，察舌可占正之盛衰，验苔以识邪之出入。"舌苔乃胃气所生，故验苔亦可察胃气之存亡。如舌质红润为气血旺盛；舌质淡白为气血亏虚；苔薄白而润为胃气旺盛；舌光无苔为胃气衰败，或胃阴枯竭；舌红为热毒内蕴或炽盛；舌淡白无华为阳气不足，青舌为阳气郁而不宣，血液凝而瘀滞所致；紫暗舌为气血壅滞，或寒凝血瘀所致；黄苔为邪热熏蒸；厚苔或厚腻苔乃阳虚湿蕴，主邪盛入里；无苔或花剥苔主胃之气阴两伤或衰败。

益艾康胶囊是根据艾滋病的基本病机及复杂的病机演变特点采用经方加减而成的成药，扶正为主，兼以祛邪，具有健脾益气养肾、化湿解毒、滋阴养血、祛风清热之功效，可用于艾滋病无症状期，也可用于发病期。

从治疗结果来看，淡白舌由63例变为22例，白厚苔由72例变为29例，乃由于脾肾之阳（气）渐盛，脾胃功能渐复的表现；青紫舌由17例变为8例，则是阳气渐充，气血运行乏力得到改善之缘故。总之，虽然舌象仅仅是患者整体表现的一个方面，单从结果变化上已经可以预见益艾康胶囊治疗艾滋病的整体效果，这是勿庸置疑的。

参考文献（略）

（出自中医研究2010年第23卷2期第43－44页）

38例艾滋病患者HAART治疗前后中医舌象临床分析

许飞龙[1] 符林春[2] 张坚生[3] 钟活麟[3] 华伟[4] 岑玉文[3]

(1. 广州中医药大学2008级硕士研究生，广东 广州 510405；
2. 广州中医药大学热带医学研究所，广东 广州 510405；
3. 广州市第八人民医院感染科，广东 广州 510060；
4. 上海道生医疗科技有限公司，上海 201203)

摘要 目的：观察艾滋病患者高效抗逆转录病毒疗法（HAART）治疗前后的舌象特点与变化规律。方法：选择38例即将开始HAART治疗的艾滋病患者，采用舌象自动识别分析仪分别对患者HAART治疗前与治疗后的舌象进行识别与分析。采集点分别为0、3、6、12月4个时间点。结果：HAART治疗前及HAART治疗后3月黄白苔出现频率最高，分别为47.4%、50.0%；HAART治疗后6月，黄白苔出现频率下降，为28.9%，经Fisher确切概率法检验，差异无显著性意义（$p>0.05$）；HAART治疗前后白苔比例分别为39.5%、21.1%、26.3%，经Fisher确切概率法检验，差异无显著性意义（$p>0.05$）；灰黑苔出现频率最低，经Fisher确切概率法检验，差异无显著性意义（$p>0.05$）；HAART治疗后3月、6月出现少苔的比例与治疗前比较，差异有显著性意义（$P<0.05$）。HAART治疗前淡红舌（63.2%）、淡白舌（26.3%）、红舌（7.9%）、紫舌（2.6%），暗红舌（0%）。HAART治疗后3月，淡红舌（60.5%）、暗红舌（15.8%）、红舌（10.5%）、淡白舌（7.9%）、紫舌（5.2%），淡白舌减少，暗红舌增多；HAART治疗后6月，淡红舌（60.5%）、暗红舌

[基金项目] 艾滋病和病毒性肝炎等重大传染病防治科技重大专项"十一五"课题（编号：2008ZX10005－001、2008ZX10005－005）

(28.9%)、红舌（7.9%）、淡白舌（2.6%）、紫舌（0%），淡白舌继续减少，暗红舌进一步增加。经Fisher确切概率法检验，淡白舌及暗红舌治疗后出现比例与治疗前比较，差异有显著性意义（p<0.05）；淡红舌、红舌及紫舌治疗后3月、6月与治疗前比较，差异无显著性意义（p>0.05）。20例患者纵向追踪12月，HAART后9、12月后有无瘀斑舌的比例与治疗前比较，差异均有显著性意义（p<0.05）。结论：HAART治疗前后患者舌象变化显示了邪毒渐去、正气渐复、瘀血消散。

关键词 艾滋病；高效抗逆转录病毒治疗；中医诊断学；舌象

艾滋病是获得性免疫缺陷综合征（acquired immunodeficiency syndrome，AIDS）的简称，是由人免疫缺陷病毒（Human immunodeficiency virus，HIV）引起的慢性传染病[1]。HIV主要破坏人体的免疫系统，使机体逐渐丧失免疫防卫能力，而不能抵抗外界的各种病原体。高效抗逆转录病毒疗法（highly active antiretroviral therapy，HAART）可在一定程度上实现免疫重建，延缓HIV感染的疾病进程。中医学理论认为舌与脏腑有着密切的联系，五脏六腑通过经络与舌象相通，舌成为内脏的一面镜子，凡脏腑发生病变，就会出现舌象变化，所以观察舌象的变化可以测知体内脏腑的病变。舌象研究开始以肉眼观察为主，结合医生临床经验判断舌象特点，因其标准不一，主观性强，研究结果无法推广。近年出现采用舌象仪横断面研究艾滋病患者舌象特点，艾滋病发展有不同的阶段，各阶段舌象特点不一，整体的横断面研究不能准确概括整个疾病过程的病因病机。目前尚没有对艾滋病舌象的纵向追踪报道，因此，本课题组采用计算机舌象自动识别分析，结合临床观察的方法，探讨艾滋病患者HAART治疗前与治疗后3、6、12月的舌象变化，结果报道如下。

1 临床资料

1.1 诊断标准 参照2004年卫生部发布的《艾滋病诊疗指南》。

1.2 纳入标准 符合上述诊断标准的门诊或住院患者；有明确的感染途径；既往无慢性器质性疾病；年龄18～65岁。

1.3 排除标准 合并有精神病及其他影响调查真实性的患者；妊娠期妇女；调查资料不全者。

1.4 一般资料 观察病例均为2009年2月-2010年9月广州市第八人民医院感染科门诊及住院的AIDS患者，共38例。男20例，女18例；年龄21～59岁，平均（32.74±5.43）岁；30例通过性接触传播感染，8例有静脉吸毒史；38例艾滋病患者均将在1周内行HAART治疗。

2 研究方法

2.1 调查方法 调查员确定为中医或中西医结合专业本科或研究生学历，临床工作2年以上者。调查者培训标准：选其中50名被调查者重复调查，进行一致性检验，Kappa值应达到0.75以上。

2.2 舌图像的采集 运用舌象仪（上海道生科技医疗科技有限公司生产，型号：ZBOX型）采集舌图像。要求患者采图前30分钟不能进食辛辣等刺激性食物和有颜色的食物，采图当天早晨不能刮舌，拍摄前10分钟不能饮水，防止影响舌苔或舌质润燥。拍摄时将诊室中的日光灯关掉，拉上窗帘。将数码相机（型号：Canon Powershot S51S）安装在三角架正上方，镜头距固定架约10cm。要求患者下颌固定，脸贴框上，要求自然伸舌，舌尖抵下颌后进行微距拍摄。采集的图像经过裁剪、校正、分割，输入电脑进行编号。

2.3 舌像的图像分析 运用舌象仪中的舌诊系统软件进行舌象的图像识别分析，观察苔色、舌色、瘀斑的变化。以上指标观察采用计算机自动识别为主及部分人机对话的方式进行。

上述方法均在HAART治疗前与治疗后3、6、12月各观察1次。

3 统计学方法

数据采用SPSS13.0数据包进行统计，采用卡方检验或Fisher确切概率法检验。

4 结果

4.1 苔色分布情况 见表1。HAART前及HAART治疗后3月黄白苔出现频率最高，分别为47.4%、50.0%；HAART治疗后6月，黄白苔出现频率下降，为28.9%，经Fisher确切概率法检验，差异无显著性意义（p>0.05）；HAART治疗前后白苔比例分别为39.5%、21.1%、26.3%，经Fisher确切概率法检验，差异无显著性意义（p>0.05）；灰黑苔出现频率最低，经Fisher确切概率法检验，差异无显著性意义（p>0.05）；HAART治疗后3月、6月出现少苔的比例与治疗前比较，差异有显著性意义（P<0.05）。

表1 苔色分布情况　　　　例（%）

舌苔	HAART治疗前	HAART治疗后3月	HAART治疗后6月
少苔	4 (10.5%)	11 (28.9%)①	17 (44.7%)①
白苔	15 (39.5%)	8 (21.1%)	10 (26.3%)
黄白苔	18 (47.4%)	19 (50.0%)	11 (28.9%)
灰黑苔	1 (2.6%)	0 (0%)	0 (0%)

与治疗前比较，①p<0.05

4.2 舌色分布情况 见表2。HAART治疗前淡红舌（63.2%）、淡白舌（26.3%）、红舌（7.9%）、紫舌（2.6%）、暗红舌（0%）。HAART治疗后3月，淡红舌（60.5%）、暗红舌（15.8%）、红舌（10.5%）、淡白舌（7.9%）、紫舌（5.2%），淡白舌减少，暗红舌增多；HAART治疗后6月，淡红舌（60.5%）、暗红舌（28.9%）、红舌（7.9%）、淡白舌（2.6%）、紫舌（0%），淡白舌继续减少，暗红舌进一步增加。经Fisher确切概率法检验，淡白舌及暗红舌治疗后出现比例与治疗前比较，差异有显著性意义（p＜0.05）；淡红舌、红舌及紫舌治疗后3月、6月与治疗前比较，差异无显著性意义（p＞0.05）。

表2 舌色分布情况 例（%）

舌色	HAART治疗前	HAART治疗后3月	HAART治疗后6月
淡白	10（26.3%）	3（7.9%）①	1（2.6%）①
淡红	24（63.2%）	23（60.5%）	23（60.5%）
红	3（7.9%）	4（10.5%）	3（7.9%）
暗红	0（0%）	6（15.8%）	11（28.9%）①
紫色	1（2.6%）	2（5.2%）	0（0%）

与治疗前比较，①p＜0.05

4.3 瘀斑舌情况 见表3。20例患者纵向追踪12月，HAART后9、12月后有无瘀斑舌的比例与治疗前比较，差异均有显著性意义（p＜0.05）。

表3 瘀斑舌情况 例（%）

有无瘀斑	HAART治疗前	HAART治疗后3月	HAART治疗后6月	HAART治疗后9月	HAART治疗后12月
有	6（30.0%）	7（35.0%）	6（30.0%）	0（0%）①	0（0%）①
无	13（65.0%）	13（65.0%）	14（70.0%）	12（100.0%）①	20（100.0%）①

与治疗前比较，①p＜0.05

5 讨论

目前中医学普遍认为，AIDS的发病分为外因与内因，外因为邪侵，内因为正虚，为虚实夹杂之证，病位涉及多个脏器，如肺、脾、肝、肾。《内经》指出："正气存内，邪不可干"；"邪之所凑，其气必虚"。所以，虚劳与疫毒是本病病机的关键。若机体出现正气不足，阴阳失调，一方面卫外功能不固，易受外邪入侵，外邪性质不同，病证不一；另一方面，五脏功能受损，则易产生痰饮水湿，气虚血瘀，出现不同病理变化，且病变过程中，病机错综复杂，变化多端。

自20世纪90年代，HAART运用临床治疗AIDS后，人们意识到HAART不仅能抑制HIV的复制，而且能使AIDS患者的免疫功能得到重建，降低AIDS患者发病率和病死率。舌象变化能客观的判断邪正盛衰，区别病邪性质，辨别病位深浅，推断病势进退以及估计病情预后。通过比较AIDS患者HAART前后的舌象特征，真实的反应艾滋病HAART前后的证候变化而为中医辨证治疗提供依据。本研究在患者所处的病变的不同阶段对舌象特点分析，显示HAART前苔色以黄白苔为主，占47.7%，淡红舌占63.2%；HAART后3月黄白苔占50.0%，淡红舌60.5%；HAART后6月少苔出现频率增加，占44.7%，淡红舌为60.5%。杨凤珍等[2]通过对218例AIDS患者舌象观察，显示60%红舌，40%以上的舌质瘀暗或缔舌；程五中等[3,4]对1323例AIDS患者舌象观察，显示红色45.4%，黄苔及黄白苔49.2%。本研究结果与以上文献有相同之处，也有不同之处，笔者认为原因有三点：①观察的样本量不同；②本研究样本选择处于发病期，即将行HAART治疗的患者；③调查为半年以上的纵向追踪，研究分不同的时间点。同时还与疾病的发展阶段不同、病例采集的地区不同等诸多因素有关。另外，本研究发现，HAART治疗前少苔占10.5%，HAART治疗后3、6月分别为28.9%、44.7%；HAART治疗前淡白舌占26.3%，治疗3、6月后占7.9%、2.6%，逐渐减少；暗红色HAART治疗前为0%，3、6月后分别占15.8%、28.9%；舌质与舌苔变化不一致，提示病因病机复杂。舌质主要反应正气，舌苔主要反应病邪。少苔增加提示病邪去，正气伤，脾胃之气不能上蒸；暗红色增多提示热病后期阴液耗损；淡白舌减少提示气血渐盛，阳气复生。所以，当舌质与舌苔反应的病性不一致时，提示可能存在二种或二种以上的病理变化，临床应注意分析病变的标本缓急。20例AIDS患者HAART后9月，瘀斑舌由HAART治疗前30%下降至0%。HAART治疗前邪毒（HIV）壅滞，损及营血，阻碍气血、津液的运行，导致气滞血瘀；HAART治疗9月后血液中的邪毒（HIV）被抑制，气滞血瘀的病因去除，气血恢复正常运行。

通过对AIDS患者HAART治疗前后舌象变化的观察分析，可观察到艾滋病病机的复杂性。经过抗病毒治疗后，患者的舌象变化也显示了正气逐渐恢复，瘀毒渐去的趋势。从以上舌象特点和变化规律可以认识到本病的病因主要是邪毒，正邪长期抗争形成复杂多变的证候，但所有病机均围绕邪毒这一病因产生，治疗过程中一旦邪去则正复，血瘀和痰湿等病理产物也随之逐渐消散。中医学舌诊方法直观明了，容易掌握，加上舌象仪提高了对舌象识别的准确性，使结果客观化[5]，可以作为临床病情判断和科学研究的实用方法之一。

参考文献（略）

艾滋病疮疡舌象脉象分析

殷光辉

(河南信阳市中心医院感染科 河南信阳 464000)

摘要 目的：通过流行病学调查，探讨艾滋病疮疡的中医病因病机。方法：对河南省内艾滋病疮疡患者和非艾滋病疮疡患者进行流行病学调查，对两组患者的舌象、脉象等信息进行统计分析。结果：艾滋病疮疡组中舌质红、苔厚腻所占比例较高；艾滋病疮疡组与非艾滋病疮疡组中脉象发生率有较大差异。结论：艾滋病疮疡组中舌质红、苔厚腻所占比例较高，说明其具有湿遏热伏的病机特点；脉象中细脉、弦脉发生率较高，说明其多虚多瘀的病机特点。

关键词 艾滋病；疮疡；舌象；脉象

艾滋病即获得性免疫缺陷综合征，是由人类免疫缺陷病毒感染而导致被感染者免疫功能的部分或完全丧失，继而发生机会性感染、肿瘤等多种临床表现、死亡率极高的慢性传染病。艾滋病抗病毒疗法虽然大大降低了发病率和死亡率，但是该疗法的副作用和局限性使其不适用于相当多的患者。近年来研究表明，我国传统的中医药在改善艾滋病临床症状及防治艾滋病并发症等方面有明显的优势，因此深入开展对艾滋病及其艾滋病并发症的病因病机研究引起了全球医学工作者的关注。其中关于艾滋病皮肤黏膜病变（中医可称之为疮疡）的研究是其非常重要的内容。艾滋病疮疡是艾滋病的主要并发症之一，艾滋病疮疡主要包括现代医学中瘙痒、带状疱疹、银屑病、口炎、湿疹、神经性皮炎、荨麻疹、脓疱疮、Kaposi肉瘤、口腔溃疡等皮肤黏膜病变。卢斯汉等[1]对178例艾滋病患者的皮肤黏膜疾病的种类、特征及实验室指标进行了回顾性分析，艾滋病患者的皮肤黏膜损害复杂，共分为23类，以真菌和病毒感染为主。迄今为止，中医对艾滋病疮疡还没有进行过大规模的流行病学调查，关于这方面的文献甚少，只有一些关于艾滋病并发蛇串疮、牛皮癣、口疮等病种的少量报道，局限于个人观点和治疗体会，既不系统，又不完整，不能形成对艾滋病疮疡病系统的整体认识，对艾滋病疮疡的病因病机探讨目前尚属空白。

1 一般情况

本研究通过对河南省300多例HIV/AIDS患者进行流行病学调查，发现有44例艾滋病疮疡病例，剔除5例非艾滋病期病例，现有病例39例，同时收集非艾滋病疮疡对照病例。对39例艾滋病疮疡患者和39例非艾滋病疮疡患者的舌象、脉象等信息进行统计分析，探讨艾滋病疮疡的中医病因病机，进而指导中医对艾滋病疮疡的治疗。本次调查的艾滋病疮疡患者感染方式以有偿献血为主，共调查39例艾滋病疮疡患者，其中男30例，女9例，民族以汉族为主，婚姻状况多为已婚，文化程度较低，全部分布在农村，职业多为农民。非艾滋病疮疡患者，男26例，女13例，民族以汉族为主，婚姻多为已婚，文化程度高中及以上占71.8%，城市及郊区占76.9%，职业多为公务员、公司职员等。

2 结果

艾滋病疮疡组中舌质红41.0%，苔厚腻92.2%；非艾滋病疮疡组中舌质红46.1%，苔厚腻35.8%。艾滋病疮疡组中脉象发生率大于10%的是细脉51.3%、弦脉46.1%、沉脉35.9%、滑脉15.3%、浮脉10.2%；非艾滋病疮疡组中脉象发生率大于10%是弦脉43.6%、数脉35.9%、细脉17.9%、浮脉10%。

3 讨论

3.1 中医对艾滋病及疮疡的认识：艾滋病作为一种新发疾病，中医古代文献没有记载。根据其流行情况、传播特点、发病形式及预后，艾滋病应归属于中医"温病"、"伏气温病"、"瘟疫"等的范畴。疮疡的发生是在致病因素作用下引起的一系列局部和全身的病理反应。致病因素侵入人体后，就破坏了正常的生理功能，产生疮疡。因为艾滋病是新发传染病，所以探讨艾滋病疮疡的舌象、脉象以及病机特点，并进一步探明其与一般疮疡的区别，对于防治疾病有着至关重要的意义。

3.2 舌脉分析：艾滋病疮疡组中舌质红、苔厚腻所占比例较高，说明艾滋病疮疡患者中湿热为患者较多；脉象中细脉、弦脉发生率较高，说明其多虚多瘀的病机特点。在中医诊法中，舌诊相对直观，对分析艾滋病的中医病机特点，无疑是重要途径。艾滋病疮疡组中舌质红占41.0%，说明感受热邪较多，但舌质暗，有瘀斑者少见，这与王氏[2]的观察有较大差别，可能与患者种族、年龄及样本量差别有关。苔厚腻占92.2%，这说明其具有湿遏热伏的病机特点；非艾滋病疮疡组中舌质红占46.1%，苔厚腻占35.8%，这说明非艾滋病疮疡组患者热邪较重,脾胃湿热较甚。在本次调查中,脉象多为复合脉,将复合脉分解并进行统计,结果表明,虚脉(沉脉、细脉)出现率之和为87.2%,实脉(数脉、浮脉、弦脉、滑脉)出现率之和为76.7%,这与方氏等统计结果有一定差异,可能与发病阶段及样本量有关,但艾滋病疮疡组中脉象发生率中细脉是51.3%、弦脉是46.1%,说明艾滋病疮疡多虚多瘀的病机特点;弦脉多见可能与本病多兼痰湿有关,出现弦细表明患者气血虚弱,出现弦滑说明本病与痰湿实热有关。非艾滋病疮疡组中脉象发生率大于10%是弦脉43.6%、数脉35.9%、细脉17.9%、浮脉10%;弦数脉多见,与皮肤病肝气郁结、肝经湿热内蕴、气血郁滞有关。艾滋病疮疡的病机复杂,本次调查中未统计的病因、症状、情志等都可能与发病有关,有待于进一步完善。

4 结论

艾滋病疮疡组中舌质红、苔厚腻所占比例较高,说明艾滋病疮疡患者中湿热为患者较多,说明其湿遏热伏;脉象中细脉、弦脉发生率较高,说明其多虚多瘀。

参考文献(略)

(出自内蒙古中医药2012年第3期第53-54页)

艾滋病患者中医舌象流行病学分析

李青雅[1,2]　郭会军[2,3]　李　真[2,3]　符林春[4]

([1]河南中医学院,郑州450046;[2]河南省病毒性疾病中医药防治重点实验室,郑州450008;[3]河南中医学院第一附属医院艾滋病临床研究中心,郑州450008;[4]广州中医药大学,广州510405)

摘要 目的:探讨艾滋病患者的舌象分布规律,为更好的进行中医辨证论证提供客观依据。方法:通过问卷调查与现场诊断相结合的方式,对764例艾滋病患者和778例非HIV感染者进行了现场调查和舌象采集,并进行统计分析。结果:在艾滋病患者中,舌色是以红舌出现频率最高,占40.58%;舌苔以腻苔、厚苔出现频率较高,分别是40.71%和30.24%;苔色方面,艾滋病患者中黄苔出现比例较高,为28.66%,个别出现灰苔和黑苔;舌苔的部位看,有9.29%的艾滋病患者出现中根部舌苔;从红舌相兼舌苔看,艾滋病患者在薄苔、厚苔、腻苔、花剥苔等方面均显著高于对照组($P<0.01$,$P<0.05$)。结论:艾滋病患者的舌象分布具有一定规律,基本符合艾滋病多表现为湿热的临床证候特征。

关键词　艾滋病;舌象;中医证候

艾滋病,即获得性免疫缺陷综合征(acquired immune deficiency syndrome,AIDS),是由于感染人类免疫缺陷病毒(human immunodeficiency virus,HIV)后导致免疫缺陷,并发一系列机会性感染及肿瘤,严重者可导致死亡的综合征。艾滋病具有病程长、临床表现复杂、涉及多脏器损伤等特点,至今仍是世界医学未攻克的难题。自20世纪80年代中期,中医药学者在艾滋病研究方面不断探索,对艾滋病证候和病因病机的认识逐渐深入,认识到探讨其每一个阶段的证型及其传变规律有着重要的意义,须采取辨证与辨病相结合[1]的方法,从复杂多变的病情中抓住其病理本质。而舌诊是中医特色诊法之一,也是中医辨证过程中的基本要素之一。本研究通过对764例艾滋病患者的舌象资料进行分析,探索艾滋病舌象规律,为艾滋病临床进一步的辨证论治提供客观依据。

资料与方法

1 研究对象

1.1 一般资料　764例艾滋病患者均来源于2008年10月至2010年9月在河南、云南、新疆3省收集的艾滋病患者,并以同地区、基本人口学特征相同的非HIV感染者778例作对照。

1.2 诊断标准　采用《艾滋病诊疗指南》[2]中相关诊断标准。相关舌象判定标准参照《中医诊断学》[3]、《中医临床诊疗术语》[4]中舌象内容。

1.3 纳入标准　研究组:符合《艾滋病诊疗指南》中相关诊断标准的艾滋病患者;年龄18-65岁;签署知情同意书并配合调查。对照组:同地区的HIV抗体阴性,且无明显

基金资助:科技部国际科技合作项目(No.2007DFB31610),河南省基础与前沿技术研究项目(No.102300413212),河南中医学院博士科研基金项目(NO.BSJJ1012-05)

其它严重疾病的人群；年龄 18－65 岁；能够配合调查者。

1.4 排除标准 神志不清、痴呆、各种精神病患者；原发性免疫缺陷，激素化疗等引起的继发性免疫缺陷者；非感染 HIV 而所患脏器严重疾病者；其他各种原因不能配合完成调查者。

2 研究方法

2.1 资料获取 设计制作调查表，制定舌象采集操作规范，用数码相机进行舌象拍摄留取资料，并由现场的 2 位中医临床专家对其舌象和证候进行诊断，通过问卷调查与现场诊断相结合的方式，获取研究对象的人口学特征和基本的中医四诊信息。

2.2 统计学方法应用 SPSS 13.0 软件进行统计学处理与分析。两组间比较采用卡方检验，以 $p < 0.05$ 为差异有统计学意义。

3 结果

3.1 一般资料 本研究中共调查艾滋病患者 764 例，其中男性 364 例，女性 400 例，男女比例为 1∶1.1；以汉族为主，占 99.21%；已婚占 88.09%；小学文化及以下占 68.06%；地区分布以乡村为主，占 78.66%；职业以农民为主，占 95.81%。对照组共 778 例。两组人群在性别、民族、婚姻状况、文化程度、地区分布、职业分布等方面无显著性差异，见表 1。

3.2 艾滋病患者基本舌象特点 舌质方面：在 6 种舌色中，艾滋病患者出现红舌的频率最高，占 40.58%，而对照组淡红舌出现频率最高，达 61.95%。红舌、淡红舌和绛舌出现的比率与对照组相比，差异均有统计学意义（$p < 0.05$，$p < 0.01$）；而其他舌色两组差异无统计学意义。有 32.98% 的患者出现舌形异常，与对照组相比差异无统计学意义。舌态异常的出现比率虽然较低，但与对照组相比差异有统计学意义（$p < 0.05$）。舌下脉络异常出现的比率达到 26.44%，且与对照组相比差异有统计学意义（$p < 0.01$），见表 2。

表 1 研究对象的人口学特征 ［例（%）］

人口学特征		研究组（764 例）	对照组（778 例）	X^2 值	P 值
性别	男	364 (47.64)	363 (46.66)	5.315	0.150
	女	400 (52.36)	415 (53.34)		
民族	汉族	758 (99.21)	774 (99.49)	0.024	0.878
	回族	4 (0.52)	3 (0.39)		
	其他	2 (0.26)	1 (0.13)		
婚姻状况	已婚及同居	673 (88.09)	707 (90.87)	0.838	0.360
	未婚	19 (2.49)	19 (2.44)		
	离异或分居	7 (0.92)	4 (0.51)		
	丧偶及其他	65 (8.50)	48 (6.17)		
文化程度	文盲	230 (30.10)	244 (31.36)	0.414	0.520
	小学	290 (37.96)	286 (36.76)		
	初中	206 (26.96)	221 (28.41)		
	高中及以上	38 (4.97)	27 (3.47)		
地区分布	乡村	601 (78.66)	625 (80.33)	0.470	0.493
	郊区	151 (19.76)	149 (19.15)		
	城市	12 (1.57)	4 (0.51)		
职业分布	农民	732 (95.81)	738 (94.86)	0.024	0.876
	农民工	19 (2.49)	22 (2.83)		
	工人	6 (0.79)	4 (0.51)		
	知识分子	0 (0)	2 (0.26)		
	公务员	0 (0)	1 (0.13)		
	公司职员	0 (0)	1 (0.13)		
	自由职业者	6 (0.79)	9 (1.16)		
	无业及其它	1 (0.13)	1 (0.13)		

表2 两组研究对象舌质比较

舌质		研究组（764例）	对照组（778例）	X^2值	P值
舌色	红	310（40.58）	142（18.25）	92.712	0.000
	淡红	308（40.31）	482（61.95）	72.245	0.000
	暗	93（12.17）	101（12.98）	0.230	0.344
	淡白	62（8.12）	75（9.64）	1.107	0.168
	绛	21（2.75）	10（1.29）	4.190	0.030
	紫斑	9（1.18）	7（0.89）	0.291	0.387
舌形异常		252（32.98）	226（29.05）	2.791	0.053
	胖大	109（14.27）	103（13.24）	0.343	0.304
	齿痕	62（8.12）	79（10.15）	1.929	0.097
	瘦薄	59（7.72）	58（7.46）	0.039	0.459
	裂纹	41（5.37）	24（3.08）	4.970	0.017
	镜面舌	6（0.79）	2（0.26）	2.084	0.138
舌态异常		15（1.96）	3（0.39）	8.317	0.003
	痿软	7（0.92）	2（0.26）	2.886	0.085
	振颤	3（0.39）	0（0.00）	3.061	0.121
	强硬	4（0.52）	0（0.00）	4.084	0.060
	重舌	1（0.13）	0（0.00）	1.019	0.495
	短缩	0（0）	0（0.00）		
舌下络脉异常		202（26.44）	103（13.24）	42.333	0.000
	粗胀	87（11.39）	39（5.01）	20.875	0.000
	细短	79（10.34）	44（5.66）	11.525	0.000
	青紫	27（3.53）	16（2.06）	3.597	0.040
	曲张	17（2.23）	10（1.29）	1.979	0.112

舌苔方面，艾滋病患者的苔质以薄为主，占56.94%（包括正常者），其次为腻苔40.71%、厚苔30.24%，与对照组比较差异均具有统计学意义（p<0.01）；从舌苔润燥看，艾滋病患者中滑润苔占4.97%，与对照组比较有统计学意义（p<0.05）；艾滋病患有4.19%的患者出现了花剥苔，与对照组比较差异有统计学意义（p<0.01）；艾滋病患者中还出现了9例积粉苔和5例霉苔，对照组则未出现。艾滋病患者的苔色有28.66%出现黄苔，与对照组比较差异有统计学意义（p<0.01）；艾滋病患者有12.57%出现黄白相间舌苔，还有个别出现灰苔和黑苔，但与对照组比较，差异均无统计学意义。从舌苔的部位看，两组均有80%以上为全苔，艾滋病患者有9.29%出现中根部舌苔，且与对照组比较差异有统计学意义（p<0.01），见表3。

表3 两组研究对象舌苔比较 [例（%）]

舌苔		研究组（764例）	对照组（778例）	X^2值	P值
苔质	薄	435（56.94）	550（70.69）	31.616	0.000
	腻	311（40.71）	225（28.92）	23.614	0.000
	厚	231（30.24）	169（21.72）	14.542	0.000
	滑润	38（4.97）	62（7.97）	5.703	0.011
	花剥	32（4.19）	12（1.54）	9.736	0.001
	干糙	15（1.96）	17（2.19）	0.093	0.450
	积粉	9（1.18）	0（0）	9.219	0.002
	霉	5（0.65）	0（0）	5.108	0.030
苔色	白	443（57.98）	526（67.61）	15.292	0.000
	黄	219（28.66）	167（21.47）	10.647	0.001
	黄白相间	96（12.57）	78（10.03）	2.484	0.067

续表

舌苔		研究组（764例）	对照组（778例）	X²值	P值
	灰	2（0.26）	3（0.39）	0.183	0.509
	黑	3（0.39）	1（0.13）	1.039	0.305
部位	全	625（81.81）	675（86.76）	7.152	0.005
	中根部	71（9.29）	41（5.27）	9.263	0.002
	中部	50（6.54）	54（6.94）	0.096	0.417
	偏	12（1.57）	6（0.77）	2.136	0.110

3.3 艾滋病患者综合舌象分析 本调查中，艾滋病患者40.31%为淡红舌，远低于对照组（61.95%），差异具有统计学意义（p<0.01），提示对照组的正常舌质比例可能较高。从淡红舌相兼舌苔看，艾滋病组在薄苔、腻苔、润滑苔等方面均低于对照组，差异均具有统计学意义（p<0.01, p<0.05）；但艾滋病患者中出现了3例积粉苔，而对照组没出现；特别是在淡红舌薄白苔（正常舌象）方面，研究组远低于对照组，两组相比差异有统计学意义（p<0.01），见表4。

表4 两组艾滋病患者淡红舌相兼舌苔比较 ［例（%）］

舌苔		研究组（764例）	对照组（778例）	X²值	P值
淡红舌		308（40.31）	482（61.95）	72.245	0.000
淡红舌薄苔		216（28.27）	368（47.30）	59.318	0.000
	白苔	185（24.21）	306（39.33）	40.588	0.000
	黄苔	18（2.36）	44（5.66）	10.874	0.001
	黄白相间苔	13（1.70）	18（2.31）	0.733	0.250
淡红舌厚苔		74（9.69）	83（10.67）	0.407	0.290
	白苔	35（4.58）	27（3.47）	1.232	0.163
	黄苔	25（3.27）	31（3.98）	0.559	0.271
	黄白相间苔	13（1.70）	25（3.21）	3.665	0.039
淡红舌腻苔		88（11.52）	115（14.78）	3.591	0.034
	白苔	37（4.84）	44（5.66）	0.511	0.274
	黄苔	36（4.71）	41（5.27）	0.253	0.350
	黄白相间苔	14（1.83）	30（3.86）	5.694	0.012
淡红舌润滑苔		18（2.36）	34（4.37）	4.799	0.020
淡红舌花剥苔		7（0.92）	6（0.77）	0.097	0.487
淡红舌干糙苔		2（0.26）	8（1.03）	3.515	0.057
淡红舌积粉苔		3（0.39）	0（0）	3.061	0.121
淡红舌霉苔		0（0）	0（0）		

红舌是艾滋病的主要舌色。艾滋病患者40.58%为红舌，远高于对照组（18.25%），两组相比差异有统计学意义（p<0.01）。从红舌相兼舌苔看，艾滋病患者在薄苔、厚苔、腻苔、花剥苔等方面均高于对照组，且两组相比差异有统计学意义（p<0.01, p<0.05）；但两组在润滑苔、干糙苔方面相比，差异无统计学意义；艾滋病患者还出现了4例积粉苔和4例霉苔，而对照组没出现；从苔色看，艾滋病患者在薄黄苔、黄白相间薄苔、白厚苔、黄厚苔、白腻苔、黄腻苔、黄白相间腻苔等方面均高于对照组，两组相比差异有统计学意义（p<0.05, p<0.01），其中红舌兼黄腻苔的比例最高，为12.83%，见表5。

表5 两组红舌相兼舌苔比较 [例（%）]

舌苔			研究组（764例）	对照组（778例）	X²值	P值
红舌			310（40.58）	142（18.25）	92.712	0.000
红舌薄苔			146（19.11）	74（9.51）	27.293	0.000
	白苔		71（9.29）	54（6.94）	2.863	0.055
	黄苔		50（6.54）	19（2.44）	15.175	0.000
	黄白相间苔		24（3.14）	3（0.39）	17.016	0.000
红舌厚苔			112（14.66）	49（6.29）	28.821	0.000
	白苔		35（4.58）	10（1.29）	14.779	0.000
	黄苔		58（7.59）	26（3.34）	13.516	0.000
	黄白相间苔		18（2.36）	13（1.67）	0.918	0.219
红舌腻苔			164（21.47）	70（8.99）	46.555	0.000
	白苔		39（5.10）	18（2.31）	8.435	0.003
	黄苔		98（12.83）	39（5.01）	29.077	0.000
	黄白相间苔		27（3.53）	13（1.67）	5.295	0.016
红舌润滑苔			8（1.05）	7（0.89）	0.087	0.486
红舌花剥苔			16（2.09）	5（0.64）	6.046	0.011
红舌干糙苔			9（1.18）	5（0.64）	1.228	0.201
红舌积粉苔			4（0.52）	0（0）	4.084	0.060
红舌霉苔			4（0.52）	0（0）	4.084	0.060

讨论

舌诊是中医诊断的重要内容之一，具有悠久的历史。《灵枢·脉度》讲到："心气通于舌，心和则舌能知五味矣"故舌象能反映人体脏腑精气之盛衰，而五脏六腑的病变亦可反映于舌象。因此，中医传统的舌诊是通过观察舌体，来了解机体的生理功能和病理变化的诊断方法。主要作用是辨别病邪性质、辨析病机变化、辨察病位深浅、辨测病势进退、辨识邪正虚实，为治疗立法用药提供依据。与脉诊相比更直观，也更容易进行客观化的定量。

根据艾滋病的发病过程和临床症状，应属中医"疫病""伏气温病""虚劳"等范畴，是一种正邪相争、虚实错杂的本虚标实证[5]，正邪相持时，可无明显临床表现；随着毒邪渐盛，深入久痼，正气逐渐被耗，症状体征及病理性舌象、脉象随之表现[6]，症状较为复杂。本研究通过大样本的临床调查发现，在艾滋病患者中，从基本舌象特点来看，在舌色方面是以红舌出现频率最高，占40.58%，这与李洪娟等[7]的研究一致；在舌苔方面，艾滋病患者较高频率的出现腻苔、厚苔，甚至个别出现积粉苔和霉苔，提示艾滋病病邪致病具有湿浊特性的病机特点[8]；在苔色方面，艾滋病患者中有较高比例的黄苔和个别出现的灰苔和黑苔，这也提示了在艾滋病病邪具有热邪的特征；此外，从舌苔的部位看，部分患者出现中根部舌苔，则提示了在艾滋病的进展过程中，疾病病位深伏于里的证候特点。

艾滋病患者综合舌象分析结果提示，红舌是艾滋病的主要舌色，提示艾滋病的病邪具有热毒的性质并深入于里；从红舌相兼舌苔看，艾滋病患者在厚苔、腻苔、黄厚苔、白腻苔、黄腻苔、黄白相间腻苔等方面均高于对照组，其中红舌兼黄腻苔的比例最高，提示艾滋病病邪致病具有湿热的特性。

综上所述，由于舌象是人体五脏六腑的外在反映，既可以反映人体的生理状态，又可以反映疾病的病理状态。因此，客观分析疾病人群的舌象变化，可以推测艾滋病的病因病性、病机转化规律，可为艾滋病的中医辨证论治提供依据。通过对764例艾滋病患者大样本的舌象分析，笔者认为在艾滋病患者中，舌象的规律基本符合艾滋病湿热为主的病理特性及病机本质，与其外在证候表现具有一致性。

参考文献（略）

（出自中国中医药杂志2013年第28卷5期第1568-1571页）

广东HIV/AIDS患者舌象分析及其与CD_4^+、CD_8^+、CD_4/CD_8计数的相关性研究

张清仲[1]　符林春[1]　岑玉文[2]　陈滢宇[1]　陈辉[1]

(1 广州中医药大学热带医学研究所 510405；2 广州市第八人民医院)

摘要　目的　分析广东HIV/AIDS患者的舌象规律及其与CD_4、CD_8、CD_4/CD_8计数的规律；方法　对609例广东HIV/AIDS患者进行舌象分析和CD_4、CD_8 T淋巴细胞检测，探讨其相关性。结果　HIV/AIDS患者CD_4、CD_4/CD_8比值均低于正常水平；两组淡红舌患者的CD_4、$XD4/CD_8$比值均高于其他4种舌色（淡白舌、红舌、暗舌、紫舌）（$p<0.05$）；两组淡白舌患者的CD_4、CD_4/CD_8比值均低于其他4种片色（$p<0.05$）；HIV/AIDS患者暗舌的比例（41.38%）均大于其他舌色，其次是红舌（35.47%）（$p<0.05$）；HIV/AIDS患者以白腻苔（44.83%）为主，其次为黄腻苔（26.11%）、薄白苔（20.20%），少苔（3.45%）。结论　舌象能客观反映HIV/AIDS患者身体免疫机能；广东HIV/AIDS患者多出现正气虚，夹瘀、夹痰化热的表现。

关键词　HIV/AIDS患者；舌象；CD_4；CD_8

艾滋病是危害人类健康、威胁人们生命的严重传染病，迄今尚无满意的治疗方法（抗病毒治疗取得巨大的成功，但还有不足）[1]。中医药对该病的治疗，在"标本缓急"、"扶正驱邪"、"辨证论治"等传统理论的指引下取得了一定成效。然而迄今为止，学术界对于艾滋病发病过程中的一些具体的病机尚不是十分清楚。但是，有一点比较明确的是，艾滋病患者在疾病的过程中表现为免疫功能低下。由于免疫学研究在中医学领域中已得到广泛的应用，而舌象能反映脏腑的虚实、气血的盛衰、津液的盈亏、病情的浅深、预后的好坏，是中医诊法的重要指标。所以，探讨HIV/AIDS舌象变化与T细胞亚群的相关性，不仅有发病学的理论意义，同时也有重要的临床意义。为了深入探讨HIV/A1DS患者的舌苔与T细胞亚群的关系，笔者对609例HIV/AIDS患者的舌苔和T细胞亚群进行了检测，并将这些舌象与240例同地区HIV抗体阴性人群进行比较，现报告如下。

1 对象与方法

1.1 病例选择　609例HIV/AID患者全部来自2009年3月—5月在广州市第八人民医院艾滋病门诊就诊的广东省病人，均经广东省疾病预防控制中心（CDC）进行免疫印迹确认试验（WB）HIV抗体阳性。其中男性406例，女性203例，男女之比为2∶1；年龄最大64岁，最小21岁，平均（38.77±10.95）岁；文化程度为初中或初中以上者513例；感染途径：输血或血制品感染63例（占10.35%），静脉吸毒感染93例（占15.27%），性接触感染325例（占53.37%），吸毒和性接触混合者63例（占10.35%），不明原因65例（占10.67%）；全部患者中528例已服用抗逆转录病毒药物至少半年（以下简称已服组），81例未服用过任何治疗艾滋病的药物（以下简称未服组）。240例对照组舌象来源于同地区HIV抗体阴性无重大疾病人群（以下简称阴性组）。两组性别比例，年龄结果比较差异无统计学意义（$p>0.05$）。

1.2 纳入标准与排除标准　病例纳入标准符合2005年卫生部《艾滋病诊疗指南》诊断标准的HIV/AIDS患者（经广东省疾病预防控制中心CDC进行免疫印迹确认试验（WB）HIV抗体阳性）；年龄多18岁，在65岁；神志清楚，配合调查者。病例排除标准：不符合以上诊断标准和纳入标准者；原发性免疫缺陷，激素化疗等引起的继发性免疫缺陷患者；合并非艾滋病引起的其他疾病者（如糖尿病、高血压、冠心病等）。

1.3 数据采集方法

1.3.1 舌象的采集与分析　采用三星1000万象素数码相机，上午9点—11点自然光线下拍摄，被拍摄者取正位，舌头自然伸展。舌象的分析判断由3位从事中医艾滋病研究和中医诊断专业的主治医师共同认定，尽量排除饮食、药物及主观因素的影响。图片读解参照舌象比色板及《中医临床舌诊图谱》[2]舌象检出资料包括舌色、舌形、舌态、苔色、苔质等的检出情况。

基金项目：国家科技重大专项（2008ZX 10005-005）

1.3.2 T 淋巴细胞检测 常规消毒，抽取静脉血 2ml，以 K3EDTA 抗凝。检测方法：采用美国 Becton Dickinson 公司的 FACS Count 系统，通过知特异性抗体荧光标记进行流式细胞计数，测定出血液中 CD_4、CD_8。

1.4 分析方法 将已服组、未服组舌象检出资料进行相互比较，并分别统计不同舌象与 CD_4、CD_8、CD_4/CD_8 的相关性。

1.5 统计分析 用 SPSS13.0 软件进行统计检验。用双尾 t 检验来比较组间差异。

2 结果

2.1 两组患者不同舌色的 CD_4、CD_8、CD_4CD_8 平均值比较 HIV/AIDS 患者 CD_4、CD_4/CD_8 比值均低于正常水平（成年正常人群 CD_4 计数平均值为 726.99 ± 25521，CD_8 计数平均值为 $(539.58 \pm 134.0)/mm$，CD_4/CD_8 比值平均值为 $(1.49 \pm 0.57)/mm^{[3]}$，而 CD_8 高于正常水平（$p<0.05$），而且抗病毒治疗组和未抗病毒治疗组淡红舌患者的 CD_4、CD_4/CD_8 比值均高于其他 4 种舌（$p<0.05$）；抗病毒治疗组和未抗病毒治疗组淡白舌患者的 CD_4、CD_4/CD_8 比值均低于其他 4 种舌色（$p<0.05$）；本研究两组不同舌色的 CD_4、CD_4/CD_8 比值差异没有统计学意义（$p>0.05$），详见表 1。

表 1 两组患者不同舌色的 CD_4、CD_8、CD_4/CD_8 平均值比较
Tab 1 Levels of CD_4, CD_8, and CD_4/CD_8 in patients of two group with different tongue colors

Tongue colors	With medication			Without medication		
	CD_4	CD_8	CD_4/CD_8	CD_4	CD_8	CD_4/CD_8
Light red tongue	275.43 ± 103.30	736.67 ± 171.63	0.41 ± 0.11	306.17 ± 245.97	739.83 ± 512.60	0.42 ± 0.24
Pale tongue	162.40 ± 41.96	740.13 ± 205.53	0.24 ± 0.06	61.50 ± 91.15	574.75 ± 646.6	0.12 ± 0.08
Red tongue	252.90 ± 46.88	895.88 ± 119.28	0.31 ± 0.06	194.33 ± i31.72	110L84 ± 398.36	0.17 ± 0.08
Dull tongue	215.38 ± 38.03	887.00 ± 112.53	0.26 ± QM	142.70 ± 75.05	839.70i467.74	0.19 + 0.12
purple tongue	—	—	—	3	504	0.006

2.2 两组患者不同舌色构成比例比较 两组中暗舌的比例（41.38%）均大于其他舌色，其次是红舌（35.47%）、淡红舌（13.3%）、白舌（9.35%）；而阴性组淡红舌比例最大（62.92%），其他依次是红舌（20.83%），白舌（12.08%），暗舌（3.75%），紫舌（0.42%）。两组差异有统计学意义（$P<0.05$），详见表 2。

Tab 2 The proportion of patients with different tongue colors in the groups

Tongue colors	Have medication	Unmedicated	non-AIDS
Light red tongue	63 (11.93%)	18 (22.22%)	151 (62.92%)
Pale tongue	45 (8.52%)	12 (14.81%)	29 (12.08%)
Red tongue	198 (37.5%)	18 (22.22%)	50 (20.83%)
Dull tongue	222 (42.05%)	30 (37.03%)	9 (3.75%)
Purple tongue	—	3 (3.70%)	1 (0.42%)

2.3 两组患者不同舌苔的 CD_4、CD_8、CD_4/CD_8 平均值比较 抗病毒治疗组和未抗病毒治疗组花剥苔患者的 CD_4、CD_8、CD_4/CD_8 比值均低于其他苔表 2 两组患者不同舌色构成比例（$p<0.05$）；其他苔之间及两组之间的数值差异没有统计学意义（$p>0.05$），详见表 3。

2.4 两组患者不同舌苔构成比例 HIV/AIDS 患者以白腻苔（44.83%）为主，其次为黄腻苔（26.11%）、薄白苔（20.20%）、少苔（3.45%），HIV 阴性组以薄白苔为主（55.42%），其次是白腻苔（20%），黄腻苔（19.16%），薄黄苔（1.66%），两组比较差异有统计学意义（$p<0.05$），详见表 4。

表 3 两组患者不同舌苔的 CD_4、CD_8、CD_4/CD_8 平均值比较
Tab 3 Levels of CD_4, CD_8, and CD_4/CD_8 in patients of two group with different tongue coating (%)

Coat of the tongue	Have medication			Unmedicated		
	CD_4	CD_8	CD_4/CD_8	CD_4	CD_8	CD_4/CD_8
Thin and whitish fur	239.26 ± 55.42	832.50 ± 185.25	0.36 ± 0.96	156.00 ± 123.27	952.00 ± 786.65	0.19 ± 0.16
White and greasy coating	231.95 ± 41.25	871.35 ± 105.09	0.28 ± 0.05	210.50 ± 122.07	734.83 ± 195.95	0.30 + 0.14

续表

Coat of the tongue	Have medication			Unmedicated		
Thin yellow coating	399.75 ± 384.70	1083.75 ± 511.13	0.34 ± 0.20	—	—	—
Yellow and greasy coating	220.00 + 53.24	855.40 ± 126.00	0.26 ± 0.06	182.40 + 166.22	1054.20 ± 555.16	0.16 ± 0.09
Little liver mosses	197.60 ± 99.00	880.29 ± 382.29	0.26 ± 0.18	—	—	—
Flower pares liver mosses	91.50	205.50	0.45	9.00	369.50	0.03
Pythiumm oss	—	—	—	131.00	758.00	0.17

表4 两组患者不同舌苔构成比例
Tab 4 The proportion of patients with different tongue coating in the groups

Tongue colors	Have medication	Unmedicated	non – AIDS
Thin and whitish coating	102 (19.31%)	21 (25.92%)	133 (55.42%)
White and greasy coating	237 (44.88%)	36 (44.44%)	48 (20%)
Thin yellow coating	12 (2.27%)	—	8 (3.33%)
yellowandgreasycoating	144 (27.27%)	15 (18.51%)	46 (19.16%)
Little liver mosses	21 (3.977%)	—	4 (1.66%)
Flower pares liver mosses	6 (1.13%)	6 (7.40%)	1 (0.42%)
Pythium moss	6 (1.13%)	3 (3.70%)	—

3 讨论

中医对疾病的辨证论治是通过望、闻、问、切四诊来实现的，而四诊之首为望诊，望舌是望诊中极其重要的一个环节，是中医临床辨证的主要客观指标之一，为历代医学家所重视。《内经》曰："望而知之谓之神。"《临床验舌法》一书云："……据舌以分虚实，而虚实不爽焉；据舌以分阴阳，而阴阳不谬焉；据舌以分脏腑，配主方，而脏腑不差、主方不误焉。危急疑难之顷，往往证无可参，脉无可按，而唯以舌为凭……"事实证明，通过舌象可以了解人体生理机能和疾病的变化。因此通过观察舌象来把握艾滋病的病机和患者气血盛衰、脏腑功能强弱及相间的病邪。

通过研究舌象与免疫的相关性可以提高中医对艾滋病的微观辨证水平。现代医学认为艾滋病的发病机制主要是HIV进入人体后，影响了机体的免疫系统，特别是细胞免疫，使其功能下降和细胞数量减少，导致细胞免疫缺陷，可以出现各种机会性感染和肿瘤。CD_4^+ T 淋巴细胞是HIV感染最主要的靶细胞，HIV感染人体后，出现CD_4^+ T 淋巴细胞进行性减少，CD_4^+/CD_8^+ T 细胞比值倒置现象，细胞免疫功能受损。CD_4^+ T 淋巴细胞计数是机体免疫状态的最好体现，具有了解病程进展、确定疾病分期和治疗时机、判断治疗效果和HIV感染者临床合并症的重要临床意义[4]。同时抗原特异性的细胞毒性T淋巴细胞（CIL）是CD_8^+ T 淋巴细胞的亚群HIV感染中起着控制病毒感染延缓疾病进展的关键性保护作用[5]。其中CD_4通过其分泌的细胞因子和表达的表面分子调节免疫网络中其他细胞的生物学活性，对免疫反应的启动、最终表现形式和强弱起着关键作用；CD_8最重要的功能是直接杀伤靶抗原（如病毒和肿瘤细胞等），是早期抗感染最主要的免疫细胞。CD_4和CD_8相互协调，相互制约，共同参与对机体免疫应答的调节作用，只有在CD_4/CD_8比值正常时，才能发挥正常的免疫作用。人体免疫系统具有识别、排除进入体内的非己物质，包括病原微生物，维护机体健康的功能，这种功能与中医学的卫气有相同之处。免疫功能在抗病防病中均很重要，而免疫功能受交感神经、肾上腺皮质系统和5-HT、阿片肽类和甲状腺系统等多种因素影响。在临床上，免疫功能对内环境的变化很敏感且脆弱，较乎的出现机能低下，使抵抗力降低，常表现为正虚[6]。

本研究结果显示：HIV/AIDS患者CD_4、CD_4/CD_8比值均低于正常水平，提示HIV病毒对人体免疫功能的损害，而CD_8高于正常水平提示CD_4^+ T 淋巴细胞的减少似乎被CD_8^+ T 淋巴细胞的增加来补偿，但人类CD_8^+ T 淋巴细胞不能分泌足量的可抑制HIV复制的趋化因子，且CD_8^+ T 淋巴细胞的抑制活性的程度存在个体差异，并将随着疾病的进展而降低[7]。两组中淡红舌的患者平均CD_4、CD_4/CD_8比值均高于其他4种舌色，中医认为淡红舌主气血调和正常舌象，正与免疫功能相对较强相符合，但HIV/AIDS患者中正常舌色的比例较少（12.3%）。在5种舌色中，淡白舌代表气血脾胃虚弱即"精气夺则虚"，因此淡白舌的白舌患者的CD_4、CD_4/CD_8比值均低于其他4种舌色（$p < 0.05$）。同时发现一例紫舌，中医认为疾病已经进入极期，久病入络，该病人CD_4只有3/mm，免疫功能已经遭到了严重的破坏。已服药组和未服药组相同舌色的T淋巴细胞检测值未

见明显差异,提示舌色所反映的是身体状态的综合状态,其与免疫机能成正相关,而不仅仅是受某一因素的影响,具有规律性。两组中暗舌的比例(41.38%)均大于其他舌色,其次是红舌(35.47%)(p<0.05),反映本病感受疫毒的性质属于热邪,或者同气相求,HIV/AIDS 患者容易感受热邪,舌暗或紫说明已出现热及营血,可能与热灼津液、痰湿浊阻、气阴耗伤等原因造成血瘀病理有关。该结果与邹雯[8]脚研究相符。

本研究结果显示:HIV/AIDS 患者以白腻苔(44.83%)为主,其次为黄腻苔(26.11%)、薄白苔(20.20%)、少苔(3.45%)。说明 HIV 病邪具有秽浊之性。湿浊阻遏气机进而内生痰瘀,郁伏化热则见苔色由白转黄;湿浊热毒之邪最易耗气伤津,五脏精气不足,气阴耗伤则出现少苔、花剥苔。出现花剥苔说明病邪深入血分,脾胃精气亏虚,正虚邪实,课题两组花剥苔患者的 CD_4、D_4/CD_8 比值均低于其他苔(p<0.05)。另有一部分患者因正虚不能运化水谷精微,而致胃中浊气上泛,表现有腐腻苔。其他苔之间及两组之间的数值未见明显差异(p>0.05)提示舌苔常随外邪性质的不同而较快出现改变,但中医治疗应该治病求本,四诊合参,以人体体质为本,审证求因。

通过对照得出:HIV/AIDS 患者红舌(35.47%)、暗舌(41.38%)、腻苔(70.94%)、少苔(3.45%)、剥苔(1.97%)其检出率均显著高于 HIV 阴性组人群红舌(20.83%)、暗舌(3.75%)、腻苔(39.16%)、少苔(1.66%)、剥苔(0.42%)的检出率(p<0.05);而阴性组组的正常舌象如淡红舌(62.92%),薄白苔(55.42%)均显著高于艾滋病组。说明 HIV/AIDS 患者的特征舌象明显,且有规律可循。

总之,HIV/AIDS 患者的舌像可以较直观地反映出 T 细胞亚群的某些变化和人体机能状态,而且舌质比舌苔更能体现患者的体制状态,舌苔主要是反映患者感受外邪在执体的反应,广东 HIV/AIDS 患者以东 HIV/AIDS 患者多出现正气虚,夹瘀、夹痰化热的病机为主,该结果与岑玉文等[9]关于广东地区 HIV/AIDS 患者中医证型分布规律的研究相吻合。本研究显示了中医舌诊所具有的独特优势与潜力,也为将其更广泛地应用指导艾滋病的临床治疗提供了客观依据。

参考文献(略)

(出自免疫学杂志 2010 年第 26 卷 4 期第 325-328 页)

·脉象·

542 例 HIV/AIDS 患者脉象分析*

王莹 王健

(中国中医科学院 艾滋病防治中心,北京 100700)

摘要 通过对 542 例 HIV/AIDS 患者脉象(包括主要参数、脉位、脉力、脉势、脉率等)的研究及不同 CD_4^+T 淋巴细胞计数与脉象变化关系探讨,以期阐明 HIV/AIDS 患者的常见脉象特征和脉象与 CD_4^+T 淋巴细胞计数所代表的病情紧张的关系,为艾滋病的中医辨证治疗、疗效判定提供客观依据。

关键词 HIV/AIDS;脉象;CD_4^+T 细胞计数

自 1981 年美国报告首例艾滋病至今,艾滋病已成为全球面临的严重公共卫生和社会问题。20 世纪 90 年代中期,HAART 疗法的使用使得艾滋病的发病率和病死率大大下降,但 HAART 疗法也存在某些局限性比如耐药、毒副作用

基金项目:国家传染病科技重大专项"艾滋病中医证候学研究"(2008ZX10005-001)

等。中医药可以发挥整体调节和辨证论治的优势，改善患者症状，治疗机会性感染，从而提高生存质量。脉诊是中医辨证的重要手段，为进一步观察 HIV/AIDS 患者的脉象特征，我们队 542 例 HIV/AIDS 患者脉象进行分析，结果报告如下。

1 材料与方法

1.1 样本来源

2008 年 11 月至 2009 年 5 月于北京佑安医院、地坛医院、云南省临沧市中医药及其他省市合作医院筛选人群，根据诊断标准、纳入标准、排除标准进行选择，符合条件者入选 542 例。

1.2 选择标准

1.2.1 艾滋病诊断标准 经免疫印迹确认试验（WB）检测为 HIV 抗体阳性。

1.2.2 病例纳入标准 符合 2008 年中国制定的《艾滋病和艾滋病病毒感染诊断标准及处理原则》卫生行业标准中关于 HIV 感染者和艾滋病病例的诊断标准。

1.2.3 病例排除标准 （1）不符合上述标准者；（2）妊娠或哺乳期妇女及精神病患者；（3）遗传性（先天性）免疫缺陷综合症或非 HIV 所致的免疫缺陷综合征者；（4）吸毒人员或正在接受戒毒治疗者；（5）合并有心、脑、肝、肾和造血系统等严重原发性疾病者。

1.3 免疫指标

采集血液标本 422 例，用流失细胞亚群检查的方法检测 CD_4^+ 细胞计数。

2 脉象采集与分析

采用 ZM-BOX-I 型智能脉象仪采集病人关脉脉象图形，令受检查者坐位，左手掌心向上自然放置于脉枕上，首先由操作人员手动切脉以确定受检查者脉搏搏动最强点处（即寸口脉的关部），并在搏动最强点处用笔做"十"字型几号，交叉点即脉搏搏动最强点处，然后调整 ZM-BOX-I 型智能脉象仪传感器探头，将探头一侧的红点标记点放置于"+"字型交叉点上并充分接触皮肤，探头长轴向里（尺侧），短轴向外（桡侧），并用腕带固定，嘱患者保持呼吸平稳均匀，安静勿动，然后调节取脉压力，从 0~250g，采集 6 个 10s 脉图及 1 个 60s 最佳脉图，从中选取最佳脉图参数作为分析的依据。由脉象分析软件得出脉象图的位、力、势、形、率等数据，脉图各种参数信息及脉象结论，并将收集的资料存入系统。

3 分析方法

3.1 研究分组

将 542 例患者的脉象进行横断面研究；0~250/mm³、250~350 mm³ 和 CD_4 >350 mm³ 4 组（简称为①②③④组），分别对各组的脉象检出资料进行分析。

3.2 统计分析

用 S0~250/mm³、250~350 mm³ 和 CD_4 >350 mm³ 4 组（简称为①②③④组），分别对各组的脉象检出资料进行分析。

3.3 统计分析

用 SPSS11.0 软件进行 t 检查、卡方检验。

表1 542 例患者横断面研究的脉象特征

脉位		脉力		脉率		★脉性		★脉紧张度		★脉流利度	
浮	23/4.2%	强	71/13.1%	快	34/6.3%	实	432/79.7%	弦	279/51.5%	滑	48/8.9%
中	328/60.5%	中	389/71.8%	中	482/88.9%	平	43/7.9%	紧	0	涩	0
沉	191/35.2%	弱	39/7.2%	慢	26/4.8%	虚	39/7.2%				

表1显示，反映脉象紧张度的弦脉所占比例为 51.5%，反映脉象流利度的滑脉所占比例为 8.9%，实脉所占比例最大为 79.7%。

4.2 横断面 542 例患者各种单纯脉象所占例数

表2 横断面 542 例患者各种单纯脉象

脉名	浮脉	沉脉	实脉	虚脉	数脉	迟脉	弦脉	滑脉	平脉	不能确定
例数（n）	23	191	432	39	34	26	279	48	43	8

表2显示，在 542 例 HIV/AIDS 感染者单纯脉象的横断面研究中，实脉所占比例最大，弦脉、沉脉、滑脉、数脉依次次之。

4.3 横断面 542 例患者各种复合脉象所占例数

表3 横断面542例患者各种单纯脉象

脉名	弦脉数	滑脉数	沉脉数	沉迟脉	沉滑脉	沉弦脉	沉迟滑脉	沉迟弦脉
例数（n）	37	23	15	37	74	91	19	13

表3显示，在542例HIV/AIDS感染者复合脉象的横断面统计中，沉弦脉所占比例最大，沉滑脉、沉迟脉、弦数脉、滑数脉依次次之，而沉迟滑脉、沉数脉、沉迟弦脉所占比例很小。

4.4 以 CD_4^+ 计数分组各脉象在4个组所占例数

表4 各脉象在不同 CD_4^+ 计数分组中所占例数

	合计 (n=422)	CD_4^+ <100mm3 (n=14)	100~250mm3 (n=101)	250~350mm3 (n=127)	CD_4^+ >350mm3 (n=180)
浮脉		0	6	9	4
沉脉		4	36	39	63
实脉		8	86	108	146
虚脉		2	8	10	14
数脉		4	17	16	26
迟脉		1	10	17	22
弦脉		5	46	72	86
滑脉		2	23	31	46
平脉		1	5	6	18
弦数脉		3	6	11	11
滑数脉		1	3	4	10
沉数脉		0	5	3	7
沉迟脉		1	6	9	13
沉滑脉		1	14	12	28
沉弦脉		2	14	22	27
沉迟滑脉		1	2	4	3
沉迟弦脉		0	3	4	3
不能确定		0	2	3	2

表4显示，在各组之间实脉的检出率均大于其他脉象，弦脉、沉脉、滑脉、数脉依次次之，浮脉、迟脉、虚脉在各组间的检出率没有差异且相对稳定。

5 讨论

在对横断面542例HIV/AIDS患者和422例分组HIV/AIDS患者各单纯脉象所占比例的统计发现，实脉所占比例最大，而实脉中又以弦脉所占比例最大，沉脉、滑脉、数脉依次次之。

弦脉的形成主要与肝、痛、寒、虚有关。如《素问·宣明五气》曰："肝脉弦。"《诊家枢要·脉的阴阳类成》曰："弦……为血气收敛，为阳中伏阴或经络间为寒邪所滞。"朱丹溪："脉无水而不软也。"对于艾滋病患者而言，弦脉的产生则可能是因为患者的心情抑郁、情绪失常所致，因为艾滋病本身在社会上有被歧视等现象存在，所以HIV/AIDS患者多少会受影响而导致情绪抑郁、低落。从中医的角度来分析，肝主情志，情绪抑郁必将导致肝气不舒，反映在体表见到"弦脉"，正所谓"弦为肝脉"；肝阳、肝气、肝火等都是促进弦脉形成的因素。疼痛和弦脉是互为因果的关系，如肝气郁结日久，导致患者癥积瘕聚的病症，患者自觉痛无定处或痛有定处，疼痛势必导致心情抑郁，情绪抑郁则必然导致弦脉的出现。在HIV/AIDS感染者中，这种情况极为多见，很多患者都有身体疼痛的症状。

艾滋病病毒进入人体之后，经过一段时间的潜伏，等到人体正气亏虚的时候发病并出现症状。在这个阶段，疫邪进一步入里，人体的正气虽然较之前不发病的状态亏虚，但还是有一定的抗邪能力，因此出现的证候多以里证居多。从中医诊断的角度出发，沉脉的出现印证了艾滋病发展的这一病理阶段。张景岳曰："沉虽属里，必察其有力无力，以辨虚实；沉而实者多滞、多气……沉而虚者多因阳气不达，因气不舒，阳虚气陷。"本研究中只有少部分艾滋病患者脉象是沉脉兼无力，大多数还是沉脉且脉力适中，由此推测出现沉而无力脉象的HIV/AIDS患者，多由阳气虚弱、无力鼓动气血而致，病理阶段较沉脉且脉力适中或脉力有力的患者更进一步。而大部分沉脉且脉力适中或脉力有力的患者，则由于其里必有实邪而致，或气郁或寒或热。

滑脉是在生理阶段和病理阶段都可以见到的脉象，其生理意义在于正气强盛、气血充实，正常青年人和孕妇可见此脉；其病理意义在于描述内邪壅盛而正气尚能抗邪的一种实证的病理阶段。如艾滋病患者随病情进展，正邪交争，产生各种病理产物。

参考文献（略）

（出自中国中医基础医学杂志2010年第16卷6期第501-512页）

80例HIV/AIDS患者HAART治疗前后脉象变化特点

洪立珠[1]　樊移山[1]　张　超[2]　周　青[2]　李顺英[3]△

（1. 云南省传染病专科医院，云南昆明 650118；2. 云南中医学院，云南昆明 650500；
3. 昆明医科大学，云南昆明 650500）

摘要　目的：通过脉象仪采集数据分析HIV/AIDS患者HAART治疗前后脉象特点及与脉象与CD_4^+T淋巴细胞的相关性。为艾滋病的中医辨证治疗、疗效判定提供客观依据。方法：使用ZM-Ⅲ型智能脉象仪对80例CD_4^+T淋巴细胞计数≤300cell/ul的HIV/AIDS患者，分别于HAART治疗前和接受HAART治疗52周时进行脉象测定。统计分析采用SPSS11.0软件进行秩和检验，对HAART治疗前CD_4^+T淋巴细胞计数不同分段的患者的脉象进行比较分析，再对80例患者HAART治疗前后的脉象情况进行比较。结果：①未经HAART治疗的患者CD_4^+T淋巴细胞计数较低的患者脉无力、脉位沉、脉势低平虚、脉型异常的患者有多于CD_4^+T淋巴细胞计数较高患者的趋势。②80例HIV/AIDS患者的脉象治疗后较治疗前有改善。结论：①CD_4^+T淋巴细胞计数较低的患者根据脉象采集辨证为正虚邪实较多。②HIV/AIDS患者脉象特点与CD_4^+T淋巴细胞计数高低存在一定的联系，但CD_4^+T淋巴细胞计数高的患者仍有脉象异常的情况存在。③脉象仪在中医临床客观化研究中能够发挥一定作用。

关键词　HIV/AIDS；脉象；CD_4^+T淋巴细胞

传统的中医脉诊客观性较差，因医生诊脉水平的差异导致不同结论的情况常见，这使得在中医临床研究中分析和研究疾病脉象特点存在明显的缺陷。目前以计算机智能应用为基础的脉象采集分析技术使脉象变成了触手可及的客观表现[1]。我们运用ZM-Ⅲ型智能脉象仪对80例CD_4^+计数≤300cell/ul获得性免疫缺陷病毒感染者和艾滋病人（HIV/AIDS）患者在接受HAART（高效抗反转录病毒治疗）前后进行了脉象采集，以分析HAART对HIV/AIDS脉象的影响，以及CD_4^+计数与患者脉象之间存在的相关联系。现将其结果分析报告如下：

1　一般资料

治疗患者全部来自云南省，通过WB确认试验为HIV抗体阳性，治疗前经流式细胞仪检测CD_4^+计数≤300cell/ul。年龄18~60岁，男女不限。观察病例80例，其中男性49例，女性31例；平均年龄35岁（19~60岁）；感染途径：经静脉吸毒途径感染的有38人，性及其它途径感染的有42人。接受HAART治疗前CD_4^+计数≤100cell/ul的有9人，100-200cell/ul的有38人，200-300cell/ul的有33人。经HAART治疗（方案3TC+d4T+NVP）52周，CD_4^+计数100-200cell/ul的有9人，200-300cell/ul的有26人，300-500cell/ul的有29人，大于500cell/ul的有16人。

2　方法

2.1　脉象仪

ZM-Ⅲ型智能脉象仪：型号为ZM-Ⅲ型，上海中医药大学中医诊断教研室研制。由单头脉象换能器、脉象放大器、A/D转换卡、计算机和脉象辨证分析软件等部分组成。

2.2　脉象测定方法

受试者保持平静，取正坐位，将手腕置于与胸平的桌面，取中医右"关脉"处（即右侧桡骨茎突内侧桡动脉搏动点）放置脉象传感器，调节按脉压力从25，50，100，150，200，>200g模拟医生手指做轻、中、重6个压力段的序列测脉，脉象仪智能计算出最佳压力，再将传感器压力调节至最佳压力测量40_s，由脉象分析软件智能分析出患者脉象的脉位、脉力、脉势、脉率、节律、脉形、脉名等数据，脉图各种参数信息及脉象结论，并将收集的资料存入系统。

患者测定前均应休息15min以上；每次测定的脉象仪操作人员及所配计算机固定不变。以减少操作误差。

2.3　检测指标

脉象仪检查的指标有脉位（分浮、中、沉）、脉力（分有力、中、无力）、脉势（分满实、正常、低平虚、中空虚）、脉形（分abc、ab、ac、a），另还可测脉率、节律、脉名，这3项本文不做讨论。

2.4　统计方法

统计分析采用SPSS11.0软件进行秩和检验，治疗前的脉象资料根据CD_4^+计数分为≤100，100-200，200-300 3个组别进行比较，以及对80例患者HAART治疗前后脉象分布特点进行比较分析,获得不同免疫功能下脉象特点,并尝试用脉诊机理进行解释。

3 脉象测定结果

3.1 治疗前 CD_4^+ 计数各段病例脉象图数据指标比较

80例患者治疗前 CD_4^+ 计数分布在各段的病例的脉位、脉力、脉势、脉形分布情况显示:各段患者的脉位分布均以浮和中居多;CD_4^+ 计数≤100cell/ul者脉力以无力者居多(77.78%),在100-200cell/ul和200-300cell/ul的两段病例,无力者比例均低于 CD_4^+ 计数≤100cell/ul者;脉势为低平虚者也以 CD_4^+ 计数≤100cell/ul者所占比例最高(77.78%);而脉形为abc(正常)者 CD_4^+ 计数≤100cell/ul的病例所占比例低于 CD_4^+ 计数在100-200cell/ul和200-300cell/ul的两段病例,分布情况无统计学意义($p>0.05$)。(详见表1)

表1 治疗前 CD_4^+ 各段脉象分布情况 N(%)

		CD_4^+ 分段			X^2	P值
		0-100	101-200	201-300		
脉位	浮	5(55.56%)	16(42.11%)	18(54.55%)	2.298	0.317
	中	3(33.33%)	19(50.00%)	11(33.33%)		
	沉	1(11.11%)	3(7.89%)	4(12.12%)		
脉力	无力	7(77.78%)	18(47.37%)	17(51.52%)	2.540	0.281
	中	2(22.22%)	20(52.63%)	14(42.42%)		
	有力	0	0	2(6.06%)		
脉势	低平虚	7(77.78%)	18(47.37%)	17(51.52%)	2.048	0.823
	正常	2(22.22%)	20(52.63%)	16(48.48%)		
脉形	abc	5(55.56%)	23(60.53%)	23(69.70%)	1.997	0.573
	ab	3(33.33%)	7(18.42%)	5(15.15%)		
	ac	0	6(15.79%)	3(9.09%)		
	a	1(11.11%)	2(5.26%)	2(6.06%)		

3.2 治疗前后比较

80例患者治疗前后脉象分布情况显示:治疗52周后,脉位沉者、脉力无力者均明显减少,脉力中和有力者增加;脉势低平虚者减少,正常者增加;脉形abc(正常)者增加(详见表2)。但脉位、脉力、脉势、脉形分布情况治疗前后比较差异无统计学意义($p>0.05$)。

表2 治疗前后脉象变化情况比较

		治疗前 N(%)	治疗52周 N(%)	X^2	P值
脉位	浮	39(48.75%)	41(51.25%)	0.113	0.737
	中	33(41.25%)	39(48.75%)		
	沉	8(10.00%)	0		
脉力	无力	42(52.50%)	30(37.50%)	4.220	0.121
	中	36(45.00%)	46(57.50%)		
	有力	2(2.50%)	4(5.00%)		
脉势	低平虚	42(52.50%)	30(37.50%)	1.154	0.562
	正常	38(47.50%)	49(61.25%)		
	洪		1(1.25%)		
脉形	abc	51(63.75%)	58(72.50%)	2.800	0.423
	ab	15(18.75%)	8(10.00%)		
	ac	9(11.25%)	9(11.25%)		
	a	5(6.25%)	5(6.25%)		

4 讨论

4.1 脉象仪检查指标的临床辨证意义

"位、数、形、势"是晚清医家周学海提出的分类脉象的纲领[2]，ZM-Ⅲ型智能脉象仪测量的脉象指标主要为脉位、脉形、脉势、脉率，通过改变压力获得最佳脉搏信号，来判断脉位。虽然由于检测过程中难以避免要出现的"准位移"的干扰[3]，但现代技术应用所获得的客观化脉位指标对脉象辨证还是能提高科学的参考意义。有研究结果显示，ZM-Ⅲ型智能脉象系统所诊断出的脉象与中医师用搭脉法所测的脉象符合率达85%，与用图像法分析所得脉象符合率达87%。通过将系统诊断所得脉象对应的病症与病人实际的病症相比较，系统所诊断的脉象与病人病症的符合率达90%[4]。

然而疾病是错综复杂的，临床上经常出现同病异脉、异病同脉的情况，不是简单的病与脉的相应关系。脉象仪所描记的脉图仍不能像中医切脉那样实现对脉象信息的全面采集。想通过脉象寻找诊断某病的特异性指标是不现实的。

在本研究中，采集到的脉象资料脉沉、无力、脉势低平虚、脉型为非abc型者，体现的是病邪入里，正虚邪实的病脉。而脉位中、脉力中及有力、脉势正常、脉型为abc型者，相对为正常的脉象。笔者认为，用脉象仪采集的数据资料，对于分析HIV/AIDS患者病症进行虚实的辨证以及评价治疗前后患者正邪盛衰的情况以及预后虽有一定的参考价值。但如果要准确作出中医辨证分型则必须结合望、闻、问等诊断方法所获取的综合信息进行判断。只有对脉象进行整体、动态、多指标、多学科结合的研究，才能使脉象的研究与临床更接近。

4.2 CD_4^+ 与脉象的关系

CD_4^+ 是HIV攻击的主要靶细胞，随着HIV病毒在人体内高速复制，CD_4^+ 被破坏，当 CD_4^+ 计数低于200cell/ul时，很容易发生各种机会性感染和肿瘤；高于200cell/ul时，多数艾滋病定义性疾病会非常少见[5]。

整个艾滋病发生发展的过程中，始终贯穿着邪正虚实的动态病理变化；始终以脏腑虚衰为主，因虚致实是其病理结果，从而形成虚中夹实，虚则愈虚、实则愈实这一恶性循环[6]。

在本研究中，治疗前 CD_4^+≤100者以无力和低平虚的病例超过其余两组 CD_4^+ 较高的患者，脉形为abc（正常）的病例所占比例低于 CD_4^+ 较高的两段病例。经统计学处理后，虽未达到明显的统计学差异，但我们可看到治疗前 CD_4^+ 较低的患者相对较高的患者脉象情况较差的趋势。因本研究80例样本分段后样本量有限，希望通过本研究获得的提示能够为以后扩大样本量进行更具可重复性的研究提供一定的参考。

HAART是目前世界公认的治疗HIV感染和艾滋病最行之有效的疗法[7]。大部分的患者经过1年的HAART治疗后，CD_4^+ 计数平均能够提高100cell/ul[8]，可减少机会性感染的发生，改善患者生活质量。

患者经过52周的治疗 CD_4^+ 计数从治疗前177，增加至365。临床症状得到明显改善。患者从脉位、脉力、脉势、脉形看，沉脉病例减少、脉无力者减少、脉低平虚者减少，脉力中及有力的病例增加，脉势，脉形abc（正常）的病例数增加。可见患者的脉象情况的改善与其 CD_4^+ 计数的增长，免疫功能的提高，临床症状的改善密切相关。患者经过HAART治疗脉象情况较治疗前虽有所改善，但治疗前后总体的比较差异无统计学意义。主要原因可能为患者经52周HAART治疗后，CD_4^+ 计数虽有了大幅提高，病例中已无 CD_4^+ 计数小于100cell/ul的患者。

在研究中我们发现患者的脉象在 CD_4^+ 计数≤100cell/ul时具有正虚邪实的典型特点，在治疗后，伴随着 CD_4^+ 计数增加的同时患者正虚邪实的脉象有减少的趋势。但我们在临床工作中经常遇到少数患者经过长时间HAART治疗，CD_4^+ 计数已经在一个较高的水平（CD_4^+ 增加到500cell/ul以上），其临床表现（包括脉象）仍可辨证为正虚邪实。在这个时候通过中医特有的脉诊及其它诊查方法，可弥补现代医学实验室诊断的不足。通过中医的辨证施治使患者提高生活质量和延长生存期。

参考文献（略）

（出自云南中医学院学报2012年第35卷6期第24-27页）

·红外成像·

192例HIV/AIDS患者督脉和命门穴热态动态变化分析及其临床意义探讨

董继鹏[1]　李洪娟[2]　许俊琴[3]　王　健[1△]

（1. 中国中医科学院艾滋病研究中心，北京　100700；2. 北京中医药大学基础医学院，北京　100029；
3. 北京东信康达数字科技有限公司，北京　100037）

摘要　目的：探讨HIV/AIDS患者督脉和命门穴热态动态变化及其临床意义。方法：运用热态自动分析系统（ATA）对192例HIV/AIDS患者的督脉、命门穴进行检测，观察不同时点（0、3、6月）的热态变化，比较HIV感染者和艾滋病病人热态情况，并结合患者CD_4^+细胞数及临床症状，探讨其临床意义。结果：①3个不同时点组群的督脉、命门穴△t（相对热态差值）呈递减趋势，时点1与时点2比较有统计学意义；②艾滋病期患者的督脉、命门穴相对热差值显著低于无症状期感染者，2组督脉相对热差值比较$P<0.05$，命门穴比较$p<0.001$；③3个时点的CD_4^+细胞计数均数呈下降趋势，艾滋病人组CD_4^+细胞计数显著低于无症状HIV感染组，反映患者正气强弱的临床症状积分有一定增高。结论：①随病程延长免疫功能下降，HIV/AIDS感染人群的督脉和命门穴相对热态差值呈递减趋势；②命门穴相对热差值对人体正气的反映更具特异性；③红外热态成像技术可以客观地反映HIV/AIDS患者的临床状况。

关键词　艾滋病，督脉命门热态，红外成像自动分析（ATA）

艾滋病是人类免疫缺陷病毒（HIV）引起的以细胞免疫功能严重缺陷为特征的临床综合征。该病自然病程8-10年，随着病程延长呈不可逆的临床进展过程。根据世界卫生组织（WHO）2006年颁布的标准，将成人和儿童的HIV相关疾病分为有临床指征性疾病的4期[1]；

红外热成像技术是根据人体辐射出的不同强度红外线，通过计算机处理并转换成热图像用于疾病诊断。上世纪80年该技术首先应用于针灸经络等中医领域。近年来，李洪娟等运用热态自动分析系统（Automatic Thermal Analysis，ATA）观察艾滋病人脏腑及经络穴位功能变化，发现艾滋病人组督脉和命门穴相对热差值显著低于健康人组，说明脏腑和穴位的红外热差值可以反映人体正气的强弱[2,3]。本研究运用ATA技术，将192例HIV/AIDS患者在3个不同时点（每个时点间隔3个月）的督脉和命门红外热差值进行比较，并对无症状感染期和艾滋病期患者督脉和命门的红外热差值进行比较，了解HIV/AIDS感染者随病程延长的红外热态变化趋势。

1　资料与方法

1.1　一般资料

表1显示，192例HIV/AIDS患者主要为北京地区性接触为主的感染者，其中HIV感染者121例（男101例，女20例），平均年龄37.9岁±9.4岁；艾滋病人71例（男51例，女20例），平均年龄38.2岁±7.6岁，年龄、性别组间比较均无明显差异。

1.2　诊断

按照2008年我国《艾滋病和艾滋病病毒感染诊断标准及处理原则》[4]进行诊断，无其他心脑血管、肾功能不全、造血系统等严重原发性疾病，感染者知情并同意参加热图采集。

基金项目：北京市科委中医药防治重大传染性疾病研究资助项目（D08050700630804）

192例HIV/AIDS患者督脉和命门穴热态动态变化分析及其临床意义探讨

表1　192例患者治疗情况

治疗手段	HAART治疗	中医药治疗	HAART联合中医药治疗	未治疗	治疗情况缺失
例数（n）	6	74	89	5	18
百分比	3.1%	38.5%	46.3%	2.6%	9.3%

1.3　方法

1.3.1　图像采集　该设备由北京东信康达数字科技有限公司提供，共采图3次（第0月、第3月、第6月）；采集环境：无直接通风、无阳光照射、室温22℃，受检者全身暴露15 min，稳定情绪，无明显出汗者；按前、后上半身进行扫描，一共2张热态图。

1.3.2　观察指标　选督脉、命门穴的相对热态差值为观察指标（相对热态差值△t，即异常热源与机体平均热态温度的相对差值；测量方法为脏腑投影区域的平均温度减去躯干平均温度进行测量）。观察192例HIV/AIDS患者0月、3月、6月相对热态差值变化，对比分析无症状感染期感染者和艾滋病期患者督脉/命门穴相对热差值。

1.3.3　统计方法　采用SPSS 13.0统计软件，3个时点红外热差值与CD_4细胞计数比较采用方差分析，无症状期与艾滋病期比较采用独立样本t检验。

2　结果

2.1　192例HIV/AIDS患者3个时点督脉△t、命门穴△t、CD_4^+细胞计数情况

表2　HIV/AIDS患者3个时点督脉、命门穴热态差异（单位:℃）及CD_4^+比较

组别	督脉△t	命门穴△t	CD_4^+
时点1（0月）	0.95±0.51▲	0.48±0.54*	362.30±168.278
时点2（3月）	0.76±0.44▲	0.08±0.44*	357.82±217.524
时点3（6月）	0.71±0.38	-0.03±0.42*	336.63±211.075

注：▲ $p<0.01$，* $p<0.001$

表2显示，时点2督脉、命门穴热差值显著低于时点1，有统计学意义；时点3督脉、命门穴热差值稍低于时点2，但无显著性差异；CD_4^+三组两两比较均无统计学意义，但均值呈下降趋势。

2.2　无症状期感染者与艾滋病期患者督脉△t、命门穴△t、CD_4^+细胞计数情况

表3显示，艾滋病期督脉、命门穴热差值均显著低于无症状期热差值，有统计学意义；命门穴热差值差异更显著；CD_4^+细胞计数比较有显著性差异。

2.3　192例HIV/AIDS患者3个时点临床症状积分情况

图1显示，可见从时点1到时点3症状积分有轻度升高，说明病情进展但无剧烈波动；劳动耐力、身体结实程度和乏力3个症状的积分相对较高，随病程延长患者口服中药依从性的积分也在升高。

表3　无症状期与艾滋病期督脉、命门穴热态差异（℃）及CD_4比较

组别	n	督脉△t	命门穴△t	CD_4^+
无症状期	303	0.837±0.49▲	0.287±0.56*	462.89±226.143*
艾滋病期	165	0.704±0.44▲	0.064±0.43*	359.99±110.190*

注：▲ $p<0.01$，* $p<0.001$

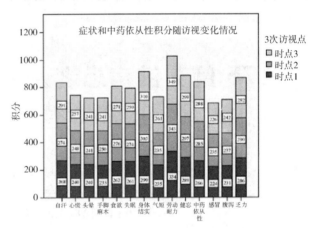

图1　3个时点症状积分变化比较

3　讨论

艾滋病目前尚无法治愈，临床各种治疗手段虽能减缓疾病进展、改善感染者生存质量、预防机会性感染，但还不能阻止病人走向死亡。从感染病毒开始，临床先后经过无症状期（临床1期）、轻度病情（临床2期）、中度病情（临床3期）、最终进入重度病情（临床4期）[1]，整个病程CD_4^+细胞减少与HIV载量升高呈此消彼长的动态变化，最终CD_4^+细胞耗竭，感染者发生各种终点事件以致死亡。从中医学角度看，艾滋病的发展过程体现了正邪斗争、正气逐渐消耗、最终正不胜邪、阴阳离决的病机演变规律。西医将CD_4^+细胞计数水平作为评估艾滋病病程的重要标志，而本课题的研究目的之一就是寻找一种能客观反映艾滋病病情变化的中医指标。

中医学认为，督脉为阳脉之海，总督一身之阳气，为十二经之纲领，其脉气通过背俞穴与各脏腑之气相通，故督脉功能状态可以反映人体整体正气强弱。据文献报道，按摩、针刺或艾灸督脉可以提高人体免疫力[5-8]，说明了督脉及其穴位与免疫功能的相关性。而命门代表人体元气

生发之处，根据以往艾滋病中医机理研究，元气虚损是艾滋病发病的重要内在原因[9]，所以本课题选择督脉和命门作为研究艾滋病病程发展的靶点。红外成像自动分析系统能自动测量人体督脉等脏腑经络热态，而根据物理学热传导原理和以往临床研究[2]，这些数据的意义正是各经络脏腑组织能量代谢正常与否的反映，我们运用 ATA 技术观测所获得的 HIV/AIDS 患者督脉和命门穴红外热差值可以客观地反映艾滋病人正气的盛衰。

表 2 显示，HIV/AIDS 患者从时点 1 到时点 3 的督脉、命门穴相对热差值逐渐降低，说明随着艾滋病病程的延长，人体正气逐渐衰弱，阳气不足。表 3 显示，艾滋病期患者督脉、命门穴相对热差值显著低于无症状期感染者，更直接地证明了随病程进展感染者正气逐渐消耗的过程。表 2、3 显示，命门穴相对热差值对正气虚弱的反映更特异（$p < 0.001$），这可能与命门穴的特质有关。命门有人体的后丹田之称，是任脉和督脉交会之处、元气汇聚的部位，尤其是养生要地。命门位于后背两肾之间，与前面的神阙相对，为两肾所生的元气出没督脉的门户和生命气化的根本，故人体正气的虚弱最有可能首先在这一点得到反映。从这批患者的症状积分我们发现，这些积分增高的症状大多属于中医学"虚证"类范畴，与红外热态变化和 CD_4 细胞计数变化相吻合。患者病情的进展可能与疾病本身的不可逆性、HAART 治疗的副作用和中药的依从性差有关。

通过研究我们认为，督脉与命门热态数据能够在一定范围内客观地反映艾滋病人群正气的强弱，在中医疗效评价、证候研究中有进一步研究的价值。

参考文献（略）

（出自中国中医基础医学杂志 2010 年第 26 卷 12 期第 1139 - 1141 页）

175 例艾滋病患者及病毒感染者任脉、督脉的热态特征及临床意义

李洪娟[1]　袁云娥[2]　邹　雯[3]　郭会鹃[1]　许俊琴[1]　陆　平[4]　刘险峰[2]　王　健[3]

(1. 北京中医药大学基础医学院，北京市朝阳区北三环东路 11 号，100029；2. 中国人民解放军总医院；3. 中国中医科学院艾滋病研究中心；4. 安徽省利辛县中医医院)

摘要　目的　探讨艾滋病患者及病毒感染者（HIV/AIDS 患者）任脉、督脉的热态特征及其临床意义。方法　利用热态自动分析系统（ATA）对 175 例 HIV/AIDS 患者（患者组）的红外热态变化进行观察，对比 100 例正常人（对照组）红外热图参数，并结合 CD_4 淋巴细胞计数，观察经中医药治疗 5 个月以后的红外热图变化。结果　HIV/AIDS 患者督脉、神阙穴热态差值明显低于对照组，任脉热态差值明显高于对照组（$p < 0.05$）；HIV/AIDS 患者治疗后督脉、神阙穴的热态差值显著增加，任脉热态差值显著降低（$p < 0.05$）。结论　HIV/AIDS 患者与正常人任脉、督脉的热态呈现不同特征，治疗后其热态特征产生一定变化。ATA 技术作为一种辅助检测手段具有潜在运用价值。

关键词　热态自动分析系统（ATA）；艾滋病；任脉；督脉；中医诊断

热态自动分析系统（Automatic Thermal Analysis，ATA）是一种远红外图像采集技术，与计算机识别系统连接，可以进行图像自动处理，可以动态地、直观地对脏腑、经络、穴位的能量空间进行定位和定量，可作为中医的辅助诊断检测系统。该技术对缺血、炎症和癌症等病症有一定的诊断价值[1]。近几年，国内学者用该技术检测人体热成像变化，可以反映用药后机体脏腑组织寒热的变化情况[2-3]。为探讨艾滋病患者及病毒感染者（HIV/AIDS 患者）任脉、督脉的热态特征变化及其临床意义，我们运用 ATA 对 175 例患者 5 个月中药治疗前后进行动态观察，并与 100 例正常人进行对照分析，现报告如下。

1 资料与方法

1.1 诊断及纳入标准

按照卫生部发布的艾滋病和艾滋病病毒感染诊断标准》[4]进行诊断。纳入标准：无其他心脑血管病、肾功能不全、造血系统等严重原发性疾病；患者知情并同意参加热

基金项目：国家"十一五"科技重大专项'艾滋病中医证候学研究"（2008ZX10005 - 001）

图采集。

1.2 一般资料

175例患者均为安徽省阜阳地区因有偿采供血而感染HIV/AIDS者（患者组），其中男性89例，女性86例；平均年龄（43.5±10.81岁；感染时间大约在1991~2004年之间。对照组100例，来自中国人民解放军总医院招募的自愿体检的HIV阴性健康人群，其中男性53名，女性47名，平均年龄（39.8±11.1）岁，两组年龄、性别比较差异无统计学意义（$p>0.05$），具有可比性。

1.3 方法

采用SD-7型红外采集设备，软件为北京东信康达数字科技有限公司提供的红外热像自动分析系统1.0。于治疗前、治疗后2个月、治疗后5个月共采图3次，观察治疗前患者组和对照组红外热图相对热态差值的差异，观察患者组用中药治疗5个月后相对热态差值前后变化。采集环境：无直接通风、无阳光照射、室温22℃，受检者全身暴露15min，稳定情绪，无明显出汗；按前、后、左、右上半身和下半身进行扫描，一共获取6张热态图。

选任脉、督脉、神阙穴的相对热态差值为观察指标。相对热态差值（△t）即异常热源与机体平均热态温度的相对差值；测量方法：除神阙穴外，均用脏腑投影区域的平均温度减去躯干平均温度进行测量，神阙穴△t是最高温度与平均温度之差值。

1.4 统计学方法

采用SPSS 13.0统计软件，治疗前后及组间比较采用t检验。

2 结果

表1示，两组治疗前督脉、任脉热态差异显著，患者组督脉、神阙穴热差值明显低于对照组，任脉热差值明显高于对照组（$p<0.05$）。

表2示，患者组治疗后督脉及神阙穴热差值显著增加，任脉热差值显著降低，均有统计学意义（$P<0.05$）。

表1 治疗前两组督脉、任脉及神阙穴热态差值（△t）比较（℃，$\bar{x}\pm s$）

组别	例数	督脉	任脉	神阙
患者组	175	0.45±0.31▲	0.06±0.28▲	1.10±0.91▲
对照组	100	0.75±0.52	-0.06±0.24	1.90±0.53

注：与对照组比较，▲$P<0.05$

表2 患者组治疗前、治疗后2个月、治疗后5个月任脉、督脉及神阙穴热态差异比较（℃，$\bar{x}\pm s$）

组别	例数	督脉	任脉	神阙
治疗前	175	0.06±0.28	0.45±0.31	1.10±0.91
治疗2个月	175	0.14±0.35▲	0.55±0.33▲	1.24±0.69▲
治疗5个月	175	-0.03±0.18▲	0.63±0.23▲	1.47±0.87▲

注：与治疗前比较，▲$p<0.05$

3 讨论

中医诊断的原则是"知外揣内"。本研究采用ATA技术对HIV/AIDS患者的督脉、任脉的温度进行检测，发现其热态差值与正常人比较有明显差异；其中，督脉热差值明显低于对照组，说明其阳气不足，免疫能力低下；任脉热差值明显高于对照组，说明该组患者邪热积聚；神阙穴热态差值显著低于正常人，表明其免疫功能损伤，元气不足；而经过中医药治疗后，患者组督脉、神阙穴热差值显著增加，任脉热差值显著降低，表明中药治疗对患者热态有显著影响。

我们曾运用ATA技术对330例经中医体质量表[5]测定为平和质的人群进行检测后发现，平和质人督脉温度比躯干、背部平均温度高0.53℃，任脉的温度比躯干、腹部的平均温度低0.08℃；这与中医"脉为阳经之海，任脉为阴经之海"的理论有不谋而合之处。神阙穴的温度比躯干、腹部的平均温度高1.26℃。我们还对冬泳爱好者（身体好）、健康人（身体一般）、艾滋病患者（身体较差）3组人群的督脉、任脉、神阙、肾区、命门穴进行检测后发现[6]，督脉相对热差值△t呈递减；艾滋病患者组任脉相对热差值明显高于平和质和冬泳组；神阙穴和命门穴相对热态差值△t平和质和冬泳组均明显高于艾滋病组；冬泳组、平和质、艾滋病患者3组的肾区相对热态差值△t呈逐级递减。由于艾滋病是一种免疫功能低下的病毒性传染病，这个结果也说明了中医理论中反映人体正气强弱的督脉、任脉、神阙等经络穴位与人体的免疫功能有一定的相关性。

通过本研究，我们认为，ATA技术作为一种客观、动态的中医诊断辅助检测工具，今后有必要扩大样本以进一步探索其潜在运用价值。

参考文献（略）

(出自中医杂志2010年第51卷7期第614-615页)

运用热态自动分析技术对冬泳、平和质、艾滋病 3 组人群热图的分析及其临床意义探讨[*]

李洪娟[1] 王健[2] 邹雯[2] 郭会鹃[1] 厚磊[3] 许俊琴[3] 刘颖[2] 周蕾[1]

(1 北京中医药大学基础医学院 北京 100029 2 中国中医科学院艾滋病中心；3 北京东信康达数字科技有限公司)

摘要 目的 运用热态自动分析（ATA）技术，研究3组人群的红外热图，探索ATA评价人体正气强弱的热差值数据特征，并结合中医理论对该结论进行分析解释。方法 设计HIV/AIDS患者、冬泳爱好者和相对健康平和质人群3组的横断面研究，观察督脉、任脉、神阙、肾与命门、三焦、五脏六腑的热差值数据，运用单因素方差分析进行数理统计。结果 冬泳、平和质、艾滋病人3组督脉相对热差值 $\triangle t$ 呈递减，且两两比较均有统计学意义 $p < 0.01$；神阙穴和命门相对热态差值 $\triangle t$ 平和质和冬泳组均明显高于艾滋病组；艾滋病组任脉相对热态值明显高于平和质组和冬泳组；冬泳、平和质、艾滋病人3组的肾相对热态差值 $\triangle t$ 呈逐级递减．且两两比较均有统计学意义 $p < 0.010$。结论 督脉、任脉、神阙、肾与命门、三焦、五脏六腑的热差值变化，在本次试验中表达了人体正气强弱，也符合中医理论对正气的论述。

关键词 正气；热态自动分析；艾滋病

热态自动分析（Autcmatic Themal Analysis ATA）技术是远红外图像采集技术与计算机自动识别和图像处理技术紧密结合，借助中医基础理论实现中医脏腑、经络、穴位的能量空间定位定量，是一种新型中医诊断辅助检测系统。本文选择3组人群，HIV/AIDS感染者属于正气不足人群组（免疫功能低下，易于感冒），冬泳者属于正气充足人群组，（免疫功能强盛，很少感冒），健康平和质人群，作为对照组，从2008年3月到2009年3月，对58例HIV/AIDS患者、54例冬泳爱好者和52例相对健康平和质人群的红外热图进行对比分析，旨在揭示人体正气强弱与热差值（如，督脉、任脉、神阙、肾与命门、三焦温度差等）的相关性，为中医诊断提供一定的客观化依据。

1 临床资料

1.1 诊断、纳入及排除标准

1.1.1 HIV/AIDS 患者组

符合2005年国家卫生部颁布的《艾滋病诊疗指南》中HIV/AIDS患者的诊断标准，采图时未合并其他感染，无心脑血管疾病、肾功能不全、造血系统疾病等严重原发性疾病及精神性疾病的病例。

1.1.2 冬泳爱好者组

坚持冬泳2年以上，每年冬季（从每年11月底～次年2月底）累计冬泳次数超过30次，或冬季平均每周冬泳超过2次的冬泳人群；每位检查前填写体质调查表并接受医生四诊检查，从中筛选出体质评估属于平和质，无明显中医症状和体征正常，自己否认高血压、糖尿病、发热性疾病的为冬泳组。

1.1.3 相对健康平和质体质组

健康体检人群；按照中医体质评估结论为平和质人，未采用冬泳等特殊锻炼方式；采图之前这些人的四诊检查均无明显异常；受检者对既往史陈述中否认脏腑器质性疾病，否认高血压、糖尿病等代谢性疾病，近期无发热性疾病。

1.2 一般资料

艾滋病人组58例，其中男30例，女28例；CD_4 计数小于250个/mm^3 的有20例，250～350个/mm^3 之间11例，大于350个/mm^3 27例；平均年龄（48 41±9.62）岁。冬泳爱好者组54例，男42例，女12例，平均年龄（59.59±11.51）岁。相对健康平和体质组52例，其中男35例，女17例，平均年龄（47.12±10.56）岁；职业特点：44例为脑力劳动，2例为体力劳动，6例为混合劳动。研究资料均于2007年7月到2009年3月间采集。

2 方法

2.1 图像采集

ATA技术及其相关设备由北京东信康达数字科技有限

---

[*] 国家科技部传染病重大专项资助项目（NO 2008ZX10005-001），北京市科委中医药防治重大传染性疾病研究资助项目（NoD08050700630804）

公司提供。ATA 图像由经培训的 ATA 图像采集人员按照《ATA 图像采集标准操作程序（SOP）》采集。遵照 ATA 自动分析系统要求，严格控制采图环境和时间。

2.1.1 采图环境

受检者在室温为 22℃ 环境下，无对流空气，无阳光照射，受试者检查部位完全暴露 15 min 且在受检者情绪稳定后进行扫描，检测当日不饮酒，检查前勿进饮食。对少数精神过于紧张、全身出汗者，需待受检者的情绪稳定、汗液消失后再行扫描。

2.1.2 采图方法

采集受检者的全身热态图，分正位上身及下身，背位上身及下身，左右侧位上下身共 6 张图。

2.2 观察指标

任督二脉相对热态差值、三焦相对热态差值、五脏六腑（除外胆腑）相对热态差值、神阙穴和命门穴相对热态差值（相对热态差值 △t 是指脏腑区域平均温度与躯干前后平均温度的相对差值，不使用绝对温差作为数据源，避免环境温度不稳定造成的绝对温度不稳定弊病）。ATA 的藏象、三焦、经络穴位等定位依据中医经典著作《难经》杨介的《存真图》。

2.3 统计方法

采用 SPSS 13.0 统计软件，进行多组计量资料的单因素方差分析（One Way ANOVA）。其中方差齐采用 LSD 检验，方差不齐采用 Dunnett's T3 检验。结果采用均数 ± 标准差（$\bar{x} \pm s$）表示，$P < 0.05$ 差异有统计学意义。

3 研究结果

3.1 3 组人群任督脉、神阙、命门及三焦相对热态差值 △t 比较

结果见表1。

3.2 3 组人群中医五脏六腑相对热态差值 △t 比较

结果见表2、表3。

表1 3 组人群任督脉、神阙、命门及三焦相对热态差值 Δt 比较（℃；$\bar{x} \pm s$）

Table 1 Canparison of Δt of GV, CV, CV8 life gate and trple energizer among 3 group s (℃; $\bar{x} \pm s$)

组别 Groups	n	督脉 GV	任脉 CV	神阙 CV8	命门 Life gate	上焦 Upper-eneigizer	中焦 Middle-eneigizer	下焦 Lower energizer
平和质组 Nomal constitution group	52	0.72 ± 0.45**▲▲	-0.09 ± 0.18**	1.88 ± 0.85▲▲**	0.19 ± 0.39*	0.06 ± 0.32	-0.07 ± 0.14	0.22 ± 0.39
冬泳组 Winter swimming group	54	1.07 ± 0.56**	-0.08 ± 0.24**	1.22 ± 0.09	0.21 ± 0.53**	-0.07 ± 0.48*	-0.024 ± 0.39	0.28 ± 0.53
艾滋病人组 HIV/ADS group	58	0.45 ± 0.31▲▲	0.706 ± 0.29	1.10 ± 0.91	-0.01 ± 0.36	-0.01 ± 0.36	-0.24 ± 0.29	0.15 ± 0.32
F		27.103	6.61	11.666	4.310	2.946	0.356	1.339
P		0.000	0.002	0.000	0.015	0.055	0.701	0.265

注：与艾滋病人组比较 *$P < 0.05$ **$P < 0.01$；与冬泳组比较 ▲$P < 0.05$ ▲▲$P < 0.01$。

Note *$P < 0.05$ **$P < 0.01$ compared with HIV/AIDS group ▲$P < 0.05$ ▲▲$P < 0.01$ compared with winter swmming group

表2 3 组人群五脏相对热态差值 Δt 比较（℃；$\bar{x} \pm s$）

Table 2 Canparison of Δt of five zang-viscera among 3 groups (℃; $\bar{x} \pm s$)

组别 Groups	n	肺 Lung	心 Heart	肝 Liver	脾 Spleen	肾 Kidney	命门 Life
平和质组 Nomal constitution group	52	0.26 ± 0.38	0.002 ± 0.38▲▲	-0.02 ± 0.33▲	0.020 ± 0.28	-0.03 ± 0.31**▲▲	0.19 ± 0.39*

续表

组别 Groups	n	肺 Lung	心 Heart	肝 Liver	脾 Spleen	肾 Kidney	命门 Life
冬泳组 Winterswimming group	54	0.35 ± 0.46	−0.350 2.62**	−0.21 ± 0.50*	0.009 ± Q0.42	0.41 ± 62**	0.21 ± 0.53**
艾滋病人组 HIV/ADS group	58	0.37 ± 0.050	0 060 ± 0.49	−Q 02 ± 0.54	−0.090 ± 0.52	−0.22 ± 0.39▲▲	Q −0.01 ± 36
F		0.869	10.223	3.134	1.225	26.599	4.310
P		0.421	0.000	0.046	0.297	0.000	0.015

注：与艾滋病人组比较 * $P<0.05$ ** $P<0.01$；与冬泳组比较 ▲$P<0.05$ ▲▲$P<0.01$。

Note * $P<0.05$ ** $P<0.01$ compared with HIV/AIDS group ▲$P<0.05$ ▲▲$P<0.01$ compared with winter swimming group

表3 3组人群中医六腑相对热态差值 Δt 比较（℃；$\bar{x} \pm s$）

Table 3 Canparison of $\triangle t$ of six six bowels among 3 groups（℃；$\bar{x} \pm s$）

组别 Groups	n	胃 Stomach	小肠 Snail intestine	膀胱 Urinaiy bladder	右大肠 Right large intestine	左大肠 Left hrge intestine
平和质组 Nomal constitution group	52	−0.46 ± 0.48**	−0.14 ± 0.48**	−0.16 ± 0.56	0.56 ± 0.51	0.44 ± 0.53▲
冬泳组 Winter swimming group	54	−0.57 ± 0.61**	−0.04 ± 0.59**	−0.33 + 0.59*	0.77 ± 0.81	0.67 ± 0.6**
艾滋病人组 HJV/ADS group %	58	−0.10 ± 63	−0.12 ± 43	−0 10 ± 0 42	0.77 ± 86	0 33 ± 0 43
F		9 785	0 533	2 871	1 291	5 589
P		0 000	0 588	0 060	0 278	0 005

注：与艾滋病人组比较 * $P<Q 05$ ** $P<0.01$；与冬泳组比较 ▲$P<0.05$ ▲▲$P<0.01$。

Note * $P<0.05$ ** $P<0 01$ compared with HIV/AIDS group ▲$P<0.05$ ▲▲$P<0 01$ compared with winter swimming group

4 讨论

本文对冬泳人群、艾滋病人群和平和质人群的 ATA 热图进行对比分析，发现冬泳组、平和质、艾滋病人 3 组督脉相对热态差值 $\triangle t$ 呈递减，且两两比较均有统计学意义 $P<0.01$ 根据中医"督脉为阳脉之海"的理论，冬泳组正气最强，而艾滋病人群正气不足，与机体免疫功能受损吻合。艾滋病人组任脉相对热差值明显高于平和质和冬泳组，与艾滋病患者本身阴阳失于调和，热伏阴经的理论吻合。神阙穴和命门相对热态差值 $\triangle t$ 方面，平和质和冬泳组均明显高于艾滋病人组，这与神阙和命门能反映人体元气盛衰的中医理论也是一致的，也与我们以前的研究结论"元气虚衰是艾滋病发生发展的重要病机之一"一致。三焦是元气运行的通路，三焦温差能反映气血津液通利程度，气血通利则三焦温差小，气血不畅则三焦温差加大。本研究中平和质组三焦温差最小；艾滋组三焦温差最大；上焦艾滋组最高，冬泳组最低，与心肺的功能状态有关，中焦冬泳和艾滋组最低可能与脾阳不足有关，艾滋病为病理因素造成的脾阳虚，冬泳可能寒凉刺激造成的脾阳不足。下焦冬泳组最高，艾滋组最低可能与元气盛衰有关。五脏热图比较，冬泳组、平和质、艾滋病人 3 组的心肾相对热态差值 $\triangle t$ 比较有统计学意义（$p<0.01$）；艾滋病组的心相对热差值高于其他 2 组，冬泳组最低；其原因有待进一步研究；冬泳组肾最高，艾滋组最低，也可以用元阳盛衰解释；其余脏腑热差值 3 组间均没有明显的统计学意义。六腑热图比较，艾滋组胃 $\triangle t$ 最高，可能与邪在阳明有关。

综上所述，人体正气强弱可以用热态自动分析（ATA）技术对其进行客观化表达。目前，艾滋病的治疗效果缺乏相应的客观评价手段，存在"治疗有效、评价困难"的情况，对该技术进行深入研究，可能会筛选出与中医"正气"相关联的 ATA 指标，为中医药疗效评价提供数字化的评价手段。借助功能影像技术，客观反映人体的脏腑功能，为客观表达中医理论探索新的道路。

参考文献（略）

（出自北京中医药大学学报2010年第33卷2期第94－97页）

HIV/AIDS 患者不同寒热证候的热态数据分析及临床意义探讨

李洪娟[1]　郭会鹃[2]　刘 颖[3]　邹 雯[3]　董继鹏[3]　沙 莎[1]　王玉光[4]　王 健[3#]

（1 北京中医药大学北京 100029；2 通州中医院；3 中国中医科学院；4 北京地坛医院）

摘要　目的　运用红外热成像技术研究人类免疫缺陷病毒感染者/艾滋病患者（HIV/AIDS）寒证组 45 例、热证组 45 例和 118 例平和质人群的红外热图，结合中医理论对结果进行分析解释。方法　观察 HIV/AIDS 寒证组、热证组和平和质人群（对照组）的督脉、任脉、神阙、肾、命门、三焦、五脏六腑的热差值数据，运用 T－test 统计学方法进行分析。结果　①HIV/AIDS 患者寒证组与热证组督脉、中焦、下焦区域的热态与对照组相比有明显差异，均低于对照组。②寒证组还在任脉、神阙、肺等区域，热态与对照组有明显差异。③寒证组还在肝、神阙区域，热态明显低于热证组。结论　HIV/AIDS 患者与平和质人群比较属于元阳不足。寒证组表现为下焦元阳亏虚，小肠能量代谢下降；热证组肾与命门能量下降，说明其真阴真阳耗伤。热证组肝区热态高于寒证组，推测存在炎症病理改变，是中医邪热盛病机的体现。

关键词　寒热证候；红外热成像；人类免疫缺陷病毒感染者/艾滋病患者

红外热成像是一种把远红外图像采集与计算机自动识别和图像处理相结合的技术．近年来，本课题组尝试将其与中医理论相结合进行中医脏腑、经络、穴位的能量空间定位定量研究并用于艾滋病中医证候学研究，试图为中医证候找到合适的客观化指标．本文选择人类免疫缺陷病毒感染者/艾滋病患者（HIV/AIDS）寒证组（45 例）、HIV/AIDS 热证组（45 例）和对照组（平和质人群 118 例）3 组人群为主要研究对象，对其督脉、任脉、神阙、肾、命门、三焦、五脏六腑的热态数据进行对比分析，旨在说明寒热证候与热态数据的相关性．为艾滋病中医证候挖掘潜在的客观化指标．

1 临床资料

HIV/AIDS 寒证与热证组 90 例资料均采集自地坛医院．均有同步舌象照片资料．以舌仪分析结果与四诊资料为依据分组。寒证组共 45 例，男 41 例，女 4 例，平均年龄（38.47±9.68）岁；热证组共 45 例，男 41 例，女 4 例，平均年龄（39.20±9.65）岁。将同期收集的健康体检人群资料设为对照组．共 118 例，男 97 例，女 21 例，平均年龄（24.00±6.60）岁。

研究对象均符合 2005 年中华人民共和国卫生部颁布的艾滋病诊断标准，由地坛医院确定诊断．对照组入选标准为：健康体检人群，中医体质评估结论为平和质人，采图之前四诊检查均无明显异常，否认既往器质性疾病和代谢性疾病等。

2 方法

2.1 研究工具及采图质量控制

红外成像检查设备选用红外热像采集自动分析系统．该系统探测器为非制冷焦平面摄像头．像素为 320×240，光谱范围为 8～14 um，空间分辨率 ＜1mrad，测温精度为 ±1℃，聚焦范围为 0.5～6.0 m．室温控制在 20～22℃，湿度控制在 60%．拍摄距离 3m。被检测人裸露身体 5～10 min 后．在安静状态下采集躯干正、反面热成像图片资料。

舌象采集设备选用中医舌诊采集分析系统。该设备具备恒定光源和距离．拍摄舌象照片资料色泽稳定。该系统能自动分析得出舌象诊断结论。舌象采集中，指导受检人做出正确伸舌姿势．保证每张的清晰准确．

2.2 观察指标

督脉、任脉、神阙、三焦、五脏六腑的相对热态差值 △t．它是指异常热源与机体平均热态温度的相对差值。不使用绝对温差作为数据源．为的是避免因环境温度不稳定造成的绝对温度不稳定弊病。藏象、三焦、经络穴位等定位依据源自《难经》和杨介的《存真图》。

国家科技部十一五科技攻关资助项目（No.2008ZX10005－001）

2.3 统计方法

采用 SPSS 11.0 统计软件进行分析，作独立样本 t 检验。

3 结果

督脉、中焦（肝）、下焦（小肠、左大肠、膀胱/子处）区域的热态与对照组相比有明显差异，寒证与热证组热态数据均低于对照组；上焦的热态 3 组无显著差异。除此之外，寒证组在任脉、神阙、肺、中焦（脾）、下焦（右大肠）等区域，热态与对照组有明显差异。热证组在下焦（肾、命门）等区域，热态与对照组有明显差异。寒证组肝、神阙区域，热态与热证组有明显差别，低于热证组。见表1、表2。

表1 3组人群的经络穴位及三焦的热态变化分析（℃：$\bar{x} \pm s$）

组别	n	督脉	任脉	神阙	上焦	中焦	下焦
艾滋1组	96	0.86±0.34△	0.21±0.21*	1.10±0.76*	−0.08±0.29*	0.04±0.33*	0.74±0.33*
冬泳组 Winter swimming group	87	0.98±0.39△	0.03±0.26△	0.69±0.75△	0.06±0.33△	0.14±0.31△	0.44±0.33△
艾滋病人组 HIV/ADS group	118	1.17±0.41	0.20±0.24	1.09±0.85	−0.09±0.38	0.12±0.29	0.72±0.45

注：与热证组比较 4P<0.05；与对照组比较 △P<0.05。

表2 3组人群的脏腑热态变化分析（℃：$\bar{x} \pm s$）

组别	n	肺	心	肝	脾	胃	肾	命门	小肠	膀胱/子处	左大肠	右大肠
寒证组	45	0.11±0.36△	−0.08±0.43	−0.11±0.30*△	0.04±0.30△	−0.15±0.40	0.26±0.39	0.18±0.38	−0.11±0.53△	0.23±0.36△	0.90±0.40△	0.93±0.45△
热证组	45	0.07±0.42	−0.14±0.48	0.03±0.39△	0.11±0.37	−0.14±0.55	0.20±0.58△	0.24±0.57△	−0.11±0.64△	0.22±0.40△	0.93±0.42△	1.04±0.46
对照组	118	−0.08±0.45	−0.02±0.46	0.16±0.31	0.17±0.27	0.02±0.35	0.70±0.42	0.62±0.47	0.26±0.57	0.46±0.54	1.09±0.42	1.21±0.57

4 讨论

本课题组将红外成像检测技术引入艾滋病证候研究已经 3 年，目前已收集 2 000 多例 HIV/AIDS 患者及 2 000 多例 HIV 阴性人群的红外热成像资料和四诊资料，对这些数据资料，我们从不同角度作了大量统计分析，其中包括艾滋病与冬泳人是分解代谢受抑制，能量产生不足；热证时则相反[3]。既然寒热证候属于能量代谢差异，推测根据能量耗散理论（所有能量都能以热能形式传递，最终形成一种热稳态结构）[4]，通过红外成像显示出的人体热态结构，就应该能清楚地看到各个脏腑的能量状态。

本课题组通过对 HIV/AIDS 患者不同寒热证候人群与平和质人群的脏腑经络热态差异性研究，发现艾滋病寒热证候各组、对照组 3 组人群督脉和中焦、下焦区域热态有明显差异。根据"督为阳之海"的理论，推断 HIV/AIDS 患者的督脉热态低是阳气不足表现[5]。下焦是元阳所居之处，下焦热态低于常人，所以推测艾滋病患者存在元阳不足。HIV/AIDS 患者寒证组的中焦、下焦脏器热态慨于常人，特别是小肠热态降低，说明下焦脏器的功能下降是导致寒证产生的主要病理基础，即小肠秘别清浊功能下降，清浊不分，与临床上艾滋病多有腹泻水样便的症状相对应。气血不足，全身能量代谢降低，督脉能量下降，可进一步影响到膀胱/子处的元阳所聚之处。HIV/AIDS 患者热证组与对照组比较，同样存在元阳不足，不同的是肾与命门能量下降，说明热证组存在真阴真阳耗伤。热证组肝区热态高于寒证组，推测可能是由于肝代谢增强所致，可能存在炎症病理改变，属于邪热盛。

研究表明，运用红外热成像技术获得的经络、脏腑、穴位的热态数据可能为艾滋病中医证候研究提供一种新的客观化指标。

参考文献（略）

（出自北京中医药大学学报（中医临床1版）2011年第18卷2期第43－45页）

红外热像技术在观察艾滋病患者热态变化趋势中的应用*

郭会鹃[1] 李洪娟[1#] 许俊琴[2] 厚磊[2]

(1 北京中医药大学基础医学院 北京 100029；2 北京东信康达数字科技有限公司)

关键词 红外热像技术；艾滋病；热态变化趋势

红外热像技术在医学领域中有着广泛的应用，已经成为一种新的功能性诊断方法。其原理是：人体表面的热态结构是内在脏腑功能代谢等多元信息的反射，对这些红外信号进行一系列的信息处理，将其转化为可视的和可测量的红外热图，可以推断人体内部的脏腑功能代谢状态。

红外热像自动检测系统（Automatic Thermal Analysis，ATA）是以中医理论为基础而设计的一套红外自动分析系统，能自动分析中医五脏六腑的热态数据，将其转化成数字信号，获取脏腑、经络等的能量状态信息，以了解人体内在脏腑气血功能状态。

正常人群热态结构具有一定的稳定性和对称性，疾病状态下人体脏腑或经络热结构出现的凉偏离或热偏离，能印证中医脏腑气血阴阳的异常病理改变。

我们采用 ATA 对艾滋病患者进行红外热像躯干扫描，同时设立了正常人群作对照，对 2 组人群以及艾滋病人群治疗的不同阶段进行比较及分析，以探讨艾滋病患者与正常人群热态差异及艾滋病人群不同治疗阶段的热态变化趋势。

1 资料与方法

1.1 一般资料

本次研究观察病例均来自于地坛医院的门诊患者，并且都是处于同一个治疗周期的同一批艾滋病患者。第 1 个阶段的病人于 2008 年 12 月 31 日和 2009 年 1 月 7 日采图，共 96 人，其中男 81 人，女 15 人；平均年龄（37.5 ± 8.9）岁。第 2 个阶段的病人于 2009 年 4 月 22 日和 27 日采图，共 87 人，其中男 76 人，女 11 人；平均年龄（38.4 ± 9.2）岁。同期收集健康体检人群红外热像和体质评判资料，排除有明确疾病诊断和有明显症状和体征的人员。选择 118 人作为对照组，其中男 97 人，女 21 人；平均年龄（24.0 ± 6.6）岁。

1.2 病例入选标准

入选受试者均符合 1996 年中华人民共和国卫生部颁布的"艾滋病诊断标准"，入选受试者由地坛医院确定诊断，均为科研用药受试者，其用药情况尚未揭盲。

对照组入选标准：无西医诊断疾病，近半年各项理化检查正常，中医体质判读为平和质。

1.3 检查方法

用北京东信康达数字科技有限公司提供的 ATA 采集被检者的红外热图。其探测器为非制冷焦平面摄像头，共有 320×240 个像素点，光谱范围为 8~14 μm，空间分辨率 < 1 mrad，测温精度为 ±1 ℃，聚焦范围为 0.5~6.0 m，测温范围为 20~40 ℃。采图之前，被检者全身裸露并在室温 20~24 ℃ 的房间休息 15~30 min。热图拍摄取正面和背面上身各 1 张。取图后，计算机自动测量脏与腑的相对热态值。

1.4 测量部位与指标

分别测量督脉、任脉、神阙穴、上焦、中焦、下焦、肺、心、肝、脾、肾、命门、胃、小肠、左右大肠（由于 ATA 对大肠的定位测量中是分成了左右两部分，所以大肠分为左右来统计与分析）、膀胱的热值。

1.5 统计分析

采用 SPSS 11.0 统计软件进行数据处理。艾滋病患者前后 2 个阶段相比及分别与正常人群相比采用一维方差分析，进行 LSD 检验或 Dunnett′3 检验。

2 结果

3 组数据显示：①督脉、任脉、神阙，以及三焦热态结构中，艾滋病患者督脉 2 个阶段的热值与正常人群热值相比皆有统计学意义，且第 2 个阶段热值更趋向于正常人群热值；而艾滋病患者的任脉，神阙，上、中、下三焦的热值第 1 个阶段与第 2 个阶段相比、第 2 个阶段与正常人群热值相比皆有统计学意义，数据显示第 2 个阶段偏离正常人群热值。②脏的热态结构中，除心的热值 3 组相比皆无统计学意义外，艾滋病患者第 2 个阶段的肺、肾、命门的热值与正常人群热值相比有统计学意义，且更偏离正常人群热值；而肝脏的热值与正常人群热值相比有意义，且趋向于正常人群热值。③腑的热态结构中，所有的腑都是第 1 个阶段与正常人群热值相比无差异，而第 2 个阶段与之相比有差异，显示更偏离正常人群热值。

分别见图 1~图 4、表 1~表 3。

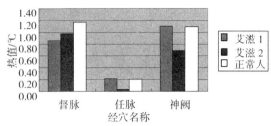

图1 督、任脉及神阙热值图

注：艾滋1为第1个阶段的艾滋病患者，
艾滋2为第2个阶段的艾滋病患者，
正常人为对照组。

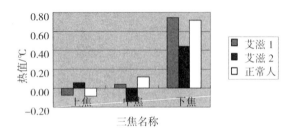

图2 三焦热值图

注：艾滋1为第1个阶段的艾滋病患者，
艾滋2为第2个阶段的艾滋病患者，
正常人为对照组。

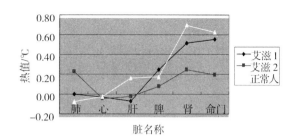

图3 脏热值图

注：艾滋1为第1个阶段的艾滋病患者，
艾滋2为第2个阶段的艾滋病患者，
正常人为对照组。

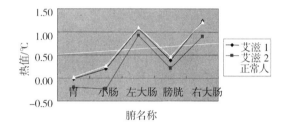

图4 腑热值图

注：艾滋1为第1个阶段的艾滋病患者，
艾滋2为第2个阶段的艾滋病患者，
正常人为对照组。

表1 3组人群经穴及三焦的热值变化分析（x±s）

组别	n	督脉	任脉	神阙	上焦	中焦	下焦
艾滋1组	96	0.86±0.34△	0.21±0.21*	1.10±0.76*	-0.08±0.29*	0.04±0.33*	0.74±0.33*
艾滋2组	87	0.98±0.39△	0.03±0.26△	0.69±0.75△	0.06±0.33△	-0.14±0.31△	0.44±0.33△
对照组	118	1.17±0.41	0.20±0.24	1.09±0.85	-0.09±0.38	0.12±0.29	0.72±0.45

注：与艾滋2组比较 *$P<0.05$；与对照组比较 △$P<0.05$。

表2 3组人群脏的热值变化分析（x±s）

组别	n	肺	心	肝	脾	肾	命门
艾滋1组	96	0.00±0.33*	-0.03±0.37	-0.07±0.32△	0.25±0.32*	0.52±0.48*△	0.56±0.56*
艾滋2组	87	0.23±0.36△	-0.04±0.44	-0.03±0.37△	0.08±0.32	0.25±0.44△	0.20±0.39△
对照组	118	-0.08±0.45	-0.02±0.46	0.16±0.31	0.17±0.27	0.70±0.42	0.62±0.47

注：与艾滋2组比较 *$P<0.05$；与对照组比较 △$P<0.05$。

表3 3组人群腑的热值变化分析（x±s）

组别	n	胃	小肠	膀胱	左大肠	右大肠
艾滋1组	96	-0.01±0.41*	0.19±0.56*	0.39±0.42*	1.06±0.42*	1.24±0.40*
艾滋2组	87	-0.19±0.49△	-0.24±0.49△	0.21±0.39△	0.92±0.39△	0.90±0.44△
对照组	118	0.02±0.35	0.26±0.57	0.46±0.54	1.09±0.42	1.21±0.57

注：与艾滋2组比较 *$P<0.05$；与对照组比较 △$P<0.05$。

3 讨论

我们通过对183位艾滋病患者2个治疗阶段的红外热值与118位正常人的红外热值的统计分析，初步揭示了本次观察的艾滋病患者治疗前后身体热态的变化趋势。其督脉、肝皆为趋向正常人群热值，心的热值无差异，而任脉、神阙、上中下三焦、肺、胃、小肠、左右大肠、膀胱、肾、命门则更偏离正常人群热值。

中医理论认为督脉行于腰背正中，具有调节全身阳经经气的作用，故称为"阳脉之海"。督脉热值趋向正常人群热值可提示经治疗艾滋病人群全身阳气状况有一定的改善与恢复。任脉行于胸腹正中，具有调节全身诸阴经经气的作用，故称为"阴脉之海"。任脉热值的偏离提示艾滋病患者的阴气可能更虚弱。《苏沈良方》云："人之在母也，母呼亦呼，母吸亦吸，口鼻皆闭，而以达脐，故脐者生之根也。"故神阙是人体生命之根，真气所系之处。而本观察中神阙热值的变化为偏离正常人群，亦可提示此期患者的真气有降低。中医认为三焦内纳五脏六腑，古人用"上焦如雾，中焦如沤，下焦如渎"来描述三焦特征，表达代谢产物在三焦中的不同存在形式。上焦心、肺是气血汇集之处，代谢物不能凝集，中焦肝、胆、脾、胃、小肠能接纳水谷进行腐化，下焦大肠、膀胱排泄糟粕。而肾、命门在下焦背部，主藏精，与中医学理论"下焦为元阳之本""阳气主升"之说非常吻合。所以在正常人群中，三焦的热态呈现上焦凉、中焦热、下焦最热特征，每焦相对温差不大于0.2 ℃，这种热态表明三焦功能正常，气水道路通畅。而此次研究中艾滋病患者的三焦热态数据皆有偏离正常人群的趋向，且治疗之后，这种偏离未见改善，故而我们认为此期患者的三焦与脏腑（肝除外）的功能皆有不同程度的衰减。

下一步我们将结合同步采集到的患者的 CD4 及临床症状、中医证候等资料，进行热态数据与临数据相关性研究，探求用红外成像技术评价艾滋病的脏腑功能状态（病程）、临床证候、疗效等新的检测手段。目前 ATA 克服了传统红外热像分析的人工干扰和误差，结合中医脏腑、经络理论，实现了人体热态和生理功能的有机统一，其对于人体热态研究乃至中医证候的可视化研究显示出独特的优势，因此将具有广泛的应用前景。

· 综　　述 ·

中医药治疗 AIDS 的研究进展

王　健[1]　刘　颖[1]　何立云[2]　徐立然[3]　李　勇[4]　王玉光[5]　符林春[6]

（1. 中国中医科学院中医药防治艾滋病研究中心；2. 中国中医科学临床基础医研究所；
3. 河南中医学院第一附属医院艾滋病研究所；4. 中国中医科学院广安门医院艾滋病科；
5. 首都医科大学附属北京中医医院呼吸科；6. 广州中医药大学热带病研究所）

摘要　中医药具有悠久的历史，为人类的健康做出了巨大贡献。早在十几年前就开始了中医药治疗 AIDS 的研究，取得了一定的经验和成果。中医药可以稳定和提高患者免疫功能，改善生活质量，特别对改善临床症状具有较好的作用。本文对中医药治疗 AIDS 的现状和进展进行概述。

关键词　中医药疗法；中医学；获得性免疫缺陷综合征

中医药对 AIDS 的治疗研究开始于 20 世纪 80 年代末期。国家中医药管理局直属的中国中医研究院于 1987 年派中医医务人员赴非洲坦桑尼亚进行中医药试治 AIDS 工作，积累了初步的临床治疗经验。从 1990 年开始，科技部"八五"、"九五"和"十五"科技攻关计划、"863"计划、"973"计划、国家自然科学基金等项目中也都有"中医或中西医结合治疗艾滋病"的研究课题。特别是"省部局联动项目"、"全国中医药治疗艾滋病试点项目"及"中医药

[基金项目] 国家"十一五"科技重大专项（2008ZX10005 - 001、2008ZX10005 - 002、2008ZX10005 - 003、2008ZX10005 - 004、2008ZX10005 - 005、2009ZX10004 - 216）

防治重大传染病专项"的启动,使中医药防治 AIDS 的工作进入了一个新的历史阶段[1]。

纵观中医药防治 AIDS 的研究历程,可以概括为"试治－试点－重大专项",同时中医对 AIDS 的认识也经历了从"模糊混沌－逐渐清晰－全面了解"的过程。

1 中医药防治 AIDS 科研工作取得的成效

1.1 中医对 AIDS 的认识

1.1.1 初步阐明了 AIDS 基本病机 HIV/AIDS 患者元气损伤的特点:①直接伤元气,损伤肾中精气,这类患者以性传播最多;②首先犯脾,脾气虚弱表现明显,中间夹湿,最后及肾,这类患者以采供血传播为主;③首先犯脾,很快演变为肺脾、肝脾、心脾,从不同的通路向肾转移,最终表现为元气的虚损。

1.1.2 揭示了中医证候特征及演变规律 AIDS 不同分期、不同传播途径及不同干预手段对患者症状、病性病位及证型都有影响。AIDS 的基本病机表现为外邪致病、元气虚损,其演变规律是气虚—气阴两虚—阳虚的变化过程。HIV 感染者以脾气虚弱证为主,AIDS 患者以脾肾阳虚证为主。性传播者以肝肾阴虚、肝郁气滞证为主,静脉吸毒者以气阴两虚、湿热蕴结证为主,采供血者以肝胃不和、脾虚湿盛证为主。

1.1.3 明确了 AIDS 舌脉象特征 经脉象仪分析发现,3414 例次 HIV/AIDS 患者的常见脉象为弦、沉、迟、数、滑、实、平、虚 8 种,弦脉所占比例最高,达 43.7%,另外滑脉、数脉比例较高,沉脉、虚脉、迟脉、实脉比例次之。从舌象看,HIV 感染者舌淡红、苔薄白、润泽的比例明显高于 AIDS 患者;而 AIDS 患者舌红少津、胖大、苔厚腻伴齿痕、裂纹比例明显高于 HIV 感染者。

1.2 建立并完善了 AIDS 疗效评价标准体系
从临床评价角度,根据患者报告的治疗结局评价、医生关注的治疗评价、实验室指标、生存质量评价等方面,对疗效评价的指标研究中存在的关键技术进行了探索,最终目标是为了完善中医药疗效评价指标体系,指导中医药治疗 AIDS 的临床实践,以及为中药新药研究开发提供标准。

1.3 创建了脾气虚、肾阳虚证猴免疫缺陷病毒感染复合 AIDS 猴模型
通过创建该猴模型,证实病证复合模型的指标体系中具有一些与单纯的猴模型不同的临床症状和检验指标。中医复合模型的实验治疗结果表明:中医辨证干预的疗效优于非辨证治疗;补脾法的疗效并不优于清热法的疗效;补肾法的疗效明显优于清热法的疗效。

1.4 初步形成了中医药治疗 AIDS 的综合方案

1.4.1 中医药对延缓无症状 HIV 感染者进入发病期具有一定作用 无症状期 HIV 感染者中医药早期干预项目通过 18 个月的临床研究,治疗组有 61.0% 的患者免疫功能 CD_4^+T 淋巴细胞计数 1 年内处于稳定或上升状态。经过 18 个月的临床治疗,终点事件（AIDS 期）的发生率为 16.7%,与对照组比较差异有统计学意义（p = 0.00）。研究初步表明,中医药辨证论治能提高患者的生存质量,降低患者报告结局指标测评量表的评分,改善症状体征,为提高患者的免疫功能奠定基础,进而降低 AIDS 期的发病率。

1.4.2 中医药对高效抗反转录病毒治疗（highly active antiretroviral therapy, HAART）后免疫功能重建具有一定的促进作用 通过 564 例临床研究发现:中药免疫 2（扶正解毒、清解伏邪组）对 HAART 后免疫重建不完全的患者有明显提高 CD_4^+T 淋巴细胞、$CD45RA^+$ 等指标的作用,免疫重建有效率较对照组差异有统计学意义;中药免疫 1（培元固本、扶正益气组）联合 HAART 干预 AIDS 无症状期患者可以提高患者 CD_4^+T 淋巴细胞、$CD45RA^+$ 和 $CD_{45}RO$ 等免疫学指标（$P < 0.05$）,证明中药免疫 1、2 能够提高 CD_4^+T 淋巴细胞水平,促进免疫重建,提高生存质量。动物实验表明:中药免疫 1 能改善猴免疫缺陷病毒感染的恒河猴淋巴结、胸腺和脾脏病变,提示中药可能作用于 CD_4^+T 淋巴细胞和纯真 T 细胞,改善胸腺功能,保护机体组织,促进免疫重建。

1.4.3 初步形成了 AIDS 机会性感染及减少 HAART 不良反应的中医药治疗方案 对于 AIDS 慢性腹泻:中医药以健脾化湿、温肾收涩法为主治疗,可以明显减少腹泻次数,降低腹泻量表积分,显著提高慢性腹泻的临床控制率。对于 AIDS 相关痒疹:采用清热凉血祛风和养血祛风止痒的方法,如使用消风散等,具有明显减轻皮肤损害程度、瘙痒程度及减少皮损面积的作用,可以提高患者相应的生活质量。对于消化道不良反应:针对目前我国一线 HAART 药物常见的消化道不良反应,运用健脾和胃、辛开苦降与清肝和胃辨证治疗方案可明显减轻或改善患者呕吐和恶心等不良反应,提高临床控制率,从而改善因消化道不良反应导致的 HAART 依从性差的局面。针对我国常用的一线 HAART 药物导致的高脂血症,血脂康治疗能明显降低 HAART 致高脂血症患者的 Ch、TG 和 LDL 水平;而中药颗粒剂组在改善 HDL 方面显示出更佳的优势,这对于越来越多的 HAART 药物导致的高脂血症继发的心血管疾病将起到积极的预防作用。

1.5 中药新药开发
在 AIDS 中药新药研发方面,目前获得国家食品药品监督管理局批准作为 AIDS 辅助用药的中药新药只有一种——唐草片;已获临床批文的有艾奇康胶囊、克艾特胶囊、复方三黄片、乾坤宁片、艾宁颗粒、艾复康胶囊、复方 SH、祛毒增宁胶囊、爱可扶正片、艾伏平胶囊及喘可治注射液等;正在进行新药临床试验的有艾奇康胶囊、艾复康胶囊、艾伏平胶囊及乾坤宁片等[2]。

1.6 中医药防治 AIDS 能力提高

1.6.1 中医药治疗的参与度逐步提升 试点项目的覆盖范围逐年扩大,受益人数逐年上升。从最初的 5 个省扩大到 19 个省,累计救治的患者数量从最初的 2300 余例上升至 17110 余例。

1.6.2 从事中医药防治 AIDS 的医疗和科研机构初具规模 专门从事中医药治疗 AIDS 的机构（科研院所、传染病医院和大学）逐步增加，其中包括 46 家临床与科研单位、36 家传染病医院和研究所及 13 家大学。

1.6.3 中医药防治 AIDS 队伍不断壮大 通过"中医药防治 AIDS 临床科研基地建设项目"和"试点项目"共培训 8000 多人次，建立了一支覆盖全国 19 个省市（自治区）、老中青结合的中医 AIDS 临床与基础研究队伍，直接参与人员近 1000 人。

1.6.4 中医药防治 AIDS 文献质量提高 近年来，随机对照试验（randomized controlled trial，RCT）越来越多地应用于中医药治疗 AIDS 的临床研究。1986－2010 年的 158 篇临床研究文献报道采用 RCT 方法的占近 10%。虽然比例仍然比较低，但均为 2000 年以后发表的文献。采用 RCT 方法的 9 项临床试验表明，中医药对某些 HIV 相关疾病有效，如泻痢康治疗腹泻、半夏泻心汤治疗复发性口腔溃疡等。一些临床 RCT 表明，中医药治疗可以稳定或提高 HIV/AIDS 患者的免疫功能[3-15]。

2 展望

尽管目前中医药治疗 AIDS 已经取得了一些成绩，但 AIDS 是一种极其复杂的难治性疾病，中医药在充分发挥其优势治疗 AIDS 方面还有很多的工作要做：①探索针对不同病理阶段、不同机会性感染、不同靶点的中医（中西药联合）治疗的综合方案和有效中药；②制订相应的病毒学、免疫学、症状体征和生存质量等主客观相结合的疗效判定标准；③创建适合我国国情的中西医联合治疗模式，增加中医药的治疗参与度，丰富治疗手段，提高临床效果。

我们的努力方向是充分发挥中医药治疗 AIDS 的特色和优势，为更多的 HIV/AIDS 患者提供安全、有效、优质、方便、可及的中医、中西医结合医疗服务，建立中医药治疗 AIDS 疗效评价体系，形成较为完善的中医、中西医结合治疗 AIDS 技术方案，扩大中医药治疗 AIDS 在国际上的影响。

参考文献（略）

（出自传染病信息 2011 年第 24 卷 6 期第 328－330 页）

中医药防治艾滋病的现状及展望

王 健 刘 颖

（中国中医科学院艾滋病中心 北京 100700）

截止 2010 年 12 月 31 日，累计报告 HIV 感染者和病人 379348 例，其中，病人 138288 例；死亡 72616 例。2010 年，HIV 感染者 48249 例，艾滋病病人 34188 例；男女之比：2.4∶1，死亡报告中，广西：4244 例（22.4%）；云南：2679 例（14.1%）；广东：2388 例（12.6%）；四川：2252 例（11.9%）；河南：2038 例（10.7%）。艾滋病是一种新发现的传染病，虽然历代中医文献中尚无其名，自 20 世纪 80 年代起，国内外开始运用中医药治疗艾滋病的探索和研究，取得了一些令人鼓舞的成效，现概述如下：

一、科研工作

1 发展历程

中医药治疗艾滋病的研究已经走过了二十几年，大致可分为以下几个阶段，感性认识阶段，初步探索阶段，逐步规范阶段和相对完善阶段。

纵观中医药防治艾滋病的研究历程可以概括为"试治－试点－重大专项"，同时中医对艾滋病的认识也经历了从"模糊混沌－逐渐清晰－全面了解"的过程。

2 标志性成果

2.1 初步尝试

中医药对艾滋病的治疗研究开始于 80 年代末期，国家中医药管理局直属的中国中医研究院 1987 年就派中医医务人员赴非洲坦桑尼亚进行中医药试治艾滋病工作，积累了初步的临床治疗经验。从 90 年开始，科技部"八五"、"九五"、"十五"科技攻关计划、863、973、国家自然科学基金等项目中也都有"中医或中西医结合治疗艾滋病"的研究课题，对中医对艾滋病的认识及治疗等方面进行了初步探索和有益尝试。

2.2 逐步壮大——"十五"科技攻关课题"中医药治疗艾滋病的疗效评价研究"

"十五"科技攻关课题"中医药治疗艾滋病的疗效评价研究"，完善了八个治疗方案，探索了一种疗法和建立了一个药物代谢的研究平台。

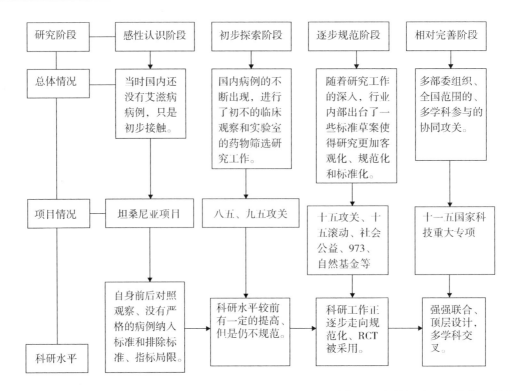

八个治疗方案（药物）研究：艾宁颗粒与西药合用组比单纯西药组在稳定 HIV/AIDS 患者免疫功能或延缓其免疫细胞下降的速度方面有一定作用；在改善临床症状优于单纯西药组；艾灵颗粒加用 AZT + 3TC + NVP 可改善临床症状，有可能达到增效减毒的作用；益艾康胶囊治疗组有改善生存质量，改善乏力等症状的作用，对 CD_4^+ 细胞水平升高可能有潜在临床效果；克艾特组在症状体征疗效优于对照组；免疫指标疗效分析无统计学意义；扶正排毒片早期干预可以改善临床症状，在一定程度上提高或稳定免疫功能。精元康胶囊对治疗艾滋病合并外周血白细胞降低有重要意义，有推广使用价值；艾溃灵合剂对艾滋病口腔溃疡收到较好效果，复发率低，治愈率高，为艾滋病口腔溃疡患者提供了一种初具苗头的药物。喘可治联合 HAART 疗法可改善艾滋病并发皮肤糜烂和溃疡，同时在一定程度上提升 CD_4^+ 免疫细胞水平。

一种疗法研究：艾灸治疗艾滋病脾气虚腹泻，显示了较好的临床疗效，对中医药的非药物疗法介入艾滋病治疗有积极的推动作用。

一个平台建设：基本完成了体外中药代谢性相互作用研究平台的建立，艾灵颗粒、中研Ⅱ号对茚地那韦有体外增效的作用。

2.3 全面发展——重大专项"中医药防治艾滋病综合研究"

2008 年国家三部委组织实施的传染病重大专项专门设立中医药治疗艾滋病专题为中医药领域的重头戏，研究方向包括中医证候学研究、机会性感染的治疗、免疫重建、无症状期患者干预、减小高效抗反转录病毒疗法（HAART）副作用、疗效评价、动物模型等方面，中医药治疗艾滋病的大型科研协作已经在全国各地展开，这将会对全面提升我国重大传染病中医药防治能力、构建重大传染病中医药防治体系产生深远影响。

国家科技重大专项"中医药防治艾滋病综合研究"项目共设置 7 个课题，其中临床课题 3 个（分别以无症状期、免疫重建、机会性感染为切入点），应用基础 3 个（证候学研究、疗效评价、复方优化和动物模型），基地建设 2 个（河南中医学院一附院，北京地坛医院）。

临床研究方面：初步形成了针对无症状期 HIV 感染、机会性感染、减小 HAART 毒副作用和免疫功能重建的中医和中西医结合综合治疗方案 15 个及其临床诊疗路径。

应用基础研究方面：初步明确了艾滋病中医常见证候及其分布和动态演变规律；基本构建了中医药治疗艾滋病疗效评价标准体系；创建了 2 个具有中医证候特征的猴艾滋病（SIV）动物模型。

中医药防治艾滋病综合研究同时形成了《艾滋病中医辨证系统》、《艾滋病四诊信息采集表》、《艾滋病红外诊断系统》；形成了 HIV/AIDS PRO 量表和 HIVQOL - BREF 量表及其应用手册、中国农村版 HIVQOL - BREF 量表初稿，制订行业技术标准 1 项。建立了一支覆盖全国 14 个省市（自治区）、多学科交叉、老中青结合的中医艾滋病临床与基础研究队伍，直接参与人员约 789 人。获得专利 1 项，申请专利 4 项，获得软件著作权 1 项，发表国内核心期刊论文 161 篇，SCI 论文 22 篇。培养博士、硕士研究生、博士后合计 172 名。

重大专项发展线路图

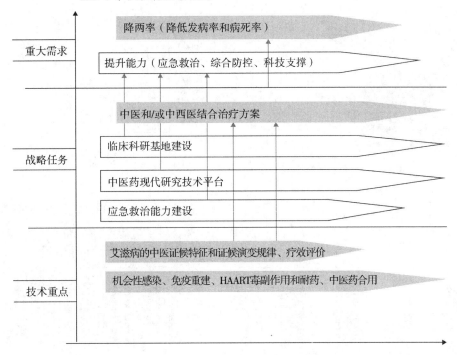

3 文献产出

3.1 概况

1986-2010年共收集文献600多篇,其中临床文献158篇,Ⅰ级:meta分析——1.2%;Ⅱ级:足够样本RCT——7.6%;Ⅲ级:非随机对照——8.2%;Ⅳ级:非对照病例观察——58.22%;Ⅴ级:专家建议——17.7%。其中1986-2000文献篇数——52(33%);2000-2010文献篇数——106(67%),单中心——85%,多中心——15%。样本量<10——13%,11-30——37%,31-60——19%,61-100——18%,>101——13%,大多数文献为不合适随机或不清楚随机。

3.2 结果分析

部分RCT试验表明中药对腹泻、口念、皮疹和肺炎有效。47个自身前后对照试验表明中药可提高免疫功能,改善症状(如乏力、咳嗽、腹泻、纳差等)72例的随机双盲试验显示ZY-4颗粒较对照组明显提高CD_4^+水平$p<0.05$[1];176例的随机双盲试验显示唐草片较对照组显著提高CD_4^+水平$p<0.05$[2];艾宁颗粒联合HAART有效延缓CD_4^+下降[3];艾脂1号有效改善HAART后脂肪重新分布[4]。精元康胶囊对HAART后骨髓抑制有效[5]。独活奇生汤对艾滋病周围神经病变有效[6]。扶正通痹汤改善艾滋病末梢神经炎有效[7]。半夏泻心汤对消化道不良反应有效[8]。3个RCT试验表明艾灸神阙、关元、足三里、中脘、天枢对艾滋病腹泻有效[9]-[11]。

二、试点项目

卫生部、国家中医药管理局和财政部联合实施的中医药防治艾滋病试点项目于2004年8月开始,对HIV/AIDS患者进行关怀救治。2007年南阳会议至今,中央财政累计投入在试点项目上的经费由9000多万元(2004-2007年)增至2.2亿元(2004-2010年),项目规模由15省扩大到19省,计划治疗人数由5693例扩大到7690例,截止到2010年10月底,试点项目实际累计治疗人数由5982例增至14244例(完成《工作计划》目标的95%),目前正在接受治疗的从5034例增至9561例,累计脱落3452例(24%),累计死亡1231例(9%),其中一直坚持连续48个月以上治疗的患者有1570例。

疗效特点

1. 提高或稳定免疫功能,改善症状

中医药治疗8946例HIV/AIDS患者免疫功能以CD_4^+计数升降≥30%为评定值,有效和稳定约占了2/3。中医药对发热、乏力、气短、咳嗽、纳呆、腹泻、皮疹等症状改善明显,其中乏力效果最好。

2. 延长生存期

生存分析,HIV→AIDS变化一共有3554例。

通过中医药治疗8946例HIV/AIDS患者的累计治疗4年的临床总结,初步表明中医药可以改善发热、乏力、气短、咳嗽、纳呆、腹泻、皮疹等症状,其中乏力效果最好;患者体重增加,部分患者恢复了劳动能力,生活质量得到提高。在本观察中,无症状期以中医治疗为主,CD_4^+计数下降幅度减慢,平均每年下降约12个/mm^3,低于CD_4^+每年平均自然下降数(30-50个/mm^3)。AIDS期治疗以抗病毒为主,中医药为辅,CD_4^+计数逐年有所上升。结果显示中医药可阶段性地提高和稳定患者免疫功能,改善症状体征,提高其生活质量[12]。

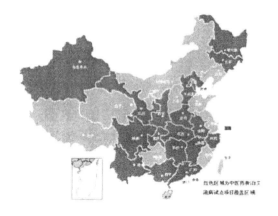
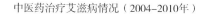
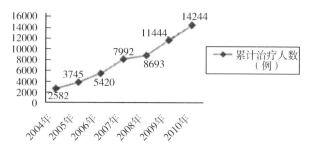
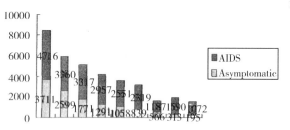
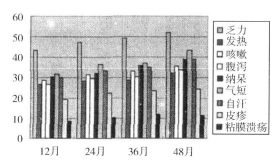
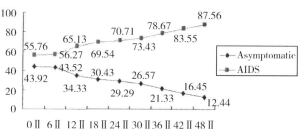

三、新药开发

在艾滋病中药新药研发方面，目前获得 SFDA 批准作为艾滋病辅助用药的中药新药只有唐草片，已获临床批文的有艾奇康胶囊、克艾特胶囊、复方三黄片、乾坤宁片、艾宁颗粒、艾复康胶囊、复方 SH、祛毒增宁胶囊、爱可扶止片、艾伏平胶囊、喘可治注射液等；正在进行新药临床试验的有艾奇康胶囊、艾复康胶囊、艾伏平胶囊、乾坤宁片等；克艾特胶囊、复方三黄片、乾坤宁片、艾宁颗粒、喘可治注射液等药物已做新药临床但尚无结果[13]。

四、中医药防治艾滋病工作呈现特点

1. 中医药治疗的参与度逐步提升。

1.1 试点项目的覆盖范围、受益人数逐年上升，从最初的 5 省扩大到 19 省，累计救治的患者数量从最初的 2300 多上升至 11000 人。

1.2 从事中医药治疗艾滋病的机构和队伍不断发展壮大，有包括科研院所、传染病医院、大学在内的 19 个省，建立了 110 治疗点，其中包括中医和西医的医疗机构，直接参与救治人员达 574 人，拥有高级职称 197 名，中级职称 164 名，初级职称 208 名。南阳会议以来，共培训 6153 人次，每年培训覆盖率 100%。

2. 规范化研究的程度逐步提高，中西药合用研究进一步受到重视，基于循证医学证据的中医药治疗艾滋病临床实践指南初步形成。

过去，由于缺乏公认的临床研究方法和疗效评价标准，使中医药治疗艾滋病的临床疗效很难被广泛认同。随机对照试验（RCT）是评价医疗措施疗效最严谨的方法，被认为是临床科研的"金标准"。近年来，RCT 越来越多地应用于中医药治疗艾滋病的临床研究。1986－2010 年的 158 篇临床研究文献报道采用 RCT 方法的占近 10%，虽然比例仍然比较低，但均为 2000 年以后发表。如采用 RCT 方法的 9 个临床试验表明，中医药对某些 HIV 相关疾病有效，如腹泻、口念、皮疹、肺炎等。一些临床 RCT 试验表明，中医药治疗可以稳定或提高 HIV/AIDS 患者的免疫功能。

3. 中医药治疗艾滋病的切入点更加清晰

主要有以下三点：①未达到 HAART 治疗标准的无症状 HIV 感染者，中医药早期干预能否延缓病情进展至艾滋病期。②HAART 治疗后免疫功能重建不全的患者可以考虑中医药干预促进免疫重建。⑨随着 HAART 耐药性和毒副作用的不断增加，使抗病毒药的治疗效果和选择范围受到影响。因此，能否通过中医药干预对于降低 HAART 疗法耐药性和毒副作用发挥作用？降低"两率"。此外，中医药在改善和减轻临床症状、提高生存质量等方面也有良好效果。

五、机遇与挑战

高效抗反转录病毒治疗（HAART 疗法）是至今世界公认的最有效的艾滋病干预手段，使得艾滋病的发病率和病死率大大下降，但 HAART 疗法也存在某些局限性如毒副反应、耐药性等，从而影响了抗病毒的治疗效果，也影响了患者服药的依从性和生活质量；另外部分患者 HAART 治疗后呈现低载量、低 CD_4^+ 水平等免疫重建不全以及极少量病毒潜伏于体内的病毒储藏库内不能被清除的状态；大量的无症状期 HIV 感染者由于目前不主张进行抗病毒治疗而处于一种无药可用的状态。这些状况都为中医药治疗艾滋病提供了机遇。采用中西医结合的方法进行治疗，扬长避短，使治疗效果达到最大化，利用西药直接的高效抗病毒作用，使患者血液中的 HIV 病毒载量在很短的时间里快速下降，甚至降到测不出的水平，用中药作为辅助手段进行治疗，发挥中药作用缓慢持久、作用时间长的优势，增强患者免疫功能，使免疫保持在一定的范围、病人延缓发病、减少机会性感染的出现率。

尽管目前中医药治疗艾滋病已经取得了一些成绩，但艾滋病是一种极其复杂的难治性的疾病，中医药要充分发挥其治疗艾滋病的优势还有很多的工作要做：(1) 探索针对不同病理阶段、不同机会性感染、不同靶点的中医（中西药联合）治疗的综合方案和有效中药；(2) 制订相应的病毒、免疫、症状体征、生存质量等主客观相结合的疗效判定标准；(3) 阐明艾滋病中医证候常见类型及演变规律，形成中医证候诊疗标准；(4) 创建适合我国国情的中西医联合治疗模式，增加中医药的治疗参与度，丰富治疗手段，提高临床效果。

目前中医药防治艾滋病的难点主要是：1. 由于艾滋病中医证候类型及分布规律尚不清楚，艾滋病中医辨证论治体系和评价方法尚未建立，影响了中医药治疗效果；2. 现有的西医抗病毒治疗只适用于艾滋病人，而对于大量的无症状 HIV 感染者无合适治疗药物；3. 由于抗病毒药物的毒副作用，部分患者生存质量下降，依从性较差，影响了抗病毒治疗效果；4. 目前与艾滋病有关的腹泻、皮疹、肺部感染等机会性感染尚缺乏有效的治疗方案和药物；5. 临床上部分病人 HAART 治疗后病毒载量降低到测不出的水平，但免疫功能的重建非常缓慢，呈现出低病毒载量、低 CD_4^+ 状态。6. 中西药联合应用治疗艾滋病是我国独特的干预模式，但两种药物同时使用后的作用效果和作用机制尚不清楚，需进一步明确；7. 缺乏中医药治疗艾滋病的专科医院或条件完备的临床科研基地。

中医药治疗艾滋病的现状及研究方向初探

张 毅

（四川省中医药科学院，四川成都 610041）

摘要 目的：分析中医药治疗艾滋病的现状，并探讨今后的研究方向。方法：结合中医药治疗艾滋病的临床经验，采用回顾性分析、比较分析等方法，分析中医药治疗艾滋病的现状。结果：中医药可明显提高艾滋病患者（AIDS）的生存质量和生活质量，改善 AIDS 的临床症状，稳定和升高其 CD_4^+ T 淋巴细胞，减少部分感染者及患者的机会性感染，降低抗病毒治疗的不良反应。但存在药效强度不够、对 CD_4^+ T 淋巴和病毒载量的疗效难以肯定、制剂质量不稳定等问题。结论：中医应总结经验，集中智慧，抓住机遇，以延长临床潜伏期为目标，以低水平病毒载量为攻击靶点，以治疗"两低"、制剂质量标准为突破，缓解抗病毒药物的不良反应，多学科、多地区联合攻关。

关键词 艾滋病；中医药治疗；现状分析；研究方向；回顾性分析；比较分析

从 1997 年原中国中医研究院在南非治疗艾滋病开始，中医药介入艾滋病病毒感染者和艾滋病患者的临床工作已超过 15a。这期间，中医药工作者做了许多探索性工作，对艾滋病的发生发展变化规律、中医理论认识及临床疗效、药物开发等做了大量研究，取得了实实在在的效果，也存在一些问题。本文回顾分析了中医药治疗艾滋病的现状，

基金项目：四川省中医药管理局项目（编号：2010 - 99）

对今后的研究方向提出了个人意见，供读者参考。

1 中医药治疗艾滋病存在的问题

2002年我国内地开始在河南进行中医药治疗艾滋病的临床工作，目前已在19个省开展中医药治疗艾滋病试点项目，2012年国家下达的中医药治疗感染者的人数12 650人。中医药治疗HIV感染者可明显提高感染者的生存质量和生活质量，改善感染者的临床症状，稳定和升高感染者的CD_4^+T淋巴细胞，减少部分感染者的机会性感染，降低部分抗病毒治疗患者的不良反应。

鸡尾酒疗法要求定量血浆HIV RNA（病毒载量）治疗后要持续下降"4~6个月可以观察到最好的抗病毒效果""16~24周小于50 copy·mL^{-1}"[1]，这是最理想的结果。而服用西药，只要依从性在95%以上，78%的治疗者治疗6个月后，病毒载量是可以达到小于400 copy·mL^{-1}[2]的，其治疗效果基本上是肯定的。目前，没有可靠证据表明中药对感染者的病毒载量下降有肯定疗效和稳定作用，即或是有些中药复方制剂临床报道有促使病毒下降的作用，甚至是很好的作用，但是仍然有下述问题亟待解决：①制剂质量的稳定性。由于中药制剂从药材取材、炮制、加工、成型整个过程对质量控制困难，即或处方有效甚至有很好的疗效，要完全使有效成分恒定，才能保证病毒载量持续下降，且下降后持续稳定。如果出现病毒量波浪式起伏，或服用中药后病毒载量上涨的水平没有达到服用中药前，也难以被患者广泛接受。因为不能证明感染者体内病毒量的反复和病毒变异的关系是否紧密，中药的血药浓度不稳定会不会促使病毒变异和耐药。②中药的药效强度。在保证安全性的前提下，中药很难达到像西药一样在短时间内使病毒载量下降到理想水平的疗效。针对单一目标是中药的劣势，如果中药只是使病毒载量下降，但达不到理想水平，这种下降的作用和意义，恐怕还得大样本的临床和试验证明，至少目前还难以肯定这种方法的良性作用。③感染者和（或）艾滋病患者，均需要终身服药。由于中药汤剂的质量不稳定，大范围治疗的疗效难以评价，并且感染者也不可能长期服用中药汤剂。所以，汤剂在艾滋病的大范围治疗中，基本上不能推广，必须做到全国处方统一、制剂质量恒定、药厂可持续提供。目前中医药治疗，几乎都是探索性的，或叫试验性治疗。当然，这种探索性的治疗方法，西医在对疾病诊断不明确，特别是基层临床检验条件受限时，常常也是使用的。

中医药能否延长感染者的临床潜伏时间，推迟感染者进入艾滋病期的时间，关键是看中药对CD_4^+T淋巴细胞的作用和病毒生长的抑制作用究竟如何。对病毒载量，由于多数地区没有检测设备，几乎无法提供相关数据。因为没有随机对照研究结果，加之中药治疗艾滋病患者的总疗程还不够，目前还不能下结论。如果中医药治疗艾滋病仅仅定位在改善感染者生存质量，提高生活质量，改善临床症状，减少机会性感染等方面，对病毒载量没有稳定效果，能否称之为治疗艾滋病。

目前，中医药临床报道的治疗艾滋病文章，混淆艾滋病、艾滋病病毒感染者、艾滋病机会性感染的概念不在少数。相当一部分临床文章，无论是全国统一方案的治疗分型，还是治疗艾滋病皮肤病、艾滋病晚期腹泻，只要没有针对艾滋病病毒，实际上只能叫治愈了艾滋病的机会性感染[3]。大多数学者不否认中医药治疗艾滋病机会性感染的临床效果，对某些机会性感染的疗效甚至是肯定的。但是，临床研究的目的应该把感染者、艾滋病患者、艾滋病机会性感染、艾滋病危重患者分开。西药对多数机会性感染，是有有效治疗方法和防治药物的，且西药的发展很快，现在没有的药物或治疗方案，可能明年、后年就会出现了。一个典型的例子，就是2012年7月18日《健康报》报道，FDA批准了第一个预防艾滋病病毒感染的药物，而以前笔者一直认为西药在预防方面是空白。

中医药治疗疾病的疗效须依靠治疗经验的积累，而对于艾滋病，前人又没有积累相关的治疗经验，所以一切均依靠今天的探索与实践，不可否认，中医药治疗艾滋病的经验积累还有一个过程。

2 中医药治疗艾滋病的方向

中医药作为中国独特的医学体系，临床疗效是肯定的，其科学性也是不容置疑的。但是，经过近10 a的艾滋病治疗实践，笔者认为应该"总结经验，集中智慧，抓住机遇"，否则，再过10 a，中医药还是自我陶醉，拿不出令世界信服的数据和成果，仍旧无法为大家所接受。

2.1 以延长临床潜伏期为目标

通过观察接近发病期的感染者使用中药制剂后CD_4^+T淋巴细胞上升和病毒载量下降的数据，发现无论抗病毒治疗时间提前多少（为了保护未感染者，降低艾滋病发病率，国内外目前均对单阳家庭的感染者提前治疗；也有学者建议急性HIV感染和血清阳转6个月之内有症状即给予治疗[4]），在中国不可能所有的感染者一发现就进行抗病毒治疗，何况现在究竟提前治疗的优劣如何，还不能确定。医学发展历史上有一个特点，就是许多治疗方案或者药物，经过一定时间实践和循证后，就否定了，这在西医学上已不鲜见，也符合否定之否定发展规律。所以，不敢保证对单阳家庭提前治疗的最后结果是否能达到预期的理想，医学总会给中医药留下一定的空间和时间。

2.2 以低水平病毒载量为靶点

世界卫生组织建议，在病毒载量达到10万以上时，无论感染者的CD_4^+值是多少，患者有无临床症状，均需要抗病毒治疗。而CD_4^+大于500 mL，病毒载量大于30 000，也是抗病毒治疗的指征。感染者从感染到病毒载量上升到30 000以上，还有一个过程，甚至是相当长的过程。这一个过程，应该就是中医药治疗的切入点。试想，如果通过中医药治疗后,感染者的病毒载量始终维持在30 000以下甚至更低,就完全有可能延长感染者采用抗病毒药物的时间,达到了"延长生命"的目的。

2.3 以治疗"两低"为突破

西药很大的缺陷就是容易产生耐药性。目前,抗病毒治疗后虽然将病毒载量抑制了,甚至抑制在很低的水平,但是,确实有一部分患者的CD_4^+上升不理想,从而出现病毒载量和CD_4^+均低的"两低"人群,严重影响了抗病毒治疗的临床效果和患者的依从性。中医应该把减少耐药性,治疗两低作为突破,刺激两低患者的造血系统。

2.4 缓解抗病毒药物的不良反应

美国艾滋病研究咨询委员会办公室工作组,《HIV-1感染的成年人和青少年抗逆转录病毒药物使用指南》2011版建议"所有的艾滋病感染者都应该接受抗病毒治疗,不同的CD_4^+计数指标有着不同的治疗方案",但是,抗病毒治疗药物的不良反应较多,特别是采用抗病毒治疗的6个月之内,消化道反应、肝功能异常等常常让患者难以坚持治疗,这也是影响抗病毒治疗依从性的重要因素。我国现在开始使用二线抗病毒药物,其脂肪代谢异常、腹泻也较常见,令患者和医生十分头痛。由于西药作用靶点的单一以及一些不良反应,西医确实不好解决,常常"按住葫芦起来瓢",这就需要中医药协助解决。

2.5 突破制剂质量标准

中医药解决感染者和艾滋病患者的治疗问题,即或临床有效,都必须突破长期甚至终身服药的瓶颈。首先需要解决制剂的稳定性,做到每一批次使用药物质量监控标准一致,否则,将难以保证疗效的稳定。如果采用间断给药的方法,将病毒控制在低水平的时候停药或减量,也应该至少保证服药期间制剂质量的稳定和可控。中药引起病毒载量的波动会不会导致病毒变异和耐药,目前至少是回答不清楚的,但是西药则很明确,对病毒载量的波动持反对意见。所以,中药必须突破质量标准,在艾滋病病毒感染者的治疗中才有前途。

2.6 突破各自为阵的格局

目前,中医药治疗艾滋病病毒感染者采用的是自由方式,各省、市、区,企业、医院甚至个体医生各自为阵,有使用复方、医院制剂、上市中成药、汤剂煎煮、保健食品等等。其实,应该首先对既往中医药治疗艾滋病病毒感染者和艾滋病患者的临床资料进行循证,并进行专家咨询,找到中医药治疗艾滋病或病毒感染者的目标,明确研究和治疗方向,论证取得目标、达到目的的可能性,然后设计临床方案,全国联合进行临床验证,再总结经验进行推广。二十一世纪的中医,已经到了摒弃"自我安慰"痼疾的时候,打破条条框框的限制,特别是在艾滋病这样重大疾病的研究过程中,联合,是必须和必要的。

"十二五"应该举全国之力,采用国际公认的统一的入组标准和疗效判断标准,从已经探索性治疗的有效制剂中,集中力量,解决一些问题,也许会获得成绩,否则,哪怕到了"十三五",仍然得不出让同行认可的结论。

参考文献(略)

(出自中医学报2013年第28卷5期第620-621页)

中医药抗艾滋病优势的科学分析与前景展望

刘延泽[1] 许利嘉[1] 肖伟[1] 彭勇[1] 王健[2] 肖培根[1]*

(1. 中国医学科学院 药用植物研究所,北京 100193;
2. 中国中医科学院 中医药防治艾滋病研究中心,北京 100700)

摘要 在对艾滋病(AIDS)的发展过程、发病机制及防治对策进行概括性回顾的基础上,对近年通过各种筛选途径发现的抗艾滋病中药及其有效成分进行了总结,尤其对研究相对薄弱、难度大、前景看好的领域:蛋白质、多糖及鞣质的结构特性及可能的作用机制进行了较深入的剖析。科学地分析了中医药对AIDS的认识及治疗原理,详细论述了多靶点理论与新鸡尾酒疗法用于治疗AIDS的原理及策略,最后对人类战胜AIDS的途径进行了展望。

关键词 中医药;艾滋病;多靶点原理;新鸡尾酒疗法;鞣质

基金项目:国家科技重大专项资助(2008ZX10005-004);科技部国际科技合作项目资助(2007DFB31610)

中医药治疗艾滋病研究进展

自 1981 年发现第 1 例艾滋病（AIDS）以来至 2010 年，目前全球 AIDS/HIV 人数已达 3 400 万，比 2001 年增加 17%；年新感染人数为 270 万（2010 年前后，240～290 万），比 2001 年下降 15%；年因 AIDS 死亡人数为 180 万（160～190 万），比 2001 年的 220 万下降显著[1]。虽新感染人数逐年有所下降，但随着治疗技术的进步和感染者生命的延长，故感染者总数逐年上升，因此对于 AIDS 的全球防治形势仍十分严峻。

中医将 AIDS 病毒（HIV）同样称为毒邪，由其感染所致的 AIDS 同样被认为是毒邪所致的阴阳失衡。因此，在中医君、臣、佐、使理论的指导下，运用扶正祛邪、清热解毒、活血化瘀、以毒攻毒中药，不仅临床辨证施治、对症组方治疗处于不同阶段的 AIDS 病人，同时还结合现代药理学和分子细胞生物学及病毒学等研究成果，按照国家新药研制标准研制出了一批治疗 AIDS 的系列中药方剂[2]。此外，根据对 HIV 认识的不断深入，引进和开发出了许多筛选抗 HIV 药的分子细胞模型[3-6]，利用这些模型筛选出了许多有价值的单味中药、复方中药及单一活性成分等，为进一步开发防治 AIDS 药物提供了极富价值的物质基础。目前实践证明，中医药在治疗方面显示出肯定的疗效，具有费用低、使用方便、临床症状改善明显、有利于恢复机体抵抗力、调节免疫功能等优势。

近年国内外已有不少文献对抗 HIV 天然产物[7-9]、抗 HIV 化学药物[10]、抗 HIV 中药有效成分[11-16]、中药抗 HIV 有效途径与方法[17]及中医药治疗 AIDS 的临床研究进展[18-20]等进行综述，但距目前发展前沿尚有较大差距，且对现代化学、生药学及分子细胞生物学等与中医药的结合方面阐述不够。本文拟在生药学、化学和药理机制方面对具有抗 HIV 活性的中药、活性成分类别及单一活性成分进行概括总结的基础上，对作用突出、机制模糊、研究薄弱、前景看好的蛋白质、多糖及鞣质的结构特性及可能的作用机制进行剖析；依据传统中医的"辨证求因，标本兼治"和"以人为本，扶正祛邪"的基本思想，分析概述了中医对 AIDS 的认识及治疗原理；从传统医学和现代分子细胞学、病毒学和化学的角度对中药的多靶点作用机制与 AIDS 的新鸡尾酒疗法进行了分析和评价，认为现代中医既要以人为本、对症治疗，又要充分认识 HIV 的客观存在和杀灭 HIV 的重要性以及通过提高自身免疫力的可行性，在改善患者生活质量、延长生命的前提下，进一步发挥中医的个性化诊疗和新型鸡尾酒疗法的作用；最后，对人类最终战胜 AIDS 的途径进行了展望。

1 具有抗 HIV 活性的中药研究概况

随着一系列筛选抗 HIV 药物的细胞模型的建立，利用这些细胞模型对中药进行筛选的深度和广度都在不断进步，不少有苗头或极有价值的中药或有效成分被挖掘出来，如甘草中的甘草酸不但可以抑制 HIV 增殖、诱导机体产生干扰素阻断 HIV 与宿主细胞受体 CCR5、CX-CR4 结合以及阻断 HIV 基因的转录，还具有增强免疫的作用[21-24]，甘草酸与氨基酸叔丁酯或二肽苄酯的复合物显示出的抗 HIV 活性比甘草酸高数 10 倍，且毒性显著降低[25]；绿茶中的表没食子儿茶素没食子酸酯（EGCG）等儿茶素类化合物可通过多途径作用于 HIV，不但可阻断 HIV 与感染和未感染宿主细胞的融合、抑制 HIV 逆转录酶和蛋白酶活性，还可抑制 LAI/IIB 或 Bal-HIV 菌株在外周血淋巴细胞中的复制，直接破坏 HIV 结构，抑制 HIV mRNA 的表达[26-28]，适量绿茶的饮用也将会起到对 HIV 的抑制与破坏作用[29]；南五味子中的 gomisin G 具有很强的抑制 HIV 活性，EC_{50} 为 0.006 μg/L[30]；雷公藤 Tripterygium wilfordii Hook. f. 中的雷公藤福定（tripterifordin）抑制 H9 淋巴细胞中 HIV 复制的 EC_{50} 仅为 1 μg/L[31]；滇丹参 Salvia yunnanensis C. H. Wright 中的迷迭香酸（rosmaric acid）为唇形科多种药用植物中的常见活性成分，尤其是在迷迭香 Rosmarinus officinalis L.、药用鼠尾草 Salvia oifficinalis L. 等多种食用香料植物中普遍存在，该化合物具有低毒、多靶点作用于 HIV 的特[32]；姜黄 Curcuma longa L. 中的姜黄素能够同时作用于 HIV 复制过程中的 3 种关键酶而起到抑制 HIV 的作用[33-34]。这些中药的深入研究对于开发出有效抗 HIV 药物具有重要参考价值。

个性化医疗（personalized medicine）[35] 近年来在西方医学中较为推崇，主要思想是针对每个人的基因不同而采取不同的个性化管理和医疗方案，而这一点却恰好与数千年来中医的临床实践相吻合，即使对于同一种病，医生根据不同的临床症状和君、臣、佐、使理论对不同病例采用不同的配方。对 AIDS 来说，临床医生根据以下 5 条原则对患者进行处方：1）选补气药用于调节或增强已受损的机体免疫力，如人参、黄芪、党参、白术、甘草、西洋参、刺五加、虫草等；2）以清热解毒药用于祛除毒邪，如黄芩、黄连、黄柏、大黄、金银花、连翘、夏枯草、紫花地丁等；3）用活血化瘀药调节机体代谢，增强机体抗毒能力，如丹参、姜黄等；4）根据抗 HIV 筛选结果选作用于病毒复制各个环节的有效单味药进行组方，如复方 SH、祛毒增宁胶囊等；5）针对 AIDS 发展过程中的不同阶段症状与各种指标的特点选择相应标本兼治的药物组方，如对急性发展期以抗病毒为主，无症状带毒期以扶正排毒兼顾为宜，机体免疫力遭到严重破坏的中晚期以补虚、扶正、免疫重建为主等。目前临床上多是以此原则进行临症加减用药，但这一灵活性同时也给标准化的有效药物的开发带来了不便。

HIV 从感染进入人体，然后再进入宿主细胞进行复制，目前已阐明其中的很多环节，阻断任一环节都会抑制病毒的复制和 AIDS 的进展。由于各个环节的发生发展机制不同，产生阻断作用的化合物类型也差异很大。目前已发现的抗 HIV 的活性成分分别属于多糖类（polysaccharides）、蛋白质类（proteins）、生物碱类（alkaloids）、香豆素类（coumarins）、木脂素类（lignans）、蒽醌类（anthraquinones)、黄酮类（flavonoids）、酚酸类（phenolic acids）、萜类（terpenoids）、鞣质（tannins）及脂肪酸类（fatty acids）等类型。其中脂肪酸类化合物棕榈酸（palmitic acid）近年从海洋植物羊栖菜 Sargassum fusiforme（Harv.）Setch. 中首次发现，其通过与 CD_4^+ 受体结合阻断 HIV 的融合作用[36-38]。

从中药或天然产物中寻找有效单体化合物一直是各国科学家十分感兴趣的领域，其珍贵之处不仅在于所找到的化合物本身，重要的是在于由该化合物所带来的启发。化学家根据所发现的有效成分的结构特点，将其作为模板的先导化合物，结合生物学、药物学的基本要素，进行有目的的合成或结构改造，从而产生出一系列衍生物，再经过生物学的一系列筛选，选取疗效最好、毒性最低的药物进行开发。如以白桦酯酸为先导化合物开发出的 bevirimat（PA-457，白桦酯酸 3-O-二甲基琥珀酸单酯，EC_{50} < 0.35 nmol/L；TI > 20 000，图1）[39-41]和以 sakusfordin 为先导化合物开发的 DCK 衍生物均已进入了临床研究[42]，有望成为新的治疗 AIDS 的药物。

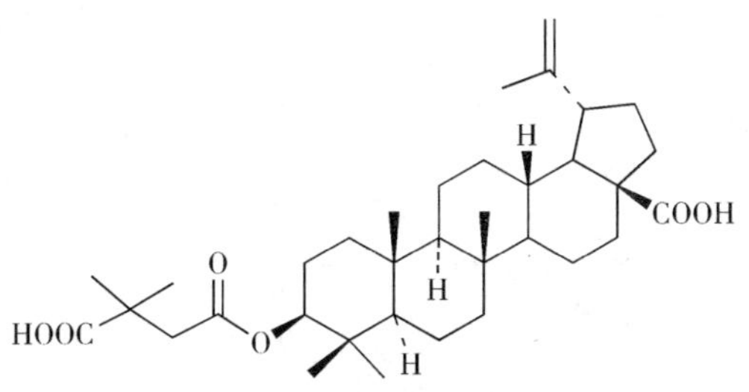

图1 PA-457 的结构
Fig. 1 Structure of PA-457

2 蛋白质、多糖及鞣质的结构特性及可能作用机制分析

蛋白质、多糖和鞣质属于3类结构类型完全不同的天然化合物，但它们拥有一个共同特点就是多羟基、极性强和水溶性强。其中蛋白质和多糖的相对分子质量一般均在 1×10^4 以上，相对分子质量如此巨大的强极性化合物从理论上讲是无法穿透细胞膜双脂层的，也就是说不能口服后经胃肠道吸收，即使相对分子质量在 500~3 000 的可水解鞣质（hydrolysable tannin）和缩合鞣质（condensed tannin），因其几乎被羟基所包围，通常也难以正常地通过双脂层而被吸收。因此对该3类化合物的吸收原理多年来一直是争论和疑问的焦点。其中蛋白质类化合物由于被发现与应用于临床较早，因此已被人们所接受，典型例子是用于治疗糖尿病的胰岛素和用于引产的天花粉蛋白。临床使用的少数多糖类药物也均为注射给药，其吸收问题也一直没有得到良好解决，在浩如烟海的中药多糖研究文献中几乎看不到有关吸收机制方面的研究报道。对于水溶性极强的鞣质类化合物，过去都将其作为杂质而无条件除去，随着对其研究的不断深入，科学家发现不同结构的鞣质具有不同的生物活性，尽管还没有可靠证据证明可水解鞣质的吸收机制和作用机制，但构效关系研究已经显示，不同结构类型的缩合鞣质、可水解鞣质中的没食子鞣质、逆没食子鞣质的分子之间活性存在显著差异，即使相对分子质量大小相近的大环状可水解鞣质分子（二聚体及以上）与正常的链状可水解鞣质聚合体之间，其活性也存在显著差异。近年发现的抗 HIV 天然化合物中，该3类化合物的活性及作用特点也备受关注，图2为该3类化合物的典型结构示例。

2.1 蛋白质

蛋白质与肽类药物的口服吸收机制主要有以下几个方面[43]：1）胃肠道上皮细胞的微粒吸收。研究证实，许多大分子化合物甚至酶、病毒、微囊、微粒等可以通过上皮细胞形成的胞饮空泡的胞饮作用进入细胞达到吸收的目的。2）通过细胞旁路吸收。虽然上皮细胞间的连接是紧密的，但这种紧密连接结构又是动态的，可以被蛋白激酶和 Ca^{2+} 进行调节而发生拆装或再组装作用，这种 Ca^{2+} 依赖蛋白能使紧密连接的细胞松弛，调节细胞旁路的渗透性而达到使蛋白或多肽类化合物穿透吸收的目的。3）利用吸收促进剂帮助吸收。这些吸收促进剂通过调节蛋白或肽类化合物的溶解度以及抑制蛋白水解酶的降解作用等发挥作用。蛋白质与肽类药物的吸收还必须克服口服吸收的两大生理障碍：胃酸和胃蛋白酶催化的降解反应和消化道蛋白酶的水解反应，可通过物理或化学方法和技术对该类成分在到达小肠之前起到保护作用。口服胰岛素肠溶微球就是以丙烯酸树脂为载体制成，该剂型克服了上述两大生理障碍，使胰岛素能安全抵达小肠得到吸收[44]。

从动物或植物中寻找活性蛋白一直是科学家极为关注的领域，至目前已经发现多种具有抗 HIV-1 活性的单链状蛋白，如天花粉蛋白（trichosanthin, TCS）、栝楼根抗病毒蛋白 TAP29、苦瓜子抗病毒蛋白（MAP30）、异株泻根蛋白（bryodin）、α-苦瓜子蛋白、美洲商陆抗病毒蛋白（PAP）、多花白树抗 HIV 蛋白（GAP31）以及香石竹抗 HIV 蛋白 30、等[45]。MAP30 是发现较早研究较多的具有抗 HIV 活性的典型植物蛋白[46-48]，经过 20 余年的研究，目前基本仍处于体外或细胞的研究水平[49]。值得提及的是，吴强等[50]研究发现 ^{125}I-α-苦瓜蛋白（α-momor-charmn）经小鼠腹腔内吸收较快，给药后 2h 吸收 82.3%，药物生物利用度达 76.6%，提示 α-苦瓜子蛋白在体内易吸收；大鼠 iv ^{125}I-α-苦瓜子蛋白后，血中放射性-时间数据经拟合符合二室开放动力学模型。放射性分布结果证实，肾的放射性分布最高，其次为胚胎、卵巢、子宫、肝和脂肪等。α-苦瓜蛋白主要经尿排泄，给药 24 h 后排出总量的 67.3%。用 Sephadex G-75 柱色谱方法证实，代谢产物仍保持原有分子大小，未被降解。该研究的重点是抗生育用药，但其吸收机制的研究对于认识 MAP30 抗 HIV-1 的作用机制及进一步研究其体内过程具有重要参考意义。

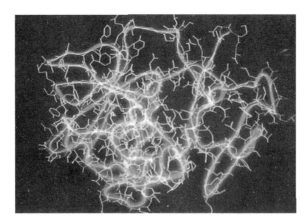

天花粉蛋白
(复制于中国科学院福建物质结构研究所网站)

香菇多糖　　　　　　　　逆没食子鞣质三聚体

图 2　典型蛋白质、多糖与鞣质的结构示例

Fig. 2　Structures of typical protein, polysaccharide, and tannin32

2.2　多糖

中药多糖类化合物的研究多年来一直是关注的热点领域之一，尤其是用于免疫调节剂、抗肿瘤方面已不断得到认可。多糖的相对分子质量一般都在数万至数十万，有直链多糖和支链多糖，又有均多糖和杂多糖。多糖分子是以原形吸收后再在体内发生分布、代谢和排泄的，还是在体内受酸碱和酶的作用先分解成不同程度的寡糖再吸收的，由于缺乏简单灵敏的检测方式，故多年来一直困惑着该领域的研究者并直接影响到对中药多糖的研究和深度开发，所有研究报道几乎都停留在分离纯化、测定糖的组成和药理作用方面。郑年新等[51]利用柱后荧光衍生化 – HPLC 测定了小鼠 ig 六味地黄多糖（CA4 – 3）后血浆中的质量浓度，结果表明，ig 1 h 血浆中达到最高质量浓度（C_{max} = 67.1 mg/L），平均滞留时间为 3.30 h，在十二指肠和空肠上段、空肠下段及回肠的吸收率分别为 16.5%、6.32% 和 3.09%，在大肠部位不吸收。CA4 – 3 为从六味地黄汤中分离出来的具免疫调节和抗肿瘤作用的酸性多糖，相对分子质量为 $1.7 \times 10^4 \sim 3 \times 10^4$。虽然通过以上实验结果证明了

CA4-3可以原形式吸收,但由于吸收率低(35.9%)、达峰和滞留时间短,且检测结果远低于同位素标记法的78.3%,提示多数CA4-3要么是吸收后1h内迅速分解成寡糖或单糖,要么是在从十二指肠到回肠的转运过程中边转运、边吸收、边分解。从对照组(iv)实验结果来看,0~30 min血浆质量浓度即下降80%,说明CA4-3在血浆内迅速被分解。因此,该多糖的免疫调节和抗肿瘤作用是由其原形成分产生或是由其分解后的片段产生仍旧是未知。

目前已发现有海藻、香菇、夏枯草、紫花地丁、旱莲草等中药多糖显示出抗HIV的活性。硫酸酯化后的多糖往往显示出更好的活性,如硫酸酯化后的箬叶多糖(S-ITPS)在无细胞毒性的质量浓度下可以有效地保护病毒感染的细胞使其不产生病变($IC_{50}=10\mu g/mL$),并能抑制病毒复制($IC_{50}=156\mu g/mL$)。动态观察结果表明,随着培养时间的延长,S-ITPS对病毒复制的抑制作用也增强。在培养的第1、2、3、4周,对病毒复制的抑制率分别为73.17%、63.15%、87.17%和95.14%。该研究还显示S-ITPS可以抑制病毒吸附,但用药物对细胞进行预处理后并不能阻断其受病毒感染。S-ITPS对游离病毒也有灭活作用。由此可以说明,S-ITPS的抗病毒作用靶点在于阻断病毒吸附和抑制感染细胞中病毒的复制;对细胞病变的抑制作用强于对抗原合成的抑制,提示其不仅对病毒蛋白质合成有抑制作用,而且对病毒及其蛋白的病毒效应(如细胞病变)也有抑制作用[52]。由此说明多糖类化合物不是通过调节免疫起到抑制或杀灭HIV的,而是通过同时作用于CD_4细胞内外而发挥作用的,在外阻断病毒与CD_4受体结合,在内抑制病毒的复制。从海藻中提取到的多糖海洋硫酸多糖911从多种机制证明了其抗HIV-1的作用[53-54]。

2.3 鞣质

鞣质类化合物是一大类天然化合物,在中药中的分布极其普遍,通常具有涩味的中药往往含有该类成分。由于其结构的复杂性和强水溶性,多年来一直未得以深入研究。自从奥田拓男教授从仙鹤草中发现第1个逆没食子鞣质二聚体agrimonin以来,人们才开始渐对丰富多彩的鞣质类化合物进行深入研究,并彻底打破了传统上认为所有鞣质类化合物仅具有沉淀蛋白质的性质的观念。随着不同鞣质结构及其多样的生物活性的发现,构效关系研究更使人们对鞣质的认识耳目一新。1989年奥田拓男研究室曾先后从柳叶菜科植物红萼月见草 Oenothera binnis L. 和千屈菜科植物虾子花 Woodfordia fruticosa (L.) Kurz 中分离得到一种二聚体逆没食子鞣质 oenotheinB(图3),起初其结构曾被定为直链形结构,后经MS和NMR进一步证实,该化合物为2个逆没食子鞣质单元经头尾分别相连而成的大环状结构[55-56],之后又发现不少其类似物或结构更大的三聚体和四聚体。药理研究发现,该化合物无论是小鼠先ip给药再移植肿瘤或先移植肿瘤再ip给药,结果均显示很强的抗肿瘤作用,这种作用是其他所有鞣质类化合物所不具备的[57]。OenotheinB的体内抗肿瘤活性是其他非环状鞣质类化合物所不具备的,其非口服形式的吸收也为该类化合物的进一步深入研究和应用提供了有意义的启发。

诃子酸(chebulinic acid)和诃黎勒酸(chebulagic acid)为来自使君子科植物的常用中药诃子 Terminalia chebula Rtz. 的主要活性成分,为可水解鞣质中的$^1C_4$型逆没食子鞣质,其主要结构特点是葡萄糖核的C_2-C_4位连有高度氧化开环的HHDP基团(图3)。Kashiwada等[58]筛选的57种鞣质及其类似物对PRMI-7951黑色素瘤细胞的细胞毒活性实验表明,诃黎勒酸具有中等强度活性。Berry等[59]在寻找天然来源的拓扑异构酶I抑制剂的过程中,从牻牛儿苗科药用植物牻牛儿苗 Erodium stephanianum Willd. 中分离得到2种活性化合物 corilagin 和诃黎勒酸,并证实诃黎勒酸为迄今发现的拓扑异构酶I的最强天然抑制剂。Yi等[60]研究了诃子酸对人白血病K562细胞分化的影响,结果表明诃子酸能够影响一些抗肿瘤药物引起的红细胞和巨核细胞的分化效果或造血过程。上述这些鞣质类化合物不仅表现出了不同程度的抗癌活性,在抗HIV方面也有出色表现。在美国FDA参与下北卡罗莱纳大学与耶鲁大学合作对经筛选具有强活性的鞣质类化合物的抗HIV机制进行研究[61],结果表明,诃子酸和石榴皮鞣素(punicalin)通过阻断HIVrgp120与CD_4^+细胞结合而起到抑制病毒复制的作用,该两种化合物被认为是开发AIDS药物中的杰出先导化合物。

对于鞣质类化合物的吸收机制研究至今尚无足够的证据,但是从oenothein B体内对移植肿瘤具有显著活性而其他不具大环结构的鞣质类化合物未显示这种活性的事实可以提示,尽管鞣质类化合物分子本身的电性和极性都极强,但是通过胞饮作用以原形直接被吸收还是有可能的,近20年来在该领域的研究几乎是停滞不前的。究其原因,研究队伍的变迁使该研究未能延续,结构本身的不稳定性和分离检测的难度,药物代谢与制剂及药物输送技术发展的滞后等应为其主要原因。

由上述分析可以看到,蛋白质与肽类、多糖与寡糖、鞣质与关联多元酚三大类天然活性成分的作用已得到证实,且前景非常看好,其作用机制研究尤其是体内吸收代谢途径的阐明是影响其进一步向药物发展的关键,针对该3类成分的具体特点,发展快速灵敏的生物体内检测方法、开发出新型的分子载体以满足iv及po不同位段的缓释制剂,将会为新型抗HIV药物的研究带来新的蓬勃发展。

3 中医对AIDS的认识及治疗原理概述

自世界上1981年(我国自1985年)出现第1例AIDS病人以来,截至2011年底,我国累计报告HIV感染者和病人约78万人,约占世界上3 400万感染者的2.3%。其中病人约15.4万人,死亡8.8万人;2011年新发现感染者约4.8万人,因AIDS相关死亡约2.8万人[62]。面对这一世纪超级瘟疫,不仅当今医学毫无准备,在我国数千年的中医发展史上也无类似记载。但是科学家们并没有放弃,尤其是中国医学的精髓是坚持"以人为本、整体观念"、"自然万物处在一个动态的平衡之中,且这种平衡不断在打破、又不断在获得新的平衡"、"正气存内、邪不可干"。中医把一切破坏人体正常平衡的因素都称之为"邪",把人体抵御任何外来破坏平衡的因素称之为"正"或"正气","邪不压正"不仅是道德上的理念,也是人类社会反复实践证明的真理,现代医学中的各种致病因素如细菌、真菌、病毒、原虫、环境有害物、致癌物等都是"邪"的范畴,而人体本身的抵抗力及任何能直接或间接增强抵抗力的因素都属"正"的体现。有学者曾讲"只有一种能包治百病的药方,就是人体自身的免疫力"。AIDS的可怕之处在于HIV直接攻击人体的免疫细胞、破坏人体的免疫力,从而引发各种因缺乏抵抗力(免疫力、正气)而产生的各种机会性感染。AIDS本身不是一种单一的病,而是一种因免疫能力缺失程度不同而带来的因人而异、程度复杂的症候群,也可以说是因HIV所导致的各种各样的疾病组合。所以从"免疫力和症候群"这两方面来说,均是中医治疗疾病的特长所在。一是补充正气(增强免疫力或重建免疫系统),二是对症治疗(辨证施治)。现代科学对HIV的精确认识,无疑是对中医充分发挥"治病求本、标本兼治"的本色起到积极的协助作用。中医药对AIDS的探索治疗始于1987年国家中医药管理局组织中国中医研究院医疗队赴坦桑尼亚进行中医药试治AIDS工作,通过对上万例次的HIV/AIDS试治,初步积累了对HIV/AIDS的临床认识和治疗经验,随后在国内陆续开展了临床研究。经过20余年的探索,中医对AIDS的认识经过了"模糊明白主动"的过程,人们和社会对AIDS的看法也渡过了"恐惧理解包容"的过程,尽管新生病例还在不断增加,尽管还不能准确预期何时才能完全控制或根治AIDS,但随着现代科学对AIDS研究的深入和中医对AIDS认识和理解的进步,人们已经看到了曙光,联合国艾滋病规划署(UNAIDS)制定的"零目标"(零新发感染、零歧视、零相关死亡)一定能实现。

在中医对AIDS认识的过程中,药物无疑是必然的手段。在近20多年的药物研究方面主要从以下几个方面入手:1)根据中医药理论和经验,从临床症状和对症治疗入手,采用古方或经验方对病人辨证施治;2)吸取现代科学对HIV的认识和抗HIV西药研发的经验,采用现代病毒学和免疫学技术,从抗癌、抗病毒、清热解毒、活血化瘀、增强免疫等方面筛选中药单方、复方或民间验方;3)从初筛的具抗HIV的中药中分离有效成分,并以该成分作为先导化合物进行结构改造,最后筛选出活性强、毒性低的新抗HIV化合物,继而成为药物;4)以中医理论为指导选取扶正祛邪、肯定有效的抗HIV中药或有效成分或有效部位进行组方,开发新的抗HIV中药或天然药物。为了能在体现中医药特色与优势的前提下,既能客观反映中医药治疗HIV/AIDS的效果,又能为现代医学所认同,2007年由国家中医药管理局组织专家对2004年形成的《中医药治疗艾滋病临床技术方案》(简称方案)进行了修订,制定了《中医药治疗HIV/AIDS疗效评价指标体系》。该评价体系从HIV/AIDS疗效评价分期标准、基于HIV/AIDS病人报告的临床结局评价、HIV/AIDS生存质量评价、终点指标的评价、相关病症及体征指标评价及生物学指标评价6个方面对中医药治疗HIV/AIDS临床疗效进行评价,得到了初步的认可。对于HIV感染者和AIDS病人,在辨证和治疗方面都有所不同[63-64];前者一般分为3种证型,即气血两亏型、肝郁气滞火旺型和痰热内扰型;后者一般分为7个证型,分别为:1)热毒内蕴、痰热壅肺;2)气阴两虚、肺肾不足;3)气虚血瘀、邪毒壅滞;4)肝经风火、湿毒蕴结;5)气郁痰阻、瘀血内停;6)脾肾亏虚、湿邪阻滞;7)元气虚衰、肾阴亏涸[65-67]。AIDS病人的治疗原则主要是减轻患者的症状、提高生存质量、延长生命、减少死亡率。通过20多年的探索,对AIDS的中医病因病机有了一定的认识,形成了治疗AIDS的一些基本方药[68-69],但主要目标仍是提高免疫功能、控制机会性感染、改善生存质量、使患者带毒生存。

值得思考的是目前在治疗AIDS的领域有一种所谓的共识,即西医化学面对的对象是病毒,治疗AIDS是治疗病毒,这是西医的原理;而中医中药面对的对象是人,治疗AIDS是治疗人,体现了"以人为本"的理念。因此把人们带进了一个认识的误区,突出了一点"标",忘记了根基"本"。目前中医在诊治过程中仍突出传统认识中的"邪"字,把AIDS的病因归于"邪毒",而不愿或刻意回避往更深层面"病毒"认识。300多年前(17世纪虎克发明显微镜并首次观察到肉眼看不到的微生物时代算起)漫长的中医药发展历史中没有显微镜,几乎没有化学、生物学的方法与手段,所以只能把不知道真正原因的致病因素都归于一个"邪"字,而把所有抵御疾病的内在与外来因素都归于"正",因此就有了"正气存内、邪不可干,邪之所凑、其气必虚"及"扶正祛邪"等关于"邪"的理论,在此理论指导下进行临床实践。由于现代科学的发展,在AIDS发生的很短时间内,科学家就已发现了HIV,并经过20多年的实践已经取得了实际经验和成就,这对中医药发挥自己的优势起到了巨大的基础作用,病因已不再模糊,真正标本兼治的中医药有了更具体、确切的用武之地。中药中去毒邪的药很多,但能真正去HIV之"邪"的药物就应相对专一了。"治病求因"求的就不是简单笼统的"毒邪",而是具体单一的HIV或由HIV引起的"平衡"的破坏;"辨证论治"治的就不是单纯的症,而是因HIV对免疫功能的破坏所产生的系列表现。因此,中医不会把自己治疗AIDS

限定在“改善生活质量，延长生命时间”上，而是有了更高的目标，即通过“标”（症状或症候群）“本”（病毒或由其破坏所产生的其他“失衡”因素）兼治，最终彻底战胜 AIDS。

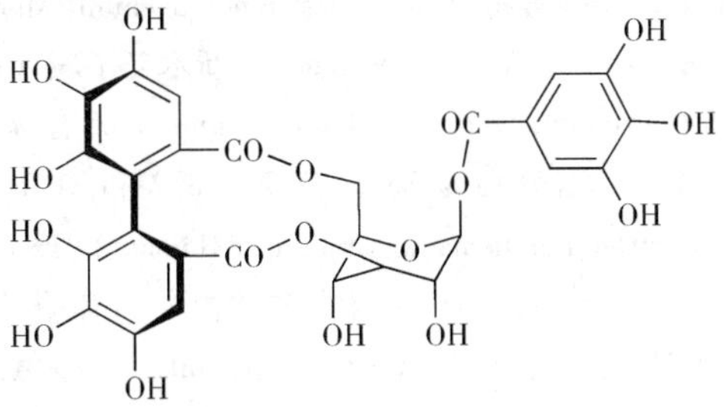

corilagin

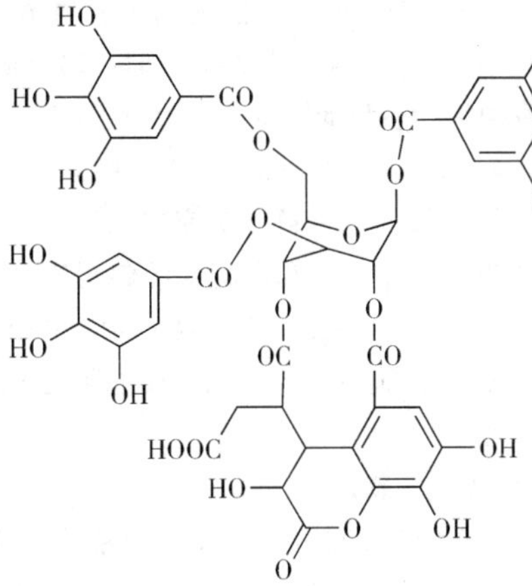

诃子酸

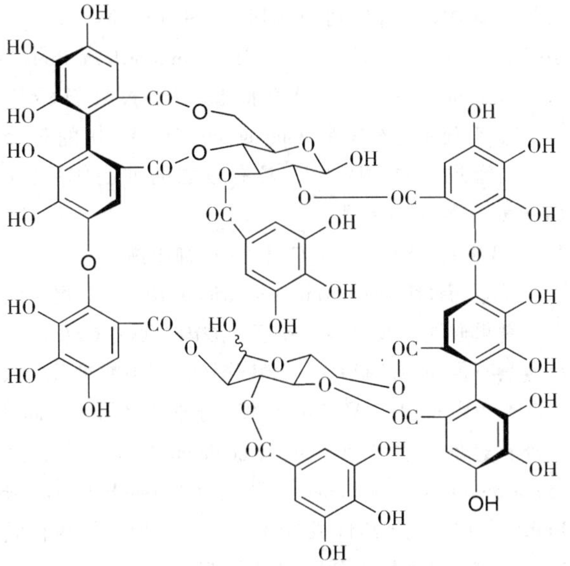

oen othein B

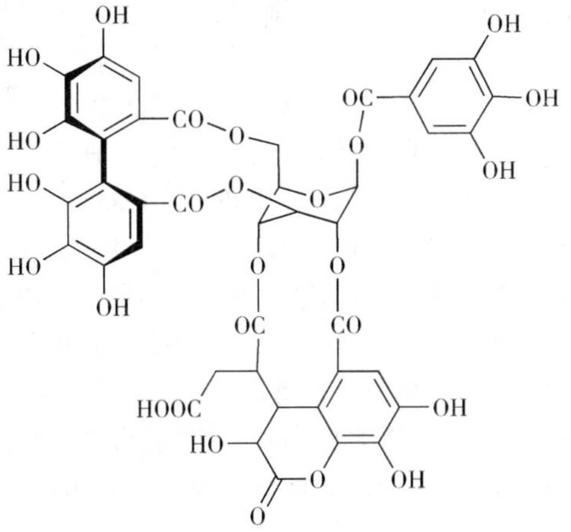

诃黎勒酸

图 3　具抗 HIV-1 活性的鞣质结构

Fig. 3　Structures of tannin with anti – HIV-1 activity

4　多靶点理论与新鸡尾酒疗法的设想

多靶点理论的提出已有较长时间，现在已几乎被中医药领域有关的科学家所认同。因为其完全体现了中医处方中“君、臣、佐、使”的理念。与之相应的“散弹学说”、“协同作用”、“蛛网原理”、“系统医学”等理论随着现代科学尤其是分子细胞生物学的飞速发展，正在趋向成熟。20 世纪 90 年代初美籍华裔科学家何大一提出 AIDS 的鸡尾酒疗法突出强调了针对几种受体和防止单一药物快速耐受性的联合用药，即将几种作用于不同靶点的药物同时使用，让其在不同层面上发挥不同作用，从而起到防止病毒进入免疫细胞 CD_4、抑制病毒 RNA 转录和阻断病毒蛋白质合成的综合作用，其实这一思想从微观层面完全迎合了中医药治病的“君、臣、佐、使”原理。尽管当时对 AIDS 发生发展的机制尤其是药物靶点方面尚不十分清楚，可供做鸡尾酒的原料非常有限，但这一思想确实在临床治疗效果尤其是延长生命和降低死亡率方面取得了极大的进步。目前，HIV-1 引起 AIDS 发生发展的过程及防治机制已相当清楚，其基本靶点可初步解释为：HIV-1 表面的 gp120 蛋白与 CD_4^+ 受体的结合阶段（靶点 1）、病毒侵入 CD_4^+ 细胞后的逆转录酶（靶点 2）、整合酶（靶点 3）、蛋白酶（靶点 4）、直接杀死病毒（靶点 5 及次靶点）、增强 CD_4^+ 的再生复制能力（靶点 6 及次靶点）及增强人体吞噬细胞对病毒的吞噬功能（靶点 7 及次靶点）等。有效药物可针对这些靶点单独起作用，也可在各个阶段及多个环节同时发挥作用。中药是一个极其庞大的活性天然化合物库，在中国已有数千年的人体实践经验，化学药物中的 60% 是直接或通过结构改造来源于中药和天然产物的。近年来通过对增强免疫、清热解毒、活血化瘀、抗癌及抗菌、抗病毒等中药进行筛选，从中发现了不少活性强、毒性低、作用于不同靶点的具有良好开发前景的活性成分。因此，结合中医原理、重新制订新的鸡尾酒疗法[70]方案和调配出针对性强的鸡尾酒已成为目前战胜 AIDS 的大趋势。正像前述的中医对 AIDS 的认识，现代中医药治疗 AIDS 应突出 3 个方面：1）强调扶正祛邪、增强自身免疫功能和抵抗能力；2）充分发挥不同中药对 HIV 不同阶段的杀灭或抑制作用；3）根据中医辨证原理和不同发生发展阶段的症候群，对症实施不同方案疗法。明确了这 3 个方面，在选药和调配新的鸡尾酒的时候就有据可依，君、臣、佐、使也一目了然，同时也减少了因医生经验的不同所造成的误差。为此，在选药配方方面，以下几类可供参考。

4.1 扶正类（增强免疫）药物

该类药物有人参、西洋参、党参、黄芪、白术、黄精、山药、甘草、大枣等。

4.2 阻断病毒与 CD_4^+ 结合的药物

羊栖菜中发现的脂肪酸表现出了非常有效地阻止 HIV-1 对 CD_4^+ 的融合，并在分子细胞水平由 STD-NMR 法得到证实[36]。

4.3 HIV-1 逆转录酶（HIV-1 RT）抑制剂

目前发现的 HIV-1RT 抑制剂较多，由日本五针松 Pinus parviflora Sieb. et Zucc. 中分离获得的松塔多糖、黄芩苷、黄芩苷元等具有抑制 HIV-1RT 的活性；香菇菌丝的水溶性木脂素有较强的抑制 HIV 导致的细胞病变，对 HIV-1 RT 抑制率达 90%，且有免疫促进活性和加强骨髓细胞增殖作用，为非常有希望的抗 HIV 药物；球蕊五味子 Schisandra sphaerandra Stapf 茎中分离得到的三萜类化合物 nigranoic acid，体外对 HIV-1 RT 的抑制率达 99.4%，IC_{50} 为 74.1μg/mL[71]；Yoshida 等[72]从胡颓子科植物银水牛果 Shepherdia argentea Nutt. 叶中提取到的鞣质类化合物水牛果素 A 和 B（shephageninA、B）具有显著的抑制 HIV-1 RT 活性，IC_{50} 分别为 49 和 74nmol/L；余甘子 Phyllanthus emblica L. 甲醇提取物中的鞣质类化合物假黄杨素 A（putranjivainA）显示出强抗 HIV-1 RT 活性，其 IC_{50} 为 3.9μmol/L[73]；大戟科植物锡兰叶下珠 P. myrtifolius (Wight) Muell. Arg. 中的木脂素 phyllamycin B 和 retrojusticidin B 对 HIV-1 RT 具有强烈抑制作用，IC_{50} 分别为 3.5 和 5.5μmol/L[74]；诃子 Terminalia chebula Rtz. 中的主要鞣质类成分诃子酸能够有效阻止 HIV rgp120 蛋白与 CD_4^+ 结合，被誉为药物开发中的卓越先导化合物[75]。此外，龙芽草 Agrimonia pilosa Ldb.、日本四照花 Cornus kousa Hance.、野梧桐 Mallotus japonicus (L.f.) Mull. Arg. 的甲醇提取物也显示出显著的抑制 HIV-1 RT 的作用。值得注意的是，在显示 HIV-1 RT 抑制作用的化合物中虽有三萜类、木脂素类及黄酮类等，但多数为鞣质类化合物。具有抗 HIV-1 RT 活性的化合物结构见图 4。

4.4 HIV-1 整合酶（HIV-1IN）抑制剂

苦瓜中的 MAP30 是具较好前景的蛋白质类 HIV-1 整合酶抑制剂[46]；樟科植物鼎湖山胡椒 Lindera chunii Merr. 根中的生物碱莲叶桐宁（hernando nine）、新木姜子碱（laurolistine）、7-oxohernangerine 和 lindechunine A 具有显著抗 HIV-1IN 活性，IC_{50} 分别为 16.3、7.7、18.2 和 21.1μmol/L[76]；菊花 DDendranthema morifolium (Ramat.) Tzvel. 中的芹菜苷元-7-O-β-D-(4′-咖啡酰)-葡糖醛酸苷抑制 HIV-1 IN 的 IC_{50} 为 $(7.2±3.4)$ μg/mL[77]；大戟科植物京大戟 Euphorbia pekinensis Rupr. 中的没食子鞣质 1,2,6-三-O-没食子酰-β-D-葡糖苷、1,2,3,4,6-五-O-没食子酰-β-D-葡萄糖苷对 HIV-1 IN 有明显的抑制作用，IC_{50} 分别为 $(13.7±4.3)$ 和 $(19.7±2.8)$ μol/L[78]；唇形科植物丹参 Salvia miltiorrhiza Bunge 中的 lithospermic acid A、B 具有抑制 HIV-1N 和链转移的活性[79]；菊科植物东风菜 Aster scaber Thunb. 中的 3,5-二咖啡酰奎尼酸对 HIV-1 IN 具有较强的抑制作用，IC_{50} 为 $(7.0±1.3)$ μg/mL[80]。

4.5 HW-1 蛋白酶（HIV-1 PR）抑制剂

从蒙药锁阳 Cyomorium songaricum Rupr. 中得到的熊果酸、熊果酸丙二酸单酯、齐墩果酸丙二酸单酯及乙酰熊果酸等具有很强的抑制 HIV-1 PR 作用，其中熊果酸、熊果酸丙二酸单酯抑制 HIV-1PR 的 IC_{50} 分别为 8 和 6μmol/L[81]；此外，对华东水杨梅 Geum japonicum Thunb.[82]、山楂叶 Crataegus pinnatifida Bunge[83] 及文冠果 Xanthoceras sorbifolia Bunge[84] 抗 HIV-1 活性成分筛选结果发现，其共有成分中的三萜类化合物熊果酸对 HIV-1 PR 具有强烈的抑制作用，由此再次证明了殊途同归的客观事实。以其作为先导化合物进行活性及其机制的深入研究，有望找到针对性更强的活性成分用作鸡尾酒的配方。

4.6 HIV-1 直接杀灭剂

对已感染 HIV-1 的宿主来说，直接杀死病毒主要发生在 2 个环节：一是在病毒侵入人体免疫细胞 CD_4 前直接将病毒杀死；二是在病毒侵入 CD_4 后复制前在细胞内将病毒杀死。就目前来说，尚未有能发挥较好作用的中药和化学药。但对于体外实验或用于预防来说，已有不少中药或单体化合物在筛选中显示具有较强活性[85-87]。故可将一些中药制成体外消毒卫生用品，能有效地彻底杀死 HIV-1。科学家也仍在寻找 HIV-1 侵入 CD_4 细胞后的生存和发展空间，将感染 HIV-1 的 CD_4 细胞一起杀死。

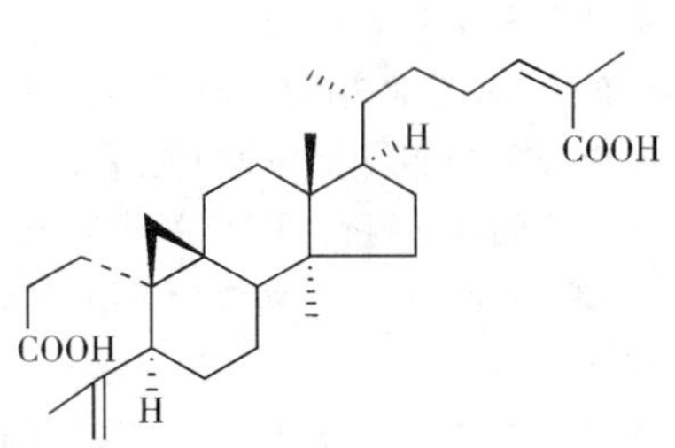

nigranoic acid

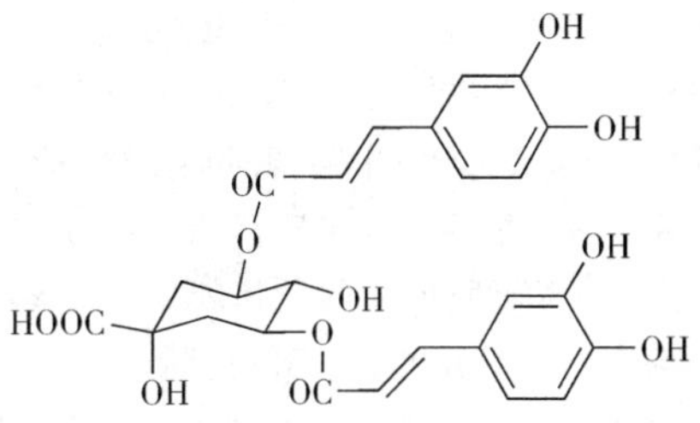

3,5-dicaffeoyl-muco-quinic acid

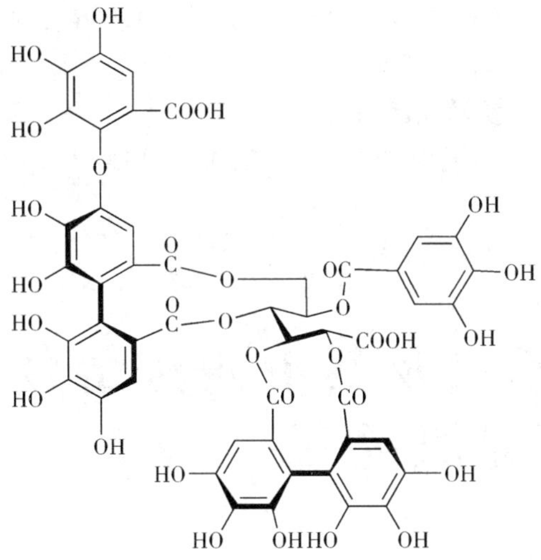

水牛果素A

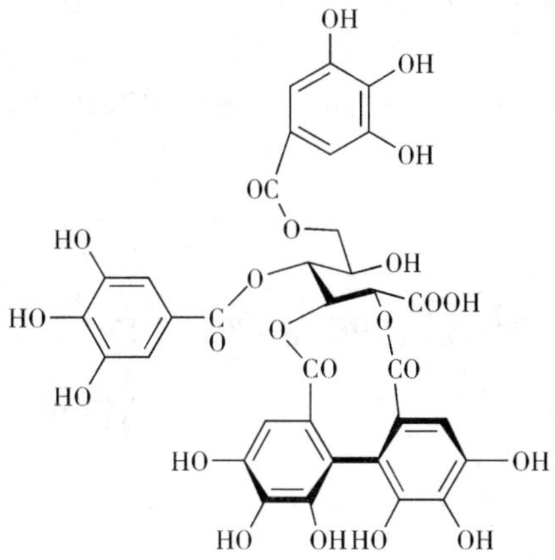

水牛果素B

图 4 具抗 HIV-1RT 活性的化合物结构

Fig. 4 Structures of components with HIV-1RT activity

除了上述已知机制外，随着现代细胞分子生物学的发展，科学家们还在不断发现新的抗 HIV 机制，对 HIV 的感染、细胞入侵、细胞内复制过程及新病毒出现的整个过程的认识还在不断细化，任何一个细化后环节的阻断都会影响到 HIV 的复制及 AIDS 的发展。以上分析中不同类型的化合物作用于 HIV 同一种酶及多种抗 HIV 机制的存在，为发现新的抗 AIDS 药物提供了更多的机会。就目前科学发展阶段而言，将扶正（增强免疫）药物、入侵阻断药物、逆转录酶抑制剂、整合酶抑制剂、蛋白酶抑制剂及直接杀死尚未侵入 CD_4^+ 细胞的病毒药物合理搭配作为基本方，这一基本方适用于艾滋病感染后的几乎所有阶段，其目的是治"本"。在此基础上，结合中医临床辨证，如急性感染期Ⅰ-风热型、急性感染期Ⅱ-风寒型、无症状带毒期Ⅰ-气血两亏型、无症状带毒期Ⅱ-肝郁气滞火旺型、无症状带毒期Ⅲ-痰热内扰型、发病期热毒内蕴型及痰热壅肺型等，针对性地治疗因免疫力低下造成的各种机会性感染症状，如乏力、发热、咳喘、恶心呕吐、胃痛腹胀、泄泻、头痛、口腔溃疡、痴呆、痿症、肢体麻木或疼痛、疱疹等，此过程是治"标"。依据这一基本原则，一个好的处方需要有 6~10 种功能性组分组成，这些组分可以是单味中药，也可以是单一有效成分，还可以是疗效确切独特的小复方，甚至还可以使用疗效确切可靠且无配伍禁忌的化学药。这样形成的一个搭配合理、作用协调互补、全面、有轻重缓急的复方药，应该是值得推荐的系列新型鸡尾酒疗法。当然，每一类药物具体选用哪一种尚需要更多的科学数据及专家论证，因而所有处方的公开和合理保护是必需的。

5 人类战胜 AIDS 的途径展望

尽管目前 AIDS 还不能完全治愈，但必须清醒地认识到，AIDS 不是常见病、多发病，也不是不能控制的流行病；其既有对个人和社会恐怖和危害的一面，又有唤醒人性道德、约束不良行为及与社会共存的一面。因此在制定方针政策、科学与人性化管理、强化预防和治疗及终极杜绝方面需与其他疾病有显著不同。笔者提出以下思考与管理、研究、防治有关人员及患者共同讨论，其中几方面已是当前正在或将要实施的措施。

1) 加大宣传力度，尤其是对高危地区和高危人群，对艾滋病的危害和不可逆转的事实真正做到人人皆知、个个自律。

2) 加大预防性投入，建立高危人群和场所的国家和地方的联合监控系统，完善免费安全措施；逐步普及国家统管的免费 HIV 筛查系统，早发现、早监管、早治疗。

3）统一实施全国性抗 HIV 药物研究计划，在药物和处方方面实施公开透明。在治疗上突出强调对症治疗，不要只将缓解症状、改善生活质量的作为终极目标。经历了 20 余年，在 AIDS 治疗原则方面所形成的共识就是补益气血（增强免疫）、清热解毒、燥湿化痰、疏肝解郁等。由于中医用药的特点是辩证施治，不同性别、不同年龄、不同发展时期、不同体质条件及不同并发症等病人有不同症状，不同医生对同一种情况又会给出不同的诊治结论，同一类药物又有以个人经验和喜好的不同选择，君、臣、佐、使间又有不同的搭配，因此治疗效果难免不一致。如果每位医生或研究者都按自己的经验和意志保密进行，结果将会造成巨大的浪费，因此医疗工作者和药物研究者应密切配合，制定系列配方原则非常重要。

4）在知识产权方面实施国家研究管理部门、专利受理部门、药品审评部门相结合的管理模式，杜绝无显著创新性的同类药物之间不同组合的低水平重复现象。

5）充分吸取现代科技对病毒分子细胞水平的认识，充分发挥中医药标本兼治（既治病毒或毒邪，又治症状）的专长，打破"缓解症状、改善生活质量"的束缚，站在辨证施治和 HAAT 的肩膀上，以崭新的创造性思维方式创造出新鸡尾酒疗法，相信人类实现最终彻底战胜 AIDS 的目标不会太遥远。

参考文献（略）

（出自中草药 2012 年第 43 卷 3 期第 1672 – 1684 页）

艾滋病治疗存在的不足及其中西医结合治疗研究概况

吴欣芳　王阶

（中国中医科学院广安门医院，北京 100053）

摘要　艾滋病在全球不断扩散和流行，已经成为人类面临的灾难性疾病。西医治疗能够控制病毒，从而促进免疫功能的恢复。随着高效抗逆转录病毒疗法（HAART）的广泛应用，很多无法解决的问题也显现出来。中医在治疗传染病方面积累了丰富的经验，介入艾滋病的治疗也存在着必要性及可行性。中西医并重，实现优势互补，可能是艾滋病治疗的新模式。目前艾滋病的研究很多，但存在的不足也需要引起重视和改进。

关键词　艾滋病；中西医结合；研究概况

艾滋病（aequired immunodeficiency syndrome，AIDS）是由人类免疫缺陷病毒（human immunodeficiency virus，HIV）引起的一种传染病，其特征为 HIV 特异性攻击辅助性 T 淋巴细胞，造成人体免疫系统的进行性破坏，导致各种机会性感染和相关肿瘤的发生，最终导致死亡。目前，艾滋病在全球呈不断扩散和流行的趋势。联合国艾滋病规划署（UNAIDS）及世界卫生组织（WHO）最新流行报告显示[1]：到 2007 年底全球已有 3 300 万 HIV 感染者，210 万人死于 AIDS。据卫生部、联合国艾滋病规划署和世界卫生组织联合对中国艾滋病疫情进行的评估，截至 2007 年底，中国现存艾滋病病毒感染者和病人约 70 万（55 万 – 80 万），其中艾滋病病人 8.5 万，占全人群感染率为 0.05%。在全世界范围内，艾滋病已经排在人类死因的第 4 位，成为人类面临的灾难性疾病。艾滋病的预防和治疗已经成为人类共同的责任，寻找有效的治疗方法至关重要。

艾滋病治疗现状及不足

近 20 多年来，各国研究人员通过不懈的努力，已在 AIDS 的流行病学、病毒学、免疫学、分子生物学和临床治疗等方面取得了重大的进步；特别是对 HIV 病毒的结构、HIV 基因组及蛋白质结构和主要功能、HIV 生命周期和 HIV 引起艾滋病的过程等研究取得了突破性进展，为抗 HIV 治疗提供了更多、更新的理论依据。目前，所有的抗 HIV 药物都针对病毒复制循环过程中所需的酶及蛋白，但没有一种药物单独应用能够将病毒载量持续控制在检测不到的水平。高效抗逆转录病毒疗法（highly active antiretrovi-

---

基金资助：国家重大科技专项课题资助项目（No.2008ZX10005 – 004）

ral treatment HAART)是美籍华人何大一博士首先提出,即联合应用作用于HIV病毒复制各个阶段的药物,以最大限度地抑制病毒在细胞内的复制,使患者免疫功能的损伤降低到最低限度或使受损的免疫功能逐渐得到恢复。HAART的出现显示了强大的临床治疗效果,从而使人们认识到艾滋病并不是一种不能控制的疾病。这种临床效果主要体现在以下几个方面:病人的病毒血症受到明显抑制,并发机会性感染减少,生活质量明显提高,降低了艾滋病患者的病死率并延缓了病毒耐药性的出现。在此基础上,1997年法国Autmn教授提出[2],在有效的三联抗病毒治疗后,被HIV破坏的AIDS患者的免疫功能可以得到成功重建,患者能够长期存活,从而改变了AIDS免疫功能破坏是不可逆转的传统观点,即HIV感染病人,只要经联合抗病毒治疗后,病毒的复制被控制且能维持足够长的时间,其免疫功能都可能恢复。目前,HAART在临床上得到了广泛的应用。我国HAART治疗方案可分为3类:基于P的HAART治疗不含NNRTIs),如双汰芝+佳息患(AZT+3TC+IDV)、双汰芝+奈非奈韦(AZT+3TC+NFV);基于NNRTIs的HAART的治疗(不含PI),如双汰芝+施多宁(MT+3TC+EVF)、双汰芝+奈韦拉平(AZT+3TC+NVP);3NRTIs治疗(不含NRTIs和PI),如三协维(AZT+3TC+ABC)。

HAART疗法的临床疗效已经得到证实,但在取得巨大成功的同时,还存在着以下问题,这些问题的存在促进了中医药干预HIV/AIDS研究的开展,同时为中医药联合HAART这种新的治疗思路和方法提供了机遇。

首先,对于免疫重建方面,完全依靠HAART治疗显示出了一定的不足:第一,仅有部分病人可以做到免疫功能重建,有报道认为[3-4],约5%-15%的患者即使在血浆病毒载量被持续有效抑制的情况下,CD_4^+T淋巴细胞数量也没有明显增加,原因尚不明确。第二,免疫重建是否能恢复到正常水平尚未证实,迄今为止,并没有观察到免疫功能的完全恢复。第三,病人特异性抗HIV免疫能力未能恢复(包括CD_4^+T淋巴细胞活化反应能力和CTLs的杀伤能力)。第四,HAART后1-2年的免疫重建的观察是否相对较短,HAART治疗的免疫重建长期效果的研究仍有待于进一步观察。

其次,HAART疗法的毒副反应很常见,部分患者难以坚持服药。由于HAART疗法是多种药物的组合用药,要同时且长期使用,每种药物的毒副作用不尽相同,临床症状也表现出多样性。HAART的不良反应成为艾滋病治疗中的一个突出问题[5]:抗逆转录病毒疗法在治疗早期常见轻度副作用,包括胃肠道症状如难以忍受的恶心、呕吐、腹泻、腹痛,可以短期或持续存在,以及特定药物如AZT的骨髓抑制,ABC引起的高敏反应如发热、全身不适以及呼吸困难等,EFV的中枢神经系统毒性如头痛、头晕、失眠及非正常思维,IDV引起的肾结石以及非核苷类药物引起的皮疹以及肝功能异常等。另外,治疗晚期严重的副作用包括:乳酸增多症、肝脏脂肪变性、高乳酸血症、肝脏毒性、高血糖、脂肪分布不均、高血脂、出血、骨质疏松症和皮疹等。

第三、抗病毒药物的耐药性。HIV出现耐药性是其基因的高度变异性和药物选择压力共同作用的结果。在一项横向研究中发现[6],44%患者进行HAART治疗后,对至少一类药物有耐药性。HIV有很强的复制能力,每天约产生1010个病毒粒子,而HIV逆转录酶缺乏校读功能,平均每2 000-5 000个碱基中即可产生1个错配。除此之外,基因重组也可进一步增加基因变异。由此而产生的结果是,大量病毒的变种,包括那些与耐药有关的突变,可同时存在于一个被感染的个体中,这些在一个HIV感染者体内存在的所有病毒变种的集合称为"病毒准种"。其中,适应性最强的病毒为优势种。在抗病毒药物的选择压力下,敏感毒株受到抑制,耐药毒株趁机大量繁衍而成为优势种。总之,HIV的耐药性是体内微环境和HIV遗传特性相互作用的结果。随着HAART中多种药物的联合使用,多重耐药株也开始出现,且所产生的基因突变的情况将更为复杂。耐药性的产生不仅影响正在治疗者,而且也将严重限制新的慢性感染者的未来的治疗。

此外,HAART治疗需要长期服药,由此带来的昂贵的治疗费用,影响了其广泛应用。因此,国外正在进行HAART加免疫促进剂治疗、HAART间歇疗法等新疗法,以期使HIV/AIDS病人的HIV复制得到抑制,免疫功能得到更进一步的重建。但都处于研究阶段,临床疗效并未得到肯定。

中西医并重,优势互补

目前西医治疗艾滋病遇到了无法解决的瓶颈,存在着局限性。中医通过辨证论治,整体调节可提高患者的免疫功能,改善生活质量,显示出了一定的优势,但多数学者认为,单纯中药治疗抗病毒疗效远不及西医,因此主张中西医结合将是未来我国艾滋病治疗的主要模式。例如,王健等[7]认为,在艾滋病的治疗中,可利用西药直接的高效抗病毒作用,使患者血液中的病毒载量在很短的时间内快速下降,甚至降到检测不出的水平,然后发挥中药作用缓慢持久、作用时间长的优势,增强患者的免疫功能,扶正祛邪;同时减少西药的毒副作用,达到增效减毒的目的。总之,艾滋病的中西医结合治疗可实现优势互补,是非常必要的。

中医对传染病早有认识,在诊治传染病方面积累了丰富的经验。20世纪80年代末,我国中医药工作者对如何从中医药治疗艾滋病进行了研究,在理论上有了一定的认识,依据其病因、发病及临床表现的特点,多将其归属于"瘟疫"、"伏气温病"等范畴,而对其病因病机[8-9]则主要认为HIV疫毒之邪感染人体后,"直中"营分、血分及本元之气,引起一系列病理改变,最终导致艾滋病的发生、发展。有学者通过动物或体外实验,筛选出了上百种抗HIV的中药及提取物。此外,研究发现能有效应用于艾滋病治疗的复方很多,包括小柴胡汤、理中汤、中国1号方、中国2号方、中研I号方、中研II号方等数十种。艾滋病中医理论的提出与实际应用为中西医结合治疗新模式奠定了基础。

中西医结合治疗艾滋病的临床研究

现已证明中药的抑制病毒作用远不如现代医学,国内专家[7]建议中医药防治艾滋病应该定位在调节机体免疫方面,发挥中医药的多靶点、整体调节机体免疫功能的优势,联合HAART治疗,减轻其毒副反应,重建机体的免疫功能。众多中医药工作者开展了中医药联合HAART治疗HIV/AIDS的临床研究工作。

孟坤等[10]发现联合应用喘可治和HAART与单独使用HAART比较,能增强CD_4^+T淋巴细胞数量并能降低HAART副作用,为了验证联合治疗的长期疗效,对3例联合治疗的病人进行了为期3年以上的临床观察,通过观察发现3例病人CD_4^+T淋巴细胞计数均显著增加,而且HIV-RNA病毒载量长期在50拷贝以下,且无耐药性的发生,病人的症状与体征也得到显著改善。

马伯艳等[11]采用随机、盲法、对照试验方法,观察艾可清胶囊联合HAART治疗艾滋病临床疗效。将18例受试者分为两组。治疗组在HAART治疗的同时加用中药艾可清胶囊,对照组只给予HAART治疗,分别在治疗前、治疗3个月和治疗6个月检测T淋巴细胞亚群,记录症状体征积分(积分1)和症状舌脉积分(积分2),观察生活质量(卡洛夫斯基积分)。结果发现在改善免疫功能方面,两组间差异无显著性意义,但治疗组治疗后证候、体征积分均较对照组下降,卡洛夫斯基积分较对照组增加,从而认为艾可清胶囊可有效、安全地缓解因HAART引起的不良反应。

段呈玉等[12]采用自身前后对照的试验方法,在对云南省应用HAART与中药固定制剂"康爱保生胶囊"合用方案治疗满3个月的334例AIDS患者,从临床症状、体征、卡洛夫斯基积分、CD_4^+T淋巴细胞计数等方面进行治疗前后疗效对比分析,结果发现,334例患者接受中西医结合治疗后,症状体征得到改善,CD_4^+T淋巴细胞计数有所升高,表明中西医结合治疗对改善症状、增强免疫、提高患者生存质量有明显疗效。

张爱民等[13]为了观察中医辨证联合HAART疗法治疗HIV/AIDS患者的临床疗效,将63例受试者随机分成3组。中药组20例,采用中医辨证治疗;中西医结合组22例,采用中医辨证联合HAART疗法治疗;西药组21例,单用HAART疗法治疗。记录治疗前后各组患者症状、体征积分、卡洛夫斯基积分及CD_4^+T淋巴细胞计数、HIV-RNA载量,并进行比较。结果发现中医辨证联合HAART疗法较单纯中药或单纯HAART疗法能更有效地提高HIV/AIDS患者细胞免疫功能,降低HIV-RNA载量,改善患者症状、体征,提高生活质量。

中西医结合治疗艾滋病存在的问题及展望

HAART治疗的不足为艾滋病的中医药干预提供了机遇,众多中医药工作者积极开展的临床试验研究为中西医结合治疗的应用提供了基础和依据,但在目前的研究中存在以下几个问题:首先,试验设计的不科学性。通过阅读近年的文献发现,目前的研究很少有采用随机对照试验,多为自身前后对照试验或开放性试验,而且样本量小,观察时间较短。因此,临床试验总体水平较低,说服力及可重复性不高。其次,临床试验与基础实验相脱节,很少有关于药物的基础研究的报道,只有少数中药复方进行了相关的药效学研究。第三,中西医结合治疗的疗效评价急需标准化。中医重在治人,优势在于整体调节人体功能状态,并改善患者的症状、体征及生活质量。在临床实践中会出现实验室指标与临床表现间的矛盾现象。因此,如何客观地评价疗效,形成疗效评价标准,是中西医结合治疗HIV/AIDS的非常关键的问题。

中西医分属不同的体系,西医作用靶点明确,可针对HIV复制的环节进行干预,在抗HIV中发挥着重要的作用。中医整体调节,辨证论治,可提高甚至重建机体的免疫功能。通过研究,形成中医药治疗艾滋病的临床综合治疗方案,再联合HAART治疗,实现中西医优势互补,在艾滋病的防治中必将有更广阔的应用前景。

参考文献(略)

(出自中华中医药杂志20410年第25卷7期第967-970页)

无症状HIV感染期的诊疗研究及展望

徐立然

(河南中医学院第一附属医院　郑州 450000)

艾滋病,即获得性免疫缺陷综合征(AIDS),是感染人类免疫病毒缺陷病毒(HIV)引起的严重传染性疾病。人类感染该病毒后一般自然史将经过急性感染期(又称原发感染期)、无症状期(又称HIV感染中期)及AIDS期(又称HIV感染晚期)[1]。

1 对无症状HIV感染期的认识

无症状期也称为无症状HIV感染期或称潜伏期。无症状期是影响疾病发展和变化的关键时期。平均时间为6~8年,是HIV感染自然史中持续时间较长、患病者最多的时期。患者可有部分感染和非感染性疾病的临床表现,在早期较少后期较多,但是尚无明显的艾滋病指征性疾病[1]。

然而处于无症状HIV感染期,并非静止期,也非安全期。相对急性期和艾滋病期而言,无症状HIV感染期在整个疾病过程中的处于渐进阶段。HIV是一种危害性极强的病毒,此期病毒依然存在并繁殖,对机体具有强烈的破坏作用,机体免疫系统逐渐受损,CD_4^+T淋巴细胞计数渐渐下降,机体免疫系统不断代偿识别、杀伤病毒,二者维持着相对的平衡,整体表现为T淋巴细胞逐渐缓慢下降,血中病毒量基本维持在低水平不变,以及HIV病毒遗传基因快速突变。因此,在此期或者说在此阶段,临床中的症状表现逐渐由少渐多,并不是真正意义上的无症状。为此,我们又认为应称此期为"渐进期"。

中医学认为无症状HIV感染期是在艾滋病疫毒感染人体之后,邪伏体内、邪气亢盛、正气尚实、正邪相峙阶段。此阶段正气尚能抗御外邪,邪气尚处于低水平存在,正所谓"正气存内邪不可干"(《黄帝内经·素问·遗篇·刺法论》)。因此,其尚无中医证候和症状。随着疾病的进展,疾病邪气逐渐增盛,正怯邪淫。人体正气逐渐消减、邪气逐渐增长,正所谓"邪气所凑,其气必虚"(《黄帝内经·素问·评热病论》)。此时,疾病所表现的症状和证候也逐渐增多。

近年来根据国家承诺三个"零"(零艾滋病新发感染、零歧视、零艾滋病相关死亡)的角度,从降低零发病率和零病死率出发,对无症状HIV感染期或称渐进期的早期干预治疗,越来越多的引起业内学者重视。中医药应对其警醒与思考,也是研究者应当极为重视的目标和方向。

2 无症状HIV感染期的治疗时机

无症状HIV感染期的治疗方法及药物应用都尚处于探索阶段。现代医学抗逆转录病毒治疗是防治艾滋病的主要措施。自1996年高效抗逆转录病毒(HAART)疗法问世以来,其应用显著降低了艾滋病的发病率和病死率,然而对无症状HIV感染期的治疗时机的选择尚存在争论。

早前WHO"艾滋病临床分期及抗病毒治疗指征"曾提出,无症状HIV感染者不适合抗病毒疗法。临床发现提前使用抗病毒疗法会使HIV感染者:(1)生活质量下降;(2)较早产生耐药,未来抗病毒治疗的选择受到限制;(3)经济上承受压力很大;(4)由于HAART的不良反应,感染者间断用药,诱发HIV病毒变异,对最终研制疫苗不利。另外有群体研究结果也表明,早期治疗并未明显降低病死率及并发症风险,因此过早启动HAART的策略受到质疑,因而倡导"延迟治疗"[2,3]。近年来Lucas GM等[4]研究证明早期抗病毒的效价比明显优于感染晚期开始治疗的患者,因此提倡"早期强化治疗"。随着新的抗病毒药物出现,毒性作用的降低,费用成本有所下降,大量病例的临床研究证实,使HARRT治疗启动时机"逐渐前移",如目前已有6大类33种药物和新的三线方案备用药物,如地瑞那韦(darunavir,DRV)、雷特格韦(raltegravir,RAL)、依曲伟林(etravirine,ETV)应用于临床[5,6]。还有一些研究结果表明,早期抗病毒治疗临床有效[7,8]。但是其用药时间长、不良反应蓄积、长期经济负担、长时间服用依从性降低、耐药菌株的出现等情况仍然存在,使其早期抗病毒治疗方案难以实施。Mcmahon DK等[9]对199例早期HAART治疗的无症状期患者进行了319周的跟踪和分析,研究显示共142例在平均112周时退出治疗,主要原因为不良反应事件(40例),其次为失访(39例)、主动退出(37例):主要药物不良反应包括恶心(137例,69%)、乏力(98例,49%)、腹泻(74例,37%)、头痛(56例,28%)、高胆红素血症(48例,25%)等;表明虽然早期治疗可以降低病毒载量、提高CD_4^+T水平并对控制传播有重要意义,但无症状HIV感染者可能无法耐受不方便和诸

基金项目:国家"十一五"科技重大专项"无症状HIV感染中医药早期干预研究"课题(No.2008ZX10005-002)

多不良反应的终生治疗。郭志伟[10]研究表明我国免费抗病毒治疗的直接成本每年近2万元(包括抗病毒药物、检验、不良反应治疗等),其中不良反应治疗费用占10%以上。文献报道国内外耐药菌株的产生及传播呈上升趋势[11]。

WHO 从中低收入国家国情出发,遵循最需要和最多数人受益的原则下,与 2010 年指南[6]中仍然建议无症状 HIV 感染者在 CD_4^+T 细胞 ≤ 350 个/mm^3 开始治疗。在具体实施中,各国方案并不一致,如乌干达 2010 年临床指南中规定 CD_4^+T 计数 < 250 个/mm^3;或在 250 ~ 350 个/mm^3 之间合并肺结核或出现 WHO 的 III 期症状、或怀孕才开始治疗[12]。我国中华医学会感染病学分会艾滋病学组制定的最新艾滋病指南中,CD_4^+T 淋巴细胞数 < 350 个/mm^3 建议治疗,CD_4^+T 淋巴细胞数 > 350 个/mm^3 但 < 500 个/mm^3 考虑治疗,在存有高病毒载量($> 10^5$ copies/mL)、CD_4^+T 淋巴细胞数下降较快(每年降低 > 100 个/mm^3)、心血管疾病高风险、合并活动性 HBV/HCV 感染、HIV 相关肾脏疾病、妊娠者建议治疗[13]。但是由于国内 HAART 治疗仍然面临着可用和自主研发药物少、治疗欠科学规范化、疗效监测不足、耐药菌株有上升流行趋势等问题,使无症状 HIV 感染期的进一步早期干预治疗困难重重,广大无症状 HIV 感染期患者仍不能得到有效的治疗。基于此,针对无症状期 HIV 感染者,目前国内外尚无统一的治疗措施,这就给中医药治疗带来机遇和空间,被称为中医药治疗艾滋病的"最佳时机"或"黄金阶段"。

3 无症状 HIV 感染期的中医药防治思路

中医药治疗艾滋病已有20多年,中医药防治艾滋病在病因病机、中药早期干预、中西药协同作用、药物开发等研究方面进展迅速,成果显著[14]。学术界对艾滋病的研究思路日渐统一,主要包括:(1)艾滋病早期中医药干预;(2)艾滋病证候类型和转变规律;(3)确切有效的中药新药;(4)中西并用协同增效;(5)确切有效的中医药治疗方案等等。特别是中医药的早期干预已备受重视,笔者认为,中医学理论的基本特点是整体观念和辨证施治,在疾病诊疗过程注重疾病整个过程的发展变化及脏腑之间的相互联系,详细收集四诊资料,辨清疾病的病因、性质、部位以及邪正关系;并注重治疗中的"未病先防"和"既病防变"思想。因此,中医的优势在于对患者整体观念下的辨证论治,是增强和保护人体的正气,而不是抗病毒。因此笔者认为,在无症状 HIV 感染期,邪正相持的病机特点决定了是最佳治疗阶段。经过早期干预治疗,使患者长期"带毒生存",是中医药防治的重要目的。

4 无症状 HIV 感染期的中医药防治方略

中医学通过对无症状 HIIV 感染期发病机理的研究认识,发挥中医药整体观念和辨证论治的优势,辨病与辨证相结合,以中医学"治未病""未病先防、既病防变"的学术思想为指导,辨证应用中医药对艾滋病无症状期 HIV 感染者进行干预,选中最佳阶段使治疗视点前移,以期延缓无症状期 HIV 感染者进入艾滋病期,降低艾滋病期的发病率,从而降低艾滋病总体的致残率和病死率。

在国家"十一五"重大科技专项"无症状 HIV 感染中医药早期干预研究"课题中,方案采用了随机、双盲、安慰剂平行对照、多中心临床研究方法进行临床观察,以中医辨证论治为原则,针对无症状 HIV 感染期的不同证型进行治疗,观察其延缓无症状期 HIV 感染者进入艾滋病期的事件及时点,中期评估结果初步显示,在延缓发病时间和进入艾滋病期方面作用明显。临床报道益天康胶囊[15]、艾宁颗粒[16]、扶正排毒片[17]等药物,早期干预治疗无症状 HIV 感染者,可提高机体免疫功能,抑制病毒复制,从而提高其生活质量,延缓其发病时间。

经无症状期的长期临床实践及研究,我们认为在无症状 HIV 感染期患者常见的基本证型有:气虚证、气阴两虚证、湿热内蕴证、气虚血瘀证、痰瘀互结证等,此外亦有无证可辨,无症状期的诸多病证多是以上述证型为基础。我们认为艾滋病"脾为枢机"[18,19],气虚为艾滋病的基本病机[20,21],脾气虚则气血津液代谢异常,外则易感外邪,内则生痰瘀等病理产物,终致五脏气血阴阳俱损,百病由生,故治疗应以"益气扶正"为主,兼以祛邪。气虚证者,倦怠乏力、神疲懒言、头晕目眩、面色无华、心悸、自汗,舌质稍淡或正常,脉象或虚或正常;治应健脾益气、滋阴养血,药用黄芪、人参、白术、茯苓、当归、川芎、白芍等,如益艾康胶囊,或补中益气汤、归脾汤等。气阴两虚证,潮热盗汗、五心烦热、午后颧红、舌红少苔,脉细数;治以益气养阴,药用人参、黄芪、枸杞子、麦冬、当归、甘草等,如艾宁颗粒、生脉饮等。湿热内蕴证,常见脘腹胀闷、身体困重、便溏不爽、身热不扬、舌质红苔黄腻,脉濡数;治以清热化湿、益气解毒,用滑石、豆蔻、薏苡仁、黄芩、白花蛇舌草等,如唐草片、三仁汤、甘露消毒丹等。气虚血瘀证,身疼痛如刺、痛处不移、面色黧黑、肌肤甲错,舌质淡紫,或有紫斑,脉涩;宜益气活血化瘀,药用人参、三七、天花粉、当归、川芎等,如艾奇康胶囊,或补阳还五汤、身痛逐瘀汤等。痰瘀互结者,胁肋胀或刺痛、肢体麻木、胸闷、脘腹痞满、舌暗苔腻,脉弦滑;宜化痰逐瘀,药用半夏、桃仁、红花、当归、赤芍等,如金龙胶囊、血府逐瘀汤等。无证可辨者,可据无症状期的病机及个人素体体质特点,益气养血扶正治疗为主。上述诸方药是笔者团队无症状期治疗探讨和经验的总结,目前正在进行药物作用靶点、免疫改善机理等方面的进一步研究,在此以供同道参考。

5 无症状 HIV 感染期中医药防治展望

目前关于中医药治疗无症状 HIV 感染期的研究虽然在临床治疗和理论研究中取得了一定的成果,但依然存在不少问题和困难:(1)实验研究、理论研究、作用机理研究明显不足；(2) 尚无证候标准、疗效评价标准；(3) 此期的治疗仍然建立在中医内科其他病的基础上[22]。此外无症状期的持续时间与感染病毒的数量、型别、感染途径、机体免疫状况的个体差异等因素有关，而在既往的临床治疗研究及评价中并未考虑这些因素。

无症状 HIV 感染期是艾滋病发展过程中的渐进期。中医是我国的传统医学，实践表明中医药在艾滋病的防治中发挥了重要的作用，在中医药治疗无症状 HIV 感染期的研究中，应结合现代医学的机理研究的新内容，辨病辨证相结合[23]，深化中医学对无症状 HIV 感染期病机认识，同时不断加大中医理论基础的研究，构建无症状 HIV 感染期的中医理论框架，规范证候学标准，并在临床研究中，提高研究顶层设计水平，以辨证施治为原则，系统评价中医药不同方证对无症状期 HIV 感染者的干预治疗措施，建立中医药的综合治疗方案，发挥中医药特色优势，实现降低发病率、致残率和病死率的目标，使无症状 HIV 感染期的中医药早期干预研究取得更加可喜的成果。

参考文献（略）

（出自中国中西医结合杂志 2012 年第 32 卷 6 期第 729－732 页）

无症状 HIV 感染期的中医药研究进展

田淑娥[1] 张 毅[2]

（1. 成都中医药大学临床医学院，四川 成都，610075；2. 四川省中医药科学院，四川 成都，610075）

摘要 目的：探讨艾滋病无症状 HIV 感染期的中医药研究进展。方法：通过搜集整理关于艾滋病无症状 HIV 感染期的中医病因病机认识，以及相关的治疗方法，并予以分析总结。结果：艾滋病无症状 HIV 感染期已经病及多脏腑多器官，由于人体正气尚足，因此全身临床表现不甚显著。结论：本期的防治中，应兼顾考虑多个脏腑的治疗，重点是积极固护脾胃，扶正祛邪；同时可以采用多种不同传统治疗方法，从不同角度对其施予治疗。

关键词 艾滋病；中医药；研究进展

艾滋病（Acquired Immunodeficiency Syndrome, AIDS）即或得性免疫缺陷综合征，由人类免疫缺陷病毒（Human Immunodefciency Virus, HIV）感染引起，是以全身性免疫严重缺陷为主要特征的致命性传染病，具有传播迅速，发展缓慢，病死率极高的特点。自 1981 年第一例 AIDS 患者被确诊以来，便以极其迅猛的传播速度肆虐全球。中国作为幅员辽阔，人口众多的国家，疫情发展状况更是不容小觑。传统中医药以其"简"、"便"、"廉"、"效"的特点以及整体观与辨证论治理论，对于艾滋病的防治，尤其是无症状 HIV 感染期的治疗不断探索，积累了一定资料，笔者查阅相关资料，将相关中医药研究进展简述如下。

1 中医对无症状 HIV 感染期的病因病机认识

徐立然[1]认为无症状 HIV 感染期的病机为疫毒之邪潜伏体内，正不达邪，邪正相持。若脾气健运，气血生化有源，脏腑经脉，四肢百骸，肌肤九窍，精神思维均得以滋养，则长期处于潜伏期；若中焦运化功能不健，精微物质生成不足，气血营卫生化乏源，机体失养，卫外失固，脏腑之气得不到充养，机能减退，则进入艾滋病期。张艳燕[2]也认为无症状 HIV 感染者的主要病机是气血亏虚，脾失健运，脾脏功能失调是无症状 HIV 感染者发展演变成艾滋病的根源。

邓鑫[3]认为肾精是人体五脏六腑精气的根本，是化髓生血的主要物质，肾气即元气，乃正气之根，通过三焦运行全身，具有推动激发人体生命活动及抵抗外邪，护卫机体等作用，是维持人体免疫功能的重要基础。HIV 病毒通过精液，体液，血液等进入人体，潜伏于三焦之内，不断耗伤机体的肾精肾气，导致推动、激发脏腑活动的动能紊乱，气机运行失常，患者表现出一系列正气亏损的临床证候。周敬志[4]以下实心括弧均一致认为元气亏虚贯穿于艾滋病感染和发展的全过程，同时，艾滋病潜伏期长达数十年，病程漫长，"久病伤气"，阐释了无症状 HIV 感染期元气亏损的发病机制。何琦[5]等认为"艾毒"侵袭人体，正邪相持，潜伏三焦膜原，渐进持续损伤元气，五脏六腑失去元气的激发和充养，导致脏腑之气不足，功能失调。

艾军[6]以伏疫概念作为中医药认识诊治艾滋病潜伏期的理论基础，提出其在病理演变过程中的"疠"、"郁"、"瘀"、"虚"的病机。正气不足，精血亏虚，容易被疫疠所侵，疫疠侵袭，潜伏体内，阻碍正气运行，气行受阻，

·721·

升降出入失常而致郁；气行受阻，津液无以正常输布运行，血行不畅而化生痰饮、湿浊、积滞、瘀血等，即由郁生瘀。反之，体内有郁有瘀，则病气深伏，胶结积聚难散，病深难解。

宗亚力[7]等从络病学理论出发，认为艾滋病是由于病毒之邪乘虚而入，伏于血络，内舍于营而引起的一系列温热病症状。并将其潜伏期症状用"毒"、"瘀"、"虚"来概括和解释。"毒邪启动"，"络脉受损"，导致"络脉血瘀"和"络脉空虚"，引起"络脉病变"，"毒自络入，深伏为害"，易致"络伤瘀阻"，最后形成"至虚之处，便是留邪之地"的状态。

2 中医药对艾滋病无症状HIV感染期治疗的认识进展

在整个HIV感染的群体中，处于无症状HIV感染期的患者占多数，同时，这一时期所占病程的时间最长，因此有学者提出该期是中医药治疗艾滋病的黄金切入点[8]。近年来，有不少学者从不同角度提出对艾滋病的中医药治疗方法。

李钦[9]等认为脏腑虚损贯穿于艾滋病的整个病程，其临床表现基本可归纳于脏腑辨证体系中，无症状期患者正气亏虚，疫毒偏盛，正不胜邪，应注意攻补兼施，宏观整体地协调脏腑功能是治疗本病的大法，深悉脏腑功能失调与病情发生发展的关系，调整脏腑阴阳，以恢复人体正气功能。具体应注意辨证是肺脾气虚，肺肾阴虚，抑或是气郁痰阻等证型，从而针对性的使用补气健脾或滋补肺肾或理气化痰等方法。

张苗苗[10]认为艾滋病的病因类似于温病理论中的杂气，将艾滋病的的证候总概括为内伤杂病型和外感热病型。对内伤杂病治疗时以内伤杂病的治则为纲兼以凉血解毒、辛凉发散，以保存正气杀灭邪毒为要；外感热病型当以六经、卫气营血或三焦辨证理论为纲，兼以益气养营，以截断传变，防治闭脱为急，截断传变以清营凉血，辛凉透邪，填补下焦为主。

张亚萍[11]从三焦角度辨证，认为无症状期病变在中焦，以脾胃为中心，强调此期的治疗原则是增加患者机体的抵抗力，提高其免疫功能，延缓艾滋病的病情进展，推迟艾滋病期的发病时间或进入艾滋病前期的时间[12]，提出从饮食生活，药物治疗和情志调节方面调理脾胃功能，填补后天之本。

刘爱华[13]认为无症状期乃阴柔之湿邪携热深潜于内，渐耗脾肾，此期为疾病的转折点之期，治疗时应注重培补脾肾，以肾为主；清利湿热，以湿为主。周根锋[14]提出艾滋病无症状期病因虽为"疫毒"，但其临床表现及基本病机为"虚劳"，因此，用桂枝汤调理补益中焦脾胃滋壮营卫气血生化之源，又调和畅达营卫有利于将精微物质运送至五脏六腑，四肢百骸，使其得到濡养。

郭建中[15]针对本期患者繁复出现的瘙痒性丘疹，认为当从化痰凉血祛风入手治疗。谢春梨[16]则从艾滋病患者易于焦虑抑郁的情况着眼，提出针对无症状HIV感染者辅以音乐疗法以缓解其焦虑和抑郁的展望。根据患者存在的个体差异性，许前磊[17]认为在艾滋病的治疗过程中充分考虑患者的体质差异，强调个体化治疗的观点。徐立然[18]认为"脾为枢机"是艾滋病的基本病机，治疗时应注意在发挥中医药整体观念和辨证论治的前提下，也应辨病与辨证结合，以益气扶正为主，兼以祛邪。

在潜伏期的治疗中，不仅药物治疗的方法和见解众多，也不乏运用针灸等传统方法治疗的报道。杜彩霞[19]将无症状期的病机归属于本虚标实，肯定了艾灸调节免疫功能的作用[20]，艾灸可以促使被抵制的造血功能得以恢复和增强，增强白细胞内的某些酶系统的活性，提高机体的细胞免疫和体液免疫能力。艾灸可以通过调整、消炎、镇痛、免疫、修复这五大药理作用治疗无症状HIV感染期[21]。刘振威[22]等也认为对HIV感染者进行艾灸早期干预，有其独特的治疗优势，对足三里、关元、气海、神阙、大椎、膏肓、命门等穴位进行艾灸刺激，稳定和提高机体免疫，改善临床症状，从而提高生存质量。

4 讨论

不少临床报道者对于艾滋病的中医病因病机及机理片面强调某一因素的作用。而艾滋病是免疫缺陷引起的全身综合征，它的病变范围以及病变进程远非普通病种所能比拟，又因其特殊的传播途径导致邪毒直中入里，进入血分而发病[23]，因此不能单纯以脏腑、卫气营血或三焦辨证中的某个辨证方法一概而论。如某人素体脾虚，邪毒侵犯自当首犯脾脏，而滥交伐精纵欲者，最易肾精匮乏，邪毒则易从肾而入，所以临床应该根据患者个人史、体质特征及临床表现来寻求其主要病机，而不各执己说，将这个复杂的疾病归位于某个病变脏腑或病变部位。在治疗时应兼顾多个脏腑和器官的功能，重点是固护脾胃，扶正祛邪；同时可以采用多种不同传统治疗方法，从不同角度扶助人体正气，使疾病向愈。

不少专家从中医"治未病"思想入手，对无症状HIV感染期进行广泛的研究。笔者认为，尽管在艾滋病急性感染期和无症状HIV感染期不提倡使用西医的抗病毒治疗，但是这两阶段都尽早使用中医药的防治是很有必要的。目前，我国艾滋病多发区大多位于偏远山区和文化、经济相对落后的地区，发现较晚，对进行中医药早期干预带来了障碍。

中医药对艾滋病进行早期干预的时候，主要采用祛邪与扶正法。有专家陈钢教认为认为在外邪亢盛而正气亦虚弱的情况下，建议扶正药与祛邪药分开服用，使两类药物的功效最有效地发挥出并直达病所，增强治疗效果。因补益药与祛邪药在药性药味方面都有明显差异，若分开时间服用，则有利于二者药效的最大发挥。

参考文献（略）

（出自中国临床研究 2013 年第 5 卷 16 期第 118～120 页）

中药复方促进艾滋病免疫重建研究综述

高国建　邹　雯　刘　颖　咸庆飞　王　健*

（中国中医科学院 中医药防治艾滋病研究中心，北京 100700）

摘要　该文综述了近 20 年来中药复方在促进艾滋病免疫重建方面的相关研究报道，发现中药复方对艾滋病免疫重建疗效确切。我们要充分发挥中药复方在提高机体免疫力方面的独特优势，从而改善患者症状，提高生存质量，实现艾滋病临床治疗的最优化。

关键词　中药复方；艾滋病；免疫重建；研究综述

免疫功能重建是指 HIV/AIDS 患者经抗病毒治疗或其他治疗后，HIV 感染引起的免疫异常得以恢复到正常水平或接近正常水平，使得各种艾滋病相关的机会性感染和肿瘤的发生率下降，艾滋病病人的死亡率和发病率相应减少。

1 中药复方介入艾滋病免疫重建的背景

近年来，HAART 疗法经过大量的临床试验证明能有效地抑制 HIV 病毒载量，但仍有 15%－20% 的病人免疫重建不理想。由于 HIV 储藏库的存在，使得 HAART 实现免疫重建和彻底将 HIV 清除变得不太可能。此外，即使长期 HAART 治疗也难以使免疫细胞数恢复到完全正常水平；HAART 治疗过程中 HIV－1 病毒可能通过某种方式继续损害 NK 细胞[1]。而 AIDS 是一种 HIV 感染的免疫缺陷种综合征，不仅表现为 HIV 在体内复制，而且患者免疫功能严重缺乏，所以我们不仅要重视抗 HIV 病毒的研究，更要重视提高或调整免疫功能的研究。所以要扩开眼光，转变思路，寻求更有效的方法，实现艾滋病治疗的最优化。

2 中医对艾滋病免疫重建的认识

中医学认为人体得病不外乎正虚邪实两端，疾病的发生发展取决于正、邪双方的盛衰。中医古籍中虽然没有艾滋病病名的记载，但是根据艾滋病的发病特点、症状表现以及预后等方面分析，应属于中医"瘟疫"范畴。"瘟疫"邪气太过凌盛，如《素问·刺法论》所云："五疫之至，皆相染易，无问大小，病状相似"，故不易控制，又云："不相染者，正气存内，邪不可干。"可见，正气虚才是人体得病的主要原因。所以我们就要从中医药提高人体正气方面入手。

近来研究表明，元气与免疫调控反映有关，元气不足，使 CD_4^+ T 细胞免疫功能低下，机体抗感染能力不足，还可使 T 淋巴细胞增生能力显著下降[2]。而艾滋病主要是因为是 CD_4^+ 细胞计数减少，白细胞介素－2（IL－2）分泌下降，自然杀伤细胞（NK 细胞）活性降低和 T4/T8 比值倒置，造成机体免疫功能缺陷和失调[3]。任保印[4]认为肾为先天之根，是免疫功能的发源地，脾为后天之本，为机体免疫提供物质基础，脾肾功能直接影响人体正气的盛衰与免疫功能的强弱。经云："正气存内，邪不可干，邪之所奏，其气必虚"。故正气调节阴阳平衡，保护机体，与现代免疫识别和杭原、杭体的概念是一致的。免疫理论认为如果有足够的免疫力，机体的感染是不能发生的。因此当代医家多主张将中医在 AIDS 治疗方面的"正气"类推为西医的"免疫"[5]。

3 中药复方在艾滋病免疫重建方面的研究成果

中医以整体、动态和辨证的思维模式治疗艾滋病，中药复方通过多种有效成分对人体进行多环节、多层次、多靶点的整合调节，作用持久，副作用小。近年来经过大量的临床和动物实验证明，中药复方在艾滋病的免疫重建方面行之有效。

3.1 中药传统复方

目前发现诸多传统的补益类方剂均有一定的提高免疫功能的作用[6]，常见补气类方剂有四君子汤、保元汤、独参汤、玉屏风散、参苓白术散、生脉散；补血类方剂有当

[基金资助]　国家"艾滋病和病毒性肝炎等重大传染病防治"科技重大专项（2013ZX10005－001）

归补血汤、四物汤、复脉汤；气血双补类方剂有八珍汤、十全大补汤；滋阴类方剂有一贯煎、补阴汤、左归饮、六味地黄丸；壮阳类方剂有金匮肾气丸；此外还有小柴胡汤、龙胆泻肝汤、羚羊钩藤汤、大黄牡丹汤、归脾汤、清营汤等。国内外做得诸多关于小柴胡汤的研究，证明本方对HIV感染引起的免疫系统功能障碍有保护作用，能提高AIDS患者的免疫功能[7]，可促进淋巴细胞产生白介素-2（IL-2）。李建中等[8]运用人参养荣汤和右归丸加减组方，对艾滋病患者进行整体调节，结果患者的免疫指标得到改善，尤其是CD_4^+细胞数低于200个/μL时，可显著提高CD_4^+计数。

3.2 中药非传统复方

3.2.1 经过免疫学及药理学研究的复方

近年来经过免疫学及药理学研究的复方有艾泰定、艾灵颗粒、艾乃吉Ⅰ号、扶正抗艾颗粒、扶正排毒片、中研2号等。艾泰定[9]体内对巨噬细胞、天然杀伤细胞有明显激活作用，对白细胞介素、干扰素有诱生作用。艾灵颗粒[10]可以使Th1细胞因子中IL-2显著提高，其他因子以及ALT和Cr保持稳定。Th2细胞因子中IL-4保持稳定，可能在一定程度恢复MDC和PDC频率，升高PDC分泌IFN-α的作用，提高感染者免疫功能。艾乃吉Ⅰ号[11]对提高免疫抑制小鼠CD3T细胞百分率和CD_4^+T细胞百分率有一定作用，其中低剂量组与模型组比较CD_4^+细胞百分率的提高较为明显，具有一定的促进免疫功能恢复及体外抑制HIV作用。扶正抗艾颗粒[12]能够对趋化因子RANTES及其受体CCR5产生影响，推测对趋化因子及其受体活性或数量有一定的抑制作用。扶正排毒片[13]长期应用对大鼠整体无明显毒副作用，但有一定增强细胞免疫功能和精原细胞发育作用。研究发现中研2号[14]可以降低感染动物血清新喋呤的水平，对SIV感染动物免疫功能具有保护作用；提高模型动物的CD_4^+T细胞百分比，并降低动物血清β2-MG含量；促进感染后期的细胞功能的恢复；体内实验显示对SIV感染所致的猴艾滋病模型免疫系统的功能状态具有一定的调节作用，表现为对不同感染时期的免疫功能呈双相调节作用。

3.2.2 经过临床及动物实验研究的复方

802[15]（冬虫夏草制剂）是以中医扶正药物为主制成的口服液，实验结果表明，它在体内外能协同刀豆素A刺激小鼠T细胞增殖，诱生小鼠T辅助细胞产生IL-2，其作用随浓度增加而增强，它能增强小鼠B细胞分泌抗体的功能及T细胞与特异性抗原的结合能力。有学者用中药复方802，806，809，89111进行临床及实验研究[16]，结果证明它们能促进细胞免疫和由巨噬细胞、淋巴细胞释放的淋巴因子（如IL-1，IL-2）增加，对免疫抑制小鼠尚可增加其CD+4细胞数和CD+4/CD+8比值逆转。经临床观察艾乃吉Ⅰ号[17]能改善或维持早中期（CD_4^+细胞数为100～400/mm^3）HIV/AIDS患者的免疫功能。黄卫平等[18]用益气活血复方艾通治疗HIV感染及艾滋病患者15例，发现该药对提高免疫功能和改善症状具有较好的作用。郭卫中等[19]观察中药复方艾达康对慢性猴艾滋病病毒感染模型的疗效，发现艾达康颗粒虽然对慢性感染无明显的抗病毒作用，但具有一定的免疫恢复和重建作用。马伯艳等[20]将所有患者口服艾可清胶囊，每次6粒，每日3次。结果治疗3，6个月后患者外周血CD_4^+细胞有所增长 CD+4/CD+8治疗6个月与治疗3个月相比差异有显著性意义（$P<0.05$）；结果提示，艾可清胶囊可提高患者免疫功能，减轻症状体征，提高生存质量。倪燕萍等[21]研究表明，艾泰定在体外对鼠腺细胞、人T淋巴细胞有明显激活作用；体内对巨噬细胞、天然杀伤细胞有明显激活作用；对IL-2、干扰素有诱生作用。危剑安等[22]发现益气活血中药艾灵颗粒可显著改善艾滋病患者的症状，提高免疫功能，且未见明显毒副反应。孟坤等[23]发现喘可治与HAART联合治疗艾滋病，比单用HAART能增强CD+4细胞数量并能降低HAART副作用，减少耐药发生。刘宝录等[24]研究表明，扶正逐毒丸对免疫抑制小鼠机体的免疫功能有较好的调节作用。彭勃等[25-26]用扶正排毒片进行临床疗效观察，结果本品早期干预HIV感染者可提高其免疫功能，对部分病例具有降低病毒载量的作用。黎明等[27]观察复方三黄散颗粒治疗艾滋病41例，结果治疗组中13例CD_4^+T淋巴细胞上升了30%，2例上升了25%；11例HIV载量下降0.5log。吕维柏[28]给艾滋病患者金龙胶囊治疗，结果显示其小剂量组对患者的CD_4^+细胞有80%的升高率，平均升高114.33～154.76/mm^3。王健等[29]用金生宝胶囊进行了22例HIV感染者和艾滋病病人的临床观察，总有效率为54%，在改善症状和增加免疫功能两方面均有作用。段呈玉等[30]用具有大补元气、解毒散结、清热消痛的功效的康爱保生胶囊与HAART合用治疗334例AIDS患者3个月，证实该药具有改善患者免疫功能，促进免疫重建的作用。莫以贤通过研究表明[31]克艾特胶囊具有提高免疫力，抑制HIV，并可治疗AIDS机会性感染及其多种并发症。马慧群等[32]探讨中药普乐康对HIV/AIDS患者细胞免疫功能的影响，用药后HIV/AIDS患者血液的淋巴细胞对PHA诱导的增殖能力、血清IL-2和IFN-γ水平、NK和LAK细胞的杀伤活性均明显高于治疗前（$P<0.05$），说明普乐康可以改善HIV/AIDS患者细胞免疫功能紊乱状态，有助于患者机体的康复。乾坤宁经临床观察[33]，可使HIV感染者CD_4^+细胞维持一定水平，明显改善症状、体征，提高生存质量。李泽琳等[34]用祛毒增宁（ZL-1）胶囊进行临床观验证，发现本品有较好的改善症状和提高免疫功能作用。兰金初等[35]对南非及河南柘城的AIDS患者运用三归片进行治疗，发现CD_4^+淋巴细胞回升50/μL以上的患者达到66.6%。张妍玲等[36]用双黄连粉针剂治疗艾滋病15例4周，症状缓解

率达93.33%，治疗后CD_4^+T淋巴细胞数明显增加，血红蛋白和体质量均有增加。唐草片是首个获得国家FDA批准的抗艾滋病中药复方，研究证明其能提高患者CD_4^+淋巴细胞计数。Xia X, Lai Z等[37]应用唐草片治疗艾滋病时发现，其在艾滋患者体内虽没有明显抑制HIV的作用，但能增加CD_4^+细胞数量，有助提高免疫能力，减慢HIV病毒的复制，患者CD_4^+细胞数量平均增加了63.00%。五味灵芝胶囊为中国中医科学院艾滋病专家的经验方，并利用现代医药技术制成复方胶囊。张兴权等人通过体外实验证明[38]五味灵芝胶囊能抑制HIV-1复制，并有良好的协同抗病毒活性及明显的增强特异性免疫活性。吕维柏等[39]对43例AIDS患者运用新世纪康保胶囊治疗6个月，用单克隆抗体试剂测定CD_4细胞数和CD_4/CD_8比值及观察8个主要症状变化作为指标。结果显示21例免疫功能好转，显效率12%（5/43），总有效率67%（29/43）。李湘云等研究表明[40]，由苦瓜等组成的苦瓜"阴速康"具有抗HIV-1病毒作用，并有提高小鼠巨噬细胞功能和T淋巴细胞功能的作用。徐立然等[41]观察益爱康胶囊（由山药、红参、黄芪、防风、炒白术、白薇、茯苓、当归、白芍、黄芩等组）成对HIV/AIDS患者T淋巴细胞亚群变化的影响，结果治疗后患者T淋巴细胞亚群中CD_4^+T淋巴细胞有较显著的上升，CD+4/CD_8^+比值明显上升。李发枝等[42]用益爱康胶囊观察艾滋病患者T淋巴细胞亚群变化情况，研究结果显示中药具有一定的提高CD_4^+淋巴细胞数量、延缓CD_4^+淋巴细胞下降、提高CD_4^+/CD_8^+比值的作用，提示益爱康胶囊可以提高患者的细胞免疫功能或使之保持稳定、减缓其下降趋势。郑友文等[43]用再生丹治疗HIV感染者，结果表明可明显改善临床症状，提高CD_4^+T淋巴细胞数，使病毒载量下降。中医研究院艾滋病专家根据中医辨证论治原则组成中研Ⅰ号及中研Ⅱ号（艾宁颗粒），并运用于非洲坦桑尼亚艾滋病患者的治疗，均取得了一定的疗效[44]。其中中研Ⅰ号具有清热解毒的作用。中研Ⅱ号具有补中益气、养血滋阴的作用。临床观察能够改善病人的免疫功能及临床症状，并有抑制HIV病毒的作用[45]。实验研究表明可提高SIV猴T、B细胞增殖，并对动物免疫细胞有保护作用[46]。罗士德教授及其研究组用复方SH调制的中式鸡尾酒，研究显示其具有抗HIV的活性及免疫调节作用。经过临床或动物实验，初步发现这些复方均可不同程度地调节或增强机体的免疫功能，提高了患者抵抗病邪的能力。

4 存在问题及展望

20余年的临床实践表明，中药复方在艾滋病免疫重建方面有独特的作用，具有安全性和可控性较高，长期使用毒副作用小，产生耐药性的几率小。但是仍然存在一些问题。例如国内的中医药治疗艾滋病试点项目少、规模小，还不能满足艾滋病患者的治疗需要；对艾滋病的治疗尚未形成系统、统一、规范的辨证论治认识和评价标准；缺少中医药疗法进行随机、对照、盲法、重复、均衡、大样本的临床试验研究；中药剂型的规范化和药物的质量问题；中医药人员队伍中的医师水平参差不齐等。建国以后，中医药在治疗乙型脑炎、SARS、甲型H1N1流感等新发传染病的实践表明，中医药不仅可用于古代传染病的防治，而且对于现代传染病的防治也有重要的理论指导和实际应用的价值。只要我们能充分利用，发挥其独特优势，必定在防治艾滋病方面大有作为。

参考文献（略）

（出自中国中药杂志2013年第38卷15期第2523－2526页）

艾滋病免疫重建干预方法的研究进展

刘震 刘明 李勇 王阶

（中国中医科学院广安门医院，北京 100053）

摘要 目前艾滋病患者的免疫重建治疗已成为抗病毒治疗之外的重要策略，是当今全球艾滋病领域研究的热点之一。该文综述了艾滋病免疫重建的干预方法，但因这些干预方法的临床疗效尚需考证和观察，毒副作用等亦需要寻找更好的解决办法，临床推广还有待时日。

关键词 艾滋病；免疫重建；医学干预

[基金项目] 国家"艾滋病和病毒性肝炎等重大传染病防治"科技重大专项（2008ZX10005-004）

艾滋病即获得性免疫缺陷综合征（acquired immunodeficiency syndrome，AIDS），是由人类免疫缺陷病毒（human immunodeficiency virus，HIV）引起的一种慢性致死性传染病，免疫功能的逐渐丧失是 AIDS 的典型特征。1997 年法国的 Au－tran 教授[1]首先提出了 AIDS 免疫重建的观点。免疫重建是相对于免疫损伤而言的，其目标是通过治疗，使受损的 AIDS 患者的免疫功能得到重建，恢复正常或接近正常水平[2]。这一观点彻底颠覆了 AIDS 免疫功能破坏不可逆转的传统观点，成为目前 AIDS 抗病毒治疗之外的重要干预策略和 AIDS 研究领域的热点之一。近年来，随着人们对 HIV 感染的免疫致病机制的深入研究，AIDS 免疫重建的干预方法纷纷涌现。本文现对近年来 AIDS 免疫重建的干预方法和策略予以综述。

1 免疫重建成功的判定标准

T 细胞免疫重建是机体免疫重建的重要组份，因此，AIDS 免疫重建的判定主要集中在对 T 细胞及其亚群的数量、功能等免疫指标观测以及运用 T 细胞受体基因谱系分析 T 细胞克隆重建情况等方面，但其判定标准尚未完全统一。目前主要有以下3种评价标准：①以 CD_4^+ T 淋巴细胞数量、功能恢复及机体异常的免疫激活恢复正常作为免疫重建评价标准[3-4]；②以恢复有效的免疫应答及临床症状快速好转，同时 CD_4^+ T 细胞计数回升[5]作为判定标准；③以 CD_4^+ T 细胞的数量及功能恢复正常，异常免疫激活恢复正常，临床症状的好转及机会性感染与肿瘤的发生率降低为标准，该标准也是目前医学界比较公认的免疫重建成功的判定标准。

2 免疫重建的干预方法

2.1 高效抗反转录病毒治疗

高效抗反转录病毒治疗（highly active antiretroviral therapy，HAART）是当前治疗 HIV 感染和 AIDS 最主要的临床手段。自 HAART 广泛应用于临床治疗后，人们发现其不仅能抑制 HIV 的复制，而且能使 AIDS 患者的免疫功能得到重建[6]。目前国际上有6类25种抗逆转录病毒药物，包括核苷类逆转录酶抑制剂（NR-TIs）、非核苷类逆转录酶抑制剂（NNRTIs）、蛋白酶抑制剂（PIs）、融合抑制剂（FIs）、整合酶抑制剂（integraseinhibitors）、穿入抑制剂（entr inhibitors）。HAART 采取 2NRTIs 为骨架联合 NNRTI 或 PI 方案，或 3NRTIs 方案。有研究明以 HAART 治疗 HIV 感染者35例，治疗1年后，发现患者 CD_4^+ T 淋巴细胞、CD_4^+ 童贞细胞、CD_4^+ 记忆细胞计数均明显增加（$P<0.01$），HAART 能部分恢复 HIV 感染患者免疫功能。而李氏[8]的研究发现，HAART 能够恢复 AIDS 病人 CD_4^+ T 细胞抗机会病原体的免疫功能，可以重建病人的免疫功能。刘氏[9]则采用 HAART 治疗22例 AIDS 患者，服药后3月、6月和12月对患者进行临床评估，分析不同基线 CD_4^+ T 淋巴细胞的数目变化情况，统计学得出 HAART 可重建机体的免疫功能。另有研究[10]对39例 AIDS 患者服用国产抗病毒药物治疗36个月过程中的淋巴细胞亚群、CD45RA$^+$ 细胞表型百分数等进行回顾性分析后得出结论，长期应用 HAART 可以升高 CD_4^+ T 淋巴细胞计数（$P<0.05$），促进免疫重建。

2.2 细胞因子的应用

细胞因子对于调节细胞的存活和功能起着重要的作用。HIV 感染后 CD_4^+、CD_8^+ 释放的细胞因子在清除杀灭 HIV 病毒、恢复自体免疫过程中起着至关重要的作用，因此，细胞因子的应用也成为研究者关注的重点。

2.2.1 白细胞介素

白细胞介素（interleukin，IL）具有传递免疫信息，激活与调节免疫细胞，介导 T，B 淋巴细胞活化、增殖，调节机体免疫等功能。目前研究的细胞因子主要有 IL－2，IL－7，IL－15，IL－12，其中研究最多且明确应用于临床的主要是 IL－2。IL－2 是 CD_4^+ 维持细胞生理功能所需的重要细胞因子[11]，具有免疫效应，IL－2 能够修正 AIDS 者 T 细胞的免疫表型并改善细胞因子的环境[12]，重建患者免疫功能。文献报道[13-14]，对于单用 HAART 不能获得免疫改善的患者，加用 IL－2 治疗可明显增加 CD_4^+ T 细胞数目，恢复 T 细胞正常免疫功能。长期低剂量的 IL－2 与 HAART 联合应用，在24周内可明显提高幼稚 CD_4^+ T 细胞的数量和功能，上升的 CD_4^+ T 淋巴细胞包括幼稚型和记忆型。此外，IL－7 和 IL－15 能促进 T 细胞的增殖和功能的恢复。IL－7 在维持 T 细胞动态平衡中起关键性作用，可促进纯真 T 细胞的存活及记忆细胞的产生[15]。而 11－15 由抗原呈递细胞在免疫反应的早期阶段产生并能调控固有性和适应性免疫，是促进 CD_8 T 细胞增殖的重要细胞因子[16]。亦有研究表明[17]，外源性 IL－15 能显著促使 AIDS 病人自身 IL－15 产生功能，恢复免疫细胞的功能，可以作为控制免疫重建的细胞因子。

2.2.2 干扰素

干扰素（IFN）是一种由单核细胞和淋巴细胞产生的细胞因子，有益于免疫功能的恢复，常作为一种佐剂运用到治疗 HIV/AIDS 方案中，具有广谱抗病毒和激活、修复、重建机体免疫功能的双重作用。研究显示[18]，IFN 能刺激抗 HIV 的免疫反应治疗急性 HIV-1 感染，从而控制 HIV 的复制。临床上，IFN－γ 与利巴林合用治疗 HIV 合并 HCV 感染者[19-20]，也取得了一定的效果。此外，由于 IFN－γ 能够表征 HIV 者 CD_8^+ 的免疫反应能力，IFN 在 HIV 疫苗研究中也被广泛应用[21]。

2.3 治疗性疫苗的研制

目前，使用不同策略的 AIDS 疫苗正处于研制阶段。治疗性疫苗可刺激机体抗 HIV 特异性免疫反应的发生，从而达到促进免疫重建的目的。曾毅院士等[22]将疫苗亦列为免疫重建的重要策略，并通过实验研究证明，多载体 HIV 疫苗能够诱发很好的特异性细胞免疫，而且可持续数年。治疗性疫苗需在感染后接种，常用的有 Salk 疫苗，合成肽疫苗，重组蛋白亚单位疫苗，重组载体疫苗，P24－VLP，

DNA疫苗等[23-24]，但由于HIV高度易变等因素，至今临床尚无切实有效的治疗性疫苗广泛应用。

2.4 过继性免疫治疗

过继性免疫治疗是指同卵双胞胎中未感染HIV者的外周血单个核细胞经体外修饰大量扩增后同输液给感染者以达到治疗目的的免疫治疗方法[25]，此疗法可在一定程度上实现患者的免疫重建，是目前国内外研究的热点。但王福生等[26]研究国外过继性免疫治疗HIV/AIDS患者的临床报道，发现过继性免疫细胞治疗对AIDS免疫重建疗效尚不肯定，其长期疗效尚需严格的临床试验加以验证，且因其局限于同卵双胞胎之间，距离实际临床广泛应用尚有距离。

2.5 中西医结合治疗

多数学者主张中西医结合是未来我国AIDS治疗的主要模式。艾滋病属于中医"疫病"、"伏气瘟病'、"虚劳'、"五劳损伤"等范畴，中医通过辨证论治、整体调节可提高AIDS患者的免疫功能，改善生活质量，临床研究也初步证实中医药治疗对AIDS患者免疫重建有较好的促进作用。有研究[27]以黄芪联合HAART治疗22例AIDS患者，结果显示黄芪联合HAART治疗可以减少增强患者免疫力，加速HAART治疗后的免疫重建。另有研究[28]发现在HARRT基础上加用解毒清热、活血祛湿、养阴益气等功效的中药治疗后，可有效地改善AIDS病人免疫功能、促进免疫重建。

2.6 其他治疗方法

研究显示，骨髓移植、胸腺移植、激素治疗、机锗多糖等其他干预方法对AIDS患者的免疫重建可能具有潜在的治疗价值。Hutter G等[29]利用骨髓干细胞移植成功治愈1例AIDS患者，但因其治疗病例数较少，其对免疫重建的疗效还有待进一步证实；有研究报道[30]，胸腺存在活化T细胞的合成和输出初始型T细胞的功能，通过胸腺移植，增强胸腺功能来重建免疫系统可能具有临床治疗意义；亦有报道[31]以HE2000生长激素为代表的某些激素，能够促进胸腺产生新的T细胞，保护和修复HIV感染者的免疫系统；此外，研究显示，通过有机锗多糖[32]治疗可降低AIDS患者T细胞部分激活亚群的表达，对AIDS后的免疫重建具有支持作用。

3 问题与展望

近年来，随着对AIDS发病机制和免疫病理的深入研究，现代医学干预AIDS患者免疫重建治疗策略和手段不断涌现，关于AIDS免疫重建的研究以及HIV/AIDS患者的免疫重建治疗已成为防治AIDS研究领域的重要目标。

HAART作为目前疗效最为确切的免疫重建治疗方法，被广泛应用于临床。但越来越多的研究表明单纯依靠HAART免疫重建具有缺陷和局限性，HAART并不能实现所有患者免疫重建，仅有部分患者T细胞对记忆抗原反应能力得到持久恢复[33]。而且，经HAART后获得免疫重建的患者，其免疫功能能否达到正常人水平尚未证实。同时，HAART价格昂贵，药物的不良反应及耐药性等问题都成为其治疗的瓶颈。而有研究[34]显示中西医结合治疗可促进AIDS患者的免疫重建，其效果优于单纯的HAART治疗，对于AIDS的治疗提供了新的思路。

目前对细胞因子治疗、治疗性疫苗、过继性免疫治疗、骨髓移植、胸腺移植以及机锗多糖等免疫重建新技术方法的研究，亦已取得了一定成果，但因上述干预措施在临床研究中存在诸多限制，大都停留在理论和基础研究方面，临床疗效尚需考证和观察，毒副作用等亦需要寻找更好的解决办法，临床推广还有待时日。

参考文献（略）

（出自中国中药杂志2013年第38卷15期第2519-2822页）

中医药治疗艾滋病临床文献回顾性分析

刘 颖 邹 雯 刘婷婷 高国建 王 健

（中国中医科学院中医药防治艾滋病研究中心．北京市东城区东直门内南小街16号，100700）

摘要 目的 通过文献评价中医药在治疗艾滋病（AIDS）方面的应用范围和确切疗效。 方法 收集1998年1月至2011年12月中国期刊网、万方数据库、维普中文科技期刊数据库的中医药治疗AIDS相关临床文献．对其观察对象、样本量、观察时间、试验方法、观察内容、疗效评价等方面进行分析。 结果 共纳入文献171篇，涉及患者8742例，研究方法包括中药复方、经方及针灸治疗。中药复方观察药物包括益爱康胶囊、艾灵颗粒、扶正排毒片等45种，观察对象多为人类免疫缺陷病毒（HIV）感染者/AIDS患者，样本量从3例至1634例不等，观察时间多为3~6个月，临床试验方法多采用自身前后对照，观察内容多为提高患者免疫力，疗效评价多采用症状积分改善情况以及CD_4^+及其亚群的计数、病毒载量、临床各项常规指标、生化指标；经方研究观察对象主要是AIDS期患者，观察样本量20~65例，观察时间集中在1个月左右，多为自身前后对照，临床疗效评价以自觉症状的改善为主，评价方法标准不一；针灸研究观察对象多为AIDS期患者，样本量20~274例，观察时间多数为3个月，试验方法多为随机对照，观察内容主要集中在艾灸治疗AIDS相关性腹泻方面，疗效评价指标相对明确。**结论** 中医药在改善AIDS患者的临床症状和提高生存质量方面凸显出明显优势，但相关研究需进一步明确研究对象、增加样本量及观察时间。

关键词 艾滋病；中医药疗法；针灸疗法；文献研究；回顾性分析

近年来，中医药在治疗艾滋病（AIDS）方面的探索已经初见成效，在改善AIDS患者的临床症状和提高生存质量及在防治AIDS的并发症等方面体现出一定优势。为了进一步观察中医药在AIDS临床治疗中的应用范围，我们对近年来的AIDS中医临床文献进行了回顾性研究。现报告如下。

1 资料与方法

1.1 文献来源及检索方法

以"艾滋病"、"临床研究"为检索词，检索中国知网（CNKI）、万方数据库、维普中文科技期刊数据库1998年1月至2011年12月国内中医期刊、中西医结合期刊和相关的西医期刊。

1.2 文献纳入、排除标准

纳入中药治疗AIDS临床疗效观察、中医辨证治疗AIDS临床研究、中成药或成方或中西医结合治疗AIDS临床研究、专家治疗AIDS临床经验等方面的研究文献。排除疗效可信度低的文献，一稿两投文献保留1篇；同一研究单位资料来源相同，经分析后进行整合，删除重复内容。

1.3 纳入文献一般资料

共检索出有关AIDS的中医药治疗和中西医结合治疗的临床文献171篇，其中中药复方（包括已上市、获得临床批件、科研用药以及一些经验方）单用或联合高效抗逆转录病毒治疗（HAART）治疗AIDS临床疗效观察116篇、经方单用或与HAART合用临床研究18篇、针灸治疗或针灸联合汤药临床研究13篇、中医治法治则临床研究9篇、针对HAART后毒副作用的中西医结合治疗临床研究15篇。

纳入文献中可供统计患者共8 742例，其中男性4638例，女性4104例；年龄0.8~83岁；地区分布中国7545例，非洲1197例；其中单独观察无症状期患者463例。

2 中医药治疗AIDS临床文献概述及分析

2.1 中药复方治疗AIDS临床文献

2.1.1 观察药物 总结近年中医药治疗AIDS的临床文献发现，对于中药治疗AIDS的探索，先后有益爱康胶囊、艾灵颗粒、扶正排毒片等45种，具体见表1。

2.1.2 样本量及受试对象 表1示，中药治疗AIDS临床文献观察的样本量从3例至1634例不等，其中益爱康胶囊、艾灵颗粒、康爱保生胶囊等观

表1 中药治疗AIDS临床文献所用观察药物、样本量及受试对象

名称	样本量（例）	观察对象	名称	样本量（例）	观察对象
益爱康胶囊[1-8]	1634	HIV/AIDS患者	扶正排毒3号[47]	32	HIV/AIDS患者
艾灵颗粒[9-16]	367	HIV/AIDS患者	扶正排毒颗粒[48]	32	无症状期患者
		ARC期患者			
康爱保生胶囊[17-19]	249	HIV/AIDS患者	泻痢康胶囊[49]	32	HIV/AIDS患者
精元康胶囊[20-21]	128	HIV/AIDS患者	艾泰定[50]	31	HIV/AIDS患者
扶正排毒片[22-23]	119	无症状期患者	扶正抗艾颗粒[51]	30	HIV/AIDS患者
中研2号[24-25]	117	HIV/AIDS患者	复方SH[52]	30	HIV/AIDS患者
爱可扶正片[26]	112	HIV/AIDS患者	再生丹[53]	28	HIV/AIDS患者
爱乃吉系列颗粒[27]	106	HIV/AIDS患者	金生宝胶囊[54]	22	HIV/AIDS患者
唐草片[28-29]	104	HIV/AIDS患者	晒力口服液[55]	22	HIV/AIDS患者
田氏免疫激发剂[30]	90	HIV/AIDS患者	AAC胶囊[56]	21	ARC期患者
乾坤宁[31-32]	88	HIV/AIDS患者	金龙胶囊[57]	20	HIV/AIDS患者
爱康胶囊[33]	85	HIV/AIDS患者	扶正排毒Ⅰ号[58]	15	无症状期患者
扶正排毒片Ⅱ[34]	65	无症状期患者	爱康1号[59]	15	ARC期患者
三归片[35]	65	HIV/AIDS患者	艾通颗粒[60]	15	HIV/AIDS患者
中爱颗粒[36]	60	HIV/AIDS患者	双黄连粉针剂[61]	15	HIV/AIDS患者
XQ-9302[37-38]	58	HIV/AIDS患者	红毛五加多糖[62]	13	HIV/AIDS患者

续表

名称	样本量（例）	观察对象	名称	样本量（例）	观察对象
新世纪康宝[39]	53	HIV/AIDS 患者	普乐康[63]	12	HIV/AIDS 患者
克艾特胶囊[40]	50	HIV/AIDS 患者	艾乃吉 I 号[64]	10	HIV/AIDS 患者
艾复康胶囊[41-42]	50	HIV/AIDS 患者	金黄胶囊[65]	10	HIV/AIDS 患者
艾宁颗粒[43]	50	HIV/AIDS 患者	扶正逐毒丸[66]	8	HIV/AIDS 患者
复方三黄散颗粒[44]	41	ARC 期患者	安体维康[67]	5	HIV/AIDS 患者
消糜颗粒[45]	40	HIV/AIDS 患者	喘可治[68]	3	HIV/AIDS 患者
艾可清胶囊[46]	39	HIV/AIDS 患者			

2.1.3 观察时间 中药治疗 AIDS 临床研究观察时间多为 3～6 个月,其中观察时间在 1 年及以上的中药有益爱康胶囊、XQ-9302、扶正逐毒丸、艾可清、田氏免疫激发剂、扶正排毒片、扶正排毒颗粒、爱可扶正片、艾灵颗粒、喘可治、金黄胶囊、克艾特胶囊、扶正排毒片 II 号。

2.1.4 试验方法 中药治疗 AIDS 临床试验方法多采用自身前后对照,只有少数研究采用随机对照方法,其中乾坤宁、晒力口服液、益爱康、艾宁颗粒、精元康胶囊、克艾特胶囊等研究采用的是随机双盲安慰剂对照;唐草片采用的是多中心、随机双盲安慰剂对照;复方三黄散颗粒、艾灵颗粒、艾可清胶囊、爱康胶囊采用的是随机单盲安慰剂对照。

2.1.5 观察内容 中药治疗 AIDS 临床试验研究基本定位在辅助性用药,多数研究目的是提高患者免疫力;部分研究立足于治疗 AIDS 的并发症,如消糜颗粒旨在治疗 AIDS 口腔念珠菌病,泻痢康胶囊旨在治疗 AIDS 相关性慢性腹泻,而精元康胶囊则是针对 HAART 疗法的相关副作用如长期骨髓抑制;部分研究目的是 AIDS 各项并发症,如益爱康胶囊联合三黄泻心汤治疗 AIDS 口腔溃疡,联合姜枣红糖茶治疗 AIDS 慢性腹泻,联合逍遥散治疗 AIDS 相关抑郁症。

2.1.6 疗效评价 中药治疗 AIDS 临床试验临床疗效评价多采用症状积分改善情况（根据国家中医药管理局颁布的《五省中医药治疗艾滋病项目临床技术方案》和《中药新药临床研究指导原则》制定症状、体征评分标准),以及 CD_4^+ 及其亚群的计数、病毒载量、临床各项常规指标、生化指标。

2.2 中药经方治疗 AIDS 临床文献

经方是指主要来源于《伤寒论》和《金匮要略》的经典方剂,或后世的常用方。受试对象主要是 AIDS 期患者,观察样本量 20～65 例不等,观察时间大部分集中在 1 个月左右,多为自身前后对照,临床疗效评价以自觉症状的改善为主,评价方法标准不一。总结文献发现,中医成方治疗 AIDS 多用来配合 HAART 减轻其毒副作用,如小半夏加茯苓汤、加味半夏泻心汤治疗 HAART 的消化道反应,当归芍药散治疗 HAART 的肝损害;也有治疗 AIDS 相关并发症,如半夏泻心汤、参苓白术散或合真人养脏汤治疗 AIDS 相关性腹泻,当归芍药散加味治疗 AIDS 并发慢性盆腔炎,升阳益胃汤治疗 AIDS 腹泻伴发热;少数研究为治疗 AIDS 的临床观察,如人参养荣汤合右归丸治疗 AIDS 的临床观察、托里败毒散治疗 AIDS 的临床观察。

2.3 针灸治疗 AIDS 临床文献

针灸治疗 AIDS 的相关临床文献受试对象多为 AIDS 期患者,样本量 20～274 例不等,观察时间多数为 3 个月;试验方法多为随机对照,因其疗法上的独特,多和中药组或中西药组作对照;其观察内容主要集中在艾灸治疗 AIDS 相关性腹泻方面,也有针刺治疗 AIDS 并发带状疱疹、AIDS 并发周围神经病变及针灸联合 HAART 治疗的临床观察;针灸方面的文献多集中在治疗 AIDS 相关性腹泻上,所以疗效的评价以临床症状的改善为主,评价指标比较明确。

2.4 中西医结合改善 HAART 后毒副作用临床文献

中西医结合改善 HAART 后毒副作用的临床文献主要是中药汤药配合 HAART,随着患者体质状态和临床症状的改变,而不断调整中药汤药配合临床治疗。这部分文献用方灵活,样本量小,各期患者均有,观察时间短,多为 15 天至 1 个月,观察方法多为自身前后对照,疗效评价以自觉症状的改善和生活质量的提高为主。

2.5 治法治则临床文献

从治法治则方面入手治疗 AIDS 多为临床经验性的总结,用方用药不同、疗效评价标准不一,研究起来较为困难,但可以为临床提供一些有用的思路,如健脾益气法、益气养阴、清热解毒法、益气解毒法、活血培元法均可治疗 AIDS,并能取得一定的临床疗效;凉血解毒法治疗 AIDS 相关皮肤病,解毒归元法治疗艾滋病复发性口腔溃疡效果亦可。

3 讨论

总结中医药治疗 AIDS 的临床文献发现,随着国家和政府对 AIDS 防治的重视和科研经费的不断加大,关于 AIDS 的中药新药开发的研究逐渐增多,其中大部分是中药新组的配方,少部分是中医成方的加减,其研究对象涉及各期患者,科研样本量不一,观察时间大多为半年,试验方法多是自身前后对照,而很少能做到完全意义上的随机双盲安慰剂对照。目前 AIDS 的中药新药开发遇到的问题和

AIDS 本身的特点有关，大部分新药开发都是在 HAART 的基础上进行，这和中药新药开发的定位点密不可分，但是就中药本身而言是抗病毒还是提高患者免疫力，其作用机制尚不明确。

从文献总结来看，观察对象涉及各期患者、观察时间不够长、试验方法单一、缺少药理和免疫学基础，是目前中药新药开发所遇到的问题。中药组方的药理及作用机制很难明确，这也是近年来中药复方研究的难题，中药组方成分不明确，作用机制更难研究。而相较于临床对于中药新药开发的热衷，使用经典方治疗 AIDS 的文献则相对少。《伤寒论》和《金匮要略》以及后世的经典成方，这些成方配伍严谨，经历了近千年的临床验证，疗效显著，可是临床应用却不多，当然这也和这些成方使用的条件相对苛刻、临床病情多变有关。针灸治疗 AIDS 的范围则更为狭窄，多以提高人体正气为主，使用艾灸多于针刺。中西医结合治疗 AIDS 则相对混乱，多为简单的临床经验总结，对患者体征描述的缺失使得这些临床经验的可重复性不高，中药、西药联合使用也让中药的疗效作用更难明确。

综上所述，目前 AIDS 的临床研究不论是中药新药的开发、还是经典成方和针灸的应用都需要明确研究对象、增加样本量及观察时间；多中心、大样本的随机双盲对照试验，临床中医药治疗的远期疗效观察则更能说明问题。

参考文献（略）

（出自中医杂志2013年第29期第54卷第1686－1691页）

HAART 毒副作用中医药研究进展

刘　颖　董继鹏　邹　雯　高国建　王　健*

（中国中医科学院　中医药防治艾滋病研究中心，北京 100700）

摘要　高效抗逆转录病毒疗法（highly active antiretroviral therapy HAART）在迅速抑制 HIV 病毒、降低发病率病死率等方面取得了很大的进展。但其本身存在诸如药物毒副作用、停药后病毒反弹、耐药病毒株出现等局限。随着这些问题的出现，促使人们寻求中医中药治疗方法，以期达到降低抗病毒药物毒副作用，提高抗病毒治疗依从性的目标。经过大量临床验证，中医药在治疗 HAART 相关毒副作用方面取得可喜效果。

关键词　HARRT 毒副作用；中医药；研究进展

运用高效抗逆转录病毒治疗（HAART）可以明显降低艾滋病发病率和病死率[1]。但是，因为治疗失败（不能抑制 HIV 复制水平低于 50 拷贝/mL）、毒副作用或治疗开始的 8 个月内的不顺从性，25% 的患者会停止 HAART[2]。为了提高治疗的持续性，一方面需发展新的抗病毒药物，另一方面需努力优化现有的治疗效果包括更好地了解和处理副作用[3]。本文就 HAART 毒副作用种类、临床表现、出现时间、频率以及中医药研究进展做以下综述。

1　HAART 毒副作用种类、临床表现及常见药物

根据现行的抗病毒治疗一线、二线药治疗方案，HAART 常见的毒副作用简述如下：消化道反应，表现为不同程度的恶心、呕吐、食欲减退、消化不良、腹泻、腹胀、腹痛等[4]，多由 ddI 和 AZT 引起[5]。骨髓抑制表现为严重贫血，血色素降低，中性粒细胞减少[6]，AZT 仍然是在 HIV/AIDS 患者中应用最广泛的具有骨髓抑制作用的药物[7]。皮疹表现为面部手足、躯干出现红色斑丘疹，并有水泡，伴或不伴有瘙痒症状[4]，以非核苷类药物最明显，尤其是 NVP[5]。脂肪代谢异常：发生于面部、四肢和臀部周围的脂肪丢失（脂肪萎缩），伴以向心性肥胖，脂肪沉积于腹部、胸部和背部（水牛背）。虽然 NRTIS，特别是司他夫啶所引起，但最容易引起的还是蛋白酶抑制剂（PIS）[6]。乳酸酸中毒：当血浆乳酸浓度达到 2mmol·L^{-1} 时，为高乳酸血症，超过 5mmol·L^{-1} 伴有 pH＜7.25 即可确诊为乳酸酸中毒在抗病毒治疗 8～9 个月后，如出现没有原因可解释的疲乏、恶心、腹部胀痛、肌肉酸痛、运动后呼吸困难时需考虑乳酸酸中毒。可由任何 NRTIs 药物引起，主要为 d4T[5]。周围神经系统病变，表现为手脚麻木、刺痛感、肌力减退等，主要由导致线粒体损伤的 ddI 和 d4T 引起。肝功异常表现为转氨酶升高，总胆红素升高等[8]，严重的肝

[基金项目]　国家"艾滋病和病毒性肝炎等重大传染病防治"科技重大专项（2013ZX10005001）

毒性常和NVP有关。另外，抗病毒药物的远期毒副作用还有骨质疏松症、胰岛素抵抗、增加心血管疾病风险等[9]，见表1。

2 中医药治疗HAART毒副作用研究进展

2.1 理论探讨 中医认为HAART引起的消化道反应主要病机为脾气虚弱，脾胃失和[10]，或肝胃不调，或本虚标实，寒热互结中焦所致[11]；何琦等认为HAART血液毒性作用主要是药物损伤人体正气所致，长期使用HAART致脾肾亏虚，更能影响他脏，故温补脾肾应成为治疗重点，临床上HAART致血液毒性作用中医证候多以脾肾亏虚为主[12]；而吴巍更将病毒直接损伤人体正气的因素考虑进去，或因性欲妄动、房事过度，合并使用抗艾滋病药物，致使耗伤肾精，肾中阳气衰竭，无力将脾胃运化的水谷精微转化为肾精，进而出现骨髓抑制；黄贵敬从临床辨证角度将HAART血液毒副作用归纳为：脾肾亏虚附子理中丸、金匮肾气丸合黄芪桂枝五物汤加减，肝肾不足方用六味地黄丸、补肝汤合独活寄生汤加减，痰瘀互结用大黄䗪虫丸合双合散加减[13]。刘鸿雁等运用精元康胶囊治疗艾滋病HAART致骨髓抑制脾肾两虚型[14]。综上，中医界对HAART血液毒副作用观点较为一致，中医对根据虚则补之的理论，治疗以补益为基本原则，临床多以用健脾益肾、培元固本为治疗大法。

对于HAART相关高脂血症，有学者认为[15]是HIV侵入人体，暗耗气血，加之有HAART治疗史的艾滋病患者大多久病体虚，脾胃受损，导致水谷肥甘之物无以化生气血精微，膏脂生成与转化障碍，痰浊内生，侵入血液，以致形成高脂血症。脾胃功能失调贯穿于高脂血症的始终，脾胃强弱决定着本病的发展与转归。闻莉等整理1994-2006年以来部分中医药期刊文献所报道的对高脂血症治疗和研究情况，统计结果显示痰湿阻遏型、气血瘀滞型、脾肾阳虚型、痰瘀互结型、湿热壅滞型、肝肾阴虚型6种证型较为常见[16]。

治疗HAART所致的周围神经病变，有医家用益气活血、通经活络之法收获良效[17]。对于HAART后药疹，王玉光采用清热凉血，解毒透疹，凉血护阴法治疗，发现中药有减小皮疹面积的趋势[18]。

表1 HAART毒副作用出现时间、频率
Table 1 The side effects occurrence and frequency of HAART

毒副作用种类	出现时间	发生频率
消化道反应	开始治疗前2月	绝大多数
皮肤病变	开始治疗前3月	大约使用NNRTIs16%的患者，奈韦拉平（NVP）相关皮疹为31%
胰腺炎	药后的前6个月	约30%
脂肪代谢紊乱	出现在HAART治疗1年后，平均2~6年	约50%发生脂肪代谢障碍（11%~83%）
高乳酸血症	9~24个月，平均时间16.4个月	长期应用NRTIs治疗的患者其发生率为10%~20%
乳酸中毒	治疗后8~9个月	D4T相关高乳酸血症/乳酸中毒为1.6%
贫血	齐多呋啶前3个月内，D4T通常发生在服药6个月以后	齐多呋啶导致的贫血发生率为26.6%
神经系统病变	开始治疗3个月以后	D4T相关周围神经病损5.6%，扎西他滨外周神经炎17%~31%，依非韦伦22.8%
肝损害	NVP开始后的6~18周	NVP相关肝损害17.9%

2.2 研究方法 从文献报道看，中医药治疗HAART毒副作用的临床研究大都采用了随机对照的研究方法，样本量多为小样本研究。如张明利运用采用小半夏加茯苓汤治疗消化道反应24例，进行治疗前后对照；杨小平采用治疗组在HAART基础上加服半夏泻心汤，对照组在HAART基础上加服吗丁啉的99例上消化道毒副作用随机对照研究，经治疗前后治疗前后主要症状积分对比，治疗组优于对照组；王玉光采用多中心、前瞻性、实用性随机临床对照研究，对HAART所致消化道不良反应用除痞中药颗粒剂治疗，对照组采用吗丁啉片，发现中药能明显缓解患者恶心、呕吐、食欲不振症状。

王玉光采用中药益气养血、温补脾肾中药颗粒剂治疗HAART所致血液毒性，对照组为基础治疗。①贫血：支持及对症治疗为主（叶酸腺苷辅酶B_{12}铁剂等）。②白细胞减少：利血生片、维生素B_4、维生素B_6、肌苷片、鲨肝醇片。③粒细胞减少、血小板减少：检测粒细胞、血小板，Ⅰ，Ⅱ度者一般无需特殊治疗。发现中药干预治疗HAART致血液毒副作用，有升高白细胞趋势，有部分升高血红蛋白和血小板趋势，对粒细胞减少无明显疗效。刘鸿雁[14]运用精元康胶囊对艾滋病HAART疗法致骨髓抑制35例进行临床观察，并与西药利可君片对照，发现精元康胶囊对艾滋病HAART致骨髓抑制脾肾两虚型有较好的治疗作用，有效率为88.57%（高于利可君片对照组50%）。

李强[19]采用实用性随机对照研究的试验方法，对50例HAART后高脂血症的受试者分别给予中医辨证治疗，结果显示可以显著降低血清总胆固醇（TC）和低密度脂蛋白

（LDL-C）水平，对于甘油三酯（TG）的治疗则无统计学意义。

符林春等[20]对7例接受HAART的HIV感染者或艾滋病人加用艾可清胶囊进行治疗的临床观察，分别在治疗前、治疗后3个月和治疗后6个月进行相关疗效指标检测，结果治疗6个月后患者HIV复制得到有效控制，CD_4细胞计数与CD_4/CD_8在治疗6个月时比治疗前显著升高（$p<0.01$，$p<0.05$），CD_4/CD_8疗后6个月与疗后3个月相比明显升高（$p<0.05$），血常规及肝功能有改善的趋势。说明艾可清胶囊显示出与实验室研究结果相符的对HAART疗法增效减毒的作用。

2.3 疗效评价指标 疗效评价指标多采用主客观指标相结合的方法，对无法客观化的症状性指标采用症状积分观察疗效，如症状积分、治疗前后视觉模拟标尺评价、症状舌脉积分、生存质量（卡洛夫斯基积分）等；对于可客观化的疗效评价指标采用西医公认指标评价中医治疗HAART毒副作用的效果，如HAART后高脂血症测定血脂、肝肾功能，血液毒副作用测量白细胞计数，血红蛋白和血小板等，肝肾毒性采用谷丙转氨酶、谷草转氨酶、尿素氮、肌酐、门脉内径和脾脏厚度等指标评价中医干预效果，见表2。

表2 中医药治疗HAART毒副作用的研究现状
Table 2 The research of medical treatment in side effects of HAART

毒副作用种类	治法/方药	疗效
消化道反应	小半夏加伏苓汤	治疗2周，恶心、呕吐总有效率分别为91.67%，95%
	半夏泻心汤	症状积分对比，治疗组优于对照组
	除痞中药颗粒剂	中药能明显缓解患者恶心、呕吐、食欲不振症状
血液毒副作用	益气养血、温补脾肾	白细胞升高趋势，部分升高血红蛋白和血小板趋势
	精元康胶囊	对骨髓抑制脾肾两虚型有较好的治疗作用，有效率88.57%（高于利可君片对照组50%）
高脂血症	健脾益气化痰、泻浊	血脂康胶囊治疗组总有效率要优于中药颗粒剂组
肝损伤	当归芍药散加味	有效率85.42%
周围神经病变	独活寄生汤加减	有效率88.89%
皮肤病变	清热凉血、解毒透疹、凉血护阴	中药有减小皮疹面积的趋势

3 展望

HAART疗法在我国已向艾滋病患者免费提供，取得了肯定的疗效，但毒副作用大直接导致依从性差，这是治疗失败的主要原因针对主要毒副作用，近年来出现了大量中医药对抗艾滋病疗法毒副作用的研究，显现出一些可喜的苗头，如治疗消化道反应和皮疹等，应该在以往工作的基础上继续研制对HAART毒副作用疗效确切的治疗方案和方药，形成证据充分结果可信的中西医结合优化治疗方案，以达到减毒增效，提高抗病毒治疗成功率的目的。

参考文献（略）

（出自中国中药杂志2013年第38卷15期第2527-2529页）

HIV/AIDS免疫异常激活及其与疾病进展的相关性研究

王阶[1]* 吴欣芳[1] 李勇[1] 曾毅[2]

（1. 中国中医科学院广安门医院，北京 100053；
2. 中国疾病预防控制中心病毒病预防控制所，北京 102206）

摘要 目的：分析我国艾滋病患者的免疫异常激活水平及其与CD_4^+T细胞计数、疾病进展的相关性，探讨免疫异常激活

[基金项目] 国家"艾滋病和病毒性肝炎等重大传染病防治"科技重大专项（2008ZX10005-004）

HIV/AIDS免疫异常激活及其与疾病进展的相关性研究

在HIV/AIDS发病中的作用。方法：通过检测287例不同病情的未接受过任何治疗的HIV/AIDS患者外周血CD_4^+T细胞计数，免疫异常激活标志物及血浆病毒载量，对相关数据进行相关性分析。结果：不同疾病进展阶段的HIV/AIDS患者免疫异常激活水平显著不同，随着疾病进展，免疫异常激活水平显著升高。且外周血CD_4^+T细胞计数与免疫异常激活标志物呈显著的负相关。结论：感染HIV后诱导的免疫异常激活可能是导致CD_4^+T细胞计数逐渐降低及疾病进展的机制之一。

关键词 HIV；AIDS；免疫异常激活；疾病进展；相关性

HIV介导的直接杀伤作用曾被认为是CD_4^+T细胞减少的主要原因[1]。但研究发现，单单高HIV病毒载量似乎并不足以导致病情加重及疾病进展。有研究表明，在HIV/AIDS中，外周血中实际被HIV病毒感染的CD_4^+T细胞数量很低，绝大多数死亡的CD_4^+T细胞是未被病毒感染的细胞[2]。这说明HIV的直接杀伤并不能解释CD_4^+T细胞的迅速减少。因此，在艾滋病发病及进展过程中，可能有其他机制的参与。艾滋病中的慢性免疫激活现象是Ascher和Sheppard首先提出的[3]，感染HIV病毒后，HIV抗原的持续刺激使机体免疫系统处于异常增高的激活状态，这种慢性的异常激活，是艾滋病的重要特征，也是HIV相关的免疫缺陷的原动力。目前，HIV/AIDS中的免疫激活现象国外研究较多，国内HIV/AIDS患者的免疫激活状态如何及其与疾病进展的关系报道较少。本研究拟通过检测287例不同病情的未接受过任何治疗的HIV/AIDS患者外周血CD_4^+T细胞计数，免疫异常激活标志物及血浆病毒载量，分析我国艾滋病患者的免疫异常激活水平及其与CD_4^+T细胞计数、疾病进展的相关性，探讨免疫异常激活在HIV/AIDS发病中的作用。

1 材料

1.1 研究对象 287例未接受过抗病毒治疗的HIV/AIDS患者，均来源于云南省文山州中医医院、云南省传染病医院/关爱中心、广西瑞康医院、广西柳州龙潭医院、湖北中医药大学临床医学院、遵义医学院附属医院，所有入选病例均为HIV抗体阳性，经Western Blot确认试验证实。排除孕妇、合并有自身性免疫性疾病的患者及肝肾功能异常者。另选取性别、年龄相匹配的40例HIV抗体阴性健康鲜血员为对照组，均为来源于广安门医院的工作人员，所有受试者均于采血前签署知情同意书。

1.2 主要仪器 FACS Calibur流式细胞仪（美国BD公司）及System 340 bDNA Analyzer病毒载量分析仪（德国Bayer）等。

1.3 主要试剂 $CD_3^+/CD_8^+/CD_{45}^+/CD_4^+$，$CD_8^+/CD_{38}^+/CD_3^+/HLA-DR$，$IgG_1/IgG_1/CD_3^+/IgG$等四色荧光抗体（美国BD公司）；FACS Lysing Solution（溶血素）（美国BD公司）；HIV-1 RNA 3.0 Assay试剂盒（德国Bayer公司）。

2 方法

2.1 标本采集及PBMCs的分离 含有EDTA抗凝剂的5 mL真空采血管采集静脉血2 mL，然后轻轻颠倒抗凝管8次，使血液与抗凝剂充分混匀，防止血液凝固。在4℃保存和运输样品，在6h之内送达检测实验室进行处理，24 h之内完成检测。

2.2 外周血淋巴细胞计数检测 绝对计数：取新鲜全血50μL，放入专用的CD_4^+T绝对计数管中，加入$CD_3^+-FITC/CD_4^+PE/CD_8^+Percp$抗体，混匀后，室温避光孵育15min，加入450μL免洗溶血素，充分混匀，室温避光15 min后上机，采用Multi SET软件自动计数系统检测CD_4^+T细胞及CD_8^+T细胞绝对计数。

相对计数：于流式上样管中加入相应抗体各20μL，取100μL全血加入到相应的试管中，不要碰到管壁（若碰到管壁，须用棉签擦干净）。涡旋混匀，室温避光放置20 min。取出试管，每管加入1倍稀释的FACS Lysing Solution 2 mL，轻轻混匀（低速，3s），避光10 min。待管内液体透亮。然后1 200 r·min^{-1}，离心5 min，弃去上清液。每管加入2 mL的PBS，轻轻混匀（低速，3 s），1 200 r·min^{-1}，离心5min，弃去上清液。加入0.5 mL PBS混匀，4℃避光，1 h内使用BD Cellquest Pro软件获取样本，上机前应充分混匀。使用BD Cellquest Pro软件分析获取的样本，以CD_3^+/SSC圈T淋巴细胞门，以$IgG_1/IgG_1/CD_3^+/IgG_1$为同型对照，分析$CD_8^+CD_{38}^+$，$CD_8^+HLA-DR^+$占T淋巴细胞的百分比。

2.3 血浆HIV载量的检测 用EDTA抗凝采血管采集外周静脉血3～5 mL，然后轻轻颠倒抗凝管10次，使血液与抗凝剂充分混匀。采血后6h内离心，分离血浆，分装到无菌的聚丙烯螺口冻存管中，注明分装时间，保存于-80℃冰箱。严格按照病毒定量检测仪和分支DNA技术（bDNA）试剂盒操作要求进行检测。检测范围$5×10～5×10^5$拷贝数/mL（1.70～5.70 lg拷贝数/mL）。

2.4 统计学方法 实验数据采用SPSS 16.0统计学软件进行分析处理。正态分布计数资料采用单因素方差分析或t检验，非正态分布资料采用非参秩和检验。计数资料采用x±s表示，计量资料采用中位数（25%分位数，75%分位数）表示。为了排除病毒载量的干扰作用，采用偏相关性分析统计方法分析CD_4^+T细胞计数与免疫异常激活标志物的相关性。$p<0.05$为差异有统计学意义。

3 结果

3.1 受试者基本情况 本研究共纳入287例HIV/AIDS患者，其中男性患者159例，女性患者128例。年龄分布为25～60岁（36.87±10.47）。病程为60（21，218）d。其中输血感染者35例，静脉吸毒感染者50例，性传播感染者202例。

3.2 T细胞亚群及病毒载量检测 结果显示，HIV/AIDS患者外周血 CD_3^+ T 细胞计数、CD_4^+ T 细胞计数较正常人显著降低，而 CD_8^+ T 细胞计数则较正常人显著升高，符合 HIV/AIDS 患者的免疫病理变化。结果见表1。

表1 免疫功能及病毒载量比较（$\bar{x} \pm s$）

Table 1 Comparison of immune function and viral load（$\bar{x} \pm s$）

组别	n	CD_3^+T细胞/个/μL	CD_4^+T细胞/个/μL	CD_8^+T细胞/个/μL	HIV RNA/lg 拷贝/mL
HIV/AIDS 患者	287	1 269.8±628.09[1)]	232.46±64.21[1)]	966.18±06.64[1)]	4.3（3.7，4.8）[1)]
对照	40	1 603.9±367.39	847.26±16.96	644.30±77.29	0

注：与对照组比较1) $p<0.01$（表2同）。

3.3 免疫异常激活检测 通过检测外周血免疫异常激活标志物发现，HIV/AIDS 患者与 HIV 阴性健康献血员比较，免疫异常激活水平显著升高，见表2。

表2 免疫异常激活标志物比较（$x \pm s$）

Table 2 Comparison of immune activation markers（$x+s$）%

组别	n	CD_8^+ CD_{38}^+	CD_8^+ HLA-DR$^+$
HIV/AIDS 患者	287	68.95±15.15[1)]	49.79±14.76[1)]
对照	40	23.81±5.39	15.53±6.81

3.4 不同疾病进展阶段的HIV/AIDS患者免疫异常激活比较 根据美国 CDC 关于 HIV/AIDS 分期指南推荐的成人及青少年 HIV 诊断标准[4]（1993年），将287例受试者依据外周血 CD_4^+ T 细胞计数不同分为3个疾病进展阶段：Ⅰ期 CD_4^+ T 细胞≥500个/μL，Ⅱ期 CD_4^+ T 细胞 200~500个/μL，Ⅲ期 CD_4^+ T 细胞≤200个/μL。经统计，3组患者在年龄、性别、病程及感染途径等方面差异无统计学意义。通过检测不同疾病进展阶段的 HIV/AIDS 患者外周血免疫异常激活标志物发现，3组不同疾病进展阶段的 HIV/AIDS 患者 $CD_8^+CD_{38}^+$T 细胞及 CD_8^+HLADR$^+$T 细胞均较 HIV 阴性的健康人显著升高（$P<0.001$）。不同疾病进展阶段的患者间比较，差异显著（$P<0.001$），且免疫异常激活标志物水平Ⅲ期＞Ⅱ期＞Ⅰ期，即随着疾病进展，免疫异常激活水平呈升高趋势，见图1，2。

3.5 外周血免疫异常激活与CD_4^+T细胞计数的相关性 为了探讨外周血免疫异常激活标志物与 CD_4^+ T 细胞的关系，对两者进行相关性检验，为了排除血浆病毒载量的干扰作用，对两者进行偏相关分析。结果显示，外周血 CD_4^+ T 细胞计数与免疫激活标志物水平紧密相关，与 $CD_8^+CD_{38}^+$T 细胞呈显著负相关（$r=-0.427$），与 CD_8^+HLADR$^+$T 细胞呈显著负相关（$r=-0.272$）。见图3。

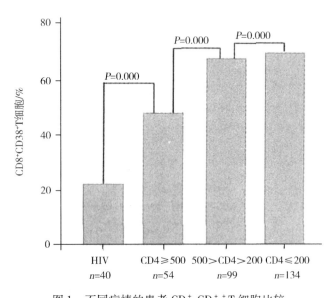

图1 不同病情的患者 CD_8^+ CD_{38}^+T 细胞比较

Fig. 1 Comparasion of CD_8^+ CD_{38}^+T cells between patients of different disease stages

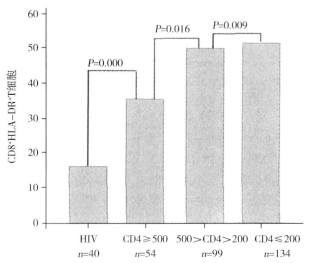

图2 不同病情的患者 CD_8^+ HLADR$^+$T 细胞比较

Fig. 2 Comparison of CD_8^+ HLADR$^+$T cells between patients of different disease stages

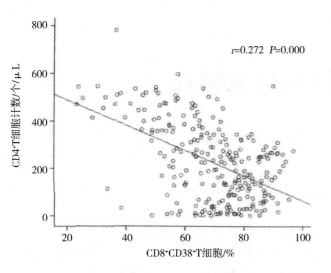 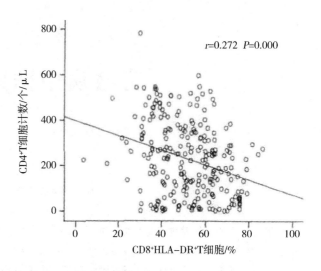

图3 外周血免疫异常激活标志物与 CD_4^+ T 细胞计数相关性

Fig. 3 Correlations between immune activation markers and CD_4^+ T cell counts in blood

4 讨论

4.1 免疫系统的异常激活是艾滋病的重要特征 HIV 感染机体后导致免疫系统慢性激活,主要表现为淋巴细胞表达 CD_{38}^+,HLA-DR,Ki67 水平明显升高及表达 CD127 的减少等。正常情况下,病毒感染后,会导致 T 细胞增殖产生小部分长期存活的静息记忆性 T 细胞,维持着 T 细胞的稳态。与其他慢病毒感染不同的是,HIV 感染机体后,免疫系统很少清除这种感染,相反却引起了广泛的非抗原特异性 T 细胞的激活,这种异常激活是艾滋病的一个重要免疫病理改变。本研究中 HIV/AIDS 患者免疫异常激活标志物 CD_8^+ CD_{38}^+ T 细胞及 CD_8^+ HLA-DR$^+$ T 细胞的比例高达 68.9%,49.8%,显著高于 HIV 阴性对照组的 23.8%,15.5%,与国外及国内的研究结果一致[5]。

4.2 免疫异常激活与疾病进展密切相关,影响治疗效果
慢性免疫激活与 HIV/AIDS 疾病进展密切相关,是疾病进展的重要预测因素。已有的研究表明,在未接受 HAART 治疗的 HIV/AIDS 患者中,体内高水平的免疫异常激活与 CD_4^+ T 细胞快速下降及疾病进展密切相关[6-8]。在已经接受 HAART 治疗的患者中,免疫异常激活水平是反映治疗后免疫功能能否恢复的敏感指标,是临床预后的重要参数,如 CD_{38} 表达水平是晚期 HIV 患者临床疾病进展的独立预测指标。研究发现[9-11],一些 HIV 感染者不会因为 HAART 治疗而恢复理想的 CD_4^+ T 细胞水平,尽管有良好的病毒滴度下降,在这些患者中发现有持续存在的免疫激活反应。此外,T 细胞异常激活也是区别病机性与非病机性 SIV 感染的主要特征。与人类感染 HIV 相同,SIV 感染的恒河猴也显示出了显著升高的 T 细胞激活水平、快速的 T 细胞减少、进展为艾滋病及死亡。相反,SIV 的自然宿主,如乌白眉猴及非洲绿猴在感染了 SIV 后,尽管表现出了高水平的病毒复制,却鲜有进展到艾滋病,研究发现与感染 SIV 恒河猴不同的是,其体内 T 细胞激活水平没有显著升高[12]。说明免疫激活在艾滋病疾病进展中起着重要的作用。本研究根据 CD_4^+ T 细胞计数不同对受试者进行分期,发现 CD_4^+ T 细胞计数越低的患者,其免疫异常激活水平越高,相关性检验结果显示,慢性免疫激活与 CD_4 T 细胞计数呈显著的负相关,但相关系数略低于国外的相关报道,考虑可能与本研究的样本量偏小有关。

4.3 慢性免疫激活可能是中医药治疗 HIV/AIDS 的重要切入点 免疫系统的异常活化是一把"双刃剑",强的免疫反应对于控制病毒复制是有利的,但过度活化就会产生更多的破坏效应,最终导致免疫系统的耗竭。这种激活会逐渐消耗纯真及记忆 T 细胞,导致 T 细胞稳态的失衡及最终 CD_4^+ T 细胞的减少。重视免疫过度激活与免疫病理之间的关系,研究免疫调节为基础的新的治疗方法,干预调节体内的免疫激活水平,可作为抗逆转录病毒药物的有益补充。中医方药具有多靶点,双向调节的作用特点,优势在于强调调整机体的免疫功能状态,而免疫异常激活则有可能是中医药干预 HIV/AIDS 的重要切入点。

参考文献(略)

(出自中国中药杂志2013年第38卷15期第2429-2432页)

艾滋病中医病因的研究概述

吴涛[1] 姜枫[2] 胡振杰[1] 贾睿[1] 丁忠于[1]

(1. 河南中医学院，河南郑州 450008
2. 河南中医学院第一附属医院，河南郑州 450000)

摘要 目的：探讨中医药对艾滋病（AIDS）病因的科学认识。方法：分析艾滋病相关中医病因的文献，比较强调内因、强调外因、内外合因和毒邪等各家观点。结果：从外因阐释艾滋病的病因更合适，艾毒能精确的概括中医对本病的认识。结论：正确认识艾滋病的中医病因，加强对艾滋病的中医基础理论认识，更好的指导艾滋病的临床和科研。

关键词 艾滋病；中医病因；人类免疫缺陷病毒

艾滋病（AIDS）是由感染人类免疫缺陷病毒（HIV）而引起的一种慢性传染病。截至 2009 年 10 月底，我国累计报告艾滋病病毒感染者和患者 319 877 例，其中艾滋病患者 102 323 例，死亡 49 845 例，艾滋病防治形势依然严峻[1]。中医药治疗艾滋病有自身的优势，现就艾滋病中医病因方面的各家观点概述如下。

1 强调外因

有学者就艾滋病具有强烈致病性和传染性，临床表现相似，病势凶险等特点，强调外因的重要性，认为本病所感外邪在很大程度上影响着本病的发生、发展及转归的全过程，是其独特发展演变规律的物质基础[2]。此类观点主要有疫（邪）毒、伏邪和艾毒等。

1.1 外感疫（邪）毒

有学者[3-5]认为艾滋病的病因是具有湿热性质的疫毒或疫疠之气。李发枝等[6]认为本病病因属中医学"疫毒"范畴。"疫毒"是通过血液、性接触或母婴传播侵入人体，首先损伤脾脏，导致脾气亏虚，进而致五脏气血阴阳俱虚为主要病机的特殊"疫毒"。虽然本病患者的发病早晚、病情轻重与正气强弱有一定关系，但其感染"疫毒"与否与正气强弱无关。赵晓梅[7]认为本病病因不外房事不节、创伤、吸毒等使 HIV 邪毒侵入机体所致。

1.2 外感伏邪

艾滋病潜伏期长，屈冰[8]认为本病的发病符合"伏邪"发病的特征与规律。邪毒经血液传播、性传播或母婴传播而侵入体内，伏于募原，侵蚀脏腑及气血津液，渐致脏腑虚损，气血阴阳失衡。

1.3 艾毒说

郭选贤等[9]根据"一病自有一气"，如风温病的病因是风热邪气，春温病的病因是温热病邪，湿温病的病因是湿热病邪等，认为艾滋病也应该有它自己独有的病因名称。首先，本病中医病因名称必须要正确反映出本病的特征，科学地体现本病病因的特殊性，准确地揭示本病的实质内涵，即艾滋病病因命名的准确性。再者应避免产生歧义，本病病因的名称不能模棱两可，引起人们的误解。如艾滋病的病因性质以湿毒为主，但若命名为湿毒就与传统的湿和毒难以区分，且本病病因的性质也有热毒者，故命名为湿毒有些偏颇，不够全面。若命名为艾毒则较符合客观实际。并认为"艾毒"二字既简单，又响亮，也易被西医在内的广大医学界同仁接受"艾毒"表面上看是"艾滋病病毒"的缩写，且不会被误认为是其他任何病的病因。"艾毒"能精确简要地描绘出中医对本病病因的认识。其"毒"字符合中医关于毒的一些概念。艾毒具有"毒"的多方面特征，如湿热、湿毒、热毒等。艾毒潜伏体内，逐渐发展，具有损伤元气的特点。艾毒伤元是人体根本性的病理损伤，可涉及三焦多脏腑系统，深达肾系统之命门，病位广泛，病情深重。基于以上分析，艾滋病的中医病因命名为艾毒最为合适。

彭勃等[10]认为艾毒入络是艾滋病的直接病因。房事过度、狎妓嫖娼、吸食毒品等，耗伤真阳，致正气亏虚，艾毒由破损的皮腠乘虚而入，伏于血络。或艾毒由母体带入，或经它途直入，舍于血络，成为发病之源。艾毒是一种疫疠之邪，其性质兼有湿、热、毒、疠等病邪特征，以湿热为主，主要累及肺、脾、肾三脏，导致水液代谢失常，且易转化或兼夹湿蕴、痰聚、瘀阻。艾毒之"艾"，取自艾滋病名。艾毒之"毒"，包含疫之为毒、邪之甚为毒、邪结化毒和艾毒致病与"毒邪"的致病特点相符等。

基金项目：国家"973"课题资助项目（编号：2006CB504802）

2 强调内因

有学者就艾滋病的临床表现极其复杂，多有五脏虚损表现等特点，突出内因的主导作用，主要有肾虚和情志所伤两方面。

2.1 肾虚

黄炳山[11]认为肾阴肾阳虚损是本病发生的主要原因。病毒之邪侵入人体，是否发病不仅取决于病毒之邪，更主要取决于人体的免疫功能，而免疫功能概括在元气当中，元气根于肾，故肾阴肾阳虚损，人体免疫功能减弱，导致本病的发生。痰饮和瘀血既是艾滋病脏腑气血功能失调所形成的病理产物，又是致病因素。张苑莉[12]认为肾虚是本病发生发展的根本原因。在病毒与人的自身因素中，后者起主导作用，其与中医学"肾"的功能状态密切相关。本病潜伏期的长短和是否最终发展成真正的艾滋病患者均取决于肾虚的严重与否。

2.2 情志所伤

徐志明等[13]认为情志所伤是本病发生发展的重要因素。本病多通过性传播、吸毒等感染，这种违法活动由于法律、道德的制约，常产生紧张、忧虑等情绪变化，导致气机紊乱，气血暗耗，久之正气不足，脏腑功能失调。当确诊为本病时，难免引起震惊、恐惧等心理变化，进一步导致病情恶化。

3 内外合因

有学者认为本病病因既有感邪因素，又有内伤因素，两者相互作用。如吴伯平等[14]认为房事过度、不正常性生活（同性恋、狎妓）与人事之所能摇动其精（吸毒），皆能耗伤肾精，造成肾不藏精的正虚状态。而病毒乘虚而入，伏于血络，内舍于营为根本病因。赵树珍[15]认为本病外因属疫毒；纵欲伤肾、忧思劳倦耗伤气血津液、先天不足等为内因。正虚疫毒通过精窍或皮肤侵入，伏于血络，内舍于营，累及脏腑而发病。苏诚炼[16]认为本病外因是感染温邪淫毒HIV，内因是长期性生活紊乱，正气受损，气血亏虚。内外因互为因果，日久严重损害全身脏腑功能，造成恶性循环。薛伯寿[17]认为本病既有HIV侵袭人体，又与正气内虚密切相关，外感内伤互为因果而恶性循环。李国勤[18]认为本病外因主要是感受疫毒之邪，损伤机体正气；内因是长期性紊乱和药瘾者导致正气耗损，气血亏虚，日久则五脏俱虚，最终正不胜邪，它病丛生。尤松鑫[19]认为本病主要是由交合不洁或乖逆，触染淫秽疫毒而致。人体感受毒邪之后，其发病与否取决于正气强弱，正气强者可不发病，或仅呈带毒状态；正气虚者则毒邪乘虚而入发为本病。徐志明等[13]认为本病外因为邪毒疠气传染，内因为精气血虚损或痰湿、瘀血、气滞所致。部分学者[20-21]认为本病感受疫毒之邪为主要病因已成共识，而禀赋不足、房劳过度、供血体弱、毒品损伤、情志所伤等导致精气亏虚、元气不足是内因。孙利民等[22]认为本病外因"邪毒入侵"，内因"正虚"。纵欲伤肾，吸毒成瘾损伤气血，先天不足等，均易使正气不足，正虚则邪毒入侵机体，成为发病之源。

4 毒邪说

有学者借用毒邪病因学说阐释本病因。如黄世敬[23]认为艾滋病"毒邪"包括外来之毒和内生之毒，疫之为毒、邪之甚为毒和有毒物质等外来之毒，侵入人体后导致机体的脏腑功能紊乱，气血阴阳失调，造成机体生理或病理产物不能及时清除或排除体外，蕴结体内而化生为毒。有学者[24-25]认为艾滋病毒邪为本病的直接致病因素，毒邪性质以湿为主。湿毒是其发生发展及演变规律的病理基础，此毒邪不但具有一般毒邪的特点，还有特定传染性和伤元性的自身特点。艾滋病毒邪具有特殊的传染途径，经精窍、皮腠内侵血络，而发本病。本病临床表现为卫气、营气、宗气、脏腑、经络诸气虚不足，气虚贯穿始终，各期均有表现，且致死性强，死亡率高，应责之元气受损，本元虚衰，而毒邪所致的各脏腑虚损，诸气不足，均为直伤本元之气的具体表现。郭会军等[26]认为毒邪内伏是本病发病的根本原因，此毒邪并非单一的疫疠之毒，而且兼有六淫之邪、伏邪和体内产生的痰饮、瘀毒等。而黄剑雄等[27]认为"毒邪"学说，究其本质，与"疫毒"等名称相似，无非用以代替HIV，并认为HIV病毒的中医定性不一定是温邪或湿邪、湿热。

5 小结

以上各家观点中，强调内因者忽视了艾滋病是一种感染性疾病；言内外合因者看似全面，但内因分析的是发病条件；言毒邪者，为本病中医病因的探析开辟了新途径[25]，但毒邪并不只属于外因，亦包括病理产物，而从本病来看，病理产物是隶属于外邪的第二病因，将两者混在一起，不太妥当，且毒邪含义较广，不能体现艾滋病中医病因的独特性；强调外因的观点更适合分析本病病因。就外因而言，疫毒、邪毒等观点亦不能体现本病病因的独特性，伏邪观点从发病类型的角度分析，突出了艾滋病具有潜伏期的特点，但未兼顾本病的其他特点。而本课题组专家提出地艾毒假说能体现艾滋病中医病因的独特性，且艾毒是一种疫疠之邪，具有"毒"的多方面特征，伏于血络，具有损伤元气的特点等，能精确地概括中医对本病病因的认识。但此假说的内涵尚需进行深入的研究。

（感谢彭勃教授对本文的指导）

参考文献（略）

（出自中医学报2011年第26卷5期第517-519页）

艾滋病中医证候学研究进展

王红霞[1]　郭会军[2]

（1. 河南中医学院，河南郑州 450046；
2. 河南中医学院第一附属医院，河南郑州 450001）

摘要　目的：分析艾滋病中医证候学的研究现状。方法：通过分析近20 a来艾滋病中医证候学的研究进展，了解艾滋病中医证候学的研究现况。结果：深入研究艾滋病中医证候特点，可促进艾滋病中医辨证论治体系的完善，对中医药防治艾滋病会有重大意义。结论：证候学是中医认识疾病的途径和方法，在中医药防治艾滋病中起着重要作用。

关键词　艾滋病；证候学；瘟疫；伏气温病；虚劳；积聚；瘰疬

艾滋病又称获得性免疫缺陷综合征（acquired immunodeficiency syndrome AIDS），是感染人类免疫缺陷病毒（human immunodeficiency virus HIV）引起的一种致死率极高的感染性疾病。被感染者免疫功能部分或完全丧失，继而引发多器官、多系统、多病原体的机会性感染，如发热、咳嗽、皮肤瘙痒、淋巴结肿大等。近20 a来，中医药防治AIDS取得了一定进展，研究发现中医药具有调控免疫功能、抗炎、治疗机会性感染、改善患者生存质量等优势[1]。AIDS的中医证候学研究也取得了一定的进展，现综述如下。

1　中医对AIDS病名的认识

中医学尚无"艾滋病"之名，根据其传播方式、发病特点、临床表现等，多数学者将其归属于"疫病"范畴。如《素问遗篇·刺法论》云："余闻五疫之至，皆相染易，无问大小，病状相似，不施救疗，如何可得不相移易者"。

在AIDS前期，患者多以发热、咽痛、口干、溲黄、舌红、苔黄腻等为临床表现，呈现一派以温毒或湿热秽浊病邪致病特点，故多数学者将AIDS归属于"瘟疫"范畴。根据其病毒潜伏期长、发病急骤、易合并急性感染的临床特点，又有学者认为应属于"伏气温病"的范畴[2-4]。

随着病情进展，症状变化多端，患者出现全身乏力、纳差、腹泻、进行性消瘦、自汗、盗汗等一派元气亏损、精气虚弱的临床表现。因而有学者认为AIDS属于中医慢性虚损性改变，可归为虚劳[5-6]。

AIDS的一些机会性感染如淋巴结肿大、恶性肿瘤、带状疱疹等也可归属于中医"瘰疬""积聚""蛇串疮"等范畴。

上述观点是从不同角度、不同方面将AIDS与中医传统理论相联系，只反映了AIDS发病过程中某一阶段，而无法显示整个疾病的动态演变的过程，AIDS病变累及全身各个器官及皮肤组织，并不是一个病证就能概括的。

2　中医对艾滋病病因病机的认识

艾滋病为近年出现并很快在世界范围内广泛流行的一种恶性传染性疾病，根据其病邪特点、临床表现，许多学者认为艾滋病属"伏气温病""虚劳""积聚""瘰疬"等范畴。目前就艾滋病中医病因病机来说，有疫毒说、虚劳说、伏邪说等。

从中医理论分析，AIDS病因有"正虚""邪侵"两方面。《素问·评热病论》指出："正气存内，邪不可干""邪之所凑，其气必虚"。多因恣情纵欲，耗伤真阳，致正气亏虚易为"疫毒"所感；或交媾之时，"疫毒"乘人体一时之虚而侵入。此外，尚有感受"疫毒"而无症状者，又常在人体正气亏虚之时发病。"疫毒"之邪亦可通过血液及其制品传播，或由母体传至婴儿[7]。

有学者[8]分析120篇中医药治疗AIDS的临床文献，有38篇提出中医病因与发病机理，论述中医外因出现频次较多的依次为：疫毒、毒、邪、热、湿、疠气；中医内因依次为：正虚、气虚、血虚、阴虚、阳虚、肾虚。

总之，HIV是一种新的病邪，有其独特的病邪属性、发病途径、致病特点和发生发展规律。

3　AIDS的中医证候研究

中医证候高度概括疾病发生发展过程中某阶段的症状和体征，是辨证论治的基础，是认识疾病的根本。

基金项目：国家十一五重大科技专项（编号：2009ZX10001 - 017）；国家自然科学基金（编号：81102575）；国家科技重大专项（编号：2009ZX10005 - 015）

3.1 传统辨证分型

苏诚练[9]使用中医药治疗30例AIDS患者,按中医辨证分型:肺胃阴虚、热盛痰蒙、脾胃虚损、脾肾两亏等4种证型,经治疗,患者的临床症状和体征缓解。李国勤[10]总结在坦桑尼亚用中医药治疗AIDS的经验,按中医辨证分型:肺气阴两虚证,方选生脉饮、百合固金汤、大补阴丸加减;肺脾两虚证,方选六君子汤或参苓白术散加减;心气阴两虚证,方选自拟方(党参、黄芪、麦冬、板蓝根、黄精、白术、大青叶、连翘、石菖蒲、沙参、丹参);脾肾两虚证,方选四神丸、香连丸加减;热毒炽盛、痰蒙清窍证,方选安宫牛黄丸、羚角钩藤汤加减。治疗后症状均有不同程度减轻。崔金才[11]将AIDS分为热毒炽盛、瘀血内阻、肝肾阴虚、气血亏损、气阴两伤等5种证型,并进行辨证论治。

3.2 先分期再分型

依据现代医学划分AIDS病期,在此基础上进行中医辨证分型论治。杨凤珍等[12]分4期19型论治AIDS,即急性感染期、无症状感染期、AIDS前期、AIDS期。前两期一般无明显临床症状;AIDS前期症状多呈现正气亏虚、邪气留恋,证候表现多样;AIDS期患者免疫功能急剧下降,脏腑功能衰竭,五脏阴阳气血亏虚,同时邪毒鸱张,实者愈实,虚者愈虚,致阴阳离绝而死。吕乃达等[13]认为,AIDS急性HIV感染期分为风寒和风热两型;无症状HIV感染期为肝郁气滞、肺气阴虚、往来寒热、气血亏虚4型。AIDS期为痰热壅肺证、气滞血瘀证、痰浊结聚证、湿热壅盛证、热盛痰蒙证5证。国家中医药管理局《中医药防治AIDS临床技术方案(试行)》[14]中,将AIDS分为3期12型。急性感染期:风热和风寒2型;潜伏期(无症状HIV感染期):肝郁气滞火旺、痰热内扰、和气血两亏3型;发病期:热毒内蕴痰热壅肺、肝经风火湿毒蕴结、气郁痰阻瘀血内停、气虚血瘀邪毒壅滞、脾肾亏虚湿邪阻滞、气阴两虚肺肾不足、元气虚衰肾阴亏涸7个证型。

3.3 针对不同感染途径的患者进行证候学研究

邱红等[15]分析了274例因血液传播而感染的HIV感染者和AIDS患者(HIV/AIDS)患者的中医证候流行病学分布,结果发现HIV/AIDS患者的证候表现比较复杂,证候统计29种,依次是脾肺气虚38.56%、湿热内蕴19.49%、风热蕴络19.49%、肝肾阴虚9.32%、气阴两虚6.78%、气血两虚3.39%等。李芹等[16]观察168例以性传播感染途径为主的HIV/AIDS感染者的中医证型分布情况,得出以气阴两虚证为多,占47.62%,其他为湿热内蕴14.29%、热毒炽盛12.50%、脾肺气虚10.71%、脾肾两虚8.93%、脾气虚5.95%。黄剑雄等[17]总结分析广西170例以静脉吸毒(共用注射器)感染HIV/AIDS患者的中医证候分布情况,出现频率最高为脾胃气虚,其他依次为肝郁气滞、肾阴虚、痰热蕴肺、肝胃不和、肺气虚、肾阴阳两虚等。

3.4 总结AIDS中医证候学文献研究

谢世平等[18]用中国期刊网与人工检索相结合的方法,检索1986-2005年国内有关研究HIV/AIDS的中医和中西医结合文献。分别从辨证治疗、中医证候、中医证型、中医基本方治疗的文献进行研究总结分析,结果发现AIDS常见的中医证候依次为气虚、脾虚、热盛、阴虚、肺虚等。刘静[19]检索386篇中国中医药期刊文献数据库中相关AIDS中医研究的期刊文献:AIDS证型以虚证常见,脾虚、肺气虚、肺胃津伤、脾肾阳虚、肺脾两虚等最为多见。

从上述可见,中医科研工作者从不同角度深入研究AIDS中医证候,基本总结出AIDS中医临床的基本特征,但AIDS病情复杂、病程较长、病变涉及全身各个系统等,故临床很难以用单一证候概况疾病的某一阶段。

4 结语

AIDS是新发的病死率极高的恶性传染性疾病,病变范围波及人体各脏腑、皮肤、腠理、经络、三焦、募原及血络,病情深重,尚无有效疫苗及治愈方法。近20 a中医药治疗AIDS临床研究说明,中医辨证论治AIDS,可提高患者机体免疫力,改善临床症状,延长生存时间。但中医药治疗AIDS的中医理论基础及临床证治研究尚处于初级阶段,没有统一的临床诊疗标准,缺乏疗效判定标准。中医证候是中医辨证施治、临床研究、药物研究的基础。因此,深入研究AIDS中医证候特点及演变规律,可促进AIDS中医辨证论治体系的完善,对中医药防治AIDS有着重大意义。

参考文献(略)

(出自中医学报2013年第28卷9期第1267-1268页)

艾滋病中医证候文献研究现状分析

刘颖 王莹 邹雯 王健

(中国中医科学院中医药防治艾滋病研究中心,北京 100700)

摘要 目的:通过文献研究,了解艾滋病中医证候研究的现状。方法:采用频数统计方法,对中医药治疗艾滋病的证

中医药治疗艾滋病研究进展

候研究以及临床研究文献资料从证候分布和证候组成的症状特点两个方面进行分析。结果：从病例频次统计，证候依次是气阴两虚、湿热内蕴、肝郁气滞、气虚血瘀、气血两虚、热盛痰蒙等。症状频次依次是乏力、皮疹、发热、咳嗽、腹泻、胸闷、纳呆、自汗、头痛、消瘦。结论：根据本研究结果分析，艾滋病中医常见证候分布以气阴两虚、湿热内蕴、肝郁气滞为主；症状以乏力、皮疹、发热、咳嗽、腹泻为主。

关键词 难治性心力衰竭；中西医结合；益气活血；温阳利水

1 资料与方法

1.1 资料来源

通过《中国生物医学文献光盘数据库》及《中国期刊全文数据库》检索出1985~2007年国内中医期刊，共检索出自1986年以来有关艾滋病中医研究方面的文献225篇，其中涉及中医证候研究的共50篇，中医证候流行病学研究6篇，中医辨证治疗研究24篇，证候理论探讨20篇，其他175篇。

1.2 入选标准

1985~2007年有关艾滋病的中医证候流行病学研究以及中医、中药或中西医治疗艾滋病的临床报道、临床研究和部分理论论述，须有证名或症状、病例数，治法记载。

1.3 排除标准

一稿多投的文献只取其中1篇，其余均予以删除；2篇或2篇以上所载证、症或方与药相同的文献，只以1篇计，其余均予以删除；综述文章、个案报道亦予以排除。

1.4 分析方法

按照上述选择标准，筛选出符合标准的有关艾滋病中医证治的文献22篇，纳入本研究。每篇文献依证候、治法、加减变化的不同分别逐条录入证候名称、治疗例数、治法、症状等，共计186条记录。为提高统计的准确性和实用性，对常见的症状名称依据《中医临床诊疗术语·证型部分》、《常见症状中医鉴别诊疗学》、《中医诊断学》和《中医大辞典》进行统一：将一证多名或相类似的证候依据中华人民共和国中医药行业标准《中医病证诊断疗效标准》和《中医诊断学》进行统一和修正。

1.5 统计学方法

对符合标准的文献依次录入Excel表格中，采用频数统计方法对症状及证候等分布情况进行统计，重点分析出现频率较高的症状和证候。

2 结果

所纳入的22篇文献中单纯进行证候报道的只有6篇，其余均是与临床治疗相结合，累计记录病例数2998例，其中有证候记录的7篇，病例数1878例；有病症记录的19篇，病例数2581例；有舌象记录的7篇，病例数1447例；有脉象记录的5篇，病例数1030例。同时具有证候、症状、舌脉象记录的单纯进行证候研究的4篇。

2.1 证候的研究

所纳入的22篇文献中有证型记载的文献只有7篇，而且每篇文献的辨证方法不同，有2篇按照五脏分型，有1篇按三焦辨证，结果出现了不同表述的证型56种之多，经统一和修正证候名称，合并为25类。

2.1.1 复合证候

表1显示，出现2次以上的证候有气阴两虚、湿热内蕴、肝郁气滞、气血两虚、气虚血瘀、热盛痰蒙6个，其中气阴两虚、湿热内蕴、肝郁气滞3个证型出现了3次。

表1 HIV/AIDS患者中医证候分布情况

证候名	文献篇数	病例数	百分比（%）
气阴两虚	3	251	29.05
湿热内蕴	3	174	28.81
气虚血瘀	2	49	28.48
肝郁气滞	3	65	12.22
气血两虚	2	33	8.82
热盛痰蒙	2	14	5.19

2.1.2 脏腑辨证

有的学者按照五脏分型，把艾滋病患者分为肺、脾、肾、肝、心5型，黄世敬所报道的729例患者中以肺、脾2型为主，肺型376例，脾型136例。按五脏分型的2篇文献研究对象均为坦桑尼亚病例，发表的时间也较早，从简单按照五脏分型到综合进行辨证分型，说明对艾滋病证候的认识在不断深入。

2.1.3 三焦辨证

有学者按照三焦辨证，王小平认为可分为上焦邪壅肺虚、中焦脾虚邪盛、下焦肝肾不足。

2.2 常见症状研究

表2显示，所纳入的22篇文献中有症状记录的19篇，记录的症状共有80多条，并按各个系统进行了分类。

表2 HIV/AIDS患者临床症状分布情况

症状名	文献篇数	病例数	百分比（%）
乏力	16	1470	75.46
皮疹	16	1082	45.93
发热	16	965	42.64
咳嗽	14	870	40.17
腹泻	13	557	26.56
胸闷	12	489	24.21
纳呆	11	513	25.90
自汗	8	388	23.98
头痛	8	319	17.29
消瘦	4	314	87.71

从上表可以看出，除消瘦外，其余症状的记录条数、病例频次以及所占百分比均比较符合，而消瘦虽然只有4条记录，但是百分比高达87.71%。分析可能有以下原因，其一文献中没有消瘦的判定标准，其二可能有些研究没有

注意体重的测量，但可以以提示我们消瘦可能是重要的指标。

2.3 舌象/脉象观察

所纳入的22篇文献中进行舌象/脉象观察的很少，其中舌象7篇，脉5篇。现将出现频率较高的总结如下。

表3 HIV/AIDS患者舌/脉象分布情况

舌象	文献篇数	病例数	百分比（%）	脉象	文献篇数	病例数	百分比（%）
舌红	6	702	48.78	弦脉	4	486	47.18
舌瘀暗	5	475	40.77	细脉	4	323	31.36
舌淡	6	460	31.82	弱脉	2	118	27.31
白苔	5	450	47.42	沉脉	2	69	25.94
腐腻苔	5	334	34.90	滑脉	2	95	21.99
黄苔	5	226	23.81	数脉	2	74	17.13
少苔花剥	4	89	13.19	迟脉	2	53	12.27

2.4 方法学研究

表3显示，研究方法比较单一，统计方法不能全面反映中医证候的特征。

表3

项目	内容
研究方法	证候研究：横断面研究、回顾性研究 临床研究：回顾性研究、自身前后对照、随机对照、纵向追踪研究、非随机对照
统计方法	线性相关分析法、卡方检验、T检验、秩和检验、频数统计、回归分析、相关系数、SNK-q分析法

3 讨论

3.1 对此次收集的文献分析发现存在以下问题

3.1.1 试验设计欠规范 没有1篇是有目的的进行严格设计大样本的多中心中医证候流行病学研究。

3.1.2 混杂因素多 在检索到6篇有关证候的文献报道中，有的是门诊随访的病人，容易受到治疗的影响；有的时间越度比较大（1989～1994），证型很难把握；多数文献只是把证候研究作为副产品，在治疗中观察易受干预因素的影响，不能真实准确地反映证候的本质特征。

3.1.3 证候名称不规范 如与痰有关的证候就有痰湿壅盛、痰湿阻络、痰热蕴肺、痰浊中阻、痰浊上蒙、痰浊内蕴等表述。

3.1.4 传播途径比较单一 文献报道中除坦桑尼亚病例外，均为有偿采供血感染的病例，研究对象覆盖面窄，没有涉及吸毒以及母婴感染人群的证候学研究。

3.2

中医学的理论核心是整体观念、辨证论治，抓住了"证"则抓住了疾病的本质。因此，明确艾滋病患者的中医证候特征是中医临床能否有效的前提，进行中医证候研究，探索和了解艾滋病中医证候学分布特点，对中医的辨证论治具有指导作用。

3.3 艾滋病中医证候研究较早，但未得到足够重视

艾滋病的中医证候研究近年来发展不快，研究水平较低，文献质量不高。从统计结果我们可以看出，目前中医界对艾滋病的辨证分型一直还没有较为统一的认识，文献报道中的证候分型不一致，各家自成一派。因此，要按照临床流行病学以及循证医学方法进行中医证候研究，以阐明艾滋病中医证候特征以及演变规律。

3.4 症状研究是证候研究的第一步

相对证候研究，症状的记录比较全面，艾滋病患者基本常见症状已初步掌握。在症状研究中，我们发现坦桑尼亚的病人淋巴结肿大的很常见，可能与其感染途径、黑人体质以及居住环境有关。

3.5 舌象和脉象是中医证候的重要组成部分，而且是相对客观指标

但是本次收集到的文献中，只有2篇是单纯进行舌象研究的，脉象研究几乎没有，所以应把舌脉指标纳入以后的研究中。

3.6 中医心理治疗思想源远流长

《内经》指出："精神不进，志意不治，病乃不愈。"情志异常会导致疾病，中医称为情志病、内伤病。黎敬波将证候分为病因病理层次、病势层次、疾病发展趋向层次、心理层次等7个方面。艾滋病是一种社会行为性疾病，心理咨询是防治艾滋病的一个重要内容，中医证候心理层次的研究也具有重要的意义。

（出自中国中医基础医学杂志2010年第16卷1期第80-81+90）

艾滋病头痛中医临床研究近况

吴 巍 黄世敬 王 阶 薛柳华 潘菊华

（中国中医科学院广安门医院，北京100053）

摘要 头痛是艾滋病病毒（HIV）感染者出现的常见症状，有可能是严重机会性感染和肿瘤的表现，对患者生存期、

中医药治疗艾滋病研究进展

生活质量造成影响，还会妨碍患者对抗病毒药物等治疗的依从性。艾滋病头痛目前尚无理想有效的治疗方案，成为艾滋病防治的重要医学问题。文章综述其病因病机、诊断与辨证、中医治疗及疗效评价、护理要点等研究进展，为临床提供参考。

关键词 艾滋病；头痛；中医治疗

头痛是艾滋病（HIV/AIDS）患者常见的症状之一。据文献报道[1-8]，HIV 感染者的头痛发生率在 30%～50%。头痛通常是指局限于头颅上半部，包括眉弓、耳轮上缘和枕外隆突连线以上部位的疼痛为特征。艾滋病的不同阶段都能出现头痛表现，经常有全身因素和精神因素引起，也可是眼、耳、鼻、牙等邻近器官病变的一种反射，还有可能是患有某些严重疾病如高血压脑病、颅内肿瘤的一种表现。持续剧烈的头痛有可能是严重机会性感染和肿瘤的表现，对患者生存期、生活质量造成影响，还会妨碍患者对抗病毒药物等治疗的依从性。因此艾滋病头痛的治疗已成为艾滋病防治工作中重要的医学问题，本文对其病因病机及中医治疗概述如下。

1 病因病机

头为诸阳之会，"清阳之府"，五脏精华之血，六腑清阳之气，皆上注于头，若六淫之邪外袭，阴阳气血失调，艾滋病"疫毒"上注，可导致头痛[9]。或因长期受病毒侵袭，以致脏腑虚衰，调摄失宜，或复感于邪、饮食不节、抗病毒药物、情志失调、湿邪内阻、痰浊稽留、清阳不升、气机逆乱、瘀阻脉络，气血不能上注于头，脑失所养，故见头痛。或因性欲妄动、房事过度，或因吸毒成瘾而耗伤肾精，乙癸同源，肝肾精血亏虚，髓海不足，可见头痛。因此，艾滋病头痛病位在脑，并与肝肾密切相关，反复发作，迁延不愈。

2 诊断与辨证

2.1 诊断标准 关于艾滋病头痛的诊断标准，目前根据，2004 年国际头痛学会发布了修订的第 2 版《头痛疾病的国际分类》（ICHD-Ⅱ）[10]，中华人民共和国国家艾滋病诊断标准（2003 年），采用艾滋病头痛的诊断标准为①确诊为艾滋病者；②符合国际头痛学会（IHS）诊断标准。

2.2 辨证标准 艾滋病头痛的中医证候分型尚无统一标准。根据文献[5,9]艾滋病头痛的证候主要有以下 7 型。外感头痛：头部胀痛或头重如裹，全身酸痛不适，或恶风发热，或鼻塞声重流涕，苔薄白或薄黄，脉浮。热毒上扰：头胀痛如裂，伴高热、恶心呕吐、项背强直、身痛恶风，甚则神昏谵语，舌质红，苔黄，脉数。肝阳上亢：头胀痛，伴眩晕，面部潮红，心烦易怒，夜寐多梦，肢体麻木，苔薄黄，脉弦有力。痰浊上扰：头痛昏蒙，头目不清，伴呕恶胸痞，食欲不振，身体肥胖；苔白滑或腻，脉滑或濡。瘀血阻络：头痛如刺，痛处固定不移，久治难愈，多有头部外伤史。舌紫黯或有瘀斑，脉细涩。气血两虚：头晕头痛，痛势绵绵，卧床休息则痛减，劳累活动则痛剧，面色无华，食欲不振，神疲乏力，心悸多梦；舌质淡，苔薄白，脉细弱无力。肾虚精亏：头部空痛，常伴眩晕，动则痛甚，伴腰膝酸软，神疲乏力，五心烦热，耳鸣少寐，舌红体瘦，苔薄少，脉沉细尺弱。

3 治疗

3.1 辨证用药 中医治疗艾滋病头痛以辨证用药为主。外感头痛型[5,11]：治宜祛风解表，通窍止痛，方用川芎茶调散加减：川芎 10g，荆芥 10g，白芷 10g，防风 10g，羌活 10g，杏仁 6g，藁本 10g，细辛 3g，生甘草 6g；伴风热证，见发热、口渴等，去荆芥、防风、细辛，加金银花、连翘、菊花；若夹湿，见头痛发沉、胸闷、纳呆等，去荆芥、防风，加藿香、佩兰、苍术等。热毒上扰型[5]：治宜清热解毒，方用黄连解毒汤和银翘白虎汤加减：黄芩 9g，黄连 9g，栀子 9g，石膏 15g，知母 10g，金银花 15g，连翘 10g，薄荷 6g，大黄 9g，生地 9g，大青叶 12g，板蓝根 10g，玄参 9g，僵蚕 6g，陈皮 9g，甘草 12g；咽喉肿痛者，加马勃、牛蒡子、桔梗；无汗恶寒者，加荆芥穗、防风、羌活。肝阳上亢型[11]：治宜平肝潜阳，方用天麻钩藤饮加减，药用：天麻 9g，白芍 12g，栀子 9g，黄芩 9g，益母草 9g，桑寄生 9g，夜交藤 9g，茯神 9g，川牛膝 12g，钩藤 12g，杜仲 15g，石决明 18g；若头痛剧烈、脾气急躁、便秘者，加夏枯草、龙胆草、大黄等。痰浊上扰型[5]：治宜燥湿化痰熄风，方用半夏白术天麻汤加减，药用：半夏 9g，橘红 9g，天南星 6g，枳实 10g，茯苓 9g，白术 9g，苍术 9g，天麻 10g，生甘草 12g；若头目昏蒙者，加菊花、荷叶、蒺藜；胸痞呕吐者，加瓜蒌、薤白、竹茹；食欲不振者，加焦山楂、焦神曲、炒麦芽、鸡内金。瘀血阻络型[5,11]：治宜活血通络止痛，方用通窍活血汤加减：桃仁 8g，红花 8g，赤芍 10g，川芎 6g，蒲黄 9g，五灵脂 9g，荆芥穗 9g，柴胡 10g，郁金 10g，枳壳 10g，生甘草 10g；久痛不愈者，加水蛭、蜈蚣；久病面色无华，脉细无力者，加当归、白芍、黄芪。气血两虚型[5]：治宜补益气血，方用八珍汤加减：黄芪 12g，党参 9g，白术 9g，山药 10g，当归 9g，川芎 9g，生地 9g，白芍 9g，首乌 9g，蔓荆子 9g，菊花 10g，生甘草 6g；体弱神疲、面色无华者，加黄精、紫河车；心悸多梦者，加鸡血藤、夜交藤、枣仁；食欲不振者，去党参，加太子参、炒股麦芽、鸡内金。肾虚精亏型[5]：治宜补肾填精，方用大补元煎加减：熟地 9g，山萸肉 9g，山药 10g，龟板胶 9g，鹿角胶 9g，牛膝 10g，菟丝子 10g，枸杞 10g，当归 10g，川芎 10g，菊花 10g，陈皮 10g；腰膝酸软者，加杜仲、桑寄生；五心烦热、耳鸣盗汗者，加知母、黄柏。

3.2 成药验方 天麻头痛胶囊：口服，14 天为 1 疗程，连续治疗 2 个疗程。①龙胆泻肝汤[12]：水煎服，每日 1 剂，2 周为 1 疗程，连续治疗 2 个疗程。②谷精草合剂[9]：随症加减，水煎服，每日 1 剂，2 周为 1 疗程，连续治疗 2 个疗程。④王万群等[13]采用核苷逆转录酶抑制剂、蛋白酶抑制剂基础上加用自拟中药方剂：黄芪、党参、山药、当归、金银花、连翘、丹参、紫草、甘草为基本方，治疗艾滋病神经系统并发症 5 例，除 1 例因经济问题未规律服药外，其他 4 例病情明显好转出院。⑤郭会军等[14]用爱康 1 号治疗艾滋病相关综合征患者 15 例（方药：太子参、黄芪、白术、茯苓、川芎、当归、生地黄、桂枝、柴胡、黄芩、黄连、干姜、半夏、甘草等），有效率 91.30%。

3.3 针灸治疗 针灸治疗艾滋病的作用是通过调整、消炎、镇痛、免疫、修复五大功能来实现的[15]。外感头痛型取穴：风池、风府、大杼、肺俞；热毒上扰型取穴：太阳、合谷、大椎、天柱；肝阳上亢型取穴：悬颅、颔厌、太冲、太溪、行间、率谷、风池；痰浊上扰型取穴：内关、合谷、中脘、攒竹、列缺、气海、大椎、丰隆、百会、印堂、脾俞、足三里；瘀血阻络型取穴：合谷、三阴交、阿是穴；气血两虚型取穴：上星、气海、血海、足三里、三阴交、肝俞、脾俞、肾俞；肾虚精亏型取穴：足三里、三阴交、脾俞、肾俞。

3.4 疗效评价 疗程：一般 2 周为 1 个疗程，通常观察 2 个疗程。

疗效评价标准：临床控制无发作性头痛症状，停药 1 个月不发病；好转：头痛发作次数减少，或每次头痛发作持续时间减少，或头痛程度减轻，其他合并症状稍有改善；无效：头痛发作无次数减少，每次头痛发作持续时间无减少，头痛程度无减轻，其他合并症状无改善。

4 护理

4.1 一般护理 平时生活规律，按时起居，保证足够的睡眠与休息，饮食宜清淡，注意饮食清洁、有节，禁烟、酒、浓茶、咖啡等刺激及生冷食物。适当增加体育锻炼，减少脑力劳动。

4.2 心理调护 为病人护理的过程中，和病人进行沟通，可以从病人的感染史、家庭情况、患者心理等方面进行了解。根据具体情况进行分析，用鼓励性语言使患者感到关怀和安慰，用解释性语言做恰如其分的回答，在此过程中还可以为患者做一些健康教育，达到给患者排忧解难、治疗护理兼有的作用，增进护患之间的和谐关系[16-17]。

5 结语

艾滋病头痛因其发病机制复杂，西医治疗尚无特效方案，西药疗效不理想；中医药虽然已经取得了一定的疗效[18]，初步形成了艾滋病头痛的诊治方案，但缺少全面系统的评价，辨证分型亦有待完善和进一步规范，一些特色疗法如针灸治疗、中医药调护等的应用研究还未有待研究。因此，今后还须进一步对其特有的中医病因病机进行深入研究，规范中医辨证分型，统一和完善疗效标准，通过广泛协作、进行跨地域、多学科联合攻关，逐步建立和完善艾滋病头痛中医药防治规范，为减轻艾滋病头痛患者的痛苦，提高临床疗效，最终战胜艾滋病做出贡献。

参考文献（略）

（出自辽宁中医杂志 2011 年第 38 卷 7 期第 1463~1465 页）

艾滋病相关性肺部感染中医药研究概况

陈滢宇　符林春

（广州中医药大学热带医学研究所，广东省广州市机场路 12 号大院实验大楼 5 楼，5101105）

基金项目：国家"十一五"科技重大专项（2008ZX10005-003G）

摘要 肺部感染是艾滋病（AIDS）常见的并发症，多表现为发热、咳嗽、咳痰、气促、呼吸困难甚至出现呼吸衰竭等状况，是引起 AIDS 患者死亡的重要原因之一。对 AIDS 肺部感染的研究报道及中医药临床研究文献进行归纳，认为中医对 AIDS 肺型机会性感染等有较好的疗效和治疗优势。总结中医药防治常见肺部感染的经验，为 AIDS 的预防和治疗提供依据。

关键词 艾滋病相关性肺部感染；中医药疗法；研究概况；文献综述

由于艾滋病（AIDS）传播速度快、死亡率高，目前仍无法治愈，加上合并肺部感染等机会性感染，使之成为一项没有得到有效控制的、波及全球的严重传染病。结合各地研究成果，并参考有关文献，将 AIDS 相关性肺部感染的中医药研究概述如下。

1 AIDS 机会性感染的现状

1.1 机会性感染是 AIDS 死亡的主要原因

艾滋病是人类免疫缺陷病毒（HIV）感染人体，导致

CD_4^+ T 淋巴细胞免疫被破坏所引起的获得性免疫缺陷综合征（AIDS），继发各种机会性感染或机会性肿瘤，最终导致死亡。何云等[1]回顾性分析46例AIDS住院死亡病例，直接导致患者死亡的前5位是肺孢子菌肺炎（pneumocystis pneumonla, PCP）、隐球菌脑膜炎、细菌性肺炎、化脓性脑膜炎、结核性脑膜炎。Louie 等[2]对美国1994-1998年各大医院收治的高效抗逆转录病毒疗法（HAART）后死亡的AIDS患者（5234例）的死亡原因进行分析，其原因为：败血症、恶性肿瘤、慢性肝病、病毒性肝炎、阻塞性肺部疾病、冠心病、胰腺炎。据Ma-sur[3]报道，尸检材料表明，AIDS患者中近90%死于机会性感染。在AIDS死亡病例中，HIV本身并不是导致患者死亡的真正原因，而出现艾滋病相关机会性感染、消耗综合征以及非艾滋病相关性疾病，如肺部感染、隐球菌脑膜炎、弓形虫脑病、乳酸性酸中毒、合并慢性肝炎所致的肝功能衰竭、极重度贫血等[4]难以纠正严重的机会性感染或并发症是导致患者死亡的主要原因。

1.2 肺部感染在机会性感染中列居首位

许多临床数据统计认为，AIDS机会性感染最常表现在呼吸系统、消化系统、皮肤黏膜和神经系统，有时也会出现机会性肿瘤。如王少俭等[5]分析122例AIDS合并机会性感染患者的临床资料，认为AIDS合并机会性感染具有多样性、复杂性和难治性，以呼吸道和消化道感染多见，随着CD_4^+细胞计数的下降，AIDS合并机会性感染发生的频率增加，发病更严重，病死率更高。邹桂菊等[6]回顾性分析257例AIDS患者机会性感染的总体情况，结果发现，呼吸系统机会性感染发生比例为65.25%，其中细菌性肺炎、结核病、巨细胞病毒感染、PCP、真菌感染是AIDS患者就诊和住院的主要机会性感染。可以看出，呼吸系统感染发病率高，列居机会性感染首位，且以细菌性肺炎感染、肺结核、PCP占据前三位。

2 艾滋病相关性肺部感染发生机制

人体免疫系统可以抵御细菌、病毒和其他病源微生物对人体的侵袭，使人体内部环境保持稳定。但对HIV感染者而言，HIV病毒破坏免疫细胞，使得免疫功能严重低下，对环境中致病性病原微生物的易感性增加，此时造成的感染将会是致命的打击。

AIDS肺部感染的发生与体内T淋巴细胞亚群、肺泡巨噬细胞吞噬功能、肺泡巨噬细胞诱生TNF-α及血清水平TNF-α水平、淋巴细胞诱生IL-2、肺组织匀浆的IL-2水平及肺组织TLR2、TLR4基因表达的变化密切相关。

肺的免疫防御机制包括涉及黏液腺清除、上皮屏障、局部产生的免疫球蛋白（特别是IgA）及肺泡巨噬细胞，必要时亦可激起包括嗜中性粒细胞，补体及循环中免疫球蛋白在内的全身性防御机制[7]。感染后导致迟发型超敏反应的消失，由于T细胞的绝对不足所引起的淋巴细胞减少，对有丝分裂原的淋巴细胞反应受抑制，以及NK细胞功能受损等[8]。肺的纤毛清除系统功能低下、黏液腺分泌抗微生物物质能力受损，血清补体成分减少，肺泡巨噬细胞（AM）吞噬作用减退，当致病菌被吸入气道或异位感染灶病原体经血运到达肺泡后，肺部感染容易发生。

目前较为公认的衡量免疫功能的指标是CD_4^+细胞计数。张可等[9]观察160例国内成人HIV感染者/AIDS患者发现，随着CD_4^+细胞数的降低，其机会性感染的频率逐渐增加，且病情也越趋严重。肺部感染可发生在HIV感染的整个过程中，通过研究病原体的种类与免疫的相关性，发现早期血中CD_4^+T细胞数接近正常时，呼吸道感染与正常人群相似，随着免疫低下，血中CD_4^+T细胞数下降，感染的几率逐渐增加，多发生一些罕见肺部感染。

3 AIDS相关性肺部感染

AIDS相关性肺部感染指由于HIV感染后破坏免疫系统，造成免疫功能低下，引起的肺部机会性感染增多，与正常人肺部感染的情况略有区别。参照2001年制定的中华人民共和国国家标准《HIV/AIDS诊断标准及处理原则》（试行），呼吸系统临床表现：起病隐匿或亚急性，干咳，气短和活动后加重，可有发热、紫绀，严重者发生呼吸窘迫；肺部阳性体征少，或可闻及少量散在的干、湿啰音；体征与疾病症状的严重程度往往不成比例。

3.1 AIDS相关性肺部感染分类和诊断

AIDS患者肺部感染多以PCP、分支杆菌病和巨细胞病毒（CMV）肺炎为多见。PCP在肺部感染中的发生率为50%-60%；肺结核及肺部非典型分支杆菌感染发生率为16%~31%；CMV肺炎发生率为23%~34%；念珠菌及隐球菌肺炎均为6%~7%；肺部曲霉菌病较少为4.4%；弓形虫肺炎的发生率为1%~2%。以下将根据病原体不同，分别论述AIDS常见的几种肺部感染[10]。

AIDS患者肺部病毒感染可由多种病毒引起，其中最为常见的是CMV感染，尤其是在晚期免疫抑制时常见，为AIDS患者主要的致死原因之一。CMV肺炎主要表现为干咳、呼吸困难、活动后气促、低氧血症等，患者可伴有视网膜炎、脑炎、肝炎、食管炎及胃肠炎等。X线片常显示出两肺部呈间质性、网状及结节状浸润，局限性节段性、结节型或肺泡型病变则少见。常用抗CMV的药物有更昔洛韦、膦甲酸钠。

细菌性肺炎是AIDS患者常见的死亡原因，它的发生与多种因素有关，包括B细胞功能受损而不能产生针对病原体的特异性抗体，中性粒细胞数目较少和功能受损以及吸烟、静脉吸毒、酗酒等。据报道，引起细菌性肺炎的病原菌有肺炎链球菌、结核分支杆菌、非结核分支杆菌、流感嗜血杆菌、铜绿假单胞菌和金黄色葡萄球菌，其他细菌包括卡他莫拉菌、肺炎克雷白杆菌，而嗜肺军团菌、支原体和衣原体较少见。

结核分支杆菌和非结核分支杆菌所致的肺部感染最常

见,主要是体内的分支杆菌在机体免疫力下降时重新活动。AIDS合并结核的肺部表现与机体的免疫水平密切相关。

AIDS患者的肺部感染常为多种细菌混合感染,或伴有寄生虫或真菌感染,给临床诊断和治疗带来了一定困难。AIDS患者的细菌感染易复发,易出现播散性感染。临床上应根据培养及药敏实验结果选择抗菌药物进行治疗。但随着抗菌药物的广泛应用、糖皮质激素及免疫抑制剂应用的增加,肺部耐药菌感染问题也日益突出。

免疫力正常者很少发生真菌感染,如果出现真菌感染,说明患者的免疫力已极低下。常见的真菌感染有念珠菌、肺孢子菌肺炎、曲霉病、隐球菌病、毛霉病、马尔尼菲青霉病和组织胞浆菌病等。

PCP是最常见的呼吸系统机会性感染,在HAART治疗之前有60%~80% AIDS患者合并PCP。常表现为进行性呼吸困难、发热、干咳及胸部不适。实验室检查表现为低氧血症,典型X线胸片表现为双肺弥漫性点状或磨玻璃样模糊影,主要分布在肺门周围。从患者引流的痰、支气管灌洗液中查出卡氏肺孢子虫是病原学诊断的依据。在给予复方新诺明治疗后症状可迅速改善。未经治疗的100%死于呼吸衰竭或其他感染性并发症。

HIV合并原虫感染多见弓形虫病(Toxoplas - mosis)。弓形虫感染可直接影响免疫功能,特别是细胞免疫功能降低;而弓形虫作为机会性感染病原体又多在机体免疫功能下降时感染或被激活导致临床发病。隐孢子虫感染是引起AIDS患者腹泻的最常见原因。该病临床特点为非炎症性腹泻。在免疫正常人多为自限性感染,但在有免疫缺陷者腹泻则可持续而严重,甚至导致死亡。

3.2 AIDS相关性肺部感染治疗及问题

目前治疗AIDS肺部感染方面主要有3个途径:一是通过抗逆转录病毒联合疗法抑制病毒复制,且可使得各种免疫异常改变恢复正常或接近正常水平。自从使用HAART后,机会感染的发生率有了明显降低。一些机会感染病原菌,如鸟复合分支杆菌(MAC)和巨细胞病毒感染百分率的下降,尤其PCP感染率的下降更为明显。但此方法并未得到广泛接受,许多患者无法耐受或坚持服药,严重的药物毒副作用使很多患者无法忍受而被迫停药,如肝功能损害、血脂升高、骨髓造血功能抑制、外周神经炎、外周脂肪丢失等[11];且所获得的免疫力也不能一直保持稳定的、减少机会感染的水平;另外,超过50%的HIV感染者已对目前的抗逆转录病毒治疗产生了耐药性。

二是利用各种检测途径明确病原体,根据不同的病原体针对性治疗。但由于免疫受损,临床表现较为复杂,肺部感染时发热最为多见,咳嗽并不常见,且出现多为干咳、寒战、胸痛少见;有时出现气促、呼吸困难等严重临床症状,但肺部体检无明显异常体征,即症状与体征分离;有时临床起病十分隐匿,或突发呈暴发性,迅速发展成呼吸衰竭。因此,探讨其诊断和治疗显得尤为必要。

三是抗菌药的预防应用,对预防机会感染也起了重要作用。与复杂且成本较高的抗病毒治疗相比,很多机会性感染可以使用相对简单、便宜的药物进行有效的预防或治疗,其中使用复方新诺明(cot - rimoxazole,TMP - SMZ)预防PCP就是其中最具代表性的一种。例如王玉霞等[12]对41例用复方新诺明作预防性服药AIDS患者的临床资料进行回顾性分析,41例患者中39例患者在1年内未出现肺部机会性感染症状,大大减少了肺部感染的发生。此外,复方新诺明对其他多种机会性感染,如弓形体、肺炎球菌、流感嗜血杆菌、非伤寒沙门氏菌和金黄色葡萄球菌导致的感染性疾病也有一定的预防和治疗作用。但复方新诺明带来的副作用也是不可避免的。

4 中医药在肺部感染治疗中的优势

实践证明,部分中药复方较单味药的抗菌性能更强,因为中药复方成分复杂,作用机制不一,作用环节众多,既有直接的抗菌作用,又能提高机体免疫功能。既往中医药治疗感染性疾病的实验和临床研究,主要是参照现代医学研究方法,明确单味药的体外抗病原体活性,以及中成药对机体免疫功能的调节作用[13]。充分利用迅速发展的现代免疫学技术,结合传统中医理论,进一步阐明中医药在感染性疾病治疗中的作用机制,特别是在当今病原体耐药性问题日益突出,相关严重并发症的死亡率高,治疗费用高昂等形势下怎样发挥中药的优势就显得尤为重要。

感染性疾病的处理,关键是防止病原体的侵入和在侵入后维持机体的正常免疫反应以尽快清除病原体两个环节。中医学十分重视疾病的预防,所谓"上工治未病",强调防患于未然。对于感染性疾病的防治,增强人体体表和呼吸道黏膜的防御能力十分重要。如玉屏风散是中医治疗表卫不固的基础方,临床上多用来治疗反复上呼吸道感染,研究显示,其能显著减少慢性支气管炎模型大鼠支气管黏膜上绿脓杆菌的数量[14]。国外学者通过临床和动物实验观察到,作为主要致炎因子的TNF - α和主要抑炎因子的IL - 10,任何一方相对过多均增加观察对象的死亡率,由此可推断炎症因子和抗炎因子的总体平衡与否是决定病情进展的基本因素[15]。大多临床试验失败的原因就在于无法通过简易的检测方法判断机体处于何种免疫状态以及无法通过单因子治疗而达到调节复杂细胞因子网络紊乱的目的。而中医药强调调整机体的阴阳平衡、辨证施治个体化治疗和中药多环节、多靶点整体调节的特点或许可以弥补以上的不足[16]。

5 AIDS相关性肺部感染的中医药研究

AIDS在1982年才正式命名,根据现代研究的AIDS发病过程和临床症状,中医将其归为"疫疠"范畴。从中医学角度讲,AIDS病因是疫毒病邪,毒邪自精窍、皮肤而入,伏于三焦膜原或营分血络,内合于营。彭勃等[17]通过专家调研后较为认同AIDS系湿热疫毒之邪为患,艾滋病疫毒为直接致病因素。AIDS患者从感染病毒至病情逐渐发展到患者死亡都处在一个正邪抗争的动态变化中，邪毒侵入人体，正邪相搏，正气被逐渐消耗，导致气血阴阳功能失调和多脏腑衰竭，各种病邪易趁虚而入，出现各种机会性感染。

5.1 病因病机

AIDS肺部感染患者临床多见发热、咳嗽、咳痰、气促、呼吸困难等，属于中医学"风温"、"咳嗽"、"风温肺热"等范畴，病位主要在肺。中医学认为，肺为娇脏，易被邪侵。肺主一身之表，肺气虚，则宣发卫气的功能下降，屏障失固，外邪易侵而发病。艾滋病咳嗽多为久咳，以虚证为多见，伴有乏力、气短等里虚症状。病机多在脾肺气虚的基础上感受外邪，从而导致肺失宣肃，肺气上逆。

有研究认为，易感冒多见于AIDS潜伏期，但也可见于AIDS发病期经抗病毒或中医药治疗后，主要症状暂时消失，其病机为五脏气血阴阳俱虚，尤其是脾肺气虚为主。AIDS发热，有因外感者，但长期发热者多为内伤。因外感者，为邪气袭于表，正气抗邪于外所致，常见病机有风热郁卫、风寒袭表、邪郁少阳、湿热郁遏卫分、热入营血、气血亏虚兼风寒或风热袭肺等；因内伤者，多见脾肺气虚或气血两虚，也可见肝肾或肺肾阴虚、水不制火、或肾阳虚衰、阴寒内盛、虚阳外浮[18]。

咳喘是AIDS的常见病症，病机多是在脾肺气虚的基础上感受外邪，从而导致肺失宣降，肺气上逆。由于患者的禀赋及正气亏虚的程度不同，且感受外邪的性质有别，故有以邪实为主者，如风邪袭肺、风寒袭肺、痰热壅肺、外寒里热、外寒内饮等，也有虚实相兼者，如脾肺气虚兼风寒袭肺、肺阴亏虚兼痰热壅肺、外寒内饮兼肾气亏虚等；对于久咳久喘，尤其是动则喘甚者，则为肺肾气虚或肺肾阴虚。因此必须从根本上解决咳嗽的病因，同时可以缓解与咳嗽伴随症状，如乏力、胸闷、气短、咳喘等。对AIDS无症状期的患者，从肺气阴虚证入手；AIDS相关综合征期的患者多属肺脾气虚证或肺肾气阴两虚证；AIDS患者因久咳可损及肾，致肾不纳气。

5.2 辨证分型

中医辨证肺部感染性疾病有着不同的辨证方法。王志龙等[19]总结古今医家对肺部感染的辨证分型，有六经辨证、卫气营血辨证、八纲辨证、六经系统辨证、分期辨证等，尚缺少统一的辨证体系。

王庆侠[20]依据艾滋病肺部疾病进展，将肺部感染分为邪袭肺卫、痰热壅肺、气阴两伤、热陷心包、亡阳虚脱、肺痈。魏喜保等[21]采用分期辨证法将肺热病分为早中晚三期八证：①早期：风热犯肺证，方用银翘散；湿热束表证，方用藿朴夏苓汤。②中期：热邪壅肺证，方用麻杏甘石汤；湿热留连证，方用蒿芩清胆汤；痰热结胸证，方用小陷胸汤合栀子豉汤；热壅胸膈证，方用凉膈散。③晚期：热入心营证以清营汤送服紫雪丹；热厥阴竭证用参麦注射液合生脉犀地汤。王成祥[22]按照卫气营血辨证法辨治55例风温肺热病，分4种证型论治：①半表半里证，方用小柴胡汤合清肺饮；②痰热壅肺证，方用清肺饮；③热闭心营证，方用清营汤；④气阴两虚证，方用清营汤合沙参麦冬汤。胡克明等[23]采用卫气营血辨证分4型辨治风温肺热病100例：①风热壅肺：选用麻杏石甘汤或泻白散；②痰热结胸：选用小陷胸汤加枳实汤、泻白散等；③热盛腑实：用三黄泻心汤、牛黄承气汤；④肺胃阴伤：选用益气养阴、清营养阴、益胃生津方药。金妙文等[21]采用卫气营血辨证分卫分证、气分证、心营证三型辨治风温肺热病62例，同时设西药对照组30例，疗效优于西药对照组。①卫分证：治以辛凉解表，疏风透热，轻宣肺气。热在肺卫轻者以桑菊饮为主，较重者选银翘散。②气分证：治以清热泻火，泄肺化痰。气分初热，可选麻杏石甘汤；气分大热，可选白虎汤；挟湿选苍术白虎汤；痰热较甚，咯痰量多质黏色白或黄，舌苔黄腻，配千金苇茎汤清化痰热；痰热结胸，予小陷胸汤加枳实以苦辛通降；热郁少阳，可用小柴胡汤、蒿芩清胆汤；少阳阳明同病则选柴胡白虎汤；邪热从肺传胃，酌用凉膈散泄热通腑；肺热郁闭，有痰热内蒙心包趋势，以三黄石膏汤宣表清里。③心营证：治以清营泄热，化痰开窍为大法。热灼营阴用清营汤；肺热发疹，用银翘散去荆芥、豆豉，加牡丹皮、赤芍等；邪入心包，酌选菖蒲郁金汤、万氏牛黄丸；病势重用安宫牛黄丸、至宝丹。

5.3 治疗进展

AIDS肺部感染中医治疗临床报道较少，多从培正固本、补脾益肺、疏风散邪、止咳化痰、活血化瘀、宣肺平喘、清热解毒等方面入手治疗，改善AIDS患者体质，缓解或消除"咳、痰、喘"症状，以增强体质提高免疫功能和治疗、预防机会性感染为主。

中医药在机体免疫功能方面有较好的调节作用，应用于免疫功能低下所致的肺部感染也有较好趋势[20]。靳华[26]观察中西医结合治疗AIDS患者PCP的疗效，采用西药配合真武汤合葶苈大枣泻肺汤，治疗38例中，总有效率92.20%，可明显减轻和改善患者的症状与体征。屈冰等[27]治疗AIDS患者肺炎128例，随机分为两组，治疗组（头孢曲松钠加麻杏石甘汤合二陈汤、三子养亲汤加减）65例，对照组63例，治疗组总有效率为90.77%（P<0.01），症状、体征、实验室检查等均有显著改善，并有加强抗生素疗效、缩短病程的作用。赵晓梅[28]治疗10例AIDS患者的咳嗽，取得了较好的疗效。组方由麻杏石甘汤加减而成，选用麻黄、旋覆花、黄芩、蒲公英、甘草等药，宣肺降气、止咳化痰。徐立然等[20-30]运用痰热清注射液治疗32例AIDS肺部感染患者总有效率达96.9%。还观察了中成药胆龙咳喘平胶囊对AIDS肺部感染的疗效，以清热解毒化痰为法，总有效率为91.66%。

6 小结

HIV侵入机体破坏机体免疫系统引发各种机会性感染

发生，肺部感染作为常见的感染而被重视。针对肺部感染多种病原微生物及内源性感染，西医治疗有一定疗效，但长期使用抗感染药物带来的负面效应众所周知。中医对AIDS肺型机会性感染等有较好的疗效和治疗优势，如科学规范的开展中药治疗AIDS肺型机会性感染的临床研究，以中医的整体观念、脏腑理论为指导，以扶正固本、清热解毒除湿，施治于AIDS多种感染性疾病，对保护和增强机体免疫，防治多种感染，提高患者生存质量，延长患者生命，都具有十分重要的意义。

参考文献（略）

（出自中医杂志2012年第53卷16期第1427~1431页）

艾滋病慢性腹泻的中西医临床研究现状

倪量 王玉光 刘景院 王慧珠

（首都医科大学传染病学研究所北京地坛医院中西医结合中心，北京 100015）

摘要 艾滋病相关慢性腹泻是艾滋病病毒（HIV）感染者和病人的常见机会性感染之一，其诊断和治疗一直是艾滋病研究领域的热点和难点。该文收集了近年来艾滋病相关慢性腹泻研究的相关信息，从病因、流行病学、诊断和治疗等方面，对艾滋病相关慢性腹泻的中医和西医的研究近况进行综述。

关键词 艾滋病；慢性腹泻；中西医临床研究

慢性腹泻（>3次/日，持续时间超过1个月）是艾滋病病毒（Human immunodeficiency virus，HIV）感染者/病人一个常见和严重的问题，是艾滋病（Acquired immune deficiency syndrome，AIDS）主要的指征性疾病，或常见的机会性感染之一。HIV感染者一生中腹泻的发生率为40%~75%[1]，在HIV病情进展期和CD_4^+细胞计数低于50个/mm^3的病例，腹泻在1年内的发生率在49%，3年后的发生率在96%左右[2]。我国农村与城市HIV/AIDS的流行病学调查资料也证实，慢性腹泻是HIV/AIDS的主要的疾病表现。慢性腹泻增加了患者的病死率及看护、医疗的费用，是患者生存独立负性预测因子。同时，慢性腹泻导致患者的营养状况下降，生活质量下降，工作日数显著减少。因此，艾滋病相关慢性腹泻在HIV/AIDS发现之后一直备受关注，艾滋病相关慢性腹泻的诊治问题始终是艾滋病研究领域中的热点和难点。

艾滋病相关慢性腹泻临床诊疗困难的关键在于病因复杂，感染病原体的实验室诊断仍缺乏有效的手段，病原体的检出率低，检测方法复杂，假阳性率高，临床表现多样，多数病原体针对性治疗疗效差，导致大量的漏诊和误诊，使得HIV病人得不到及时、有效的救治。艾滋病感染性腹泻的病原有细菌、病毒、真菌、寄生虫和支原体、衣原体等，非感染性腹泻以肿瘤、相关药物和不明原因的艾滋病肠病多见。世界各地腹泻病原体的分布不同，如在非洲、墨西哥、泰国等发展中国家，艾滋病慢性顽固性腹泻中以微孢子目、隐孢子虫等寄生虫感染最为常见[3-4]。但近年来在欧美等国家病原学阴性的慢性腹泻越来越常见，因此关于慢性腹泻的诊断治疗方案驳杂不一。

针对艾滋病相关慢性顽固性腹泻，世界卫生组织和美国胃肠病学会已逐步规范并发布了艾滋病慢性腹泻诊疗指南，其诊断强调应开展大便检查联合肠镜侵入性检查，以明确常见病原。在治疗学方面，强调针对性的病因治疗。如在非洲对于病人的病原学检查确定病原为肠孢子菌属后，短期大量服用丙硫咪唑的随机双盲试验证实，丙硫咪唑可以改善病人症状[5]。但由于病原学诊断的困难，国外大多采用经验性的药物治疗，主要应用易蒙停[6,7]、苯乙哌啶[8]、奥曲肽[9]、Ultrase MT 20[10]，其中Ultrase MT 20和奥曲肽的疗效满意，但治疗费用昂贵。在探索病因学诊断和治疗学的同时，艾滋病相关慢性腹泻的疗效评价方案也在不断修订，形成了专门用于评价治疗方案效果的专用量表等工具。就总体而言，虽然高效抗反转录病毒治疗（Highly active antiretroviral therapy，HAART）应用之后，腹泻的发生率尤其是病原菌检查阳性的腹泻发病率下降[11]，但艾滋病相关慢性腹泻并未见显著降低，药物疗效近年来也未见明显的提高。

国内尚未开展艾滋病相关慢性腹泻的流行病学调查，临床也大多采用经验性的药物治疗，但病原的复杂性及临

基金项目：国家科技重大专项项目（项目编号：2008ZX10005-003）
Supported by the National Key Technologies R and D Program of China during the 11th Five-Year Plan Period.

床表现的多样性,使艾滋病相关腹泻日益成为困扰艾滋病临床救治的难题。在国内外中医药治疗艾滋病相关性疾病和机会性感染的报道中,有关慢性腹泻治疗的文章较多,检索到的国内外中药辨治腹泻的临床研究共11篇。赵氏应用半夏泻心汤辛开苦降,消补兼施,治疗脾胃两虚、湿热内阻的10例腹泻病人,止泻显著,在消除倦怠、痞满、纳呆、恢复体力,保持体重方面疗效突出,充分体现了扶正祛邪、标本兼顾,从整体上调解机体功能的中医特色[12]。刘国[13]等在坦桑尼亚,对53例腹泻病人进行了中医药治疗,中医药治法为酸收固涩,健脾燥湿,选乌梅、诃子、石榴皮、茯苓、黄柏组方,结果对ARC期腹泻疗效显著,对于AIDS期病人则一般。刘氏认为对于艾滋病病人出现的腹泻,因其自身免疫功能极度低下,全身衰竭,若治以补益扶正,临床效果不显,即"补元不受,攻之不宜"。李氏[14]将41例艾滋病慢性腹泻病人随机分为2组,以健脾益气、温肾止泻的中药组与西医对照组(口服复方新诺明、氟哌酸、灭滴灵)进行对照分析,中医治疗组总有效率73.17%,对照组为40%。中医治疗组病死率也明显低于对照组。美国旧金山一医疗机构曾在排除隐孢子球菌等病原之后,中医药治疗16例病原检查阴性的艾滋相关性腹泻病人,自身前后对照表明,第1周治疗效果不显著,自第2周开始,腹泻次数与排便量明显减少,差异有统计学意义。郭燕[15]等以神阙、天枢、足三里、关元为主穴,治疗艾滋病相关性腹泻。脾肺气虚型配肺俞、大肠俞;脾胃虚弱型配脾俞、胃俞、中脘;脾肾阳虚型配肾俞、命门,总有效率为89%。李敏[16]等采用中西医结合治疗艾滋病腹泻症状120例,上午灸天枢、阴陵泉,下午灸足三里、关元,同时每个病人均口服盐酸黄连素片,总有效率92.15%。国内曾经对艾滋病伴腹泻者进行了辨证分型研究,如蔡氏[17]根据艾滋病腹泻的临床表现,主张将其分为脾肺气虚型、脾胃虚弱型、脾肾阳虚型3型。

上述临床研究中存在诸多问题,如疾病诊断标准不统一,符合艾滋病慢性腹泻标准的病例不到1/4,且大多未进行大便病原学检测和肠道内镜检查,腹泻病因不清,纳入病例样本量也较少,疗效评价标准欠客观等,使有效的中医药经验难于大面积推广。

河南李发枝教授[18]领导的课题组,广泛搜集整理了艾滋病相关慢性腹泻的临床资料,针对河南上蔡县近70余例慢性腹泻病人的大便病原学及肠镜检查,90%病人的病原学检测阴性,临床表现为脾肾亏虚、湿浊内蕴的证候,但以温中、健脾、补肾、升阳、利湿等止泻法治疗无效。深入挖掘中医药古代治疗"久泄"的经验方药,针对艾滋病慢性腹泻这个免疫低下人群在多种特异病因侵袭后发生的"腹泻病症",摸索出了特异性和实效性较强的方药"泻痢康胶囊",并在河南省上蔡县、尉氏县对70余例艾滋病腹泻病人进行了预试验治疗,有效率达90%,远高于国外治疗效果。在中医药艾滋病诊疗的理论和临床创新层面起到了先导作用,具有潜在的巨大临床实用价值。

北京地坛医院对31例艾滋病相关慢性腹泻病人开展的大便、肠镜8种常见病原学检测,检出隐孢子虫1例,巨细胞病毒(CMV)1例,合并慢性溃疡性结肠炎1例,而大部分病人大便常规正常,病原学阴性。深圳东湖医院对近20例慢性腹泻病人的病原学筛查中,只检出隐孢子虫2例。这说明至目前为止,我国国内艾滋病慢性腹泻的病原学或病因与欧美国家相似,以病原学阴性的慢性腹泻多见。

在河南艾滋病慢性腹泻治疗经验的基础上,北京地坛医院与河南省中医药研究院联合,引入国外基于病人报告的艾滋病慢性腹泻临床结局量表,结合营养学评价,组成疗效评价方案,泻痢康临床止泻效果突出,腹泻复发率下降,同时病人体重及其他营养学指标上升。

在建立我国艾滋病相关慢性腹泻的诊断流程、明确病因的基础上,遵循循证医学的原则,扩大样本量,对泻痢康治疗艾滋病慢性腹泻开展临床研究,通用的艾滋病相关腹泻量表、生存质量量表、营养学指标、肠黏膜形态检测及长期追访病人腹泻的复发率及终点生存率等,客观评价中医治疗艾滋病相关性慢性腹泻的疗效,有助于优化形成中医药治疗方案,缩短病人病程,改善预后,延长病人的存活期,减少住院时间和医疗费用,最终降低死亡率的作用。

参考文献(略)

(出自中国艾滋病性病2010年第16卷3期第316~318页)

艾滋病恶心呕吐中西医结合临床研究近况

黄世敬 吴巍 薛柳华 潘菊华

(中国中医科学院广安门医院中药研发中心 北京100053)

摘要 恶心呕吐是几乎所有艾滋病病毒(HIV)感染者都会出现的最常见症状,并与抗病毒药物毒副反应及治疗依从性密切相关。艾滋病恶心呕吐目前尚无理想的治疗方案,成为艾滋病防治的重要医学问题。本文综述其病因病机、四诊及辅助检查、诊断与辨证、中西医治疗及疗效评价、护理要点等研究进展,为临床提供参考。

关键词 艾滋病 恶心呕吐 中西医结合 临床 综述

恶心呕吐是艾滋病（HIV/AIDS）患者最常见的症状之一。据文献报道[1-2],几乎所有HIV/AIDS患者均会在某些阶段出现恶心呕吐。恶心是一种可以引起呕吐冲动的胃内不适感,常为呕吐的先兆,伴有面色苍白、心动过速及出汗等症。国外对艾滋病毒（HIV）感染者调查发现[3],大约50%的患者出现恶心,其中超过半数呈严重而持续性,近60%的患者在进行症状治疗。呕吐是胃内容物反入食管,经口吐出的一种反射动作,通常伴有恶心,并有多涎、颤抖和血管舒缩变化。文献报道,约25%的HIV感染者有呕吐症状,其中1/3为重度和持久性,大约2/3的患者在接受症状治疗。呕吐可将有害物从胃排出,有一定保护作用,但持久而剧烈的呕吐会耗气伤津,出现营养状态、水电解质紊乱,还会妨碍患者对抗病毒药物等治疗的依从性。因此艾滋恶心呕吐的防治已成为重要的医学问题,本文对其病因病机及中西医治疗概述如下：

1 病因病机

艾滋病恶心呕吐病因复杂,主要有：抗HIV药物副作用（如HAART）、感受外邪（感染）、情志所伤（心理因素）、饮食所伤（胃轻瘫）及其以上复合因素[4]。国外曾对艾滋病恶心呕吐的病因进行多次广泛调查,原因仍不甚明确,除上述原因外,引起恶心呕吐的原因还包括如某些食物、药物、毒素、及运动病、妊娠、内分泌障碍和神经疾病等[5]。中医认为,无论是外邪、饮食、情志、脏腑失和,干于胃腑,导致胃失和降,均会导致恶心呕吐的发生,因此,本病的病机关键在于胃失和降,胃气上逆。但病因不同,发病机制又有所差别,如湿热、饮食、药物等邪气犯胃,甚则疫毒攻心（脑）,止邪相争[6],脏腑失和,胃气上逆而病；艾滋病毒耗伤止气,加之调摄失宜,如用HAART治疗,药物易损伤气血津液,造成脾失健运,胃失和降而发；HIV感染,情志不遂,易致肝郁脾虚,脾胃升降失司,胃气上逆而作。故本病病位虽在胃,脏腑涉及肝、脾、心（脑）等。

2 四诊及辅助检查

在HIV高流行区,对于出现不明原因恶心、呕吐、腹泻、低烧等症状的病人,应询问病史及是否有输血史的情况下,及早进行HIV抗体检测,及时查出艾滋病病人[7]。对伴有发热的病例,除常规检查外,当作血培养、胸片及尿液化验等检查。正在服用抗病毒药（ARV）治疗的患者,要考虑ARV药物的副作用[8]。如患者正在服用含有司他夫定等ARV药物治疗者还须考虑高乳酸血症,须进行血乳酸相关检查（血乳酸、血丙酮酸、β羟丁酸等）[9]。艾滋病出现发热、头痛、呕吐、抽搐、中枢神经系统局灶征、精神状态改变,要考虑中枢神经系统感染,如弓形虫脑病、结核性脑脓肿及结核瘤、新型隐球菌脑膜炎（CNM）等,弓形虫脑病须进行抗体检测,IgG阳性97%~100%,阴性可以基本排除诊断,亦可运用MRI或CT发现基底节单个或多个环状病灶[10-11]。结核性脑脓肿及结核瘤,多呈圆形或类圆形,也表现为环状强化,周围有水肿带较小,多发性脑结核瘤少见。化脓性脑脓肿病人发病急,常有高热,脑脊液细胞数常较高,中性粒比例明显升高。弓形虫脑病、结核性脑脓肿及结核瘤的确诊需要靠脑活检[10]。新型隐球菌脑膜炎（CNM）是一种在AIDS患者中常见的致命性机会性感染,根据临床表现和脑脊液印度墨汁染色发现新型隐球菌即可确诊[12]。艾滋病合并脑肿瘤,亦可出现头痛,头昏伴发热,呕吐等症[14]。少数艾滋病恶心,伴发热,或吐血便血,可作消化道内镜检查[13]。

3 诊断与辨证

关于艾滋病恶心呕吐尚无统一的诊断标准,国内目前主要采用2003年中华人民共和国国家准《HIV/AIDS诊断标准和处理原则》拟订：主要包括：HIV抗体阳性,以恶心、呕吐为症状特征[4]。

艾滋病恶心呕吐中医证候分型尚无统一标准。李发枝等[15]拟订《河南省中医药治疗艾滋病常见病症辨证治疗要点》中将本病分为：（1）湿热内蕴证：恶心呕吐,心下痞满或微痛,或肠鸣泄泻,或食欲减退,舌质正常,苔厚黄白相兼,或苔黄腻,脉沉弦或滑。（2）湿邪中阻证：恶心呕吐,脘闷,纳呆,或肢重身困,舌质稍淡,苔白厚腻,脉濡或滑。（3）胆胃不和证：恶心呕吐,厌油腻,上腹胀满或疼痛,口苦,大便或秘或正常,小便黄,舌质红,苔黄,脉弦。本证多见于急慢性胆囊炎、胰腺炎、胆汁反流性胃炎等。

4 治疗

4.1 辨证治治疗 艾滋病恶心呕吐中医证候分型尚无统一标准。李发枝等[15]将本病分为：湿热内蕴证：治以燥湿清热,降逆消痞,方用半夏泻心汤加减：半夏20g,黄芩10g,黄连3g,干姜12g,党参12g,炙甘草15g,大枣3枚。本方对服抗病毒药物所致上述诸症疗效甚好。湿邪中阻证：治以燥湿降逆,方用平胃散合二陈汤加减：苍术15g,厚朴

基金项目：国家重大科技专项（2008ZX10005-004）；国家科技重大专项（No.2009ZX10005-014）

12g，半夏 20g，茯苓 15g，藿香 12g，陈皮 10g，甘草 10g，生姜 10g。胆胃不和证：治以清胆和胃，方用大柴胡汤加减：柴胡 20g，黄芩 10g，半夏 12g，枳实 10g，白芍 20g，大黄 3g。若便秘者大黄可加至 10g。

4.2 单验方

4.2.1 小半夏加茯苓汤 净半夏，生姜，茯苓。水煎服，每日1剂，分早晚2次温服。连服1周为1个疗程，仍呕吐者加服1周。张明利等[4]用小半夏加茯苓汤治疗艾滋病 HAART 疗法致消化道反应（主要为恶心呕吐）24 例，治疗2周后，恶心、呕吐总有效率分别为 91.7% 和 95%，呕吐、恶心治疗后积分与治疗前积分比较有高度显著性差异（P<0.01）。

4.2.2 藿朴夏苓汤加减 藿香、厚朴、姜半夏、赤苓、杏仁、生苡仁、白蔻末、猪苓、淡豆豉、泽泻。水煎服，每日1剂，分早晚2次温服。刘爱华[17]用本方湿遏气机取得较好效疗。

4.3 推拿按摩
艾滋病恶心呕吐常用按压内关穴，按揉外劳宫穴（约3分钟），直推天柱穴（约5分钟），均可达到降逆和胃止呕功效，这些方法多散在于上述文献之中，目前尚无系统的临床研究报道。

4.4 西医治疗

4.4.1 针对病因 根据细菌、真菌、原虫、病毒感染，对因治疗。细菌感染常用：复方新诺明，每次 0.5g，每日2次。原虫感染：可选灭滴灵，每次 400mg，每日3次；弓形虫脑病乙胺嘧啶是急性期治疗的基础，常与磺胺嘧啶、克林霉素或阿奇霉素联用[11]，亦可口服复方新诺明每次2片，每日2次，共6周。病毒感染可选，更昔洛韦，每次为 5mg/kg 或膦甲酸钠每次 60~90mg/kg，均为每日2次，14~28 天为1疗程。如合并 CNM，进行抗真菌治疗，应用两性霉素 B（ANIB）联合 5-氟胞嘧啶（5-Fc）静脉滴注，AMB 起始剂量 1mg 加 5% 葡萄糖注射液缓慢滴注，第二日开始以每日 2mg 递增至 5mg，逐渐增至 20~25mg 每日1次，5-氟胞嘧啶静脉滴注，每日 250mg 每日2次，疗程为 12 周。或用 AMB 和 5 氟胞嘧啶联合佛康唑三种联合治疗，同时纠正水电解质紊乱、降颅压[12]。

4.4.2 减轻呕吐 恶心呕吐严重者可遵医嘱给予镇吐药物[8]，酌情选用抗胆碱类药如东莨菪碱、抗组胺类如苯海拉明、苯二氮卓类可劳拉西泮、丁酰苯类如氟哌啶醇、激素类如地塞米松、以及枢复宁、非那根、灭吐灵等，但其止呕效果均不甚理想，停药后症状易复发[2]。

4.4.3 营养支持 补充维生素和矿物质、输液、补充水电解质，纠正酸碱平衡紊乱。

4.5 疗效评价
艾滋病恶心呕吐的治疗一般为 1~2 周为 1 疗程，通常观察 1~2 个疗程。

综合疗效评价多参照《五省中医药治疗艾滋病项目临床技术方案》、国家中医药管理局《中医病证诊断疗效标准》[4]拟订。痊愈：无恶心，无呕吐。显效：轻度恶心，不影响进食，每日呕吐 1~2 次。有效：中度恶心，影响进食，每日呕吐 3~4 次。无效：重度恶心，需卧床休息，每日呕吐 5 次或 5 次以上。唐志荣等[11]对于弓形虫脑病，将治疗效果分为：（1）临床治愈，即患者恢复至发病前的状态，6 个月内无复发；（2）好转，即临床症状改善，但有偏瘫、失语等后遗症；（3）无效或失访，即 6 周强化治疗后症状无改善或失去联系；（4）死亡。

症状疗效评价多参照《5 省中医药治疗艾滋病项目临床观察登记表》拟订，按"无"、"轻"、"中"、"重"进行分级，计分方法恶心分别计为 0、1、2、3 分，呕吐分别为 0、2、4、6 分，进行治疗前后比较，可供疗效评价参考[16]。

5 护理

5.1 一般护理
卧室保持通风，空气新鲜，环境安静，利于患者休息，保证患者充足睡眠，减少能量消耗[18]。

5.2 口腔护理
保持口腔卫生，每次饭后盐水漱口，霉菌感染时，漱口后用 3% 碳酸氢钠溶液加制霉菌素含漱，减少口腔黏膜及舌咽部不适而加重恶心呕吐[18]。

5.5 心理调护
出现恶心呕吐不良反应而产生焦虑、恐惧心理，护士应加强与患者的沟通，把治疗过程中可能出现的不良反应告知患者，让其做好充分准备，树立患者对治疗的信心[18]。

6 结语

艾滋病恶心呕吐因其发病机制复杂，西医治疗尚无特效方案，疗效不甚理想；中医药虽然已经取得了一定的疗效，初步开展了艾滋病恶心呕吐的诊治研究，但缺少系统评价，辨证分型亦有待完善和进一步规范，一些特色疗法如穴位按摩、中医药调护等的应用研究还未有待研究。因此，今后还须进一步对其特有的中医病因病机进行深入研究，规范中医辨证分型，统一和完善疗效标准，通过广泛协作、进行跨地域、多学科联合攻关，逐步建立行之有效的艾滋病恶心呕吐中医药防治方案，全面解决艾滋病恶心呕吐疗的防治问题。

参考文献（略）

（出自中华中医药学会防治艾滋病分会第 11 次年会论主案第 358~361 页）

中医治疗艾滋病消瘦及消化不良近况

吴巍　黄世敬　薛柳华　潘菊华
（中国中医科学院广安门医院，北京 100053）

摘要　艾滋病消瘦及消化不良是由于感染艾滋病毒（HIV），患者出现体质量明显下降，有胃胀、胃痛、嗳气、反酸、腹胀、腹泻等症状，伴有慢性腹泻和发热。本文综述其病因病机、诊断与辨证、中医治疗及疗效评价、护理要点等研究进展，为临床提供参考。参考文献 19 篇。

关键词　艾滋病；消瘦；消化不良

艾滋病又叫获得性免疫缺陷综合征（AIDS），是由于感染了人类免疫缺陷病毒（human immunodeficiency virus，HIV），使机体免疫功能严重受损以致低下，机体逐渐丧失防卫能力而不能抵抗外界的各种病原体，导致发生各种感染。其临床证候复杂，并发症多，病死率极高[1]。艾滋病消瘦及消化不良是由于感染艾滋病毒（HIV），患者出现体质量明显下降，有胃胀、胃痛、嗳气、反酸、腹胀、腹泻等症状，常伴有慢性腹泻和发热[2]。有分析显示 HIV 感染者的消瘦及消化不良发生率为 50%～75%[3-6]，常与各种机会性感染伴发出现，且发生率较高，对患者生存期、生活质量都会造成影响，在艾滋病防治工作中占较为重要的地位。本文对其病因病机、中医治疗及调护等研究进展概述如下。

1 病因病机

艾滋病患者长期受疫毒侵袭，导致正气虚衰，脏腑损伤，气血阴阳虚损[7]，加之复感于邪、饮食不节、情志失调，伤及脾胃，脾胃虚弱，后天之本乏源[8-10]，脾虚则肌肉不充，形体消瘦；脾胃虚弱，运化失司，则可见纳差、食后腹胀等。艾滋病消瘦及消化不良病位在脾胃，并与肝肾二脏密切相关，常迁延不愈。

2 诊断与辨证论治

2.1 诊断　关于艾滋病消瘦及消化不良的诊断，目前尚无统一标准。参考《中华人民共和国国家标准：HIV/AIDS 诊断标准和处理原则》[11]，结合文献报道[2,12]，拟艾滋病消瘦及消化不良的诊断主要包括：①确诊为 HIV 阳性者；②体质量持续下降 > 10%，有持续胃胀、胃痛、嗳气、反酸、腹胀、腹泻等症状。

2.2 辨证论治　艾滋病消瘦及消化不良中医辨证分型及治疗目前尚无统一标准。王健等[10]认为，本病证候主要分为 4 型：①气血亏虚型，主症：虚弱消瘦，倦怠乏力，面色少华，纳食无味，头昏，心悸，失眠，健忘，舌质淡，苔薄白，脉细弱。治法：益气养血。方剂：养血归脾汤加减。药物：党参，白术，黄芪，当归，酸枣仁，茯苓，远志，木香，龙眼肉，生姜，大枣。②脾虚湿阻型，主症：神疲乏力，面色萎黄，食欲不振，甚至恶心呕吐，脘腹胀满，腹泻，舌质淡，苔白腻，脉虚软。治法：益气健脾。方剂：香砂六君汤加味。药物：党参，白术，茯苓，木香，砂仁，半夏，陈皮，甘草。③肝肾阴虚型，主症：消瘦，面色黧黑，头晕，耳鸣，两目干涩，视物不清，五心烦热，腰膝酸软，午后潮热，盗汗，舌红少苔，脉细弦。治法：滋养肝肾。方剂：杞菊地黄汤加减。药物：枸杞子，熟地黄，山茱萸，菊花，牡丹皮，泽泻，茯苓，山药。④肾虚精亏型，主症：消瘦，毛发焦枯，牙齿脱落，头晕耳鸣，视物昏花，腰酸膝软，大便溏泻，舌质淡白或淡紫，苔少或光剥，脉细数。治法：补肾益精。方剂：补天大造丸加减。药物：人参，黄芪，白术，山药，酸枣仁，茯苓，远志，当归，白芍，枸杞子，熟地黄，紫河车，龟甲，鹿角片。

李兴旺等[12]认为，本病证候主要分为 5 型：①气阴耗伤型，主症：消瘦，心烦易怒，口苦咽干，食欲减退，大便干结，舌红，脉弦数。治法：益气健脾，清热养阴。方剂：黄芪鳖甲散加减。药物：黄芪 15g，党参 10g，茯苓 15g，天冬 10g，生地黄 15g，地骨皮 15g，秦艽 10g，鳖甲 10g，桑白皮 10g，知母 10g，赤芍 10g，桔梗 8g，柴胡 10g，肉桂 3g，紫菀 8g，炙甘草 6g。②肝肾阴虚型，主症：身体羸瘦，腰膝酸软，双目干涩，头晕目眩，咽干口燥，耳鸣，健忘，失眠，盗汗，舌质红，少苔或无苔。治法：补精益血，滋养肝肾。方剂：六味地黄丸合补肝汤加减。药物：熟地黄 10g，山茱萸 10g，山药 15g，茯苓 15g，泽泻 10g，牡丹皮 10g，当归 10g，白芍 10g，川芎 8g，木瓜 10g，炒酸枣仁 15g，麦冬 10g，生甘草 6g。③脾肾阳虚型，主症：身体羸瘦，形寒肢冷，凌晨时易腹泻，面部或下肢浮肿，面色㿠白，食少纳呆，小便不利，舌淡胖或紫暗，有齿痕，苔白滑，脉细弱无力。治法：益气健脾，温阳益肾。方剂：附子理中丸合金匮肾气丸加减。药物：人参 8g，白术 15g，干姜 6g，炮附子 8g，生地黄 15g，山茱萸 10g，桂枝 10g，茯苓 15g，泽泻 10g，牡丹皮 10g。④肾精亏耗型，主症：身体羸瘦，面色㿠白，发落齿摇，乏力，头晕目眩，健忘，耳鸣耳聋，舌萎无华，脉细弱。治法：补肾益精。方剂：河车大造丸加减。药物：紫河车粉15g、党参10g、茯苓15g、天冬10g、麦冬10g、熟地黄15g、龟板15g、杜仲10g、怀牛膝10g。⑤正虚瘀结型，主症：面色萎黄或黧黑，皮肤干燥甚至呈鳞状，形体消瘦，腹部胀满，饮食大减，甚至不能进食，舌色暗淡或有瘀斑瘀点，治法：活血养血，清热润燥。方剂：大黄䗪虫丸加减。药物：酒大黄10g、黄芩6g、桃仁8g、杏仁8g、白芍10g、生地黄15g、干漆3g、虻虫6g、水蛭6g、蛴螬6g、䗪虫6g、生甘草6g。

2.3 成药验方

2.3.1 爱康1号方 药物：太子参、黄芪、白术、茯苓、川芎、当归、生地黄、桂枝、柴胡、黄芩、黄连、干姜、半夏、甘草等。水煎服，每日1剂，分早晚2次温服。1个月为1疗程。郭会军等[13]用爱康1号方治疗艾滋病患者15例，消瘦等症状体征改善非常明显，有效率91.30%。

2.3.2 人参养荣汤和右归丸加减组方 药物：人参10g、黄芪30g、白芍10g、当归15g、陈皮10g、桂心8g、白术12g、茯苓20g、熟地黄15g、山药10g、山茱萸15g、枸杞子15g、鹿角胶10g、菟丝子15g、制附子8g、丹参15g、川芎10g、五味子10g、甘草8g。水煎服，每日1剂，分早晚2次温服。1个月为1疗程。李建忠等[14]用人参养荣汤和右归丸加减组方治疗艾滋病患者半年后体质量逐渐增加，疗效满意。

2.3.3 玉屏风散 李淑梅等[6]予中西医结合治疗艾滋病患者50例，中医给以玉屏风散连续用药6个月，患者食欲增加、体质量下降减少。

2.3.4 扶正抗毒胶囊和康爱保生胶囊 李广文等[15]运用扶正抗毒胶囊和康爱保生胶囊，治疗艾滋病消化不良患者83例，总有效率68%。

2.4 灸法治疗

选用大椎、关元、足三里、三阴交等穴位艾灸（阴虚慎灸）。每次2～3穴，交替进行。同时，可根究五脏虚证的不同，加选五脏的背俞穴（肺俞、心俞、肝俞、脾俞、肾俞）治疗[16]。

3 调护

3.1 一般调护
艾滋病患者病重期间以卧床休息为主，减少体力、能量的消耗，但也应根据病情恢复情况鼓励患者下床活动。同时，AIDS患者严重营养不良，明显消瘦，从而使免疫力下降而加重病情，因此要鼓励患者进食。补充营养也是治疗艾滋病消耗性症状的一项重要措施，如每日补充谷氨酸可有效增加患者体质量[17]。中药汤剂宜温服，同时避免进食辛辣刺激性食品，以免损伤脾胃。外用灸法时，则应观察局部皮肤温度变化，避免烫伤皮肤。

3.2 心理调护
艾滋病患者均存在不同程度的焦虑、恐惧、愤怒、悲观、失望等不良心理表现。应与患者进行真诚沟通，因人而异提供不同层次的个性化心理护理，引导患者倾诉、宣泄负性情绪，疏导患者的心理压力，让患者重新找回自尊和希望，减轻心理痛苦[18]。

4 结语

艾滋病消瘦及消化不良病因复杂，西医治疗尚无特效方案。中医在整体理论指导下，着眼于机体的整体调节，注重提高人体正气，"虚则补之"，"平调阴阳"。运用补益脾肾、健脾益气等方法，从整体层面上提高人体的免疫功能，促进免疫功能重建。中医药治疗艾滋病消瘦及消化不良取得了一定的疗效且表现出巨大的潜力，在改善艾滋病患者的临床症状和体征、维护和提高免疫功能、改善患者的生存质量、延长生命等方面，明显优于西医药[19]。但中医药治疗艾滋病消瘦及消化不良还缺少系统评价，辨证分型亦有待完善和进一步规范，一些特色疗法如灸法、中医药调护等还有待重视和深入研究。因此，今后还须进一步对其特有的中医病因病机进行探讨，规范中医辨证分型，完善疗效标准，通过广泛协作，进行跨地域、多学科联合攻关，逐步建立行之有效的艾滋病消瘦及消化不良的中医药防治方案。

参考文献（略）

（出自山东中医杂志2011年第30卷11期第821～823页）

HIV相关性痒疹的中西医研究进展

谢正[1] 蒋自强[1] 李鹏宇[1] 闫磊[2] 李政伟[1]

(1. 河南中医学院第一附属医院，郑州450000；2. 河南中医学院，郑州450000)

摘要 HIV相关性痒疹是HIV/AIDS患者中最常见的炎症性皮肤病之一。中医认为HIV/相关性痒疹类似于古代文献中的粟疮、马疥，并主张根据发病机制及临床表现辨证施治。西医认为HIV相关性痒疹病因复杂，可以使用抗组胺药和沙利度胺进行治疗。

关键词 艾滋病；痒疹；中西医研究

基金资助："十一五"国家科技重大专项（No.2008ZX10005-003）

HIV 相关性痒疹是艾滋病相关瘙痒性丘疹性皮疹（HIV - pruritic papular eruption，HIV - PPE）的简称，是在HIV/AIDS 患者中最常见的炎症性皮肤病之一，并可能出现在HIV 感染的各个阶段。在中医药广泛参与HIV/AIDS 治疗的前提下，对HIV - PPE 的中医文献挖掘以及治则治法的总结是和西医循证医学证据相辅相成的。

艾滋病相关性痒疹的中医研究

HIV - PPE 类似于中医的粟疮、马疥。中医学认为体内蕴湿、气血凝滞、外感风毒，被昆虫叮咬、毒汁内侵使经络阻隔、湿邪下注而形成痒疹。《诸病源候论》卷三十五，该书将疥候分有大疥、马疥等5种。"马疥者，皮内隐嶙起作根墌，搔之不知痛"，属疥之重者，其好发部位略同。另外《医宗金鉴》卷七十三认为粟疮多因表虚受风，火邪内郁，风火相结，郁阻肌肤而成。症见遍身出疹如粟，色红作痒，搔之成疮。日久血气内耗，皮肤失养粗糙，厚如蛇皮。

当代中医研究认为，在感染艾滋病毒的前提下，HIV - PPE 与普通PPE 的病因病机相似而又有所不同。郭建中等[1]认为无症状HIV 感染者的PPE 以风邪为患，痰热为致病之本。无症状期HIV 感染者，机体免疫力低下，脾气亏虚为本，运化功能失司，滋生痰湿，日久化热；内有痰热之患，体质虚弱，易感风邪，或感寒入里化热，或情志内伤，郁而化火，使体内阳热过盛，引起血热血燥而生风。痰浊聚结肌肤，阻滞经络，气血凝滞，而成结节。湿性黏腻，缠绵不愈。张启平等[2]认为HIV - PPE 是南于艾滋病毒长期耗伤正气，渐至气血两亏，正不胜邪，不能抵御外邪的侵袭，并因气血亏虚，不能濡养肌肤而生风生燥，发为斑疹、丘疹、疱疹及瘙痒。

《医宗金鉴》卷七十三认为粟疮治宜疏风清热。可内服防风通圣散；痒甚者服消风散；日久肤如蛇皮者，内服皂角苦参丸。外敷二味拔毒散。这种治法对当前HIV - PPE 治疗也有指导意义。黄世敬等[3]利用凉血解毒法治疗本病，认为本病乃"伏邪疫毒"伏于血络，卫表不固，再受邪侵，风热蕴络。故发皮肤瘙痒，起丘疹或肿疡，当凉血解毒，表里兼顾。又因HIV 病毒深伏血分，难以彻底清除，故易反复发作。患者大多免疫功能较差，正气亏虚，凉血解毒多为苦寒之剂，若要久服则当配合益气养阴之品。

艾滋病相关性痒疹的西医研究

HIV - PPE 表现为一组慢性的、散在分布性的、以瘙痒性丘疹，丘疱疹或结节为表现的皮肤病，PPE 的发病与性别及年龄无相关性，到目前为止，PPE 的发病机制尚不完全清楚。研究表明其可能为嗜酸细胞性毛囊炎、丘疹性荨麻疹、结节性痒疹、虫咬皮炎等在免疫抑制状态下的不典型临床表现。Resneck J S Jr 等[4]调查乌干达的HIV - PPE 患者认为艾滋病患者因为免疫缺陷，被节肢昆虫叮咬后，改变和加剧了人体对节肢动物抗体的免疫反应，炎症反应引起的瘙痒和搔抓导致HIV - PPE 的发生。RamosH 等[5]使用电镜研究20 个HIV - PPE 皮疹样本，发现HIV - PPE 大多表现为在真皮浅层、中层血管周围及毛囊周围的单核细胞和嗜酸细胞浸润，有的可见不同程度的毛囊破坏，特殊染色为阴性，没有发现机会感染的证据，每个毛细血管静脉内皮细胞中可见细胞质管网状结构，这对AIDS 相关综合征及确定相关HIV 皮肤病表现，有一定帮助。并且还发现，皮疹处白细胞介素 - 5 水平和嗜酸性红细胞计数呈正相关。

关于HIV - PPE 中PPE 病理分型以及症状和HIV 感染的相关性研究，仍缺少一致结论。Annam V 等[6]对36 个HIV - PPE 病人进行了12 个月的跟踪研究，发现常见的HIV - PPE 类型是单纯痒疹型和嗜酸细胞毛囊炎型，单纯痒疹型比嗜酸细胞毛囊炎型有更低的CD_4细胞计数和更高的CD_8^+细胞计数。他认为组织病理学和免疫细胞计数之间的相关性的发现可以更好的认识疾病过程。Eisman S[7]也认为能正确认识PPE 和HIV 感染者免疫系统之间的关系对HIV - PPE 的最佳治疗十分关键。但Navarini A A 等[8]研究认为HIV - PPE 病情和CD_4^+、CD_8^+细胞计数之间并无显著相关性。

学者们对HIV - PPE 的发病率认识不一，有研究认为HIV - PPE 的发病率在12% - 46% 之间。Dwiyana R F 等[9]对印度尼西亚西爪哇地区HIV 阳性人员进行调查后也认为，PPE 是HIV 阳性病人中广泛存在的皮肤损害。Muhammad B 等[10]调查了716 个警察发现其中有127 个感染HIV，皮肤病的流行比率在感染HIV 的警察中比未感染HIV 的警察高，PPE 在所有皮肤病中占第2 位（7.1%）。PPE 和KS（卡波济氏肉瘤）被认为是免疫功能缺陷严重度的标志物。Budavari J M 等[11]认为对于在HIV 感染者中遇到诊断困难的丘疹性皮肤病，建议使用皮肤活检和组织学诊断，可以提高确诊率，并且发现在被调查的40 个患丘疹性皮肤病的HIV 感染者中有6 个HIV - PPE 患者（15%），排第2 位。

一般认为，HIV - PPE 的常规传统治疗疗效欠佳，患者的瘙痒对局部外用类固醇激素及口服抗组胺药效果不佳。但Navarini A A 等[8]通过回顾研究发现，口服抗组胺药比局部使用激素类药物更好地改善HIV - PPE 症状，因此认为口服抗组胺药是治疗HIV - PPE 的一线药物。此外有报道提示沙利度胺有一定疗效。Maurer T 等[12]对8 例顽固性HIV 相关瘙痒症使用33 - 200mg/d 沙利度胺治疗后，50%患者在3 至4 个月内瘙痒明显改善，87.5% 患者在5 个月内瘙痒明显改善。有效的抗病毒治疗可以使皮疹在2 个月左右缓解。如患者在抗病毒治疗中发生较为严重的瘙痒性丘疹活结节，并且持续存在，往往预示抗病毒治疗失败。Castelnuovo B 等[13]对经HAART 一线药物治疗6 个月随访的43 例HIV - PPE 患者进行统计，37 例（86%）患者的症状消失无反复，对一线抗病毒方案反应不明显（病毒载量仍＞400copies/mL）者，皮疹积分高。

综上所述，在当前HIV-PPE的发病机制仍然未明的情况下，对HIV-PPE进行使用中药辨证治疗联合西药的经典治疗的尝试是一个有前景的研究方向。

参考文献（略）

（出自中华中医药杂志2012年第27卷7期第1873～1874页）

艾滋病淋巴结肿大中医临床研究近况

吴巍 黄世敬* 薛柳华 潘菊华

（中国中医科学院广安门医院，北京 100053）

摘要 艾滋病病毒（HIV）感染者出现全身淋巴结肿大时以结核性为主，同时外源性再感染的可能性也大大增加，对患者生存期、生活质量造成影响，还会妨碍患者对抗病毒药物等治疗的依从性。艾滋病病机多为痰火或痰瘀互结，但病久者多兼气血亏虚。艾滋病淋巴结肿大主要涉及脾脏，并与肺、肾二脏密切相关，迁延不愈。临床治疗以辨证论治、外敷治疗为主，并注意调护。

关键词 艾滋病；淋巴结肿大；辨证论治；护理

艾滋病淋巴结肿大是以感染艾滋病毒（HIV）的病人出现全身淋巴结肿大为表现，多出现在颌下、腹股沟、颈后、耳后、腋下、锁骨上窝、枕骨后[1-2]。淋巴结肿大在艾滋病患者中的发生率约55%～74%[3-5]。艾滋病合并淋巴结肿大时应主要考虑结核性[6]。艾滋病也是深部淋巴结肿大的病因之一，淋巴结肿大与艾滋病的机会性感染相关联[7]，特别是结核性病变最为常见。一旦进入艾滋病期，HIV对机体内巨噬细胞和CD_4^+细胞造成了极大的破坏，对结核分支杆菌的抑制活性下降，甚至丧失，导致体内结核病灶的复发、播散[8]。因此，在淋巴结肿大病人中结核性病变的发生率高，同时由于免疫功能的明显低下，外源性再感染的可能性也大大增加[9]。淋巴结肿大对艾滋病患者生存期、生活质量都会造成影响，还会妨碍患者对艾滋病治疗的信心和抗病毒药物等治疗的依从性。本文对其病因病机、中医治疗及调护等概述如下：

1 病因病机

艾滋病患者长期受病毒侵袭，脏腑受损，导致气血运行不畅，湿浊内蕴化火，灼津为痰，凝血为瘀，因此，病机多为痰火或痰瘀互结，但病久者多兼气血亏虚[10-11]。若复感于邪、饮食不节、情志失调、抗病毒药物，伤及脾胃以至脾失健运，积湿生痰，痰湿蕴结，可见淋巴结肿大。或情志不畅，肝气郁结，郁而化火[12]，气滞伤脾，以致脾失健运，痰湿内生，痰火交凝，而发肿大[13]。或因肺肾阴亏，水亏火旺，灼津为痰，耗伤气血，转为虚损，邪毒乘虚而流窜经络，而发肿大。或外感风火时毒，挟痰互结所致，或气滞、痰浊凝结于经络、皮肤、关节等所致[4-5,14]。因此，艾滋病淋巴结肿大主要涉及脾脏，并与肺、肾二脏密切相关，迁延不愈。

2 辨证论治

艾滋病淋巴结肿大主要包括痰瘀互结、脾肾亏虚等证型[4]。治法：理气化痰，解毒散结。方用消瘰丸加逍遥丸。李兴旺等[5]认为本病证候主要分为2型：气郁痰阻型，治法：理气化痰、化瘀散结。方用连翘散坚汤：柴胡15g，龙胆草10g，土瓜根10g，黄芩10g，当归10g，三棱10g，连翘10g，赤芍10g，黄连6g，炙甘草6g。阴虚痰凝型，治法：滋阴化痰。方用六味地黄丸合清骨散加减：熟地黄20g，山茱萸10g，山药15g，茯苓15g，泽泻15g，牡丹皮10g，银柴胡8g，秦艽8g，地骨皮10g，醋鳖甲10g，生甘草6g。李发枝等[11]认为本病的证候主要分为2型：痰火蕴结型，治法：清热化痰，软坚散结。方用消瘰丸加味：夏枯草30g，玄参15g，生牡蛎30g，柴胡12g，黄芩12g，僵蚕12g，浙贝母12g，连翘30g，瞿麦20g，青皮10g，半夏12g，炒牛蒡子12g，甘草10g。气血亏虚兼痰瘀蕴结型，治法：益气养血，化瘀软坚。方用救苦胜灵丹加减：黄芪40g，党参15g，当归12g，白芍15g，生地黄15g，升麻10g，漏芦12g，连翘20g，牡丹皮10g，柴胡10g，炒牛蒡

基金项目：国家重大科技专项资助（项目名称：中医药对HAART后免疫重建功能的影响研究，项目编号：2008ZX10005-004）；国家重大科技专项资助（项目名称：中医药防治艾滋病临床科研基地建设，项目编号：2009ZX10005-014）。

子12 g,肉桂3 g,羌活10 g,独活10 g,防风10 g,昆布12 g,三棱10 g,莪术10 g,黄柏6 g,黄连3 g,益智仁10 g,神曲12 g,葛根10 g。李伟志[13]认为本病的证候主要分为3型:气郁痰结型,治法:疏肝养血,健脾化痰。方用逍遥散合二陈汤加减。阴虚火旺型,治法:滋阴降火。方用知柏地黄汤加减。气血两虚型,治法:益气养血。方用香贝养荣汤加减。

3 外敷治疗

艾滋病淋巴结肿大,常用外敷中药治疗。如李华斌等[15]自制淋巴消肿膏药物外敷治疗 AIDS 淋巴结肿大患者35 例7 d,肿大淋巴结全部恢复正常。90 d 后观察淋巴结无肿大。孙旭亮[16]将生姜、芋头捣烂成泥状外敷治疗局部淋巴结肿大18 例,治愈12 例,有效6 例,总有效率100%。

另外,亦可根据病情的进展进行分期治疗,如初期局部肿块处可敷冲和膏或解凝膏掺黑退消;中期外敷冲和膏;后期外敷红油膏或冲和膏[17]。

4 调护

4.1 一般护理及病情观察 慎起居,避风寒,注意劳逸结合,保证足够的睡眠。充分了解患者病情、生命体征、主要脏器功能、营养、活动及睡眠情况,观察瘰疬的大小、数量、形态、质地、活动度、颜色,有无疼痛、黏连、破溃,做好局部皮肤护理。

4.2 心理护理 艾滋病淋巴结肿大一般病程长,用药种类较多,严重影响患者工作和生活,患者精神压力大,表现为情绪低落、精神不振、对前途悲观失望。应经常与患者交流,做好耐心细致的解释安慰工作。避免不良情绪刺激。

4.3 用药护理 中药汤剂宜温服,同时避免进食辛辣刺激性食品,以免助火生痰;外敷用药时,则应观察局部皮肤变化,常见的有局部红、肿、皮疹、湿疹、过敏、全身高热等,如不及时处理,影响创面愈合。药膏须调制均匀,厚薄适宜,冬季适当加温,并保持一定的湿度,使局部形成氤氲之气,有利于药物的渗透吸收。敷药范围应大于肿块1 cm,时间大于12 h,随时观察脓肿局部情况。一旦皮肤破溃,脓毒外泄,局部皮肤失去天然屏障,易引起伤口感染,应停用外敷药,及时就医[18]。

参考文献(略)

(出自吉林中医药2011年第31卷2期第182~183页)

艾滋病月经不调中医临床诊治概况

黄世敬 吴巍 薛柳华 潘菊华 陈宇霞
(中国中医科学院广安门医院,北京100053)

摘要 月经不调是艾滋病常见症状之一,以月经稀少或继发性闭经为特征,其发病机制不明,与恣情纵欲、注射毒品、七情劳伤、HIV 疫毒潜伏有关。诊断强调及早进行 HIV 抗体检测,本病证候主要有痰瘀互结、肝郁气滞、气血两虚和肾精亏虚等。中医治疗采取辨证论治为主,结合艾灸等疗法,但尚未形成系统的诊治方案。今后应尽快开展该病症的系统规范研究,可进行跨地区、跨学科的联合攻关,逐步建立行之有效的艾滋病月经不调中医药诊治规范,为最终战胜艾滋病做出贡献。关键词艾滋病月经不调中医药疗法综述

关键词 艾滋病 月经不调 中医药疗法 综述

月经不调(menstrual disorder)是指月经周期、经期和经量发生异常,临床包括月经频发、月经稀发、闭经、周期紊乱、月经过多、月经过少、经期延长等,以及伴随月经周期出现明显不适症状的疾病[1-2]。月经不调是艾滋病患者的常见症状,感染艾滋病毒(HIV)的病人月经不调以月经稀少或继发性闭经为特征。据文献报道,HIV 感染者可出现性腺机能减退,患艾滋病(AIDS)的妇女中,有40%的妇女出现闭经现象,目前原因不明。中非班吉友谊医院妇科门诊通过对86例 HIV 感染妇女调查发现,28%出现月经稀少,42%出现闭经[3-5]。研究表明,感染艾滋病的妇女中近一半没有排卵或排卵受到抑制,停止排卵的机率可达48%[6]。HIV 阳性妇女有注射药物或毒品者,多有月经不调[7]。中医学将本病归属于"月经不调"、"虚劳"等范畴。现将艾滋病月经不调的病因病机、诊断与辨证、中医治疗及护理情况概述如下。

1 病因病机

艾滋病月经不调与恣情纵欲、注射毒品、七情劳伤、HIV 疫毒潜伏有关[7]。中医认为,七情内伤,肝郁气滞,

基金项目:国家重大科技专项资助(2008ZX10005 - 004、2009ZX10005 - 014)

瘀血内阻，经行不畅；六淫外感，寒凝经脉，或邪郁化热，灼津为痰，痰瘀互结，气血失调；素体肾亏，多产房劳，劳倦过度，使脏气不足，肾肝脾功能失常，气血不足，经血乏源，冲任受伤，均可引起月经不调[8]。因此本病病机关键为冲任受损，气血失调；病位在冲任胞宫，主要涉及肾、肝、脾三脏。

2 诊断与辨证

2.1 诊断要点 由于HIV感染的潜伏期和AIDS的早期，病人无典型的临床症状，对处于流行区和高危人群中的妇女，尤其是20～40岁之间的育龄妇女，出现不明原因的闭经和月经稀少，同时伴有体重减轻、间歇性低热、乏力、纳差、皮炎等非特异症状；曾有反复发作的盆腔炎、念珠菌性阴道炎和其他性传播性疾病，近1年内出现结核病，不明原因的局部淋巴结持续肿大，血浆内卵泡刺激素（FSH）、黄体生成素（LH）、孕酮（P）、雌激素（E_2）低下，或在早产、死产、新生儿死亡的不良产史后出现闭经，临床上应考虑HIV感染的可能。在排除其他病因的同时，及时检测HIV抗体，及早做出诊断，避免误诊和漏诊，尽早控制传染源，预防HIV/AIDS播散[4]。

关于艾滋病月经不调的诊断，目前尚无统一标准，根据文献，本病诊断主要包括：育龄期妇女、HIV感染阳性、月经稀少达3个月以上或出现闭经[4-5]。

2.2 辨证分型 艾滋病月经不调常无统一的辨证分型标准。据文献报道，主要有以下证型：（1）痰瘀互结：症见月经量少，色暗有血块，颈部淋巴结肿大、触之疼痛。若寒滞经脉者，见小腹冷痛，得热减轻，畏寒肢冷，舌苔白，脉沉紧[8]；邪郁化热者，见身痛乏力，口干口苦，纳呆食少，舌质淡暗、苔薄黄腻，脉弦[9]；若为痰湿偏盛者，见胸闷呕恶，形胖身重，带下量多，舌质淡胖有齿印、苔白腻，脉滑[8]。（2）肝郁气滞：症见月经不调，量少，色暗红或有小血块，或闭经，情绪抑郁，闷闷不乐，或焦虑恐惧，胸胁胀闷，头晕目眩，夜寐多梦，乳房、少腹胀痛结块，舌苔薄白，脉弦[8,10]。（3）气血两虚：症见月经不调，量或多或少，色淡质稀，少气懒言，体倦肢软，面色苍白，时自汗出，易感冒，或伴心悸怔忡，健忘失眠，舌质淡或淡暗，脉虚弱或细弱[11]。若肝血虚为主，见月经量少，或点滴即净，色淡无块，小腹隐痛或空坠，头晕眼花，心悸怔忡，少寐，面色苍白或萎黄，舌质淡红，脉细弱[8]。（4）肾精亏虚：偏于肾气虚者，症见：经期延长，经色淡，质稀薄，面色白，神疲乏力，腰膝酸软，头晕耳鸣，小腹冷坠，夜尿多，舌质淡胖有齿印、苔白，脉细无力，尺脉弱或沉迟。偏于肾阴虚者，症见：月经减少，色红暗，延期甚则闭经，腰酸无力，自觉低热，五心烦热，心烦意乱，或头晕头痛，耳鸣，失眠多梦，健忘，舌红苔少，脉细或芤[2]。

3 中医治疗

3.1 分型分期论治 朱洪涛[2]强调月经不调的治疗应重视补肾、疏肝、健脾的合理运用。张智慧[8]认为，中医辨证重点体现寒、热、虚、实四个方面。临床主要分为以下4型论治：（1）痰瘀互结：治宜化痰散结、活血调经，方用四物汤合导痰汤加减。若寒滞经脉，治宜温经散寒、活血调经，方用温经汤加减（人参10g、当归10g、川芎6g、白芍10g、肉桂5g、莪术10g、丹皮10g、甘草10g、牛膝10g）[8]。若邪郁化热者，方用板蓝根汤合柴胡疏肝散加减。如痰湿阻滞者，予以苍附导痰丸加减（茯苓10g、半夏10g、陈皮10g、甘草6g、苍术10g、香附10g、胆星10g、枳壳10g、神曲10g、生姜3片）[8]。（2）肝郁气滞证：治宜疏肝理气，方用柴胡疏肝散加减或逍遥散加减（柴胡6g、当归10g、白芍10g、茯苓10g、白术10g、制香附10g、首乌10g、丹皮10g、甘草10g）[8]，亦可丹栀逍遥散合甘麦大枣汤加减[2]。（3）气血两虚证：治宜气血双补，方用十全大补汤或归脾汤加减（党参15g、白术12g、炙黄芪40g、当归12g、川芎10g、白芍15g、熟地黄20g、肉桂3g、茯苓12g、炙甘草12g）。若心悸失眠者加炒酸枣仁[11]，若肝血亏虚者用大补元煎加减（人参10g、山药24g、熟地15g、杜仲10g、当归10g、山茱萸15g、枸杞10g、炙甘草10g），或滋血汤加减（人参10g、山药20g、黄芪30g、茯苓10g、川芎6g、当归10g、白芍10g、熟地15g）[8]。（4）肾气亏虚证：治宜补肾益气，方用固阴煎加减（人参10g、熟地15g、山药24g、山茱萸15g、菟丝子20g、五味子10g、炙甘草10g）。若阳虚明显者，用归肾丸加减[8]，或二仙汤合黄芪健中汤加减（菟丝子15g、杜仲15g、枸杞10g、山茱萸15g、当归10g、熟地15g、山药20g、茯苓15g）；若肾阴亏虚者，治以滋补肝肾、养血宁心，方用左归饮加减[2]。

姬淑琴[12]根据气血盛衰变化的规律，因势利导，分期用药。行经期，血海盈满，治当因势利导，予以理气和血、通经逐瘀方药：当归12g、赤芍15g、川芎10g、益母草20g、制香附10g、桃仁10g、红花10g、鸡血藤15g、川牛膝10g、桂枝10g、丹参15g、乌药10g。经间期，即月经周期第14天左右，天癸至，由阴转阳，治宜滋阴助阳、活血调气，予以温阳通络（促排卵）方药：熟地20g、山药12g、山茱肉12g、肉桂10g、丹参20g、羌活10g、菟丝子15g、党参15g、白术15g、仙灵脾10g、川断15g、当归15g、枸杞子15g、黄精15g、炙甘草6g。经前期，即排卵后至行经前的14天左右，肾阳渐充盛，治宜阴中求阳，予以补肾助阳方药：桑寄生20g、巴戟天10g、肉苁蓉15g、熟地15g、当归15g、菟丝子15g、枸杞子15g、党参15g、茯苓15g、仙灵脾10g、川断30g、白术15g。经后期，为月经周期的第4～14天，血海空虚，治宜养阴调气血，予以滋补肾阴为主方药：女贞子15g、枸杞子15g、紫河车10g、熟地15g、菟丝子15g、何首乌15g、黄精15g、当归15g、仙灵脾10g、党参15g、川断15g、白术15g。临床验之，疗效满意。

3.2 专方验方治疗 张婷婷等[1]采用定经汤加减（当归、

白芍、熟地、菟丝子、山药、炒荆芥穗、茯苓。月经先期者加旱莲草、苦参、仙鹤草;月经后期量少者加石楠叶、刘寄奴;腰酸明显者加杜仲、桑寄生、升麻;痛经明显者加乌药、五灵脂、全蝎;经前乳房胀痛者加八月札、柴胡、郁金)治疗月经不调患者210例,观察3个月经周期,结果总有效率达91.4%。

3.3 配合艾灸治疗

张智慧[8]在中药治疗的基础上,配合艾灸治疗。主穴:气海、关元、三阴交,配穴:经期提前,加太冲、太溪;经期延长,加归来、血海、命门;经乱,加肾俞、肝俞、交信、足三里。采取温和灸,于月经前3~5天开始治疗。一般7天为1疗程。结果临床获效满意。

4 结语

艾滋病月经不调因其发病机制复杂,西医尚无特效方案,疗效不佳;中医药虽然对本病的治疗进行了初步尝试,取得了一定疗效,但尚未形成系统的艾滋病月经不调的诊治方案。

就目前的研究来看,国内对艾滋病月经不调的观察仅有少量个案报道或散在于艾滋病药物研究的症状观察中,尚无针对该病症的系统研究。对于辨证治疗及其疗效评价标准,亦多沿用其他疾病中月经不调的相关标准[13]。因此这些研究成果还需进一步的临床验证与科学探索。鉴于此,艾滋病月经不调的诊治规范、疗效评价标准等均有待建立与完善,这已成为从事艾滋病临床研究的广大中医药工作者的巨大挑战。今后应尽快开展该病症的系统规范研究,可进行跨地区、跨学科的联合攻关,逐步建立行之有效的艾滋病月经不调中医药诊治规范,为最终战胜艾滋病做出贡献。

参考文献(略)

(出自江苏中医药2011年第43卷2期第92~93页)

中医治疗 HAART 继发性高脂血症的研究进展

咸庆飞 刘 颖 邹 雯 王 健*

(中国中医科学院 中医药防治艾滋病研究中心 北京100700)

摘要 高效联合抗逆转录病毒治疗(HAART)对HIV感染的治疗产生了革命性的影响,但随着抗逆转录病毒药物的普遍及长期应用,其相关不良反应例如高脂血症越来越引起关注。该文对近年来中医对HAART后高脂血症的研究进展进行阐述。

关键词 HAART;高脂血症;中医

HAART是目前已被证实的针对艾滋病病毒感染最有效的治疗方法,它能有效地抑制病毒复制和重建免疫功能,降低艾滋病的发病率和病死率,延长人类免疫缺陷病毒(HIV)感染者和获得性免疫缺陷综合征(AIDS)患者的寿命。目前的HAART方案并不能彻底清除患者体内的病毒,HIV感染者仍需终身服药,随着抗逆转录病毒药物在HIV感染人群中的长期应用,其相关不良反应报道日渐增多,血脂异常已经成为了一个普遍存在甚至严重的问题[1]。本文针对近年来对HAART治疗所致的高脂血症的研究现状及其相关机制做一综述。

1 西医对艾滋病HAART后高脂血症的认识

高脂血症,指脂肪代谢或运转异常所致的血液中一种或几种脂质水平异常,其特征为血清总胆固醇(TC)、甘油三酯(TG)和低密度脂蛋白胆固醇(LDL-C)水平升高,高密度脂蛋白胆固醇(HDL-C)降低。临床主要表现为[2]脂肪分布异常,①周围性皮下脂肪萎缩:多见于面部、四肢及臀部。②向心性脂肪堆积:多见于腹部、胸部、颈部、背部,形成所谓"水牛背"及脂肪瘤。

在HAART过程中,血脂异常是常见的不良反应,经HAART治疗1~2年后,25%~60%的患者可出现脂代谢障碍[3]。HIV感染者在HAART前后其血脂代谢异常类型不同,国外研究[4]显示,HIV感染者在接受HAART方案前,已存在甘油三酯、HDL-C以及LDL-C明显降低,随着HAART方案启动,总胆固醇及LDL-C水平明显升高,但HDL-C水平变化较小。赵香梅[5]等对100例艾滋病患者行血脂检查,发现在HAART治疗前,以TC、HDL-C、载脂蛋白A1(apo-A1),载脂蛋白B(apo-B)的降低为

基金项目 国家"艾滋病和病毒性肝炎等重大传染病防治"科技重大专项(2013ZX10005-001)

主；HAART治疗后，以TC，TG，apo-B的升高和apo-A1的降低为主。不同种类的抗HIV药物以及同类药物不同品种之间所引起的血脂异常皆有所差别，其中蛋白酶抑制剂（PIs）引起的血脂异常尤为常见[6-7]，利托那韦可以增加血液中TC，TG和LDL-C，并且这种作用具有剂量依赖性，阿扎那韦（aztazanavir）则引起血脂异常少见。非核苷类似物反转录病毒抑制剂（NNRTI）增加TC，LDL-C，TG。然而HDL-C也可能增加（特别是使用奈韦拉平时）。在核苷类似物反转录病毒抑制剂（NRTI）中司他夫定引起TC，TG，LDL-C的增加较为明显。另外，国外文献[8]也报道初始治疗的年龄及治疗前的血脂水平与HARRT后的血脂异常有关。

2 中医对高脂血症的认识

2.1 病因病机 高脂血症是现代医学病名，传统中医文献无此记载。但《灵枢·血络论》云："血气俱盛而阴气多者，其血滑，刺之则射，阳气蓄积，久留而不泻者，其血黑以浊，故不能射."，其中"其血黑以浊"形象地说明了气血津液代谢失调，以致痰瘀胶结于血脉中的状况，与现代高脂血症的概念非常接近。

中医从病证角度认为，本病存在于中医"心悸""胸痹""肥胖""头痛""眩晕""中风"等病证之中，而从病机病名角度则认为属"痰浊"、"血瘀""湿浊"血癖"范畴。近代医家则多认为高脂血症其发生主责于肝、脾、肾三脏，以正虚为本，痰瘀为标，多属"本虚标实"之证。痰浊凝聚血脉是高脂血症形成的关键病机[9]；脾失健运、肝失疏泄、肾气亏虚为其内因；嗜食肥甘、过逸少劳、情志失调是化生痰浊，促成高脂血症的外因；痰瘀互结，脉道失柔是高脂血症发展为心脑血管疾病的转归。目前临床多从肝脾肾三者论治，治法以消除痰浊瘀血为目的。

2.2 辨证分型 辨证论治是中医理论中最基本的特征和精髓，准确的辨证分型是合理有效治疗的前提和基础。关宝莲[10]对2100例高脂血症病例进行回顾性分析，探讨高脂血症中医临床分型。结果显示高脂血症辨证分型以脾肾两虚最为常见（28.86%），其余依次为气血淤阻、湿热壅滞、痰湿痹阻、气阴两虚、肝肾阴虚阳亢。闻莉等[11]整理1994年—2006年以来部分中医药期刊文献所报道的不同证型的高脂血症病例进行统计分析，结果显示痰湿阻遏型、气血淤滞型、脾肾阳虚型、痰淤互结型、湿热壅滞型、肝肾阴虚型6种证型共占82.91%，可以作为高脂血症的临床常见证型。张京春[12]将血脂异常分为痰浊阻滞型、血脉淤滞型、脾虚湿盛型、肝肾亏虚型4种证型进行辨证施治，朱黎霞等[13]观察120例高脂血症患者，将本病分为痰浊内阻、脾虚湿盛、肝肾阴虚3个证型分别予以以化痰降浊、健脾化湿、滋补肝肾为主的方剂进行治疗。王玉光等[14]调查2180例高脂血症患者发现HAART致高脂血症中医辨证以脾虚痰阻证（67.44%）为多，其次为痰浊癖阻证（32.56%）。现代临床试验研究多采用《中药新药临床研究指导原则》制定的分型标准：痰浊阻遏证、气滞血瘀证、阴虚阳亢证、脾肾阳虚证、肝肾阴虚证。综上所述，高脂血症的辨证不外乎痰瘀、肝郁、脾虚、肾虚。治疗上多辨证采用活血、化痰、疏肝、健脾、补肾之法，均可取得较好的调脂作用。

2.3 单味药物的实验研究 近十多年来，国内外学者对中药降脂作用进行了大量研究，经初步筛选发现有降脂作用的单味中药按其药理作用可分为[15]①降胆固醇为主的中药：人参、柴胡、山楂、荷叶、川芎、刺五加、灵芝、大豆等；②降甘油三酯为主的中药：黄连、黄芪、甘草、刺五加等；③降胆固醇和甘油三酯的中药：何首乌、大黄、绞股蓝、月见草、大蒜、荷叶、茶叶、葛根、熊胆和三七等。

陆海鹏等[16]研究发现积雪草总苷能降低高脂血症小鼠血清以及肝脏组织匀浆中TC，TG含量，同时降低血清LDL-C、ALT、AST含量。沈楠[17]等发现绞股蓝皂苷可明显抑制高脂血症大鼠血清TC，TG，LDL-C水平以及显著抑制肝体重比，抑制脂质过氧化，纠正实验性高脂血症引起的脂质代谢紊乱。郁相云[18]等应用泽泻水提物和醇提物分别灌胃高脂血症白鼠模型，显示水提物组、醇提物组血脂水平明显低于对照组，说明泽泻的水提物与醇提物均有利于血脂的降低。侯改霞等[19]研究发现连翘叶提取物可降低高血脂动物血清TC，TG，LDL-C，升高HDL-C，提高超氧化物歧化酶（superoxide dismutase，SOD）活性，有效改善高脂血症小鼠血脂紊乱现象。

2.4 复方药物的研究 实验研究：卢锟刚等[20]研究复方I（决明子、丹参、苦丁茶）方及复方II（决明子、丹参、绞股蓝）对实验性高脂血症小鼠血脂及抗氧化能力的影响，结果表明两个配伍组均有辅助降血脂功能，增强机体抗氧化能力及保肝作用，复方I作用更明显。刘丽娟[21]观察复方桑寄生钩藤颗粒对高血脂模型大鼠血脂的影响，结果显示与空白对照组比较高、中剂量组的总胆固醇、甘油三酯水平显著降低，高密度脂蛋白胆固醇水平显著升高。汪涛等[22]观察复方降脂对实验性高脂血症模型大鼠的影响，与模型组比较，高剂量复方降脂方可明显降低大鼠血清TG，LDL-C含量；并且能明显改善改善高脂血症引起的大鼠血液流变学的异常。施璐[23]等研究表明，复方银杏叶滴丸能降低高脂饮食小白鼠血清中的TG及LDL，有较好的降脂、增加血流量的作用。程岚等[24]研究发现山葛降脂分散片呈剂量、时间依赖性显著降低喂饲高脂饲料大鼠血清TC，TG，LDL-C，apo-B，显著升高HDL-C，apo-A1时间依赖性显著降低LDL-C/HDL-C，apo-B/apo-A1。

临床研究：张乐[25]令治疗组患者服自拟降脂通络饮（制首乌、金樱子、决明子、薏苡仁等），对照组采用脂必妥片，结果表明中医临床疗效总有效率，治疗组为95.0%，优于对照组，且治疗组治疗后血脂指标降低、临床症状改善与对照组比较,差异亦有统计学意义。焦守岗[26]运用自拟通脉调脂丸(处方:生黄芪,柴胡,泽泻,丹参,田三七,生山楂等)治疗70例高脂血症患者,与洛伐他丁组比较,观察组疗效优于洛伐他丁组,且TC、TG、LDL-C、HDL-C指标在治疗后的组内、组间差异均有统计学意义。娄彬等[27]用首乌降脂片(制何首乌、熟地、淫羊藿、生山楂、牛膝等)治疗高脂血症患者112例,疗效总有效率为56.25%,中医证候疗效总有效率为88.39%。治疗前后比较,中医证候积分显著下降。张定华等[28]观察调脂颗粒治疗113例高血脂症患者,并与血脂康组作对照。结果发现观察组与对照组在血脂谱、血栓素B_2、6-酮-前列腺素fla方面均较治疗前有改善,且观察组疗效优于对照组。吴一帆[29]以自拟降脂片(党参、黄芪、白术、何首乌、淫羊藿、菟丝子)联合降脂药物治疗高血脂症患者78例,并附50例患者仅服用降脂药物为对照观察,结果发现TC,TG,LDL-C,HDL-C指标在治疗后的组内、组间差异均有统计学差异。

3 结语

随着HAART治疗的不断深入,药物不良反应对大家提出了新的挑战。长期HAART治疗造成的血脂异常是一个普遍存在的严峻问题。研究表明,HAART是艾滋病患者患动脉粥样硬化和冠心病等心脑血管疾病的危险因素,对健康危害极大[30]。因此,HIV/AIDS患者接受HAART治疗时,不仅要定期监测病毒载量和CD4计数,同时也要密切关注血脂代谢变化。

目前,常用的降血脂类西药有他汀类、贝特类、胆酸螯合剂和烟酸类等,降脂效果明显,但长期应用,毒副作用较多,且停药后容易反弹。降脂西药多数主要经CYP3A4酶代谢,而蛋白酶抑制剂等抗病毒药可抑制CYP3A4活性[31],使降血脂药物的水平升高,从而导致肝毒性、神经毒性,甚至严重的横纹肌溶解症。另外,降脂西药还与HAART药物相互作用,影响HAART疗效。而中药具有安全性高,改善临床症状显著,血脂纠正后不易反弹等优势。中医在强调整体治疗的基础上,辨证论治,与HAART联合应用,在不影响HAART疗效的前提下降低血脂。因此,针对于抗逆转录病毒药物所致高脂血症的不良机制仍需进一步探索,中医药治疗HAART后高脂血症的实验及临床研究将成为近几年许多中医学者所面临的课题。

参考文献(略)

(出自中国中药杂志2013年第38卷15期第2530-2533页)

艾滋病HAART后高脂血症的中医药研究进展

郭会军 李鹏宇

(河南中医学院第一附属医院,河南郑州 450000)

摘要 目前HAART是应用最为广泛的治疗艾滋病的有效方法。但是,使用HAART在获得疗效的同时,相伴而来的是多种毒副作用的迅速产生,特别是与HAART相关的高脂血症是一个普遍存在的问题。调节脂代谢紊乱有效的常用西药都具有较为严重的不良反应,还与HAART药物之间存在相互作用,影响HAART疗效。中医药在治疗高脂血症方面有着深厚的临床基础和详实的实验研究,疗效确切,毒副作用小,运用中医药对HAART这一副作用进行干预,此类研究目前国内尚未见文献报道。

关键词 艾滋病;HAART;高脂血症

艾滋病全称获得性免疫缺陷综合征,由人类免疫缺陷病毒引起,具有很强的传染性。自1985年我国首次发现艾滋病病例,截至2008年底,中国累计报告艾滋病病例26.8万多例。

高效抗反转录病毒治疗(HAART)目前已成为全世界预防和控制艾滋病最为有效的方法。在临床使用过程中发现,抗反转录病毒药物都具有短期或长期的不良反应,如HAART相关的高脂血症就是一个较为常见的不良反应。临床主要表现为脂肪分布异常:周围性皮下脂肪萎缩:多见于面部、四肢及臀部;向心性脂肪堆积:多见于腹部、胸部、颈部、背部,形成所谓"水牛背"及脂肪瘤。

高脂血症即脂代谢紊乱,是由于脂肪代谢或运转异常,

基金项目:国家科技重大专项课题(2008ZX10005-003)

使血液中的总胆固醇（TC）、甘油三酯（TG）、低密度脂蛋白（LDL）、极低密度脂蛋白（VLDL）的含量超过正常标准，或高密度脂蛋白（HDL）在血液中的含量过低。高脂血症是动脉粥样硬化和冠心病等心脑血管疾病发生的重要危险因素。

1 病因病机

中医并无高脂血症的名称，结合高脂血症的病理生理特点和临床表现，可将其归于"痰浊"、"瘀血"的范畴。张爱玲等[1]认为高脂血症属于中医"痰饮"、"眩晕"、"瘀血"范畴，其病机主要为脾、肝、肾功能失调，湿痰浊瘀互阻，壅滞气机，阻塞脉道。马中建等[2]认为脾运不健，精微浊化凝聚为水湿痰饮而变生脂浊，阻滞脉道，气血失畅，导致痰瘀积聚血中，形成高脂血症。乔振纲等[3]认为本病病因为脾运失常，水谷肥甘之物不化生气血精微而生为痰浊，阻滞脉道管腔，影响气机运行。病机以本虚标实为主。张金生[4]认为高脂血症的病机是肝失疏泄，延及脾肾为本，浊脂内生为标，属本虚标实之证。康广盛等[5]认为本病病因多为饮食不节、劳逸失度、情志失常直接或者间接引起脏腑功能失调，使痰浊、瘀血等阻塞血脉。

中医对高脂血症的病因病机认识基本上是一致的。结合临床实践和诸家经验，导师郭会军教授认为：饮食不节，过食肥甘厚味，脾胃受损，导致水谷肥甘之物无以化生气血精微和膏脂生成与转化的障碍，浊化凝聚，痰浊内生，侵入血液，以致血脉瘀阻；隋志不畅，肝失疏泄，导致气机郁滞，痰浊停聚，血行滞涩，日久则痰瘀互结；肾虚体衰，脾阳失于温煦，水湿不化，膏脂不藏，积聚血脉引起血脂升高。因此，高脂血症病位在肝、脾、肾三脏，病机为脏腑功能失调，升降失司，清浊不分，导致痰浊积聚和瘀血阻络，痰瘀相互搏结而成。脾虚、痰浊、血瘀是高脂血症发生发展的基本病理基础。

2 辨证分型

由于临床各家具备的辨证体系、分型层次、学术流派、对兼夹证型的认识不同，导致临床辨证目前尚未有统一的分型。王兴国等[6]观察了102例高脂血症患者，认为本病可分为：肾阴虚证、肾阳虚证、脾虚湿困证、气虚血瘀证。丁宇炜等[7]将45例高脂血症患者辨证分为痰浊阻遏、气滞血瘀和脾肾阳虚3型。关宝莲等[8]对2100例高脂血症病例进行回顾性分析，结果显示辨证分型以脾肾两虚最为常见，其余为气血瘀阻、湿热壅滞、痰湿痹阻、气阴两虚、肝肾阴虚阳亢。闻莉等[9]整理1994-2006年以来部分中医药期刊文献所报道的对高脂血症治疗和研究情况，统计结果显示痰湿阻遏型、气血瘀滞型、脾肾阳虚型、痰瘀互结型、湿热壅滞型、肝肾阴虚型6种证型较为常见。临床证型的多样性不利于中医治疗标准的统一及疗效评价的判定，必然制约中医药对高脂血症的进一步深入研究。

3 治疗进展

3.1 单味中药

实验研究提示，中药降脂可能是通过减少脂质的吸收合成，促进脂质的转运清除，从而实现脂代谢紊乱的调节。许多单味中药及其提取物都具有很好的降脂作用。许樟荣[10]认为山楂有抑制胆固醇吸收，促进胆固醇排泄，提高血浆HDL-C含量的作用。李贵海等[11]报道山楂中含有熊果酸及金丝桃苷等物质，具有降低血清TC、TG、改善血液流变学等作用。张憨等[12]实验证实，枸杞子对家兔、鸽子等多种高血脂症动物有较肯定的降血脂作用。李秀才[13]认为大黄具有调血脂、抗动脉硬化等功效。徐在品等[14]用大黄醇提液给雄性健康白兔灌服后，其血清TG、LDL-C含量降低，HDL-C升高。王敬先[15]通过对40例高血脂症患者服用绞股蓝12周的疗效观察，证实绞股蓝有明显的降低血脂作用。王宇辉等[16]总结出降TC为主的中药有：泽泻、人参、川芎、山楂、陈皮等；降TG为主的中药有：黄芩、黄连、刺五加；对TC、TG同时发挥作用的有：大黄、何首乌、绞股蓝、银杏叶、葛根等。戴虹等[17]报道何首乌能抑制TC在肠道再吸收；山楂有助于消导食源性脂质，减少脂类物质吸收作用，可降低TC及TG；决明子能增强胃肠蠕动，促进肠内脂质的排泄，抑制外源性脂质的吸收而降低血脂；泽泻可使血清TC及TG含量降低，提高血中HDL含量，从而减少胆固醇在动脉壁的沉积。

3.2 中药复方

在中药复方治疗高脂血症方面，临床各医家也进行了不同的探索。彭小明[18]以丹参首乌山楂饮（丹参、首乌、山楂）治疗101例高脂血症患者，疗程40天，观察血脂代谢水平。结果丹参首乌山楂饮对TC、TG和LDL-C有显著降低作用（P<0.05）。张爱玲等[1]自拟降脂饮（白术、茯苓、柴胡、陈皮、半夏、佩兰、车前子、厚朴、丹参、红花、桃仁等）治疗60例高脂血症，治疗总有效率达93.3%。马中建等[2]以健脾调脂饮（黄芪、党参、白术、苍术、法半夏、丹参、三七、虎杖、甘草）治疗高脂血症患者60例，结果显示该方不仅能降低血清TC、TG、LDL-C、ApoB水平，而且能升高HDL-C、ApoA的水平，具有良好的改善高脂血症患者脂代谢的作用。赵华云等[19]测定30例脂代谢紊乱患者服用山楂消脂胶囊（山楂、大黄）前后血脂变化，结果服用后TG、TC、LDL-C浓度下降明显。邢小阳[20]以防风通圣散（防风、荆芥、石膏、黄芩、大黄、芒硝、当归、川芎等）治疗高脂血症患者40例，结果表明该方能有效降低TC、TG、LDL-C水平。王振裕等[21]用清血消脂片（大黄、蒲黄、姜黄、炒白术、石菖蒲、泽泻、茵陈蒿等）治疗高脂血100例，结果清血消脂片对TG降低和HDL-C的升高作用明显。赵国荣等[22]报道理脾护肝调脂丸（茵陈、陈皮、泽泻、党参、山楂、甘草）可明显降低肝脏TC、TG、LDL-C含量，升高HDL-C含量。刘俊峰[23]用山何降脂丸（山楂、何首乌、灵芝、泽泻、郁金、板蓝根、槐花等）治疗高脂血症36

例，30天为1个疗程。结果显示在治疗前后自身比较有明显差异（P<0.01），说明山何降脂丸治疗高脂血症疗效明显。王卫霞等[24]检索已发表与未发表的相关文献：纳入治疗组服用血脂康，对照组服用他汀类等调脂药治疗高脂血症的随机或半随机对照试验。采用循证医学的方法对文献质量评价和资料分析，结果显示血脂康能降低高脂血症患者的TC、TG和LDL-C水平，升高HDL-C水平，其作用与他汀类药物相似，短期服用血脂康未发现有明显的不良反应。

4 讨论

HAART是应用最为广泛的治疗艾滋病的有效方法，但是，HAART药物需要终身服用，患者出现高脂血症，进而暴露于心脑血管并发症的概率在不断增加。西医调节脂代谢紊乱有效的药物本身都具有较为严重的不良反应，如胃肠道反应、神经系统症状、肝肾功能不全、横纹肌溶解症等。西医降脂药还与HAART药物之间存在相互作用，影响HAART疗效。这些问题不能有效解决必然加重艾滋病患者的心理负担。影响患者的服药依从性，最终使HAART难以达到预期的效果。

中医药在治疗高脂血症方面有着深厚的临床基础和详实的实验研究，疗效确切，不良反应小，运用中医药对HAART这一不良反应进行干预，此类研究目前国内尚未见文献报道。随着临床和实验研究的进展，中医药在治疗艾滋病HAART后高脂血症方面必然会具备更为详实的科学依据。根据高脂血症的病因病机及临床表现特点，中医强调对其治疗应在辨证与辨病的基础上，与HAART联合应用，在不影响HAART疗效的前提下减少脂代谢紊乱的发生。因此，探索合理有效的中医药治疗艾滋病HAART后高脂血症的临床方案，对于改善艾滋病患者的脂代谢紊乱，提高患者的生存质量，增强抗病毒治疗的依从性，实现艾滋病的预防控制目标具有重要的现实意义。

参考文献（略）

（出自辽宁中医杂志2011年第37卷2期第372～374页）

艾滋病HAART相关血液毒副作用中西医结合临床研究近况

吴巍 黄世敬 潘菊华 薛柳华

（中国中医科学院广安门医院，北京100053）

摘要 艾滋病HAART相关血液毒副作用是出现严重的贫血及骨髓抑制作用，最常见是由齐多呋啶引起。齐多呋啶的主要副作用是贫血，通常发生在高效抗逆转录病毒治疗（HAART）的前3个月内，严重影响了HAART治疗的依从性，并对患者生存期、生活质量都会造成影响，目前尚无理想有效的防治方案，成为艾滋病防治的重要医学问题。本文综述其病因病机、诊断与辨证、中西医治疗护理要点等研究进展，为临床提供参考。

关键词 艾滋病；HAART相关血液毒副作用；中医治疗

在HIV/AIDS的治疗中，有许多抗病毒药物可以引起贫血，有西多福书、膦甲酸、更昔洛韦、干扰素-α、利巴韦林、齐多夫定，可能还有拉米夫定[1]。高效抗逆录病毒治疗（HAART）治疗可出现严重的贫血，齐多呋啶和司他呋啶均能引起巨红细胞症，但是只有齐多呋啶可以导致贫血，原因不明[1]。齐多呋啶是在艾滋病毒感染者/艾滋病（HIV/AIDS）患者中应用最广泛的具有骨髓抑制作用的药物。与齐多呋啶相关的贫血可能是由于红细胞发育不良或不发育。骨髓检查显示红细胞不发育、红系成熟停滞、红系发育不良以及幼红细胞生成，红细胞生成素水平正常或升高。接受齐多呋啶治疗的HIV/AIDS患者体内的成红细胞生成素水平正常或升高。齐多呋啶能抑制血红蛋白的合成和球蛋白的基因转录。Spiga等[2]发现，齐多呋啶特异性地抑制人类红系祖细胞的β-球蛋白基因表达，导致显著的细胞生长抑制。毒性代谢产物也与细胞毒性有关。Cretton等[3]的研究证明，可以在培养的肝细胞和微粒体中观察到齐多呋啶的一个代谢产物3'-氨基-3'-脱氧胸苷（AMT），它对骨髓细胞，特别是红系细胞具有毒性作用。王芳梅等[4]报道2例患者用齐多呋啶后出现严重的贫血，后紧急输血治疗，并更换齐多呋啶后好转。补充维生素B_{12}和叶酸并不能预防齐多呋啶引起的巨红细胞症、贫血和粒细胞减少，它对齐多呋啶相关性贫血无效[1]。齐多呋啶的主要副作用是贫血，通常发生在高效抗逆转录病毒治疗（HAART）的前3个月内，齐多呋啶导致的贫血发生率为

26.6%[5]。艾滋病HAART相关血液毒副作用的临床表现主要是神疲乏力、纳呆食少、头晕目眩、腹胀腹泻[6]。艾滋病HAART相关血液毒副作用影响了HAART治疗的依从性，并对患者生存期、生活质量都会造成影响，在艾滋病防治工作中占较为重要的地位。本文对其病因病机、中西医治疗及调护等概述如下。

1 病因病机

因受病毒侵袭，使用抗艾滋病药物治疗，损伤脏腑，以致脏腑虚衰。或因性欲妄动、房事过度，合并使用抗艾滋病药物，致使耗伤肾精[7]，肾中阳气衰竭，无力将脾胃运化的水谷精微转化为肾精，影响精血转化。乙癸同源，精血亏虚，肝无所藏，气血不能上承，可见头晕。或使用抗艾滋病药物，以致脾失健运，无力将水谷运化为精微物质，且脾之升清无力，无法奉心化赤，血液亏虚[8]。因此，艾滋病HAART相关血液毒副作用主要与脾肝肾密切相关，并与其他脏腑相关。

2 诊断与辨证论治

2.1 诊断

关于艾滋病HAART相关血液毒副作用的诊断，目前尚无统一标准。参考《中华人民共和国国家标准：HIV/AIDS诊断标准和处理原则》[9]，结合文献报道[1,10]，艾滋病HAART相关血液毒副作用的诊断依据包括：（1）确诊为HIV阳性者，接受HAART治疗。（2）骨髓抑制诊断标准：血液全血细胞较少，网织红细胞绝对值减少。血红蛋白下降速度较慢，网织红细胞、白细胞、中性粒细胞及血小板值减少。骨髓象三系或二系减少，至少有1个穿刺部位增生不良。骨髓小粒的非造血细胞及脂肪细胞增加；贫血诊断标准：患者血红蛋白，男性<14g/dL，女性<12 g/dL。

2.2 辨证论治

艾滋病HAART相关血液毒副作用中医辨证分型及治疗目前尚不规范。根据文献报道[7,11]，本课题组将艾滋病HAART相关血液毒副作用的辨证论治总结如下：脾肾亏虚，主症：肢体肌肉酸楚，疼痛无力，活动后加重，形体瘦弱，气短乏力，头晕，心悸，易汗出，指甲淡白，食少便溏，口干不欲饮，皮肤不仁或干枯无泽，舌胖淡，苔薄白或少苔，脉沉细无力。治法：补脾益肾，方药：附子理中丸、金匮肾气丸合黄芪桂枝五物汤加减。肝肾不足，主症：肢体肌肉疼痛，肌肉瘦削，腰膝酸软，畏寒喜卧，周身乏力，头晕，手足不温，口渴不欲饮，舌质红或淡，苔薄或少津，脉沉细弱。治法：培补肝肾，方用六味地黄丸、补肝汤合独活寄生汤加减。痰瘀互结，主症：肢体刺痛，皮肤紫暗、肿胀，按之稍硬，屈伸不利，面色暗黧，眼睑浮肿，或胸闷痰多，舌质紫暗或有瘀斑，苔白腻，脉弦涩。治法：化痰行瘀，方用大黄䗪虫丸合双合散加减。

2.3 成药制剂

刘鸿雁等[6]予艾滋病HAART疗法所致骨髓抑制患者35例精元康胶囊，每次5粒，日3次，有效率为88.57%，对艾滋病HAART疗法所致骨髓抑制有较好的治疗作用，可显著改善临床症状，减轻痛苦，提高生活质量，改善明显。

3 西医治疗

一旦发生贫血需要正确治疗。大多数专家认为[12]，男性Hb<12g/dL、女性Hb<11g/dL开始治疗比较合适。

3.1 输血

对于有症状的急性重度贫血需要输血治疗。输血能直接激活HIV的表达，引发输血相关性免疫抑制。有些研究观察到了输血后病毒载量明显升高[13,14]。

3.2 应用重组人红细胞生成素

应用红细胞生成素是治疗贫血的主要方法。但是，它只对内源性红细胞生成素水平低于500 IU/L的患者有效。Abrams等[15]的研究表明，每周3次皮下注射100－300 IU/kg的红细胞生成素可以使血红蛋白<11g/dL的患者在4个月内血红蛋白升高2.5g/dL。

4 调护

4.1 一般调护

艾滋病患者病重期间以卧床休息为主，减少体力、能量的消耗。中药汤剂宜温服，同时避免进食辛辣刺激性食品，以免损伤脾胃。

4.2 心理调护

艾滋病患者均存在着不同程度的焦虑、恐惧、愤怒、悲观、失望等不良心理表现。应与患者进行真诚沟通，因人而异提供不同层次的个性化心理护理，引导患者倾诉、宣泄负性情绪，疏导患者的心理压力，让患者重新找回自尊和希望，从而减轻心理痛苦[16]。

5 结语

艾滋病目前尚无法根治，高效抗逆转录病毒治疗（HAART）方法能延缓HIV/AIDS发病，缓解症状，延长生命，已成为全世界预防与控制艾滋病公认的有效方法[17]。抗病毒药物依从性，是保证疗效的前提条件。对艾滋病患者进行HAART治疗是一个需要长期坚持的过程，甚至是终身的过程。病人服药的依从性对治疗效果具有决定性的作用，如果不按医嘱服药，产生耐药性的危险很高，所以提高病人服药的依从性是成功治疗艾滋病的前提条件[18]。但艾滋病HAART相关血液毒副作用影响的抗病毒治疗的依从性。

中医药中的一些配方能改善免疫功能，明显改善HAART相关血液毒副作用的临床症状及实验室指标，在药物毒性和药性方面有明显的优势，且价格较低廉，资源丰富，尤长于补虚纠损，是较为理想的防治艾滋病的药物[19]，结合中医药治疗艾滋病，可提高疗效、减少毒副作用，有益于推广应用[20]。

HAART与中医药相结合是目前在尚无有效的疫苗对艾滋病进行特异性预防的前提下，应首选的治疗方案。高效的 HAART 治疗,使艾滋病的发病率和死亡率明显下降,但用药后毒副作用大,中医通过整体调节、辨证论治,明显改善 HAART 相关副作用,提高艾滋病治疗效果。

参考文献(略)

(出自湖南中医药大学学报 2010 年第 30 卷 12 期第 72~74 页)

我国中药来源的抗 HIV 天然化合物研究进展

张 旋[1,2,3],黄 宁[1,2],郑永唐[1]*

(1. 中国科学院昆明动物研究所 中国科学院和云南省动物模型与人类疾病机理重点实验室,云南 昆明 650223;2. 中国科学院研究生院,北京 100039;3. 昆明医学院药学院暨云南省天然药物药理重点实验室,云南 昆明 650031)

摘要 由于迄今仍无艾滋病(acquired immunodeficiency syndrome, AIDS)疫苗问世,抗人类免疫缺陷病毒(human immunodeficiency virus, HIV)药物仍然是艾滋病治疗的主要手段。传统中药和药用植物来源的天然化合物具有结构多样性、毒性较低、来源广泛等特点,因而在防治艾滋病方面有着独特的优势和巨大的潜力。研究者已经对天然化合物抗 HIV 作用进行了大量研究,并取得了可喜的成绩,发现了一些生物碱、香豆素、木脂素、黄酮类、萜类、鞣质类、多糖类、蛋白质和多肽类等天然化合物具有抗 HIV 的活性。然而,多数研究都是在体外试验完成的,大多数天然化合物体外抗 HIV 活性偏低,而且抗 HIV 的靶点仍不十分清楚。本文结合笔者实验室研究工作,重点介绍近年来我国传统中药来源的抗 HIV 活性较强的天然化合物研究进展。

关键词 艾滋病;人类免疫缺陷病毒;天然化合物;中药;抗 HIV 活性

艾滋病又称获得性免疫缺陷综合征(acquired immunodeficiency syndrome, AIDS),是一种由人类免疫缺陷病毒(human immunodeficiency virus, HIV)引起的,以全身免疫系统严重损害为特征的传染性疾病。我国艾滋病呈加速流行趋势,HIV/AIDS 正在向普通人群传播,疫情已波及全国各地。若不采取有效的预防治疗手段,众多艾滋病患者所带来的医疗、经济及社会问题将制约我国小康社会的建设。由于迄今仍无艾滋病疫苗问世,抗 HIV 药物依然是艾滋病防治的主要手段。目前,美国 FDA 已批准 30 多种抗 HIV 药物用于临床治疗。

高效抗逆转录病毒疗法(highly active antiretroviral therapy, HAART)是目前临床广泛使用的治疗艾滋病的方法,但此种疗法价格昂贵,毒副作用大,不能彻底清除人体内的 HIV,而且易引起病毒产生变异性和耐药性[1,2]。因此,寻找具有新的作用靶点、抗耐药,且价格低、疗效佳、毒性小的新型药物已成为目前抗 HIV 药物研究的趋势。2007 年,抗 HIV 药物研究取得了新突破,HIV 整合酶抑制剂 raltegravir 和 CCR5 受体阻断剂 maravlroc 这两类新药被美国 FDA 批准用于临床。传统中药和药用植物来源的天然化合物具有结构多样性、毒性较低、来源广泛等特点,可能具有与现有药物不同的抗 HIV 机制,因而在防治艾滋病方面有着独特的优势和巨大的潜力。研究者已经对天然化合物抗 HIV 作用进行了大量研究,并取得了可喜的成绩,发现了中药来源的生物碱、香豆素、木脂素、黄酮类、萜类、鞣质类、多糖类、蛋白质和多肽类等天然化合物具有抗 HIV-1 的活性[3]。笔者实验室与国内众多单位开展了 10 余年的合作研究,筛选研究了数千个天然来源化合物的抗 HIV 活性。本文结合笔者实验室的研究工作,按照化合物分类,以一些代表性的化合物为例,重点介绍近年来我国传统中药来源的抗 HIV 活性较强的天然化合物研究情况(表 1)。

表 1 中药来源的抗 HIV 天然化合物

化合物	来源	分类	实验	EC_{50}/IC_{50}	TI/SI	文献
Hernandonine	鼎湖山胡椒	生物碱	整合酶	16.3[a]	–	4
Laurolistine	鼎湖山胡椒	生物碱	整合酶	7.7[a]	–	4
7-Oxohernangerine	鼎湖山胡椒	生物碱	整合酶	18.2[a]	–	4

基金项目:国家重点基础研究发展计划(973 计划)资助项目(2009CB522306);国家科技重大号项"十一五"计划资助项目(2008ZX10005-005, 2008ZX10001-015, 2009ZX09501-029);863 计划资助项目(2006AA020602);中国科学院知识创新工程重要方向资助项目(KSCX1-YW-R-24);云南省科技计划资助项目(2007BC006)。

续表

化合物	来源	分类	实验	EC$_{50}$/IC$_{50}$	TI/SI	文献
Lindechunine A	鼎湖山胡椒	生物碱	整合酶	21.1[a]	—	4
雷公藤素 A	雷公藤	生物碱	p24	2.54[a]	>39.4	5
雷公藤素 B	雷公藤	生物碱	p24	<0.1[a]	>1000	5
昆明山海棠素 B	昆明山海棠	生物碱	p24	0.1[a]	>1000	5
山海棠素 B	昆明山海棠	生物碱	p24	0.1[a]	>1000	5
雷公藤春碱	昆明山海棠	生物碱	p24	<0.1[a]	>1000	5
小檗碱	黄连属植物	生物碱	逆转录酶	63.1[a]	—	6
巴马汀	黄连属植物	生物碱	逆转录酶	44.52[a]	—	6
Dihydroxylis opropylidenylis atisine A	菘蓝叶	生物碱	合胞体	37.8[b]	7.98	7
Drymaritin	荷莲豆草	生物碱	p24	0.699[a]	20.6	8
Acetonyldihydrochelerythrine	蓟罂粟	生物碱	p24	1.77[a]	14.6	9
Anibamine	樟科植物	生物碱	CCR5	1.0[b]	—	10
Coclaurine	荷叶	生物碱	p24	0.8[a]	>125	11
Onrcoclaurine	荷叶	生物碱	p24	<0.8[a]	>25	11
Nornuciferine	荷叶	生物碱	p24	<0.8a	>44	11
Nuciferine	荷叶	生物碱	p24	0.8[a]	36.3	11
Liensinine	荷叶	生物碱	p24	<0.8[a]	>9.9	11
Negferine	荷叶	生物碱	p24	<0.8[a]	>8.6	11
Isoliensinine	荷叶	生物碱	p24	<0.8[a]	>6.5	11
臭矢菜素 B	文冠果	香豆素	合胞体	8.61–12.76[a]	15.67–23.23	12
Heraclenol	五福花阿魏	香豆素	p24	0.115[a]	870	13
Oxypeucedanin	五福花阿魏	香豆素	p24	1.05[a]	22.2	13
Heraclenin	五福花阿魏	香豆素	p24	2.37[a]	8.48	13
Imperatorin	五福花阿魏	香豆素	p24	<0.10[a]	>1000	13
Osthol	五福花阿魏	香豆素	p24	0.155[a]	75.5	13
Suksdorfin	狭缝芹	香豆素	p24	1.3[b]	>40	14
红花五味子甲素	红化五味子	香豆素	合胞体	5.64[b]	21.87	15
VladinolF	小花五味子	香豆素	合胞体	3.51[a]	27.45	16
Kadlongirins B	南五味子	香豆素	合胞体	5.64[a]	18.92	17
Interiorin	异型南五味子	香豆素	合胞体	1.6[a]	52.9	18
Interiorin B	异型南五味子	木脂素	合胞体	1.4[a]	65.9	18
GomisinG	风庆南五味子	木脂素	p24	0.006[a]	300	19
黄芩苷	黄芩	黄酮	p24	0.5[a]	—	20
黄芩苷	黄芩	黄酮	逆转录酶	31.17[b]	—	21
黄芩苷锌	黄芩	黄酮	逆转录酶	47.34[b]	—	21
化合物 k3	槐花	黄酮	合胞体	8[b]	90.5	22
化合物 k3	槐花	黄酮	p24	42[b]	17.24	22
灯盏花乙素	灯盏花	黄酮	合胞体	36[b]	36	23
酒花查尔酮	啤酒花	黄酮	合胞体	0.82[a]	10.8	24
Desmosflavone	藤三七	黄酮	合胞体	55.47[b]	7.15	25

续表

化合物	来源	分类	实验	EC_{50}/IC_{50}	TI/SI	文献
Demethoxymatteucino	藤三七	黄酮	合胞体	82.75[b]	8.51	25
鹰嘴豆芽素 a	红三叶	黄酮	合胞体	5.1[b]	39	26
鹰嘴豆芽素 a	红三叶	黄酮	P24	38[b]	5.2	26
黄酮葡糖醛酸	菊花	黄酮	整合酶	7.2±3.4[a]	–	27
白桦脂酸	皂角刺	萜类	合胞体	<0.064[a]	>284.06	28
Alphitolic acid	皂角刺	萜类	合胞体	<0.064[a]	>354.69	28
Zizyberanalic acid	皂角刺	萜类	合胞体	<0.064[a]	>714.38	28
雪胆素 a	金佛山雪胆	萜类	合胞体	3.09[a]	25.27	29
雪胆素 a	金佛山雪胆	萜类	p24	3.97[a]	21.85	29
雪胆素 b	金佛山雪胆	萜类	合胞体	2.53[a]	30.70	29
雪胆素 b	金佛山雪胆	萜类	p24	8.90[a]	4.11	29
Micrandilactone C	小花五味子	萜类	p24	7.71[a]	25.94	30
Guacms L	苦瓜	萜类	合胞体	17.5[a]	>11.4	31
Guacins S	苦瓜	萜类	合胞体	3.7[a]	13.3	31
Procyanidin B1	乌药	鞣质	整合酶	31.3[b]	–	32
Cinnamtanin B1	乌药	鞣质	整合酶	8.3[b]	–	32
Cinnamtannin B2	乌药	鞣质	整合酶	5.2[b]	–	32
牛膝多糖	牛膝	多糖	整合酶	2.948±0.556[b]	–	33
牛膝多糖	牛膝	多糖	逆转录酶	0.155±0.030[b]	–	33
α-苦瓜子蛋白	苦瓜	蛋白	合胞体	0.016[c]	–	34
α-苦瓜子蛋白	苦瓜	蛋白	p24	0.07[c]	–	34
栝楼蛋白	栝楼	蛋白	合胞体	5[d]	400	35
栝楼蛋白	栝楼	蛋白	p24	0.09[c]	–	35
苦瓜子抗病毒蛋白 30	苦瓜	蛋白	p24	0.9[b]	–	36
Cyclonviolacin Y-4	紫花地丁	肽类	合胞体	0.12[b]	14.17	37
Cyclonviolacin Y-5	紫花地丁	肽类	合胞体	0.04[b]	45	37
Varv A	紫花地丁	肽类	合胞体	0.35[b]	11.43	37
姜黄素	姜黄	多酚	蛋白酶	100[b]	–	38
姜黄素	姜黄	多酚	整合酶	40[b]	–	39
紫草酸 B	丹参	多酚	p24	0.240±0.003[b]	54	40
紫草酸 B	丹参	多酚	整合酶	7.91±1.59[b]	–	40
紫草酸 B	丹参	多酚	蛋白酶	34.84±1.11[b]	–	40
化合物 I	丹参	多酚	整合酶	9.23±8.02[a]	–	41
迷迭香酸	丹参	多酚	整合酶	24.95±17.68[a]	–	41
紫草酸	丹参	多酚	整合酶	9.33±3.51[a]	–	41
紫草酸 B	丹参	多酚	整合酶	16.84±9.74[a]	–	41
表儿茶素	杜仲	多酚	合胞体	100[a]	10	42
儿茶素	杜仲	多酚	合胞体	50[a]	20	42
绿原酸	杜仲	多酚	合胞体	50[a]	10	42
咖啡酸	杜仲	多酚	合胞体	50[a]	>20	42
Rhuscholide A	盐肤木	其他	合胞体	0.75[a]	42.31	43
Dimethylcaffic acid	盐肤木	其他	合胞体	7.16[a]	19.07	43

a：$\mu g \cdot mL^{-1}$；b：$\mu mol \cdot L^{-1}$；c：$mg \cdot L^{-1}$；d：$\mu g \cdot L^{-1}$；EC_{50}：半数有效浓度；IC_{50}：半数抑制浓度；TI：治疗指数；SI：选择指数

1 生物碱类化合物

生物碱（alkaloids）是存在于自然界中的一类含氮碱性有机化合物，也是许多中草药的重要有效成分之一，具有多种生物活性。生物碱类化合物在抗HIV-1活性化合物中占有重要地位，是研究天然产物抗HIV活性的热点化合物之一。

鼎湖山胡椒（Lindera chunii）属于樟科植物，其根常用作中药乌药的替代品。Zhang等[4]研究发现，从鼎湖山胡椒提取的生物碱类化合物hernandonine、laurolistine、7-oxohernangerme和lindechunine A（图1）具有显著抑制HIV-1整合酶的活性，IC_{50}分别为16.3、7.7、18.2和21.1 $\mu mol \cdot L^{-1}$。

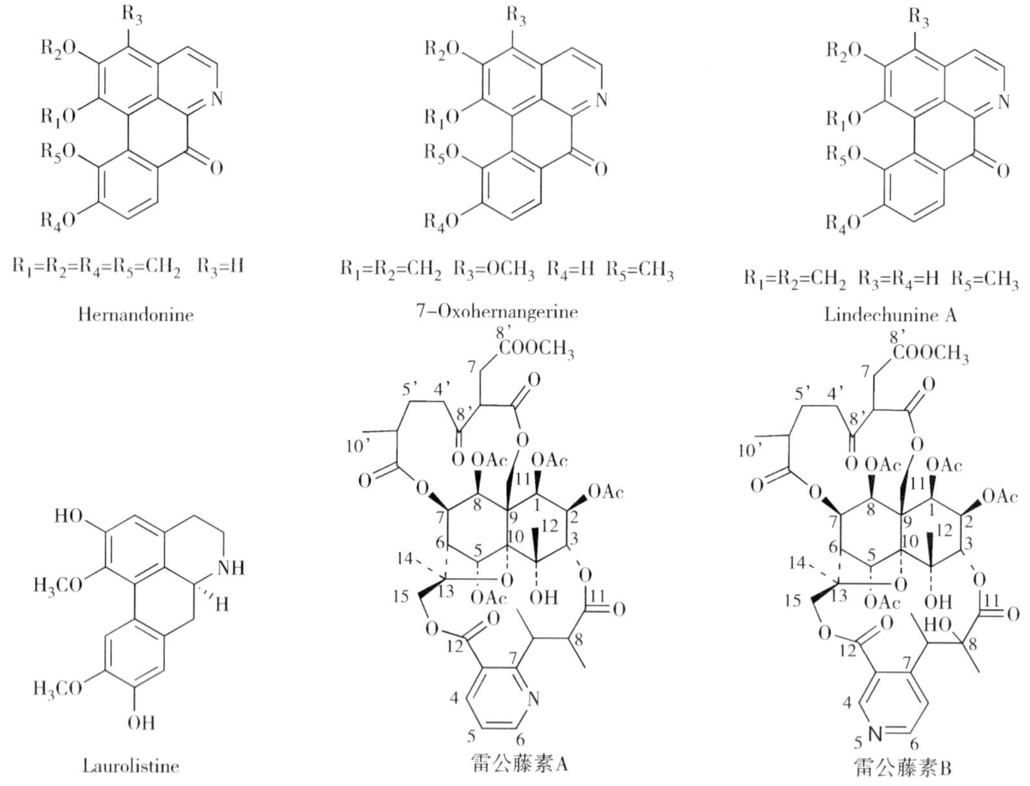

图1 抗HIV的生物碱类化合物

Duan等[5]研究发现，从传统中药雷公藤提取分离的倍半萜生物碱雷公藤素A和雷公藤素B（图1）具有很强的体外抗HIV活性，可明显抑制HIV在H9细胞的复制，IC_{50}分别为2.54和<0.1 $\mu g \cdot mL^{-1}$，治疗指数（therapeutic index, TI）分别为>39.4和>1 000；从雷公藤属植物昆明山海棠提取分离的昆明山海棠素B和山海棠素B以及雷公藤春碱（图1）也有很强的体外抗HIV活性，TI>1 000。

小檗碱（berberine）又称黄连素，是从毛茛科黄连属植物黄连、黄柏的根茎中提取的异喹啉类生物碱。Yang等[6]研究发现，小檗碱和巴马汀（图1）有一定的体外抑制HIV-1重组逆转录酶活性，EC_{50}分别为63.1和44.52 $\mu g \cdot mL^{-1}$；对HIV-1诱导C8166细胞形成合胞体也有抑制作用，EC_{50}分别是6.45和21.38 $\mu g \cdot mL^{-1}$；巴马汀对C8166细胞的毒性较小，CC_{50}为97.72 $\mu g \cdot mL^{-1}$，小檗碱对C8166细胞的毒性较大，CC_{50}为12.05 $\mu g \cdot mL^{-1}$。

来源于菘蓝叶的dihydroxylisopropylidenylisatisineA、来源于荷莲豆草的drymaritin、来源于蓟罂粟的acetonyldihydrochelerythrine、来源于樟科植物Anibasp的anibamine以及来源于荷叶的一系列生物碱类化合物均有较强的体外抗HIV活性[7-11]。

生物碱类化合物结构多样，来源广泛，可作用于HIV生命周期的多个环节，对HIV整合酶的抑制作用是其抗HIV的一个新靶点，有望克服HIV的耐药问题。深入研究生物碱类化合物的抗HIV活性与结构的关系，寻找抗耐药、活性高、毒副作用小的化合物是今后研究的趋势。

2 香豆素类化合物

香豆素类化合物（coumarins）是广泛存在于伞形科、芸香科、菊科、豆科和茄科等植物中的内酯类化合物。我国许多传统中药如白芷、独活、前胡、补骨脂等均含有这类成分。

Li等[12]研究发现，从文冠果种皮中分离得到的香豆素类化合物臭矢菜素B（图2）对HIV-1$_{IIIB}$诱导的C8166细胞形成合胞体有较强的抑制作用，EC_{50} 为 $8.61 \sim 12.76 \mu g \cdot mL^{-1}$，对 HIV-1$_{IIIB}$ 感染的 MT-4 细胞具有一定的保护作用，$EC_{50} = 112.67 \mu g \cdot mL^{-1}$，而且对 C8166 细胞株及 MT-4 细胞株毒性均较小，$CC_{50} > 200 \mu g \cdot mL^{-1}$。

Zhou 等[13]研究发现，从五福花阿魏提取分离的香豆素类化合物 heraclenol、oxypeucedanin、heraclenin、imperatorm 和 osthol（图 2）均可明显抑制 HIV 在 H9 细胞的复制，EC_{50} 分别为 0.115、1.05、2.37、<0.10 和 $0.155 \mu g \cdot mL^{-1}$，TI 分别为 870、22.2、8.48、>1 000 和 75.5。

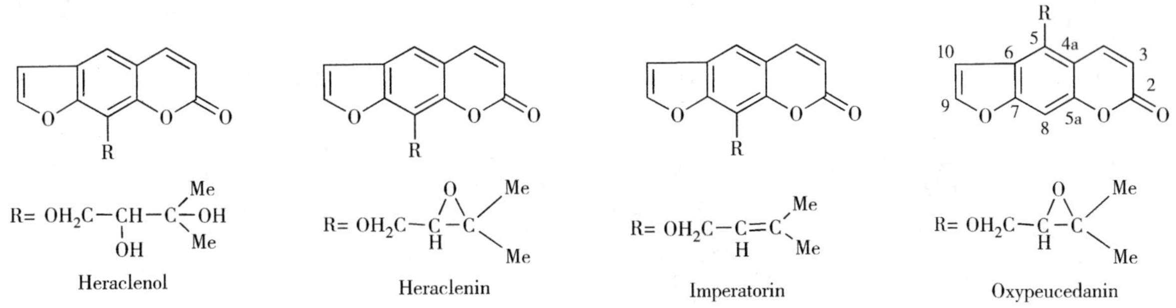

图 2 抗 HIV 香豆素类化合物

此外，从中草药狭缝芹（Lomatium suksdorfii）及福参（Angelica morii）中分离得到的吡喃香豆素类化合物狭缝芹素（suksdorfin）（图 2）能明显抑制 HIV 的复制，$EC_{50} = 1.3 \mu mol \cdot L^{-1}$，TI > 40[14]。

天然抗 HIV 活性香豆素类化合物的发现为抗艾滋病药物的研究开辟了一个新的领域。香豆素类化合物在结构上具有广泛的多样性，其相对分子质量小，合成相对简单，生物利用度高，作为新型的抗 HIV 药物，可抑制 HIV 的复制，主要作用于 HIV 逆转录酶、蛋白酶及整合酶，具有较好的开发价值。

3 木脂素类化合物

木脂素（lignans）是一类由两分子苯丙素衍生物（C6-C3）聚合而成的天然化合物。研究报道，木脂素具有抑制 HIV-1 逆转录酶、整合酶和 HIV-1 转录和复制等多种活性[44-46]。

Tian 等[15]研究发现，从传统中药红花五味子果实中分离的木脂素类化合物红花五味子甲素（图 3）能够抑制 HIV-1$_{IIIB}$ 诱导 C8166 细胞合胞体形成（$EC_{50} = 5.64 \mu mol \cdot L^{-1}$），保护 HIV-1$_{IIIB}$ 感染 MT-4 细胞（$EC_{50} = 27.60 \mu mol \cdot L^{-1}$），抑制病毒在细胞内的复制，对 HIV-1 感染细胞与正常 CD_4^+ 细胞间的融合、逆转录酶活性也有一定的抑制作用；红花五味子甲素对 C8166、MT-4 和 H9 细胞的毒性不大，CC_{50} 分别为 123.35、204.72 和 $40.64 \mu mol \cdot L^{-1}$。

Li 等[16]研究发现，从小花五味子茎藤分离的木脂素类化合物 vladinol F（图 3）具有显著的抗 HIV-1 活性，可明显抑制 HIV-1$_{IIIB}$ 诱导 C8166 细胞合胞体形成，$IC_{50} = 3.51 \mu g \cdot mL^{-1}$，选择指数为 27.45。Pu 等[17]研究发现，从中药南五味子（Kadsura longipedunclata Finet et Gagnep.）提取分离的木脂素类化合物 kadlongirins B（图 3）对 HIV-1$_{IIIB}$ 诱导 C8166 细胞合胞体形成有一定抑制作用，EC_{50} 为 $5.64 \mu g \cdot mL^{-1}$，对 C8166 细胞的毒性 CC_{50} 为 $106.7 \mu g \cdot mL^{-1}$，表现出一定的抗 HIV 活性，治疗指数 TI 为 18.92。Pu 等[18]研究还发现，从异型南五味子（Kadsura heteroclita）提取分离的木脂素类化合物 interiorin 和 interiorin B（图 3）有较强的抗 HIV 活性，对 HIV-1$_{IIIB}$ 诱导 C8166 细胞合胞体形成有明显的抑制作用，EC_{50} 分别为 1.6 和 $1.4 \mu g \cdot mL^{-1}$，CC_{50} 分别为 84.6 和 $92.2 \mu g \cdot mL^{-1}$，TI 分别为 52.9 和 65.9。

Chen 等[19]研究发现，凤庆南五味子中的木脂素类化合物 gomisin G（图 3）有很强的体外抗 HIV 活性，能明显抑制 HIV 复制，EC_{50} 为 $0.006 \mu g \cdot mL^{-1}$，TI 为 300。

此外，从五爪金龙中提取的芳基丁内脂类木脂素、北五味子中的芳基环辛烷类木脂素、从鸡血藤茎中分离的木脂素类化合物、从叶下株属植物分离的木脂素类化合物等均有较强的体外抗 HIV 活性。

作为一种抗 HIV 天然化合物，绝大多数木脂素对人体细胞毒副作用小，并且有着独特的作用机制，因此具有被开发成治疗艾滋病药物的可能性。目前，寻找与制备活性更高、更为安全的木脂素及其衍生物已成为国内外学者研究的热点。

4 黄酮类化合物

黄酮类化合物（flavonoids）是以黄酮为母核而衍生的一类黄色色素，也是许多药用植物中的主要活性成分之一，具有广泛的药理作用。1989 年，日本 Ono 等[47]首次报道了天然黄酮类化合物黄芩素（baicalein，图 4）在 $0.2 \mu g \cdot L^{-1}$ 时对 HIV 逆转录酶的抑制率达到 90%。

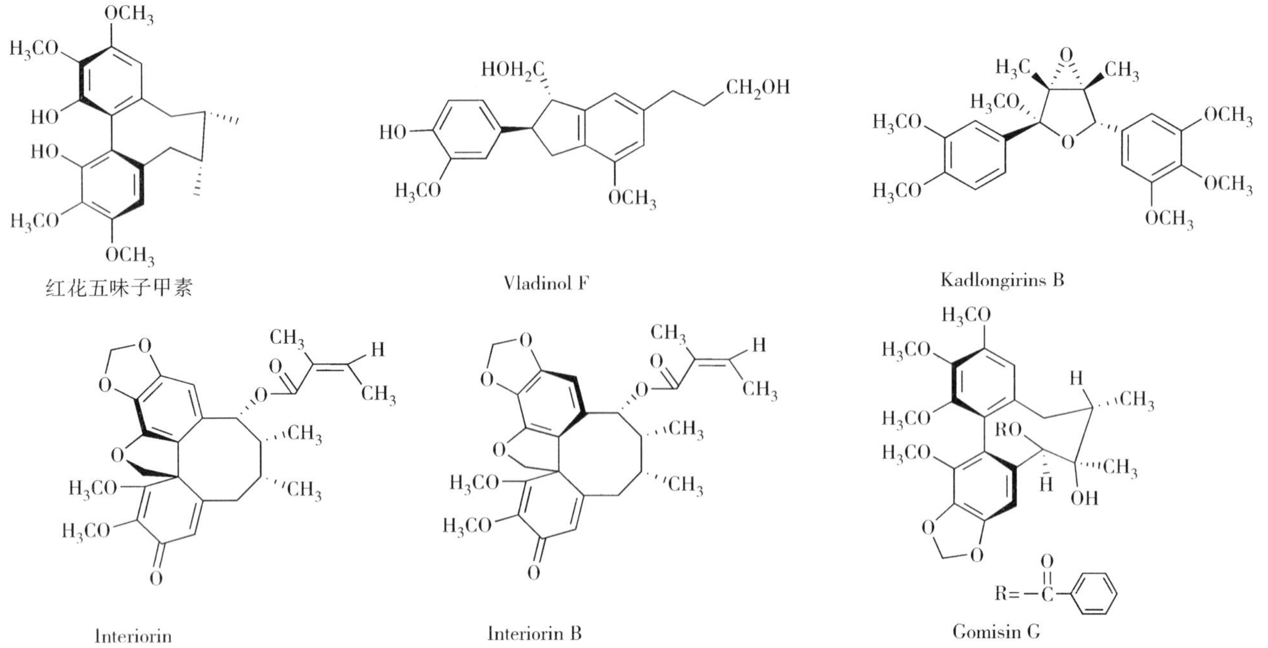

红化五味子甲素　　　　　　Vladinol F　　　　　　Kadlongirins B

Interiorin　　　　　　Interiorin B　　　　　　Gomisin G

图3　抗HIV木脂素类化合物

Kitamura等[20]研究发现，从黄芩中提取的黄酮类化合物黄芩苷（baicalin，图4）能明显抑制HIV-1在PBMC的复制，EC_{50}约为$0.5\mu g \cdot mL^{-1}$，同时黄芩苷还能抑制HIV-1逆转录酶的活性。Wang等[21]将黄芩苷与锌离子偶联形成黄芩苷锌，并对其抗HIV活性与黄芩苷进行了比较，结果发现：黄芩苷锌比黄芩苷对细胞的毒性小，抗HIV活性高，CC_{50}分别为221.52和$101.73\mu mol \cdot L^{-1}$，黄芩苷锌和黄芩苷对HIV-1诱导细胞合胞体形成有抑制作用，EC_{50}分别为29.08和$43.27\mu mol \cdot L^{-1}$，还可抑制HIV-1逆转录酶活性，$EC_{50}$分别为31.17和$47.34\mu mol \cdot L^{-1}$。

Zhang等[22]发现，从传统中药槐花（别名槐米）中提取的一种黄酮类化合物K3能有效抑制实验株HIV-1$_{IIIB}$致C8166细胞病变，其抑制合胞体形成的EC_{50}为$8\mu mol \cdot L^{-1}$；也能抑制临床分离株HIV-1$_{KM018}$在PBMC细胞中的复制，EC_{50}为$32\mu mol \cdot L^{-1}$，治疗指数（TI）为33.56；还可抑制耐药病毒株HIV-1$_{74V}$在C8166细胞中的复制，EC_{50}为$54\mu mol \cdot L^{-1}$，TI为13；此外K3还能抑制重组HIV-1逆转录酶的活性。

黄芩素　　　　　　黄芩苷　　　　　　灯盏花乙素

酒花查尔酮　　　　　　槲皮素　　　　　　鹰嘴豆芽素A

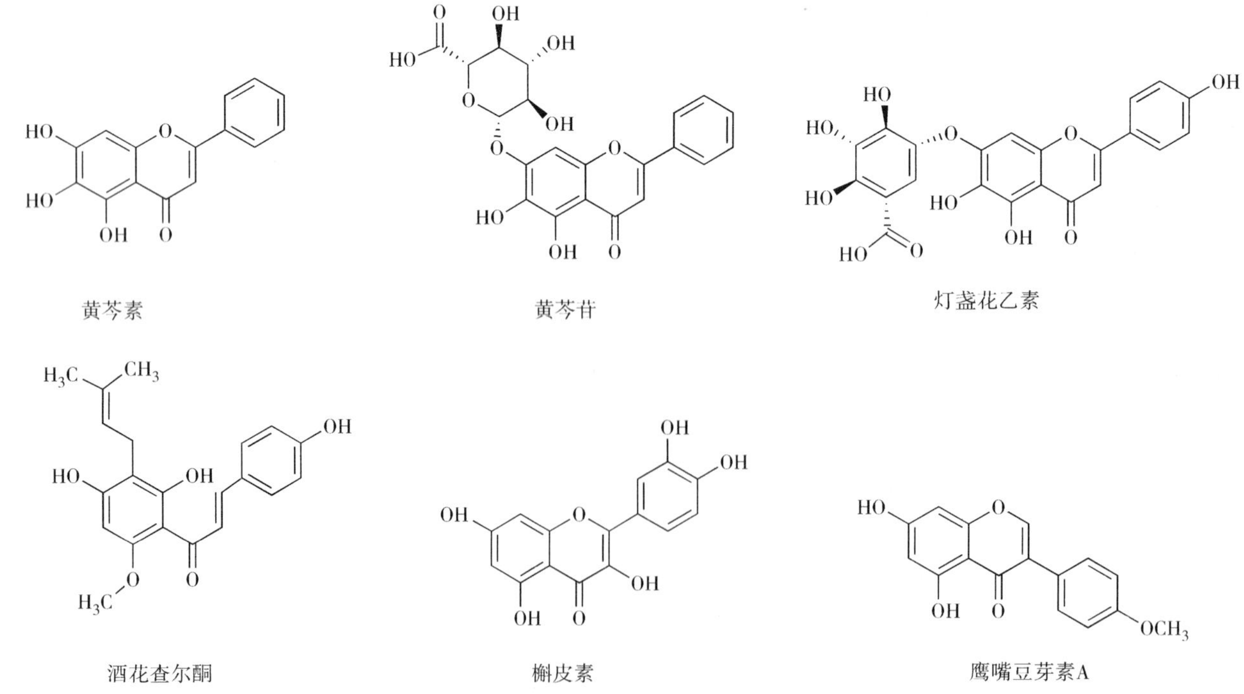

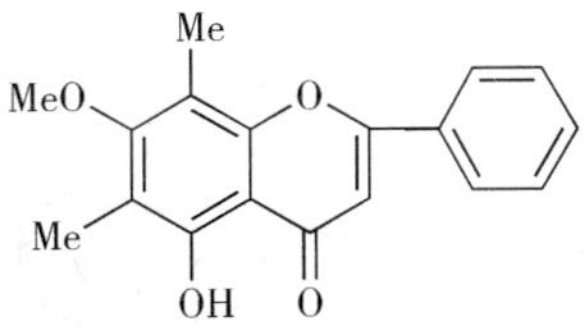

Desmosflavone

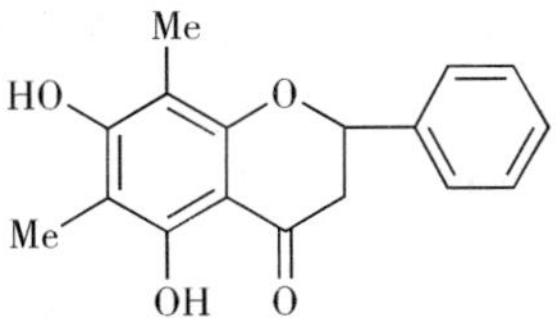

Demethoxymatteucinol

图 4 抗 HIV 黄酮类化合物

Zhang 等[23]研究发现,从中药滇黄芩提取分离的黄酮类化合物灯盏花乙素(图 4)能有效抑制实验株 HIV-1$_{IIIB}$致 C8166 细胞病变,其抑制合胞体形成的 EC_{50} 为 26 μmol·L^{-1},治疗指数 TI 为 36;灯盏花乙素还可抑制耐药株 HIV-1$_{74V}$和临床株 HIV-1$_{KM018}$ p24 抗原产生,EC_{50} 分别为 253 和 136 μmol·L^{-1};灯盏花乙素还可不同程度抑制重组 HIV-1 逆转录酶的活性、HIV-1 病毒吸附和融合。

酒花查尔酮(xanthohumol,图 4)是从中药啤酒花(《本草纲目》上称为蛇麻花)中分离出来的具有多种生物活性的天然黄酮类化合物。Wang 等[24]研究发现,酒花查尔酮可抑制 HIV-1 诱导的 C8166 细胞合胞体形成、HIV-1 p24 抗原产生和逆转录酶活性,EC_{50} 分别为 0.82、1.28 和 0.50 μg·mL^{-1},治疗指数 TI 约为 10.8;酒花查尔酮还可抑制 HIV-1 在 PBMC 的复制,EC_{50} 为 20.74 μg·mL^{-1}。

槲皮素(图 4)是一种广泛分布于水果蔬菜和部分中草药中的天然黄酮醇类化合物。Xu 等[48]研究发现,槲皮素可抑制 HIV 蛋白酶活性,IC_{50} 为 58.8 μmol·mL^{-1}。Gu 等[25]研究发现,从药用植物藤三七分离的黄酮类化合物 desmosflavone 和 demethoxymat-teucinol(图 4)对 HIV-1$_{IIIB}$诱导的 C8166 细胞形成合胞体有一定的抑制作用,EC_{50} 分别为 55.47 和 82.75 μmol·L^{-1},对 C8166 细胞毒性较小(CC_{50} 分别为 396.55 和 > 704.23 μmol·L^{-1}),治疗指数 TI 为 7.15 和 > 8.51,表现出一定的抗 HIV 活性。

Lin 等[25]研究发现,存在于红三叶等豆科草本植物中的黄酮类化合物鹰嘴豆芽素 A(biochanin A,BioA,图 4)能抑制 H9/HIV-1$_{IIIB}$细胞与 MT-2 细胞的融合(EC_{50} = 5.1 μmol·L^{-1},SI = 39),降低 p24 抗原的表达量(EC_{50} = 38 μmol·L^{-1},SI = 5.2)[26]。

Lee 等[27]研究发现,从菊花中提取的黄酮葡糖醛酸能够明显抑制 HIV-1 整合酶活性,IC_{50} 为(7.2 ± 3.4)μg·mL^{-1}。此外,来源于贯叶连翘的金丝桃素(hypericin)、来源于葡萄籽的原花青素、来源于桑白皮的桑白皮素等黄酮类化合物也有较强的体外抗 HIV 活性,原花青素还能够抑制 HIV-1 在外周血单核细胞中的复制,降低趋化受体 CCR5 的表达。

天然黄酮类化合物来源广泛,其抗 HIV 的主要作用靶点为逆转录酶和整合酶,对蛋白酶也有一定抑制作用,一些黄酮类化合物对病毒耐药株也有效,因而在艾滋病治疗方面有很好的应用前景。

5 萜类化合物

萜类化合物(terpenoids)是指分子式为异戊二烯单位倍数的烃类及其含氧衍生物,广泛存在于自然界,有一定的生理活性,近年研究发现,某些萜类化合物有一定的抗 HIV 活性。

白桦脂酸(betulinic acid,BA,图 5)属于五环三萜类化合物。1994 年 Fujioka 等[49]首先发现了 BA 的抗 HIV 活性,可抑制 HIV 在 H9 细胞中复制。Li 等[28]研究发现,从传统中草药皂角刺中分离得到的 3 个白桦脂酸型三萜:白桦脂酸、alphitolic acid 和 zizyberanalic acid(图 5)有较强的抗 HIV 活性,其 EC_{50} 均 < 0.064 μg·mL^{-1},CC_{50} 分别为 18.18、22.70 和 45.72 μg·mL^{-1}。

Reddy 等[50]研究发现,从中药穿心莲中分离得到二萜化合物穿心莲内酯和 14-脱氧-11,12-二脱氢穿心莲内酯具有显著的抗 HIV 活性,EC_{50} 分别为 49.0 和 56.8 μg·mL^{-1}。

Tian 等[29]研究发现,从药用植物金佛山雪胆分离的两个三萜类化合物雪胆素 A 和雪胆素 B(图 5)在体外有较好的抑制 HIV-1 活性,可抑制 HIV-1 诱导 C8166 细胞形成合胞体,EC_{50} 分别为 3.09 和 2.53 μg·mL^{-1},选择指数分别为 25.27 和 30.70;还可抑制 HIV-1 急性感染的 C8166 细胞 p24 抗原产生,EC_{50} 值分别为 3.97 和 18.90 μg·mL^{-1},选择指数分别为 21.85 和 4.11;同时还可抑制 HIV-1 慢性感染 H9 与正常 C8166 细胞间融合,EC_{50} 分别为 1.76 和 11.95 μg·mL^{-1}。

Li 等[30]研究发现,从小花五味子中分离得到的新三萜化合物 micrandilactone C(图 5)能抑制 HIV-1 复制,EC_{50} 为 7.71 μg·mL^{-1},且对正常细胞具有极低的毒性,选择指数 SI > 25.94,有可能成为一类新的抗 HIV 药物。

Chen 等[31]研究发现,从苦瓜中提取分离的葫芦烷型三萜类化合物 kuguacin L 和 kuguacin S(图 5)具有一定的抗 HIV 活性,对 HIV-1 诱导 C8166 细胞合胞体形成有一定抑制作用,EC_{50} 分别为 17.5 和 3.7 μg·mL^{-1},选择指数 SI 分别为 > 11.4 和 13.3。

天然来源的萜类化合物中,抗 HIV 活性较强的多为三萜类化合物,其抗 HIV 活性主要与抑制逆转录酶与蛋白酶有关。因此,从三萜类化合物中寻找活性更高、可作用于新靶点的先导化合物是今后抗 HIV 药物研究的一个方向。

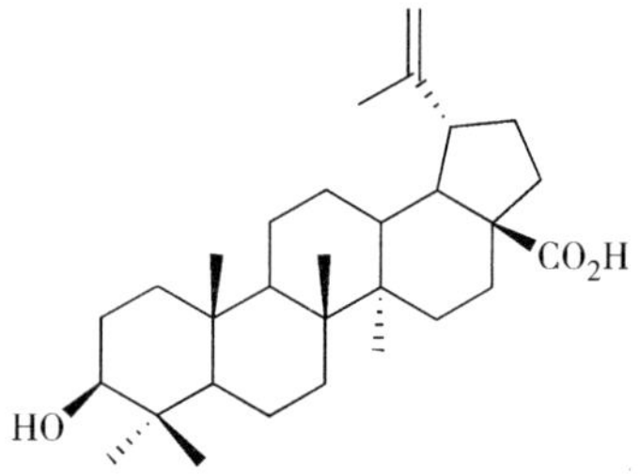

白桦脂酸 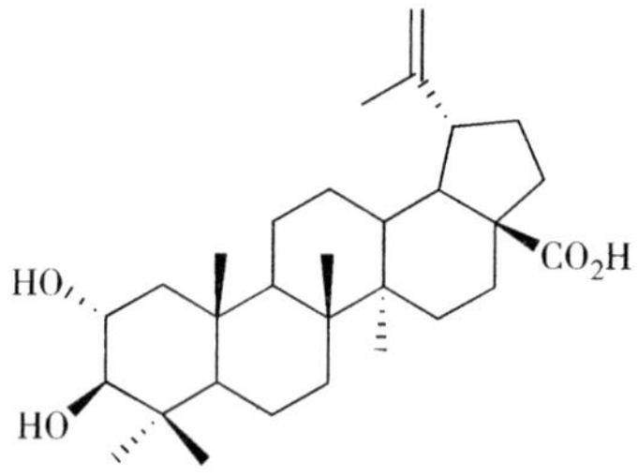 Alphitolic acid 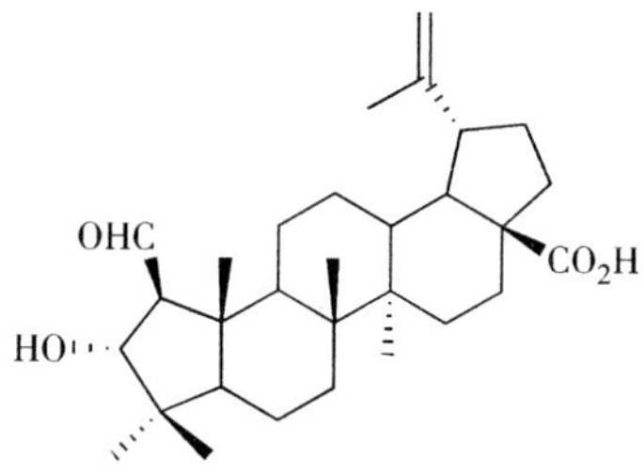 Zizyberanalic acid

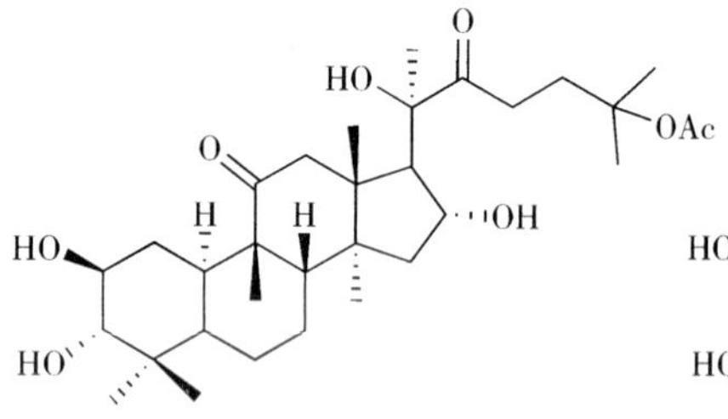

雪胆素A 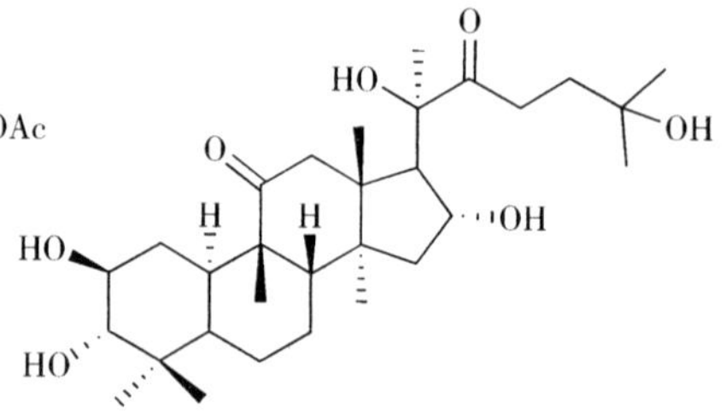 雪胆素B 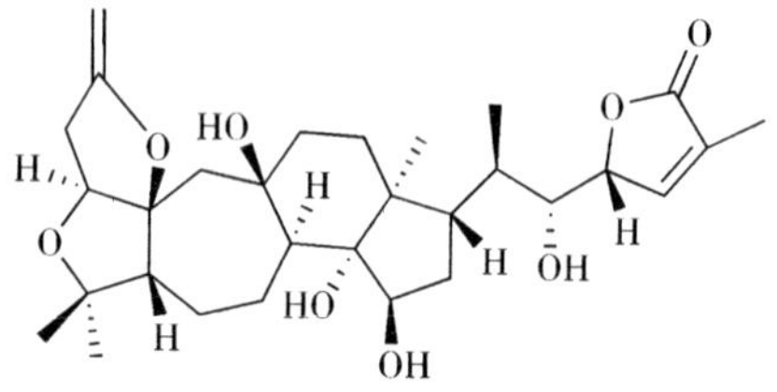 Micrandilactone C

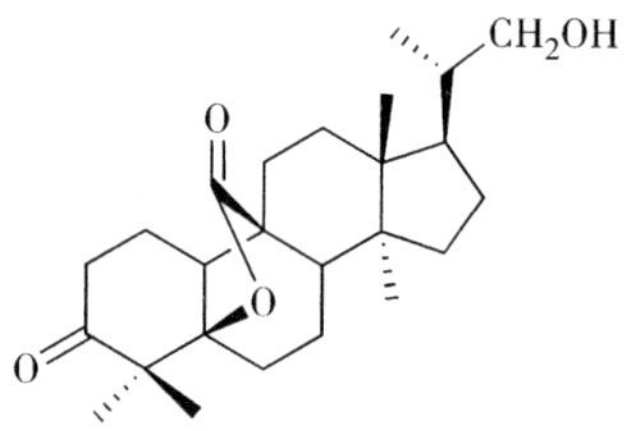

Kuguacin L 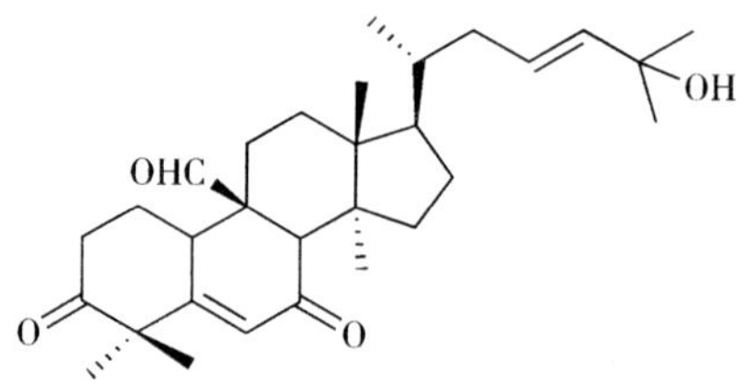 Juguacin S

图 5 具有抗 HIV 活性的萜类化合物

6 鞣质类化合物

鞣质类化合物（tannins）是一类结构比较复杂的多元酚类化合物，广泛存在于植物中，约 70% 以上的生药中含有鞣质类化合物。鞣质类化合物具有止血、抑菌、抗炎、抗氧化等活性，有些还具有抗病毒活性。

乌药 [Lindera aggregata (Sims) Kosterm.] 为樟科（lauraceae）山胡椒属药用植物，具有温中散寒、理气止痛等功效。Zhang 等[32]研究发现，从乌药中提取的 3 个缩合鞣质类化合物二倍体 procyanidin Bl（LA-1）、三倍体 cinnamtannin Bl（LA-2）和四倍体 cinnamtannin B2（LA-3）（图 6）具有一定的抗 HIV-1 整合酶活性，IC_{50} 分别为 31.3、8.3 和 5.2 $\mu mol \cdot L^{-1}$。此外，从丁香、夏枯草、余甘子、忍冬等中药提取的一些鞣质类化合物也有较强的体外抗 HIV 活性。

目前已经发现多种天然来源的鞣质类化合物具有 HIV 活性，主要与抑制 HIV 逆转录酶和整合酶有关，本文所列举的 3 个缩合鞣质类化合物有显著抗 HIV 整合酶活性，其活性强度为四倍体 > 三倍体 > 二倍体。因此，研究开发活性更高、作用于新靶点的鞣质类化合物可为艾滋病治疗提供新的备选药物。

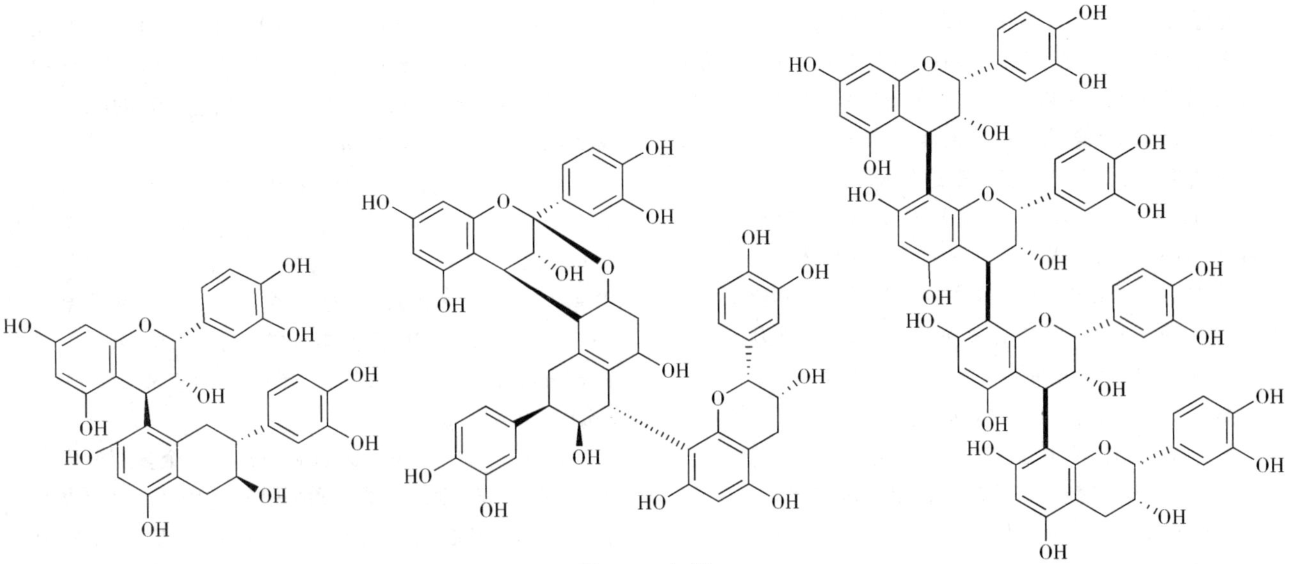

图6 抗 HIV 整合酶活性的缩合鞣质类化合物

Procyanidin B1　　Cinnamtanin B1　　Cinnamtanin B2

7 多糖类化合物

多糖（polysaccharides）类化合物是由多个单糖分子缩合、失水而成，是一类分子结构复杂且庞大的糖类物质，广泛存在于动物细胞膜和植物、微生物的细胞壁中。某些多糖类化合物具有抗肿瘤、免疫调节、降血糖、降血脂、抗氧化和抗衰老等多种生物活性。

Li 等[51]研究发现，香菇多糖促进感染/未感染 HIV 的 PBMC 分泌 I 类细胞因子，抑制分泌 II 类细胞因子，还可抑制感染 HIV-1 的 PBMC 分泌 TNF-α。Zhang[52]研究发现，从中药夏枯草中提取分离的夏枯草多糖能提高 HIV-1 感染者低下的 IL-2 水平，在一定程度上纠正异常免疫功能状态。Peng 等[33]研究发现，从中药牛膝（Achyranthes bidentata B lum）中分离纯化获得的小分子多糖化合物牛膝多糖经硫酸酯化为牛膝多糖硫酸酯后，具有抗 HIV 整合酶和逆转录酶活性，IC_{50} 分别为 (2.948 ± 0.556) 和 (0.155 ± 0.030) $\mu mol \cdot L^{-1}$；还可抑制 HIV-1$_{IIIB}$ 急性感染 MT-4 细胞的作用，$SI > (358 \pm 148)$；对 AZT 耐药株 HIV-1$_{018c}$ 急性感染 PBMC 细胞也有较强的抑制作用，$SI > (24.2 \pm 12.1)$；给大鼠或小鼠腹腔注射牛膝多糖硫酸酯后，5% 鼠血清在 MT-4 细胞培养内可显著抑制 HIV-1 p24 抗原的表达。此外，从芦荟提取分离的芦荟多糖、从苜蓿提取分离的苜蓿多糖、从茯苓提取的茯苓多糖、以及来源于某些药用植物的硫酸多糖，均有一定的抗 HIV 活性。

多糖类化合物抗 HIV 作用并非直接杀灭病毒，而与提高免疫功能、干扰靶细胞与 HIV gp120 的结合、抑制病毒复制（整合酶和逆转录酶）有关，某些多糖对 HIV 耐药株也有效。尽管多糖在体外具有很强的抗 HIV 活性，但在体内抗病毒效果却不理想，究其原因可能由于多糖是高分子化合物，不易通过机体的各种屏障，生物利用度低，因而对多糖进行结构修饰从而提高其生物利用度和抗病毒活性是今后研究的方向。（由于多糖类化合物为高分子化合物，而且本文所列举的多糖，并非单一成分多糖，故化学结构未列出。）

8 蛋白类和肽类化合物

核糖体失活蛋白（ribosome inactivating protein，RIP）是广泛存在于植物或微生物中的一种能够抑制哺乳类细胞蛋白质合成的毒蛋白。研究已经发现多种 RIP 具有抗 HIV-1 活性，如天花粉蛋白（tricho santhin，TCS）、栝楼蛋白、苦瓜子抗病毒蛋白 MAP30、异株泻根蛋白（bryodin）和 α-苦瓜子蛋白等。

Zheng 等[34]研究发现，α-苦瓜子蛋白（alphamomorcharln，alpha-MMC）能够抑制 HIV-1$_{IIIB}$ 诱导 C8166 细胞合胞体形成，减少慢性感染 HIV-1 的 H9 细胞 p24 抗原产生，还可减少 HIV 抗原阳性的细胞数，其 EC_{50} 分别为 0.016、0.07 和 0.32 $mg \cdot L^{-1}$。

Zheng 等[35]研究发现，从传统中药栝楼（Trichosanthes kirilowii Maxim，Cucurbitaceae）中提取的栝楼蛋白（trichobitasin）能够抑制 HIV-1 诱导的 C8166 细胞合胞体形成和 HIV-1 急性感染时 p24 抗原产生，IC_{50} 分别为 $5 \mu g \cdot L^{-1}$ 和 $0.09 mg \cdot L^{-1}$。

Wang 等[36]研究发现，苦瓜子抗病毒蛋白 30（MAP30）具有明显的抗 HIV-1 作用，与一线抗 HIV 药物 AZT 作用相近，二者对 HIV-1 p24 抗原的 IC_{50} 分别为 0.9 和 0.7 $\mu mol \cdot L^{-1}$，它们对 HIV-1 的致细胞病变效应也有抑制作用。

栝楼根中提取的天花粉蛋白能抑制 HIV 的复制及逆转录酶活性，选择性的杀死感染 HIV 的巨噬细胞，使艾滋病人 CD_4^+ 细胞增加，p24 抗原下降。Wang 等[53]研究发现，天花粉蛋白可诱导正常和感染 HIV-1 的 H9 细胞发生凋亡,对后者作用更强。当浓度为 25μg·mL^{-1} 时,TCS 可诱导 8.4% 的正常 H9 细胞和 24.5% 的感染 HIV-1 的 H9 细胞发生凋亡。Ⅰ期和Ⅱ期临床试验也证实 TCS 对 AIDS 患者有效,但其神经毒性等副作用限制了其临床应用。

Wang 等[37]研究发现,从中药紫花地丁中分离的环肽 cVclonviolacin Y-1、Y-4、Y-5、kalata Bl 和 varvA 有较强的体外抗 HIV 活性,EC_{50} 分别为 1.2、0.12、0.04、0.66 和 0.35μmol·L^{-1},对未感染细胞的 IC_{50} 分别为 >4.5、1.7、1.8、5.7 和 4.0μmol·L^{-1}。

蛋白类和肽类化合物虽然具有较好的抗 HIV 活性,但多数抗 HIV 机制仍不十分清楚,并且存在口服给药生物利用度低和易引起过敏反应等问题,因而研究其作用靶点、降低其抗原性、改变剂型和给药方式,是今后蛋白类和肽类化合物抗 HIV 研究的方向。(由于蛋白类和肽类化合物为生物大分子,故本文未列出结构。)

9 多酚类化合物

多酚(polyphenols)是多羟基酚类化合物的总称,广泛存在于蔬菜、水果、豆类、谷物类和多种药用植物中,具有抗氧化、抗肿瘤、抗菌、抗病毒等多种生物活性。近年研究发现,多酚类化合物具有抗 HIV 活性。

姜黄(Curcuma longa)具有行气破瘀,通经止痛的功效,从其根茎中提取的活性成分主要为天然多酚类化合物姜黄素(75%~95%)。Li 等[54]研究发现,姜黄素(图 7)可抑制急性或慢性感染 HIV-1 的细胞生成 p24 抗原。Sui 等[38]发现,姜黄素对 HIV-1(IC_{50} = 100 μmol·L^{-1})和 HIV-2(IC_{50} = 250μmol·L^{-1})蛋白酶有中等程度的抑制作用。Mazumder 等[39]研究发现,姜黄素对 HIV-1 整合酶有较强的抑制作用(IC_{50} = 40μmol·L^{-1})。近年研究认为姜黄素可抑制 HIV 复制,具有抗 HIV-1 和 HIV-2 活性,临床已将姜黄素用于艾滋病患者的试验性治疗。

Peng 等[40]研究发现,从中药丹参中分离的一种多酚酸化合物紫草酸 B(lithospermic acid B, LAB,图 7)在体外抑制 HIV-1 整合酶和蛋白酶,其 IC_{50} 分别为(7.91±1.59)和(34.84±1.11)μmol·L^{-1};LAB 对 MT-4 细胞的 CC_{50} 为(13.31±3.05)μmol·L^{-1},对 MT-4 细胞感染 HIV-1$_{ⅢB}$ 后的 p24 抗原表达有抑制作用,IC_{50} 为(0.240±0.003)μmol·L^{-1},选择指数为 54。

Qin 等[41]发现,从丹参中提取分离的多酚类化合物 I(8-{[7'-(3',4'-二羟基-苯基)-9'-氧代-7'-丙烯基]氧}-3-(1″-O-β-葡萄糖基)-4-羟基-[R-(E)]-苯丙酸)、迷迭香酸、紫草酸和紫草酸 B(图 7)在体外对 HIV-1 整合酶有抑制作用,IC_{50} 分别为(9.23±8.02)、(24.95±17.68)、(9.33±3.51)和(16.84±9.74)μg·mL^{-1}。

Sun 等[42]研究发现,从杜仲分离的 4 个多酚类化合物表儿茶素、儿茶素、绿原酸和咖啡酸(图 7)对 HIV-1 诱导 MT-4 细胞形成合胞体有一定抑制作用,IC_{50} 分别为 100、50、50 和 50μg·mL^{-1},选择指数分别为 10、20、10 和 >20,表现出较好的抗 HIV 活性。此外,从茶叶中提取分离的多种茶多酚类化合物也有较强的体外抗 HIV 的活性。

天然多酚类化合物分布广泛,资源丰富,可抑制 HIV 生命周期的多个环节,包括病毒与细胞融合、逆转录酶、整合酶、蛋白酶等,因而在艾滋病治疗领域有很大的开发价值。

10 其他

Wang 等[43]研究发现,从药用植物盐肤木提取分离的化合物 thuscholide A 和 dimethylcaffic acid(图 8)有较强的抗 HIV 作用,对 HIV-1$_{ⅢB}$ 诱导 C8166 细胞合胞体形成有明显的抑制作用,EC_{50} 分别为 0.75 和 7.16μg·mL^{-1},治疗指数 TI 分别为 42.31 和 19.07;当终浓度为 200μg·mL^{-1} 时,化合物 thuscholide A、5-hydroxy-7-(3,7,11,15-tetramethylhexadeca-2,6,10,11-tetraenyl)-2(3H)-benzofuranone、betulonic acid 和 moronlc acld 可抑制 HIV 在慢性感染的 H9 细胞内复制,对 p24 抗原产生的抑制率超过 80%,化合物 3-oxo-6 beta-hydroxyolean-18-en-28-oic acid 和 gallicin 对 p24 抗原产生的抑制率超过 50%。

姜黄素

紫草酸 B

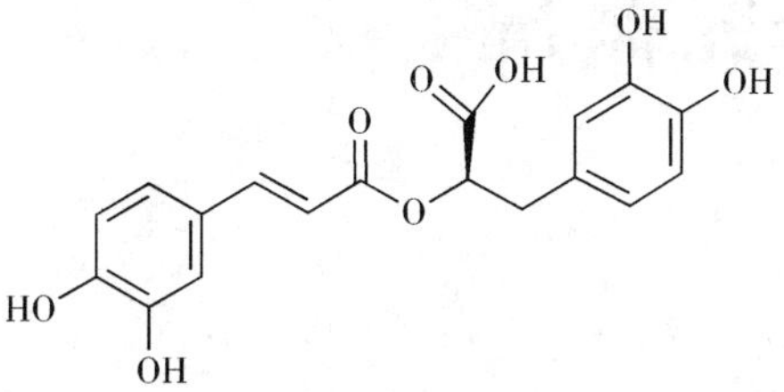

迷迭香酸 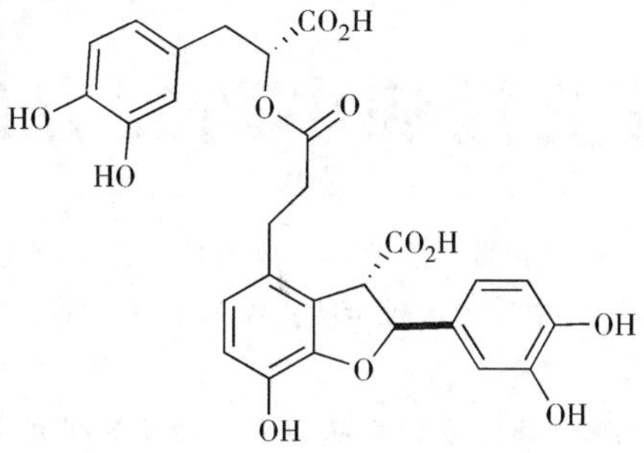　　　　　　　　紫草酸 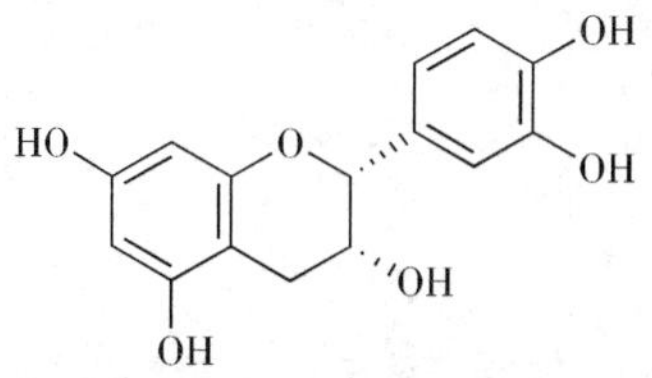　　　　　　　　表儿茶素

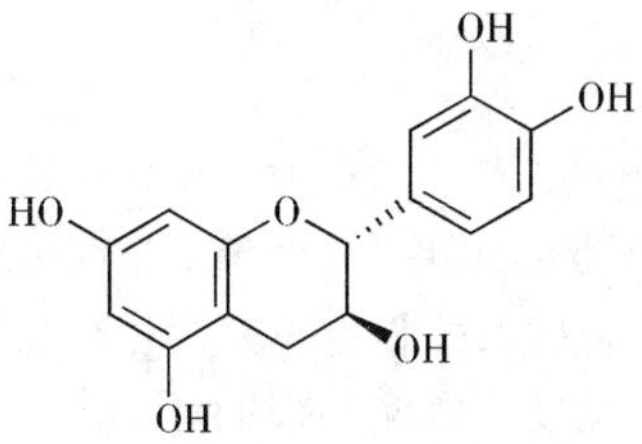

儿茶素 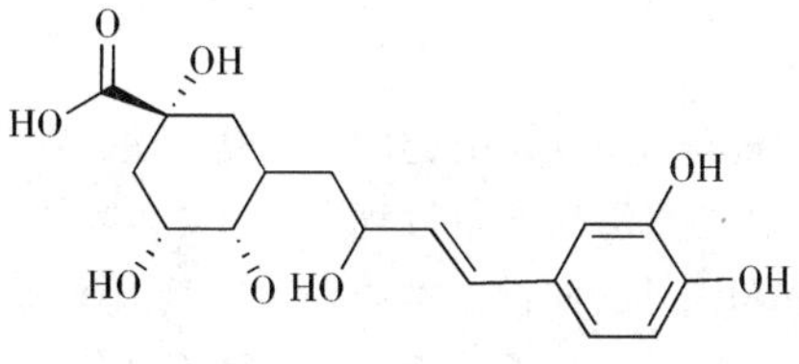　　　　　　　　绿原酸 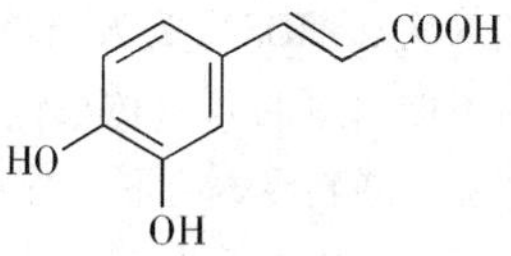　　　　　　　　咖啡酸

图7　抗HIV多酚类化合物

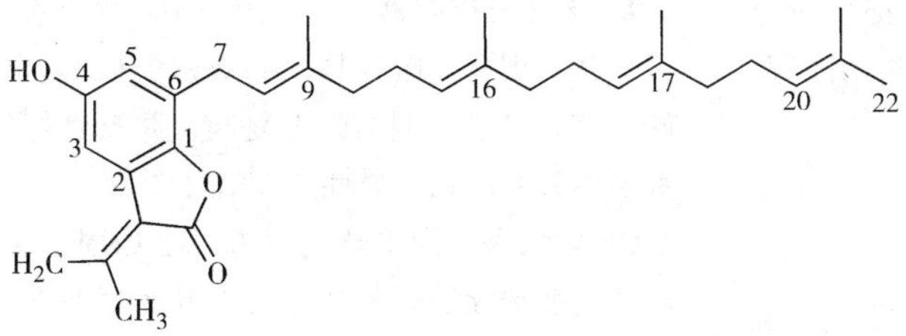

Rhuscholide A 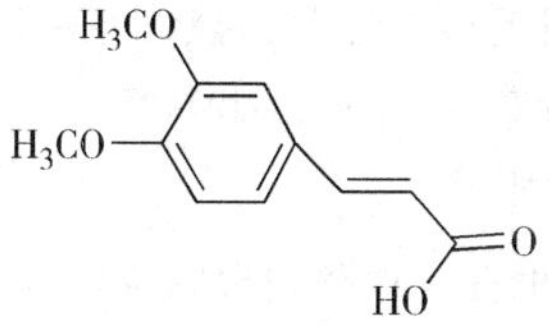　　　　　　　　Dimethyleaffic acid

图8　化合物 thuscholide A 利 dimethylcaffic acid

11　结语与展望

从天然资源中寻找新的抗HIV药物或先导化合物的研究，是国内外新药研制中非常活跃的领域之一，也是我国开发具有自主知识产权创新药物的一条捷径。我国的中药资源极为丰富，研究和使用的历史悠久。且价格低廉，效果明显，易于普及，因此，从我国传统中药和天然植物资源中寻找有效的抗HIV药物有着广阔而美好的发展前景。

目前抗HIV药物研究的趋势是寻找具有新的作用靶点（如整合酶和靶细胞受体）、抗耐药，且价格低、疗效佳、毒性小的新型药物。尽管目前国内外学者在天然化合物抗HIV研究中已经取得了许多可喜的成果，但是多数研究都是在体外试验完成的，体外抗HIV活性偏低，进入临床试验的天然化合物较少，真正应用于临床抗HIV治疗的天然化合物更少，而且大多数天然化合物抗HIV的靶点仍不十分清楚。本文所综述的我国中药来源的抗HIV天然化合物均是体外试验研究，其中作用于新靶点的化合物较少，仅有14个化合物具有抑制HIV整合酶的活性，1个化合物作用于靶细胞CCR5受体。因而，深入研究天然化合物抗HIV的机制及其结构与抗HIV活性关系，寻找靶点明确、活性较强、抗耐药的化合物或先导化合物是今后抗HIV天然药物研究的重要方向，也是医药科研工作者今后的长期任务。随着天然化合物抗HIV的机制和靶点的不断深入研究，在不久的将来，中药来源的天然化合物必将在艾滋病的防治中发挥重要作用。

References（略）

（出自药学学报2010年第45卷2期第141-153页）

治疗艾滋病中药复方研究概况

黄世敬 潘菊华 薛柳华 王阶 陈宇霞
(中国中医科学院广安门医院，北京100053)

摘要 该文对近年来治疗艾滋病的中药复方制剂从组成、功效及研究应用等方面，按扶正固本、解毒祛邪、益气解毒、益气活肌分类进行了综述，总结中药治疗艾滋病的优势和特色。

关键词 HIV/AIDS；中药复方

艾滋病（AIDS）为人类免疫缺陷病毒（HIV）引起的目前尚不能治愈的严重传染性疾病。在与艾滋病抗争过程中，随着抗逆转录病毒联合疗法（HAART）的问世，本病已可防可控。中医药在艾滋病的防治过程中进行了大量的探索和研究，在促进患者免疫功能、改善症状、延缓艾滋病发病、提高患者生活质量均取得了显著成效，并且越来越被国际医学界所认可和重视，特别是通过临床实践，积累了大量的中药复方制剂，为进一步防治艾滋病提供了保障。本文通过对近年来治疗艾滋病的中药复方制剂的回顾，总结中医药治疗艾滋病的优势和特色。

1 扶正固本剂

1.1 生脉饮 出自《内外伤辨惑论》，由人参、麦冬、五味子组成，具有益气养阴功效。中国中医科学院艾滋病专家组在坦桑尼亚运用生脉饮治疗艾滋病，特别是用于艾滋病发热原因不明型者，具有较好疗效。实验研究表明，生脉饮能明显提高T细胞亚群计数，说明生脉饮具有免疫调节作用[1]。

1.2 艾达康颗粒 由黄芪、太子参、青蒿和鳖甲等中药组成，具有补益气血，滋阴壮阳作用。郭卫中等[2]复制猴慢性艾滋病模型，灌胃治疗，连续56d，结果艾达康对猴艾滋病毒（SIV）慢性感染猴具有一定的免疫恢复和重建作用，但无明显抗病毒作用。

1.3 喘可治注射液 由巴戟天总黄酮、淫羊藿苷组成，有温阳补肾，平喘止咳作用。临床以喘可治与HAART联合治疗艾滋病，比单用HAART能增强CD_4^+细胞数量并能降低HAART副作用，减少耐药发生[3]。

1.4 益爱康胶囊 由山药、红参、黄芪、防风、炒白术、白薇、茯苓、当归、白芍、黄芩等组成，具有建中补脾，兼有祛邪作用。徐立然等[4]观察其对HIV/AIDS患者T淋巴细胞亚群变化的影响，结果治疗后患者T淋巴细胞亚群中CD_4^+T淋巴细胞有较显著的上升，CD_4^+/CD_8^+比值明显上升。

1.5 金生宝胶囊 由天然成分蘑菇菌多糖蛋白和锌、硒、锰、铁、钙等微量元素组成，经实验研究表明，它具有调节免疫功能、抗艾滋病毒的作用。王健等对该药进行了22例HIV感染者和艾滋病病人的临床观察，总有效率为54%，在改善症状和增加免疫功能两方面均有作用[4]。

1.6 新世纪康保 主要成分为含硒海藻多糖和甘草酸。吕维柏等观察本品治疗43例艾滋病病人6个月，结果21例免疫功能好转，总有效率67%[5]。

1.7 五味灵芪胶囊 为中国中医科学院艾滋病专家的经验方，并利用现代医药技术制成复方胶囊。体外实验证明五味灵芪胶囊能抑制HIV-1复制，并有良好的协同抗病毒活性及明显的增强特异性免疫活性[6]。

1.8 再生丹 为中草药复方，主药用于提高机体免疫力，辅药对症治疗。郑友文等用本方治疗HIV感染者，可明显改善临床症状，提高CD_4^+T淋巴细胞数，使病毒载量下降[1]。

2 解毒祛邪剂

2.1 双黄连粉针剂 由金银花、黄芩、连翘制成，具有清热解毒，轻宣透邪功效。张妍玲等用本品治疗艾滋病15例4周，症状缓解率达93.33%，治疗后CD_4^+T淋巴细胞数明显增加，血红蛋白和体质量均有增加[1]。

2.2 金龙胶囊 由鲜守宫、鲜金钱白花蛇和鲜蕲蛇组成的抗癌中成药，具有破瘀散结，解郁通络作用。吕维柏等[7]对HIV感染者予本品治疗，可增强免疫功能，但无明显的抑制HIV作用。

2.3 苦瓜"阴速康" 由苦瓜等组成，具有清热解毒、泻火散结、益气壮阳等功效。李湘云等研究表明，本品具有抗HIV-1病毒作用，并有提高小鼠巨噬细胞功能和T淋巴细胞功能的作用[1]。

2.4 祛毒增宁（ZL-1）胶囊 根据抗HIV实验筛选出的具有抑制HIV复制的中药，在中医理论指导下，组合精制而成。李泽琳等[8]经过体外和体内试验对猴的SIV及猩猩的HIV实验确证其有很好的抑制HIV-1复制的作用。对蛋白酶抑制剂有抗药性的HIV毒株也有明显的抑制作用。经

基金项目：国家中医药防治重大传染病项目（No.2008ZX10005-004）

临床观验证,本品有较好的改善症状和提高免疫功能作用。

2.5 小柴胡汤 小柴胡汤出自《伤寒论》,由柴胡、黄芩、党参、半夏、甘草、生姜、大枣组成,具有和解少阳作用。国内外大量研究证实,小柴胡汤中的黄芩成分黄芩黄素和黄芩苷抑制HIV逆转录酶活性的作用最强,其类黄酮化合物也是较强的抑制物质;其提取液对淋巴细胞有调节作用,并与低浓度AZT有相乘的抗HIV活性作用;对HIV感染引起的免疫系统功能障碍有保护作用,能提高AIDS患者的免疫功能,可促进淋巴细胞产生白介素-2(IL-2)[1]。

3 益气解毒剂

3.1 中研I号 由黄芪、甘草、金银花、黄芩、紫草、紫花地丁等组成,具有扶正祛邪作用,能够改善病人的免疫功能及临床症状。对坦桑尼亚52例艾滋病患者的观察,有效率为51.92%。且可提高SIV感染猴T、B细胞增殖,并有一定的抑制HIV逆转录作用。关崇芬等从病毒学、血清学、血液流变学和病理学观察该制剂对感染SIV猴的作用,结果显示本方具有某些防治猴艾滋病病变的发展和促进淋巴组织修复的作用[1]。

3.2 艾乃吉I号 由牛蒡子、黄芩、桑白皮、人参等十几味中药组成,具有疏风清热、化痰除湿,兼以补肺作用。实验研究表明[9],本品对提高免疫抑制小鼠CD_3T细胞百分率和CD_4^+T细胞百分率有一定作用。经临床观察[10],本品能改善或维持早中期(CD_4^+细胞数为100~400/mm³)HIV/AIDS患者的免疫功能。

3.3 复方三黄散 由黄芩、黄柏、蒲公英、白花蛇舌草、白头翁、黄芪、柴胡、防风、菟丝子及甘草等组成,具有清热解毒、扶正固本等作用,可抑制HIV复制、提高免疫机能。黎明等[11]观察本方颗粒治疗艾滋病41例,结果治疗组中13例CD_4^+T淋巴细胞上升>30%,2例上升>25%;11例HIV载量下降>0.5log。药效学研究显示,本品对HIV逆转录酶和整合酶有一定抑制作用,并能使免疫抑制小鼠外周血CD_4^+T淋巴细胞升高。急性毒性试验及长期毒性试验证明本品无明显毒性。姜海鸥等[12]观察本方胶囊剂的作用,体外抗HIV-1活性实验结果显示,该制剂对HIV-1 ⅢB(X4型病毒)有一定抑制活性作用,而对HIV-1Ada-M(R5型病毒)有微弱抑制活性作用。

3.4 爱康1号 由太子参、黄芪、白术、茯苓、川芎、当归、生地黄、桂枝、柴胡、黄芩、黄连、干姜、半夏、甘草等组成,具有扶正祛邪作用。郭会军等[13]用本方治疗艾滋病相关综合征(ARC)患者15例,可明显减轻和改善患者的症状和体征。

3.5 扶正逐毒丸 由人参、黄芪、紫花地丁、虎杖、甘草等组成,具有祛逐毒邪、扶助正气功效。刘宝录等[14]研究表明,本方对免疫抑制小鼠机体的免疫功能有较好的调节作用。

3.6 扶正排毒片 由黄连、黄芩、黄芪、当归、西洋参、白花蛇舌草、连翘、甘草等13味中药组成,具有益气、养阴、健脾、排毒的功效。彭勃等[15-16]进行临床疗效观察,结果本品早期干预HIV感染者可提高其免疫功能,对部分病例具有降低病毒载量的作用。张海燕等[17]用本品治疗无症状HIV感染者,可降低病毒载量。

3.7 艾泰定 由人参、虫草、甘草、天花粉、柴胡、板兰根、紫金皮、地消等十多种民族民间药和中草药组成。倪燕萍等[18]研究表明,该药在体外对鼠腺细胞、人T淋巴细胞有明显激活作用;体内对巨噬细胞、天然杀伤细胞有明显激活作用;对IL-2、干扰素有诱生作用。在临床应用上也取得了一定效果。

3.8 康爱保生胶囊 由紫花地丁、黄芩、人参等药组成,具有大补元气、解毒散结、清热消痈的功效。段萍等[19]用本品治疗艾滋病25例,治疗后多数患者精神好转,饮食增加,症状体征明显改善,总有效率达88%。段呈玉等[20]用本品与HAART合用治疗334例AIDS患者3个月,证实该药具有改善患者免疫功能,促进免疫重建的作用。

3.9 克艾可 为甘草等提取制成。吕维柏等用本品治疗艾滋病毒感染者60例,有效率35%,免疫功能及症状好转。实验研究显示本品既能抑制SIV,也能增强免疫功能[1]。

4 益气活血剂

4.1 艾通 由黄芪、川芎、赤芍组成,具有益气活肌功效。黄卫平等用本方治疗HIV感染及艾滋病患者15例,该药对提高免疫功能和改善症状具有较好的作用[1]。

4.2 艾灵颗粒 由女贞子、黄芩、黄芪、土鳖虫等组成,具有益气活血等功效。危剑安等[21]通过对HIV/AIDS患者观察,该药可显著改善艾滋病患者的症状,提高免疫功能,并在一定程度上抑制HIV的复制或使其处于稳定状态。

4.3 乾坤宁片 由栀子、茵陈、黄连、连翘、黄芪、黄精、蛇床子、茯苓、三棱、莪术、延胡索、玄参、制南星、五倍子组成,具有清热利湿、解毒散结、益气养阴、行气活血作用。经临床观察,可使HIV感染者CD_4^+细胞维持一定水平,明显改善症状、体征,提高生存质量,并可降低血液中病毒载量,而未见明显毒副作用[1]。

4.4 艾可清胶囊 曾用名"抗艾灵",由淫羊藿、虎杖、蒲公英、紫花地丁、夏枯草、黄芪、甘草、黄芩、丹参、骨碎补、紫草、莪术等组成,具有补肾益气、活血解毒功效。张奉学等通过SIV猴和相应的CEMx-174细胞系为模型研究表明,本品体外具有明显抑制SIV的作用。张苗苗等[22]经临床观察,本品可使HIV感染者外周血CD_4^+、CD_8^+细胞计数及CD_4^+/CD_8^+比值保持稳定的前提下有所升高,患者症状、体征、体重、生存质量明显好转[1]。

4.5 中研2号(艾宁颗粒) 由黄芪、人参、枸杞子、当归、升麻、柴胡、甘草等药物组成的颗粒剂,具有补中益气,养血滋阴作用。经临床观察,该药可有效提高或稳定患者的免疫功能,总有效率在45%~55%之间,且未发现有毒副作用。并通过提高免疫能力而影响病毒载量。实验研究表明,可提高 SIV 猴 T、B 细胞增殖,并对动物免疫细胞有保护作用[1]。

4.6 唐草片 由老鹳草、金银花、瓜蒌皮、柴胡、香薷、黄芪、甘草、木棉花、鸡血藤、糯稻根、龙葵、白花蛇舌草等组成,具有益气补血、清热解毒、活血化瘀、除湿化痰的功效。研究表明[23],虽无明显的体内抗 HIV 作用,但具有提高 CD_4^+T 淋巴细胞计数的作用,可以改善乏力、脱发、食欲减退和腹泻等症状。

4.7 克艾特胶囊 由西洋参、全蝎、乌梢蛇、土鳖虫、海马、海藻、当归、黄芪、五味子、丹参、金银花、鱼腥草、半边莲、紫花地丁组成,具有益气养阴,攻毒散结,清热消火,镇静止痛等功效。初步研究表明,克艾特胶囊具有提高免疫力,抑制 HIV,并可治疗 AIDS 机会性感染及其多种并发症[1]。

此外,中国中医科学院艾滋病专家组应用 801(茯苓多糖制剂)、802(冬虫夏草制剂)、803(赤芍制剂)、806(扶正中药为主)、809(甘草刮素制剂)、810(人参、白术、当归等)、89111(攻补兼施中药)、甘露消毒丹等治疗艾滋病,均有不同程度改善症状,提高免疫功能及抗 HIV 作用。另外,抗 HIV 有效成分如天花粉蛋白(XQ-9302)等制剂的研究亦取得了一定进展[1]。

5 结语

综观治疗艾滋病的中药复方制剂,中医药治疗艾滋病的优势和特色主要体现在:

5.1 整体调节,治病求本 整体调节是中医辨证论治的精髓,中医学治病强调从整体出发,坚持标本兼治原则,追求的是机体的阴阳平衡和协调,也就是内稳态的平衡,使患者逐步恢复健康。因此中药复方制剂组方多配调理气血之品。

5.2 免疫重建,扶正祛邪 中医药主要是通过调节免疫功能,依靠自身的免疫功能来抑制病毒,或者在方药本身具有轻度抑制病毒作用的同时,调节机体的免疫功能。因此,艾滋病中药复方多以益气固本中药为主,配解毒祛邪之品。益气固本中药常用:人参、白术、茯苓、灵芝、云芝、红枣、黄精、薏苡仁、黄芪、甘草、冬虫夏草、香菇、银耳、杜仲、刺五加、淫羊藿、附子、仙茅、肉桂、阿胶、地黄、紫河车、何首乌、菟丝子、山药、五味子、黄精、女贞子、天门冬、枸杞子、百合、熟地黄等;解毒祛邪之品主要有:黄连、黄芩、黄柏、苦参、虎杖、白花蛇舌草、鸦胆子、连翘、茵陈、桑白皮等。

5.3 解毒祛邪,活血理肠 血液及胃肠道为 HIV 疫毒之邪的主要攻击部位。因此在补益五脏精气的基础上,应重视活血化瘀,清除血分瘀滞,清理胃肠道内的 HIV 邪毒,以提高 AIDS 的疗效。活血化瘀可选用丹参、川芎、当归、红花、鸡血藤等。清理肠道之用药需要灵活化裁,一般可参考肠痈之用药,如冬瓜子、败酱草、薏苡仁、芦根、桃仁、红藤等。

总之,在 AIDS 的治疗当中,按照中医理论组成的方剂不但可以抑制或杀灭病毒,还有调节机体免疫力、防治并发症、对西药增效和减少副反应发生等作用[24]。因此,我们强调中医复方在治疗 AIDS 中的运用和开发,但也要看到由于中医复方成分比较复杂,药物作用可能是多靶点的,研究有一定的难度。选用一些组成比较简单而疗效比较确切的中医经典方剂进行开发,或是在中医理论指导下,选用一些作用效果比较明显的中药组方,避免药味过多、靶点不清、质量难以控制,以尽快开发出安全有效、质量可控的治疗艾滋病的中药复方新药。

参考文献(略)

(出自时珍国医国药 2011 年第 22 卷 5 期第 1208~1210 页)

艾可清治疗 HIV/AIDS 的研究进展

张清仲[1] 符林春[1] 岑玉文[2] 陈滢宇[1]

(1. 广州中医药大学热带医学研究所,广州 510405;
2. 广州市第八人民医院,广州 510060)

摘要 艾可清胶囊是治疗 HIV/AIDS 的中药复方制剂,近十年的研究显示,艾可清能提高 HIV/AIDS 患者的免疫力,改善临床症状和提高生存质量,与抗病毒西药联用具有一定的减毒增效作用。笔者从临床和实验研究两方面初步总结艾可

基金项目:国家"十一五"科技重大专项"艾滋病和病毒性肝炎等重大传染病防治"(2008ZX10005-005)。

清治疗HIV/AIDS的研究概况。

关键词 艾可清胶囊；中药复方；艾滋病

艾滋病（Acquired Immune Deficiency Syndrome，AIDS）即获得性免疫缺陷综合征，是人体感染了人类免疫缺陷病毒 HIV（Human Immunodeficiency Virus）所导致的一种传染病。HIV通过破坏人体的免疫系统，尤其是破坏辅助性T淋巴细胞（TH或T_4），使患者细胞免疫功能受损，失去对外界感染的抵抗力，容易发生机会性感染和恶性肿瘤，最终导致死亡。艾滋病属中医"疫病"范畴，符合《素问·刺法论》所称的"五疫之至，皆相染易，无问大小，病状相似"的特点。中医药治疗艾滋病独特的优势在于强调以人为本，整体调节和辨证论治。艾可清胶囊（专利申请号：200610123956-6）是广州中医药大学热带医学研究所依据中医理论及HIV/AIDS患者发病特点，在长期、大量的药理研究及临床观察的基础上，精选出夏枯草、黄芩、丹参、淫羊藿、虎杖、黄芪、甘草、骨碎补、紫草、莪术等中药研制成的胶囊剂，具有清热解毒、补肾益气活血的功效。现将其研究进展作一概述。

1 药理研究

张奉学等[1]观察了艾可清体外抑制猴免疫缺陷病毒活性，以猴免疫缺陷病毒（SIV）和相应的 CEMx-174 细胞系统为模型，以 3-叠氮胸苷（AZT）为阳性对照药，以抗原阳性细胞抑制率、病毒产量、细胞病变和 SIV1P27 抗原表达抑制率为指标，观察艾可清复方对 SIV 的体外抑制作用。结果表明，艾可清在亚细胞毒性浓度（1∶320）对抗原阳性细胞的抑制率为 69.6%，病毒产量显著下降，SIV-1P27 抗原表达抑制率为 94.7%，基本可以抑制细胞病变。艾可清抑制 SIV 活性半数有效浓度（ED_{50}）为 1∶1280。该药亚细胞毒性浓度可抑制 SIV-1P27 抗原的表达，抑制作用与 AZT 相当，提示该药在体外具有明显抑制 SIV 活性作用。

药理研究表明，艾可清方中各中药具有良好的抗 HIV 作用。黄芩所含的黄芩黄素和黄芩苷具有抑制 HIV-1 病毒逆转录酶（HIV-RT）活性、抑制 HIV-1；静滴可使 AIDS 病人 HIV-P24 抗原下降，T_4 淋巴细胞上升[2-4]。夏枯草能抑制 HIV-1 在淋巴细胞 MT-4、外周血单核细胞、单核细胞 U937 内的复制。在体外，可明显降低经暴露的 HIV 细胞前病毒 DNA 复制的数量，抑制 HIV-RT 活性[5-7]。虎杖所含的白藜芦醇能抑制模型小鼠的脾肿大和胸腺萎缩，升高外周血 CD_3^+、CD_4^+、CD_8^+ T 淋巴细胞亚群水平，具有抗小鼠体内 HIV 作用[8]。丹参在人 T 淋巴细胞和外周血单核细胞培养中能抑制艾滋病病毒 HIV-P24 抗原，在体外有抑 HIVRT 的作用[9]。丹参的成分紫草酸 B 能在体外抑制 HIV-1 整合酶和蛋白酶。对 MT-4 细胞感染 HIV-1 ⅢB 后的 P24

抗原表达有抑制作用[10]。甘草甜素（glycyrrhizin，GL）具有诱导干扰素，增强自然杀伤细胞（NK）活动功能，抑制 HIV 增殖的作用和免疫激活作用。GL 还能抑制 HIV 感染 Molt-4（克隆8）的巨细胞形成。甘草异黄酮可抑制 HIV 的增生[11-13]。黄芪有抗 HIV 作用，能明显促进病毒诱生干扰素的能力，促进辅助性 T 细胞的增生并增强其功能，提高 CD_4^+/CD_8^+ 比值，对抗 CD_4^+ 的耗竭，还可增加白细胞数量，促进中性粒细胞的吞噬功能[14]。

2 临床观察

艾可清已经进行了多个临床试验。马伯艳等[15]观察了艾可清缓解 HIV 感染者的临床症状体征、改善生存质量的有效性及安全性。19 例患者服用艾可清 3 个月后外周血 CD_4^+ 增长，CD_4^+/CD_8^+ 维持稳定状态；症状体征积分与症状舌脉积分降低明显（$p<0.01$）；患者体重变化不显著；Karnofsky 评分增加明显（$p<0.01$）。11 例患者在服用艾可清 6 个月后，CD_4^+、CD_8^+ 及 CD_4^+/CD_8^+ 比值升高，其中 CD_4^+/CD_8^+ 治疗 6 个月与治疗 3 个月相比差异有显著性意义（$p<0.05$）；症状体征积分和症状舌脉积分较治疗后有所下降，其中治疗 6 个月后与治疗前比较下降明显（$p<0.01$）；患者体重增加，Karnofsky 评分增加，治疗 6 个月后与治疗前比较差异有显著性意义（$p<0.01$）。治疗后，血常规各项检测指标均未见异常波动。

张苗苗等[16]观察了艾可清对 36 例 HIV 感染者的临床疗效，3 个月 1 疗程。HIV 感染者服用艾可清 3，6，9，12 个月后，外周血 CD_4^+ 有所增长，但差异无统计学意义（$p>0.05$）；CD_4^+/CD_8^+ 维持稳定状态；症状体征积分与症状舌脉积分降低明显，与治疗前比较差异有显著性意义（$p<0.01$）；患者体重变化不显著；Karnofsky 评分增加明显（$p<0.01$）。36 例 HIV 感染者治疗后，血常规各项检测指标均在正常值范围内，肝肾功能未见异常的改变。可见，与 HIV 感染者病情进展的一般规律相比，服用艾可清的病人外周血 CD_4^+ 及 CD_4^+/CD_8^+ 比值在稳定的前提下有所升高，症状、体征改善，Karnofsky 评分增加明显。由此推测艾可清有延缓 HIV 感染者发病的作用。

曹廷智等[17]用艾可清联合高效抗艾滋病毒治疗（HAART）AIDS 患者 30 例，治疗了 6 个月和 12 个月。结果表明艾可清可提高 CD_4^+，提高 Karnofsky 评分，增加体重，降低症状体征积分和症状舌脉积分，但对降低病毒定量作用不明显（$p>0.05$），且未见血常规、肝肾功能及血清淀粉酶异常变化。

有报道将 18 例 HIV 感染者随机分为 2 组，每组 9 例。

治疗组在 HAART 治疗的同时加用艾可清，对照组只给予 HAART 治疗。结果表明，两组 T 淋巴细胞亚群各项指标在治疗后均有所改善（p<0.05，p<0.01），但两组间比较无显著性差异（p>0.05）。治疗组症状体征积分均较对照组下降（p<0.05），Karnofsky 评分及体重较对照组增加（p<0.05，p<0.01），未见血常规、肝肾功能及血清淀粉酶异常变化。认为艾可清可减少因 HAART 治疗引起的不良反应，提高患者的生存质量[18]。

马伯艳等[19]观察了 7 例 AIDS 患者在进行 HAART 治疗的同时使用艾可清，结果显示，治疗 6 个月后，患者 HIV 复制得到有效控制；CD_4^+、CD_8^+、CD_4^+/CD_8^+ 在治疗后 3 个月及 6 个月均较疗前升高，其中 CD_4^+ 细胞计数与 CD_4^+/CD_8^+ 在治疗 6 个月时与治疗前比较有显著性差异（p<0.01、p<0.05）；CD_4^+/CD_8^+ 疗后 6 个月与疗后 3 个月相比也有显著性差异（p<0.05）。患者的症状体征积分、症状舌脉积分明显下降（p<0.05），血常规及肝功能有改善的趋势。

3 讨论

综上所述，艾可清胶囊治疗无症状期患者及进入发病期但 CD_4^+ 相对较高、无活动性机会性感染的患者，初步观察效果较为肯定。虽然长期应用艾可清（1 年以上）治疗 HIV/AIDS 数据尚需进一步收集，但目前的研究结果表明，服用 6 个月艾可清后，患者的免疫功能维持稳定并得到提高，临床症状体征改善，生活质量提高，且无明显毒副作用。今后课题组将从以下几方面作深入研究：①艾可清治疗 HIV/AIDS 的中医证候疗效研究，拟在艾滋病中医证候学研究的基础上，设计完善的、科学的临床研究方案，根据中医辨证施治的原则，参考我国人群艾滋病病毒感染的免疫学特征，开展艾可清对不同证候的病人的临床疗效观察，探讨组方疗效变化规律。②艾可清治疗 HIV/AIDS 的中医动物模型实验研究，建立并完善适合抗 HIV 中药筛选的中医证候动物模型，进而开展艾可清相应物质基础及作用机理研究。③艾可清联合 HAART 治疗 AIDS 的优化研究，目前 HAART 仍为治疗艾滋病最有效的治疗方法。因此，有关艾可清联合 HAART 治疗中，艾可清减毒（降低 HAART 治疗的毒副作用）、增效（增加西药作用强度、改善患者依从性 1 方面的长期疗效观察）一年以上 1 是今后继续研究的方向之一。另外，艾可清是否具有延缓无症状期 HIV 感染者进入 AIDS 期的确切作用也有待进一步研究。

参考文献（略）

（出自中药新药与临床药理 2010 年第 21 卷 1 期第 98 - 100 页）

单味中草药有效成分抗 HIV 作用机制的研究进展

张　敏[1]　王军文[2]

（1. 湖南中医药大学 2010 级硕士研究生，湖南 长沙，410007；2. 湖南中医药大学，湖南 长沙，410208）

关键词　抗 HIV；单味中草药；有效成分；作用机制；综述，学术性

艾滋病，即获得性免疫缺陷综合征（AIDS），是由人类免疫缺陷病毒（HIV）所引起。目前发现的 HIV 有 HIV-1 和 HIV-2，而 HIV-1 是引起 AIDS 的主要病原体，国内外研究也主要针对 HIV-1。HIV 是逆转录病毒科慢病毒属，以免疫细胞 CD_4^+ T 细胞、巨噬细胞和树突状细胞为靶细胞，HIV 包膜糖蛋白 gp120 与靶细胞表面 CD_4^+ 分子结合，并与协同受体 CXCR4 或 CCR5 结合，诱导另一种重要的 HIV 包膜糖蛋白 gp41 发生构象改变，促进 HIV 病毒膜与靶细胞膜融合，继而通过脱衣壳作用使 HIV 核心部分进入宿主细胞，在三大关键酶（逆转录酶、整合酶和蛋白酶）的作用下，以逆转录、整合、转录、翻译、组装、成熟、出芽等步骤完成 HIV 复制。艾滋病的防治一直是国际性的重大命题，由于长期 HAART（高效抗逆转录病毒治疗）疗法引起明显的毒副作用，为寻求理想的抗 HIV 药物，从我国传统中草药中选取高效低毒的抗 HIV 药物成为国内外研究热点，而筛选单味中草药，进而研究其具体成分抗 HIV 作用机制则是研究重点。笔者将近年来单味中草药主要有效成分多糖、黄酮类、萜类等抗 HIV 复制的作用机制研究进展综述如下。

1 多糖类

HIV 感染者以 CD_4^+ T 细胞量和质上的缺失为主要特征，CD_4^+ T 细胞又分为 Th1 细胞和 Th2 细胞，Th1 细胞及 Th1 型细胞因子的表达下调而 Th2 细胞及 Th2 型细胞因子的表达上调，是 HIV 感染者免疫缺陷的重要环节。夏枯草多糖可能通过上调 Th1 型细胞因子 IL-2 水平增强 HIV 感染者的免疫功能[1]。香菇多糖不仅促进 PBMC 分泌 Th1 型细胞因

子 IL-2、IL-12、IFN-γ，还抑制 Th2 型细胞因子 11-4、IL-10 表达，恢复 HIV 感染者免疫失衡；另外抑制 TNF-α 表达，从而抑制 TNF-α 激活核转录因子 NF-κB 的表达，实现抑制 HIV 的转录[2]。茯苓多糖具有较强的抗 HIV-1 逆转录酶活性，其羟基化后能通过淋巴细胞的增殖实现一定程度的免疫保护[3-4]。经硫酸酯化修饰后的牛膝多糖，体内外均有抗 HIV 逆转录酶和整合酶活性，明显抑制 MT-4 细胞培养内 HIV-1 急性感染对细胞的毒性和 HIV-1 P24 抗原活性[5]的作用。

2 黄酮类

张高红等[6]实验研究表明槐花中的黄酮提取物 K3 可抑制 HIV 感染后合胞体的形成，对 HIV 感染的早期阶段有一定作用，并有抗 HIV-1 逆转录酶活性。槲皮素为一多羟基黄酮类化合物，广泛存在于槐花、菊花、莲、银杏叶等传统中草药中，槲皮素类化合物能抑制 HIV 包膜表面糖蛋白 gp120 与靶细胞结合，也具有抗 HIV 逆转录酶、整合酶及蛋白酶活性[7]。黄芩根部的黄酮类化合物黄芩苷，除了干扰 HIV 感染后合胞体的形成、抑制 HIV P24 抗原活性及抗 HIV 逆转录酶，与有活性的金属离子 Zn^{2+} 螯合后，还能明显增强其抗 HIV 活性[8]。Lee 等[9]从菊花中提取一种新的黄酮类化合物-芹菜苷元 7-O-β-D 葡萄苷酸，表现出较强的抗 HIV 整合酶活性。顾琼等[10]从藤三七中提取黄烷醇类化合物（1、2）及黄酮类化合物（3~6），其中黄酮类化合物 5、6 抑制 HIV-1 感染后合胞体的形成，表现出较强的抗 HIV-1 活性。

3 萜类

灵芝属中赤芝的子实体部分主要成分之一，为羊毛甾烷型三萜类化合物，其母核 C-3 或 C-24、C-25 位上的羟基是抗 HIV 蛋白酶活性的必需基团[11-12]。从南五味子属中分离得到的三萜类酯能抑制 HIV 复制，表现一定的抗 HIV 蛋白酶活性[13-14]。Tian 等[15]从金佛山雪胆中提取三萜类化合物：雪胆素 A、B，抑制 HIV 感染后合胞体的形成，提示对 HIV 进入细胞早期阶段起作用。Reddy 等[16]从穿心莲中分离提取萜类化合物穿心莲内酯、14-脱氧-11，12-二脱氢穿心莲内酯，表现出显著的抗 HIV 活性。李万华等[17]从皂角刺中分离提取白桦脂酸型三萜类化合物，其 C3-OH 上苯丙烯酸类基团有极强的抗 HIV 活性。

4 其他

苦瓜子抗 HIV 植物蛋白 30（MAP30）具有高效安全的抗 HIV-1 活性，其安全性远远超过了之前研究火热的天花粉蛋白，而其活性堪比一线抗 HIV 药物 AZT，MAP30 与 HIV 整合酶争夺原病毒 DNA 上的长末端重复序列（LTR），实现阻断 HIV 的复制过程[18]。Horiuch M 等[19]从雷公藤根茎中提取 tripfordine A、B、C 3 个新的倍半萜吡啶生物碱和 8 个已知的吡啶生物碱，其中有 C-8（丙酸基）或 C-9（丁酸基）侧链的羟基化合物表现出抗 HIV-1 活性；而在吡啶基团上有羧基烷基链的基础上，2^+ 和 4^+ 上有取代基则表现出较高的抗 HIV-1 活性。姜黄素分子优先结合 HIV 整合酶和蛋白酶的活性中心，还抑制 HIV LTR 活性，明显下调 HIV 相关基因表达，而上调机体免疫功能则主要是通过提高 IgG 水平的体液免疫，另外抑制 HIV 感染的 EB 病毒相关 B 细胞淋巴瘤[20-21]。乌药茎中寡聚缩合鞣质具有很强的抗 HIV 整合酶活性，其聚合度越高活性越强[22]。红花五味子甲素，是从红花五味子果实中分离得到的一个 $3,3^+$-二羟基-$4,4^+,5,5^+$-四甲氧基联苯环辛烯类木质素，有轻度的抗 HIV-1 逆转录酶活性，同时抑制感染细胞与未感染细胞的融合[23-24]。

5 总结与展望

综合近年来国内外对单味中草药抗 HIV 的研究发现，单味中草药抗 HIV 的主要有效成分中，大多数化合物对 HIV 早期进入细胞形成合胞体阶段，都表现出一定程度的抑制作用。多糖类除了具有抗逆转录酶和整合酶活性作用，还对 HIV 感染模型有明显免疫功能上调的作用；黄酮类具有抗 HIV 逆转录酶、整合酶和蛋白酶活性作用；萜类化合物表现出较强的抗 HIV 蛋白酶作用，深入研究证实了其发挥极强抗 HIV 作用的活性基团。随着单味中草药主要有效成分研究的深入，我们分离提取了众多具有抗 HIV 活性的化合物及衍生物，证实主要作用靶点在于逆转录酶、整合酶和蛋白酶，而对于新靶点的研究较少。寻找新的作用靶点及具有高效抗 HIV 活性的单味中草药，是我们继续研究的方向。单味中草药有望为抗 HIV 治疗发挥重要作用。

参考文献（略）

（出自湖南中医杂志，2013 年第 7 期第 29 卷第 152~153 页）

Traditional Chinese Herbal Medicines for Treating HIV Infections and AIDS

Wen Zou[1] Ying Liu[1] JianWang[1] Hongjuan Li[2] Xing Liao[3]

[1] Center of AIDS Treatment with Traditional Chinese Medicine, China Academy of Chinese Medical Sciences, 16 Dongzhimennei South Street, Dongcheng District, Beijing 100700, China

[2] Department of Diagnosis with Chinese Medicine, University of Traditional Chinese Medicine, Beijing 100029, China

[3] Institute of Basic Research in Clinical Medicine, China Academy of Chinese Medical Sciences, Beijing 100700, China

Copyright 2012 Wen Zou et al. This is an open access article distributed under the Creative Commons Attribution License, which permits unrestricted use, distribution, and reproduction in any medium, provided the original work is properly cited.

To assess the effects of TCHM on patients with HIV infection and AIDS, we reviewed eleven randomized placebo-controlled trials involving 998 patients. Due to the limited number of RCTs for included trials and the small sample size of each study, we are not able to draw firm conclusions concerning TCHM therapy in treating patients with HIV infection and AIDS. However, some high-quality clinical studies do exist. Studies of diarrhea and oral candidiasis, which are challenging symptoms of AIDS, were demonstrated to have positive effects. Study of peripheral leukocytes, which are a side effect of antiretroviral drugs, suggested that an integrated treatment approach may be of benefit. The overall methodological quality of the trials was adequate; however, randomization methods should be clearly described and fully reported in these trials according to the Consolidated Standards of Reporting Trials (CONSORT).

1. Introduction

Although human immunodeficiency virus (HIV) infection was first reported in China in 1985, the magnitude of its spread was not evident until the epidemic among former plasma donors across central China was realized. Poor, rural farmers sold plasma to unscrupulous collectors under unsanitary conditions during the early to mid-1990s, resulting in untold numbers of infections[1]. The Chinese government initiated the China Comprehensive acquired immuno-deficiency syndrome (AIDS) Response program, which is also called China National Free Antiretroviral Treatment Programme (NFATP), to provide free HIV treatment in 127 counties with former plasma donors across central China. This program began as a pilot—treating 100 patients in 2002—but was rapidly scaled up to cover 82,540 patients to the rest of the country by the end of 2009[2].

To date, an estimated 740,000 people in China are infected with HIV, most of whom are injecting drug users (IDUs), female sex workers, men who have sex with men, former plasma donors, or blood transfusion recipients. As of Dec 31, 2009, 323,252 people were reported as having HIV in China[3]. People living with HIV and AIDS have become a significant health issue in China, and an increasing number of HIV-infected individuals are in need of care.

The availability of highly active antiretroviral therapy (HAART) has markedly improved the survival rate and quality of life in patients infected with HIV, data from the NFATP show virological suppression, increased CD_4^+ cell counts, and a pronounced decrease in mortality in patients who have received treatment[4]. At present, however, there is still no cure for HIV. The use of antiretroviral drugs has been associated with several toxicities that limit their success. Some acute and chronic toxicities associated with these drugs include hypersensitivity reactions, neurotoxicity, nephropathy, liver damage, and the appearance of body fat redistribution syndrome and the different metabolic alterations that accompany it. The persistence of prolonged HIV reservoirs in patients on effective antiretroviral therapy is the main hurdle to HIV eradication[5].

Three types of treatment systems are practiced in Chinese society: (a) HAART offered by health care professionals in clinics and hospitals; (b) Buyao, which is over-the-counter popular medicine and includes teas, soups, tablets, herbal preparations, and tonics, which are similar to herb supplements used in some Western countries; and (c) traditional chinese medicine (TCM), provided by trained Chinese herbalists, which incorporates a wide range of theories, therapies, and practices. Many Chinese people use all three types of treatment simultaneously. Generally, people with HIV infection use TCHM for four main reasons: to enhance their immune function, to treat symptoms, to improve their quality of life (QoL), and to reduce side effects related to medications[6]. Comprehensive TCM intervention started from 2004, National Free TCM HIV/AIDS Treatment Program had been launched by The State Administrative bureau of Traditional Chinese Medicine, and quickly scaled up from 5 provinces (Henan, Hebei, Anhui, Hubei, Guangdong) to 19 provinces, autonomous regions, and municipalities in China, 9267 cases have been treated with TCM accumulatively by 2009, retrospective data analysis suggested promising effect in promoting CD_4^+ cell[7].

When HAART is the dominant method of treatment, however, its use is complemented by the presence of complementary and alternative medicine (CAM)[8]. The majority of people living with HIV/AIDS are using complementary medicine[9], in China and South Africa these treatments are used as primary treatments[10]. Commonly, CAM includes a wide range of practices that do not fit within the dominant allopathic model of health care[11], including but not limited to herbalism, traditional chinese herbal medicine (TCHM), acupuncture, and diet-based therapies. TCHM has been used in Chinese society for more than 5,000 years. In the TCHM approach, the body is recognized and treated as a whole entity, and diseases are identified as conditions caused by internal imbalances. The role of doctors is to identify imbalances and then correct them; the body is then expected to be able to heal itself[12]. TCHM, among the most widespread of complementary therapeutic modalities, are defined in this review as herbal Chinese medicine products derived from plants or parts of plants used for the treatment of HIV/AIDS.

The objective of this paper is to assess the beneficial and harmful effects of TCHM on patients with HIV infection and AIDS compared with no intervention, placebo, or antiretroviral drug.

2. Methods

2.1. Inclusion Criteria. Randomised controlled trials (RCTs) of TCHM in people with HIV infection, HIV-related disease, or AIDS are included irrespective of publication status or language. Observational studies and case series were excluded. TCHM is defined in this paper as herbal Chinese medicine products derived from plants or parts of plants used for the treatment of HIV/AIDS. Controlled intervention can be no treatment, placebo, or antiretrovirals (monotherapy and combination therapies, including HAART).

2.2. Search Strategy for the Identification of Studies. The following electronic databases were searched (between January 1982 and December 2011):

(i) Cochrane HIV/AIDS Group Trials Register, CENTRAL database, the Cochrane Complementary Medicine Field;

(ii) MEDLINE, EMBASE, LILACS, Science Citation Index (SCI), China Network Knowledge Infrastructure (CNKI), and the Chinese Biomedical CD-ROM Database, Traditional Chinese Medical Literature Analysis and Retrieval System (TCMLARS).

The search terms included HIV, acquired-immunodeficiency-syndrome (AIDS), Chinese-medicine, medicine-Chinese-traditional, medicine-Chinese-herb, herbs, Chinese-herbs.

Chinese Journal of Infectious Diseases, Chinese Journal of Dermatovenereology, Journal for China AIDS/STD Prevention and Control, Chinese Journal of Integrated Traditional and Western Medicine, Research of Traditional Chinese Medicine, and Journal of Traditional Chinese Medicine were handsearched from the first publication date onwards to December 2011. Conference proceedings in Chinese were also handsearched.

Manufacturers of herbal preparations and experts in relevant fields were contacted for potential trials. The bibliographies of identified trials and review articles were checked in order to find randomised trials not identified by the electronic searches or handsearches.

2.3. Data Extraction, Quality, and Risk of Bias Assessment. All articles were read, and data were extracted from the articles based on predefined selection criteria by two independent reviewers. To evaluate the methodological quality of the RCTs, the risk of bias was determined using the Cochrane classification for eight criteria: random sequence generation, allocation concealment, patient blinding, assessor blinding, reporting of dropout or withdrawal, intention-to-treat analysis, selective outcome reporting, and other potential biases[24].

3. Results

3.1. Study Description. We screened 257 relevant articles, and 224 were excluded, leaving us with 33 full-text eligible articles. Of these, 22 more were excluded. The remaining 11 RCTs met our inclusion criteria (Figure 1).

Key data from these studies are summarized in Tables 1 and 2[13-23]. Eleven different kinds of Chinese medicines in a total of 998 patients with HIV infection or AIDS were tested. A placebo procedure was employed in all 11 trials. All of the included trials adopted a two-arm parallel group design[13-23].

Table 1: Summary of randomized clinical studies of TCM for treating HIV infections and AIDS.

Study (country)	Design	Participants (n)	Treatment	Control	Outcome measures	Main findings
Burack et al. 1996 (US) [13]	Parallel, two arms, Double-blind trial	Symptomatic patients infected with HIV with decreased CD_4^+ cells (30)	Chinese herbal preparation (IGM-1) for 12 weeks	Placebo	Symptoms, CD_4^+ cell counts, quality of life, adverse effects	Overall life satisfaction improved in patients treated with herbs, no difference in CD_4^+ count and symptom severity
Sangkitporn et al. 2005 (Thailand) [14]	Muticentre, double-blind, placebo-controlled trial	Adults with HIV-1 infection (60)	Chinese herbal compound (SH) plus ZDV and ddC for 24 weeks	Placebo plus ZDV and ddc for 24 weeks	HIV RNA, CD_4^+ counts, adverse effects	Significant decrease in HIV RNA levels in SH group than placebo without serious adverse events
Shi and Peng 2003 (China) [15]	Parallel, two arms, Double-blind trial	Adult patients infected with HIV and AIDS (36)	Qiankunning (extracts from 14 herbs) for 7 months	Placebo	CD_4^+ cell counts, viral loads, adverse effects	Significant decrease in HIV RNA levels in herb group than placebo. Use of herbs was related to gastroenterological adverse effects.
Wang et al. 2006 (China) [16]	Parallel, double-blind, placebo-controlled trial	Patients infected with HIV and AIDS (72)	Chinese herbal preparation ZY-4 for 6 months	Placebo	CD_4^+ cell counts, viral loads, symptom, body weight, adverse effects	Significant increase of CD_4^+ counts in ZY-4, but not significant difference on symptoms, weight or viral load between groups
Weber et al. 1999 (Switzerland) [17]	Parallel, two arms, Double-blind trial	Adults infected with HIV with decreased CD_4^+ cells (68)	Chinese herbs (35 herbs) for 6 months	Placebo	AIDS event, CD_4^+ cell counts, viral load, quality of life, adverse effects	No positive findings for the outcome and herbs associated with adverse effects
Wang et al. 2008 (China) [18]	Parallel, two arms, placebo-controlled Double-blind trial	adults infected with HIV, received HAART therapy for 0.5-1 year (100)	Chinese herbal preparation Aining Granule (AG) plus d4T, ddI and NVP for 11 months	placebo plus d4T, ddI and NVP for 11 months	Symptoms, CD_4^+ cell counts, viral loads, CD_8^+, IL-2, IL-4, IFN-y, adverse effects	Significant decrease of CD_4^+ counts in placebo group, improvement of symptoms of anepithymia, diarrhea and nausea, but not significant difference on viral load, CD_8^+, IL-2, 4 between groups
Jiang et al. 2009 (China) [19]	Parallel, two arms, controlled open label trial	Patients who are HIV infection and AIDS with oral candidiasis symptoms (80)	Chinese herbal preparation XiaoMi Granule (XMG) plus Nystatin for external use for 2 weeks	Nystatin for 2 weeks	Symptoms of oral candidiasis, adverse effects	Significant improvement of symptoms of oral candidiasis in herb group, no adverse event was found

续表

Study (country)	Design	Participants (n)	Treatment	Control	Outcome measures	Main findings
Jiang etal. 2011 (China) [20]	Parallel, double-blind, double dummy trial	Patients who are HIV infection and AIDS with leukopenia symptoms (116)	Chinese herbal preparation Jingyuankang Capsule (JC) plus AZT, ddI, NVP and analogue Leucogen Tablets for 6 months	Leucogen Tablets plus AZT, ddI, NVP and analogue JC	Peripheral leukocytes, adverse effects	Significant increase of peripheral leukocytes without serious adverse events

Table 1: Continued.

Study (country)	Design	Participants (n)	Treatment	Control	Outcome measures	Main findings
Xu et al. 2011 (China) [21]	Parallel, double-blind, double dummytrial	Patients with AIDS and diarrhea (158)	Chinese herbal preparation Xielikang Capsule (XC) plus analogue loperamide for 14 days	Loperamide plus analogue XC for 14 days	Symptoms of diarrhea, adverse effects	Improvement of symptom of diarrhea in herb group
Xie et al. 2008 (China) [22]	Parallel, two arms, placebo-controlled Single-blind trial	Patients infected with HIV and AIDS with CD_4^+ 250–600 cells/mm³ without HAART therapy (102)	Aikang Capsule (AC) for 6 months	Placebo for 6 months	CD_4^+ cell counts	No significant difference between groups.
Shao 2008 (China) [23]	Parallel, two arms, placebocontrolled Double-blind trial	Patients infected with HIV and AIDS Without HAART therapy (176)	Tangcao Tablets (TT) for 6 months	Placebo for 6 months	CD_4^+ cell counts, viral loads, symptom, body weight, adverse effects	Significant increase of CD_4^+ counts, CD_4^+/CD_8^+ and weight in herb group, significant decrease of viral load in placebo group, improvement of symptoms in herb group.

3.2. Risk of Bias. The risk of bias in the studies was variable. Nine RCTs had an adequate method for random sequence generation[13,15-18,20-23], whereas the remaining 2 RCTs did not describe[14,19]. Allocation concealments were adequately performed in 10 RCTs[13-19,21-23]. Patient and assessor blinding was reported in 10 of the RCTs[13-19,21-23], whereas one RCT employed patient blinding only[22]. Reasons for dropouts and withdrawals were fully described in 11 trials[13-23]. Only four studies employed the ITT method[13,17,21,23], but the remaining studies had missing outcome data balanced in numbers across intervention groups, with similar reasons for missing data across groups, except one study[14]. All of the included RCTs had a low risk of bias in selective outcome reporting. The sample size ranged from 30–176 patients. Overall, the methodological quality of the trials was adequate.

3.3. Efficacy and Safety. Due to the limited number of trials identified and the variation of participants and herbal preparations, meta-analysis and the prespecified subgroup or sensitivity analyses were not performed.

3.3.1. IGM-1. A randomized trial tested a Chinese herbal formulation (IGM – 1) composed of 31 Chinese herbs (Table 1) in 30 HIV – infected adults with symptoms and decreased CD_4^+ cell count (200 – 499/mm^3) for treatment of HIV – related symptoms for duration of 12 weeks[13]. The study found a significant better effect in improvement of health – related QoL in terms of life satisfaction and symptoms than placebo. The number of symptoms was reduced in patients receiving herbs, but not in those receiving placebo. There were no statistically significant differences in overall health perception, symptom severity, CD_4^+ counts, anxiety, or depression between groups. No adverse events were reported among participants. However, the above results need to be accounted for with care due to the small sample in the trial.

3.3.2. "35 – Herb". Interestingly, three years after the above trial was published, the same investigator who prescribed IGM – 1 prescribed another Chinese herbal formulation that was tested in a trial in Switzerland[17]. The formulation was composed of 35 Chinese herbs containing most of the herbs listed in IGM – 1 (Table 1). A trial tested the Chinese herbal formulation in 68 HIV – infected adults with decreased CD_4^+ cell count (less than 500/mm^3) for a treatment period of six months[17]. The participants were randomized to receive "35 – herb" (n = 34) or placebo (n = 34). Over 70% of the patients had received previous antiretroviral therapy, the two groups were comparable regarding sociodemographic characteristics, previous antiretroviral use, viral load, CD_4^+ cell counts, and other clinical laboratory tests at entry. A total of 53 (78%) patients completed treatment for 6months, including 24 in the herb group and 29 in the placebo group. Analyses were based on complete data and on intention – to – treat principle in the trial report. After six months, there was no significant difference in CD_4^+ cell counts, viral load, new AIDS – defining events, number of reported symptoms, psychosocial measurements or QoL between two groups.

Table 2: Risk of bias of included RCTs *.

Study	Random sequence generation	Allocation concealment	Patient blinding	Assessor blinding	Reporting drop – out or withdrawal †	Intention – to – treat analysis †	Selective outcome reporting	Other potential bias
Wang et al. 2010[7]	Low	Low	Low	Low	Low	Low	Low	Low
Hsiao et al. 2003[8]	Unclear	Low	Low	Low	Low	High	Low	Unclear
Ozsoy and Ernst1999[9]	Low	Low	Low	Low	Low	High	Low	Low
Liu et al. 2005[10]	Low	Low	Low	Low	Low	High	Low	Low
Bishop et al. 2007[11]	Low	Low	Low	Low	Low	Low	Low	Low
Tsao et al. 2005[12]	Low	Low	Low	Low	Low	High	Low	Low
Higgins et al. 2011[24]	Unclear	Low	Low	Low	Low	Low	Low	Unclear
Burack et al. 1996[13]	Low	High	High	High	Low	Low	Low	Unclear
Sangkitporn et al. 2005[14]	Low	Low	Low	Low	Low	Low	Low	Low
Shi and Peng2003[15]	Low	Low	Low	High	Low	Low	Low	Unclear
Wang et al. 2006[16]	Low	Low	Low	Low	Low	Low	Low	Low

* Domains of quality assessment based on Cochrane tools for assessing risk of bias.

† Two domains referring to " incomplete outcome data" in the Cochrane tools for assessing risk of bias.

Abbreviations: low: low risk of bias; high: high risk of bias; unclear: uncertain risk of bias.

The total number of reported adverse events was 46 in the herb group and 20 in the placebo group, and included diarrhea, increased number of daily bowel movements, abdominal pain, constipation, flatulence, and nausea. Hematological or serum chemistry laboratory values showed no evidence of toxicity from the study herbs. Two patients in the herb group died during the study period and causes of death were believed to be due to severe immunodeficiency and preenrolment history of severe opportunistic complications, but not related to the study drugs.

3.3.3. Compound SH Compound SH containing five herbs (Table 1) were combined with zidovudine and zalcitabine in the treatment of 60 HIV – infected Thai patients in a randomized trial[14]. The herbal formula was made from more than 1000 chinese herbs from 120 plant families by Kunming Institute of Botany of the Chinese Academy of Science. The trial found that adding SH herbs to the two nucleoside reverse transcriptase inhibitors has a greater antiviral activity than antiretrovirals only. However, the data analyses were based on participants, who had completed the trial, 22 subjects who lost followup or withdrawal due to adverse events were excluded, and the above benefits need to be accounted for with care.

3.3.4. Qiankunning Qiankunning (Table 1) is a Chinese herb preparation extracted from 14 herbs. A randomized, double blind placebo controlled trial was conducted in 2003 in China[15], 36 adults with HIV infection or AIDS were randomized to receive Qiankunning (n = 18) or placebo (n - 18). Patients were comparable regarding age, body weight, average duration of drug abuse, and pre trial HIV RNA levels. No intention to treat analyses were applied, the data analyses were based on participants who had completed the trial. Significant decrease in HIV RNA levels was found in herb group than placebo after the end of treatment for 7 months. In this trial, the use of herbs was related to stomach discomfort and diarrhea. No adverse effects were reported from the placebo group. There were no serious adverse events observed.

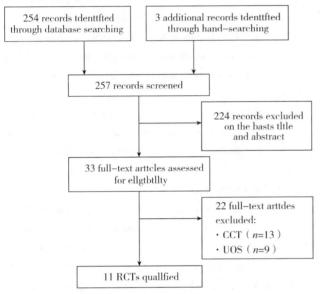

CCT:controlled clinical trial;UOS:uncontrolled observational study.

Figure 1:FLOW diagram of literature search.

3.3.5. Zhongyan-4 Chinese herbal medicine zhongyan-4 (ZY-4) (Table 1) is prepared by the Chinese Academy of Chinese Medical Sciences in Beijing, China. A randomized, double blind placebo controlled trial enrolled 72 patients with HIV infection or AIDS (36 with herbs and 36 with placebo)[16]. CD_4^+ cell counts in the ZY-4 group were increased by 7.7 ± 150.96 cells/mm^3, while in the placebo group the CD_4^+ cell counts were decreased by 27.33 ± 85.28 cells/mm^3 after treatment for 6 months ($P > 0.05$). A total of 15 out of 30 patients (6 dropped out) in the ZY-4 group had their CD_4^+ count increased compared with 8 out of 33 patients (3 dropped out) in the placebo group ($P < 0.05$). The study concludes that ZY-4 is effective in enhancing immunity function based on CD_4^+ cell counts. However, this study showed no significant difference in body weight or viral load after treatment between ZY-4 and placebo.

3.3.6. Aining Granule The Chinese herbal medicine Aining Granule (AG) (Table 1) was tested in 100 patients compared with placebo in a double blind trial. Participants were randomized into two groups[18], AG group (n = 50) received AG + HAART (d4T + ddI + NVP) and Placebo group (n = 50) received placebo + HAART (d4T + ddI + NVP). CD_4^+ cell counts in the AG group were decreased by 87.65 ± 107.98 cells/mm^3, while in the placebo group the CD_4^+ cell counts were decreased by 156.51 ± 157.04 cells/mm^3 after treatment for 11 months ($P < 0.05$). Significant improvement of symptoms such as fatigue, anorexia, nausea, diarrhea, skin rash was found in AG group. The results showed that patients receiving Chinese herb AG had a lower risk for the decrease of CD_4^+ cell counts. However, this study showed no significant difference between two groups in viral load after treatment.

3.3.7. Xiaomi Granule A randomized two arms positive drug controlled open label trial was conducted in 2009 in china, in which 80 AIDS participants with oral candidiasis were included in the Xiaomi Granule (Table 1) plus Nystatin group (n = 40) and Nystatin group (n = 40)[19]. After treatment for 2 weeks, significant improvement of symptoms of oral candidiasis was found in herb group. No adverse event was found. Xiaomi Granule is a Chinese herb preparation developed from a prescription in classic Chinese medicine ancient book "jin kui yao lve". There is no description of CD_4^+ cell counts and viral load in the paper available.

3.3.8. Jingyuankang Capsule In a double-blind, double-analogue trial, 116 participants with HIV infection and peripheral leucopenia were randomized to receive Jingyuankang Capsule (JC) (Table 1) plus AZT, ddI, NVP, and analogue Leucogen Tablets (n = 58) or Leucogen Tablets plus AZT, ddI, NVP and analogue JC (n = 58) for 6 months[20]. The application of JC showed significant increase of peripheral leukocytes in herb group. CD_4^+ cell count outcome was not reported. There were no significant differences between the groups regarding adverse effect in the trial report.

3.3.9. Xielikang Capsule A randomized, double-blind, double dummy and controlled clinical trial was conducted between 2009 and 2011 in china, in which 158 AIDS-related chronic diarrhea patients were randomized into Xielikang Capsule (XC) (Table 1) plus loperamide analogue group (n = 106) and loperamide capsule plus XC analogue group (n = 52)[21]. The primary efficacy parameters were stool weight, abnormal stool frequency and score of diarrhea questionnaire. All the patients have no recognized enteritis or intestinal canal identified from enteroscope or diarrhea resulted by protease inhibitors (PI) drugs. According to an analysis of the treatment effect over 7 and 14 days based on daily measurements, Patients who were treated with XC experienced a statistically significant reduction in stool weight (P = 0.0029 in 7 days and P = 0.0023 in 14 days) and in diarrhea questionnaire score (P < 0.01 in 14 days). There were no significant differences between groups with respect to stool frequency. No serious adverse events were reported. There was no major difference between XC and placebo in the occurrence of adverse events or in laboratory abnormalities.

3.3.10. Aikang Capsule A randomized placebo controlled trial enrolled 102 patients infected with HIV and AIDS with CD_4^+ cell counts between 250 and 600 cells/mm^3 who were treated with Aikang Capsule (Table 1) or placebo for 6 months[22]. There was no significant difference in CD_4^+ cell counts between two groups.

3.3.11. Tangcao Tablets In a China phase III clinical muticenter trial conducted between 2002 and 2003, 176 patients with CD_4^+ cell counts > 200 cells/mm^3 were randomized to receive a 6-month course of treatment with Chinese herbal medicine Tangcao Tablets (Table 1) (n = 88) or placebo (n = 88)[23]. Patients receiving antiretroviral drugs were excluded. Both intention to treat analysis and per-protocol analysis showed significant increase in CD_4^+ counts, CD_4^+/CD_8^+ ratio and weight in herb group, significant increase of viral load in placebo group, improvement of symptoms in herb group.

The total number of reported adverse events was 21 in the herb group and 27 in the placebo group, and included diarrhea, cold, abdominal pain, flatulence, and nausea. Hematological or serum chemistry laboratory values showed no evidence of toxicity from the study herbs. Two patients in the placebo group died during the study period and causes of death were believed to be due to severe immunodeficiency and pre-enrolment history of severe opportunistic complications, but not related to the placebo.

4. Discussion

Due to the limited number of RCTs for included trials, the small sample size of each study, we are not able to draw firm conclusions concerning TCHM therapy in treating patients with HIV infection and AIDS. Compared with placebo, TCHM demonstrated positive effects in improving QoL and symptoms, increasing CD_4^+ cell counts; however, the quality of studies need to be concerned. Our paper aimed to update and complete the evidence of TCHM treatments for patients with HIV infections and AIDS. Compared to a previous paper[10], we identified 6 new RCTs and successfully updated the evidence. The results of our paper are similar to that of the previous paper[10], which also expressed concern regarding the beneficial effects need to be considered with caution because the number of patients in these trials was small and the size of the effects quite moderate.

Some studies support the Chinese herb and antiretroviral drug combination therapy[14,18]. A promising additional antiviral benefit was found from Compound SH combined with antiretroviral agents; however, high drop out rate should be taken into consideration. Wang Jian et al. provide evidence in improving symptoms and a lower risk for the decrease of CD_4^+ cell counts for patients with combined therapy using Chinese herb Aining granule. Studies of diarrhea and oral candidiasis, which are challenging symptoms of AIDS, were demonstrated to have positive effects[19,21]. Study of peripheral leukocytes, which are a side effect of antiretroviral drugs, suggested that an integrated treatment approach may be of benefit[20]. The use of Chinese herbs is associated with non-serious adverse effects in our included trials. However, potential risk of interaction between herbs and antiretroviral drugs need more explorations.

The methodological limitations of the studies reported in this systematic literature review included small sample sizes, non-reporting of followup, insufficient details on sampling, high drop-out rates, lack of intention to treat analysis and lack of blinding. The reporting of studies was also very limited for included papers, with items most commonly missing from the CONSORT checklist including: 1a (identification as RCT in title); 16 (numbers of participants included in each analysis); 6b (changes to trial outcomes); 8, 9, and 10 (details of randomisation procedure); 14b (why the trial was ended); and 23 and 24 (registration number and full protocol access)[25]. STRICTA guidelines should be adopted[26].

Our paper has a number of important limitations. Although strong efforts were made to retrieve all RCTs on the subject, we cannot be absolutely certain that we succeeded. Moreover, selective publishing and reporting are other major causes for bias, which must be considered. It is conceivable that several negative RCTs remain unpublished. Together, these factors limit the conclusiveness of this systematic review considerably.

In conclusion, the results of our systematic review provide limited evidence for the effectiveness of TCHM in treating patients with HIV infection and AIDS. Thus, drawing firm conclusions concerning the effectiveness of CAM therapies remains difficult. Further large and rigorous RCTs are warranted.

Conflict of Interests

There is no conflict of interests among the authors.

Acknowledgment

The work was supported by National Major Science and Technology Specific Project of China (2013zx10005001).

References (略)

Recent Advances of HIV/AIDS Treatment with Traditional Chinese Medicine in China

WANG Jian 王健 ZOU Wen 邹雯

(Traditional Chinese Medicine Center for AIDS Prevention and Treatment,
China Academy of Chinese Medical Sciences, Beijing 100700, China)

Since the early 1980's over 40 million individuals have infected with HIV worldwide and over 12 million have died. In China by 2009 there had been 319, 877 cases were identified as HIV/AIDS.[1] AIDS has become not only a severe medical problem but also a social and economic issue.

In 1996, protease inhibitor therapy became widely available for use in the treatment of HIV infection. thus a decline in HIV - related morbidity and mortality had been reported. Over the last decade, more and more Chinese HIV/AIDS patients turn to seek TCM treatment, among the reasons commonly cited for the use of TCM by patients with HIV infection are: expectation of good effect, reduction of symptoms from the disease or reduction of medicine side effect, or desire for improvement of quality of life and control over the disease process. The authors have reviewed the major developments and future challenges in HIV/AIDS treatment with TCM in recent years.

TCM & AIDS

Since AIDS is a "new" disease, found in 1981, there was no specific research on the disease in the past or in the classics. AIDS is an infectious and epidemic disease which is similar to Wen Yi (pestilence) or Xu Lao (consumptive disease) in TCM in terms of the way of spreading, epidemic conditions, characteristics of the onset and clinical manifestations. This kind of relativity provides theoretical basis as well as clinical experience for the treatment of AIDS with Chinese medicine. AIDS is a complicated syndrome with the symptoms excess, and root cause deficiency, marked by various and changeable symptoms and signs. TCM is able to analyze the pathological changes and make syndrome differentiation based on which the principle of treatment is set up and prescription worked out.

It is said that "Western medicine treats the disease. Chinese medicine treats the patient". When HIV infection occurs in someone, who has enough vital force and strong adjustment ability, he might be living concurrently with infection and becomes a long - time HIV carrier, with a retarded entering from asymptomatic stage to AIDS stage. TCM puts stress on the reactivity and adaptability of the organism to pathogens. In TCM, patients are treated with different therapies, including Chinese drugs, acupuncture, moxibustion, and Qigong exercise for enhancing the immune function of the organism, blocking the development, retarding the initiation (the progression from asymptomatic stage to the AIDS stage), or alleviating the symptoms and signs of the disease, so as to elevate the quality of life and prolong the life span of patients. The best time of intervening in AIDS with TCM is: For asymptomatic stage (HIV carrier) patients, the main purpose of treatment is to maintain and enhance the immune function so as to delay its progression to AIDS stage. For AIDS stage, TCM treatment focuses on relieving symptoms of patients who have AIDS - related opportunistic infection so as to improve the quality of life or combines with HAART therapy to alleviate the side effect of biomedical drugs.[1]

Advances

The antiretroviral have had an effect on reducing morbidity and mortality, prolonging lives and improving the quality of life (QoL) for many people living with HIV infection. However, HAART has some limits such as drug toxicities and cross - resistance among antiretroviral drugs of the same class. It is not so convenient for patients in rural areas to access the antiretroviral drugs, so alternative approaches are needed. TCM has been practiced for centuries for health care in China and is accepted gradually in the West. Over the past decade, evidence from experimental studies and clinical trials has demonstrated a positive association between use of TCM and immune promotion or symptom relief of people living with HIV/AIDS. Numerous observational studies and randomized controlled trials that compared

---

This study was supported by a grant from State Major Science & Technology Specific Projects (No. 2008ZX10005 - 001).

herbal medicines or moxibustion with placebo or antiretroviral drugs in patients with HIV infection, HIV-related disease or AIDS have shown that Chinese herbs as well as acupuncture and moxibustion can reduce symptoms and signs of AIDS and opportunistic infections, and improve immune function and QoL. Significant improvement has been reported in AIDS patients with diarrhea and some gastrointestinal dysfunctions. Specifically, 3 double blind RCT trials reported that 6 months to 1 year of regular Chinese herb (Compound SH, Tangcao Tablets, Qiankunning Capsule) application could significantly reduce HIV RNA level in the treatment group than that in the placebo group.[2-4] The 11 RCT trials reported that Chinese herbal medicine could enhance the immune function of HIV-infected individuals and AIDS patients. For instance, ZY-4 could increase CD_4^+ cell count.[5] The 47 observational studies proved the beneficial effect of Chinese herb on immune function enhancement and symptoms alleviations (such as fatigue, cough, diarrhea and poor appetite), although bias might be inherent in these observational data.[5] These studies above showed a variety of treatment principles of Chinese medicine like supplementing Qi and nourishing Yin, promoting Qi and activating blood circulation, clearing heat and eliminating dampness, removing toxic substance. Chinese herbs were also used to treat AIDS related diseases. The 13 RCT trials reported that Chinese herbal medicine was also effective for oral candidacies, peripheral neuropathy, skin rash, and diarrhea.[6] For instance, Xiaomi Keli (消糜颗粒 Granule for Erosion Relief) may contribute to HIV-related oral candidacies, Duhuo Jisheng Tang (独活寄生汤 Decoction of Pubescent Angelica and Loranthus) may have an effect in improving peripheral neuropathy, Shenling Baizhu San (参苓白术散 Powder of Ginseng, Poria and Bighead Atractylodes) may contribute to HIV-related diarrhea, a promising gastrointestinal benefit was found from the Banxia Xiexin Tang (半夏泻心汤 Pinellia Decoction for Purging Stomach Fire). However, these findings still need to be confirmed in large, rigorous trials. The use of Chinese herbal medicines was associated with no or nonserious adverse effects. However, potential interaction between herbs and antiretroviral agents still need to be explored, although it was reported that Aining Granule may prolong the metabolic duration of anti-HIV drug indinavir in vivo. Chinese herb medicine may have some effect on chemical drugs through interacting with human lwer CYP450.[7] China's current national guidelines updated in 2008 recommend ART initiation in all patients with CD_4 cell count under 350 cells/mm_3, this earlier initiation indicates that Chinese herbal medicine combined with HAART should be further studied. It is reported that Chinese herb Aizhi[1] prescription may effectively correct the abnormal fat distribution resulting from HAART, improve lipid conditions and increase CD_4^+ cornt.[8] Chinese herb "Kangaibaosheng capsule" may contribute to the restoration of immue function of AIDS patients, enhance the efficacy of HAART and improve QoL.[9]

The 3 RCT trials reported that warming moxibustion at the main points: Shenque (CV 8), Guanyuan (CV 4), Zusanli (ST 36), Zhongwan (CV 12), Tianshu (ST 25) indicated good effect on AIDS patients with diarrhea.[10-12] Evidences from those trials suggested some beneficial effects of the use of herbal medicine and moxibustion for HIV infections and AIDS. However, considering the small sample and limitations of the trials (most of trials had participants less than 30, duration arranging from 3 months to a year), more evidence from large, well-designed, rigorous trials is needed to give firm support. Therefore, future trials should be rigorous in methodology and address clinical outcomes such as PRO (patients reported outcome), QoL, or symptom relief. Participants should be stratified according to their stages, such as Asymptomatic HIV-infection, HIV-related diseases or AIDS. The quality of herbal medicine that is to be tested should be warranted through in vitro or in vivo experimental studies, and the adherence should be evaluated in the trials. An assessment system was preliminarily established to evaluate the effect of TCM in treating HIV/AIDS, including following aspects: subjective symptoms of patients, QoL, symptoms and signs concerned by physicians, clinical end points, biological parameters, which would be a good reflect on TCM efficacy.[13] According to the regulation of SFDA in China. new Chinese patent medicine treating AIDS should be classified into anti-HIV patent that testified through in vitro and in vivo experiments and patent supplementary for AIDS treatment that either adds synergistic effect or alleviates toxic-side effect on antiretroviral drugs already existed. Tangcao Tablet is the first patent approved by SFDA for alleviating symptoms and signs of HIV/AIDS patients, 5 other relatively matured compounds (Qiankunning Tablets, Keaite Capsule, Chuankezhi Injection, 2hongyan-2 Granule and Compound Sanhuangsan) are still under clinical trials.

Traditional Chinese Medicine intervention on HIV individual and AIDS patients started from 2004, a pilot project named National Free TCM HIV/AIDS Treatment Program had been launched by The State Administrative bureau of Traditional Chinese Medicine. and auickly scaled up from 5 provinces (Henan, Hebei, Anhui, Hubei, Guangdong) to 19 provinces, autonomous regions, and municipalities in China including some places with high prevalence, 9267 cases have been treated with TCM accumulatively. The therapeutic effects on 8946 cases from pilot project are as follows: most of the cases maintained stable immune function, main symptoms and signs like fever, cough, fatigue, poor appetite, diarrhea had significantly been relieved (p < 0.001), no adverse reaction was found in TCM treatment. The authors reported the 3 - year outcome on CD_4^+ lymphocyte count of 807 cases of HIV/AIDS enrolled in the program. The results showed that the overall CD_4^+ lymphocyte count maintained stable at the 6th month and the 12th month, declined significantly at the 18th month, 24th month and 30th month, then elevated to the pre - treatment level at the 36th month. Patients with pre - treatment CD_4^+ lymphocyte count level < 200/mm^3, who possibly combined HAART therapy, had CD_4^+ lymphocyte count elevated significantly in after visits. Patients with pre - treatment CD_4^+ lymphocyte count level between 200 and 350/mm^3 maintained stable before the 36th month, and then rose significantly, which implicated the long - term effect of TCM. Patients with pre - treatment CD_4^+ lymphocyte count level > 350/mm^3, had CD_4^+ lymphocyte count declined significantly in after visits. [14]

Challenge & Opportunity

From 2008, State Major Science & Technology Specific Projects granted about 100 million on TCM research on HIV/AIDS, including research tasks such as "TCM syndrome differentiation in HIV/AIDS patients", "TCM intervention of the asymptomatic HIV infected patients", "TCM treatment of opportunistic infections and alleviating side - toxic effect of HAART in HIV/AIDS patients", "TCM treatment on immune reconstitution after HAART in HIV/AIDS patients", "Research on anti - HIV TCM animal model", "TCM efficacy assessment in HIV/AIDS patients", "Establishment of good conditional clinical research base for HIV/AIDS treatment with TCM", which presented opportunities as well as challenges to TCM researchers. Although TCM appears to be associated with the improvement in immune function, QoL, and some AIDS related opportunistic diseases, definitive conclusions were limited due to variation in designs, comparisons, heterogeneous outcomes and inadequate controls. High - quality, well - controlled. longer randomized trials are needed for further research.

References (略)

(Fron Journal of Traditional Chinese Medicine, 2010; 30 (4): 305 - 308)

A General Introduction of HIV/AIDS Treatment with Traditional Chinese Medicine in China

Jian WANG** and Wen ZOU

(Traditional Chinese Medicine Center for AIDS Prevention and Treatment, China Academy of Chinese Medicine Sciences, Beijing100700, China)

Abstract This paper gives a general introduction of HIV/AIDS treatment with Traditional Chinese Medicine (TCM) in China during the past 20 years. Although the role of TCM in treatment of HIV/AIDS is promising, there is still a long way to go.

Key words HIV/AIDS; Traditional Chinese Medicine (TCM); General introduction

Since the early 1980's over 40 million individuals have been infected by HIV worldwide and over 12 million people have died. AIDS cused 16155 deaths in China since the first case was reported in 1985. In addition more than two hundred thousand people were living with HIV and a further more than fifty thousand individuals had developed AIDS defining illnesses. The medical, social and economic implications of HIV infection are devastating.

In the middle 1990's the introduction of HAART therapy finally declined the death rate from AIDS after a decade of relentless rises. However, the cost of combination therapy is very expensive especially for most suffers in developing countries, and there is increasing evidence of viral resistance and severe side effects. In the meantime there is a role worldwide for Traditional Chinese Medicine to support people living with HIV/AIDS, to help to alleviate some of the side effects of the current drug therapy, to improve quality of life and to assist in the treatment of individuals who are either unwilling, unresponsive or resistant to combination therapy.

This paper gives a general introduction of HIV/AIDS treatment with Traditional Chinese Medicine (TCM) in China over the past 20 years.

WHY TCM CAN TREAT AIDS

TCM is a kind of greatly ancient traditional medicine

TCM is a complete medical system with its unique philosophy, diagnostics and treatment methods. As a medical science with thousand years of history, the reason why TCM could exist after such a long time is efficacy in clinical practice helping ancient people keep alive under arduous environment. The basis of TCM theory is Yin – yang and five elements which related to the whole universe, so TCM views the human body and nature as a integrated whole, not divided one. A healthy human is under the state of relatively dynamic balance maintained by both inside and outside of the body. And, if the balance is broken, the illness occurs. TCM aims to recover the balance, just like the old saying in TCM: once Yin balances with Yang, there comes the harmony of the body and the spirit.

The characteristics of TCM

Syndrome differentiation and integral regulation are two main characteristics of TCM. TCM focuses on differentiation of syndromes with the holistic and dynamic perspective and aims to the patients suffering disease instead of only the disease itself. The constitutions of patients are different, the illness phases are different, the body responsese are diverse, and the manifestations are not the same, therefore the treatmentvaries accordingly.

The basic theory of AIDS treatment with TCM

AIDS is a new viral infectious disease, which was discovered only 26 years ago. Although we can't find its name in the ancient literature of TCM, according to the factors like: patterns of spreading, state of diffusing, characteristic of onset and clinical manifestations, there are some resemblances among AIDS pestilence and deficiency of the body et al in TCM. These provide theory basis and successful clinical experiences for the treatment of AIDS with TCM. Western medicine treats disease itself, but TCM aims at the patient suffering disease instead of only the disease itself. The purpose of TCM is to maitain the strong energy and body resistance so as to arrest the progressing of the disease. If someone has enough strong energy and body resistance in TCM, even if infected with HIV, he can live with it, being a long term HIV carrier, so as to postpone onset and death. Based on this principle, individualized TCM treatments which combined disease and syndrome differentiation together win scores in AIDS treatment.

The best time of intervening in AIDS with TCM

For the patient in early (HIV carrier) or middle stage (ARC) of infection, the key aim of TCM is to maintain and enhance the immune – function so as to delay its progression to AIDS stage.

For the AIDS stage, TCM treatment focuses on relieving symptoms of patients who have AIDS – related opportunistic infection so as to improve the quality of life or combines with HAART therapy to alleviate the side effects of biomedical drugs.

The advantage of treating AIDS with TCM

TCM applies many kinds of methods like herbal medicine, acupuncture and moxibustion, Qigong to patients, in order to enhance immune function of the body, delay the development of disease, and reduce or remove the symptom – signs, so as to improve quality of life and prolong life expectancy. The advantages of treatment with TCM are as follows: small toxic – side effect, starting slow effect but maintainable, low price, strengthening or stabilizing immune fuction, improving symptom – signs and quality of life. Although HAART therapy has affirmative effects on treating people living with HIV/AIDS, it still has problems, such as drug resistance and toxic – side effect. These disadvantages not only discount the drug effect, but also reduce the compliance of patients.

WHERE IS THE VIRTUAL EVIDENCE OF TREATING AIDS WITH TCM

Chinese herbal medicine screening

Tens of thousands of herbs have been screened for anti – HIV activity. Many of them demonstrated to harbor inhibitory activity against HIV, such as Radix Arnebiae (紫草)、Herba Violae (紫花地丁)、FlosLonicerae (金银花)、Flos Chrysanthemi Indici (野菊花)、Fructus Mume (乌梅)、Cortex Cinnamomi (肉桂)、Fructus Ligustri Lucidi (女贞子) etc[1,10,11]. Some bioactive materials extracted or isolated from medicinal herbs showed anti – HIV activities, for example: polysaccharides (such as polysaccharides of Radix Ginseng, Glossogyne tenuifolia Cass, Radix Astragali, Ganoderma Lucidumseu Japonicum, Radix Actinidiae); protein components (such as glucoprotien in Aloe, a component from Radix Trichosanthis, Alph and Beta Momordicines in Momordica charantia, Ricin bond A, cimigenol saponin); alkaloids (such as castanospermine and colchicines); lactones (such as baicalein and hypericin); terpenes (such as glycyrrhizin and goddypol) etc. The action mechanisms of them included inhibiting the activities of reverse transcriptase, protease and integrase or weakening infection at the level of viral entry. Among them, trichosanthin is a kind of prospective one that acquired worldwide attention. It was shown that trichosanthin can inhibit HIV replication in infected cells of lymphocyte and mononuclear phagocytic lineage, with no measurable toxicity in uninfected cells. And it was applied in the treatment of patients with AIDS or AIDS - related complex in phase I and II studies[2,3,8,12,13,14].

Many more herbs or herb extracts may attenuate the course of HIV infection via immune enhancement, cytokine or other pathways, such as Radix Astragali (黄芪)、Cordyceps (冬虫夏草) both of which have been reported to enhance helper lymphocyte T and promote CD_4^+/CD_8^+ ratio[5,7]. Shikonin (紫草素) was shown to decline the expression of CCR5 and CCR5mRNA[4].

Many herbal compounds have been reported to have potent inhibitory activity against HIV and their experimental or clinical manifestation may provide valuable leads for further investigations, for instance, Xiao chaihu tang[18], Zhongyan - 1[6], 2hongyan - 2, 2hongyan - 4, Compound SH[9], Tangcao Tablets etc.

Clinical trials

According to the regulation of SFDA in China, new Chinese patent medicine treating AIDS should be classified into anti - HIV patent that testified through in vitro and in vivo experiments and supplementary patent for AIDS treatment that either has synergistic effects or alleviates toxic - side effects on antiretroviral drugs already existed. Tangcao Tablets is the first patent approved by SFDA for alleviating symptoms and signs of HIV/AIDS patients. And 5 other relatively mature compounds (Qiankunning capsule, Keaite capsule, Chuankezhi injection, 2hongyan - 2 Granule and Compound Sanhuangsan) are still under clinical trials.

Tangcao Tablets: Wu et al recruited 173 HIV/AIDS patients for randomized double blind placebo controlled clinical study in 5 medical centers[15]. After 6 months treatment, it was showe that Tangcao Tablets could significantly raise CD_4^+ count, improve the patients' symptoms (such as the weight gained and CD_4^+/CD_8^+ ratio increased), and be possible to delay the replication of the HIV.

Zhongyan - 2 Granule: Wang et al recruited 29 HIV infected patients for a self - control before and after treatment[16]. After 3 months of treatment, the count of CD_4^+ cells being elevated in 8 cases, lowered in 14 cases, and not changed in 7 cases, the ratio of CD_4^+/CD_8^+ being elevated in 2 cases, lowered in 1 case, and not changed in 16 cases; viral load being elevated in 8 cases lowered in 6 cases, and not changed in 2 cases. The total effective rate was 42.28% on the basis of comprehensive assessment of viral load, immune function, body weight and symptoms - signs.

Zhongyan - 4 Granule: Wang et al recruited 72 HIV/AIDS patients for a randomized double - blind placebo - controlled trial for 6 months[17]. Results showed that 15 out of 30 patients in 2hongyan - 4 group had their CD_4^+ counts increased by $7.70 \pm 150.96/mm^3$, markedly higher than that in placebo group, and no adverse reaction was found.

Medical care

Since 2004, five provinces such as Henan, Hebei, Anhui, Hubei, Guangdong had been chosen to advocate pilot project of AIDS treatment using TCM by the State Administrative Bureau of Traditional Chinese Medicine, The therapeutic effects on 1107 cases from five provinces are as follows: some of the patients had stable immune function; common symptoms like diarrhea, skin rash, night sweat, short of breath, fatigue and low fever were reduced or disappeared, some of the toxic - side effect of HAART was alleviated; And no adverse reaction was found in TCM treatment. Other six locations such as Beijing, Jiangxi, Hunan, Guangxi, Yunnan, Shanxi were included in this project last year, planning to give TCM medical care to many more 4500 HIV/AIDS patients in China.

HOW TO EVALUATE THE EFFECTIVENESS OF TCM IN AIDS TREATMENT

Although TCM gain more and more popularity and was accepted by HIV/AIDS patients especially for those who are living in rural areas, it seems TCM haven't shown obvious effects according to the current used effectiveness evaluation "gold standard": viral load and count of CD_4^+ T cell which are generated from western medicine. Does this "gold standard" fit for TCM? Does it have good reflection of clinical effectiveness of TCM in AIDS treatment? Some HIV/AIDS patients had improved quality of life or prolonged life after TCM treatment, but their viral load might be still in a high level and count of CD_4^+ T cell had no significant elevation. As to patients, improvements in other aspects rather than biomedical parameters means more to them. So if clinical effectiveness evaluations of TCM take items such as patients reported outcomes (PRO), quality of life, clinical end points (morbidity, mortality, life span), activities iii daily life (work ability) and so on. into consideration, or even let those items play key part in the evaluation, they might be more appropriate for TCM evaluation.

In general, TCM as a treatment modality for people living with HIV/AIDS is still at an early stage. There is a need for more controlled and well designed trials which are able to indicate the efficacy of TCM, for more suitable standard which are able to assess the real value of TCM, for studies which focus on clearly targeted symptoms such as diarrhea and neuropathy which are anecdotally reported as responsive to TCM, and for studies which explore the role of TCM combining with HAART therapy to alleviate side effects and add synergistic effect.

References（略）

(From. VIRLOGICA SIWICA. 2007. 22（6）：471-475)

Use of traditional Chinese medicine in HIV/AIDS in China

Jian Wang   Wen Zou   Ying Liu

Tradihonal Chinese Medicine Center for AIDS Prevention and Treatment, China Academy of Chinese Medicine Sciences, Beijing, China

Abstract   This paper gives a general introduction of HIV/AIDS treatment with Traditional Chinese Medicine (TCM) in China during the past 20 years. Although the role of TCM in treatment of HIV/AIDS is promising, there is still a long way to go.

Keywords：HIV/AIDS；Traditional Chinese Medicine (TCM)

1. INTRODUCTION

Since the early 1980's over 40 million individuals have infected with HIV worldwide and over 12 million have died In China there had by 2009 been 319, 877 cases were identified as HIV/AIDS[1] The medical, social and economic implications of HIV infection are devastating.

In 1996, protease inhibitor therapy became widely available for use in the treatment of HIV infection, thus a decline in HIV-related morbidity and mortality had been reported Over the last decade, more and more Chinese HIV/AIDS patients turn to seek TCM treatment among the reasons commonly cited for the use of TCM by patients with HIV infection are: expectation of good effect reduction of symptoms from the disease or reduction of medicine side effect, or desire for improved quality of life and increased control over the disease process In all, there is a growing need in china for TCM to support people living with HIV/AIDS, to help to alleviate some of the side effects of the drug therapy, to improve quality of life and to assist in the treatment of individuals who are either unwilling, unresponsive or resistant to combination therapy.

This paper gives a general introduction of use of traditional Chinese medicine in HIV/AIDS in China over the past 20 years.

2. TCM VS AIDS

TCM is a complete medical system with its own unique philosophy, diagnostics and treatment methods which is different from conventional therapy As a kind of medical system with thousands years of history, the reason why TCM could exist after such a long time is efficacy in clinical practice that help ancient people alive under arduous climate conditions The basis of TCM theory is Yin-yang and five elements which related to the whole universe, so TCM views the human body and nature as integral not divided A healthy human is under the state of relatively dynamic balance maintained by both inside and outside of the body, if the balance is broken, the illness occurs TCM aims to recover the balance of human body, just as the old saying in TCM bible "The Yellow Emperor's Classic of Internal Medicine": once Yin balances with Yang, there comes the harmony of the body and the spirit.

Syndrome differentiation and integral regulation are two main characteristics of TCM TCM focuses on differentiation of syndromes with the holistic and dynamic perspective and aims to the patient with suffering disease instead of only the disease itself The constitution of the patient is different, the illness phase is various, the body response is diverse, the manifestation is not the same, and therefore the treating principle should be varied.

---

* Granted Fund：State Major Science & Technology Specific Projects (2008ZX10005-001)

Because AIDS is a "new" disease, having only been identified in 1981, there is no specific research on the disease from the past or in the classics TCM does possess a large body of information about infectious diseases and epidemics, and ways to describe the symptoms of those suffering from AIDS AIDS can be defined in several different ways according to TCM pattern identification TCM uses the term "yi bing" (infectious epidemic diseases), to describe epidemic diseases such as AIDS, which are caused by invading evils (viruses) AIDS can also be thought of as a "pestilence," The Chinese term for this is "wen yi", such a disease was thought to have a long latency, sudden onset, and severe symptoms TCM methods used for treating AIDS is diverse, such as herbal medicine, acupuncture and moxibustion, Qigong, which aims to enhance immune function of the body, delay the development of disease, reduce or remove the symptom - signs, so as to improve quality of life and prolong life expectancy The purpose of TCM is to support the strong energy and body resistance so as to inhibit the progress of disease Someone has enough strong energy and body resistance in TCM, even if infected with HIV he can live with it being a long term HIV carrier, so as to postpone onset and death In all, from our point of view, the best time of intervening in AIDS with TCM is: For asymptomatic stage (HIV carrier) patients, the key aim of TCM is to maintain and enhance the immune - function so as to delay its progression to AIDS stage For AIDS stage, TCM treatment focuses on relieving symptoms of patients who have AIDS - related opportunistic infection so as to improve the quality of life or combines with HAART therapy to alleviate the side effect of biomedical drugs.

3. WHERE IS THE EFFECTIVE EVIDENCE?

3.1. Chinese Herbal Medicine Screening

Tens of thousands of herbs have been screened for anti - HIV activity More than 140 kinds of herbs demonstrated to harbor HIV inhibitory activity, such as RadixArnebiae, Herba Violae, Flos Lonicerae, Flos Chrysanthemi Indici, Fructus Mume, Cortex Cinnamomi, Fructus Ligustri Lucidi et al.[2-5] Some bioactive materials extracted or isolated from medicinal herbs showed inhibition of HIV activity as well polysaccharides (such as polysaccharides of Radix Ginseng, Glossogyne tenuifolia Cass, Radix Astragali, Ganoderma Lucidumseu Japonicum, Radix Actinidiae); protein components (such as glucoprotien in Aloe, a component from Radix Trichosanthis, Alph and Beta Momordicines in Momordica charantia, Ricin bond A, cimigenol saponin); alkaloids (such as castanospermine and colchicines); lactones (such as baicalein and hypericin); terpenes (such as glycyrrhizin and goddypol) et al. Mechanisms of action included inhibition of reverse transcriptase, proteaseinhibition and integrase inhibition or interference of infection at the viral cell entry level Among them, Trichosanthin is a kind of prospective one that acquired worldwide attention, it was shown to inhibit HIV replication in infected cells of lymphocyte and mononuclear phagocytic lineage, with no measurable toxicity in uninfected cells, and it was applied in the treatment of patients with AIDS or AIDS - related complex in phase I and II studies[6-11].

Many more herbs or herb extracts may attenuate the course of HIV infection via immune enhancement cytokine or other pathways, such as Radix Astragali, Cordyceps been reported to enhance helper lymphocyte T and promote CD_4^+/CD_8^+ ratio[12-13] Shikonin was shown to decline the expression of CCR5 and CCR5mRNA[14].

Many herbal compounds have been tested to have potent HIV inhibitory activity and their experimental or clinical manifestation may provide valuable leads for further investigations For instance, Xiao chaihu tang,[15] Zhongyan - 1,[16] 2hongyan - 2, 2hongyan - 4, Compound SH[17], Tangcao Tablets et al.

3.2. Clinical Trials

According to the regulation of State Food and Drug Administration (SFDA) in China, new Chinese patent medicine treating AIDS can be classified into anti - HIV patent that testified throug in vitro and in vivo experiments and patent supplementary for AIDS treatment that either adds synergistic effect or alleviates toxic - side effect on antiretroviral drugs already existed Tangcao Tablets is the first patent approved by SFDA for alleviating symptoms and signs of HIV/AIDS patients, 5 other relatively matured compounds (Qiankunning Tablets, Keaite capsule, Chuankezhi injection 2hongyan - 2 Granule and Compound Sanhuangsan) are still under clinical trials.

Tangcao Tablets: Wu Hao et al.[18] recruted 173 HIV/AIDS participants for randomized double blind placebo controlled clinical study in 5 medical centers for 6 months, result showed that Tangcao Tablet could significantly raise CD_4^+ count, increase weight and CD_4^+/CD_8^+, and it was possible to delay the replication of HIV.

Zhongyan - 4 Granule: Wang Jian et al.[19] recruited 72 HIV/AIDS participants for a randomized double - blind placebo - controlled trial for 6 months Results showed that 15 out of 30 patients in 2hongyan - 4 group had their CD_4^+ counts increased by $7.70 \pm 150.96/mm^3$, markedly higher than that in placebo group, no adverse reaction was found.

Qiankunning Tablets: Shi Dan et al.[20] recruited 36 HIV/AIDS participants for a randomized double - blind placebo - controlled trial for 7 months The results showed that significant difference of plasma HIV-1RNA level was found between patients treated with Qiankunning Tablet and those treated with placebo for control after they were medicated for 7 months, suggesting the Qiankunning tablet was effective in reducing viral load Moreover, in the next 3 months open treatment, it illustrated further the evident effect of Qiankunning Tablets in reducing plasma level of HIV-1RNA, and raising CD_4^+ dose – dependently Symptoms and QOL in patients were improved as well.

Xiaomi Granule: Chen Jizhong[21] recruited 34 HIV/AIDS patients with oral candidiasis for a two weeks RCT trial, Participants were randomized into two groups, the 34 cases in treatment group received Xiaomi Granule, and the 34 cases in control group received Nystatin The result showed that Xiaomi Granule group had better effect than the controlled group, and a lower reoccurrence rate was found after two weeks follow – up.

3.3. Medical Care

TCM intervention on HIV/AIDS treatment started from 2004, a pilot project named National Free TCM HIV/AIDS Treatment Program had been launched by The State Administrative Bureau of Traditional Chinese Medicine, and quickly scaled up from 5 provinces (Henan, Hebei, Anhui, Hubei, Guangdong) to 19 provinces, autonomous regions, and municipalities in China including some places with high prevalence, 9267 cases have been treated with TCM accumulatively The therapeutic effects on 8946 cases from pilot project are as follows: most of the cases maintained stable immune function; main symptoms and signs like fever, cough, fatigue, poor appetite, diarrhea had significantly been unproved ($P < 0.001$), no adverse reaction was found in TCM treatment.

4. HOW TO EVALUATE THE EFFECTIVENESS?

Current used effectiveness evaluation gold standard: viral load and CD_4^+ T cell count seemed to be not proper for TCM Some AIDS patients had improved quality of life or prolonged life after TCM treatment but their viral load might be still in a high level and CD_4^+ T cell count can't see significant elevation As to patients, improvement in quality of life rather than biomedical parameters changes matters so much to them So if TCM clinical effectiveness evaluation take items such as patients reported outcomes (PRO), quality of life, clinical end points (morbidity, mortality, life span), activities in daily life (work ability) et al. into consideration, or even let those items play key part in the evaluation, that might be more appropriate for TCM evaluation.

From 2008, China State Major Science & Technology Specific Projects granted about 100 million on TCM research on HIV/AIDS, which posed big opportunity to TCM researchers In other words it is also big challenge Although TCM appears to be associated with improvements in immune function, quality of life, and some AIDS related opportunistic diseases Definitive conclusions were limited due to variation in designs, comparisons, heterogeneous outcomes and inadequate controls High – quality, well – controlled, longer randomized trials are needed to better inform clinical decisions in the coming works.

References (略)

(From J. Biomedical Science and Engineering, 2010, 3, 828 – 831)

Progress on Research for the Treatment of HIV/AIDS with Traditional Chinese Medicine in China

Jian Wang　Bi Yan Liang

Traditional Chinese Medicine Center for AIDS Prevention and Treatment, China Academy of Chinese Medicine Sciences, Beijing China.

Abstract　The mortality rate associated with HIV/AIDS has decreased dramatically after highly active antiretroviral therapy (HAART). However, issues such as viral reservoirs, drug resistance and side effects have led to a significant crisis in the management of HIV/AIDS. It has become evident that HAART does not offer a complete solution to the problem. Therefore, additional and alternative therapeutic strategies urgently need to be explored. Traditional Chinese medicine (TCM) is one of the mainstays of complementary and alternative medicine, and its use has aroused increasing attention. This paper reviews the recent progress in the use of TCM, from single herbs, herbal ingredients, compound Chinese herbal medicine, acupuncture and medical care, for the treatment of HIV/ AIDS in China. We *also review evaluation systems that assess the efficacy of TCM.*

Keywords: HIV/AIDS, Traditional Chinese Medicine (TCM)

1. Introduction

Acquired immunodeficiency syndrome (AIDS) is a set of symptoms and infections that are life threatening and result from damage to the human immune system. It is caused by the human immunodeficiency virus (HIV), and was first identified in 1981. It is the fourth biggest killer worldwide and the most quickly spreading disease of the century[1,2]. It is now 26 years since the first case of AIDS was reported in 1985 in China. According to recent reports from the Ministry of Health in China[3], by the end of October 2010, the cumulative total of reported HIV - positive cases was 370, 393, including 132, 440 AIDS cases and 68, 315 recorded deaths. The AIDS epidemic in China is rising, and prevention and treatment are major concerns.

Highly active antiretroviral therapy (HAART) is very effective in suppressing viral replication and has led to a significant reduction in the mortality rate of the disease, an increase in the life expectancy of HIV/AIDS patients, and an improvement in quality of life (QoL) of these patients[4-6]. However, issues such as, viral reservoirs, drug resistance, high dosage and drug costs, have led to a significant crisis in the management of HIV/AIDS, particularly in developing nations, where there is the greatest need[7-9]. It has become evident that HAART does not offer a complete solution to the problem. Therefore, additional and alternative anti - HIV therapeutic strategies urgently need to be explored[10]. Traditional Chinese medicine (TCM) is one of the mainstays of complementary and alternative medicine, and its use has increased[11]. Generally, people with HIV/AIDS use TCM for four main reasons: to enhance their immune function, to treat symptoms, to improve their QoL, and to reduce side effects related to medications[12,13]. The objective of this article is to review the recent use of TCM in HIV/AIDS in China.

According to the review by Wang Jian[14], research on TCM for the treatment of HIV/AIDS has gone through three stages: a perceptual stage, a preliminary study stage, and the stage of gradually standardizing and improving treatment.

2. Chinese Herbal Medicine

Treatment of HIV/AIDS remains inadequate because the HIV virus mutates rapidly, appropriate animal models are lacking, development of a vaccine has great difficulties and existing anti - viral treatments cannot fundamentally destroy the virus. There may be, therefore, a potential role of TCM in the treatment of HIV/AIDS After years of clinical applications, it should be possible to develop effective drugs from the numerous existing natural traditional medicines for the treatment of HIV/AIDS. On this basis, research on natural medicines that suppress HIV/AIDS is currently being carried out all over the world. In particular, Professor Lv, Professor Wang and colleagues of the China Academy of Chinese Medicine Sciences, Professor Luo of Kunming Institute of Botany, and other scholars have been performing research in this area for the past 20 years[15].

There are three aspects to the research on TCM for the treatment of HIV/AIDS: firstly, single herbs are screened; secondly, the active herbal ingredients are studied, and thirdly, compounds of Chinese herbal medicine are studied.

2.1. Research on Single Herbs

In the past 20 years, many scholars who conducted research on Chinese herbal medicines found that a variety of traditional medicine to some extent had inhibitory effects on HIV and improved immune function Thousands of herbs have been screened for anti - HIV activity Over 140 kinds of herbs have been shown to have inhibitory effects on HIV. Of those herbs, more than 20 species showed strong anti - HIV activity[15,16] (Table 1) Rebuilding the immune system is crucial because AIDS patients have severely impaired immune function Almost all tonics used in TCM had varying degrees of effectiveness in enhancing immune function[17,18].

2.2. Research on Herbal Ingredients (Table 2)

At present effective extracts of herbal compounds include 15 polysaccharides, seven alkaloids, 29 flavonoids, 29 terpenes, eight coumarins, eight tannic acids, four plant hemagglutinins, four quinolones, two peptides, and various others[19-21] The mechanisms of action include the competitive and non - competitive inhibition of reverse transcriptases, proteases, and interference with the viral entry into cells. These promising results support the search for further Chinese herbal medicines that are effective anti - HIV agents.

2.3. Clinical Studies of Compound Chinese Herbal Medicine

The first patent approved by the State Food and Drug Administration (SFDA) was for Tangcao tablets, which are used to alleviate the signs and symptoms of HIV/AIDS. Eleven compounds have obtained clinical approval (Aiqikang granule, Keaite granule, Fufangsanhuangsan, Qiankunning tablets, Aining particles, Aifukang granule, Fufang SH, Quduzengning granule, Aikefuzheng tablets, Aifuping granule, Chuankezhi injection), of which five relatively matured compounds (Qiankunning tablets, Keaite granule, Fufangsanhuangsan, Aining par.

Table 1. Single herbs that have anti - HIV effectsticles, Chuankezhi injection) are still in clinical trials

Single Herbs	Effect
Licorice, Astragalus, Trichosanthin, Cortex Mori, Lithospermum, Chinese Violet, Polygonum Cuspidate, Scutellaria, Salvia, Bupleurum, Croton, Radix Rhapontici, Prunella Vulgaris, Honeysuckle, Epimedy, Cassia, Dark Plum, Chrysanthenum Indicum, etc	Anti - HIV activity

Table 2. Constituent herbalingredients with anti - HIV activihes.

Herbsingredients	Herbs	Effect
polysaccharides	Seaweed, indocalamus, Trihexyphenidyl Grass, Mushrooms, Prunella Vulgaris, Viola, Eclipta, Aloe, etc	Block HIV virus and cell adsorption
protein	Trichosanthes, Bitter Melon, Musk, Pink, etc	Inhibition of ribosomal RNA to destroy protein synthesis of normal chromosome
alkaloids	Tripterygium, etc	Anti - HIV activity
flavonoids	Snow Lotus, Narrow - Leaf Nettle, etc	Interfere with the virus and cell integration
coumarin	Poon, Musk Root, Narrow Every Celery, Coriander, etc	HIV reverse transcriptase inhibitors
lignans	Cairica, Millettia, Myrobalan, etc	Anti - HIV-1 replication activity
plant haemagglutinin	Skullcap, Turks Rose, Cornflower, Licorice, etc	Anti - HIV activity
terpenes	Andrographis, Annona, Croton, Almond Shells, Fungus, Schisandra Hawthorn, Cynomorium, Horse Chestnut, etc	Multiple targets for HIV replication cycle

Two randomized controlled trials (RCTs) have reported that using Chinese herbs (Qiankunning capsules and Compound Sanhuangsan) for 6 - 7 months significantly reduced viral loads compared with the control group[22,23]. Three RCTs have reported that the use of Chinese herbs (Tangcao tablets, Aining Granule and ZY - 4) for 6 - 12 months stabilized and promoted unmune function compared with the control group[24-26]. Clinical studies[22-26] have shown that TCM could improve the signs and symptoms of HIV/AIDS (such as fatigue, diarrhea, fever, and rash) and QoL, and have some effect in increasing and stabilizing immune function, but the effect on viral load was not obvious. As the sample sizes of the current clinical studies were small and observation times were short, future studies will need to address these issues. The use of the RCT method of clinical trials would also yield results that are more scientific and objective.

Nine RCTs[27-35] have reported that using Chinese herbs had a positive effect on HIV/AIDS - related diseases, such as oral candidiasis, peripheral neuropathy, pneumonia and diarrhea, and could improve QoL. However, there were some problems with the overall quality of research, which was not high, and study designs were defective (e.g., small number of cases, random applications, short times of observation, blind implementation). Those problems affected the reliability of the conclusions drawn from the studies Therefore, the results of those studies will need to be further verified in a large sample, and with more rigorous and extensive clinical research. TCM is becoming widely acknowledged abroad for its medicinal benefits. Yang et al.[36] analyzed the dynamic observation results of CD_4^+ and CD_8^+ T lymphocytes from 13 HIV/AIDS patients in Tanzania, who have survived for more than 10 years. The analysis showed that long - term TCM intervention was effective in increasing and maintaining C, D4 + T lymphocytes, and ac tivating or adjusting CD_8^+ lymphocytes. TCM was also effective in delaying the progression of AIDS, prolonging longevity and had a long - term therapeutic effect on AIDS Huang et al.[37] analyzed the effectiveness of TCM in the treatment of 729 HIV/AIDS patients in Tanzania They showed that TCM could improve symptoms and immune function, and the effect was significant in $CD_4^+ < 200$ cell/mm^3.

The composition of TCM is complex and diverse, and it is difficult to identify the mechanisms underlying its effects Thus, convincing scientific data are lacking Therefore, greater effort is needed for studies on the active ingredients, and in determining their composition, structure, mechanism, and effective dose. In order to achieve the efficacy of western medicines, purified active ingredients are required.

3. Clinical Studies of Acupuncture

Clinical data[38] show that acupuncture can enhance the immune system, has anti - viral effects, relieve symptoms of HIV/AIDS and prolong survival time, so that patients can maintain long - term survival despite infected status Moxibust/on treatm ent also initially showed potential for treating HIV/AIDS. It had features of relieving symptoms quickly without side effects, and was easily performed at low cost.

Four RCTs have reported that moxibustion, with main points Guanyuan (CV4), Shenque (CV8), Zusanli (ST36), Tianshu (ST25), are effective for AIDS - associated diarthea[39-42].

4. Medical Care

In order to implement the State Council "Four Frees and One Care" policy, a pilot project named the "National Free Treating HIV/AIDS with TCM Program" was launched by the State Administration of Traditional Chinese Medicine on August 2004. By the end of October 2010, 14, 244 HIV/AIDS patients have been treated with TCM in 19 provinces Wang et al. [43] collected data from 8946 HIV/AIDS patients treated with TCM, and the results showed that TCM treatment was effective in relieving symptoms such as fever, asthenia, shortness of breath, loss of appetite, diarrhea, and skin rashes, of which the improvement of asthenia was the most significant. The CD_4 count in the asymptomatic period which treated with TCM decreased by an average rate of about $12/mm^3/year$, less than the average natural rate of $30 - 50/mm^3/year$[44], whereas that of the AIDS patients which treated with HAART and TCM increased with time. TCM therapy is able to enhance and stabilize the immune function, improve the symptoms and signs, and improve the QoL.

5. Efficacy Evaluation Standards System

In order to reflect clinical efficacy of treatment of HIV/AIDS with TCM scientifically and objectively, evaluation criteria have been revised by the State Administration of Traditional Chinese Medicine in 2007. Using evidence - based medicine methods, they analyzed clinical data obtained from literature and pilot projects carried out since 2004. Expert panels were convened several times. Having collected clinical observations of 512 cases in eight consecutive months in five areas with a high incidence of AIDS (Henan, Yunnan, Guangdong, Anhui and Beijing), "Outcome Assessment System of Treating HIV/AIDS with TCM" was formed. The system evaluated treatment from the perspective of patients, with self - reporting of symptoms, and utilized patient - reported outcomes (PRO) measurements, including the WHO - QOL - HIV, QoL scale localization studies, clinical staging of disease, and syndrome and evaluation measures The main difference of evaluation criteria, between the current system and previous systems, was not only confined to laboratory indicators, but also included QoL, survival time and response to treatment. It has been initially approved.

6. Conclusions

The unique advantages of treating HIV/AIDS with TCM are that it is people - oriented, holistic, and the treatment is based on syndrome differentiation. It is characterized by low toxicity, persistent effects, enhancement of immune function, improvement of symptoms and QoL and reducing the incidence of opportunistic infections. Although considerable progress has been made in the treatment of HIV/AIDS with TCM, there have been certain problems. Firstly, the experimental studies and clinical applications have focused on developing Chinese medicine compounds, single herbs and effective components, more focusing on anti - HIV functions and the immune system. There has been a lack of the basic theory of TCM, separating from the holistic concepts and treatment based on syndrome differentiation. Secondly, there is a key problem in clarifying the effectiveness of treating HIV/AIDS with TCM. It is not known which aspects and disease stages of HIV/AIDS could be effectively treated with TCM. Furthermore, whether various evaluation indicators can be combined and agreed standards can be established remains to be resolved, and it remains difficult to determine the actual role of TCM using the existing immune parameters. Thirdly, there is no uniform standard of clinical diagnosis and treatment of HIV/AIDS with TCM; its application is still based on the treatment of other diseases In view of this, we should collaborate with clinicians to formulate national unified efficacy standards for treating HIV/AIDS with TCM. We need to screen Chinese medicine compounds further, including single herbs and effective components of multiple agents, and look for treatment strategies that are suitable for China. At the same time, research on the standardization of anti - HIV medicine, and into determining the active components of Chinese medicine and their structure, should be advanced in order to maximize the potential benefits of TCM.

References (略)

(From WOHd Journal of AIDS, 2011, 1, 104 - 109)

· 其他 ·

国外艾滋病社区支持模式简述及对中医药治疗艾滋病的启示

*刘彦丽 段呈玉 赵竞 王莉 李艳萍 杨绍春 方路 马克坚

（云南省中医中药研究院，云南 昆明 650223）

摘要 随着中医药治疗艾滋病工作的开展和深入。对患者的关怀工作显得越来越重要，该文对国外的几种具有典型特征且运作成熟的艾滋病社区支持模式进行评述，并分析其对中医药治疗艾滋病工作的启示，以期为中医药治疗艾滋病的社区支持工作提供借鉴。

关键词 艾滋病；社区支持模式；中医药；启示

艾滋病患者的社区支持，是指以社区为基本单位，为艾滋病患者提供各种形式的服务和帮助[1]。十多年来，欧美各国针对HIV感染者/AIDS患者开展的社区支持已逐渐形成体系，所涉及的关怀范围越来越广，包括：对患者及家庭进行基本医疗护理、政治、经济、文化、社会交往及其他内容。并且，许多国家还相继建立了社区支持网络，对HIV感染者/AIDS患者提供广泛的社会支持。

1 国外艾滋病社区支持模式述评

目前，国外的艾滋病社区支持模式研究比较深入和成熟，在此本文将着重介绍具有典型特征且运作成熟的澳大利亚、美国和英国的模式。

1.1 澳大利亚的社区支持模式 澳大利亚对艾滋病控制所做的努力，被国际社会视作成功的典范。澳大利亚社区在减少HIV传播和为AIDS患者提供关怀方面作出了重要贡献，他们以社区为中心开展大规模的健康教育，改变不良行为以抵御艾滋病的流行。他们的社区支持主要是招募志愿工作者，培训他们掌握包括精神与情感慰藉、协助专业人员开展工作，以及满足不同层次咨询服务需求的ACON交谈事务所，建立在患者、健康专家、政府和非政府机构、社会部门之间架起桥梁作用的社区支持网络。其开展的社区服务主要满足AIDS患者3个方面的需求：①满足AIDS患者的心理需求：为患者及其家庭提供情感支持和心理支持，使其具有相应心理准备；②满足AIDS患者的社会经济需求：为患者及其子女提供一定的经济帮助；③满足AIDS患者的法律需求：为其提供法律咨询服务[2]。澳大利亚的社区支持体系中，有许多非正式支持群体，为艾滋病患者及家人、朋友提供心理、情感及其他方面的援助，或达成成员之间的相互支持。

1.2 美国的社区支持模式 情感支持是病人得以生存的重要条件，对于无法治愈的疾病，家庭是其最好的治疗机构。社区则为家庭减轻负担，为家庭提供便利条件。美国强调以家庭和社区为基础为艾滋病患者提供长期关怀。美国针对艾滋病患者提供的社区支持包括：①满足患者的医疗需求：为病人提供治疗信息，培训相关知识；②满足患者的心理需求：开展心理咨询，为患者提供精神和情感支持；③满足患者的社会经济需求：给予患者相应的经济援助，并资助患者遗孤的教育费、生活费等；④满足患者的人权及法律需求：为患者提供人身安全保护和法律咨询服务，解决相关纠纷。美国的社区支持模式呈现实力性、开放性、人性化、具体化等特点[3]。

基金项目：国家"十一五"科技重大专项：云南省防治艾滋病规模化现场流行病学和干预研究（编号：2009ZX10004 - 902）；无症状HIV感染者中医药早期干预研究（编号：2008ZX10005 - 002）

1.3 英国的社区支持模式 在英国，政府采取各种措施和方法加强对艾滋病的控制[4]。其中社区已成为艾滋病患者社会支持最重要的阵地，社区建立了由各类非政府组织和志愿服务者构成的服务网络，为患者提供健康护理和其他社会服务支持[5]。

社区的医疗支持体系由健康官员、各类专业医生、护理人员、社会工作者及其他人员构成，除向病人及家人提供一定医护帮助外，还负责非正式护理员的培训和向大众宣传有关HIV/AIDS的预防知识，除医疗支持外，服务的项目还涵盖了患者及家人生活的多个方面。同时，还与银行和房地产机构协商，通过延缓还贷日期、减免贷款利息等方式，解决患者的居住问题。他们还建立了"以网络为基础的自我管理系统"治疗模式，感染者可以通过网络获得良好的交流和支持。有三部分组成：①建立个人档案，描述自己的现状及问题，身体质量；②数据资料分析，回答解决患者的问题和困难，并给与相应支持；③通过资料分析患者可以评估自己的身体质量，并获得治疗方法[7]。英国艾滋病支持模式呈现出资金的高投入、重视国际间的交流与合作、以家庭为基础、重视弱势群体和积极发挥非政府组织的作用等特点。

综上所述，国外的艾滋病社区支持模式，以社区和家庭为基础，加强和非政府组织间的合作，开展对艾滋病患者的关怀工作，都比较重视以下几个方面的工作：关注艾滋病患者的心理需求；关注患者的医疗信息需求；关注患者的社会经济需求；关注患者的人权法律需求。并且注重以人为本，注重解决患者的实际困难，把患者的需求具体化等等。

2 对中医药治疗艾滋病的启示

几年来，中医药治疗艾滋病取得了一定的临床疗效，同时也尝试开展了一些关怀工作，但是我国中医药治疗艾滋病在对HIV感染者/AIDS患者社区支持方面还处于起步阶段，尚未形成体系，需要借鉴一些国外对HIV感染者/AIDS患者社区支持的经验，和中医药治疗艾滋病工作相结合，做好接受中医药治疗的HIV感染者/AIDS患者社区支持工作，以便取得更好的治疗效果。从国外的社区支持模式经验中，我们可以得到以下启示。

2.1 以社区和家庭为基础 对于接受中医药治疗的HIV感染者/AIDS患者，社区和家庭仍是其重要的支持来源，我们可以在社区组织一些服务机构，主要开展两方面的工作：第一，对社区的普通人群进行宣传教育，以降低对HIV感染者/AIDS患者的歧视，同时减少对外传播，为治疗工作提供一个和谐的氛围；第二，对HIV感染者/AIDS患者及家人提供相关帮助，提高家庭成员的支持力度，使患者不会处于孤立无援的境地。

2.2 加大资金投入，加强与非政府组织的合作 对HIV感染者/AIDS患者提供社区支持，需要经费的支持，而目前，中医药治疗艾滋病工作非常缺乏这方面的支持，存在经费不足的问题。因此，我们需要从多方面争取资金的支持。同时，需要加强与非政府组织的合作，利用非政府组织来开展工作，可以保证社区支持工作的有力进行，还可以弥补工作人员不足的现状。

2.3 注重培训内容多样化 在社区支持工作中，一个重要的内容是举办多种多样的培训活动，为HIV感染者/AIDS患者提供服务和支持。培训内容应该包括这些方面：第一，对社区服务机构的工作人员的培训，培训中医药治疗艾滋病的医学知识、心理学知识以及与患者交流的技能，以便更好的为患者服务；第二，对患者家庭成员进行培训，也包括医学知识和心理学知识，使他们了解患者的心理特征，了解患者的需求，营造温暖的家庭气氛；第三，对患者的培训，主要是医学知识和工作技能的培训，因为大多数患者都面临社会经济问题，需要增加收入，所以可以对他们进行一些技能的培训，以增加他们的就业机会，增加收入。

2.4 社区支持应以人为本 社区支持工作应体现人性化的特征，从患者的实际出发，了解患者的需求，注重以人为本的精神。患者需要的支持不仅是医疗方面的支持，还有其他方面的支持，要切实考虑到患者的实际需求。比如患者有心理需求，那么我们应该关注患者的心理变化，为他们提供心理咨询服务，让其正确认识自己。同时，应为患者提供法律咨询服务，使其免受歧视伤害。另外，对于艾滋病患者的子女，他们在学习和生活上也需要帮助，应该给他们提供一些经济援助，使他们能享受正常的生活与教育权利。

2.5 建立患者互助交流系统 建立以接受中医药治疗的艾滋病患者为主的互助系统，可以是网络系统，也可以是一个组织系统，以实现患者的自我管理。在这个系统中，他们可以交流分享治疗信息，并相互支持，发掘他们自身的动力，提高自我管理的能力。

对HIV感染者/AIDS患者良好的支持是治疗工作顺利开展的强有力保障，在中医药治疗艾滋病工作中，需要不断加强社区支持方面的工作，汲取一些成功的经验，从而使中医药治疗艾滋病工作取得更好的效果。

参考文献（略）

（出自云南中医入中药杂志2010年第31卷5期第9－11页）

浅谈参与艾滋病中医药防治工作的几点体会

马伯艳

（黑龙江中医药大学温病教研室，黑龙江 哈尔滨 150040）

摘要 艾滋病已经成为当今严重影响人类健康和全球社会经济发展的公共卫生危机问题，中医药防治艾滋病的研究日益受到关注。作为曾经参与广东省艾滋病中药免费治疗项目的工作人员，总结出如下几点体会：（1）中医药防治艾滋病中医药防治艾滋病应依据患者不同免疫状态区别对待；（2）中医治疗方案与西医诊疗方案的合理配合；（3）所用中药剂型应便于携带和服用；（4）加强患者知情同意及依从性管理。

关键词 艾滋病；中医药；防治

艾滋病，即获得性免疫缺陷综合征（Acquired Inmunodeficiency Syndreme，AIDS），是感染人类免疫缺陷病毒（Human Inununodeficiency virus HIV）所致免疫功能的部分或完全丧失，继而发生机会性感染、肿瘤等严重后果的死亡率极高的一种慢性传染性疾病。艾滋病对人类健康已经造成的危害和潜在的威胁是史无前例的，其流行已成为当今严重影响人类健康和全球社会经济发展的公共卫生危机问题。正如联合国在其发布的《人类发展报告2005》中所断言："艾滋病造成了人类发展史上最为严重的倒退"。由于世界医学界至今未有治愈艾滋病的药物和可以预防感染的疫苗出现，而现有HAART疗法又具有较为明显的不良反应、医疗成本相对较高，因此人们将目光投到了抗HIV天然药物开发以及传统医学疗法上面。其中中医药防治艾滋病的研究日益受到关注。我国出现第一例输入性病例前，中医药工作者就已经开展了中医药防治艾滋病的研究工作，历时30余年，为我国艾滋病的防治做出了应有的贡献。尤其是开展艾滋病中医药免费治疗试点项目以来，大大促进了中医药防治艾滋病的科研及临床研究，取得一定进展。笔者于2005－2007年在广州中医药大学从事博士后研究工作期间，参与了广东省艾滋病中医药免费治疗试点项目的工作，本文意将期间的一些工作体会与同道分享。

1 中医药防治艾滋病应依据患者不同免疫状态区别对待

艾滋病为一种慢性传染性疾病，具有较长的潜伏期，一般从感染HIV到出现临床症状平均8～10年。在这一漫长的病程中，感染者无明显不适症状，体表外观等一般状况正常，仅从身体状况而言，HIV感染对其生活质量影响不大。而当感染者出现艾滋病相关症状甚或典型的艾滋病症状及并发症后，患者才表现出明显不适，甚至死亡。在全国性的艾滋病中医证候规律及疗效评价体系的研究未取得对临床有明显指导意义的成果前，中医药的防治工作仍旧以针对患者个体而辨证施治为主。因此，笔者认为，针对无明显症状的HIV感染者和症状蜂起、变化多变的艾滋病患者，应区别对待加以治疗，对于AIDS患者还应根据其免疫功能状态的不同而给予不同的诊疗方案。

由于HIV感染者体内病毒复制和清除处于一个动态平衡，因而其临床症状不明显，但其精神压力普遍较大而多现悲伤、抑郁或易怒等征象，加之广东地区艾滋病感染途径以静脉吸毒为最多，且所处地理环境高温潮湿，因此，在临床上对于HIV感染者并非无证可辨。针对这部分感染者我们在讲明医理、做好心理调节基础上，根据其现有症状辨证施治，并在方药中酌情应用具有抑制病毒复制以及调节免疫功能的药物。同时，注意患者依从性教育，尤其对于就诊迫切的感染者，要与其保持良好的联系和沟通，在日常用药及生活中给与指导，使其能得到及时、恰当的诊疗。对于服用中成药的感染者，笔者会定期要求其复诊（一般初服每个月来复诊一次，3个月后状况稳定，即可改为3个月或半年复诊），期间与其保持电话联系，了解其用药情况。中成药的选择为经过新药临床前药效试验、毒性试验，并获得相关部门批准应用的药物，且应用前仍需对患者辨证，确认为该中成药适应证型后，方可应用。

随着感染者体内CD_4^+细胞不断减少、病毒载量不断增加，感染者将出现各种HIV感染后常见、更严重的症状，包括鹅口疮、末梢神经紊乱、全身性症状（发热、体重减轻）、复发性带状疱疹等并发症，但还不是典型的艾滋病症状。当CD_4^+细胞减少至200cells/μL时，患者通常出现更为严重的艾滋病相关性机会性感染，此即艾滋病相关的典型症状。当CD_4^+细胞计数<50cells/μL为AIDS晚期，即真正意义上的艾滋病期，此时若不经治疗，患者的平均存活期为12～18个月内死于并发症（包括食道、气管、支气管

基金项目：博士后落户黑龙江省启动基金项目（LBH－Q08007）

或肺念珠菌病、弥漫性或肺外孢子菌病、肺外隐球菌病、HIV 相关痴呆、HIV 相关消瘦、卡波西肉瘤等）。由上述艾滋病的自然病程可见，虽然随着体内 CD_4^+ 细胞计数的不断减少而出现各种并发症，但 CD_4^+ 下降程度不同，其并发症种类和严重程度是存在差异的，这也可以部分解释目前来自不同患者群的中医证候调查的结果不同。因为，多数调查均以 CD_4^+ 计数小于 200cells/μL 作为艾滋病患者的纳入标准，但从临床观察及治疗结果发现，CD_4^+ 计数 200～100cells/μL、CD_4^+ 计数 100～50cells/μL 以及 CD_4^+ 计数小于 50cells/μL 时患者所出现的机会性感染的种类会有所不同，有经验的临床医生甚至可以根据其机会性感染种类及部位不同而粗略判断出患者的 CD_4^+ 细胞计数水平。同时，不同地域的艾滋病患者其好发的并发症种类也会存在明显差异。因此，如果笼统地对艾滋病患者的中医证候进行整理和总结，其结果往往不相一致，且对临床缺乏实际的指导价值。针对这种情况，笔者在临床实际工作中充分发挥中医辨证论治、个体化治疗的优势，以缓解和治疗患者症状为短期用药目标，以提高患者生活质量、延长患者生命为长期目标，与西医诊疗方案相配合，尽量发挥中西医结合的优势。其中，利用温病学理论对各种机会性感染导致的发热进行治疗，取得了肯定疗效，但具体应用规律尚需继续总结归纳。

2 中医治疗方案与西医诊疗方案的合理配合

目前对艾滋病治疗，主要包括针对 HIV 病毒的高效抗逆转录病毒疗法（HAART）、HIV/AIDS 的免疫治疗以及其他疗法（包括中医药治疗），而其中以 HAART 是被公认并广泛应用的疗法，但该疗法仍旧不可能完全清除 HIV 病毒。同时，由于患者的依从性、HAART 药物的长期毒性以及有限的医疗资源和经济上的理由等原因，目前该疗法的应用逐渐趋于保守，以达到用药的安全性和经济性。在我国，"四免一关怀"政策的不断深入贯彻以及中药免费治疗试点工作的不断铺开，使得艾滋病的防治状况得到明显好转。但在实际操作中呈现中诸多问题，其中在我们的工作中体会较深的就是中医的免费治疗如何同西医的诊疗方案合理配合。

对于无症状的 HIV 感染者，因为西医不推荐 HAART 治疗，多数就医的感染者都有迫切得到治疗的愿望，同时我们所处广东地区，其民众对中医药认知度和使用率很高，因此应用中药治疗相对比较容易，较少会与西医诊疗方案发生冲突。而且当前的临床研究数据显示，在 HIV 无症状期合理应用中药治疗，是可以起到稳定并提高患者免疫功能的作用，进而以期达到延缓进入 AIDS 期进程的长远治疗目的。

而对于出现严重机会性感染而未能开始 HAART 治疗的 AIDS 患者，由于病情危重、用药甚多，中药的治疗应该处于辅助地位。对于有应用中药治疗愿望、且可以服药的患者，在征得其主治医师同意以及患者知情同意下，可以在辨证施治基础上给予固定处方的中成药或灵活处方的其他剂型，其治疗目的在于缓解患者特定症状，提高患者生活质量，其疗效的判定指标以特定症状体征是否缓解或消失为宜。

对于已经开展 HAART 治疗的患者，中药的治疗重点应是减轻 HAART 不良反应。其目的是协助 HAART 方案顺利进行。这时因为 HAART 疗法本身服药量较大、服药方案较为复杂、不良反应明显，极大地影响患者服药的依从性，而使疗效降低甚至出现耐药。如果此时应用的中药治疗方案也较为复杂，例如中成药服用量较大、服用次数较多，或汤剂的携带不方便等，而影响到 HAART 疗法的顺利开展，将会起到适得其反的效果。因此，对于此类患者，中药的治疗主要以减轻或消除 HAART 不良反应为主要目的，其应处于辅助 HAART 治疗的地位。

另外，由于 HIV 病毒本身除了对免疫功能有严重损伤外，对感染者血液系统、肝肾功能也有不同程度的损伤，因此，无论对无症状的 HIV 感染者还是有无机会性感染的 AIDS 患者，在中药的应用方面均应给予重视。

3 防治艾滋病中药剂型便于携带和服用

中药剂型问题在诸多限制中医药防治艾滋病工作开展的问题中较为突出。若采用传统常用汤剂，虽然可以随时加减变化，利于患者病情，但是无论是服用还是携带都极不方便，尤其对于无症状感染者，他们有强烈的回归社会的要求，极不愿周围人知道自己是病人，因此，很难坚持汤剂治疗。而 AIDS 患者，虽有适于中药汤剂治疗的指征和愿望，但因为相应疗法西药用量很大，也很难坚持服中药汤剂的治疗。另外，我们在工作中还采用了经过严格前期试验、经相关批准应用的中成药胶囊剂，虽然在服用和携带上较之汤剂简便，但因其药物组成固定，使得适应范围相对较小。而且对于中成药，每次服用数量及每日服用次数也是限制其应用的原因。因为中成药往往为了更为广泛的适应范围而药味较多，由此导致每日服用量较大，尤其对于开始 HAART 治疗的患者而言，无疑较难接受。因此，在今后的工作中对于有肯定疗效和治疗范围的传统方剂需要进行合理的剂型改革，以满足不同人群的需要。

4 加强患者知情同意及依从性管理

患者的知情同意是在开始中药免费治疗前必须履行的步骤，笔者在工作中感觉到，这个步骤实施的好坏直接影响到患者依从性。在要求患者签署知情同意书之前，不仅仅是告知患者可以进行免费治疗，更为重要的是要在全面了解患者病情的基础上，给出合理的治疗方案，并要以恰当的方式传达给患者，而且需要通过这个过程赢得患者的信赖，这一点在对于感染了 HIV 者尤为重要。

但是即便患者签署了知情同意书，其依从性管理仍旧是个难题，而依从性的好坏又是直接关系到治疗成败的关键。我们的做法是要让患者充分信任，以尽量保持与患者的有效沟通和联系。并且依据患者的不同年龄层次、不同感染途径以及不同文化水平，采取不同的依从性教育和管理工作。

总之。艾滋病的防治对中华民族乃至整个世界都是一项长期而艰巨的任务，中医药对艾滋病的防治工作更是任重而道远，需要更多的中医人为之努力。

注：仅以此文献给我的博士后合作教授——广州中医药大学热带医学研究所所长符林春研究员，以及在艾滋病防治工作中给予我无私帮助和指导的广州市第八人民医院感染科的医护人员。

参考文献（略）

（出自辽宁中医杂志2010年第37卷10期第1906 – 1907页）

提高艾滋病患者接受中医药治疗依从性初探

黄 琼 樊移山

（云南省传染病专科医院，云南 安宁 650301）

关键词 提高；艾滋病患者；中药治疗依从性

依从性也叫"顺应性"，也就是患者遵从执行医生治疗计划的程度。艾滋病是一个终生的疾病，需要长期坚持治疗，患者的依从性对于治疗效果起着决定性的作用，良好的依从性可使抗病毒作用更持久，从而达到更好的疗效。由于中药治疗艾滋病的药物药量大、服药次数多、不便携带等特点，导致中药治疗艾滋病的依从性相对较差。患者脱失失率高一直是中医药治疗艾滋病的难点之一，因此，提高患者依从性有着十分重要的意义。现将几年来本院中医药治疗艾滋病依从性的管理经验总结如下。

1 影响中医药治疗艾滋病的依从性的原因

影响患者服药依从性的原因比较多，主要包括：1、对艾滋病的认识不足，认为艾滋病是不治之症，从而产生恐惧心理，治疗的药物只是安慰剂，因此服中药较为随意；2、药物剂量大，服药次数多，口感不好，患者难以坚持，导致服药不认真；3、服中药的患者大多CD_4计数较高，服药前身体并无不适，服药一段时间后，发现药物对疾病无明显影响，导致患者自动停药；4、患者流动性大，部分因工作调动不便取药而停药；5、在治疗的患者中，大部分为吸毒人员，服药过程中因复吸收监而中断治疗；6、部分患者感染HIV后，产生严重的心理问题，难以接受现实，加上没有家人的理解和支持，服药一段时间后，丧失生活信心，继而拒绝接受治疗。

2 针对患者存在问题，提出以下解决方法

2.1 提高患者对艾滋病的认识 通过小组活动、贴宣传广告、发放宣传资料、定期讲座等方式，向患者宣传讲解艾滋病的知识，提高知晓率，让大多数患者充分了解目前治疗艾滋病的技术水平、管理方式，消除恐惧心理，在患者完全接受的情况下开始进行治疗。

2.2 做好服药前的准备工作 吸取以往的经验，选择性地入组患者，服药前至少3次预约患者，向患者讲解艾滋病知识，让患者了解治疗的目的，如为什么要服药，如何服药，服药后可能遇到的问题，治疗效果不好如何处理等，向患者——解释清楚，得到患者的理解和信任，树立认真服药的信心，同时向患者说明中药治疗艾滋病是科研项目、关怀项目，治疗过程中要按科研项目的要求来管理，征得患者同意后，签署知情同意书，准备服药。

2.3 举行小组活动 每个季度举行1次小组活动，请志愿者组织患者，由医务人员根据患者需求讲解相关知识、解答疑难问题，或通过提问互动的方式让患者完全了解治疗的意义，巩固服药的信心；选择部分依从性好、治疗效果好的患者，与依从性差、服药不规律的患者进行沟通交流，以患者自己的切身感受影响患者，在活动过程中增进了相互了解，增强了信任感，依从性自然也就好了。

2.4 扩大宣传 利用本院西医抗病毒治疗的优势，广泛向西药治疗的患者宣传中医药治疗艾滋病的精髓所在，使患者通过进一步了解，完全接受中药治疗，把西药治疗艾滋病的良好依从性引入中医治疗艾滋病的队伍中来，使中西医结合更加紧密，治疗艾滋病的方法更加完善，从而提高依从性。

2.5 提倡家庭、社会共同参与 部分患者服药前CD_4计数较高，身体本无不适，加上服药量大，服药次数多，口感不好，大大影响了患者的服药兴致，部分患者甚至产生了厌恶情绪，宁愿选择死亡也不愿服药，针对此种情况，积极与制药部门联系反映情况，同时在服药前即向患者说明情况，尽量筛选愿意接受治疗的患者入组，并建议患者服药前尽量将家人一起带来，因为艾滋病的治疗以家庭治疗为主，家庭环境的好坏直接影响患者的治疗，有亲人的督

促关心和提醒服药治疗,可以让患者感受到亲朋好友的温暖,在征得患者同意后,对其家属或亲友进行相关知识的指导,教导家庭成员重视患者的态度,尊重、关心、爱护患者,减轻其思想负担,可以有效地提高服药的依从性;

2.6 对于流动性大、工作调动等原因无法定期随访的患者,建议患者6个月随访1次,定期在当地医疗机构做相关检查,并及时将结果上传本院,平时保持电话联系随访,灵活机动的方法不但解除了患者的后顾之忧,也提高了患者的依从性;对于收监的患者,与监管部门联系,采取监管部门直接带患者就诊或医务人员上门服务两种办法解决患者的实际困难。

2.7 对于心理问题严重的患者,与本院心理科联系,请专职的心理医生对其进行心理疏导,有助于缓解压力,改善艾滋病感染者的心理状态,使患者能以常人的心态去面对生活,树立战胜疾病的信心,让患者从心理上、行为上均能遵从医师指导,顺利进行治疗。

2.8 提高对医务人员的要求 艾滋病是一个终生的、具有传染性的疾病,与其他疾病相比,不仅有身体上的疾患,更多的是应对来自于家庭、社会、经济等方面的压力,因此大多数患者是非常敏感的,这就要求开展治疗的医务人员不仅需要掌握医学的专业知识,更应该掌握一些咨询、交流的技巧,准确把握患者心理,充分尊重患者,严格保守患者秘密,同时将世界范围内治疗艾滋病相关的新知识、新进展介绍给患者,促使患者增加对艾滋病的认识,提升对治疗的希望,从而坚定治疗信念,提高依从性。

3 小结

艾滋病是一个需要终生治疗的疾病,患者依从性的好坏直接影响到治疗的效果,它不仅仅是一个医疗的问题,还涉及到社会、家庭、心理和个人修养等方面,因此,加深患者对艾滋病基础知识的了解及认识程度,提倡社会、家庭的公共参与,才可以提高患者治疗的依从性,从而保证治疗的顺利进行。同时,定期随访、定期检查,能为西医抗病毒治疗打下良好的基础,可以加强西医抗病毒的管理。

(出自云南中医中药杂志2012年第33卷10期第81－82页)

提高中医药治疗艾滋病患者服药依从性探讨

何亚迪 于从仙

(云南省楚雄州中医医院,云南 楚雄 675000)

关键词 艾滋病;中医药治疗;服药依从性

艾滋病目前尚无能根本治愈的药物和治疗方法,西药HARRT治疗(高效抗反转录病毒治疗)和中药治疗是目前艾滋病治疗的两种主要方法,通过治疗,可以有效的改善患者健康状况,提高患者生存质量,延长生命。虽然中药治疗具有副作用小,可以明显改善艾滋患者的临床症状、提高患者生活质量等特点,但在目前艾滋病仍然无法治愈的背景下,患者长期服药所带来的依从性问题仍然是治疗工作中亟待解决的问题。本文探讨了对接受中医药治疗艾滋病患者依从性的影响因素,以期为制定提高艾滋病患者服药依从性的干预措施提供依据。

1 影响中医药治疗艾滋病患者服药依从性的因素

依从性是指患者行为(如服药、饮食或者改变其生活方式等)与医嘱的一致性,依从性不佳不但影响患者正常康复,甚至严重干扰医护工作的进行。影响艾滋病患者服药依从性的因素比较多,主要包括HIV/AIDS患者的自身认识、对治疗的态度和信念、心理因素、治疗药物剂型剂量、疗效及疗效评价、医护人员的服务等方面,导致患者不规律服药或放弃治疗。

1.1 对疾病的认识 主要是患者未完全理解疾病有关知识和服药依从性的重要性,未按医嘱持续服药或者随意停止治疗。部分患者在出现CD_4上升后认为病情好转而停药;部分患者治疗前本身无明显不适症状,服药一段时间后认为服药与否对身体状况无影响而停药;部分患者觉得与抗病毒治疗相比,中药治疗不存在耐药性影响,因此服药较为随意;部分患者觉得艾滋病不能治愈,因此对待治疗比较消极。这些都是影响治疗依从性的重要原因。

1.2 对治疗的态度和信念 通过治疗,以期达到延长生命、改善健康状况及承担作为父母、子女应尽的责任、义务等家庭、社会伦理道德自我要求等目标,是促使患者期望治疗获得理想疗效并愿积极配合接受治疗的重要因素。这些因素促使患者树立坚定的治疗信念,积极乐观的治疗态度,这是患者能保证治疗依从性的根本支持。而家庭和亲人对于患者接受治疗的支持和鼓励也是促使患者坚定治疗信念的重要因素。也有部分患者已自我放弃,认为治与否都无所谓,或看到同伴不进行治疗亦无大碍,觉得自己参加治疗成了多余的事[1]。虽然有的患者知道遵医嘱的重要性，但自制力差，常与麻将、游戏机、电脑、烟酒为伴，不能规律生活和遵医嘱服药。社会歧视影响着患者的心理和行为，对于患者坚定治疗信念和保持依从性是一个负面的影响。尽管对艾滋病感染者和艾滋病患者的歧视遭到了各种国际组织和公共卫生人员的强烈反对，但目前仍然是一种较为普遍的现象[2]。

1.3 心理因素 感染 HIV 后，大多数患者会产生严重的心理问题[3]。有研究表明，艾滋病咨询者的心理问题主要包括恐惧、压力、消极、报复和麻木等，在不同的时期和阶段有不同的表现，而且与生活背景、文化程度和高危行为等有关[4]。对于这些心理问题，若处理不当，可导致心理障碍而产生更为严重的后果。因为在心理压力下，人的各项免疫细胞应答指标均有下降，可见心理因素对于生理状况具有重要作用，也是影响疗效的重要因素[5]。有些患者在得知自己感染了 HIV 以后，甚至丧失了生活的勇气，出现拒绝接受、害怕、孤独、自杀念头以及痛苦的比例都很高[6]。也有部分人感到无所谓，认为即使不干扰 HIV，死亡也是难以避免的。

1.4 治疗药物剂型剂量 2003 年我国启动了中医药治疗艾滋病试点项目工作，试点地区至今已由开始时的五省市增加到十五省（市、地区）。目前大规模应用于临床治疗艾滋病的中药制剂绝大多数为试点项目工作中使用，也有部分由科研机构研制的药物如中国科学院昆明植物研究所罗士德教授研制的"复方 SH"等。药物剂型包括胶囊剂、颗粒剂、水滴丸等，每天服药多为 3 次。有些患者服药时，感觉剂量太大、剂型不好、口感太差、服药次数多等，导致不能按医嘱服药，使依从性受到影响甚至治疗中断。

1.5 疗效及疗效评价 通过接受治疗以改善自己的健康状况，并获得满意的疗效，这是支持患者保持良好依从性的重要因素。中药治疗艾滋病主要通过 CD_4^+ T 淋巴细胞及临床症状体征的变化作为评价疗效的依据，与抗病毒治疗相比，中医药治疗目前尚未建立一个较为完善的疗效评价体系。多数患者在治疗中习惯单纯以 CD_4 计数来评价治疗效果，忽视临床症状体征的改变，部分患者因自觉免疫功能无明显改善而出现停药或转而接受抗病毒治疗。

1.6 医护人员的服务 医护人员要与艾滋病患者建立良好的医患关系，获得患者的信任，这是提高治疗依从性的基础。由于艾滋病治疗的特殊性和长期性，如果医护人员在治疗工作仅仅为患者提供专业医疗知识方面的服务，必然会对患者依从性产生影响。

2 提高中医药治疗艾滋病患者服药依从性的措施

从影响中医药治疗艾滋病患者服药依从性因素分析中得出，促进艾滋病患者服药依从性应包括提高患者对疾病知识和依从性的认识；做好心理咨询，建立良好的医患关系，争取家庭、社会的关心和支持、改善药物剂型剂量、建立完善中医药治疗艾滋病疗效评价体系。

2.1 健康教育 由专职艾滋病防治医师或护士，与艾滋病患者进行面对面的沟通交流，进行心理咨询和疾病知识及用药知识的培训，帮助患者充分了解艾滋病及其治疗的相关知识。当确信患者已经了解了治疗将带来的益处和风险及其它事宜后，对自愿接受服药的患者才纳入治疗。在治疗过程中，医护人员也需要不断的对患者进行服药指导，解答他们在治疗过程中的疑问，对服药依从性好的患者多予鼓励和肯定，以促进患者保持依从性。同时从家庭、社会的责任和义务等方面疏导患者心理，帮助患者树立为家人、为子女、为自己而治疗的信念，以促进患者对待治疗保持积极态度。

2.2 心理干预 对于艾滋病感染者这一特殊病种人群，心理干预显得尤为重要[7]。对艾滋病感染者提供一定的心理咨询，尤其是感染初期，咨询服务更为重要。在不同的阶段和时期提供不同的咨询服务[8]，有助于缓解压力，改善艾滋病感染者的心理状态，使他们以科学和平常的心态去对待生活，树立起战胜疾病的信心，让患者从心理上到行为上遵从医师得指导，顺利进行治疗，恢复正常的生活。

2.3 家庭和社会的支持 因为艾滋病患者主要以家庭治疗为主，所以，家庭和社会环境的好坏会影响患者的治疗，尤其是患者的家人，他们对患者的治疗效果、治疗依从性会产生直接影响。有亲人的督促关心或提醒服药治疗，可以让患者感受家庭和亲朋好友的温暖。在征得患者同意后对其家属或其亲友进行相关知识的指导，教育家庭成员或亲友重视对患者的态度和不歧视艾滋病患者，多关心、宽容和爱护他们，给予患者足够的心理慰藉，减轻其思想负担和后顾之忧，可以有效的提高患者的服药依从性。

2.4 治疗药物剂型剂量 若患者觉得难以接受治疗的原因是剂量太大、剂型不好、口感太差、服药次数多等，医护人员应做好解释安慰工作，帮助患者克服服药过程中出现的问题。另一方面，也可以通过调查，筛选出大部分患者愿意接受的制剂类型，在药剂部门的配合下，通过更换制剂类型及提高制剂内药物的有效含量等方法，使用患者易于接受的制剂或减少服药量、服药次数以促进患者保持良好的依从性。

2.5 建立完善中医药治疗艾滋病疗效评价体系 自 1995 年何大一教授报告了 HIV 病毒动力学理论，1996 年基于此理论而发明的"鸡尾酒疗法"运用于临床以来，高效抗反转录病毒治疗在世界范围内有较长时间的运用，并形成了主要以病毒载量和 CD_4^+ T 淋巴细胞作为疗效指标的相对完善的疗效评价体系。因此对于艾滋病治疗疗效的评价，患者更多了解到的是抗病毒治疗的疗效评价标准。而我国中医药治疗艾滋病工作因为开展时间相对较短，目前还没有完全建立一套完善的疗效评价体系，尤其是对于临床症状体征的改善及生存质量的改善等方面对于疗效的评价，还没有一个权威的标准。由于多数中医药治疗艾滋病制剂的治疗机理与抗病毒治疗单纯杀灭病毒的治疗机理不同，中医药治疗艾滋病的疗效主要体现调节免疫及改善患者临床症状体征以提高生存质量、延长生存期上。若使用抗病毒治疗的疗效指标来评价中医药治疗艾滋病的疗效，那显然是有失偏颇。目前虽然我国中医药治疗艾滋病试点项目中也使用了症状体征积分及PRO量表、生存质量量表等表格，希望通过将患者自觉症状及体征、生存质量等指标以量化的方式来分析治疗效果，但目前尚未建立形成一个较为准确、完善的疗效评价标准和评价体系。使临床医护人员在面对患者或抗病毒治疗同行以病毒载量、CD_4^+ T淋巴细胞变化来评价中医药治疗的疗效时，没有一个权威性的中医药治疗疗效评价标准来进行解释。因此，尽快建立完善中医药治疗艾滋病疗效评价体系是目前中医药治疗艾滋病工作中迫切需要解决的问题。

2.6 医护人员的服务 由于艾滋病不仅仅是身体上的疾患，与其他疾病相比，还更多的涉及心理因素、家庭社会因素等等方面，多数患者都是非常敏感的，因此开展治疗工作的医护人员不仅仅需要掌握医学专业知识，也需要掌握一定咨询、交流的技巧。医护人员在治疗工作中应做到尊重和不歧视患者、严肃对待和为病人保密、积极治疗与护理、积极作为反对和抵制歧视现象的倡导者、对病人进行健康教育、做好针对性的咨询工作等方面[9]。同时，艾滋病的治疗研究也在世界范围内不断的开展，医护人员需要不断追踪、了解和学习与艾滋病治疗相关的新知识、新进展，在充实自己的同时也向患者不断传递艾滋病治疗的研究进展，促进患者保持对于治疗的希望，坚定治疗信念而保持依从性。

3 小结

目前，艾滋病患者需要长期的服药维持治疗才能使病情得到持续的控制。艾滋病患者的治疗依从性问题不仅是医疗行为，还属于社会医学范畴，涉及医生、护士、患者、药品、社会、环境等诸多方面，需要医务人员、患者、社会等各方共同参与[10]。影响治疗依从性的因素包括患者不理解疾病知识及治疗依从性的重要性、家庭和社会支持、心理障碍、药物剂量剂型、疗效评价等方面。因此，对艾滋病患者进行这些方面的干预，是改善患者的心理状态和行为方式的切入点，使患者的服药依从性得到提高。

参考文献（略）

（出自云南中医中药杂志2011年第32卷10期第86－88页）

艾滋病患者接受中医药治疗失访原因分析

梁 杰　徐 刚　唐晓倩

（云南省红河州中医医院，云南 个旧　661000）

关键词 艾滋病；试点项目；中医；治疗失访；原因分析

在实施国家中医药治疗艾滋病试点项目中，为了更好地发挥中医药的治疗作用，提高对患者接受治疗的管理水平，改进工作方法，提高患者的治疗依从性，降低治疗失访率。现将本院7年的治疗失访情况分析如下

1 资料与方法

所有资料均来源于本院2005年10月~2012年12月实施国家中医药治疗艾滋病试点项目中收治的病人。对外出打工、拒绝治疗、无法联系、同时接受西药抗病毒治疗、特殊环境（拘押场所）等方面进行分析。

2 结果

2.1 2005年到2012年收治病人人数逐年递增，从2005年收治172例病人到2012年收治372例病人。2010年总失访人数最少，为0例。具体详见下表及图。

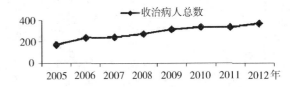

图1　2005~2012年收治病人总数

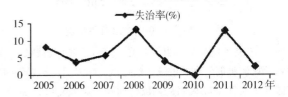

图2　2005~2012年失治率（%）

中医药治疗艾滋病研究进展

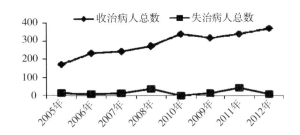

图 3　2005～2012 年收治及失治人员总数

表 1　2005～2012 年收治情况

年份	收治病人总数	失访病人总数	失访率/%					
			总失访率	外出打工	拒绝治疗	无法联系	同时接受西药抗病毒治疗	特殊环境
2005	172	14	8.14	14.29	50	21.23	7.14	7.14
2006	235	9	3.83	0	33.33	22.22	33.33	11.11
2007	246	14	5.69	0	35.71	14.29	21.43	28.57
2008	274	37	13.5	5.11	5.41	18.92	45.95	21.62
2009	316	13	4.11	0	15.38	23.08	46.15	15.38
2010	338	0	0	0	0	0	0	0
2011	341	45	13.2	15.56	8.89	20	37.7	17.78
2012	372	10	2.36	20	10	10	20	40

2010 年本院争取到了"中国全球基金艾滋病项目社区组织项目"的支持在此项目平台的支持下，工作取得了突出的表现。2011 年"中国全球基金艾滋病项目社区组织项目"撤出，已建立的良好的病人参与管理的平台也随之消失，对病人治疗管理的水平明显下降，失访病人明显增加，总失访人数最多。

2.2　随着治疗时间的延长，身体渐渐好转，外出打工的治疗人员也渐渐增加。在国家中医药治疗艾滋病试点项目中，国家尚未建立跨省治疗病人的管理模式，导致部份治疗人员出省后，找不到治疗点，不能继续接受治疗，完成相关检查工作。

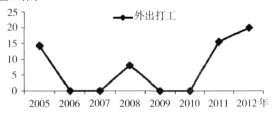

图 4　2005～2012 外出打工情况

2.3　艾滋病患病人群，其群体综合素质比较特殊，经济基础比较脆弱。在我院这个治疗点，仍以 IDU 人群为主，其服药依从性难以巩固，在服药期间，病人复吸毒品或犯罪而被拘押，故无法继续治疗；更加让人担忧的是，部份病人在家庭中，已经无人照管，其家人顺其生死，不闻不问。

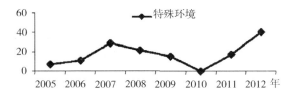

图 5　2005～2012 特殊环境因素

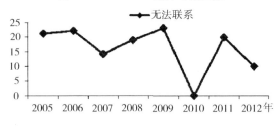

图 6　2005～2012 无法联系情况

2.4　目前，治疗艾滋病有抗病毒治疗、中医药治疗、中西药同时服用几种治疗方法，很多治疗者，同时均进行中西药结合治疗；同时其也还存在伴发症，也在对伴发症进行治疗，这就增加了服药的次数及数量，致使治疗者服药太多而选择放弃中医药治疗。

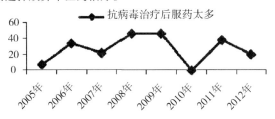

图 7　几种治疗同时进行

2.5　拒绝治疗是常见原因　艾滋病是不能痊愈的，虽然国家有免费检查及治疗等相关政策，但大部份病人还是认为，每天吃药费神费力，还不如随其发展，拒绝任何治疗。

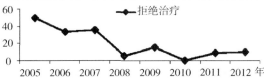

图 8　拒绝治疗情况

3　讨论

中医药治疗艾滋病是防治艾滋病一个不可或缺的重要组成部份，需要全社会的关心与支持，需要更多社会团体财力、物力、人力的关心与支持才能取得发展的更好。

国家需尽快完善规范中医药治疗艾滋病体系建立能在全国参与国家中医药治疗艾滋病试点项目的省市方便查询的数据库，建立跨省转介病人的机制，方便接受中医药治疗的病人就近医疗。

对于无法联系而致脱失病人，现在采取的办法是在患者入组治疗时尽量多留一些联系电话，如其家人、周边朋友，以便在需要时候能联系到病人以保持其服药依从性。在病人入组时尽量要求家属陪同，让其家属了解更多的治疗知识争取获得家庭支持，降低失访率。

对于环境特殊导致失访的病人（主要指 IDU 人员），在病人入组治疗时反复强调，如果他们进入拘押场所，要即时与相关人员说明情况，让治疗者得到连续治疗的保证，减少失访。

艾滋病的防治工作是一个综合工程，是多部门多机构、多系统相互配合、协调的系统工作，同样中医药治疗艾滋病的工作，也是要在多方面的支持下才能取得较好效果，不仅仅是一个简单的治疗工作，是需要各级机构层层重视、支持、配合的工作，这有这样才能真正体现出中医药治疗艾滋病的优势。

（出自云南中医中药杂志 2013 年第 34 卷 4 期第 19 - 20 页）

新疆地区中医药防治艾滋病工作运行模式探析

马秀兰　马建萍＊＊　艾合买提·阿不都热依木　张　颖　李静茹　曾琳

（新疆维吾尔自治区中医医院/国家中医临床研究基地　乌鲁木齐　830000）

摘要　通过对新疆地区中医药防治艾滋病的工作运行模式进行总结，从整合资源、创建模式、突出重点、完善机制等方面进行阐述，指出各方面的亮点及存在的问题。目前新疆·国家中医临床研究基地艾滋病研究工作已有资源共享、网络体系构建等创新模式，但在规范诊疗、机制体制运行、人才培养等方面还需进一步加强，提高艾滋病的防治水平。

关键词　艾滋病　运行模式　机制

2008 年新疆维吾尔自治区中医医院被国家发改委确立为国家中医临床研究基地建设单位之一[1]，重点研究艾滋病。基地建设是一个创新型项目，在中医药行业具有里程碑式的意义[2]。基地建设之初，本院艾滋病研究团队结合以往工作经验进行总结、分析，在机制、体制方面进行探索，初步形成新疆地区中医药防治艾滋病的运行模式。

1　艾滋病疫情形势及发病特点

新疆地区是艾滋病高发地区。根据 2012 年 12 月公布的疫情报告，截至 2012 年 9 月，全区 94 个县、市、区及自治区直辖县级行政单位累计报告艾滋病病毒感染者和病人 4 万例，死亡 5073 例。根据 WHO 推荐方法估算，新疆现存活感染者和病人约 6 万人，约占全国的 7.7%，位居全国第五，全人群感染率约为 0.28%，仅次于云南和广西，位居全国第三。

新疆艾滋病发病具有如下特点：艾滋病既往感染者集中进入病发期，死亡人数有所上升；吸毒途径传播与性传播并存成为艾滋病主要传播途径；疫情开始向一般人群扩散。新疆地区属于高寒、气候干燥的地区，居民饮食以肉类、烤炙类为主。由于地域因素、气候因素、生活习惯等综合作用，产生独特的中医证型分布特征。

2　整合优质资源

2.1　整合全区医疗、患者资源

新疆的发病与国内其他地区不同。河南地区为集中发病，新疆地区的患者分散于新疆各地州、县、乡。患者呈集中与分散并存的分布局面。患者的分布情况给随访治疗带来一定的困难。在临床研究基地建设过程中，结合新疆地区疫情分布情况，整合全疆医疗资源，在新疆范围内成立专家组，形成由省级中医药管理局牵头，自省级中医医院向州、市中医医院辐射的局面，集合新疆中医药防治艾滋病的优势力量，为新疆患者服务。根据疫情分布情况，将研究项目有计划的安排在疫情较为严重的地区，既有利于完成研究工作，也有利于对该地区的医务工作者进行培训、交流，提高重点地区的艾滋病防治工作水平。通过在新疆高发区县建立治疗点的方式，使更多患者能接受中医药治疗。

2.2　整合管理信息资源

由于艾滋病的特殊性，对患者的管理是艾滋病防治工作的重点和难点。各级疾控中心针对本区患者的特点，采用不同的管理方法。目前对患者实行分区管理，建立随访、宣教、转介等制度，总结不同疾控中心的管理经验，带动新疆地县级中医医院开展中医药防治艾滋病工作。目前总结的管理经验及制度将对此工作带来极大的帮助。

2.3　设备共享

在共建单位就诊、住院的患者，只要本单位可提供检测，均可为该院患者提供绿色通道，使得两家医院实现医疗设备共享，弥补该院设备短缺带来的不足。

＊　国家中医药管理局 2012 年中医药行业科研专项（201207001）：全国中医医疗与临床科研信息共享系统的推广应用研究，负责人：李风森。

3 新型模式

3.1 新型模式的内容

在新疆建立立体网络结构，逐层铺开，由区级单位向地州、县市、乡镇逐级覆盖，做到患者与治疗点相一致。将艾滋病的中西医防治资源进行整合统一调配，将艾滋病防控、抗病毒治疗、中医药治疗3个方面力量有机结合，发挥优势。

3.2 新型模式的特点

以立体网络结构为依托，逐步形成紧密结合、密切协作、立足长远的新疆艾滋病中医药研究体系。在疾控中心与当地传染病医院、中医医院间建立协作关系，充分发挥中医药的治疗作用。

3.3 新型模式与传统模式的区别

目前各区县的艾滋病病人均由疾病预防控制中心集中管理。患者的随访、抗病毒治疗、教育等均由疾病预防控制中心完成。由于艾滋病是一个涉及多学科的复杂传染病，疾病预防控制中心的医生仅能够进行抗病毒治疗方案的制定以及抗病毒药物的发放，对患者出现并发症的诊断及治疗均存在不足。随着抗病毒治疗的全面开展，患者的生存时间延长，必然出现更多的并发症。目前新疆已将抗病毒治疗点设在社区中心或相应的医院，使得患者可及时得到规范的治疗，同时减轻疾病预防控制中心的压力，使得疾控中心能有更多的精力致力于患者的管理及教育等工作。这一举动是患者与疾控中心共赢的方式。目前，基地建设形成的模式是将中医药治疗融合其中，加大中医药干预的力度，使得艾滋病患者的治疗能够做到中西医结合。通过疾控中心、抗病毒治疗点与中医医院的合作，使患者得到更规范的管理，更全面及时的治疗，同时有助于提高新疆艾滋病防治工作人员的防治水平，推进新疆艾滋病防治工作的进展。

4 突出研究重点，将研究课题与基地建设任务相结合

在研究过程中，通过构建网络体系，将研究课题与基地建设任务相结合，可加强各级中医医院的联络，提高科研意识及协作能力。本网络体系以省一级的中医药研究院为主体，在科研项目实施过程中，适当地带动区、县级中医医院。围绕新疆艾滋病中医药研究的重点问题，本着科研工作反哺临床的宗旨，在科研的带动下，提高各级中医医院的艾滋病临床工作能力。

5 完善运行机制，统一思想、目标、方案及步调

良好的运行机制是研究工作得以顺利进行的制度保障，是科研发展的前提。尤其是面对众多的协作单位，实现思想及工作目标统一，步调一致地完成基地业务建设工作，则要有良好的制度约束，同时还需相应的激励制度。只有制度化、规范化的运行，才能使基地建设构建的网络体系得以稳步运转。

新疆·国家中医临床研究基地在艾滋病研究过程中，与各疾控的协作逐步制度化、规范化。通过签署合作协议、具体项目协议，明确双方的权责利，统一思想。针对各协作单位的工作特点及能力，提出具体要求，使得目标能够顺利实现。

通过项目协议及聘请各单位主要负责人为专家顾问等方式，进行约束管理。对各治疗点的工作，形成督导检查制度，定期对其工作进行检查，能够全面了解项目工作进展，及时解决项目实施过程中出现的问题。新疆地区基层单位医务人员科研能力及水平有限，为了更好地完成项目工作，针对每个项目的实施，开展相关培训，使得项目工作能规范化地开展。

6 展望

目前已初步形成新疆范围的中医药防治网络体系，但是各治疗点工作不够规范。今后将致力于研究及推广规范化的治疗，进一步扩大临床研究基地的辐射作用，健全和完善机制，以保障网络体系的运行和进一步推广。当前各协作单位的科研意识薄弱，科研人才资源相对匮乏，随着科研项目的增多，科研任务愈加繁重，需不断提高新疆地区艾滋病研究人员的工作水平。

参考文献（略）

临沧市中医药治疗艾滋病管理模式初探

叶 芳

（云南省临沧市中医医院，云南 临沧 677000）

摘要 通过建立制度、健全机制，加强宣传、努力工作，将中医药治疗艾滋病试点项目在全市七县一区两个乡镇全面铺开，开展了以治疗基地指导、管理为主要内容的综合管理工作。使全市治疗艾滋病项目的铺开全面，扩大了救治范围，方便患者就近方便服药，促进了本市艾滋病综合防治工作，形成了符合本市情况的管理模式，并取得了初步的成效。

关键词 中医药疗法；艾滋病；管理模式

临沧市自1990年在耿马县孟定镇边境口岸吸毒人群中检测出4例艾滋病病毒感染者以来，艾滋病以惊人的速度在全市流行蔓延，是云南省4个艾滋病高度流行区之一。近几年每年增长幅度已达20%～30%，形势十分严峻。严峻的局势使本市防治艾滋病工作面临着巨大的挑战，需要通过多种途径，多种方式为艾滋病病毒感染者和患者提供安全、有效的临床治疗。实践证明中医药治疗艾滋病患者具有较好的优势[1]。根据国家中医药管理局关于"中医药治疗艾滋病试点项目"的有关文件精神和要求，本市中医药治疗艾滋病项目工作于2007年5月11日正式启动，为了推进项目工作，探索符合临沧市中医药治疗HIV感染者/艾滋病（AIDS）患者管理模式，于2010年开展了以治疗基地指导、管理为主要内容的综合管理工作，并取得初步效果。

1 管理模式的主要内容和方法

1.1 成立机构，建立制度，健全机制 中医药治疗艾滋病项目是本市艾滋病防治工作的重要组成部分，各级党委、政府高度重视此项工作，成立以市卫生局局长为组长的市项目工作领导小组，以市中医医院业务骨干为主的市级项目专家组，拟定全市项目的实施方案。各县、区及各治疗点也相应的成立领导机构，为项目工作的开展作了有力保障。

本市将中医药治疗艾滋病工作纳入政府防治艾滋病工作责任目标管理，全市推进，并建立了以基地为中心、各县（区）中医医院（综合医院）和2个中心卫生院为项目治疗点，由基地统一管理的项目工作机制，确保了项目工作的有序开展。

根据省《中医药治疗艾滋病试点项目实施方案》的文件精神，按照《中医药治疗艾滋病诊疗规范》，结合本市实际，项目办公室制定了"领导小组职责""《临床观察表》管理制度""信息资料收集和管理制度""项目实施方案工作流程图""医护人员安全防护制度""项目经费管理制度"等相应工作职责、制度。规范项目工作开展。

在云南省中医中药研究院的技术指导下，以临沧市中医医院牵头完成试点项目任务。通过市、区防艾办的统一协调，分别和疾控、西药抗病毒治疗点、母婴阻断治疗点、美沙酮维持治疗门诊、戒毒所等部门协作，形成从宣传教育、监测检测、行为干预、患者管理、临床治疗等一系列规范有序、资源共享的联系、转诊制度。把项目实施与防治艾滋病的日常工作结合起来，建立具有地方特色、可持续发展的项目工作机制。

1.2 积极学习、加强宣传 基地工作人员通过参加分级培训、分类实施和专家现场指导的方式等，对艾滋病诊断、治疗、咨询、关怀服务知识、中医药的防治方案进行了系统的学习，还积极请省级项目专家到项目基地，开展巡诊指导、培训基层医务人员等工作。通过培训，项目工作人员的理论水平、服务能力、临床诊疗水平均有较大提高。培养了一支中医药参与艾滋病防治的高素质教学、科研、临床队伍。坚持临床、科研、人才培养相结合。

通过多种途径在艾滋病病毒感染者和患者中宣传的中医药治疗艾滋病相关知识，尤其是同伴教育，提高目标人群对中医药治疗艾滋病的认知水平，了解其特点和已取得的临床效果，增强对中医药治疗艾滋病的信任感。

1.3 无私奉献，努力工作

1.3.1 规范开展项目工作 面对繁重的艾滋病防治工作，面对心理上普遍处于崩溃的边缘，孤独、害怕、不敢面对现实的患者[2]，工作人员兢兢业业，无私奉献，用耐心、细心和爱心来对待每一位患者，严格按照项目工作的要求，较好完成项目任务。

1.3.2 开展多形式艾滋病病毒感染者和患者的依从性教育

对正在治疗的患者进行同伴教育、知识培训、认知干预、情感干预等依从性教育活动，提高患者依从性，降低脱落率，并积极探索新的工作机制。

1.3.3 开展多渠道的随访管理 患者的随访管理既是项目工作的要求，也是保证患者疗效的重要内容，对此项目办采用多种形式的随访工作，并给予家庭式的鼓励，让患者积极加入到中医药治疗队伍中来，确保项目的质量和患者的疗效。

1.3.4 引进项目支持，增加患者补助 临沧艾滋病病毒感染者和患者农民占43.77%，无业者占18.44%，多分布在偏远乡村，每月要到各治疗基地诊治，交通费、误工补助等成为生活中的一大开支。市项目办积极引进项目，通过项目间的资源整合，力所能及的为患者申请交通费、误工补助等，努力解决患者的燃眉之急，提高了患者的依从性。

1.4 加大投入，加强工作督导，不断总结经验 市项目专家组定期不定期到各治疗点进行项目工作的督导、考核，对患者进行诊治、宣教，帮助治疗点解决疑难问题，并根据考核各治疗点完成工作的情况进行经费拨付。省项目办的领导，省中研院的专家也多次到基地及治疗点进行工作督导，根据各县区各治疗点的情况进行分析总结，寻找各自的特点及发展方向，逐步形成全市全面开展，各有特色，各有所长，各有攻专，为今后开展科研工作开展打下基础，理清思路。

2 管理的效果

临沧市中医药治疗艾滋病试点项目工作，由项目启动之初的50例任务数增到2010年的660例任务数、2011年的900例任务数，扩大了救治范围。各县、区及部分乡镇的患者能就近就便得到中医药治疗，促进了本市艾滋病综合防治工作。截止2011年6月30日，累计治疗955例，其中脱失52例，死亡24例，转出10例，目前正在治疗869例。869例病例中，纯中药治疗403例，中西医结合治疗468例。为全省收治任务数第一，全省中西医结合治疗数第一。并形成全市7县一区两个乡镇全面铺开，由基地统一管理，辐射9个治疗点的管理格局。

3 讨论

近年来，我国艾滋病的流行速度明显加快，每年新感染、死亡和需要治疗的感染者人数大量增加。加强对HIV感染者/AIDS患者的治疗、管理，既有利于HIV感染者/AIDS患者，又保护其家属和社会公众免受感染，是控制艾滋病病毒进步传播的重要措施，也是维护社会稳定、构建和谐社会不可缺少的组成部分[3]。中医药治疗艾滋病是本市防治艾滋病的重要组成部分，本市通过一年多的项目推进，圆满完成了项目任务，使得中医药救治艾滋病患者在全市得到辐射，使更多的艾滋病感染者及患者都能接受中医药的治疗，使AIDS患者能更多的感受到国家的关怀，并在工作中摸索出一定的经验和启示：（1）健全机构，建立机制，完善制度是保障；（2）加强学习，加强培训，提高队伍素质，无私奉献工作是基础；（3）部门配合，资源整合，充分调动艾滋病病毒感染者和AIDS患者的积极性是关键；（4）坚持中西医结合治疗和中医药早期干预感染者并重的治疗原则，坚持临床与科研相结合，积极、科学和规范地探索是发展。

本市作为一个边境、少数民族、艾滋病高发地区，通过中医药治疗艾滋病项目的实施，促进了本市艾滋病综合防治工作，初步形成了符合本市特点的全市中医药治疗艾滋病工作格局，为本市乃至其他地区今后的防治艾滋病工作提供了可借鉴的工作模式。

参考文献（略）

（出自云南中医中药杂志2011年第32卷10期第11－12页）

调查卧龙区艾滋病患者对中医的需求和依从性

黄中玲　马红昌

（南阳市卧龙区疾病预防控制中心，河南　南阳　473000）

摘要　目的：了解卧龙区艾滋病患者对中医的需求和依从性的现状。方法：对200名卧龙区艾滋病患者进行中医需求和依从性的调查，并对检查结果进行统计分析。结果：认为中医可以治疗艾滋病，愿意服用中药的患者占98.5%认为中医不能治疗艾滋病，不愿意服用中药的占1.5%在服药患者当中，不间断按时服药者占总调查人数的99%依从性差不按时服药者占1%结论：中医在艾滋病患者的心目中占有很高的地位，是一种简、便、廉、验的治疗手段。

关键词　健康调查；中医药；卧龙区；艾滋病

2010年3～9月，笔者通过河南中医学院研究课题对艾滋病患者的需求和依从性现状进行调查，现将调查结果报道如下：

1 一般资料

被调查人员均为卧龙区艾滋病患者，其中男106例，女94例；年龄在18～50岁之间，其中18～30岁22例，31～50岁178例；文化程度高中及中专28例，初中128例，小学40例，文盲4例。

2 研究方向

2.1 调查人员培训　由河南中医学院专家按照化验结果选定艾滋病患者，并填写病例和调查问卷，按统一流程，对参与调查的工作人员进行专业调查方面的知识培训，熟悉调查内容，同时选定参与发放调查表的工作人员。

2.2 调查方法　利用河南省中医专家每月的坐诊机会，填写调查问卷，在实施调查的过程中，由经过培训的专业人员负责发放和填写调查问卷，以保证实际收回的数量达标。同时，调查组设监察员1名，监察员每月对调查工作进度进行监察和督导，以保证调查按时且保质保量地完成。

3 调查结果

①认为中医可以治疗艾滋病，愿意服用中药者占98.5%；认为中医不能治疗艾滋病，不愿意服用中药者占1.5%。②在服药者当中，不间断按时服药者占总服药人数的99%；依从性差不按时服药者占1%。

4 讨论

卧龙区艾滋病患者对中医的需求和依从性的调查，是卧龙区首次针对中医药的"摸家底"式调查，目的是对卧龙区的艾滋病患者对中医的需求和依从性状况作一全面、客观、科学的了解，为全区的艾滋病患者在今后的医疗救治中提供科学的治疗思路。本调查结果表明，中医药在艾滋病患者心目中有很高的地位。对中医药疗效满意，愿意服用中药的患者占总调查人数的98.5%，说明艾滋病患者是愿意服用中药的，他们认为中医药毒副作用小，又能缓解症状，是一种行之有效的治疗方法。调查中发现通过对艾滋病患者的健康教育，艾滋病患者服药的依从性得到很大的提高，在服药者当中，不间断按时服药的人达到99%。

调查显示，中医是一种内容丰富、成本低廉、深受艾滋病患者欢迎的医疗服务模式，中医药具有简、便、验、廉、安全有效的特点和疗效稳定、副作用小的优势，受到艾滋病患者的欢迎。因此，在艾滋病患者中，能服用免费中草药，不仅有利于艾滋病患者健康水平的提高，更有利于艾滋病患者的情绪稳定，是一种很好的防治艾滋病的措施。目前国家重视利用中医药来预防和治疗艾滋病患者，如国家的"973"重点课题，国家十五科技公关项目，科技部国际科技合作项目，国家自然科学基金课题[1]等都利用中医药预防和治疗艾滋病。随着科研项目研究的进一步深入和课题的成功研究，相信中医药一定能成为艾滋病患者健康的福音。

参考文献（略）

（出自甘肃中医2011年第24卷2期第66页）

宛城区中医药治疗艾滋病项目管理的模式

张成太[1]　徐国振[2]　屈秀炳[2]　邢燕丽[1]

（1 南阳市宛城区中医院　河南南阳　473000；
2 南阳市宛城区卫生局　河南南阳　473000）

摘要　1、探索中医药治疗艾滋病的管理模式　2、介绍宛城区中医药治疗艾滋病的"宛城模式"　3、推广宛城区中医药治疗艾滋病的"宛城模式"。

宛城区位居南阳市中心城区，医圣张仲景墓祠坐落区内，中医药文化底蕴十分丰厚。全辖区10个乡镇6个办事处，243个行政村，37个居委会，1145个自然村，总人口80376万人，总户数211,218户，其中农业人口57.3万人，占总人口的71.2%。宛城区是一个农业大区，1995年前后有偿供血人数较多，截止2010年10月底，共查出HIV/AIDS 832人，死亡210例，现存活622人，发病569人。防治任务十分艰巨。我区中医药治疗艾滋病项目自2004年10月28日启动至今已经六年，六年来在省市领导和专家的关心支持下，区政府高度重视，谨密决策，经过区艾防办、区中管局、区中医药防治艾滋病工作领导小组以及广大医务人员的共同努力，依靠科学发展观和高尚的职业道德及朴实的工作作风，严格按照项目要求的各项规定，充分利用中医药防治艾滋病搭建的研究平台，并结合我区的自身实际，积极探索"宛城模式"高起点、严要求地开展工作。治疗与关爱并重，规范与研讨并举，全面提升了中医药在艾滋病治疗中的地位和水平，并取得了较好的治疗效果和社会效益，受到了广大艾滋病患者的欢迎。现将我区六年来中医药治疗艾滋病项目的管理办法汇报如下：

一、临床情况

1、益艾康治疗

按照美国CDC 1993年颁布的HIV/AIDS的诊断标准，选择符合标准的病人277例。采用省项目办指定的中成药益艾康胶囊，每次5片，每日三次，温开水送服。

2、中药汤剂应用

机会性感染患者在《中医药治疗艾滋病临床技术方案（试行）》的基础上进行辨证施治，以体现中医药简、便、廉验的特色优势。

3、将常见食品进行属性分类，根据患者体质类型不同指导患者合理选择食物。进行辨证施食，以提高患者的免疫力。

4、观察项目

治疗前做一次一般体检，以及血、尿、便常规化验和心电图、胸透、肝、肾功能检查，记录症状体征和免疫检测结果，治疗期间，巡诊组前三年每十天巡诊一次，后三年每十五天巡诊一次，记录症状体征变化情况，每半年全面复查一次，对出现的不良事件按艾滋病医疗救治工作规范对症处理。

5、治疗结果

截止2010年10月，我区参加中医药治疗的HIV/AIDS的277名患者，死亡32例，失访1例，药物过敏停药1例，现有243例病人。经问卷调查及症状体征积分统计，有80.4%的病人生存质量得以提高，有90.48%的病人症状体征积分得以降低，服中药能不同程度地改善症状，有效率达90%以上，受欢迎率达98%。

二、实施办法

1、加强领导　健全组织体系　逐级签定目标管理责任书

省市政府领导非常重视中医药治疗艾滋病项目的实施工作，区政府也视为重中之重，项目之初，继省市逐级签订目标管理责任书之后，区政府即同省中管局签订了目标管理责任书，把该项目同全区艾滋病防治工作列入同等重要位置，同研究，同布置，同督导，同检查，主抓区长、卫生局长多次参加项目启动会、总结会、座谈会，在区艾防办的统一领导下，成立了以区卫生局局长为组长，主抓中医工作领导为副组长，局中医院、区中医院、防疫站的负责同志为成员的中医药治疗艾滋病领导组织。并把这项工作交给了中医技术力量雄厚，具有一定教学和科研实力的区中医院承担。区卫生局也与区中医院签订了目标管理责任书。以区中医院为主成立了三个医疗救治体系，即：以全区卫生系统具有较高的理论水平和丰富临床经验的医疗、预防人员12人组成的专家技术体系；以区中医院、溧河乡卫生院、白河镇卫生院、黄台岗镇卫生院、新店乡卫生院、红泥湾镇卫生院、胡寨、二十里屯、十八里屯、十里铺、郭括大夫庄六个村村医共25名同志组成的项目治疗体系（中医院9人，乡、镇、村医生16名）；以村卫生室工作人员为主组成的西医抗病毒、抗机会感染救治体系，配合中医药项目的实施。区中医院还成立了HIV/AIDS病人关爱中心，下设三个治疗小组和一个药品管理小组。区政府领导、区艾防办领导多次深入基层，看望医生和病员，帮助解决在诊疗工作中出现的实际问题，拨专款为重点村新建了卫生室。特别是在医技检查和CD_4^+监测等高风险的抽血工作中，事前由河南中医学院一附院的专家组带领进行模拟演练，抽血当天上级领导更是亲自部署，省专家及省市中管局的领导亲临现场，组织指挥，区防疫站站长、流病科科长现场把关，严防职业暴露，积极配合工作，形成一个严密的领导和实施体系，保证了项目工作的顺利开展。

2、完善职责　严格救治体系　实行环节化流程化一条龙服务

按照卫生部、国家中医药管理局、财政部关于《省、区艾滋病防治项目管理方案》、《中医中药治疗艾滋病试点项目管理方案》和《5省中医药治疗艾滋病临床技术方案》以及河南省项目实施细则的要求，结合我区的实际，我们制订了宛城区自己的中医药治疗艾滋病试点项目实施细则，并以文件的形式下发到各医疗卫生单位。为了保证该项目的正常开展，我们专门制订和完善四大流程体系（即宛城区中医药治疗艾滋病流程、巡诊会诊工作流程、药物发放、领取及应用工作流程、服药依从性实施流程），和五类人员的工作职责（即医生、司药、煎药、发药、村医职责），及六项工作制度（即巡诊工作制度、药物发放领取工作制度、村卫生室工作制度、煎药房工作制度、医护人员防护制度、病历书写制度），且以版面的形式固定在相应的位置上，使各类人员都能明确职责，有章可循。并建立了日常督导机制，不定期地对组织情况、治疗情况、用药情况、病历书写情况等进行检查总结，对项目运做实行"三统一、三结合"，即统一组织领导、统一治疗方案、统一观察指标；临床救治与科研相结合，固定方药与辨证施治相结合，中医药治疗与抗病毒相结合。正是靠这种规范的管理，才保证了该项目的顺利实施。

按照病员分布的区域，区中医院三个治疗小组除在医院设置3个诊疗室外，还在五个村卫生室固定设立了五个诊疗机构，以方便病人就近诊疗。项目之初，我们首先为病人印制了治疗证，建立一套正规的病历档案，然后是划片分组，从病人持证就诊到医生诊疗、司药、调剂、煎煮封袋、送药发放到病人最终服用，环环相扣。在每个环节中，我们都有一套完善的规章制度，明确的工作职责和科学的流程体系。每个治疗小组都有明确的分工，区中医院的医生负责诊断和治疗，乡卫生院医生负责协调，村医负责组织病员，发放药品。在项目实施过程中，基本上是保持小组固定、病员固定、医生固定，谁主管谁负责，实行三天一小巡，十天、十五天一大巡，一月一会诊，一季度一小结的诊疗程序，治疗中原则上以项目指定的"益艾康"胶囊为主，同时也配合辨证论治的汤剂和抗病毒、抗机会感染的治疗。对服用汤剂的病人三天诊断一次，一次三天的剂量；对固定服"益艾康"的病人十天、十五天一巡诊，一次发给足够的剂量；每月省专家至少会诊一次，帮助解决疑难问题，进行技术指导。煎药房工作人员，为了在有限时间内将药煎煮完毕，常常废寝忘食，夜以继日地工作，为治疗提供了保障。药物发放由区中医院送到治疗点卫生室，然后分发到每一个人，实行一条龙服务。

3、加强业务培训提高技能水平

项目实施时，我们召开了隆重的启动会和业务培训会，实施中先后十多次选派五十余人次参加全省组织的艾滋病防治业务培训和计算机输入管理知识培训，参加中医药治疗艾滋病研讨会。且充分利用省、市专家每月巡诊的机会及区中医院自身具有的培训条件和优势，经常性进行业务培训，六年来，由我们自己组织的业务培训达40余场次，参加培训人员包括项目所在的乡镇卫生院院长、业务副院长、区、乡、村医生、中药房司药人员、煎药人员、送药人员等，内容包括：《5省中医药治疗艾滋病临床技术方案》，艾滋病基本知识，艾滋病的诊断与治疗、艾滋病的相关并发症及处理，中医药治疗艾滋病试点项目中有关数据、信息采集和上报方法等。区卫生局每月也召开一次例会，讨论项目实施过程中出现的问题，包括中医药、抗病毒、抗机会性感染药物的配合应用，如何组织区内专家巡诊，疑难病例会诊，疑难病例讨论及人员补助等问题，研究相

应的解决办法。先后组织区内专家会诊36次，对40余例疑难病患确定了相应的治疗方案。在治疗过程中，各治疗组发现服用益艾康的患者，多有不同程度的口渴现象，报省专家同意，我区就自拟口渴饮，发放给患者代茶饮用；患者中慢性腹泻症状多见，我们就处以姜枣红糖茶，简便廉验，取得了非常好的效果，得到了省专家的肯定。经过各种层次的业务培训，使从事项目工作的医务人员、管理人员都能熟悉项目的技能操作和防护知识，提高了整体工作的治疗水平。

4、发挥关爱中心作用　建设过硬队伍　提高患者依从性

为了规范项目管理，方便病人就医，提高患者的依从性。区中医院腾出了五间业务用房进行了装修、封闭、隔断，成立了关爱中心，组建了诊疗室和资料室、办公室、药库，每个房间都进行了认真的布置，除"制度、职责"上墙外，还制做了图文并茂的有关艾滋病防治知识的宣传版面，使有些在治疗组下村巡诊因事漏诊的病人和个别不愿意在集体场合暴露隐情的病人及需要做特殊检查的病人能够得到及时的治疗，医务人员除积极治疗病人的病情外，还满腔热忱地帮助病人解除在心灵上集结的创伤，鼓励病人树立生活的勇气和战胜病魔的信心，体现人性化关怀。在关爱中心，患者都愿意把自己的病情和隐私全部吐露，部分病人也在家人或亲属有病时，自主或不自主地送往区中医院找自己的主治医生诊治，经过接触，医患之间建立起了深厚的感情。病人的依从性出现了较大的提高。黄台岗患者张某平时只能与一个病友推心置腹地交流，因害怕受歧视主观上封闭自己，可到了关爱中心，他变得开朗活跃，他说："这儿真好，比我的家还得劲"。

在医务人员队伍建设中，一方面运用机制约束人，一方面运用使命感陶冶人，大会讲，小会说，领导带头，骨干带动，省项目专家郭会军教授、主管项目的市区政府及卫生局领导和各级专家经常亲临现场，指挥督导。使我们这支队伍把对平凡工作的认识，升华到改善政府与群众关系，创建和谐社会的高度，具备了较高的职业道德素质和无私奉献、不畏牺牲、科学防护的敬业精神。为培养患者的依从性，不失约病人，自动增加管理人员和采血人员的劳动强度，废寝忘食，加班加点，冒酷暑顶风雪是再平常不过的了。雨雪天拖车、推车对我们的工作人员来说已是司空见惯，车巅坏了、胎扎破了修补后继续跑，车陷入雪窝，滑入泥坑托助后继续前进。冬天在村所院子里抽血，诊断治疗，同志们的手都冻木了。夏天着防护服，酷热难耐，汗流夹背，手套脚套积汗成水，大家仍然坚持工作。为减少病人抽血次数，区艾防办协调运作，明确"省采区不采、数据共享"的采血办法。为了不耽误患者参加社会劳动，往往是前天晚上约好，第二天早上6点钟赶几十公里到乡村组织采血。村医更是密切配合，一遍又一遍地同到附近打工患者联系，以便回村采血。省专家定时从省会郑州赶到南阳，深入乡村一线，走村入户，乡间小路上，患者病榻前嘘寒问暖，诊疗疾苦。在患者眼里，医务人员是看得见的政府，手里拉住的是社会未被遗弃的关爱。用他们高尚的医德，精湛的技术，系统的理论，朴实的作风，展示了医务人员救死扶伤的良好形象。

我区依从性教育逐步形成了"三结合"的工作原则，一是单纯教育与治疗关爱相结合，寓教于治，二是正面说教与患者群体自我教育相结合，让病友说话，三是典型教育与普通教育相结合，增强针对性。在六年的项目运转中，出现过诸多感人的场景，有多少次广大群众自发组织，帮助把救护车从泥泽中推出，多少个冬夏患者把火炉、风扇送到工作现场，有的病人还把自己种的白菜、萝卜等自觉自愿送到村卫生室，表达对政府和医务人员的感激之情，从一个侧面反映了病人接受治疗的依从性和服药的依从性，从情志和心理方面，减轻了病人的沉重心理负担。2007年4月，国家中医药管理局王国强副部长，在宛城区胡寨村调研中医治疗艾滋病工作，因为患者依从性好，原定30分钟的座谈延续到90分钟，和群众畅说欲言，促膝谈心，胡寨村患者用方言告诉王部长："要不是政府管俺，我早就不行了"。王部长问明白啥意思后，整个座谈现场发出了爽朗的笑声。在对病人的调查中，对医疗的满意率达100%。这种和谐的医患关系，不仅提高了药物的疗效，增强了项目实施的信心，重新点燃了艾滋病患者生活的希望。如宛城区胡寨村皇甫姓氏女患者，2004年3月发现患有艾滋病。开始服用抗病毒药物治疗，2005年检查发现并发肝硬化腹水，身体出现进行性消瘦，腹大如鼓，不思饮食，情绪非常低落，在医护人员的关爱和精心治疗下，停用抗病毒药物，单用"益艾康"加汤药治疗一年后，症状消失，肝功能基本正常，而且体重增加，体力增加，能正常从事农田劳动了。在省项目检查组问卷调查时，她深情地说，感谢政府给予了第二次生命，感谢主管医师黄亚丽和李清江，并在问卷备注栏里亲笔写下了歪歪斜斜的六个字"益艾康不能停"，这就是宛城区艾滋病病人无因医疗原因上访，保持社会一方面和谐稳定的根源。

5、详实载录病情　完善病历资料　认真进行总结研究

项目的研究，离不开原始的第一手资料。在该项目中，我们均对HIV/AIDS患者填写了《中医药治疗艾滋病项目临床观察登记表》，包括知情同意书、基本情况、目前合并疾病及用药、抗病毒药物应用情况、抗病毒药物综合毒副反应情况、治疗前症状体征积分、辨证分型分期等，并输入微机，建立电子档案，科学管理。初次诊断后按登记表中规定的内容认真填写，并详细描述病情变化和病程记录，处方用药，需辨证施治的给予药物，处方采用双联制，药房和资料室各保存一份，便于核查和归档。我们按照"一

人一建档"、"一组一套档"、"用后全归档"的运做办法,层次分明,条块明晰,使病历档案管理规范,便于整理和完善,为项目实施提供宝贵的资料财富和科学依据。

按照项目提出的治疗与科研相结合的原则,我们充分发挥了中医院治疗组人员理论知识系统、学历、职称层次较高,教学、科研实力较强的优势和特点,从事项目工作的医药人员,在治疗过程中能够以科学的态度、善于总结、善于分析,进行科学研究,撰写学术论文。治疗组的同志认真负责,每一季度都对前段的治疗情况进行综合分析,从生存指标改变到症状体征积分进行综合分析,判断出中药的治疗效果,还在辨证施治过程中探讨如何改善抗病毒药的不良反应和副作用及并发症的治疗措施,并写出了具有一定水平的学术论文和研讨文章。据统计,五年来,我们已取得了二项市级二等科研成果。撰写了25篇学术研讨文章,多篇在全国性杂志上发表,其中村医也撰写出了两篇经验总结,我们自己已将这些文章汇编成册后予以交流,起到相互学习,共同提高的作用。

总之,中医药治疗艾滋病项目运转六年来,在党和政府的高度重视以及各级党委、政府等部门正确领导下,经过广大医务工作者的不懈努力和HIV/AIDS患者全心合作,项目运转良好,中医药在治疗艾滋病方面取得了良好的效果,受到了患者的热烈欢迎和普遍好评。无论是一线医务工作者,还是HIV/AIDS人员,普遍主观感受到中医药在治疗艾滋病上能增强免疫力,改善多种体征和症状,普遍提高生活质量,延长生存时间,包括CD_4^+值在内的多种理化指标,也从侧面验证了这一结果。中医药学是一门独特的传统科学,有其自身的规律性,对它的认识需要不断的探索,象从古到今中医药在温热性、传染性疾病中发挥较好疗效一样,我们有理由相信中医药一定会为人类抗击艾滋病做出更大贡献,宛城区中医药治疗艾滋病的管理模式值得推广。

(出自中华中医药学会防治艾滋病分会第八次年会论文集2011年7月)

南阳市艾滋病患者中医药治疗的现状及需求分析

范迎[1] 王延柯[1] 马红昌[2] 黄中玲[2] 徐国昌[1]

(1 南阳理工学院 河南南阳 473004;2 南阳市卧龙区疾病预防控制中心 河南南阳 473000)

摘要 目的 调查南阳市艾滋病患者中医药治疗现状,并对患者中医药治疗的需求进行分析,为进一步推进中医药治疗提高患者的生活质量提供依据。方法 采用整群抽样的方法,抽取南阳市506例艾滋病患者,对艾滋病中医药治疗情况及需求进行问卷调查,调查结果使用SPSS17.0进行分析。结果 艾滋病患者接受中医药治疗的比例为42.09%,认为中医药可以有效治疗艾滋病的占90.12%,愿意接受中医药治疗的占89.33%,更易接受的是中成药、费用低、副作用小、方便可长期服用。结论 艾滋病患者接受中医药治疗的比例较低,对中医药治疗的接受程度较高,可根据患者需求积极开展中医药治疗,提高患者的生活质量。

关键词 艾滋病;中医药治疗;现状;需求

研究表明艾滋病病人在有效抗病毒治疗下,其平均寿命能延长数十年,其已成为一种像高血压、糖尿病这些不能根治但可以长期控制的慢性疾病[1]。临床常用的强效联合抗逆转录病毒治疗,不能彻底清除患者体内的艾滋病病毒,患者需终身用药,由此而带来的药物不良反应、依从性差、病毒耐药性等问题,成为了西药治疗艾滋病面临的主要问题和抗病毒治疗失败的主要原因[2]。中医治病强调以人为本整体调节,其主要针对艾滋病病人而不是单纯的艾滋病病毒。中草药经过合理配伍,可多靶位作用于人体不同部位,调动机体各种积极性,不但增强人体正气,还能改善症状,稳定和提高免疫力,中医药治疗艾滋病对抗病毒西药还有减毒增效的作用[3-4]。笔者对南阳市艾滋病的中医药治疗现状进行横断面调查,结果报告如下。

1 对象与方法

1.1 调查对象 选择2011年2月-5月期间,在南阳市部分区县领取免费抗艾滋病病毒治疗(ARV)药物的艾滋病患者。纳入标准:经实验室确诊HIV感染,并接受免费ARV药物的患者,年龄18~65岁;排除有严重精神疾病、不能配合调查者。

1.2 调查方法 采用整群抽样的方法,进行横断面调查。调查前获得调查对象的知情同意。以面对面单独访谈的形式,使用自制问卷进行现场问卷调查,由调查员提问解释并填写调查问卷。使用EPI data双录入,SPSS17.0软件进行统计分析。

1.3 调查内容 包括人口学特征:年龄、性别、民族、文化程度、职业、居住地等;患病情况:感染的途径、确诊时间、接受 ARV 治疗的时间、副作用发生情况；中医药治疗的现状：是否接受过中医药治疗，接受中医药治疗的种类、时间、效果；中医药治疗的需求：对待中医药治疗的态度、疗效、剂型、费用等方面的需求。

2 结果

2.1 一般资料 本次调查中发放调查问卷 520 份，收回有效问卷共 506 份，有效率 97.31%。其中男 261 例，女 245 例，平均年龄 44.31 岁；文化程度以小学为主占 80.04%；民族以汉族居多，占 97.83%；职业主要为农民，占 94.07%。

2.2 患病及 ARV 治疗情况 调查对象中 96.84% 是因有偿献血而感染艾滋病，确诊时间 1 年以内的占 8.10%，1 年以上 2 年以内的占 12.06%，2 年以上的占 79.84%。接受免费抗病毒治疗后出现的副作用依次为消化道副作用、末梢神经炎、皮疹等。

2.3 中医药治疗情况 本次调查中 213 人接受过中医药治疗，占调查对象的 42.09%，其中服用中成药益艾康胶囊的占 94.37%（201/213），针灸或其他中药治疗的占 10.80%（23/213）。接受中医药治疗的对象中，84.98%（181/213）选择中医药可有效治疗艾滋病或减轻药物副作用。

2.4 中医药治疗需求 90.12% 的调查对象认为中医药可以有效的治疗艾滋病，其余 9.88% 选择不知道或者不能治疗艾滋病。89.33% 的调查对象愿意接受中医药治疗，7.71% 选择无所谓，2.96% 选择不愿意尝试中医药治疗。调查对象对中医药治疗的主要方法选项中，认为以中草药为主的有 71.74%，认为以针灸为主的有 12.25%，认为以推拿为主的有 7.71%。中医药治疗艾滋病的优势，选择疗效好能去病根的 24.70%，选择副作用小的 81.42%，费用低的 66.80%，预防保健的 8.89%。中医药治疗的剂型或形式需求中，78.60% 的调查对象选择中成药，52.57% 选择汤药，选择针灸、拔罐的仅为 4.55%。

3 讨论

ARV 治疗有效的遏制了艾滋病的病死率，而 ARV 的依从性不论对个体治疗还是整个治疗工作的成功都有重要的意义[5]。在服药的过程中必然伴随着药物毒副作用的发生和各种机会性感染的出现，是部分病人服药依从性差的主要原因[4]。而如何减轻西药治疗疾病的副作用、提高疾病的治疗效果、改善患者的生活质量是艾滋病防治工作的关键问题。我国学者从 1983 年开始了中医药防治艾滋病的探索性研究，通过对国内外临床病例的中医药治疗发现，中医药对艾滋病的治疗有一定优势，这些优势在现阶段主要体现在改善艾滋病患者的症状、提高生活质量等方面[6]。黄凌等[7]利用中医活血化瘀法治疗艾滋病人取得了较好的效果。彭勃等[8-9]利用中医治未病的思想治疗无症状的艾滋病患者，提高机体的免疫功能，延缓其向临床期的进展。同时中医治未病的思想顺应四时气节、调节饮食注意锻炼，有助于预防艾滋病患者并发症的发生从而起到防治艾滋病的效果[10]。

本次调查中有 42.09% 的调查对象接受过中医药治疗，其中约 85% 认为中医药治疗艾滋病是有效的。目前艾滋病患者接受中医药治疗的比例仍较低，应采取有效的手段积极推广中医药治疗，提升中医药治疗的比例，发挥祖国医药的优势。

本研究中 90.12% 的调查对象愿意接受中医药治疗，89.33% 认为中医药能有效治疗艾滋病，提示中医药治疗有着较好的群众基础，患者对中医药治疗持支持态度，在艾滋病患者中开展中医药治疗是可行的。中医药治疗艾滋病重视对患者的整体调节，旨在降低病毒载量、增强患者免疫力、降低机会性感染的发生从而改善临床症状和提高患者生存质量，并得到国际社会的广泛认可和普遍关注。对调查对象的需求进一步分析，认为中医药治疗艾滋病的优势表现在费用低的比例最高。本市艾滋病感染途径以有偿献血为主，许多感染者劳动能力明显较低，收入水平较低，免费抗病毒治疗的药物种类有限，同时得终生服用，因而治疗的费用成为患者最为关注的问题，开发价格低廉、有效的药物更能符合患者的需求，并可将部分中药纳入免费治疗药物种类中，减轻患者的经济负担。调查对象认为中医药治疗艾滋病的优势为副作用小的占 66.80%，中医药治疗重视对患者的整体调节，毒副作用较小，与西药联合使用时，还可减轻化学药物所产生的毒副作用。我国中药材资源丰富、品种繁多、毒副作用小、价格低廉，适于长期服用[6,11]。

对中医药治疗的具体形式或剂型的需求，排在首位的是中成药，选择针灸方式的最低，仅有 4.55%，这与艾滋病本身的特点密切相关。为有效抑制艾滋病病毒在机体内的复制，患者必须长期服用药物，因此服用药物的数量、次数对患者长期不间断服药有较大的影响，在保证治疗效果的基础上，应尽量开发方便携带、服用的中成药，尽量减少患者每日的服用次数及服药对时间的要求，方便患者长期坚持服用。针灸等中医治疗方式在改善艾滋病患者食欲不振、乏力、腹泻、体重减轻、皮疹等症状，提高患者生存质量和免疫功能，延缓病程进展等方面都有着积极作用，而调查对象选择这些方式的比例较低，与受预防艾滋病传播的宣传教育有关，很多患者更倾向于选择没有直接肢体接触的治疗方式。中医药治疗艾滋病在改善艾滋病患者的症状、提高生活质量等方面有一定优势，但是中医治病不仅要改善症状，而是对因治疗，控制或者消灭病毒，这也对广大中医理论和临床工作者提出了较高的要求[12]。目前艾滋病患者进行中医药治疗的比例不高，而患者对中医药的治疗效果、接受程度均较高，可积极推广中医药治疗艾滋病，研发有效中成药，改善患者的症状，提高患者的生活质量。

参考文献（略）

(出自中国皮肤性病学杂志 2013 年第 27 卷 6 期第 599-600 页)

浅谈中医药治疗艾滋病患者的心理护理体会

何宣杰

(云南省临沧市临翔区中医医院,云南 临沧 677000)

关键词 中医药治疗;艾滋病;心理护理

艾滋病是由人类免疫缺陷病毒引起的以T淋巴细胞损害为主的传染性疾病。艾滋病病毒进入人体后,主要侵犯人体的免疫系统,破坏人体的免疫功能,数年后,部分感染者免疫功能极度下降而发病。本院于2007年5月开始参与国家中医药治疗艾滋病项目,在口服中西药治疗的同时,配合精心的心理护理,使患者有较好的依从性,取得了较好的临床疗效,现将护理体会总结如下。

1 临床资料

本院自2007.5月~2011.6月,共治疗423例,死亡12例,脱落20例,转出2例,在治389例。其中,男211例,女178例;静脉吸毒感染218例,性接触感染171例;中西医结合治疗180例,纯中药治疗209例。

2 艾滋病患者的心理特点

2.1 忧郁、恐惧 当患者被确诊为艾滋病时,患者自尊心遭受极大的挫折,加上患者本身对艾滋病的认识不足,认为艾滋病就是绝症,即担心遭社会的遗弃,又担心自己不久就死去,所以常出现忧郁、恐惧的心理。

2.2 敏感多疑 有的病人患病后总担心被人会用异样的眼光来看自己,因此敏感而多疑,看见别人低语就认为谈论自己,而且担心自己的隐私及疾病会被医生或护士泄露出去或成为别人谈论的话题,因此产生不信任感。

2.3 自卑 由于艾滋病属性传播疾病,使艾滋病患者不能正确认识疾病,患病后羞于启齿,再加上社会上的人群对艾滋病的偏见和歧视,使患者感到被社会遗弃,孤独无助,认为自己死有余辜,出现身体不适也不敢对医生或护士讲,对康复极为不利,严重者会出现自残,甚至自杀的行为。

2.4 怨恨、冲动 部分艾滋病患者是由于输血或者献血而感染,常感觉自己是无辜的受害者,是社会对不起自己,因此充满怨言,对社会抱着仇恨的态度,常常出现不冷静、冲动的行为,有的病人患病后恨苍天不公,恨命运不济,放纵自己或产生逆反心理,为报复社会故意伤害他人或将疾病传染给他人,以求得心理平衡。

2.5 害怕孤独 艾滋病患者常害怕死亡,害怕与其他人分离,既怕给亲人和社会增加负担,又怕遭亲人嫌弃、冷落、鄙视,因此常常有一种孤独感,渴盼亲人照顾左右,渴望亲人关爱以表明自己并未被遗弃。

3 心理护理

在临床工作中,不同病人不同发病时期都会有不同的心理问题。一般的技术护理是千人一面的,而心理护理则是以不同人群,不同文化背景,不同的社会境况及不同个性素质,因人而异提供不同层次的个性化的心理护理。对艾滋病患者多一些关爱,做好心理护理,是预防艾滋病进一步传播的有效措施。方法是对艾滋病患者做到热情、耐心、细致、解释、安慰、同情、关心、体贴、不歧视,使患者感到尊重和关爱。结果解除艾滋病患者焦虑、紧张、悲观、抑郁的情绪,调动其主观能动性,配合各种治疗和护理。

4 护理体会

发现艾滋病患者均存在着严重的心理问题。可见心理护理在艾滋病护理中占有举足轻重地位,此时的我们承担着亲人、朋友、心理医生、社会工作者等多种角色。

首先不以道德观来衡量患者,而是以正常的医学观看待患者,做到(1)与患者建立良好的关系,增强患者的信任感是提供心理支持的必要条件。尊重患者和患者的人格、自尊与权利。艾滋病患者跟正常人一样,他们也需要爱与被爱,需要尊重。笔者认为要以真诚地关爱让患者感到人与人之间的真情,赢得患者的信任。本院曾经多次组织与艾滋病患者一同进行娱乐活动,并一起进餐,让他们敞开禁闭的心扉,宣泄内心的压抑和悲痛,调整自己的情绪,坚强战胜疾病的信心。(2)掌握有效地沟通技巧,在与患者沟通时态度要客观、耐心、不打断患者讲话,动作姿势要放松,表情自然,目光接触。在沟通中学会倾听,事实上听比说更重要。积极地倾听,不仅利于了解感染者和患者的困惑、面临地问题,也利于观察和感受对方流露的情感变化,在聆听中对方也可感受到你的关怀、同情和真诚。(3)以情感回应表示理解。在沟通中要做到适当地"共情",即尽量将自己放在患者的处境中来感受患者的体验。护理人员应设身处地的体会他们的心境和需要。在交谈中适时地做出情感回应,可以用语言、表情、手势等体态语言表达,让患者感到你的真情关怀。(4)正确指导及鼓励患者坚持中医药疗法治疗,因临床证明,此疗法随着治疗时间的延长可使患者的CD_4^+在很长一段时间内保持一定的高度,延缓了患者发病,延长生存期限。

帮助患者正确对待所患疾病,自己舒缓心理压力。通过心理护理,减轻艾滋病患者的心理负担,增强患者战胜疾病的信念,让患者认识生存的重要性,用极积的心态接受治疗。

(出自云南中医中药杂志2011年第32卷10期第85页)

·问卷及调查表·

艾滋病发热中医诊疗标准规程调查问卷构建及分析

张 颖 陈宇霞 黄世敬,薛柳华

(中国中医科学院广安门医院中药研发中心,北京 100053)

摘要 目的 为规范艾滋病发热中医诊疗行为和提高艾滋病发热中医临床水平,构建艾滋病发热中医诊疗标准规程。方法 通过查阅国内外中英文文献和专家论证,结合临床,制订艾滋病发热中医诊疗专家调查问卷并进行专家咨询,用德尔菲法对调查问卷结果进行统计学验证。结果 艾滋病发热的中医检查内容、诊断标准、辨证分型(外感和内伤发热)、中医治疗和调护满分比为100%,均值、等级和等统计数值最高,变异系数为0.00,专家协调程度高,可以纳入诊疗标准规程。中医概述、病因病机和辨证标准等的满分比、均值等较低,变异系数较大,专家的协调程度较差。结论 初步形成了艾滋病发热中医诊疗标准规程,对艾滋病发热中医概述、病因病机、辨证标准等做进一步专家咨询和论证后,有望形成具有权威性和代表性的中医诊疗标准规程。

关键词 艾滋病发热;诊疗标准规程;德尔菲法;调查问卷

在辨证论治的指导下,中医药治疗艾滋病在提高患者机体免疫功能、抑制人类免疫缺陷病毒(HIV)、改善症状、提高患者生存质量等方面取得了显著疗效。经过20多年的临床研究和探索,中医治疗艾滋病积累了丰富的临床经验[1],形成了独特的理论认识,因此越来越受到医学界的重视。发热是艾滋病的主要症状之一,多由相关机会性感染所引起。中医分为高热、低热或自觉身热而体温实则正常,其病因病机包括外感和内伤两个方面,治法主要有调和营卫、益气固表、和解少阳及清热解毒等,具有较好疗效。为进一步完善和规范艾滋病发热中医药临床诊疗,提高临床疗效,本课题组制订艾滋病发热中医临床诊疗规程调查问卷,通过专家问卷调查,建立中医诊疗标准规程,供临床科研参考。

1 方法

1.1 文献检索

通过中国知网(CNKI)期刊全文数据库检索1985 - 2011年中文国内期刊文献,外文文献通过《外文生物医学期刊文献服务系统(EMCC)》数据库进行检索。首先查阅有关艾滋病临床指南及中医诊疗规范,关键词输入"艾滋病"、"HIV/AIDS"、"发热"、"中医"、"fever"等,整理相关的中医理论综述及临床治疗经验。

1.2 问卷调查

汇集艾滋病发热的相关研究成果,并与该领域专家进行讨论,撰写包括概论、病因病机、四诊及辅助检查、诊断与辨证、治疗、调护、疗效评价在内的艾滋病发热专家调查问卷。具体操作过程如下。

1.2.1 第1轮问卷调查 结合文献,疏理发热的流行病学研究、病因病机、辨证及治疗、调护及疗效评价等研究成

基金项目:国家重大科技专项(2008ZX10005 - 004、2009ZX10005 - 014)

果,邀请本院和在京的艾滋病专家论证,形成艾滋病发热中医诊疗调查问卷,包括概述、病因病机、四诊及辅助检查、诊断与辨证、治疗、调护、疗效评价等内容。每项内容(变量)附3个选项并赋值:同意=3,不确定=2,不同意=1;对不确定和不同意者需有专家补充意见。

调查问卷发放到北京、河南、广州和安徽等地的医院及研究所从事艾滋病中医临床2年以上具有副主任医师以上职称的专家31人,发放方式为电话、邮寄或会议。问卷回收后,整理汇总专家反馈意见,建立数据库,对问卷调查的数据采用双人录入,数据核查后锁定。

1.2.2 第2轮问卷调查 对第1轮问卷信息进行汇总,再次邀请艾滋病专家进行商榷和修改,形成第2轮调查问卷。重新在北京、广州、河南、云南、重庆等地遴选除第1轮专家外的24个专家填写第2轮调查问卷,发放与回收方式与第1轮调查问卷相同。第2次建立数据库录入问卷填写信息,汇总专家意见,邀请该领域权威专家进行审订,最后形成艾滋病发热中医诊疗标准规程。

1.3 质量控制

1.3.1 真实性及权威性 充分收集围内外艾滋病发热的研究资料和临床报道,寻找证据水平高的中医临床诊疗方式制订成格式和内容统一的调查问卷,并印发填表说明书。

1.3.2 专业性 培训中医医生或选择从事中医艾滋病理论研究及临床工作的中医医生组成专门课题组。填写调查问卷的专家是从长期从事艾滋病中医临床或在高发区一线工作的专家中遴选出的有权威性和代表性的艾滋病中医专家。

1.3.3 严谨性 问卷发放与回收由专人负责,通过电话方式以确保问卷落实到人,问卷回收后及时进行核对,统一保管,数据库采用双人录入,数据核查后锁定,以保证资料收集的完整性、真实性和可靠性。

1.4 统计学方法

使用SPSS19.0软件对调查问卷中的均数、满分比、等级总和、等级均值和变异系数等进行相关统计学分析。其中均数、满分比、等级和、等级均值越人,说明该指标越重要,反之越不重要;变异系数越人,专家对问卷内容认识的差异越大,专家意见的一致性越低。

2 结果

2.1 第1轮调查问卷结果分析

完整问卷的回收率为76.67%,对于采集病史和一般检查、辅助检查、皮肤护理和心理,专家的认可度较高,满分比为100%,均值、等级均值和等级和的值也最高,变异系数为0.00,但专家附有补充意见,其次为病因、病机、辨证中阴虚发热及治疗中气虚发热满分比为96%,其中病机的变异系数为6.62,辨证标准、口腔护理及针灸拔罐的变异系数较高(见表1)。

表1 第1轮调查问卷评价指标的统计数据

变量	均值	变异系数(%)	满分比(%)	等级均值	等级和
概述	2.81	20.20	88.46	11.23	292.00
病因	2.88	14.96	92.31	11.65	303.00
病机	2.96	6.62	96.15	12.08	314.00
采集病史和一般检查	3.00	0.00	100.00	12.48	324.50
辅助检查	3.00	0.00	100.00	12.48	324.50
诊断标准	2.58	27.27	69.23	9.58	249.00
辨证标准					
外感发热	2.88	2.88	14.96	92.31	11.63
湿热火毒	2.65	28.08	80.77	10.46	272.00
气虚发热	2.88	15.27	92.00	11.92	298.00
阴虚发热	2.92	13.70	96.00	12.34	308.50
治疗					
外感发热	2.76	21.64	84.00	11.06	276.50
湿热火毒	2.76	24.03	88.00	11.42	285.50
气虚发热	2.92	13.70	96.00	12.34	308.50
阴虚发热	2.72	22.56	80.00	10.52	263.00
针灸拔罐	2.52	30.57	68.00	9.16	229.00
调护					
口腔护理	2.36	40.35	68.00	9.08	227.00
皮肤护理	3.00	0.00	100.00	12.78	319.50
休息及饮食	2.92	13.70	96.00	12.34	308.50
心理	3.00	0.00	100.00	12.92	310.00
疗效计价(疗程)	2.71	25.49	83.33	10.98	263.50
疗效评价标准	2.67	26.32	79.17	10.63	255.00

2.2 第1轮调查问卷专家意见

2.2.1 概述 ①发热分急性和慢性,定义时应界定发热的现代医学和中医学中的区别;②应增加自觉发热而实际体温不高发热的描述;③低热一般发生在晨起(气虚)或午后(阴虚)。

2.2.2 病因 阐述的比较笼统,应增加"导致气血阴阳亏虚而发热"。

2.2.3 病机 病机有虚实夹杂的表现,有时涉及三焦和脏腑。

2.2.4 采集病史和一般检查 ①应了解感染HIV史;②增加中医四诊内容及体征和发热时间。

2.2.5 辅助检查 宜增加B超、血液、尿液、结核菌素等方面的检验和培养,有条件可行骨髓培养、支纤镜灌洗液培养。

2.2.6 诊断标准 ①诊断标准分急、慢性,或内伤、外伤发热;②内伤发热体温不一定升高。

2.2.7 辨证标准 ①外感风寒:外感风寒无汗,叙述时宜增加无汗的描述。②外感风热：a. 湿热火毒的描述应润色，此证型表现为热势缠绵汗出不解，舌红少见，多见舌淡胖多尖红；b. 宜添加或湿浊带下，或腹泻下痢，或皮肤疱疹，或痒疹，或黄疸胁病；c. 应补充"湿伏膜原"。③气虚发热：a. "稍遇气温变化即感冒"应改为"劳累后遇气温变化即感冒"；b. 气虚发热脉应浮大，或洪大无力为主，类似白虎汤证。④阴虚发热：a. AIDS发热为午后夜间多，且有消瘦表现，为阴虚发热，一般表现为低热；b. 病因可为肝抑、情绪抑郁，日久化火发热或瘀血发热，加干咳少痰表现。

2.2.8 治疗 ①外感发热：a. 外感风寒可用荆防败毒散；b. 白虎汤也常用。②湿热火毒：a. 三焦湿热可考虑蒿芩清胆汤；b. 可考虑龙胆泻肝汤和清瘟败毒饮。③气虚发热：可加清暑益气汤或补中益气汤。④阴虚发热：a. 高热要分实热和虚热；b. 阴虚发热不宜开窍剂。

2.2.9 针灸拔罐 火罐疗法实证不宜用，可用艾灸。

2.2.10 调护 ①口腔护理：a. 5% $NaHCO_3$、淡盐漱水；b. 可加冰硼散。②皮肤护理：擦浴时应避风，预防反复受凉。③休息及饮食：适当增加饮水量。④心理：a. 增加针对性；b. 心理疏导。

2.2.11 疗效评价（疗程）①10d太长；②发热病程较长，观察应在8周以上。

2.2.12 疗效评价标准 短期为2周甚至1个月，1周时间较短。

2.3 第2轮调查问卷结果分析

完整问卷应答率为100%，专家填写调查问卷的积极性高于第1轮。采集病史和一般检查、辅助检查、诊断标准、外感发热、内伤发热（阴虚发热、气虚发热）、治疗（除外感风寒）、口腔护理、休息饮食及心理的满分率均为100%，说明这几个变量有很高的应用价值，变异系数均为0.00，提示专家意见比较统一。而概述、病因病机、诊断标准概述、辨证标准中的内伤发热（湿热内蕴和热毒炽盛）、治疗（外感风寒）、针灸拔罐等，满分率在90%以上，变异系数较大，说明专家对这几个变量的叙述存在异议。见表2。

2.4 第2轮问卷专家意见

2.4.1 概述 肿瘤、药物导致发热须斟酌。

2.4.2 病因病机 病因叙述可以感受艾滋病毒、疫毒，或因治疗不当，药物引起为主。

2.4.3 采集病史和一般检查 要注意退热的方式，是自退热或用药退热的时间。

2.4.4 辅助检查 ①应补充脑脊液检查；②查血沉。

2.4.5 诊断标准 叙述应是HIV阳性为前提。

2.4.6 辨证标准概述 ①外感发热宜分清"燥热"和"风燥"；②应增加外感湿热、暑邪、热毒的发热和血瘀发热的描述。

2.4.7 辨证标准

2.4.7.1 外感发热 ①外感风寒型（无）；②外感风热型（无）。

2.4.7.2 内伤发热 ①邪伏少阳型：应增加"邪伏膜原"的症状：憎寒壮热，随即汗出退热，发无定时，胸闷，呕恶，头身痛，烦躁，苔厚腻，脉弦数。②湿热内蕴型：a. 应增加外感暑邪而引起湿热的描述；b. 增加舌苔，舌质或黯红，偏于湿浊可舌苔如积粉。③热毒炽盛型：有因外感热毒引起者，舌苔易出现花剥现象。④阴虚发热型（无）。⑤气虚发热型：增加多见上午发热严重，脉虚大及易出现黯淡舌象的描述。

2.4.8 治疗 ①外感风热型（无）；②外感风寒型：桂枝汤、麻黄汤、桂枝麻黄各半汤；③邪伏少阳型：增加辟秽化浊，开达膜原，方用达原饮加味；④湿热内蕴型（无）；⑤热毒炽盛证：或用人参白虎汤；⑥阴虚发热型（无）；⑦气虚发热型（无）。

2.4.9 针灸拔罐 慎用针刺，灸、拔罐均可。

2.4.10 调护 ①口腔护理（无）；②皮肤护理：酌情"温水擦浴"；③休息及饮食：慎食肉类；④心理：多参加公益活动。

表2 第2轮调查问卷评价指标的统计数据

变量		均值	变异系数（%）	满分比（%）	等级均值	等级和
概述		2.92	14.00	95.83	12.73	305.50
病因病机		2.83	19.93	91.67	12.21	293.00
采集病史和一般检查		3.00	0.00	100.00	13.25	318.00
辅助检查		3.00	0.00	100.00	13.25	318.00
诊断标准		3.00	0.00	100.00	13.25	318.00
辨证标准概述		2.83	19.93	91.67	12.21	293.00
辨证标准						
外感发热	外感风寒型	3.00	0.00	100.00	13.25	318.00
	外感风热型	3.00	0.00	100.00	13.25	318.00
	邪伏少阳型	3.00	0.00	100.00	13.25	318.00
	湿热内蕴型	2.92	14.00	95.83	12.73	305.50
	热毒炽盛型	2.83	19.93	91.67	12.21	293.00
内伤发热	阴虚发热型	3.00	0.00	100.00	13.25	318.00
	气虚发热型	3.00	0.00	100.00	13.25	318.00
治疗						
	外感风热型	3.00	0.00	100.00	13.25	318.00
	外感风寒型	2.96	6.90	95.83	12.73	305.50
	邪伏少阳型	3.00	0.00	100.00	13.25	318.00
	湿热内蕴型	3.00	0.00	100.00	13.25	318.00
	热毒炽盛证	3.00	0.00	100.00	13.25	318.00
	阴虚发热型	3.00	0.00	100.00	13.25	318.00
	气虚发热型	3.00	0.00	100.00	13.25	318.00

续表

变量	均值	变异系数（%）	满分比（%）	等级均值	等级和
针灸拔罐	2.83	19.93	91.67	12.21	293.00
调护					
口腔护理	3.00	0.00	100.00	13.25	318.00
皮肤护理	2.92	14.00	95.83	12.73	305.50
休息及饮食	3.00	0.00	100.00	13.25	318.00
心理	3.00	0.00	100.00	13.25	318.00
疗效评价（疗程）	3.00	0.00	100.00	13.33	386.50
疗效计价标准	3.00	0.00	100.00	13.32	373.00

3 讨论

问卷调查是目前中医标准化建设的重要方法,德尔菲(Delphi)法[2]又是对问卷信息进行统计处理的一个重要工具,等级和、均值、等级均值和满分比可评价调查问卷中各变量意义及重要性,变异系数可反映所有专家对各个变量意见的协调性。中医治疗艾滋病发热积累了丰富的经验,取得了满意的临床效果,如林氏[3]用小柴汤治疗临床发热总有效率达92.7%,于氏等[4]根据临床观察,提出调理营卫治疗艾滋病外感发热效果显著。因此建立艾滋病发热中医诊疗标准规程有利于发挥中医药的特色和优势,推动艾滋病中医药事业发展。本课题组整理汇总中医治疗艾滋病的理论研究成果和临床治疗经验,通过制订和发放两轮艾滋病发热专家调查问卷的方式,构建并初步形成了艾滋病发热中医诊疗标准规程,为进一步推广应用奠定基础,可供临床和科研参考。

第1轮调查问卷,艾滋病发热的概述、病因病机、诊断及辨证治疗的百分比、均值及等级和均较低,变异系数值大,提示第1轮调查问卷关于艾滋病发热的病因病机及辨证治疗的资料整理不够完善,表述不够严谨,还未达到临床和科研参考需求,只有采集病史和一般检查及辅助检查满分比值等参数值高,变异系数小,专家的协调性高。经过对第1轮调查问卷反馈信息的整理和与专家的再次论证,形成的第2轮调查问卷信息统计学结果较好,如诊断标准、辨证标准中的外感发热和内伤发热（气虚发热和阴虚发热）、治疗（除外感风寒）调护等满分比为100%,变异系数为0.00,提示这几个变量的叙述内容具有代表性,对临床治疗艾滋病发热具有指导意义和参考价值,可纳入诊疗标准规程。而概述、病因病机、辨证标准概述及内伤发热中（湿热内蕴和热毒炽盛）、治疗（外感风寒）、针灸和皮肤护理的满分比等参数偏低,变异系数值较高,分析其原因有可能是：①中医发热是一种自觉症状,可表现为体温升高或者体温不升高,且发热原因比较复杂,因此在发热的概述、病因病机分析及辨证标准和内伤发热的治疗等项有可能概括性较差,表述不清；②本调查问卷所收集和整理的艾滋病发热中医理论研究及临床资料不够完整,或者是中医对艾滋病发热症状的中医治疗目前可能尚处于摸索阶段,各专家所持意见不统一。

总之,通过两轮问卷调查,尤其是在第2轮调查问卷调查分析基础上修订,基本形成了艾滋病发热中医诊疗标准操作规程,初步规范了诊断标准和辨证治疗等诊疗内容,但概述、病因病机等内容调查问卷的统计数值不太理想,专家的协调性较低,将在今后推广应用中进一步完善这些内容,逐步形成有权威性和代表性的艾滋病发热中医诊疗标准规程,以推动中医药标准化建设。

参考文献（略）

（出自中国中医药信息杂志2012年第19卷8期第10-13页）

艾滋病相关呼吸困难中医诊疗规程专家问卷调查

张晓南[1]　薛柳华[1]　黄世敬[1]*　潘菊华[1]　吴巍[1]　陈宇霞[1]　张颖[1]　王健[2]　王玉光[3]　李兴旺[3]

(1. 中国中医科学院广安门医院,北京市西城区广安门内大街北线阁街5号,100053；
2. 中国中医科学院中医药防治艾滋病研究中心；3. 首都医科大学附属北京中医医院)

摘要 **目的** 构建艾滋病（AIDS）相关呼吸困难的中医临床诊疗规程。**方法** 设计AIDS相关呼吸困难中医诊疗调查问卷,内容包括AIDS相关呼吸困难的诊断、辨证、治疗、调护、评价,遴选从事AIDS中医临床工作的专家47位,分

基金项目："十一五"科技重大专项资助项目（2008ZX10005-004；2009ZX10005-014）

别进行两轮问卷调查，并对相关数据进行统计分析。 **结果** 第一轮回收23份调查问卷，第二轮回收24份调查问卷，两轮调查问卷回收率均为100%。第一轮调查结果中诊断方面的病因病机和中医四诊等变量的集中程度和协调程度较高；诊断方面的临床特征、诊断标准和治疗方面的穴位贴敷等变量变异系数较大。调整后的第二轮调查中，诊断方面的临床特征、诊断标准及辨证、治疗等变量的均值、满分率提高，变异系数降低。AIDS呼吸困难中医诊疗规程总评价中的疗程、评价标准、流程图的满分率分别为95.65%、95.65%、100%。 **结论** 初步形成了公认、实用的AIDS相关呼吸困难的中医诊疗规程，为进一步的研究和推广应用奠定基础。

关键词 艾滋病；呼吸困难；中医诊疗规范；调查问卷

呼吸困难是艾滋病（AIDS）患者常见症状之一，大多与卡氏肺孢子虫、结核分枝杆菌、马尔尼菲青霉菌等机会性感染相关，也可见于AIDS合并肺间质纤维化、肺癌、胸膜炎、心包炎、重度贫血等情况[1-3]，临床表现缺乏特异性，早期诊断困难。中医治疗该病主要是辨证论治，但目前尚未形成较为规范的诊疗规程。我们采用问卷调查的方法，初步探讨了AIDS相关呼吸困难的中医诊疗规程，现报告如下。

1 资料及方法

1.1 问卷来源及调查方法

在前期文献研究及文献[4]的基础上设计第一轮AIDS相关呼吸困难中医诊疗规程问卷。考虑到AIDS具有多脏器损伤、临床表现多样性的特点，专家在临床治疗和研究方面可能具有侧重性，因此正式进行问卷调查之前发放专家意向调查问卷，了解专家参与此项问卷调查的意愿，对同意参加问卷调查的专家发放第一轮调查问卷，以纸质形式直接送达，1个月内回收并进行统计；对调查问卷内容进行相应修订后，再次进行第二轮的问卷调查，1个月内回收并进行统计分析。

1.2 问卷基本结构

主要包括问卷名称、问卷说明、专家信息、问卷咨询条目（包括病因病机、检查、诊断、辨证分型、治疗、调护、疗效评价等内容），对于其中每一条目的专家意见分为3类，同意、不确定、不同意，分别赋值3、2、1分，并附有专家补充意见栏。

1.3 遴选专家基本条件

中西医内科或传染病专业，副高级以上职称，从事中医药防治AIDS临床工作2年以上。

1.4 统计学方法

使用Excel 2003建立数据库，由双人双机分别录入，数据经过核查后，锁定数据库。采用SPSS 19.0软件进行统计分析。通过统计问卷回收率反映专家的积极情况；统计均值、标准差、满分率、总和、等级均值等，分析专家意见的集中程度；以变异系数分析专家意见的协调程度；通过权重系数反映各个指标对总体综合评价结果所做出的贡献。

2 结果

2.1 专家参与意向调查

遴选30位从事AIDS中医临床工作的专家进行专家参与意向问卷调查，其中24位专家同意接受问卷调查，参与的积极性为76.67%。

2.2 调查问卷回收情况

2010年10-11月，发放第一轮调查问卷23份，回收23份，回收率为100%。2011年3-4月发放第二轮调查问卷24份，回收24份，回收率为100%。

2.3 专家基本情况

参加第一轮AIDS相关呼吸困难中医诊疗规程问卷调查的专家中男性16名，女性7名；平均年龄（46.1±8.8）岁；从事AIDS工作时间平均（7.2±3.5）年；主任医师11名，副主任医师12名；专业包括中医内科12名，中西医结合传染病11名；来自北京市11名，河南省5名，浙江省、云南省各2名，广西壮族自治区、广东省、安徽省各1名。参加第二轮问卷调查的专家中男性15名，女性9名；平均年龄（49.4±10.9）岁；从事AIDS工作时间平均（5.4±2.0）年；主任医师15名，副主任医师9名；专业包括中医内科11名，中西结合传染病12名，中医皮肤科1名；来自河南省10名，河北省2名，湖北省3名，云南省5名，重庆市3名，新疆维吾尔自治区1名。

2.4 AIDS相关呼吸困难中医诊疗规程问卷两轮专家意见结果分析

2.4.1 第一轮调查结果分析 表1示，诊断中病因病机和中医四诊，治疗中补肾纳气，调护等变量的均值、满分率较大，且占了较大的权重系数，说明这几个变量较重要；从变异系数可以看出，病因病机、中医四诊变量的集中程度和协调程度较高，说明专家对这部分内容意见趋于一致。变异系数较大的变量有临床特征、诊断标准和穴位贴敷等，说明这些变量专家认识的差异较大，专家意见的一致性较低。

表1 AIDS相关呼吸困难中医诊疗规程第一轮专家意见统计分析

	变量	专家数	均值	标准差	变异系数（%）	满分率（%）	总和	权重系数
诊断	临床特征	23	2.78	0.60	21.55	86.96	64	0.0529
	病因病机	23	3.00	0	0	100	69	0.0571
	中医四诊	23	3.00	0	0	100	69	0.0571
	辅助检查	22	2.95	0.21	7.22	95.45	65	0.0561
	诊断标准	23	2.74	0.62	22.61	82.61	63	0.0521

续表

变量		专家数	均值	标准差	变异系数(%)	满分率(%)	总和	权重系数
辨证	痰浊阻肺	23	2.91	0.42	14.32	95.65	67	0.0554
	肺脾气虚	23	2.91	0.42	14.32	95.65	67	0.0554
	肺肾两虚	23	2.91	0.42	14.32	95.65	67	0.0554
治疗	化痰理气	23	2.83	0.58	20.39	91.30	95	0.0538
	补肺健脾	23	2.91	0.42	14.32	95.65	67	0.0554
	补肾纳气	23	3.00	0	0	100	69	0.0571
	艾灸治疗	23	2.91	0.42	14.32	95.65	67	0.0554
	穴位贴敷	23	2.83	0.58	20.39	91.30	65	0.0538
调护	对症护理	23	3.00	0	0	100	69	0.0571
	饮食护理	23	3.00	0	0	100	69	0.0571

2.4.2 第二轮调查问卷的修订 对第二轮调查问卷的修订主要提取了第一轮调查专家们的补充意见。在临床特征和诊断方面，有专家认为，呼吸困难的临床特征不仅是患者的主观感觉，同时应有客观体征，也可归于中医"胸闷"、"胸痹"的范畴，症状发生或持续的时间不是诊断标准的必要条件，因此，在第二轮问卷中取消了病程的限定。在辨证及治疗方面，根据专家意见，在辨证分型上增加肺阴不足型，相应的在治疗上增加滋阴润肺法；对肾不纳气型的治疗增加人参蛤蚧散；在艾灸和穴位贴敷治疗中，增加保护皮肤完整性、减少过敏以及预防职业暴露等注意事项；在调护方面，需要注意合理营养；其他部分则根据专家意见对文字表述进行了进一步完善。

2.4.3 第二轮调查结果分析 表2示，根据第一轮问卷反馈及专家的意见进行调整后，在第二轮调查中，诊断方面的临床特征、诊断标准及辨证、治疗等变量的均值、满分率大幅提高，变异系数降低，得到专家的高度认可。

表2 AIDS相关呼吸困难中医诊疗规程第二轮专家意见统计分析

变量		专家数	均值	标准差	变异系数(%)	满分率(%)	总和	权重系数
诊断	临床特征	24	2.92	0.41	14.00	95.83	70	0.0574
	病因病机	24	3.00	0	0	100	72	0.0590
	中医四诊	24	3.00	0	0	100	72	0.0590
	辅助检查	24	3.00	0	0	100	72	0.0590
	诊断标准	24	3.00	0	0	100	72	0.0590
辨证	痰浊阻肺	24	3.00	0	0	100	72	0.0590
	肺脾气虚	24	3.00	0	0	100	72	0.0590
	肺阴不足	24	3.00	0	0	100	72	0.0590
	肺肾两虚	24	3.00	0	0	100	72	0.0590
治疗	化痰理气	24	3.00	0	0	100	72	0.0590
	补肺健脾	24	3.00	0	0	100	72	0.0590
	滋阴润肺	24	3.00	0	0	100	72	0.0590
	补肾纳气	24	2.92	0.41	14.00	95.83	70	0.0574
	艾灸治疗	24	3.00	0	0	100	72	0.0590
	穴位贴敷	24	3.00	0	0	100	72	0.0590
调护	对症护理	24	3.00	0	0	100	72	0.0590
	饮食护理	24	3.00	0	0	100	72	0.0590

2.5 对AIDS呼吸困难中医诊疗规程总评价专家意见统计分析

表3示，对AIDS相关呼吸困难中医诊疗规程中的疗程、评价标准及流程图的满分率、均值较高。

表3 AIDS相关呼吸困难中医诊疗规程总评价专家意见统计分析

变量	专家数	均值	标准差	变异系数(%)	满分率(%)	总和	等级均值	等级和	权重系数
疗程	23	2.96	0.21	7.05	95.65	68	8.50	195.50	0.0633
评价标准	23	2.91	0.42	14.32	95.65	67	8.50	195.50	0.0623
流程图	23	3.00	0	0	100	69	8.50	203.50	0.0642

说明专家对此意见较一致，在临床操作中可以得到认可。而疗效评价标准的变异系数相对较大，有专家提出需随访4周，临床还需进一步讨论。

3 讨论

AIDS是一种涉及机体多系统、多脏器的复杂难治性传染病，呼吸困难是其中常见症状之一，可由机会性感染或脏腑虚损所致，中西医结合治疗对于改善症状、提高疗效是十分有益的。我们对AIDS相关症状中医诊疗进行规范化研究，采用文献检索以及问卷调查方式，收集归纳了目前中医AIDS临床专家对AIDS相关呼吸困难的理论认识和治疗经验，初步形成相关的诊疗规程，发挥中医优势，达到早期干预、降低诊疗成本的目的。此次我们遴选出具有中医内科或传染病专业的高级职称专家47位参与调查，专家分别就职于11个省市的三级甲等医院或传染病医院，具有一定的地域性，大多集中在AIDS高发区或流动人口较密集的大中城市，且参与调查的专家对AIDS的诊治有着丰富的临床经验，使得此次问卷的调查更具科学权威性。

在开始专家问卷调查之前，我们先进行了文献回顾，结合我国AIDS的流行情况以及目前中医药的研究现状，建立AIDS相关病症的中医诊疗基本框架，并在此基础上就AIDS相关呼吸困难的病因病机、检查、诊断、辨证分型、治则治法等内容制订第一轮调查问卷,这样就避免了在完全无结构的状态下,专家无从下手或者偏离主题情况的发生。完成第一轮问卷统计和分析后,我们发现对于AIDS相关呼吸困难的中医诊疗流程的专家满分率为100%,说明专家对该诊疗过程的设计是一致认同的,诊断、辨证、治疗、调护等条目的满分率都在80%以上,各条目的变异系数均小于25%,说明在此基础上仅需对个别有分歧的条目加以修订,即可以取得专家的一致意见,因此,我们汲取专家意见,修订第二轮问卷,并再次选取不同的专家进行调查。结果表明,专家对修订后的第二轮问卷内容的认同度有所提高,对问卷整体内容的认识趋同一致。

由于AIDS中医临床防治时间较短,基础工作还比较薄弱,对AIDS的认识还不够深入,目前AIDS相关呼吸困难的中医诊疗尚缺乏系统、规范的临床研究,大多是临床医师个案报道和个人经验,由于AIDS临床表现多样,专家的辨证不尽相同,临床治疗手段存在差异,在临床证据尚显不足的情况下,进行诊疗规范研究相对而言是较为困难的。本研究基于现有的文献资料和医疗现状,通过初步制订诊疗规范,对AIDS相关症状(呼吸困难)的中医诊疗提供指导,对基层医务工作者起到提高临床防治能力的作用。但此项研究还需长期不断完善的过程,在今后的研究中应遵照循证医学的原则,同时结合临床路径、结合医学等研究方法,在实践中持续修正。

参考文献(略)

(出自中医杂志2013年第54卷11期第924-926页)

艾滋病腹泻中医诊疗规程问卷的构建

黄世敬[1] 王阶[1] 潘菊华[1] 吴巍[1] 薛柳华[2] 张颖[1] 陈宇霞[1] 王健[3] 李兴旺[4]

(1. 中国中医科学院广安门医院中药研究中心 北京 100053;2 中国中医科学院广安门医院艾滋病研究室 北京 100053; 3. 中国中医科学院艾滋病中心 北京 100700;4. 北京地坛医院感染科 北京 100015)

摘要 目的 建立艾滋病腹泻中医临床诊疗规程,并进行初步评价。方法 结合中医学理论,总结艾滋病腹泻中医诊疗相关国内外文献、经过核心小组专家讨论,设计艾滋病腹泻中医临床诊疗规程问卷,并在全国范围内遴选专家,进行两轮问卷调查。结果 通过两轮专家问卷进行修订,初步建立艾滋病腹泻中医临床诊断、治疗、调护及疗效评价规程。结论 该规程明确了病症含义与病因病机,突出了中医诊疗服务的标准化,同时体现宣教、随访及院内外连续性诊治的特点。

关键词 艾滋病腹泻;中医;诊疗;规程

艾滋病(HIV/AIDS)腹泻以便质稀溏或水样便,每日3次或以上为特征。急性腹泻多见于艾滋病急性感染期和无症状期。艾滋病慢性腹泻多见于艾滋病期,以持续或间断腹泻超过4周,是艾滋病指征性疾病之一。艾滋病腹泻以慢性腹泻多见,并逐渐出现消瘦和骨枯肉陷,属于中医学"泄泻"范畴。艾滋病腹泻包括感染性腹泻和非感染性腹泻如肿瘤、相关药物和不明原因引起的腹泻。艾滋病患者的腹泻发生率在30%~90%[1]。为提高艾滋病腹泻患者中医诊治水平,提高其诊疗质量、降低医疗成本,我们构建了艾滋病腹泻中医临床诊疗规程,供临床参考。

资料与方法

1 一般资料 通过事先填写专家信息表,在全国范围内遴选从事艾滋病2年以上具有副高级以上有权威性和代表性的中医临床专家,采用电话、邮寄或会议,开展问卷调查,回收问卷后资料集中管理。2010年8-12月发放第一轮问卷31份,回收27份,应答率为86.64%。专家组27名,其中男性19名,女性8名;平均年龄(45.1±7.9)岁,其中主任医师13名,副主任医师14名,专业包括中西结合传染病15名,中医内科11名,中医皮科1名;从事艾滋病工作时间(7.0±3.3)年;专家分别来自北京13名、河南5名、浙江2名、广州2名、云南2名、广西1名、湖北1名、安徽1名。2011年4-10月进行第2轮问卷调查,专家共24名,问卷应答率为100.00%。其中男性15名,女性9名;平均年龄(49.4+10.9)岁,其中主任医师15名,副主任医师9名;专业包括中医内科10名、中西医结合传染病13名、中医皮科1名,从事艾滋病工作时间(5.4±2.0)年,专家分别来自河南11名、河北2名、湖北2名、云南5名、重庆3名、新疆

基金项目:国家重大科技专项课题资助(No.2008ZX10005-004;No.2009ZX10005-014)

1名。

2 设置工作组 本课题组设置议题小组和核心小组，通过交互工作方式制定量表。议题小组由中医科研人员（指从事中医防治艾滋病研究的非临床一线人员）、统计人员、中医艾滋病临床人员（指从事中医治疗艾滋病的临床一线人员）等组成，主要负责问卷条目和诊疗规程建立。核心小组由中医传染病学、公共卫生学、统计学等方面的10位专家组成，负责向议题小组说明中医诊疗规程应用的目的、应用人群、问卷条目收集的方法，并汇总问卷意见，进一步修订。

3 文献调研 中文文献通过中国期刊网（CNKI，1979－2009年）、维普中文科技期刊数据库（1989－2009年）等检索相关文献期刊全文，外文相关文献通过EMCC、MEDLINE（1979－2009年）数据库进行检索。以"艾滋病"、"腹泻"、"HIV/AIDS"、"中医"、"diarrhea"等为关键词进行查询，查阅有关艾滋病腹泻的临床诊治及艾滋病腹泻中医诊疗文献。

4 制订调查问卷 结合文献与临床，综述艾滋病腹泻中医诊疗概况[1]。在此基础上，撰写艾滋病腹泻中医临床诊疗规程初稿，内容包括：概述（概念、临床特征、发病率、中医病名）、病因病机（主要病因病机、病机关键、病位、涉及脏腑、转归）、四诊及辅助检查（病史、症状及辅助检查）、诊断及辨证（诊断标准、辨证标准）、治疗（辨证用药、艾灸治疗）、调护（饮食、心理）。经过议题组讨论修订，形成规程讨论稿。经过核心小组专家会议，对讨论稿修订为艾滋病腹泻中医临床诊疗规程草案，并对该草案进行问题分解，形成艾滋病腹泻中医诊疗规程第一轮问卷。

5 数据库的建立及录入 根据问卷条目建立数据库，第一轮问卷条目（V）包括：概念，临床特征，病因病机，病位与转归，病史及体检，辅助检查，诊断标准，辨证湿邪困脾，辨证肺脾气虚，辨证脾胃虚弱，辨证脾肾阳虚，湿邪困脾证用药，肺脾气虚用药，脾胃虚弱用药，脾肾阳虚用药，对症用药，艾灸治疗，调护，疗程，疗效评价标准，诊疗标准规程图。各条目分级赋值：不同意=1分，不确定=2分，同意=3分。调查问卷采用双人录入，数据核查后进行锁定，由有统计资质的第三方统计，汇总分析专家意见，对艾滋病腹泻中医诊疗规程进行修订并形成第二轮问卷。对不同意或不确定者，专家提出修订意见。

再次在全国范围内遴选专家开展调查，重复上述（3）和（4）的步骤，按专家意见再次修订，形成《艾滋病腹泻中医诊疗规程》（试用），供进一步中医临床科研参考。第二轮问卷条目（V）包括：概述，病因病机，病史及体检，辅助检查，诊断标准，辨证湿邪困脾，辨证脾胃虚弱，辨证脾肾阳虚，湿邪困脾用药，脾胃虚弱用药，脾肾阳虚用药，对症用药，艾灸治疗，调护。赋分值及数据处理同第一轮问卷。

6 统计学方法 使用SPSS 19.0软件进行统计分析。对专家的性别、年龄、专业、从事专业的年限等进行描述性分析，以了解专家的基本情况。计算咨询表的回收率，分析专家的积极情况。通过统计算术均数（$\bar{x}$）、标准差（s）、满分率、等级总和、等级均值、中位数、四分位数间距（Q）等，分析专家意见的集中程度。通过变异系数（CV）、协调系数（又称肯德尔和谐系数，the Kendall's coefficient of concordace，Kendall's W）分析专家意见的协调程度。通过权重系数=均数/均数和，反映各个指标对总体综合评价结果所做出的贡献。用L. J. Cronbach所创的α系数检验量表的信度。

结 果

1 第一轮问卷各指标分析情况（表1） 问卷应答率（R）为86.64%，最低为83.87%。$\bar{x}$、满分率、等级总和、等级均值较大的变量有湿邪困脾、脾肾阳虚、调护、疗效标准和诊疗规程图，说明这几个变量在问卷中重要性较大，专家的认可度较高。

变异系数较大的变量依次为肺脾用药、概念、诊断标准和病位与转归等，这些变量专家认识的差异较大，专家意见的一致性较低。问卷的信度α系数为0.990，问卷的可靠性非常好。协调系数Kendall's W为0.092，经检验$p < 0.05$，差异有统计学意义，说明专家意见协调性好。

专家补充修订意见主要有：艾滋病腹泻应分急慢性，病因增加情志因素，病机强调湿热困脾，辨证突出湿热困脾，治疗增加痛泻要方治疗肝郁脾虚，调护将加强营养改为合理营养。

2 第二轮问卷各指标分析情况（表2） $\bar{x}$、满分率、等级总和、等级均值较大的变量有概述、病史体检、辅助检查、脾胃虚弱、脾肾阳虚、脾虚用药、脾肾用药、对症用药和艾灸治疗，说明这几个变量在问卷中重要性较大，专家的认可度较高。

变异系数较大的变量依次为病因病机、诊断标准、辨证湿邪困脾、湿邪困脾用药、和调护，专家认识的差异较大，专家意见的一致性较低。

表1 第一轮问卷各指标分析情况

变量	例数	应答率（%）	$\bar{x}$	s	最大值	最小值	中位数	Q	总和	CV（%）	等级均值	等级总和	满分率（%）	权重系数
概念	27	87.10	2.63	0.69	3	1	3	1	71	26.15	9.06	244.50	74.07	0.0433
临床特征	27	87.10	2.93	0.38	3	1	3	0	79	13.15	11.35	306.50	96.30	0.0482
病因病机	27	87.10	2.81	0.56	3	1	3	0	76	19.80	10.56	285.00	88.89	0.0464
病位转归	27	87.10	2.78	0.58	3	1	3	0	75	20.78	10.20	275.50	85.19	0.0457
病史体检	27	87.10	2.93	0.38	3	1	3	0	79	13.15	11.35	306.50	96.30	0.0482
辅助检查	27	87.10	2.96	0.19	3	2	3	0	80	6.50	11.37	307.00	96.30	0.0488
诊断标准	27	87.10	2.70	0.67	3	1	3	0	73	24.74	9.81	265.00	81.48	0.0445
湿邪困脾	27	87.10	3.00	0.00	3	3	3	0	81	0.00	11.74	317.00	100.00	0.0494
肺脾气虚	27	87.10	2.81	0.56	3	1	3	0	76	19.80	10.46	282.50	88.89	0.0464
脾胃虚弱	27	87.10	2.93	0.27	3	2	3	0	79	9.12	10.98	296.50	92.59	0.0482
脾肾阳虚	27	87.10	3.00	0.00	3	3	3	0	81	0.00	11.74	317.00	100.00	0.0494
湿因用药	27	87.10	2.96	0.19	3	2	3	0	80	6.50	11.37	307.00	96.30	0.0488
肺脾用药	26	83.87	2.62	0.70	3	1	3	1	68	26.66	8.94	232.50	73.08	0.0431
脾虚用药	27	87.10	2.96	0.19	3	2	3	0	80	6.50	11.37	307.00	96.30	0.0488
脾肾用药	27	87.10	2.96	0.19	3	2	3	0	80	6.50	11.37	307.00	96.30	0.0488
对症用药	27	87.10	2.81	0.48	3	1	3	0	76	17.17	10.22	276.00	85.19	0.0464
艾灸治疗	26	83.87	2.96	0.20	3	2	3	0	77	6.62	11.37	295.50	96.15	0.0488
调护	27	87.10	3.00	0.00	3	3	3	0	81	0.00	11.74	317.00	100.00	0.0494
疗程	27	87.10	2.96	0.19	3	2	3	0	80	6.50	11.35	306.50	96.30	0.0488
疗效标准	27	87.10	3.00	0.00	3	3	3	0	81	0.00	11.74	317.00	100.00	0.0494
诊疗规程图	26	83.87	3.00	0.00	3	3	3	0	78	0.00	11.75	305.50	100.00	0.0494

注：问卷信度：α系数为0.990；Kendall's W为0.092，$X_2 = 44.36$，$P = 0.001$

表2 第二轮问卷各指标分析情况

变量	例数	应答率（%）	$\bar{x}$	s	最大值	最小值	中位数	Q	总和	CV（%）	等级均值	等级总和	满分率（%）	权重系数
概述	24	100.00	3.00	0.00	3	3	3	0	72	0.00	7.63	183.00	100.00	0.0721
病因病机	24	100.00	2.88	0.45	3	1	3	0	69	15.60	7.04	169.00	91.67	0.0691
病史体检	24	100.00	3.00	0.00	3	3	3	0	72	0.00	7.63	183.00	100.00	0.0721
辅助检查	24	100.00	3.00	0.00	3	3	3	0	72	0.00	7.63	183.00	100.00	0.0721
诊断标准	24	100.00	2.96	0.20	3	2	3	0	71	6.90	7.33	176.00	95.83	0.0711
湿邪困脾	24	100.00	2.92	0.41	3	1	3	0	70	14.00	7.33	176.00	95.83	0.0701
脾胃虚弱	24	100.00	3.00	0.00	3	3	3	0	72	0.00	7.63	183.00	100.00	0.0721
脾肾阳虚	24	100.00	3.00	0.00	3	3	3	0	72	0.00	7.63	183.00	100.00	0.0721
湿因用药	24	100.00	2.92	0.41	3	1	3	0	70	14.00	7.33	176.00	95.83	0.0701
脾虚用药	24	100.00	3.00	0.00	3	3	3	0	72	0.00	7.63	183.00	100.00	0.0721
阳虚用药	24	100.00	3.00	0.00	3	3	3	0	72	0.00	7.63	183.00	100.00	0.0721
对症用药	24	100.00	3.00	0.00	3	3	3	0	72	0.00	7.63	183.00	100.00	0.0721
艾灸治疗	24	100.00	3.00	0.00	3	3	3	0	72	0.00	7.63	183.00	100.00	0.0721
调护	24	100.00	2.96	0.20	3	2	3	0	71	6.90	7.33	176.00	95.83	0.0711

专家补充修订意见主要有：急性病程应<2周，慢性病程应>4周；辅助检查增加大便潜血，辨证将湿热下注单列，疗效评价疗程可定为4周。

3 艾滋病腹泻中医诊疗规程修订结果（图1）

该诊疗规程从病史及体检、辅助检查、诊断标准、辨证论治、调护、疗效评估及随访等各个方面进行规范化，供临床医生参考。

讨 论

腹泻是艾滋病患者的常见症状，特别是慢性腹泻是艾滋病患者主要的指征性疾病和常见的机会性感染之一[2]。中医对艾滋病腹泻的治疗已取得一定效果[3]，为更好地防治艾滋病，制订艾滋病腹泻的中医诊疗规程具有重要意义。

1 特点 本诊疗规程的制订有以下特点：(1)以改善医疗质量、提高中医辨治水平、控制医疗成本、促进艾滋病的防控为目标，得到流行病学、中西医临床、护理等多学科专家的共同指导和直接参与，特别是国内从事艾滋病中医临床专家的广泛参与，有利于医务工作者之间相互协作，促进医护之间及医患之间的沟通与合作。(2)体现中医优势，以中医学"整体观"为指导思想，与现代医学理论相结合，全面考虑艾滋病腹泻中医诊疗工作的复杂性，提倡综合防控与个体化诊疗相结合，整合多学科信息，指导医生更全面综合考虑临床问题，为患者提供适宜的诊疗方案，有利于医生及时掌握患者的病情变化，及早安排必要的检查、治疗工作，可避免诊疗活动中不必要的延误。(3)立足国内实际，考虑中医诊疗规程研究还处在起步阶段，需与临床路径研究等卫生经济学指标相结合，本规程应逐步完善，进一步提高医疗质量，降低医疗成本，从而实现艾滋病的有效防治。

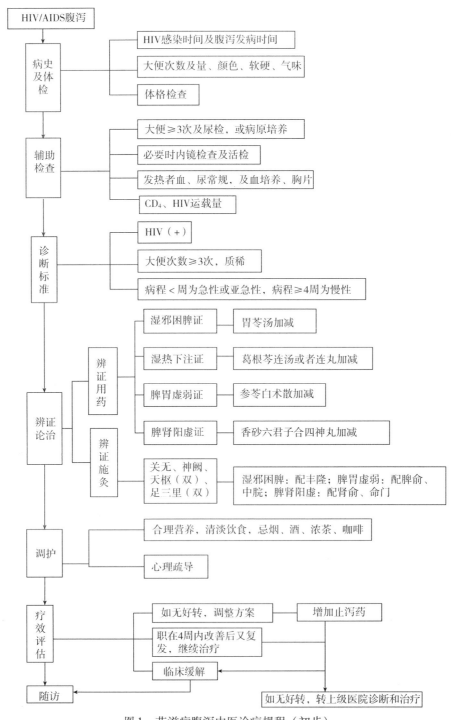

图1 艾滋病腹泻中医诊疗规程（初步）

2 问题 （1）本规程问卷咨询专家虽进行了严格遴选，但由于中医艾滋病临床整体力量薄弱，专家较少，水平有所参差，特别是第2轮问卷，专家同意率过高，而建议较少，不利于本规程的修订。因此，本规程还需结合今后中医临床科研实践进一步研究，不断完善和提高。（2）虽然艾滋病的中医药防治已有20余年的经验，但中医防治艾滋病腹泻研究多为个案报道及回顾性总结，而系统、规范的艾滋病腹泻中医药防治在国家重大传染病专项等支持下还在研究中，因此，制订和实施艾滋病腹泻中医诊疗规程还需结合各地具体情况和患者个体差异进行不断补充和完善，使之在临床使用中既简洁易行，又可覆盖大多数患者。（3）由于本规程涉及医政、科研、临床等多方共同参与，这些因素都将影响本规程的制订和实施，并会出现多种变异。故加强沟通、结合临床与科研实践，掌握患者、家属及社会的需求，继续探索、不断调整，以期提高艾滋病腹泻的诊疗水平、改善中长期预后，并得到广泛认可。

3 展望 在明确病因病机，完善艾滋病腹泻的中医诊疗流程的基础上、遵循循证医学的原则，开展大样本，跨地区、多学科广泛合作的临床研究，并可结合通用的艾滋病相关腹泻量表、生存质量量表、营养学指标、肠黏膜形态检测及长期追访患者腹泻的复发率及终点生存率等[4]，客观评价中医临床疗效，将有助于提高中医艾滋病腹泻诊疗水平，优化中医药诊疗方案，为缩短患者病程，提高患者生活质量，改善预后，延长患者的存活期，减少住院时间和医疗费用，最终降低病死率做出贡献。

参考文献（略）

（出自中国中西医结合杂志2012年第32卷6期第754-758页）

艾滋病淋巴结肿大中医诊疗规程问卷调查研究

吴巍 黄世敬 薛柳华 潘菊华 张颖 陈宇霞 张先慧

（中国中医科学院广安门医院，北京100053）

摘要 目的 构建艾滋病淋巴结肿大中医临床诊疗操作规程。方法 搜集和分析艾滋病淋巴结肿大中医诊疗相关国内外文献，经过专家组论证等方法，设计艾滋病淋巴结肿大中医临床诊疗操作规程问卷，并在全国范围内遴选专家，进行2轮问卷调查。结果 通过2轮专家问卷，初步建立了艾滋病淋巴结肿大中医临床诊断、治疗、调护及疗效评价规程。结论 该规程明确了艾滋病淋巴结肿大病症含义与病因病机，突出了中医诊疗服务的标准化，同时体现宣教、随访及院内外连续性诊治的特点。

关键词 艾滋病淋巴结肿大；中医诊疗规程；问卷

艾滋病淋巴结肿大为感染艾滋病毒（HIV）的患者出现淋巴结肿大，多出现在颌下、腹股沟、颈后、耳后、腋下、锁骨上窝、枕骨后[1-2]。艾滋病淋巴结肿大属中医"瘰病"、"痰核"范畴。HIV感染者约55%~74%出现淋巴结肿大[3-5]。为此，我们构建艾滋病淋巴结肿大中医临床诊疗操作规程，以期探讨艾滋病淋巴结肿大最佳中医诊疗方案，提高艾滋病淋巴结肿大患者的生存质量和治疗依从性，降低医疗成本，提高治疗效果。

1 资料与方法

1.1 研究方法

依据循证医学的原理，广泛搜集资料，采用循证医学的定性研究方法制订艾滋病淋巴结肿大中医临床诊疗操作规程。

1.1.1 文献调研 中文文献通过中国期刊全文数据库（CNKI，1979-2009年）、维普中文科技期刊数据库（1989-2009年）检索全文，外文文献通过EMCC、MEDLINE（1979-2009年）进行检索，查阅有关艾滋病淋巴结肿大相关临床指南及中医诊疗规范。以"艾滋病"、"淋巴结肿大"、"HIV/AIDS"、"中医"、"lymph nodes"等为关键词进行查询。

1.1.2 制定调查问卷 通过文献的收集和学习，综述艾滋病淋巴结肿大中医诊疗概况，在对流行病学研究、病因病机、辨证治疗、疗效评价有一定认识的基础上，结合临床，对其进行总结和修改，经过课题组内讨论，撰写艾滋病淋

基金项目：国家重大科技专项（2008ZX10005-004，2009ZX10005014）

巴结肿大中医临床诊疗操作规程草案。内容包括：概述（概念、临床特征、发病率、中医病证），病因病机（主要病因病机、病机关键、病位、涉及脏腑、转归），四诊及辅助检查（病史、症状及辅助检查），四诊及辨证（诊断标准、辨证标准），治疗（辨证用药、外用药物治疗），调护（饮食、心理）。

1.1.3 专家咨询　邀请本院及在京中医艾滋病专家及从事艾滋病临床的一线医生组成艾滋病淋巴结肿大中医诊疗操作规程研制小组。经过专家会议，对草案进行讨论和修订，形成艾滋病淋巴结肿大中医诊疗标准操作规程第1轮问卷。

1.1.4 问卷调查　通过电话、邮寄、会议，根据地域分布及艾滋病患者集中区域情况，在全国范围内遴选从事艾滋病诊疗工作2年以上、有一线治疗经验、具有副高级以上职称的中医临床专家开展问卷调查，回收问卷后资料集中管理。参加每轮问卷的专家不少于20位。

1.1.5 数据库建立及录入　根据问卷条目建立数据库。第1轮问卷条目包括：概念，病因病机，病位与转归，病史及体检，辅助检查，诊断标准，辨证痰瘀互结，辨证脾肾两虚，痰瘀互结证用药，脾肾两虚用药，局部用药，起居及饮食，心理，疗程，疗效评价标准，诊疗标准规程图。各条目分级赋值：不同意=1分，不确定=2分，同意=3分。调查问卷采用双人录入，数据核查后进行锁定，由有统计资质的第三方统计，汇总分析专家意见，对艾滋病淋巴结肿大中医诊疗规程进行修订并形成第2轮问卷。对不同意或不确定者，专家提出修订意见。

再次在全国范围内遴选专家开展调查，重复上述"1.1.4"和"1.1.5"步骤，按专家意见再次修订，形成《艾滋病淋巴结肿大中医诊疗规程》（试用），供中医临床科研参考。第2轮问卷条目包括：概述，病因病机，病史及体检，辅助检查，诊断标准，辨证，痰瘀互结用药，脾肾两虚用药，起居及饮食，心理，疗程，疗效评价标准。赋值及数据处理同第1轮问卷。

1.2 质量控制

①通过事先填写专家信息表，遴选有权威性和代表性的专家进行理论研究。②充分收集国内外有关艾滋病淋巴结肿大的研究资料，寻找证据水平高的中医临床诊疗方式制定操作规程。③选择和培训有经验、业务水平高、责任心强的从事艾滋病的中医临床医生、统计专家组成课题组。④每月召开1次操作规程情况汇报会。⑤使用格式和内容统一的艾滋病淋巴结肿大中医临床操作问卷，并印发填表说明书。⑥问卷发放与回收落实到人，通过专家信息确认、电话联系发送问卷，确认专家接收、填写及返回问卷，并及时对问卷进行核查，以保证资料收集的完整性、真实性和可靠性。⑦保证各专家之间不发生横向联系，只能与调查人员发生关系，使问卷的修改意见无倾向性，保证资料的真实性和可靠性。

1.3 统计学方法

使用SPSS19.0软件进行统计分析。对专家的性别、年龄、专业、从事专业的年限等进行描述性分析，以了解专家的基本情况。计算问卷的应答率，分析专家的积极情况。通过统计算术均数（均值）、标准差、满分率、等级总和、等级均值、中位数、四分位数间距等，分析专家意见的集中程度。通过变异系数、协调系数（肯德尔和谐系数，Kendall's W）分析专家意见的协调程度。通过权重系数=均数/均数和，反映各个指标对总体综合评价结果所作出的贡献。

2 结果

2.1 专家基本情况

2.1.1 第1轮专家基本情况共24名，其中男性16名，女性8名；平均年龄（45.1±7.6）岁；主任医师10名，副主任医师14名；专业包括中西结合传染病12名，中医内科12名；从事艾滋病工作时间（7.0±3.3）年；来自北京11名、河南6名、浙江2名、广州1名、云南2名、广西1名、安徽1名。

2.1.2 第2轮专家基本情况共24名，其中男性15名，女性9名；平均年龄（49.4±10.9）岁；主任医师15名，副主任医师9名；专业包括中医内科10名、中西医结合传染病13名、中医皮科1名；从事艾滋病工作时间（5.4±2.0）年；来自河南11名、河北2名、湖北2名、云南5名、重庆3名、新疆1名。

2.2 问卷调查结果

2.2.1 第1轮问卷各指标分析　2010年8-12月在全国范围内共发放专家问卷24份，回收23份。问卷应答率为95.3%，最低为91.7%。均值、满分率、等级总和、等级均值较大的变量有病史及体检、辅助检查、辨证脾肾两虚、起居及饮食、心理、疗效评价标准、诊疗标准规程图，说明这几个变量在问卷中重要性较大，专家的认可度较高。变异系数较大的变量依次为诊断标准、病因病机、疗程等，这些变量专家认识的差异较大，专家意见的一致性较低。协调系数Kendall's W为0.083，$P=0.025$，说明专家意见协调性好。见表1。专家补充修订意见主要有：艾滋病淋巴结肿大的病因病机的主要涉及脏腑添加肝脏，艾滋病淋巴结肿大的采集病史加入淋巴结肿大质地的详细描述。

表 1 第 1 轮问卷各指标情况

变量	份数	应答率（%）	均值	标准差	变异系数	满分率（%）	总和	等级均值	等级和	权重系数
概念	23	95.8	2.96	0.21	7.05	95.65	68	8.52	196.00	0.0631
病因病机	23	95.8	2.83	0.58	20.39	91.30	65	8.11	186.50	0.0603
病位与转归	23	95.8	2.96	0.21	7.05	95.65	68	8.52	196.00	0.0631
病史及体检	22	91.7	3.00	0.00	0.00	100.00	66	8.86	195.00	0.0640
辅助检查	22	91.7	3.00	0.00	0.00	100.00	66	8.86	195.00	0.0640
诊断标准	23	95.8	2.65	0.71	26.92	78.26	61	7.15	164.50	0.0566
辨证痰瘀互结	23	95.8	2.83	0.49	17.37	86.96	65	7.85	180.50	0.0603
辨证脾肾两虚	23	95.8	3.00	0.00	0.00	100.00	69	8.83	203.00	0.0640
痰瘀互结证用药	23	95.8	2.96	0.21	7.05	95.65	68	8.52	196.00	0.0631
脾肾两虚用药	23	95.8	2.96	0.21	7.05	95.65	68	8.52	196.00	0.0631
局部用药	23	95.8	2.91	0.42	14.32	95.65	67	8.37	192.50	0.0622
起居及饮食	23	95.8	3.00	0.00	0.00	100.00	69	8.83	203.00	0.0640
心理	23	95.8	3.00	0.00	0.00	100.00	69	8.83	203.00	0.0640
疗程	23	95.8	2.83	0.58	20.39	91.30	65	8.00	184.00	0.0603
疗效评价标准	23	95.8	3.00	0.00	0.00	100.00	69	8.83	203.00	0.0640
诊疗标准规程图	23	95.8	3.00	0.00	0.00	100.00	69	8.83	203.00	0.0640

2.2.2 第 2 轮问卷各指标分析 2011 年 4 - 10 月共发放专家问卷 24 份，回收 24 份。问卷应答率为 100.00%，表明专家的积极性高。均数、满分比、等级总和、等级均值均相等，变异系数为 0，整份问卷专家填写完全相同。见表 2。

表 2 第 2 轮问卷各指标情况

变量	份数	应答率（%）	均值	标准差	变异系数	满分率（%）	总和	等级均值	等级和	权重系数
概述	24	100.00	3.00	0.00	0.00	100.00	72	6.50	156.00	0.0833
病因病机	24	100.00	3.00	0.00	0.00	100.00	72	6.50	156.00	0.0833
病史及体检	24	100.00	3.00	0.00	0.00	100.00	72	6.50	156.00	0.0833
辅助检查	24	100.00	3.00	0.00	0.00	100.00	72	6.50	156.00	0.0833
诊断标准	24	100.00	3.00	0.00	0.00	100.00	72	6.50	156.00	0.0833
辨证	24	100.00	3.00	0.00	0.00	100.00	72	6.50	156.00	0.0833
痰瘀互结用药	24	100.00	3.00	0.00	0.00	100.00	72	6.50	156.00	0.0833
脾肾两虚用药	24	100.00	3.00	0.00	0.00	100.00	72	6.50	156.00	0.0833
起居及饮食	24	100.00	3.00	0.00	0.00	100.00	72	6.50	156.00	0.0833
心理	24	100.00	3.00	0.00	0.00	100.00	72	6.50	156.00	0.0833
疗程	24	100.00	3.00	0.00	0.00	100.00	72	6.50	156.00	0.0833
疗效评价标准	24	100.00	3.00	0.00	0.00	100.00	72	6.50	156.00	0.0833

注：Kendall's W 为 0.986； $p < 0.05$

2.3 艾滋病淋巴结肿大中医诊疗规程修订结果（见图1）

3 讨论

本次研究专家遴选，考虑到性别、年龄、从事相关工作的年限及性质、职称、地域分布、艾滋病患者集中区域情况等多方面影响因素，全部具有副高以上职称，经验丰富，既具有深厚的中医底蕴，又接受现代医学教育，分布于全国各地，具有一定的权威性、学科代表性和地区代表性。为保证专家能及时收到问卷，避免漏填，提高应答率，首先由课题负责人与各专家联系，告知本次研究的意义及重要性，然后由专人负责联系回收工作，本次研究的回收率较高，专家们对本研究积极响应，说明本研究具有必要性。但由于中医艾滋病临床整体力量薄弱，专家较少，特别是第2轮问卷，专家同意率过高，而建议较少，不利于本规程的修订。因此，本规程还需结合今后中医临床科研实践进一步研究，不断完善和提高。

本研究旨在建立艾滋病淋巴结肿大中医诊疗标准操作规程，不仅为制定疗效确切、应用方便、价格合理、科学规范的治疗方案服务，为中医开展治疗该病的临床研究打下基础，更重要的是发掘和整理中医学治疗艾滋病淋巴结肿大的精华，不断丰富和完善中医学辨证医学体系，为中医传染病诊疗标准化的研究奠定基础，促进中医疗效评价方法的科学化，促进中医行业规范。该中医诊疗操作规程将在本研究实施过程中继续探索、不断调整，以期使临床的诊治工作有纲可依、有理可循，提高艾滋病淋巴结肿大的诊疗水平，改善其中长期预后，使患者得到最有效和优质的治疗。

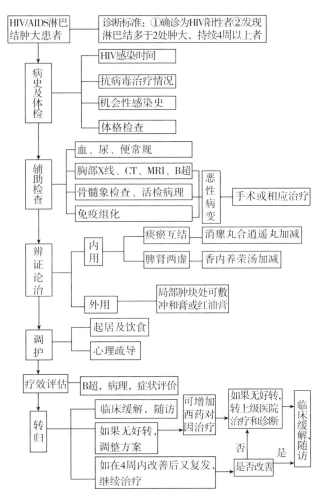

图1 艾滋病淋巴结肿大中医诊疗规程

参考文献（略）

（出自中国中医药信息杂志2013年第20卷3期第11－13页）

艾滋病消瘦及营养不良中医诊疗标准规程问卷调查研究

吴 巍 黄世敬 薛柳华 潘菊华 张 颖 陈宇霞 张先慧

（中国中医科学院广安门医院，北京100053）

摘要 目的：构建艾滋病消瘦及营养不良中医临床诊疗操作规程。方法：总结艾滋病消瘦及营养不良中医诊疗相关国内外文献、经过专家组论证等方法，设计艾滋病消瘦及营养不良中医临床诊疗操作规程问卷，并在全国范围内遴选专家，进行两轮问卷调查。结果：通过两轮专家问卷进行修订，初步建立艾滋病消瘦及营养不良中医临床诊断、治疗、调护及疗效评价规程。结论：该规程明确了病症含义与病因病机，突出了中医诊疗服务的标准化，同时体现宣教、随访及院内外连

基金项目：国家重大科技专项（2008ZX10005－004、2009ZX10005－014）

续性诊治的特点。

关键词 消瘦及营养不良；中医；诊疗；规程

艾滋病又叫获得性免疫缺陷综合征（acquired immunodeficiency syndrome, AIDS），是由于感染了人类免疫缺陷病毒（human immunodeficiency virus, HIV），使机体免疫功能严重受损以致低下，机体逐渐丧失防卫能力，而不能抵抗外界的各种病原体，导致发生各种机会性感染。AIDS已成为举世瞩目的重大公共卫生问题，AIDS患者的临床证候复杂，并发症多，病死率极高[1]。艾滋病消瘦及营养不良是以感染艾滋病毒（HIV）的患者出现体重明显下降为症状。艾滋病消瘦及营养不良常伴有慢性腹泻，慢性虚弱和发热[2]。有分析显示HIV感染者的消瘦及营养不良发生率在50%～75%[3-6]。艾滋病消瘦及营养不良常与各种机会性感染伴发出现，且发生率较高，对患者生存期、生活质量都会造成影响。为此，我们构建艾滋病消瘦及营养不良中医临床诊疗操作规程，以期探讨艾滋病消瘦及营养不良最佳中医诊疗方案，提高艾滋病消瘦及营养不良患者的生存质量、治疗依从性，降低医疗成本、提高治疗疗效。

1 材料与方法

1.1 研究方法

依据循证医学的原理，广泛搜集资料，采用循证医学的定性研究方法来制订艾滋病消瘦及营养不良中医临床诊疗操作规程。

（1）文献法：中文文献通过CNKI数字图书馆和维普资讯－中文科技期刊数据库中期刊全文数据库检索1990－2010年国内期刊文献，外文文献通过EMCC数据库和HighWire数据库进行检索。首先查阅有关艾滋病消瘦及营养不良相关临床指南及中医诊疗规范：以"艾滋病"、"消瘦及营养不良"、"HIV/AIDS"、"中医"、"Emaciation and Malnutrition"等为关键词进行查询。

（2）制定调查问卷：通过文献的收集和学习，综述艾滋病消瘦及营养不良中医诊疗概况，并对流行病学研究、病因病机、辨证治疗、疗效评价有了一定的认识，结合临床，对其进行的总结和修改。在此基础上，经过课题组内讨论，撰写艾滋病消瘦及营养不良中医临床诊疗操作规程草案，内容包括：概述（概念、临床特征、发病率、中医病证）、病因病机（主要病因病机、病机关键、病位、涉及脏腑、转归）、四诊及辅助检查（病史、症状及辅助检查）、四诊及辨证（诊断标准、辨证标准）、治疗（辨证用药、灸法治疗）、调护（饮食、心理）。

（3）专家咨询：邀请本院及在京中医艾滋病专家及从事艾滋病临床的一线医生等组成艾滋病消瘦及营养不良中医诊疗操作规程研制小组。经过专家会议，对草案进行讨论和修订，形成艾滋病消瘦及营养不良中医诊疗标准操作规程第一轮问卷。

（4）问卷调查：通过电话、邮寄、或会议，根究地域分布及艾滋病病人集中区域情况，在全国范围内遴选从事艾滋病2年以上、有一线治疗经验、且具有副高级以上中医临床专家开展问卷调查，回收问卷后资料集中管理。并且参加每轮问卷的专家大于20位。

（5）数据库的建立及录入：将数据录入，汇总专家意见，课题组内进行讨论，对艾滋病消瘦及营养不良中医诊疗操作规程进行修订并形成第二轮问卷。再次在全国范围内遴选专家（除外第一轮调查专家）开展调查。将数据录入，经统计分析，按专家意见再次讨论、修订，形成《艾滋病消瘦及营养不良中医诊疗标准操作规程（试用）》，并遴选该领域权威专家进行审订。

1.2 质量控制

（1）通过事先填写专家信息表，遴选有权威性和代表性的专家进行理论研究。（2）充分收集国内外有关艾滋病消瘦及营养不良的研究资料，寻找证据水平高的中医临床诊疗方式制定操作规程。（3）选择和培训有经验、业务水平高、责任心强的从事艾滋病的中医临床医生、统计专家组成课题组。（4）每月召开1次操作规程情况汇报会，共召开了10次会议。（5）使用格式和内容统一的艾滋病消瘦及营养不良中医临床操作问卷，并印发填表说明书。（6）问卷发放与回收落实到人，通过专家信息确认、电话联系发送问卷，确认专家接收、填写及返回问卷，并及时对问卷进行核对查，以保证资料收集的完整性、真实性和可靠性。（7）保证各专家之间不发生横向联系，只能与调查人员发生关系，使问卷的修改意见无倾向性，保证资料的真实性和可靠性。

1.3 统计分析

录入数据，对专家情况、问卷回收率、问卷同意率进行分析。

2 结果

2.1 专家基本情况

2.1.1 第一轮专家基本情况　26位专家中，男18位，女8位。高级10位，副高级16位。从事艾滋病专业工作年限最少3年，最长19年。中医和中西医结合专家13位，传染病13位。专家来源于北京（12）、河南（7）、云南（1）、浙江（1）、广东（1）、广西（1）、安徽（1）、杭州（1）、湖北（1）。

2.1.2 第二轮专家基本情况　24位专家中，男15位，女9位。高级15位，副高级6位，中级1位，初级2位。中医和中西医结合专家17位，传染病4位，其他3位。从事艾滋病专业工作年限最少3年，最长9年。专家来源于河南（10）、云南（5）、重庆（3）、湖北（3）、河北（2）、新疆（1）。

2.2 问卷回收情况

2.2.1 第一轮问卷回收情况 2010年8月-2010年12月在全国范围内共发放专家问卷26份，回收25份，回收率96.2%。

2.2.2 第二轮问卷回收情况 2011年4月-2011年10月共发放专家问卷24份，回收24份。回收率100%。

2.3 问卷条目分析

见表1~2。

3 讨论

本次专家问卷调查研究共两轮，选"同意"的专家的人数均超过2/3，且第二轮问卷问题的同意率达100%，表明艾滋病消瘦及营养不良中医诊疗标准规程草案在专家们的指导和不断修正下基本成型。本次研究专家遴选，考虑到性别、年龄、从事相关工作的年限及性质、职称、地域分布、艾滋病病人集中区域情况等多方面影响因素，全部具有副高以上职称，知识结构层次较高，经验丰富又有思维活跃，既具有深厚的中医底蕴，又接受现代医学教育，分布于全国东南西北中各地，具有一定的权威性、学科代表性和地区代表性。为保证专家能及时收到问卷，避免漏填，提高回收率，首先由课题负责人与各专家联系，告知本次研究的意义及重要性，然后由专人负责联系回收工作，本次研究的回收率较高，专家们对本研究积极响应，说明本研究具有必要性。

表1 第一轮专家调查

调查项目	内容	同意	不同意	不确定
概述	艾滋病消瘦及营养不良以感染艾滋病毒（HIV）的病人出现体重明显下降为症状。HIV感染者的消瘦及营养不良发生率在50%~75%。消瘦及营养不良属中医之"虚劳"范畴。	100%	0	0
病因病机	艾滋病患者长期受病毒侵袭，导致正气虚衰，脏腑劳伤，气血阴阳虚损，因此，其病机关键在于脏腑亏虚。复感外邪、饮食不节、情志失调、抗病毒药物，伤及脾胃，脾胃虚弱，运化失司，则可见纳差食少；后天之本乏源，脾虚则肌肉不充，形体消瘦，艾滋病消瘦及营养不良主要为脾胃虚弱，并与其他脏腑密切相关。	100%	0	0
病史和一般检查	问诊详细了解服药史、饮食习惯和饮食内容。详细询问既往史。询问体重明显下降的诱因、时间、程度、伴随症状等。年轻无基础疾病者，且常规检查及治疗无效者，考虑HIV抗体检测。	84.7%	11.5%	3.8%
辅助检查	检测体重变化。血常规，尿常规，生化检查，必要时可行CT，MRI等相关检查。	100%	0	0
诊断标准	艾滋病消瘦及营养不良的诊断标准为①确诊为HIV阳性者，②3个月内体重持续下降>10%。	100%	0	0
辨证标准	脾胃虚弱：体重明显下降，食欲减退，乏力，懒言，舌淡，少苔，脉细弱。脾肾阳虚：体重明显下降，食少纳呆，形寒肢冷，下肢无力，面部或下肢浮肿，面色㿠白，形神衰惫，小便不利，舌淡胖，苔白滑，脉细弱无力。肝肾阴虚：腰膝酸软，肌肉瞤动，双目干涩，头晕目眩，咽干口燥，耳鸣、健忘，失眠，盗汗，指甲干枯无光泽，舌质红，少苔或无苔，脉沉细数。兼阴虚火旺者：可见心烦易怒，口苦咽干，大便干结。兼瘀血者：可见面色萎黄或黧黑，皮肤干燥甚至呈鳞状，常伴鼻衄、齿衄、咯血、唇色黯淡，舌紫黯或有瘀斑瘀点，少苔，脉细数涩。	100%	0%	0%
辨证用药	脾胃虚弱型：治宜健脾和胃，方用参苓白术散或补中益气汤加减。脾肾阳虚型：治宜健脾益肾，方用附子理中丸合金匮肾气丸加减。肾阴虚型：治宜滋养肝肾，方用六味地黄丸合补肝汤加减，兼阴虚火旺者，可加知母、黄柏、丹皮等，兼瘀血者，可加川芎、䗪虫、大黄等。	96.2%	0	3.8%
调护	避风寒，适寒温，平时生活规律，按时起居，保证足够的睡眠与休息，适当活动，饮食宜富于营养、易于消化，注意饮食清洁、有节，禁烟、酒、浓茶、咖啡等刺激及生冷食物。和病人加强沟通，给患者鼓励和关怀，使病人保持情绪舒畅、稳定、乐观。	96.2%	0	3.8%

表2 第二轮专家调查

调查项目	内容	同意	不同意	不确定
概述	添加"伴有乏力、腹胀等症状"	100%	0	0
病因病机	添加"脏腑亏虚，气血阴阳不足"，改为"主要为脾肾亏虚"	100%	0	0
病史和一般检查	同前	100%	0	0
辅助检查	添加"便常规"	100%	0	0
诊断标准	同前	100%	0	0
辨证标准	同前	100%	0	0
辨证用药	同前	100%	0	0
调护	同前	100%	0	0

本研究旨在建立艾滋病消瘦及营养不良中医诊疗标准操作规程，不仅为制定有确切疗效、方便应用、价格合理、科学规范的治疗方案服务，为中医开展治疗该病的临床研究打下基础，更重要的是发掘和整理中医学治疗艾滋病消瘦及营养不良的精华，不断丰富和完善中医学辨证医学体系，为中医传染病诊疗标准化的研究建立基础，促进中医传染病学术发展，促进中医疗效评价方法的科学化，促进中医行业规范，都有着积极的意义。

该中医诊疗操作规程将在本研究实施过程中继续探索、不断调整，以期能够使临床的诊治工作有纲可依、有理可循，提高艾滋病消瘦及营养不良的诊疗水平、改善其中长期预后，使艾滋病消瘦及营养不良的治疗进出良性循环，使患者得到最有效和优质的治疗。

参考文献（略）

(出自辽宁中医杂志2013年第40卷8期第1523 – 1525页)

艾滋病周围神经病变中医诊疗规程问卷调查

雷小明[1]　黄世敬[1]　潘菊华[1]　张　颖[1]　吴　巍[1]　薛柳华[1]　陈宇霞[1]　王　健[2]　李兴旺[3]

（[1]中国中医科学院广安门医院，北京100053；[2]中国中医科学院中医艾滋病研究中心，北京100700；[3]首都医科大学附属北京地坛医院感染科，北京100015）

摘要　目的：构建艾滋病周围神经病变中医临床诊疗操作规程并进行评价。方法：通过文献研究，制订中医临床诊疗操作规程调查问卷，采用德尔菲法进行两轮专家问卷调查对操作规程进行修订。结果：经问卷评价，专家意见趋于统一，初步建立艾滋病周围神经病变中医临床诊断、治疗、调护及疗效评价规程。结论：该规程明确了艾滋病周围神经病变的含义及病因病机，体现了中医临床诊疗服务的标准化，为进一步临床科研奠定了基础。

关键词　艾滋病周围神经病变；中医；诊疗规程；问卷调查

周围神经病变是指脊髓及脑干下运动神经元、初级感觉神经元、周围自主神经元的轴突和（或）许旺氏细胞及髓鞘的结构和功能障碍。其中运动、感觉周围神经病变是最为常见的临床表现形式，包括感觉障碍、四肢远端麻木、感觉迟钝或感觉减退、缺失、肌无力、肌张力低下、腱反射减退等。

周围神经病变是艾滋病最常见的慢性并发症之一，临床有多种类型，其中以末梢感觉神经病（distal sensory polyneuropathy，DSPN）最为常见。研究表明，30% – 67%人类免疫缺陷病毒（humanimmunodeficiency virus，HIV）阳性病人存在DSPN，主要与HIV感染相关，称为HIV相关周围神经病变（HIV – associated distal sensory polyneuropathy，HIV – DSP）。而随着高效抗病毒药物的应用，药物相关性周围神经系统病变的发病率逐渐上升，这主要与抗逆转录病毒药物治疗（ART）有关，称为ART毒性神经病变（ART toxic neuropathy，ATN）[1]。核苷类逆转录酶抑制剂（nucleoside analogues reverse transcriptase inhibitors，NRTIs）可通过阻断人类DNA聚合酶，诱导线粒体毒性，从而引发一系列的毒副作用如神经、肌肉症状。已知使用去羟肌苷（ddD、扎西他滨（ddC）、司他夫定（d4T）均可导致周围神经病变，其发生率分别为1% – 12%、17% – 31%、15% – 21%。目前，对于NRTIs引起的周围神经病变的处理方法[2]一般为：换药，即将司他夫定或去羟肌苷换成替诺福韦、阿巴卡韦或齐多夫定；对症治疗，使用抗惊厥药物及三环类抗抑郁药；局部治疗等。但现代医学对于艾滋病周围神经病变特别是药物相关性周围神经病变治疗效果并不满意。

基金资助：国家科技重大专项（No. 2008ZX10005 – 004，No. 2009ZX10005 – 014）

艾滋病合并周围神经病变具有发病率高、治疗困难、对患者生活质量影响严重等特点，近年来关于本病中医机及治疗方面的文献多有报道，说明中医药对于本病具有潜在优势，但尚未形成一定的临床诊疗规范。因此，笔者构建艾滋病周围神经病变中医临床诊疗操作规程，以探讨艾滋病周围神经病变最佳中医诊疗方案，提高艾滋病周围神经病变患者的生存质量、降低医疗成本。

资料与方法

1. 一般资料 2010年8月12日进行第1轮问卷调查，共发出31份问卷，回收有效问卷22份，专家积极系数为70.97%；其中教授、主任医师9人，副教授13人；年龄最小30岁，最大65岁，平均46岁；从事本专业工作最短3年，最长15年，平均7年。2011年4月-10月进行第2轮问卷调查，共发出问卷32份，回收有效问卷25份，专家积极性78.13%。其中教授、主任医师15人，副教授7人，其余3人；年龄最小28岁，最大70岁，平均49岁；从事本专业工作最短2年，最长9年，平均5年。

2. 查阅文献 首先查阅有关艾滋病周围神经病变的临床指南及中医诊疗规范；然后以"艾滋病"、"周围神经病变"、"中医"、"HIV/AIDS"、"Perlpheral neuropathy"等为关键词进行查询。中文文献通过CNKI数字图书馆中文期刊全文数据库检索1985年-2010年国内期刊文献，外文文献通过《外文生物医学期刊文献数据库》（Enghsh Medical Current Contents，EMCC）数据库进行检索。

3. 制定调查问卷 根据文献结果，结合临床，综述艾滋病周围神经病变中医诊疗概况，经课题组讨论，撰写诊疗操作规程草案，内容包括：概述（概念、临床特征、发病率、中医病证）、病因病机（主要病因病机、病机关键、病位、涉及脏腑）、四诊及辅助检查（病史、症状及辅助检查）、诊断（诊断标准、辨证标准）、治疗（辨证用药、针灸治疗）、调护（饮食、心理）。邀请中国中医科学院广安门医院及在京中医艾滋病专家及从事艾滋病临床的一线医生等组成小组。经过专家会议，对草案进行修订，形成第1轮问卷。

4. 问卷调查 在全国范围内遴选从事艾滋病2年以上具有副高级以上中医临床专家，通过电话、邮寄或会议开展问卷调查，回收问卷后资料集中管理。将数据录入Excel，统计分析，汇总专家意见，对规程进行修订并形成第2轮问卷。然后再次在全国范围内遴选专家（除外第1轮调查专家）开展调查。将数据录入，经统计分析，按专家意见再次修订，形成《艾滋病周围神经病变中医诊疗标准操作规程》，并遴选该领域权威专家进行审订。

5. 质量控制 ①充分收集国内外有关艾滋病周围神经病变的研究资料；②遴选有权威性和代表性的专家进行理论研究；③选择和培训有经验、业务水平高、责任心强的从事艾滋病的中医临床医生、统计专家组成课题组。每月召开1次操作规程情况汇报会，共召开了4次会议；④使用格式和内容统一的艾滋病周围神经病变中医临床操作问卷，并印发填表说明书；⑤保证资料收集的完整性、真实性和可靠性。

6. 数据库的建立及录入 根据问卷条目建立数据库，调查问卷采用双人录入，数据核查后进行锁定，由有统计资质的第三方统计，汇总分析专家意见，对艾滋病周围神经病变中医诊疗规程进行修订并形成第2轮问卷。问卷各条目专家意见分级赋值：不同意=1分，不确定=2分，同意=3分。对不同意或不确定者，专家提出文字修订意见。

7. 统计学方法 软件使用SPSS 19.0软件进行统计分析。对专家的年龄、专业、职称、从事专业的年限等进行描述性分析，以了解专家的基本情况；计算调查问卷询表的回收率，分析专家的积极情况；专家意见的集中程度[3]一般用各指标的专家意见得分均数（$\bar{x}$）和满分比来反映。满分比是指认为该指标给满分的专家占专家总数的百分比，满分比作为$\bar{x}$的补充指标，$\bar{x}$和满分比越大，说明该指标重要性越高。专家意见协调程度一般用变异系数（CV）[3]表示［CV＝标准差（S）／$\bar{x}$×100%］，CV说明专家对各指标相对重要性的波动程度，或者说是协调程度，CV越小，专家的协调程度越高，即专家意见一致性越高。

结果

1. 第1轮问卷调查统计结果 见表1。完整问卷的回收率为70.97%，专家的积极性尚可。CV最高25.76%，满分比最低86.36%，16个问题中有8个满分比达100%，专家主要对于中医病因病机、气血不足证的选方用药和针灸治疗方面意见的一致性较低。专家认为在病因病机方面应该加入痰瘀互结型，对于气血不足的治疗建议用补阳还五汤或黄芪桂枝五物汤，伴风湿者可用四物汤合独活寄生汤加减。在针灸治疗方面，专家建议增加足浴外洗，艾灸治疗，慎用针刺。另有专家认为应取消疗程，以效为期。参考第1轮结果，对调查问卷进行调整并针对修改后的内容进行第2轮问卷调查。

表1 第1轮问卷调查统计结果

项目	专家数	$\bar{x}$	S	CV(%)	满分比(%)
周围神经病变概念	21	2.90	0.44	15.02	95.24
HAART相关周围神经病变概念	22	3.00	0.00	0.00	100.00
病因病机	22	2.73	0.70	25.76	86.36
病位	22	2.91	0.43	14.66	95.45
病史及一般检查	22	3.00	0.00	0.00	100.00

续表

项目	专家数	$\bar{x}$	S	CV(%)	满分比(%)
辅助检查	22	3.00	0.00	0.00	100.00
诊断标准	22	2.91	0.43	14.66	95.45
气血不足证辨证标准	22	3.00	0.00	0.00	100.00
气滞血瘀证辨证标准	22	3.00	0.00	0.00	100.00
气血不足：独活寄生汤加减	22	2.73	0.70	25.76	86.36
气滞血瘀：加味逍遥散合桃红四物汤加减	22	3.00	0.00	0.00	100.00
针灸治疗：关元、气海、大椎、陶道、脾俞、肾俞等加局部取穴，补法	22	2.77	0.61	22.07	86.36
治疗疗程	22	2.95	0.21	7.22	95.45
疗效评价标准	22	3.00	0.00	0.00	100.00
调护：保暖及个人卫生，谨防热水烫伤或挤压伤	21	3.00	0.00	0.00	100.00
诊疗规程图	21	2.95	0.22	7.39	95.24

2. 第2轮问卷调查统计结果 见表2。问卷应答率为78.13%，专家的积极性较好。CV最高6.76%，满分比最低96.00%，13个问题中有6个满分比达100.00%。从第2轮专家意见评价结果来看，指标CV为0.00% – 0.20%，专家意见的一致性较好，可初步建立艾滋病周围神经病变中医临床诊断、治疗、疗效评价、调摄护理操作规程，不需进行下一轮征询。

3. 艾滋病周围神经病变中医诊疗流程图 综合两轮专家问卷调查结果，初步建立艾滋病周围神经病变中医诊疗规程如下图1所示，首先对患者进行病史询问及相应检查，然后根据艾滋病HAART相关周围神经病变诊断标准[4]确诊疾病：（1）确诊HIV抗体阳性，并连续使用HAART 1个月以上；（2）周围神经病变依据以下原则诊断：①肢体运动、感觉神经病变表现为蚁行感、麻木、发凉、烧灼样、撕裂样或针刺样疼痛、肌无力等；②深浅感觉明显减退，跟腱反射、膝反射明显减退或消失；③肌电图显示（正中、腓）神经传导障碍，运动神经传导速度 <45m/s，感觉神经传导速度 <40m/S。经确诊的患者进行中医辨证分型论治，并注重局部治疗和调护。

表2 第2轮问卷调查统计结果

项目	专家数	X	S	CV(%)	满分比(%)
周围神经病变概念	25	3.00	0.00	0.00	100.00
HAART相关周围神经病变概念	25	2.96	0.20	6.76	96.00
病因病机	25	3.00	0.00	0.00	100.00
病位	25	3.00	0.00	0.00	100.00
病史及一般检查	25	3.00	0.00	0.00	100.00

续表

项目	专家数	X	S	CV(%)	满分比(%)
辅助检查	25	2.96	0.20	6.76	96.00
诊断标准	25	2.96	0.20	6.76	96.00
气血不足	25	3.00	0.00	0.00	100.00
气滞血瘀	25	2.96	0.20	6.76	96.00
气血不足：气虚血瘀者黄芪桂枝五物汤或补阳还五汤；伴风湿者四物汤合独活寄生汤加减	25	2.96	0.20	6.76	96.00
气滞血瘀：化瘀通痹汤加减艾灸按摩足浴疗法：关元、气海、脾俞、肾俞等加局部取穴	25	2.96	0.20	6.76	96.00
调护：保暖及个人卫生，谨防热水烫伤或挤压伤	25	3.00	0.00	0.00	100.00

治疗以4周为1个疗程，通常观察2 – 3个疗程。疗效评价标准：显效：临床症状基本消失，体征明显恢复，肌电图显示运动和感觉传导速度明显加快或恢复正常；有效：临床症状减轻，体征基本恢复，肌电图显示运动和感觉传导速度好转；无效：临床症状、体征和肌电图无改变或加重。

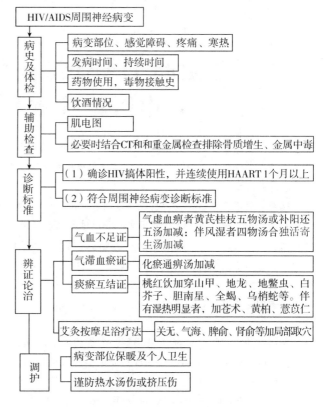

图1 艾滋病周围神经病变中医诊疗流程图

讨 论

本病属于中医学中的"痹证"、"痿证"范畴，有关本病的许多既往研究由于缺少严格的科研设计和统一的中医辨证标准,疗效评价方面又缺少既能突出中医优势又能与国际医学接轨的疗效评价方法,得出的结论科学性较差,严重制约了中医药科研成果的推广应用和走向世界。因此,笔者查阅文献,结合临床,制定问卷,并经德尔菲法进行两轮专家问卷修订操作规程。构建艾滋病周围神经病变中医临床诊疗操作规程,以探讨艾滋病周围神经病变最佳中医诊疗方案。

在本次研究中,①充分体现了目前中医药研究成果及现状:笔者查阅近25年有关艾滋病周围神经病变中医临床诊疗的文献资料,并结合临床,邀请本院及北京地区中医艾滋病专家及从事艾滋病临床的一线医生等组成小组。经过专家会议,制定诊疗操作规程调查问卷。②紧密结合国内临床实际:本研究在全国范围内遴选从事艾滋病2年以上具有副高级以上中医临床专家,专家数量与国外研究报道20-30名专家数量相一致[5]。③具有较好的代表性和较高的认可度:本研究调查专家的积极性和协调性均较高,两轮应答率均在70%以上,高于一般德尔菲法40%-50%的应答率[6]。

本研究虽然查阅了近25年的文献资料,但资料有限,且大多数为个案报道及回顾性总结,对诊疗规程的建立贡献不大。本研究问卷咨询专家虽进行了严格遴选,但由于中医艾滋临床整体力量薄弱,专家较少,水平有所参差,专家的建议仍可能有局限性。由于本规程的制定由医政、科研、临床等多方共同参与,这些因素都将影响本规程的制订和实施,并会出现多种变异。因此,对艾滋病周围神经病变中医临床诊疗操作规程的制定仅供参考,还需在大规模临床应用中不断验证完善。

在今后的工作中,需在明确病因病机,完善艾滋病周围神经病变的中医诊疗流程的基础上,遵循循证医学的原则,开展大样本、跨地区、多学科广泛合作的临床研究,并结合通用的生活质量量表,长期追访病人的复发率及终点生存率等,客观评价中医临床疗效,以提高中医艾滋病周围神经病变诊疗水平,优化中医药诊疗方案,为缩短病人病程,提高患者生活质量,改善预后,降低费用,及最终降低死亡率做出贡献。另外,制订和实施艾滋病周围神经病变中医诊疗规程还需结合各地具体情况和患者个体差异进行不断补充和完善,使之在临床使用中既简洁易行,又可覆盖大多数患者。

参考文献(略)

(出自中华中医药杂志2013年第28卷10期第2905-2908页)

艾滋病HAART药物相关血液毒副作用中医诊疗规程专家问卷调查

张 颖 陈宇霞 黄世敬* 潘菊华 吴 巍 张先慧 雷小明 薛柳华

(中国中医科学院广安门医院,北京 100053)

摘要 为规范艾滋病高效抗逆转录病毒疗法(HAART)药物相关血液毒副作用的中医诊疗行为,构建其诊疗规程,并进行初步评价。查阅国内外中英文文献和通过专家论证,结合临床,制订艾滋病HAART血液毒副作用中医诊疗规程专家调查问卷,进行两轮专家问卷调查。通过两轮调查问卷修订,初步形成了艾滋病HAART药物相关血液毒副作用中医临床诊疗规范。初步规范了艾滋病HAART血液毒副作用的概念、病因病机、诊断及辨证治疗,并得到了该领域专家的认可,有利于艾滋病中医药诊疗规范化建设。

关键词 艾滋病;高效抗逆转录病毒疗法;血液毒副作用;中医诊疗规程,问卷调查

获得性免疫缺陷综合征(AIDS)是人类免疫缺陷病毒(human immunodeficiency virus,HIV)感染引起以免疫系统损害和机会性感染为主要表现的疾病,常规的高效抗逆转录病毒疗法(highly active antiretroviral therapy,HAART)能有效地抑制病毒复制,但同时具有骨髓抑制作用,特别是对红系细胞具有毒性作用,贫血、粒细胞减少、淋巴细胞减少和血小板减少等,其中贫血最常见,占63%~95%,其中齐多呋啶常可导致贫血[1],故血液学异常成为AIDS最重要和持续性并发症,几乎伴随HIV/AIDS各阶段[2]。输血治疗临床疗效差,且易激活HIV表达,引发输血相关性免疫抑制[3-4]。中医药治疗艾滋病血液毒副作用有其独特优势,本课题组拟制订艾滋病HAART药物相关血液毒副作用中医诊疗规程,供医疗及科研机构从事中医艾滋病临床研究人员参考。

1 方法

1.1 文献检索 中文通过CNKI数字图书馆期刊全文数据

库检索 1985-2011 年国内期刊文献，外文文献通过 EMCC 数据库进行检索，首先查阅有关艾滋病血液毒副作用的临床指南及中医诊疗规范，关键词输入"艾滋病"、"HAART""血液毒性"、"贫血"、"中医"、"anemia" "HIV/AIDS"等，整理相关的中医理论综述及临床治疗经验。

1.2 问卷调查 汇集艾滋病 HAART 药物相关血液毒副作用的研究成果，并与该领域专家进行讨论，撰写包括概论→病因病机→四诊及辅助检查→诊断与辨证→治疗→调护在内的艾滋病 HAART 药物相关血液毒副作用专家调查问卷。

1.2.1 第一轮调查问卷 结合文献，疏理血液毒副作用的流行病学研究、病因病机、辨证及治疗、调护及疗效评价等研究成果，邀请本院和在京的艾滋病专家论证，形成艾滋病 HAART 药物相关血液毒副作用中医诊疗调查问卷，包括：①概述，②病因病机，③四诊及辅助检查，④诊断与辨证，⑤治疗，⑥调护，⑦疗效评价，⑧疗效评价分级评分标准等内容。每项内容（变量）附 3 个选项并赋值，①同意=3，②不确定=2，③不同意=1，对不确定和不同意者需有专家补充意见。

调查问卷发放与回收空格在北京、河南、广州和安徽等地的医院及研究所遴选从事艾滋病中医临床 2 年以上具有副主任医师以上职称的专家 23 人，通过电话、邮寄或会议的方式发放调查问卷。问卷回收后，整理汇总专家反馈意见，对问卷调查的数据进行录入，建立数据库，同时再次邀请艾滋病专家就修改意见进行商榷，形成第二轮调查问卷。

1.2.2 第二轮问卷调查 重新在北京、广州、河南、云南、重庆等地遴选专家 24 人填写第二轮调查问卷，方式与第一轮调查问卷相同。问卷回收后再次建立数据库，继续整合专家意见，对问卷进行修订，初步形成艾滋病 HAART 血液毒副作用中医诊疗规程，并邀请该领域权威专家最后进行审订。

1.3 调查问卷的质量控制

1.3.1 真实性及权威性 充分收集国内外有关艾滋病 HAART 药物相关血液毒副作用的研究资料和临床报道，寻找证据水平高的中医临床诊疗方式制订成格式和内容统一的调查问卷，并印发填表说明书。

1.3.2 专业性 培训中医医生或选择从事中医艾滋病理论研究及临床工作的中医医生组成专门课题组。填写调查问卷的专家也是从长期从事艾滋病中医临床或在高发区一线工作的专家中遴选出的有权威性和代表性的艾滋病中医专家。

1.3.3 严谨性 问卷发放与回收由专人负责，通过电话方式以确保问卷落实到人，问卷回收后及时进行核对，统一保管，数据库采用双人录入，数据核查后锁定，以保证资料收集的完整性、真实性和可靠性。

2 统计方法

SPSS 19.0 软件进对调查问卷中的均数、满分比、等级总和、等级均值和变异系数等进行相关统计学分析，其中均数、满分比、等级总和、等级均值越大，说明该指标越重要，反之越不重要，变异系数越大，专家对问卷内容认识的差异越大，专家意见的一致性越低。

3 结果

3.1 第一轮调查问卷结果分析 完整问卷的回收率为 66.67%。辅助检查的满分比为 100%，均值、等级均值和等级和的值最高，变异系数为 0.00，提示专家对辅助检查的评价一致性较好；四诊、诊断标准、诊断中脾肾亏虚和调护值次之，变异系数相对较小，提示对专家对这几个变量的协调性较差，并附补充意见：①定义中 HAART 血液毒副作用中的血乳酸增高不属于血液病，增加体重下降，骨髓抑制作用表现为负氮、贫血、血小板减少；②中医的病名"瘆症"描述不确定，应改为"虚荣"；③病因病机：痰瘀互结改为气血亏虚，脏腑亏虚改为脏腑虚损，气血不足（表1）。

表1 第一轮调查问卷统计数据

调查问卷内容	均值	满分比/%	等级均值	等级和	变异系数/%
定义	2.70	82.61	9.61	221.00	26.OS
症状	2.74	86.96	9.70	223.00	25.14
发病原因	2.78	86.96	9.93	228.50	21.55
中医病名	2.65	82.61	9.24	212.50	29.23
病因	2.70	82.61	9.37	215.50	26.08
病机	2.65	82.61	9.30	214.00	29.23
四诊	2.91	95.65	10.57	243.00	14.32
辅助检查	3.00	100.00	11.02	253.50	0.00
诊断标准	2.91	95.65	10.59	243.50	14.32
分型（脾肾亏虚）	2.91	95.65	10.57	243.00	14.32
分型（肝肾不足）	2.74	86.96	9.67	222.50	25.14
分型（痰瘀互结）	2.78	86.96	9.70	223.00	21.55
治疗（脾肾亏虚型）	2.74	86.96	9.67	222.50	25.14
治疗（肝肾不足型）	2.70	82.61	9.26	213.00	26.08
治疗（痰瘀互结型）	2.61	78.26	8.85	203.50	30.00
调护	2.91	95.65	10.57	243.00	14.32
疗效评价（疗程）	2.87	91.30	10.17	234.00	15.95
疗效评价标准	2.70	80.00	9.95	199.00	24.33

3.2 第二轮调查问卷结果分析 完整问卷应答率为 78.13%。专家填写调查问卷的积极性高于第一轮，概述、病因病机、检查、诊断标准和辨证标准及调护的满分率 100%，均值、等级均值和等级总和的值相等且最高，变异系数均为 0.00，提示这几个变量重要，且专家协调系数的一致性很高，辅助检查和治疗（肝肾亏虚型）的满分率为 96%，变异系数值相对较高，提示第二轮专家对这两项存

在异议,认为:①辅助检查中删除血气分析和自身免疫抗体;②肝肾亏虚型六味地黄丸无效,应增加气血亏虚型,治疗用八珍汤,十全大补方,也可以考虑地黄饮子(表2)。艾滋病HAART血液毒副作用诊疗规程见图1。

4 讨论

中医标准化建设中,Delphi(德尔菲)是最常用的方法,它是对许多专家的信息交流和反馈意见进行的统计学验证的重要工具,能对变量做出定性和定量的评价。艾滋病HAART方案的长期应用和实施,毒副作用逐渐被人们所认识,尤其是治疗前3个月,其血液毒副作用比较明显,如同他夫定和齐多夫定引起的巨红细胞症,齐多夫定导致的骨髓抑制和贫血等[1],尤其是贫血的发生率较高,据临床统计[5],服用齐多呋啶导致贫血的发生率为26.6%,因此降低了艾滋病患者的依从性。中医药界学者运用自己独特的方法和理论对艾滋病进行长期的摸索[6],将艾滋病归属"疫病"、"伏气温病"、"虚劳"等症,认为HAART的血液毒副作用的病因病机为抗病毒药物为祛毒攻邪之剂,长期应用可导致脾肾阳虚等[7-8],临床施治应酌以活血、化淤、清热、祛毒等,治疗方面刘鸿雁等[8]用精元康胶囊治疗艾滋病HAART导致骨髓抑制的脾肾两虚型有效率达88.57%。因此中医药与HAART方案结合疗法,提高了艾滋病临床疗效,减轻了毒副作用,逐渐被医学界接受,故建立艾滋病中医诊疗规程成为必需。

表2 第二轮调查问卷统计数据

调查问卷内容	均值	满分率/%	等级均值	等级总和	变异系数/%
概述	3.00	100.00	5.54	138.50	0.00
病因病机	3.00	100.00	5.54	138.50	0.00
采集病史和一般检查	3.00	100.00	5.54	138.50	0.00
辅助检查	2.96	96.00	5.34	133.50	6.76
诊断标准	3.00	100.00	5.54	138.50	0.00
辨证标准(脾肾亏虚)	3.00	100.00	5.54	138.50	0.00
辨证标准(肝肾不足)	3.00	100.00	5.54	138.50	0.00
治疗(脾肾亏虚型)	3.00	100.00	5.54	138.50	0.00
治疗(肝肾亏虚型)	2.92	96.00	5.34	133.50	13.70
调护	3.00	100.00	5.54	138.50	0.00

本课题组收集大量中外相关艾滋病HAART血液毒副作用临床及研究资料,拟制定中医HAART血液毒副作用诊疗规程。通过制定调查问卷的方法,聘请艾滋病临床专家多次修改和论证,再将问卷发放到艾滋病发病集中地区的长期从事临床治疗的艾滋病中医专家填写,收集并整理调查问卷信息,应用德尔菲统计方法,从均数、满分比、等级总和、等级均值及变异系数等几项对调查问卷中各变量的重要性及专家的协调程度进行验证,最后在形成内容客观、真实且权威的诊疗标准规程。

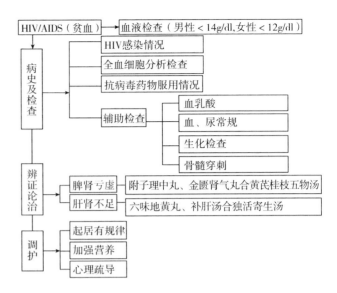

图1 艾滋病HAART血液毒副作用诊疗规程

调查问卷统计结果提示,第一轮专家对辅助检查评价一致性较好,而对其他包括概述、病因病机、检查、辨证治疗及调护在内的变量的重要性及专家意见的评价一致性较差。形成的第二轮调查问卷概述、病因病机、检查、辨证治疗(脾肾亏虚型)及调护的变异系数为0.00,满分比为100%,均数、等级总和、等级均值相等,提示这些变量的内容重要,具有一定价值,且专家的协调程度也很高,可以作为诊疗标准规程内容,治疗(肝肾不足)和辅助检查数值略低,但和其他比较数值相差不大,分析其原因有可能是问卷内容叙述不够准确,或者是由于HAART血液毒副作用的中医辨治疗对肝肾不足的辨证治疗还有分歧,可进一步进行临床总结和验证后再纳入诊疗标准规程内容。

5 展望

两次调查问卷的制定均以建立中医艾滋病HAART血液毒副作用标准规程为目的,内容由艾滋病专家进行反复论证及权威专家的最后审订,并经德尔菲统计方法验证而形成,结果可见形成的调查问卷内容基本上得到了该领域内专家的认可,具有可信性和权威性,对肝肾不足的治疗专家尚存争议,本课题组将进一步的进行整理和验证,希望此调查问卷内容能形成中医艾滋病HAART血液毒副作用诊疗操作规程,以推动艾滋病中医治疗事业的发展。

参考文献(略)

艾滋病月经不调中医诊疗规程问卷调查分析

张先慧　黄世敬　张　颖　潘菊华　吴巍　薛柳华　雷小明　陈宇霞

(中国中医科学院广安门医院，北京 100053)

摘要　目的　建立艾滋病月经不调中医诊疗规程。方法　根据文献研究结果制订专家调查问卷，采用德尔菲法进行2轮专家问卷调查，利用SPSS19.0软件对数据进行积极度、集中程度、协调程度、满分比等的统计与评价，对操作规程进行修订。结果经过2轮问卷调查，最终各项指标均数在1.97~2.00之间，标准差在0~0.18之间，变异系数在0~0.09之间，满分比在0.97~1.0之间，专家集中程度和协调程度均较高。结论　通过专家问卷调查，初步建立了艾滋病月经不调中医临床诊断、治疗、调护及疗效评价规程。

关键词　艾滋病；月经不调；中医诊疗规程；问卷调查；德尔菲法

月经不调（menstrual disorder）是指月经周期、经期和经量发生异常，临床包括月经频发、月经稀发、闭经、周期紊乱、月经过多、月经过少、经期延长等症状，以及伴随月经周期出现明显不适症状的疾病[1-2]。月经不调是艾滋病患者的常见症状，艾滋病病毒（HIV）感染者月经不调以月经稀少或继发性闭经为特征。据文献报道，HIV感染者可出现性腺机能减退，患艾滋病（AIDS）的妇女近半出现闭经现象[3-4]，目前原因不明。中医将本病归属于"月经不调"、"虚劳"等范畴。中医药防治本病，在改善症状、提高生存质量等方面具有较大潜力。对艾滋病月经不调的规范诊治直接关系到艾滋病的有效防控，建立本病规范的中医诊疗方案，将有助于提高本病的疗效。笔者采用文献研究结合专家问卷调查方法（德尔菲法）开展艾滋病月经不调中医诊疗规程研究。现将结果整理分析如下。

1　资料与方法

1.1　文献研究

基于既往工作[5]，遵循循证医学原则，进行文献研究。采用检索工具查找和参考文献查找两种方式搜集文献。文献检索分别通过中国知网（CNKI）旗下《中国医院知识仓库》（China Hospital Knowledge Database, CHKD, http://www.chkd.cnki.net/Index.asp）检索1985-2010年国内期刊文献，《西文生物医学期刊文献数据库》（English Medical Current Contents, EMCC, http://172.22.253.50：8080/webfmjs/index.jsp）检索1995-2010年文献，首先查阅有关艾滋病月经不调的临床指南及艾滋病月经不调中医诊疗规范，关键词输入"艾滋病"、"月经不调"、"中医"、"menstrual disorder"、"HIV/AIDS"等，搜集相关艾滋病月经不调的中医理论综述及临床治疗经验报道，并进一步对所得文献进行参考文献查找。通过文献调研，充分掌握有关的科研动态、前沿进展。最后，在全面占有文献资料的基础上，针对"艾滋病月经不调中医诊疗"这一命题对所有资料归纳整理、分析鉴别，进行文献综述。

1.2　问卷的编制

在文献研究的基础上，经过课题组研究讨论及邀请本院和在京的艾滋病专家论证，有针对性地设计了第1轮"《艾滋病月经不调中医诊疗标准规程》专家问卷调查表"。内容主要包括8个部分。①概述。②病因病机。③四诊及辅助检查：a. 采集病史和一般检查；b. 辅助检查。④诊断与辨证分型：a. 诊断标准；b. 辨证标准：痰瘀互阻、肝郁气滞、气血两虚、肾精亏虚。⑤治疗：a. 辨证用药：痰瘀互阻、肝郁气滞、气血两虚、肾精亏虚、辨期用药；b. 艾灸治疗。⑥调护。⑦疗效评价：a. 疗程；b. 疗效评价标准。⑧中医诊疗标准规程图。每个部分下设1个问题，分为不同意、不确定、同意3级，分别记为0、1、2分，并附补充意见，请专家评分，如有补充意见则填写意见。

1.3　专家遴选

通过电话、邮寄或会议，在全国范围内遴选从事艾滋病2年以上具有副高级以上中医临床专家开展问卷调查。第1轮专家21人，其中正高职称8人，副高职称13人，分别来自北京、河南、广西、云南和安徽等地区的医院及研

基金项目：国家重大科技专项（2008ZX10005-004、2009ZX10005014）

究所。第2轮专家32人，其中正高职称24人，副高职称8人，分别来自北京、河南、云南、河北、重庆和新疆等地区。

1.4 问卷调查

将第1轮问卷发给国内21名符合遴选要求的专家。对专家反馈的问卷汇总整理，形成第2轮问卷。32名专家对第2轮问卷作答。收集专家反馈的问卷，进行统计处理并对专家意见作汇总整理。

1.5 统计学方法

对收回的问卷使用SPSS19.0软件进行统计分析。计算各问题评分的均数、标准差、满分（2分）比、变异系数（标准差/均数），就专家意见的集中程度（包括均数、满分比，其值越大，则其对应指标的专家意见越趋集中）和协调程度（变异系数，其值越小，反映专家对各指标的协调程度越高）进行评价。

2 结果

2.1 问卷回收情况

第1轮调查发放21份问卷，收回20份，收回率为95.2%；第2轮调查发放32份问卷，回收32份，收回率为100%。

2.2 问卷调查结果

2.2.1 第1轮 在第1轮调查问卷中，各项指标均数在1.85~2.00之间，标准差在0~0.49之间，变异系数在0~0.27之间，满分比在0.90~1.00之间。对于其中均数较低、变异系数较大的指标，提示专家对于该条的意见分歧较大。如对于概念，有些专家建议应包括月经先期、后期及先后不定期，并与发生率合并为"概述"；病因病机宜合并描述为疫毒潜伏；辅助检查增加B超、CT和激素水平；辨证分型宜增加血热型，并且该型不能艾灸；疗程不可太短，宜3~6个月经周期为1个疗程。见表1。我们综合专家的补充意见，逐一进行了修改。

2.2.2 第2轮 在第2轮调查问卷中，各项指标均数在1.97~2.00之间，标准差在0~0.18之间，变异系数在0~0.09之间，满分比在0.97~1.0之间，提示经过第1轮的修订后对于各指标意见协调程度和集中程度均较高。其中数条有补充意见，如对于概念，艾滋病月经不调不宜称作"病"；疫毒侵犯为主要病因，而纵欲劳倦不一定出现；诊断首先应确诊感染HIV；对于辨证分型，有的专家建议增加寒湿凝滞型，治用温经汤；痰瘀互阻之偏于血瘀见月经后期者用少府逐瘀汤；气血两虚者建议应用八珍益母丸。见表2。我们将把第2轮专家意见再次补充到本规范中。

表1 第1轮调查问卷结果

指标	均数	标准差	变异系数	满分比
概念	1.85	0.49	0.27	0.90
发生率	1.90	0.45	0.24	0.95
病因	2.00	0	0	1.00
病机	1.95	0.22	0.12	0.95
病史及一般检查	2.00	0	0	1.00
辅助检查	1.95	0.22	0.12	0.95
诊断标准	2.00	0	0	1.00
痰瘀互阻型	1.95	0.22	0.12	0.95
肝郁气滞型	2.00	0	0	1.00
气血两虚型	2.00	0	0	1.00
肾精亏虚型	2.00	0	0	1.00
痰瘀互阻治用四物汤合导痰汤等	1.95	0.22	0.12	0.95
肝郁气滞治用柴胡疏肝散、逍遥散等	2.00	0	0	1.00
气血两虚治用十全大补汤、归脾汤等	2.00	0	0	1.00
肾精亏虚治用固阴煎等	2.00	0	0	1.00
补充说明：根据月经周期调整用药	1.90	0.45	0.24	0.95
艾灸治疗选用气海、关元、三阴交等	1.90	0.31	0.16	0.90
饮食、情志等调护	2.00	0	0	1.00
疗程	1.85	0.37	0.20	0.85
疗效评价标准	2.00	0	0	1.00
诊疗规程图	2.00	0	0	1.00

表2 第2轮调查问卷结果

指标	均数	标准差	变异系数	满分比
概述	2.00	0	0	1.00
病因病机	2.00	0	0	1.00
病史及一般检查	1.97	0.18	0.09	0.97
辅助检查	2.00	0	0	1.00
诊断标准	2.00	0	0	1.00
痰瘀互阻型	2.00	0	0	1.00
肝郁气滞型	2.00	0	0	1.00
气血两虚型	2.00	0	0	1.00
肾精亏虚型	2.00	0	0	1.00
痰瘀互阻治用四物汤合导痰汤等	1.97	0.18	0.09	0.97
肝郁气滞治用柴胡疏肝散、逍遥散等	1.97	0.18	0.09	0.97
气血两虚治用十全大补汤、归脾汤等	1.97	0.18	0.09	0.97
肾精亏虚治用固阴煎等	1.97	0.18	0.09	0.97
补充说明：根据月经周期调整用药	2.00	0	0	1.00
艾灸治疗选用气海、关元、三阴交等	2.00	0	0	1.00
饮食、情志等调护	2.00	0	0	1.00

3 讨论

艾滋病月经不调因其发病机制复杂，目前研究仅有少量个案报道或散在于艾滋病药物研究的症状观察中，尚无针对该病症的系统研究。西医治疗尚无特效方案，疗效不佳；中医药虽然对本病的治疗进行了初步尝试，取得了一定疗效，但尚未形成系统的艾滋病月经不调诊治方案，对于辨证治疗及其疗效评价标准，亦多沿用其他疾病中月经不调的相关标准[6]。因此，这些研究成果还需要进一步验证、整理和提高。探索建立艾滋病月经不调中医诊疗规程旨在科学地指导临床，提高中医药治疗艾滋病月经不调的疗效。

本研究采用的德尔菲评价法[7]是专家会议预测法的一种发展，其核心是通过几轮函询征求专家们的意见。德尔菲法依据系统的程序，采用匿名发表意见的方式，专家之间不得互相讨论，通过多轮次调查专家对问卷所提问题的看法，经过反复征询、归纳、修改，最后汇总成专家基本一致的看法，作为预测的结果。这种方法具有广泛的代表性，较为可靠，是一种用于总结专家意见具有科学性和实用性的方法。

我们通过2轮专家问卷调查，对艾滋病月经不调概述、病因病机、四诊及辅助检查、诊断和辨证论治及调护等多个指标进行了补充、修订。最后经统计分析，专家对各指标的意见渐趋一致，初步形成了艾滋病月经不调中医诊疗规范，对于临床中艾滋病月经不调中医规范诊治具有较好的参考价值，有望进一步修定成为指导性较高的诊疗指南。

但是，本研究也存在某些不足之处，如由于艾滋病的发现及流行历史较短，中医在近些年才介入本病的治疗，造成可利用的文献资料相对不够丰富，所咨询的专家还比较年轻。这些因素在一定程度上影响了本规程的权威性，有待于今后进一步改进。

参考文献（略）

（出自中国中医信息杂志2012年第19卷7期第13－23页）